Stoffwechsel — 575

- 33 Glucosestoffwechsel.......... 576
- 34 Fettstoffwechsel 617
- 35 Adipositas 633
- 36 Hyperurikämie und Gicht (Arthritis urica) 637
- 37 Sonstige hereditäre Stoffwechselerkrankungen...... 644

Gastroenterologie — 655

- 38 Speiseröhre................... 656
- 39 Magen und Zwölffingerdarm ... 672
- 40 Dünn- und Dickdarm.......... 696

Leber, Gallenwege, Pankreas — 769

- 41 Leber und intrahepatische Gallenwege................... 770
- 42 Extrahepatische Gallenwege.... 842
- 43 Bauchspeicheldrüse 855

Hämatologie, Onkologie — 871

- 44 Erythropoese 872
- 45 Leukopoetisches System........ 897
- 46 Milz 931
- 47 Allgemeine internistische Onkologie 933

Infektiologie, Immunologie — 947

- 48 Infektionskrankheiten 948
- 49 Tropische und kosmopolitisch-parasitäre Erkrankungen....... 1009
- 50 Immunologie internistischer Erkrankungen................. 1055

Rheumatologie — 1107

- 51 Gelenke 1108
- 52 Rheumatologisch-immunologische Systemerkrankungen.......... 1127
- 53 Knochen...................... 1136
- 54 Entzündliche Muskelerkrankungen 1144
- 55 Weichteilrheumatismus........ 1146

Toxikologie — 1147

- 56 Vergiftungen.................. 1148

Anhang — 1169

Quellenverzeichnis 1170
Sachverzeichnis 1172
Laborparameter: auf letzter Buchseite sowie Umschlagseiten innen

Scholz, G.H., Prof. Dr. med.
Krankenhaus Altenburg gGmbH
Am Waldessaum 10, 04600 Altenburg
und
Leipziger Institut für Präventivmedizin GmbH
Paul-List-Straße 11, 04103 Leipzig

Schömig, M., Dr. med.
Gemeinschaftspraxis und Dialysezentrum
Mönikestr. 5
74076 Heilbronn

Shah, P.M., Prof. Dr. med.
Klinikum der J.W. Goethe Universität
Zentrum der Inneren Medizin
Medizinische Klinik II
Schwerpunkt Infektiologie
Theodor-Stern-Kai 7, 60590 Frankfurt

Stellbrink, H.-J., Priv.-Doz. Dr. med.
Zentrum für Innere Medizin
Allgemeine Innere Medizin - Infektiologie
Universitätsklinikum Hamburg-Eppendorf
Martinistraße 52, 20246 Hamburg

Tichelli A., Prof. Dr. med.
Hämatologielabor
Universitätsspital
Petersgraben 4, CH-4031 Basel

Veelken, R., Prof. Dr. med.
Medizinische Klinik IV der
Universität Erlangen-Nürnberg
Krankenhausstraße 12, 91054 Erlangen

Wehrmann, T., Prof. Dr. med.
Medizinische Klinik I
Klinikum Hannover-Siloah
Roesebeckstraße 15, 30449 Hannover

Wichter, T., Priv.-Doz. Dr. med.
Medizinische Klinik und Poliklinik
Innere Medizin C
Westfälische Wilhelms-Universität Münster
Albert-Schweitzer-Straße 33, 48149 Münster

Windler, E., Prof. Dr. med.
Zentrum für Innere Medizin
Universitätsklinikum Hamburg-Eppendorf
Martinistraße 52, 20246 Hamburg

Hamann, A., Priv.-Doz. Dr. med.
Abteilung Innere Medizin I
Medizinische Klinik
Universitätsklinikum Heidelberg
Im Neuenheimer Feld 410, 69120 Heidelberg
andreas_hamann@med.uni-heidelberg.de

Herrmann, R., Prof. Dr. med.
Klinik für Onkologie
Universitätsspital
Petersgraben 4, CH-4031 Basel

Hilgers, K.F., Prof. Dr. med.
Medizinische Klinik IV der
Universität Erlangen-Nürnberg
Krankenhausstraße 12, 91054 Erlangen

Kalden, J.R., Prof. Dr. med. Dr. h. c.
Medizinische Klinik III mit Poliklinik
Institut für Immunologie
Friedrich-Alexander-Universität
Erlangen-Nürnberg
Krankenhausstraße 12, 91054 Erlangen

Kanzow, G., Dr. med.
Krankenhaus Großhansdorf
Zentrum für Pneumologie und Thoraxchirurgie
Wöhrendamm 80, 22927 Großhansdorf

Krause, G., Dr. med.
Fachgebiet Surveillance
Abteilung Infektionsepidemiologie
Robert-Koch-Institut
Seestraße 10, 13353 Berlin

Kruse, H.-P., Prof. Dr. med.
Zentrum für Innere Medizin
Medizinische Klinik und Poliklinik IV
Universitätsklinikum Hamburg-Eppendorf
Martinistraße 52, 20246 Hamburg

Magnussen, H., Prof. Dr. med.
Krankenhaus Großhansdorf
Zentrum für Pneumologie und Thoraxchirurgie
Wöhrendamm 80, 22927 Großhansdorf

Mann, J., Prof. Dr. med.
Abteilung für Nieren- und Hochdruckerkrankungen
Klinikum Schwabing
Kölner Platz 1, 80804 München

Manns, M.P., Prof. Dr. med.
Zentrum Innere Medizin
Abteilung Gastroenterologie, Hepatologie
und Endokrinologie
Medizinische Hochschule Hannover
Carl-Neuberg-Straße 1, 30625 Hannover

Müller-Berghaus, G., Prof. Dr. med.
Im Hafergarten 5
61239 Ober-Mörlen

Paschke, R., Prof. Dr. med.
Zentrum für Innere Medizin
Medizinische Klinik und Poliklinik III
Universität Leipzig
Philipp-Rosenthal-Straße 27, 04103 Leipzig

Pötzsch, B., Prof. Dr. med.
Institut für Experimentelle Hämatologie und
Transfusionsmedizin
der Universität Bonn
Sigmund-Freud-Str. 25, 53105 Bonn

Reinecke, H., Priv.-Doz. Dr. med.
Medizinische Klinik und Poliklinik
Innere Medizin C
Westfälische Wilhelms-Universität Münster
Albert-Schweitzer-Straße 33, 48149 Münster

Rinninger, F., Prof. Dr. med.
Zentrum für Innere Medizin
Universitätsklinikum Hamburg-Eppendorf
Martinistraße 52, 20246 Hamburg
Rinninger@uke.uni-hamburg.de

Ritz, E., Prof. Dr. med. Dr. h. c. mult.
Rehabilitationszentrum für chronisch Nierenkranke
Medizinische Klinik
Ruprecht-Karls-Universität Heidelberg
Bergheimer Straße 56a, 69115 Heidelberg

Scherbaum, W.A., Prof. Dr. med.
Klinik für Endokrinologie, Diabetologie und
Rheumatologie
Universitätsklinikum Düsseldorf
Moorenstraße 5, 40225 Düsseldorf
und
Deutsches Diabetes-Zentrum
Auf'm Hennekamp 65, 40225 Düsseldorf

Schmiegel, W.-H., Prof. Dr. med.
Medizinische Klinik
Knappschaftskrankenhaus
Ruhruniversität
In der Schornau 23-25, 44892 Bochum

Schmielau, J., Dr. med.
Sana Kliniken Lübeck
Klinik für Hämatologie und Onkologie
Kronsforder Allee 71-73, 23560 Lübeck

Autorenverzeichnis

Andrassy, K., Prof. Dr. med.
Nierenzentrum Heidelberg
Ruprecht-Karls-Universität Heidelberg
Bergheimer Straße 56a, 69115 Heidelberg

Barckow, D., Prof. Dr. med.
Charité Universitätsmedizin Berlin
Campus Virchow Klinikum
Abteilung Nephrologie/Intensivmedizin
Augustenburger Platz 1, 13353 Berlin
detlef.barckow@charite.de

Borggrefe, M., Prof. Dr. med.
I. Medizinische Klinik
Klinikum Mannheim GmbH
Fakultät für klinische Medizin Mannheim
der Universität Heidelberg
Theodor-Kutzer-Ufer 1-3, 68167 Mannheim

Bornstein, S.R., Prof. Dr. med.
Medizinische Klinik III
Universitätsklinik Carl-Gustav-Carus
Fetscherstr. 74, 01307 Dresden

Breithardt, G., Prof. Dr. med.
Medizinische Klinik und Poliklinik
Innere Medizin C
Westfälische Wilhelms-Universität Münster
Albert-Schweitzer-Straße 33, 48149 Münster

Budde, T., Prof. Dr. med.
Klinik für Innere Medizin I und Kardiologie
Alfried Krupp von Bohlen und Halbach
Krankenhaus gGmbH
Alfried-Krupp-Straße 21, 45117 Essen

Caselitz, M., Priv.-Doz. Dr. med.
Medizinische Klinik II
Klinikum Deggendorf
Perlasberger Str. 41, 94469 Deggendorf

Caspary, W.F., Prof. Dr. med.
Medizinische Klinik I
Universitätsklinikum Frankfurt
Johann Wolfgang Goethe-Universität
Theodor-Stern-Kai 7, 60590 Frankfurt

Diehm, C., Prof. Dr. med.
Klinikum Karlsbad-Langensteinbach
Akademisches Lehrkrankenhaus der Universität
Heidelberg
Guttmannstraße 1, 76307 Karlsbad

Diesfeld, H.J., Prof. Dr. med.
Leopoldstraße 6, 82319 Starnberg
h-j.diesfeld@urz.uni-heidelberg.de

Eckardt, L., Priv.-Doz. Dr. med.
Medizinische Klinik und Poliklinik
Innere Medizin C
Westfälische Wilhelms-Universität Münster
Albert-Schweitzer-Straße 33, 48149 Münster

Eger, G., Dr. med.
Medizinische Klinik III mit Poliklinik
Institut für Immunologie
Friedrich-Alexander-Universität
Erlangen-Nürnberg
Krankenhausstraße 12, 91054 Erlangen

Fritzen, R., Dr. med.
Klinik für Endokrinologie, Diabetologie und
Rheumatologie
Universitätsklinikum Düsseldorf
Moorenstraße 5, 40225 Düsseldorf

Grasedyck, K., Prof. Dr. med.
Zentrum für Innere Medizin
Medizinische Klinik I
Universitätsklinikum Hamburg-Eppendorf
Martinistraße 52, 20246 Hamburg
grasedyck@uke.uni-hamburg.de

Greten, H., Prof. Dr. med.
Hanseatisches Herzzentrum Hamburg
Allgemeines Krankenhaus St. Georg
Lohmühlenstraße 5, 20099 Hamburg

Hadem, J., Dr. med.
Zentrum Innere Medizin
Abteilung Gastroenterologie, Hepatologie
und Endokrinologie
Medizinische Hochschule Hannover
Carl-Neuberg-Str. 1, 30625 Hannover

Liebe Leserinnen, liebe Leser,

vor Ihnen liegt die 12. vollständig überarbeitete und aktualisierte Auflage des Kompaktlehrbuchs Innere Medizin. Die Innere Medizin ist ein Fach des raschen Wandels. Deshalb waren zahlreiche Aktualisierungen notwendig. Für die Anregungen und Verbesserungsvorschläge unserer Leser für die 11. Auflage möchten wir uns herzlich bedanken, wir haben sie wo immer möglich berücksichtigt.

Das Buch ist durch die neue Überarbeitung auch „fit für die neue Approbationsordnung" mit ihrer Quervernetzung innerhalb der verschiedenen Fächer und dem Zugang zum Patienten vom Leitsymptom bzw. der Differenzialdiagnose.

Bewährt ist das Farbleitsystem zur guten Orientierung im Buch. Im überarbeiteten und verbesserten Sachverzeichnis finden Sie jetzt auch ein integriertes Abkürzungsverzeichnis. Durch die neue Klappenbroschur konnte das Inhaltsverzeichnis im vorderen Umschlag platziert werden, im hinteren Umschlag finden Sie eine Übersicht aller wichtigen Laborwerte.

Für die 12. Auflage haben zahlreiche Personen gut zusammengearbeitet, besonders bedanken möchte ich mich bei den Autoren, die alle renommierte Experten auf ihren Fachgebieten an zahlreichen Universitäten in Deutschland und der Schweiz sind.

Unser gemeinsames Ziel war es, die Inhalte der Inneren Medizin zu Ihrem bestmöglichen Nutzen in der Form eines vierfarbigen Taschenbuches aufzubereiten. Wir freuen uns sehr über Ihre Anregungen und Verbesserungsvorschläge. Ihnen wünschen wir viel Erfolg beim Lernen und Praktizieren der Inneren Medizin.

Hamburg, März 2005
Prof. Dr. Heiner Greten

Die Deutsche Bibliothek – CIP-Einheitsaufnahme

Ein Titeldatensatz für die Publikation ist bei
Der Deutschen Bibliothek erhältlich

1. Auflage 1969
2. Auflage 1970
3. Auflage 1972
4. Auflage 1976
5. Auflage 1980
6. Auflage 1984
7. Auflage 1987
8. Auflage 1990
9. Auflage 1998
10. Auflage 1999
11. Auflage 2002
1. spanische Auflage 1975
1. türkische Auflage 1982
2. spanische Auflage 1984
1. chinesische Auflage 1985
1. Nachdruck 1991
1. japanische Auflage 1988

Wichtiger Hinweis: Wie jede Wissenschaft ist die Medizin ständigen Entwicklungen unterworfen. Forschung und klinische Erfahrung erweitern unsere Erkenntnisse, insbesondere was Behandlung und medikamentöse Therapie anbelangt. Soweit in diesem Werk eine Dosierung oder eine Applikation erwähnt wird, darf der Leser zwar darauf vertrauen, dass Autoren, Herausgeber und Verlag große Sorgfalt darauf verwandt haben, dass diese Angabe **dem Wissensstand bei Fertigstellung des Werkes** entspricht.
Für Angaben über Dosierungsanweisungen und Applikationsformen kann vom Verlag jedoch keine Gewähr übernommen werden. **Jeder Benutzer ist angehalten,** durch sorgfältige Prüfung der Beipackzettel der verwendeten Präparate und gegebenenfalls nach Konsultation eines Spezialisten festzustellen, ob die dort gegebene Empfehlung für Dosierungen oder die Beachtung von Kontraindikationen gegenüber der Angabe in diesem Buch abweicht. Eine solche Prüfung ist besonders wichtig bei selten verwendeten Präparaten oder solchen, die neu auf den Markt gebracht worden sind. **Jede Dosierung oder Applikation erfolgt auf eigene Gefahr des Benutzers.** Autoren und Verlag appellieren an jeden Benutzer, ihm etwa auffallende Ungenauigkeiten dem Verlag mitzuteilen.

© 1969, 2005 Georg Thieme Verlag
Rüdigerstraße 14
70469 Stuttgart
E-mail: Innere-Lehrbuch.Greten@thieme.de
Homepage: http://www.thieme.de

Printed in Germany

Zeichnungen und Kapitelanfangsseiten:
Karin Baum, Mannheim
Umschlag: Thieme Verlagsgruppe
Satz: Mitterweger & Partner, Plankstadt
Druck: Druckhaus Götz, Ludwigsburg

ISBN 3-13-552212-1   2 3 4 5 6

Geschützte Warennamen (Warenzeichen) werden **nicht** besonders kenntlich gemacht. Aus dem Fehlen eines solchen Hinweises kann also nicht geschlossen werden, dass es sich um einen freien Warennamen handelt.

Das Werk, einschließlich aller seiner Teile, ist urheberrechtlich geschützt. Jede Verwertung außerhalb der engen Grenzen des Urheberrechtsgesetzes ist ohne Stimmung des Verlages unzulässig und strafbar. Das gilt insbesondere für Vervielfältigungen, Übersetzungen, Mikroverfilmungen und die Einspeicherung und Verarbeitung in elektronischen Systemen.

Innere Medizin

Verstehen – Lernen – Anwenden

Herausgegeben von

Heiner Greten

mit Beiträgen von:

K. Andrassy	J. Hadem	F. Rinninger
D. Barckow	A. Hamann	E. Ritz
M. Borggrefe	R. Herrmann	W. A. Scherbaum
S. R. Bornstein	K. F. Hilgers	W.-H. Schmiegel
G. Breithardt	J. R. Kalden	J. Schmielau
T. Budde	G. Kanzow	G. H. Scholz
M. Caselitz	G. Krause	M. Schömig
W. F. Caspary	H.-P. Kruse	P. M. Shah
C. Diehm	H. Magnussen	H.-J. Stellbrink
H. J. Diesfeld	J. Mann	A. Tichelli
L. Eckardt	M. P. Manns	R. Veelken
G. Eger	G. Müller-Berghaus	T. Wehrmann
R. Fritzen	R. Paschke	T. Wichter
K. Grasedyck	B. Pötzsch	E. Windler
H. Greten	H. Reinecke	

12. komplett überarbeitete Auflage

460 Abbildungen, 360 Tabellen/Übersichten

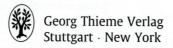

Georg Thieme Verlag
Stuttgart · New York

Kardiologie

1 **Grundlagen der Kardiologie** 2
2 **Koronare Herzkrankheit** 31
3 **Herzrhythmusstörungen** 55
4 **Herzinsuffizienz** 96
5 **Kardiomyopathien und Herztumoren** 113
6 **Entzündliche Erkrankungen des Herzens** 122
7 **Erworbene Herzklappenfehler** 137
8 **Angeborene Herzfehler im Erwachsenenalter** 156

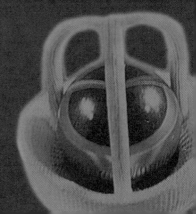

1 Grundlagen der Kardiologie

Günter Breithardt, Thomas Wichter

1.1	Physiologie des Herzens	2		Nuklearkardiologische Diagnostik	22
1.2	Kardiale Leitsymptome	3		Einschwemm-(Swan-Ganz-) Katheter-Untersuchung (mit Belastung)	23
1.3	Körperliche Untersuchung	6			
1.3.1	Spezielle kardiologische Untersuchungsmethoden	9		Angiokardiographie, Koronarangiographie	24
	Elektrokardiogramm (EKG)	9	1.4	Das Herz in besonderen Situationen	27
	Belastungs-EKG (Ergometrie)	10			
	Langzeit-Elektrokardiogramm	12	1.4.1	Das Herz im Alter	27
	Invasive elektrophysiologische Untersuchungen	13	1.4.2	Das Herz als Emboliequelle	27
			1.4.3	Kardiale Erkrankungen in der Schwangerschaft	28
1.3.2	Struktur- und Funktionsdiagnostik des Herzens	13	1.4.4	Das Herz bei Schilddrüsenerkrankungen	28
	Echokardiographie	13			
	Röntgen des Herzens und der Thoraxorgane	19	1.4.5	Beurteilung vor nichtkardialen Operationen	28

Erkrankungen des Herz-Kreislaufsystems stellen in westlichen Ländern die Hauptursache von Todesfällen und akuten wie auch chronischen Erkrankungen dar. Sie sind daher sowohl aus Sicht der medizinischen Versorgung als auch hinsichtlich der resultierenden Kosten für das Gesundheitssystem von besonderer Bedeutung. Die nachfolgenden Kapitel 1 bis 8 befassen sich mit den Grundlagen der kardiologischen Diagnostik und den wesentlichen Erkrankungsbildern des Fachgebietes.

1.1 Physiologie des Herzens

Frank-Starling-Mechanismus. Stärke und Geschwindigkeit der Kontraktion nehmen mit steigender Vorspannung (Preload) zu, dagegen mit steigender Nachlast (Afterload) ab. Im gesunden Herzen verbessert daher eine Vordehnung der Herzmuskelfasern die Kraft-Geschwindigkeits-Beziehung der Kontraktion (Frank-Starling-Mechanismus), eine Erhöhung des enddiastolischen Volumens führt somit zu einer Zunahme der Schlagarbeit (Aortendruck × Schlagvolumen). Starke Beeinflussung durch die Sympathikusinnervation.

Das Leitungssystem des Herzens. Die elektrische Erregung beginnt im **Sinusknoten**. Die P-Welle im EKG entspricht dem Beginn der nachfolgenden Erregung des **Vorhofmyokards**; die Depolarisation des linken Vorhofes erfolgt etwa 20–30 ms nach derjenigen des rechten.

Die **Kammererregung** erfolgt nach Ablauf der PQ-Dauer: Der **AV-Knoten** leitet die Erregung

1.1. Erregungsablauf und Normalwerte des EKG

EKG	Erregungsablauf	Dauer	Amplitude
P-Welle	Aktivierung des rechten (initialer Teil) und des linken Vorhofes (terminaler Anteil der P-Welle)	0,05–0,1 s	< 0,2 mV
PQ-Dauer	atrioventrikuläre (AV-) Überleitung (Leitungszeit vom rechten Vorhof zum AV-Knoten, dem His-Bündel und den beiden Tawara-Schenkeln)	0,12–0,20 s	–
QRS-Komplex	Aktivierung der Kammern	0,06–0,10 s	< 1–2 mV
T-Welle und QT-Dauer	Repolarisation sowie Gesamtdauer von De- und Repolarisation; mit steigender Herzfrequenz Abnahme der QT-Dauer, Frequenzkorrektur (nach *Bazett*): $QT_c = QT/RR^{1/2}$ (Werte in s; RR = Abstand zwischen zwei R-Zacken)	Normalwert für QT_c: < 0,39 für Männer, < 0,44 für Frauen	
U-Welle	Mechanismus umstritten, Repolarisation von Purkinje-Fasern oder Folge von Nachdepolarisation		

verzögert zum **His-Bündel** von dort über den rechten und linken **Tawara-Schenkel** und das **Purkinje-System** zur **Kammermuskulatur**. Initialer Anteil des QRS-Komplexes = Septumaktivierung, für kurze Zeit von links nach rechts erfolgend (R-Zacke in V_1), anschließend überwiegend nach links gerichtet (R-Zacken in $V_{5/6}$). Im Sinus- und AV-Knoten wird die Depolarisation von Calciumionen leitenden Kanälen, im Vorhofmyokard, im His-Bündel und den Tawara-Schenkeln sowie in der Arbeitsmuskulatur dagegen von Natriumionen leitenden Kanälen getragen. Die Repolarisation erfolgt im Wesentlichen durch Aktivierung auswärts gerichteter Kaliumkanäle.

Das normale EKG. Der Erregungsablauf und die sich hieraus ergebenden EKG-Intervalle sind in 1.1 wiedergegeben.

Mechanischer Herzzyklus (1.1). Bei Überschreiten der Drücke in den Vorhöfen durch die Ventrikeldrücke schließen die Mitral und α-Trikuspidalklappen *(erster Herzton)*. Nach der isovolämischen Kontraktion Öffnung von Aorten- und Pulmonalklappen, Beginn der Ejektionsphase. Mit Beginn der Relaxation der Kammermuskulatur fallen die Drücke unter diejenigen von Aorta und A. pulmonalis, deren Klappen sich schließen *(zweiter Herzton)*. Bei weiterem Druckabfall in den Ventrikeln öffnen sich die Atrioventrikularklappen (Mitralis und Trikuspidalis), wenn der Ventrikeldruck den Vorhofdruck unterschreitet.

1.2 Kardiale Leitsymptome

Anamnese und körperliche Untersuchung stellen die Grundlage für das diagnostische und therapeutische Vorgehen dar; invasive

1.1 Druckkurve und EKG

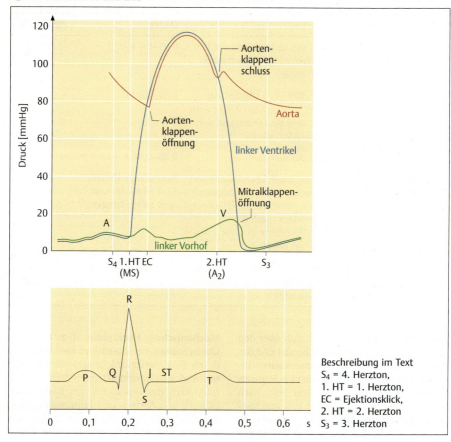

Beschreibung im Text
S_4 = 4. Herzton,
1. HT = 1. Herzton,
EC = Ejektionsklick,
2. HT = 2. Herzton
S_3 = 3. Herzton

Befunde sollten nur unter Berücksichtigung des „klinischen Bildes" bewertet werden.

Angina pectoris. Typischerweise belastungsabhängiges ischämiebedingtes Enge- oder Schweregefühl retrosternal (▶ 2.3, S. 31), oft ausstrahlend. Formen der Angina pectoris: → „Koronare Herzkrankheit", S. 31 ff. Angina pectoris ist nicht synonym mit Ischämie des Herzens, sondern lediglich ein deskriptiver Begriff.

Andere Ursachen thorakaler Schmerzen:
- *Myokardinfarkt:* mehr als 30 Minuten anhaltender Schmerz, oft rezidivierend, in Ruhe auftretend, oft nicht auf Nitroglycerin reagierend.
- *Perikardschmerz:* retrosternal oder epigastrisch, hält länger als Angina pectoris an, oft stechender Charakter, atem- und lageabhängig.
- *Aortenbedingter Schmerz:* Ruptur eines Aortenaneurysmas: Plötzlicher, stechen-

der, schneidender Schmerz retrosternal, in den Rücken ausstrahlend. Bei chronischem Aneurysma mit Arrosion der Rippen oder Wirbelsäule oft anhaltender Schmerz.
- *Lungenembolie:* plötzlich einsetzender Schmerz, oft verbunden mit Dyspnoe und inspiratorischer Zunahme der Schmerzintensität. Lokalisation des Schmerzes abhängig vom betroffenen Pulmonalarterienast bzw. der zugehörigen Lungenregion, häufig laterale oder dorsale Thoraxbereiche betroffen, aber auch retrosternale Lokalisation möglich.
- Seltenere Ursachen:
  - Tonuserhöhungen des Ösophagus: nicht belastungsabhängig.
  - Ausstrahlende Schmerzen von der Gallenblase oder vom Magen.
  - Schmerzen der Muskulatur oder des Skelettsystems nach Trauma oder ungewöhnlichen Bewegungen: oft über Tage oder Wochen anhaltend.
  - Vertebragene Schmerzen und Interkostalneuritis.
  - Funktionelle oder psychogene Beschwerden: oft dumpfer, anhaltender Schmerz, typischerweise im Bereich der Herzspitze lokalisiert; gelegentlich mit Hyperventilation verbunden.

Dyspnoe. Schweregradeinteilung nach den Kriterien der New York Heart Association (NYHA; → „Herzinsuffizienz", ▼ 4.2, S. 98).
Symptom mit vielfältigen Ursachen:
- kann Ausdruck eines unzureichenden Trainingszustandes sein,
- *kardial:* oft Folge einer pulmonal-venösen und -arteriellen Drucksteigerung durch systolische und/oder diastolische Funktionsstörung des linken Ventrikels, bei Mitralklappenfehlern oder Perikarderkrankungen, auch ischämisch bedingt,
- *pulmonal:* verschiedene Lungenerkrankungen,
- bei ausgeprägter Anämie (mäßige Anämie kann Dyspnoe bei vorbestehender Herzerkrankung erzeugen).

Formen und Auftreten der Dyspnoe:
- *Belastungsdyspnoe:* belastungsabhängig auftretend; kann selten auch ein Angina-pectoris-Äquivalent sein (Dauer: kurz wie bei Angina pectoris; Besserung durch Nitrate, nicht durch Digitalis).
- *Ruhedyspnoe oder nächtliche Dyspnoe:* Schlafen mit erhöhtem Oberkörper (vermehrter nächtlicher Flüssigkeitsrückstrom mit Stau vor dem linken Herzen, evtl. interstitielles Ödem): „Asthma cardiale".
- *Orthopnoe:* höchste Atemnot, die der Patient durch aufrechte Haltung und unter Inanspruchnahme der Atemhilfsmuskulatur zu kompensieren versucht.
- *Lungenödem:* höchster Grad der Ruhedyspnoe mit schwerem Krankheitsgefühl, extremer Luftnot, Orthopnoe, brodelndem Atemgeräusch, Husten, schaumigem, oft blutigem Sputum.
- *Plötzlicher Beginn der Dyspnoe:* Verdacht auf Lungenembolie, Pneumothorax, akutes Lungenödem, Pneumonie, akute Atemwegsobstruktion, oder Myokardinfarkt (auch ohne Angina pectoris, z. B. bei Langzeit-Diabetikern).
- *Plötzliche, oft wiederholte, nicht vorhersagbare Dyspnoe oder Leistungsschwäche:* kann auf Rhythmusstörungen hinweisen (z. B. Bigeminus, intermittierender höhergradiger AV-Block, paroxysmales Vorhofflimmern oder Kammertachykardie).
- Bei Lagewechsel auftretend: Verdacht auf Vorhofmyxom.

Palpitationen. Als störend empfundenes Gefühl des normalen (schlanke Individuen in Linksseitenlage; stark vergrößertes Herz; hohes Herzminutenvolumen) oder abnormen Herzschlags (unregelmäßig; schnell; kräftig) als Folge von Angst oder Rhythmusstörungen. Verstärkter Herzschlag bei Thyreotoxikose oder Anämie.

Beschwerden bei Extrasystolie: Angaben oft erst auf ausdrückliches Befragen:
- Herzstolpern,
- unregelmäßiger Puls, Pausen,
- trockene Hustenstöße (bei *ventrikulärer* Extrasystolie simultane Kontraktion des linken Vorhofes gegen geschlossene Mitralklappe; Nachbarschaft des linken Vorhofes zur Bifurkation der Trachea).

Typisch für rhythmusbedingte Beschwerden ist das plötzliche und unerwartete Auftreten, oft in unregelmäßigen Abständen, in der Regel in Ruhe, seltener unter Belastung. Bei paroxysmalen Tachykardien häufig (jedoch nicht immer) typische Beschreibung mit plötzlichem Beginn von Herzrasen, oft auch plötzlich terminierend. Auftreten in der Regel ohne unmittelbar vorhergehende provozierende Faktoren, gelegentlich beim Bücken oder bei plötzlichen Körperbewegungen. Bei supraventrikulären Tachykardien nicht selten anschließende Polyurie. *Begleitsymptome:* Schwächegefühl, Benommenheit, Schweißausbruch oder (seltener) Synkope.

Synkope. (→ S. 94f): Kurze Bewusstlosigkeit als Folge zerebraler Minderperfusion. Typisch sind plötzlicher Beginn ohne Aura und rasches Wiedererwachen ohne Zungenbiss oder Einnässen. Hypoxisch bedingtes Krampfen kommt selten vor (Fehldiagnose „Epilepsie").

Nykturie. Vermehrtes nächtliches Wasserlassen, häufig bei latenter oder manifester Herzinsuffizienz.

Husten. Kurzer, trockener Husten bei sonst Gesunden: Folge von Extrasystolen? Trockener Reizhusten: Nebenwirkung einer Therapie mit ACE-Hemmern? Therapierefraktärer Husten: Lungentumor?

Hämoptysen. Ruptur einer Pulmonal- oder Bronchialvene bei pulmonalvenöser Stauung, fortgeschrittener pulmonaler Hypertonie oder Lungeninfarkten. Des Weiteren bei kavernöser Lungentuberkulose, Lungentumoren und Brochiektasien.

Heiserkeit > 3–4 Wochen. Verdacht auf Neoplasma, oft mit Husten verbunden. Kompression des Nervus recurrens durch Aortenaneurysma, einen großen linken Vorhof oder eine stark dilatierte Pulmonalarterie.

Atypische Beschwerden. Abgeschlagenheit, Antriebsminderung sowie die Neigung, schwierigen Situationen aus dem Weg zu gehen, können als Folge verminderter Herzleistung, z.B. einem Herzinfarkt, vorausgehen. Belastungsdyspnoe als Äquivalent für Ischämie (Angina pectoris) wird häufig verkannt.

1.3 Körperliche Untersuchung

Allgemein. Allgemein- und Ernährungszustand (Übergewicht; Kachexie, z.B. bei schwerer Herzinsuffizienz), Hautfarbe (Ikterus, Blässe, Zyanose), Luftnot (Ruhedyspnoe, Orthopnoe), Atmungstyp und Atemfrequenz, Schmerzen.

Zyanose. Folge eines vermehrten Anteils reduzierten Hämoglobins (ab 5 g/dl deoxygeniertes Hb, selten abnormes Hb).

Zyanose selten bei Anämie.

- *Zentrale Zyanose:* arterielle Untersättigung (Rechts-Links-Shunt, inadäquate Oxygenierung in den Lungen). Oft Trommelschlägelfinger und -zehen. Zyanose von Zunge und Schleimhäuten. O_2-Atmung vermindert oder beseitigt eine zentrale Zyanose bei Lungenerkrankungen, nicht jedoch bei Shuntvitien.
- *Periphere Zyanose:* vermehrte O_2-Ausschöpfung in der Peripherie durch niedriges Herzminutenvolumen bei Herzerkrankungen. Schleimhäute sind nicht zyanotisch.

Polyglobulie. Vermehrung der Erythrozyten (Hämoglobin und Hämatokrit erhöht) als Folge chronischer Hypoxie (chronische Lungenerkrankung, zyanotischer Herzfehler) oder bei hämatologischer Systemerkrankung (= Polyzythämie).

Zeichen der Anämie. Blasse Haut und Schleimhäute.

Ikterus. Als Folge einer Rechtsherzinsuffizienz meistens leichtgradig. Massive Bilirubinerhöhung als Folge dekompensierter mechanischer Hämolyse möglich (z. B. kleines Randleck bei künstlichen Herzklappen).

Ödeme. Als Zeichen der Rechtsherzinsuffizienz üblicherweise symmetrisch im Bereich der Knöchel, des Fußrückens und/oder prätibial, bei starker Ausprägung im Sakralbereich (Anasarka).
- *Symmetrisch:* kardial, jedoch auch bei beidseitiger venöser Insuffizienz,
- *generalisiert:* Anasarka (bei schwerer Herzinsuffizienz, nephrotischem Syndrom, Leberzirrhose),
- *bei oberer Einflussstauung:* z. B. durch Obstruktion der V. cava superior,
- *Ödem einer Extremität:* Folge venöser Thrombose, chronisch venöser Insuffizienz (Varikosis) oder Lymphabflussstörung.

Halsvenenstauung (obere Einflussstauung). Bei Rechtsherzinsuffizienz infolge
- Trikuspidalinsuffizienz: positiver systolischer Venenpuls, v-Welle,
- Perikardtamponade: Kussmaul-Zeichen (inspiratorische Venenfüllung),
- Pericarditis constrictiva,
- Trikuspidalstenose (selten): betonte präsystolische a-Welle (bei Sinusrhythmus).

Leber. Sie ist bei Rechtsherzinsuffizienz vergrößert, Rand abgerundet (stumpf), Oberfläche glatt, oft mäßig druckempfindlich (Kapselspannung). Bei schwerer akuter Stauung Spontanschmerz; bei chronischer Stauung oft derb und induriert.

Milz. Sie ist normalerweise nicht tastbar, bei Rechtsherzinsuffizienz vergrößert und daher tastbar. Größenbestimmung sonographisch sicherer als palpatorisch.

Untersuchung der Arterienpulse. Auf Rhythmus, Füllung, Anstiegsgeschwindigkeit, Pulsdefizit (nicht jede Herzaktion ist als Pulsschlag tastbar, typisch für Tachyarrhythmia absoluta), Pulsus paradoxus (Abnahme der Füllung bei Einatmung), Pulsus alternans (wechselnde Füllung, oft in einem 2 : 1-Rhythmus, bei regelmäßigem Grundrhythmus), Seitengleichheit, Differenz zwischen oberer und unterer Extremität.

Teleangiektasien. Erweiterung kleiner oberflächlicher Hautgefäße. An den Unterschenkeln bei chronisch venöser Insuffizienz, entlang dem Rippenbogen bei Lungen- und Herzerkrankungen.

Osler-Knötchen. Hierbei handelt es sich um kurz bestehende Knötchen, meist an Fingerkuppen und Zehen als Folge pathognomonisch bedeutsamer Mikroembolien bei Endocarditis lenta.

Untersuchungen der Lungen.
- Inspektion und Palpation des Thorax: Trichterbrust, Voussure (Herzbuckel), Atembewegungen, Atemfrequenz, Atemtypus, Stimmfremitus,
- Perkussion: Vergleichende Perkussion, hypersonor, gedämpft,
- Auskultation: Fein-, mittel- oder grobblasige Rasselgeräusche, klingend oder nichtklingend, abgeschwächtes oder fehlendes Atemgeräusch.

Palpation des Herzens.
- Herzspitzenstoß: Im 5. ICR innerhalb der Medioklavikularlinie lokalisiert. Unterscheidung von Druck- und Volumenbelastung (*Druckbelastung:* hebender, kräftiger Spitzenstoß an regelrechter Stelle; *Volumenbelastung:* Spitzenstoß nach lateral verlagert, verbreitert).
- Schwirren: Systolisches Schwirren bei Ventrikelseptumdefekt oder Aortenklap-

penstenose. Diastolisches Schwirren: extrem selten (angeborene Mitralklappenstenose).

Auskultation des Herzens.

Hochfrequente Töne und Geräusche sowie systolische Klicks sind am besten mit der Membran, niedrige Frequenzen dagegen besser mit dem Trichter hörbar (locker aufsetzen, um die Haut nicht wie eine Membran zu spannen).

Herztöne: Sie entstehen in zeitlicher Beziehung zum Klappenschluss (👁 **1.1**, S. 4).
- *1. Herzton:* Mitral- und Trikuspidalklappenschluss,
- *2. Herzton:* Aorten- und Pulmonalklappenschluss,
- *3. Herzton:* Folge der raschen passiven Ventrikelfüllung, bei Jugendlichen hörbar, ansonsten Ausdruck eines vermehrten diastolischen Einstromes (z. B. bei Mitralklappeninsuffizienz) oder eines erhöhten Füllungsdrucks.
- *4. Herzton:* Folge der aktiven, durch die Vorhofkontraktion ausgelösten Phase der Ventrikelfüllung (daher unmittelbar nach Vorhoferregung auftretend),
- *Auswurftöne* (Ejection Click) als Folge der Öffnung der Aorten- und Pulmonalklappen (z. B. bei Klappenstenosen, auch bei Jugendlichen),
- *Öffnungstöne* der Mitral- und Trikuspidalklappe sind hörbar bei Stenosen der Klappen und treten in Abhängigkeit vom Schweregrad des Vitiums bis zu 0,12 s nach dem zweiten Herzton auf (vor dem dritten Herzton).

Herzgeräusche: → 👁 **7.2**, S. 142 u. 👁 **8.1**, S. 160. Längere Schallphänomene, bestehend aus Frequenzgemischen mit unterschiedlichen Amplituden (aber: musikalische Geräusche haben regelmäßige Sinusschwingungen). Entstehung durch Turbulenz der Blutströmung.
- *Lautstärke* eines Geräusches ist kein Maß für die Schwere eines Klappenfehlers. Lautstärkeneinteilung üblicherweise nach Sechser-Skala (z. B. 2/6). Ab 4/6 mit palpablem Schwirren.
- *Funktionelle Geräusche:* Folge eines vergrößerten Flussvolumens.
- *Akzidentelle Geräusche:* Ohne pathognomonische Bedeutung, Entstehungsmechanismus und -ort nicht genauer bestimmbar.
- *Frequenzgehalt:*
  – bei hohem Druckgradient: Hochfrequent, gießend (z. B. Mitral- oder Aorteninsuffizienz, Pulmonalinsuffizienz, bei pulmonaler Hypertonie).
  – bei niedrigem Druckgradient: Tieffrequent, rauh (z. B. Mitral- oder Trikuspidalklappenstenose, Trikuspidal- und Pulmonalklappeninsuffizienz bei normalem Druck im kleinen Kreislauf).
- *Systolische Geräusche:*
  – Spindelförmig: Aorten- oder Pulmonalklappenstenose, physiologisch: funktionell oder akzidentell.
  – Frühsystolische oder holosystolische Geräusche: Mitral- oder Trikuspidalinsuffizienz (früh-/holosystolisch), Ventrikelseptumdefekt (holosystolisch), muskulärer Ventrikelseptumdefekt (frühsystolisch), großer Ventrikelseptumdefekt mit bidirektionalem oder vorwiegendem Rechts-Links-Shunt mit Zeichen der pulmonalen Hypertonie (frühsystolisch).
  – spätsystolische Geräusche: Mitralklappenprolaps.
- *Diastolische Geräusche:*
  – Regurgitation an Taschenklappen: Aorten- oder Pulmonalklappeninsuffizienz,
  – Ventrikuläre Füllungsgeräusche: Mitral- oder Trikuspidalklappenstenose,
  – Funktionell: Vermehrter Fluss über Mitral- oder Trikuspidalostium durch Regurgitation oder Shunt.
- *Kontinuierliche Geräusche (systolisch-diastolisch):* offener Ductus arteriosus Botalli, operativ angelegte arteriopulmonal-arte-

rielle Anastomose bei zyanotischem Vitium, arteriovenöse Fisteln, veränderter Fluss in Arterien oder Venen (Stenosierung).

Literatur

Holldack K, Gahl K. Auskultation und Perkussion. Inspektion und Palpation. Mit Audio-CD. 13. Aufl. Stuttgart: Thieme 2003.
Ein Klassiker der klinischen Untersuchungsmethoden.

1.3.1 Spezielle kardiologische Untersuchungsmethoden

Elektrokardiogramm (EKG)

→ auch ▼ 1.1, S. 3.

Ableitungen. ◉ 1.2
- **Extremitätenableitungen** (Frontalebene) nach Einthoven (bipolare Abl.: I, II, III) und Goldberger (unipolare Abl.: aVR, aVL, aVF).
- **Brustwandableitungen** nach Wilson (unipolare Abl. V_1–V_6; Horizontalebene).

Im Folgenden sollen einige **EKG-Befunde** dargestellt werden; ansonsten sei auf die speziellen Abschnitte und die Literatur verwiesen.

Veränderungen der AV-Überleitung.
- *Verkürzte PQ-Dauer:* bei Sinustachykardie, Kindern, Präexzitationssyndrom.
- Verlängerte PQ-Dauer: AV-Block I. Grades.
- *AV-Block I.–III. Grades:* → „Herzrhythmusstörungen", S. 76f.
- *AV-Dissoziation:* Vorhöfe und Kammern schlagen (vorübergehend) unabhängig (kurzfristiges Absinken der Sinusknotenfrequenz, Einspringen eines AV-junktionalen oder ventrikulären Ersatzrhythmus; gelegentlich Interferenz durch übergeleitete Vorhoferregung).

Zur Diagnostik von Rhythmusstörungen immer einen langen kontinuierlichen EKG-Streifen (möglichst Ableitungen I, II, III, V_1, V_4, V_6) schreiben.

QRS-Komplex.
- *Niederspannung/-voltage:* Verminderte Amplituden von R und S. QRS in Extremitätenableitungen ≤0,5 mV, in Brustwandableitungen ≤0,7 mV. *Vorkommen:* Perikarderguss, ausgeprägte Ödeme, Hypothyreose, Kachexie (atrophisches Herz), Emphysem, ausgeprägte Adipositas.
- *Lagetypen:* mit zunehmendem Alter Drehung des Hauptvektors nach links.
- *Hypertrophiezeichen:* Amplitudenzunahme von R und/oder S.
  - Widerstandshypertrophie: in der Regel normale QRS-Breite,
  - Volumenhypertrophie: QRS verbreitert (Dilatation des linken Ventrikels). Häufig benutzter Index für Hypertrophie: *Sokolow-Lyon-Index.*
  - Verdacht auf Linksherzhypertrophie: S in $V_{1\ oder\ 2}$ + R in $V_{5\ oder\ 6}$ >3,5 mV. Sensitivität und Spezifität des EKG für Erkennung der Linksherzhypertrophie begrenzt. Klinischer Standard: Echokardiographie; Goldstandard: Magnetresonanztomographie.
  - Verdacht auf Rechtsherzhypertrophie: R in V_1 + S in V_5 >1,05 mV. EKG wenig sensitiv, beste Übereinstimmung zum Hypertrophiegrad bei angeborenen Vitien, pulmonaler Hypertonie und chronischem Cor pulmonale.
  - Hypertrophieindizes nicht verwertbar bei Jugendlichen, mageren Personen, Sportlern und Schenkelblock.
- *SI-QIII-Typ:* S in Ableitung I und Q in Ableitung III; neu auftretend bei akutem Cor pulmonale.
- *Intraventrikuläre Leitungsstörungen:* → "Rhythmusstörungen", S. 78ff. Organisch oder funktionell (z.B. frequenzabhängiger Schenkelblock bei supraventrikulären Tachykardien).
- *Idioventrikulärer Rhythmus:* beschleunigter ventrikulärer Rhythmus (QRS verbreitert) bei in der Regel normaler Sinusknotenfrequenz mit gelegentlicher Interferenz (an-

1.2 EKG-Ableitungen

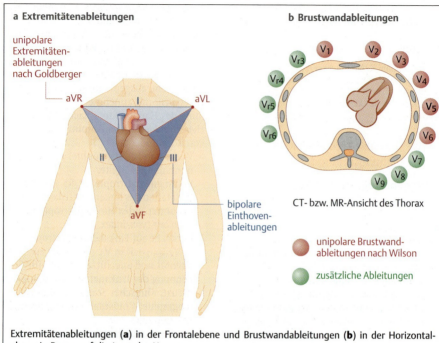

Extremitätenableitungen (**a**) in der Frontalebene und Brustwandableitungen (**b**) in der Horizontalebene in Bezug auf die Lage des Herzens.

tegrade Leitung), Frequenz zwischen 50 und 120/min.
- *Kammertachykardie:* breite QRS-Komplexe, Frequenz über 100–120/min, oft VA-Dissoziation. Weitere diagnostische Kriterien für Kammertachykardien: → "Spezielle Rhythmusstörungen", S. 90.

Belastungs-EKG (Ergometrie)

Technische Voraussetzung. Man benötigt ein Fahrradergometer, einen Mehrkanal-EKG-Schreiber (möglichst 6 Kanäle), ein Oszilloskop, eine Uhr, ein Blutdruckmessgerät, ein EKG-Lineal, eine Tabelle zur Ermittlung der gewünschten Herzfrequenz und des tolerierbaren Blutdruckes, Notfallmedikamente, ein Intubationsbesteck und einen Defibrillator. Belastungsprotokoll: Ziel ist eine stufenförmige, mindestens submaximale Belastung, entsprechend 85% der maximalen Herzfrequenz.

Faustregel: maximale Herzfrequenz = 220 minus Lebensalter

Indikationen.
- Nachweis von Ischämiereaktionen,
- Erfassung belastungsinduzierter Rhythmus- oder Leitungsstörungen, speziell auch unter Antiarrhythmika mit leitungsverzögernder Wirkung (z.B. Flecainid, Propafenon, etc.),

- Verhalten der QT-Dauer unter Belastung bei Verdacht auf QT-Syndrom oder unter repolarisationsverlängernden Antiarrhythmika,
- Beurteilung des Blutdruckverhaltens bei Belastung, z. B. zur Objektivierung einer Leistungsschwäche bei arterieller Hypotonie oder zur Risikostratifizierung bei hypertropher Kardiomyopathie,
- Beurteilung der kardiopulmonalen Belastbarkeit,
- Verdacht auf belastungsabhängige Hypertonie,
- Beurteilung therapeutischer Maßnahmen (antianginöse Therapie, Zustand nach Bypassoperation oder PTCA, antiarrhythmische oder antihypertensive Therapie).

Kontraindikationen.
- Akuter Infarkt, instabile Angina pectoris, Crescendo-Angina,
- manifeste Herzinsuffizienz,
- akute Myo- oder Perikarditis, Endokarditis,
- schwere Aortenstenose bzw. schwere hypertrophisch-obstruktive Kardiomyopathie,
- schwere pulmonale Hypertonie,
- Aneurysma dissecans,
- ausgeprägte Ruhehypertonie (Werte >220/120 mmHg).

Besondere Sorgfalt. Sie ist geboten bei Patienten
- mit Angina pectoris bereits bei geringer Belastung,
- in der frühen Postinfarktphase: Bei sorgfältigem Vorgehen risikoarm (symptomlimitiert abbrechen!),
- mit intraventrikulären Leitungsstörungen: per se keine Kontraindikation, Art und Schweregrad der Grunderkrankung sind bestimmend,
- mit implantierten Kardioverter-Defibrillatoren: Belastung nur in Kenntnis der programmierten Interventionsfrequenz,
- mit Schrittmachern (keine grundsätzliche Kontraindikation, aber ST-T-Veränderungen nicht verwertbar),
- mit linksventrikulärem Aneurysma: keine grundsätzliche Kontraindikation.

Grundsätzlich die Belastbarkeit des Patienten im täglichen Leben als Maßstab berücksichtigen.

Endpunkte und Abbruchkriterien.
- Erreichen der Soll-Herzfrequenz,
- Auftreten einer Ischämiereaktion oder Angina pectoris:
  - horizontale oder deszendierende ST-Streckensenkung,
  - langsam aszendierende ST-Senkung, 60–80 ms nach dem J-Punkt >0,1 mV unter der isoelektrischen Linie,
  - ST-Hebung >0,1 mV (in rechtspräkordialen Ableitungen): Verdacht auf hochgradige proximale RIVA-Stenose. Bei Zustand nach Vorderwandinfarkt: Ausdruck der Wandbewegungsstörung (Aneurysma),
  - ventrikuläre Arrhythmien unter Belastung verbunden mit ST-Senkung und/oder Angina pectoris: Verdacht auf ischämische Genese,
- muskuläre oder allgemeine körperliche Erschöpfung, starke Dyspnoe, Blässe, Zyanose, Kaltschweißigkeit,
- komplexe ventrikuläre Arrhythmien (häufige ventrikuläre Paare, Salven, anhaltende Kammertachykardie),
- neu auftretender Linksschenkelblock oder bifaszikulärer Block (relativer Grund zur Beendigung),
- Blutdruckanstieg systolisch über 250 mmHg (bei älteren Patienten über 220 mmHg), diastolisch über 120 mmHg.

Unauffälliges Belastungs-EKG schließt Koronarinsuffizienz nicht aus.

Falsch negative Befunde.
- Bei zu geringer Belastung,
- unzureichendem Frequenz- und Blutdruckanstieg unter β-Blockern,
- Verhinderung der Ischämiereaktion durch Nitropräparate,
- schwer erfassbarer Ischämieregion (niedrige Sensitivität im Bereich der Lateralwand = Versorgungsgebiet des Ramus circumflexus).

Falsch positive Befunde (ST-T-Veränderungen).
- Bei Digitalis,
- Hypokaliämie,
- Frauen (insbesondere jüngeren) häufig,
- Cave: Reaktion der Kammerendteile nicht verwertbar bei WPW-Syndrom oder Linksschenkelblock. Bei Rechtsschenkelblock ist eine Beurteilung der linkspräkordialen Ableitungen dagegen möglich.

Der prädiktive Wert eines Tests wird durch die Wahrscheinlichkeit bestimmt, mit der ein Individuum die vermutete Krankheit hat (Bayes-Theorem). Ein *pathologisches* Testergebnis bedeutet in einer Population mit hohem Vorkommen einer KHK (Risikogruppe) eine hohe Wahrscheinlichkeit, in einer Population mit geringem Vorkommen einer KHK (asymptomatische Personen ohne Risikofaktoren) eine geringe Wahrscheinlichkeit einer KHK.

Komplikationen. Bei Beachtung der Sicherheitsmaßnahmen und Kontraindikationen ist das Belastungs-EKG eine sichere Methode. Sterblichkeit durch Infarkt, therapieresistenten Herzstillstand etc. ca. 1 : 30000–40000.

Prognostische Bedeutung.
- Das Belastungs-EKG erfasst funktionelle Störungen (Ischämie), nicht die Koronaranatomie.
- Risikostratifizierung: Nach Infarkt erhöhtes Langzeitrisiko bei Patienten mit Ischämiereaktion, fehlender Belastbarkeit und solchen, die als zu krank zur Durchführung einer Ergometrie angesehen werden.
- Bei asymptomatischen Personen weist ein pathologisches Belastungs-EKG auf ein erhöhtes Risiko hin, es gibt jedoch viele falsch positive Befunde! Daher keine routinemäßigen Belastungs-EKGs bei asymptomatischen Personen durchführen.

Langzeit-Elektrokardiogramm

Prinzip. EKG-Registrierung auf Band oder elektronischem Speicher, typischerweise über 24 Stunden unter alltäglicher Belastung (Phasen der Anstrengung wechseln mit Ruhephasen ab etc.). Auswertung zeitgerafft visuell oder halb- bzw. vollautomatisch mit visueller Kontrolle.

Hauptindikationen.
- Klärung von Symptomen (Schwindelanfälle, Synkopen, atypische Herzsensationen, Palpitationen),
- Risikostratifizierung nach Infarkt oder bei Kardiomyopathien,
- Erfassung der Wirkungen und Nebenwirkungen (rhythmogene Effekte) einer antiarrhythmischen Therapie.

Weitere Anwendungen des Langzeit-EKG.
- Erfassung passagerer ST-Strecken-Veränderungen („stumme Ischämien"): technisch problematisch, prognostische Bedeutung umstritten;
- Analyse der Schwankungen der RR-Intervalle („Herzfrequenzvariabilität"): Eine verminderte Variabilität (= erhöhter Sympathikotonus, erniedrigter Vagotonus) geht mit schlechterer Prognose einher.

Normalbefunde. Sinusbradykardien mit Frequenzen von 35–40/min, Sinusarrhythmien mit Pausen bis zu 2 s, sinuatrialer Block und AV-Block 2. Grades Typ I (Wenckebach) kommen vor allem bei jüngeren Personen verhältnismäßig häufig während des Schlafes vor und sind nicht zwangsläufig abnorm. AV-Blockierungen 2. Grades Typ II (Mobitz) sind dagegen praktisch immer pathologisch.

Limitationen.
- Sehr seltene Ereignisse (z.B. paroxysmale Tachykardien) sind schwer erfassbar.
- Bei Patienten mit rezidivierenden Kammertachykardien oder früherem Herzstillstand finden sich oft wenig auffällige Befunde im Intervall.
- Nicht geeignet zur Beurteilung der Wirksamkeit (im Sinne der Prognoseverbesserung) einer antiarrhythmischen Medikation.

Invasive elektrophysiologische Untersuchungen

→ „Herzrhythmusstörungen – allgemeiner Teil", S. 59.

Literatur

Börger HH, von Olshausen K. EKG-Information. 7. Auflage Darmstadt: Steinkopff Verlag 1996.
  Bezüglich Didaktik und Bebilderung gutes Lehrbuch.
Gonska BD, Heinecker R. EKG in Klinik und Praxis. Stuttgart: Thieme Verlag 1999.
  Verständliche Darstellung mit vielen Abbildungen.
Löllgen H, Winter UJ, Erdmann E. Ergometrie. Belastungsuntersuchungen in Klinik und Praxis. 2. Auflage Berlin: Springer 2001.
  Umfassende Darstellung zur Pathophysiologie, Indikation, Durchführung und Interpretation von Belastungsuntersuchungen.

1.3.2 Struktur- und Funktionsdiagnostik des Herzens

Echokardiographie

Die Echokardiographie hat als nicht invasives bildgebendes Verfahren in der Struktur- und Funktionsdiagnostik des Herzens eine zentrale Stellung erlangt. Wesentliche Vorteile liegen neben der hohen Bildqualität und der vielseitigen Einsatzgebiete auch in der hohen Verfügbarkeit (Klinik und Praxis) und der Durchführbarkeit „am Bett" (Notfalldiagnostik!). Der diagnostische Stellenwert der Echokardiographie bei kardialen Erkrankungen ist in 🌓 **1.2** wiedergegeben.

Physikalisches Prinzip. Der Ultraschallstrahl wird an akustischen Grenzflächen (Blut/Gewebe) reflektiert. Anhand der Laufzeit des Schallsignals kann der Ort der reflektierenden Struktur bestimmt werden (👁 **1.3, S. 16**), worauf die Bildrekonstruktion beruht. Da Luft (Lungen!) für Schall undurchlässig ist, kann die transthorakale Untersuchung nur von bestimmten Positionen erfolgen (parasternal, Herzspitze, Jugulum, subxyphoidal).

Zweidimensionale (2D-, Schnittbild-)Echokardiographie. Der Ultraschallstrahl wird mehr als 30-mal pro Sekunde durch einen Sektor von bis zu 90 Grad gesteuert. Dadurch entstehen anatomische Schnittbilder in „Echtzeit", so dass die Aktion der Herzstrukturen direkt beurteilt und Messungen vorgenommen werden können. Sehr gutes räumliches Auflösungsvermögen (👁 **1.3a**).

M-Mode (eindimensionale) Echokardiographie. Bei konstanter Position des Ultraschallstrahls werden Bewegungen der Strukturen in der Achse des Strahls (y-Achse) in Abhängigkeit von der Zeit (x-Achse) dargestellt. Dadurch ist die standardisierte Vermessung von Herzhöhlen, Wanddicken und Klappenbewegungen möglich (👁 **1.3b**). Hohe zeitliche Auflösung.

Doppler-Echokardiographie. Wird Ultraschall von sich bewegenden Strukturen (z.B. im Blut strömenden Erythrozyten) reflektiert, so verändert sich dessen Frequenz proportional zur Flussgeschwindigkeit, die daher korrekt bestimmt werden kann, wenn der Ultraschallstrahl annähernd parallel zur Strömungsrichtung liegt.

1.2 Diagnostischer Stellenwert der Echokardiographie

Erkrankung	diagnostische Information
koronare Herzkrankheit (KHK)	*Größe und Funktion* des linken Ventrikels (LV): • globale Pumpfunktion (Ejektionsfraktion = EF), • regionale Wandbewegungsstörung (Hypokinesie, Akinesie, Dyskinesie); *Infarktkomplikationen* (Methode der Wahl, da schnell verfügbar): • Ventrikelaneurysma mit/ohne Thrombus, • Papillarmuskelabriss mit akuter Mitralinsuffizienz, • Ventrikelseptumruptur (Links-rechts-Shunt), • Perikardtamponade durch Ventrikelruptur, • Perikarderguss bei Dressler-Syndrom
arterielle Hypertonie/ hypertensive Herzkrankheit	Größe und Funktion des LV, Ausmaß der LV-Hypertrophie (Wanddicken), Aortenektasie, Aortenaneurysma
Kardiomyopathie	
• dilatative (DCM)	Größe und Funktion des LV, funktionelle Mitralklappen-Regurgitation, Beteiligung des rechten Ventrikels
• hypertrophe (HCM)	Hypertrophiemuster (asymmetrisch septal, diffus, apikal), diastolische Ventrikelfunktion (Doppler)
– obstruktive Form	systolische Vorwärtsbewegung des vorderen Mitralsegels (SAM), Obstruktion im Ausflusstrakt (Druckgradient quantifizierbar), Mitralklappen-Regurgitation
– nichtobstruktive Form	apikale Hypertrophie Cave: kann übersehen werden
• restriktive	Ausschluss von DCM und HCM, Nachweis der „restriktiven Physiologie" (Doppler: diastolische Ventrikelfunktion), Differenzialdiagnose zur Pericarditis constrictiva
Herzinsuffizienz	*Differenzierung der Ursache:* • Funktionsstörung von LV und RV, • Klappenfehler, • Perikarderkrankung, • bei LV-Dysfunktion: Kontraktionsablauf (synchron/asynchron; v.a. bei Linksschenkelblock-artig verbreitertem QRS-Komplex)
Perikarderguss, Perikardtamponade, Pericarditis constrictiva	Methode der Wahl zum Nachweis eines Ergusses (Größe, hämodynamische Beeinträchtigung?), Tamponade, Kompression des rechten Vorhofs und Ventrikels, respiratorische Variation der Ventrikelfüllung (Doppler)

1.2 Diagnostischer Stellenwert der Echokardiographie (Fortsetzung)

Erkrankung	diagnostische Information
Herzklappenerkrankungen	Methode der Wahl zur Darstellung der Klappenmorphologie, Feststellung der Ätiologie (morphologische Kriterien) und Einschätzung der Hämodynamik
• Endokarditis	Vegetationen, Klappendestruktionen, -lecks, und -ringabzesse
• Klappenstenosen	Druckgradienten und Öffnungsflächen
• Klappeninsuffizienzen	Abschätzung des Schweregrades der Regurgitation
• Klappenprothesen	Beurteilung der Prothesenfunktion
angeborene Herzfehler	Bestimmung der Lagebeziehung von Vorhöfen, Kammern und großen Gefäßen zueinander. Nachweis von Fehlanlagen, Septumdefekten, und Klappenfehlern (inkl. Quantifizierung)
Aortenerkrankungen	Diagnose von Aneurysmen oder (akuten) Dissektionen der Aorta. Methode der Wahl (ggf. transösophageal): Darstellung der Dissektionsmembran. Bei chronischer Dissektion: alternativ MRT/CT. Nachweis arteriosklerotischer Veränderungen der Aortenwand (einschließlich des Bogens)
Schlaganfall (s. S. 287)	*Ausschluss einer Emboliequelle:* • Thrombus im linken Vorhof oder im linken Ventrikel, • offenes Foramen ovale (paradoxe Embolie) oder eines Vorhofseptumaneurysmas, • Schlierenphänomen im linken Vorhof, • Wandveränderung der Aorta ascendens und des Aortenbogens, • Klappenvegetationen, Mitralklappenringverkalkung

Pulsed-Wave- (PW-)Doppler:
- Vorteil: Lokale Messung der Geschwindigkeit in einem Messfenster möglich.
- Nachteil: Hohe Geschwindigkeiten können nicht erfasst werden.
- Einsatz: Abschätzung von Volumenfluss durch Herzklappen, daher prinzipiell Bestimmung von HZV, Shuntvolumen, Regurgitationsfraktion und diastolischer Funktion möglich.

Continuous-Wave-(CW-)Doppler:
- Vorteil: Erfassung auch hoher Geschwindigkeiten.
- Nachteil: Die Lokalisation eines Geschwindigkeitssignals auf dem Strahl ist nicht möglich.
- Einsatz: Bestimmung der Flussgeschwindigkeit an verengten Herzklappen mit Abschätzung von Druckgradienten und Klappenöffnungsflächen.

Farbkodierte Doppler-Echokardiographie („Farb-Doppler"): Durch Farbkodierung der Strömungsrichtung (blau vom Schallkopf weg, rot auf ihn zu) gelingt die zweidimensionale Darstellung des intrakardialen Flusses.
- Einsatz: Nachweis und Abschätzung des Schweregrades von Klappenregurgitationen und Shunts.

Gewebe-Doppler („Tissue-Doppler Imaging" = TDI): Hierbei handelt es sich um ein neues Verfahren zur regionalen systolischen und diastolischen Funktionsanalyse des Myo-

1 Grundlagen der Kardiologie

👁 1.3 Echokardiographie

a 2D-Bild

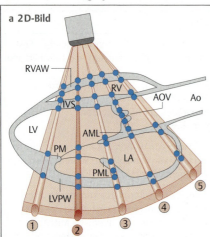

b M-Mode

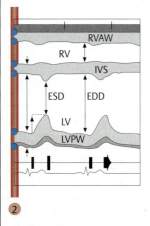

a Sektorschnitt durch die Längsachse des Herzens im 2D-Bild. Abkürzungen: LV = linker Ventrikel, LA = linker Vorhof, AOV = Aortenklappe, Ao = Aorta, IVS = interventrikuläres Septum, LVPW = linksventrikuläre posteriore Wand, AML = anteriores Mitralsegel, PML = posteriores Mitralsegel, RV = rechter Ventrikel, RVAW = rechtsventrikuläre anteriore Wand.

kards mit hoher zeitlicher und räumlicher Auflösung. Vorteile: quantifizierbare Analyse, relativ unabhängig von Bedingungen der Vorlast und Nachlast.

Transösophageale Echokardiographie (TEE; 👁 1.4). Durch die Lage des Ösophagus unmittelbar hinter dem Herzen entstehen mit einem Ultraschallwandler an der Spitze eines (modifizierten) Gastroskops hoch aufgelöste Bilder ohne Beeinträchtigung durch Luft oder Knochen (multiplane Schnittebenen).
- Hauptindikationen (siehe 🕂 1.2):
  – Aortendissektion,
  – Endokarditis (v.a. bei Klappenprothesen und Klappenringabszess),
  – Kardiale Emboliequellen (Thromben im linken Vorhofohr sind praktisch nur transösophageal darstellbar),
  – Vorhofseptumdefekt und offenes Foramen ovale (transthorakal schwer darstellbar),
  – schwer von transthorakal beschallbarer Patient (intubiert/beatmet, nach Thorakotomie/Thoraxtrauma, Emphysem, Adipositas, Thoraxdeformität).

Bestimmung von Druckgradienten. An einer Klappenstenose kommt es zur Zunahme der poststenotischen Strömungsgeschwindigkeit. Deren Messung mittels CW-Doppler erlaubt eine zuverlässige nichtinvasive Berechnung des maximalen und mittleren Druckgradienten nach der vereinfachten **Bernoulli-Gleichung:**
Druckgradient = $4 \times v_{max}^2$ (v_{max} = max. Flussgeschwindigkeit)

b Entlang des Strahls 2 abgeleitete M-Mode-Aufzeichnung mit Vermessung von enddiastolischem Durchmesser des linken Ventrikels (EDD), des endsystolischen Durchmessers (ESD), der enddiastolischen Dicke von IVS und LVPW.

1.4 Transösophageale Echokardiographie

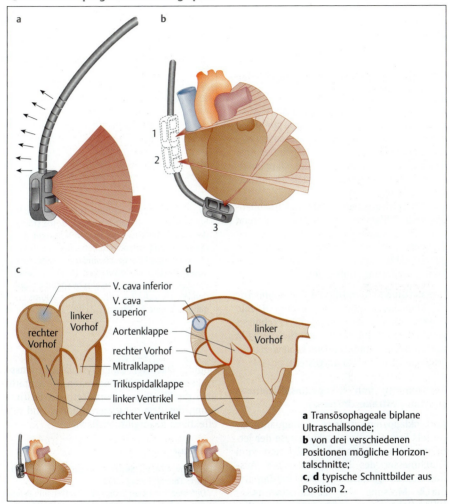

a Transösophageale biplane Ultraschallsonde;
b von drei verschiedenen Positionen mögliche Horizontalschnitte;
c, **d** typische Schnittbilder aus Position 2.

Beispiel: v_{max} = 5 m/s, Gradient = 100 mmHg. *Voraussetzung:* parallele Lage des Ultraschallstrahls zur Strömungsrichtung, ansonsten Unterschätzung des Gradienten!

Abschätzung des Pulmonalarteriendrucks. Über die Messung der maximalen Geschwindigkeit im Jet einer Trikuspidalklappen- Regurgitation kann mittels Doppler über die Bernoulli-Gleichung (s.o.) der systolische rechtsventrikuläre bzw. pulmonal-arterielle

Druck abgeschätzt werden, indem zum berechneten Druckgradienten der geschätzte oder gemessene rechtsatriale Druck (oder ZVD) hinzugerechnet wird:
$4 \times v_{max}^2$ + rechtsatrialer Druck.

Bestimmung von Klappenöffnungsflächen (Aorten-/Mitralstenose).

Aortenklappenöffnungsfläche. Durch Messung der Flussgeschwindigkeiten vor (v_{LVOT} mit PW-Doppler) und in der Stenose (v_{max} mit CW-Doppler) sowie der Fläche des Ausflusstraktes (2D-Bild) kann die Klappenöffnungsfläche berechnet werden (Kontinuitätsgleichung).
Vorteil: Schweregradbestimmung unabhängig vom Schlagvolumen möglich, während der Druckgradient bei zusätzlicher Aortenklappeninsuffizienz die Stenosekomponente „überschätzt" und bei linksventrikulärer Funktionsstörung „unterschätzt".

Mitralklappenöffnungsfläche. Die *Planimetrie* der Klappenöffnungsfläche aus dem 2D-Bild (Querschnitt) ergibt verlässliche Ergebnisse, sofern die Mitralsegel nicht deutlich verkalkt und destruiert sind. Die *Druckhalbwertszeit-Methode* ist in ◐ **1.5** dargestellt.

Bestimmung von Klappeninsuffizienzen (Aorten-/Mitralinsuffizienz).

Aortenklappeninsuffizienz. Semiquantitativ mittels Farb-Doppler durch Analyse der Jetbreite (Vena contracta) in Relation zum Durchmesser des linksventrikulären Ausflusstraktes. Quantitativ mittels cw-Doppler durch Messung der Druckhalbwertszeit (PHT). Dabei gilt: je rascher der Geschwindigkeitsabfall des Doppler-Signals, desto hochgradiger die Aortenklappeninsuffizienz.

Mitralklappeninsuffizienz. Semiquantitativ mittels Farb-Doppler durch Messung der Vena contracta, der Ausdehnung, Exzentrizität und Turbulenz des Regurgitationsjets. Bei hochgradiger Mitralinsuffizienz mittels pw-Doppler Nachweis einer systolischen Flussumkehr in den Pulmonalvenen. Quantitativ über die Flusskonvergenz-Methode, Bestimmung des Regurgitationsvolumens und der effektiven Regurgitationsfläche.

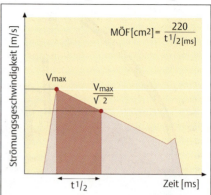

◐ **1.5 Berechnung der Mitralöffnungsfläche**

Druckhalbwertszeitmethode (CW-Doppler): Je höhergradiger die Mitralstenose, desto träger der Abfall des Druckgradienten während des diastolischen Einstroms in den linken Ventrikel und damit der Flussgeschwindigkeit in der Stenose. Die Druckhalbwertszeit ($t^1/_2$) ist dabei die Zeit, in der die Flussgeschwindigkeit auf den Wert $V_{max}/\sqrt{2}$ abfällt. Für $t^1/_2$ = 200ms ergäbe sich eine MÖF von 1,2 cm².

Literatur

Flachskampf FA. Praxis der Echokardiographie. Stuttgart: Thieme Verlag 2002.
Differenzierte Darstellung von Techniken und Befunden der Echokardiographie mit vielen Abbildungen.

Röntgen des Herzens und der Thoraxorgane

Aufnahmetechnik bei konventioneller Aufnahme.
- *Herzfernaufnahme in Hartstrahltechnik* in 2 Ebenen (2 m Fokus-Film-Abstand mit parallelem [posterior-anteriorem] Strahlengang, 1 : 1-Abbildung).
- *Weichstrahltechnik* unter Durchleuchtung mit Bildverstärker zur Beurteilung
  - des Bewegungsablaufes: Zuordnung von Befunden zu Herzstrukturen,
  - von Klappenkalk,
  - der Beweglichkeit von künstlichen Klappen,
  - von Veränderungen implantierter Schrittmacher- und Defibrillatorelektroden,
  - von Pulsationen der Lungengefäße (bei Links-Rechts-Shunt) und
  - Abgrenzung von Fremdkörpern.
- *Aufnahmen im Liegen* (z. B. auf Intensivstation) mit anterior-posteriorem (a.-p.) Strahlengang. Hierbei Strahlenquelle körpernah (Rücken auf der Röntgenplatte liegend), somit Verzerrung der Größenverhältnisse. Wegen gleichmäßigerer Blutverteilung in den einzelnen Lungenabschnitten im Liegen sind die Oberlappenvenen erweitert (somit nicht als stauungsbedingt fehldeuten, s. u.).

Herzgröße und –form. Die konventionelle Röntgenaufnahme stellt nur die Konturen des Herzens (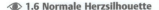 **1.6**) dar; eine Beurteilung der Größenverhältnisse der einzelnen Herzabschnitte ist nur bedingt möglich.
- Einengung des Retrosternalraumes: Vergrößerung des rechten Herzens,
- *Einengung des Retrokardialraumes* (Ösophagus-Breischluck zur besseren Abgrenzung): Vergrößerung des linken Vorhofes oder des linken Ventrikels,
- *Vergrößerung des linken Vorhofes:* Verstärkte Vorwölbung in Höhe des linken Herzohres, Aufspreizung des Bifurkationswinkels der Trachea, sogenannter „Kernschatten" mit Doppelkontur im Bereich des rechten Herzrandes (wobei der linke Vor-

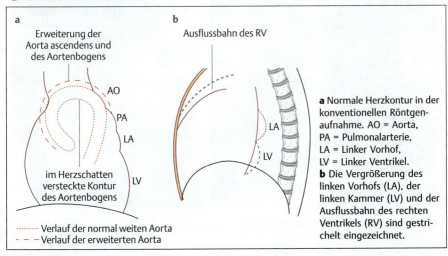

◉ 1.6 Normale Herzsilhouette

a Normale Herzkontur in der konventionellen Röntgenaufnahme. AO = Aorta, PA = Pulmonalarterie, LA = Linker Vorhof, LV = Linker Ventrikel.
b Die Vergrößerung des linken Vorhofs (LA), der linken Kammer (LV) und der Ausflussbahn des rechten Ventrikels (RV) sind gestrichelt eingezeichnet.

hof über die Kontur des rechten Vorhofes hinausragen kann), Einengung des Retrokardialraumes in Höhe des linken Vorhofs.
- *Vergrößerung des linken Ventrikels:* Linksverlagerung des linken Herzrandes, vermehrte Vorwölbung der linken Herzkontur, Einengung retrokardial in Höhe des linken Ventrikels. Unzuverlässige Beurteilbarkeit.

Hinter einem normal großen Herzschatten kann sich ein deutlich vergrößerter und kontraktionsgestörter linker Ventrikel verbergen. Beurteilung: Domäne der Echokardiographie. Eine Wandhypertrophie ist nicht beurteilbar.

- *Erweiterung der Aorta ascendens:* z. B. bei Aortenklappenstenose, Hypertonie, idiopathische Ektasie, Marfan-Syndrom, Aortenaneurysma. Eine Erweiterung der Aorta ascendens ist oft durch eine kleine Vorwölbung nach rechts über die Herzkontur hinaus erkennbar (**1.6**), jedoch versteckt sich die Aorta ascendens in weiten Teilen im Herzschatten. Daher sollte eine exaktere Beurteilung mittels CT oder MRT erfolgen.

Für die klinische Verlaufsbeurteilung sollten möglichst immer Vor*aufnahmen* herangezogen werden. Vor*befunde* sind oft nicht ausreichend.

Die Kenntnis der Position der einzelnen Herzklappen und der Koronararterien (**1.7**) ist wichtig zur Beurteilung von Verkalkungen oder für die Zuordnung prothetischer Klappen.

Bei geringem Thoraxtiefendurchmesser (Trichterbrust; steil gestellte Wirbelsäule) erscheint das Herz in p.-a.-Projektion vergrößert (daher *Seitenaufnahme*).

Zeichen der Lungenstauung. Pulmonal-venöse Druckerhöhung und Blutfülle führen mit steigendem Ausmaß zu charakteristischen Veränderungen der Lungengefäßstrukturen.

 1.7 Position der einzelnen Herzklappen

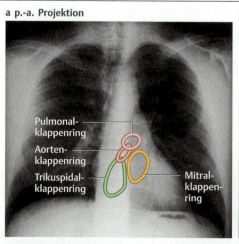

a p.-a. Projektion

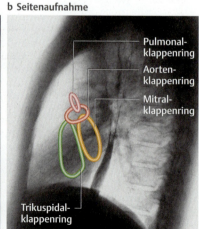

b Seitenaufnahme

Die Darstellungen zeigen die Lage der Herzklappen in Beziehung zum Herzschatten auf einer Herzfernaufnahme.

- *Basoapikale Umverteilung* (Frühzeichen für erhöhten pulmonal-venösen Druck): Im Stehen herrschen in den Lungenvenen aufgrund des hydrostatischen Druckes deutliche Druckunterschiede (👁 **1.8**).
  - *Kraniale Zone:* Unterdruck (daher kollabiert);
  - *mittlere Zone:* Druck um 0 mmHg;
  - *kaudale Zone:* positiver Druck (Venen erweitert).

Bei Erhöhung des Druckes im linken Vorhof (Mitralvitien; linksventrikuläre Insuffizienz) steigt der Druck in allen Zonen proportional an, so dass die Pulmonalvenen in der kranialen Zone (Oberlappenvenen) zunehmend erweitert werden. (Gilt nicht für Aufnahmen im Liegen: Durch Gleichverteilung des Druckes in allen 3 Zonen sind die Oberlappenvenen bereits bei normalem Druck erweitert und somit kein Zeichen der Herzinsuffizienz!!)
- Mit weiter steigendem Druck im kleinen Kreislauf kommt es zu
  - Erweiterung der Lungenhili, zunächst noch scharf begrenzt,
  - unscharfer Begrenzung der Hili; bei weiterer Zunahme → Übergang in interstitielles Ödem (z. B. Kerley-Linien, die als Ausdruck des Ödems der subpleuralen Lymphgefäße verdickten Interlobärsepten entsprechen), → alveoläres Ödem (milchglasartige Zeichnung des Lungenparenchyms),
  - Pleuraergüssen,
  - Lungenödem: im Allgemeinen beidseits gleichmäßig; bei längerer Lagerung auf einer Seite evtl. einseitig stärker ausgeprägt. Gelegentlich herdförmig betontes Ödem („Pseudo-Tumor"): im Gegensatz zu echten Tumoren Befundänderung bei kurzfristiger Kontrolle.

Zeichen der Hyperzirkulation bei Links-Rechts-Shunt.
- Erweiterung der zentralen und peripheren Lungenarterien (Durchmesser der rechts-

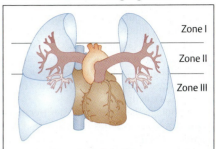

◉ **1.8 Perfusion der Lungengefäße**

Bei einer Lungenstauung kommt es zu einer basoapikalen Umverteilung mit Erweiterung der Oberlappenvenen (kraniale Zone I) (Einzelheiten → Text).

absteigenden Pulmonalarterie > 12–15 mm),
- vermehrte Pulsationen der Hili bei Durchleuchtung,
- Erweiterung des rechten Ventrikels, insbesondere der Ausflussbahn, mit Einengung des Retrosternalraumes, Steilstellung der linken Herzkontur und deutlicher Prominenz des Pulmonalbogens,
- Vergrößerung des rechten Vorhofes.

Bei anderen Formen eines Links-Rechts-Shunts (Ventrikelseptumdefekt; offener Ductus arteriosus Botalli; periphere arteriovenöse Fistel) sind in Abhängigkeit von der Lokalisation des Shunts nicht alle Zeichen vorhanden.

Zeichen der Rechtsherzinsuffizienz.
- Verbreiterung der Kontur von rechtem Vorhof und Vena cava superior.
- Erweiterung der Vena azygos.

Literatur
Eichstädt H. Röntgenbefunde bei Herzkrankungen. Internist. 1994; 35: 95–133.
Gut bebilderte Übersichtsarbeit.

Magnetresonanztomographie (MRT)

Nichtinvasive morphologische und funktionelle Untersuchung ohne ionisierende Strahlen mit derzeit rascher technischer Fortentwicklung. Durch Anwendung unterschiedlicher MR-Sequenzen lassen sich unterschiedliche Fragestellungen beantworten. Diese umfassen aktuell:
- morphologische Darstellung der Herzhöhlen, des Myokards, des Perikards, und der großen Gefäße,
- Perfusion des Myokards durch Änderung der myokardialen Signalintensität nach Gabe von MR-Kontrastmitteln (z. B. Gadolinium),
- Vitalität des Myokards und Darstellung der regionalen und transmuralen Ausdehnung von Myokardnarben (Infarktgröße) durch Nachweis von Kontrastmittelaufnahme in Spätaufnahmen ca. 20 min nach Kontrastmittel-Gabe („late enhancement"),
- funktionelle Diagnostik mit Darstellung der regionalen Wandbewegung,
- Flussmessungen zur Bestimmung von Stenose-Gradienten, Regurgitationsfraktionen und Shuntvolumina.
- Darstellung der Koronararterien (derzeit in Entwicklung, noch nicht klinische Routine).

Etablierte Indikationen: Sie umfassen u. a. angeborene Herzfehler, Kardiomyopathien (v. a. hypertrophe und arrhythmogene rechtsventrikuläre Kardiomyopathie), thorakales Aortenaneurysma, Marfan-Syndrom, kardiale Tumoren, konstriktive Perikarditis u. a.
Indikationen in Entwicklung: Myokardperfusion, Koronaranatomie.

Computer-Tomographie des Herzens (Cardio-CT)

Nichtinvasive morphologische Untersuchung mit Anwendung von Röntgenstrahlen. Meist durchgeführt als Spiral-CT (16-Zeilen, neuerdings auch 64-Zeilen-Geräte verfügbar).

- Darstellung und Quantifizierung von Koronarkalk als Surrogat-Parameter der koronaren Arteriosklerose zur Risikostratifizierung bei Patienten mit grenzwertigem Risikoprofil.
- Darstellung des Koronararterien-Lumens (CT-Angiographie) durch Gabe von Röntgen-Kontrastmitteln. Zusätzlich semiquantitative Beurteilung der Gefäßwand mit verkalkenden und nicht-verkalkenden arteriosklerotischen Plaques und Stenosen möglich. Bei starker Verkalkung und implantierten Koronarstents deutlich eingeschränkte Beurteilbarkeit. Bei Gefäßverschlüssen keine Darstellung von Kollateralen möglich. Hinsichtlich Strahlenexposition und Röntgen-Kontrastmittel bietet die CT-Angiographie keine Vorteile gegenüber der invasiven Angiographie der Koronararterien.

Indikationen für die nicht-invasive CT-Angiographie umfassen derzeit den Ausschluss von relevanten Koronarstenosen bei Patienten mit atypischer Angina pectoris bzw. erhöhtem Risikoprofil sowie die erweiterte Abklärung unklarer Koronarbefunde (z. B. fragliche Stamm- oder Ostiumstenosen oder Abgangsanomalien der Koronargefäße). Nicht sinnvoll bei komplexer koronarer Herzkrankheit und bei Patienten mit typischer Angina pectoris oder myokardialem Ischämienachweis in Belastungstests (invasive Koronarangiographie in Interventionsbereitschaft indiziert).

Nuklearkardiologische Diagnostik

Die nuklearkardiologische Diagnostik liefert Informationen über die Funktion des Herzens. Sie wird angewandt als:

Myokard-Szintigraphie (^{99m}Tc-MIBI/^{99m}Tc-Tetrofosmin/^{201}Tl).
Möglichkeiten: Ischämienachweis, Differenzierung von narbigem und reversibel ischämischem Myokard. Durch Einsatz einer EKG-Triggerung Beurteilung der regionalen

und globalen Kontraktionen (Ejektionsfraktion; EF).
Indikationen:
- Beurteilung der funktionellen Auswirkungen angiographisch dokumentierter Koronargefäßstenosen;
- Beurteilung der Prognose nach Infarkt;
- in Einzelfällen zur Diagnostik der koronaren Herzkrankheit (bei vorbestehendem Linksschenkelblock, Schrittmachern, WPW-Syndrom).

Bei niedriger Erkrankungswahrscheinlichkeit (Bayes-Theorem) häufiger falsch positive Befunde im Vergleich zur Koronarangiographie.

Für diese Prävalenzgruppe ist ein pathologischer Befund im Perfusions-Myokardszintigramm nur im Rahmen der übrigen Befunde (Beschwerden, Belastungs-EKG, Risikofaktoren) zu werten.

Radionuklidventrikulographie (RNV; Herzbinnenraum-Szintigraphie).
Prinzip: Mittels ^{99m}Tc-markierter patienteneigener Erythrozyten wird nach intravasaler Gleichverteilung (Äquilibrium) unter EKG-Triggerung der Blutpool des Herzens gemessen.
Indikationen:
- Quantifizierung und Beurteilung der Auswurf-(= Ejektions-)fraktion (EF) und regionalen Pumpfunktion des linken Ventrikels in Ruhe und unter Belastung;
- Beurteilung der Prognose nach Infarkt, Verlaufskontrolle bei potenziell kardiotoxischer Chemotherapie oder grenzwertiger Aorten- bzw. Mitralinsuffizienz,
- Differenzierung zwischen normaler und abnormer linksventrikulärer Funktion im Grenzbereich.
- *Normale Reaktion:* Anstieg der EF unter Belastung;
- *Abnorme Reaktion:* Abfall oder Konstanz der EF.

^{123}I-MIBG-Szintigraphie.
Prinzip: Beurteilung der präsynaptischen sympathischen Myokardinnervation mittels radioaktiv markiertem Katecholaminanalogon.
Indikationen:
- Beurteilung einer sympathischen Innervationsstörung bei Herzrhythmusstörungen;
- Kontrolle der Reinnervierung nach Herztransplantation.

Positronen-Emissionstomographie (PET).
Quantifizierende Beurteilung von Myokardstoffwechsel, Myokardperfusion und und Myokardinnervation möglich. Die ^{18}F-FDG-PET („Glucose-PET") gilt als Goldstandard der myokardialen Vitalitätsdiagnostik mit besonderer Bedeutung in der Abschätzung des Nutzen-Risiko-Verhältnisses vor Bypass-Operation bei Patienten mit komplexem Koronarstatus und eingeschränkter Funktion des linken Ventrikels.

Literatur

Büll U, Schicha H, Biersack HJ, Knapp WH, Reiners C, Schober O (Hrsg.). Nuklearmedizin. Stuttgart: Thieme 1999.
Monografie mit relativ kurz gefasster Darstellung der wesentlichen Aspekte der Nuklearmedizin.

Einschwemm-(Swan-Ganz-) Katheter-Untersuchung (mit Belastung)

Synonym: Transvenöse Rechtsherzkatheter-Untersuchung.

In Verbindung mit ergometrischer Belastung ist diese Methode geeignet zur Beurteilung der kardialen Leistungsfähigkeit. Sie hat wegen des zunehmenden Einsatzes der Echokardiographie an Bedeutung verloren, ist jedoch wichtig im Rahmen des hämodynamischen Monitorings auf der Intensivstation.

Ziele. Funktionsbeurteilung des Herzens; Bestimmung des Herzminutenvolumens, der pulmonal-arteriellen und -kapillaren Drücke und des rechtsatrialen Druckes (Multilumenkatheter) in Ruhe und unter Belastung. Üblicherweise stufenweise Belastung am Fahrradergometer im Liegen.

Normalwerte bei submaximaler Belastung. Anstieg des Pulmonalarterien-Mitteldruckes nicht über 30 mmHg, des pulmonalkapillaren Mitteldruckes nicht über 20–22 mmHg.

Komplikationen. An der Einführungsstelle des Katheters Hämatome und lokale Phlebitis (ca. 5%), Venenspasmus (5–10%), Knoten- und Schleifenbildung (1–2%), Kammerflimmern (ca. 1%). Todesfälle: nahezu 0%.

Literatur

Buchwalsky R. Einschwemmkatheter: Technik, Auswertung und praktische Konsequenzen. 4. Auflage; Erlangen: Spitta.
Ausführliche Darstellung.

Angiokardiographie, Koronarangiographie

Mehr als 600000 diagnostische und 200000 interventionelle Untersuchungen oder Eingriffe werden pro Jahr in Deutschland durchgeführt.

Prinzip. Untersuchung mithilfe von vorgeformten, Röntgenkontrast gebenden, dreh- und formstabilen Kathetern, die nach Punktion eines arteriellen oder venösen Gefäßes durch Schleusen eingeführt werden.

Koronargefäßsystem (👁 1.9). Bei der Koronarangiographie werden RCA sowie RIVA und RCX der LCA als 3 Gefäße (z.B. sog. Dreigefäßerkrankung) gezählt. Der größte Teil des linken Ventrikels wird von der LCA versorgt, so dass Stenosen des LCA-Stammes besonders gefährlich sind. Versorgungstypen:
- Versorgung der inferioren Wand durch RCA = Normversorgungstyp,
- durch RCX der LCA = Linksversorgungstyp,
- der lateralen Wand des LV durch die RCA = Rechtsversorgungstyp.

Indikationen.
- Feststellung signifikanter Koronararterienstenosen, Zugänglichkeit für katheterinterventionelle oder chirurgische Verfahren,
- Verlaufsuntersuchung bei Wiederauftreten von Beschwerden (z.B. Angina pectoris) nach diesen Maßnahmen,
- Ausschlussdiagnostik bei Patienten mit atypischen Beschwerden bei nicht eindeutig negativen nichtinvasiven Befunden,
- Diagnostik der dilatativen Kardiomyopathie (Ausschluss einer koronaren Herzkrankheit),
- hämodynamische und morphologische Charakterisierung der hypertrophen Kardiomyopathien (Domäne der nichtinvasiven Diagnostik),
- hämodynamische Charakterisierung erworbener Herzklappenfehler vor oder nach Klappenoperationen (Domäne der Echokardiographie vor allem zur Verlaufsbeobachtung),
- Ausschluss einer koronaren Herzkrankheit bei erworbenen Herzfehlern vor geplanter Herzoperation (ab 35.–45. Lebensjahr),
- komplexe ventrikuläre Arrhythmien,
- angeborene Herzfehler.

Relative Kontraindikationen.

Jede angiographische Darstellung benötigt iodhaltiges Kontrastmittel: Beeinflussung der Schilddrüse (latente Hyperthyreose durch TSH-Bestimmung ausschließen) und Gefahr der allergischen Reaktion.

- Akutes oder chronisches Nierenversagen,
- akute gastrointestinale Blutung,
- aktive, nichtbehandelte Infektion,
- frischer Schlaganfall,
- schwere, nichtbehandelte arterielle Hypertonie,
- schwere Begleiterkrankung mit nur kurzer Lebenserwartung (<6 Monate),

1.9 Koronargefäßsysteme

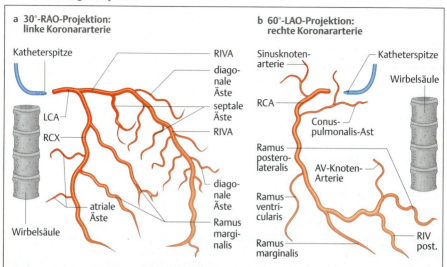

Abkürzungen: **LCA** = Stamm der linken Koronararterie, **RIVA** = Ramus interventricularis anterior, **RCX** = Ramus circumflexus, **RCA** = proximales Drittel der rechten Koronararterie, **RIV post** = Ramus interventricularis posterior, **RAO** = rechts-anteriore Schräg(oblique)projektion; **LAO** = links-anteriore Schräg(oblique)projektion. Strahlrichtung von dorsal (Röhre) nach ventral (Bildwandler).

- grundsätzliche Ablehnung von katheterinterventionellen oder chirurgischen Maßnahmen durch den Patienten,
- bekannte anaphylaktische Reaktion auf frühere Kontrastmittelgabe (im Notfall Vorbehandlung mit Kortison, Antihistaminikum, H_2-Rezeptor-Blocker),
- schwere arterielle Verschlusskrankheit mit erschwertem Zugang zum Herzen,
- schwere Gerinnungsstörung,
- schwere Schilddrüsenfunktionsstörung (*erfordert* thyreostatische Vorbehandlung).

Absolute Kontraindikationen gibt es praktisch nicht. Es muss immer zwischen potenziellem Nutzen der invasiven Diagnostik und Risiko des Eingriffes abgewogen werden.

Durchführung.

Zugänge zum Herzen. Punktion einer Arterie und/oder Vene: Bei der Koronarangiographie in der Regel über die rechte Arteria femoralis.

Druckmessung. Messung der Drücke im Herzen und den herznahen Gefäßen; zur Bestimmung von Druckgradienten an Herzklappen entweder durch konsekutive Messungen (Rückzugskurve) oder simultan (über 2 Katheter).

Angiographische Darstellung des Herzens, der herznahen Gefäße und der Koronararterien durch Injektion von Röntgenkontrastmittel mittels motorgesteuerter Injektionsspritze (Angiographie) oder von Hand (Koronararterien).

Röntgen-Kontrastmittel (KM). Iod absorbiert Röntgenstrahlen und ist somit wichtigster Bestandteil eines angiographischen Kontrastmittels (*Cave:* iodinduzierte Hyperthyreose, Allergie). Ausscheidung über glomeruläre Filtration (*Cave:* eingeschränkte Nierenfunktion).

Vor jeder Applikation iodhaltiger Kontrastmittel Schilddrüsenautonomie ausschließen. Geplante Schilddrüsendiagnostik immer vor einer Angiographie durchführen, da die Iodexposition z. B. eine Schilddrüsenszintigraphie für mehrere Monate unmöglich macht.

Ventrikelfunktion. Nach Kontrastmittelinjektion Bestimmung der enddiastolischen und endsystolischen Volumina sowie der Ejektionsfraktion; Analyse der regionalen Wandbewegung.

Bestimmung des Herzminutenvolumens (HMV) mittels Indikator-Verdünnungsmethode nach dem Fick-Prinzip. Normalwerte des HMV = 6–8 l/min; Cardiac Index (CI) = 2,7–4,5 l/min/m² KO. (Ermittlung der Körperoberfläche [KO] aus Nomogrammen).

Shuntvolumenbestimmung. Bestimmung anhand der Sauerstoffsättigungswerte in den verschiedenen Herzabschnitten. Bei Vorhandensein eines Shunts Nachweis eines Sättigungssprungs.

Berechnung hämodynamischer Größen. Kreislaufwiderstände, Klappenöffnungsflächen, Parameter der linksventrikulären Kontraktilität, Schlagarbeit, Herzarbeit, Schlagleistung, Regurgitationsvolumina.

Interventionen. Koronardilatation (→ S. 50ff), Ballonvalvotomie/-plastie (→ 👁 **7.9**, S. 151f).

Komplikationen der elektiven Koronarangiographie. (T 1.3) Als Folge von
- arterieller Punktion und Einführung der Katheter,
- katheterinduzierten Dissektionen,

1.3 Komplikationen der Koronarangiographie

Komplikation	Häufigkeit
Todesfälle	< 0,1 %
Infarkt	0,05 %
Gefäßkomplikationen	0,5 %
Apoplex/TIA	0,07 %
Kontrastmittelreaktion	0,4 %
hämodynamische Verschlechterung	0,3 %

- Embolisation wandständiger Thromben der Aortenwand oder des LV,
- Arrhythmien,
- allergischen und toxischen Reaktionen auf das iodhaltige Kontrastmittel (u. a. selten Übelkeit, Verschlechterung vorbestehender Niereninsuffizienz). Extrem selten: anaphylaktische Reaktionen.
- Spätreaktionen auf Kontrastmittel (iodinduzierte Hyperthyreose).

Insgesamt handelt es sich um eine sichere Methode. Die sorgfältige Aufklärung des Patienten ist jedoch erforderlich. Das Risiko ist abhängig von Schweregrad der KHK und LV-Funktionsstörung, Alter und begleitenden Gefäß- bzw. Herzklappenerkrankungen. Auch bei instabiler Angina pectoris, frischem Infarkt oder kardiogenem Schock mit nur geringerhöhtem Risiko durchführbar. Abwägen von Risiko der Erkrankung und Interventionsmöglichkeiten gegenüber dem Untersuchungsrisiko.

Literatur

Krakau I, Lapp H. Das Herzkatheterbuch. Stuttgart: Thieme Verlag 2004.
Gute Darstellung von Techniken und Befunden der Herzkatheterdiagnostik.

1.4 Das Herz in besonderen Situationen

1.4.1 Das Herz im Alter

engl.: geriatric heart disease

Mit zunehmendem Alter der Bevölkerung spielen Erkrankungen des Herzens eine größere Rolle. Die kardiovaskuläre Funktion unterscheidet sich erheblich zwischen den einzelnen älteren Patienten, teils als Folge einer Zunahme einer manifesten oder okkulten KHK, teils wegen altersabhängiger Änderungen des Lebensstils (z. B. Fitness). Daher müssen immer Interaktionen zwischen Alter, Erkrankung und Lebensstil berücksichtigt werden. Einige wichtige altersabhängige Veränderungen sind in ⊤ 1.4 dargestellt.

1.4.2 Das Herz als Emboliequelle

Die Bildung von Thromben und ihre Embolisation in den arteriellen Kreislauf spielen eine größere Rolle als früher angenommen. Hier soll lediglich eine Synopsis gegeben werden (→ auch „Akuter Arterienverschluss", S. 280ff).

Vorkommen und Ausgangspunkt von Thromboembolien.

Klappenerkrankungen. Bei Mitralklappenfehlern (Stenose >> Insuffizienz) wird durch Dilatation des linken Vorhofes und Vorhofflimmern die Thrombenbildung gefördert; seltener bei Aortenklappenfehlern.

Endokarditis (überwiegend infektiöser, selten rheumatischer Genese). Eine Embolie ist gelegentlich die erste zur Diagnose führende Komplikation.

Offenes Foramen ovale. Bei jugendlichen Patienten mit Apoplex muss an die Möglichkeit gekreuzter Embolien gedacht werden (Durchtritt eines venösen Embolus). Nachweis echokardiographisch, insbesondere in transösophagealer Technik.

⊤ 1.4 Altersabhängige Veränderungen

Zunahme	Abnahme
– Wandsteifheit des Herzens	– Skelettmuskelmasse
– Wanddicke des LV	– Herzfrequenz und LV-Schlagvolumen bei Belastung
– Breite der Herzmuskelzellen	
– interstitielles Bindegewebe	– maximale aerobe Belastbarkeit
– Impedanz der Aorta	– Herzfrequenzvariabilität
– Pulswellengeschwindigkeit	– Barorezeptoraktivität
– Häufigkeit, Komplexität und hämodynamische Wirkung von Arrhythmien	– Amplitude von QRS und T
	– frühdiastolische Füllungsrate
– PQ-Dauer	– postsynaptische β-Rezeptor-Aktivität
– Linkstyp (QRS-Hauptvektor weicht nach links ab)	
– Vorhofflimmern	
– ventrikuläre Extrasystolen	
– isovolumetrische Relaxationszeit	
– Vorhofkontraktion, LV-Füllung	
– Plasmakatecholamine	
– Herzinsuffizienz	

Myokardinfarkt. Endokardiale Thrombenbildung auf dem frischen Infarktgebiet und Postinfarktaneurysma.

Vorhofflimmern (selten bei -flattern). Bei idiopathischem Vorhofflimmern bis etwa zum 60.–65. Lebensjahr nur gering erhöhtes Risiko gegenüber altersgleichen Personen, danach bedeutsam ansteigend; dagegen bei Klappenerkrankungen und linksventrikulärer Funktionsstörung (Infarkt, dilatative Kardiomyopathie) erhöhtes Embolierisiko. Bei linksatrialer Dysfunktion spontane echokardiographische Kontrastierung nachweisbar als Ausdruck einer Verlangsamung der Flussgeschwindigkeit mit „Geldrollenbildung" der Erythrozyten. Nach (elektrischer) Kardioversion oft erstmals im linken Vorhof nachweisbar; Hinweis auf die nach Konversion bestehende erhöhte Emboliegefahr.

Vorhofflimmern ist die häufigste Rhythmusstörung bei älteren Patienten. Oft wird intermittierendes Vorhofflimmern als Ursache für eine flüchtige zerebrale Symptomatik nicht erkannt (zerebrale Minderversorgung aufgrund einer Tachyarrhythmie oder Embolie).

Lokalisation der Embolien. Zerebral-, Viszeral-, Extremitätenarterien, selten Koronararterien.

Therapie. Behandlung der Grunderkrankung, Antikoagulation, evtl. akute invasive Gefäßintervention.

1.4.3 Kardiale Erkrankungen in der Schwangerschaft

→ auch S. 234f

Die Schwangerschaft verursacht deutliche Veränderungen des kardiovaskulären Systems. Das Blutvolumen nimmt erheblich zu, das Herzminutenvolumen steigt (bis 50%), die Uterusdurchblutung beträgt etwa 20% des Herzminutenvolumens. Herzklappenfehler werden am besten vor der Schwangerschaft behandelt. Operative Korrekturen mittels Herz-Lungen-Maschine sind während der Schwangerschaft möglich, jedoch mit erhöhtem Risiko behaftet. Alternativ bei hochgradiger Mitralstenose: Perkutane Mitralvalvotomie in der 22.–30. Schwangerschaftswoche unter Vermeidung unnötiger Röntgenexposition (S. 150). Schwerwiegende Erkrankungen während der Schwangerschaft sind:

- **Pulmonale Hypertonie,**
- **Schwangerschafts-Kardiomyopathie:** Sehr seltene Form der dilatativen Kardiomyopathie mit peripartaler Manifestation unklarer Ätiologie (Schwangerschaft als fragliche Ursache oder Manifestationsfaktor). *Prognose:* Hohe Sterblichkeit von Mutter und Kind, in 50% der Fälle jedoch Ausheilung mit (nahezu) völliger Erholung der Herzfunktion. *Diagnose:* Ausschluss einer Myokarditis durch Biopsie. *Therapie:* wie bei Herzinsuffizienz anderer Genese;
- **Aorten- oder Koronararterien-Dissektion:** sehr selten.

1.4.4 Das Herz bei Schilddrüsenerkrankungen

Hyperthyreose (→ auch S. 502ff). Vorhofflimmern (bei älteren Patienten oft das einzige Symptom); bei schweren Formen sekundäre Kardiomyopathie mit schwerer, oft nicht oder nach Therapie der Hyperthyreose nur gering reversibler linksventrikulärer Dilatation.

Hypothyreose (→ auch S. 501f). chronischer Perikarderguss, koronare Herzkrankheit.

1.4.5 Beurteilung vor nichtkardialen Operationen

Morbidität und Mortalität operativer Eingriffe hängen von kardiovaskulären Begleiterkrankungen ab. Die Feststellung der sog. „Operationsfähigkeit" sollte Vorhandensein

und Schweregrad einer Ischämie (Angina? Belastungs-EKG?), Ausmaß einer linksventrikulären Funktionsstörung (Dyspnoe? Echokardiographie? Belastbarkeit auf dem Ergometer?) und Herzrhythmusstörungen berücksichtigen. Keine starre Festlegung auf Zeitgrenzen z. B. nach Infarkt!
Erhöhtes Risiko perioperativer kardialer Komplikationen bei:
- akutem Myokardinfarkt,
- instabiler Angina pectoris,
- in den ersten 4 Wochen nach interventionellen koronartherapeutischen Maßnahmen (PCI, Stent); wahrscheinlich länger bei Einsatz von Medikamenten-freisetzenden Stents wegen langsamerer Endothelialisierung,
- anhaltender Kammertachykardie,
- Herzinsuffizienz.

Begleitende Risikofaktoren umfassen Anämie, Nierenerkrankungen, Elektrolytstörungen, Thromboseneigung und schlecht eingestellten Diabetes mellitus sowie unbehandelte Hyper- und Hypothyreose. Patienten mit Atemwegserkrankungen benötigen präoperativ eine aktive Physiotherapie.
Medikamente: Eine bestehende Betablocker-Medikation sollte perioperativ unbedingt fortgeführt werden, sofern keine schwerwiegenden Nebenwirkungen auftreten. Asymptomatische Bradykardien sind in der Regel nicht als Grund für eine Beendigung der Therapie anzusehen. Eine antihypertensive Therapie sollte fortgeführt, Diuretika jedoch einen Tag vor dem Eingriff abgesetzt werden. Digitalis sollte bei Vorhofflimmern oder Herzinsuffizienz fortgeführt werden, ansonsten kurze Pause. Eine orale Antikoagulation sollte in der Regel einige Tage vorher abgesetzt werden, stattdessen Heparin i.v. oder s.c. Im Notfall gefrorenes Frischplasma zur raschen Normalisierung der Prothrombinzeit infundieren. Vitamin K sollte eher vermieden werden. Acetylsalicylsäure und/oder ADP-Rezeptorblocker (z. B. Clopidogrel oder Ticlopidin) sollten 4–6 Tage präoperativ abgesetzt

⊤ 1.5 Klinisch relevante Risikoprädiktoren

1. Patienten-Prädiktoren von niedrigem Risiko

- höheres Lebensalter
- abnormes Ruhe-EKG
- kein Sinusrhythmus im Ruhe-EKG
- Anamnese von Schlaganfall
- schlecht eingestellter Hypertonus

2. Patienten-Prädiktoren von mittlerem Risiko

- stabile Angina pectoris
- stabile Herzinsuffizienz
- frühere Herzinfarkte > 30 Tage
- Kreatinin > 2,0 mg/dl
- Diabetes mellitus

3. Patienten-Prädiktoren von hohem Risiko

- instabile Angina pectoris oder Myokardinfarkt < 30 Tage
- PTCA/Stent innerhalb 4 Wochen
- dekompensierte Herzinsuffizienz
- Rhythmusstörungen (höhergradige AV-Blockierungen, Tachykardien mit unkontrollierter Kammerfrequenz, ventrikuläre Salven oder Tachykardien)
- Klappenfehler (z. B. Aorten/Mitralstenose)
- pulmonale Hypertonie
- nicht korrigierte Shuntvitien (bevorzugt rechts, Links-Shunt = zentrale Zyanose)

werden, sofern die klinische Situation des Patienten dies erlaubt.
Das **Operationsrisiko** ist gewöhnlich proportional zur Einschränkung der Herzleistung (NYHA-Klassifikation, ⊤ 4.2, S. 98). Klinisch relevante Risikoprädiktoren sind in ⊤ 1.5 dargestellt. Patienten mit bekannter koronarer Herzkrankheit verlangen besondere Beachtung. In Einzelfällen kann eine Koronarrevaskularisation (Bypassoperation oder PTCA) vor der Operation z. B. eines Bauchaortenan-

eurysmas oder einer peripheren arteriellen Verschlusskrankheit notwendig sein. Hohes Risiko bei Patienten mit schweren Aortenklappen- oder Mitralklappenfehlern für nichtkardiale Eingriffe (vorherigen Klappenersatz diskutieren, evtl. Ballonvalvotomie als Notfallmaßnahme). Bei hypertrophisch-obstruktiver Kardiomyopathie: Vermeidung von positiv inotropen Substanzen und/oder Hypovolämie, da hierdurch der Druckgradient zunimmt.

Literatur

Gerstenblith G, Lakatta EG. Aging and the Cardiovascular System. In: Willerson JT, Cohn JN, (eds.): Cardiovascular Medicine. New York: Churchill Livingstone 1995: 1539–49.
Übersicht über den Einfluss des Alters bei kardiovaskulären Erkrankungen.

Eagle KA et al. ACC/AHA Guideline update for perioperative cardiovascular evaluation for noncardiac surgery – executive summary. Circulation. 2002; 105: 1257–1267.

Grundy SM, et al. Assessment of cardiovascular risk by use of multiple-risk-factor ssessment equations. Circulation. 1999: 1348–1359.

Froehlich JB, Eagle KA. Anaesthesia and the cardiac patient: the patient versus the procedure. Heart. 2002; 87: 91–96.
Übersichtliche Darstellungen der wesentlichen Aspekte zur Risikoeinschätzung und zum perioperativem Management kardiologischer Patienten vor nicht-kardialen Operationen.

2 Koronare Herzkrankheit

Holger Reinecke, Thomas Budde, Günter Breithardt

2.1	Grundlagen der KHK	31
2.2	Akutes Koronarsyndrom	35
2.3	Stabile Angina pectoris und Langzeittherapie der KHK	47
2.4	Prinzmetal Angina	50
2.5	Interventionelle Technik zur Behandlung signifikanter Koronarstenosen	50
2.5.1	Katheterverfahren	50
	PCI (percutaneous coronary intervention)	50
	Stentimplantation (Implantation koronarer „Gefäßstützen")	52
	Rotablation	52
2.5.2	Operationsverfahren	53
	Aortokoronarer Venenbypass (ACVB)	53
	Arteria mammaria (thorcica) interna Bypass („IMA-Bypass")	53

Synonym: ischämische Herzkrankheit, Koronarinsuffizienz
engl.: ischemic heart disease, coronary artery disease (CAD)

2.1 Grundlagen der KHK

Definition. Unter einer **koronaren Herzkrankheit (KHK)** versteht man durch Arteriosklerose ausgelöste, stenosierende Veränderungen des Herzkranzgefäßsystems, die zu einem Missverhältnis zwischen Sauerstoffbedarf und Sauerstoffangebot im abhängigen Herzmuskelareal führen können. In der Regel bekommen die Patienten ab einer Lumenreduktion von >50% (meist eher >75%) klinische Symptome. Diese Symptome und der zeitliche Verlauf der KHK können sehr variabel sein und reichen von asymptomatischen Verlaufsformen bis zum Auftreten akuter koronarer Syndrome mit instabiler Angina pectoris und Myokardinfarkt.

Epidemiologie. Die KHK ist die häufigste Todesursache in den zivilisierten Ländern. In Deutschland sind von 841 000 Todesfällen 393 000 auf Herzkreislauferkrankungen zurückzuführen; im Vergleich dazu sterben 214 000 Menschen an Neoplasien (Zahlen des Statistischen Bundesamtes für das Jahr 2002).
- Größte Häufigkeit des Auftretens einer KHK: ab dem 5. Lebensjahrzehnt,
- Männer sind 3-mal häufiger betroffen als Frauen,
- bei Frauen ist eine überproportionale Zunahme nach der Menopause festzustellen.

Ätiologie und Pathogenese der Manifestation der KHK. Entstehung und Verlauf einer KHK werden durch das Ausmaß und Verhalten der *Koronarstenosen* bestimmt, die zu einer Reduktion des arteriellen Blutflusses und damit auch der O_2-Zufuhr im abhängigen Myokardareal führen. Eine Koronarstenose entsteht initial durch eine Schädigung des Koronarendothels auf dem Boden bestimm-

2.1 Gefäßläsionen bei koronarer Herzkrankheit (KHK)

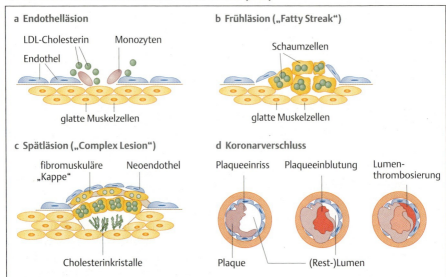

a–c Im Gegensatz zur Endothelläsion ist die Spätläsion nicht mehr reversibel. Im Verlauf der Erkrankung kann die fibromuskuläre Kappe aufbrechen und das Gefäß plötzlich verschließen. Nähere Erläuterungen finden sich im Text gegenüber. **d** Koronarverschluss durch Plaqueeinblutung und Lumenthrombosierung. Auch eine oberflächliche Erosion der Intima kann Anlass zur Bildung eines Thrombus sein.

---

ter, nachfolgend aufgeführter Risikofaktoren und Noxen. Es kommt unter Mitwirkung von Adhäsions-Glykoproteinen zum Anhaften von Monozyten bzw. Makrophagen und T-Lymphozyten, die in die Intima einwandern (2.1a). Durch Akkumulation von Lipiden werden die Makrophagen zu Schaumzellen umgewandelt und bilden zusammen mit T-Zellen und glatten Muskelzellen die arteriosklerotischen **Frühläsionen** (2.1b), die sog. **„Fatty Streaks"** innerhalb der Intima. Nachfolgend wandern weitere Zellen ein, es kommt zur Proliferation und zu Veränderungen an den glatten Muskelzellen unter Bildung einer fibrösen Matrix mit Kollagen und Proteoglykanen. Es bildet sich eine **fibrösfettige Plaque („Intermediärläsion")**. Diese Schädigung des Endothels führt zu einer Regulationsstörung der koronaren Vasodilatation bzw. -konstriktion: Während normale Koronararterien sich bei körperlicher Belastung erweitern, zeigen erkrankte Koronararterien eine Konstriktion und somit eine Zunahme der Einengung. Als Ursache werden erhöhte Plasma-Katecholaminspiegel und eine unzureichende Produktion von Stickstoffmonoxid (= NO, alter Begriff: EDRF „Endothelium-derived Relaxing Factor") diskutiert. Die unregelmäßige Oberfläche der Gefäßinnenwand führt zu einer Thrombozytenanlagerung und –aktivierung mit Freisetzung von Thromboxan (TXA$_2$) und Serotonin. Unter Mitwirkung einer Vielzahl weiterer aus Thrombozyten, Endothel, Makrophagen und glatten Muskelzellen freigesetzter Wachstumsfaktoren entsteht als **komplexe Spätläsi-**

on eine „**fibromuskuläre Plaque**" (◉ 2.1c), die das Lumen stenosiert. Durch Intimaeinriss und „Aufbrechen" von insbesondere lipidreichen Plaques (sog. Plaqueruptur oder -erosion) und konsekutive Einblutung mit Thrombosierung kann ein partieller oder kompletter Koronarverschluss entstehen (◉ 2.1d). Häufig treten Mikroembolisationen von Plaquematerial und Thrombusbestandteilen auf und führen zu Mikroinfarkten, welche durch neuere, sehr sensitive Laborparameter (z. B. Troponin I/T) nachgewiesen werden können. Diese Mikroinfarkte gehen dabei oftmals einem kompletten Gefäßverschluss voraus, und zeigen so ein erhöhtes Risiko an (Risikofaktor für Prognose).
Bei Plaques, die eine Neigung zur Instabilität aufweisen, spricht man von „vulnerablen Plaques". Diese sind gekennzeichnet durch:
- hohe Lipidakkumulation,
- dünne Deckplatte,
- Zellproliferation mit Bildung von „verdauenden" Enzymen wie Metalloproteinasen,
- gesteigerte zelluläre inflammatorische Aktivität (Makrophagen, T-Lymphozyten) und
- hohe Konzentration von gewebständigen Gerinnungsfaktoren.

Klinisch imponiert eine solche Plaqueruptur mit mehr oder weniger ausgeprägter Thrombosierung durch eine Beschwerdesymptomatik, die als **„akutes Koronarsyndrom"** bezeichnet wird.

Kardiovaskuläre Risikofaktoren. Das Konzept der kardiovaskulären Risikofaktoren wurde erstmals während der *Framingham-Studie* entwickelt, um Gruppen mit einer erhöhten KHK-Inzidenz zu charakterisieren. Dabei handelt es sich um Faktoren, die pathophysiologisch für das Auftreten und Fortschreiten der oben beschriebenen koronaren Läsionen verantwortlich sind.

„Klassische" Risikofaktoren.
- Hypertonie,
- Hyperlipidämie,
- Nikotinabusus,
- Diabetes mellitus und
- Übergewicht.

Das Risiko einer koronaren Herzkrankheit steigt bei gleichzeitigem Vorliegen mehrerer Risikofaktoren und mit dem Ausmaß ihrer Ausprägung an. Durch Verhaltensmodifikation und medikamentöse Therapie beeinflussbare Risikofaktoren können von unbeeinflussbaren unterschieden werden (▼ 2.1). Bei bereits manifester KHK kann das Risiko eines zukünftigen koronaren Ereignisses durch eine Modifikation der Risikofaktoren gesenkt werden. Für die Hypercholesterinämie beispielsweise wurde dies erstmals durch die 1994 publizierte „4S-Studie" („*Scandinavian Simvastatin Survival Study*") eindrucksvoll belegt. Hier konnte eine signifikante Reduktion der kardialen Sterblichkeit (relative Risikoreduktion um 42 %) bei Patienten mit bekannter KHK und Hypercholesterinämie durch eine diätetische und medikamentöse Lipidsenkung über 5 Jahre gezeigt werden. Weitere Lipidsenker-Studien haben dies bestätigt: in den neueren Studien „ASCOT"- („Anglo-Scandinavian Outcome Trial") und „HPS" („Heart Protection Study") konnte dies auch für nicht manifest erkrankte Patienten (Primärprävention) mit normalen und sogar niedrig-normalen Cholesterinwerten gezeigt werden. Das Ausmaß der Risikoreduktion war dabei umso größer, je höher das (u. U. durch weitere Risikofaktoren beeinträchtige) Gesamt-Infarktrisiko war.

Neue Risikofaktoren. Neben „klassischen" Risikofaktoren wurden in den letzten Jahren neue Risikofaktoren oder -prädiktoren identifiziert, wie z. B.:
- Lipoprotein (a) (Lp[a]),
- Homocystein,
- Fibrinogen und Faktor VII,
- Plasminogen-Aktivator-Inhibitor (PAI),
- Anti-Phospholipdantikörper-Syndrom,
- Östrogenmangel (postmenopausal),
- Hyperinsulinämie,

2 Koronare Herzkrankheit

▼ 2.1 Lebensstil und Charakteristik mit erhöhtem Risiko von koronaren Ereignissen

Lebensstil	biochemische oder physiologische Charakteristika (beeinflussbar)	persönliche Charakteristika (nicht beeinflussbar)
– Ernährung reich an gesättigten Fetten, Cholesterin und Kalorien, – Zigaretten rauchen, – übermäßiger Alkoholgenuss, – körperliche Inaktivität	– erhöhter Blutdruck – erhöhtes Gesamt-(LDL-)Cholesterin, – niedriges HDL-Cholesterin, – erhöhte Triglyceride – erhöhtes Lp(a), – erhöhtes Homocystein, – Hyperglykämie/Diabetes mellitus, – Adipositas – Niereninsuffizienz, – chronische Entzündung, – thrombogene Faktoren	– Alter, – Geschlecht, – Familienanamnese von KHK oder anderen arteriellen Gefäßerkrankungen in jüngerem Alter (Männer < 55 Jahre, Frauen < 65 Jahre), – bereits bekannte KHK oder arteriosklerotische Gefäßerkrankung – Gen-Defekte/Polymorphismen

- familiäre Hypercholesterinämie (FH, LDL-Rezeptordefizienz).

Ermittlung des individuellen Risikoprofils.
- *Anamnese:* Familienanamnese, (frühere) kardiovaskuläre Erkrankungen, Rauchen, Sport, Hochdruck, Diabetes, Hyperlipoproteinämie, Niereninsuffizienz,
- *Untersuchung:* Größe, Gewicht, arterieller Blutdruck (an beiden Armen gemessen),
- *Labor:* Lipidstatus (Gesamt-, LDL- und HDL-Cholesterin, Triglyceride, evtl. Chylomikronen, Lp [a]), Gerinnungsstatus.

Eine Berechnung des individuellen Risikos ist durch spezielle Algorithmen möglich (z. B. http://www.chd-taskforce.com)

Spezielle Präventionsmaßnahmen.
→ ▼ 2.2
- *Veränderung des Lebensstils:* Rauchen einstellen! Körperliche Aktivität oder Sport (Laufen, Schwimmen, Radfahren, Gymnastik).
- *Ernährungsumstellung:* Energiereduzierte, lipidsenkende Kost (verminderte Aufnahme gesättigter Fette und Ersatz durch ungesättigte Fette, partieller Ersatz durch Lebensmittel mit hohem Gehalt an komplexen Kohlenhydraten und löslichen Ballaststoffen, Reduktion des Nahrungscholesterins), z. B. sog. „mediterrane Ernährung".
- *Medikamentöse Behandlung* (bei ineffektiver Basistherapie) zur Blutdruckoptimierung, Diabeteseinstellung, Lipidsenkung (▼ 2.2). Aktuelle Studien belegen analog zur lipidsenkenden Therapie: Die Prognoseverbesserung durch ACE-Hemmer und AT-Rezeptorblocker bei Risikopatienten (z. B. Diabetiker) ist unabhängig vom Blutdruck. Hingegen Vitamin-E- oder Hormonsubstitution (bei Frauen in der Menopause) erhöhen die Sterblichkeit und sind von Ausnahmefällen abgesehen kontraindiziert. Vitamin C ist ohne Nutzen für die Überlebenswahrscheinlichkeit.
- Grundsätzlich benötigen alle Patienten mit bekannter KHK einen Cholesterinsynthesehemmer (Statin).

2.2 Prävention von kardiovaskulären Ereignissen und Zielwerte von Risikofaktoren

Risikofaktor	Zielwert bei erhöhtem Risiko*	Zielwerte bei Typ-1-Diabetes
Hypertonus	>140/90 mmHg	<130/80 mmHg
Hyperlipidämie	LDL-Cholesterin <100 mg/dl (HDL-Cholesterin >40 mg/dl) (Triglyceride <150 mg/dl)	LDL-Cholesterin deutlich <100 mg/dl
Diabetes	HbA1c <6,1%	HbA1c <6,1%
Übergewicht	Body Mass Index <25 kg/m^2	BMI <25 kg/m^2
Nikotin	Abstinenz	Abstinenz
Körperliche Bewegung	4–5 × pro Woche, 30–45 min, Belastung mit 60–75% der maximalen Herzfrequenz	entsprechend erhöhtem Risiko

* **Primärprävention:** individuelles Infarktrisiko >5% über 10 Jahre (ermittelt mit Risikokalkulator, s. http://www.chd-taskforce.com), oder **Sekundärprävention:** bei bereits manifester kardiovaskulärer Erkrankung (Herzinfarkt, Bypass-Operation)

– Beim Diabetiker ist die Blutdruckeinstellung und lipidsenkende Therapie mindestens genauso wichtig wie die optimale Einstellung des Zuckerstoffwechsels!

Verlaufsformen einer KHK. Die Dynamik des Verlaufs einer koronaren Herzerkrankung hängt davon ab, in welchem Ausmaß bestehende Koronarstenosen zu einer Reduktion des arteriellen Blutflusses und damit der Sauerstoffversorgung im nachgeschalteten Myokardareal führen. Über Jahre hinweg **asymptomatische Verlaufsformen** oder lange Phasen einer gleich bleibenden Symptomatik sind ebenso möglich wie eine langsame Progression der Krankheit. Auch können Phasen schneller Beschwerdeprogression, die durch das Aufbrechen instabiler atheromatöser Plaques oder durch Thrombusablagerungen bedingt sind, mit „Stillständen" abwechseln. Eine „stotternde" Symptomatik kann auf den **Übergang in einen instabilen Zustand** hinweisen. Auch ohne vorausgehende „Warnsymptome" (Angina pectoris, Dyspnoe, „Leistungsknick" etc.) kann ein **akutes Koronarsyndrom** (instabile Angina pectoris oder akuter Myokardinfarkt) auftreten: Bei fast der Hälfte der Patienten, die ihren ersten **Myokardinfarkt** erleiden, ist dies die erste Manifestation ihrer KHK! Frühes Erkennen von Warnsymptomen ist das wichtigste Ziel der KHK-Diagnostik.

Langzeittherapie. → Abschnitt 2.3 „Stabile Angina pectoris und Langzeittherapie der KHK", S. 47

2.2 Akutes Koronarsyndrom

Definitionen

Akutes Koronarsyndrom. Unter dem Begriff Akutes Koronarsyndrom (ACS) werden die Phasen der koronaren Herzkrankheit zusammengefasst, die *unmittelbar lebensbedrohlich* sind (**instabile Angina, akuter Myokardinfarkt, plötzlicher Herztod**). Übergänge dieser klinischen Formen sind fließend (siehe Pathophysiologie). Die Einteilung bzw. klinische Risikostratifizierung erfolgt anhand der klinischen Beschwerden, des EKGs und der Laborparameter eines Myokardschadens (s. u.).

Instabile Angina pectoris. Als „New-Onset-Angina" oder instabile Angina pectoris wird jede schwere, häufige oder neu auftretende Angina pectoris bezeichnet. In Abhängigkeit des Verlaufs und der Begleitumstände unterscheidet man:
- **„Crescendo"-Angina:** ehemals stabile Angina pectoris, die sich durch eine Zunahme der Anfallshäufigkeit, -intensität oder -dauer und das verminderte Ansprechen auf sublinguale Nitratgabe auszeichnet.
- **Ruheangina:** tritt spontan ohne vorherige Belastung auf und zeichnet sich durch z. T. protrahierte Anfälle in kurzen Abständen aus. Auch hier besteht eine verminderte Wirkung sublingualer Nitrate.

Akuter Myokardinfarkt. Ein über längere Zeit bestehender Koronargefäßverschluss, führt zu unzureichender Durchblutung/Sauerstoffversorgung von Herzmuskelanteilen und damit zum Zelltod in den betroffenen Arealen (Myokardnekrose). Dies beinhaltet auch den Untergang von Myozyten und kleineren Myokardarealen infolge von Mikroembolisationen (s. o.).

Mit der Neudefinition des akuten Koronarsyndroms wurde die nachfolgende, klassische Definition der Weltgesundheitsorganisation (WHO) verlassen, dennoch ist es hilfreich, die Systematik zu verstehen: danach ist von einem Infarkt auszugehen, wenn 2 von 3 nachfolgenden, sicheren Infarktkriterien erfüllt sind.
- Länger (> 15–20 min) anhaltende typische Angina pectoris,
- infarkttypische EKG-Veränderungen (S. 38ff),
- infarkttypische Serum-Enzym-Veränderungen (S. 40f).

Untersuchungsbefunde und klinische Symptomatik des akuten Koronarsyndroms

Haupt-(warn-)symptom für ein akutes Koronarsyndroms und für das Bestehen einer KHK ist die **Angina pectoris**.

Symptome bei typischer Angina.
- „Drückend", „reißend", „brennend", „krampfartig" (meist nicht atemabhängig),
- Lokalisation meist retrosternal,
- Ausstrahlung häufig in linke Thoraxseite, linken Arm, Epigastrium, Jugulum, Hals oder Zahn-/Mund-/Kieferbereich.
- Lokalisation in der rechten Körperhälfte seltener (aber häufig genug!). (⊤ **2.3**)

⊤ 2.3 Thoraxschmerz: Angina pectoris?

Thoraxschmerz:	
	1. … durch Belastung auslösbar?
	2. … von kurzer Dauer?
	3. … sistiert in Ruhe oder nach Nitratgabe?
	4. … retrosternal lokalisiert?
	5. … strahlt in linken Arm, Hals, Unterkiefer aus?
	6. … hat keine andere erkennbare Ursache?
1.–3. oder 4 Kriterien positiv:	→ *typische* Angina pectoris
2 Kriterien oder nur 4.–6. Kriterium positiv:	→ *unsichere* Angina pectoris
nur 1 Kriterium positiv:	→ *keine* Angina pectoris

Symptome bei atypischer Angina.
- Thorakale „Stiche",
- Belastungsdyspnoe,
- Übelkeit,
- „Leistungsknick",
- „Unwohlsein" (Symptome werden häufig nicht erkannt!).

Cave: Bei Frauen und alten Patienten (> 75 Jahre) treten häufiger atypische Beschwerden auf.

Akutsymptome. Vor allem bei Infarkten ohne vorherige „Warnsymptome" sind die Patienten unruhig, ängstlich, blass und in Schweiß gebadet („kalter" Schweiß aufgrund vermehrter [Nor-]Adrenalinausschüttung). Das Angstgefühl kann sich bis zur akuten Todesangst („Vernichtungsgefühl") steigern. Beim typischen Verlauf besteht ein starker, häufig unerträglicher Thoraxschmerz mit Ausstrahlung in die linke oder rechte Körperhälfte, den Rücken oder das Epigastrium. Die Patienten versuchen eine schmerzlindernde Körperhaltung einzunehmen. Dies gelingt jedoch, anders als bei z. B. vertebragenen Schmerzen, nicht.

Bei ca. 15 % der Patienten kann der Myokardinfarkt asymptomatisch verlaufen (sog. „stummer" Myokardinfarkt, z. B. bei langjährigen Diabetikern).

Weitere mögliche Symptome.
- Übelkeit oder Erbrechen (vor allem bei Hinterwandinfarkt),
- Verwirrtheit,
- Schwindelgefühl,
- hypertensive Reaktionen (insbesondere bei vorbestehender Hypertonie, meist ist der Blutdruck aber normal oder erniedrigt),
- bradykarde oder tachykarde Herzrhythmusstörungen (Sinusbradykardie, AV-Überleitungsstörungen, [supra-]ventrikuläre Tachykardien, Kammerflimmern/-flattern) sind in der Akutphase häufig (→ „Herzrhythmusstörungen", S. 72ff).

Gerade die Häufigkeit der ventrikulären Rhythmusstörungen in der frühen Phase stellt die Hauptursache für die hohe Sterblichkeit der Patienten dar; daher umgehende und schnelle Versorgung und stationäre Einweisung (mit kontinuierlicher EKG-Überwachung und verfügbarem Defibrillator).

Die Herzfrequenz kann normal, erhöht oder erniedrigt sein und hat somit keinen sicheren diagnostischen Aussagewert. Spezifischere Symptome oder Befunde treten auf, wenn sich in der Akutphase **Komplikationen** einstellen: Tachypnoe, Dyspnoe oder Orthopnoe, feuchte Rasselgeräusche (die in den basalen Lungenabschnitten beginnen) oder ein 3. Herzton („ventrikulärer Galopp") weisen auf eine (beginnende) Linksherzinsuffizienz oder ein Lungenödem hin und können einen kardiogenen Schock ankündigen. Eine vermehrte Halsvenenfüllung kann Zeichen einer Rechtsherzinsuffizienz sein (rechtsventrikulärer Infarkt?, sekundär bei schwerer Linksherzinsuffizienz?). Pathologische Herzgeräusche müssen protokolliert werden (neu aufgetreten? akuter Ventrikelseptumdefekt oder akute Mitralinsuffizienz?). Ein 3. *Herzton* ist mit einer schlechteren **Prognose** verbunden, ein 4. Herzton („atrialer Galopp") oder Perikardreiben (ca. 25 % der Patienten) haben keine gesicherte prognostische Bedeutung. Eine orientierende Einschätzung der Prognose kann nach der klinischen Klassifizierung nach Killip erfolgen (T 2.4).

Anamnese. Eine schnelle und prägnante Anamneseerhebung ist von entscheidender Bedeutung. Unnötige Zeitverluste vor Therapiebeginn müssen vermieden werden! Wichtige Informationen zur Prognose- und Risikobeurteilung sind aber einzuholen, um sich Klarheit über Dynamik des Infarktgeschehens und therapeutische Optionen im einzelnen Fall (z. B. PCI oder Lyse) zu verschaffen:

2.4 Infarktprognose nach klinischen Kriterien

Klasse	Kriterien	Häufigkeit	Letalität
I	keine pulmonalen Rasselgeräusche (RG), kein 3. Herzton	30–40%	8%
II	RG über ≤50% der Lunge oder 3. Herzton	30–50%	30%
III	RG über >50% der Lunge (oft Lungenödem)	5–10%	44%
IV	Schockzeichen	10%	80–100%

- Herzerkrankung (KHK) bekannt? Kardiovaskuläre Risikofaktoren? Frühere Infarkte?
- Vorausgegangene Angina pectoris/Dyspnoe (Häufigkeit)? Tendenzielle Verbesserung/Verschlechterung/kein Effekt durch Medikamente?)
- Kardiologische Voruntersuchungen/-behandlungen (wann, wo)?
- Herzinsuffizienz? Rhythmusstörungen? Schwindelanfälle? Synkopen?
- Medikamentenanamnese: bereits früher Medikamente wegen Angina pectoris (z. B. Nitrate, Calciumantagonisten, β-Blocker, Salicylate)?
- Symptome bezüglich wichtiger Differenzialdiagnosen (z. B. Pleuritis, Lungenembolie, Aortendissektion, Interkostalneuralgie, s. **2.5**) vorhanden?
- Beginn des aktuellen Schmerzereignisses? Ununterbrochener Schmerz?
- Kontraindikationen für evtl. Thrombolysetherapie (z. B. Magen-/Darmulzera, Apoplexie, erfolgte Operationen etc., → **2.8**, S. 45)?

EKG. Bis zu 15% der Patienten haben ein „normales" EKG!

2.5 Differenzialdiagnose des Thoraxschmerzes

Erkrankung	Kommentar
Akutes Koronarsyndrom, Prinzmetal-Angina	→ S. 35 und S. 50
Perikarditis, Myokarditis	→ S. 130ff. und S. 133ff.
Pleuritis	atem- oder bewegungsabhängig
Lungenembolie	Anamnese, Blutgasanalyse, Echokardiographie, Computertomographie
Aortendissektion	Anamnese, (transösophageale) Echokardiographie, Röntgen, Computertomographie
Hiatushernie	Zunahme der Beschwerden im Liegen, Röntgen
Magen-/Duodenalulkus, akutes Abdomen	Anamnese, Druckschmerz
vertebragene Schmerzen	bewegungsabhängig, „auslösbar" durch Thoraxkompression

„ST-Strecken-Hebungs-Infarkt" (früher: „transmuraler" oder „Q-Zacken"-Infarkt; pathologische Q-Zacken = Anzeichen einer myokardialen Nekrose, registrierbar durch die dem nekrotischen Areal nächst liegenden Elektroden). *EKG-Veränderungen:* ST-Hebungen/-Senkungen, R-Reduktion/-Verlust.

„Nicht-ST-Strecken-Hebungs-Infarkt" (früher: „nichttransmuraler" oder „nicht-Q-Zacken"-Infarkt): Relativ gute Akutprognose, jedoch schlechtere Langzeitprognose (durch Möglichkeit eines späteren „transmuralen" Infarktes belastet). *EKG-Veränderungen:* keine Veränderungen des QRS-Komplexes, ST-*Senkungen* mit präterminaler T-Negativierung.

Die Bezeichnung (nicht-) transmural ist weitgehend verlassen: Die Infarktgröße, nicht die Ausbreitungsart ist prognostisch entscheidend.

Stadieneinteilung nach EKG-Kriterien (◉ 2.2).
- **Stadium I: Akuter Infarkt** („frischer Infarkt", Abb. **2.2a, b**): Die QRS-Veränderungen bleiben meist dauerhaft bestehen, während die ST-Strecken-Veränderungen teilweise nur kurzfristig vorhanden sind.
  - *„Erstickungs-T"*: initial kurzfristige ST-Strecken-Hebung, die wegen kurzer Dauer dem EKG-Nachweis häufig entgeht,
  - *„monophasische Deformierung"*: ST-Strecken-Hebung mit unmittelbarem Übergang in T-Welle (◉ **2.2a**),
  - *„R-Verlust/-Reduktion"*: R-Zacken-Amplitude nimmt ab oder geht verloren,
  - vergrößerte Q-Zacken (tief und breit): Eintretende Myokardnekrose (◉ **2.2b**).
- **Stadium II: Zwischenstadium** („subakuter Infarkt", ◉ **2.2c**). Tage bis Wochen andauernd. Rückbildung der ST-Strecken-Elevation. Ausnahme: Ventrikelaneurysma mit persistierender ST-Strecken-Hebung (oft verbunden mit R-Verlust und breiten Q-Zacken oder QS-Komplexen).
- **Stadium III: Endstadium** („chronischer Infarkt", ◉ **2.2d**): Wochen bis Monate dauernd. Meist vollständige Rückbildung der ST Strecken-Veränderungen, Persistenz der QRS-Veränderungen. Das Ausmaß („Tiefe") der Q-Zacken kann im Verlauf erheblich abnehmen.

◉ **2.2 EKG-Veränderungen bei Myokardinfarkt**

a Initialstadium (erste Minuten bis ca. 6 Stunden)	b akuter Infarkt (1. Tag bis zu 10 Tagen)	c Zwischenstadium (2. Woche bis zu 2 Monaten)	d Endstadium (4. bis 8. Krankheitswoche bis zu mehreren Jahren)

Im Einzelfall kann dieser Verlauf viel rascher erfolgen!

Das in **a** dargestellte Erstickungs-T und die monophasische Deformierung (ST-Strecken-Hebung mit unmittelbarem Übergang in die T-Welle) ist nur selten nachweisbar; **b** Reduktion oder Verlust der R-Zacke, vergrößerte Q-Zacken; **c** Rückbildung der ST-Streckenhebung; **d** persistierende QRS-Veränderungen und weitere Rückbildung der ST-Streckenveränderung.

2.6 EKG-Infarktlokalisationen nach EKG-Veränderungen beim ST-Streckenhebungsinfarkt

Lokalisation	I	II	III	aVR	aVL	aVF	V_1	V_2	V_3	V_4	V_5	V_6
Vorderwand	+	+			+			+	+	+	(+)	(+)
anterolateral	+		(+)*							+	+	+
anteroseptal								+	+			
anteroapikal	+	(+)				(+)		+	+	+	(+)	
apikal	+				+				+	+		
anterobasal	+		(+)*									+
Hinterwand inf.		+	+			+						
posteroseptal			+					(+)	(+)			
posterolateral		+	+		+							+

* = Diskordanz zu Abl. I (ST-Hebung in I, ST-Senkung in III)
Rechtsherzinfarkt: QRS-Veränderung in rechtsthorakalen Ableitungen Vr3, Vr4, Vr5

Infarktlokalisation (2.6). Anhand des EKG ist eine grobe Zuordnung der Infarktlokalisation zum Versorgungsgebiet der einzelnen Koronargefäße möglich, wird jedoch durch verschiedene Einflussfaktoren (Versorgungstyp, Kollateralen etc.) erschwert. Rückschlüsse auf die vom Infarkt betroffenen Myokardareale sind aber für die klinische Beurteilung mit ausreichender Zuverlässigkeit möglich.

Labordiagnostik (Serum).

Orientierende Laboruntersuchung. Blutbild, BSG, Na^+, K^+, Kreatinin, Blutzucker, Gerinnungsstatus (mit Fibrinogen und Antithrombin).

Spezifische Enzymdiagnostik (2.7).
- **Troponin-T/I:** Die Sensitivität beträgt ca. 70 % nach 3 h bzw. 90 % nach 6 h. Die Spezifität liegt bei nahezu 100 %. Falsch positive Werte bei treten bei Niereninsuffizienz auf; aber auch bei Lungenembolie und kardialer Dekompensation kommt es zu erhöhten Werten. Der Test steht als Bedside-Test zur Verfügung (kann vor Ort durch den behandelnden Arzt ausgeführt werden).

Die Troponinbestimmung hat die höchste prognostische Aussagekraft für das Risiko im 30-Tage-Verlauf (2.3) und ist heute als Standard in der Notfalldiagnostik zu fordern. Erhöhte Troponinwerte ergeben sich durchschnittlich 3—4 Stunden nach dem Ischämieereignis. Ein einzelner negativer Messwert bei Aufnahme des Patienten ist in der Regel zur Beurteilung nicht ausreichend. Eine zweite Messung sollte 4—6 h nach der Aufnahme erfolgen. Auch bei persistierenden Beschwerden muss die Messung wiederholt werden. Nach einem Infarkt können die Troponinwerte bis zu 3 Wochen erhöht bleiben, daher ist der Nutzen bei einer Postinfarkt-Angina nur eingeschränkt.

Akutes Koronarsyndrom

▼ 2.7 Serum-Enzym-Verlauf bei/nach Infarkt

Enzym	Anstieg nach	Maximum nach	Normalisierung nach
Troponin T	2–6 h	8–16 h	10–15 Tagen
CK	2–6 h	16–36 h	4–6 Tagen
CK-MB	2–6 h	12–36 h	4–6 Tagen
GOT	4–6 h	24–36 h	3–6 Tagen
LDH	6–12 h	24–60 h	10–14 Tagen
HBDH	6–12 h	36–96 h	10–20 Tagen
Myoglobin	1–2 h	4–6 h	12–24 h

- **CK und CK-MB:** Sensitivität etwa 50% nach 8 h, etwa 90% nach 12 h; Spezifität 90%. Falsch positive CK-/CK-MB-Anstiege kommen z. B. bei Rhabdomyolyse, Stromunfällen, Muskelquetschungen, hohen Muskelbelastungen z. B. durch Leistungssport, neuromuskulären Erkrankungen, ZNS-Tumoren, Prostatakarzinom, Darmkarzinom vor. Bei CK-MB >5% der Gesamt-CK: Infarktverdacht!
- **CK-MB-Isoformen:** Sensitivität 50% nach 2 h bis 95% nach 6 h. Spezifität nach 4 h ca. 98%. Bei einem Quotient CK-MB-2 : CK-MB-1 = >1,5: Infarktverdacht!
- **GOT, LDH:** Nicht für Akutdiagnose geeignet, aber nützlich zur Verlaufsbeurteilung. Nachteil: niedrige Sensitivität und Spezifität (bei Leber-, Muskel- oder Zellzerfall ebenfalls erhöht).

👁 2.3 Troponin I und Sterblichkeit bei akutem Koronarsyndrom

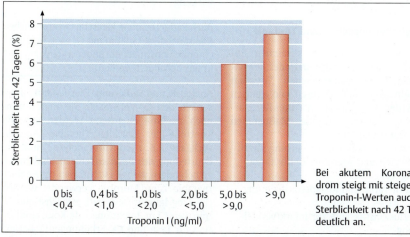

Bei akutem Koronarsyndrom steigt mit steigenden Troponin-I-Werten auch die Sterblichkeit nach 42 Tagen deutlich an.

- **Myoglobin:** Sensitivität ca. 50% nach 2 h bzw. 90% nach 4 h. Spezifität nach 0,5 h 92% bzw. 96% nach 6 h. Niedrige Spezifität bei Polytrauma. Vorteil: „früher" Marker. Bester „Reperfusions"-Marker bei Lyseerfolg.

Echokardiographie. Diese kann regionale und globale LV-Kontraktionsstörungen identifizieren und somit bei der Einschätzung der hämodynamischen Situation hilfreich sein. Darüber hinaus kann sie das Auftreten typischer Infarktkomplikationen (intrakavitäre Thrombusbildung, Mitralinsuffizienz, Perforation, Ventrikelseptumdefekt) nachweisen. *Nachteil:* Fehlende Möglichkeit, das „Alter" der Kontraktionsstörung zu beurteilen. Die prognostische Aussagekraft ist gering.

Röntgen. Der Röntgenbefund bei Patienten mit unkompliziertem akutem Koronarsyndrom ohne Begleiterkrankung ist normal. Bei komplizierender Linksherzinsuffizienz tritt eine (zunächst interstitielle) Zeichnungszunahme und bei Perikarderguss eine Vergrößerung der Herzsilhouette auf (Röntgenbefund bei Herzinsuffizienz: → "Herzinsuffizienz", S. 100; Normalbefund: 👁 **1.6**, S. 19).

Strategisches Vorgehen und Therapie

Ergibt sich aufgrund der klinischen Beschwerden, der Anamnese und/oder der hämodynamischen/respiratorischen Situation nach Abwägen der Differenzialdiagnosen (**T 2.5**) der Verdacht auf ein akutes Koronarsyndrom, müssen folgende Maßnahmen durchgeführt werden:
- Sofortige Krankenhauseinweisung (ärztliche Begleitung! Monitor! Defibrillator verfügbar!),
- Initialtherapie und Risikostratifizierung (👁 **2.4**)
- Reperfusionstherapie zur Infarktverkleinerung

- Vermeidung/Behandlung von Akut- und Spätkomplikationen,
- Abschätzung des Langzeitrisikos gegenüber einer Langzeittherapie,
- Rehabilitation.

Initialtherapie.

Acetylsalicylsäure (ASS). Initial 500 mg oral (zerkauen) oder i.v. führt zu knapp 30% relativer Risikoreduktion bei Sterblichkeit; dann 100 mg/d p.o. (evtl. magensaftresistente Präparation). Die zusätzliche Gabe von Clopidogrel (initial 4 × 75 mg pro Tag, nachfolgend 75 mg pro Tag) führt zu einer innerhalb von 2 h eintretenden sehr viel effektiveren Thrombozytenaggregationshemmung als ASS alleine. Bei Patienten mit akutem Koronarsyndrom konnte mit Clopidogrel ein signifikanter Überlebensvorteil gezeigt werden; dies galt insbesondere auch für Patienten, die nachfolgend eine PCI (s.u.) bekamen. Alternative: Ticlopidin (erhöhtes Risiko von Aggranulozytose).

Heparin. 100 IE/kgKG i.v. (Bolus; meist 5–10000 IE), dann 1000 IE/h, Einstellung auf die 2–3fache PTT. Interferenz mit Nitraten: Erhöhung der Nitratdosis senkt die Heparinwirkung!

Auch Patienten ohne klinische Hypoxiezeichen (Blutgasanalyse) sollten mit O_2 (4–6 l/min, bei chronisch obstruktiver Lungenerkrankung 1–2 l/min) behandelt werden.

Analgesie und Sedierung. Diese Maßnahmen senken den O_2-Verbrauch. Sie sollten dennoch maßvoll eingesetzt werden, um die Kontrolle der kausalen Therapie (Anginarückgang z.B. nach Thrombolyse?) und die Beurteilung des Bewusstseinszustands nicht zu behindern. Neben i.v. Nitraten zur Anginatherapie kann Morphin verwendet werden (2–4 mg langsam i.v., evtl. zunächst alle 30 min, *keine* i.m. Injektionen, da Kontraindikation für Lyse und CK-Erhöhungen!). Bei er-

2.4 Algorithmus zur Diagnosefindung und Risikostratifizierung

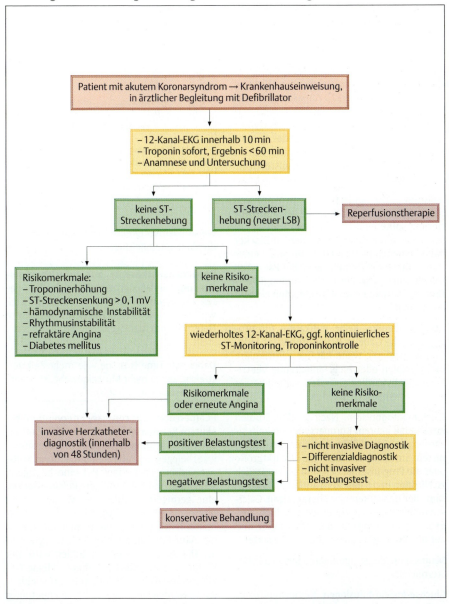

heblicher Unruhe des Patienten kann eine an der klinischen Wirkung orientierte, fraktionierte i.v. Gabe von Diazepam (oder -Derivaten) erfolgen.

Nitrate. Nur symptomatischer, nicht prognostischer Nutzen. Zunächst Gabe von Spray oder Kapseln, bei unzureichender Wirkung evtl. i.v. Gabe (Perfusor!). Anpassung der Nitratdosierung nach folgenden Kriterien: maximale Blutdrucksenkung bis 10%, bei Hypertonikern bis 30%, kein Absinken des systolischen Blutdrucks unter 90 mmHg. Orale Gabe nach 24–48 Stunden ohne Auftreten erneuter Beschwerden oder Ischämiezeichen.

β-Blocker. Sie senken den myokardialen Sauerstoffverbrauch. Durch die gewählte Dosierung sollte eine Herzfrequenz von ca. 70 Schlägen/min angestrebt werden! β-Blocker haben einen günstigen Effekt im Sinne einer Vermeidung von Arrhythmien. Bei Patienten mit chronischer β-Blocker-Behandlung: Fortführung, falls keine Kontraindikation besteht (Hypotonie)!

Antiarrhythmika. *Keine* Indikation für prophylaktische Gabe (z. B. wie früher für Lidocain propagiert); wenn häufige ventrikuläre Extrasystolen oder nicht-anhaltende ventrikuläre Tachykardien auftreten, sollten besser β-Blocker eingesetzt werden.

Calciumantagonisten. Nach großen Studien besteht bei akutem Koronarsyndrom kein sicherer positiver Effekt von Calciumantagonisten im Hinblick auf die Infarktgröße oder die Prognose! Jedoch sind sie zusätzlich zu Nitraten und β-Blockern antianginös wirksam. Bei der Differenzialtherapie mit Calciumantagonisten ist die unterschiedlich ausgeprägte Wirkung auf den AV-Knoten und auf das Kontraktionsverhalten zu beachten!

Magnesium. Keine signifikante Besserung der Sterblichkeit.

Glucose-Insulin-Infusionen. Keine signifikante Besserung der Sterblichkeit; möglicher-

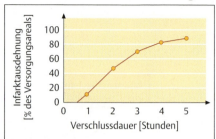

2.5 Zeitverlauf der Infarktentstehung

Infarktausdehnung in Abhängigkeit von der Verschlussdauer der betroffenen Koronararterie bei fehlender Kollateralisierung (modifiziert nach Hugenholtz, Schaper; 1986).

weise positive Effekte bei Diabetikern (Studienlage uneinheitlich).

Reperfusionstherapie zur Infarktverkleinerung. Die Wiederherstellung der koronaren Perfusion ist das vordringlichste Ziel, weil die Größe des Infarktes die wichtigste Determinante der weiteren Prognose darstellt.

Dabei gilt: Time is tissue – je mehr Zeit verstreicht, desto mehr Muskelgewebe ist irreparabel geschädigt (**2.5**).

PCI (percutaneous coronary intervention) bei akutem Koronarsyndrom (→ S. 50f). Zahlreiche Untersuchungen (Akut-PCI vs. Thrombolyse) belegen bei Patienten mit akutem Koronarsyndrom nach einer PCI eine häufigere, schnellere und vollständigere Rekanalisation, eine geringere Sterblichkeit, weniger Reinfarkte sowie Blutungen und kürzere Krankenhausaufenthalte. Dies hat dazu geführt, dass die Akut-PCI beim akuten Koronarsyndrom als Therapie der Wahl empfohlen wird. Die Einführung von Koronarstents (= kleine Gefäßprothesen), die bei der Intervention eingesetzt werden und die Gabe hochpotenter Thrombozytenaggregationshemmer (Glykoprotein-IIb/IIIa-Inhibitoren) haben hier den größten Zugewinn für die Akut-PCI gebracht. Insbesondere auch bei persistierender Ischämie bzw. Reischämie direkt nach/bei Thrombolyse sowie bei Patienten mit kardiogenem Schock führt die PCI zu deutlich geringeren Sterblichkeiten und Komplikationsraten. Dennoch ist die Dichte der Katheterlabore noch nicht so groß und die Häufigkeit von Laboren mit 24-h-Katheterbereitschaften nicht so verbreitet, dass eine lückenlose Versorgungsstruktur für die Patienten besteht. Offen ist weiterhin die Frage, in welchem Zeitintervall eine Akut-PCI im akuten Infarkt der Lyse vorzuziehen ist: dabei weisen neuere Studiendaten (DANAMI 2, PRAGUE) darauf hin, dass auch ein Transport von bis zu 90 min Dauer in eine Abteilung mit 24-h-Katheterbereitschaft zu einem signifikanten Überlebensvorteil gegenüber der Lyse führt.

Adjuvante medikamentöse Therapie. Durch den Einsatz von Substanzen, die das Hauptbindungsprotein der Thrombozyten, das sog. Glykoprotein IIb/IIIa, inhibieren und so Thrombenbildung verhindern bzw. zum Teil über kompetitive Verdrängung am Rezeptor auch bestehende Thromben „auflösen", konnte die Wirksamkeit der PCI weiter verbessert werden; diese Glykoprotein-IIb/IIIa-inhibitoren (Substanzen: Abciximab, Eptifibatid, Tirofiban) haben dabei sowohl bei Patienten mit ST-Hebungsinfarkt, bei denen eine PCI nachfolgend durchgeführt wird, wie auch Patienten mit Nicht-ST-Hebungsinfarkt, bei denen eine Überbrückung bis zur invasiven Diagnostik (= Koronarangiographie) erfolgen soll/muss („cooling down"), eine deutliche und hochsignifikante Reduktion der Sterblichkeit und anderer Komplikationen (Reinfarkt, erneute Revaskularisierung) gezeigt.

Systemische (intravenöse) Thrombolyse. Diese erzielt im Vergleich zur PCI schlechtere Ergebnisse, dafür ist sie nach Sicherung der Diagnose (→ S. 36ff) und Beachtung der Kontraindikationen überall verfügbar und einsetzbar (T 2.8). Bei chronischer Salicylatmedikation ist die Blutungsneigung erhöht! Die organisatorischen Voraussetzungen in der Klinik (Aufnahmestation, Intensivstation, qualifiziertes Personal zur Indikationsstellung und Durchführung) müssen eine Minimierung der Zeitverluste zwischen Aufnahme und Lysebeginn („Door-to-Needle-Time") sicherstellen. Je nach erwarteter Transportzeit zum Krankenhaus und Erfahrung der Notärzte kann eine „Prähospitallyse" (Einsatzort des Notarztes) sinnvoll sein. Die Erfolgsaussichten einer Thromboly-

T 2.8 Lyse-Kontraindikationen

absolute Kontraindikationen	relative Kontraindikationen
– Apoplex – größeres Trauma, Operation, Schädelverletzung (<3 Wochen), – gastrointestinale Blutung <1 Monat, – bekannte Gerinnungsstörung, – dissezierendes Aneurysma	– transitorische ischämische Attacke (TIA) <6 Monate – orale Antikoagulationstherapie, – Schwangerschaft, – nichtkomprimierbare Gefäßpunktion, – mit Trauma einhergegangene Reanimation, – refraktäre Hypertonie (systolischer Druck >180 mmHg), – kürzliche Lasertherapie der Retina

Quelle: S. 1170

se sind *in den ersten 4–6 Stunden* nach Infarkteintritt am höchsten. In begründeten Ausnahmefällen kann auch eine spätere Thrombolyse sinnvoll sein: z. b. während der Phasen vorübergehender Beschwerdefreiheit als Zeichen passagerer spontaner Rekanalisation, bei erhaltenen R-Zacken im EKG, bei erhaltenen Kontraktionen des Infarktareals (Echo, Angiographie).

Meistverwendete Thrombolytika. „rt-PA" („recombinant tissue Plasminogen Activator"), Streptokinase, Urokinase, APSAC („Anisolated Plasminogen Streptokinase Activator Complex"); neuer: Tenecteplase, Alteplase.

Begleitende Antikoagulation/Thrombozytenaggregationshemmung.
- *Heparin:* 100 IE/kgKG i.v. (Bolus, meist 5000–10000 IE) bei Lysebeginn, dann 1000 IE/h, Einstellung auf 2–3fache PTT. (Wichtig: Erhöhung/Senkung der Nitratdosis senkt/steigert die Heparinwirkung!)
- *Acetylsalicylsäure (ASS):* initial 500 mg oral oder i.v., dann 50–100 mg/d p.o. (evtl. magensaftresistente Präparationen wählen).

CAVE: Ein Patient, der bereits einmal mit Streptokinase behandelt wurde, könnte bei einer wiederholten Gabe aufgrund einer Antikörperbildung schlechter oder nicht mehr auf die Therapie ansprechen.

Vermeidung/Behandlung von Akut- und Spätkomplikationen. Zur Vermeidung/Erkennung von Komplikationen ist eine lückenlose klinische, elektrokardiographische (Monitor) und hämodynamische Überwachung auf der Intensiv- bzw. Überwachungsstation obligat.

Ein Patient mit akutem Koronarsyndrom ist konsequent als potenziell lebensgefährdet anzusehen.

Die Verlegung auf die Normalstation kann bei Beschwerdefreiheit und klinischer Stabilität meist nach Normalisierung der Infarktenzyme erfolgen. Vorwiegend in der Frühphase, aber auch zu jedem späteren Zeitpunkt (z.B. Rezidivischämien) können bradykarde oder tachykarde *Herzrhythmusstörungen* (Sinusbradykardie, AV-Überleitungsstörungen, [su-

2.9 Infarktkomplikationen

Komplikation	Diagnosestellung
• Herzrhythmusstörungen	EKG/Monitor/Langzeit-EKG
• Herzinsuffizienz, Lungenödem	klinisch/Röntgen/Echokardiogramm
• Schock	klinisch/hämodynamisches Monitoring
• Rezidivinfarkt/-ischämie	Beschwerden/EKG/Enzyme
• Ventrikelseptumdefekt	Auskultation/Echokardiogramm
• akute Mitralinsuffizienz	Auskultation/Echokardiogramm
• Ventrikelaneurysma	EKG/Echokardiogramm/Angiographie
• Ventrikelruptur, Perikardtamponade	Echokardiogramm/hämodynamisches Monitoring
• kardiogene Embolien	klinisch/Echokardiogramm
• Perikarditis	klinisch/Echokardiogramm

pra-]ventrikuläre Tachykardien, Kammerflimmern/-flattern; S. 72ff), *Herzinsuffizienz* (S. 96ff) bzw. ein Lungenödem oder Schock auftreten. Infarktbedingte *Ventrikelseptumdefekte* (Verifizierung während der Koronarangiographie u. a. durch O_2-"Sättigungssprung" zwischen rechtem Vorhof und Ventrikel; Echokardiographie) oder durch Papillarmuskelabriss/-schädigung bedingte *Mitralinsuffizienz* treten meist gegen Ende der 1. Woche auf (Maximum: 5.–7. Tag). ⊤ **2.9** zeigt typische Komplikationen und entsprechende Diagnosetechniken.

Abschätzung des Langzeitrisikos/Langzeittherapie. Die Langzeitprognose nach einem Myokardinfarkt hängt außer von möglichen letalen Arrhythmien entscheidend von der (verbliebenen) LV-Funktion bzw. der drohenden Entwicklung einer Herzinsuffizienz ab. Diese Komplikationen werden durch den Prozess des „Remodelling" (S. 107) und evtl. auftretende Infarktrezidive determiniert. Als *prädiktive Faktoren* wurden u. a. Infarktgröße, LV-Ejektionsfraktion, Ventrikelvolumen und Anzahl der erkrankten Koronargefäße (1-, 2- oder 3-Gefäß-Erkrankung) identifiziert. Neben der konsequenten Ausschaltung koronarer Risikofaktoren kann die medikamentöse Langzeittherapie Symptomatik und Prognose beeinflussen. Dabei gilt, dass grundsätzlich **jeder** Postinfarkt-Patient mit einer Kombination aus ASS (ggf. mit Clopidgrel oder Ticlopidin), Statin, ACE-Hemmer und β-Blocker zu behandeln ist; nur bei besonderen Problemen sollte ein Präparat nicht gegeben werden (→ „Stabile Angina pectoris und Langzeittherapie der KHK).

Rehabilitation. Die *Rehabilitation* in der Akutphase soll unter krankengymnastischer Betreuung die Remobilisation des Patienten ermöglichen. Eine *Anschlussheilbehandlung* unterstützt die weitere Rekonvaleszenz und zielt insbesondere auf die Ausschaltung von Risikofaktoren (Sekundärprävention) ab. Außerdem bereitet sie auf die Wiedereingliederung in das Alltags- und Berufsleben vor. Die Abhandlung individueller Rehabilitationsprogramme muss umfassenderer Speziallliteratur vorbehalten bleiben.

2.3 Stabile Angina pectoris und Langzeittherapie der KHK

Definition, Symptomatik. Die stabile Angina pectoris tritt im Gegensatz zur instabilen Angina vorwiegend oder nur bei *körperlicher/psychischer Belastung* auf und zeigt sich in pektanginösen Beschwerden (s. S. 36f) oder Äquivalenten (Belastungs-EKG!). Die Symptomatik sistiert rasch nach Belastungsende.

Pathophysiologie. Bei der stabilen Angina pectoris kommt es bei Belastung durch mittel- bis höhergradige Koronarstenose(n) zu einem unzureichenden koronar-arteriellen Blutfluss. Dies führt zu einem relativen myokardialen Sauerstoffmangel (Ischämie), welcher durch belastungsabhängige Tonuserhöhung evtl. noch verstärkt werden kann. Bei hochgradigen Stenosen (>80–90%) kann sich dieser Zustand auch in Ruhe ausbilden.

Diagnostik (elektiv).
- → auch Abschnitt „Untersuchungsbefunde und klinische Symptomatik des akuten Koronarsyndroms", S. 36ff
- Belastungstests. S. 10ff (Verweis kardiolog. Diagnostik)

Therapieprinzipien.
- **Akute/medikamentöse Therapie:** Senkung des O_2-Bedarfs, Erhöhung der O_2-Zufuhr (⊤ **2.11**, S. 49).
- **Zusätzliche Maßnahmen:** Elimination/Modifikation der Risikofaktoren, Lebensstiländerung.

Patientenaufklärung: Falls ca. 15 min nach Medikamenteneinnahme keine Beschwerdefreiheit eintritt, oder bei sehr starker Symptomatik: Notarztwagen.

2.10 Wirkungsprofil antianginöser Substanzen

Medikament	Kontraktilität	Herzfrequenz	Vor-/Nachlast	Hauptwirkung
Nitrate	(↑)	↑	↓/↓	venöses Pooling
Ca^{2+}-Antagonisten				
– Diltiazem-Typ	↓	↓	–/↓	Nachlast ↓
– Verapamil-Typ	↓↓	↓	–/↓	
– Nifedipin-Typ	↓	↑	–/↓↓	
β-Blocker	↓	↓	–/(↓)	Herzfrequenz ↓ Kontraktilität ↓

Zusätzlich: direkte Erweiterung der epikardialen Gefäße (Nitrate und -Blocker)

Anfallstherapie. Glyceryltrinitrat sublingual (z.B. 1–3 Kapseln Nitrolingual, Wirkungseintritt nach wenigen Minuten oder 1–3 Hübe Nitratspray im Abstand von 30 s).

Langzeittherapie.
Nitrate. Kurz wirksame Nitrate (Kapseln, Sprays) als bedarfsorientierte Monotherapie bei Patienten mit geringer Anfallshäufigkeit. Bei höherer Anfallshäufigkeit lang wirksame Nitrate wie Isosorbidmononitrat (ISMN; 20–80 mg/d) oder Isosorbiddinitrat (ISDN; 10–120 mg/d). Wegen des möglichen Toleranzeffektes: Nitratpause von 10–12 h (z.B. nachts) empfehlen! Mögliche Nebenwirkungen: Hypotonie, Kopfschmerzen, Flush.

Molsidomin. Z.B. Corvaton; 2–16 mg/d. Alternative z.B. bei Nitratkopfschmerz. *Mögliche Nebenwirkung:* Hypotonie, Hautreaktion.

Calciumantagonisten. Antianginös wirksam, besonders bei Koronarspasmen (Prinzmetal-Angina, → S. 50). *Präparate:* z.B. Diltiazem (Dilzem u.a.; 180 bis max. 360 mg/d), Nifedipin (z.B. Adalat, u.a.; 15–60 mg/d bei 1–4 × tägl. Gabe) oder Verapamil (z.B. Isoptin u.a.; durchschnittliche Tagesdosis 240–480 mg). *Mögliche Nebenwirkungen:* Exanthem (selten), Schwindel, Müdigkeit, AV-Blockierung oder Obstipation (Diltiazem und Verapamil); Palpitationen, Tachykardie, Hypotonie, Unterschenkelödem, Flush (Nifedipin). *Gegenanzeigen:* Schock, Hypotonie, bedeutsame Aortenstenose (alle); Reizleitungsstörungen, schwere Herzinsuffizienz (bes. Diltiazem und Verapamil). Nifedipin: besonders ausgeprägte antihypertensive Wirkung; als Langzeittherapie bei Postinfarktpatienten wird von der Gabe kurzwirksamer Nifedipinpräparate aufgrund erhöhter Sterblichkeit abgeraten; hingegen gute Wirksamkeit bei Patienten mit Koronarspasmen (Prinzmetal-Angina)

β-Blocker. Zur Senkung des O$_2$-Bedarfs. *Präparate:* Atenolol (z.B. Tenormin; 50–100 mg/d), Metoprolol (z.B. Beloc, Lopresor, Prelis, 50–200 mg/d), Bisoprolol (z.B. Concor; 2,5–10 mg/d), Propranolol (z.B. Dociton, Indobloc, Propranolol; 120–140 mg/d), u.a. Bei Patienten mit relativen Kontraindikationen (chronische obstruktive Lungenerkrankung, Diabetes mellitus, AVK) kardioselektive β-Blocker (Bisoprolol, Metoprolol) bevorzugen! Niedrig dosieren, langsam steigern! Vorsicht bei Hypotonie/Bradykardie! Bei abruptem Therapieabbruch: Rebound-Phänomen.

Statine. Lipidmodulierende Wirkung (schädliches LDL-Cholesterin und evtl. Triglyzeride werden gesenkt; das protektive HDL-Cholesterin wird erhöht). Daneben spielen sog. pleiotrope („vielseitige") Effekte eine Rolle:

so wirken Statine *anti-thrombogen* (Inhibition des Gewebe-Gerinnungsfaktors), *antiproliferativ* (Wachstumshemmung glatter Muskelzellen in Plaques), *anti-inflammatorisch, anti-anginös* über eine Verbesserung der Endothelfunktion und *anti-oxidativ* gegenüber endothel-schädigenden Radikalen; da durch eine Plaquestabilisierung. Die Verringerung der Sterblichkeit ist proportional zum Ausmaß der LDL-Senkung: je höher die Dosis und je tiefer das LDL desto geringer die kardiovaskuläre Sterblichkeit. Die stärkste Wirkung wurde bisher für Therapie mit 80 mg Atorvastatin belegt (PROVE-IT-Studie). Eine signifikante Sterblichkeitsreduktion durch Statine konnte auch bei Patienten mit normalen und niedrig-normalen Lipidwerten nachgewiesen werden (→ pleiotrope Effekte). *Präparate:* z.B. Atorvastatin (Sortis 10–80 mg), Simvastatin (Zocor u.a. 5–40 mg), Pravastatin (Pravasin 10–40 mg; Anmerkung: wird nicht über das Cytochrom P_{450} verstoffwechselt).

CAVE: u.a. in Kombination mit der Substanzklasse der Fibrate besteht bei Statinen die Gefahr einer u.U. tödlichen Rhabdomyolyse.

Thrombozytenaggregationshemmung. Acetylsalicylsäure (z.B. ASS, Aspirin, Colfarit).

Dosierung: (Evtl. 50–)100 mg/d. Bei Ulkus/Gastritis: magensaftresistente Präparate (Freisetzung/Resorption erst im Dünndarm). Alternativen bei ASS-Unverträglichkeit: Clopidogrel; seltener Ticlopidin wegen Nebenwirkungen (Leukopenien).

Therapiekonzept.

Medikamentöse Therapieverfahren. (s. T 2.11)
- *Wenige Anginaanfälle:* sublinguales Nitrat,
- *häufige Anfälle:* zusätzlich Langzeitnitrat,
- *weiterhin Anfälle:* zusätzlich β-Blocker (oder Calciumantagonist),
- *weiterhin Anfälle:* Nitrat + β-Blocker + Calciumantagonist,
- *alle Patienten* bei fehlenden Kontraindikationen: ASS und Statine; bei Postinfarktpatienten zusätzlich β-Blocker und ACE-Hemmer.

Nichtmedikamentöse (interventionelle) Therapieverfahren (→ S. 50ff).
- Nicht-invasive (Stressechokardiografie, Szintigraphie) und invasive Diagnostik (Koronarangiographie) erwägen bzw. wiederholen bei bekannter KHK,
- mechanische Beseitigung/Reduktion der Koronarstenosen durch perkutane koronare Intervention (PCI, s. unten),

T 2.11 Antianginöse Medikamententherapie (Dosierungen)

Nitrate akute Behandlung	β-Blocker Tagesdosierung (orale Gabe)		Calciumantagonisten Tagesdosierung (p.o./i.v.)
z.B. Glyceroltrinitrat: 1–2 Spraystöße oder Kps. (0.8 mg) sublingual 1–5 mg/h i.v. bei Linksherzinsuffizienzzeichen: unter hämodynamischer Kontrolle bis 8–10 mg/h	*Beispiele:* Metoprolol: Bisoprolol: Atenolol: Propranolol:	50–200 mg 10 mg 100 mg 120–240 mg	*Beispiele:* Verapamil: 360 mg p.o., bis 100 mg i.v. Diltiazem: 180–360 mg p.o., 150–360 mg i.v.

- funktionelle „Stenoseausschaltung" durch revaskularisierende Operation (Bypass-Operation).

Wenn eine Angina pectoris besteht, ist das individuelle Risiko (z. B. drohender Myokardinfarkt, Mehrgefäßerkrankung) schwer abschätzbar! Eine Koronarangiographie kann risikoarm definitiven Aufschluss bringen; effektive interventionelle Therapieverfahren stehen zur Verfügung. Unter Berücksichtigung von Alter, Aktivitätsgrad, Begleiterkrankungen etc. sollten derartige Maßnahmen bei (wiederholter) Angina pectoris frühzeitig erwogen werden.

2.4 Prinzmetal-Angina

Synonym: „vasospastische"/"Variant" Angina
engl.: Prinzmetal's angina, variant angina

Definition. Hierbei handelt es sich um eine sehr heftige Angina, die durch koronare Gefäßspasmen bedingt wird. Die Spasmen können sowohl mit, als auch ohne das Vorliegen signifikanter morphologischer Koronarstenosen entstehen.

Epidemiologie. Männer sind häufiger betroffen als Frauen. Die Krankheit manifestiert sich vor allem im 3.–4. Lebensjahrzehnt.

Symptomatik. Zur Prinzmetal-Angina kommt es vor allem in den frühen Morgenstunden. Die Angina tritt fast nie während, manchmal nach, meist jedoch ohne vorausgegangene Belastung auf.

Diagnostik. Die Veränderungen im EKG gleichen oft denen beim akuten Myokardinfarkt (z. B. ST-Strecken-Hebungen).

Therapie. Die akute Prinzmetal-Angina wird mit Nitraten und Calciumantagonisten behandelt. Bei der Langzeittherapie ebenso wie im Rahmen der Anfalls- und Rezidivprophylaxe kann diese Therapie noch durch β-Blocker ergänzt werden.

2.5 Interventionelle Techniken zur Behandlung signifikanter Koronarstenosen

(„signifikant" entspricht im allgemeinen ≥50 % Lumenreduktion)

2.5.1 Katheterverfahren

PCI (percutaneous coronary intervention)

Andreas Grüntzig setzte 1978 erstmals in Zürich Ballonkatheter ein, um Stenosen in den Koronararterien aufzudehnen. Damit wurde die Grundlage für viele heute gängige medizinische Interventionstechniken geschaffen, mit der ein quasi operativer Eingriff ohne größere Verletzung der Haut durch die körpereigenen Gefäße möglich wurde. Hierfür wurde zunächst der Begriff *percutaneous transluminal coronary angioplasty* (PTCA) geprägt. Nachfolgend wurden eine Reihe von Modifikationen und Verbesserungen der Technik eingeführt, insbesondere die Verwendung kleiner Gefäßprothesen (sog. Stents, siehe unten), die dazu führten, dass die Bezeichnung Angioplastie nicht mehr zutraf. Daher wird heute für alle Interventionen an den Koronarien der allgemeinere aber treffendere Begriff *percutaneous coronary intervention* (PCI) verwendet (👁 **2.6**).

Technisches Prinzip. Nach Einführung eines Ballonkatheters durch einen Führungskatheter über einen Führungsdraht erfolgt die Aufdehnung der Stenose durch Ballonentfaltung (8–20 atm) mit Verdrängung/Kompression des Plaquematerials in die Koronargefäßwand. Die Verweildauer des entfalteten Ballons (im Regelfall 1–3 min) kann durch das Auftreten von Angina, Ischämiezeichen oder Arrhythmien limitiert werden.

Interventionelle Techniken zur Behandlung signifikanter Koronarstenosen

◁ 2.6 PTCA-Ballonkatheter

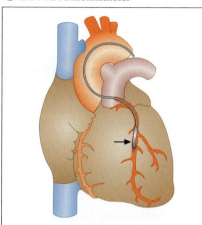

Der Katheter wird über eine in die A. femoralis eingebrachte Schleuse eingeführt und durch die Aorta in der Koronararterie platziert.

Indikationen.

Asymptomatische oder leicht symptomatische Patienten. Bedeutsames ischämiegefährdetes Myokardareal *und*
- Belastungsischämie trotz medikamentöser Therapie *oder*
- ischämisch bedingte Kontraktionsstörung im „stenoseabhängigen" Myokardareal *oder*
- geplante andere Operation mit Ischämie-/Hypotonierisiko *oder*
- durch Ischämie „getriggerte" Herzrhythmusstörungen *oder*
- verbleibende (Rest-)Ischämie nach abgelaufenem Myokardinfarkt;

Deutlich symptomatische Patienten. Zusätzlich zu den oben genannten Kriterien:
- Misserfolg/Unverträglichkeit einer medikamentösen Therapie,
- bei kontraindizierter Bypass-Operation (→ S. 53f).

Relative Kontraindikationen.
- Hohes Risiko oder Gefahr eines Schocks bei evtl. auftretendem Gefäßverschluss (z. B. linker Hauptstamm, „letztes verbleibendes" Gefäß),
- schwere, diffuse Gefäßveränderungen bei Mehrgefäß-Erkrankung (Ausnahme: Kontraindikationen gegen operative Verfahren),
- aufgrund der Stenosemorphologie absehbar geringe Erfolgsaussichten (falls operative Revaskularisation als Alternative möglich),
- keine objektivierbaren Zeichen einer Myokardischämie,
- Fehlen einer herzchirurgischen Hintergrundbereitschaft (im Hause?).

Primäre Erfolgsquote. Diese beträgt ca. 95 %; bei der Rekanalisation von Koronarverschlüssen 50–80 %. Die akute Erfolgsquote ist abhängig von
- Komplexität der Stenose,
- Lokalisation der Stenose
- bestehenden KHK-Risikofaktoren,
- PCI-Indikation (stabile/instabile Angina, akuter Infarkt),
- Ventrikelfunktion,
- Alter, Geschlecht, Begleiterkrankungen und anderen Faktoren.

Mögliche Komplikationen.
- Reversibler/irreversibler Gefäßverschluss durch Dissektion, Spasmus, Thrombus, Embolisation (zusammen 2–10 %), ist in der Regel durch Stentimplantation beherrschbar.
- Notfall-(Bypass-)Operation (0,6 % bei stabiler Angina pectoris, 1,3–1,5 % bei instabiler Angina pectoris oder frischem Infarkt),
- Myokardinfarkt (bei stabiler Angina pectoris, instabiler Angina pectoris oder frischem Infarkt jeweils 1–2 %).
- Tod (von 0,1 % bei elektiver Eingefäß-PCI bis 2 % bei Hochrisiko-PCI oder Mehrgefäß-PCI),

Restenoserate. Sie beträgt 20–30%. Restenosen treten meist in den ersten 4–6 Monaten auf, danach sind sie extrem selten und abhängig von oben genannten Faktoren. *Mechanismen der Restenose:* elastische Rückstellkräfte („Recoil"), Thrombose und Intimahyperplasie.
Erfolgsquote, Risiko und Komplikationsrate einer PCI sind von der Erfahrung des Untersuchers, der Patientenselektion und der Vermeidung bzw. Begrenzung kalkulierbarer Risiken abhängig. Eine herzchirurgische Notfall-Operations-Bereitschaft wird empfohlen.

Begleitende medikamentöse Therapie bei/nach PCI.
Vor (elektiver) PCI: Acetylsalicylsäure, in Abhängigkeit von der Symptomatik Nitrate, akut: Sedativum;
Bei Beginn: Heparin: 150 IE/kgKG i.v. (Bolus: 7500–10000 IE); Acetylsalicylsäure: (bei oraler Vorbehandlung) 100–500 mg i.v.;
Während des Eingriffs: Nitrat intrakoronar (repetitive Bolusgabe, Einzeldosis 0,2 mg) oder intravenös (Perfusor, 1–2 mg/h, blutdruckgesteuert);
Langzeittherapie nach PCI: Acetylsalicylsäure: 100 mg/d (Dauertherapie, falls keine Kontraindikationen vorliegen); diätetische/medikamentöse Therapie behandelbarer Risikofaktoren, insbesondere Statintherapie.

Stentimplantation (Implantation koronarer „Gefäßstützen")

→ auch Abb **2.7**

Die Stentimplantation stellt heute das Standardverfahren der PCI dar; Stents werden in >80% aller Interventionen eingesetzt.

Technisches Prinzip. Implantation (mittels Ballonkatheter) von aus Drahtgeflechten bestehenden Gefäßstützen („Stents"), die im ehemals stenosierten Gefäßabschnitt verbleiben. Die Expansion des Stents erfolgt mit Drücken von 12 atü.

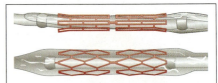

2.7 Stentimplantation

Nach der Platzierung im Gefäß kann der Stent aufgedehnt werden. Das Metallgeflecht hält das Lumen dann offen.

Spezielle Indikationen. Bei den meisten Läsionen wird eine primäre Stentimplantation angestrebt. Weiterhin ist die Stentimplantation bei einem unbefriedigenden PCI-Resultat nach reiner Ballondilatation (insbesondere Dissektionen: „Wiederanheftung") und bei „elastischen" Stenosen indiziert. Als Notfalltechnik wird die Stentimplantation („Bail-Out") zur Wiedereröffnung akuter Verschlüsse eingesetzt. Gegenüber der klassischen Ballondilation besteht bei Stents eine geringere Restenoserate durch Intimahyperplasie (15–20%). Mit der Einführung von (derzeit noch sehr teuren) Medikamentenbeschichteten Stents (Sirolimus, Paclitaxel) konnte die Restenoserate auf 3–8% gesenkt werden.

Nachbehandlung. Acetylsalicylsäure 100 mg/d (dauerhaft) immer in Kombination mit Clopidgrel 75 mg über 4 Wochen, bei beschichteten Stents über 3 Monate (bei Unverträglichkeit: Ticlopidin 250–500 mg/d; *Cave:* Neutropenie; Thrombozytopenie).

Rotablation

engl.: Rotational Burr Atherectomy
→ auch **2.8**

Interventionelle Techniken zur Behandlung signifikanter Koronarstenosen

◀ **2.8 Rotablations-„Bohrkopf"**

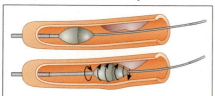

Beim Vorschieben des Bohrkopfes „fräst" das rotierende Vorderteil das Stenosematerial weg.

Technisches Prinzip. Mit einem ellipsoiden „Bohrkopf" aus Metall, der über eine Welle mit ca. 175 000 U/min rotiert und mit feinsten Diamantsplittern besetzt ist, gelingt das „Abfräsen" und „Pulverisieren" des Stenosematerials auf ≤ 5 µm Partikeldurchmesser.

Spezielle Indikationen. Dieses Verfahren wird angewendet bei verkalkten Stenosen, Ostiumstenosen, Restenosen, langen Stenosen und für Ballonkatheter nicht passierbaren Stenosen.

Seltener verwendete Interventionsverfahren

Hierbei handelt es sich um Perfusionskatheter, gerichtete Atherektomie, Laserangioplastie und Ultraschallangioplastie.

2.5.2 Operationsverfahren

Aortokoronarer Venenbypass (ACVB)

→ auch ◀ **2.9a**

Methode. Es werden ein oder mehrere Veneninterponate (meist aus der V. saphena des Patienten gewonnen) zwischen Aorta ascendens und poststenotischem Koronargefäß angelegt.

„Sequenzieller (Jump-)Bypass": An ein mit der Aorta verbundenes Bypass-Gefäß werden mehrere Koronargefäße angeschlossen und versorgt.

Komplikationen.
- *Bei elektiver Operation (stabile Angina):* Letalität: 1–2 %, perioperative Infarkte (meist klein): 2–5 %,
- *bei instabiler Angina pectoris:* Letalität 2–4 %,
- *bei Notfall-Operation nach erfolgloser PCI:* Sterblichkeit nach Literaturangaben ca. 15 %. Perioperative Infarkte: 20–50 %.

Verschlussrate. 8–18 % (1 Monat), 16–26 % (1 Jahr), bis 50 % (10 Jahre). Prädiktive Faktoren für einen Bypass-Verschluss sind
- Ramus-circumflexus-Bypass,
- Mehrfach-Bypass-Gefäße,
- endarteriektomierte Nativgefäße,
- Nativgefäße mit schlechtem Abfluss, kleinem Gefäßquerschnitt oder Kollateralversorgung.

Arteria-mammaria-(thoracica-)interna-Bypass („IMA-Bypass")

→ auch ◀ **2.9b**

Methode. Nach der Mobilisation der distalen A. mammaria interna („IMA") erfolgt die Ligatur oder ein Klipp-Verschluss ihrer Seitenäste. Anschließend wird sie mit dem poststenotischen Koronargefäßanteil anastomosiert. Häufigstes Vorgehen ist die Anastomosierung der linken IMA mit R. interventricularis anterior (RIVA) der linken Herzkranzarterie (aber auch Anastomosierungen mit anderen Koronargefäßen unter Verwendung freier Interponate oder der rechtsseitigen IMA, z. B. für rechte Koronararterie sind möglich). Weitere Alternativen sind der A.-radialis- oder A.-gastroepiploica-Bypass.
Vorteil: geringere Verschlussrate als nach ACVB (ca. 10 % nach 10 Jahren).

2.9 Bypass-Formen

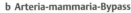

a aortokoronarer Venenbypass   b Arteria-mammaria-Bypass

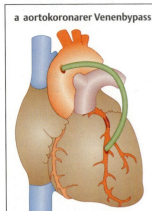
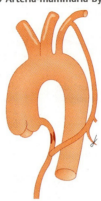

a Über ein Veneninterponat wird das Koronargefäß distal der Stenose mit der Aorta verbunden.
b Das distale Ende der A. mammaria wird in die Koronararterie eingepflanzt.

Nachteil: längere Präparationsdauer als bei ACVB (Venen können während der Freilegung des Herzens präpariert werden). Somit besteht bei einer Not-Operation (z. B. PCI-Komplikation) mit IMA-Bypass eine längere Ischämiezeit.

Literatur

Bertrand ME, Simoons ML, Fox KAA, et al. Management of Acute Coronary Syndromes in patients presenting without persistent ST-segment elevation. Eur Heart J. 2002; 23: 1809–1840.

De Backer G, Ambrosioni E, Borch-Johnsen K, et al. Third Joint Task Force of European and Other Societies on Cardiovascular Disease Prevention in Clinical Practice. European guidelines on cardiovascular disease prevention in clinical practice. Eur Heart J. 2003; 24: 1601-10.

Gibbons RJ, Abrams J, Chatterjee K, et al. ACC/AHA 2002 guideline update for the management of patients with chronic stable angina–summary article: a report of the American College of Cardiology/American Heart Association Task Force on practice guidelines (Committee on the Management of Patients With Chronic Stable Angina). J Am Coll Cardiol. 2003; 41: 159–68.

Hamm CW. Leitlinien: Akutes Koronarsyndrom (ACS). Teil 1: ACS ohne persistierende ST-Hebung. Z Kardiol 2004; 93: 72–90. Teil 2: ACS mit ST-Hebung. Z Kardiol. 2004; 324–341.

Van de Werf F, Ardissino D, Betriu A, et al. Task Force on the Management of Acute Myocardial Infarction of the European Society of Cardiology. Management of acute myocardial infarction in patients presenting with ST-segment elevation. Eur Heart J. 2003; 24: 28–66.

3 Herzrhythmusstörungen

Lars Eckardt, Martin Borggrefe, Günter Breithardt

3.1	Grundlagen	55	3.3.5	Intraventrikuläre Blockierungen	78
3.2	Prinzipielle antiarrhythmische Therapie	60	3.3.6	Akuttherapie bradykarder Herzrhythmusstörungen	80
3.2.1	Vagus-Manöver	61	3.4	Tachykarde Herzrhythmusstörungen	80
3.2.2	Medikamentöse antiarrhythmische Therapie	61	3.4.1	Vorhofflattern	80
3.2.3	Elektrische antiarrhythmische Therapie	66	3.4.2	Vorhofflimmern	82
3.2.4	Katheterablation	70	3.4.3	AV-Knoten-Reentry-Tachykardien (AVNRT)	85
3.2.5	Antitachykarde Operation	71	3.4.5	Präexitationssyndrome	87
3.2.6	Kardiopulmonale Reanimation	72		WPW-Syndrom	87
3.3	Bradykarde Herzrhythmusstörungen	72		LGL-Syndrom	90
3.3.1	Sinusbradykardie	72	3.4.6	Kammertachykardien/Kammerflimmern	90
3.3.2	Sinusknotensyndrom	75			
3.3.3	Hypersensitiver Karotissinus und Karotissinussyndrom	75	3.4.7	QT-Syndrom	91
3.3.4	Atrioventrikuläre Überleitungsstörungen	76	3.4.8	Brugada-Syndrom	93
			3.4.9	Synkopen	94

3.1 Grundlagen

Synonym: Arrhythmien
engl.: cardiac arrhythmias

Definition. Der Begriff Herzrhythmusstörungen fasst alle Rhythmen, die vom normalen Sinusrhythmus abweichen, zusammen. Arrhythmien werden in Bradykardien und Tachykardien unterteilt (→ 3.1).
- **Bradykardie:** weniger als 60 Schläge pro Minute.
- **Tachykardie:** mehr als 100 Schläge pro Minute (≥3 aufeinander folgende QRS-Komplexe).

Darüber hinaus führen Extrasystolen zu einer Arrhythmie. Als Extrasystolen werden Herzschläge bezeichnet, die außerhalb des regulären Grundrhythmus auftreten. Es handelt sich um eine vorzeitige Erregung, die mit einem verkürzten Zeitintervall an die vorausgegangene Erregung des Grundrhythmus angekoppelt ist.

Einteilung. Je nach Lokalisation des Ursprungs einer Arrhythmie unterscheidet man:

Supraventrikuläre Arrhythmien. Der Ursprung der Arrhythmie liegt oberhalb des His-Bündels.

3.1 Klassifikation von Herzrhythmusstörungen

Typ	Störung
bradykard	Sinusknotenfunktionsstörungen: • Sinusbradykardie • sinuatriale Blockierungen • Sinusknotenstillstand AV-Überleitungsstörungen: • AV-Block I° • AV-Block II° • AV-Block III° intraventrikuläre Blockierungen
tachykard	Vorhofflimmern/-flattern, ektope atriale Tachykardien AV-Knoten-Reentry-Tachykardien, WPW-Syndrom: • AV-Reentry-Tachykardien • Vorhofflimmern mit schneller Leitung ventrikuläre Tachykardien, Kammerflimmern

Ventrikuläre Arrhythmien. Der Ursprung der Arrhythmie liegt distal des His-Bündels.

Die häufigsten Arrhythmien sind Extrasystolen. Sie können bei Herzgesunden vorkommen oder Folge einer kardialen oder extrakardialen Erkrankung sein.

Supraventrikuläre Extrasystolie (SVES). Unter supraventrikulären Extrasystolen werden vorzeitig einfallende Erregungen verstanden, die oberhalb der Kammerebene entstehen. Supraventrikuläre Extrasystolen treten sowohl bei Herzgesunden als auch bei Patienten mit struktureller Herzerkrankung auf (koronare Herzerkrankung, Vitien, arterielle Hypertonie, Cor pulmonale usw.). Ihre Prävalenz steigt mit dem Alter und sie kommen gehäuft und oft salvenartig bei Patienten mit paroxysmalem Vorhofflimmern vor (gesteigerte ektope atriale Aktivität, die häufig aus dem Bereich der Pulmonalvene stammt). Ursächlich können auch Infektionen sowie der Genuss von Nikotin, Alkohol oder Koffein sein. SVES sind häufig asymptomatisch, können aber auch ein Gefühl des aussetzenden Herzschlages (Palpitationen) verursachen. Kontraktionen des Vorhofes gegen die noch geschlossene Mitral- und Trikuspidalklappe können zu Vorhof-Pfropfungswellen führen (Paukenschlag).

Meist bedürfen SVES keiner Therapie. Bei ausgeprägter klinischer Symptomatik kann eine medikamentöse Therapie mit β-Rezeptor-Blockern oder Calciumantagonisten versucht werden. Darüber hinaus gilt es, die auslösenden Faktoren auszuschalten (Alkohol-/Nikotinkarenz, Einstellung einer arteriellen Hypertonie).

Ventrikuläre Extrasystolie (VES). Ventrikuläre Extrasystolen sind vorzeitige Erregungen aus dem Arbeitsmyokard bzw. in seltenen Fällen nehmen sie ihren Ursprung im spezifischen Reizleitungssystem. VES zeigen im EKG einen verbreiterten QRS-Komplex ($>0{,}12$ s) und können einzeln oder als Bigeminus auftreten (jedem Sinusschlag folgt eine VES). Zwei in

Folge auftretende VES werden als Paar (Couplet), drei VES als Dreiersalve (Triplet) bezeichnet. Folgt jedem Sinusschlag ein Paar, so spricht man von Trigeminus, folgt eine Dreiersalve, liegt ein Quadrigeminus vor. Ansonsten spricht man von 2 : 1-, 3 : 1- bzw. n : 1-Extrasystolie. VES gehören zu den häufigsten Arrhythmien und treten sowohl bei Herzgesunden als auch bei Patienten mit struktureller Herzerkrankung auf.
Herzgesunde mit symptomatischen VES sollten über die Harmlosigkeit der Arrhythmie aufgeklärt werden. Nur bei hämodynamischer Wirksamkeit der VES oder bei hochsymptomatischen Patienten kann eine medikamentöse Therapie indiziert sein (in erster Linie β-Rezeptoren-Blocker). Bei Patienten mit struktureller Herzerkrankung und ventrikulärer Extrasystolie ist primär das Ausmaß der zugrunde liegenden Herzerkrankung zu erfassen. Bei Postinfarktpatienten mit ventrikulärer Extrasystolie hat sich nur die Behandlung mit β-Rezeptoren-Blockern als effektiv erwiesen.

Ätiologie. Die Ätiologie von Herzrhythmusstörungen ist vielfältig (→ ▼ 3.2) und lässt sich nicht immer klären. Prinzipiell können Rhythmusstörungen auch physiologisch sein (z. B. Sinusbradykardie bei Sportlern, Sinustachykardie bei physischer Belastung).

Pathophysiologie. Verschiedene Mechanismen können zu einer Herzrhythmusstörung führen. Man unterscheidet Störungen der Erregungsbildung und Störungen der Erregungsleitung.

Störungen der Erregungsbildung.
- Als **Automatie** bezeichnet man die Eigenschaft von Fasern, spontan Impulse zu bilden (Spontandepolarisation ohne vorausgehenden Impuls). Zwei Formen sind zu unterscheiden:
  - *Beschleunigte normale Automatie:* Hierbei führt eine Veränderung im autonomen Nervensystem, z. B. eine Erhöhung des Sympathikotonus, zum Frequenzanstieg eines Automatiezentrums. Klinische Beispiele: Sinustachykardie, ektope atriale Tachykardie, idioventrikuläre Rhythmen.
  - *Abnorme Automatie:* Diese kommt vor, wenn pathologische Bedingungen die partielle Depolarisation einer Zelle verursachen (z. B. Ischämie). Klinische Beispiele: ventrikuläre Tachyarrhythmien bei akutem Myokardinfarkt, ektope atriale Tachykardien.
- **Getriggerte Aktivität** ist ein durch einen vorausgehenden Reiz ausgelöster Impuls. Es handelt sich dabei um Nachdepolarisationen vor oder nach der vollen Repolarisation der Fasern.
  - *Frühe Nachdepolarisationen* entstehen während der Repolarisationsphase (Phase 2 und 3 des Aktionspotenzials) von einem niedrigen Membranpotenzial aus. Klinisches Beispiel: Torsades-de-pointes-Tachykardie beim QT-Syndrom.
  - *Späte Nachdepolarisationen* treten nach vollständiger Repolarisation während Phase 4 (Diastole) im Allgemeinen bei negativem Membranpotenzial auf. Klinisches Beispiel: Digitalisintoxikation, Ischämie, Reperfusionsarrhythmien.

Störungen der Erregungsleitung. Ein Leitungsblock besteht, wenn eine Erregung das vor ihr liegende Gewebe nicht depolarisieren kann oder – im Vergleich zu anderen Arealen – sehr verzögert weitergeleitet wird.
- **Austritts-(Exit-)Block:** Ein Impuls eines Automatiezentrums kann das umliegende Gewebe nicht depolarisieren (z. B. SA-Block).
- **Eintritts-(Entrance-)Block:** Eine Erregung kann ein Automatiezentrum nicht depolarisieren.

Prinzipiell können Blockierungen funktionell (z. B. tachykardieinduzierter Linksschenkelblock, physiologischer AV-Block 1. Grades

3 Herzrhythmusstörungen

T 3.2 Mögliche Ursachen von Herzrhythmusstörungen

Ursache	Beispiele
akute Ischämie	• Angina pectoris • Koronarspasmus • akuter Infarkt
Narbenstadium nach Ischämie	• disseminierte Vernarbung • Infarktnarben
primäre Herzmuskelerkrankungen	• hypertrophische oder dilatative Kardiomyopathien • arrhythmogene rechtsventrikuläre Kardiomyopathie
degenerative und entzündliche Herzmuskelerkrankungen	• koronare Herzkrankheit • Myokarditis
akute/chronische Druck- und/oder Volumenbelastung bei Hypertonie oder angeborenen/erworbenen Herzfehlern	• Vorhofflimmern bei Mitralklappenfehlern • ventrikuläre Arrhythmien bei Aortenklappenfehlern
endokrine und metabolische Störungen	• Hyperthyreose
Toxine	• Diphtherie
Medikamente	• Antiarrhythmika (können einen proarrhythmischen Effekt haben) • Intoxikation mit trizyklischen Neuroleptika • Digitalisintoxikation
elektrische Anomalien	• akzessorische Bahnen bei WPW-Syndrom • funktionelle Längsdissoziation des AV-Knotens • schnell leitender AV-Knoten
Ionenkanalerkrankung, genetisch bedingt	• langes QT-Syndrom • kurzes QT-Syndrom • Brugada Syndrom • polymorphe katecholaminerge Kammertachykardie • sehr selten: familiäres Vorhofflimmern; SIDS = Sudden Infant Death Syndrome
Elektrolytstörungen	• isoliert oder kombiniert z. B. mit Hypoxie/Azidose • QT-verlängernde Medikamente (erworbenes QT-Syndrom)

bei atrialer Tachykardie) oder strukturell bedingt sein.
Tachykardien entstehen häufig aufgrund einer Kreiserregung (Reentry). Voraussetzung für die Entstehung eines **Reentry** sind:
- eine Zone unidirektionaler Blockierung als Folge einer regionalen Inhomogenität der Leitungsgeschwindigkeit oder der Refraktärzeiten,
- eine Zone langsamer Erregungsleitung,
- eine Wiedererholung der ursprünglich blockierten Zone mit der Möglichkeit des retrograden Wiedereintritts der Erregung.

Der experimentelle und klinische Beweis für das Vorliegen einer kreisenden Erregung ist die Beseitigung der Arrhythmie nach Durchtrennung der Erregungsbahn.

Klassisches Beispiel für eine Kreiserregung ist die regelmäßige atrioventrikuläre Tachykardie bei WPW-Syndrom (→ S. 87ff).

Symptomatik. Sie hängt wesentlich von den hämodynamischen Auswirkungen der Arrhythmien ab. Folgende Symptome können bei Rhythmusstörungen auftreten:
- Herzstolpern (Palpitationen),
- Herzrasen,
- Schwindel,
- Schweißausbruch,
- Panikattacken,
- Dyspnoe,
- Angina-pectoris-artige Beschwerden,
- Adams-Stokes-Anfall (plötzliche Bewusstlosigkeit im engeren Sinne bei AV-Block III. Grades) bzw. Synkope,
- plötzlicher Herz-Kreislauf-Stillstand (akuter Herztod).

Es ist wichtig, eine Korrelation zwischen den Beschwerden und der Art und Schwere der Herzrhythmusstörungen herzustellen (Langzeit-EKG mit Protokollierung der Beschwerden). Eine Synkope bei regelmäßigem Sinusrhythmus schließt eine rhythmusbedingte Ursache aus, oft gelingt eine solche Korrelation nicht.

Diagnostisches Vorgehen.

Anamnese. Grundsätzliche anamnestische Fragen zur Klärung einer tachykarden Rhythmusstörung:
- Wie häufig treten die Arrhythmien auf?
- Wie lange dauern sie an?
- Wann sind sie zuletzt aufgetreten?
- Wie schnell war die Schlagfolge?
- Regelmäßig oder unregelmäßig?
- Welche Medikamente nimmt der Patient ein (→ ▼ 3.2)?
- Welche Symptome hat der Patient?
- Welche Grunderkrankung liegt vor?

Einfache Grundregeln zur Differenzierung supraventrikulärer (SVT) versus ventrikulärer Tachykardien (VT).
- Für eine **SVT** sprechen:
  - spontaner, schlagartiger Beginn und abruptes Ende einer Tachykardie bei sonst Herzgesunden (AV-Knoten-Reentry-Tachykardie, AV-Reentry-Tachykardie),
  - Alter des Patienten unter 35 Jahren.
- Für eine **VT** sprechen:
  - ein vorausgegangener Infarkt,
  - Synkopen nach Infarkt bzw. bei kardialer Grunderkrankung,
  - dokumentierter Schenkelblock, insbesondere bei überdrehtem Linkstyp.

Die 12-Kanal-EKG-Dokumentation ist der wichtigste Schritt bei der Diagnostik und prognostischen Beurteilung einer Rhythmusstörung, da hierdurch in über 90% die definitive Diagnose (VT versus SVT) gestellt werden kann. Praktischer Tipp: EKG-Ableitungen I, II, III und V_2 (V_1), V_4 und V_6 simultan auf einem 6-Kanal-Schreiber dokumentieren, Papiergeschwindigkeit 25–50 mm/s.

Invasive elektrophysiologische Untersuchung (EPU). Mit der EPU ist es möglich, den Mechanismus der Arrhythmie festzustellen. Dazu misst man an mehreren Stellen des Herzens mit Elektrodenkathetern die Aktivierungszei-

ten während Sinusrhythmus oder während spontan auftretender bzw. durch Stimulation ausgelöster Arrhythmien. So erfolgt eine exakte Lokalisation (Mapping)
- des AV-Knotens,
- akzessorischer Leitungsbahnen und
- der Abschnitte eines Reentry-Kreises bei Kammertachykardien.

Indikationen: Bei Bradykardien ist eine EPU in der Regel nicht erforderlich. Von entscheidender Bedeutung sind hier Langzeit-EKG und/oder Monitorüberwachung zur Dokumentation einer Arrhythmie. Bei Tachykardien dient die EPU zur Beantwortung folgender Fragen:
- Welche Form der Tachykardie liegt vor?
- Wie ist sie auszulösen?
- Wo ist sie lokalisiert (Mapping)?
- Ist eine Katheterablation möglich?

3.2 Prinzipielle antiarrhythmische Therapiemöglichkeiten

Es gibt akute Interventionsmöglichkeiten sowie Maßnahmen der Prophylaxe und der kurativen/kausalen Therapie. Ein einfaches Flussdiagramm für die Therapie von Tachykardien ist in Abb. **3.1** dargestellt.

Akute Intervention. Behebung der Rhythmusstörung (z. B. Kardioversion bei Tachykardie) oder Verbesserung der hämodynamischen Situation bei Fortbestehen der Arrhythmie (z. B. Verlangsamung der AV-Überleitung bei tachyarrhythmischem Vorhofflimmern).

Prophylaktische Behandlung. Prävention einer erneuten Arrhythmie (medikamentöse Prophylaxe; Langzeitinterventionen: z. B. Schrittmacher oder implantierbarer Kardioverter-Defibrillator).

Kurative Behandlung. Behebung der Ursache einer Rhythmusstörung (z. B. Ablation, antitachykarde Operation).

Kausale Behandlung. Sie ist das oberstes Ziel der therapeutischen Bemühungen (→ 3.3). Vor einer antiarrhythmischen Therapie sind verschiedene wichtige Grundfragen zu klären:
- Wird die subjektive Symptomatik von Arrhythmien verursacht (Dokumentation)?

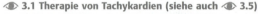
3.1 Therapie von Tachykardien (siehe auch 3.5)

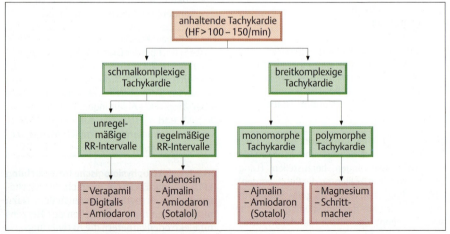

3.3 Kausale Therapiemöglichkeiten

- Ausgleich von Elektrolytstörungen;
  Nach Kammerflimmern/Reanimation werden häufig Kaliumkonzentrationen um 2,7 – 3,4 mmol/l beobachtet; diese Hypokaliämie ist meist nicht Ursache, sondern Folge von hypoxisch bedingten Elektrolytverschiebungen.
- Absetzen einer proarrhythmisch wirkenden Substanz (z. B. Antiarrhythmika, Digitalis);
- bradykardieinduzierte Arrhythmien: passagere/permanente Stimulation;
- Angstzustände/Agitiertheit: Sedation, evtl. Narkose;
- ischämieinduzierte Arrhythmien: sofortige Koronarangiographie, ggf. Akut-PTCA oder Bypass-Versorgung, Gabe eines β-Blockers oder bei Koronarspasmen Gabe eines Calciumantagonisten.

- Welche Rhythmusstörungen liegen vor (klinische Bedeutung, Prognose)?
- Liegt eine (kardiale) Grunderkrankung vor?
- Ist eine Therapie erforderlich?
- Welche ist die sicherste Therapie (Nutzen/Risikoabschätzung)?

3.2.1 Vagus-Manöver

Karotissinusdruck, Valsalva-Manöver, Auslösen eines Würgereflexes oder Trinken von kaltem Wasser sind bei der Diagnostik und Therapie von Tachykardien von Bedeutung:
- Angriffspunkte des Vagus sind: Sinusknoten, Vorhof, AV-Knoten.
- Durch Vagus-Manöver zu beeinflussen sind: AV-Knoten-Tachykardien, AV-Reentry-Tachykardien.

Karotissinusmassage. Grundregeln zur Durchführung:
- Einseitige Massage,
- Puls der ipsilateralen A. temporalis noch palpabel,
- Dauer: 5 Sekunden,
- kontinuierliche EKG-Überwachung.

Komplikationen. Hypotension, passagere/permanente Hemiplegie, Induktion ventrikulärer Tachykardien.

Kontraindikationen. Bekannte oder vermutete Karotisstenose.

Eine routinemäßige Durchführung eines Karotisdrucks, z. B. bei Synkopenabklärung, ist nicht sinnvoll.

3.2.2 Medikamentöse antiarrhythmische Therapie

Aus pharmakologischer, elektrophysiologischer und klinischer Sicht gibt es keine befriedigende Einteilung der Antiarrhythmika. Jede Substanz hat unterschiedliche Wirkungen auf Erregungsbildung und -leitung in den einzelnen Abschnitten und beeinflusst zudem das autonome Nervensystem. Die von Vaughan Williams vorgeschlagene und später erweiterte Klassifikation wird trotz mancher Mängel noch häufig benutzt. Sie bezieht sich einerseits auf direkte elektrophysiologische Membranwirkungen und andererseits auf rezeptorvermittelte Wirkungen. Eine antiarrhythmische Therapie setzt die Kenntnis der Angriffsschwerpunkte sowie der kardialen und extrakardialen Nebenwirkungen voraus. Die wichtigsten Antiarrhythmika sind in 3.4 u. 3.5 zusammengestellt.

T 3.4 Einteilung der Antiarrhythmika nach Wirkungsschwerpunkten

Klasse	Prototyp	Vorhof	AV-Knoten	Ventrikel	akzessorische Bahn
Natriumkanalantagonisten:					
IA:	leitungsverzögernd, ERP- und APD-Zunahme, QRS-Verbreiterung				
IB:	Leitungsgeschwindigkeit unverändert (im normalen Myokard!): QRS- und HV-konstant, ERP-Zunahme				
IC:	QRS- und HV-Zunahme, ERP unbeeinflusst				
IA[§]	Chinidin	+++	+/−[I]	+++	++
IC[§]	Propafenon	++	++	+++	+++
IB	Lidocain	−	−	+++	(?)
β-Rezeptoren-Blocker: antiadrenerg					
II	Propranolol[II]	+	++	+	+
Kaliumkanalantagonisten: refraktärzeitverlängernd					
III	Amiodaron	+++	+++	+++	+++
	Sotalol[III]	++	++	++	++
Calciumkanalantagonisten: leitungsverzögernd und refraktärzeitverlängernd in calciumkanalabhängigen Strukturen (Sinus- und AV-Knoten)					
IV	Verapamil	+	++++	−	−[IV]
Digitalisglykoside: vagomimetisch, evtl. auch direkte Wirkungen; bei toxischen Spiegeln: adrenerge Stimulation					
	Digitalis*	(+)	++++	−	−

§ Die Zuordnung der einzelnen Substanzen zur Klasse IA (Leitungsverzögerung und Refraktärzeitverlängerung) und IC (Leitungsverzögerung, keine Verlängerung der Refraktärzeit) ist umstritten.

I Chinidin und Disopyramid besitzen eine vagolytische Wirkung, die der direkten natriumantagonistischen Wirkung am Sinus- und AV-Knoten entgegenwirkt. In Abhängigkeit von der Vorschädigung des AV-Knotens kann eine der Komponenten überwiegen (Folge: z. B. vermehrte Überleitung auf die Kammern bei Vorhofflimmern).

II β-Blocker wirken nur bei Sympathikusaktivierung antiarrhythmisch. Die natriumantagonistische Wirkung von z. B. Propranolol hat bei üblicher Dosierung keinen Anteil an der antiarrhythmischen Wirkung.

III Sotalol wirkt bereits in niedrigen Dosierungen (80–160 mg/d) β-blockierend, während bei höheren Dosierungen (320–480 mg/d) die Klasse-III-Aktivität ohne weitere Zunahme der β-Blockade deutlich zunimmt.

IV Verapamil kann bei intravenöser Gabe unerwünschterweise die Refraktärzeit der akzessorischen Bahn verkürzen (daher cave bei WPW-Syndrom).

* Digitalis kann bei oraler und intravenöser Gabe ebenfalls die Refraktärzeit der akzessorischen Bahn verkürzen (daher cave bei WPW-Syndrom).

Abkürzungen: **ERP** = effektive Refraktärperiode; **APD** = Aktionspotenzialdauer; **HV** = H-V-Invervall von Beginn der Aktivierung des His-Bündels bis zum Beginn der Ventrikelerregung.

3.5 Charakteristika von Antiarrhythmika
(alle Angaben sind ohne Gewähr; es empfiehlt sich, die jeweils aktuellen wissenschaftlichen Dokumentationen der Hersteller zurate zu ziehen)

Klasse, Generic Handelsname(n)	Nebenwirkungen	Besonderheiten, Kontraindikationen
Klasse IA/C **Ajmalin**, z. B.: Gilurytmal	Extrakardiale Nebenwirkungen: bei kurzzeitiger i.v. Anwendung sehr selten. Bei längerer Therapie: siehe Prajmalin. Bei schneller Injektion gelegentlich Blutdruckabfall, daneben negativ-inotrope Wirkung vor allem bei manifester Herzinsuffizienz zu erwarten.	Sollte wegen der schlechten Bioverfügbarkeit nur intravenös angewandt werden. Ein Problem bei der Anwendung bei Intensivpatienten sind die unzureichenden Kenntnisse der Pharmakokinetik der Substanz. *Cave:* wegen besonderer Wirkung auf die intraventrikuläre Erregungsleitung relative Kontraindikation: vorbestehende intraventrikuläre Leitungsstörungen.
Klasse IC **Propafenon**, z. B.: Rytmonorm Rytmogenat weitere Generika	Gelegentlich gastrointestinale Störungen, bitterer Geschmack u. Taubheitsgefühl im Mund, unscharfes Sehen, Schwindel, Kopfschmerzen, Unruhe, Schlafstörungen, psychische Störungen, allergische Hautveränderungen, sehr selten Cholestase: arrhythmogene Effekte.	Geringe β-adrenerge Wirkung, die normalerweise therapeutisch keine große Rolle spielt; sehr selten aber hierdurch ausgelöster (verstärkter) Bronchospasmus. Verstärkung einer Herzinsuffizienz. *Cave.*[2]
Klasse IC **Flecainid**, z. B.: Tambocor Generika	Schwindel, Kopfschmerzen, Sehstörungen, Übelkeit, Nervosität, Müdigkeit, Hautrötung, vermehrtes Schwitzen; sehr selten: Erhöhung der Leberenzyme mit/ohne Ikterus; Leukozytopenien	Regelmäßige EKG-Kontrollen (PQ, QRS) vor allem während der ersten 2–3 Wochen; QRS sollte nicht > 20–25 % zunehmen, *Cave:* arrhythmogene Wirkungen.[2] Plasmaspiegelbestimmungen (am Ende des Dosierungsintervalls).
Klasse IB **Lidocain** Xylocain Xylocitin weitere Generika	*Überwiegend zentralnervöse NW:* Benommenheit, Lethargie, Schwindel, Sprachstörungen, Parästhesien, Muskelkontraktionen, Doppelsehen, Euphorie, Psychose, Koma, Krämpfe, Atemstillstand nur geringe negativ-inotrope Wirkung.	Die zentralnervösen NW treten im Allg. erst im oberen therapeutischen Bereich oder darüber auf (ab 5 µg/ml). *Cave:* erschwerte Beurteilbarkeit der NW beim bewusstlosen, beatmeten Patienten (regelmäßige Plasmaspiegelbestimmungen!!). *Cave:*[1] nur für die Behandlung ventrikulärer Arrhythmien.

Quelle: aus Breithardt G., Borggrefe M. → S. 1170

T 3.5 Charakteristika von Antiarrhythmika (Fortsetzung)

Klasse, Generic Handelsname(n)	Nebenwirkungen	Besonderheiten, Kontraindikationen
Klasse III **Amiodaron**, z. B.: Cordarex weitere Generika	*Insbesondere akut* (selten): Übelkeit, Erbrechen, Völlegefühl, Obstipation, Kopfschmerzen, Schlafstörungen, Albträume, Schwindel, Muskelschwäche, Tremor, Parästhesien, periphere Neuropathie, Ataxie; *bei längerer Anwendung:* Hyper- oder Hypothyreose (enthält Iod!), Lungenfibrose, Sonnenbrandneigung, Hyperpigmentierung der Haut, Anstieg der Transaminasen, korneale Mikroablagerungen (regelhaft bei Langzeittherapie, Fehlen weist auf mangelnde Compliance des Patienten hin), selten Grund für Beendigung der Therapie. Als Ausdruck der elektrophysiol. Eigenschaften; Sinusbradykardie, AV-Block 1. Grades, Verlängerung u. Deformierung der T-Welle, Auftreten einer U-Welle, QT-Verlängerung	Hoch wirksames Antiarrhythmikum mit extrem langer Halbwertzeit (bis 100 Tage), regelmäßige Laborkontrollen (Schilddrüse, Transaminasen). *Cave:* Lungenfibrose, Torsade de Pointes Hypokaliämien vermeiden (Cave: Diuretika, Laxanzien, Lakritz)
Klasse III **Sotalol**, z. B.: Sotalex Gilucor Darob Sotahexal weitere Generika	selten außer den üblichen NW der β-Blockade Psoriasis Aggravation von Asthma Torsade de Pointes	Sotalol ist ein β-Blocker mit gleichzeitiger ausgeprägter Klasse-III Wirkung. Die β-blockierende Wirkung wird oft bereits bei 2–3 × 80 mg/d erreicht; Dosissteigerung führt dann im Allg. nicht zu weiterer Hypotonie und Bradykardie (nicht immer zu beobachten) aber zur Zunahme der Klasse-III-Wirkung (= Refraktärzeitverlängerung). Gabe unter engmaschiger Kontrolle der QT-Zeit Hypokaliämien vermeiden (Gefahr der Torsade de Pointes): *Cave:* Diuretika, Laxanzien, Lakritz

T 3.5 Charakteristika von Antiarrhythmika (Fortsetzung)

Klasse, Generic Handelsname(n)	Nebenwirkungen	Besonderheiten, Kontraindikationen
Klasse IV **Verapamil**, z. B.: Isoptin Verahexal weitere Generika	*bei i.v. Gabe* aufgrund der Vasodilatation: Hypotonie. Selten Lungenödem. Über das therapeutisch erwünschte Maß hinausgehende Bradykardie (Sinusknoten, AV-Blockierung). *Orale Gabe:* Obstipation, selten Übelkeit, Schwindel, Müdigkleit, Knöchelödeme, Parästhesien, Kopfschmerz, Flush	*Cave:* bei i.v. Gabe Verkürzung der Refraktärzeit bei WPW. Nicht bei ventrikulärer Tachykardie injizieren. Verstärkung kardiodepressorischer Wirkungen anderer Substanzen

[1] Lidocain und Mexiletin haben ausgeprägte lokalanästhetische Wirkungen. Kombination der Substanzen kann zu schweren zentralnervösen Nebenwirkungen führen (Krämpfe, Psychosen, Atemstillstand; diagnostisch problematisch bei beatmeten Patienten).
[2] Arrhythmogene (proarrhythmische) Wirkungen können in unterschiedlicher Art unter Klasse-IA- und IC-Substanzen, selten bei IB-Substanzen auftreten.

Eine antiarrhythmische Therapie muss bei lebensbedrohlichen Herzrhythmusstörungen unter stationärer Beobachtung und Monitorkontrolle erfolgen. Bei häufigen spontanen Arrhythmien wird die Wirksamkeit der Therapie anhand wiederholter Langzeit-EKG oder bei Schrittmacher- bzw. ICD-Patienten anhand intrakardialer Elektrogramm-Aufzeichnungen kontrolliert.

Allgemeines zu Nebenwirkungen von Antiarrhythmika. Bei einer antiarrhythmischen Therapie muss mit proarrhythmischen Komplikationen gerechnet werden, die in T 3.6 zusammengefasst sind.
Darüber hinaus können extrakardiale Nebenwirkungen auftreten: zentrales und vegetatives Nervensystem, Hämatopoese, Leber, Gastrointestinaltrakt, Haut.

T 3.6 Proarrhythmische Effekte von Antiarrhythmika

- Entstehung *neuer*, bisher nicht dokumentierter Arrhythmien (u. a. bei QT-verlängernden Medikamenten, Gefahr von Torsade de Pointes)
- *Aggravation* einer bestehenden Arrhythmie,
  - Zunahme der Häufigkeit von Tachykardieepisoden,
  - Verlängerung der Arrhythmieepisoden,
  - stärkere hämodynamische Beeinträchtigung durch die Rhythmusstörung,
  - Begünstigung von Bradykardien,
- *Intoxikation* mit einem Antiarrhythmikum, insbesondere bei Störung des Metabolismus, Änderungen der individuellen Reaktionslage, begleitende Elektrolytstörungen,
- *hämodynamische Nebenwirkungen* (negative Inotropie, verzögerter Kontraktionsablauf während einer Tachykardie, periphere Vasodilatation)

Literatur

Vaughan Williams, EM. Handbook of Experimental Pharmacology. Antiarrhythmic Drugs. Vol. 89. Berlin: Springer 1988.

3.2.3 Elektrische antiarrhythmische Therapie

Passagere transvenöse Maßnahmen

Antibradykarde Stimulation. Eine atriale und/oder ventrikuläre transvenöse Stimulation erfolgt über einen perkutan eingeführten Elektrodenkatheter (Zugänge: V. jugularis, V. femoralis bzw. brachialis oder V. subclavia), der unter Röntgenkontrolle platziert werden sollte. Nach korrekter Platzierung (bei Vorhofstimulation im Bereich des Herzohres, bei Kammerstimulation im Bereich der rechtsventrikulären Spitze) wird der Elektrodenkatheter an einen externen, batteriebetriebenen Impulsgenerator angeschlossen.

Indikation.
- Symptomatische, vorübergehende Bradykardie,
- Überbrückungsmaßnahme bis zur Implantation eines endgültigen Schrittmachersystems.
- Stimulation bei Bradykardie-assoziierten Rhythmusstörungen (z. B. Torsade de Pointes) zur Unterdrückung der Arrhythmie.

Antitachykarde Stimulation. Sie sollte bei Vorhofflattern oder hämodynamisch tolerierten monomorphen Kammertachykardien durchgeführt werden.

Vorhofflimmern, Kammerflimmern oder polymorphe Kammertachykardien sind einer antitachykarden Stimulation nicht zugänglich. Externe Defibrillation bzw. Kardioversion sind erforderlich!

Komplikationen. → ⊤ 3.7

Permanente antibradykarde Stimulation – Schrittmachertherapie

Indikation.
- Adams-Stokes-Anfall (bradykarde Form),
- pathologische Bradykardie,

⊤ 3.7 Sofortmaßnahmen bei Komplikationen der transvenösen Stimulation

Komplikation	Maßnahme
Akzeleration der Rhythmusstörung	Defibrillation
Sondendislokation mit möglicher Induktion von häufigen Extrasystolen oder anhaltenden Rhythmusstörungen	Sonde replatzieren bzw. entfernen
Schrittmachersondenperforation (Anstieg der Stimulationsschwelle, Zwerchfellzucken, Hämoperikard)	– Sonde replatzieren, nicht zu steife Stimulationselektroden verwenden, – bei Hämoperikard mögliche Antikoagulation antagonisieren, allgemeine Maßnahmen wie bei Behandlung einer Tamponade
Infektion	– Sonde entfernen, – evtl. Implantation epikardialer Sonden
Thrombose	Heparin, Antikoagulation

Prinzipielle antiarrhythmische Therapiemöglichkeiten

- sinuatriale Blockierungen,
- Bradyarrhythmia absoluta,
- atrioventrikuläre Blockierungen II. und III. Grades,
- faszikuläre Leitungsstörung,
- bradykarde Rhythmusstörung bei Myokardinfarkt,
- Karotissinussyndrom,
- Sinusknotensyndrom.

Prinzip. Moderne Schrittmacher sind programmierbar: Transkutan (nichtinvasiv) können Frequenz, Amplitude, Impulsdauer, Empfindlichkeit, Refraktärität und unter Umständen das Intervall von Vorhoferregung bis zum Beginn der Kammererregung sowie die AV-Zeit verändert werden. Die Programmiermöglichkeiten wechseln von Modell zu Modell und müssen der Spezialliteratur entnommen werden. Für die verschiedenen Stimulationsorte, Steuerungssignale und Betriebsarten wird ein *Schrittmachercode* benutzt. Als Codebuchstaben werden verwendet: **V** = Ventrikel, **A** = Atrium (Vorhof), **D** = doppelt (sowohl V als auch A), **I** = inhibiert, **T** = getriggert, **0** = keine Steuerung, **R** = Rate Responsive (frequenzadaptiert).
1. Buchstabe = Stimulationsort,
2. Buchstabe = Wahrnehmungsort (sensing),
3. Buchstabe = Antwort auf Wahrnehmung,
4. Buchstabe = Programmierbarkeit, Frequenzadaptation.
Beispiele:
- **VVI-Stimulation:** ventrikulär stimulierendes, über die Kammer gesteuertes, inhibiert arbeitendes Schrittmachersystem auf Kammerebene;
- **DDD-R-Stimulation:** stimuliert sowohl Vorhof als auch Herzkammer, Steuerung von Vorhof als auch von Ventrikel aus, Betriebsart auf Vorhofebene und Ventrikelebene mit der Möglichkeit der Frequenzanpassung (R).

Betriebsarten: Ein Bedarfsschrittmacher (Demand-Schrittmacher) aktiviert, wenn eine eingestellte Minimalfrequenz unterschritten wird. Bei inhibierter Betriebsart wird die Impulsabgabe des Schrittmachers bei Spontanerregung verhindert (inhibiert; häufigste Betriebsart). Bei getriggerter Arbeitsweise fällt die Impulsabgabe bei Spontanerregung des Herzens in die Refraktärphase der R-Zacke bzw. P-Welle.

Schrittmachersysteme

Einkammerschrittmacher (VVI). Der häufigste Schrittmacher ist ein Einkammerschrittmacher mit oder ohne Frequenzadaptation (VVI- bzw. VVI-R-Stimulation).
Vorteile: einfach zu implantierendes System, einfache Nachkontrolle, Langlebigkeit, geringe Störanfälligkeit im Vergleich zu bifokalen Systemen.
Nachteile: keine AV-Synchronizität, häufiger Vorhofflimmern, hämodynamische Verschlechterung durch asynchrone Erregung der Kammern. Schrittmachersyndrom (10–20% der VVI-Patienten mit Sinusrhythmus): Bei Kammerstimulation mit retrograder Vorhoferregung kann es bei Vorhofkontraktionen gegen die geschlossene AV-Klappe zu einem plötzlichen Druckanstieg im Vorhof verbunden mit einem reflektorischen Blutdruckabfall und Schwindelerscheinungen kommen.

Vorhofschrittmacher (AAI). Bei permanenten oder intermittierenden Sinusknotenfunktionsstörungen und intakter AV-Überleitung kann ein Einkammersystem auf Vorhofebene implantiert werden. Der Vorhof wird bei Unterschreiten der Interventionsfrequenz stimuliert, Vorhofeigenaktionen inhibieren den Schrittmacher.
Vorteile: Erhaltung des physiologischen Erregungsablaufes, Verbesserung des Herzzeitvolumens im Vergleich zur reinen VVI-Stimulation (ca. 20%).
Nachteile: Stabilität der Vorhofsonde im Vergleich zur Ventrikelsonde geringer; bei sich entwickelnder zusätzlicher AV-Leitungsstörung wird über die Jahre eine Erweiterung

des Schrittmachersystems (DDD-Stimulation) notwendig.

Zweikammerschrittmacher. Die AV-sequenzielle Stimulation (DDD-Schrittmacher) kommt bei Patienten mit AV-Leitungsblockierung zum Einsatz. Bei Unterschreiten der Interventionsfrequenz werden Vorhof oder Herzkammer in physiologischer Sequenz stimuliert. Die klassische Indikation zur AV-sequenziellen Stimulation stellt der AV-Block II.–III. Grades dar sowie die gleichzeitige Störung von Sinus- und AV-Knoten („Zwei-Knoten-Erkrankung").

Frequenzadaptierende Schrittmacher. Frequenzadaptierende Schrittmacher (z.B. AAI-R, VVI-R, DDD-R) ermöglichen die Anpassung der Stimulationsfrequenz an physiologische Belastungen. Zur Adaptation der Herzfrequenz werden verschiedene biologische Parameter alleine oder in Kombination verwendet: Muskelaktivität, Atemfrequenz, QT-Zeit, Temperatur, Sauerstoffgehalt bzw. pH-Wert des Blutes etc.
Vorteil: Anpassung der Stimulation an Belastung.
Nachteile: fehlendes ideales Frequenzadaptationssystem, mangelnde Synchronität zwischen Belastung und Frequenz, aufwändige Programmierung.

Indikationen. → S. 66

Komplikationen.
- Die **Letalität** einer Implantation ist niedrig (0,1–0,25%).
- **Akutkomplikationen:** Auslösung von Herzrhythmusstörungen, Myokardperforation, primäre Infektion, Pneumothorax,
- **postoperative und Spätkomplikationen:** Wundheilungsstörungen, Taschenhämatom, Drucknekrosen (Schrittmachertasche, Sondenverlauf), Sekundärinfektionen, Sepsis, allergische Reaktionen.
- **Elektrodenbedingte Komplikationen:** Dislokation, Reizschwellenerhöhung, Sondenfraktur, Isolationsdefekt, Adapterdiskonnektion, Skelettmuskel- und Nervenstimulation, Venenthrombose und Thrombembolie.
- **Schrittmachersystembedingte Komplikationen.** Vorzeitige Batterieerschöpfung, elektromagnetische Interferenzen (Diathermie, Elektrokautern, defekte Haushaltsgeräte, etc.).

Bipolare Elektroden sind gegen Interferenzeinflüsse unempfindlicher im Vergleich zu unipolaren Elektroden.

Implantierbare antitachykarde Schrittmacher

Sie sind heute bei supraventrikulären Reentry-Tachykardien nicht mehr indiziert, da die Katheterablation die Methode der Wahl ist. Bei ventrikulären Tachykardien erfolgt ein Einsatz nur in Verbindung mit einem integrierten Kardioversions-Defibrillations-System (ICD).

Externe Elektrokonversion/ Defibrillation

Indikationen.
- *Dringend (notfallmäßig) indiziert:* Kammerflimmern, hämodynamisch instabile Kammertachykardie, Vorhofflimmern mit schneller Überleitung und mit hämodynamischer Instabilität,
- *elektive Kardioversion:* Vorhofflattern, Vorhofflimmern, medikamentös-therapierefraktäre, hämodynamisch tolerierte Kammertachykardie,
- *unwirksam:* permanente („incessant") supraventrikuläre bzw. ventrikuläre Tachykardie, Automatierhythmus, Torsade de Pointes, außer bei Degeneration in anhaltende Kammertachykardie bzw. Kammerflimmern.

Technik. Bei der Elektrokardioversion oder -defibrillation wird ein kurzer, hochgespann-

Prinzipielle antiarrhythmische Therapiemöglichkeiten

3.2 Externe Defibrillation

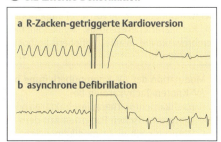

a R-Zacken-getriggerte Kardioversion

b asynchrone Defibrillation

ter Gleichstromimpuls (1000–2000 V) entweder QRS-synchron (Kardioversion; → 3.2 a) in den QRS-Komplex einer Tachykardie oder nicht-QRS-synchron (Defibrillation; → 3.2 b) über großflächige externe Elektroden unter Verwendung von Elektrodenpaste (Verbesserung der Leitfähigkeit, Vermeidung von Hautschäden) appliziert. Die Synchronisation mit dem QRS-Komplex erfolgt, um eine Akzeleration durch Einfall des Schocks in die T-Welle mit der Gefahr von Kammerflimmern zu vermeiden.

Polymorphe Kammertachykardien oder Kammerflimmern werden nicht-QRS-synchron defibrilliert, während regelmäßige Tachykardien QRS-synchron kardiovertiert werden sollten. Bei Kardioversion bzw. Defibrillation sollten die Möglichkeiten einer temporären Schrittmachertherapie sowie die Voraussetzungen für eine kardiopulmonale Reanimation gegeben sein.

Zur Kardioversion erforderliche *Energie:* Bei Kindern sollten 1–5 J/kgKG kardiovertiert/defibrilliert werden, bei Erwachsenen betragen die Dosen bei Vorhofflimmern 100–400 J, bei Kammertachykardien 50–200 J und bei Kammerflimmern 200–400 J.
Die *Erfolgsquote* ist höher bei biphasischen als bei monophasischen Impulsen; bei Vorhofflimmern ist sie höher bei anterior-posteriorer als bei anterior-lateraler Elektrodenlage.

Automatischer externer Defibrillator (AED)

Zur Defibrillation von Kammerflimmern durch Ersthelfer. Erfahrungen wurden bisher auf Flughäfen, Kasinos und öffentlichen Plätzen gesammelt. Die Überlebenschancen bei Herzstillstand durch Kammerflimmern steigen von 5–15% auf 50–60% oder höher. Kammerflimmern wird automatisch mit hoher Sensitivität und Spezifität erkannt.

Implantierbarer Kardioverter-Defibrillator (ICD)

Er erkennt und terminiert eine Kammertachykardie bzw. Kammerflimmern automatisch. Heutzutage wird der ICD mit einer sehr geringen Morbidität und Mortalität transvenös subkutan implantiert (operative Letalität <1% bei alleiniger ICD-Implantation). Die ICD-Therapie hat die Prognose ventrikulärer Tachyarrhythmien in den letzten Jahren entscheidend verbessert.

Indikationen.
- Reanimation aufgrund von Kammerflimmern oder einer ventrikulären Tachykardie, die nicht auf reversiblen oder transienten Ursachen beruhen,
- spontane anhaltende ventrikuläre Tachykardien bei struktureller Herzerkrankung,
- Synkope unbekannter Ursache bei klinisch relevanter, hämodynamisch bedeutsamer anhaltender ventrikulärer Tachykardie oder Kammerflimmern im Rahmen einer elektrophysiologischen Diagnostik,
- nichtanhaltende ventrikuläre Tachykardien bei Patienten mit
  - koronarer Herzerkrankung,
  - vorhergehendem Myokardinfarkt,
  - linksventrikulärer Dysfunktion und induzierbarem Kammerflimmern, und/oder anhaltender ventrikulärer Tachykardie im Rahmen einer elektrophysiologischen Untersuchung, die nicht durch

Klasse-I-Antiarrythmika unterdrückt werden können,
- anhaltende ventrikuläre Tachykardien bei Patienten ohne strukturelle Herzerkrankungen, die keiner anderen Therapie zugänglich sind,
- Patienten mit hochgradig eingeschränkter linksventrikulärer Ejektionsfraktion (<30%) mit länger zurückliegendem Myokardinfarkt,
- angeborene Erkrankungen mit hohem Risiko lebensbedrohlicher ventrikulärer Tachyarrhythmien (u.a. langes oder kurzes QT-Syndrom, Brugada-Syndrom).

Vor der Implantation sollte die zugrunde liegende Herzerkrankung evaluiert werden, in der Regel einschließlich invasiver Diagnostik.

3.2.4 Katheterablation

Ziel dieses Verfahrens ist das Ausschalten derjenigen Strukturen, die für die Arrhythmie verantwortlich sind. Voraussetzung für den Einsatz der Katheterablation sind also genaue Kenntnisse darüber, wo die zu inaktivierenden Strukturen lokalisiert sind: z.B. der Ursprung einer ventrikulären Tachykardie, die genaue Lage einer akzessorischen Bahn bei WPW-Syndrom oder des AV-Knotens.

Die Strukturen werden bei dieser Technik durch Energie zerstört, die über einen Elektrodenkatheter zugeführt wird.

Die Katheterablation ist insbesondere seit der Verwendung von Hochfrequenzstrom weit verbreitet und ersetzt vor allem bei supraventrikulären Tachykardien eine medikamentöse Rezidivprophylaxe.

Indikationen.
- Ablation akzessorischer Leitungsbahnen
  - bei symptomatischen Patienten mit rezidivierenden AV-Reentry-Tachykardien.
  - *Erfolgsquote:* 90–95% akut; *Rezidivrate:* <5%.

Komplikationen (<1%): zerebrale Embolien, Herztamponade infolge von Myokardperforation, Koronararterienspasmus, Myokardinfarkt, zerebrovaskuläre Insulte, periphere Embolien oder AV-Block.

- Modulation der AV-Knotenüberleitung bei AV-Knoten-Tachykardien bei
  - medikamentös-therapierefraktären oder
  - symptomatischen Patienten mit dem Wunsch nach nicht-medikamentöser Therapie.
  - *Erfolgsquote:* 95–98%; *Rezidivrate:* 2–5%.

Gefahr: Induktion eines totalen AV-Blocks (ca. 1–2%, vor allem bei Ablationen im Bereich des AV-Knotens: AV-Knoten-Reentrytachykardien und parahissäre akzessorische Leitungsbahnen).

- Ablation des AV-Knotens bei medikamentös-refraktärem Vorhofflimmern/-flattern, wenn dessen eigentlicher Ursprungsort nicht direkt durch eine Ablation zu beseitigen ist (seltene Indikation).

Da Vorhofflimmern durch die AV-Knoten-Ablation nicht beseitigt wird, bleibt das Risiko thrombembolischer Komplikationen (Notwendigkeit einer oralen Antikoagulationstherapie). Nach der Ablation ist die Implantation eines frequenzadaptiven Ein- oder Zweikammersystems erforderlich (S. 67f).

- Ablation atrialer Tachykardien inkl. Vorhofflattern
  - bei symptomatischen Patienten mit rezidivierenden Tachykardien und Wunsch nach nicht-medikamentöser Therapie,
  - bei medikamentös-therapierefraktären Rhythmusstörungen.
  - *Erfolgsquote* bei Vorhofflattern: 90–95%, bei atrialen Tachykardien deutlich schlechter.

- Ablation von Vorhofflimmern: derzeit weltweit in Entwicklung befindliches Verfahren, bei dem mittels Katheterablation versucht wird, im linken Vorhof die Trigger für die Entstehung von Vorhofflimmern (u.a. fokale Aktivität aus den Pulmonalvenen) zu isolieren und/oder durch lange Ablationsstraßen eine elektrische Kompatierung des Vorhofs (sog. „Substratmodifikation") vorzunehmen.
- Ablation ventrikulärer Tachykardien:
  - Ablation idiopathischer Kammertachykardien (keine strukturelle Herzerkrankung, → 👁 **3.3**): bei symptomatischen Patienten mit rezidivierenden Tachykardien und Wunsch nach nicht-medikamentöser Therapie oder bei medikamentös-therapierefraktären Rhythmusstörungen.
  - Ablation von Kammertachykardien bei Patienten mit struktureller Herzerkrankung (vor allem Postmyokardinfarkt-Patienten): bei symptomatischen Patienten mit rezidivierenden Tachykardien, vor allem in Ergänzung zur ICD-Therapie (s.S. 69) zur Reduktion wiederholter ICD-Schocks.

Die Katheterablation ist heute Mittel der ersten Wahl bei AV-Knoten-Reentrytachykardien, AV-Reentry-Tachykardien (akzessorische Bahnen) und Vorhofflattern.

3.2.5 Antitachykarde Operation

Dank der Hochfrequenzstrom-Katheterablation und/oder ICD-Therapie ist die antitachykarde Operation heutzutage ein relativ selten angewandtes Verfahren. Im Einzelfall wird bei Patienten mit zusätzlich bestehender Operationsindikation, z.B. einer ACB-Versorgung, versucht, die ventrikuläre Tachykardie exakt zu lokalisieren und gezielt chirurgisch den Reentrykreis zu unterbinden. Darüber hinaus findet das Verfahren bei geplanten Mitralklappen-Operationen zur Unterdrückung von Vorhofflimmern Anwendung. Hierbei wird versucht, unter Verwendung unterschiedlicher Energieformen (u.a. Radiofrequenzstrom, Kryo, Laser) lineare Läsionen („Substratmodifikation") im linken Vorhof zu erzeugen, um das postoperative Auftreten von Vorhofflimmern zu unterdrücken.

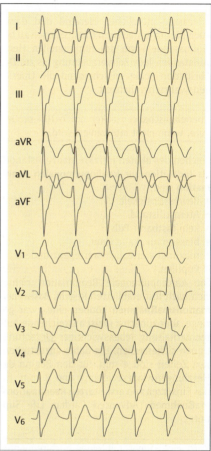

👁 **3.3 Idiopathische linksventrikuläre Kammertachykardie**

3.2.6 Kardiopulmonale Reanimation

Kammerflimmern ist die häufigste Arrhythmie beim plötzlichen Herztod und damit auch die am einfachsten therapeutisch zu beeinflussende Form des funktionellen Herzstillstandes. Jede Zeitverzögerung bis zur Defibrillation senkt entscheidend die Überlebenswahrscheinlichkeit.

Überlebenschancen sinken um 7–10 % pro Minute, wenn nicht interveniert wird.

Zeichen des akuten Herzkreislaufstillstandes als **Indikation zur kardiopulmonalen Reanimation** sind:
- Bewusstlosigkeit,
- Atemstillstand,
- kein tastbarer Puls,
- blass-graue, kalte Haut,
- maximal weite, lichtstarre, entrundete Pupillen.

Die kardiopulmonale Reanimation richtet sich nach fest etablierten Regeln. **Basisreanimationsmaßnahmen** können eine zwar geringe, aber zunächst meist ausreichende Aufrechterhaltung lebenswichtiger Organfunktionen sicherstellen. Die dabei anzustrebenden Zeiten sind 4 min. für den Beginn der Herzlungenwiederbelebung und 8 min. für das Einsetzen von **erweiterten Reanimationsmaßnahmen** (Advanced Cardiac Life Support).

Wird ein Patient mit einer hochfrequenten Kammertachykardie oder mit grob- oder mittelschlägigem Kammerflimmern aufgefunden, so ist dies als eine vergleichsweise günstige Ausgangssituation anzusehen. Die große Amplitude des EKG-Signals spricht dafür, dass der Stillstand wahrscheinlich erst seit kurzer Zeit andauert und ermöglicht noch während der Tachyarrhythmie eine myokardiale Oxygenierung und Perfusion. Bei Vorliegen von Kammerflimmern ist also unabhängig davon, ob es sich dabei um grobschlägiges oder feinschlägiges Flimmern handelt, die sofortige Defibrillation die Maßnahme höchster Priorität.

Algorithmen zum Vorgehen bei einer Reanimation und für die Behandlung einer stabilen ventrikulären Tachykardie, → 👁 **3.4** u. 👁 **3.5**

1. Im Falle eines Herzstillstandes außerhalb der Klinik ist sofort der Notarzt (Tel. 112) zu aktivieren!
2. Jeder Herzstillstand in der Klinik sollte vorrangig mittels Defibrillation behandelt werden! Falls ein Defibrillator sofort verfügbar ist, hat die **Defibrillation die uneingeschränkte höchste Priorität**: Daher keine Herzlungenwiederbelebung vor der ersten Defibrillation oder zwischen der Dreierschockserie! Erste EKG-Ableitung über Defibrillationselektroden! Bei technischen Schwierigkeiten oder Nichtverfügbarkeit des Defibrillators Zeit bis zur Defibrillation mit Basisreanimation überbrücken! Gegenüber einer medikamentösen Intervention hat die dreimalige Defibrillation zu diesem Zeitpunkt eindeutig die höhere Priorität.
3. Externer automatischer Defibrillator → S. 69

3.3 Bradykarde Herzrhythmusstörungen

3.3.1 Sinusbradykardie

engl.: sinus bradycardia

Definition. Von Sinusbradykardie spricht man, wenn die Sinusschlagfolge auf weniger als 60 Schläge pro Minute sinkt.

Ätiopathogenese. Physiologisch kommt die Sinusbradykardie, insbesondere bei Herzgesunden und Sportlern, bei erhöhtem Vagotonus vor (z. B. Frequenzabfall im Schlaf auf 40 Schläge/min). Der pathologischen Sinusbradykardie liegt eine Störung der Sinusknoten-

3.4 Algorithmen zum Reanimationsvorgehen

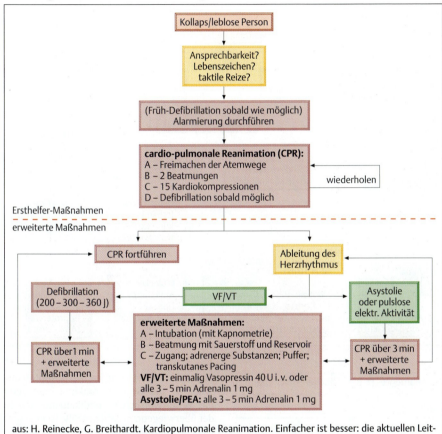

aus: H. Reinecke, G. Breithardt. Kardiopulmonale Reanimation. Einfacher ist besser: die aktuellen Leitlinien. Med. Klinik. 2003; 98:629-639

funktion zugrunde. Diese Störung kann unterschiedliche Ursachen haben.

Kardiale Ursachen. Oft keine Ursache eruierbar; koronare Herzkrankheit, entzündliche Herzkrankheiten (Virusmyokarditis; nach Scharlach oder Diphtherie), Operationsfolge nach Herzoperation.

Extrakardiale Ursachen. Hypothyreose, Hypothermie, Hypophyseninsuffizienz, erhöhter Hirndruck, Urämie, Ikterus, gramnegative Sepsis, Typhus abdominalis, Morbus Bang, verschiedene Medikamente wie negativ chronotrop wirkende Antiarrhythmika (insbesondere β-Blocker), Calciumantagonisten, Antihypertensiva (z.B. Clonidin) und Digitalis. Selten genetisch bedingt (Na-Kanal-Mutationen).

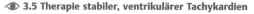
3.5 Therapie stabiler, ventrikulärer Tachykardien

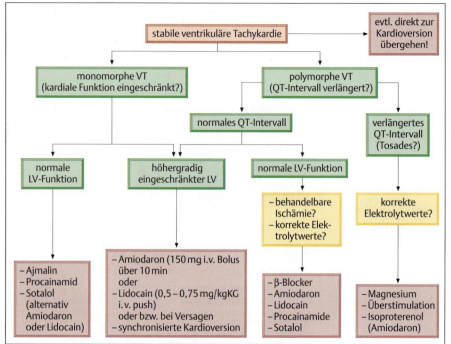

Medikamente (z. B. β-Blocker bzw. Digitalis) sind die häufigste Ursache einer Sinusbradykardie.

Symptome und Befunde. Bei physiologischer Sinusbradykardie erfolgt unter Belastung ein adäquater Frequenzanstieg. Bei pathologischer SB hingegen ist die Erhöhung der Herzfrequenz unzureichend. Oft treten schon im Ruhezustand Symptome auf, die durch die bradykardieinduzierten hämodynamischen Veränderungen bedingt sind (Schwindel, Abgeschlagenheit, Schwächezustände). Andererseits sind viele SB asymptomatisch und verlangen daher keine Maßnahmen.

Therapie. Man therapiert bei symptomatischer SB die Grunderkrankung oder setzt die verantwortlichen Medikamente ab. In der überwiegenden Zahl der Fälle ist eine spezifische Therapie also nicht erforderlich. Bei schwerer akuter Symptomatik kann man die Sinusfrequenz mit 0,5–1,5 mg Atropin i.v. oder 0,25–0,5 mg Orciprenalin i.v. (z. B. Alupent) anheben. Die Implantation eines Schrittmachers ist bei Sinusbradykardie nur indiziert, wenn der Zusammenhang zwischen klinischen Symptomen und Sinusbradykardie eindeutig nachgewiesen ist.

3.3.2 Sinusknotensyndrom

engl.: sick sinus syndrome

Definition. Der Übergang von der einfachen Sinusbradykardie zum Sinusknotensyndrom ist fließend. Man fasst darunter folgende Rhythmusstörungen zusammen:
- intermittierende oder permanente Sinusbradykardien,
- SA-Blockierungen (= sinuatriale Blockierungen: die Impulsleitung vom Sinusknoten zum umgebenden Gewebe ist gestört),
- Sinusknotenstillstand.

Häufig treten im Krankheitsverlauf zusätzlich atriale Tachyarrhythmien auf (z. B. intermittierendes Vorhofflattern/-flimmern): **Bradykardie-Tachykardie-Syndrom.**

Ätiologie. 40–70% ohne begleitende Herzerkrankung, koronare Herzkrankheit, Kardiomyopathien und Myokarditis sowie idiopathische Degeneration des Leitungssystems (Morbus Lenègre und Morbus Lev), Fibrose des Leitungssystems/AV-Knotenareals.

Symptome. Wie bei Sinusbradykardie, häufig zusätzlich Synkope oder Präsynkope, oft im Wechsel mit Palpitationen (schnelle Herzfrequenz, Herzjagen). Bei Phasen von langanhaltenden Tachykardien: Angina pectoris und Herzinsuffizienz. Bei intermittierendem Vorhofflimmern: Auftreten von Embolien.

Diagnostik. Die Diagnose erfolgt in der Regel durch Langzeit-EKG-Aufzeichnungen der Bradykardiephasen. In der Anamnese finden sich meist Hinweise für tachykarde Phasen (Palpitationen, Herzjagen), so dass die Diagnose klinisch gestellt wird. Eine EPU (in der Regel nicht indiziert) mit einer pathologisch verlängerten Sinusknotenerholungszeit stützt die Diagnose. Jedoch schließt auch ein Normalbefund die Diagnose nicht aus.

Bei älteren Patienten mit Synkope und zerebralem Insult muss an das Vorliegen eines Bradykardie-Tachykardie-Syndroms gedacht werden.

Therapie. Bei bradykardiebedingten Symptomen liegt in der Regel eine Schrittmacherindikation vor (AAIR oder DDDR), oft ist zusätzlich eine medikamentöse antiarrhythmische Therapie erforderlich. Bei Vorhofflimmern evtl. zusätzliche Antikoagulation.

Die Prognose der Sinusknotenerkrankungen quo ad vitam ist gut. Sie wird weniger durch die Arrhythmie als durch die evtl. zugrunde liegende Herzerkrankung bestimmt.

3.3.3 Hypersensitiver Karotissinus und Karotissinussyndrom

engl.: carotid sinus syndrome

Definition. Der **hypersensitive Karotissinus** ist dadurch charakterisiert, dass bereits spontane Kopfdrehungen oder eine geringfügige äußere Kompression (z. B. durch einen zu engen Kragen) genügen, um den Karotissinusreflex (Bradykardie und Hypotonie) auszulösen.

Die Überempfindlichkeit des Karotissinus ist in der Regel durch eine Arteriosklerose bedingt, die die Pressorezeptoren der Arteria carotis schädigt. Dies ist bei älteren Menschen relativ häufig der Fall (bis zu 25%) und bleibt oft asymptomatisch. Klinische Symptome, wie z. B. Synkopen, treten dagegen nur bei ca. 10% der Patienten mit einem hypersensitiven Karotissinus auf. Dann spricht man von einem **Karotissinussyndrom.**

Man unterscheidet das klinische Karotissinussyndrom vom hypersensitiven Karotissinusreflex.

Einteilung. Beim Karotissinussyndrom werden 2 Formen unterschieden:
- **Kardioinhibitorischer Typ:** Reizung des Nervus vagus mit nachfolgender Depression des Sinusknotens und der AV-Leitung mit einer Asystolie von mehr als 3 s bei Karotissinusdruck. Er dominiert gegenüber dem
- **vasodepressorischen Typ**: Hier kommt es in Folge einer Vasodilatation zu einem Blutdruckabfall (über 50 mmHg) ohne Beeinflussung der Herzfrequenz. Mischformen sind häufig.

Ein Schrittmacher ist demzufolge nur beim kardioinhibitorischen Typ indiziert.

3.3.4 Atrioventrikuläre Überleitungsstörungen

Einteilung.

Verlängerte PQ-Dauer. Bei AV-Block I. und II. Grades:
- AV-Block I. Grades (→ **3.6** u. **3.7a**): PQ-Dauer >0,20 s, Blockierung meist im AV-Knoten,
- AV-Block II. Grades Typ I (Wenckebach; → **3.7b**): progressive Zunahme der PQ Dauer bis zum Ausfall einer Überleitung. Bei typischer Wenckebach-Periodik Zunahme der PQ-Dauer beim 2. übergeleiteten Schlag stärker als bei den nachfolgenden,
- AV-Block II. Grades Typ II (Mobitz; → **3.7c**) intermittierend Ausfall eines oder mehrerer QRS-Komplexe, PQ-Dauer sonst normal oder konstant verlängert. Blockierung meist im His-Bündel oder weiter distal.

2 : 1-Block. Sonderform der AV-Blockierung, entweder kürzeste Form einer Wenckebach-Periodik oder Typ-II-Block. Lange EKG-Registrierung!

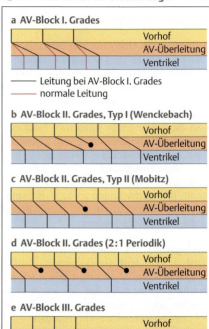

3.7 Formen der AV-Blockierungen

a AV-Block I. Grades

— Leitung bei AV-Block I. Grades
— normale Leitung

b AV-Block II. Grades, Typ I (Wenckebach)

c AV-Block II. Grades, Typ II (Mobitz)

d AV-Block II. Grades (2:1 Periodik)

e AV-Block III. Grades

Die Leiterdiagramme veranschaulichen das Ausmaß der Blockierungen: Beim AV-Block I. Grades wird die Überleitung nur zeitlich verzögert, während die Erregung die Kammer beim AV-Block II. Grades nur teilweise und beim AV-Block III. Grades gar nicht erreicht. Ein ventrikuläres Schrittmacherzentrum sorgt für einen (langsamen) Ersatzrhythmus.

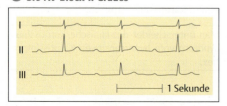

3.6 AV-Block I. Grades

3.8 AV-Block III. Grades

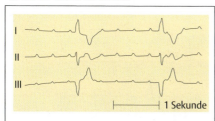

Vollständige AV-Blockierung mit ventrikulärem Ersatzrhythmus.

AV-Block III. Grades (→ 3.7d u. 3.8). Vollständige Unterbrechung der antegraden AV-Leitung, Dissoziation zwischen den normal schnellen Vorhöfen (P-Wellen) und einem langsamen Kammerersatzrhythmus. Ventrikulärer Ersatzrhythmus entweder hoch gelegen (normal breite QRS-Komplexe, Kammerfrequenz 40–60/min) oder distal (QRS verbreitert, Kammerfrequenz < 40/min). Vorboten: oft bifaszikulärer Block.

Ätiologie.
- *Physiologisch verlängerte PQ-Dauer* bei atrialen Tachykardien (nicht bei Sinustachykardie, z. B. bei Belastung), Erhöhung des Parasympathikotonus (vor allem bei Jugendlichen und Sportlern, oft gleichzeitig vorübergehende Sinusbradykardie als Ausdruck des erhöhten Parasympathikostonus),
- *erworben:*
  - medikamentös (Digitalis, β-Blocker, Calciumantagonisten),
  - entzündlich (Myokarditis, Erkrankungen des rheumatischen Formenkreises),
  - degenerative Erkrankungen des Leitungssystems (Morbus Lev, Morbus Lenègre), selten genetisch,
  - Störung der Durchblutung (z. B. Verschluss der in der Regel den AV-Knoten versorgenden rechten Herzkranzarterie beim Hinterwandinfarkt),
- *angeboren.*

Bei den erworbenen Ursachen einer AV-Leitungsstörung spielt heute in manchen Regionen die Borreliose eine Rolle (Lyme Disease). Prognostisch und therapeutisch wichtig sind AV-Blockierungen im Rahmen von Endokarditiden (insbesondere Staphylokokken-Endokarditis als Ausdruck eines septalen Abszesses). Bei Auftreten von transienten oder permanenten AV-Blockierungen im Rahmen einer akuten Endokarditis sollte ein frühzeitiger Aortenklappenersatz diskutiert werden.

Therapie.
- **Isolierter AV-Block I. Grades:** keine, häufigste Ursache Digitalis.
- **AV-Block II. Grades Typ Wenckebach:** keine.
- **AV-Block II. Grades Typ Mobitz:** Schrittmacherimplantation.
- **Angeborener AV-Block III. Grades:** mit guter Frequenzanpassung keine.
- **Erworbener AV-Block III. Grades:** nach Ausschluss transienter Ursachen (z. B. Digitalis-Überdosierung) grundsätzlich Indikation zur Implantation zunächst einer passageren Schrittmachersonde und dann eines permanenten Schrittmachersystems. Bei Sinusrhythmus und AV-Block III. Grades DDD-(R)-Schrittmacherversorgung, bei permanentem Vorhofflimmern und AV-Block III. Grades VVI-(R)-Schrittmacherimplantation.
- Therapeutische Empfehlung bei **AV-Blockierungen nach akutem Infarkt** (→ auch „Therapie des akuten Myokardinfarktes", S. 42ff):
  - Hinterwandinfarkt: Günstige Prognose, meist nur passager. Eine permanente Schrittmacherimplantation in der frühen Infarktphase sollte erst ab dem 10. Tag diskutiert werden.
  - Vorderwandinfarkt: Ein Neuauftreten eines Blockbildes, z. B. Linksschenkelblock, bifaszikulärer Block oder AV-Block III. Grades ist prognostisch ungünstig. Die Indikation zur prophylaktischen

temporären Stimulation durch permanente Schrittmacherimplantation ist bereits innerhalb der ersten 10 Tage gegeben.

3.3.5 Intraventrikuläre Blockierungen

Definition. Intraventrikuläre Leitungsstörungen lassen sich einteilen in:
- verzögerte Erregungsausbreitung im intraventrikulären Leitungssystem,
- vorübergehende Leitungsunterbrechung und
- vollständige Blockierung.

Formen der Blockierung

Rechtsschenkelblock (RSB; 3.9). Leitungsverzögerung oder Blockierung des rechten Schenkels. Die linke Kammer wird normal, die rechte verspätet erregt. Dadurch ändert sich der terminale QRS-Anteil mit einer 2. R-Zacke in V_1 (M-förmige Aufsplitterung von QRS: rs R',Rs R', r R') und S-Zacken in I und II.
- Kompletter Rechtsschenkelblock: QRS >0,12 s, rechts präkordiale Repolarisationsstörungen. *Vorkommen:* nach Infarkt, bei Rechtsherzbelastung, chronischem Cor pulmonale, Kardiomyopathien, auch idiopathisch. Günstigere Prognose als bei Linksschenkelblock.
- Inkompletter Rechtsschenkelblock: QRS ≤0,10 s. *Vorkommen:* bei Kindern und Jugendlichen, Sportlern, Vagotonus, Trichterbrust, seltener nach Infarkt.

Linksschenkelblock (LSB; 3.10). Verzögerung der Erregungsausbreitung im linken Schenkel oder gleichzeitig im anterioren und posterioren Faszikel. Die rechte Kammer wird normal, die linke verspätet aktiviert (daher z.B. beim Belastungs-EKG keine Aussage über Ischämiereaktion möglich). Linkstyp oder überdrehter Linkstyp, QRS >0,12 s, deutliche Repolarisationsstörungen linkspräkordial. Vorkommen: nach Infarkt, bei dilatativer Kardiomyopathie (oft frühzeitig), gelegentlich idiopathisch. Prognose schlechter als beim Rechtsschenkelblock.

Hämodynamik des LSB: Das interventrikuläre Septum wird rechtzeitig erregt, die laterale Wand des linken Ventrikels jedoch verzögert. Die Folgen sind:
- asynchroner, unökonomischer Kontraktionsablauf, oft auch bei diffusen intraventrikulären Leitungsstörungen.
- Verstärkung einer bestehenden linksventrikulären Insuffizienz.

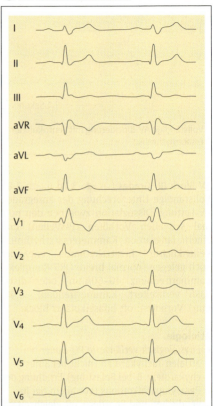

3.9 Rechtsschenkelblock

3.10 Linksschenkelblock

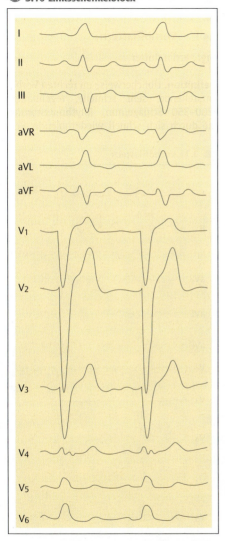

- Verbreiteter QRS-Komplex bei Herzinsuffizienz (insbesondere bei asynchroner Kammererregung, prognostisch ungünstig.

Formen des Linksschenkelblocks:
- Linksanteriorer faszikulärer Block (LAFB): Verzögerung oder Unterbrechung des anterioren Faszikels, Summationsvektor nach links oben gerichtet (überdrehter Linkstyp). Vorkommen: KHK, Kardiomyopathien, typisch für Vorhofseptumdefekt vom Ostium-primum-Typ.
- Linksposteriorer faszikulärer Block (LPFB): Verzögerung oder Blockierung im linksposterioren Faszikel, Drehung des frontalen Hauptvektors nach rechts. DD: Rechtsherzbelastung. Eindeutige Diagnose oft nur bei intermittierendem Auftreten.
- QRS-Dauer bei faszikulären Blöcken <0,11 s, da nur geringe Auswirkungen auf die Gesamterregung der linken Kammer.

Therapie: biventrikuläre Schrittmacherstimulation (→ S. 68).

Bifaszikuläre Blöcke. Kombination von Rechtsschenkelblock mit linksanteriorem faszikulärem Block (häufig) oder linksposteriorem faszikulärem Block (selten).

Trifaszikulärer Block.
- Kombination einer Leitungsverzögerung sowohl im rechten als auch im linken Schenkel oder
- Leitungsverzögerung im rechten Schenkel kombiniert mit einem gleichzeitigen Block im linksanterioren oder linksposterioren Faszikel; dabei verlängerte AV-Überleitung durch verzögerte His-Ventrikelleitung (= inkomplette trifaszikuläre Blöcke).
- Ein kompletter trifaszikulärer Block entspricht dem AV-Block III. Grades.

Schrittmacher-Indikation

Absolute Indikation.
- Bei symptomfreiem Patient: kompletter trifaszikulärer Block, bifaszikulärer Block mit AV-Block II. Grades Typ Mobitz, unabhängig von der Beschwerdesymptomatik;

- bei symptomatischem Patient: bifaszikulärer Block mit AV-Block II. Grades Typ Mobitz oder Wenckebach oder mit AV-Block I. Grades, insbesondere bei verlängerter HV-Zeit (>70 ms) und bradykardiebedingten Beschwerden (Synkopen etc.).

Relative Indikation. Bifaszikulärer Block mit Symptomatik, insbesondere bei verlängerter HV-Zeit (hier sollten zusätzlich tachykarde Kammerrhythmusstörungen durch eine invasive elektrophysiologische Untersuchung ausgeschlossen werden).

Keine Indikation. Asymptomatische, mono- oder bifaszikuläre Blockierungen mit oder ohne Nachweis eines AV-Blocks I. Grades oder AV-Blocks II. Grades, Typ Wenckebach.

3.3.6 Akuttherapie bradykarder Herzrhythmusstörungen

Medikamentös.
- Vagolytika:
  – Atropin 0,5–1,5 mg schnell i.v. (maximal 0,02 mg/kgKG); zu langsame intravenöse Applikation kann zu einem vorübergehenden paradoxen (bradykardisierenden) Effekt führen,
  – Ipratropium 0,5–2,0 mg i.v.,
- Sympathomimetika:
  – Orciprenalin (z. B. Alupent) 0,25–0,5 mg langsam i.v.

Elektrisch.
- Temporäre antibradykarde Stimulation (transvenös, → S. 66).
- In Notfallsituationen passagere transthorakale Stimulation.

3.4 Tachykarde Herzrhythmusstörungen

3.4.1 Vorhofflattern

engl.: atrial flutter

Definition. Üblicherweise im rechten Vorhof entstehende, sehr schnelle, regelmäßige (200–350 Schläge/min) Rhythmusstörung, die durch sich schnell wiederholende, ver-

◉ **3.11 Vorhofflattern**

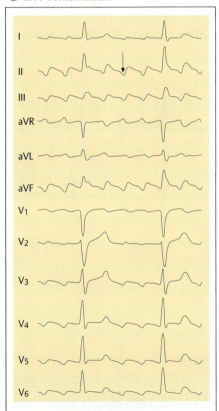

Der Pfeil markiert die negative Flutterwelle als Folge der Erregung des Vorhofseptums von inferior (kaudal) nach superior (kranial).

breiterte P-Wellen deutlich wird. Man unterscheidet verschiedene Formen des Vorhofflatterns:

- **Typisches Vorhofflattern,** 👁 3.11. Sägezahnförmige Flatterwellen. Die negativen Flatterwellen sind am besten in Abl. II, III und/oder aVF zu erkennen. Die Ableitung V1 sollte zur Diagnostik nicht herangezogen werden, da sich hier auch bei grobem Vorhofflimmern häufig relativ regelmäßige Vorhofaktionen finden. Es stellt mit etwa 90 % der klinischen Fälle die häufigste Form von Vorhofflattern dar. Mechanismus: Makro-Reentry im rechten Vorhof gegen den Uhrzeigersinn, daher negative Flatterwellen in Abl. II, III und aVF.
- **Reverses typisches Vorhofflattern.** Auftreten in etwa 10 % der Fälle. Das Vorhofflattern nimmt im Reentry den umgekehrten Erregungsweg (im Uhrzeigersinn), deshalb sind die P-Wellen in den inferioren Ableitungen positiv.
- **Atypisches Vorhofflattern:** Hierunter fallen sehr seltene Formen eines rechts- oder linksatrialen Makro-Reentrys, bei dem die Erregung um eine Atriotomienarbe oder einen Vorhofseptum-Patch kreist. Das linksatriale Vorhofflattern tritt heutzutage vorzugsweise als Folge einer Ablationstherapie von Vorhofflimmern auf.

Vorhofflattern tritt ebenso wie Vorhofflimmern anfallsweise oder chronisch auf und ist im Gegensatz zum Vorhofflimmern eher selten.

Ätiologie. Häufig idiopathisch. Als Ursachen kommen weiter infrage: koronare Herzerkrankung, Mitral oder Trikuspidalklappenfehler, Kardiomyopathie, Vorhofseptumdefekt (insbesondere langfristig nach Vorhofseptumoperation), Lungenerkrankung, Hyperthyreose oder Myo-/Perikarditis.

Pathophysiologie. Bei Vorhofflattern liegt eine kreisende Erregung im Bereich des rechten Vorhofes (Makro-Reentry) vor, wobei die Erregung den engen Bereich zwischen unterer Hohlvene und Koronarsinus einerseits und Trikuspidalring andererseits passieren muss. Der linke Vorhof folgt dem rechten (→ 👁 **3.12**). Durch elektrische Impulse kann man in den Reentry-Kreis eindringen und die Arrhythmie durch elektrische Überstimulation (transvenöse antitachykarde Stimulation) beenden.

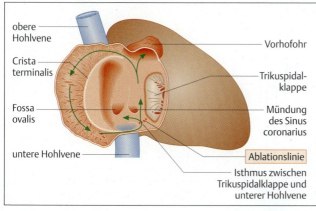

👁 **3.12 Erregungsausbreitung bei typischem Vorhofflattern (gegen den Uhrzeigersinn)**

Der Reentrykreis kann durch Ablation im Isthmus (gepunktete Linie) dauerhaft unterbrochen werden. Beim sog. reversen typischen Vorhofflattern läuft die Erregung umgekehrt, d. h. im Uhrzeigersinn.

Therapie. Bei Vorhofflattern gelingt durch eine medikamentöse Therapie oft nur eine Senkung der Vorhoffrequenz mit der Folge der Abnahme der Kammerfrequenz. Es kann dabei unerwartet zu einer 1 : 1-Leitung auf die Kammern kommen. Daher ist die elektrische Therapie (Kardioversion bzw. antitachykarde Stimulation, → 👁 3.13) einer rein medikamentösen Therapie vorzuziehen. Sofern eine Konversion in Sinusrhythmus nicht gelingt, sollte lediglich versucht werden, die Kammerfrequenz durch Digitalis und unter Umständen in Kombination mit Verapamil oder einem β-Blocker in normfrequente Bereiche zu bringen. Bei therapierefraktärem Flattern oder Nebenwirkungen unter einer medikamentösen Therapie oder Wunsch nach nicht-medikamentöser Therapie kann heutzutage mittels Katheterablation im Bereich von Vena cava inferior und Trikuspidalklappenanulus (sog. Isthmus-Ablation, 👁 3.12) mit hoher Erfolgschance (90–95%) Rezidivfreiheit erzielt werden (→ 👁 3.15). Bei Narbenflattern sind die Erfolgsaussichten einer Ablation nicht ganz so groß, da das Flattern, bedingt durch die postoperativen Narben, einen anderen Makro-Entry durchläuft, der nicht immer leicht zu identifizieren ist.

3.4.2 Vorhofflimmern

engl.: atrial fibrillation

Definition. Vorhofflimmern entsteht üblicherweise linksatrial und breitet sich erst sekundär im rechten Vorhof aus. Zugrunde liegen kreisende Erregungen, die jedoch nicht wie bei Vorhofflattern aus einer einzelnen, sondern aus einer Vielzahl unterschiedlicher Erregungsfronten bestehen. Im EKG kommt es zum Verlust der geordneten Vorhofaktivität (Fehlen von P-Wellen) und zu einer irre-

👁 **3.13** Überstimulation von Vorhofflattern über einen transvenös, passager im rechten Vorhof platzierten Vorhofkatheter (RA)

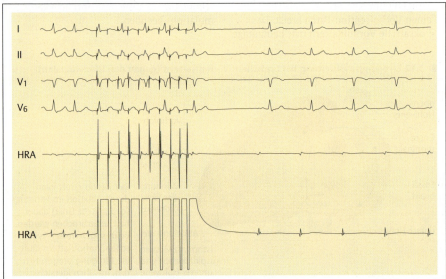

3.14 Vorhofflimmern

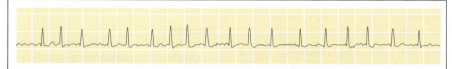

Absolute Arrhythmie bei Vorhofflimmern mit unregelmäßigen RR-Intervallen.

gulären absolut arrhythmischen Kammeraktion (👁 **3.14**). Man unterscheidet 3 Formen (die 3 P):
- paroxysmal,
- persistierend (anhaltend aber terminierbar),
- permanent (anhaltend, nicht terminierbar).

Vorhofflimmern ist die häufigste und klinisch wichtigste tachykarde Herzrhythmusstörung, die mit thrombembolischen Komplikationen, Beeinträchtigungen der Lebensqualität und einer Einschränkung der körperlichen Leistungsfähigkeit einhergeht.

Epidemiologie. Ein Prozent der erwachsenen Bevölkerung hat Vorhofflimmern. Die Häufigkeit verdoppelt sich mit jeder Altersdekade. Dabei kommt es zu 2–3 neuen Fällen im Jahr pro 1000 Personen zwischen 55 und 64 Jahren und zu 35 neuen Fällen in der Altersgruppe der 85–94-Jährigen. Bei älteren Menschen beträgt die Prävalenz bis zu 20 %.

Ätiologie. In ca. 50 % der Fälle liegt keine Grunderkrankung vor (idiopathisch). Weitere Ursachen sind Mitralklappenfehler, koronare Herzerkrankung, Aortenklappenfehler, Hyperthyreose, toxische Effekte (z. B. Alkohol) und Kardiomyopathien. Vorhofflimmern tritt auch häufig in der perioperativen Periode nach Herzoperationen sowie im Zusammenhang mit Sinusknotenerkrankungen auf (→ S. 75f).

Pathophysiologie. Vorhofflimmern entsteht bevorzugt im linken Vorhof. Es resultiert aus einem komplexen Zusammenspiel von auslösenden (Trigger) und unterhaltenden Mechanismen (Substrat).

Lokal (fokal) entstehende hochfrequente Arrhythmien. Z. B. im Bereich der Einmündung der Pulmonalvenen wird das Vorhofmyokard depolarisiert und passiv erregt. Die hohen Frequenzen dieser Trigger (über 250–300/min) führen zu elektrischen Umbauvorgängen (electric remodeling), aber auch strukturellen Veränderungen (structural remodeling) einschließlich einer Erweiterung der Vorhöfe. Die zunehmende Verkürzung der Refraktärperiode erhöht die Wahrscheinlichkeit, dass mehrere, dauernd wechselnde Erregungskreise entstehen und sich gegenseitig erhalten, was wiederum die Zeitspanne erhöht, während der ein einmal „entzündetes" Vorhofflimmern bestehen bleibt. So entsteht aus kurzen Episoden lang anhaltendes bis dauerndes (permanentes bzw. persistierendes) Vorhofflimmern: „Das Vorhofflimmern unterhält sich selbst".

Modulation durch das vegetative Nervensystem. Dieser Faktor spielt eine wesentliche Rolle:
- **vagal** ausgelöstes Vorhofflimmern: bevorzugt in Ruhe oder nachts;
- durch vermehrte **Sympathikusaktivität** ausgelöstes Vorhofflimmern: bei psychischen oder physischen Belastungen.

Strukturelle Veränderungen. Sie können auch am Beginn stehen, z. B. bei Druck- und/oder Volumenbelastung des linken Vorhofes (z. B. Mitralvitien, Linksherzinsuffizienz).

Thrombembolische Komplikationen. Fehlende Kontraktionen der Vorhöfe und zunehmende Erweiterung führen zur Stase des Blutes und Gefahr von Thrombenbildung, bevorzugt im linken Herzohr mit Embolisierung, klinisch am auffallendsten als Schlaganfall. Die Therapie (s. u.) basiert auf diesen pathophysiologischen Erkenntnissen:
- Unterdrückung oder Beseitigung von Triggern durch Betablocker, Antiarrhythmika oder gezielte Katheterablation von Herden (Foci).
- Beeinflussung des Substrats durch Antiarrhythmika oder Katheterablation mit linearen Läsionen; Vermeidung von toxischen Metaboliten, die Trigger oder Substrat beeinflussen können (z. B. Alkohol oder Schilddrüsenhormone).
- Hemmung der Blutgerinnung durch Heparin oder orale Antikoagulation.

Prognose. Die Prognose hängt von der zugrunde liegenden Erkrankung ab. In seltenen Fällen kann Vorhofflimmern zu Kammerflimmern und akutem Herztod führen. Hochfrequente Überleitung über die akzessorische Bahn beim WPW-Syndrom; Induktion einer Ischämie bei schwerer koronarer Herzkrankheit; hypertrophische Kardiomyopathie. Die Prognose wird ferner durch die Gefahr von arteriellen Thromboembolien beeinflusst (insbesondere bei Mitralvitien oder Alloprothesen). Jeder 4. ischämische Hirninfarkt ist kardioembolischer Genese!

Risikofaktoren für einen Hirninfarkt bei Patienten ohne bedeutsame Grunderkrankung (idiopathisches Vorhofflimmern) sind:
- Alter über 65–70 Jahren,
- arterielle Hypertonie,
- Diabetes mellitus,
- früherer Hirninfarkt, sofern keine eindeutige andere Ursache.

Therapie.
- Tritt Vorhofflimmern bei Vorliegen einer organischen Herzerkrankung (insbesondere Mitralvitium) neu auf, sollte eine sofortige Heparinisierung erfolgen; bei Fortbestehen: orale Antikoagulation. Ansonsten sei auf die Leitlinien verwiesen.
- *Senkung der Kammerfrequenz:* Digoxin (0,4–0,5 mg i.v.) oder Verapamil (5–10 mg i.v.), anschließend orale Therapie. Im Allgemeinen gelingt es, die Frequenz durch Gabe von Digitalis oder eines Calciumantagonisten, ggf. zusätzlich eines β-Rezeptoren-Blockers (bei oraler Therapie und Ausschluss einer bedeutsamen Linksherzinsuffizienz), zu senken. In sehr seltenen Fällen, in denen es nicht gelingt, die Kammerfrequenzen durch eine Kombinationsbehandlung im normfrequenten Bereich zu halten, kann eine Katheterablation der AV-Leitung erwogen werden.
- *Konversion in Sinusrhythmus (medikamentös oder elektrisch):* Diese sollte immer dann erfolgen, wenn die berechtigte Hoffnung besteht, dass eine Konversion gelingt, z. B. bei erst seit kurzem bestehendem Vorhofflimmern (<6 Monate), bei verhältnismäßig gering vergrößertem linken Vorhof (echokardiographisch ermittelter Durchmesser weniger als 40–45 mm) oder bei Beseitigung der zugrunde liegenden Ursache (z. B. Hyperthyreose). Für eine medikamentöse Konversion stehen die Antiarrhythmika der Klassen I und III zur Verfügung.

Vor jeder Kardioversion (Konversion) sollte bei fehlender Antikoagulation in den vorangehenden Wochen und länger als 48 Stunden bestehendem Vorhofflimmern eine transösophageale Echokardiographie zum Ausschluss linksatrialer Thromben erfolgen.

Bei erhöhter Gefahr von thrombembolischen Komplikationen (z. B. Mitralvitien, Linksherzinsuffizienz) sollte die Konversion erst nach mindestens 3 Wochen effektiver oraler Antikoagulation (Ziel-INR 2–3) oder nach Ausschluss linksatrialer Thromben mittels transösophagealer Echokardiographie erfolgen. Bis zum Erreichen einer effektiven Antikoagulation sollte lediglich die Kammerfrequenz auf normfrequente Bereiche reduziert werden. Die Konversion in Sinus Rhythmus kann medikamentös oder bevorzugt elektrisch erfolgen. Vor einer **elektrischen Kardioversion** von Vorhofflimmern kann ein medikamentöser Kardioversionsversuch mit Klasse-I- bzw. Klasse-III-Antiarrhythmika stehen. Bei Symptomen oder schneller Kammerfrequenz sollte umgehend kardiovertiert werden. Der Versuch einer **medikamentösen Konversion** der Vorhoftachyarrhythmie sollte grundsätzlich erst erfolgen, nachdem die AV-Überleitung durch Digitalis, Verapamil oder β-Blocker gehemmt wurde, um eine unerwünschte, rasche Überleitung auf die Kammern zu verhindern. Bei älteren Patienten oder lange bestehendem Vorhofflimmern sollte man sich auf eine frequenzregulierende Therapie beschränken. Auch bei jüngeren Patienten mit chronischem Vorhofflimmern, wenn sie nur wenige oder keine Beschwerden haben, stellt die rein frequenzregulierende Therapie eine Alternative dar, insbesondere, wenn Versuche der medikamentösen Prophylaxe sich bereits als erfolglos erwiesen haben.

Therapierefraktäres Vorhofflimmern. Es gibt folgende mögliche Ansätze zur ablativen Therapie von Vorhofflimmern:
- Linksatriale Ablation von Vorhofflimmern: weltweit sich in Entwicklung befindliches Verfahren, bei dem versucht wird, den Ursprungsort hochfrequenter atrialer Tachykardien im Bereich der Pulmonalvenen durch Katheterablation im Bereich der Pulmonalvenenostien oder durch lineare Ablationen im linken Vorhof elektrisch zu isolieren (siehe Pathophysiologie).
- Palliative Ablation des AV-Knotens mit anschließender Schrittmacherimplantation,

3.4.3 AV-Knoten-Reentry-Tachykardien (AVNRT)

engl.: AV nodal reentrant tachycardia

Ätiologie. AV-Knoten-Reentry-Tachykardien beruhen auf elektrophysiologischen Abnormitäten des AV-Knotens („Längsdissoziation" des AV-Knotens). Es kommt dabei zu einer kreisenden Erregung mit in der Regel langsamer antegrader und rascher retrograder Erregungsleitung. Die Patienten sind ansonsten herzgesund.

Symptomatik. Schwerwiegende hämodynamische Folgen wie Synkopen sind selten. Häufig bestehen abrupt beginnendes Herzjagen, Palpitationen, Schwindel oder Präsynkopen. Manchmal kommte es zu panikartigen Beschwerden. Die Symptome werden oft fehlinterpretiert.

Diagnostik und Befund. Bei der **typischen Form** ist die P-Welle des retrograd erregten Vorhofes innerhalb des normal konfigurierten QRS-Komplexes versteckt (→ 👁 **3.15a und b**). Bei der **selteneren Form** erfolgt die antegrade Leitung rasch, während die retrograde Leitung langsam erfolgt: Die retrograde P-Welle (negativ in Ableitung II, III, aVF) findet sich typischerweise kurz vor dem nachfolgenden QRS-Komplex (*Differenzialdiagnose*: atrioventrikuläre Reentrytachykardie über ausschließlich retrograd leitende akzessorische Leitungsbahn, ektope atriale Tachykardie). Die Frequenzen der Tachykardie liegen zwischen 120 und 200/min, selten höher.

3.15 a Schmalkomplexige und rechtsschenkelblockartig konfigurierte AVNRT **b** Erregungsablauf bei typischer AV-Knoten-Reentry-Tachykardie

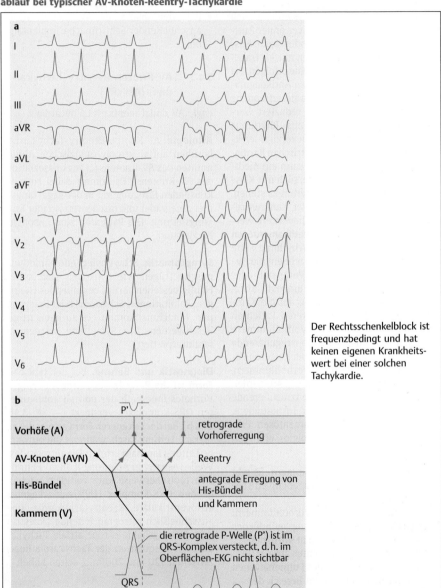

Der Rechtsschenkelblock ist frequenzbedingt und hat keinen eigenen Krankheitswert bei einer solchen Tachykardie.

Therapie.

Akutbehandlung. Terminierung durch Maßnahmen, die die Erregungsleitung und Refraktärität im AV-Knoten beeinflussen:
- vagale Manöver (Karotissinusdruck, Valsalva-Pressversuch, kaltes Wasser),
- Adenosin (6–12 mg (18 mg) i.v. als Bolus-Injektion),
- Digitalis (z.B. 0,4–0,5 mg Digoxin i.v.),
- Verapamil (5–10 mg i.v.),
- bei Nichtansprechen (selten): elektrische, transvenöse Überstimulation (Kardioversion).

Nach Terminierung einer Tachykardie ist die Wahrscheinlichkeit eines kurzfristigen Rezidivs gering.

Rezidivprophylaxe.
- Bei gering symptomatischen Patienten, die selbst durch Valsalva-Manöver die Tachykardien beherrschen können, ist keine Therapie indiziert.
- Bei symptomatischen, therapierefraktären Rezidiven oder dem Wunsch nach nichtmedikamentöser Therapie sollte eine Modulation des AV-Knotens mittels **Katheterablation** erfolgen. Dieses Verfahren ist heutzutage aufgrund der sehr guten Ergebnisse bei symptomatischen Patienten die Therapie der ersten Wahl. *Erfolgsrate: 95–97%. Risiko eines AV-Blocks III. Grades: <1%.*
- Sollte eine Katheterablation abgelehnt werden oder nicht erfolgreich sein (<2%) besteht die Möglichkeit einer **medikamentösen Dauertherapie** mit Digitalis, β-Blocker, Calciumantagonisten, Klasse-IC-Antiarrhythmika (evtl. Kombinationstherapie, z.B. Digitalis + β-Blocker, Digitalis + IC-Antiarrhythmikum; → T **3.4**, S. 62 und T **3.5**, S. 63ff).

3.4.5 Präexzitationssyndrome

WPW-Syndrom

Synonym: Präexzitationssyndrom
engl.: WPW-syndrome

Definition. Unter dem 1930 von Wolff, Parkinson und White beschriebenen Syndrom versteht man eine Anomalie des Erregungsleitungssystems: Zwischen Vorhöfen und Kammern besteht eine Kurzschlussverbindung, unter Umgehung des AV-Knotens. Das WPW-Syndrom ist charakterisiert durch eine kurze PQ-Zeit (Präexzitation, Deltawelle) und Tachykardien.

Ätiologie. Das WPW-Syndrom ist eine kongenitale Anomalie, die bei Männern häufiger als bei Frauen auftritt. Pathologisch-anatomisch besteht eine zusätzliche muskuläre Verbindung (akzessorische Bahn) zwischen Vorhof und Ventrikel. Gelegentlich wird es familiär beobachtet. Ca. 90% aller Patienten haben einen normalen kardialen Befund. Ein gehäuftes Vorkommen akzessorischer Bahnen ist bei Morbus Ebstein, hypertrophischer Kardiomyopathie und Mitralklappenprolaps-Syndrom beschrieben.

Pathophysiologie und elektrokardiographische Kriterien. Bei Sinusrhythmus wird die normale Erregung gleichzeitig über die akzessorische Bahn und das normale AV-Überleitungssystem geleitet. Die kürzere Leitungszeit über die akzessorische Bahn bewirkt eine frühe Erregung der Kammermuskulatur (erkennbar an der Delta-Welle), während die Erregungsleitung durch den AV-Knoten physiologischerweise etwas länger dauert. Der Kammerkomplex besteht daher aus zwei Komponenten: der Erregung über die akzessorische Bahn und der Erregung über den normalen Leitungsweg (Fusionsschlag, Kombinationssystole). Der initiale Anteil des QRS-Komplexes entspricht dabei der vorzeitigen Erregung des Ventrikelanteils im Bereich der Insertion der akzessorischen Bahn (sog. Deltawelle, → 👁 3.16). Es kommt zu einer Verkürzung des PQ-Intervalls (≤0,12 s) und zu einer Verbreiterung des QRS-Komplexes sowie zu ST Veränderungen, wobei die Polarität der T-Welle gegensinnig zur Deltawelle gerichtet ist (eine abnorme Ventrikeldepolarisation führt zu einer abnormen Repolarisation).

ST-Veränderungen bei manifester Präexzitation (WPW-Syndrom) sind physiologisch. Die Repolarisationsstörungen in Ruhe und bei Belastung sind daher für eine Ischämiediagnostik nicht verlässlich.

Bei einer **Reentry-Tachykardie** bei WPW-Syndrom erfolgt die Leitung am häufigsten antegrad über den AV-Knoten und geht mit einem normalen QRS-Komplex einher (→ 👁 3.16, *ortho*drome Form → 👁 3.17a). Nach der Depolarisation der Herzkammer wird retrograd über die akzessorische Leitungsbahn der Vorhof erregt (retrograde P-Welle, häufig im Beginn der ST-Strecke). In 3–4 % erfolgt die Kreiserregung über eine antegrade Aktivierung der akzessorischen Bahn und rückleitend über den normalen AV-Knoten (sog. *anti*drome Form, 👁 3.17b).

Symptome. Sie werden durch das paroxysmal auftretende Herzrasen verursacht: Anfälle von Herzjagen, Synkopen, selten Herzstillstand oder akuter Herztod (Vorhofflimmern mit schneller, irregulärer Überleitung über die akzessorische Leitungsbahn und Degeneration in Kammerflimmern).

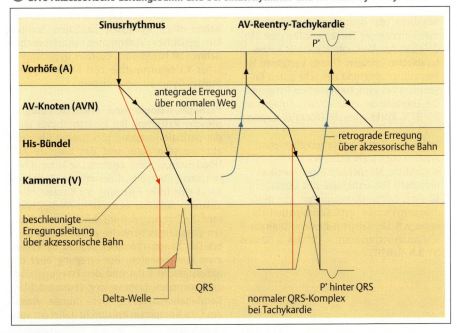

👁 3.16 Akzessorische Leitungsbahn: EKG bei Sinusrhythmus und AV-Reentry-Tachykardie

3.17 WPW-Syndrom

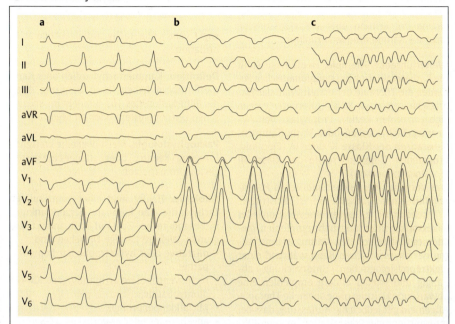

a Orthodrome, **b** antidrome Reentry-Tachykardie bei links gelegener akzessorischer Leitungsbahn. **c** Tachykard über die akzessorische Bahn übergeleitetes Vorhofflimmern (maximale Präexzitation).

Therapie.

Akute Anfälle von Reentry-Tachykardien.
- Vagusstimulierende Maßnahmen (Valsalva, Pressdruckversuch, Karotismassage etc.),
- intravenöse Gabe von
  - Verapamil bzw. Adenosin (Blockierung der AV-Knoten-Leitung),
  - Ajmalin, Flecainid oder Propafenon (Blockierung der akzessorischen Leitungsbahn).

Bei Fortbestehen der Tachykardie oder hämodynamischer Instabilität sollte umgehend eine elektrische Kardioversion durchgeführt werden.

Akute Behandlung von Vorhofflimmern/-flattern mit Leitung über die akzessorische Leitungsbahn.
- Intravenöse Behandlung mit einem Klasse-IC-Antiarrhythmikum (Ajmalin, Propafenon, Flecainid),
- Kardioversion.

Substanzen der Klasse IB (Lidocain, Mexiletin) sind wirkungslos. Bei einer nicht eindeutig geklärten Tachykardie sollte Verapamil nicht intravenös verabreicht werden, da dies zu einer Vasodilatation mit konsekutivem Blutdruckabfall führen kann, der reflektorisch über Sympathikusaktivierung die Refraktärzeit der akzessorischen Bahn verkürzt. Bei offenem WPW-Syndrom und Vorhofflimmern sind **Digitalis,**

Verapamil bzw. **Adenosin kontraindiziert**, da die Gefahr besteht, dass durch eine Beschleunigung der Leitung über die akzessorische Bahn die Kammerfrequenz zunimmt.

Weiterführende Therapie. Heutzutage stellt die Katheterablation bei *symptomatischen Patienten* die Therapie der ersten Wahl dar (Erfolgschancen etwa 97 %). Alternativ eignen sich zur oralen Rezidiv-Prophylaxe von AV-Reentry-Tachykardien oder Vorhofflimmern Substanzen der Klasse IC oder IA (Flecainid, Propafenon, Chinidin) sowie der Klasse III (Sotalol, Amiodaron).

Das Vorgehen bei *asymptomatischen Patienten* mit einer Präexzitation ist umstritten. Während manche Zentren eine Ablation jeder akzessorischen Leitungsbahn empfehlen, machen es andere von den Leitungseigenschaften der akzessorischen Bahn während einer elektrophysiologischen Untersuchung abhängig und wieder andere empfehlen eine abwartende Haltung ohne spezielle Therapie. Allgemein gilt jedoch die Auffassung, dass bei intermittierender Präexzitation im Ruhe-EKG oder Belastungs-EKG kein erhöhtes Herztod-Risiko besteht, unabhängig davon, ob Vorhofflimmern zukünftig auftritt oder nicht.

LGL-Syndrom

engl.: LGL-Syndrome

Hierunter wird eine heterogene Gruppe von supraventrikulären Tachykardien zusammengefasst, die bei Sinusrhythmus eine kurze PQ-Zeit ohne Deltawelle aufweisen:
- AV-Knoten-Reentry-Tachykardien (am häufigsten),
- Sinustachykardien,
- atriale Tachykardien,
- AV-Reentry-Tachykardien.

3.4.6 Kammertachykardien/Kammerflimmern

engl.: ventricular tachycardia/ventricular fibrillation

Definition. Kammertachykardien oder Kammerflimmern haben ihren Ursprung distal der Bifurkation des His-Bündels im spezifischen Leitungssystem oder im Myokard.

Pathophysiologie. Meist liegt eine kreisende Erregung (Reentry) oder seltener eine gesteigerte Automatie vor.

Ätiologie. Häufig liegt einer ventrikulären Tachykardie eine koronare Herzerkrankung, insbesondere bei Zustand nach Infarkt, zugrunde. Weitere häufige Ursachen sind:
- dilatative oder hypertrophe Kardiomyopathie,
- rechtsventrikuläre arrhythmogene Kardiomyopathie,
- Mitralklappenprolaps,
- angeborenes oder erworbenes QT-Syndrom,
- angeborene oder erworbene Herzvitien (insbesondere nach Korrektur einer Fallot-Tetralogie) und
- Induktion durch Antiarrhythmika (→ "arrhythmogene Wirkungen", S. 65ff und 3.6, S. 65).

Bei ca. 5–10 % der Patienten treten ventrikuläre Tachykardien ohne zugrunde liegende Herzerkrankung auf, wobei man idiopathische rechtsventrikuläre von idiopathischen linksventrikulären Tachykardien unterscheidet (3.3, S. 71).

Symptome und Befunde. Bei monomorphen Kammertachykardien liegt die Frequenz häufig zwischen 160 und 240/min. Bei Vorliegen einer zugrunde liegenden Herzerkrankung führt diese schnelle Schlagfolge häufig zu Herzinsuffizienz, Synkope oder Schock. Wenn die Kammerfrequenz zwischen 100

3.18 Kammertachykardie

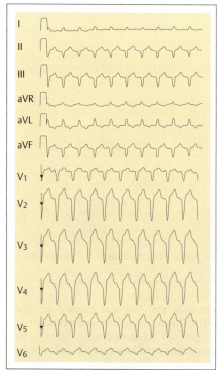

und 150/min liegt (insbesondere bei Zustand nach Hinterwandinfarkt), sind die Patienten häufig nur gering beeinträchtigt. Bei lang anhaltenden ventrikulären Tachykardien kommt es jedoch zu einer hämodynamischen Beeinträchtigung (Dyspnoe, Lungenödem, zunehmende Herzinsuffizienz).
Elektrokardiographisch (3.18) besteht häufig zwischen Kammern und Vorhöfen eine Dissoziation (VA-Dissoziation) und/oder sog. „Capture Beats" (Einfangen der Kammern durch vorzeitige zur Kammer gelangende Vorhofaktionen während einer monomorphen Kammertachykardie). *Differenzialdiagnostisch* kann die Abgrenzung zu einer supraventrikulären Tachykardie mit aberrierender Leitung schwierig sein.

Jede ventrikuläre Tachykardie außerhalb von 48 Stunden nach einem Myokardinfarkt ohne Hinweis für Reinfarkt ist prognostisch ungünstig und eine Indikation zur konsequenten antiarrhythmischen Therapie (heute in der Regel Implantation eines Defibrillators [ICD]).

Therapie. Bei hämodynamisch stabiler Kammertachykardie ist eine ventrikuläre (Über-)Stimulation einer medikamentösen Therapie vorzuziehen (→ 3.8). Mehr als zwei Antiarrhythmika sollten in der Regel nicht verabreicht werden, da es bei Ineffektivität zu einer zunehmenden hämodynamischen Verschlechterung aufgrund der negativ inotropen Wirkung kommen kann. Die i.v. Gabe von Verapamil ist **kontraindiziert** (Blutdruckabfall, Induktion einer Ischämie und Übergang in Kammerflimmern). Bei initialer hämodynamischer Instabilität (systolischer Druck < 90 mmHg, Linksherzinsuffizienz und massiver Lungenstauung/Lungenödem, akutem Infarkt, schwerer Angina pectoris) sollte umgehend kardiovertiert werden. Dagegen sollte bei Bewusstlosigkeit oder bei schneller Kammertachykardie mit oft nicht eindeutig abgrenzbaren QRS-Komplexen und ST-T-Wellen ohne Synchronisation defibrilliert werden. Bei therapierefraktären Kammertachyarrhythmien ist die intravenöse Applikation von 150 mg Amiodaron (über 10 min, ggf. wiederholen) zur Terminierung bzw. Erleichterung der Defibrillation/Kardioversion indiziert (→ 3.4, S. 62).

Therapiemöglichkeiten.
- ICD-Implantation (S. 69),
- antiarrhythmische Dauerbehandlung (in der Regel in Kombination mit einem ICD),
- antitachykarde Operation (S. 71).

3.4.7 QT-Syndrom

Das QT-Syndrom (LQTS) ist charakterisiert durch eine im Oberflächen-EKG nachweisbare abnorme Verlängerung der QT-Zeit und

3.19 EKG bei QT-Syndrom

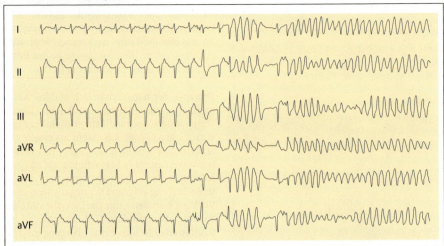

Polymorphe Kammertachykardie vom Typ „Torsade de Pointes" (Spitzenumkehr-Tachykardie) bei QT-Syndrom.

das spontane Auftreten von ventrikulären Tachyarrhytmien vom Typ der Torsade de Pointes (TdP; → 3.19). Zu unterscheiden ist zwischen einer **kongenitalen** und **erworbenen** Form der Erkrankung.

Kongenitales QT-Syndrom

Definitionen. Die autosomal-dominant vererbte Form des kongenitalen LQTS wird als **Romano-Ward-Syndrom**, die seltenere autosomal-rezessive Variante, bei der zusätzlich eine Taubheit vorliegt, als **Jervell und Lange-Nielsen-Syndrom** bezeichnet.

Ätiopathogenese. Dem kongenitalen LQTS liegen Mutationen von Genen zugrunde, die Ionenkanäle oder deren Untereinheiten (Folge: Unterfunktion – loss of function – von Kaliumkanälen oder Überfunktion – gain of function – des Natriumkanals) bzw. Zellmembranproteine (Ankyrin) kodieren. Mutationen des Natriumkanal-Gens sind ausgesprochen vielfältig und können zu einem LQTS, Brugada-Syndrom und primären Störungen der Erregungsleitung führen. Überlappungen des Phänotyps sind nicht selten. Die funktionelle Konsequenz aller bisher beschriebenen Mutationen von LQTS-Genen ist eine Verlängerung der Aktionspotenzialdauer, die im Oberflächen-EKG zu einer Verlängerung der QT-Dauer führt. Die Patienten sind durch Synkopen und/oder einen plötzlichen Herztod bedroht, da die Torsade de Pointes zu Kammerflimmern degenerieren können.

Epidemiologie. Die Erkrankung manifestiert sich in der späten Kindheit bzw. in der frühen Adoleszenz, das weibliche Geschlecht ist bevorzugt betroffen.

Symptomatik. Bei ca. 20% der Betroffenen kommt es zu Synkopen.

Therapie. Als effektiv hat sich eine hoch dosierte Therapie mit **β-Blockern** erwiesen, wobei in Einzelfällen, bei bradykardisierender Wirkung der β-Blocker, eine zusätzliche permanente Schrittmacherimplantation erforderlich ist. Kommt es unter Betablocker-Therapie weiterhin zu Synkopen, wird eine ICD-Implantation empfohlen. Darüber hinaus sollten alle Patienten mit überlebtem Herztod mit einem ICD versorgt werden. QT-verlängernde Medikamente sind bei allen Patienten mit QT-Syndrom kontraindiziert. Cave: Vermeidung von Hypokaliämie, da diese sich repolarisationsverlängernd auswirkt.

Erworbenes QT-Syndrom

Ätiopathogenese. Das erworbene QT-Syndrom ist auf eine verminderte Repolarisationsreserve zurückzuführen, die zu einer abnormen Reaktion auf repolarisationsverlängernde Stimuli führt. Das QT-Intervall ist vor Exposition mit einem repolarisationsverlängernden Medikament (wie Sotalol, Chinidin, Erythromycin, Terfenadin, usw.) normal. Zum Auftreten eines erworbenen LQTS kann es nach Einnahme dieser repolarisationsverlängernden Pharmaka kommen, auch wenn normale Plasmaspiegel nicht überschritten werden. Andere Ursachen sind bedeutsame Metabolisierungs- oder Ausscheidungsstörungen, die zu einer Überdosierung oder akzidentellen Intoxikation führen können. So können Substanzen, die über das Cytochrom-P_{450}-System der Leber verstoffwechselt werden, durch eine Blockierung der Aktivität dieses Systems (z.B. durch Ketoconazol oder Erythromycin) zu hohen Plasmakonzentrationen des ansonsten verstoffwechselten Pharmakons führen. Dadurch kommt es zu einer entsprechenden QT-Verlängerung und ggf. Induktion von Torsade de Pointes (TdP). Begünstigend für das Auftreten von TdP sind Bradykardie, Hypokaliämie und Hypomagnesiämie.

Therapie. Bei Verdacht auf eine medikamentös induzierte QT-Verlängerung muss das auslösende Pharmakon abgesetzt werden. Bei gleichzeitiger Bradykardie muss eine Frequenzanhebung erfolgen (Orciprenalin i.v., temporäre Schrittmacherstimulation). Eine zusätzliche Korrektur der Hypokaliämie bzw. Hypomagnesiämie ist erforderlich. Im Falle der Degeneration von TdP in Kammerflimmern ist eine sofortige Defibrillation indiziert.

Bei TdP im Rahmen des erworbenen QT Syndrom handelt es sich nicht um eine substanzspezifische Nebenwirkung, sondern um eine individuell determinierte abnorme Reaktion auf einen repolarisationsverlängernden Stimulus. Daher sind bei einem Patienten mit bereits bekannten TdP alle repolarisationsverlängernden Pharmaka kontraindiziert.

Kurzes QT-Syndrom

Neben dem langen wurde das kurze QT-Syndrom als weitere angeborene Ionenkanalerkrankung (bisher bekannt: Überfunktion eines Kaliumkanals mit beschleunigter Repolarisation) bei bislang wenigen Familien beschrieben. Ähnlich dem QT- oder Brugada-Syndrom sind die Betroffenen durch einen plötzlichen Herztod aufgrund schneller Kammertachykardien bzw. Kammerflimmern gefährdet. Die QT-Zeit der Betroffenen ist kürzer als 280 ms, oft sogar geringer als 250 ms. Der ICD ist die einzige erwiesene Therapie. Die Behandlung betroffener asymptomatischer Familienmitglieder ist derzeit offen.

3.4.8 Brugada-Syndrom

Das **Brugada-Syndrom** ist definiert als Kammerflimmern bzw. hochfrequente polymorphe Kammertachykardie und ST-Elevation in den rechtspräkordialen Ableitungen (V_1 bis V_3), s. 3.20. Das QT-Intervall ist normal, es liegt keine strukturelle Herzerkran-

3.20 Brugada-Syndrom

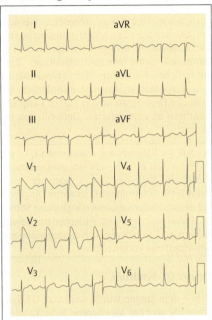

kung vor. Häufig treten die EKG-Veränderungen lediglich transient auf. Eine intravenöse Applikation von Ajmalin (1 mg/kgKG) oder Procainamid (10 mg/KgKG) bzw. Flecainid (2 mg/kgKG) kann die wegweisenden EKG-Veränderungen demaskieren.

Ursächlich liegt eine genetisch heterogene Erkrankung vor, wobei ein Natriumkanaldefekt identifiziert wurde (bei etwa 20 % der Betroffenen). Somit handelt es sich neben dem angeborenen QT-Syndrom auch bei dem Brugada-Syndrom um eine Ionenkanalerkrankung.

Differenzialdiagnostisch muss eine arrhythmogene rechtsventrikuläre Kardiomyopathie ausgeschlossen werden.

Bei Patienten mit rezidivierenden Synkopen und/oder Z.n. Reanimation ist die Implantation eines ICD-Systems als einzige therapeutische Maßnahme zu empfehlen. Bei asymptomatischen Patienten mit charakteristischen EKG-Veränderungen wird die Notwendigkeit einer ICD-Implantation kontrovers diskutiert.

3.4.9 Synkopen

Synkopen (→ "Leitsymptome", S. 6) sind der Grund für ca. 5 % aller Krankenhauseinweisungen. Entscheidend für die Therapie und prognostische Einschätzung sind die Anamnese und der klinische Untersuchungsbefund. Es gilt vor allem, eine harmlose vasovagale Kreislaufreaktion beim sonst Gesunden von einer durch Brady- oder Tachykardien hervorgerufenen Synkope zu differenzieren.

Bei Vorliegen einer kardialen Grunderkrankung ist das Auftreten einer Synkope prognostisch ungünstig.

Folgende Situationen sind wichtig, da prognostisch bedeutsame Arrhythmien vorliegen:
- Synkope **nach Infarkt**: Eine erstmalig nach Infarkt aufgetretene Synkope sollte immer an eine selbst terminierende Kammertachykardie denken lassen;
- Synkope bei **AV-Block II. Grades** oder **intraventrikulärer Leitungsstörung** (kompletter Schenkelblock und bifaszikulärer Block): Als Folge einer vorübergehenden höhergradigen AV-Blockierung, nicht selten sind auch tachykarde Arrhythmien im Rahmen der kardialen Grunderkrankung assoziiert;
- Synkope als Folge einer **Sinusknotenfunktionsstörung**: Sinusknotenstillstand oder verzögertes Einsetzen des Sinusknotens nach atrialer Tachyarrhythmie (Bradykardie-Tachykardie-Syndrom). Im Intervall oft unauffälliges EKG;
- Synkope als Folge einer **supraventrikulären Tachykardie**: selten, aber gelegentlich kann auch beim sonst Gesunden eine supraventrikuläre Tachykardie zur Synkope führen;

- Synkope bei **WPW-Syndrom:** hochfrequente Überleitung auf die Kammern bei Vorhofflimmern/-flattern bei sehr kurzer Refraktärzeit der akzessorischen Bahn;
- Synkope unter **antiarrhythmischer Therapie:** Bradykardie als Folge einer höhergradigen Automatie- oder Leitungsstörung (Sinusknotenstillstand oder höhergradiger AV-Block); Tachykardie als Folge proarrhythmischer Wirkung (Proarrhythmie; erworbenes QT-Syndrom);
- Synkope bei **implantiertem Schrittmacher:** intermittierender Exit-Block bei fehlendem Kammereigenrhythmus; zusätzliche, u.U. schon vor Schrittmacherimplantation vorhandene Tachykardie.

Literatur

Rosen MR. The concept of afterdepolarizations. In: Rosen MR, Janse MJ, Witt AL, eds. Cardiac Electrophysiology. Futura Publishing 1990; 267–271.
Grundlegende Darstellung des pathophysiologischen Konzepts von Nachdepolarisationen für die Genese von ventrikulären Tachyarrhythmien.

Crawford MH, DiMarco JP, Paulus WJ, eds. Cardiology. 2nd ed. Mosby 2004.
Grundlegende aktuelle und umfassende Darstellung der Kardiologie.

Haverkamp W, Breithardt G. Moderne Herzrhythmustherapie. Thieme 2003.
Grundlegende Darstellung pharmakologischer und nichtpharmakologischer Therapieprinzipien von Tachyarrhythmien.

ACC/AHA/ESC. Guidelines for the Management of Patients with Supraventricular Arrhythmias. Circulation. 2003; 108: 1971–1909.

ACC/AHA/ESC. Guideline Update for Implantation of Cardiac Pacemakers and Antiarrhythmia Devices. Circulation. 2002; 106: 2145–2161.

ACC/AHA/ESC. Guidelines for the Management of Patients With Atrial Fibrillation. Circulation. 2001; 104: 2118–2150; Eur Heart J. 2001; 22: 1852–1923.

4 Herzinsuffizienz

Thomas Budde, Thomas Wichter, Günter Breithardt

4.1	Allgemeines ... 96	4.4	Pulmonale Hypertonie und Cor pulmonale ... 108	
4.2	Herzinsuffizienz bei koronarer Herzkrankheit (KHK) ... 106	4.4.1	Akutes Cor pulmonale ... 109	
4.3	Herzinsuffizienz bei Hypertonie („Hypertonieherz") ... 108	4.4.2	Chronisches Cor pulmonale ... 109	

4.1 Allgemeines

engl.: (congestive) heart failure (CHF)

Definition. Der Begriff Herzinsuffizienz bezeichnet eine Situation, in der das Herz aufgrund einer Störung der eigenen Funktion oder einer Störung seiner „Arbeitsbedingungen" innerhalb des Herz-Kreislauf-Systems nicht in der Lage ist, Blut in der Menge oder Geschwindigkeit durch den Körper zirkulieren zu lassen, wie es die Stoffwechsel- und Energiebedürfnisse der Organe und Körpergewebe erfordern. Die Herzinsuffizienz stellt somit *keine eigenständige Erkrankung* dar, sondern umfasst einen durch pathologische hämodynamische Veränderungen hervorgerufenen *Symptomenkomplex*, der seine Ursache in allen Anteilen des Herz-Kreislauf-Systems (Herz, periphere arterielle und venöse Gefäße, zirkulierendes Blutvolumen) oder anderen körpereigenen Regelsystemen (z. B. neurohumorales System, Renin-Angiotensin-Aldosteron-System, vegetatives Nervensystem) haben kann. Die Diagnose „Herzinsuffizienz" ist daher erst der *Ausgangspunkt zur differenzialdiagnostischen Klärung* zugrunde liegender Ursachen.

Epidemiologie.
- ♀ < ♂,
- häufigstes kardiales Erkrankungsbild, weltweit mehrere Millionen Patienten,
- häufigster Krankenhausaufnahmegrund >65 Jahre,
- Letalität 20–40 %/Jahr (NYHA-Klasse III und IV).

Ätiologie. Der Herzinsuffizienz können primär myokardial bedingte Funktionsstörungen, Druck- oder Volumenbelastung des Herzens oder andere intra- oder extrakardiale organische oder funktionelle Veränderungen zugrunde liegen. ▼ 4.1 beschreibt verschiedene Herzinsuffizienzformen anhand einer akuten oder chronischen Symptomatik und danach, ob eine primär myokardiale Funktionsstörung besteht oder ob andere Ursachen vorliegen.

Bisher gesicherte molekular- bzw. zellbiologische Befunde.
- Gesteigerte Expression von „Myosin-Heavy-Chains",
- DNS-Einzelmutationen (z. B. Mitochondriopathien, familiäre hypertrophische Kardiomyopathien [HCM]),
- Abnahme der myokardialen Ca^{2+}-ATPase bei Herzinsuffizienz,

4.1 Ursachen von akuter versus chronischer Herzinsuffizienz

Ursachen	akute Herzinsuffizienz	chronische Herzinsuffizienz
primär myokardiale Schädigung	akute Ischämie Myokardinfarkt Myokarditis Intoxikationen negativ inotrope Medikamente	koronare Herzkrankheit Hypertonie (chronisches Stadium) Herzklappenfehler (Spätstadium) dilatative Kardiomyopathie Zustand nach Peri-/Myokarditis negativ inotrope Medikamente
andere kardiale Ursachen	akute Klappeninsuffizienz postinfarzieller Septumdefekt oder Papillarmuskelabriss Perikardtamponade Herzrhythmusstörungen	Herzklappenfehler (Frühstadium) konstriktive Perikarditis Perikardtamponade Herzrhythmusstörungen
extrakardiale Ursachen	Hochdruckkrise Lungenembolie vasokonstriktive Medikamente hoch positive Flüssigkeitsbilanz	pulmonale Hypertonie Hypovolämie (relativ/absolut) schwere Anämie große arteriovenöse Fisteln thyreotoxische Krise

- Mutation mitochondrialer Gene im Alter oder bei chronischer Ischämie.

Neurohumorale Veränderungen bei chronischer Herzinsuffizienz.
- Steigerung vasokonstriktorischer Hormone (Angiotensin II, Vasopressin = ADH),
- erhöhte Aldosteron-Freisetzung (→ Natrium- und Wasserretention).
- Steigerung der Plasma-Katecholamine (Adrenalin, Noradrenalin),
- Abnahme der $β_1$-Rezeptor-Empfindlichkeit (die „Downregulation" ist zunächst ein physiologischer Adaptationsmechanismus bei gesteigertem Sympathikotonus),
- Abnahme des intrazellulären cAMP durch Hemmung der Adenylatzyklase.

Pathophysiologie (☞ 4.1). Für die klinischen Symptome einer Herzinsuffizienz können sowohl ein verringertes Herzzeitvolumen mit verhindertem Blutauswurf in die arterielle Strombahn („*Vorwärtsversagen*", z. B. massive Lungenembolie) als auch ein „Blutrückstau" mit mangelhafter Entleerung einer oder beider Herzkammern („*Rückwärtsversagen*", z. B. bei Aortenklappenstenose) verantwortlich sein. Beide Formen können auch gemeinsam auftreten. Neben einer (initialen) *Rechts-* oder *Linksherz-* oder einer *globalen Herzinsuffizienz* kann eine *systolische* Herzinsuffizienz (verminderte Auswurfleistung, z. B. dilatative Kardiomyopathie) von einer *diastolischen* Herzinsuffizienz (gestörte Ventrikelfüllung, z. B. bei Pericarditis constrictiva) unterschieden werden.

Schweregradeinteilung. Die Schwere einer Herzinsuffizienz kann sowohl anhand des Ausmaßes der *subjektiven Beschwerden* (z. B. Dyspnoe nach NYHA-Klassifikation, 4.2), als auch durch objektivierbare Parameter wie maximale Sauerstoffaufnahme, zentraler Venendruck, Pulmonalkapillardruck oder Herzzeitvolumen in Ruhe oder bei körperlicher Belastung beurteilt werden.

4 Herzinsuffizienz

4.1 Herz-Kreislauf-System bei chronischer Herzinsuffizienz

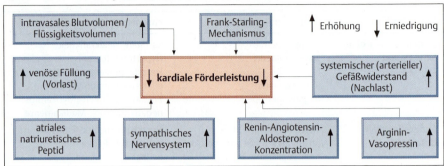

Symptomatik, klinische Befunde. Neben den spezifischen Symptomen ursächlicher Erkrankungen können je nach Schwere der Herzinsuffizienz in unterschiedlichem Maße Symptome auftreten, die (vorwiegend) einer Rechts-, Links- oder einer globalen (= Rechts- und Links-)Herzinsuffizienz entsprechen (→ 4.3,).

Beim **kardiogenen Schock** (4.2) kommt es aufgrund einer hochgradig reduzierten kardialen Pumpleistung zum akuten Kreislaufversagen. Die Prognose ist schlecht (> 50 % Letalität). Unter maximaler endogener Katecholamin-Stimulation werden Kompensationsmechanismen aktiviert (Herzfrequenzanstieg; vorwiegend Noradrenalin-vermittelte Vasokonstriktion), die jedoch im manifesten Schock nicht ausreichen.

Bei **akuter, schwerer Herzinsuffizienz** oder bei **Schockzuständen** kann es erforderlich sein, sich durch ein (invasives) hämodynamisches Monitoring (Intensivstation, Rechtsherzkatheter [Swan-Ganz]) Klarheit über die aktuelle hämodynamische Situation zu verschaffen. Arterieller Blutdruck, rechtsatrialer Druck (RA/ZVD), Pulmonalarteriendruck (PA) und Pulmonalkapillardruck (PC) werden „direkt" gemessen, die HZV-Bestimmung erfolgt durch Thermodilution, der Lungengefäßwiderstand und der systemische Gefäßwiderstand werden berechnet. Durch die Kenntnis dieser Größen können Rückschlüsse auf die Genese gezogen werden und es kann eine differenzierte Therapie geplant werden.

4.2 Schweregrade der Herzinsuffizienz nach New York Heart Association (NYHA)

Grad	Symptome
I	keine subjektiven Beschwerden
II	Beschwerden bei stärkerer Belastung (z. B. Treppensteigen > 2 Etagen)
III	Beschwerden bei leichter Belastung (z. B. Treppensteigen ≤ 2 Etagen)
IV	Beschwerden in Ruhe

T 4.3 Symptome bei Herzinsuffizienz

Symptome	Linksherz-insuffizienz	Rechtsherz-insuffizienz	globale Herz-insuffizienz
Dyspnoe, Orthopnoe	+		+
Lungenstauung, Lungenödem	+		+
„Leistungsknick"	+	+	+
Konzentrationsschwäche	+	(+)	+
Organfunktionsstörungen	+	+	+
Zyanose	(+)	+	+
Pleuraergüsse	(+)	+	+
Schwindel, Synkopen	+	(+)	+
Tachykardie, Bradykardie	+	+	+
periphere Ödeme		+	+
(Jugular-)Venenstauung		+	+
Hepato-/Splenomegalie		+	+
Aszites		+	+
Stauungsgastritis/-enteritis		+	+

Diagnostisches Vorgehen.

Anamnese.
- Körperliche Belastbarkeit? „Leistungsknick"? Belastungs-/Ruhedyspnoe?
- Beschwerdebeginn/-zunahme sukzessive (z.B. Zunahme einer myokardialen Funktionsstörung) oder plötzlich (akute Ischämie oder paroxysmale Arrhythmien; z.B. Vorhofflimmern, Kammertachykardien)?
- Gewichtszunahme (Flüssigkeitsretention)? Ödeme? Nykturie? Nächtliche akute Dyspnoeanfälle (Lungenstauung, Arrhythmien, Ischämien)?
- Husten bei Belastung, häufige „Bronchitis/Lungenentzündung" (Lungenstauung)?
- Bauchumfangs-Zunahme (Aszites)?

4.2 Hämodynamik bei kardiogenem Schock

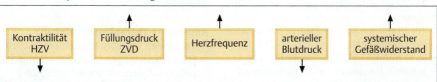

Die hämodynamischen Veränderungen sind z.T. Ausdruck des kardialen Pumpversagens und z.T. körpereigener Kompensationsbemühungen.

- Übelkeit, Inappetenz, Magenschmerzen (Stauungsgastritis? Portale Hypertension)?
- Bisherige Behandlung? Medikamente verändert/abgesetzt? Ergebnis?
- „Herzstolpern"? „Herzrasen"? Schwindel? Präsynkopen? Synkopen?
- Zeichen spezieller kardialer/pulmonaler Erkrankungen (z. B. Angina)?
- Beschwerdebeeinflussende Faktoren (z. B. psychische/physische Belastung, Alkohol)?

Körperliche Untersuchung. Blässe, Zyanose, Dyspnoe (im Liegen), pulmonale Rasselgeräusche, 3. Herzton (Galopp), Venenstauung, hepatojugulärer Reflux, Hepato-(Spleno-)megalie, Ödeme, Aszites, Zentralisationszeichen, „kalter" Schweiß, Blutdruck, Puls?

EKG. Tachy-/Bradykardie, Linksschenkelblock?, Schädigungs-/Infarktzeichen?

Echokardiographie. Ventrikelgröße/-funktion, LV-Ejektionsfraktion (EF; Norm ≥60%), intra- oder interventrikuläre Asynchronie, Klappenfehler, Perikarderguss, Shunt-Vitien, Wandhypertrophie, Thromben?

Labordiagnostik (unspezifisch!). Blutgasanalyse, Blutbild, Na^+, K^+, Kreatinin, CK, CK-MB, GOT, LDH, BNP (= B-Typ natriuretisches Peptid; bedeutsamer Marker für die Langzeitprognose).

Röntgen-Thorax. Kardiomegalie, akute/chronische Stauungszeichen, Infiltrate, Pleuraerguss, Zwerchfellhochstand (bei Hepatomegalie)?

(Spiro-)Ergometrie. Belastbarkeit, maximale O_2-Aufnahme unter Belastung:
- 15–20 ml/min/kgKG = leichte Herzinsuffizienz;
- 10–15 ml/min/kgKG = mäßige bis schwere Herzinsuffizienz;
- <10 ml/min/kgKG = schwere bis sehr schwere Herzinsuffizienz (Transplantationsindikation erwägen!).

Herzkatheteruntersuchung (Rechts-/Linksherzkatheter). Drücke/O_2-Sättigung im großen und kleinen Kreislauf, Herzzeitvolumen (HZV), „Cardiac Index" (CI = HZV/Körperoberfläche; Norm: ≥2,5 l/min/m^2KO), LV-Ejektionsfraktion (EF; Norm: ≥60%), Koronarbefund.

Linksventrikuläre Auswurffraktion (LV-EF).
- >60%: normale LV-Funktion
- 60–46%: leichte LV-Dysfunktion
- 45–35%: moderate LV-Dysfunktion
- <35%: schwere LV-Dysfunktion

Verlauf und Prognose.

Chronische Herzinsuffizienz. Die Prognose korreliert mit
- hämodynamischen Parametern (Ejektionsfraktion, Cardiac Index, ZVD),
- biochemischen Markern (z. B. ANP, BNP, Plasma-Katecholamine),
- dem Auftreten von Arrhythmien,
- der maximalen Sauerstoffaufnahme (Spiro[ergo]metrie),
- der Schwere der klinischen Symptomatik nach NYHA (◉ 4.3).

Akute Herzinsuffizienz. Verlauf und Prognose sind ganz entscheidend von der kausal zugrunde liegenden Erkrankung abhängig. So ist z. B. die Langzeitprognose durchaus gut nach erfolgreicher Operation einer hochgradigen Aortenklappenstenose, jedoch wesentlich schlechter bei dilatativer Kardiomyopathie oder koronarer Herzkrankheit mit ausgeprägter Herzinsuffizienz (ohne Option einer Herztransplantation 5-Jahres-Letalität: 25–62%).

Allgemeine Therapiemaßnahmen.
- Vermeiden von körperlichen/physischen Spitzenbelastungen (aber: Bei chronischer Herzinsuffizienz ist vorsichtiges Ausdauertraining positiv!), akute Dekompensation: Bettruhe, „Herzbett" (Beine tief/Oberkörper hoch),

4.3 Letalität in Abhängigkeit vom Stadium der Herzinsuffizienz

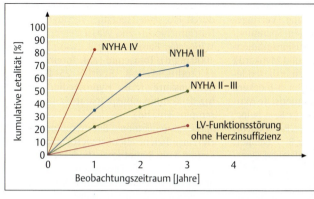

Die NYHA-Klasse als prädiktiver Faktor der kumulativen Letalität bei Herzinsuffizienz. Die Ergebnisse stammen aus den Plazebogruppen der Studien „CONSENSUS", „Minnesota Heart" und „SOLVD-Treatment/-Prevention".

- Thromboseprophylaxe bei Immobilität/Ödemen (insbesondere während Rekompensation mittels Diuretika kommt es zur Hämokonzentration),
- Gewichtsreduktion/-Normalisierung,
- salz*arme* Ernährung (eine salz*freie* Ernährung ist nicht praktikabel!),
- Kontrolle der Serum-Elektrolyte und des Kreatininspiegels,
- bei Hypoxie evtl. (intermittierende) O_2-Gabe (Nasensonde/Maske).

Medikamentöse Therapie. → auch 4.4

Angiotensin-Converting-Enzym-Hemmer (ACE-Hemmer).
Wirkung: Hemmung des Angiotensin-Conversions-Enzyms (ACE, → 9.9, S. 188), verminderte Angiotensin-II-Bildung, Aktivierung des Kallikrein-Kinin-Systems, Senkung des systemischen Gefäßwiderstands, Dämpfung der Sympathikusaktivität, Hypertrophieregression, Reduktion interstitieller Fibrose, Vor-/Nachlastsenkung.
Wirkstoffe: Captopril (z. B. Lopirin; 2 × 6,25 mg bis max. 3 × 50 mg/d), Enalapril (z. B. Xanef; 5–10, max. 40 mg/d), Ramipril (z. B. Delix; 2,5–5, max. 10 mg/d), Lisinopril (z. B. Acerbon; 2,5–10 mg/d) und andere.

Spezielle Indikation: Symptomatische Herzinsuffizienz (alle klinischen Schweregrade), asymptomatische LV-Dysfunktion.
Mögliche Nebenwirkungen: Hypotonie (evtl. mit Schwindel, Kopfschmerz, Müdigkeit, Palpitationen), Verschlechterung der Nierenfunktion, Hyperkaliämie, Reizhusten, Hautreaktionen, Parästhesien, Mundtrockenheit.
Kontraindikationen: Bedeutsame Aortenstenose, beidseitige Nierenarterienstenose, primärer Hyperaldosteronismus, manifeste Niereninsuffizienz.

Angiotensin-1 Rezeptorblocker (AT1-Blocker; ARB).
Wirkung: Blockade des Angiotensin-1 Rezeptors mit Senkung des systemischen Gefäßwiderstands (Nachlastsenkung).
Wirkstoffe: Losartan, (z. B. Lorzaar; 1 × 12,5–100 mg/d), Candesartan (z. B. Atacand, Blopress; 4–16 mg/d), Valsartan (z. B. Diovan; 40–160 mg/d) und andere.
Spezielle Indikation: siehe ACE-Hemmer. Bei Nebenwirkungen unter ACE-Hemmern (Reizhusten, Nierenfunktionsstörung) therapeutische Alternative mit besserer Verträglichkeit.

β-Blocker.
Wirkung: Dämpfung der Sympathikusaktivität, Verringerung des myokardialen O_2-Ver-

brauchs, Herzfrequenzsenkung (längere Diastolendauer → Steigerung der Koronarperfusion), negativ inotrope Wirkung (Verringerung der/des intramyokardialen Spannung/Drucks → Erhöhung des Perfusionsgradienten zwischen Koronararterien und Myokard).
Wirkstoffe: Positive Erfahrungen insbesondere mit β_1-selektiven, lipophilen β-Blockern ohne intrinsische sympathomimetische Aktivität (ISA): Metoprolol (z.B. Beloc; 50–200 mg/d), Bisoprolol (z.B. Concor; 2,5–10 mg/d), Nebivolol z.B. Nebilet; 2,5–5 mg/d), Carvedilol (z.B. Dilatrend, Querto; 6,25–50 mg/d), Atenolol (z.B. Tenormin; 50–100 mg/d), und andere.
Spezielle Indikation: Prognoseverbesserung bei Herzinsuffizienz bei dilatativer Kardiomyopathie und nach Myokardinfarkt (früher Behandlungsbeginn). Hochrisiko-Kollektive (z.B. Diabetiker) profitieren überproportional.
Mögliche Nebenwirkungen: Hypotonie, Müdigkeit, (orthostatischer) Schwindel, Bradykardie, AV-Überleitungsstörungen, zentralnervöse Störungen, Depressionen, Verstärkung einer AVK, einer obstruktiven Ventilationsstörung, oder einer (prä-)diabetischen Stoffwechsellage, „Verschleierung" von Hypoglykämiezeichen, Potenzstörungen.
Kontraindikationen: höhergradige SA- oder AV-Blockierungen und Sinusknoten-Funktionsstörungen ohne Schrittmacher-Schutz, Asthma bronchiale, schwere AVK, kardiogener Schock.

Aldosteron-Antagonisten.
Wirkung: Hemmung der Wirkung von Aldosteron, dadurch Na^+-Ausscheidung, K^+-Retention, antiproliferative Effekte.
Wirkstoffe: Spironolacton (z.B. Aldactone; 12,5–50 mg/d), Eplerenon (Inspra; 12,5–50 mg/d).
Mögliche Nebenwirkungen: Hyperkaliämie, Gynäkomastie (bei Spironolacton ausgeprägter als beim spezifischen Aldosteron-Antagonisten Eplerenon).

Diuretika.
Wirkung: Vorlast- (und Nachlast-)Senkung durch Flüssigkeitsentzug, Verringerung der Natriumchlorid- und Wasserretention,
Wirkstoffe: Furosemid (z.B. Lasix; 20 bis ca. 1000 mg/d), Torasemid (z.B. Torem), Hydrochlorothiazid (z.B. Esidrix; 25–150 mg/d), Etacrynsäure (z.B. Hydromedin; 50–200 mg/d), Kombinationspräparate (z.B. Triamteren plus Thiazid),
Spezielle Indikation: Bei symptomatischer Herzinsuffizienz aller Schweregrade zur Besserung von Symptomen und Belastbarkeit, insbesondere bei Flüssigkeitsretention mit Stauungszeichen und Ödemen. Verbesserung der Prognose nicht bewiesen!
Mögliche Nebenwirkungen: Elektrolytentgleisungen (z.B. Hypo-/Hyperkaliämie/-natriämie je nach Wirkstoff), Hypotonie, Muskelkrämpfe (Waden), Dehydratation, Gehörschädigungen (bei hohen Dosen von Schleifendiuretika),
Kontraindikationen: Akutes Nierenversagen, Anurie, Hypovolämie, schwere Leberfunktionsstörungen (Thiazide, Schleifendiuretika).

Digitalis.
Wirkung: Zunahme der Kontraktilität und des Schlagvolumens, indirekt reflektorische vagal vermittelte Herzfrequenzsenkung, Verlangsamung der atrioventrikulären (AV)-Überleitung. Keine Verbesserung der Prognose (Überleben), aber Reduktion von Symptomen und Hospitalisierung.
Wirkstoffe: Acetyl-Digoxin (z.B. Novodigal; mittlere Erhaltungs-Dosis: 0,2–0,3 mg/d), Methyl-Digoxin (z.B. Lanitop; mittl. Erhalt.-Dosis: 0,1–0,2 mg/d), Digitoxin (z.B. Digimerck; mittl. Erhalt.-Dosis: 0,07–0,1 mg/d) und andere.
Spezielle Indikation: Vorwiegend systolische Dysfunktion, vergrößerter LV, Vorhofflimmern/-flattern, supraventrikuläre Tachykardien.
Mögliche Nebenwirkungen: Farbensehen, Übelkeit, Erbrechen, ventrikuläre Extrasysto-

len und Tachykardien, AV Blockierungen, Bradykardien.
Kontraindikationen: Hyper-/Hypokaliämien, AV-Blockierungen II. und III. Grades, symptomatische Bradykardien, hypertrophische obstruktive Kardiomyopathien.

Vasodilatatoren, Vor-/Nachlastsenker (z. B. Nitrate u. a.).
Wirkung: Je nach Präparat Vor- und/oder Nachlastsenkung durch Weitstellung arterieller Gefäße und/oder venöser Kapazitätsgefäße → Senkung von Herzarbeit und myokardialem O_2-Verbrauch. Smptomatische Therapie ohne nachgewiesene Verbesserung der Prognose.
Wirkstoffe: z. B. Isosorbidmononitrat (ISMN; 20–80 mg/d) oder Isosorbiddinitrat (ISDN; 10–120 mg/d). Wegen eines möglichen Toleranzeffektes: Nitratpause von 10–12 h (z. B. nachts). Bei akuter, schwerer Herzinsuffizienz: 1–10 mg/h i.v. (unter hämodynamischer Kontrolle). Anpassung der Nitratdosierung nach folgenden Kriterien: maximale Blutdrucksenkung bis 10%, bei Hypertonikern bis 30%, kein Absenken des systolischen Blutdrucks unter 90 mmHg! Orale Gabe nach ca. 24 h.
Spezielle Indikation: Symptomatische Herzinsuffizienz. Akute, schwere Linksherzinsuffizienz (i.v. Nitratgabe; bei akuter Lungenstauung/Lungenödem kommt es zu „unblutigem Aderlass" durch „venöses Pooling").
Mögliche Nebenwirkungen: (Orthostatische) Hypotension, Flush, Kollaps, Kopfschmerzen, Tachykardien, je nach Substanz spezifische Reaktionen.
Kontraindikationen: Schock, Hypotonie, hyperthrophe Kardiomyopathien.

Positiv inotrope Substanzen (natürliche/synthetische Katecholamine).
Wirkung: Gezielte Stimulation myokardialer oder vaskulärer α- oder β-Rezeptoren (Adrenalin: α, $β_1$, $β_2$; Noradrenalin: α [$β_1$]; Dobutamin: $β_1$).
Wirkstoffe (→ 4.5, S. 105): Adrenalin (Suprarenin), Dopamin (Dopamin), Dobutamin (z. B. Dobutrex), Noradrenalin (z. B. Arterenol).
Spezielles Wirkungsprofil von Dopamin (Niedrigdosisbereich: dopaminerge Rezeptoren in der Niere → Steigerung der glomerulären Filtrationsrate; mittlerer Dosisbereich: vorwiegend β-Stimulation; Hochdosisbereich: nahezu reine α-Stimulation).
Spezielle Indikation: akute, schwere Herzinsuffizienz bzw. Schock (kontinuierliche intravenöse Gabe, evtl. invasives hämodynamisches Monitoring),
Nebenwirkungen/Kontraindikationen: Jeweils gekennzeichnet durch die spezifische Aktivierung zentraler und peripherer α- und/oder β-Rezeptoren.

„Inodilatoren" (Phosphodiesterasehemmer).
Wirkung: Selektive Hemmung der Phosphodiesterase-III → Steigerung der intrazellulären cAMP-Konzentration → positive inotrope und periphere vasodilatierende Wirkung, Herzfrequenzsteigerung.
Wirkstoffe: z. B. Enoximon (Perfan; intravenöse Aufsättigung nach Herstellerangabe, dann Erhaltungsdosis von 2,5–10 µg/kgKG/min i.v.) oder Amrinon (Wincoram; Erhaltungsdosis: 5–10 µg/kgKG/min i.v.; Tagesdosis: 10 mg/kgKG).
Spezielle Indikation: akute, schwere Herzinsuffizienz (i.v. Applikation).
Mögliche Nebenwirkungen: Anstieg der Leberenzyme, evtl. Cholestase, supra-/ventrikuläre Herzrhythmusstörungen, Kopfschmerz, Übelkeit, Erbrechen, Tachykardien, Hypotonie, Thrombopenie, Fieber.
Kontraindikationen: Schwere obstruktive Kardiomyopathien, schwere Hypovolämie, Hypotonie, Niereninsuffizienz, Ventrikelaneurysma.

Neuere Substanzen und Therapiekonzepte (derzeit noch in Evaluation).
- Calcium-Sensitizer (Levosimendan),
- B-Typ Natriuretisches Peptid = BNP (Nesiritide),
- Vasopressin (ADH-) Antagonisten (Tolvaptan),

- Endothelin-Antagonisten (Bosentan),
- Tumornekrosefaktor-α (TNF-α)-Antagonisten (Infliximab).

Medikamentöse Therapie der chronischen Herzinsuffizienz. 4.4 zeigt die Angriffspunkte verschiedener Medikamentengruppen in Beziehung zum (vorwiegend) beeinflussten Pathomechanismus. Die Anzahl der verwendeten Medikamente richtet sich nach der klinischen Symptomatik. Für *ACE-Hemmer* wurde für alle NYHA-Klassen eine Symptom- und Prognoseverbesserung und eine Häufigkeitsabnahme notwendiger Krankenhausaufenthalte gezeigt. Sie stellen daher heute beim Fehlen von Kontraindikation einen „Grundpfeiler" der Therapie dar. *AT1-Antagonisten* (ARB) sind in ihrer Wirkung gleichwertig (nicht besser) als ACE-Hemmer und stellen damit eine Alternative dar (z.B. bei Nebenwirkungen unter ACE-Hemmern). Auch für *β-Blocker* wurde in allen Schweregraden der Herzinsuffizienz (NYHA I-IV) eine deutliche Symptom- und Prognoseverbesserung mit Senkung der Gesamtmortalität und plötzlicher Herztodesfälle nachgewiesen. *Aldosteron-Antagonisten* sollten aufgrund ihres prognostischen Vorteils ab NYHA-III eingesetzt werden. *Diuretika* werden im NYHA-Stadium II-IV zur symptomatischen Behandlung von Flüssigkeitsretention und Ödemneigung eingesetzt. *Digitalis* hat einen Stellenwert im Stadium NYHA III der Herzinsuffizienz zur symptomatischen Therapie und Reduktion der Hospitalisierungsrate sowie insbesondere zur Frequenzregulierung bei Vorhofflimmern. Eine Therapie mit spezifischen Antiarrhythmika ist bei Herzinsuffizienz problematisch (→ „Herzrhythmusstörungen", 3.6, S. 65).

Medikamentöse Therapie bei akuter schwerer Herzinsuffizienz und Schock (4.5). Treten bei einer akuten Herzinsuffizienz

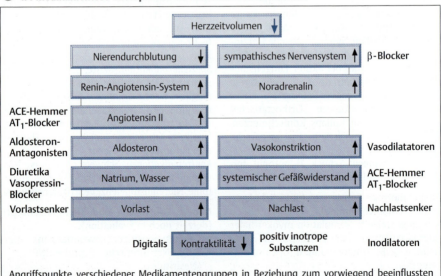

4.4 Medikamentöse Therapie der chronischen Herzinsuffizienz

Angriffspunkte verschiedener Medikamentengruppen in Beziehung zum vorwiegend beeinflussten Pathomechanismus.

4.5 Medikamentöse Stufentherapie bei akuter Herzinsuffizienz

Schock (systolischer Blutdruck < 80–90 mmHg Cardiac Index < 1,8 l/min/m²)	Adrenalin (0,1 µg/kg KG/min und mehr) Dopamin (> 10 µg/kg KG/min), Dobutamin (5 – 10 µg/kg KG/min) (evtl. Phosphodiesterasehemmer)	
Hypotonie (systolischer Blutdruck < 100 mmHg) **Rückgang der renalen Ausscheidungsfunktion**	Dopamin (6 – 10 µg/kg KG/min) (= mittlere/höhere Dosis) Dobutamin (5 – 10 µg/kg KG/min)	α- und β-Rezeptor-Stimulation
	Dopamin (2 – 4 µg/kg KG/min) (= Niedrigdosis) Dobutamin (5 – 10 µg/kg KG/min)	β-Rezeptor-Stimulation, Stimulation renaler dopaminerger Rezeptoren
stabile Kreislaufsituation (z. B. bei akuter Linksherzdekompensation mit Lungenstauung)	Diuretika, Vasodilatatoren (z. B. Nitrate)	Vorlastsenkung, Nachlastsenkung, Verbesserung der Oxygenierung, Flüssigkeitsumverteilung
	allgemeine Therapie (O₂-Gabe, Oberkörperhochlagerung, etc.)	

Die Dosierung der intravenös verabreichten Medikamente muss durch ein (kontinuierliches) hämodynamisches Monitoring überwacht werden.

oder der Dekompensation einer chronischen Herzinsuffizienz Zeichen einer hämodynamischen Instabilität auf, so kann eine durch hämodynamisches Monitoring (S. 23f u. S. 100) gesteuerte intravenöse Therapie erforderlich werden. 4.5 zeigt die Stufentherapie bei der hämodynamischen Verschlechterung einer zunächst stabilen Herzinsuffizienz in Richtung auf einen kardiogenen Schock bzw. die Stufen der „Deeskalation" im Umkehrfall.

Kardiale Resynchronisationstherapie (CRT). Biventrikuläre Herzschrittmachertherapie zur Verbesserung des kardialen Kontraktionsablaufs. Bei Patienten mit Linksschenkelblock und echokardiographisch nachgewiesener Asynchronie der Ventrikelkontraktion kann durch eine transvenös über den Koronarsinus implantierte Elektrode der linke Ventrikel stimuliert und damit die ventrikuläre Kontraktion synchronisiert werden. Bei Patienten mit erhöhtem Risiko für plötzlichen Herztod kann die CRT auch über einen speziellen ICD mit zusätzlichen Schutz vor plötzlichem Herztod erfolgen.

Herzunterstützungssysteme. Ein funktionsfähiger dauerhafter mechanischer Ersatz für das menschliche Herz ist für den klinischen Einsatz bisher noch nicht verfügbar. Bei medikamentös therapierefraktärer Herzinsuffizienz können jedoch Herzunterstützungssysteme entweder bis zur „Erholung" des insuffizienten Herzens oder als „Überbrückung" bis zur Herztransplantation eingesetzt werden.

Die **intraaortale Ballon-Gegenpulsation** (IABP) führt über die pulssynchrone Expansion eines Ballons in der deszendierenden Aorta zu einer Verbesserung der Koronarperfusion und zu einer Entlastung des linken Ventrikels.

Die **extrakorporale Membranoxygenierung** (ECMO) kann passager für wenige Tage nach Herzoperation zur linksventrikulären Unterstützung eingesetzt werden.

Implantierbare **linksventrikuläre Unterstützungssysteme** (LVAD) sind als pulsatile oder nicht-pulsatile Systeme verfügbar und bieten eine Kreislaufunterstützung bis zur Erholung (selten) oder Transplantation des Herzens. Wesentliche Komplikationen beinhalten Thromboembolien, systemische Infektionen, und andere.

Herztransplantation (→ auch „Grundzüge der Transplantationsimmunologie", S. 1103ff). Die Herztransplantation steht als mittlerweile etablierte Langzeitoption für Patienten mit medikamentös therapierefraktärer Herzinsuffizienz zur Verfügung. Eine breite Verfügbarkeit der Herztransplantation ist durch die erheblich zu geringe Anzahl zur Verfügung stehender Spenderorgane limitiert.

Langzeitverlauf und Prognose. Im Vergleich zur konservativ behandelten schweren Herzinsuffizienz sehr gut: Überlebensraten von bis zu 90% (1 Jahr) bzw. bis zu 80% (5 Jahre).

Wesentliche Komplikationen.
- *Abstoßungsreaktion („Rejektion"):* wesentliche Frühkomplikation! Eine lebenslange Immunsuppression mit Corticoiden, Ciclosporin A oder anderen immunsuppressiven Medikamenten ist zur Prophylaxe bzw. Behandlung einer Rejektion erforderlich.
- *Transplantat-Arteriosklerose* („Graft-Arteriopathie"): sie bestimmt gegenwärtig wesentlich die Langzeitprognose nach einer Transplantation.

4.2 Herzinsuffizienz bei koronarer Herzkrankheit (KHK)

Pathophysiologie. Neben der durch akute Ischämien bedingten Links- oder Rechtsherzinsuffizienz kann durch den Eintritt eines oder mehrerer Infarkte eine chronische Herzinsuffizienz entstehen. ◂ **4.6** zeigt die pa-

◂ **4.6 Entwicklung einer chronischen Herzinsuffizienz bei KHK**

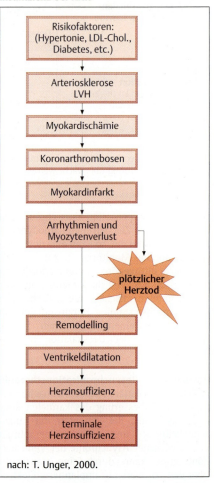

nach: T. Unger, 2000.

Herzinsuffizienz bei koronarer Herzkrankheit (KHK)

4.7 Normale Ventrikelfunktion

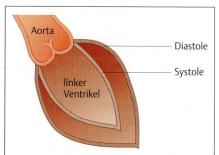

Bei der normalen Funktion des linken Ventrikels liegt eine gleichmäßige Kontraktion aller Kammeranteile vor.

thophysiologische Kette der Entwicklung der Herzinsuffizienz bei KHK.
Durch ein *Infarktereignis* kommt es gegenüber der normalen Ventrikelfunktion (4.7) in den ersten Stunden zum *Kontraktionsausfall des Infarktareals* (4.8a). Die Pumpfunktion wird je nach Infarktgröße (mehr oder weniger vollständig) vom nichtbetroffenen Myokardareal aufrechterhalten. Nach dem akuten Infarktereignis läuft ein Prozess des sog. „*Remodelling*" ab: Als Anpassung an die vermehrte Belastung reagieren die „gesunden" Myokardanteile mit Hypertrophie, während sich das Infarktgebiet noch ausdehnt (4.8b). In der Frühphase des Remodellings sind subakute Komplikationen (z. B. freie/gedeckte Ventrikelperforation oder Ventrikelseptumdefekt) möglich. Ohne Behandlung kann es danach im Verlauf von Monaten bis Jahren durch *Dilatation des Ventrikels* (4.8a–c) im infarzierten und nichtinfarzierten Anteil zu einer manifesten Herzinsuffizienz kommen (5 Jahre: ca. 15%; 10 Jahre: ca. 20% der Patienten). Die Prognose wird durch Reinfarkte, letale Arrhythmien oder Progression der Herzinsuffizienz bestimmt.

Therapiekonzept.
- Therapie der akuten, schweren Herzinsuffizienz: → S. 104f.
- Antiischämische Therapie (Nitrate, β-Blocker, Calciumantagonisten),

4.8 Myokardinfarkt

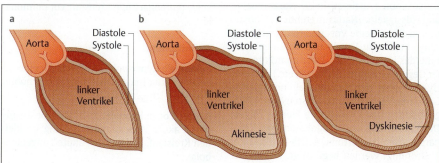

a In den ersten Stunden nach einem Myokardinfarkt kommt es zu einem Kontraktionsausfall des Infarktareals (rot schraffiert).
b Während der Remodelling-Phase kommt es zur Ausdehnung des Infarktgebietes (rot schraffiert) und einer Hypertrophie der nichtinfarzierten Myokardanteile.
c Durch Dilatation des Ventrikels im infarzierten (rot schraffiert) und nichtinfarzierten Anteil sowie einer A- oder Dyskinesie der Myokardnarbe bildet sich eine manifeste Herzinsuffizienz aus.

- Behandlung relevanter Koronarstenosen: perkutane Koronarintervention (PCI), Bypassoperation,
- Vermeidung einer KHK-Progression (Acetylsalicylsäure, Lipidsenker bzw. Behandlung koronarer Risikofaktoren) →„Koronare Herzkrankheit" S. 48ff.
- Medikamentöse Herzinsuffizienztherapie:
  - ACE-Hemmer: positive Beeinflussung des Remodelling, Besserung von Symptomatik und Prognose für alle NYHA Schweregrade,
  - Zusätzlich evtl. Diuretika, Digitalis, Vor- und Nachlastsenker,
  - β-Blocker: positive Wirkung auf Symptomatik und Prognose sowohl bei Therapiebeginn in der akuten Infarktphase als auch im weiteren Verlauf einer chronischen Herzinsuffizienz.
- Vermeidung/Behandlung von Arrhythmien:→ „Herzrhythmusstörungen", S. 60ff.

4.3 Herzinsuffizienz bei Hypertonie („Hypertonieherz")

Pathophysiologie. Durch periphere Vasokonstriktion (Angiotensin II, Noradrenalin) und Flüssigkeits-/Natriumretention (Aldosteron, ADH) tritt eine Vor- und Nachlaststeigerung ein, die zur Druck- und Volumenbelastung des Herzens führt. Trotz neurohumoraler Gegenregulation (ANP, BNP, etc.) tritt eine Hypertrophie der Herzmuskel- und glatten Gefäßmuskelzellen auf. Gesteigerte Kollagenbildung und interstitielle Fibrose folgen; Die Entstehung und Progression von Koronarstenosen (Hypertonie = KHK-Risikofaktor 1. Ordnung) werden begünstigt. Konsekutiv tritt eine systolische und diastolische Pumpfunktionsstörung auf.

Therapiekonzept.
- Blutdruckeinstellung (→ S. 183ff), (Natrium-) salzarme Ernährung, Gewichtsnormalisierung, Ausschalten von Risikofaktoren, sportliche Betätigung (Ausdauersport, keine „Spitzenleistungen"),
- Medikamentöse Herzinsuffizienztherapie: Vor-/Nachlastsenkung mit ACE-Hemmern (Hypertrophieregression!); bei ACE Hemmer-Nebenwirkungen Angiotensin-1-Rezeptorblocker, andere Vasodilatatoren, Diuretika, niedrig dosierte β-Blocker (evtl. Calciumantagonisten).

Literatur

Remme WJ, Swedberg K. Guidelines for the diagnosis and treatment of chronic heart failure. Eur Heart J. 2001; 22: 1527–1560.
Aktuelle Leitlinien der Europäischen Gesellschaft für Kardiologie zur Diagnose und Therapie der chronischen Herzinsuffizienz.

Hoppe UC, Erdmann E, et al. Leitlinien zur Therapie der chronischen Herzinsuffizienz. Z Kardiol. 2001; 90: 218–237.
Aktuelle Leitlinien der Deutschen Gesellschaft für Kardiologie zur Therapie der chronischen Herzinsuffizienz.

4.4 Pulmonale Hypertonie und Cor pulmonale

engl.: pulmonary hypertension, cor pulmonale

Definitionen.

Pulmonale Hypertonie. Es besteht für eine gegebene Situation ein pathologisch erhöhter Druck im Lungenkreislauf.

Akutes Cor pulmonale. Rechtsherzbelastung durch akute Widerstandserhöhung im kleinen Kreislauf, meist durch akute Lungenembolie.

Chronisches Cor pulmonale. Hypertrophie und/oder Dilatation des rechten Ventrikels als Folge einer primären Lungenerkrankung (Struktur, Funktion, Zirkulation) mit pulmonaler Hypertonie.

4.4.1 Akutes Cor pulmonale

→ auch „Lungenembolie", S. 442ff

Ätiologie und Pathogenese. Ursache ist meist eine akute Lungenembolie, seltener Anfälle bei Asthma bronchiale.

Klinische Symptomatik. Dyspnoe, Thoraxschmerz (oft atemabhängig), Hämoptysen, Tachykardie, Schock.

Diagnostisches Vorgehen.

Blutgasanalyse und Labor. Typisch ist eine respiratorische Partialinsuffizienz mit kompensatorischer alveolärer Hyperventilation (Pa_{O_2} ↓, Pa_{CO_2} ↓; → auch S. 264ff), D-Dimere sind erhöht.

EKG. Wechsel des Lagetyps nach rechts (S1-QIII-Typ, Steil-/Rechtstyp), Rechtsschenkelblock, P-pulmonale, T-Negativierungen rechts präkordial.

Röntgen-Thorax. Akut meist unauffällig; später evtl. Pleuraerguss, Infiltrate, Streifenatelektasen, einseitiger Zwerchfellhochstand.

Echokardiographie. Zeichen der Druckbelastung des rechten Ventrikels (Dilatation, paradoxe Septumbewegung), Trikuspidalklappeninsuffizienz (Abschätzung der rechtsventrikulären/pulmonal-arteriellen Drücke); evtl. direkter Nachweis thrombotischer Okklusion proximaler Pulmonalarterien (transösophageales Echo günstiger).

Angio-CT. Nachweis thrombotischer Okklusion von Pulmonalarterienästen.

Perfusions-Ventilations-Szintigraphie. Segment- oder lappenbezogene Perfusionsdefekte der Lunge bei unauffälliger Ventilation.

Pulmonalisangiographie (invasives Verfahren). Nachweis von Gefäßverschlüssen der Pulmonalisstrombahn, Messung der Pulmonalarteriendrücke.

Therapie der Lungenembolie (→ auch ▼ 21.5, S. 443).

Schweregrad I und II. Antikoagulation mit Heparin (initialer Bolus: 5000–10000 IE i.v., Erhaltungsdosis: 2–3fache Verlängerung der PTT),

Schweregrad III und IV. Thrombolyse mit Streptokinase (initialer Bolus: 250000 IE i.v., Erhaltungsdosis 100000 IE/h i.v.) oder mit rt-PA (initialer Bolus: 10 mg i.v., danach 90 mg über 2 h i.v.), nachfolgend Antikoagulation gemäß der Empfehlungen bei tiefer Beinvenenthrombose (→ ▼ 18.6, S. 390).

Fulminante Lungenembolie. Mechanische Thrombusfragmentierung durch Katheterintervention oder chirurgische Embolektomie.

4.4.2 Chronisches Cor pulmonale

Ätiologie und Pathogenese.

Vaskulitis der pulmonalen Strombahn. Primär pulmonale Hypertonie, „Toxic Oil Syndrom" (chemisch verunreinigtes Speiseöl: 1981 epidemieartig in Spanien), Aminorex (Appetitzügler, eingesetzt in den 70er Jahren), i.v. Drogenabhängige (verunreinigte Injektionen), systemische Vaskulitiden. Pathophysiologisch entsteht die Druckerhöhung im kleinen Kreislauf durch Vasokonstriktion und Gefäßwandveränderungen mit Endothelzelldysfunktion und lokaler Thrombose der Lungenstrombahn.

Euler-Liljestrand-Reflex. Vasokonstriktion durch alveoläre Hypoventilation bei Atemwegserkrankungen oder nichtpulmonaler Hypoxie.

Kardiogene Lungengefäßsklerose bei chronischer Lungenstauung (z.B. Mitralstenose) oder Lungenüberflutung (z.B. Links-Rechts-Shunt).

Obliteration der Lungenstrombahn. Entsteht durch akute oder rezidivierende Embolien.

Parenchymverlust. Reduktion des Gesamtgefäßquerschnitts (Kapillarverlust), z. B. bei Lungenemphysem.

Klinische Symptomatik. Anfangsstadium: nur diskrete Beschwerden mit Belastungsdyspnoe, uncharakteristischen thorakalen Beschwerden (atypische Angina pectoris), Schwindel, Palpitationen (Arrhythmien) und leichter Zyanose.
Ausgeprägte pulmonale Hypertonie mit chronischem Cor pulmonale: Rechtsherzinsuffizienz (Ödeme, Einflussstauung, Pleuraerguss usw.).

Diagnostisches Vorgehen.

Auskultation. Fixierte Spaltung des 2. Herztons. Bei ausgeprägter pulmonaler Hypertonie mit rechtsventrikulärer Insuffizienz und Dilatation: hochfrequentes Diastolikum durch relative Pulmonalinsuffizienz (Graham-Steell-Geräusch), mittelfrequentes Systolikum durch relative Trikuspidalinsuffizienz,

EKG (⏵ 4.9). Zeichen der Rechtsherzbelastung/-hypertrophie.

Echokardiographie. Hypertrophie und/oder Dilatation des RV, dilatierte Pulmonalarterie, paradoxe Septumbewegung, Pulmonal und Trikuspidalinsuffizienz, Abschätzung des PA-Drucks (→ „Echokardiographie", S. 13ff).

Röntgen-Thorax (⏵ 4.10). prominentes Pulmonalissegment; erweiterte zentrale bei engen periperen Lungenarterien (Kalibersprung), dadurch abgeschwächte periphere Lungengefäßzeichnung.

Invasive Diagnostik (Rechtsherzkatheter). Messung/Berechnung von Drücken und pulmonal-vaskulärem Widerstand (PVR) in Ruhe und unter Belastung (Einschwemmkatheter) mit oder ohne pharmakologische Intervention zur Senkung des Lungengefäßwiderstandes (z. B. O_2, Adenosin, Prostazyklin).

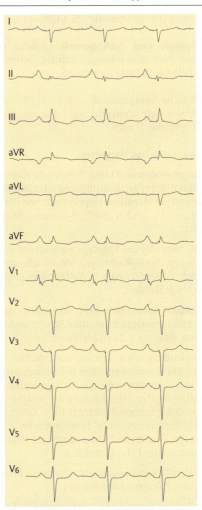

⏵ **4.9 EKG bei pulmonaler Hypertonie**

Bei dem Patienten, bei dem dieses EKG angefertigt wurde, ist bereits eine Eisenmenger-Reaktion (→ S.164) eingetreten. Diese ausgeprägte pulmonale Hypertonie geht mit deutlichen Zeichen der Rechtsherzbelastung wie deutlichem P-pulmonale, Rechtslagetyp, hohem R-Potenzial in V_1 und tiefem S in V_5/V_6 einher.

4.10 Primäre pulmonale Hypertonie

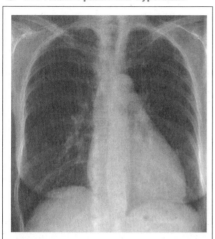

Auf der p.-a. Aufnahme sind die typischen Zeichen einer pulmonalen Hypertonie zu erkennen: prominentes Pulmonalissegment (Pfeile), erweiterte zentrale Lungenarterien bei abgeschwächter peripherer Lungengefäßzeichnung.

Therapie.

Kausale Therapie.
- Bei rezidivierenden Lungenembolien: Antikoagulation (→ S. 389ff),
- Therapie ursächlicher Lungenerkrankungen (z. B. chronische Obstruktion).

Symptomatische Therapie.
- *Therapie der Herzinsuffizienz* (→ S. 100ff): körperliche Schonung, Diuretika, ACE Hemmer, Digitalisglykoside;
- *Antikoagulation* zur Prophylaxe thromboembolischer Komplikationen (als Langzeittherapie umstritten);
- *isovolämische Hämodilution* bei Polyglobulie mit Hämatokrit >60%: Aderlass von 500 ml und Ersatz durch isotonische NaCl-Lösung;
- *Sauerstoffheimtherapie:* 1–2 l O_2/min über 12–18 h/d bei chronisch hypoxämischen Patienten (arterieller P_{O2} <55 mmHg). Strenge Indikationsstellung, stationäre Therapieeinleitung in einer Fachabteilung, engmaschige Überwachung. Ziel: arterielle Sauerstoffsättigung >90–92%;
- *Vasodilatantien* (Nitrate, Theophylline, Calciumantagonisten) zur Senkung von Druck und Widerstand im Lungenkreislauf. Akutes Ansprechen bei primärer pulmonaler Hypertonie ca. 50%; Der Langzeiterfolg ist umstritten. Neuere erfolgversprechendere Therapieansätze zur pulmonalen Vasodilatation (auch als Kombinationstherapie) sind inhalatives NO oder NO-Donatoren, *Sildenafil*, und *Endothelinantagonisten* (Bosentan);
- *Prostazyklin*therapie intravenös (Epoprostenol) als Dauerinfusion/Pumpe, oral (Beraprost) oder inhalativ (Iloprost; Ventavis) bei Patienten mit ausgeprägter Symptomatik; auch in Kombination mit Bosentan oder Sildenafil möglich;
- *Atrioseptotomie:* künstliche Anlage einer Shuntverbindung auf Vorhofebene (palliativ). Dadurch ist eine verbesserte Füllung des linken Ventrikels mit Steigerung des HZV möglich (Behandlung des Vorwärtsversagens), jedoch unter Inkaufnahme einer Beimischung venösen Blutes zum Systemkreislauf (Rechts-Links-Shunt);
- *(Herz-)Lungentransplantation* als ultima ratio. 1-Jahres-Überlebensrate bei primärer pulmonaler Hypertonie: 65–70%; Hauptkomplikation im Langzeitverlauf: obliterative Bronchiolitis.

Prognose. Prognostisch wesentliche Faktoren sind:
- Höhe von mittlerem PA-Druck und -Widerstand (5-Jahres-Überlebensrate: ca. 30% bei PA-Druck 30–50 mmHg, ca. 10% bei PA-Druck >50 mmHg),
- Ausmaß der Hypoxämie (arteriell, gemischt-venös),

- Schweregrad der Rechtsherzinsuffizienz. Antikoagulation und moderne Therapieverfahren verbessern die Langzeitprognose.

Literatur

Newman JH, Fanburg BL, Archer SL, et al. Pulmonary hypertension: Future directions. Circulation. 2004; 109: 2947–2952.
Aktuelle Übersicht zur Pathogenese und neue Therapieansätzen bei pulmonaler Hypertonie.

Humbert M, Sitbon O, Simonneau G.. Treatment of pulmonary arterial hypertension. N Engl J med. 2004; 351: 1425–36.
Aktuelle Übersicht zur Therapie der pulmonalen Hypertonie.

5 Kardiomyopathien und Herztumoren

Thomas Wichter, Günter Breithardt

5.1	Kardiomyopathien	113	5.1.4	Arrhythmogene rechts-ventrikuläre Kardiomyopathie (ARVCM)	119
5.1.1	Dilatative Kardiomyopathie (DCM)	114			
5.1.2	Hypertrophische Kardiomyopathie (HCM)	116	5.1.5	Muskuläre Dystrophien mit Herzbeteiligung	120
5.1.3	Restriktive Kardiomyopathie (RCM)	119	5.2	Herztumoren	120

5.1 Kardiomyopathien

engl.: cardiomyopathies

Definition. Bei Kardiomyopathien handelt es sich um Erkrankungen des Herzmuskels, verbunden mit kardialer Dysfunktion (aktuelle WHO-Definition). Die frühere Definition einer „Herzmuskelerkrankung unklarer Ursache" wird dem heutigen Kenntnisstand nicht mehr gerecht.

Klassifikation der Kardiomyopathien (WHO/ ISFC = International Society and Federation of Cardiology, heute World Heart Federation, 1996). Es werden heute **vier Kardiomyopathieformen** unterschieden (5.1a–e):
- dilatative Kardiomyopathie (DCM),
- hypertrophe Kardiomyopathie (HCM),
- restriktive Kardiomyopathie (RCM) und
- arrhythmogene rechtsventrikuläre Kardiomyopathie (ARVCM).

Eine **„unklassifizierbare Kardiomyopathie"** beschreibt Fälle, die in keine (z.B. Fibroelastose, Noncompaction etc.) oder in mehrere (z.B. Amyloidose, Hypertonie) der genannten Gruppen passen.

Der Begriff „spezifische Kardiomyopathie" wird definiert als Herzmuskelerkrankung in Verbindung mit einer spezifischen kardialen oder systemischen Erkrankung:
ischämisch: das Ausmaß der linksventrikulären Dysfunktion wird nicht allein durch eine bestehende KHK/Ischämie erklärt,
valvulär: Ventrikeldysfunktion bei Herzklappenerkrankungen,
hypertensiv: es entsteht eine linksventrikuläre Hypertrophie mit Dilatation und Restriktion,
entzündlich: auf dem Boden einer Myokarditis (idiopathisch, autoimmun, infektiös, → S. 133ff),
peripartual: Schwangerschafts-Kardiomyopathie (→ S. 28),
endokrin: z.B. bei Hyperthyreose, Cushing-Syndrom, Diabetes mellitus,
metabolisch: z.B. bei Speicherkrankheiten, Amyloidose, Substratmangel,
toxisch: z.B. durch Alkohol, Anthrazykline, Katecholamine, Strahlentherapie,
bedingt durch Systemerkrankungen: z.B. bei Sklerodermie, Lupus erythematodes, Sarkoidose,
bedingt durch neuromuskuläre Erkrankungen: z.B. bei Muskeldystrophien, Friedreich-Ataxie.

5.1 Kardiomyopathien

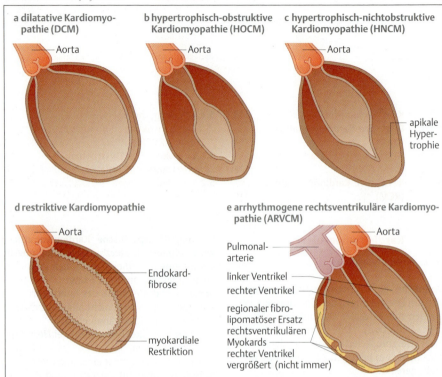

Zum Vergleich ist die normale Ventrikelfunktion in 4.7 auf S. 107 dargestellt. **a** Durch die Myopathie kommt es bei der DCM zur diffusen Dilatation und Kontraktionsstörung. **b** Die HOCM kann mit einer subaortalen oder mittventrikulären Obstruktion einhergehen. **c** Bei der HNCM kann die Hypertrophie apikal oder asymmetrisch ausgeprägt sein und durch zunehmende Steifigkeit des Myokards eine diastolische Füllungsbehinderung aufweisen. **d** Bei der RCM kommt es durch eine Steifigkeit des Endokards oder des Ventrikelmyokards zu einer diastolischen Füllungsbehinderung der Ventrikel. **e** Bei der ARVCM kommt es durch regionalen Ersatz rechtsventrikulären Myokards durch Fett- und/oder Bindegewebe zu regionalen rechtsventrikulären Kontraktionsstörungen und zu einer Neigung zu ventrikulären Arrhythmien.

5.1.1 Dilatative Kardiomyopathie (DCM)

engl.: dilated (dilative) cardiomyopathy

Definition. Die DCM führt zu Dilatation und myokardialer Dysfunktion des linken oder beider Ventrikel und ist nicht durch KHK, Hypertonie, oder andere Herzfehler bedingt (5.1a). Man unterscheidet idiopathische und familiär/genetische von viral/autoimmunen, alkoholisch/toxischen und anderen spezifischen Formen der DCM.

Idiopathische DCM (unbekannte Pathogenese).
- (Bi)ventrikuläre Dilatation und Kontraktionsstörung, normale Wanddicken, normale Koronararterien, erhöhtes Herzgewicht, evtl. endokavitäre Thromben, interstitielle Fibrose, evtl. Lymphozyteninfiltration.

Sonderform „familiäre" DCM (genetische Disposition).
- 20% der Patienten haben mindestens einen Verwandten mit DCM,
- genetische Heterogenität: Verschiedene Vererbungsmuster wurden beschrieben,
- genetische Mutationen treten in Proteinen des Zytoskeletts, des Sarkomers und der Kernmembran auf (z.B. Dystrophin, Desmin, Lamin A/C, u.a.).

Sonderform „sekundäre" DCM.
- Chronisch virale Kardiomyopathie: Viren (z.B. Adeno-, Entero-, Parvo-Viren) persistieren im Myokard nach (inapparenter) Myokarditis mit langsam progredienter Verschlechterung der LV-Funktion.
- Autoimmunologische Genese: Es können Autoantikörper gegen myokardiale β-Rezeptoren oder andere kardiale Strukturen nachgewiesen werden.
- Toxische Genese: Schädigung des Myokards durch Alkohol, Toxine, Zytostatika (z.B. Anthrazykline), etc.

Epidemiologie, Verlauf, Prognose.
- Die jährliche Inzidenz beträgt 5–8/100000; die Prävalenz liegt bei 35–40/100000 Einwohner; 10000 Todesfälle pro Jahr (in den USA).
- Bei Diagnosestellung fallen bereits 90% der Patienten in NYHA-Klassen III–IV.
- Eine Besserung ist unabhängig von der initialen Ejektionsfraktion auch nach Jahren möglich.
- Die 5-Jahres-Letalität beträgt ca. 10–20%. Deutliche Besserung der Prognose durch optimierte medikamentöse Kombinationstherapie und Einführung der Herztransplantation. Todesursache sind progressive Herzinsuffizienz oder plötzlicher Herztod.

Prognostisch ungünstige Faktoren. Niedrige Ejektionsfraktion ($<30\%$), rechtsventrikuläre Beteiligung, globale (vs. regionale) Kontraktionsstörung, NYHA-Klasse IV, Alter >70 Jahre, 3. Herzton, AV-/Linksschenkelblock, erhöhte Noradrenalin-/BNP-/Reninspiegel, maximale systemische O_2-Aufnahme $<10-14$ ml/kgKG/min, pulmonalkapillärer Druck >20 mmHg, Synkopen, (nicht-)anhaltende Kammertachykardien (asymptomatische ventrikuläre Salven häufig, prädiktiver Wert unklar).

Therapie.

Basistherapie.
- Alkoholkarenz, spurenelementbilanzierte Ernährung,
- Vermeiden/Ersetzen myokardtoxischer Stoffe oder Medikamente,
- Behandlung prädisponierender Krankheiten,
- frühe Identifikation (noch) asymptomatischer Patienten (z.B. Verwandte Erkrankter).

Allgemeine Herzinsuffizienztherapie. (→ S. 100ff). Vasodilatoren (ACE-Hemmer, AT1-Rezeptorblocker), β-Blocker, Aldosteron-Antagonisten, Diuretika, Digitalis.

Intensivierte Herzinsuffizienztherapie. (→ S. 105f).
Kardiale Resynchronisationstherapie (CRT): eine biventrikuläre Schrittmachertherapie wird bei Patienten mit Linksschenkelblock (QRS-Dauer $>0,15$ s) und intra- oder interventrikulärer Asynchronie (Echo) angewandt.
Linksventrikuläre Unterstützungssysteme (LVAD): Implantation pulsatiler oder nichtpulsatiler Systeme zur Überbrückung bis zur Herztransplantation.
Herztransplantation bei schwersten Formen der DCM mit NYHA (III–)IV (→ S. 106): Bei mä-

ßiger Symptomatik (NYHA II–III) sollte trotz schwerer linksventrikulärer Funktionsstörung die Transplantation „hinausgezögert" werden, da eine spontane oder therapiebedingte Besserung möglich ist.

Spezifische Herzinsuffizienztherapie
Chronisch virale Kardiomyopathie: Therapieoption mit β-Interferon zur Viruselimination. Die Ergebnisse aus Pilot-Studien sind vielversprechend, randomisierte Studien laufen.
Autoimmunologische Kardiomyopathie: Therapiekonzepte mit Gabe von γ-Globulinen, Plasmapherese und spezifischer Immunadsorption (bei Nachweis von Antikörpern gegen β-Rezeptoren) werden gegenwärtig in Studien geprüft.

Antikoagulation. Bei Patienten mit schwerer linksventrikulärer Funktionsstörung und/oder permanentem oder intermittierendem Vorhofflimmern sollte ein INR-Zielwert von 2,5–3,5 angestrebt werden.

Arrhythmieprophylaxe/-behandlung.
(→ „Herzrhythmusstörungen", S. 60ff).
- **β-Blocker** sind günstig zur Herzinsuffizienztherapie und Arrhythmieprophylaxe.
- Bei Vorhofflimmern (häufig) ist eine **Kardioversion** (präferentiell elektrisch) indiziert. Die Frequenzkontrolle erfolgt durch **β-Blocker** und **Digitalis**, die Rezidivprophylaxe v.a. mit **Amiodaron**. Außerdem **Antikoagulation.**
- Eine empirische/prophylaktische Therapie mit Antiarrhythmika zur Prävention des plötzlichen Herztodes bringt eher eine Verschlechterung der Prognose durch die proarrhythmische und negativ inotrope Wirkung der Antiarrhythmika. Eine Ausnahme bildet die Gabe von **Amiodaron** (200–300 mg/d Erhaltungsdosis nach Aufsättigung, S. 61ff). Unter Amiodaron wurde keine Verschlechterung der Prognose beobachtet, stattdessen ein neutraler Effekt. Die Substanz ist daher geeignet für die Behandlung rhythmusbedingter Beschwerden.
- Implantierbarer **Kardioverter-Defibrillator** (ICD) (S. 69) nach Reanimation oder bei symptomatischen und medikamentös therapierefraktären Arrhythmien. Der Nutzen in der Primärprävention des plötzlichen Herztodes (z.B. als Überbrückung bis zur Herztransplantation) ist weniger gut belegt. Der prädiktive Wert der programmierten Kammerstimulation bei elektrophysiologischer Diagnostik ist bei DCM gering, da monomorphe Kammertachykardien nur selten induzierbar sind.

5.1.2 Hypertrophische Kardiomyopathie(HCM)

engl.: hypertrophic (obstructive) cardiomyopathy

Definition. Links- und/oder rechtsventrikuläre Wandhypertrophie, meist asymmetrisch im Ventrikelseptum; Sie kann mit oder ohne Obstruktion des linksventrikulären Kavums (typisch: Ausflusstrakt) einhergehen. Initial kommt es zu normalem oder hyperkinetischem Kontraktionsverhalten ohne Ventrikeldilatation.

Hypertrophisch-obstruktive Kardiomyopathie (HOCM, 👁 5.1b).
- „typische" HOCM: subaortale (Ausflusstrakt-)Obstruktion,
- „atypische" HOCM: mittventrikuläre Obstruktion.

Hypertrophisch-nichtobstruktive Kardiomyopathie (HNCM, 👁 5.1c).
- mit asymmetrischer Septumhypertrophie oder
- apikal betonter Hypertrophie.

Epidemiologie. Inzidenz: 2–3/100000, Prävalenz: 15–20/100000.

Kardiomyopathien

Pathogenese. Mindestens 50% aller HCM sind „angeboren": Bei dieser „familiären" HCM besteht genetische Heterogenität und variable klinische Expression. Betroffen sind Proteine des Sarkomers mit Mutationen der Gene für β-Myosin (schwere Kette und Leichtketten-regulatorisches Protein), myosinbindendes Protein C, α-Tropomyosin, Troponin T/I, Lamin A/C u. a. Variable Phänotyp-Expressionen (z. B. Hypertrophiemuster) und Prognose werden beeinflusst von der Art der Mutation, Gen-Gen-Interaktionen (Modifier-Gene), und (weitgehend unbekannten) genetischen und externen Faktoren.

Pathophysiologie. Bei HOCM und HNCM entsteht durch Wandhypertrophie, gestörte myokardiale Textur und zunehmende Fibrosierung eine erhöhte „Steifigkeit" des Myokards, die eine diastolische ventrikuläre Füllungsbehinderung bedingt. Das Koronargefäßlumen ist durch Intimaverdickung reduziert, so dass bei der gleichzeitig bestehenen Hypertrophie (Belastungs-)Ischämien entstehen können. Bei HOCM entsteht systolisch eine dynamische Obstruktion mit intraventrikulärem Druckgradienten (meist im Ausflusstrakt), der bei Valsalva-Manöver oder postextrasystolisch zunimmt (5.2).

Diagnostisches Vorgehen.

Anamnese. Belastungsdyspnoe, Thoraxschmerz (Angina), (Prä-)Synkopen oder Schwindel (bei Belastung), Palpitationen, Herzrhythmusstörungen.

Klinische Untersuchung. Systolisches Herzgeräusch durch Obstruktion (p.m. Erb, mittelfrequent, Zunahme bei Valsalva-Manöver oder Belastung) oder durch Mitralklappeninsuffizienz (p.m. Herzspitze, hochfrequent). Verfrühter aortaler Anteil des 2. Herztons (A_2), bei Obstruktion doppelgipflige arterielle Pulswelle.

EKG. Hypertrophiezeichen, terminale T-Negativierungen, ST-Senkungen, linksanteriorer Hemiblock (LAH) und „Q" in inferioren Ableitungen.

Langzeit-EKG. (Supra-)ventrikuläre Salven/Tachykardien, Phasen von Vorhofflimmern, seltener passagere AV-Blockierungen.

Hämodynamik und Bildgebung (Echokardiographie, MRT, Herzkatheter). Linksventriku-

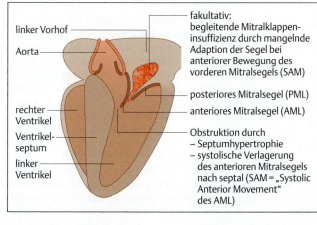

5.2 Hypertrophische obstruktive Kardiomyopathie

linker Vorhof
Aorta
rechter Ventrikel
Ventrikelseptum
linker Ventrikel

fakultativ:
begleitende Mitralklappeninsuffizienz durch mangelnde Adaption der Segel bei anteriorer Bewegung des vorderen Mitralsegels (SAM)

posteriores Mitralsegel (PML)
anteriores Mitralsegel (AML)

Obstruktion durch
– Septumhypertrophie
– systolische Verlagerung des anterioren Mitralsegels nach septal (SAM = „Systolic Anterior Movement" des AML)

Die Obstruktion entsteht durch die systolische Dickenzunahme des hypertrophierten Myokards (vor allem im septalen Ausflusstrakt) sowie zusätzlich durch eine systolische Bewegung des anterioren Mitralsegels (AML) in Richtung auf das Ventrikelseptum. Dies kann durch mangelnde Adaptation der Mitralklappensegel zusätzlich zu einer begleitenden Mitralklappeninsuffizienz führen.

läre Hypertrophie (Septum) mit kleinen linksventrikulären Volumina und normo-/hyperkinetischen Kontraktionen und systolische Vorwärtsbewegung des anterioren Mitralsegels (**S**ystolic **A**nterior **M**ovement = „SAM"; evtl. Septumkontakt). Außerdem: Intraventrikuläre(r) Obstruktion/Druckgradient (Zunahme nach Valsalva-Manöver oder postextrasystolisch), begleitende Mitralinsuffizienz, diastolische Dysfunktion (Hypertrophie-bedingte Relaxationsstörung).

Diffenzialdiagnose. Hypertensive Herzerkrankung, Sportlerherz, restriktive Kardiomyopathie, Speicherkrankheiten (z. B. Morbus Fabry, Amyloidose).

Prognose und Risikostratifikation. Die Haupttodesursache ist ein **plötzlicher Herztod** durch ventrikuläre (selten auch supraventrikuläre) Tachyarrhythmien oder Kammerflimmern, seltener durch bradykarde Arrhythmien oder Asystolie. Das Risiko des plötzlichen Herztodes ist im Kindes- bzw. Jugendalter am höchsten: 4–6%/Jahr (25 Jahre) bzw. 1–2%/Jahr (>25 Jahre). Die Parameter zur Risikostratifikation sind:
- Zustand nach Reanimation,
- Kammertachykardie oder Synkope beim Patienten oder Familienangehörigen (Familienanamnese),
- ventrikuläre Salven im Langzeit-EKG,
- unzureichender Blutdruckanstieg bei Belastung (<20 mmHg),
- ausgeprägte Hypertrophie (>30 mm) oder Druckgradienten.

Therapie.

Konservative Therapie.
- Vermeiden körperlicher Spitzenbelastungen, kein Leistungssport!
- Symptomatische Therapie (Dyspnoe, Angina) durch negativ inotrope Substanzen wie Verapamil, β-Blocker, (Disopyramid) ohne Einfluss auf die Prognose.

Cave: Keine positiv inotropen Medikamente, Vermeidung von Hypovolämie und medikamentöser Vorlastsenkung.

Bei kleinem, hypertrophiertem linken Ventrikel kann auch bei anderen Erkrankungen (Hypertonie, hochgradige Aortenstenose usw.) durch Hypovolämie oder Katecholamine eine der HOCM vergleichbare Situation entstehen. Therapie: Vorsichtige Volumengabe und Vermeidung positiv inotroper Substanzen.

- Herzinsuffizienztherapie (Vasodilatoren): erst im „Spätstadium" mit kongestiver Symptomatik und/oder Ventrikeldilatation.

Operative/interventionelle Therapie. Sie ist indiziert bei ausgeprägter Symptomatik (NYHA III) oder hohem individuellen Risiko (→ Prognose).
Transkoronare Ablation der Septumhypertrophie: Durch einen selektiven Verschluss versorgender Septaläste (durch Injektion von hochprozentigem Alkohol oder Schaumpartikeln) wird ein umschriebener Septuminfarkt mit Abnahme der Obstruktion induziert. Dieses neuartige katheterinterventionelle Verfahren erzielt vergleichbare Ergebnisse wie die operative Myektomie (s.u.). Häufigste Komplikation (auch bei operativer Myektomie): AV Block mit Notwendigkeit der Schrittmacher-Implantation (ca. 5–10%).
Transaortale Myektomie: Chirurgische Exzision der Septumhypertrophie bei medikamentös refraktärer schwerer Symptomatik und hohem intraventrikulären Druckgradienten. Dieses Verfahren ist heute weitgehend durch die transkoronare Septum-Ablation ersetzt.
Mitralklappenersatz: Bei begleitender höhergradiger Mitralinsuffizienz; wird heute selten als alleinige Therapie der HOCM (Effekt: Beseitigung des SAM) durchgeführt.
DDD-Schrittmacher aus hämodynamischer Indikation: Durch permanente AV-sequenzielle Stimulation (kurze AV-Zeit programmieren) nimmt die subaortale Obstruktion durch Än-

derung des Kontraktionsablaufs ab (Beginn der Kammererregung apikal = „Desynchronisation"). Als alleinige Therapie ist dieses Verfahren bei ausgeprägten Symptomen meist nicht ausreichend (Senkung des Druckgradienten um ca. 50 %).

Antiarrhythmische Therapie.
- Bei Vorhofflimmern (hämodynamisch ungünstig durch diastolische Dysfunktion bei LV-Hypertrophie): Frequenzregulierung durch Verapamil oder β-Blocker, (Digitalis vermeiden); elektrische Kardioversion. Zur Rezidivprophylaxe ggf. Amiodaron.
- Nach Reanimation und bei anhaltenden ventrikulären Tachyarrhythmien: Implantation eines Cardioverter-Defibrillators (ICD). Adäquate ICD-Therapien in der Sekundärprävention: 12,5 % pro Jahr.
- Primäre Prävention des plötzlichen Herztodes wird bei Vorliegen von 2 oder mehr Risikofaktoren (s. o.) empfohlen. Adäquate ICD-Therapien in der Primärprävention: ca. 4,5 % pro Jahr.

5.1.3 Restriktive Kardiomyopathie (RCM)

engl.: restrictive cardiomyopathy

Definition. Primäre oder sekundäre Myokarderkrankung mit diastolischer Dehnungsbehinderung des Herzens durch „Versteifung" des (Endo-)Myokards (5.1d).

Pathogenese.

Myokardial. Idiopathisch, Sklerodermie, Amyloidose, Sarkoidose, Morbus Gaucher, Morbus Hurler, Hämochromatose/-siderose, Pseudoxanthoma elasticum, Morbus Fabry, Glykogen-Speicherkrankheiten.

Endomyokardial. Endomyokardfibrose, hypereosinophile Syndrome, Endocarditis fibroplastica Löffler, Karzinoid, Tumormetastasen, Bestrahlungsfolgen, Chemotherapeutika.

Symptomatik, klinische Befunde. Eine diastolische Funktionsstörung äußert sich zunächst ähnlich einer konstriktiven Perikarditis (Differenzialdiagnose → S. 132ff) mit Rechtsherzinsuffizienz, später beobachtet man eine globale Herzinsuffizienz.

Therapie.
- Schutz vor Komplikationen (z. B. Schrittmacher/Defibrillator bei spezieller Indikation);
- Antikoagulation bei Vorhofflimmern oder Ventrikelthromben;
- eine medikamentöse Therapie ist nicht überzeugend; evtl. vorsichtig Digitalis und Diuretika, bei Sarkoidose und Morbus Löffler Glucocorticoide;
- operative Therapie: Eine Endomyokardresektion ist in Einzelfällen erfolgreich. Eine Transplantation ist bei Amyloidose oder Sarkoidose wegen eines möglichen Spenderorganbefalls oft ausgeschlossen.

5.1.4 Arrhythmogene rechtsventrikuläre Kardiomyopathie (ARVCM)

Synonym: rechtsventrikuläre Dysplasie (alte Bezeichnung)
engl.: arrhythmogenic right ventricular cardiomyopathy (dysplasia)

Definition und Pathogenese. Progressiver Ersatz vorwiegend des rechtsventrikulären Myokards durch Fett- und Bindegewebe. Initial fokaler, später globaler Befall mit möglicher linksventrikulärer Beteiligung, das Septum ist meist ausgespart (5.1e). Diese Erkrankung ist selten, jedoch eine typische Ursache von Kammertachykardien und plötzlichem Herztod bei jungen, anscheinend gesunden Personen und Sportlern.

Symptomatik. Die ARVCM manifestiert sich häufig durch ventrikuläre Arrhythmien unter

Belastung mit Palpitationen, Tachykardien oder Synkopen. Ein plötzlicher Kreislaufstillstand (Herztod) als primäre Manifestation ist seltener. Meist sind die Patienten körperlich normal belastbar (teilweise Sportler!), eine manifeste Herzinsuffizienz ist selten (Spätstadium).

Diagnostisches Vorgehen.

Familienanamnese (genetische Disposition). Genetische Heterogenität mit Mutationen in Zellkontakt-Proteinen des Desmosoms (Desmoplakin, Plakoglobin, Plakophilin-2 u. a.).

Arrhythmie-Dokumentation. Linksschenkelblock-Konfiguration, v.a. bei Belastung.

EKG. Typische rechtspräkordiale T-Negativierung und QRS-Verbreiterung, in ausgeprägten Fällen niederfrequentes Epsilon-Potenzial am QRS-Ende, Spätpotenzial im Signalmittelungs-EKG.

Bild gebende Verfahren (Echo, MRT, CT, Angiographie). Strukturelle Veränderungen (Aneurysmen, Wandverdünnung, etc.) sowie regionale (später globale) Kontraktionsstörungen des rechten Ventrikels können nachgewiesen werden. Durch MRT gelingt evtl. der Nachweis einer intramyokardialen Signalanhebung als Hinweis für eine fettgewebige Infiltration des Myokards.

Elektrophysiologische Untersuchung. (→ S. 59) Zur Charakterisierung der Arrhythmien und Festlegung des therapeutischen Vorgehens.

Therapie. Die Therapie der ventrikulären Tachykardien erfolgt durch **Antiarrhythmika** (präferenziell Sotalol); bei potenziell lebensbedrohlichen Arrhythmien ist die Implantation eines **Cardioverter-Defibrillators** indiziert (ICD; → S. 69, S. 91f). Zur Primärprävention des plötzlichen Herztodes sind kaum Daten verfügbar. Die Therapie einer Herzinsuffizienz (→ S. 100ff) ist nur selten erforderlich, da diese nur in Ausnahmefällen klinisch manifest ist. Neben medikamentöser Vorlastsenkung sind Unterstützungssysteme und Herztransplantation nur in Einzelfällen notwendig.

Prognose. Sie ist günstig, wenn Arrhythmien gezielt und effektiv behandelt werden.

Literatur

Richardson P, McKenna WJ, Bristow M et al. Report of the 1995 World Health Organization/International Society and Federation of Cardiology Task Force on the definition and classification of cardiomyopathies. Circulation 1996; 93: 841–842.
Aktuelle Definition und Klassifikation der Kardiomyopathien.
Maisch B. Themenheft: Kardiomyopathien heute. Med Klin. 1998; 93 (4): 199–277.
Themenheft der Zeitschrift „Medizinische Klinik" (April 1998), welches alle Bereiche der Kardiomyopathien in aktuellen Einzelartikeln übersichtlich behandelt.

5.1.5 Muskuläre Dystrophien mit Herzbeteiligung

engl.: muscular dystrophy

Definition. Erbliche, auf genetischen Defekten beruhende Muskelerkrankungen mit kardialer Beteiligung. Einige typische Beispiele sind:
- muskuläre Dystrophie: Typ Emery-Dreifuss, Typ Duchenne, Typ Becker,
- myotone Dystrophie,
- hypertrophische Kardiomyopathie.

5.2 Herztumoren

engl.: cardiac tumors

Definition. Gutartige und bösartige primäre oder sekundäre (Metastasen) Geschwülste des Herzens.

Herztumoren

Einteilung und Auswirkungen. Herztumoren sind sehr selten. Meistens entstehen sie durch Metastasen anderer Primärtumoren, die dann oft das Perikard mit einbeziehen. In wenigen Fällen entstehen primäre, oft gutartige Herztumoren, die sich teilweise bereits im Kindesalter manifestieren.
Die Auswirkungen hängen von der Lokalisation ab. Es kann zur Einengung des Ventrikelkavums, zur Kompression des spezifischen Reizleitungssystems und zur Auslösung ventrikulärer Arrhythmien kommen. Man teilt die Herztumoren folgendermaßen ein:
- Primäre gutartige Tumoren:
  - Rhabdomyom,
  - Fibrom,
  - zystische Tumoren,
  - Myxom: Häufigster benigner Herztumor, häufiger bei Frauen; in >90% sporadisch auftretend, selten familiäre Häufung. 75% im linken Vorhof auftretend; aus bindegewebiger, gallertartiger und schleimiger Grundsubstanz bestehend; *Symptome:* Gewichtsverlust, Müdigkeit, Anämie, Fieber, erhöhte BSG; arterielle Embolien; bei linksatrialem Myxom: Verlegung der Mitralklappe mit Symptomen der Mitralstenose → wechselnde, oft lagerungsabhängige Dyspnoe; Schwindel, Synkope, selten akuter Herztod. *Diagnose:* auskultatorisch und durch transthorakale und transösophageale Echokardiographie.
- Primäre maligne Tumoren, oft Sarkome,
- sekundäre Herztumoren (Metastasen).

Diagnostisches Vorgehen.
- **Bild gebende Verfahren:**
  - Echokardiographie;
  - Magnetresonanztomographie (MRT) ggf. mit Kontrastmittel;
  - Positronen-Emissions-Tomographie (PET) zur Darstellung von stoffwechselaktiven und stark durchbluteten Tumoren sowie zum Nachweis von Primärtumoren und Metastasen;
  - Koronarangiographie mit langer Filmszene zur Darstellung der kapillären Phase, hiermit können stark vaskularisierter Tumoren erfasst werden;
  - Durchlaufangiographie (Injektion von Kontrastmittel in den rechten Vorhof, Ventrikel oder Pulmonalarterie zur Vermeidung von Embolisationen) zur Erfassung lumeneinengender Tumoren (Kontrastmittelaussparung);
- **Perikardpunktion** bei begleitenden Ergüssen (Zytologie zur Artdiagnostik);
- bei ventrikulären Rhythmusstörungen: Versuch der **elektrophysiologischen Lokalisationsdiagnostik** (Mapping).

Therapie. Tumorexstirpation, ggf. vorher histologische Untersuchung z. B. von embolisiertem Material, Perikarderguss. Bei primär malignen Tumoren (z. B. Sarkomen) ist eine kurative Operation oft nicht möglich, ggf. sollte eine palliative Operation erwogen werden.

Prognose. Sie ist abhängig von Dignität, Lokalisation und Ausdehnung der Tumoren.

6 Entzündliche Erkrankungen des Herzens

Thomas Wichter, Günter Breithardt

6.1	Rheumatische Karditis	122	6.4	Myokarditis ... 133
6.2	Infektiöse Endokarditis	124	6.4.1	Allgemeines ... 133
6.3	Perikarditis und (entzündlicher) Perikarderguss/-tamponade	130	6.4.2	Diphtheriebedingte Myokarditis 135
			6.4.3	Lyme-Erkrankung (Borrelia burgdorferi) ... 136
6.3.1	Perikarditis	130		
6.3.2	Perikarderguss	130	6.5	Entzündungen der Herzkranzarterien ... 136
6.3.3	Herzbeuteltamponade	132		
6.3.4	Konstriktive Perikarditis	132	6.6	Herzbeteiligung bei AIDS ... 136

6.1 Rheumatische Karditis

engl.: rheumatic (endo-)carditis

Definition. Bei der rheumatischen Karditis handelt es sich um eine infektallergische Mitbeteiligung des Herzens nach einer Infektion mit β-hämolysierenden Streptokokken der Gruppe A (z. B. rheumatisches Fieber, Scharlach, Erysipel, etc.) als Folge einer Kreuzreaktion mit nachfolgender Polyserositis. Bei einer rheumatischen Endokarditis sind vor allem Endokard und Herzklappen betroffen.

Epidemiologie und Pathogenese. In der westlichen Welt tritt das rheumatische Fieber nur noch selten in der typischen Form auf, in der Regel ist der Verlauf larviert. In der „Dritten Welt" ist das rheumatische Fieber auch heute noch eine häufige Ursache für Herzerkrankungen.

Manifestationen.
- *Endocarditis* verrucosa rheumatica und als Folge rheumatische Klappenfehler,
- Myokarditis,
- Perikarditis.

Sind Endo-, Myo- und Perikard betroffen, spricht man von einer Pankarditis.
Extrakardiale Manifestationen des rheumatischen Fiebers → S. 1121f.

Diagnostisches Vorgehen.

Klinische Untersuchung. Bei einer Endocarditis verrucosa können die Klappendefekte durch Stenose- oder Insuffizienzgeräusche auffallen. Bei einer Perikarditis kann ein Reiben auskultierbar sein. Die Befunde einer Herzinsuffizienz, die selten im Rahmen einer rheumatischen Karditis auftritt, sind auf S. 99f beschrieben.

Labor. Erhöhung von BSG, Leukozyten, CRP, Antistreptolysintiter, leichte bis mittelgradige Anämie.

EKG. Rhythmusstörungen, uncharakteristische Repolarisationsstörungen und ein AV-Block 1. Grades können auf eine Myokarditis hinweisen. Bei einer Perikarditis finden sich ST-Hebungen (Hebung aus aszendierendem Anteil der ST-Strecke im Gegensatz zur monophasischen ST-Hebung bei einem Myokardinfarkt, s. ◐ 6.1) oder spitznegative T-Wellen.

Rheumatische Karditis

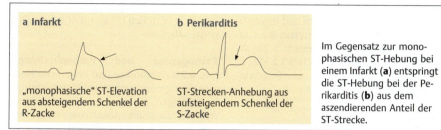

◉ 6.1 ST-Hebung bei Perikarditis und Infarkt

Im Gegensatz zur monophasischen ST-Hebung bei einem Infarkt (**a**) entspringt die ST-Hebung bei der Perikarditis (**b**) aus dem aszendierenden Anteil der ST-Strecke.

Diagnosestellung. Das rheumatische Fieber wird anhand der revidierten Jones-Kriterien diagnostiziert, die aber nicht beweisend sind (T 6.1). Die Diagnose ist wahrscheinlich, wenn 2 Haupt- oder 1 Haupt- und 2 Nebenkriterien zutreffen und ein Infekt mit Streptokokken der Gruppe A vorausging (essenziell). Isolierte Chorea minor oder Karditis können einige Monate nach dem Streptokokkeninfekt auftreten, wenn die Antikörpertiter bereits wieder normal sind.

Verlauf. Typisch ist ein langer Krankheitsverlauf, bei Kindern und Jugendlichen bis zu 3 Monaten, bei Erwachsenen kürzer. Es besteht die Gefahr des Rezidivs bei erneutem Streptokokkeninfekt. Eine rheumatische Myokarditis kann im Vordergrund stehen. Folgen der rheumatischen Endokarditis treten oft erst später in Form von Herzklappenfehlern in Erscheinung (→ „Herzklappenfehler", S. 137).

Therapie. Es ist keine spezifische Therapie verfügbar. Eine Behandlung sollte erst nach Sicherung der Diagnose eingeleitet werden und richtet sich nach der Schwere der Symptomatik:
- **Bettruhe** während der Akutphase.
- **Therapie des Streptokokkeninfektes** mit 4 Mio. IE Penicillin G i.v./Tag (Mittel der Wahl) bis zum Abklingen der Entzündungserscheinungen (Ziel: Verhinderung eines erneuten Kontaktes mit Streptokokken-Antigenen). Bei Penicillinallergie: Cephalosporine oder Erythromycin.
- **Symptomatische Therapie** bis zur Besserung der Entzündung: nichtsteroidale Antirheumatika oder Salicylate (6–8 g/d), ggf. Prednisolon (50–100 mg/d mit langsamer Dosisreduktion).

Durch diese Maßnahmen wird allerdings weder eine Verkürzung der Krankheitsdauer erreicht, noch die Entstehung eines Klappenfehlers sicher verhindert.

T 6.1 Kriterien zur Diagnosestellung des rheumatischen Fiebers

Hauptkriterien	Nebenkriterien	Zusatzkriterien
Karditis, Arthritis, Chorea minor, subkutane Knötchen, Erythema anulare/marginatum	frühes rheumatisches Fieber, Fieber, Entzündungsparameter (BSG, CRP), EKG: verlängerte PQ-Zeit, Gelenkschmerzen	Nachweis einer Gruppe-A-Streptokokkeninfektion, früherer Scharlach, positive Rachenkultur, erhöhte/steigende Streptokokken-Antikörper

Prophylaxe. Das Rezidivrisiko ist abhängig von Alter und zeitlichem Abstand zum rheumatischem Fieber. Bei Kindern und Jugendlichen ist eine Penicillin-Prophylaxe bis zum 25. Lebensjahr oder für mindestens 5–10 Jahre indiziert, z. B. alle 3–4 Wochen 1,2 Mio. IE Benzathin-Penicillin i.m. Eine orale Prophylaxe ist weniger zuverlässig.

Literatur

Dajani AS, Ayoub EM, Biermann FZ et al. Guidelines for the diagnosis of rheumatic fever: Jones criteria, updated 1992. JAMA 1992; 268: 2069–73.
Diagnosekriterien des rheumatischen Fiebers.

Dajani AS, Taubert K, Ferrieri P et al. Treatment of acute streptococcal pharyngitis and prevention of rheumatic fever: A statement for health professionals. Paediatrics 1995;96:758–764.
Empfehlungen zur Prävention und Rezidivprophylaxe des rheumatischen Fiebers.

6.2 Infektiöse Endokarditis

Synonym: bakterielle Endokarditis
engl.: infective endocarditis

Definition. Septisches Krankheitsbild, verursacht durch infektiösen Streuherd im Bereich des Endokards oder der Herzklappen. Trotz des missverständlichen Begriffes ist die Erkrankung nicht ansteckend (infektiös).

Epidemiologie.

Inzidenz. In Mitteleuropa etwa 3–4/100 000 Einwohner, entsprechend 2500 pro Jahr in Deutschland; die Tendenz ist zunehmend (Risikogruppen, steigendes Lebensalter).

Risikogruppen. Patienten mit angeborenen/erworbenen Herzfehlern (prä- und postoperativ),

Prädisposition. I.v. Drogenabhängige, Diabetes mellitus, Leberzirrhose, Alkoholabusus, Niereninsuffizienz, Malignome, Immunsuppression u. a.

Lokalisation. Meist im linken Herz (85 %; Aortenklappe > Mitralklappe). Das rechte Herz ist selten betroffen (15 %), meist bei i.v. Drogenabhängigen.

Pathogenese und Pathophysiologie

(◉ **6.2**): Angeborene und erworbene Herzerkrankungen mit abnormen Blutströmungsbedingungen führen zu Endokardläsionen mit nachfolgender Ablagerung von Fibrin und Thrombozyten **(abakterielle thrombotische Vegetation)**. Bei ausreichender Virulenz, Anzahl, Adhäsionsfähigkeit am Endokard und Resistenz gegenüber der Serumbakterizidie der Erreger führen transiente Bakteriämien zur Infektion dieser Thromben **(bakteriell infizierte Vegetation)**. Die Thromben bilden für die Erreger einen zusätzlichen Schutz vor der Serumbakterizidie und damit die Voraussetzung zur Vermehrung und zur Unterhaltung einer **konstanten Bakteriämie**. Diese äußert sich in Symptomen der Entzündung (Allgemeinsymptome, Fieber, Anämie, Splenomegalie usw.) sowie der Bildung von Immunkomplexen mit typischen Organmanifestationen (Arthritis, Glomerulonephritis, Vaskulitis, Endothelschäden). Eine **lokale Invasion** der Erreger führt zu Klappendestruktionen und Sehnenfadenabrissen mit nachfolgender Klappeninsuffizienz sowie zu Klappenringabszessen (◉ **6.3**). **Septische Embolien** von Anteilen infizierter Vegetationen in praktisch alle Organe (zerebral, koronar, renal, mesenterial, peripher usw.) können zu schwerwiegenden Komplikationen führen. **Erreger** können sein:

- *Bakterien:* 95 %;
  – α-hämolysierende Streptokokken (Str. viridans): ca. 50 %,
  – Staphylokokken: ca. 25 %,
  – Enterokokken (D-Streptokokken): ca.15 %,
  – seltene Erreger: ca. 10 %.

In den letzten Jahren Zunahme von Endokarditiden durch Staphylokokken, Enterokokken und seltenen Erregern:

6.2 Pathogenese der infektiösen Endokarditis

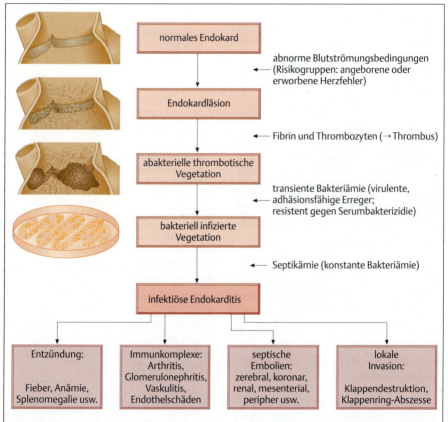

Die aufgelagerten Thromben bilden für die Erreger einen zusätzlichen Schutz vor der Serumbakterizidie und ermöglichen somit eine konstante Bakteriämie.

- *Pilze:* 5%; v.a. bei Immunschwäche
- *Viren:* selten; im Gegensatz zur Myokarditis nur Ausnahmefälle.

Klinische Symptomatik und Verlauf.
- *Fieber* (evtl. Schüttelfrost), Arthralgien, allgemeines *Krankheitsgefühl,*
- *Herzgeräusch,* neu auftretend oder verändert durch Klappenbefall,
- *Herzinsuffizienz* durch Klappeninsuffizienz, begleitende Myokarditis, Myokardabzesse (lokale Invasion) oder Myokardinfarkt (Koronarembolie),
- *systemische Embolien* (erhöhtes Risiko bei Vegetationen >10 mm),
- *Nierenbeteiligung* (Hämaturie, Proteinurie, Niereninsuffizienz) durch Glomerulonephritis oder septische Embolien,

6 Entzündliche Erkrankungen des Herzens

6.3 Infektiöse Endokarditis der Mitralklappe

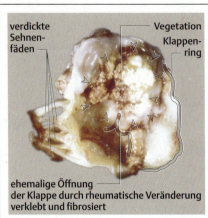

Vorbestehende rheumatische Mitralklappenstenose mit deutlich erkennbarer endokarditischer Vegetation. Zusätzlich besteht eine deutliche Fibrosierung, Verplumpung und Verklebung des Klappenapparates durch vorbestehendes rheumatisches Mitralvitium.

- *Splenomegalie und Anämie*: v.a. bei subakutem Verlauf,
- *kutane Symptome*:
  - Petechien (vaskulitisch) an Konjunktiven, Mundschleimhaut, Körperstamm,
  - Splinter-Hämorrhagien (embolisch): subungual,
  - Osler-Knötchen (embolisch/vaskulitisch): stecknadelkopf- bis erbsengroße, schmerzhafte, rötlich-blaurote Knötchen an Fingerkuppen und Zehen,
  - Jayneway-Läsionen (embolisch): 1–4 mm große, nicht schmerzhafte hämorrhagische Läsionen an Handflächen und Fußsohlen,
- *neurologische Manifestationen* (33%) durch septische Embolien (Apoplex, Amaurosis fugax, Hirnabszess), septische Meningitis, mykotische Aneurysmen (Kopfschmerz,

Blutung) oder bakterielle Mikroembolien (Herdenzephalitis).

Verlaufsformen.
- *Subakut* (Endocarditis lenta): Der typische Erreger ist Streptococcus viridans. Schleichender Beginn, langsamer Verlauf mit subfebrilen Temperaturen (unklares Fieber), oft verzögerte Diagnosestellung.
- *Akut:* typische Erreger sind Staphylococcus aureus und gramnegative Bakterien. Kurzer, manchmal dramatischer Verlauf, ausgeprägte Symptomatik, ernste Prognose.
- Enterokokken und Pilze nehmen eine Mittelstellung ein.

Diagnostisches Vorgehen.

Anamnese. Vorausgegangene diagnostische oder therapeutische Eingriffe bei Patienten mit angeborenen oder erworbenen Herzfehlern (Risikogruppen).

Labordiagnostik. Unspezifische Entzündungszeichen (BSG und CRP deutlich erhöht), Anämie, evtl. Leukozytose, immunologische Begleitbefunde (zirkulierende Immunkomplexe, antisarkolemmale und antiendokardiale Antikörper).

Bei normaler BSG ist eine Endokarditis sehr unwahrscheinlich, praktisch ausgeschlossen.

Erregernachweis durch Blutkulturen. Er liefert den diagnosesichernden und therapieentscheidenden Befund. Die Kenntnis des Erregers und seiner Empfindlichkeit gegenüber Antibiotika (Resistogramm) ermöglicht eine gezielte antibiotische Therapie und ist damit entscheidend für den Therapieerfolg und die Prognose. Daher sollten folgende Regeln beachtet werden:
- wiederholte (>10) Blutentnahmen (mindestens 10 ml) für aerobe und anaerobe Blutkulturen (handelsfertige Kulturmedien) **vor** Beginn einer antibiotischen Therapie. Auf diese Weise gelingt ein Er-

Infektiöse Endokarditis

regernachweis bei >95% der Patienten innerhalb von 48 Stunden. Bei vorher begonnener ungezielter antibiotischer Therapie, die zudem nur selten wirksam ist, gelingt der Nachweis dagegen nur bei <30%;
- frische venöse Punktion für jede Blutentnahme (keine Abnahme aus liegenden Verweilkanülen oder Venenkathetern!),
- sterile Punktionsbedingungen.

Cave: Verunreinigung durch Hautkeime!

- Sofortige Bebrütung und rasche Weitergabe der Blutkulturen an ein mikrobiologisches Institut, Kontaktaufnahme mit klinischen Mikrobiologen.

Belüftung der aeroben Kultur nicht vergessen!

- Bei Erregernachweis: Resistogramm mit Bestimmung der minimalen bakteriziden Konzentration (MBK) bzw. minimalen Hemmkonzentration (MHK).

EKG. Erregungsleitungsstörungen, ventrikuläre Arrhythmien, Zeichen einer begleitenden Myokarditis (T-Negativierung) oder Perikarditis (ST-Streckenhebung).

Cave: AV-Block durch Septumabszess bei Aortenklappenendokarditis.

Echokardiographie.
- Vegetationen >5 mm werden sicher erkannt; <2 mm meist nicht erfasst; es ist keine sichere Unterscheidung von frischen und alten Vegetationen möglich,
- Nachweis und Quantifizierung der Klappendestruktion/-insuffizienz sowie deren hämodynamische Konsequenzen (Verlaufskontrollen; → auch S. 18ff),
- Nachweis von Myokard- oder Klappenringabszessen,
- transösophageale Echokardiographie (◐ **6.4**): insbesondere bei Prothesenendokarditis vorteilhaft.

◐ **6.4 TEE bei infektiöser Endokarditis**

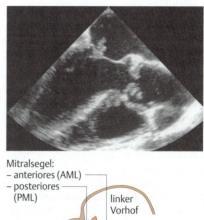

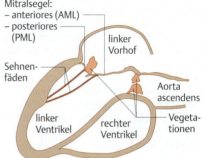

In der transösophagealen Echokardiographie (TEE) sind frische Vegetationen an der Mitralklappe (vorhofseitig) sowie an der Aortenklappe zu erkennen.

Therapie.

Allgemeine Maßnahmen.
- Bettruhe, Fiebersenkung, Herzinsuffizienztherapie, Herdsanierung,
- engmaschige echokardiographische und klinische Verlaufskontrollen mit täglicher Auskultation (neues oder verändertes Herzgeräusch?) und körperlicher Untersuchung (kutane Läsionen? systemische Embolien?),
- Vermeidung venöser Verweilkanülen, insbesondere zentraler Venenkatheter. Notwendige Verweilkanülen (antibiotische i.v. Therapie) so peripher wie möglich plat-

zieren und häufig (möglichst täglich) wechseln,
- Vermeidung von Blasenverweilkathetern,
- frühzeitige Kontaktaufnahme mit klinischem Mikrobiologen und Herzchirurgen.

Antibiotische Therapie. Wegen Prognoseverschlechterung bei verzögerter mikrobiologischer Diagnostik ist die Gabe von Antibiotika bis zum Erregernachweis kontraindiziert. Eine Ausnahme stellt die akute vitale Gefährdung durch Sepsis oder progrediente Klappendestruktion dar. Die Therapie sollte daher erst nach dem Erregernachweis mit einem entsprechend geeigneten Antibiotika (intravenös) begonnen werden. Die Anpassung der Substanzen und Dosierungen erfolgen nach dem Resistogramm und entsprechend MBK bzw. MHK.

Therapiedauer: 4(-6) Wochen, mindestens 2 Wochen über die Entfieberung hinaus.

Präparate und Dosierungen:
- Streptokokken: Penicillin G (4 × 5 Mio. IE i.v.) plus Gentamycin (3 mg/kgKG i.v., max. 240 mg/d, verteilt auf 1-3 Dosen; Serumspiegel-Kontrollen, Dosisanpassung bei Niereninsuffizienz). Bei Penicillinallergie: alternativ Cephalosporin, Lincomycin (3-4 × 3 g i.v.) oder Imipinem (4 × 0,5-1 g i.v.),
- Enterokokken: Ampicillin (3-4 × 5 g i.v.) plus Gentamycin, bei Penicillinallergie: alternativ Imipenem,
- Staphylokokken: penicillinasefeste Penicilline (z. B. Oxacillin 3 × 4 g/Tag i.v.) plus Gentamycin, bei Penicillinresistenz oder -allergie: Imipenem plus Vancomycin (4 × 0,5 g i.v., Spiegelkontrollen; Nephrotoxizität steigt in Kombination mit Gentamycin),
- Candida albicans: Amphotericin B (1 mg/kgKG i.v.) + Flucytosin (3 × 50 mg/kgKG p.o.).

Operative Therapie. Die alleinige konservative Therapie ist insbesondere bei Infektion mit Pilzen, Staphylococcus aureus und gramnegativen Bakterien sowie bei einer Prothesenendokarditis mit geringeren Chancen und schlechterer Prognose behaftet, so dass häufig eine operative Therapie erforderlich wird. Indikationen für eine **frühzeitige** operative Intervention bei akuter Endokarditis:
- therapierefraktäre Herzinsuffizienz (Klappen-/Prothesendysfunktion),
- persistierende Sepsis (>72 Stunden) oder wiederholte Rückfälle trotz angemessener und ausreichend dosierter Antibiotika,
- myokardiale oder perivalvuläre Abszesse, instabile Klappenprothese,
- akutes Nierenversagen,
- rezidivierende septische Embolien.

Auch nach primär erfolgreicher antibiotischer Therapie wird häufig ein späterer operativer Klappenersatz wegen einer im Rahmen der Endokarditis entstandenen Klappeninsuffizienz erforderlich (→ „Herzklappenfehler", S. 145ff).

Endokarditisprophylaxe. Sie ist erforderlich bei Risikogruppen (s.o.) im Rahmen diagnostischer oder therapeutischer Eingriffe mit transienten Bakteriämien. Hierzu gehören Zahnbehandlungen (auch Zahnsteinentfernung), Zahnextraktionen, Parodontosebehandlung, Tonsillektomie, endoskopische Untersuchungen, Blasenkatheterisierung, urogenitale, enterale und gynäkologische Eingriffe usw.

Standardprophylaxe. Einmalige **orale** Prophylaxe 1 Stunde vor dem Eingriff (⊤ **6.2**). Bei Penicillinallergie: Vancomycin (20 mg/kgKG, max. 1 g i.v.).

Bei besonders hohem Risiko (nach Herzklappenersatz, Gefäßersatz durch Dacron-Prothesen, d. h. Konduit-Implantation, systemisch-pulmonalen Shunts, früherer Endokarditis) je nach Bakteriämierisiko **intravenöse Prophylaxe** mit Beginn des Eingriffs und einmaliger Wiederholung nach 6-8 Stunden: Substanzen wie in ⊤ **6.2**, zusätzlich Gentamycin (2 mg/kgKG, max. 80 mg).

Patientenausweis ausstellen.

6.2 Endokarditisprophylaxe nach aktuellen Empfehlungen der Deutschen Gesellschaft für Kardiologie und der Europäischen Gesellschaft für Kardiologie

Indikation	gute Penicillinverträglichkeit	Penicillinallergie
Eingriffe in Oropharynx, Respirationstrakt, Gastrointestinaltrakt, Urogenitaltrakt	Amoxicillin: 2 g (< 70 kg) bis 3 g (> 70 kg) oder 50 mg/kg	Vancomycin: 1 g i.v. über 60 min (Beginn 60–90 min vor dem Eingriff)
chirurgische Maßnahmen bei Hautinfektion	Clindamycin 600 mg p.o. oder Vancomycin 1 g i.v. über 60 min (60–90 min vor dem Eingriff)	
hohes Endokarditisrisiko	wie oben, zusätzlich ggf. Wiederholung nach 6–8 h	wie oben, zusätzlich ggf. Wiederholung nach 12 h

Prognose. Die Letalität beträgt unbehandelt nahezu 100%, unter Antibiotikatherapie 20–30% in Abhängigkeit von
- Virulenz und Resistenz der Erreger (ungünstig: Pilze, gramnegative Keime),
- Zeitpunkt des Therapiebeginns mit gezielter antibiotischer Therapie nach mikrobiologischer Diagnostik (Erregernachweis, MHK, MBK),
- Beteiligung von prothetischen Materialien (Kunstklappen, Konduits),
- Auftreten von kardialen oder extrakardialen Komplikationen,
- vorbestehender Schädigung des Herzens (Herzinsuffizienz),
- Alter und Immunkompetenz des Patienten.

Sonderform Prothesenendokarditis. Im Vergleich zur Endokarditis nativer Klappen ist die echokardiographische Diagnostik erschwert (→ transösophageal), die Prognose ist schlechter und die Letalität höher (hohe Virulenz der Erreger, eine antibiotische Sanierung ist selten erfolgreich), daher sollte frühzeitig eine operative Therapie erwogen werden.

Frühendokarditis (perioperativ erworben). Symptombeginn früher als 60 Tage nach der Operation. Inzidenz 0,5%, häufiger Staphylokokken (50%), gramnegative Erreger (20%) und Pilze (10%).

Spätendokarditis. Kumulative Häufigkeit: 2,5% nach 10 Jahren, 4% nach 15 Jahren. Das Erregerspektrum ist vergleichbar mit dem der Endokarditis nativer Herzklappen.

Folgen. Prothesendysfunktionen mit Randlecks, Öffnungs- und Schlussbehinderung des Prothesenokkluders (Interferenz mit Vegetationen), Taschenperforationen von Bioprothesen, myokardiale und paravalvuläre Abszesse.

Literatur

Horstkotte D, Follath F, Gutschik E, Lengyel M, Oto A, et al. Guidelines on prevention, diagnosis and treatment of infective endocarditis. Eur Heart J. 2004; 25:267–276.
Aktuelle Leitlinien der Europäischen Gesellschaft für Kardiologie zur Prävention, Diagnostik und Therapie der infektiösen Endokarditis.

Deutsche Gesellschaft für Kardiologie-, Herz- und Kreislaufforschung: Empfehlungen zur Prophylaxe bakterieller Endokarditiden. Z Kardiol 1998; 87: 566–568.
Übersichtliche und praktisch orientierte Darstellung aktualisierter Empfehlungen zur Indikation und Durchführung der Endokarditisprophylaxe.

6.3 Perikarditis und (entzündlicher) Perikarderguss/-tamponade

6.3.1 Perikarditis

engl.: pericarditis

Definition. Entzündliche Erkrankung des Perikards, die teilweise mit Ergussbildung einhergeht. Eine spätere Fibrosierung und Verkalkung mit nachfolgender diastolischer Einflussbehinderung (konstriktive Form) ist möglich.

Pathologie. Entzündung des Herzbeutels mit Beteiligung des Perikards (im engeren Sinne) und des Epikards. In der Regel ist das subepikardiale Myokard mitbetroffen (EKG Veränderungen) = Perimyokarditis. Folgende Formen können auftreten:
- Pericarditis sicca/fibrinosa,
- Pericarditis exsudativa (häufig): serofibrinös, hämorrhagisch oder eitrig,
- Pericarditis constrictiva/calcarea (Panzerherz): Verdickung/Verkalkung des Herzbeutels.

Epidemiologie. Eine Perikarditis ist nur selten die Aufnahmediagnose (1 : 1000), aber relativ häufig (bei bis zu 5% der Patienten) eine klinisch inapparente Begleiterkrankung. Ein hämodynamisch bedeutsamer Perikarderguss findet sich bei bis zu 1% der Patienten. Ein Panzerherz ist dagegen sehr selten (<0,1%).

Ätiologie.
- Oft unklar (idiopathisch),
- infektiös: viral, bakteriell (früher häufig tuberkulös),
- toxisch (urämisch),
- Postinfarkt- und Postkardiotomie-Syndrom,
- Medikamente (Hydralazin, Procainamid, Diphenylhydantoin, Isoniazid, Phenylbutazon usw.),
- andere Ursachen: Trauma, Myxödem, Kollagenosen, Chyloperikard.

Symptome und Befunde. Präkordialer oder/und retrosternaler Schmerz, auch in Atemruhe vorhanden, aber durch Einatmung oder im Liegen verstärkt; u.U. Fieber, Tachypnoe, oft Perikardreiben (häufig auskultieren: systolisch-diastolisches Dampflokomotivgeräusch). Bei der Entwicklung eines *Perikardergusses* verschwindet dieses Geräusch.

Therapie der Perikarditis.
- *Idiopathisch oder viral:* Analgetika, evtl. Antiphlogistika, abwarten,
- *bakteriell:* Antibiotika oder Tuberkulostatika,
- *bei Pericarditis purulenta:* Punktion bzw. operative Drainage, Spülung, lokale und systemische Antibiose.

6.3.2 Perikarderguss

engl.: pericardial effusion

Ursachen.
- Idiopathisch,
- im Rahmen einer exsudativen Perikarditis (s. o.),
- bei akutem Myokardinfarkt: hämorrhagische Perikarditis, sehr selten offene (meist sofort tödliche) oder gedeckte Ruptur der Ventrikelwand,
- bei Neoplasma (primär maligne Tumoren, Perikardmetastasierung),
- toxisch (Urämie),
- bei Hypothyreose (kann einziges klinisches Symptom sein).
- Aortendissektion (Aorta ascendens mit Sinus-Valsalvae-Beteiligung),
- Perforation von Schrittmacher-/Defibrillatorelektroden (selten massive Blutung),
- Perforation bei Herzkatheteruntersuchung (selten): insbesondere bei transseptaler Punktion oder Myokardbiopsie,

- bei Thoraxtrauma, insbesondere Messerstichverletzungen,
- nach Operationen am offenen Herzen.

Verlaufsformen. Akut oder chronisch (-rezidivierend):
- *akut auftretend:* progrediente Füllungsbehinderung mit *Perikardtamponade* (s. u.): Kussmaul-Zeichen (→ S. 133),
- *chronisch:* langsame Zunahme des Herzbeutelvolumens, oft nur geringe (oder keine) Zeichen der Einflussbehinderung (gestaute Jugularvenen, Pulsus paradoxus). Röntgen: großes Herz: „Bocksbeutelform", EKG: Niedervoltage.

Pathophysiologie. Bei rascher Flüssigkeitsansammlung im Herzbeutel (Erguss, Blut) kommt es zur mechanischen Behinderung des diastolischen Einstroms mit Einflussstauung und Abnahme des Schlagvolumens, Sinustachykardie, Blutdruckabfall, Zyanose, Pulsus paradoxus sowie in der Regel Lungenstauung.

Hämodynamik. „Dip-Plateau-Phänomen" („Quadratwurzelzeichen") (s. 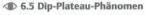 6.5).

Therapie.

Therapie des Perikardergusses. Je nach hämodynamischer Auswirkung sollte eine diagnostische und/oder therapeutische Punktion durchgeführt werden. Bei hämodynamisch nicht bedeutsamem Erguss ist eine diagnostische Punktion, falls klinisch indiziert, ausreichend. Das Erguss-Material sollte immer zur weiteren Diagnostik verwendet werden:
- zytologische Diagnostik (sofort verarbeiten lassen!),
- mikrobiologische Diagnostik (ggf. auch Tuberkulosediagnostik),
- Bestimmung von Hb- und Eiweißgehalt.

Bei chronisch rezidivierendem Erguss ist die Perikardiotomie oder Perikardfensterung indiziert.

Weitere Therapie (je nach Ursache).
Idiopathische oder virale Ursache: Colchizin, ggfs. Glucocorticoide systemisch oder perikardial.
Immunologische Ursache (Systemerkrankungen): Glucocorticoide, Immunsuppressiva.
Neoplastische Ursache: perikardiale Instillation von Cisplatin.

6.5 Dip-Plateau-Phänomen

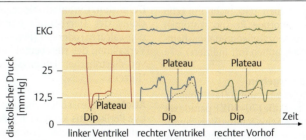

Druckverlauf bei Perikardtamponade oder bei Konstriktion: schnelle frühdiastolische Füllung des rechten und linken Ventrikels („Dip"), nachfolgend Dehnungsbehinderung mit eingeschränkter Füllung („Plateau"). „Ventrikularisierte" Vorhofdruckkurve durch frühdiastolischen Druckausgleich zwischen rechtem Vorhof und Ventrikel. Der normale diastolische Druckverlauf ist gestrichelt eingetragen. Das EKG weist eine Niedervoltage auf.

Bakterielle Ursache: gezielt Antibiotika oder Tuberkulostatika, ggfs. Spülung und Drainage.
Metabolische Ursache: Behandlung der Grunderkrankung.

6.3.3 Herzbeuteltamponade

Synonym: Perikardtamponade

engl.: pericardial tamponade

Definition. Plötzliche Drucksteigerung im Herzbeutel mit Füllungsbehinderung des Herzens durch Blutung oder Erguss. In der Regel zirkumferentiell, selten umschrieben (bei Verwachsungen). Bedrohliches Krankheitsbild.

Ursachen. Siehe Perikarderguss.

Verlauf. Eine Herzbeuteltamponade kann innerhalb kurzer Zeit tödlich sein, erfordert daher sofortiges Handeln! Nach Herzoperationen muss jeder rasche oder allmähliche Blutdruckabfall an eine Tamponade denken lassen (in der Regel früh-, gelegentlich auch spät-postoperativ auftretend, oft fälschlich als „Postkardiotomiesyndrom" interpretiert).

Eine postoperative Herzbeuteltamponade kann u.U. umschrieben und nicht im Echo sichtbar sein → sofortige Re-Thorakotomie! Fördernd: Thrombozytenaggregationshemmer oder Antikoagulantien (oft indiziert).

Diagnostisches Vorgehen.
Klinisch: Jugularvenenstauung (fast obligat), Tachypnoe, Tachykardie (70–80%), paradoxer Puls (inspiratorisch Schwächung/Verschwinden des arteriellen Pulses), Hepatomegalie (ca. 50%), leise Herztöne (ca. 30%).
Echokardiogramm: Ergussausdehnung? Vorhof- oder Ventrikelkompression?

Therapie.
- **Flüssigkeitsgabe**, um den Füllungsdruck des Herzens gegen den hohen Druck im Herzbeutel zu erhöhen.
- Positiv inotrope Substanzen sind ohne Wirkung. Allenfalls **Vasokonstriktoren** zur Gewährleistung einer ausreichenden koronaren oder zerebralen Perfusion.
- Sofortige Entlastung durch **Perikardpunktion**: Halb sitzende Position des Patienten (Herz schwimmt im Erguss), Punktion mit langer Nadel von subxyphoidal unter seitlicher Durchleuchtung oder Ultraschallkontrolle, Einführen eines Katheters (z.B. Pigtail) zur Aspiration und Drainage → hierunter meist rascher Anstieg des arteriellen Druckes und Normalisierung des ZVD.
- Bei therapierefraktärer Blutung oder Erguss trotz liegender und fördernder Drainage: **chirurgische Therapie** mit Übernähung einer Perforation, Drainage oder Perikardfensterung.

6.3.4 Konstriktive Perikarditis

Synonyme: Pericarditis constrictiva, Panzerherz

engl.: constrictive pericarditis

Definition. Chronisch-bindegewebige Verdickung des Herzbeutels ohne (Perikarditis non-calcarea) oder mit (Perikarditis calcarea) Verkalkung des Herzbeutels und konsekutiver diastolischer Füllungsbehinderung des Herzens.

Ätiologie. Sie ist häufig unklar. Eine konstriktive Perikarditis kann nach jeder Erkrankung auftreten, die zu einer (sub)akuten Perikarditis führt (u.a. viral, bakteriell, tuberkulös, immunologisch, mediastinale Bestrahlung >50 Gy). Nach Herzoperationen in 0,2–0,3% der Fälle. Die Diagnose wird oft erst im fortgeschrittenen Stadium mit hämodynamischer Beeinträchtigung gestellt.

Stadien, Verlauf.

Frühphase. Entzündung, Erguss, Perikardadhäsion an Nachbarorganen.

Konkretionsphase. Resorption/fibröse Organisation des Perikardergusses, Vernarbung, Obliteration des Perikardspalts.

Konstriktionsphase. Perikardschrumpfung, Verkalkung.

Symptome. (Belastungs-) Dyspnoe, Einflussstauung, zunehmende Rechtsherzinsuffizienz (gestaute Halsvenen, Hepatomegalie, Aszites, Ödeme), allgemeine Leistungsschwäche, „Kussmaul-Zeichen": Venendruckanstieg bei tiefer Inspiration, Pulsus paradoxus.

Diagnostisches Vorgehen, klinische Untersuchung.

EKG. (Sinus-)Tachykardie/Vorhofflimmern, Niedervoltage, unspezifische T-Wellen- oder ST-Strecken-Veränderungen, P-mitrale.

Bildgebung (Echokardiographie, MRT, CT). Verdickung/Verkalkung des viszeralen/parietalen Perikards, plötzlicher Stopp der diastolischen LV-Hinterwandbewegung nach posterior, abnorme Septumbewegung. Hämodynamisches Muster der Konstriktion im pw-Doppler.

Leitbefund. Große Vorhöfe, kleine Ventrikel.

Röntgen. Herzschatten oft normal, keine Zeichen der Lungenstauung. Pleuraerguss häufig. Sichtbare Kalkschalen um das Herz (seitliche Projektion, Durchleuchtung).

Hämodynamik. HZV↓, ZVD/Vorhofdruck↑, erhöhte enddiastolische Drücke in RV und LV, frühdiastolisches „Dip-Plateau-Phänomen" („Quadratwurzelzeichen") (👁 **6.5**).

Therapie.

Akut. Zur Verbesserung des HZV erfolgt eine Füllungsdruck-/Vorlaststeigerung durch i.v. Volumenzufuhr. Zur Vermeidung stauungsbedingter Beschwerden können Vorlastsenker und Diuretika eingesetzt werden.

Cave: Diuretikagabe geht oft mit Abnahme des HZV einher.

Chirurgisch. Im Stadium NYHA III oder IV teilweise oder komplette Dekortikation (= Entfernung von Kalk- und Narbengewebe) oder Perikardektomie (= Entfernung des Perikards). *Komplikationen:* Läsion der epikardialen Koronararterien (wegen oft tief reichender epikardialer Kalkplatten), Beeinträchtigung des AV-Klappenapparates (daher wird der Kalk im Bereich des AV-Ringes belassen, um eine Dilatation zu verhindern).

Literatur

Maisch B, Seferovic PM, Ristic AD, Erbel R, Rienmüller R, et al. Guidelines on the diagnosis and management of pericardial diseases. Eur Heart J. 2004; 25: 587–610.
Aktuelle Leitlinien der Europäischen Gesellschaft für Kardiologie zur Diagnose und Therapie perikardialer Erkrankungen.

6.4 Myokarditis

engl.: myocarditis

6.4.1 Allgemeines

Definition. Vielfältige Formen der Entzündung des Herzmuskels, u.U. unter Mitbeteiligung von Endokard und/oder Epi- bzw. Perikard. Diagnostisch oft schwer erfassbar, pathologisch-anatomisch oft fokale Entzündungsherde, Nekrosen einzelner Zellen oder größerer Zellverbände. Bei seltenem fulminanten Verlauf ist der Ausgang häufig tödlich, als Folge ausgedehnter, teilweise subtotaler Nekrose des Myokards.

Epidemiologie. Hohe Dunkelziffer. Kardiale Mitbeteiligung bei Virusinfektionen in 1–5 % der Fälle.

Ätiologie.

Infektiöse Ursachen.
- Kardiotrope Viren (häufig): Enteroviren, Adenoviren, Parvovirus B19, Herpes simplex Viren, Cytomegalie-Viren, Coxsackie-B-Viren. Im Rahmen systemischer Infektionen können sie zu oft asymptomatischer Begleitmyokarditis führen.
- Bakterien (Chlamydien, Borrelien, Bartonellen), oder Rickettsien (selten),
- Pilze: bei Abwehrschwäche (Aspergillose, Aktinomykose, Candidiasis),
- Parasiten (Echinokokken, Trichinella), Trypanosoma cruzi (Erreger der in Südamerika häufigen Chagas-Krankheit),
- bei HIV-Infektion (s. u.).

Nichtinfektiöse Ursachen.
- Kollagenosen und Immunkomplex-Vaskulopathien (Mitbeteiligung von Myokard und/oder Gefäßen),
- toxisch: Diphtherie, Kokain, Katecholamine, Anthrazykline (Chemotherapeutika),
- Hypereosinophiles Syndrom: eosinophile Endomyokarditis,
- Sarkoidose,
- Riesenzellmyokarditis
- Abstoßungsreaktion nach Herztransplantation.

Pathogenese der Virusmyokarditis. Myokardiale Gewebeschädigung durch kardiotrope Viren. Inwieweit ein sekundärer, immunologisch vermittelter Prozess zu einer Chronifizierung führen kann, ist umstritten.

Symptome. Die Mehrzahl der Infektionen verläuft asymptomatisch! Das Spektrum der Beschwerden ist breit, die Ausprägung sehr unterschiedlich:
- Leistungsminderung, Ermüdbarkeit, Schwäche,
- allgemeine Zeichen eines Virusinfektes (grippeähnliche Beschwerden, Fieber, Myalgien, Pharyngitis, Diarrhoe, Lymphadenopathie,
- Palpitationen, Belastungsdyspnoe,
- atypische Angina pectoris (durch Perimyokarditis): gelegentlich dem akuten Myokardinfarkt ähnelndes Krankheitsbild (Beschwerden, umschriebene ST-Hebungen, Freisetzung von Troponin und CK-MB),
- außerdem möglich: Hepatitis, Orchitis, Meningoenzephalitis.

Verlaufsformen der Virusmyokarditis.

Akuter Verlauf. Die Virusmyokarditis tritt oft im Rahmen einer allgemeinen Viruserkrankung auf. Sie ist meist gutartig und heilt in der Regel voll aus. Eine Defektheilung mit residueller LV-Funktionsstörung und Übergang in die chronische Form ist möglich (Häufigkeit umstritten).

Fulminanter Verlauf. Es kommt (selten) zu einer therapieresistenten Herzinsuffizienz, die innerhalb weniger Tage letal verläuft.

Chronisch-rezidivierender Verlauf. Durch Viruspersistenz ist die Entwicklung einer dilatativen Kardiomyopathie möglich (chronisch virale Kardiomyopathie; → „Kardiomyopathien" S. 114ff).

Diagnostisches Vorgehen. Die Diagnose ist oft unsicher; einen beweisenden Befund gibt es selten. Wichtig ist die synoptische Bewertung aller Befunde.

Klinische Untersuchung. Sehr variable Befunde. Ruhetachykardie (im Ausmaß über das evtl. vorhandene Fieber hinausgehend), Blässe, Zyanose, Perikardreiben, Galopprhythmus, Systolikum (Mitralinsuffizienz); diastolische Geräusche sind dagegen ungewöhnlich, Stauungs-RG, Zeichen der Rechtsherzinsuffizienz, Herzvergrößerung und Zeichen der Lungenstauung.

Labor. Erhöhte BSG (ca. 60%), abnormes weißes Blutbild (ca. 25%) als Ausdruck der Virusinfektion.

Die Bestimmung von Serum-Antikörpern (Titer) gegen kardiotrope Viren ist teuer und klinisch wenig hilfreich (da unspezifisch), somit verzichtbar.

EKG. Sinustachykardie, AV-Block I. oder II. Grades, seltener III. Grades, wechselnde intraventrikuläre Leitungsstörungen, uncharakteristische Repolarisationsstörungen, verlängertes QT-Intervall, mäßige ST-Hebung, supraventrikuläre (atriale Extrasystolen, Vorhofflimmern) und ventrikuläre Arrhythmien (Extrasystolen, Salven, Kammertachykardien, Kammerflimmern).

Echokardiographie. Regionale oder globale (meist diffuse) Kontraktionsstörung und evtl. Dilatation des LV, u.U. auch Beteiligung der anderen Herzhöhlen. Diastolische Dysfunktion (Relaxationsstörung). Wandständige Thromben finden sich bei bis zu 15%, ein Perikarderguss bei 10% der Patienten.

Endomyokardbiopsie. Histologisch fassbare Veränderungen mit zellulären Infiltraten (Dallas-Kriterien) sind oft nur über kurze Zeit nachweisbar. Entscheidend ist der Nachweis von Viruspartikeln und Virusgenom durch immunhistologische sowie molekularbiologische und -genetische Verfahren (PCR), die die Diagnose der Myokarditis und den Erregertyp sichern können. *Indikation* zur Biopsie: Frisch aufgetretene Erkrankung mit rascher Progredienz oder Nachweis einer chronisch viralen Kardiomyopathie. Die *Komplikationsrate* der perkutanen Endomyokardbiopsie ist in erfahrenen Händen gering: Hauptkomplikationen: Perforation mit Herzbeuteltamponade, AV-Blockierungen beim Einführen des Bioptoms in den Ventrikel; tödliche Komplikationen: 0,03–0,4%.

Kommentar. Die meisten Befunde sind nur bei ausgeprägten Formen vorhanden, EKG-Veränderungen sind oft flüchtig (wiederholte EKG), Rhythmusstörungen per se berechtigen nicht zur Diagnose „Myokarditis". Bei älteren Patienten ist eine KHK durch Koronarangiographie auszuschließen.

Prognose. Bei akuter Myokarditis kommt es in der Regel zu Spontanremission mit mehr oder weniger kompletter Ausheilung. Der Übergang in eine chronische virale Kardiomyopathie unter dem Bild der dilatativen Kardiomyopathie ist möglich.

Therapie.

Akute Myokarditis. Körperliche Schonung, Therapie der Herzinsuffizienz (falls ausgeprägt) mit ACE-Hemmern, β-Blockern, Diuretika etc. (S. 101ff) sowie bradykarder oder tachykarder Rhythmusstörungen (Vorhofflimmern, Kammertachyarrhythmien); Monitorüberwachung (eher observieren als therapieren). Eine immunsuppressive Therapie ist eher schädlich als nützlich (Ausnahmen: Sarkoidose, Riesenzellmyokarditis);

Fulminanter Verlauf. Unbehandelt tritt der Tod durch Herzversagen innerhalb von 3–4 Tagen nach Beginn der Symptomatik durch massive Herzmuskelnekrose ein; eine medikamentöse Therapie ist unwirksam. Es sollte frühzeitig die Implantation eines linksventrikulären Unterstützungssystems (Überbrückung zur Erholung oder zur Transplantation) erwogen werden.

Chronische Myokarditis. Bei chronisch viraler Kardiomyopathie mit Nachweis von Viruspersistenz ist eine immunmodulierende Therapie mit β-Interferon zur Viruselimination evtl. von Vorteil (laufende Studien).

6.4.2 Diphtheriebedingte Myokarditis

Sie ist heute sehr selten. Das Exotoxin des Corynebacterium diphtheriae führt zur Myozytolyse. Die Folgen sind Herzinsuffizienz und Reizleitungsstörungen. Die *Therapie* erfolgt mit spezifischem **Antitoxin**, Glucocorticoide sind nicht wirksam.

6.4.3 Lyme-Erkrankung (Borrelia burgdorferi)

→ auch „Infektionskrankheiten", S. 989ff und „Gelenke", S. 1123.

Diese endemische Erkrankung wird durch Zecken übertragen. Bei 10% der Patienten kommt es oft erst Wochen nach der akuten Erkrankung (Fieber, Myalgien, Lymphadenopathie, flüchtiges Exanthem; chronisch: Arthritis, neurologische Symptome) zur Herzbeteiligung, die sich häufig in spontan reversiblen **AV-Blockierungen** äußert. Ferner treten Veränderungen von ST-Strecken und T-Wellen auf. Zur *Therapie* werden Penicillin, Cephalosporine oder Tetracycline, evtl. Glucocorticoide eingesetzt.

6.5 Entzündungen der Herzkranzarterien

Synonym: Coronaritis

Definition. Prototyp für eine ausgedehnte, nekrotisierende Vaskulitis unklarer Ätiologie.

Epidemiologie und Symptomatik. Typischerweise manifestiert sich die Erkrankung bei mittelalten, männlichen Patienten in Form von Herzinfarkt(en), Herzinsuffizienz oder Perikarditis. Zusätzlich treten oft Myalgien, Arthralgien, Gewichtsverlust, periphere Neuropathie, Hypertonie oder Niereninsuffizienz auf.

Diagnostik. *Labor:* Anämie, Leukozytose, Thrombozytose, erhöhte BSG, Funktionsstörungen der Leber sowie Nachweis von HBsAg. Bei Beteiligung der Koronararterien ist der *angiographische* Nachweis multipler, vielgestaltiger Veränderungen mit Stenosen und aneurysmatischen Aufweitungen möglich.

6.6 Herzbeteiligung bei AIDS

→ auch „Infektionskrankheiten", S. 1004ff.

In 5–20% der Fälle findet man bei AIDS-Patienten auch kardiovaskuläre Veränderungen. Selten kommt es zur klinisch manifesten Myokarditis mit Begleitperikarditis (z. B. durch CMV oder Toxoplasmose, oft ist jedoch kein pathogener Keim nachweisbar) oder zu nichtbakterieller thrombotischer Endokarditis mit systemischer Embolisation. Eine Herzbeteiligung durch das Kaposi-Sarkom verläuft meistens klinisch inapparent. Todesfälle sind nur selten kardiovaskulär bedingt.

7 Erworbene Herzklappenfehler

Thomas Wichter, Lars Eckardt, Günter Breithardt

7.1	Allgemeiner Teil	137
7.2	Spezieller Teil	141
7.2.1	Aortenklappenstenose	141
7.2.2	Aortenklappeninsuffizienz	145
7.2.3	Mitralklappenstenose	148
7.2.4	Mitralklappeninsuffizienz	151
7.2.5	Mitralklappenprolaps	153
7.2.6	Trikuspidalklappenfehler	154

7.1 Allgemeiner Teil

Synonym: erworbene Vitien
engl.: valvular heart disease

Definition. Erworbene Herzklappenfehler sind Fehlfunktionen (Stenose oder Insuffizienz) durch Veränderungen des Klappengewebes oder des subvalvulären Apparates.

Ätiologie und Pathogenese. → ⊤ 7.1
Erworbene Herzklappenfehler sind meist rheumatischer (immunologischer) oder degenerativer Genese und betreffen überwiegend die mechanisch stärker beanspruchten Klappen des linken Herzens. Beim rechten Herzen treten überwiegend Klappeninsuffizienzen durch Überdehnung des Klappenrings der Pulmonal- bzw. Trikuspidalklappe auf, organische Klappenfehler sind dagegen selten und oft Folge einer infektiösen Endokarditis (i.v. Drogenabhängige!) oder einer Mitbeteiligung im Rahmen rheumatischer Vitien.
Immunologische (rheumatische) Ursachen: rheumatisches Fieber, Scharlach, gehäufte Tonsillitiden, rheumatische Äquivalente → „Rheumatische Karditis", S. 122ff. Die mittlere Latenz bis zum Auftreten eines Mitralklappenfehlers beträgt 16, bis zum Auftreten von Aortenklappenfehlern 23 Jahre.
Degenerative Ursachen: Klappenverkalkung, Mitralklappenprolaps, Marfan-Syndrom.

⊤ 7.1 Ätiologie erworbener Herzklappenfehler

	Aortenklappe		Mitralklappe		Trikuspidalklappe	
Genese	*Stenose*	*Insuffizienz*	*Stenose*	*Insuffizienz*	*Stenose*	*Insuffizienz*
rheumatisch	+	++	+++	++	++	+
degenerativ	+++	+	+	+	–	–
infektiös	–	++	–	++	–	+
ischämisch	–	–	–	++	–	–
traumatisch	–	++	–	+	–	–
funktionell	(+)	+	(+)	++	(+)	++

7 Erworbene Herzklappenfehler

Infektiöse Ursachen: infektiöse Endokarditis, Endomyokarditis,
ischämische Ursachen: Papillarmuskeldysfunktion/-abriss, Ventrikelfunktionsstörung nach Myokardinfarkt (Hinterwand!).
Traumatische Ursachen (selten): Thoraxtrauma, Aortendissektion.
Funktionelle Ursachen: relative Insuffizienz durch Überdehnung des Klappenrings bei Ventrikelfunktionsstörungen, Aortenektasie oder pulmonaler Druckerhöhung; relative Stenose durch pathologisch erhöhtes Durchflussvolumen.

Epidemiologie. In den letzten 30 Jahren ist eine Änderung der Häufigkeitsverteilung und Altersstruktur von Herzklappenfehlern in der westlichen Welt durch Abnahme des rheumatischen Fiebers und Steigerung der Lebenserwartung zu verzeichnen (T 7.2). Rheumatische Klappenfehler (z.B. Mitralklappenstenosen) sind daher seltener geworden. Dagegen ist eine Zunahme degenerativer Klappenfehler (Aortenklappenstenose!) und funktioneller/ischämischer Mitralinsuffizienz (bei Ventrikelfunktionsstörung) zu verzeichnen. Das mittlere Alter bei der Erstdiagnose hat sich auf das 5.–6. Lebensjahrzehnt nach hinten verschoben.

Diagnostisches Vorgehen (→ T 7.3). Die *Schweregradbeurteilung* erfolgt nach *klinischen Beschwerden* oder *Symptomen* (z.B. NYHA-Klassifizierung) und nach *hämodynamischen Parametern* wie Druckgradient, Klappenöffnungsfläche, Regurgitationsvolumen, Pulmonalarterien- bzw. Pulmonalkapillardruck (in Verbindung mit Herzzeitvolumen in Ruhe oder bei Belastung).

Verlaufsformen.

Akuter Verlauf. Er wird hämodynamisch meist schlecht toleriert, es liegt praktisch immer eine Klappeninsuffizienz vor; die Genese ist endokarditisch, traumatisch oder ischämisch.

Chronischer Verlauf. Er wird durch Anpassungsvorgänge hämodynamisch oft gut toleriert; reine Stenosen, Insuffizienzen und kombinierte Fehler sind möglich; die Genese ist rheumatischer oder degenerativer Art, selten endokarditisch oder ischämisch.

Druckbelastung. Sie entsteht bei Klappenstenosen und beinhaltet eine ungünstigere Prognose.

Volumenbelastung. Sie tritt vor allem bei Klappeninsuffizienzen auf und hat eine günstigere Prognose.

Konservative Therapie.
- Meidung starker körperlicher Belastungen (Schonung je nach Schweregrad),
- Therapie der Herzinsuffizienz (→ „Herzinsuffizienz", S. 100ff),
- Frequenzregulierung oder Kardioversion bei Vorhofflimmern, → S. 84ff,
- Thromboembolieprophylaxe (Vorhofflimmern, mechanische Herzklappen),
- Endokarditisprophylaxe, → „Infektiöse Endokarditis", S. 128f.

T 7.2 Häufigkeit erworbener Klappenfehler (Erstdiagnose)

Klappe	Gesamt	Stenose	Insuffizienz	kombiniert
Aortenklappe	65 %	32 %	11 %	22 %
Mitralklappe	29 %	9 %	4 %	16 %
Aorten- + Mitralklappe	6 %			

7.3 Wertigkeit der Untersuchungsmethoden bei Klappenfehlern

Untersuchungsmethoden	Mitralklappe		Aortenklappe	
	Stenose	Insuffizienz	Stenose	Insuffizienz
Symptomatik	+++	+	+	+
Blutdruck/Puls	(+)	+	+	++(+)
Auskultation/Phonokardiogramm	+(+)	++	++	++
EKG	+	++	++	++
Röntgen-Thorax	++	++	+	++
Echokardiographie	+++	++	+++	++
Radionuklidventrikulographie	∅	++	∅	++
Druck-Fluss-Beziehung	++++	++	++++	++
Kammervolumina	+	+++	++	++
Drücke in Ruhe				
Druckgradient	++(+)	∅	++(+)	∅
Druck LA (PC, diast. PA)	++	+	+	+
Drücke unter Belastung				
Druckgradient	+++	∅	++(+)	∅
Druck LA (PC, diast. PA)	+++	+(+)	+(+)	+(+)

LA = linksatrial, PC = pulmonal-kapillar, PA = pulmonal-arteriell

Operative Therapie. Der optimale Zeitpunkt einer operativen Therapie orientiert sich am Schweregrad des Klappenfehlers, an der präoperativen Myokardfunktion sowie am Operationsrisiko und dem zu erwartenden Operationsergebnis. Eine zu frühe Intervention ist von geringem hämodynamischen Nutzen und rechtfertigt nicht das Operationsrisiko oder eventuell auftretende Komplikationen des Klappenersatzes. Ein zu später Eingriff kann eine irreversible Myokardschädigung oder kardiale Dekompensationen nach sich ziehen.

Der **Zeitpunkt der Operation** beeinflusst die Prognose: Bei LV-Funktionsstörung oder pulmonaler Hypertonie ist das Operationsrisiko erhöht und die Langzeitprognose eingeschränkt, daher optimalen Operationszeitpunkt nicht verpassen!

Klappenerhaltende Verfahren. Sie werden bevorzugt eingesetzt, wenn sie technisch durchführbar und bezüglich des Langzeitergebnisses Erfolg versprechend sind. Wesentliche Einflussgrößen sind die Art des Klappenfehlers und die Morphologie der erkrankten Herzklappe. Es gibt folgende Möglichkeiten:

- Perkutane Ballonkatheter-Valvotomie (Valvuloplastie) von Klappenstenosen,
- operative Kommissurotomie (offen oder geschlossen) von Klappenstenosen,
- Klappenrekonstruktion bei Klappeninsuffizienzen,
- Einsatz von Annulus-stabilisierenden Ringprothesen (z. B. Carpentier-Ring) bei Insuffizienzen der Mitral- oder Trikuspidalklappe.

Operativer Herzklappenersatz. → 7.1

7.1 Herzklappenprothesen

Prothesentyp	Beispiele	Fluss-turbulenz
a Kugelkäfig (Ball, Käfig, Ring)	Starr-Edwards Smeloff-Cutter	+++
b Hubscheibe	Starr-Edwards-Disc Kay-Shiley	+++
c Kippscheibe	Lillehei-Kaster Omniscience Björk-Shiley Medtronic-Hall Omnicarbon	++
d Doppelflügel	St. Jude Medical Duromedics Tekna	(+)
e Bioprothese (Rahmen, Ring)	Carpentier-Edwards Hancock Ionescu-Shiley	(+)

Funktionsprinzip verschiedener Herzklappenprothesen und Auswirkung auf die Hämodynamik.

- *Biologische Herzklappen* („Bioprothesen"): Homografts (humane Leichenklappen), Schweine-Aortenklappen und Rinder-Perikardprothesen stehen zur Verfügung. *Vorteile:* Keine Langzeit-Antikoagulation (bei Kontraindikationen, z. B. älteren Patienten, Frauen mit Kinderwunsch); *Nachteile:* Begrenzte Haltbarkeit (Reoperationsrisiko), geringere Öffnungsfläche bei gleichem Außendurchmesser;

- *mechanische Herzklappen* („Alloprothesen"): *Vorteile:* lange Haltbarkeit (→ geringe Reoperationsrate); *Nachteile:* hohe Thrombogenität (→ lebenslange Antikoagulation).

- *Prophylaxe:* Die Thromboembolieprophylaxe wird mit Cumarinderivaten (z. B. Marcumar) durchgeführt. Die Dosierung muss individuell angepasst werden. Bei *biologischen Prothesen* wird die Antikoagulation für 3 Monate postoperativ durchgeführt. Bei *mechanischen Prothesen* ist nach Klappenersatz (KE, 7.4) eine lebenslange Antikoagulation erforderlich.

Überwachung der Cumarintherapie durch Thromboplastinzeit, angegeben als International Normalized Ratio = INR. Quick-Werte sollten wegen fehlender Vergleichbarkeit bei unterschiedlichen Thromboplastinen nicht mehr verwendet werden (→ „Diagnostik von Hämostasestörungen", S. 316ff).

Alle künstlichen Herzklappen sind mit prothesenbedingten oder protheseninduzierten **Komplikationen** belastet. Art und Häufigkeit von Komplikationen sind je nach Prothesentyp verschieden. Prothesentypen der älteren Generation (Schweine-Aortenklappen, Kugelkäfig, Hubscheiben-, ältere Kippscheibenprothesen) zeigen eine schlechtere Hämodynamik durch Flussturbulenzen (7.1) sowie höhere Komplikationsraten als Prothesen der neueren Generation (Carpentier-Edwards-Rinderperikard-, neuere Kippscheiben-, Doppelflügelprothesen).

Die kumulative *Malfunktionsrate* ist im ersten postoperativen Jahr mit ca. 4 % erhöht, nachfolgend verläuft sie annähernd linear mit 7–8 % nach 5 Jahren und 10–12 % nach 10 Jahren. Die kumulative *Reoperationsrate* aufgrund von **Prothesendysfunktionen** beträgt ca. 6 % nach 10 Jahren. Ursachen sind:

- Paraprothetische Dehiszenz (Randleck),
- Degeneration von Bioprothesen: Reoperation im Mittel nach 10–15 Jahren,

7.4 Thromboembolieprophylaxe nach Herzklappenersatz mit Cumarinen

INR	Quick*	Indikation
3,0–4,5	15–25 %	Trikuspidal-KE, Doppel-KE, Mitral-KE (Vorhofflimmern *oder* älterer Prothesentyp, frühere Thromboembolien)
3,0–3,5	20–25 %	Mitral-KE (Sinusrhythmus), Aorten-KE (Vorhofflimmern *oder* älterer Prothesentyp)
2,5–3,0	30–35 %	Aorten-KE (Sinusrhythmus *und* neuerer Prothesentyp)

* dem INR etwa entsprechender Quick-Wert-Bereich bei Verwendung der Thromboplastine Thromborel S (Behring) oder Thromboplastin FS (DADE/Baxter), zur Vergleichbarkeit ausgegebener Werte sollten nur noch INR-Werte verwendet werden.

- mechanische Dysfunktion bei Alloprothesen,
- Prothesenthrombose, Thromboembolie: Inzidenz: 1–2 % pro Jahr, 0,2 % letal:
  - Doppelklappen > Trikuspidalklappe > Mitralklappe > Aortenklappe,
  - Risikofaktoren: Vorhofflimmern, Vorhofgröße >5,5 cm, Prothesentyp,
- Blutungen unter Antikoagulanzien: Inzidenz: 2,2 % pro Jahr, 0,2 % letal,
- Hämolyse (intravasal, mechanisch): abhängig von Prothesentyp und -funktion,
- Prothesenendokarditis: → „Infektiöse Endokarditis", S. 129.

7.2 Spezieller Teil

Auf eine Darstellung von Detailbefunden wird unter Verweis auf Lehrbücher der Kardiologie verzichtet. Die Pulmonalklappenstenose wird im Kapitel „Angeborene Herzfehler im Erwachsenenalter", S. 159f abgehandelt.

7.2.1 Aortenklappenstenose

engl.: aortic stenosis

Epidemiologie und Pathogenese. → „Allgemeiner Teil", S. 137f. Die Aortenklappenstenose ist der heutzutage häufigste **erworbene** Klappenfehler (m > w) mit meist degenerativer Ursache (bikuspidale oder trikuspidale Klappe). Aortenklappenstenosen können jedoch auch **kongenitaler Genese** sein (→ „Angeborene Herzfehler im Erwachsenenalter", S. 156ff).

Pathophysiologie. Die Obstruktion führt zu einer Druckbelastung mit konzentrischer Hypertrophie und diastolischer Dehnbarkeitsstörung des LV. Dies bewirkt
- eine **Koronarinsuffizienz** durch erhöhten O_2-Bedarf (Druckbelastung),
- **reduzierte Koronarperfusion** (erhöhter diastolischer Ventrikeldruck, erniedrigter diastolischer Aortendruck)
- und verlängerte O_2-Diffusionsstrecke (Hypertrophie).

Klinische Symptomatik.
- Leistungsknick mit rascher Ermüdbarkeit,
- Schwindel, Präsynkopen und Synkopen (bei Belastung),
- Angina pectoris,
- ventrikuläre Arrhythmien, plötzlicher Herztod,
- Belastungsdyspnoe, linksventrikuläre Insuffizienz oder Dekompensation.

Bei leichter und mittelschwerer Aortenklappenstenose meist keine Symptome. Auch hochgradige Stenosen können asymptomatisch sein. Bei Auftreten von Symptomen besteht in der Regel eine höhergradige Stenose.

7.2 Auskultationsbefunde bei Herzklappenfehlern

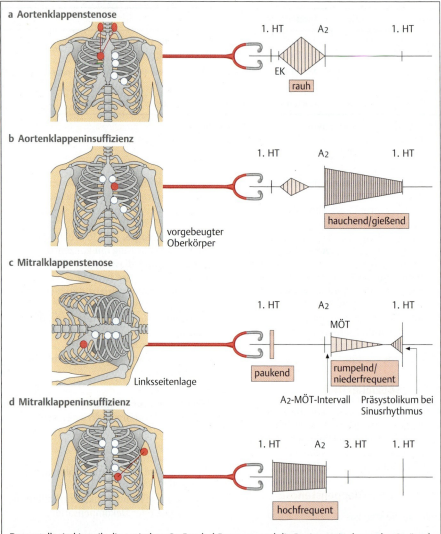

Dargestellt sind jeweils die typischen Geräuschphänomene und die Regionen, in denen das Geräusch am besten auskultiert werden kann. HT = Herzton, EK = Ejektionsklick, A_2 = Aortensegment des 2. HT, MÖT = Mitralöffnungston.

Spezieller Teil

Diagnostisches Vorgehen. Diagnosestellung und klinische Schweregradeinschätzung erfolgen nach Auskultation (*Leitsymptom!*), EKG und Echokardiogramm.

Geräuschbefund (👁 7.2a). Abgeschwächter 1. HT, frühsystolischer Klick, Systolikum: Rau, laut, vom 1. HT abgesetzt, spindelförmig, p.m. 2. ICR rechts, Fortleitung in Karotiden, evtl. palpables Schwirren. Mit zunehmender Stenose Verlagerung des Geräuschmaximums von der Früh- in die Spätsystole.

Puls, Blutdruck. Niedrige Blutdruckamplitude (Pulsus tardus et parvus); der systolische Blutdruck ist diagnostisch nicht verwertbar, da bei guter Ventrikelfunktion auch normale oder sogar erhöhte Blutdruckwerte möglich sind!

EKG (👁 7.3). Linksherzhypertrophie, „Schädigungszeichen" (Gradient meist > 50 mmHg).

Röntgen (👁 7.4). Poststenotische Dilatation der Aorta ascendens, evtl. Klappenkalk (Seitenbild, Durchleuchtung), Kardiomegalie erst im Spätstadium.

Echokardiographie. Verdickte/verkalkte Aortenklappe mit verminderter Beweglichkeit und Öffnungsamplitude, Druckgradient und Öffnungsfläche (Doppler), konzentrische LV-Hypertrophie.

Invasive Diagnostik (Linksherzkatheter). Druckgradient, begleitende Regurgitation, LV-Funktion, Koronararterien. Eine hämodynamisch relevante Aortenklappenstenose besteht bei einer Öffnungsfläche unter 1,2 cm^2 (normal ca. 3 cm^2). Der resultierende Druckgradient zwischen LV und Aorta ist als Funktion des systolischen Aortenflusses (Druck-Fluss-Beziehung) abhängig vom Herzzeitvolumen (HZV).

Bei schlechter LV-Funktion (geringes HZV) kann daher trotz geringem Druckgradienten eine hochgradige Aortenklappenstenose bestehen.

Schweregradbeurteilung (📊 7.5). Hier ist es unerlässlich anzugeben, wie der Druckgradient bestimmt wurde (👁 7.5; → auch „Echokardiographie", S. 16, „Herzkatheterismus", S. 23).

👁 7.3 EKG bei höhergradiger Aortenklappenstenose

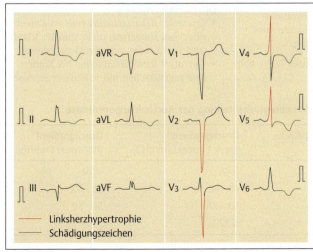

Bei einem Druckgradienten > 50 mmHg treten häufig Zeichen der Linksherzhypertrophie und Myokardschädigung auf.

7.4 Aortenklappenstenose

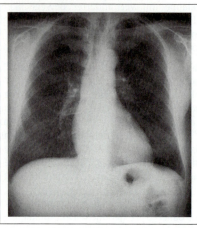
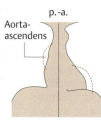

Der Aortenbogen (poststenotische Dilatation) und die linke Herzkontur treten verstärkt hervor.

- *Peak-to-Peak-Gradient* (Herzkatheter): Differenz des jeweils maximalen Drucks (nicht simultan) im LV und in der Aorta. Stenose wird eher unterschätzt.
- *Maximaler Gradient* (Doppler-Echokardiographie): größte simultane Druckdifferenz zu einem Zeitpunkt der Systole. Stenose wird eher überschätzt.
- *Mittlerer Gradient* (Doppler-Echokardiographie, Herzkatheter): Integral der Druckdifferenz über die gesamte Auswurfzeit. Genaueste Messung.

Therapie. (→ auch „Allgemeiner Teil"). kein Leistungssport!

Operationsindikation. Sie besteht bei Symptomen (Spätstadium!) oder einer Öffnungsfläche $< 1{,}2 - 0{,}8\,cm^2$ (der Druckgradient allein ist nicht entscheidend!). Entscheidungshilfen bei grenzwertigen Fällen sind der klinischer Verlauf mit Progredienz von EKG-Veränderungen (Linksschädigung), Klappenkalk oder Kardiomegalie.

Operationsverfahren.
- *Operative Rekonstruktion (nur im Kindesalter)* bei kongenital unikuspidaler Klappe und supra- oder subvalvulärer Stenose.
- *Operative Kommissurotomie* bei Kindern und Jugendlichen mit valvulärer Stenose

7.5 Hämodynamische Schweregradeinteilung der Aortenklappenstenose

Schweregrad	Öffnungsfläche [cm^2]	Druckgradient* (peak to peak) [mmHg]	Druckgradient* (mittlerer) [mmHg]
Grad 1	$> 1{,}5$	< 40	< 20
Grad 2	$1{,}5 - 0{,}8$	$40 - 80$	$20 - 50$
Grad 3	$0{,}8 - 0{,}4$	$80 - 120$	$50 - 80$
Grad 4	$< 0{,}4$	> 120	> 80

* Unter der Bedingung eines normalen HZV

7.5 Bestimmung des Druckgradienten bei Aortenklappenstenose

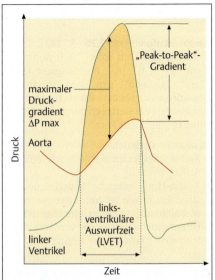

Der **maximale** (instantane, d. h. zu einem bestimmten Zeitpunkt bestimmte) **Druckgradient** bezeichnet den Moment der größten Druckdifferenz zwischen linkem Ventrikel und Aorta während der Systole. Der **mittlere Druckgradient** (gelb markierte Fläche) ist berechnet als Integral der Druckgradienten über die gesamte Auswurfzeit (LVET) und entspricht somit einem gemittelten systolischen Gradienten. Maximaler und mittlerer Gradient können sowohl aus Druckkurven bei Herzkatheterdiagnostik als auch echokardiographisch nach der Bernoulli-Formel aus der maximalen bzw. mittleren transthorakalen Flussgeschwindigkeit ermittelt werden (→ Echokardiographie, CW-Doppler, S. 16ff). Bei der Herzkatheterdiagnostik wird häufig der **Peak-to-Peak-Gradient** angegeben; dieser bezeichnet die Druckdifferenz zwischen linksventrikulärem und aortalem Spitzendruck während der Systole.

ohne Verkalkung. Eine Reoperation (meist Klappenersatz) wird bei 20 % der Patienten nach 15 Jahren und bei 40 % nach 20 Jahren erforderlich.

- *Perkutane Ballonkatheter-Valvotomie (Valvuloplastie)* wird bei Kindern und Jugendlichen alternativ zur operativen Kommissurotomie durchgeführt. Bei Erwachsenen werden nur schlechte Langzeitergebnisse erzielt (häufige, frühe Restenose), daher erfolgt der Einsatz bei Älteren selten und nur palliativ bei Kontraindikation zur Operation und zur Überbrückung vor einem späteren Klappenersatz (Notintervention, Dekompensation, dringliche nichtkardiale Operation);
- *Klappenersatz* (perioperative Letalität ca. 2–3 %) ist bei Erwachsenen die Therapie der Wahl, gute Ergebnisse werden auch im hohen Alter (> 70–80 Jahre) erzielt.

Prognose. Sie verschlechtert sich nach Auftreten von Symptomen. Die mittlere Lebenserwartung ohne Operation beträgt 2 Jahre (nach erstmaliger Angina pectoris ca. 4 Jahre, nach Synkope 2–3 Jahre, nach Linksherzdekompensation ca. 1 Jahr). Eine zeitgerechte Operation verbessert die Prognose deutlich. *Todesursachen* sind Linksherzinsuffizienz und plötzlicher Herztod (auch bei zuvor asymptomatischen Patienten mit hochgradiger Stenose möglich!).

7.2.2 Aortenklappeninsuffizienz

engl.: aortic regurgitation

Epidemiologie und Pathogenese. → allgemeiner Teil (♂ > ♀). Die Aortenklappeninsuffizienz tritt selten isoliert, häufig kombiniert mit anderen Klappenfehlern auf. Die Genese ist meist rheumatisch oder endokarditisch.

Pathophysiologie. Eine hämodynamisch relevante Aortenklappeninsuffizienz besteht bei einer Regurgitationsfraktion von > 15 % des Schlagvolumens. Ausmaß und hämodynamische Konsequenzen der Aortenklappeninsuffizienz nehmen zu bei:

- größerem Defekt der Klappe (Insuffizienzfläche),
- erhöhtem peripheren Widerstand (erhöhter frühdiastolischer Aortendruck),
- längerer Diastolendauer = Regurgitationsdauer (Bradykardie),
- hoher linksventrikulärer Dehnbarkeit (Compliance).

Chronische *Volumenbelastung* durch transaortale Regurgitation führt zu exzentrischer Hypertrophie und Gefügedilatation des LV. Erhöhter O_2-Bedarf (erhöhtes Schlagvolumen) und reduzierter Perfusionsdruck (erniedrigter diastolischer Aortendruck) bewirken sekundär eine relative Koronarinsuffizienz, die partiell durch Dilatation der Koronargefäße kompensiert wird. Bei akutem Verlauf stehen Zeichen der Linksherzinsuffizienz im Vordergrund (fehlende Anpassung).

Klinische Symptomatik. Symptome treten erst im Spätstadium auf und sind daher für die Festlegung von Schweregrad und Operationsindikation wenig hilfreich. Symptome sind:
- Palpitationen, Pulsationen (s. u.),
- Leistungsknick mit rascher Ermüdbarkeit,
- Angina pectoris,
- Belastungsdyspnoe, Linksherzinsuffizienz oder Dekompensation.

Diagnostisches Vorgehen. Diagnosestellung und Schweregradeinschätzung erfolgen aus Puls- und Blutdruckbestimmung (Leitsymptom!), Auskultation und Echokardiogramm.

Blutdruck, Puls. Große Amplitude, Pulsus celer et altus, „Wasserhammer-Phänomen".

Ein reduzierter diastolischer Blutdruck ist der wichtigste und ein einfach zu bestimmender klinischer Parameter zur Schweregradbeurteilung.

Pulsationen großer Arterien (Karotiden), sichtbarer Kapillarpuls („Quincke-Zeichen"), pulssynchrones Kopfnicken („de Musset-Zeichen"), u. a.

Geräuschbefund (<> **7.2b**, S. 142). Decrescendo-Diastolikum sofort nach Aortensegment des 2. HT (A_2), hochfrequent („hauchend", „gießend"), p.m. über Erb (sitzend, Oberkörper vorgebeugt). Bei hochgradiger Insuffizienz ist das Geräusch durch den raschen Druckausgleich nur kurz.

Zusätzliche Geräusche.
- Systolisches Strömungsgeräusch (erhöhtes Schlagvolumen),
- Austin-Flint-Geräusch: Niederfrequentes Diastolikum wie bei Mitralstenose (ohne Mitralöffnungston) durch mechanische Öffnungsbehinderung des vorderen Mitralsegels (transaortaler Regurgitationsjet).

EKG. Linkshypertrophie, betonte Q-Zacken, später „Linksschädigung".

Röntgen (<> **7.6**).
- Aortale Konfiguration,
- das Herz ist linksverbreitert,
- in der p.-a. Thoraxaufnahme zeigt sich eine Elongation und Ektasie der Aorta ascendens.
- Durchleuchtung: Pulsationen von Aorta und LV.

Echokardiographie (Verlaufskontrollen!).
- LV vergrößert, hyperkinetisch (bei Verschlechterung normo-/hypokinetisch),
- Verdickung/Verkalkung der Aortenklappe,
- Lokalisation und Quantifizierung der Regurgitation durch Farbdoppler (Farbwolke, Vena contracta) und cw-Doppler.
- Bei bedeutsamer Aortenklappeninsuffizienz ist die Dezeleration beschleunigt (>2 m/s) und die Druckhalbwertzeit verkürzt (<0,3 s). Diese Parameter werden auch zur Schweregradeinteilung herangezogen (T **7.6**).

7.6 Aortenklappeninsuffizienz

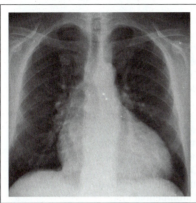
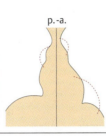

Die aortale Konfiguration des Herzschattens im p.-a. Röntgenbild äußert sich in einer Elongation und Ektasie der Aorta ascendens sowie in einer Linksverbreiterung.

Invasive Diagnostik (Linksherzkatheter). Kontrastmittelinjektion in die Aorta ascendens zur Quantifizierung der Insuffizienz. Zusätzlich:
- Bestimmung der LV-Funktion (Ejektionsfraktion, enddiastolischer Druck),
- begleitendes Vitium?
- Begleitende koronare Herzkrankheit?

Therapie. → auch „Allgemeiner Teil"

Konservative Therapie. *Vasodilatoren* (z. B. ACE Hemmer) zur Senkung des peripheren Widerstands. *Vermeidung von Bradykardien* (längere Diastolendauer verlängert die Regurgitationszeit), somit β-Blocker eher ungünstig;

Operativer Klappenersatz (perioperative Letalität ca. 3–6%). Indikation bei *Symptomen* (Spätstadium!) oder beginnender *Verschlechterung der LV-Funktion* (Echo). Diese kann sich äußern durch:
- Übergang hyperkinetischer in normokinetische LV-Kontraktionen in Ruhe,
- fehlenden Anstieg der Ejektionsfraktion des LV unter Belastung,
- Zunahme des endsystolischen Diameters im Echo auf >55 mm.

7.6 Hämodynamische Schweregradeinteilung der Aortenklappeninsuffizienz (Dopplerechokardiographische Bestimmung)

Schweregrad	Dezelerationszeit [m/s]	Druckhalbwertszeit [ms]
Grad 1	<2	>550
Grad 2	2–3	550–400
Grad 3	3–4	400–250
Grad 4	>4	<250

Prognose. Nach Auftreten von Symptomen verschlechtert sich die Prognose. Die mittlere Lebenserwartung nicht operierter Patienten nach gestellter Operationsindikation beträgt ca. 4 Jahre. Nach erstmaliger Linksherzdekompensation versterben 90% der Patienten innerhalb von 2 Jahren. *Todesursachen:* Linksherzinsuffizienz und plötzlicher Herztod. Durch eine zeitgerechte Operation wird die Prognose deutlich verbessert.

7.2.3 Mitralklappenstenose

engl.: mitral stenosis

Epidemiologie und Pathogenese. → „Allgemeiner Teil"; ♀ > ♂

Pathophysiologie. Eine hämodynamisch relevante Mitralklappenstenose besteht bei einer Öffnungsfläche <2,0 cm² (normal >4 cm²). Daraus resultiert ein Druckgradient als Funktion des diastolischen Mitralflusses (Druck-Fluss-Beziehung), der wiederum abhängig ist von Herzzeitvolumen (HZV) und Diastolendauer.

Bei langer Diastolendauer (Bradykardie) ist ein geringer Druckgradient trotz hochgradiger Mitralstenose möglich, bei kurzer Diastolendauer (Tachykardie) kann ein hoher Druckgradient auch bei mittelgradiger Mitralstenose auftreten.

Chronische Druckbelastung des linken Vorhofs mit konsekutiver pulmonaler Druckerhöhung führt über reflektorische Vasokonstriktion und sekundäre Umbauprozesse von Lungengefäßen und dem Lungengerüst zur pulmonalen Hypertonie (partiell reversibel). Folgen sind:
- Druckbelastung und Hypertrophie des rechten Ventrikels,
- Rechtsherzinsuffizienz und
- relative Trikuspidalinsuffizienz (Dilatation des Klappenrings).

Klinische Symptomatik und Komplikationen.
- Leistungsknick mit rascher Ermüdbarkeit,
- periphere Zyanose, Facies mitralis (rötlichzyanotische Wangen),
- Vorhofflimmern mit (Tachy-)Arrhythmia absoluta,
- Belastungsdyspnoe, nächtlicher Husten („Asthma cardiale"), Hämoptysen,
- Dekompensation mit Lungenödem (z. B. kommt es bei paroxysmalem Vorhofflimmern zum plötzlichen Wegfall der Vorhofkontraktion und zur Verkürzung der Diastolendauer),
- arterielle Embolien durch linksatriale Thrombenbildung,
- Rechtsherzinsuffizienz und pulmonale Hypertonie.

Diagnostisches Vorgehen. Diagnosestellung und klinische Schweregradeinschätzung resultieren aus Symptomatik (NYHA-Klasse), Auskultation und Echokardiogramm:

Geräuschbefund (◉ 7.2c, S. 142). Lauter, paukender 1. HT, Mitralöffnungston (MÖT), danach niederfrequentes Decrescendo-Diastolikum, p.m. über Herzspitze (Linksseitenlage). Bei Sinusrhythmus präsystolisches Crescendogeräusch.

Mitralöffnungszeit. Intervall zwischen Aortensegment des 2. HT (A_2) und MÖT: 0,04–0,12 s.

Das MÖT-Intervall nimmt mit Zunahme der Mitralstenose ab (Maß des Schweregrades), da der erhöhte Vorhofdruck vom Ventrikeldruck frühzeitiger unterschritten wird (→ Klappenöffnung, S. 3 u. ◉ 1.1, S. 4).

EKG (◉ 7.7). Bei Sinusrhythmus P-mitrale, häufig Vorhofflimmern, Zeichen der Rechtsherzbelastung/-hypertrophie (→ „EKG", S. 9f).

Röntgen (◉ 7.8). Mitrale Konfiguration; vergrößerter linker Vorhof (verstrichene

7.7 EKG bei Mitralklappenstenose

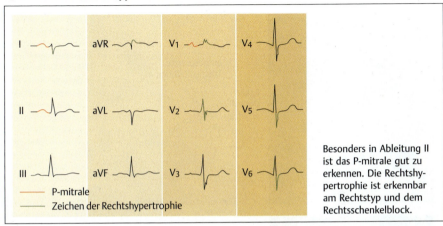

Besonders in Ableitung II ist das P-mitrale gut zu erkennen. Die Rechtshypertrophie ist erkennbar am Rechtstyp und dem Rechtsschenkelblock.

Herztaille, Kernschatten, gespreizte Karina), Einengung des Retrokardialraums auf Vorhofebene, prominentes Pulmonalissegment, akute und chronische Lungenstauung (→ S. 20f), evtl. Klappenkalk (Durchleuchtung). Bei Rechtsherzdekompensation: Kardiomegalie, Pleuraerguss.

Echokardiographie (→ S. 13). Verdickung/Verkalkung der Mitralklappe mit verminderter Beweglichkeit und Öffnungsamplitude. Bestimmung von Druckgradient und Öffnungsfläche (T 7.7) durch pw-Doppler (Druckhalbwertzeit-Methode). Vergrößerter linker Vorhof, linksatriale Thromben (transösophageal!), begleitende Regurgitation (Doppler, Farb-Doppler).

Invasive Diagnostik (Links-/Rechtsherzkatheter). Druckgradienten-Bestimmung (transseptale Punktion), begleitende Regurgitation. Messung von Herzzeitvolumen, Druckerhöhung und Widerständen im Lungenkreislauf in Ruhe/Belastung (Einschwemmkatheter).

Therapie. (→ auch „Allgemeiner Teil", S. 138ff).

T 7.7 Hämodynamische Schweregradeinteilung der Mitralklappenstenose

Schweregrad	Öffnungsfläche [cm^2]	Druckgradient* [mmHg]
Grad 1	>2,5	gering
Grad 2	2,5–1,5	>5
Grad 3	1,5–1,0	>10
Grad 4	<1,0	>15

* Angabe als mittlerer Druckgradient unter der Bedingung eines normalen HZV

7.8 Mitralklappenstenose

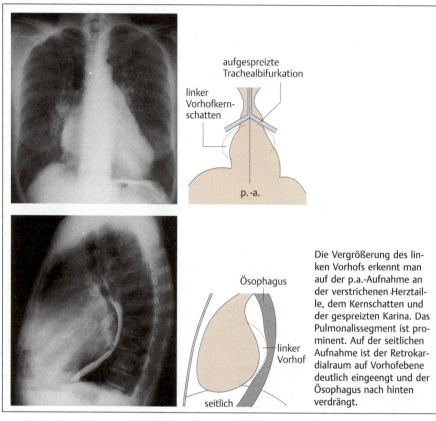

Die Vergrößerung des linken Vorhofs erkennt man auf der p.a.-Aufnahme an der verstrichenen Herztaille, dem Kernschatten und der gespreizten Karina. Das Pulmonalissegment ist prominent. Auf der seitlichen Aufnahme ist der Retrokardialraum auf Vorhofebene deutlich eingeengt und der Ösophagus nach hinten verdrängt.

Konservative Therapie. Vermeidung von Tachykardien (Absinken der Diastolendauer), somit ist die Gabe von **β-Blockern** günstig.
- Bei Vorhofflimmern: Frequenzregulierung, Rhythmisierung, Antikoagulation.
- Therapie des akuten Lungenödems (→ „Herzinsuffizienz", S. 100ff): Bettruhe, Flüssigkeitsrestriktion, Vorlastsenkung (Nitrate, Diuretika, Lagerung: Oberkörper ↑, Beine ↓), Frequenzsenkung bei Vorhofflimmern (Digitalis, β-Blocker, Verapamil), ggf. Fiebersenkung und Ausgleich einer Anämie (erhöhtes HZV!).

Interventionelle oder operative Therapie. Sie erfolgt bei Schweregraden NYHA III und IV und bei einer Öffnungsfläche <1,5 cm².
- *Operative Kommissurotomie (offen/geschlossen):*
  - perioperative Letalität 1–2%,
  - bei reiner Stenose ohne wesentliche Verkalkung,
  - Reoperation: 1–2% pro Jahr (5–10% nach 5 Jahren, 10–20% nach 10 Jahren).
- *Perkutane Ballonkatheter-Valvotomie* (Valvuloplastie, 7.9):

7.9 Perkutane Ballonkatheter-Valvotomie der Mitralklappenstenose

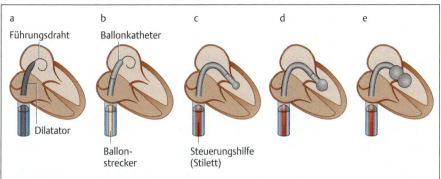

Inoue-Technik der perkutanen Valvotomie: **a** Nach transseptaler Punktion Einführen eines Führungsdrahtes in den linken Vorhof, Aufweitung der Punktionsstelle des Vorhofseptums mit Dilatator. **b** Einführen des Inoue-Ballonkatheters transseptal über den Führungsdraht in den linken Vorhof. **c** Vorführen des Ballonkatheters in den linken Ventrikel mit Steuerungshilfe (Stilett). **d** Inflation des distalen Ballonanteils durch beginnende Füllung des Ballons und Rückzug des Ballonkatheters in die Mitralklappenebene. **e** Dilatation der Mitralklappe durch komplette Inflation des Ballons.

- periinterventionelle Letalität: <1%, Restenoserate: ca. 10–15% nach 5 Jahren,
- bei reiner oder überwiegender Stenose alternativ zur operativen Kommissurotomie mit vergleichbar guten Akut- und Langzeitergebnissen,
- ungünstiger bei Klappenverkalkung und subvalvulärer Fibrose,
- Komplikationen: akute Mitralinsuffizienz, Thromboembolien, Perikardtamponade,
- auch als Notfallintervention und in der Schwangerschaft (strenge Indikation!) möglich.
- *Klappenersatz:* (perioperative Letalität ca. 2–4%) bei begleitender Mitralinsuffizienz, ausgeprägter Verkalkung oder subvalvulärer Beteiligung des Klappenapparates. Kein Profit im Schweregrad NYHA II (Prothese wirkt selbst gering stenosierend).

Prognose. Die mittlere Überlebensrate *nicht* operierter Patienten nach gestellter Operationsindikation beträgt 40% nach 5 Jahren.

7.2.4 Mitralklappeninsuffizienz

engl.: mitral regurgitation

Epidemiologie und Pathogenese. (→ „Allgemeiner Teil", S. 137f) ♂ = ♀; Zunahme funktionell und ischämisch bedingter Mitralklappeninsuffizienzen.

Pathophysiologie. Eine hämodynamisch relevante Mitralinsuffizienz besteht bei einer Regurgitationsfraktion von >15% des Schlagvolumens. Ausmaß und hämodynamische Bedeutung der Mitralinsuffizienz werden beeinflusst durch die Widerstände, gegen die das Blut in antegrader Richtung ausgeworfen wird bzw. in retrograder Richtung regurgitiert. Somit kommt es zu einer *Zunahme der Mitralinsuffizienz* bei:
- größerem Defekt der Klappe (Insuffizienzfläche),
- erhöhtem peripheren Widerstand (z. B. arterieller Hypertonie, Aortenstenose),
- längerer Systolendauer = Regurgitationsdauer (Tachykardie),

- hoher linksatrialer Dehnbarkeit (Compliance).

Die chronische *Volumenbelastung* führt zu exzentrischer Hypertrophie und Gefügedilatation des LV sowie Dilatation des linken Vorhofs (weitere Progression der Mitralinsuffizienz durch Dilatation des Klappenrings). Durch pulmonale Druckerhöhung kommt es zu einer Druckbelastung des rechten Ventrikels mit terminaler Rechtsherzinsuffizienz. Bei akutem Verlauf stehen Zeichen der Linksherzinsuffizienz im Vordergrund (fehlende Anpassung).

Klinische Symptomatik und Komplikationen.
- Leistungsknick mit rascher Ermüdbarkeit, Palpitationen,
- Belastungsdyspnoe, nächtlicher Husten (Asthma cardiale),
- Dekompensation mit Lungenödem,
- Vorhofflimmern mit (Tachy-)Arrhythmia absoluta,
- arterielle Embolien durch linksatriale Thrombenbildung,
- chronische LV-Funktionsstörung,
- Rechtsherzinsuffizienz und pulmonale Hypertonie.

Diagnostisches Vorgehen. Diagnosestellung und Schweregradeinschätzung erfolgen anhand von klinischer Symptomatik (NYHA-Klasse), Auskultation und Echokardiographie.

Herzspitzenstoß. Hebend, verbreitert, nach links unten und außen verlagert.

Geräuschbefund (7.2d, S. 142).
- Hochfrequentes bandförmiges Holosystolikum,
- p.m. Herzspitze, Fortleitung in Axilla.
- 1. HT abgeschwächt, Aortensegment des 2. HT (A_2) vorgezogen (verstärkte Spaltung A_2–P_2).
- 3. HT durch rasche und vermehrte frühdiastolische Ventrikelfüllung (0,12–0,14 s nach A_2).

EKG. P-mitrale oder Vorhofflimmern; Linkshypertrophie/-schädigung.

Röntgen (7.10). Wie bei Mitralklappenstenose (S. 148ff), zusätzlich Vergrößerung des LV mit Einengung des Retrokardialraums auch auf Ventrikelebene (Seitenbild).

Echokardiographie. Verdickte oder verkalkte Mitralklappe, dilatierter Klappenring, vergrößerter linker Vorhof und Ventrikel, LV-Funktionsstörung (Hinterwand), Papillarmuskeldysfunktion oder -abriss, Sehnenfadenabriss, Thromben.
Lokalisation und Quantifizierung der Regurgitation durch Doppler (Pulmonalvenen-Flussprofil) und Farb-Doppler (Vena contracta, proximale Flusskonvergenz).

Invasive Diagnostik (Links-/Rechtsherzkatheter). Kontrastmittelinjektion in den LV mit Quantifizierung der Insuffizienz. Hohe systolische v-Welle in linksatrialen (LA) und pulmonalkappilaren (PC) Druckkurven. Pulmonale Druckerhöhung in Ruhe und bei Belastung (Einschwemmkatheter).

Therapie. → auch „Allgemeiner Teil", S. 138ff

Konservative Therapie. Vasodilatoren (z.B. ACE-Hemmer) zur Senkung des peripheren Widerstands.

Operative Therapie. Bei Schweregraden NYHA III und IV oder Zunahme der Herzgröße bzw. Abnahme der LV-Funktion im Verlauf (Röntgen, Echokardiographie, MRT):
- *Mitralklappenrekonstruktion:* bei geeigneter Morphologie gute Langzeitergebnisse,
- *Klappenersatz* (perioperative Letalität ca. 3–5%): bei deutlichen Veränderungen von Klappensegeln und subvalvulärem Apparat (Kalk, Fibrose, Schrumpfung).

Prognose. Mittlere Überlebensrate nicht operierter Patienten nach gestellter Operationsindikation: ca. 2,5 Jahre.

7.10 Mitralklappeninsuffizienz

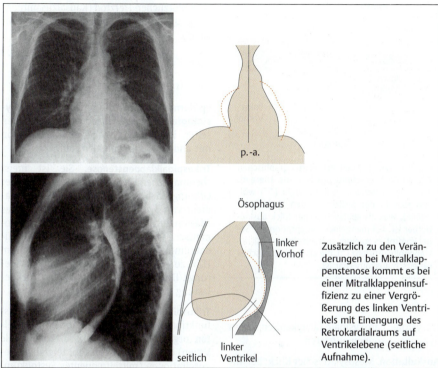

Zusätzlich zu den Veränderungen bei Mitralklappenstenose kommt es bei einer Mitralklappeninsuffizienz zu einer Vergrößerung des linken Ventrikels mit Einengung des Retrokardialraums auf Ventrikelebene (seitliche Aufnahme).

7.2.5 Mitralklappenprolaps

Synonym: Barlow-Syndrom, Klick-Syndrom
engl.: mitral valve prolaps

Definition, Pathogenese und Pathophysiologie.
- Myxomatöse Klappenveränderung durch Kollagenvermehrung mit Anhäufung saurer Mukopolysaccharide.
- Überdimensionierte und/oder unzureichend verankerte Mitralsegel mit holo- oder spätsystolischer Vorwölbung (→ auskultatorischer Klick!) in den linken Vorhof.
- Bei ausgeprägten Formen kommt es zur Mitralinsuffizienz durch mangelnde Adaptation der Schließungsränder der prolabierten Klappensegel.

Epidemiologie. Die Prävalenz beträgt ca. 5% der Bevölkerung (♀ > ♂). Es besteht eine familiäre Häufung in Assoziation mit Thoraxdeformitäten und Bindegewebserkrankungen (Marfan-Syndrom, Ehlers-Danlos-Syndrom u. a.).

Symptomatik und diagnostisches Vorgehen.

Symptome. Sie fehlen oft oder sind uncharakteristisch (Unruhe- oder Angstgefühl). Atypische Angina pectoris (thorakaler Druck, Schmerz, Stechen) sowie Arrhythmien (Ex-

7.11 Echokardiographie bei Mitralklappenprolaps

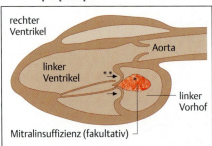

Die Abb. zeigt einen echokardiographischen 2D-Längsachsenschnitt des Herzens. Die evtl. myxomatös verdickten Mitralsegel (**) wölben sich in der Systole in den Vorhof vor (Pfeile), was als spätsystolischer Klick auskultierbar ist. Bei mangelnder Adaptation der Segel kommt es zu einer spätsystolischen Mitralklappeninsuffizienz (*), die als spätsystolisches Geräusch auskultierbar ist.

trasystolie, paroxysmale Tachykardien, selten Synkopen) können auftreten.

Auskultation. Mesosystolischer Klick; bei Mitralinsuffizienz: Holo-/Spätsystolikum.

EKG. Meist normal, evtl. Repolarisationsstörungen oder Arrhythmien.

Echokardiographie. Myxomatöse Verdickung mit systolischem Prolaps eines oder beider Mitralsegel in den linken Vorhof („Hängemattenform", 7.11). Nachweis und Quantifizierung einer Mitralklappeninsuffizienz.

Therapie. Bei Arrhythmien und atypischer Angina symptomatischer Therapieversuch mit β-Blockern. Spezifische Antiarrhythmika sind selten erforderlich.

Prognose. Sie ist in aller Regel günstig. Selten treten eine hochgradige Mitralklappeninsuffizienz, infektiöse Endokarditis oder arterielle Thromboembolien auf. Sehr selten kommt es zum plötzlichen Herztod (Kausalzusammenhang unsicher, Risikofaktor: Mitralinsuffizienz).

7.2.6 Trikuspidalklappenfehler

engl.: tricuspid valve disease

Epidemiologie, Pathogenese, Pathophysiologie. Trikuspidalklappenfehler treten selten isoliert, meist aber in Kombination mit anderen Klappenfehlern auf.

Trikuspidalklappenstenose. Sie ist meist rheumatischer Genese. Eine Reduktion der Öffnungsfläche mit diastolischem Druckgradient von 5 mmHg (leises, niederfrequentes Diastolikum) bewirkt bereits eine symptomatische venöse Einflussstauung. Der Gradient nimmt bei tiefer Inspiration und höherem HZV zu (Belastung, Infusion, Beinhochlagerung). Der rechte Vorhof ist durch Druckbelastung vergrößert.

Trikuspidalklappeninsuffizienz. Sie ist meist funktionell (Dilatation des Klappenrings), selten organisch (endokarditisch, kongenitale Vitien) bedingt. Leicht- bis mittelgradige Regurgitationen (mittelfrequentes Systolikum) werden bei Fehlen einer pulmonalen Hypertonie häufig gut toleriert. Rechter Vorhof und Ventrikel sind durch Volumenbelastung vergrößert.

Symptomatik und diagnostisches Vorgehen.
- Leistungsschwäche (erniedrigtes HZV),
- Zeichen der Rechtsherzinsuffizienz.

Diagnosestellung und Schweregradeinschätzung resultieren aus klinischer Symptomatik, Auskultation, Röntgen (7.12) und Echokardiographie.

Therapie (→ „Allgemeiner Teil"). Natrium-/Flüssigkeitsrestriktion, Diuretika, Vorlastsenker (Nitrate). Eine **operative Therapie** ist nur bei ausgeprägter Symptomatik indiziert:

7.12 Trikuspidalklappenfehler

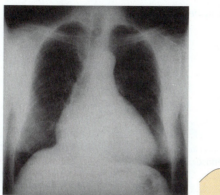

In der p.-a. Aufnahme ist der Herzschatten durch Vergrößerung des rechten Vorhofs und des rechten Ventrikels zu beiden Seiten verbreitert. Der rechte Vorhof ist rechts Rand bildend (d. h. links im Bild), der rechte Ventrikel ist links Rand bildend. Ggf. findet sich ein verbreitertes Mediastinum bei oberer Einflussstauung mit erweiterter V. cava superior. Das vorliegende Röntgenbild zeigt den Befund bei einer Trikuspidalklappeninsuffizienz III. Grades mit deutlich vergrößertem Vorhof und Ventrikel.

- *Klappenerhaltende Operation* bevorzugt: Kommissurotomie, Klappen-Rekonstruktion, Einsatz von Annulus-stabilisierenden Ringprothesen (z. B. Carpentier-Ring).
- *Klappenersatz:* hohes Risiko der Prothesenthrombose (strenge Antikoagulation!, Bioprothesen sind evtl. günstiger).

Literatur

Bonow RO, Carabello B, de Leon AC et al. (ACC/AHA Practice Guidelines) Guidelines for the management of patients with valvular heart disease. J Am Coll Cardiol 1998; 32: 1486–1588.
Ausführliche Fassung der aktuellen Richtlinien amerikanischer Fachgesellschaften zu allen Aspekten der Diagnostik und Therapie erworbener Herzklappenfehler. Kürzere Fassung (Executive Summary): Circulation 1998; 98: 1949–1984.

Gohlke-Bärwolf C, Ascar J, Oakley C, Butchart E, et al. Empfehlungen zur Thromboembolieprophylaxe bei Herzklappenerkrankungen. Z Kardiol.1995; 84: 1018–1032.
Übersichtliche und praktisch orientierte Darstellung aktueller Empfehlungen zur Indikation und Durchführung der Antikoagulation bei Herzklappenfehlern und nach Herzklappenersatz.

8 Angeborene Herzfehler im Erwachsenenalter

Thomas Wichter, Holger Reinecke, Günter Breithardt

8.1	Allgemeiner Teil	156	Persistierender Ductus arteriosus (PDA)	164
8.2	Spezieller Teil	159	Vorhofseptumdefekt	164
8.2.1	Herzfehler ohne Shunt	159	Ventrikelseptumdefekt	165
	Aortenklappenstenose	159	8.2.3 Herzfehler mit Rechts-Links-Shunt (und Zyanose)	166
	Supravalvuläre Aortenstenose	159		
	Pulmonalstenose	159	Fallot-Tetralogie	167
	Aortenisthmusstenose	161	Transposition der großen Arterien	167
	Marfan-Syndrom	162		
	Morbus Ebstein	163	Trikuspidalatresie, Single ventricle	168
8.2.2	Herzfehler mit Links-Rechts-Shunt	164		

8.1 Allgemeiner Teil

Synonym: kongenitale Vitien, Erwachsene mit angeborenen Herzfehlern (EMAH)
engl.: grown-up (adult) congenital heart disease (GUCH)

Definition. Strukturelle und funktionelle Anomalien des Herz-Kreislauf-Systems, die bereits bei Geburt bestehen (auch wenn sie später entdeckt werden) und Folgen oder Residuen bis in das Erwachsenenalter zeigen.

Epidemiologie (→ 8.1). Die Prävalenz beträgt ca. 0,8% der Lebendgeburten (ca. 100.000 Fälle/Jahr in Deutschland).
- ca. 70% werden im Kindesalter operativ behandelt,
- ca. 85% erreichen das Erwachsenenalter,
- ca. 25% haben assoziierte extrakardiale Anomalien.

Zusätzlich weisen 1–2% der lebend geborenen Kinder bikuspidale Aortenklappen und ca. 5% einen Mitralklappenprolaps auf.

Ätiologie. Sie ist in den meisten Fällen unbekannt.

Genetische Faktoren. Ca. 10%, meist multifaktoriell, selten monogen (5–10%).

Exogene Faktoren. Die teratogenetisch sensible Phase des Herzens liegt in der 4.–6. Schwangerschaftswoche). Schädigende Faktoren können sein:
- Virusinfekte: z.B. Rötelnembryopathie (in 50% bestehen angeborene Herzfehler),
- teratogene Substanzen: Alkohol, Medikamente, Zytostatika etc.,
- ionisierende Strahlen.

Diagnostik.

Wesentliche Fragen.
- Ist der Patient zyanotisch?
- Ist der pulmonal-arterielle Blutfluss erhöht?
- Ist der Ursprung der Anomalie im rechten oder im linken Herzen?
- Welcher ist der dominante Ventrikel?

T 8.1 Häufigkeit bei Geburt, natürlicher Verlauf, operative Früh- und Spätletalität angeborener Herzfehler (Angaben als Anhaltswerte)

Herzfehler	Anteil bei Geburt	natürlicher Verlauf*	perioperative Letalität	postoperative Langzeit-Überlebensrate**
Ventrikelseptumdefekt (VSD)	30%	20–40 J.	5–10%	98%
Vorhofseptumdefekt (ASD)	10%	40 J.	1%	normal
persistierender Ductus arteriosus (PDA)	10%	30 J.	<1%	normal
Isthmusstenose der Aorta (ISTA)	7%	35 J.	1%	80% (25 J.)
Aortenklappenstenose (AS)	6%	20 J.	2–5%	90% (15 J.)
Pulmonalklappenstenose (PS)	7%	20–30 J.	1%	normal
Fallot-Tetralogie	6%	10 J.	2–5%	85% (20 J.)
Transposition großer Arterien (TGA)	4%	<1 J.	5–10%	80% (20 J.)
Truncus arteriosus	2%	<1 J.	15–30%	95%
Trikuspidalatresie/Single Ventricle	je 1%	6 J.	10–20%	50% (15 J.)
sonstige	16%			

* Natürlicher Verlauf ohne operative Intervention: mittleres Alter bei Tod (J. = Jahre) (hohe Schwankungsbreite, Angaben gelten für ausgeprägte Formen)
** Langzeitverlauf so weit bekannt bzw. wie angegeben

- Besteht eine pulmonale Hypertonie?
- Welche Palliativ- oder Korrekturoperationen wurden durchgeführt (OP-Berichte)?

Echokardiographie. Darstellung der Anatomie und Flussverhältnisse von Klappen oder Gefäßstenosen, Klappeninsuffizienz (Klappenmorphologie, Doppler), Prothesenfunktion und Septumdefekten (2D, Farb-Doppler, Kontrastecho, ggf. transösophageal [ASD!]). Bestimmung von Druckgradienten und Klappenöffnungsflächen, Abschätzung des Pulmonalarteriendrucks (Doppler, → „Echokardiographie", S. 13ff).

Röntgen-Thorax.
- Zeichen der *pulmonalen Hyperzirkulation:*
  - erhöhte Lungengefäßzeichnung (zentral und peripher),
  - prominentes Pulmonalissegment,
  - Kardiomegalie bei großem Shuntvolumen,
  - pulsierende Hili bei Durchleuchtung.
- Zeichen der *pulmonalen Minderperfusion* oder *pulmonalen Hypertonie* und Rechtsherzinsuffizienz.
- Verlaufskontrolle (→ „Röntgenuntersuchung des Herzens", S. 19ff).

Magnetresonanztomographie (MRT). Sie ist sehr hilfreich zur Darstellung der Anatomie und Beurteilung der Funktion bei komplexen Herzfehlern.

Invasive Diagnostik. Hier kommt die angiokardiographische Darstellung von herznahen Gefäßen und Herzhöhlen (Größe, Funktion, Klappenregurgitation) zum Einsatz. Außerdem erfolgt die Messung von Drücken, Gradienten und Kreislaufwiderständen, eine direkte Sondierung und angiographische Darstellung von Defekten und fehlmündenden Gefäßen sowie die Bestimmung von Shuntvolumina (→ „Herzkatheterismus", S. 23ff); ggf. in Verbindung mit katheterinterventioneller Therapie (Valvuloplastie, Verschluss von Septumdefekten und Shuntverbindungen, etc.).

Operative Interventionen. Diese können *palliativ* (z.B. systemisch pulmonal-arterieller Shunt, Bändelung der Pulmonalarterie, Ballon-Atrioseptostomie nach Rashkind) oder *korrigierend* sein. Dabei resultiert nur selten eine anatomische Korrektur des Herzfehlers (z.B. Verschluss eines PDA), häufiger dagegen ist eine hämodynamische Korrektur unter Verbleib anatomischer Anomalien (z.B. Vorhof-Switch-OP nach Mustard bei TGA). Bei komplexen Herzfehlern kann häufig nur eine Verbesserung der Hämodynamik unter Verbleib anatomischer und hämodynamischer Anomalien und Residuen erreicht werden (z.B. Fontan-Operation bei Trikuspidalatresie).

Allgemeine Probleme und Komplikationen.

Infektiöse Endokarditis (→ „Infektiöse Endokarditis", S. 124ff). Letalität 13%; Notwendigkeit einer Operation innerhalb von 6 Monaten: 25%; sonstige Komplikationen: 13%.

Zyanotische Herzfehler. Sie bringen hämatologische Besonderheiten und Konsequenzen mit sich:
- **Polyglobulie** durch Erythropoetinstimulation infolge Gewebehypoxie. *Therapie:* Aderlass (500 ml über 30–45 min; Ersatz durch isotonische NaCl-Lösung); *Indikation* streng stellen (keine routinemäßigen Aderlässe), da wiederholte Aderlässe durch konsekutiven Eisenmangel die Hyperviskosität verstärken können (s.u.):
  - Hämatokrit >65% (steigende Tendenz, nach Ausschluss einer Dehydratation),
  - deutliche Symptome der Hyperviskosität,
  - zur präoperativen Verbesserung der Rheologie.
- **Hyperviskosität** durch ausgeprägte Polyglobulie oder verringerte Erythrozytenverformbarkeit bei Eisenmangel (Aderlässe, Blutungen). *Symptome:* Kopfschmerz, Schwindel, Sehstörungen, Tinnitus, Muskelschwäche, Myalgien, akrale Schmerzen. *Indikation zur Eisensubstitution* nur bei nachgewiesenem Eisenmangel! Niedrig dosieren: z.B. 325 mg Fe-Sulfat oder 65 mg Fe/Tag.

Bei Anstieg des Hämatokrit (oft binnen 1 Woche) Eisensubstitution beenden.

- **Hämorrhagische Diathese:** reduzierte Thrombozytenzahl und -funktion (verlängerte Blutungszeit), Koagulationsstörung (erhöhte PTT). *Symptome:* Petechien, Hämatome, Nasen-/Zahnfleischbluten, Hypermenorrhö, Hämoptysen etc.

Antikoagulanzien und Thrombozyten-Aggregationshemmer nur bei strenger Indikation einsetzen (Abwägen von Nutzen und Risiken).

Kontrazeption und Schwangerschaft. Betreuung durch erfahrenes Zentrum!
- *Kontrazeption:* individuelle Entscheidung (Verhältnis Sicherheit/Risiko), meist ist eine orale Kontrazeption mit niedrig dosiertem Östrogenanteil adäquat.
- *Risiko des Kindes:* Abort, Perinataltod, Frühgeburt, kongenitales Vitium.
- *Risiko der Mutter:* Letalität bei NYHA-Stadium I–II: 0,4%, NYHA-Stadium III–IV: 6,8%.
- *Kontraindikation zur Schwangerschaft:* schwere pulmonale Hypertonie, Eisenmenger-Reaktion (→ S. 164), Marfan-Syndrom (Durchmesser der Aorta > 4 cm), Herzinsuffizienz NYHA-Stadium III–IV (EF < 30%), komplizierte Aortenisthmusstenose.

8.2 Spezieller Teil

Auf eine detaillierte Darstellung von im Erwachsenenalter seltenen Herzfehlern wird unter Verweis auf Lehrbücher der Kardiologie und Kinderheilkunde verzichtet.

8.2.1 Herzfehler ohne Shunt (ca. 25%)

Hämodynamische Folgen. Druck- und/oder Volumenbelastung des RV oder LV mit Hypertrophie und/oder Dilatation. Spätfolge: Herzinsuffizienz.

Druckgradienten und Regurgitationsfraktionen. Diese Parameter werden bestimmt durch Öffnungs-/Regurgitationsfläche, Flussvolumen (HZV) und Kreislaufwiderstände.

Aortenklappenstenose (ca. 10%)

Epidemiologie. ♂ : ♀ = 4 : 1. Hierbei finden sich:
- *häufig:* valvuläre Stenosen durch bikuspidale Klappenanlage,
- *selten:* kritische Aortenstenose im Säuglingsalter (unikuspidale Klappe) oder subvalvuläre Stenose (ringförmige Membran oder hypertrophisch obstruktive Kardiomyopathie).

Zur Pathophysiologie, Diagnostik und Therapie → „Erworbene Herzklappenfehler", S. 141 ff.

Supravalvuläre Aortenstenose

Pathophysiologie. Sanduhrförmige Verengung der Aorta ascendens unmittelbar oberhalb der Koronarostien, gelegentlich auch diffuse Hypoplasie der Aorta ascendens, selten Befall anderer Gefäße (Pulmonalarterie, Koronararterien, Karotiden). Oft Bestandteil des Williams-Beuren-Syndroms.

Ätiologie. Mutation im Elastin-Gen auf Chromosom 7.

Therapie. Operation (je nach hämodynamischer Beeinträchtigung).

Pulmonalstenose (ca. 7%)

engl.: pulmonic valve stenosis

Pulmonalstenosen sind meist valvulär (bikuspidale Klappe), selten sub- oder supravalvulär.

Pathophysiologie. Verkleinerte Öffnungsfläche mit systolischem Druckgradienten zwischen RV und Pulmonalarterie. Die Folgen sind Druckbelastung und Hypertrophie des RV.

Klinische Symptomatik und diagnostisches Vorgehen.

Symptome treten nur bei höherem Schweregrad auf: Belastungsdyspnoe, Zyanose.

Geräusch (⊙ 8.1a). Raues, mittelfrequentes Systolikum mit p.m. 2. ICR (Interkostalraum) links. 2. HT gespalten (Pulmonalsegment des 2. HT verzögert).

EKG. Zeichen der Rechtsherzbelastung/-hypertrophie (bei Schweregrad III–IV).

Röntgen-Thorax. Prominentes Pulmonalissegment (poststenotische Dilatation).

Operative Korrektur. Ab Schweregrad II–III (Druckgradient > 40–50 mmHg):
- **Perkutane Ballonkatheter-Valvotomie** (Valvuloplastie) bei valvulärer Stenose oder
- **Infundibulumresektion** (subvalvulär) oder Erweiterungsplastik (supravalvuläre Stenose).

8 Angeborene Herzfehler im Erwachsenenalter

8.1 Auskultationsbefunde bei angeborenen Herzfehlern

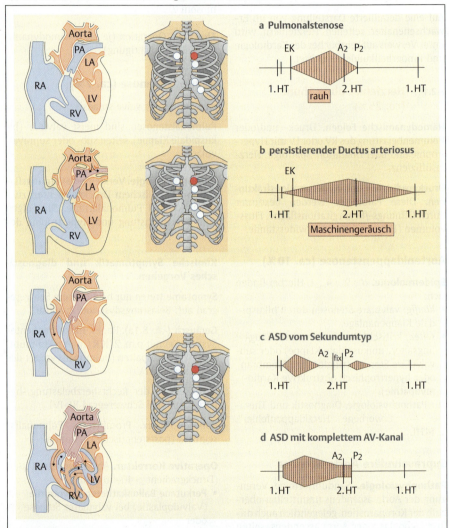

Dargestellt sind jeweils die typischen Geräuschphänomene und die Regionen, in denen das Geräusch am besten auskultiert werden kann. HT = Herzton, EK = Ejektionsklick, ASD = Vorhofseptumdefekt, PA = Pulmonalarterie, RA = rechter Vorhof, RV = rechter Ventrikel, LA = linker Vorhof, LV = linker Ventrikel, VSD = Ventrikelseptumdefekt.

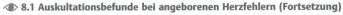
 8.1 Auskultationsbefunde bei angeborenen Herzfehlern (Fortsetzung)

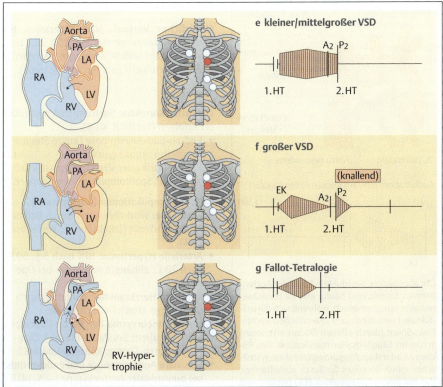

Aortenisthmusstenose (ca. 7%)

Synonym: Koarktation
engl.: coarctation

Definition. Stenose der Aorta descendens im Isthmusbereich direkt unterhalb der linken A. subclavia und des Ductus arteriosus Botalli (typische postduktale „Erwachsenen"-Form, 8.2).

Epidemiologie.
- In 50% der Fälle Assoziation mit bikuspidaler Aortenklappe (s. u.),
- in 50% der Fälle Assoziation mit anderen kongenitalen Herzfehlern (persistierender Ductus arteriosus und Ventrikelseptumdefekt) und/oder mit zerebralen Gefäßaneurysmen (Circulus arteriosus Willisii).

Klinische Symptomatik und diagnostisches Vorgehen.

Symptomatik. Zeichen und Folgen der Hypertonie der oberen Körperhälfte: Kopfschmerz, Epistaxis, später Linksherzinsuffizienz.

Blutdruck und Puls. *Leitsymptom:* Differenz zwischen oberer und unterer Extremität

8.2 Aortenisthmusstenose

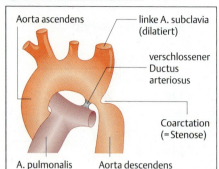

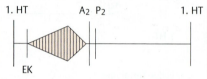

Die abgebildete postduktale Form der Aortenisthmusstenose wird häufig erst im Erwachsenenalter symptomatisch, während sich die präduktale Form durch den zyanotischen Rechts-Links-Shunt (durch offenen Ductus arteriosus) schon im Säuglingsalter manifestiert. Am Rücken ist interskapulär/paravertebral ein systolisches spindelförmiges Geräusch auskultierbar, das mit einem Ejektionsklick (EK) beginnt und spätsystolisch sein Maximum erreicht.

(schwache oder fehlende Femoralis- bzw. Fußpulse). Pulsationen oder Schwirren im Jugulum, palpable Kollateralgefäße (Interkostalarterien).

Geräuschbefund. Mesosystolikum, p.m. interskapulär (am Rücken).

Röntgen-Thorax. Rippenusuren 5.–8. Rippe (durch dilatierte Interkostalarterien).

EKG. Zeichen der Linkshypertrophie.

Magnetresonanztomographie (MRT). Darstellung der Stenose und supraaortalen Gefäßabgänge, postoperative Kontrollen (lokales Aneurysma).

Natürlicher Verlauf. Nach Überleben bis zum Jugendalter versterben 25% bis zum 20. Lebensjahr und 50% bis zum 30. Lebensjahr (Hypertoniefolgen, Herzinsuffizienz).

Therapie.

Operative Korrektur. Sie sollte im Vorschulalter erfolgen (Letalität ≤1%).
- End-zu-End-Anastomose (kurze Stenose): Langzeitprognose günstiger,
- Patch-Plastik oder Verschiebeplastik der A. subclavia: Spätkomplikationen häufiger.

Langzeitkomplikationen (postoperativ).
- **Restenose:** wird therapiert durch Ballondilatation/Stent (Letalität: 2%, Restenose: 25%).
- **Arterielle Hypertonie:** 10% nach 5 J., 50% nach 20 J.; abhängig vom Alter bei Operation.
- **Koronare Herzkrankhei:** vorzeitig durch langjährige arterielle Hypertonie.
- **Lokales Aneursysma der Aorta:** Rupturgefahr (vor allem bei Patch-Plastik); Diagnostik durch Thorax-Röntgen und MRT.
- **Valvuläre Aortenstenose und Endokarditis:** bei bikuspidaler Aortenklappe (→ S. 141ff).
- **Zerebrale Blutung:** durch Ruptur eines Aneurysmas (Circulus arteriosus Willisii).

Auch nach operativer Korrektur ist eine lebenslange Überwachung erforderlich.

Marfan-Syndrom

engl.: Marfan's syndrome

Definition. Autosomal-dominant vererbte, generalisierte Bindegewebserkrankung variabler Expressivität mit Beteiligung von Herz, Gefäßen, Augen und Skelettsystem.

Epidemiologie. 1 : 10000, 75% der Fälle treten familiär gehäuft auf.

Manifestationen. Ohne operative Therapie beträgt die mittlere Lebenserwartung 30–35 Jahre durch Dilatation und/oder Dissektion der Aorta ascendens mit Aneurysmabildung und Aortenklappeninsuffizienz. Zusätzlich treten Mitralklappenprolaps bei 70–90 %, leichte Mitralklappeninsuffizienz bei 50 %, und schwere Mitralklappeninsuffizienz bei 5 % der Patienten auf. Häufig ist die A. pulmonalis dilatiert. Weitere wichtige Manifestationen sind: lumbosakrale durale Ektasie, Ektopie der kugelförmig gewölbten Linse, Myopie, Netzhautablösung. Außerdem zeigen sich Skelettmanifestationen: Hochwuchs mit asthenischem Habitus, Grazilität der Extremitäten mit Arachnodaktylie, Überstreckbarkeit der Gelenke, Trichterbrust, Kyphose und Skoliose.

Ätiologie. Verantwortlich sind Mutationen im Fibrillin-1-Gen auf dem langen Arm von Chromosom 15. Es gibt verschiedene Mutationen, daraus resultiert die große Vielgestaltigkeit der Erkrankung.

Diagnostik. Transösophageale Echokardiographie, Angiographie, Magnetresonanztomographie. Regelmäßige Verlaufsbeobachtungen (Aortendurchmesser) sind obligat!

Differenzialdiagnose. Homozystinurie, familiärer oder isolierter Mitralklappenprolaps, familiäre oder isolierte Aortendilatation oder -dissektion, kongenitale kontraktionsbedingte Arachnodaktylie, Ehlers-Danlos-Syndrom Typ IV.

Prognose. Tod durch Aortenruptur oder -dissektion. Nach operativem Ersatz der Aorta ascendens beträgt die 5-Jahres-Überlebensrate 71–88 %, spätere Zweiteingriffe erfolgen bei 1/3 der Patienten.

Therapie. Prophylaktische Therapie mit β-Blockern. Vermeidung starker körperlicher Belastungen, isometrischer Übungen und Kontaktsportarten (z. B. Fußball, Handball, Karate, Judo usw.). Operativer Ersatz der Aorta ascendens und der Aortenklappe (Indikation zum elektiven Ersatz bei Aortendurchmesser > 45–50 mm).

Morbus Ebstein

engl.: Ebstein's anomaly

Definition. Verlagerung der missgebildeten Trikuspidalklappe in den rechten Ventrikel (RV). Dadurch verkleinerter (atrialisierter) RV und deutlich vergrößerter rechter Vorhof. Die Ausprägung ist sehr variabel, Minimalvarianten („Formes frustes") sind möglich.

Klinische Symptomatik.

Arrhythmien. Häufigste klinische Manifestation im Erwachsenenalter:
- akzessorische Leitungsbahnen (WPW-Syndrom, Mahaim-Fasern, → S. 87ff),
- ventrikuläre Arrhythmien (seltener),

Trikuspidalklappeninsuffizienz und evtl. **Rechts-Links-Shunt** (bei begleitendem Vorhofseptumdefekt kommt es zur Zyanose).

Diagnostisches Vorgehen.

EKG. Rechtsschenkelblock; bei WPW-Syndrom Präexzitation.

Echokardiographie. Nachweis und Quantifizierung der Anomalie.

Röntgen-Thorax. Typische kugelförmige Konfiguration des Herzschattens.

Therapie.
- **Operativ:** Rekonstruktion oder Ersatz der Trikuspidalklappe bei massiver Insuffizienz.
- **Antiarrhythmische Therapie:** Antiarrhythmika oder Katheterablation.

8.2.2 Herzfehler mit Links-Rechts-Shunt (ca. 55%)

Hämodynamische Folgen. Kurzschlussverbindung mit Blutfluss vom arteriellen zum venösen Kreislaufsystem. Volumenbelastung der Lungenstrombahn und des linken Herzens. Später neben Volumenbelastung (außer PDA) auch Druckbelastung des RV mit Hypertrophie durch pulmonale Hypertonie (Vasokonstriktion, später irreversible Pulmonalsklerose).

Shuntgröße. Sie wird bestimmt durch Defektgröße, Druckgradienten und Widerstände im Lungen- und Systemkeislauf.

Leitsymptome. Geräuschbefund, Lungenperfusion ↑.

Spätkomplikationen. Durch Druckerhöhung im kleinen Kreislauf Shuntumkehr mit zentraler Zyanose *(Eisenmenger-Reaktion:* Kontraindikation zur operativen Korrektur), Rechtsherzdekompensation.

Persistierender Ductus arteriosus (PDA; ca. 10%)

Synonym: offener Ductus Botalli
engl.: patent ductus arteriosus

Pathophysiologie. Volumenbelastung des Lungenkreislaufs und linken Herzens durch persistierende Shuntverbindung zwischen Aorta und Pulmonalarterie.

Epidemiologie. ♂ < ♀. Häufig bei Frühgeborenen. Bei 75% erfolgt ein Spontanverschluss innerhalb der ersten Woche, nach dem 3. Monat ist dies selten.

Klinische Symptomatik und diagnostisches Vorgehen.

Symptomatik. Belastungsdyspnoe, Zeichen der Linksherzinsuffizienz, Neigung zu pulmonalen Infekten, erhöhtes Endokarditisrisiko.

Blutdruck und Puls. Systolisches Schwirren (2. ICR links), große Blutdruckamplitude, niedriger diastolischer Wert (Pulsus celer et altus).

Geräuschbefund (8.1b, S. 160). Systolisch-diastolisches Maschinengeräusch (2. ICR links parasternal).

EKG. Linksherzhypertrophie, bei pulmonaler Hypertonie auch Zeichen der Rechtsherzbelastung.

Therapie. Die *operative* oder *interventionelle Korrektur* erfolgt unabhängig von der Größe (Endokarditisrisiko):
- *perkutaner Verschluss:* 95% Erfolg, <3% Komplikationen, <0,5% Letalität,
- *operative Ligatur:* Letalität <1%.

Prognose. Bei Verschluss vor Eintritt von Komplikationen (pulmonale Hypertonie, Linksherzinsuffizienz) ist die Lebenserwartung normal.

Vorhofseptumdefekt (ASD; ca. 10%)

engl.: atrial septal defect

Pathophysiologie. Volumenbelastung des RV und des Lungenkreislaufs durch Links-Rechts-Shunt auf Vorhofebene.

Epidemiologie, Pathogenese.

Ostium-primum-Defekt (ASD I). Seltener Endokardkissendefekt mit tief sitzendem ASD, der bis zur AV-Klappenebene reicht.
- Partieller AV-Kanal: zusätzliche Anomalie oder Insuffizienz der AV-Klappen,
- kompletter AV-Kanal: zusätzlich dazu auch Ventrikelseptumdefekt.

Ostium-secundum-Defekt (ASD II). Häufigste Form, im Bereich der Fossa ovalis.

Sinus-venosus-Defekt. Seltener hoch sitzender ASD an der Grenze zur oberen Hohlvene.

Häufig zusätzlich partielle Lungenvenenfehlmündung.

Lutembacher-Syndrom. Seltene Kombination von Mitralstenose und ASD.

Klinische Symptomatik und diagnostisches Vorgehen. Diagnostisch wegweisend sind Geräuschbefund, inkompletter Rechtsschenkelblock im EKG, gesteigerte Lungenperfusion.

Symptomatik. Nur bei größerem Shunt sind eingeschränkte Leistungsfähigkeit und Belastungsdyspnoe zu beobachten.

Geräuschbefund (◉ 8.1c, d, S. 160). Systolikum 2. ICR links (relative Pulmonalstenose), atemunabhängige (fixierte) Spaltung des 2. HT.

EKG (◉ 8.3). (Inkompletter) Rechtsschenkelblock, Rechtsherzbelastung bzw. -hypertrophie; Steil-/Rechtslagetyp bei ASD II; (überdrehter) Linkstyp bei ASD I.

Röntgen-Thorax. → ◉ 8.4

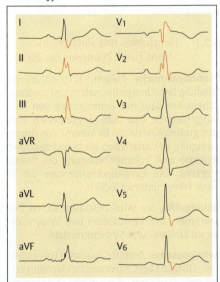

◉ **8.3 EKG bei großem ASD vom Sekundumtyp**

Die Zeichen der Rechtsherzbelastung bzw. -hypertrophie sind farbig markiert:
- Rechtsverspätung bzw. inkompletter Rechtsschenkelblock: M-förmiger QRS-Komplex in V_1 und V_2,
- Rechtslagetyp (Cave: beim ASD I findet sich ein überdrehter Linkstyp!): R-Potenzial in III > R-Potenzial in II > R-Potenzial in I,
- S-Zacke in I, V_5 und V_6.

Therapie. Operative oder interventionelle Korrektur im Vorschulalter: Indikation bei Shunt >30–50% des HZV im großen Kreislauf,
- operativer Verschluss (Naht oder Patch): Letalität 1% (ASD II) bis 5% (ASD I),
- perkutaner Schirmverschluss bei kleinen und mittelgroßen zentralen ASD II.

Langzeitverlauf/-komplikationen.
- Bei frühzeitigem Verschluss normale Lebenserwartung,
- Arrhythmien: Vorhofflattern/-flimmern, atriale Tachykardien,
- pulmonale Hypertonie möglich, Shuntumkehr (Eisenmenger) selten.

Ventrikelseptumdefekt (VSD; ca. 30%)

engl.: ventricular septal defect

Pathophysiologie. Häufigster angeborener Herzfehler, etwa zur Hälfte kombiniert mit anderen Herzfehlern. Spontanverschluss in 30–50% der Fälle innerhalb der ersten Lebensjahre. Selten erworbener VSD ischämischer (nach Infarkt) oder traumatischer Genese.

Drucktrennender VSD (Shunt <30–50% des HZV). Er ist asymptomatisch und unbedeutend, jedoch Endokarditis-Risiko.

8.4 Röntgen-Thorax bei Vorhofseptumdefekt (ASD II)

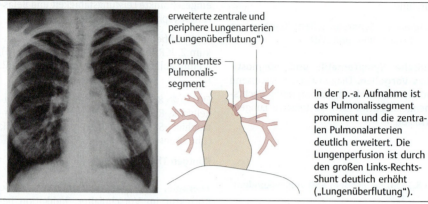

erweiterte zentrale und periphere Lungenarterien („Lungenüberflutung")

prominentes Pulmonalissegment

In der p.-a. Aufnahme ist das Pulmonalissegment prominent und die zentralen Pulmonalarterien deutlich erweitert. Die Lungenperfusion ist durch den großen Links-Rechts-Shunt deutlich erhöht („Lungenüberflutung").

Druckreduzierender VSD (Shunt um 50 %). Nur geringer pulmonaler Druckanstieg, Belastungsdyspnoe.

Druckangleichender VSD (Shunt > 50 %). Pulmonale Hypertonie, sekundäre Komplikationen (Shuntumkehr, Herzinsuffizienz).

Klinische Symptomatik und diagnostisches Vorgehen. Geräuschbefund und Palpation (8.1e, f, S. 160f), systolisches Schwirren am unteren Sternalrand. Lautes Systolikum („Press-Strahl"), p.m. Erb, bei zunehmender Defektgröße leiser werdend, EKG: Linksherzhypertrophie, später Rechtsherzbelastung.

Therapie. Operative Korrektur spätestens im Vorschulalter (je nach Shuntgröße) durch direkte Naht oder Patch-Verschluss (Letalität: 2–5 %). Im Erwachsenenalter ist ein interventioneller Verschluss in Abhängigkeit von der Anatomie möglich.

Prognose. Bei Verschluss vor Eintritt von Komplikationen (pulmonale Hypertonie, Shuntumkehr, Linksherzinsuffizienz) normale Lebenserwartung.

8.2.3 Herzfehler mit Rechts-Links-Shunt (und Zyanose; ca. 20 %)

Hämodynamische Folgen. Kurzschlussverbindung zwischen pulmonalem und systemischem Kreislauf mit Beimischung von desoxygeniertem Blut zum oxygenierten Blut des großen Kreislaufs. Es kommt zur Untersättigung des arteriellen Bluts mit zentraler Zyanose und Volumenbelastung des linken Herzens. Die Lungenperfusionsrate ist je nach Fehler unterschiedlich.

Shuntgröße. Sie wird bestimmt durch Defektgröße, Druckgradienten und Widerstände im Lungen- und Systemkreislauf.

Leitsymptome. Zentrale Zyanose (Polyglobulie, Uhrglasnägel, Trommelschlägelfinger/-zehen), Synkopen, körperliche Minderentwicklung.

Spätkomplikationen. Pulmonale Hypertonie, Rechts- und/oder Linksherzinsuffizienz, Thromboembolien.

Fallot-Tetralogie (ca. 6%)

engl.: Fallot tetralogy

Pathophysiologie. Häufigster zyanotischer Herzfehler mit
- Pulmonalstenose: infundibulär (evtl. zusätzlich valvulär),
- Ventrikelseptumdefekt (VSD): großer, hoch sitzender Defekt,
- „reitender" Aorta über dem VSD: durch Dextroposition der Aorta,
- rechtsventrikulärer Hypertrophie: durch Druckbelastung (Pulmonalstenose).

Komplikationen können hypoxämische Anfälle (häufigste Todesursache), Rechtsherzinsuffizienz, arterielle Embolien und eine infektiöse Endokarditis sein.

Klinische Symptomatik und diagnostisches Vorgehen.

Symptomatik. Zentrale Zyanose (Trommelschlägelfinger, Uhrglasnägel, Polyglobulie etc.) und hypoxämische Anfälle.

Geräuschbefund (👁 8.1, S. 160f). Systolikum (Pulmonalstenose), mit Schwirren.

EKG. Rechtsherzhypertrophie; *postoperativ:* Rechtsschenkelblock.

Röntgen-Thorax. „Holzschuhform": Angehobene Herzspitze, eingesunkene Herztaille (hypoplastisches Pulmonalissegment); verminderte Lungenperfusion.

Operative Therapie. Normale Lebenserwartung bei frühzeitiger Korrekturoperation wie Patch-Verschluss des VSD, Resektion der infundibulären und ggf. Kommissurotomie einer valvulären Pulmonalstenose.

Postoperativer Langzeitverlauf. Komplikationen und Restdefekte sind
- Restgradient/-shunt, Rechtsherzinsuffizienz, Pulmonal- und Aortenklappeninsuffizienz,
- Arrhythmien (Kammertachykardien, plötzlicher Herztod) und Reizleitungsstörungen (Rechtsschenkelblock) durch Infundibulumresektion, Ventrikulotomie und Patch-Implantation,
- Katheterablation oder Implantation eines Cardioverter-Defibrillators (ICD) zur Behandlung ventrikulärer Tachyarrhythmien und Prävention des plötzlichen Herztodes (Risikofaktoren: QRS-Breite und Hämodynamik).

Transposition der großen Arterien (TGA; ca. 4%)

engl.: transposition of great arteries

Pathophysiologie. Die Aorta entspringt aus dem RV, die Pulmonalarterie aus dem LV (Trennung des großen und kleinen Kreislaufs). Lebensfähig sind nur Patienten mit Shuntverbindung (meist ASD oder PDA).

Symptome. Zentrale Zyanose und Herzinsuffizienz in den ersten Lebenstagen.

Diagnosestellung. Echokardiographie, Röntgen und invasive Diagnostik.

Therapie. Sie besteht aus einer korrigierenden Operation:
Arterien-Switch-Operation (anatomische Korrektur, heute Therapie der Wahl in ersten Lebenstagen: Umstellung der großen Arterien auf zugehörige Ventrikel, Shuntverschluss.
Vorhof-Switch-Operation im Vorschulalter (nach Mustard/Senning, frühere Therapieform): Umleitung des Blutes über einen Patch („Baffle") aus Lungenvenen in den rechten Vorhof (drainiert über RV in Aorta) und aus Hohlvenen in den linken Vorhof (drainiert über LV in Pulmonalarterie).

Trikuspidalatresie, Single ventricle (jeweils ca. 1%)

engl.: tricuspid atresia, single ventricle

Pathophysiologie. Hypoplastischer bzw. fehlender RV. Überlebensfähigkeit nur durch zusätzlichen ASD oder VSD. Auswurf des Mischblutes (zentrale Zyanose) aus dem großen Systemventrikel in Aorta und Pulmonalarterie (somit großer gekreuzter Shunt). Bei begleitender Pulmonalstenose evtl. Minderperfusion der Lungen, ansonsten Lungenüberflutung.

Therapie. Ab dem 4. Lebensjahr (strenge Indikationsstellung) wird der RV operativ aus dem kleinen Kreislauf ausgeschaltet **(Fontan-Operation)** und somit ein weitgehend passiver (nichtpulsatiler) Blutfluss durch die Lungen entlang eines Druckgefälles ermöglicht. Dies erfolgt durch
- atriopulmonale Anastomose: rechter Vorhof → A. pulmonalis,
- kavopulmonale Anastomose (günstiger): Vena cava → A. pulmonalis.

Voraussetzungen sind ausreichender venöser Druck, gute LV-Funktion und geringer Lungengefäßwiderstand.

Postoperativer Langzeitverlauf nach Fontan-Operation. Ca. 60–70% Überleben nach 10 Jahren.
- Herzminutenvolumen reduziert,
- Arrhythmien: Vorhofflattern/-flimmern, atriale Tachykardien,
- Thromboseneigung durch Hyperkoagulabilität (Cave: Lungenembolien!),
- Leber- und Nierenfunktionsstörung, Protein-Verlust-Enteropathie.

Literatur

Deanfield J, Thaulow E, Warnes C, Webb G, Kolbel F, et al. Task Force on the management of grown-up congenital heart disease of the European Society of Cardiology. Eur Heart J 2003; 24: 1035–1084.
Aktuelle Zusammenfassung der Europäischen Gesellschaft für Kardiologie zur Diagnostik und Therapie angeborener Herzfehler im Erwachsenenalter.

Gatzoulis MA, Webb G, Daubeney PEF. Diagnosis and management of adult congenital heart disease. Verlag Churchill Livingstone, 2003.
Hervorragende Darstellung aller wesentlicher klinischer Aspekte zur Diagnostik und Therapie angeborener Herzfehler im Erwachsenenalter.

Connelly MS, Webb GD, Somerville J, et al. Canadian Consensus Conference on adult congenital heart disease 1996, Can J Cardiol 1998; 14: 395–452.
Übersichtliche und gut strukturierte Zusammenfassung der wesentlichen Aspekte zur Diagnostik und Therapie angeborener Herzfehler im Erwachsenenalter.

Arterielle Hypertonie

9 **Arterielle Hypertonie** 170

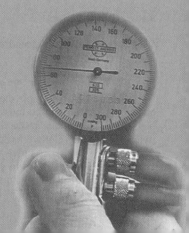

9 Arterielle Hypertonie

Johannes Mann, Roland Veelken, Karl F. Hilgers, Eberhard Ritz

9.1	Allgemeines	170
9.2	Diagnostisches Vorgehen	176
9.2.1	Anamnese	176
9.2.2	Blutdruckmessung	178
9.2.3	Körperliche Untersuchung	179
9.2.4	Laboruntersuchungen	180
9.2.5	Zusätzliche Untersuchungen	180
9.2.6	Abschätzung des gesundheitlichen Risikos	181
9.3	Primäre (essenzielle) Hypertonie	182
9.3.1	Allgemeine Aspekte und Therapie	182
9.3.2	Besonderheiten der Hochdrucktherapie	187
	Diabetes mellitus und arterielle Hypertonie	187
	Hypertonie im Alter und isolierte systolische Hypertonie	189
9.3.3	Therapieüberwachung	190
9.4	Sekundäre Hypertonieformen	191
9.4.1	Renale Hypertonie	191
	Renoparenchymatöse Hypertonie	191
	Renovaskuläre Hypertonie	191
9.4.2	Endokrine Hypertonie	193
	Hochdruck in der Gravidität	193
	Hochdruck bei Einnahme hormonaler Kontrazeptiva	194
9.4.3	Sonstige Formen der sekundären Hypertonie	194
	Aortenisthmusstenose	194
	Aorteninsuffizienz, totaler AV-Block	194
9.5	Folgeerkrankungen der Hypertonie	195
9.5.1	Auswirkungen auf das Herz	195
9.5.2	Auswirkungen auf die Nieren	195
9.5.3	Auswirkungen auf das zentrale Nervensystem	195
9.6	Prognose der behandelten Hypertonie	196

9.1 Allgemeines

Synonym: arterieller Bluthochdruck
engl.: arterial hypertension

Definition. (WHO, 1999) → ▼ 9.1.
Die Definition der Hypertonie, die auf **wiederholten** Messungen beruht, muss willkürlich bleiben, da **keine qualitative** Abweichung (wie z. B. bei einem Stoffwechseldefekt), sondern lediglich eine **quantitative** Abweichung vorliegt. Die Blutdruckhöhe in der Bevölkerung ist nach Art einer Gauß-Kurve eingipflig (unimodal) verteilt. Die willkürliche Festlegung eines oberen Normwertes erfolgt in der Überlegung, dass bei Blutdruckwerten oberhalb der oben angegebenen Grenze von **140/90 mmHg** das **kardiovaskuläre Risiko** mit Sicherheit so hoch ist, dass eine antihypertensive Behandlung zu einem deutlichen Zuwachs der Lebenserwartung für den Patienten führt. Mittlerweile wird davon ausgegangen, dass schon niedrigere Blutdruckwerte als 140/90 mmHg bereits mit einem gesteigerten Risiko gegenüber einem „optimalen" Blutdruck (▼ 9.1) verbunden sind, doch feh-

Allgemeines

T 9.1 Definition und Klassifikation von Blutdruckbereichen in mmHg

Klassifikation	systolisch	diastolisch
optimal	< 120	< 80
normal	< 130	< 85
„noch"-normal	130–139	85–89
leichte Hypertonie *(Schweregrad 1)*	140–159	90–99
mittelschwere Hypertonie *(Schweregrad 2)*	160–179	100–109
schwere Hypertonie *(Schweregrad 3)*	> 180	> 110
isolierte systolische Hypertonie	> 140	< 90

(wenn systolischer und diastolischer Blutdruck in unterschiedliche Klassen fallen, sollte die höhere Klasse Anwendung finden)

len hier kontrollierte klinische Studien, die die Effektivität einer Intervention belegen und damit ökonomisch rechtfertigen könnten. Im übrigen steigt das Risiko kardiovaskulärer Folgeerkrankungen über den gesamten normo- und hypertensiven Blutdruckbereich kontinuierlich an. Es gibt also keinen eigentlichen Schwellenwert. Ein Beispiel dazu zeigt ◉ 9.1.

◉ **9.1 Abhängigkeit der kardiovaskulären Morbidität vom systolischen Blutdruck**

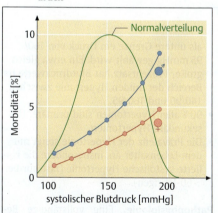

Die kardiovaskuläre Morbidität wird vor allem durch Linksherzinsuffizienz, Apoplexie und Herzinfarkt beeinflusst. Dargestellt ist als Beispiel eine Gruppe 45 Jahre alter Männer und Frauen ohne zusätzliche Risikofaktoren (Beobachtungszeitraum: 8 Jahre).

Eine Hypertonie wird nach **mindestens 3-maliger Messung** an 2 Tagen festgestellt (→ S. 178ff). Wünschenswert ist allerdings eine höhere Anzahl repräsentativer Messwerte. Während bei Normotonen die häuslich gemessenen Blutdruckwerte kaum Unterschiede zu denen beim Arzt gemessenen Werten aufweisen, finden sich bei Hypertonen im Mittel niedrigere selbstgemessene Blutdruckwerte. Die vorliegenden Vergleichsuntersuchungen sprechen daher dafür, 135/85 mmHg als Normgrenze für den selbstgemessenen Blutdruck zu wählen.

Für 24h-Messungen gilt als obere Normgrenze für den Tagesmittelwert (Wachphase) 135/85 mmHg. Die Klassifizierung als „hochdruckkrank" erfolgt anhand dieses Wertes. Für den 24h-Mittelwert gilt 130/80 mmHg, für den Nachtmittelwert 120/75 mmHg als obere Normgrenze. Ein Absinken um weniger als 10 % in der Nacht oder ein Blutdruckanstieg ist auffällig und sollte abgeklärt werden. Vorübergehende Blutdrucksteigerungen de-

9.2 Häufigkeit verschiedener Hypertonieformen

Hypertonie	Häufigkeit
primäre (essenzielle) Hypertonie (Ausschlussdiagnose)	>90%
sekundäre Hypertonie • renale Hypertonie: – entzündliche Nierenerkrankungen, – Nierenarterienstenosen, – Renin bildende Tumoren;	<10% etwa 5%
• endokrine Hypertonie: – Hyperaldosteronismus, – Phäochromozytom, – Hyperthyreose (systolische Blutdruckerhöhung), – Morbus Cushing;	etwa 1–2%
• medikamentöse Hypertonie: – orale Kontrazeptiva, – Lakritze, – Carbenoxolon, – Glucocorticoide, – nichtsteroidale Antirheumatika;	selten
• kardiovaskuläre Hypertonie: – Aortenisthmusstenose, – Aorteninsuffizienz	selten

finieren nicht eine arterielle Hypertonie. Man unterscheidet eine **primäre** oder **essenzielle** von einer **sekundären Hypertonie** (9.2). Eine primäre Hypertonie kann erst nach Ausschluss anderer Ursachen festgestellt werden. Bei den Ursachen für eine sekundäre Hypertonie sind entzündliche Nierenerkrankungen (z.B. Glomerulonephritis, → S. 210ff) häufiger als Nierenarterienstenosen.

Das Vorkommen endokriner Formen des Bluthochdruckes wurde bisher als gering eingeschätzt. Es mehren sich aber Hinweise auf eine deutlich höhere Prävalenz eines Hochdruckes bei primärem Hyperaldosteronismus als bisher angenommen.

Epidemiologie.
- In Industrieländern haben etwa 10–15% der Erwachsenen eine Hypertonie, wenn als untere Grenze ein Druck von 160/95 mmHg gewählt wird. Ein etwa gleich großer Prozentsatz hat Blutdruckwerte im Bereich der milden Hypertonie zwischen 140/90 und 160/95.
- 90% aller Hypertonien sind primäre, 10% sekundäre Hypertonien.
- Die Prävalenz der Hypertonie steigt mit dem Lebensalter an, insbesondere die isolierte systolische Hypertonie (fast nur bei >60-Jährigen).

Pathophysiologie. Eine vollständige Beschreibung der Mechanismen, die für die Entstehung und Aufrechterhaltung einer primären oder sekundären Hypertonie verantwortlich sind, ist gegenwärtig immer noch nicht möglich. Dennoch sollen hier einige Mechanismen der Blutdruckregulation dargestellt

werden, da sie das Verständnis der Hochdruckbehandlung erleichtern. Es gilt:
BD = TPW × HZV
(BD: Blutdruck; TPW: totaler peripherer Gefäßwiderstand; HZV: Herzzeitvolumen).
Eine Hypertonie lässt sich also **physikalisch** als Störung des Verhältnisses von Herzzeitvolumen zu Gefäßwiderstand beschreiben und **pathophysiologisch** als Störung des Regelkreises, der den Blutdruck konstant hält. Bei etablierter Hypertonie ist in der Regel der TPW erhöht und das HZV unter Ruhebedingungen normal oder vermindert. In der Frühphase der essenziellen und der Mineralocorticoid-Hypertonie (→ „Conn-Syndrom", S. 542ff) kann das HZV unter Ruhebedingungen gesteigert sein. Bei Nierenentzündungen besteht häufig eine **Salz- und Wasserüberladung**, bei Nierenarterienstenose eine **vermehrte Reninsekretion** und bei isolierter Erhöhung des systolischen Blutdrucks eine **verminderte Elastizität** (Windkesselfunktion) der großen Arterien.

Langfristig passt sich der Körper an einen dauerhaft erhöhten Blutdruck an. Eine Reihe von Mechanismen hält dann den Blutdruck auf einem erhöhten Niveau fest. Diese Sekundärveränderungen sind unter konsequenter, andauernder Blutdrucksenkung reversibel.

- Das **Herz** hypertrophiert unter der chronischen Druckbelastung und kann damit über Jahrzehnte eine **normale Pumpfunktion** aufrechterhalten.
- Die **Widerstandsgefäße** hypertrophieren. Eine gegebene Kontraktion führt also zu größerem Widerstandszuwachs (**9.2**).
- Die Schwelle des **Barorezeptorreflexes** ist bei Hypertonikern verstellt („Resetting"), d. h., der erhöhte Blutdruck wird als normal registriert.

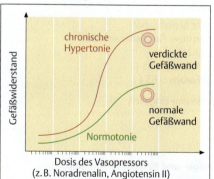

9.2 Wand-Lumen-Relation und Wirkung eines Vasopressors

Bei gegebener Aktivität des sympathischen Nervensystems oder des Renin-Angiotensin-Systems ist das Ausmaß des Gefäßwiderstandes abhängig von der Dicke der Gefäßwand, genauer von der Wand-Lumen-Relation. Bei konstantem Herzzeitvolumen bedeutet dies, dass die blutdrucksteigernde Wirkung eines Vasopressors bei hypertrophierten Gefäßen wesentlich stärker ist als bei Gefäßen mit normaler Wandstärke.

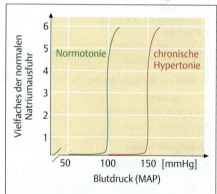

9.3 Druck-Natriurese-Beziehung

Physiologischerweise scheidet die Niere mit zunehmendem arteriellen Druck vermehrt Natrium und Flüssigkeit aus, um der Hypertonie entgegenzuwirken. Kann die Niere bei normalem arteriellen Druck (MAP = mittlerer arterieller Druck) nicht ausreichend Natrium ausscheiden, kommt es zur chronischen Hypertonie (die Kurve ist nach rechts verschoben).

- Die **Niere** hält bei steigendem Blutdruck den renalen Blutfluss und die glomeruläre Filtrationsrate über weite Bereiche konstant („renale Autoregulation" → Lehrbücher der Physiologie). Aus noch ungeklärten Gründen steigt aber mit nur wenig erhöhtem Blutdruck die Natriurese steil an. Diese Drucknatriurese wirkt der Tendenz zur Hypertonie entgegen. Es ergeben sich 2 Folgerungen:
  - Wenn die Niere bei normalem arteriellen Druck nicht ausreichend Natrium ausscheiden kann, wird der Blutdruck ansteigen (intrinsischer renaler Defekt).
  - Eine chronische Erhöhung des Blutdrucks kann langfristig nur bestehen, wenn sich die Druck-Natriurese-Kurve nach rechts verschiebt (9.3).

Schweregrade der Hypertonie. Der Schweregrad einer Hypertonie wird nach der Höhe des Blutdrucks, nach dem Grad der Organschäden und vorhandenen Begleiterkrankungen eingeschätzt (9.3, 9.4). Zur Beurteilung von Endorganschäden ist immer noch die Untersuchung des Augenhintergrundes (Fundus hypertonicus Stadien I–IV) bedeutsam. Über 80% der Hypertoniker leiden an milderen Formen der Hypertonie. Akut lebensbedrohlich sind die maligne Hypertonie und die hypertensive Krise, die bei etwa 1% der Hypertoniker auftreten.

9.3 Faktoren, die die Prognose von Hochdruckkranken beeinflussen und Endorganschäden mit ihren Folgen

Kardiovaskuläre Risikofaktoren

I. Risikofaktoren, die in die Stratifizierung eingehen

beeinflussbar
- Schweregrad der Hypertonie
- Rauchen
- Dyslipoproteinämie
- Diabetes mellitus

nicht beeinflussbar
- positive Familienanamnese
- Alter
  - Männer > 55 J.
  - Frauen > 65 J.

II. Weitere Risikofaktoren, die nicht in die Stratifizierung eingehen

- Übergewicht
- körperliche Inaktivität
- ethnische Gruppe

Endorganschäden
- Linksherzhypertrophie

- Mikroalbuminurie
- sonografischer oder radiologischer Nachweis arteriosklerotischer Plaques an den großen Gefäßen
- Proteinurie oder leichte Kreatininerhöhung
- hypertensive Retinopathie

Folge- und Begleitkrankheiten
- koronare Herzkrankheit mit Angina pectoris oder Myokardinfarkt, Bypassoperation oder PTCA in der Vorgeschichte
- Herzinsuffizienz
- Schlaganfall oder TIA

- chron. Nierenerkrankung, Proteinurie
- periphere arterielle Verschlusskrankheit

nach: WHO Guidelines 1999

9.4 Risiko-Stratifizierung der Hypertonie

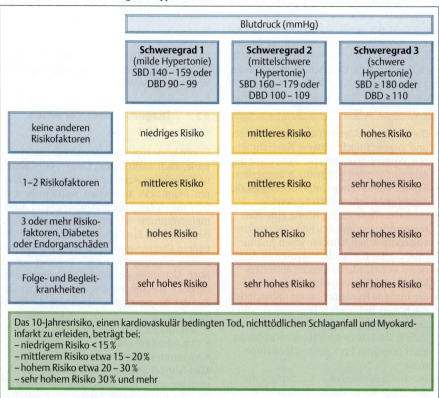

nach: WHO Guidelines 1999.

Die Stadieneinteilung des Bluthochdruckes, wie sie in Deutschland in den Leitlinien beschrieben sind, die von der *Deutsche Liga zur Bekämpfung des hohen Blutdrucks* herausgegeben werden (http://www.paritaet.org/RR-Liga/indexv4.htm), orientieren sich an den Empfehlungen der WHO sowie der entsprechenden amerikanischen und europäischen Fachgesellschaften.

Selbstverständlich gibt es emotionale und individuelle Gründe für plötzliche Schwankungen des Blutdrucks. Dies unterstreicht die Notwendigkeit häufiger Messungen.

Maligne Hypertonie. Bei der malignen Hypertonie treten als Folge der Blutdruckerhöhung Nekrosen der Gefäßwand auf, die zu akuten Durchblutungsstörungen führen. Schwerwiegende Komplikationen resultieren insbesondere aus der Minderdurchblutung von Niere, Gehirn, Auge und Herz.

Die maligne Phase einer Hypertonie wird nie allein durch die Höhe des Blutdrucks bestimmt. In der Regel sichert die Spiegelung des Augenhintergrundes, seltener die Nierenbiopsie, die Diagnose. In manchen Fällen bleibt auch dann noch die Unterscheidung von anderen Erkrankungen, die mit einer sogenannten thrombotischen Mikroangiopathie einhergehen (HUS; TTP), schwierig.

- Die Patienten klagen oft über Sehstörungen und ungewöhnlich schwere Kopfschmerzen. Weitere neurologische Symptome und Atemnot werden gelegentlich angegeben.
- Bei der körperlichen Untersuchung ist der *Augenfundusbefund* entscheidend.
- Die Laborwerte zeigen häufig eine Niereninsuffizienz und Zeichen einer mikroangiopathischen hämolytischen Anämie (MAHA). Da fibrinoide Nekrosen in Arteriolen verschiedener Organe auftreten können, ist die Symptomatik variabel.
- Die maligne Hypertonie führt unbehandelt rasch zum Tod; nach 2 Jahren sind >80% der Patienten gestorben (daher „maligne"). Jeweils die Hälfte der Patienten leidet an einer primären bzw. sekundären Hypertonie.
- Die antihypertensive Behandlung – die unbedingt sofort stationär eingeleitet werden sollte – verbessert die Prognose erheblich.

Hypertensive Krise.
- Der diastolische Blutdruck liegt meist >120 mmHg.
- Die Patienten haben akute Symptome wie
  - Angina pectoris (koronare Ischämie oder Aortenaneurysma),
  - Dyspnoe (Lungenödem),
  - heftige Kopfschmerzen, Schwindel, neurologische Ausfälle, Krampfanfälle, Bewusstseinstrübungen bis zum Koma (Enzephalopathie).

Ein besonders hoher Blutdruck beim asymptomatischen Patienten ist keine hypertensive Krise.

Die hypertensive Krise darf nicht mit einer malignen Hypertonie (Augenhintergrund!) verwechselt werden.

9.2 Diagnostisches Vorgehen
→ auch 👁 **9.5**

Es gibt keine typischen Symptome der Hypertonie, auch wenn unter „Laien" Nasenbluten und Kopfschmerzen als Zeichen eines erhöhten Blutdrucks angesehen werden. Bestenfalls treten langsam und schleichend Allgemeinsymptome wie schnellere Erschöpfung oder raschere Ermüdbarkeit auf, die den Patienten aber meist nicht als Konsequenz einer Bluthochdruckerkrankung bewusst sind. Nach Sicherung der Hypertonie durch wiederholte Messungen des Blutdrucks ist das **Ziel der diagnostischen Abklärung** die Erfassung von:
- sekundären Hypertonieformen,
- Organkomplikationen,
- weiteren Risikofaktoren.

Man fahndet also nach den Ursachen der Hypertonie und schätzt das kardiovaskuläre Risiko des Patienten ab. Letzteres ist entscheidend für die antihypertensive Therapie (→ S. 183ff).

9.2.1 Anamnese

- Eine Hypertonie in der Familienanamnese ist bei primärer und sekundärer Hypertonie häufig.
- Hämaturie, Proteinurie oder fieberhafte Harnwegsinfekte weisen auf eine renoparenchymale Ursache (→ S. 199ff) hin.
- Anfallsartige Kopfschmerzen mit Herzklopfen, Gesichtsblässe, Schweißausbruch und Harndrang werden von mehr als der

Diagnostisches Vorgehen

9.5 Diagnostisches Vorgehen bei arterieller Hypertonie

bei allen Patienten	Anamnese	Familie: Hochdruck/Schlaganfall/Herzinfarkt?	
		Nierenkrankheiten in der Familie? selbst?	
		Schwangerschaftskomplikationen?	
		Herzerkrankungen?	
		Medikamente/Ovulationshemmer?	
		Blutdruckkrisen?	→ Phäochromozytom?
		Rauchgewohnheiten?	
	körperliche Untersuchung	mehrfache Blutdruckmessung	
		Übergewicht, Aspekt	→ Cushing?
		Auskultation: Herz, interskapular	→ Isthmusstenose?
		Pulse: Arm/Leiste/Fuß	
		Gefäßauskultation: A. renalis, carotis, femoralis beidseits	
	Harn	Protein	→ Nierenerkrankung?
		Sediment	
		Glucose*	
	Blut	Kreatinin	
		Kalium	→ Saluretika? Laxantien? Lakritze? Carbenoxolon? primärer/sekundärer Aldosteronismus?
		Glucose*	
		Cholesterin*, Triglyceride*	
		Harnsäure*	
zusätzlich bei		EKG	
– Patienten < 30. oder > 50. Lebensjahr		Echokardiographie	
		Röntgenthorax	
– konstanten diastolischen Druckwerten > 100 mmHg		Augenhintergrund: maligner Hochdruck?	
– hypertoniebedingten Organschäden		digitale Subtraktionsangiographie Nierensonographie	
– schwer einstellbarer Hypertonie		Urinkatecholamine Nierensequenzszintigraphie	

* zur Hochdruckdiagnostik nicht unbedingt erforderliche, aber zur Erfassung weiterer kardiovaskulärer Risikofaktoren empfehlenswerte Untersuchungen

Modifiziert nach einem Schema der Deutschen Liga zur Bekämpfung des hohen Blutdrucks.

Hälfte der Hypertonie-Patienten mit Phäochromozytom (→ S. 557ff) angegeben.
- Medikamentenanamnese: Hormonelle Antikonzeptiva, Corticoide, Lakritze und Carbenoxolon können eine Hypertonie verursachen, die beiden Letzteren auch eine Hypokaliämie.
- Genussmittelanamnese: Nikotin (zusätzlicher Risikofaktor) und Alkohol (hoher Alkoholkonsum steigert den Blutdruck); Kaffee führt nicht zu Hypertonie.
- Sehstörungen in Verbindung mit hohen diastolischen Druckwerten können Zeichen einer malignen Verlaufsform sein. Sie müssen zur unmittelbaren Untersuchung des Augenhintergrundes führen.
- Bei Befragung nach Hochdruckfolgen sollte gezielt auf kardiale Schäden (Dyspnoe, Orthopnoe, Nykturie, Angina pectoris), zerebrale Schäden (Synkopen, Sprachstörungen, sensible oder motorische Ausfälle) und Schäden am Gefäßsystem (Claudicatio intermittens) geachtet werden.

9.2.2 Blutdruckmessung

Neben der Gelegenheitsmessung durch den Arzt hat sich in den letzen Jahren die Patientenselbstmessung als wichtiges Instrument der Hochdruckbehandlung etabliert, weil letztere die Druckbelastung besser abschätzt und zur Compliance beiträgt. Wichtig ist daher, dass Ärzte die Technik der Blutdruckmessung genau beherrschen, um Patienten entsprechend anleiten zu können. Patienten, die ihren Blutdruck selbst messen, sollten eine ausführliche Einweisung in die Messtechnik erhalten, am besten im Rahmen eines strukturierten Hypertonie-Schulungsprogrammes.
Untersuchungen haben gezeigt dass die Selbstmessung im Vergleich zur Blutdruckmessung durch den Arzt eine bessere Einschätzung des kardiovaskulären Risikos erlaubt. Bei 15 % der Patienten steigt der Blutdruck nämlich vorübergehend an, wenn er durch medizinisches Personal ermittelt wird. Patientenselbstmessungen haben somit hohe diagnostische und prognostische Bedeutung, die ihnen einen entsprechenden Stellenwert einräumt.

Technik. In der Regel wird der Blutdruck unblutig, also indirekt nach der Methode von Riva-Rocci (RR) gemessen. Nur in seltenen Fällen wird er direkt, also blutig, gemessen. Die Werte werden entweder auskultatorisch durch Abhören der sog. Korotkow-Geräusche oder oszillometrisch durch Erfassen der Gefäßschwingungen ermittelt.

Methode nach Riva-Rocci. Eine aufblasbare Gummimanschette wird so um den Arm gelegt, dass sich der Unterrand der Manschette 2 cm oberhalb der Ellenbeuge befindet (das Luftreservoir der Manschette befindet sich dann über der A. brachialis). Nun erfolgt das Aufpumpen der Manschette auf ca. 30 mmHg oberhalb des zu erwartenden systolischen Drucks. Beim langsamen Vermindern des Drucks zeigt das erste Geräusch den *systolischen Druck* an (Phase I nach Korotkow). Der *diastolische Druck* wird beim völligen Verschwinden der Geräusche gemessen (Phase V nach Korotkow).
Nur bei hyperzirkulatorischem Kreislauf (z. B. in der Schwangerschaft, bei Anämie und bei Fieber) werden die Geräusche in Phase IV (also wenn sie leiser geworden, aber noch nicht völlig verschwunden sind) gemessen, da Phase V in diesen Fällen falsch niedrige Werte ergibt. Cave: In der auskultatorischen Lücke zwischen Systole und Diastole können die Geräusche verschwinden; wird dies nicht beachtet, werden zu niedrige Werte gemessen.

Bei Patienten mit Arteriosklerose ist manchmal nur der systolische Druck erfassbar, weil die Strömungsgeräusche bei ausgeprägter Sklerose bis 0 mmHg auskultierbar sind.

Bei der Blutdruckmessung ist zu beachten.
- Der Arm ist in Herzhöhe zu lagern.
- Die Breite der Manschette muss dem Armumfang angepasst werden. Bei einem Armumfang >40 cm verwendet man eine breitere Manschette (18 cm), da sonst die Gefahr besteht, dass zu hohe Werte gemessen werden (eine zu schmale Manschette erzeugt bei einem großen Armumfang punktuell einen zu hohen Druck).

Keine Messung an paretischen oder lymphödematösen Armen (z. B. nach Mammakarzinom) und am Shuntarm eines Dialysepatienten.

- Bei der ersten Messung immer zusätzlich den Radialispuls kontrollieren und den systolischen Wert nicht nur anhand der Korotkow-Geräusche ermitteln (Grund s. o.: auskultatorische Lücke).
- Einmal an beiden Armen messen (der höhere Wert gilt; bei einem Unterschied >20 mmHg besteht der Verdacht auf Gefäßstenose oder Aortenisthmusstenose).
- Bei jungen Patienten einmal am Unterschenkel messen (Aortenkoarktation?).
- Pseudohypertonie: Bei ausgeprägter Verhärtung der Gefäßwand („Gänsegurgelarterien") lässt sich die Arterie nicht mit der Manschette komprimieren, so dass falsch hohe Werte gemessen werden.
- Als Gelegenheitsblutdruck werden die Werte bezeichnet, die bei der üblichen Messung durch das medizinische Personal erhalten werden. Diese Messungen erfolgen zu nicht festgelegten Zeitpunkten. Bei stark schwankenden Werten ist eine Selbstmessung durch den Patienten sinnvoll, was auch die Compliance verbessert.
- Wichtig: Wiederholte Erfassung des Blutdrucks im Stehen (orthostatische Dysregulation?).

Die **Diagnosestellung** einer Hypertonie erfordert mindestens 3 Messungen an 2 verschiedenen Tagen in sitzender Körperhaltung nach mindestens 5 Minuten Ruhe. Erfahrungsgemäß liegt der Blutdruck bei der ersten Untersuchung um 10–20 mmHg höher als bei den darauf folgenden Messungen.

Ambulantes Blutdruck-Monitoring (ABDM; 24-Stunden-Blutdruckmessung).

Prinzip. Mit einem automatischen, tragbaren Gerät wird der Blutdruck des Patienten alle 15–30 Minuten ambulant (möglichst unter Arbeitsbedingungen) registriert.

Normalwerte. Tagsüber <135/85 mmHg, nachts mindestens 10% tiefer als tagsüber (👁 9.6 a).

Vorteile. Vermeiden des sog. „Weißkittel"-Hochdrucks (s. o.). ABDM-Werte korrelieren besser mit der Prognose als eine Gelegenheitsmessung durch medizinisches Personal; ein fehlender nächtlicher Blutdruckabfall wird erfasst und erfordert die Anpassung der antihypertensiven Therapie.

9.2.3 Körperliche Untersuchung

Erkennen sekundärer Hochdruckformen.
- Morbus Cushing (→ S. 546ff) und Akromegalie (→ S. 491ff): typisches körperliches Erscheinungsbild.
- Aortenisthmusstenose: Vom ersten Herzton abgesetztes systolisches Geräusch mit p.m. über 2.–6. ICR rechts und zwischen den Schulterblättern, Blutdruck am Unterschenkel erniedrigt.
- Nierenarterienstenose: Stenosegeräusch epigastrisch und in der Flanke.

Erkennen der Hochdruckfolgen.
- Zur physikalischen Untersuchung des Herzens und zum Erkennen einer Herzinsuffizienz und der koronaren Herzkrankheit → S. 9ff, „Herzinsuffizienz", S. 96ff u. „KHK", S. 31ff;
- Arterielle Verschlusskrankheit: sorgfältige Auskultation und Palpation der Arterien (→ S. 274ff);
- Augenhintergrund: → S. 174ff.

9.6 24-Stunden-Blutdruckmessung

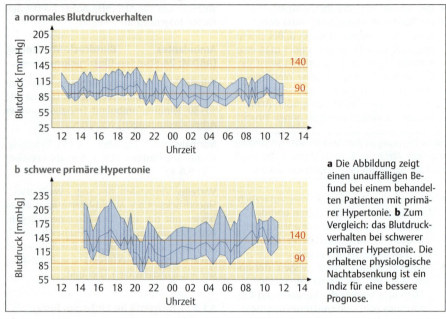

a Die Abbildung zeigt einen unauffälligen Befund bei einem behandelten Patienten mit primärer Hypertonie. **b** Zum Vergleich: das Blutdruckverhalten bei schwerer primärer Hypertonie. Die erhaltene physiologische Nachtabsenkung ist ein Indiz für eine bessere Prognose.

9.2.4 Laboruntersuchungen

Es sind nur wenige Laboruntersuchungen zu geringen Kosten notwendig, um die Ziele der Diagnostik (s. o.) bei der großen Mehrzahl der Patienten zu erreichen (→ 9.5, S. 177). Die Diagnose der endokrinen Hochdruckformen (→ S. 193f), speziell des Mineralocorticoidhochdrucks (Morbus Conn, → S. 542ff), macht **Hormonanalysen** notwendig, auf die in den entsprechenden Kapiteln eingegangen wird. Trotz der Seltenheit des Phäochromozytoms (→ S. 557ff) sollte angesichts der schlechten Prognose des unbehandelten oder nicht erkannten Phäochromozytoms bei der Erstuntersuchung einer Hypertonie mit diastolischem Blutdruck > 110 mmHg eine Untersuchung der Urinkatecholamine erfolgen.

9.2.5 Zusätzliche Untersuchungen

EKG. Es gibt Hinweise auf Linksherzhypertrophie, Linksherzschädigungszeichen und koronare Herzkrankheit (→ S. 9ff). Die Prognose eines Patienten mit Hypertonie wird deutlich verschlechtert, wenn sich im EKG Hinweise finden auf:

- Linksherzhypertrophie (positiver Sokolow-Index: S in V_1 + R in V_5 oder R in V_6 > 3,5 mV oder R in aVL > 1,5 mV),
- Linksherzhypertrophie mit Zeichen der Innenschichtschädigung (abgeflachte oder diskordante Kammerendteile),
- Linksschenkelblockbilder.

Röntgenaufnahme des Thorax. Die Hypertonie führt erst spät und inkonstant zu typischen Hochdruckfolgen: Betonung oder Dilatation des linken Ventrikels, ggf. auch des linken Vorhofs oder aller Herzhöhlen (sog. Cor bovinum); Elongation und Sklerose der Aorta, besonders im Aszendenteil; Lungenstauung bei Herzinsuffizienz.

Echokardiographie. Mit dieser Methode können linksventrikulärer Durchmesser, Wanddicken und Pumpfunktion sehr genau erfasst werden (→ S. 13ff). Eine so erfasste Herzhypertrophie oder gestörte Pumpfunktion zeigt (a) eine schlechte Prognose und (b) eine Indikation zu intensiver antihypertensiver Therapie an. Mit dem EKG (s. o.) wird im Gegensatz zur Echokardiographie nur etwa 1/3 der Patienten mit Herzhypertrophie erfasst.

Nierensonographie. Mit dieser nichtinvasiven Methode können Abweichungen der Nierengröße, der Nierenform sowie zusätzliche pathologische Befunde wie Nierentumoren, Nierenzysten und Harnwegsobstruktion erkannt werden. Ebenso können Nebennierentumoren und Aortenaneurysmen identifiziert werden.

Digitale Subtraktionsangiographie (DSA). Wenn ein normaler sonographischer Nierenbefund vorliegt, sollte eine intraarterielle DSA der Nierenarterien nur bei Patienten durchgeführt werden, die ständig diastolische Druckwerte > 100 mmHg aufweisen oder Anhaltspunkte für eine renovaskuläre Hypertonie bieten, wie z. B. epigastrische Strömungsgeräusche.

Isotopenuntersuchung. Die Nierensequenzszintigraphie ohne und mit Captopril ist heute obsolet geworden und sollte *keine diagnostische Verwendung* mehr finden.

Farbduplexsonographie der Nierenarterien. Sehr geübte Untersucher mit großer Fallzahl können mit dieser eleganten Methode höhergradige (>60%ige) Nierenarterienstenosen mit einer Sensitivität und Spezifität > 90% erkennen. Die Methode ist zeitaufwendig und nicht geeignet für stark übergewichtige Patienten. Sie eignet sich bestens zur Verlaufskontrolle nach Operation oder Dilatation einer Nierenarterienstenose.

MR-Angiographie. Die Methode ist noch nicht so weit verbreitet wie die anderen erwähnten Verfahren. Da sie aber potenziell eine gute Beurteilung der Nierenarterien gestattet und nicht so stark Untersucher-abhängig wie die Farbduplexsonographie ist, wird ihre Bedeutung in den nächsten Jahren weiter steigen.

9.2.6 Abschätzung des gesundheitlichen Risikos

Hoher Blutdruck ist meistens nicht im Moment seiner Diagnose akut gefährlich, sondern führt in **Abhängigkeit von Risikofaktoren** sowie vorbestehenden kardiovaskulären Problemen und Erkrankungen zu mittelfristigen Risiken, die je nach Ausgangssituation unterschiedlich sind.

Als Hilfsmittel zur **Risikostratifizierung** wurde aufgrund von klinischen Studien 1999 von der WHO ein Algorithmus zur Abschätzung des Risikos von Hochdruckpatienten vorgestellt, in den nächsten 10 Jahren einen kardiovaskulär bedingten Tod, nichttödlichen Schlaganfall und Myokardinfarkt zu erleiden. (→ 9.3, S. 174, 9.4, S. 175).

Nach diesem Stratifizierungsalgorithmus wird selbst ein 56-jähriger Patient mit Bluthochdruck von 140/90 mmHg, der mit 80 kg bei 1,70 m Körpergröße übergewichtig ist und sich zu wenig körperlich bewegt, ein mittleres bis hohes Risiko haben, eines der genannten Ereignisse erleben zu müssen. Nur der Umstand, dass es bisher noch nicht möglich ist, Übergewicht und mangelnde körperliche Aktivität eindeutig zur Risikostratifizierung heranzuziehen, verhindert, diesem Patienten von vorneherein ein hohes Risiko zuschreiben zu müssen. Dabei erscheinen die vorgestellten anamnestischen Daten weder per se besonders dramatisch noch sehr untypisch, sondern dürften auf ein große Zahl älterer männlicher Patienten zutreffen.

Unglücklicherweise werden in Deutschland wahrscheinlich nur etwa 15% aller geschätzten 16 Millionen Hypertoniker ausreichend behandelt, um ihr kardiovaskuläres Risiko zu senken.

Hypertonie ist ein wichtiger Risikofaktor für Erkrankungen des zerebralen Gefäßsystems, für die koronare Herzkrankheit und die chronische Herzinsuffizienz, sowie für die Entstehung eines chronischen Nierenversagens und peripherer Durchblutungsstörungen. Erkrankungen des Herz-Kreislauf-Systems bestimmen einen großen Anteil der Morbidität und Mortalität in Deutschland. Pro Jahr versterben mehr als 400000 Menschen an Krankheiten aus dieser Gruppe. Die absoluten Zahlen dürften bei einer immer älter werdenden Bevölkerung in den nächsten Jahren eher noch steigen. Die Folgeprobleme des Bluthochdrucks werden zu erheblichem Leiden führen und schmerzhaft steigende Kosten im Gesundheitssystem verursachen, wenn es nicht besser gelingt noch weit mehr Aufmerksamkeit für die Volkskrankheit „Bluthochdruck" zu gewinnen. Wie das oben ausgeführte Beispiel zeigt, sind selbst auf den ersten Blick „harmlose" Anamnesen bei näherer Analyse hinsichtlich ihrer schon mittelfristigen Folgen äußerst beunruhigend

9.3 Primäre (essenzielle) Hypertonie

9.3.1 Allgemeine Aspekte und Therapie

Definition. Die primäre (essenzielle) Hypertonie wird durch den Ausschluss einer sekundären Hypertonie definiert. Sie wird durch das Zusammenspiel mehrerer Faktoren ausgelöst, die individuell unterschiedlich gewichtet sind. Einige heute als wesentlich erkannte Teilfaktoren sind:
- Vererbung,
- Ernährung,
- Übergewicht und
- psychischer Stress.

Bei einer Reihe von Patienten treten primäre Hypertonie, Adipositas, gestörter Glucose- und Fettstoffwechsel gemeinsam auf. Dieser Symptomenkomplex wird als *metabolisches Syndrom* bezeichnet und geht mit einem sehr hohen kardiovaskulären Risiko einher. Es wird vermutet, dass die 4 Symptome des metabolischen Syndroms eine gemeinsame genetische Ursache haben. Möglicherweise spielt die Insulinresistenz eine Rolle. Das metabolische Syndrom wird aktuell aktiv beforscht. Konsequenzen für die Therapie – außer der überragenden Bedeutung der Gewichtsabnahme – sind nicht zureichend belegt.

Ätiopathogenese.

Vererbung. Es wird angenommen, dass die Blutdruckhöhe durch mehrere Gene determiniert wird (polygene Vererbung). Eine monogenetische Vererbung konnte bisher nur für seltene Hochdruckformen gezeigt werden, in deren Mittelpunkt die Niere steht. Bei gegebener genetischer Grundlage sind zur Manifestation der Hypertonie zusätzliche Umweltfaktoren notwendig, wobei insbesondere die Natriumchloridzufuhr und Übergewicht eine Rolle spielen. Für die Rolle der Vererbung spricht:
- eine positive Korrelation zwischen Blutdruckhöhe der Eltern und Blutdruckhöhe ihrer leiblichen, nicht jedoch ihrer adoptierten Kinder,
- eine enge Korrelation des Blutdrucks eineiiger Zwillinge.

Ernährung.
Orale Natriumchloridzufuhr: In weniger entwickelten Gesellschaften mit niedrigem Natriumchloridverbrauch, wie z. B. bei den Südseeinsulanern, ist die Hypertonie unbekannt. In der westlichen Zivilisationsgesellschaft liegt die diätetische Natriumchloridzufuhr (10–15 g NaCl/d) wesentlich über dem auf etwa 1 g pro Tag geschätzten Natriumchloridbedarf. Dass trotz hoher Natriumchloridzu-

fuhr die Mehrzahl der Bevölkerung keine Hypertonie entwickelt, dürfte daran liegen, dass eine genetische Prädisposition Voraussetzung für die Entwicklung einer Hypertonie ist. Für die Rolle des Natriumchlorids spricht jedenfalls die Beobachtung, dass eine Reduktion der diätetischen Natriumchloridzufuhr den Blutdruck bei der Mehrzahl der Patienten senkt.

Weitere diätetische Faktoren: Weniger gut gesichert als der Einfluss des Natriumchlorids auf den Blutdruck, ist gegenwärtig der Einfluss weiterer diätetischer Faktoren wie Kalium, Calcium, Fette und Alkohol. Nach derzeitigen Vorstellungen
- senkt diätetisch zugeführtes Kalium und Calcium den Blutdruck,
- steigert eine fettreiche Kost (Cholesterin, gesättigte Fettsäuren) den Blutdruck mäßig,
- steigert starker Alkoholgenuss (Alkoholiker) den Blutdruck erheblich.

Übergewicht. Es besteht eine enge Beziehung zwischen Körpergewicht, genauer der Fettkörpermasse, und arteriellem Blutdruck. Die ursächliche Bedeutung des Übergewichts geht aus der Beobachtung hervor, dass Gewichtsreduktion regelmäßig zur Blutdrucksenkung führt.

Psychosoziale Faktoren. Es besteht kein Zweifel, dass psychischer Stress zu einem akuten Blutdruckanstieg führt. Unklar ist hingegen, inwieweit psychosozialer Stress eine Dauerhypertonie auslösen und unterhalten kann. Es ist bekannt, dass Entspannungsübungen und Biofeedback beim Menschen den Blutdruck geringfügig senken.

Therapie.

Ab welchem Blutdruck behandeln? Der Beginn und die Art der antihypertensiven Therapie wird von dem kardiovaskulären Gesamtrisiko (s. o. Risikostratifizierung) bestimmt. Für **alle Schweregrade** wird zunächst die Anwendung **nichtmedikamentöser Maßnahmen** empfohlen. Eine **Arzneimitteltherapie** ist in jedem Fall bei **Schweregrad 3** (systolischer Blutdruck > 180 mmHg oder diastolischer Blutdruck > 110 mmHg) indiziert. Bei den Schweregraden 1 (systolischer Blutdruck 140–159 mmHg oder diastolischer Blutdruck 90–99 mmHg) und 2 (systolischer Blutdruck 160–179 mmHg oder diastolischer Blutdruck 100–109 mmHg) ist die Indikation vom Verlauf und von weiteren kardiovaskulären Risikofaktoren sowie dem Vorhandensein von Endorganschäden abhängig. Bei fehlender ausreichender Blutdrucksenkung durch Allgemeinmaßnahmen sollte jedes mittlere Risiko medikamentös behandelt werden.

Zielblutdruck. Unter Ruhebedingungen sollte der Blutdruck zuverlässig systolisch unter 140 mmHg und diastolisch unter 90 mmHg liegen. Bei Diabetikern ist die konsequente Senkung des Blutdrucks auf Werte unter 130/80 mmHg zu empfehlen, insbesondere bei Mikroalbuminurie oder manifester diabetischer Nephropathie. Die Einstellung des Blutdrucks auf den angestrebten Zielwert ist keine Angelegenheit von Tagen, sondern wird in Wochen und Monaten erreichbar sein. Nur bei ausgeprägten Symptomen muss eine raschere Blutdrucksenkung erreicht werden.

Allgemeinmaßnahmen zur Blutdrucksenkung. Es ist nötig, die Patienten über die Art ihres Leidens und dessen mögliche Folgen aufzuklären und darauf hinzuweisen, dass eine konsequent durchgeführte Behandlung nötig und erwiesenermaßen auch erfolgreich ist. Viele, besonders aktive und beschwerdefreie Patienten, bagatellisieren ihren Hochdruck und sind schwer zu einer konsequenten Behandlung zu motivieren, zumal diese oft mit Unannehmlichkeiten und Nebenwirkungen der Drucksenkung und der Medikamente verbunden ist. Die Lebensgestaltung ist eingehend zu besprechen, wobei ein Kompromiss zwischen dem medizinisch Wün-

schenswerten und dem praktisch Möglichen einzugehen ist. D.h. ausreichend für Nachtruhe und Arbeitspausen sorgen, Zigarettenrauchen einstellen und eine ausreichende körperliche Bewegung sicherstellen. In der **Diät** ist folgendes speziell zu beachten:
- Bei übergewichtigen Patienten hat eine *Reduktion auf das Normalgewicht* zu erfolgen (pro kg Gewichtsverlust sinkt der Blutdruck um etwa 2 mmHg).
- Eine streng NaCl-arme Kost ist nicht nötig. Dagegen ist eine *Beschränkung der Kochsalzzufuhr* auf 5 g/d (Diätberatung) eine wichtige und in ihrer Wirksamkeit (allein oder in Kombination mit Saluretika) erwiesenermaßen erfolgreiche Maßnahme.
- Eine *kaliumreiche* Kost (Obst, Gemüse) hilft, den Blutdruck zu senken.
- Die *Alkoholzufuhr* soll 20–30 g/d (w, m) nicht überschreiten.

Mit regelmäßigen **Entspannungsübungen** lässt sich bei geeigneten Patienten der Blutdruck um etwa 5–10 mmHg senken. Dies kann als zusätzliche Therapiemaßnahme empfohlen werden. Der langfristige Erfolg einer regulären **Psychotherapie** ist nicht gesichert. **Tranquilizer** sind sicher nicht antihypertensiv wirksam. Regelmäßiges **körperliches Training** mit dynamischen Übungen hilft bei der Gewichtskontrolle und ist jedem Patienten mit einer Hypertonie anzuraten. Es gibt sogar Hinweise, dass körperliches Training langfristig den Blutdruck reduziert. **Kontraindiziert** sind dagegen isometrische Übungen (z. B. Gewichtheben) und Hochleistungssport.

Praktisches Vorgehen bei der medikamentösen Blutdruckeinstellung. Für die Mehrzahl der Patienten erfolgt die medikamentöse Behandlung *lebenslang;* deshalb muss sie sorgfältig geplant und gut überwacht werden. Dabei sind einige Grundregeln zu beachten:
Der **volle antihypertensive Effekt** einiger Substanzen tritt erst nach Wochen ein. Dies gilt für β-Blocker, Diuretika, Hemmer des Angiotensin-I-Konversionsenzyms, Inhibitoren des Angiotensin-II-Rezeptors und zentralwirksame Pharmaka, nicht jedoch für Dihydralazin (z. B. Nepresol, Dihyzin Henning) und Prazosin (z. B. Minipress, Prazosin-ratiopharm). Änderungen in der antihypertensiven Therapie sollte man daher erst nach einem entsprechenden zeitlichen Intervall erwägen.

Bei einer **medikamentösen Kombinationsbehandlung** wird man zunächst die Medikamente nacheinander in die Therapie einführen und dann zur Einnahmeerleichterung auf ein Kombinationspräparat umstellen. Bei Kombinationspräparaten ist darauf zu achten, dass die Medikamente sich hinsichtlich ihrer Blutdruckwirkung sinnvoll ergänzen. So wird man zu Vasodilatatoren immer Diuretika hinzunehmen, da Vasodilatatoren allein eine kompensatorische Expansion des intravasalen Volumens mit sich bringen. Diuretika wiederum stimulieren durch den Natriumverlust das Renin-Angiotensin-System. Dies kann man durch β-Blocker (Hemmung der Reninsekretion) oder durch Konversionsenzymhemmer (Hemmung der Angiotensin-II-Bildung) vermeiden. Wenn die *Plasmahalbwertszeit* zweier kombinierter Substanzen unterschiedlich ist, kann es trotzdem sinnvoll sein, ein solches Präparat zu rezeptieren, da die Blutdruck senkende Wirksamkeit in der Regel deutlich länger ist als die Plasmahalbwertszeit. Schließlich sollte man keine Medikamente kombinieren, die am gleichen Wirkort angreifen (z. B. Clonidin und α-Methyldopa).

Die *Deutsche Liga zur Bekämpfung des hohen Blutdrucks* hat auf der Basis neuester Studienergebnisse und internationaler Empfehlungen ihr medikamentöses Therapieschema überarbeitet, das nun das früher allein empfohlene Stufenschema mit anderen Strategien ergänzt (9.7, 9.8). Welche(s) Medikament(e) tatsächlich eingesetzt wird (werden), hängt von bereits eingetretenen Endorganschäden und Begleiterkrankungen ab. (9.4)

Primäre (essenzielle) Hypertonie

9.7 Strategien der medikamentösen Hochdruckbehandlung

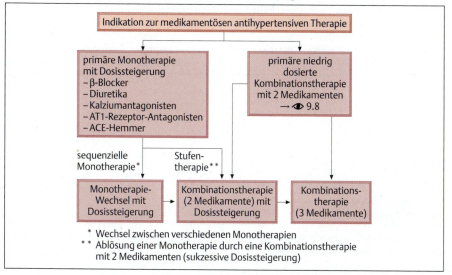

Im Allgemeinen ist davon auszugehen, dass die meisten Patienten, wenn eine medikamentöse Therapie nicht zu vermeiden ist, zwei und mehr Medikamente einnehmen müssen.

Sollte eine befriedigende Blutdrucktherapie auch mit unterschiedlichen Arzneimittelkombinationen nicht zu erreichen sein, ist nach Ursachen zu fahnden:
- mangelnde Einnahmetreue (Compliance),
- Unterdosierung,
- Salz- und Wasserretention,
- falsche Kombination.

Sind diese Aspekte als Ursache für den nichteinstellbaren Blutdruck ausgeschlossen, liegt eine schwer einstellbare Hypertonie vor, bei der man besonders sorgfältig nach einer sekundären Hypertonie fahnden muss.

9.8 Basistherapie des Bluthochdruckes und Kombinationsmöglichkeiten nach derzeitiger Studienlage

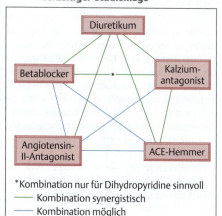

Eine Krankenhauseinweisung ist bei maligner Hypertonie, Hochdruckkrise, schwer einstellbarer Hypertonie und Niereninsuffizienz mit schwerer Hypertonie immer noch zu empfehlen.

T 9.4 Über Studien als effektiv gesicherte medikamentöse Therapie des Bluthochdruckes bei speziellen Endorganschäden und Begleiterkrankungen

	Diuretika	β-Blocker	ACE-Hemmer	Angiotensin-II-Rezeptor-Inhibitoren	Calcium-Antagonisten	Aldosteron-Antagonisten
Herzinsuffizienz	+	+	+	+	–	+
Post-Myokardinfarkt	–	+	+	–	–	+
Koronare Herzerkrankung	+	+	+	–	+	–
Diabetes mellitus	+	+	+	+	+	–
Chronische Nierenerkrankung	–	–	–	+	+	–
Sekundärprophylaxe des Schlaganfalles	+	–	+	–	–	–

nach den Empfehlungen des Joint National Committee on Prevention, Detection, Evaluation and Treatment of High Blood Pressure (JNC 7 report), 2003

Medikamente zur Blutdrucksenkung.
→ **T 9.5**
Die große Anzahl von Antihypertensiva kann in 5 Gruppen eingeteilt werden:
1. Diuretika,
2. Substanzen, die den Sympathikus beeinflussen,
3. direkte Vasodilatanzien,
4. Calciumantagonisten,
5. Hemmstoffe des Renin-Angiotensin-Systems (ACE-Hemmer, Angiotensin-[AT1]-Rezeptor-Blocker).

Darüber hinaus gibt es noch Substanzen mit weniger gesicherter Indikation und weniger gesichertem Wirkungsmechanismus, die hier nicht besprochen werden.

Als Hemmstoffe des Renin-Angiotensin-Systems sind vor einigen Jahren Angiotensin-Rezeptor-Blocker als Antihypertensiva eingeführt worden. Im Gegensatz zu den Hemmern des Angiotensin-Konversionsenzyms blockieren diese Substanzen den Rezeptor von Angiotensin II (**9.9**). Ursprünglich war die Hauptindikation bei Patienten, die bei der Therapie mit ACE-Hemmern Husten oder andere Nebenwirkungen entwickeln. Inwieweit bei bestimmten Indikationen eine Kombination aus ACE-Hemmern und Angiotensin-Rezeptor-Blockern wirklich therapeutisch gerechtfertigt und ökonomisch sinnvoll sein könnte, ist bisher nicht abschließend beurteilbar.

In jedem Fall muss man, um antihypertensive Medikamente sinnvoll einsetzen und kombinieren zu können, mit ihren Wirkungsmechanismen vertraut sein. Generell sollte man Antihypertensiva einschleichend dosieren, abgesehen von Notfallsituationen. Man beginnt mit einer Monotherapie, die häufig nicht ausreichend ist. Es ist dann eine baldige antihypertensive Kombinationsbehandlung sinnvoll, um kompensierende Mechanismen auszuschalten, die den Blutdruck auf seinem ursprünglichen Niveau festhalten. Zur Abstimmung der Therapie mit evtl. vorhandenen Begleiterscheinungen → **T 9.5**.

9.5 Indikationen und Kontraindikationen für Antihypertensiva

Medikament	Indikation eindeutig	Indikation möglich	Kontraindikation möglich	Kontraindikation eindeutig
α-Rezeptoren-Blocker		Prostatahypertrophie	Neigung zur orthostatischen Hypotonie	Herzinsuffizienz
ACE-Hemmer	Herzinsuffizienz, diabetische Nephropathie, nach Myokardinfarkt	Arteriosklerose Proteinurie	hochgradige Niereninsuffizienz	Quincke-Ödem Schwangerschaft Hyperkaliämie bilaterale Nierenarterienstenose
Angiotensin-Rezeptor-Blocker	Husten unter ACE-Hemmer	Herzinsuffizienz Diabetes mellitus Typ 2		Schwangerschaft
β-Rezeptoren-Blocker	Angina pectoris Herzinfarkt Schwangerschaft	Herzinsuffizienz Diabetes mellitus	arterielle Verschlusskrankheit	Asthma bronchiale AV-Block
Calciumantagonisten	isolierte systolische Hypertonie Angina pectoris		Herzinsuffizienz*	AV-Block*
Diuretikum	Herzinsuffizienz, im Alter, Niereninsuffizienz		Hyperlipidämie Impotenz gestörte Glukosetoleranz	Gicht

Nifedipin, auch in der Mehrzahl der retardierten Galeniken, ist kein Mittel der ersten Wahl.
α-Methyl-DOPA (z. B. Presinol) ist Standard bei Schwangerschaftshypertonie.
Hydralazin (z. B. Nepresol) wird bei schwerer Hypertonie, Minoxidil (Lonolox) bei Therapieresistenz eingesetzt.
* Calciumantagonisten vom Isoptin- u. Diltiazemtyp.

9.3.2 Besonderheiten der Hochdrucktherapie

Diabetes mellitus und arterielle Hypertonie

Bei Diabetikern ist die Prävalenz der Hypertonie hoch. Sie ist insofern von großer Bedeutung, als kardiovaskuläre Komplikationen, die heute die häufigste Todesursache des Diabetikers darstellen, in eindeutiger Beziehung zur Blutdruckhöhe stehen. Außerdem ist gesichert, dass die Hypertonie die Entstehung einer diabetischen Nephropathie (→ „Niere", S. 228ff) erheblich fördert und ihre Progression hin zur Dialysepflicht enorm beschleunigt.

Pathogenese. Die Ursache der Hypertonie beim Diabetiker ist nicht einheitlich. Beim *übergewichtigen Altersdiabetiker (Typ 2)* mit normaler Nierenfunktion dürfte es sich häufig um ein Zusammentreffen mit essenzieller Hypertonie handeln. Diese Verknüpfung ist wahrscheinlich mehr als nur zufällig, da bei essenzieller Hypertonie häufig Störungen der Glucosetoleranz gefunden werden (→

9.9 Renin-Angiotensin-System

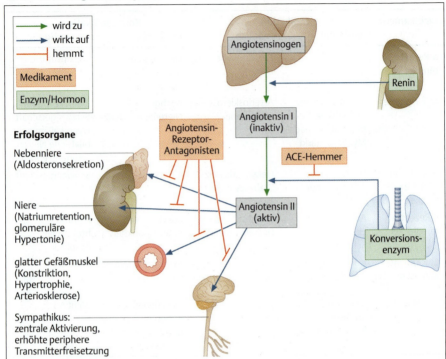

Synthese- und Ausscheidungsweg des Angiotensin II und seine wichtigsten Zielorgane. Die Angiotensin-II-Rezeptoren (AT1-Rezeptoren) können medikamentös blockiert werden (z. B. Losartan). Alle bekannten Wirkungen des Angiotensin II werden durch AT1-Rezeptoren vermittelt. ACEHemmer: Hemmung der Bildung von Angiotensin II.

Metabolisches Syndrom, S. 182f). Beim *insulinpflichtigen Typ-1-Diabetiker* tritt eine Hypertonie in der Regel erst dann auf, wenn eine Nierenschädigung, d. h. diabetische Nephropathie mit persistierender Proteinurie, eingetreten ist.

Therapie.
- Gewichtsreduktion bei Übergewicht,
- ACE-Hemmer, Angiotensin-II-Rezeptor-Inhibitoren, Kalziumantagonisten, β-Rezeptoren-Blocker,
- kochsalzarme Diät und Diuretika bei beeinträchtigter Nierenfunktion,
- Gabe von Statinen bei ausgeprägteren Stoffwechselstörungen mit Arteriosklerosezeichen (antiarterosklerotische Therapie).

Die Hypertonie sollte beim Diabetiker früher und auf ein deutlich niedrigeres Blutdruckniveau eingestellt werden als beim Nichtdiabetiker (Zielblutdruck mindestens < 130/ < 85 mmHg). In internationalen Studien (UKPDS in Großbritannien) hat sich gezeigt, dass die Prognose von diabetischen Spätschäden und Komplikationen durch eine konsequente Blutdruckeinstellung, deren Zielwerte tiefer liegen sollten als bei der Behandlung nichtdiabetischer Hochdruckkranker, in mancher Hinsicht effektiver ist als eine in jedem Falle auch nötige Blutzuckereinstellung. Zunächst ist die Blutdrucksenkung an sich wichtig.

Hypertonie im Alter und isolierte systolische Hypertonie

Im Alter von über 65 Jahren haben 40–50 % der Bevölkerung eine arterielle Hypertonie, die das Morbiditätsrisiko für kardiovaskuläre Erkrankungen steigert. In den letzten Jahren konnte gezeigt werden, dass eine antihypertensive Therapie ab einem Blutdruck > 160/95 mmHg die Mortalität und die kardiovaskuläre Morbidität auch im Alter erheblich senkt. Dies gilt ebenfalls für die im Alter häufige isolierte systolische Hypertonie (→ S. 172), die ein Zeichen erheblicher vaskulärer Schäden bei Verlust der Windkesselfunktion der großen Gefäße mit entsprechenden Folgen *quo ad vitam* darstellt. Das Risiko der antihypertensiven Therapie im Alter ist gering, wenn ein paar Hinweise beachtet werden:
- besonders vorsichtige, langsame Blutdrucksenkung,
- möglichst einfaches Therapieschema,
- Vermeidung von Antihypertensiva, die orthostatischen Blutdruckabfall bewirken,
- Beachtung von Nebenwirkungen, die im Alter gehäuft auftreten können.

Vor allem bei älteren Patienten sollte der Blutdruck langsam gesenkt werden, um eine zerebrale Minderdurchblutung zu vermeiden. Durch Messung des Blutdrucks im Stehen lässt sich eine orthostatische Dysregulation erkennen.

Zu den **Nebenwirkungen**, die im Alter gehäuft auftreten, gehören

- eine herabgesetzte Glycosidtoleranz des Herzens infolge diuretikainduzierter Hypokaliämie,
- die Verschlechterung einer bestehenden Herzinsuffizienz durch hoch dosierte β-Blocker,
- psychische Depressionen bei Reserpintherapie und
- eine vermehrte kardiale Belastung bei vasodilatatorischer Monotherapie.

Therapie der hypertensiven Krise

Bei der hypertensiven Krise handelt es sich um einen Notfall, der möglichst *umgehend stationär* behandelt werden muss.

Eine hypertensive Krise ist durch eine oder mehrere der folgenden Komplikationen charakterisiert:
- Lungenödem,
- Myokardischämie,
- Enzephalopathie,
- Dissektion oder Ruptur eines Aortenaneurysmas.

Prognostisch ist nicht die absolute Blutdruckhöhe entscheidend, sondern das Auftreten der genannten Komplikationen. Der Blutdruck muss innerhalb weniger Stunden gesenkt werden. Allerdings sollte der Blutdruckabfall in den ersten 1–2 Stunden 20–25 % nicht überschreiten. Andernfalls können als Komplikationen Störungen der zerebralen oder koronaren Perfusion (z. B. Halbseitensymptomatik, Herzinfarkt) auftreten, besonders bei vaskulär vorgeschädigten Patienten.

Bettruhe und Flachlagerung ist nicht notwendig. Zunächst Blutdruckkontrolle im Abstand von einer halben bis einer Stunde. Auch wenn der Blutdruck mit oral oder subkutan applizierbaren Medikamenten gesenkt werden kann, ist auf jeden Fall eine Verweilkanüle mit einer Infusion zum Offenhalten zu legen. Der Blutdruck kann jederzeit wieder ansteigen.

Mittel der 1. Wahl für die ambulante Therapie sind:
- Nitroglycerin (z. B. Gilustenon, Nitrolingual) 0,6–1,2 mg langsam i. v.,
- Urapidil (z. B. Ebrantil) 25–50 mg langsam i. v.,
- Clonidin (z. B. Catapresan, Clonidin-ratiopharm, Paracefan) 0,075–0,15 mg subkutan oder über mehrere Minuten i. v.,
- Nitrendipin (z. B. Bayotensin).

Bei intravenöser antihypertensiver Therapie sollte der Patient grundsätzlich kontinuierlich überwacht werden.

Unter stationären Bedingungen kann man die o. a. Medikamente und zusätzlich Dihydralazin (Nepresol, 6,25–12,5 mg langsam i. v.) oder Metoprolol (z. B. Beloc) bei einer Herzfrequenz >80/min geben; bei resistentem Blutdruck empfiehlt sich eine Nitroprussid-Infusion. Eine begleitende diuretische Behandlung muss in diesem Fall eingeleitet werden, um einer Kochsalzretention entgegenzuwirken.

9.3.3 Therapieüberwachung

Verbesserung der Einnahmetreue (Compliance) der Patienten. Hier haben sich eine Reihe von Maßnahmen bewährt:
- Blutdruckmessung durch den Patienten selbst,
- einfache Therapieschemata,
- feste Terminvereinbarungen,
- schriftliche Einbestellung bei Nichteinhaltung von Terminen,
- gute Instruktion des Patienten und ggf. seines Partners über seine Krankheit.
- Wirkungsvoll sind auch strukturierte Schulungsprogramme, die speziell für Hypertoniker entwickelt wurden.

Bei einer Wiedervorstellung müssen der Patient und seine Angehörigen sorgfältig nach Nebenwirkungen der Arzneimittel gefragt werden. Insbesondere bei Medikamenten, die zu einer Sedation führen können, ist die Möglichkeit einer Beeinträchtigung der *Verkehrstüchtigkeit* oder einer Gefährdung am Arbeitsplatz gegeben. Hierauf ist der Patient vor Therapiebeginn hinzuweisen. Nach Störungen der *Sexualfunktion* muss speziell gefragt werden, da diese erfahrungsgemäß spontan selten angegeben werden, aber häufig Ursache mangelnder Einnahmetreue sind. In der ersten Phase der Blutdruckeinstellung klagen die Patienten häufig über *Müdigkeit und Leistungseinbuße* als Folge der Blutdrucksenkung. Hier soll man den Patienten zur Therapiefortführung ermutigen, denn diese Symptome klingen meist spontan innerhalb von wenigen Wochen ab.

Der Patient sollte zu Beginn der Therapie über eventuelle Nebenwirkungen und deren meist vorübergehenden Charakter aufgeklärt werden, nicht jedoch erst, wenn diese Nebenwirkungen bereits eingetreten sind. Außerdem ist darauf hinzuweisen, dass sich nachhaltige Erfolge der antihypertensiven Therapie erst nach einiger Zeit einstellen können.

Überprüfung der Einnahmetreue.
- Bei β-Blockern: Pulsfrequenz,
- bei ACE-Hemmern: Messung des ACE (nur bei Captopril nicht möglich, da dieses in vitro vom ACE dissoziiert),
- bei Triamteren: Spontanfluoreszenz des Urins im UV-Licht.

Kontrolluntersuchungen. *Serum-Kalium-Werte, Serum-Kreatinin* und *Urinstatus* sollte man anfangs in vierteljährlichen, später in jährlichen Abständen kontrollieren. Mikroalbuminurie ist nicht nur ein Frühzeichen mikroangiopathischer Schädigung beim Diabetiker, sondern auch diagnostisch relevant bei Hypertonikern. Das *EKG* oder *Echo* bei fehlenden Zeichen der Linksherzhypertrophie alle 2–3 Jahre; wenn Zeichen der Linksherzhypertrophie anfangs vorliegen, in jährlichen Abständen, da Linksherzhypertrophie ein unabhängiger Risikofaktor des Herzversagens darstellt.

9.4 Sekundäre Hypertonieformen

9.4.1 Renale Hypertonie

Renoparenchymatöse Hypertonie

engl.: renoparenchymatous hypertension

Häufigkeit. Die renoparenchymatöse Hypertonie stellt die häufigste sekundäre Hypertonie (etwa 2–5 % aller Hypertonien) dar.

Ätiologie und Pathogenese. Jede ein- oder beidseitige Nierenerkrankung kann zum Hochdruck führen, wenn die Erkrankung nicht mit einem renalen Salzverlust einhergeht. Im präterminalen Stadium der Niereninsuffizienz mit Serum-Kreatinin über 5 mg/dl wird bei mehr als 80 % der Patienten eine Hypertonie gefunden.
Der Blutdruckanstieg bei Nierenkrankheiten ist im Wesentlichen auf 2 Faktoren zurückzuführen. Die Fähigkeit der Niere Natrium auszuscheiden ist beeinträchtigt, so dass Natriumchlorid und Flüssigkeit retiniert werden. Weiterhin spielt vermutlich auch bei diffusen parenchymatösen Nierenerkrankungen das Renin-Angiotensin-System und der Sympathikus eine vasopressorische Rolle.

Klinik. Anamnestisch sollte nach den typischen Zeichen einer Nierenerkrankung gefragt werden (S. 199ff). Eine renoparenchymale Hypertonie ist zu vermuten, wenn einer der folgenden Faktoren pathologisch ist:
- Serum-Kreatinin,
- Urinstatus,
- Nierensonographie oder Urogramm.

Therapie. In der Regel wird ein Diuretikum eingesetzt. Bei stärker eingeschränkter Nierenfunktion mit Serum-Kreatinin über 2–3 mg/100 ml sollten statt Thiaziden die stärker wirksamen Schleifendiuretika, wie z. B. Furosemid, eingesetzt werden. Nach Einleitung der antihypertensiven Therapie bei Niereninsuffizienz muss das Serum-Kreatinin regelmäßig kontrolliert werden. Bei mäßig eingeschränkter Nierenfunktion verlangsamen ACE-Hemmer das Voranschreiten der Niereninsuffizienz. Blutdruckwerte von etwa 120/80 mmHg sollen angestrebt werden, das bedeutet eine wesentlich strengere Einstellung als bei primärer Hypertonie.

Renovaskuläre Hypertonie

engl.: renovascular hypertension

Häufigkeit. Die renovaskuläre Hypertonie macht etwa 0,1–1 % aller Hypertonien aus.

Ätiologie und pathologische Anatomie.
- **Arteriosklerotische Nierenarterienstenosen** machen 80 % der Fälle aus und sind gelegentlich bilateral. Die Stenosierung liegt oft aortanah und nimmt meist bis zum Verschluss progredient zu.
- **Fibromuskuläre Dysplasien** sind in 15 % der Fälle verantwortlich. Hierbei ist die Media verdickt und von fibrotischem Gewebe durchsetzt; gelegentlich sind auch Intima und Adventitia befallen. Angiographisch findet sich typischerweise ein *perlschnurartiges Bild,* bedingt durch abwechselnde Stenosen und Aneurysmata, wobei oft der distale Abschnitt der Nierenarterie oder die Segmentarterien befallen sind.

Pathogenese. In der **Frühphase** der renovaskulären Hypertonie setzt die durchblutungsgedrosselte Niere Renin frei. Das daraufhin in der systemischen Zirkulation auftretende Angiotensin II (9.9, S. 188) steigert den Blutdruck über mehrere Mechanismen:
- arterioläre Vasokonstriktion,
- Aldosteronfreisetzung und gesteigerte tubuläre Natriumrückresorption,
- Stimulation zentraler Kreislaufzentren,
- Stimulation des sympathischen Nervensystems.

Durch einen Anstieg des systemischen Blutdrucks kann die Perfusion der stenosierten Niere normalisiert werden.

In der **Spätphase** spielen zur Unterhaltung einer etablierten renovaskulären Hypertonie weitere Mechanismen eine Rolle. Die Plasma-Renin-Spiegel sind nur bei etwa der Hälfte der Patienten mit renovaskulärer Hypertonie erhöht, obwohl die Reninsekretion der gedrosselten Niere gesteigert ist. Gleichzeitig ist die Reninsekretion der nicht gedrosselten Niere vermindert. Die blutdrucksteigernde Wirkung von Angiotensin II ist aber in der chronischen Phase sehr viel ausgeprägter als in der Frühphase, so dass auch normale zirkulierende Konzentrationen von Angiotensin II die Hypertonie aufrechterhalten können.

Klinik. Von begrenzter klinischer Bedeutung sind folgende Hinweise auf eine renovaskuläre Hypertonie:
- Zeichen der allgemeinen Arteriosklerose (z. B. KHK, AVK),
- Niereninsuffizienz unklarer Ursache,
- Alter unter 30 oder über 50 Jahren,
- kurze Anamnese des Hochdrucks,
- maligne Hypertonie,
- abdominelle Strömungsgeräusche,
- Hypokaliämie,
- einseitig kleine Niere.

Diagnostische Maßnahmen. Der diagnostische Goldstandard ist die **intraarterielle digitale Subtraktionsangiographie** (i.a. DSA) oder die konventionelle Angiographie. In spezialisierten Zentren werden gute Ergebnisse mit der farbkodierten Duplexsonographie, mit dem Spiral-CT und mit der Magnetresonanztomographie erzielt. Dabei sollte immer auch die kontralaterale nicht-stenosierte Niere mitbeurteilt werden, die dem erhöhten Blutdruck auch tatsächlich ausgesetzt ist. Therapeutische Interventionen zur Behandlung einer Nierenartereinstenose haben nämlich weit weniger Aussicht auf Erfolg, wenn die kontralaterale, druckbelastete Niere bereits schwere parenchymatöse Strukturschäden aufweist.

Der früher empfohlene Suchtest über die Captopril-Nierensequenzszintigraphie hat seinen Stellenwert mittlerweile eingebüßt, nicht zuletzt da seine Aussagekraft bei Niereninsuffizienz eingeschränkt ist. Überholt sind auch i.v.-Urogramm, Szintigraphie oder Isotopennephrogramm ohne Captopril, Plasma-Renin und Nierenvenen-Renin.

Therapie. Patienten mit Nierenarterienstenosen und Bluthochdruck, der mit bis zu drei Medikamenten normotensiv eingestellt werden kann und im übrigen mit stabiler Nierenfunktion einhergeht, können erst einmal beobachtet werden. Bei alten multi-morbiden Patienten mit ausgeprägter systemischer Atherosklerose sollte vor einer Intervention immer das Risiko eines Eingriffes und seines Nutzens auf dem Hintergrund der stark eingeschränkten Lebenserwartung dieser Patienten gesehen und kritisch bewertet werden.

Bei vertretbarem Risiko kann die Stenose, insbesondere bei fibromuskulärer Dysplasie, durch **perkutane transluminale Arteriendilatation** (PTA) oder **gefäßchirurgisch** behandelt werden.

Die Indikation sollte nicht allein von der Blutdruckhöhe abhängig gemacht werden, sondern berücksichtigen, dass bei zunehmender Stenosierung die Nierenfunktion beeinträchtigt werden kann.

Medikamentöse Therapie. Sie weist folgende Besonderheiten auf: Die Blockade des Reninsystems mit Konversionsenzymhemmern ist meist gut wirksam, was aufgrund der Pathogenese nicht weiter verwunderlich ist. Allerdings können Konversionsenzymhemmer die Funktion einer stenosierten Niere verschlechtern (Verlust der angiotensinabhängigen Regulation des Filtrats). Bei unilateraler Stenose ist der primäre Einsatz von Diuretika nicht unbedenklich, da die nichtstenosierte Seite Natrium überschießend verliert und durch Natriumdefizit das Reninsystem weiter stimuliert wird.

9.4.2 Endokrine Hypertonie

Der primäre Hyperaldosteronismus (→ S. 542ff), das Phäochromozytom (→ S. 557ff), das Cushing-Syndrom (→ S. 546ff), die Akromegalie (→ S. 491ff) und die Hyperthyreose (→ S. 502ff) werden im Kapitel Endokrinologie im Detail abgehandelt.
Es soll jedoch auch an dieser Stelle darauf hingewiesen werden, dass Bluthochdruck aufgrund von Hyperaldosteronismus häufiger vorkommen könnte als bisher angenommen (geschätzt 5–10% aller Hochdruckpatienten).

Hochdruck in der Gravidität

engl.: hypertension in pregnancy
→ auch „Niere", S. 234ff.

Vorkommen. Das Vorkommen einer Hypertonie in der Schwangerschaft hängt von der Alterszusammensetzung des Kollektivs und der Häufigkeit der Spätgestose ab. Bei uns beträgt die Häufigkeit etwa 10%.

Ätiologie und Pathogenese. Einer Hypertonie in der Schwangerschaft können zugrunde liegen:
- Präeklampsie (*Synonyme*: Spätgestose, EPH-Gestose, S. 234ff), gekennzeichnet durch Hypertonie, Proteinurie oder Ödeme,
- Schwangerschaft bei vorbestehender oder sich während der Schwangerschaft erstmals manifestierender essenzieller Hypertonie,
- Hypertonie bei Nierenerkrankung,
- transitorische Hypertonie in der Schwangerschaft.

Die Unterscheidung zwischen diesen Gruppen, speziell zwischen Präeklampsie und Schwangerschaftshypertonie bei Nierenkrankheit, ist aufgrund klinischer Untersuchung allein, ohne Kenntnis der glomerulären Histologie, nicht möglich. Die Hypertonie bei Präeklampsie tritt in der Regel nach der 20. Schwangerschaftswoche auf, betrifft vor allem Erstgebärende und verschwindet in den ersten Wochen nach der Geburt. Eine Hypertonie steigert mütterliches und fetales Risiko; eine gleichzeitige Proteinurie verschlechtert die Prognose weiter.
Es ist unbekannt, warum in der Schwangerschaft bei Präeklampsie und bei vorbestehender Hypertonie der Blutdruck ansteigt. Einige Argumente sprechen dafür, dass im Arteria-uterina-Kreislauf vasopressorische Substanzen freigesetzt werden, wenn die Plazenta minderdurchblutet ist. Patientinnen mit Schwangerschaftshypertonie sind kardiovaskulär gekennzeichnet durch eine vermehrte Vasokonstriktion und ein vermindertes zirkulierendes Blutvolumen.
Extrem selten, aber mit hohem mütterlichen Risiko behaftet sind Phäochromozytome in der Schwangerschaft. Bei einem Blutdruckanstieg im 3. Trimenon, der wenige Tage nach der Geburt nicht mehr nachweisbar ist, spricht man von einer transitorischen Hypertonie, sofern keine Ödeme oder Proteinurie vorhanden sind. Patientinnen mit einer transitorischen Hypertonie in der Schwangerschaft leiden Jahre später oft an einer primären Hypertonie.

Klinik. Die Hypertonie in der Schwangerschaft ist symptomlos. Blutdruckmessungen in der Schwangerschaftsvorsorge sind unerlässlich. Man muss berücksichtigen, dass im ersten Trimenon der Blutdruck im Allgemeinen um 15–20 mmHg abfällt. Die üblichen WHO-Kriterien der Hypertonie sind in dieser Situation nicht anwendbar. Peripartale Anstiege des Blutdrucks sind prognostisch sehr bedenklich und können auf ein HELLP-Syndrom (Syndrom mit Hämolyse, erhöhten

Leberwerten und erniedrigten Thrombozytenzahlen, S. 824) oder hämolytisch-urämisches Syndrom (HUS, S. 353f) hinweisen.

Therapie. Es besteht keine Einigkeit, ab welchen Werten medikamentös behandelt werden soll. Ab systolischen Werten von 160 und diastolisch 100 mmHg ist dies in der Regel indiziert. Wirksam und erprobt sind:
- Bettruhe in Linksseitenlage,
- α-Methyldopa,
- β$_1$-selektive β-Blocker,
- Dihydralazin.

Wenig sinnvoll ist der Einsatz von Diuretika, da die Patientinnen häufig volumenverarmt sind und bei weiterer Volumenkontraktion die Plazentadurchblutung abnimmt. In kontrollierten Studien wurde gezeigt, dass sowohl α-Methyldopa (Presinol) als auch der kardioselektive β-Blocker Metoprolol (Beloc) das mütterliche und kindliche Risiko senken. Nach α-Methyldopa-Behandlung der Mutter ist aufgrund katamnestischer Langzeituntersuchungen die geistige und körperliche Entwicklung des Kindes ungestört. Zu anderen Antihypertensiva liegen keine kontrollierten Untersuchungen bezüglich ihrer Sicherheit vor. Der Einsatz nicht-kardioselektiver β-Blocker erscheint kontraindiziert, da eine β$_2$-Blockade wehenstimulierend wirken kann.

Bei Präklampsie ist eine stationäre Behandlung angezeigt.

Hochdruck bei Einnahme hormonaler Kontrazeptiva

Vorkommen. Etwa 5 % der Frauen unter hormonaler Antikonzeption entwickeln eine Hypertonie. Die Wahrscheinlichkeit steigt mit zunehmendem Lebensalter. Bei einem Teil dieser Patientinnen wird durch die oralen Antikonzeptiva eine essenzielle Hypertonie „demaskiert".

Ätiologie und Pathogenese. Ursächlich scheint die Aktivierung des Renin-Angiotensin-Systems bei gleichzeitiger Natriumretention eine Rolle zu spielen. Östrogene stimulieren die Produktion von Angiotensinogen (Reninsubstrat) in der Leber (→ 👁 9.9, S. 188).

Therapie.
- Absetzen der Antikonzeptiva (Normalisierung des Blutdrucks in 50 % der Fälle innerhalb von 3–9 Monaten).
- Übliche Hochdrucktherapie (→ 🍷 9.5, S. 187).

9.4.3 Sonstige Formen der sekundären Hypertonie

Aortenisthmusstenose

Das Leitsymptom besteht aus einem erhöhten Blutdruck an der oberen und einem normalen oder erniedrigten Blutdruck an der unteren Extremität. Weiterhin fällt ein Systolikum über dem Herzen und zwischen den Schulterblättern auf. Das Röntgenbild des Thorax zeigt typische bilaterale Rippenusuren als Folge der Kollateralzirkulation über die Interkostalarterien.

Die Diagnose muss bei jedem jugendlichen Patienten mit Hypertonie sorgfältig ausgeschlossen werden, da eine operative Beseitigung der Stenose den Blutdruck in der Regel normalisiert und die Lebenserwartung verlängert.

Aorteninsuffizienz, totaler AV-Block

Bei Aorteninsuffizienz ist das Schlagvolumen erhöht. Es kommt zur Überhöhung des systolischen Drucks mit Erniedrigung des diastolischen Blutdrucks, wobei der mittlere arterielle Druck in der Regel normal bleibt. In gleicher Weise ist bei totalem AV-Block, als Folge des stark erhöhten Schlagvolumens bei verlängerter diastolischer Füllungszeit, der systolische Druck überhöht, ohne dass der mittlere arterielle Druck verändert ist.

9.5 Folgeerkrankungen der Hypertonie

9.5.1 Auswirkungen auf das Herz

Etwa die Hälfte der Patienten mit Hypertonie stirbt an Herzerkrankungen. Folgende kardiale Störungen treten auf:
- Herzhypertrophie (im EKG bei 10–15%, im Echo bei etwa 50% der hypertensiven Patienten sichtbar),
- koronare Herzkrankheit (bei Hypertonie 2–3mal häufiger als bei Normotonie),
- Herzinsuffizienz.

Die **linksventrikuläre Hypertrophie** wurde in jüngster Zeit, selbst wenn keine koronaren Läsionen vorliegen, als unabhängiger Risikofaktor für das Auftreten kardialer Arrhythmien und den Sekundenherztod erkannt. Der Hochdruck ist einer der wichtigsten Risikofaktoren für die Entwicklung einer **koronaren Herzkrankheit**. Weiterhin findet sich bei den Hypertonikern eine eingeschränkte Koronarreserve, d. h., die Koronardurchblutung kann bei Bedarf nicht so stark wie bei Normotonikern gesteigert werden.

Eine **Herzinsuffizienz** ist in 30–60% der Fälle durch eine Hypertonie bedingt. Zu Beginn steht eine diastolische Compliance-(Dehnbarkeits-)Störung, in späteren Stadien zusätzlich eine verminderte systolische Pumpfunktion des linken Ventrikels im Vordergrund.

9.5.2 Auswirkungen der Hypertonie auf die Nieren

- Bei benigner Hypertonie werden nur wenige Patienten **terminal-niereninsuffizient**.
- Nach längerem Verlauf tritt bei einigen Patienten (etwa 5%) eine Proteinurie > 1 g/d auf. Die Mortalität und das Risiko der späteren Dialysepflichtigkeit dieser Patienten ist mehrfach erhöht gegenüber Patienten ohne Proteinurie.
- Bei Hypertonikern ist wie bei Diabetikern gelegentlich eine Mikroalbuminurie zu beobachten. Die kardiale Mortalität dieser Patienten ist mehrfach gesteigert.
- Bei vorbestehender, auch nur *beginnender* Niereninsuffizienz beschleunigt eine Hypertonie den Verlauf in Richtung terminales Nierenversagen.

9.5.3 Auswirkungen der Hypertonie auf das zentrale Nervensystem

- Die Prävalenz der Hypertonie bei **Apoplexie** beträgt bis zu 90%. Außerdem führt eine effektive antihypertensive Therapie zu einem besonders ausgeprägten Rückgang des Risikos für diese Erkrankung. Dem klinischen Bild des Apoplexes können folgende Ursachen zugrunde liegen: Massenblutung, Hirninfarkt und Embolie.
- **Transitorische ischämische Attacken (TIA)** treten ebenfalls bevorzugt bei Patienten mit arterieller Hypertonie auf. Es handelt sich um Minuten anhaltende reversible Herdsymptome, die sich hinsichtlich ihrer Symptomatik, je nach dem bevorzugt befallenen Gefäßgebiet, unterscheiden (sensible oder motorische Ausfälle, Sprachstörungen usw.).

Es ist wichtig, derartige Zustände richtig zu deuten, da sie als Prodromi eines Hirninfarktes aufzufassen sind und entsprechende diagnostische Maßnahmen veranlasst werden müssen.

- Selten kann es zu einer **akuten Hochdruckenzephalopathie** kommen. Das Zustandsbild ist zu Beginn häufig gekennzeichnet durch schwere Kopfschmerzen, Übelkeit, Erbrechen und leichte Bewusstseinsstörungen. Im Vollbild finden sich Bewusstlosigkeit und generalisierte Krämpfe. Diesem bei Senkung des Blutdrucks reversiblen Syndrom liegt wohl ein Zusammenbruch der zerebrovaskulären Autoregulation zugrunde.

9.6 Prognose der behandelten Hypertonie

Generell gilt: Je höher der Blutdruck ohne Therapie ist, desto deutlicher verbessert sich die Prognose durch eine antihypertensive Behandlung. Bei Patienten mit einem diastolischen Blutdruck >105 mmHg reduziert eine Therapie über einen Zeitraum von nur 5 Jahren die kardiovaskuläre Mortalität um mehr als die Hälfte. Besonders deutlich reduziert sich das Auftreten von Herzinsuffizienz und zerebrovaskulären Zwischenfällen. Im Vergleich mit diesen Komplikationen ist der Einfluss der antihypertensiven Therapie auf die koronare Herzkrankheit geringer. Selbstverständlich wird man nicht nur den Risikofaktor „arterielle Hypertonie" eines Patienten behandeln, sondern auch andere kardiovaskuläre Risikofaktoren wie Hypercholesterinämie, Diabetes mellitus, Nikotinabusus etc. (→ „Herz", S. 33f.)

Untersuchungen in den 70er und 80er Jahren bei Patienten mit diastolischen Blutdruckwerten zwischen 90 und 105 mmHg ergaben eine 30%ige Verbesserung der Prognose bei der Einnahme von Antihypertonika im Gegensatz zu Plazebo, wobei sich die Verbesserung vor allem bei Patienten mit einem diastolischen Blutdruckwert >100 mmHg bemerkbar machte. Besonders erfolgreich ist die antihypertensive Therapie bei älteren Patienten (65–84 Jahre), auch bei isolierter systolischer Hypertonie. Hier verringern sich durch eine Therapie mit Antihypertonika die Gesamtmortalität, die Häufigkeit kardiovaskulärer Erkrankungen, zerebrovaskuläre Zwischenfälle, Herzinsuffizienz und Herzinfarkte um 25–50% gegenüber einer nicht therapierten Hypertonie.

Literatur

Kaplan NM, Lieberman E, Neal W. Kaplan's Clinical Hypertension. 8. Aufl. Baltimore: Williams und Wilkins 2002.
Standardlehrbuch, sehr pragmatisch und klinisch orientiert.

Nephrologie

10	**Nieren**	198
11	**Elektrolyt- und Wasserhaushalt**	253
12	**Säure-Basen-Haushalt**	264

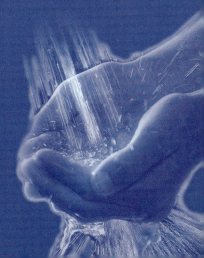

10 Niere

Eberhard Ritz, Konrad Andrassy, Michael Schömig

10.1	Leitsymptome und Untersuchungsmethoden 199		Wegener-Granulomatose und mikroskopische Polyarteriitis 220
10.1.1	Glomeruläre Filtrationsrate (GFR) 199	10.2.2	Tubuläre Partialfunktionsstörungen 221
10.1.2	Permeabilitätseigenschaften des glomerulären Filters 199	10.2.3	Renal-tubuläre Azidose 221
		10.2.4	Chronische Niereninsuffizienz (CNI) und Urämie 222
	Albuminurie/Proteinurie 199	10.2.5	Diabetische Nephropathie 228
	Hämaturie..................... 203	10.2.6	Sogenannte „chronische Pyelonephritis" 230
	Leukozyturie................... 206		
	Zylindrurie.................... 206		Vesikoureteraler Reflux (VUR).... 230
	Bakteriurie.................... 207		
10.1.3	Akutes Nephritisches Syndrom. 208	10.2.7	Zystennieren (autosomaldominant) 231
10.1.4	Nephrotisches Syndrom........ 208		
10.2	Erkrankungen der Niere 210	10.2.8	Nierenzysten.................. 232
10.2.1	Glomerulonephritis (GN) 210	10.2.9	Analgetikanephropathie 233
	Periinfektiöse/postinfektöse Glomerulonephritis 213	10.2.10	Niereninsuffizienz bei Myelom....................... 234
	Mesangiale IgA-Glomerulonephritis...................... 214	10.2.11	Schwangerschaftsspezifische Nierenerkrankungen........... 234
	Rasch progrediente Glomerulonephritis (RPGN)................ 215		Spätgestose 234
			Akute Pyelonephritis........... 236
	„Minimal Change"-Glomerulonephritis und fokal-segmentale Glomerulosklerose (FSGS) 216	10.2.12	Aktues Nierenversagen (ANV).. 236
		10.2.13	Harnwegsinfekte 241
		10.2.14	Nephrolithiasis................ 244
	Membranöse Glomerulonephritis 216	10.2.15	Nephrokalzinose 247
	Membranoproliferative Glomerulonephritis 217	10.2.16	Häufige Fehlbildungen von Niere und ableitenden Harnwegen 247
	Hereditäre Glomerulonephritis/ Alport-Syndrom................ 218		
		10.2.17	Gichtniere 248
	Begleit-Glomerulonephritis bei Lupus erythematodes 218	10.2.18	Urogenitaltuberkulose 248
		10.2.19	Strahlennephritis 249
	Schoenlein-Henoch-Purpura 219	10.2.20	Nierenzellkarzinom 249
	Goodpasture-Syndrom 220	10.2.21	Amyloidose 251

10.1 Leitsymptome und Untersuchungsmethoden

Bei Nierenkrankheiten können zahlreiche Partialfunktionen der Niere gestört sein. Für die klinische Beurteilung der Nierenfunktion werden im Wesentlichen nur Glomerulumfiltrat und Permeabilitätseigenschaften des glomerulären Filters herangezogen.

10.1.1 Glomeruläre Filtrationsrate (GFR)

Definition. Unter glomerulärer Filtrationsrate [ml/min] wird die pro Zeiteinheit in den Glomerula beider Nieren filtrierte Menge an Plasmawasser verstanden. Sie kann entweder durch Clearance-Methoden direkt gemessen oder anhand der Plasmakonzentration harnpflichtiger Substanzen annäherungsweise abgeschätzt werden.

Klinische Bedeutung. Ein gesunder Erwachsener hat etwa 2 Mio. Nephrone. Bei chronischen mit Parenchymverlust einhergehenden Nierenkrankheiten nimmt die Zahl der funktionstüchtigen Nephrone ab. Obwohl das Filtrat verbleibender Nephrone kompensatorisch gesteigert wird, vermittelt das Glomerulumfiltrat (rsp. als Schätzgröße die Serum-Kreatinin-Konzentration) ein klinisch nützliches Maß der verbleibenden Menge funktionstüchtigen Nierenparenchyms.

Indirekte Abschätzung. Sie erfolgt anhand der Serum-Kreatinin-Konzentration. Kreatinin fällt endogen im Muskelstoffwechsel als Anhydrid des Kreatins an. Die täglich gebildete und im Urin ausgeschiedene Kreatininmenge (1 g/24 h) ist weitgehend konstant und abhängig von der Muskelmasse (daher bei Männern größer als bei Frauen). ◉ 10.1 zeigt, dass die Höhe des Serum-Kreatinin-Spiegels das Ausmaß der verbliebenen GFR widerspiegelt. Allerdings muss die GFR um ca. 50 % eingeschränkt sein, bevor man einen eindeutigen Kreatininanstieg feststellen kann (Kreatinin-blinder Bereich). Bei noch weiter eingeschränkter Nierenfunktion (GFR unter 30 ml/min) geht eine geringfügige Verschlechterung der GFR mit relativ großen Veränderungen des Kreatininspiegels einher. Da das Serum-Kreatinin stark von der Muskelmasse abhängt, die durch Alter, Geschlecht und Körpergröße bestimmt wird, werden neuerdings mehrere Formeln zur Schätzung der GFR (eGFR) empfohlen, z. B. die nach Cockroft-Gault:

eGFR = (140 – Alter) × Körpergewicht [kg]/S-Kreatinin [mg/dl] × 72
× 0,85 für Frauen

Clearance-Messung (◉ 10.2). Zur Bestimmung der Clearance werden endogene Indikatorsubstanzen (Kreatinin) oder exogene Indikatorsubstanzen (Inulin, radioaktiv markierte Chelate, Iohexol) verwendet. Da die GFR von der Körpergröße abhängig ist, werden die Werte auf die Standardkörperoberfläche (1,73 m^2) bezogen.

Normwerte.
- *Serum-Kreatinin:* 0,4–1,2 mg/ml (Autoanalyzer-Methode),
- *endogene Kreatinin-Clearance:* etwa 80–160 ml/min/1,73 m^2 (nicht absolut konstant, Bereich um ±15 % schwankend in Abhängigkeit von Eiweiß- und Kochsalzzufuhr in der Ernährung usw., ungenaue Schätzung des Glomerulumfiltrates).

10.1.2 Permeabilitätseigenschaften des glomerulären Filters

Albuminurie/Proteinurie

engl.: albuminuria/proteinuria

Definition. Eine pathologische **Albuminurie** liegt vor, wenn die Albuminausscheidung >30 mg/24 h bzw. >20 mg/l beträgt. Von **Proteinurie** spricht man bei einer Proteinaus-

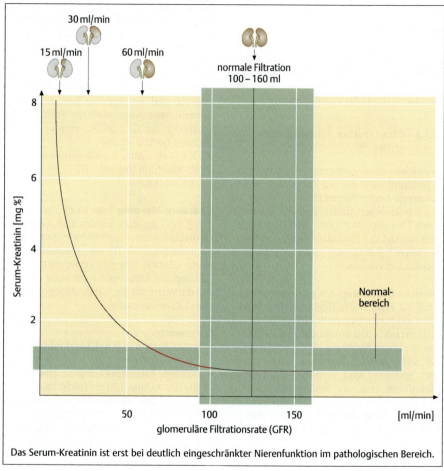

10.1 Beziehung zwischen Kreatininspiegel und GFR

Das Serum-Kreatinin ist erst bei deutlich eingeschränkter Nierenfunktion im pathologischen Bereich.

scheidung über 150 mg/24 h. Eine Proteinurie über 3,5 g/24 h/1,73 m² wird aus (überholten) historischen Gründen als **„nephrotisches Syndrom"** bezeichnet (→ S. 208ff).

Physiologie. Unter physiologischen Umständen werden geringe Mengen von Albumin glomerulär filtriert, ein Teil davon wird tubulär rückresorbiert. Bis zu 30 mg Albumin werden pro 24 h im Endharn ausgeschieden. Außerdem enthält der Urin, vorwiegend durch postglomerulären Übertritt von Proteinen in den Harn, bis zu 150 mg Protein/24 h. Eine Proteinurie über 1 g/24 h ist so gut wie immer glomerulären Ursprungs.

10.2 Clearance

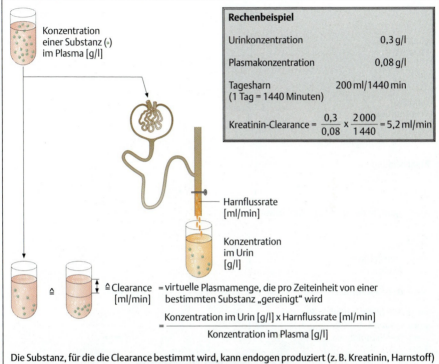

Die Substanz, für die die Clearance bestimmt wird, kann endogen produziert (z. B. Kreatinin, Harnstoff) oder als Testsubstanz (z. B. Inulin) oder Medikament appliziert werden.

Pathophysiologie und Einteilung. Die Proteinurie kann nach verschiedenen Gesichtspunkten eingeteilt werden:

Einteilung nach dem Pathomechanismus (👁 **10.3**).
- **Glomeruläre Proteinurie:** gestörte glomeruläre Permeabilität durch einen defekten glomerulären Filter. Die glomeruläre Permeabilitätsschranke ist auf 2 Mechanismen zurückzuführen: Auf eine elektrostatische Schranke (negative Fixladungen polyanionischer Glykosaminoglykane, die polyanionisches Albumin abstoßen) und eine sterische Schranke (hypothetische Poren in der Basalmembran, welche größere Moleküle zurückhalten). Zusätzlich stellen die der Basalmembran zum Bowman'schen Kapselraum hin außen aufsitzenden Podozyten eine Permeabilitätsschranke dar. Die Filtrationsschlitze zwischen den Fuß-Fortsätzen kontrollieren mittels reißverschlußartig angeordneter Proteine, z.B. Nephrin, den Übertritt von Protein ins Primärfiltrat. Man unterscheidet eine **selektive** und eine **nichtselektive** glomeruläre Proteinurie. Bei Ersterer wird nur Albumin, bei Letzterer Albumin zusammen mit höher molekularen Plasma-

10.3 Pathomechanismus der Proteinurie

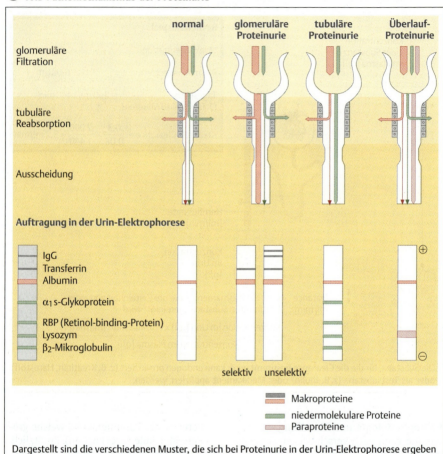

Dargestellt sind die verschiedenen Muster, die sich bei Proteinurie in der Urin-Elektrophorese ergeben können. Die Standardproteine sind grau unterlegt (links im Bild). Bei der glomerulären Proteinurie kann anhand der Elektrophorese eine selektive und eine unselektive Form unterschieden werden.

proteinen im Urin ausgeschieden. Die selektive glomeruläre Proteinurie wird vorwiegend auf eine Störung der elektrostatischen Schranke, die nichtselektive Proteinurie wird auf eine Störung der sterischen Schranke zurückgeführt.

- **Tubuläre Proteinurie:** verminderte tubuläre Rückresorption glomerulär filtrierter niedermolekularer Proteine mit Ausscheidung niedermolekularer Plasmaproteine mit einem Molekulargewicht unter 60000 Dalton (z. B. β_2-Mikroglobulin, α_1-Mikroglobulin, Leichtketten, Lysozym). Diese

Form der Proteinurie weist auf eine Tubuluszellschädigung oder eine interstitielle Nierenerkrankung hin.
- **Überlaufproteinurie:** Ausscheidung niedermolekularer Proteine, die in erhöhter Konzentration im Plasma vorliegen und bei ungestörter Permeabilität glomerulär filtriert werden (d. h. Auftreten pathologischer Proteine im Plasma und Urin, z. B. Hämoglobin, Myoglobin, Bence-Jones-Protein, d. h. L-Ketten monoklonaler Immunglobuline bei B-Zell- Malignomen). Die tubuläre Rückresorptionskapazität wird hierbei überschritten.

Einteilung nach der Art der Auslösung.
- **Nicht orthostatische Proteinurie:** Die Proteinurie ist unabhängig von Tageszeit und Aktivität.
- **Orthostatische Proteinurie:** Sie ist bei etwa 70% aller Adoleszenten im Stehen im Urin nachweisbar. Dies ist prognostisch bedeutungslos, wenn im Liegen (Nachturin) der Urin eiweißfrei ist.

Einteilung nach der Konstanz der Ausscheidung. Es wird unterschieden zwischen *kontinuierlicher* versus *intermittierender* Proteinurie. Diese Unterscheidung ist von prognostischer Wichtigkeit, da die intermittierende Proteinurie eine günstigere Prognose hat.

Diagnose. Häufig ist eine Proteinurie der erste Hinweis auf das Vorliegen einer Nierenerkrankung. Nach Ausschluss einer (prognostisch harmlosen) orthostatischen Proteinurie muss eine Proteinurie nephrologisch untersucht werden. Sensitiver als die Erfassung der Proteinurie (Streifentest, Biuret-Methode) ist die Messung der Albuminurie mit spezifischen Methoden (RIA, ELISA), da hiermit die spezifisch glomeruläre Komponente der Urin-Eiweiß-Ausscheidung erfasst wird. Dies ist speziell für die Früherkennung der diabetischen Nephropathie von Bedeutung (Mikroalbuminurie, → S. 229). *Fehlerquellen:* Gesteigerte Urin-Eiweiß-Ausscheidung bei Fieber (febrile Proteinurie) und körperlicher Anstrengung. Die Höhe der Proteinurie ist bei glomerulären Nierenerkrankungen ein exzellenter Index der renalen Funktionsprognose. Je höher die Proteinurie, desto größer das Risiko des Fortschreitens der Niereninsuffizienz. Bei der Kontrolle des Therapieverlaufs, sei es unter spezifischer (Immunsuppression) oder unspezifischer Therapie (diätetische Eiweißbeschränkung, Antihypertensiva, speziell ACE-Hemmer), gibt der Abfall der Proteinurie Hinweise auf das Ansprechen auf die Therapie und die renale Funktionsprognose.

Hämaturie

engl.: hematuria

Definition. Der Normalurin enthält geringe Mengen an Erythrozyten. Unter Hämaturie wird eine vermehrte Beimengung von Erythrozyten im Harn verstanden, die mit dem bloßen Auge erkennbar (Makrohämaturie) oder nur mikroskopisch nachweisbar ist (Mikrohämaturie). *Normgrenze:* etwa 5 Erythrozyten/µl im Spontanharn.

Pathophysiologie.

Glomeruläre Hämaturie. Durchtritt von Erythrozyten durch (hypothetische) Lücken der Glomeruluskapillaren. Dies führt zu mechanischer Schädigung der Erythrozyten (dysmorphe Erythrozyten, ◁▷ 10.4b, c);

Postglomeruläre Hämaturie. Erythrozytenbeimengung in postglomerulären Abschnitten, speziell in den ableitenden Harnwegen; keine Änderung der Erythrozytenmorphologie (eumorphe Erythrozyten).

Diagnostisches Vorgehen. Nach Ausschluss einer hämorrhagischen Diathese (→ „Diagnostik von Hämostasestörungen", S. 316ff) sind die wichtigsten Differenzialdiagnosen:

10.4 Erythrozyten im Urinsediment

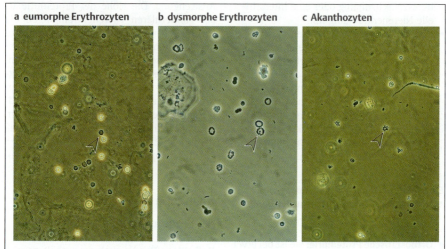

a Die eumorphen Erythrozyten (dunkle Zellen) sind umringt von Leukozyten (helle Zellen) und Schleimfäden. 400fache Vergrößerung.
b Außer den dysmorphen Erythrozyten ist oben rechts im Bild eine Plasmazelle zu erkennen. 500fache Vergrößerung.
c Bei einzelnen Erythrozyten sind bläschenförmige Ausstülpungen zu erkennen. 400fache Vergrößerung. Alle Aufnahmen wurden mit einem Phasenkontrastmikroskop erstellt.

- nephrologische Blutungsursache (meist glomeruläre Erkrankungen) oder
- urologische Blutungsursache (meist Nierentumor oder Pathologie der ableitenden Harnwege).

Dreigläserprobe. Hiermit erfolgt die Differenzierung von Blutungsquellen in oder oberhalb der Blase gegenüber Blutungsquellen unterhalb der Blase bei Patienten mit Makrohämaturie.
- Alle 3 Gläser gleichmäßig blutig: Blutungsquelle oberhalb und einschließlich Harnblase,
- Erstes und drittes Glas ausgeprägt blutig: Blutungsquelle in Harnröhre und Prostata.

Mikroskopische Untersuchung des Urins. Glomeruläre Blutungen sind gekennzeichnet durch Zerreißformen der Erythrozyten (dysmorphe Erythrozyten), von denen speziell sog. Akanthozyten diagnostisch wegweisend sind (**10.4c**). Die Hämaturie aus urologischer Ursache ist gekennzeichnet durch sog. eumorphe Erythrozyten. Der mikroskopische Nachweis von Erythrozyten schließt eine Pigmenturie (Hämoglobin, Myoglobin, Rote Bete) aus.

Bei Frauen muss als Ursache der Erythrozytenbeimengung im Harn immer eine Kontamination durch die Menstruation ausgeschlossen werden.

Differenzialdiagnose. Bei postglomerulärer Hämaturie ist es nützlich, in der Differenzialdiagnose die akute (schmerzlose vs. schmerzhafte Makrohämaturie) und die chronische Hämaturie zu unterscheiden.

DD der Hämaturie

Erkrankung	Bedeutung	Kommentar
renoparenchymatös		
– glomeruläre Erkrankungen: Glomerulonephritis, Systemerkrankungen mit glomerulärer Beteiligung, maligne Hypertonie, hämolytisch-urämisches Syndrom (HUS)	+++	**dysmorphe Erythrozyten** im Urin, eingehende nephrologische Diagnostik, bei HUS: akute hämolytische Anämie, Thrombozytopenie, akutes Nierenversagen **eumorphe Erythrozyten** im Urin
– Analgetikanephropathie (evtl. mit Papillennekrose)	+++	Medikamentenanamnese, Sonographie
– Nierenzellkarzinom	+++	Sonographie, evtl. Flankenschmerzen, unklares Fieber, Varikozele des linken Hodens, Metastasen
– Zystennieren	++	Sonographie der Nieren, tastbare Nieren
– vaskuläre Erkrankungen: Embolie in die A. renalis, Nierenvenenthrombose	+	Dopplersonographie, Angiographie der Nierengefäße
postrenal		
– bakterieller Infekt	+++	Urinkultur, Schmerzen beim Wasserlassen
– Nephrolithiasis	+++	Sonographie, Urographie, evtl. Flankenschmerzen, die in die Leiste ausstrahlen
– Tuberkulose	+++	Nachweis säurefester Stäbchen im Urin
– Papillom-Urothelkarzinom	++	Sonographie, Urographie, Endoskopie der Harnwege und der Blase
– Erkrankungen und Fehlbildungen der Blase, der Urethra und der Prostata	+	→ Lehrbücher der Urologie
Extrarenal		
– Gerinnungsstörungen: kongenital, erworben (insbesondere bei Antikoagulation mit Marcumar)	+++	Anamnese, Thrombozytenzahl, Thromboplastinzeit, aktivierte partielle Thromboplastinzeit (APTT), Thrombinzeit (→ auch S. 318ff)

Leukozyturie

engl.: leukocyturia

Definition. Der Normalharn enthält geringe Menge an Leukozyten. Unter Leukozyturie wird die vermehrte Beimengung von Leukozyten verstanden (*Normgrenze* etwa 5/μl im Spontanurin).

Klinische Bedeutung. Die Anwesenheit von Leukozyten im Harn weist prinzipiell auf entzündliche Vorgänge in Nieren und ableitenden Harnwegen hin. Eine Leukozyturie darf nicht als Beweis für einen bakteriellen Infekt gewertet werden; auch bei sterilen Entzündungen (z. B. Lupus-Nephritis) tritt meist eine mäßiggradige Leukozyturie auf. Massive Leukozyturie ist allerdings fast immer auf bakterielle Infekte zurückzuführen. Leukozytenzylinder sind ein Hinweis auf renoparenchymatösen Ursprung der Leukozyturie.

Zylindrurie

engl.: urinary casts

Definition. Unter Zylindern werden Ausgüsse von Tubuli und Sammelrohren verstanden, die aus einer gelierten Matrix bestehen und in welche als weitere Bestandteile Serum-Eiweiß-Koazervate (granulierte Zylinder), mononukleäre Zellen (Zell- oder Leukozytenzylinder) oder Erythrozyten (Erythrozytenzylinder) eingelagert sein können. Diese weiteren Bestandteile liefern Informationen über die Art der im Nierenparenchym ablaufenden Vorgänge. Der Zylindernachweis ist ein wesentliches Element in der nephrologischen Diagnostik („downstream analysis of upstream events").

Formen der Zylinder.

Hyaline Zylinder. Sie bestehen aus einer Gelmatrix von Tamm-Horsfall-Glykoprotein, welches in den Epithelzellen der aufsteigenden dicken Schleife synthetisiert wird und im hoch gestellten (konzentrierten) und sauren Harn ausfällt. Im hoch gestellten Harn sind diese durchsichtigen Ausgüsse der Sammelrohre ein Normalbefund.

Granulierte Zylinder (👁 **10.5a**). Es handelt sich um Ausgüsse, in deren Innerem sich stark lichtbrechende, hoch refaktile Körnchen nachweisen lassen, die immunhistologisch Serum-Eiweißkörpern entsprechen. Ultrastrukturell handelt es sich um Eiweiß speichernde Lysosomen der proximalen Tubuluszellen, die in das Tubuluslumen regurgitiert werden.

Leukozytenzylinder (👁 **10.5b**)/**Epithelzylinder.** In scharf gezeichneten Zylindern mit klar erkennbaren Außenkonturen sind Einschlüsse gelapptkerniger Zellen (Leukozytenzylinder) oder rundkerniger Zellen (Epithelzylinder) erkennbar.

Erythrozytenzylinder (👁 **10.5c**)/**Hämoglobinzylinder.** Im Inneren dieser Zylinder sind klar konturierte Erythrozyten, häufiger jedoch verblassende Erythrozytenschatten oder nur noch diffuse Hämoglobineinlagerungen nachweisbar.

Wachszylinder. Im Unterschied zu o.g. Zylindern handelt es sich um breite, durchsichtige Zylinder, deren Form scharf konturiert erscheint; sie zeigen in der Regel Einrisse an der Außenkontur. Wachszylinder weisen auf chronische renale Umbauprozesse hin.

Interpretation der Zylinder. Wichtig ist die Beurteilung der Zylinderbreite. Zylinder gleicher Breite weisen auf relativ akute, Zylinder variablen Kalibers mit Beimengung stark verbreiterter Zylinder auf Umbau des Nierenparenchyms mit kompensatorischer Erweiterung einzelner Restnephrone hin. Bei Fieber (febrile Proteinurie) und körperlicher Anstrengung können unselektive glomeruläre Proteinurie und pathologische Zylindrurie auftreten. Bei afebrilen Patienten ohne voran-

10.5 Zylinder im Urinsediment

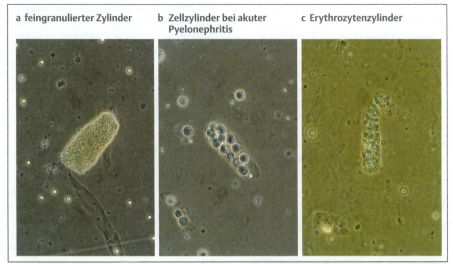

a feingranulierter Zylinder   b Zellzylinder bei akuter Pyelonephritis   c Erythrozytenzylinder

gegangene körperliche Anstrengung sind jedoch alle Zylinderformen außer hyalinen Zylindern pathologisch.

Bakteriurie

engl.: bacteriuria

Die Harnwege von der Niere bis zur Blase sind unter physiologischen Bedingungen steril. Harnröhre und äußere Genitalia sind normalerweise keimbesiedelt. Häufig erfolgt die Besiedelung durch grampositive Keime der Hautflora. Bei Patienten, die, genetisch bedingt, zu immer wiederkehrenden aszendierenden Harnwegsinfekten neigen, können gramnegative Keime der Kolonflora (vor allem Escherichia coli) durch spezifische Adhärenzmechanismen die Harnröhre und die Genitalia besiedeln.

Der Nachweis von Bakterien im Urin erfolgt durch die **Mittelstrahlurin-Technik:**

- Reinigung des äußeren Genitales,
- Verwerfen der ersten Urinportion,
- Bakterienkultur in der Mittelstrahlportion.

Ein mit Nährboden beschichteter Objektträger wird daraufhin in den frisch gewonnenen Urin eingetaucht und 24 Stunden inkubiert. *Interpretation* der semiquantitativen Keimzählung:

- 1000 Keime/ml unverdächtig,
- 10000 Keime/ml kontrollbedürftig,
- 100000 Keime/ml signifikante Bakteriurie.

Dies gilt nicht bei akut symptomatischen Patienten (Bakterizidie des Harns durch Entzündungsprodukte) und Anwesenheit von Problemkeimen (z. B. Pseudomonas aeruginosa). Bei Problemfällen erfolgt die Uringewinnung durch Blasenkatheter oder suprasymphysäre (suprapubische) Blasenpunktion.

Diagnostisches Vorgehen in der Nephrologie

- **Inspektion:** Ödeme, Anämie, Hautkolorit, Inspektion und Palpation von Nierenlager und äußerem Genitale,
- **arterielle Blutdruckmessung,**

- **Urinuntersuchung:** Proteinurie, Hämaturie, Leukozyturie, Bakteriurie, phasenkontrastmikroskopische Sedimentuntersuchung,
- **Nierenuntersuchung mit Bild gebenden Verfahren:** Sonographie, Dopplersonographie der Nierengefäße, Ausscheidungsurographie, Szintigraphie, CT, MRT,
- **Abschätzung der Nierenfunktion:** Serum-Kreatinin, übrige harnpflichtige Substanzen, ggf. geschätzte oder gemessene endogene Kreatinin-Clearance,
- **bei spezieller Indikation:** Serologische Untersuchungen (z. B. bei Systemerkrankungen), Nierenbiopsie.

10.1.3 Akutes nephritisches Syndrom

engl.: acute nephritic syndrome

Es handelt sich um die klinischen Zeichen der entzündlich gestörten *glomerulären* Schrankenfunktion mit Proteinurie und Hämaturie sowie der *tubulären* Natriumretention mit arteriellem Hochdruck und Ödemen. Die einzelnen Ursachen sind in ⊤ 10.1 aufgeführt. Ihre Unterscheidung ist nur mit Serologie (ANF, Antibasalmembran-Antikörper, ANCA) und Nierenbiopsie möglich. Die Nierenbiopsie ist daher klinisch oft indiziert, insbesondere bei rasch steigendem Kreatinin zum Ausschluss der rasch progredienten Glomerulonephritis (RPGN, → S. 215f). Bei Mikro- oder Makrohämaturie findet man ein nephritisches Sediment mit Erythrozyten- oder Hämoglobinzylindern und Zellzylindern sowie dysmorphe Erythrozyten; außerdem fast immer Proteinurie.

10.1.4 Nephrotisches Syndrom

engl.: nephrotic syndrome

Eine große Proteinurie (über 3,5 g/24 h/1,73 m^2) als Folge vermehrter Durchlässigkeit des glomerulären Filters wird aus historischen Gründen als „nephrotisches Syndrom" bezeichnet. Es resultiert die typische Trias aus:
- Albuminurie mit Hypalbuminämie,
- Hyperlipidämie,
- Ödemen.

Schäumen des Urins kann die Folge verminderter Oberflächenspannung des proteinreichen Harns und somit Hinweis auf eine große

⊤ **10.1 Ursachen des akuten nephritischen Syndroms**

Einteilung	Erkrankung
primäre Glomerulonephritiden	rasch progrediente Glomerulonephritis (S. 215f.) mesangiale IgA-Glomerulonephritis (Morbus Berger; S. 214) akute postinfektiöse Glomerulonephritis (S. 213f.) membranoproliferative Glomerulonephritis, Typ I und II (S. 217f.) familiäre Glomerulonephritis (Alport-Syndrom; S. 218)
Glomerulonephritis im Rahmen von Systemkrankheiten	systemischer Lupus erythematodes (S. 218 + S. 1127ff.) Schoenlein-Henoch-Purpura (S. 219f.) Goodpasture-Syndrom (S. 220 + S. 461) Wegener-Granulomatose (S. 220f.) mikroskopische Polyarteritis (S. 220f.) Polychondritis mit Glomerulonephritis verschiedene Angiitisformen

10.2 Ursachen des nephrotischen Syndroms

Einteilung	Erkrankung
primäre Glomerulonephritis	Minimalveränderungen („Minimal change" GN; S. 216), fokal-segmentale Glomerulosklerose (S. 216), membranöse Glomerulonephritis (S. 216f.), membranoproliferative Glomerulonephritis (S. 217f.), mesangiale IgA-Nephritis (S. 214)
sekundäre Glomerulonephritis	Lupus erythematodes (S. 218 + S. 1127ff.) *paraneoplastisch:* Morbus Hodgkin (S. 916ff.), maligne Lymphome (S. 916ff.), Bronchialkarzinom (S. 461ff.), *Medikamente:* Penicillamin, Gold
Amyloidose	*primär:* Typ AA, Typ AL (S. 251f.) *sekundär:* Morbus Crohn (S. 728ff.), rheumatoide Arthritis (S. 1109ff.), Bronchiektasen (S. 423f.)
Diabetes mellitus	Kimmelstiel-Wilson-Glomerulosklerose (S. 228)

Proteinurie sein. Im Urinsediment werden grobgranulierte Zylinder (Neutralfettkugeln in Zylindermatrix) und Fettspeichermakrophagen beobachtet. Bei polarisationsoptischer Urinuntersuchung sind Malteserkreuze typisch, die auf Doppelbrechung von Cholesterinkristallen zurückzuführen sind. Die verschiedenen Ursachen eines nephrotischen Syndroms sind in 10.2 zusammengefasst.

Dysproteinämie. Eiweißverluste stimulieren die hepatische Synthese von Exportproteinen. Relativ niedermolekulare Serumproteine gehen durch glomeruläre Filtration verloren (Katabolismus nach tubulärer Rückresorption oder Ausscheidung im Endharn). Relativ hochmolekulare Proteine kumulieren. Im Plasma verschieben sich daher die Relationen zwischen den Plasma-Eiweiß-Fraktionen (Abfall von Albumin und γ-Globulin, Anstieg von $α_2$-Makroglobulin und β-Lipoprotein). Neben der Dysproteinämie (Elektrophorese, 10.6) kommt es bei stärkerem renalen Eiweißverlust zur Hypoproteinämie (Plasma-Eiweiß-Konzentration unter 6 g/dl) und Hypalbuminämie (Plasmakonzentration unter 3 g/dl).

Renale Ödeme. Durch vermehrte Rückresorption in den Tubuli wird die Natriumbilanz positiv. Wegen des verminderten kolloid os-

10.6 Elektrophoresediagramm

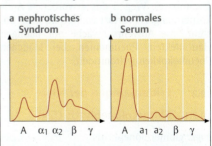

Niedermolekulare Serumproteine gehen beim nephrotischen Syndrom verloren, während die hochmolekularen kumulieren.

motischen Drucks in den Kapillaren bei Hypalbuminämie wird die Nettoauswärtsfiltration begünstigt. Dies führt zu Ödembildung vor allem in den Geweben, die der Auswärtsfiltration wenig Widerstand entgegensetzen, d. h. den leicht verschieblichen Gleitbindegeweben (Augenlid, Gesicht, Skrotum, perimalleolär). So erklärt sich die Vorzugslokalisation renaler Ödeme. In fortgeschrittenen Fällen kommt es zu generalisierter Ödemeinlagerung mit Auftreten von Höhlenergüssen, d. h. Aszites und Hydrothorax (Hydrops anasarca). Selbst bei schwerem Eiweißverlust mit Hypoproteinämie und Hypovolämie wird, vermutlich wegen der positiven Natriumbilanz, ein Blutdruckanstieg beobachtet.

Weitere Folgen des renalen Proteinverlustes. Aus noch nicht ganz geklärten Gründen tritt regelmäßig eine Dyslipoproteinämie auf. Ihr liegt sowohl eine hepatische Überproduktion von Lipoproteinpartikeln (im Rahmen der generalisierten Steigerung der hepatischen Eiweißsynthese) als auch ein verminderter Abbau exogener (Chylomikronen) und endogener Lipoproteinpartikel (VLDL) zugrunde. Infolge gesteigerter Plättchenfunktion, oft begleitet von Störungen des plasmatischen Gerinnungssystems (vermindertes Antithrombin III), kommt es häufig zu thromboembolischen Komplikationen (Lungenembolie, Nierenvenenthrombose, arterielle Thrombose). Wegen des erworbenen Antikörpermangels (Verlust von IgG im Urin) besteht eine Abwehrschwäche mit häufigen Hautinfekten, Pneumonien, bei Mädchen Pneumokokkenperitonitiden.

10.2 Erkrankungen der Niere

10.2.1 Glomerulonephritis (GN)

engl.: glomerulonephritis

Definition. Abakterielle, beide Nieren symmetrisch befallende Entzündung der Nierenrinde mit primärem Befall der Glomeruli. Wahrscheinlich liegt allen Formen der Glomerulonephritis eine Immunpathogenese zu Grunde.

Epidemiologie. Klinisch unterschwellige, nicht zur Niereninsuffizienz führende Formen der Glomerulonephritis sind häufig. Bei Autopsien werden in etwa 2 % der Fälle glomeruläre Immundepots gefunden. Mit einer Niereninsuffizienz infolge Glomerulonephritis ist bei etwa 30 Patienten/1 Mio. Einwohner/Jahr zu rechnen. Früher war die Glomerulonephritis als Folge infektiöser Erkrankungen (Streptokokkenangina, Scharlach) eine Erkrankung des Jugendlichen. Heute werden Glomerulonephritiden in allen Lebensaltern gesehen. Auffällig ist die Häufigkeit der rasch progredienten Glomerulonephritis im hohen Lebensalter (→ S. 215f).

Ätiopathogenese. Experimentell sind im Wesentlichen 3 Mechanismen von pathogenetischer Bedeutung, die zur Glomerulonephritis führen können; diese erklären allerdings nicht alle beim Menschen auftretenden Verlaufsvarianten.

Immunkomplex-Glomerulonephritis. Diese entsteht durch zirkulierende Immunkomplexe, die in den Glomeruli präzipitiert werden, oder durch Immunkomplexe, die auf glomerulären Strukturen durch Wechselwirkung zwischen lokalen Antigenen und zirkulierenden Antikörpern entstehen. Immunkomplexe aktivieren sekundäre Schädigungsmechanismen (Komplementsystem, neutrophile Granulozyten, Gerinnungssystem). Immunfluoreszenzmikroskopisch können sie als granuläre Depots nachgewiesen werden. Die Antigene in zirkulierenden Immunkomplexen sind nicht Strukturbestandteile der Niere, sondern extrarenale Antigene, z. B. Viren, Nukleosomen-DNS bei Lupus erythematodes usw. Die gebildeten Immunkomplexe werden in der Niere präzipitiert, die lediglich als „innocent bystander" fungiert. Bei Patienten mit Glomerulonephritis finden sich oft Defekte der Immunregulation, welche eine Immunkomplexbildung begünstigen und/ oder die Immunkomplexelimination beeinträchtigen. Diese Defekte sind häufig immungenetisch determiniert. *Klinische Beispiele:* parainfektiöse und postinfektiöse Glomerulonephritis (Streptokokken, Malaria, Syphilis), Serumkrankheit (Injektion von Fremdeiweiß), Begleitglomerulonephritis bei Lupus erythematodes.

Antibasalmembran-Antikörper-Glomerulonephritis. Plasmazellen bilden Antikörper, die gegen Bestandteile der kapillären Basalmembran gerichtet sind. Die Antikörper können immunfluoreszenzmikroskopisch als lineare Immunglobulinablagerungen erkannt werden. Abgelagerte Immunglobuline aktivieren sekundäre Schädigungsmechanismen (s. o.). *Klinisches Beispiel:* Goodpasture-Syndrom (→ S. 220 u. „Lunge", S. 461).

Begleit-Glomerulonephritis bei Vaskulitis. Die beteiligten Mechanismen sind komplex und im Detail noch nicht aufgeklärt. Eine Schlüsselrolle spielen Antikörper, welche gegen Zielantigene in zytoplasmatischen Granula polymorphkerniger Leukozyten gerichtet sind (ANCA = **A**nti**n**eutrophil **C**ytoplasmic **A**ntibodies). *Klinische Beispiele:* Wegener-Granulomatose/mikroskopische Polyarteriitis (→ S. 220f.).

Einteilung. Bei immunologischen Schädigungen sind die Reaktionsmöglichkeiten des Glomerulus limitiert und recht stereotyp. So können dem gleichen histologischen Bild (extrakapillär proliferierende Glomerulonephritis) unterschiedliche Ursachen zugrunde liegen (Poststreptokokken-Glomerulonephritis, mesangiale IgA-Glomerulonephritis, mikroskopische Polyarteriitis/Wegener-Granulomatose). Andererseits kann ein und dieselbe Ursache (z. B. Immunkomplexe bei Lupus erythematodes) unterschiedliche histologische Bilder hervorrufen (fokal nekrotisierende, extramembranöse und membranoproliferative Glomerulonephritis). Eine befriedigende Klassifizierung ist gegenwärtig kaum möglich, weil die Ursache der meisten Nephritiden unbekannt ist. In jedem Fall sind folgende Fragen zu beantworten:
- Ursache (Ätiologie),
- histologisches Erscheinungsbild,
- klinischer Verlauf.

Die histologische Klassifizierung orientiert sich an folgenden Gesichtspunkten:
- Ausdehnung des Prozesses (◁ **10.7**),
- Art des Befalls des Schlingenkonvoluts (◁ **10.8**),
- Kapselbeteiligung.

Symptomatik und Verlauf (◁ **10.9**). Das Vollbild umfasst die Volhard-Trias: Makrohämaturie, Ödeme, Hypertonie mit oder ohne Erhöhung der Serum-Kreatinin-Konzentration. Die Glomerulonephritis ist eine der häufigsten Ursachen einer Niereninsuffizienz. Bei der primär chronischen Form der Glomerulonephritis, seltener nach Ausheilung eines akuten Schubs der Glomerulonephritis, sind die Patienten häufig asymptomatisch und weisen, abgesehen von einer arteriellen Hypertonie, lediglich einen abnormen Urinstatus auf, d. h. Proteinurie, Mikrohämaturie,

◁ **10.7 Befallsmuster bei Glomerulonephritis**

diffus   fokal   segmental   global

Die histologische Beurteilung des Pathologen muss neben der Art des Befalls (◁ **10.8**) immer die Ausdehnung in der Niere bzw. im Glomerulus beinhalten. Elektronenoptisch und immunfluoreszenzmikroskopisch ist die ganze Niere bzw. der ganze Glomerulus befallen, auch wenn lichtoptisch der Prozess fokal und segmental zu sein scheint.

10.8 Welche Zellen sind bei den verschiedenen GN-Formen verändert?

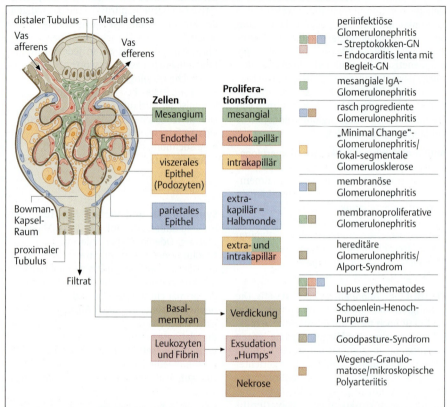

Die Abbildung gibt eine Übersicht über die pathologisch veränderten Zellpopulationen bei den verschiedenen Glomerulonephritiden. Links im Bild werden den verschiedenen Zelltypen des Glomerulus Farben zugeordnet. Rechts sind die Glomerulonephritiden aufgezählt. Die Farbkästen deuten den jeweils veränderten Zelltyp an. In der Bildmitte sind die verschiedenen Proliferationsformen verdeutlicht: Bei einer endokapillären Proliferation sind nur Mesangium und Endothel betroffen, während bei intrakapillärer Proliferation zusätzlich die Podozyten Ziel der immunologischen Reaktionen sind. Eine extrakapilläre Proliferation des parietalen Epithels führt zu einer Halbmondbildung im Bowmann-Kapselraum. Weitere mögliche Veränderungen sind eine Verdickung der Basalmembran, Leukozyteneinwanderung, Fibrinablagerung und Nekrose. Die Nekrose kann den gesamten Glomerulus mit allen Zelltypen betreffen.

Zylindrurie oder eine Kombination dieser Befunde. Dieses Stadium kann langfristig in eine Niereninsuffizienz übergehen. Prädiktoren schlechter renaler Funktionsprognose sind Proteinurie und Hypertonie. Eine zuverlässige Differenzialdiagnose ist nur durch Nierenbiopsie möglich.

10.9 Klinische Verlaufsformen der Glomerulonephritiden

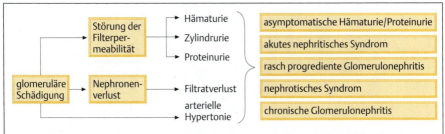

Die geringe Zahl klinisch erkennbarer Funktionsstörungen kombiniert sich zu verschiedenen Verlaufsformen. Sie können beim einzelnen Patienten isoliert, kombiniert oder nacheinander auftreten.

Diagnostisches Vorgehen bei Verdacht auf Glomerulonephritis.

Urinuntersuchung. Sediment (dysmorphe Erythrozyten, Erythrozyten-, Hämoglobin und Zellzylinder), Proteinurie.

Nierenbiopsie. Unerlässlich zur Einschätzung von Genese und Prognose sowie zur Therapieplanung. Vor allem bei rasch steigendem Kreatinin zum Ausschluss der rasch progredienten Glomerulonephritis (RPGN) unerlässlich.

Serologie. ANF (antinukleäre Faktoren), Antibasalmembran-Antikörper, ANCA.

Formen der Glomerulonephritis.

Primäre Glomerulonephritis.
- Periinfektiöse/postinfektiöse Glomerulonephritis:
  - Streptokokken-GN,
  - Endocarditis lenta mit Begleit-GN,
- mesangiale IgA-Glomerulonephritis,
- rasch progrediente Glomerulonephritis (nekrotisierend, Halbmondbildung),
- „Minimal Change"-Glomerulonephritis/ fokal-segmentale Glomerulosklerose,
- membranöse Glomerulonephritis,
- membranproliferative Glomerulonephritis,
- hereditäre Glomerulonephritis/Alport-Syndrom.

Glomerulonephritis im Rahmen von Systemerkrankungen.
- Lupus erythematodes,
- Schoenlein-Henoch-Purpura,
- Goodpasture-Syndrom,
- Wegener-Granulomatose/mikroskopische Polyarteriitis.

Periinfektiöse/postinfektiöse Glomerulonephritis

Ursachen. Nephritogene, hämolysierende Streptokokken der Gruppe A (Lancefield, s. u.) und andere bakterielle oder protozoische Erreger (Malaria, Leishmania, Schistosoma), insbesondere die chronische Sepsis (z. B. Endocarditis lenta, sog. Löhlein-Herdnephritis) sowie die Staphylococcus-albus-Sepsis bei ventrikuloatrialem Shunt sind gefürchtete Auslösefaktoren. Die Streptokokken-Glomerulonephritis tritt epidemisch oder endemisch auf. Ausgangspunkt von Letzterer ist eine Angina tonsillaris (gelegentlich nach Scharlachangina), ein Infekt der oberen Luftwege (Pharyngitis, Sinusitis), des Mittelohrs (Otitis media) oder der Haut (Erysipel, Impetigo).

Histologie (10.10b). Diffus exsudative Glomerulonephritis mit endokapillärer Proliferation, immunhistologisch sind Immunde-

10.10 Normaler Glomerulus und akute endokapilläre Glomerulonephritis

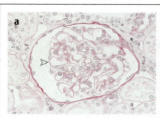 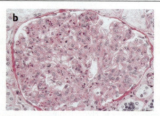 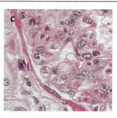

a Lichtmikroskopisch normaler Glomerulus mit zarten Basalmembranen (Pfeil). PAS-Färbung, Vergrößerung × 100.
b Exsudatives Stadium einer Poststreptokokken-Glomerulonephritis. PAS-Färbung, Vergrößerung × 100.
c Ausschnitt aus **b**, in dem die Proliferation von Mesangium- und Endothelzellen zu erkennen ist. Nachweis neutrophiler Granulozyten in den glomerulären Kapillarlumina. Quelle: → S. 1170.

pots an der Basalmembranaußenseite wegweisend („humps").

Verlauf. 7–14 Tage nach einem Streptokokkeninfekt kommt es zu einem akuten nephritischen Syndrom. Serologie: Antistreptolysintiter und (bei Hautinfekten) Antihyaluronidasetiter erhöht; oft Komplementverbrauch.

Therapie. Im akuten Stadium Penicillin. Falls vorhanden, Behandlung von Ödemen (Diuretika), Hypertonie (Antihypertensiva) und Niereninsuffizienz (Dialyse). Bei Übergang in die chronische Niereninsuffizienz: Maßnahmen zur Verzögerung der Progression (→ „chronische Niereninsuffizienz", S. 226).

Prognose. Übergang in Chronizität: im Kindesalter selten, im Erwachsenenalter häufig, besonders bei Alkoholikern. Hinweise auf schlechte renale Funktionsprognose: Proteinurie und Hypertonie.

Mesangiale IgA-Glomerulonephritis

Synonym: IgA-Nephropathie
engl.: IgA nephropathy, Berger's disease

Dies ist die häufigste Form der Glomerulonephritis. Häufigster Verlauf: Arterielle Hypertonie mit pathologischem Urinstatus (Mikrohämaturie, Proteinurie); seltener: Rezidivierende Episoden schmerzloser Makrohämaturie bei respiratorischen Infekten.

Histologie (10.11). Mesangiale Proliferation und Matrixablagerung, immunhistologisch mesangiale Depots von IgA, IgG und Komplementfaktoren.

Immunpathogenese. In Mesangium und (inkonstant) Kapillarwand Ablagerung oligoklonaler Depots von polymerem IgA-1 (Immunkomplexe? Aggregate?) mit abnormer Glykierung, die zur Komplementaktivierung führen.

Verlauf. Bei etwa 25–30% der Patienten erfolgt nach 10 Jahren der Übergang in eine terminale Niereninsuffizienz.

Therapie. In seltenen Fällen wurde bei Gliadinüberempfindlichkeit ein Rückgang der Proteinurie unter Gliadinkarenz beobachtet. Bei großer Proteinurie (>1 g/Tag) werden von einigen Autoren Steroide, bei S-Kreati-

10.11 Mesangiale Formen der Glomerulonephritis (GN)

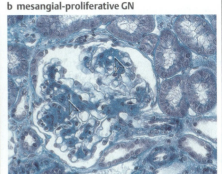

a mesangiale IgA-GN
b mesangial-proliferative GN

a Immunfluoreszenzmikroskopischer Nachweis von IgA im glomerulären Mesangium. Vergrößerung × 100.
b Diffuse Verbreiterung der mesangialen Achsen mit Zell- und Matrixvermehrung (Pfeile). Masson-Trichromfärbung, Originalvergrößerung × 100. Quelle: Waldherr, → S. 1170.

nin-Anstieg Endoxan empfohlen, was aber noch umstritten ist. Definitiv nützlich sind unspezifische Maßnahmen zur Verzögerung der Progredienz, speziell Blutdrucksenkung und Blockade des Renin-Angiotensin-Systems → S. 183.

Rasch progrediente Glomerulonephritis (RPGN)

engl.: rapidly progressive glomerulonephritis

Definition. Rasch zunehmende Erhöhung des Serum-Kreatinins mit Vorliegen eines nephritischen Urinbefundes.

Histologie (10.12). Extrakapilläre Proliferation und Schlingennekrose der Glomeruli (nekrotisierend-proliferierende Glomerulonephritis).

Pathogenese. Die RPGN tritt typischerweise im Rahmen von Systemkrankheiten (s. u.) auf; ob eine auf die Niere begrenzte Form

10.12 Extrakapillär-nekrotisierende Glomerulonephritis

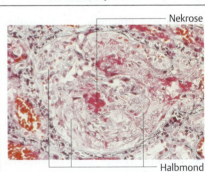

Nekrose

Halbmond

Zirkumferentielle Deckzellproliferation („extrakapilläres Proliferat", „Halbmond") im Kapselraum mit Kompression der Glomeruluskapillaren und fibrinoiden („rötlichen") Schlingennekrosen. Masson-Trichromfärbung, Vergrößerung × 100. Quelle: → S. 1170.

der isoliert renalen RPGN existiert, ist gegenwärtig umstritten. Immunhistologisch lassen sich 3 Formen unterscheiden:
- Immunkomplexablagerung (z. B. bei Lupus erythematodes, IgA-Glomerulonephritis und Schoenlein-Henoch-Purpura),
- Ablagerung von Antibasalmembran-Antikörpern (z. B. Goodpasture-Syndrom),
- Fehlen von Immunablagerungen („Pauciimmune" RPGN bei Wegener-Granulomatose bzw. mikroskopischer Polyarteriitis).

Diagnostisches Vorgehen. Zur Differenzierung sind serologische Untersuchungen (antinukleäre Faktoren: ANF, dsDNS-Antikörper, Antibasalmembran-Antikörper: ANCA) und eine Nierenbiopsie unerlässlich.

Ein Kreatininanstieg bei nephritischem Urinstatus ist ein nephrologischer Notfall, der eine rasche Nierenbiopsie notwendig macht. Ohne Diagnosesicherung kann unbehandelt ein rascher renaler Funktionsverlust erfolgen.

Therapie und Prognose. Zur Behandlung siehe bei den jeweiligen Krankheitsbildern. Die renale Funktionsprognose ist unbehandelt infaust, bei prompter Therapie jedoch durchaus nicht schlecht.

„Minimal Change"-Glomerulonephritis und fokal-segmentale Glomerulosklerose (FSGS)

engl.: minimal change glomerulonephritis, focal and segmental glomerulosclerosis

Definition. Mit ausgeprägtem renalen Eiweißverlust einhergehende Glomerulopathien (meist große Proteinurie mit „nephrotischem Syndrom").

Histologie. Bei *„Minimal Change"-GN* findet man lichtoptisch unauffällige Glomeruli (daher „Minimal Change"), elektronenoptisch hingegen eine Verschmelzung der Fußfortsätze der Glomerulusepithelien (Podozyten). Immunhistologisch bleibt der Befund negativ.

Der *FSGS* liegt eine in juxtamedullären Glomeruli beginnende Veródung einzelner Glomerulusschlingen (segmental) mit Sklerosierung des Mesangiums zugrunde. Die FSGS kann (wahrscheinlich) ein Spätstadium der „Minimal-Change"-GN darstellen. Der histologische Befund ist jedoch unspezifisch. FSGS wird auch bei genetischen Anomalien glomerulärer Proteine und bei den unterschiedlichsten Formen progredienten Nierenfunktionsverlustes gesehen.

Pathogenese. Zirkulierende, offensichtlich von Lymphozyten synthetisierte Faktoren verursachen Störungen der glomerulären Permeabilität. Zirkulierende Faktoren erklären das häufige Rezidiv der Proteinurie nach Nierentransplantation bei Patienten mit FSGS.

Therapie. Steroide (Prednison 1 mg/kgKG/d) über 8 Wochen konstant oder mit Dosisreduktion bei Verminderung der Proteinurie. Bei „Minimal Change" kommt es in 90%, bei FSGS in 25% der Fälle zur Remission. Bei Nichtansprechen, häufigem Rezidiv („frequent Relapser") oder Rezidiv nach Reduzierung der Steroiddosis („Steroid-Dependence") sind Cyclophosphamid oder Ciclosporin A eine therapeutische Alternative.

Membranöse Glomerulonephritis

engl.: membranous glomerulonephritis

Definition. Meist mit großer Proteinurie („nephrotisches Syndrom") einhergehende, durch Immunkomplexe ausgelöste Form der Glomerulonephritis.

Histologie (⬤ 10.13). Verdickung der Kapillaren durch Auflagerung von Immunkom-

10.13 Membranöse Glomerulonephritis

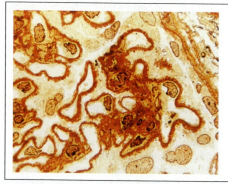

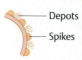
— Depots
— Spikes

Diffuse Verdickung der glomerulären Basalmembranen durch („blasse") Immunkomplexdepots (IgG, C3) an der Außenseite der Membranen, zwischen den Ablagerungen versilberbare („dunklere") Basalmembranvorsprünge („Spikes") Silbermethenamin-Färbung, Vergrößerung × 250. Quelle: → S. 1170.

plexen an der Außenseite der Basalmembran, gefolgt von reaktiv überschießender Ablagerung von Basalmembranmaterial.

Ätiologie. Idiopathisch oder Begleiterkrankung von Lupus erythematodes, Malignomen (paraneoplastisches Syndrom), nach Medikamenten (Penicillamin, Gold, Captopril, Quecksilber) sowie bei chronisch persistierenden Infektionen (Malaria, Lepra, Filiariasis, Schistosomiasis, Syphilis, HBV-Infektion).

Klinik und Verlauf. Meist große Proteinurie mit allen Zeichen des nephrotischen Syndroms (→ S. 208f). In 20% der Fälle Spontanremission, in 30–40% Niereninsuffizienz nach 10 Jahren.

Therapie. Steroide sind als Monotherapie unwirksam, jedoch spricht die Erkrankung auf eine Kombinationsbehandlung mit Steroiden und alkylierenden Substanzen, z.B. Cyclophosphamid oder Chlorambucil (sog. Ponticelli-Schema) an.

Membranoproliferative Glomerulonephritis

engl.: membranoproliferative glomerulonephritis

Definition. Charakteristisch für diese Form der Glomerulonephritis ist eine Verdickung und Aufsplitterung der Basalmembran und Proliferation mesangialer Zellen. Mikroskopisch können ein Typ I und ein Typ II unterschieden werden. In neuerer Zeit wird diese Erkrankung häufig auch als Folge eines Hepatitis-C-Virus-Infekts (HCV) dokumentiert.

Histologie (👁 10.14).
- Doppelkonturierung der Basalmembran („splitting" bei Silberfärbung) und Zellvermehrung im Mesangium.
- Komplementdepots im Mesangium (Typ I) und in der Basalmembran („dense Deposits") bei Typ II.
- Häufig persistierende Komplementerniedrigung.
- Bei Typ II Auftreten eines die C3-Spaltung begünstigenden Autoimmun-Antikörpers (C3-Nephritis-Faktor).

Therapie. Inkonsistentes Ansprechen auf Steroide. Bei HCV-Infekt ist eine Interferonbehandlung möglich (→ „Chronische Hepatitis", S. 793f).

10.14 Mesangiokapilläre (membranoproliferative) Glomerulonephritis

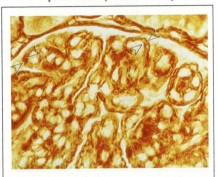

Doppelkonturierung der glomerulären Basalmembranen durch subendotheliale Ablagerungen und mesangiale Interposition (Pfeile). Silbermethenamin-Färbung, Vergrößerung × 250. Quelle: → S. 1170.

Hereditäre Glomerulonephritis/Alport-Syndrom

engl.: Alport syndrome

Definition. Nichtimmunologisch ausgelöste Nephropathie, die histologisch gewisse Ähnlichkeiten mit einer Glomerulonephritis aufweist. Die häufigste Form ist das meist X-chromosomal-rezessiv vererbte **Alport-Syndrom**. Das Vollbild erfasst familiäre Hämaturie mit Innenohrschwerhörigkeit und Niereninsuffizienz. Allen Formen liegen Mutationen im Kollagen der Basalmembran zugrunde.

Histologie. Elektronenmikroskopisch sind deutliche Veränderungen der glomerulären Basalmembran (Rarefizierung und Aufsplitterung) nachweisbar. Die immunfluoreszenzmikroskopische Untersuchung ist stets negativ.

Verlauf. Persistierende Mikrohämaturie oder intermittierende Makrohämaturieepisoden. Bei progredientem Verlauf Proteinurie, Hypertonie und Serum-Kreatinin-Erhöhung bis hin zum Nierenversagen.

Therapie. Die Therapie beschränkt sich auf Maßnahmen der Progressionshemmung (s. S. 226).

Begleit-Glomerulonephritis bei Lupus erythematodes

Definition. Durch Immunkomplexablagerung bedingte Begleit-Glomerulonephritis bei systemischem Lupus erythematodes (→ auch „Rheumatologisch-immunologische Systemerkrankungen", S. 1127ff).

Histologie (10.15). Es können mehrere Formen differenziert werden: Mesangiale, segmental-proliferative, diffus-proliferative und membranöse Glomerulonephritis. Immunhistologisch erkennt man die Ablagerung von Immunglobulinen unterschiedlichen Isotyps und von Komplement im Mesangium sowie an der Kapillarwand. Entschei-

10.15 Diffus proliferative GN bei Lupus erythematodes

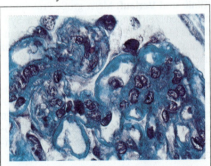

Mesangiale Zellproliferation mit Verdickung der glomerulären Membranen durch abgelagerte Depots („Drahtschlingen", „Wire Loops"). Masson-Trichromfärbung, Vergrößerung × 250. Quelle: → S. 1170.

dend für die renale Funktionsprognose ist das Verhältnis zwischen akut entzündlichen, potenziell rückbildungsfähigen Veränderungen (d. h. mononukleäre Infiltration, zelluläre Proliferation, Nekrose [Aktivitätsindex]) und irreversibler glomerulärer, interstitieller und vaskulärer Fibrose (Chronizitätsindex).

Verlauf. Der Nierenbefall stellt für die Überlebensprognose des Lupuspatienten die gravierendste Komplikation dar. Bei aktiver Lupus-Nephritis können im Blut Antikörper gegen doppelsträngige DNS (dsDNS) nachgewiesen werden (Farr-Test). Dies ist begleitet von einem positiven immunfluoreszenzmikroskopischen Nachweis von ANF (antinukleäre Faktoren) sowie von Komplementerniedrigung. Abgesehen von Zeichen extrarenaler Aktivität des Lupus und positiver Serologie (Farr-Test) ist für die Lupus-Nephritis ein ausgeprägt nephritischer Sedimentbefund typisch. Da alle pathologischen Elemente (Erythrozytenzylinder, Zellzylinder, granulierte Zylinder, dysmorphe Erythrozyten, Leukozyten, Fettspeichermakrophagen) nebeneinander im Urin gefunden werden, spricht man auch von einem „Teleskopsediment".

Therapie. Der akute Schub der proliferativen Lupus-Nephritis spricht auf hoch dosierte Steroidbehandlung an. Zur Verbesserung der langfristigen renalen Funktionsprognose ist jedoch die gleichzeitige Gabe alkylierender Substanzen notwendig (mehrere Infusionen von Cyclophosphamid in mehrwöchigem Abstand; anschließend Azathioprin oder Mycophenolat p.o. mit niedrig dosierten Steroiden). Die korrekte Wahl der Dauertherapie, die einerseits die Krankheitsaktivität unterdrücken muss, andererseits jedoch keine Langzeitschäden setzen darf (Immunabwehr, Diabetes, Osteoporose, Sterilität, Malignome) erfordert Fingerspitzengefühl. Hilfreich sind Monitoring von Serologie (Farr-Test, Komplement) und Urinbefund.

Schoenlein-Henoch-Purpura

engl.: Henoch-Schoenlein-purpura, anaphylactoid purpura

Definition. Systemische allergische Vaskulitis, die mit Symptomen an Haut, Gelenken, Gastrointestinaltrakt und Nieren einhergehen kann.

Epidemiologie. Die Erkrankung tritt vorzugsweise im Vorschulalter auf. Knaben sind häufiger betroffen als Mädchen. Das Auftreten im fortgeschrittenen Lebensalter wird in letzter Zeit immer häufiger beobachtet, besonders bei Alkoholikern.

Ätiologie. Es wird vermutet, dass IgA-haltige Immunkomplexe von pathogenetischer Bedeutung sind. Ein spezifisches Antigen wurde bisher nicht identifiziert.

Histologie. An der Niere gleichen die Befunde denen bei mesangialer IgA-Glomerulonephritis (→ ⬤ **10.11a**, S. 215).

Symptomatik.
Haut: Purpura vorzugsweise am Gesäß und an den unteren Extremitäten (⬤ **10.16**),
Gelenke: schmerzhafte Schwellung der Gelenke (insbesondere der Sprunggelenke),
Gastrointestinaltrakt: kolikartige Schmerzen, Erbrechen, gastrointestinale Blutungen,
Niere: akut häufig Beginn als schmerzloser makrohämaturischer Schub mit nephritischem Syndrom und Erythrozytenzylindern im Urinsediment.

Therapie. Steroide beherrschen die häufigen Arthralgien. Ihre Wirksamkeit bei Glomerulonephritis ist nicht gesichert, kann jedoch bei schwerem Verlauf mit extrakapillärer Halbmondbildung versucht werden.

Prognose. Im Kindesalter ist die Langzeitprognose meist gut, im Erwachsenenalter

10.16 Schoenlein-Henoch-Purpura

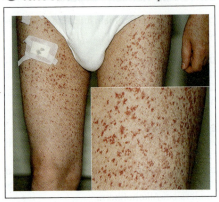

kommt es oft zum Fortschreiten ins Stadium der Niereninsuffizienz.

Goodpasture-Syndrom

engl.: Goodpasture's syndrome

→ auch „Erkrankungen der Atemwege und der Lunge", S. 461.

Definition. Kombination von Hämoptysen und rasch progredienter Glomerulonephritis.

Pathogenese. Glomerulonephritis und hämorrhagische Alveolitis werden durch Antibasalmembran-Antikörper hervorgerufen. Das Epitop, gegen welches die Antikörper gerichtet sind, sind carboxyterminale Extensionspeptide des Typ-IV-Kollagens der Basalmembran. Histologisch liegt eine nekrotisierende Glomerulonephritis, häufig mit extrakapillärer Proliferation (Halbmonde), vor (→ 10.12, S. 215). Immunhistologisch werden IgG- und Komplementablagerungen entlang der Basalmembran gefunden.

Verlauf. Die Erkrankung kann als isolierte rasch progrediente Glomerulonephritis auftreten. Vor allem bei Rauchern oder nach Inhalation von Lösungsmitteln kann die Glomerulonephritis von Hämoptysen begleitet sein.

Therapie. Unbehandelt ist die Prognose meist infaust. Die RPGN spricht auf hoch dosierte Steroide und alkylierende Substanzen (Cyclophosphamid) an. Bei schweren Verläufen ist eine Plasmapherese indiziert. Zur Beherrschung der Hämoptysen ist neben Nikotinkarenz die sorgfältige Vermeidung einer Überwässerung notwendig.

Wegener-Granulomatose und mikroskopische Polyarteriitis

Synonym: Wegener-Klinger-Granulomatose
engl.: Wegener's granulomatosis

Definition. Die klassische Wegener-Granulomatose geht mit einer generalisierten nekrotisierenden Vaskulitis und Granulombildung der oberen und unteren Atemwege in Verbindung mit einer nekrotisierenden, später durch extrakapilläre Halbmonde gekennzeichneten Glomerulonephritis einher. Es können jedoch in unterschiedlichem Ausmaß disseminiert Vaskulitisherde in allen kleinen Arterien und Venen auftreten. Die mikroskopische Polyarteriitis weist ähnliche histologischen Veränderungen auf, befällt aber weniger häufig den HNO-Bereich.

Immunologie und Histologie. Immunhistologisch werden in den Glomerula keine Ablagerungen beobachtet. Im Blut lassen sich jedoch Antikörper gegen zytoplasmatische Epitope in neutrophilen Granulozyten nachweisen (ANCA, **A**nti**n**eutrophilic **C**ytoplasmic **A**ntibodies). Bei der Wegener-Granulomatose (c-ANCA; Antiproteinase-3-Antikörper) und der mikroskopischen Polyarteriitis (p-ANCA; Antimyeloperoxydase-Antikörper) sind Fluoreszenzmuster und Zielepitope verschieden; in beiden Fällen handelt es sich jedoch um Antikörper gegen neutrophile Granulozyten. Die Immunpathogenese ist noch nicht voll aufgeklärt.

Symptomatik. Die Wegener-Granulomatose ist gekennzeichnet durch eine rasch fortschreitende, nekrotisierende extrakapilläre Glomerulonephritis mit schnellem Übergang in eine Niereninsuffizienz. Bereits Jahre vor der Nierenbeteiligung oder zeitgleich mit ihr werden Granulome der oberen und unteren Luftwege beobachtet (destruierende Sinusitis, Ulzera von Tonsillen und Mund, Otitis media und Lungeninfiltrate mit Einschmelzungstendenz; → auch S. 460). Außerdem bestehen die Allgemeinzeichen einer Systemerkrankung mit Fieber, Anämie, Gewichtsabnahme usw. sowie Gelenkbeschwerden (→ S. 1127).

Diagnostisches Vorgehen. Da die Chancen der Therapie vom rechtzeitigen Behandlungsbeginn abhängen, ist eine frühe Diagnosestellung durch Serologie (→ „Immunologie und Histologie") und Nierenbiopsie (→ 👁 10.12, S. 215) unerlässlich.

Therapie. Kombinierte Gabe von Steroiden und Cyclophosphamid als intermittierende Stoßbehandlung (1 g i.v. in 3–4-wöchigem Abstand) oder p.o. (1–2 mg/kgKG/Tag). Bei schweren renalen Verläufen ist die Wirksamkeit der Plasmapherese gesichert. Bei rechtzeitigem Therapiebeginn ist die renale Funktionsprognose relativ gut. Langfristige Dauerheilungen sind möglich.

10.2.2 Tubuläre Partialfunktionsstörungen

Renale tubuläre Partialfunktionsstörungen können angeboren oder im Rahmen anderer Grunderkrankungen (z. B. Myelom, Morbus Wilson, Intoxikationen) auftreten. Je nach Auslöser der Schädigung sind Sekretion oder Resorption einzelner Substanzen selektiv beeinträchtigt (⊤ 10.3).

10.2.3 Renal-tubuläre Azidose

Synonym: nephrogene Azidose, Butler-Albright-Lightwood-Syndrom
engl.: renal tubular acidosis, Typ I: renal hyperchloremic acidosis

Definition. Angeborene oder erworbene metabolische Azidose, bei der man 2 Formen unterscheidet:

⊤ 10.3 Tubuläre Partialfunktionsstörungen

Substanz	Vererbungsmodus	Ursache/Folgen
diffuse Aminoazidurie	unterschiedliche Vererbungsmuster	meist im Rahmen globaler proximaler tubulärer Funktionsstörungen (Fanconi-Syndrom) vergesellschaftet mit Glukosurie, Phosphaturie, z. B. bei Zystinose
Zystin, Lysin, Arginin	autosomal-rezessiv vererbt	Zystinnierensteine, typische hexagonale Kristalle im Urin
Glucose	angeboren (sehr selten)	harmlose Störungen der proximaltubulären Glukoserückresorption mit Glukosurie trotz Normoglykämie
Phosphat	verschiedene Vererbungsmuster	Hypophosphatämie, Vitamin-D-resistente Rachitis bei Kindern
Wasser	angeboren	renaler Diabetes insipidus, S. 480ff.

- **Typ I:** Defekt der H⁺-Ionensekretion im distalen Tubulus (klassische Form),
- **Typ II:** Proximal-tubuläre Resorptionsstörung von Bicarbonat.

Ätiologie und Pathogenese. Beide Formen können entweder angeboren sein (Typ I autosomal-rezessiv, Typ II evtl. geschlechtsgebunden rezessiv) oder im Rahmen anderer Grunderkrankungen (s.o.) durch eine Tubuluszellschädigung hervorgerufen werden. Das im Plasma retinierte Protonmolekül titriert („verbraucht") Bicarbonat. Die resultierende hyperchlorämische hypokaliämische Azidose kann mit Hyperkalzurie und Hypozitraturie einhergehen. Die Calciumbilanz ist negativ. Inkomplette Formen können auch ohne systemische Azidose verlaufen.

Symptomatik. Der klinische Verlauf der proximalen renal-tubulären Azidose ist meist weniger schwerwiegend als der Verlauf der distalen Form und geht auch nicht mit Störungen des Calciumstoffwechsels und Nephrokalzinose einher.
Hypokaliämie: periodische Muskelschwäche, Lähmungen,
Hyperkalziurie: rezidivierende Nierensteine, Nephrokalzinose (50% der Fälle), Osteomalazie bzw. Rachitis, Minderwuchs.

Diagnostisches Vorgehen. Der Urin-pH sinkt auch unter Säurebelastung (Wrong-Davis-Test: 0,1 g Ammoniumchlorid/kgKG) nicht unter 5,3 ab.

Therapie. Bei Typ II Dauersubstitution mit Natrium-Kalium-Citrat und Behandlung der Komplikationen.

Prognose. Bei frühzeitig einsetzender Therapie kann eine Nierenschädigung verhindert oder zumindest hinausgezögert werden.

10.2.4 Chronische Niereninsuffizienz (CNI) und Urämie

engl.: chronic renal failure

Definition. Irreversible Abnahme des Glomerulusfiltrates bei progredientem Untergang funktionsfähigen Nierengewebes. Die verschiedenen Stadien der chronischen Niereninsuffizienz sind in ⊤ 10.4 aufgeführt.

Urämie. Intoxikationszeichen im Terminalstadium der chronischen Niereninsuffizienz durch hypothetische urämische Toxine.

Azotämie. Durch eine Nierenfunktionsstörung hervorgerufener Anstieg harnpflichtiger Substanzen im Blut. Synonym der chronischen Niereninsuffizienz.

Epidemiologie. In Deutschland beträgt derzeit die Inzidenz der dialysepflichtigen chronischen Niereninsuffizienz etwa 200 Fälle/1 Mio. Einwohner/Jahr.

Ätiologie. Die häufigsten Ursachen sind in ⊤ 10.5 aufgeführt. Seltenere Ursachen sind Nierentuberkulose, Gicht, Plasmozytom, maligne Hypertonie, Amyloidose, Zustand nach Nierenrindennekrose, hämolytisch urämisches Syndrom, Endstadien tubulärer Syndrome (z.B. Zystinose, Nephronophthise), Hyperkalzämie und Strahlennephritis.

⊤ 10.4 Stadien der chronischen Nierenerkrankung (chronic kidney disease, CKD)

Stadium	eGFR (ml/min)	% der Bevölkerung
1	> 90	3,3
2	60–89	3,0
3	30–59	4,3
4	15–29	0,2
5	< 15	0,2

10.5 Häufigste Ursachen der chronischen Niereninsuffizienz

Ursache	Häufigkeit
diabetische Nephropathie	40 %
Glomerulonephritis	25 %
sog. „chronische Pyelonephritis" (inkl. Refluxnephropathie, Harnwegsobstruktion)	15 %
Zystennieren	8 %
Analgetikanephropathie	5 %
ischämische Nephropathie (inkl. Hochdruckfolgen)	5 %
Systemerkrankung	3 %
Sonstige	2 %

Quelle: eigene Erhebung

Ätiopathogenese und Pathophysiologie.
Progression der Niereninsuffizienz. Bei Niereninsuffizienz im Stadium der kompensierten Retention und bei präterminaler Niereninsuffizienz, also progredienter Destruktion funktionstüchtiger Nephrone, kommt es strukturell zur Hypertrophie und funktionell zur Mehrleistung der verbliebenen Nephrone. Diese „kompensatorische" Hypertrophie geht mit einer glomerulären Hyperfiltration einher, die durch Zunahme des glomerulären Drucks und Flusses vermittelt wird. Spontan oder bei Hinzutreten zusätzlicher Belastungen wie Hypertonie oder eiweißreicher Ernährung (erhöhte Nierendurchblutung und erhöhter Perfusionsdruck im Glomerulus durch Dilatation der präglomerulären Gefäßstrecke) kommt es zu fortschreitendem Nierenfunktionsverlust (Progression) mit Glomerulosklerose, interstitieller Fibrose und Vasosklerose. Die Folgen sind glomeruläre Druckerhöhung (glomeruläre Hypertonie), Verlust der Selektivität der Glomeruluskapillaren (Proteinurie) und Abfall der glomerulären Filtrationsrate, der durch antihypertensive Therapie (speziell ACE-Hemmer oder Angiotensin-Rezeptor-Blocker) und eiweißbeschränkte Ernährung (→ S. 226) günstig zu beeinflussen ist. Ein wichtiger, den Funktionsverlust beschleunigender Faktor, ist die Proteinurie, da exzessive Proteinaufnahme durch Tubulusepithelien Entzündungsvorgänge auslöst („Proteinurie als Nephrotoxin"). Eine Reduktion der Proteinurie ist ein wichtiges Therapieziel.

Folgen der chronischen Niereninsuffizienz. Ausfall der exkretorischen Nierenfunktion führt zur Retention harnpflichtiger Substanzen (Harnstoff, Kreatinin, inkonstant Harnsäure und hypothetische Urämietoxine).
Ein Verlust der homöostatischen Nierenfunktion zur Wahrung des „Milieu intérieur" führt zu Abweichungen der Ionenkonzentration (Hyperphosphatämie, Hypokalzämie). Erst im Terminalstadium bei gestörter Wasserausscheidung kommt es zu Hyponatriämie und (abgesehen von Sonderfällen) zur hyperchlorämischen metabolischen Azidose sowie zur Hyperkaliämie.
Typisch für terminale Nierenisuffizienz ist die metabolische Azidose, S. 268ff. Eine Expansion der Flüssigkeitsräume (gestörte Natriumausscheidung) mit Ödemen (periphere Ödeme, Lungenödem) kann in allen Stadien der Nierenerkrankung vorliegen. Ein Blutdruckanstieg wird meist noch vor Erniedrigung des Glomerulusfiltrats beobachtet.

Ein Abfall der endokrinen Nierenfunktion führt zu Anämie wegen verminderter Erythropoetinsynthese und zu renaler Osteopathie wegen verminderter Bildung von 1,25-$(OH)_2$-D_3 (→ „sekundärer Hyperparathyreoidismus", S. 526ff).

Symptomatik. → **T 10.6**. Die Symptome der chronischen Niereninsuffizienz treten stadienabhängig auf und gehen in die Symptome der Urämie über.

T 10.6 Symptomatik der chronischen Niereninsuffizienz und der Urämie

Einteilung	Symptomatik der chronischen Niereninsuffizienz	Symptomatik der Urämie
Allgemeinbefinden	Leistungsknick, Müdigkeit	
Niere	Polyurie (mit Nykturie), Oligo- oder Anurie	
zentrales Nervensystem		Persönlichkeitsveränderung, Schlaflosigkeit, Erregungszustände, Verlangsamung, Koma
peripheres Nervensystem		Polyneuropathie
Herz-Kreislauf-System und Lunge	*Hypertoniefolgen:* linksventrikuläre Hypertrophie, Herzinsuffizienz, zerebrovaskuläre Zwischenfälle *Arteriosklerose:* betroffen sind vor allem die Koronararterien, die A. carotis, die Aorta abdominalis und die Extremitätenarterien *Natrium- und Flüssigkeitsretention:* periphere Ödeme, Lungenödem	
Haut	*Melanosis cutis:* Café-au-lait-Farbe durch Urochrome und Anämie, *Xerosis:* trockene Haut	Pruritus
Gastrointestinaltrakt	Appetitlosigkeit, Gewichtsverlust	urämischer Fötor, Übelkeit, Brechreiz, Erbrechen, Blutung durch hämorrhagische Gastritis und Kolitis
Skelett	urämische Osteopathie (Ostitis fibrosa und/oder Osteomalazie)	
Blut	normochrome hyporegeneratorische Anämie, Plättchenfunktionsstörung mit hämorrhagischer Diathese	

Diagnostisches Vorgehen.

Diagnosesicherung und Abschätzung von Schweregrad und Progredienz.
- Serum-Kreatinin, Serum-Harnstoff, Serum-Harnsäure, geschätzte GFR,
- bei Schwierigkeiten in der Beurteilung: Messung der endogenen Kreatinin-Clearance (→ S. 199ff),
- Verlauf: Darstellung des Funktionsverlustes in einem Diagramm (1/S-Kreatinin [Ordinate] vs. Zeit [Abszisse], ◀ **10.17**),
- Elektrolytstörungen:
  – Hyperphosphatämie, Hypokalzämie, (Niereninsuffizienz),
  – Hyponatriämie (Terminalstadium),
  – Hyperkaliämie (bei Oligurie),
- Säure-Basen-Status: metabolische Azidose,
- Anämie.

Suche nach der Ursache der Nierenerkrankung.
- Anamnese: u.a. Erkrankungsdauer, Medikamente, Begleiterkrankungen,
- Urinstatus: nephritischer Sedimentbefund (→ S. 208), Proteinurie, Erythrozyturie, Zylinder, Leukozyturie, Bakteriurie,
- Nierensonographie; ggf. weitere Bildgebende Verfahren,
- Serologie (ANA, ANCA, Antibasalmembran-Antikörper und andere),
- Diabetesausschluss (OGTT, HbA1c, Augenfundus/ Retinopathie).

Erkennung von Komplikationen.
- Arterielle Hypertonie,
- periphere Ödeme, Lungenödem, Anasarka,
- Calciumstoffwechsel (sekundärer Hyperparathyreoidismus): S-Calcium erniedrigt, S-Phosphat und Parathormon erhöht, 1,25-$(OH)_2$-D_3 erniedrigt, am Skelett Zeichen der Ostitis fibrosa (sekundärer Hyperparathyreoidismus) und/oder Osteomalazie,
- normochrome hyporegeneratorische Anämie: Hb und Retikulozyten erniedrigt, MCV normal,
- Plättchenfunktionsstörung mit hämorrhagischer Diathese,
- kardiologische Komplikationen: linksventrikuläre Hypertrophie, KHK wegen akzelerierter Arteriosklerose (Hypertonie, Dyslipidämie, Insulinresistenz und Plaqueverkalkung), Klappenverkalkung durch Hyperphosphatämie mit oder ohne Hyperparathyreoidismus, Perikarditis. *Untersuchungen:* EKG, Belastungs-EKG, Echokardiographie, ggf. invasive Untersuchung,
- periphere Gefäße (angiologischer Status): Pulse, Oszillometrie, Dopplersonographie,
- Retinopathie: Fundusuntersuchung.

Therapie.

Konservative Therapie.
Therapie der Grundkrankheit, wie z.B.:
- immunsuppressive Therapie bei einer Glomerulonephritis oder Systemerkrankung,
- normnahe Blutzuckereinstellung bei Diabetes mellitus,

◀ **10.17 Abschätzung der Progredienz bei chronischer Niereninsuffizienz**

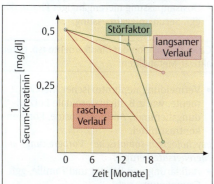

Der Abfall des Quotienten 1/Serum-Kreatinin dient als indirektes Maß des glomerulären Filtratverlustes. Da die Nierenfunktion in der Regel linear mit der Zeit abfällt, ist eine Änderung der Abfallsteilheit ein Hinweis auf (potenziell) therapierbare Störfaktoren (z.B. Blutdruckentgleisung, Harnwegsinfekt, Harnabflussstörung).

- Behebung einer Harnwegsobstruktion bzw. eines Refluxes,
- Behandlung von Harnwegsinfekten und Urotuberkulose,

Verzögerung der Progression:
- antihypertensive Therapie (→ S. 183ff): bei proteinurischen Nierenerkrankungen speziell durch ACE-Hemmer oder Angiotensin-Rezeptor-Blocker ; Zielblutdruck etwa 125/75 mmHg, Erfolgskontrolle durch Bestimmung des Rückgangs der Proteinurie,
- kontrollierte Proteinzufuhr: Beschränkung tierischen Eiweißes auf etwa 0,8 g/kgKG/d,
- Trinkmenge 2,5–3 l/Tag (ggf. Infusion);um Überwässerung zu vermeiden regelmäßige Kontrolle des Körpergewichts;
- Nikotinkarenz (bei Rauchern ist das Risiko der Progredienz massiv erhöht),
- Vermeidung des regelmäßigen Gebrauchs von Paracetamol und nichtsteroidalen Entzündungshemmern.

Vermeidung zusätzlicher Nierenfunktionsbeeinträchtigung („Acute on Chronic Renal Failure") durch weitmöglichste Vermeidung von:
- Röntgen-Kontrastmitteln, nichtsteroidalen Antiphlogistika, Medikamenten, die zu interstitieller Nephritis führen,
- Dehydratation durch überschießende Diuretikabehandlung, Durchfall, Erbrechen,
- unkontrolliertem Blutdruckanstieg oder maligner Hypertonie,
- Harnwegsobstruktion oder -infekt,
- Schwangerschaft.

Vermeidung urämischer Folgeschäden:
- Behandlung des sekundären Hyperparathyreoidismus: Phosphatbinder (z.B. Calciumcarbonat, Calciumacetat, Sevelamer), aktive Vitamin-D-Metabolite (→ S. 527ff),
- Vermeidung der Anämie: rekombinantes Erythropoetin (rhEPO oder Darbopeitin),
- Vermeidung von Katabolismus und Kachexie: ausreichende Energiezufuhr und Überwachung durch anthropometrisches Monitoring und Serum-Albumin-Bestimmung,
- Behandlung der metabolischen Azidose (Natriumbicarbonat p.o.),
- In der Regel erst im oligurischen Endstadium Reduzierung der Kaliumzufuhr (kein Obst, keine Obstsäfte), da sonst eine hyperkaliämiebedingte elektrische kardiale Instabilität mit dem Risiko gefährlicher Herzrhythmusstörungen droht.

Verringerung des kardiovaskulären Risikos:
- antihypertensive Therapie (→ S. 183ff): vorzugsweise ACE-Hemmer oder Angiotensin-Rezeptor-Blocker (nephroprotektive Wirkung; eine reversible Erhöhung des Serum-Kreatinins speziell bei überdiuretisierten Patienten und bei unerkannter Nierenarterienstenose sowie Hyperkaliämie und Anämie sind möglich) und Schleifendiuretika sowie Beschränkung der Kochsalzzufuhr auf etwa 5–7 g/d,
- Lipidsenker, speziell HMG-CoA-Reduktasehemmer,
- „Low-Dose"-Aspirin bei bekannter koronarer Herzkrankheit.

Vermeidung von Medikamententoxizität:
- Dosisanpassung nierengängiger Pharmaka, ggf. Serumspiegelmessung,

---

Cave: Kumulation der Medikamente rsp. deren aktiver Metaboliten.

- Vermeidung nephrotoxischer Medikamente, wie z.B. nichtsteroidale Entzündungshemmer, Aminoglykoside, Röntgenkontrastmittel.

Psychologisch-somatische Vorbereitung auf Nierenersatztherapie:
- Aufklärung von Patient und Familie, ggf. Gruppenunterricht,
- Hepatitis-B-Vakzinierung,
- prophylaktische Anlage einer arteriovenösen Fistel am Unterarm (Cimino) etwa bei einer Kreatinin-Clearance von 20 ml/min,
- Vorbereitung des Patienten auf das geeignete Dialyseverfahren (Hämo- oder Peritonealdialyse) und Prüfung der Indikation

einer Nierentransplantation (ggf. Lebendspende).

Nierenersatztherapie. Bei terminaler Niereninsuffizienz ist in der Regel bei einem Serum-Kreatinin von etwa 10 mg/dl die Indikation zur chronischen Dialyse (Hämodialyse rsp. CAPD) und Nierentransplantation gegeben, da durch konservative Maßnahmen keine volle medizinische Rehabilitation mehr erreicht werden kann.

Chronische Hämodialyse (10.18): Über eine semipermeable Membran (Cuprophan/synthetische Membranen) treten harnpflichtige Stoffe extrakorporal durch Diffusion entlang eines Konzentrationsgefälles aus dem Blut in die isotonische Dialysatflüssigkeit über (diffusiver Transport). Gleichzeitig erfolgt durch Ultrafiltration (Druckgradient über Membran) ein Entzug von Flüssigkeit und niedermolekularen Substanzen (konvektiver Transport). Als Gefäßzugang wird meist eine arteriovenöse Fistel am Unterarm (Cimino-Fistel) angelegt, die wiederholt punktiert werden kann. Dialysefrequenz: dreimal wöchentlich mindestens 4 Stunden.

Hämofiltration: Analog der Filtration im Glomerulus wird Ultrafiltrat durch einen Druckgradienten über eine synthetische Membran mit hoher Ausschlussgrenze (etwa 35 kD) und hoher hydraulischer Leitfähigkeit abgepresst. Der Ausgleich der Flüssigkeitsbilanz erfolgt durch Infusion isotonischer Flüssigkeit (abzüglich des Volumens, das dem Patienten zur Vermeidung einer Überwässerung entzogen werden muss).

CAPD (kontinuierliche ambulante Peritonealdialyse): Die peritoneale Membran des Patienten (Austauschfläche etwa 1m^2) wird als Dialysemembran benützt. Über einen dauerhaft implantierten Peritonealkatheter erfolgt mehrfach täglich Instillation und Entleerung einer dem Elektrolytgehalt des Serums angepassten kaliumfreien glucosehaltigen Lösung. Die Diffusion der harnpflichtigen Substanzen in diese Dialyseflüssigkeit bewirkt einen ausreichenden Entzug harnpflichtiger Substanzen. Ein osmotischer Entzug von Flüssigkeit ist mithilfe glucosehaltiger hypertonischer Lösungen möglich.

Dialysekomplikationen:
- vermehrte Hepatitisgefährdung,
- hohes kardiovaskuläres Risiko,
- bei Unterdialyse: Polyneuropathie, Perikarditis,

10.18 Prinzip der Hämodialyse

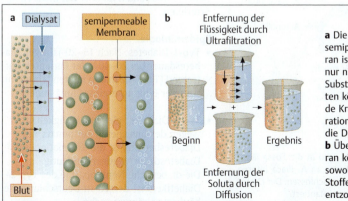

a Die Porengröße der semipermeablen Membran ist so gewählt, dass nur niedermolekulare Substanzen hindurchtreten können. Die treibende Kraft ist ein Konzentrationsgefälle, welches die Diffusion ermöglicht. **b** Über die Dialysemembran können dem Körper sowohl harnpflichtige Stoffe als auch Flüssigkeit entzogen werden.

- Kumulation von β₂-Mikroglobulin mit Amyloidose (Karpaltunnel-Syndrom, Amyloidarthropathie),
- psychische Probleme (Anpassung an Dialyseschicksal).

Nierentransplantation. → auch „Grundzüge der Transplantationsimmunologie", S. 1103ff. Nieren von (meist verwandten) Lebendspendern oder Leichenspendern (Hirntote) werden extraperitoneal in die Fossa iliaca transplantiert (👁 **10.19**). Die Transplantation erfolgt nach Maßgabe der Histokompatibilitätsantigene (HLA, → S. 1103) bei Kompatibilität im ABO-Blutgruppensystem nach Ausschluss zirkulierender HLA-Antikörper (‚Cross Match"). Der Transplantationserfolg ist limitiert durch immunologisch bedingte Abstoßung (Rejektion) durch zellulär vermittelte Immunreaktion und durch Antikörper. Histologisch findet man hierbei eine interstitielle Nephritis und Endarteriitis im Transplantat, bei chronischer Abstoßung überwiegt eine unspezifische Vernarbung („allograft nephropathy").

👁 **10.19 Transplantationssitus**

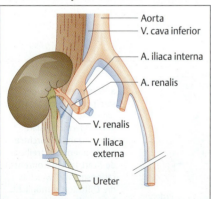

Die Transplantatniere wird in die Fossa iliaca implantiert und vaskulär an A. iliaca interna und V. iliaca externa angeschlossen. Der Ureter wird in die Harnblase implantiert.

Prophylaxe der Abstoßungsreaktion: Immunsuppression mit Ciclosporin A, Steroiden und Immunsuppressiva wie Azathioprin, Mycophenolat, Rapamycin, Tacrolimus. Neuere Immunsuppressiva sind derzeit in klinischer Erprobung. Bei akuter Abstoßungsreaktion hoch dosiert Steroide, Antilymphozytenserum, monoklonale Antikörper (OKT-3).

Langzeitkomplikationen: Als Folgen der Immunsuppression Leuko- und Thrombozytopenie, vermehrte Infektanfälligkeit (in der Frühphase: Zytomegalie- und Herpesviren, in der Spätphase bakterielle Infekte, Tuberkulose, Pilze). Vermehrte Tumorhäufigkeit (Lymphome), toxische Nierenschädigung durch Ciclosporin oder Tacrolimus, Steroidnebenwirkungen (→ S. 560).

10.2.5 Diabetische Nephropathie

engl.: diabetic nephropathy
Diabetes mellitus → S. 576ff

Definition. Nach jahrelangem Diabetesverlauf als Ausdruck der Mikroangiopathie an der Niere auftretende Erkrankung mit Albuminurie, Hypertonie und progredientem renalen Funktionsverlust. Feingeweblich liegt eine *Kimmelstiel-Wilson-Glomerulosklerose* vor (diffus oder nodös) begleitet von interstitieller Fibrose und Hyalinose der intrarenalen Arteriolen.

Epidemiologie.
- Typ-1-Diabetes: Nach 15–20-jähriger Diabetesdauer bei 20–40% der Patienten auftretend (Tendenz in den letzten Jahren mit besserer Blutzuckereinstellung abnehmend).
- Typ-2-Diabetes: gleiche Häufigkeit, aber wegen des unsicheren Zeitpunkts des Diabetesbeginns ist die Korrelation zur Diabetesdauer weniger eindeutig.
- Die diabetische Nephropathie des Typ-2-Diabetikers ist derzeit in Deutschland die häufigste Urämieursache.

10.7 Stadien der diabetischen Nephropathie

Stadium	Glomerulusfiltrat	Albuminurie	Blutdruck	Zeitverlauf (Jahre nach Diabetesdiagnose)
Hyperfunktion	gesteigert	fehlend	normal	Diabetesbeginn
klinische Latenz	hoch normal	fehlend	normal	
Mikroalbuminurie	im Normbereich	30–300 mg/24 h	im Normbereich ansteigend	5–15
persistierende Albuminurie (Proteinurie)	im Normbereich abfallend	> 300 mg/24 h	erhöht	10–15
Niereninsuffizienz	erniedrigt	massiv	erhöht	15–30

Ätiopathogenese und Pathophysiologie. Ursache der diabetischen Nephropathie ist die Hyperglykämie. Derzeit werden folgende Mechanismen der Glukotoxizität am Glomerulus diskutiert:
- AGE („**A**dvanced **G**lycation **E**nd Products"),
- Sorbitolkumulation,
- Aktivierung von Proteinkinase C und TGF-β,
- verminderte Konzentration von polyanionischen Glykosaminoglykanen (elektrische Barriere) der Glomerulusbasalmembran und Schädigung der Podocyten mit verminderter Expression von Nephrin.

Vermehrte Urinalbuminausscheidung ist das früheste Symptom der diabetischen Nephropathie. Bei diabetischer Nephropathie können 5 aufeinander folgende Stadien unterschieden werden (10.7). Im Frühstadium beeinflusst die Qualität der Kohlenhydrat-Stoffwechseleinstellung das Risiko des Auftretens der Nephropathie, während in späteren Stadien (Mikroalbuminurie/Albuminurie) hauptsächlich die Blutdruckerhöhung für eine weitere Verschlechterung der Nierenfunktion verantwortlich ist.

Symptomatik. Therapeutisch noch gut beeinflussbare Frühstadien sind asymptomatisch. Im Stadium der Niereninsuffizienz kompliziert eine schwere kochsalzabhängige Hypertonie den Krankheitsverlauf und trägt zu einem raschen Nierenfunktionsverlust bei. Von der Serum-Kreatinin-Erhöhung bis zum Terminalstadium der Niereninsuffizienz vergehen im Mittel 7 Jahre. Die häufig vorhandenen anderen Komplikationen der Mikroangiopathie (Retinopathie, Polyneuropathie) und Makroangiopathie (KHK, AVK) sind im Kapitel „Störungen des Glucosestoffwechsels", S. 612ff, näher beschrieben.

Diagnostisches Vorgehen.

Wichtig ist der Nachweis der Nierenbeteiligung im noch gut therapierbaren Stadium der Mikroalbuminurie.

Nachweis der Mikroalbuminurie. Die initial nur gering vermehrte Urinalbuminausscheidung (30–300 mg Albumin/24 h oder 2–200 µg/ml im Morgenharn) wird nicht von konventionellen Proteinnachweisverfahren erfasst, sondern muss gezielt und wiederholt durch RIA- und ELISA-Labormethoden gesichert werden.

Ambulante 24-Stunden-Blutdruckmessung. Bei Mikroalbuminurie kommt es vor allem nachts zu einem unzureichenden Blutdruckabfall, wobei der Blutdruck allerdings noch innerhalb des Normbereichs liegt. Empfehlenswert ist weiterhin Blutdruckselbstmessung durch den Patienten.

Sonographie. Typisch ist der Nachweis großer Nieren, besonders in Frühstadien.

Klinische Untersuchung und Fundoskopie. Typisch (aber nicht obligatorisch) sind eine begleitende diabetische Retinopathie und andere Zeichen der Mikroangiopathie (Polyneuropathie).

Therapie. → auch „Diabetes mellitus", S. 589ff. Durch eine von Anfang an normnahe Blutzuckereinstellung, z. B. mit einer intensivierten Insulintherapie, kann die Manifestation bzw. Progression einer diabetischen Nephropathie deutlich verzögert werden. Ist eine Mikroalbuminurie bzw. Albuminurie bereits eingetreten, sollten die auf S. 226f beschriebenen konservativen Maßnahmen zur Progressionsverzögerung konsequent durchgeführt werden. Bei nachgewiesener (Mikro-) Albuminurie ist der nephroprotektive Effekt von ACE-Hemmern und Angiotensin-Rezeptor-Blockern durch kontrollierte prospektive Studien gesichert. Im Endstadium der Niereninsuffizienz sind Hämodialyse (→ S. 227f), CAPD oder Nierentransplantation (isolierte Nieren- oder kombinierte Nieren-/Pankreastransplantation, S. 228f) angezeigt.

Prognose. Die Überlebensprognose ist durch eine exzessiv erhöhte kardiovaskuläre Letalität bei albuminurischen Diabetikern (bereits imStadium der Mikroalbuminurie!) deutlich schlechter als bei allen anderen primären Nierenerkrankungen (→ auch „koronare Herzkrankheit", S. 31ff).

10.2.6 Sogenannte „chronische Pyelonephritis"

engl.: pyelonephritis

Früher wurde angenommen, dass ein chronischer Harnwegsinfekt zur chronischen entzündlichen Destruktion der Niere („Pyelonephritis") mit Niereninsuffizienz führen kann. Heute ist gesichert, dass bei Fehlen einer Harntransportstörung (Harnwegsobstruktion, Harnwegsmissbildung, neurogene Transportstörung, vesikoureteraler Reflux) ein chronischer Harnwegsinfekt *nicht* zur Niereninsuffizienz führt. Die meisten Fälle von sog. „Pyelonephritis" sind auf einen vesikoureteralen Reflux (Refluxnephropathie) oder Harnabfluss-Störung zurückzuführen.

Vesikoureteraler Reflux (VUR)

engl.: vesicoureteral reflux

Definition. Rückfluss von Urin aus der Blase über die Harnleiter in das Nierenbecken bis zum Nierenparenchym.

Epidemiologie. Ein VUR wird bei etwa 2 % aller Kinder und bei 20–50 % der Kinder mit rezidivierenden Harnwegsinfekten gefunden. Mit der Ausreifung des Blasenbodens in der Pubertät ist ein spontanes Verschwinden des VUR möglich, vor allem bei geringem Schweregrad. Ein VUR ist häufig mit umschriebenem Parenchymverlust der Niere und Fibrose vergesellschaftet, wobei unklar ist ob es sich um Narben oder fokal dysplastische Bezirke handelt.

Ätiopathogenese und Pathophysiologie. Normalerweise werden die vesikalen Uretermündungen bei der Miktion durch den Blaseninnendruck verschlossen. Wird dieser Ventilmechanismus insuffizient, kommt es zu einem retrograden Harnfluss. Man unterscheidet den primären kongenitalen VUR

(z. B. durch primäre Fehlanlage) von sekundär erworbenen Formen (urologische Eingriffe, Obstruktion, neurogene Transportstörung).

Diagnostisches Vorgehen. Im Kindesalter sollte bei jedem akuten Harnwegsinfekt eine Sonographie von Nieren und ableitenden Harnwegen erfolgen. Bei pathologischem Sonobefund (z. B. erweiterten ableitenden Harnwegen) oder bei normalem Sonobefund, aber rezidivierenden Harnwegsinfekten sollte ein Miktionszysturogramm (MCU) oder Miktionsultrasonogramm (MSU) zum Nachweis des VUR angefertigt werden. Hierzu wird die Blase mit Kontrastmittel rsp. Echo-gebender Flüssigkeit gefüllt. Während des Miktionsvorganges werden Röntgenaufnahmen angefertigt rsp. ultrasonographiert. Bei höhergradigem VUR stellen sich Ureter und evtl. Nierenbecken durch die retrograd fließende Flüssigkeit dar. Erforderlich ist der gleichzeitige Ausschluss eines subvesikalen Abflusshindernisses, welches den VUR durch erhöhten Miktionsdruck aggraviert.

Therapie. Bei VUR geringen Schweregrades erfolgt eine Langzeitantibiotikaprophylaxe. Bei höhergradigem VUR, speziell bei intrarenalem Reflux, kann der VUR chirurgisch oder durch endoskopische Injektion von Kollagen am Ureterostium korrigiert werden. Der Nutzen für den langfristigen Nierenfunktionsverlauf ist jedoch nicht gesichert.

10.2.7 Zystennieren (autosomal-dominant)

Synonym: polyzystische Nierendegeneration
engl.: **a**utosomal **d**ominant **p**olycystic **k**idney **d**isease (ADPKD)

Definition. Die adulte Form ist eine autosomal-dominant vererbte Erkrankung, bei der eine in den ersten Fetalwochen bereits nachweisbare symmetrische Fehlanlage der Nephrone beider Nieren vorliegt. Eine progrediente zystische Umwandlung umschriebener Nephronabschnitte (vom Glomerulus bis zum terminalen Sammelrohr) ist die Folge.

Epidemiologie.
- Häufigste hereditäre Nierenerkrankung mit 1 : 1000 in der Allgemeinbevölkerung,
- Häufigkeit bei terminal niereninsuffizienten Patienten: etwa 8 % aller dialysepflichtig werdenden Patienten,
- Manifestationsalter: meist ca. 3.–5. Dekade.

Ätiopathogenese und Pathophysiologie. Bei der häufigsten Form liegt das verantwortliche Gen auf dem kurzen Arm von Chromosom 16. Zysten können außer in der Niere (◉ 10.20) auch in Milz, Pankreas, Lungen, Ovarien, Hoden, Nebenhoden, Schilddrüse, Uterus und Leber (→ S. 821f) auftreten. Subarachnoidalblutungen als Folge von intrakraniellen Aneurysmata kommen vor. Mitralklappenprolaps, Mitral-, Aorten- und Trikuspidalinsuffizienz werden ebenfalls gehäuft beobachtet. Weitere Komplikationen sind arterielle Hypertonie, Hiatushernie, Sigmadivertikel und Leistenhernie.

◉ **10.20 Zystenniere**

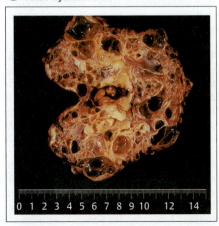

DD von Zystennieren

Erkrankung	Kommentar
erworbene Nierenzysten	unspezifische Zystenbildung in Schrumpfnieren, bei der Mehrzahl der Dialysepatienten nachweisbar
Solitärzysten	ohne Krankheitswert, vor allem im hohen Lebensalter häufig
autosomal-rezessiv vererbte Zystennieren	meist bereits im Jugendalter symptomatisch; gehen mit einer Leberfibrose einher

Symptome. Makrohämaturieepisoden (Zystenruptur), Nephrolithiasis (durch stagnierenden Harn in erweitertem Pyelon begünstigt), Harnwegsinfekte, evtl. Flankenschmerzen. Gefährlich ist die Infektion eingebluteter Zysten. Niereninsuffizienz meist in der 4.–6. Dekade.

Diagnostisches Vorgehen. Sehr früh ist eine arterielle Hypertonie nachweisbar. Bei der klinischen Untersuchung können die Nieren als große palpable Tumoren imponieren. Die Urinuntersuchung ergibt häufig eine mäßiggradige Protein- und Erythrozyturie. Die Diagnosestellung erfolgt durch Bild gebende Verfahren (meist Sonographie ausreichend) mit Nachweis von Nieren- und Leberzysten. Eine Genomanalyse ist nur selten notwendig (z. B. intrauteriner Nachweis von Merkmalsträgern).

Therapie. Sie ist rein symptomatisch: Therapie von Harnwegsinfekten usw., Vermeidung von nephrotoxischen Medikamenten, ausreichende Hydrierung. Wichtigster Gesichtspunkt ist eine sorgfältige frühzeitige antihypertensive Behandlung; genetische Beratung der Familien.

Prognose. Bis zum 50. Lebensjahr werden etwa 50 % der Merkmalsträger niereninsuffizient. Verläufe mit normaler Nierenfunktion bis ins hohe Alter sind möglich. Nach eingetretener Erhöhung des Serum-Kreatinins erfolgt meist eine rasche Progredienz ins Terminalstadium der Niereninsuffizienz.

10.2.8 Nierenzysten

Nierenzysten treten praktisch nie vor dem 30. Lebensjahr auf, werden mit zunehmendem Alter häufiger und sind bei mehr als 20 % der Individuen, die älter als 60 Jahre sind, nachweisbar. Da sie (außer bei den seltenen Komplikationen wie z. B. Infektionen) asymptomatisch sind, werden sie meist als Zufallsbefund bei einer Ultraschalluntersuchung entdeckt (10.21). Differenzialdiagno-

10.21 Sonographie bei Nierenzysten

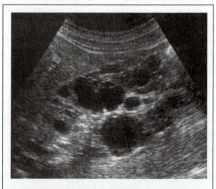

Der 40-jährige Patient leidet unter der dominanten Form der polyzystischen Nierendegeneration. Quelle: → S. 1170.

stisch muss die benigne Zyste gegen einen Tumor abgegrenzt werden. Der Inhalt benigner Nierenzysten ist echoleer, durch gute Schallleitung kommt es zur dorsalen Echoverstärkung. Bei Tumoren ist der Inhalt der Raumforderung in der Echotextur inhomogen (Binnenechos) und zeigt eine schlechte Schallleitfähigkeit. Es ist gelegentlich schwierig, eingeblutete und infizierte Zysten von Tumoren mit zentraler Nekrose zu unterscheiden. Bei einfachen Zysten ist eine Therapie meist nicht notwendig.

10.2.9 Analgetikanephropathie

Synonym: analgetikaassoziierte Nephropathie
engl.: analgesic nephropathy

Definition. Nierenfunktionsstörung, gekennzeichnet durch initiale Nekrose der Markpapillen und spätere Fibrose des kortikalen Interstitiums bei lang dauernder Einnahme von Paracetamol (früher Phenacetin, derzeit nicht mehr auf dem Markt) oder nichtsteroidalen Antiphlogistika.

Epidemiologie. Mitte der 80er Jahre war die Analgetikanephropathie für 8 % aller neu auftretenden Fälle terminaler Niereninsuffizienz verantwortlich; derzeit ist die Häufigkeit stark rückläufig.

Ätiopathogenese und Pathophysiologie. Eine wichtige (aber wahrscheinlich nicht die alleinige) Rolle spielt die Hemmung vasodilatierender Arachidonsäureprodukte im Nierenmark durch Paracetamol rsp. nichtsteroidale Antiphlogistika. Die verminderte Markdurchblutung führt zu ischämischer Papillennekrose. Außerdem werden als Langzeitkomplikation Uroepithelzellkarzinome beobachtet.

Symptomatik. Oft völlig asymptomatisch bis ins Präterminalstadium der Niereninsuffizienz; gelegentlich wiederholter Abgang von vermeintlichen Nierensteinen (Papillennekrose); häufig komplizierende chronische Harnwegsinfekte und klinische Zeichen des Ausfalls der Papillenfunktion (Beeinträchtigung des Konzentrationsvermögens, renaler Salzverlust, hyperchlorämische metabolische Azidose); typisch schmutziggraues Hautkolorit.

Diagnostisches Vorgehen.

Anamnese. Eine Gesamtmenge von 1000–2000 g Phenacetin rsp. Paracetamol über einen Zeitraum von ca. 3 Jahren macht die Diagnose wahrscheinlich. Häufig verleugnen die Patienten den Analgetikaabusus.

Bildgebende Verfahren. Im Regelfall ist die Sonographie ausreichend (Verdichtung und Kalknachweis im Papillenbereich, über der Papille gelegene kortikale Einziehungen, in Spätstadien bilaterale Nierenschrumpfung). Die Sonomorphologie der Nieren ist relativ typisch.

Therapie. Einzig sinnvolle Maßnahme ist die Unterbrechung des Analgetikakonsums. Falls das Kreatinin im Serum noch unter 3 mg/dl liegt, ist dann ein weiteres Fortschreiten der Niereninsuffizienz unwahrscheinlich. Ein höheres Risiko der Progression wird angezeigt durch große Proteinurie (wie bei Refluxnephropathie); Maßnahmen der Progressionshemmung ($\rightarrow$ S. 226) sind indiziert.

Prognose. Die renale Funktionsprognose ist bei Beendigung des Analgetikakonsums gut, außer im Präterminalstadium der Niereninsuffizienz. Auch nach Einstellung des Analgetikakonsums persistiert ein erhöhtes Risiko der Entwicklung eines Uroepithelkarzinoms.

10.2.10 Niereninsuffizienz bei Myelom

engl.: myeloma kidney

Definition. Nierenerkrankung durch Nephrotoxizität monoklonaler L-Ketten bei Myelom (→ „Hämatologie und Onkologie", Multiples Myelom, S. 926ff).

Epidemiologie. Tritt bei 20–25 % aller Myelompatienten auf.

Ätiopathogenese und Pathophysiologie. Glomerulär filtrierte monoklonale Dimere der L-Ketten (Überlaufproteinurie) werden bei Patienten mit multiplem Myelom im Endharn gefunden.
Histologie: Tubuluszellatrophie und Tubulusdestruktion durch Zylinderbildung (klassische Myelomniere).
Klinische Verlaufsformen der Nierenbeteiligung bei Myelom: Chronisch progrediente Niereninsuffizienz, Hyperkalzämie-Syndrom, akute Niereninsuffizienz (vor allem nach Gabe von Röntgen-Kontrastmitteln), Amyloidose vom AL-Typ (→ S. 251f), Leichtketten-Speicherkrankheit („Light Chain Deposit Disease") mit nephrotischem Syndrom und fortschreitender Niereninsuffizienz.

Symptomatik. Uncharakteristische Niereninsuffizienz meist mit auffallend ausgeprägter Anämie, sonst Symptome des Myeloms (→ S. 928). Gelegentlich führen erst die Symptome der Niereninsuffizienz zur Diagnose des Myeloms.

Diagnostisches Vorgehen. Die Diagnosestellung erfolgt durch Nachweis von monoklonalen L-Ketten in Serum und Urin durch Immunelektrophorese sowie durch Nierenbiopsie. Das Myelom ist damit gegen andere Nierenerkrankungen leicht abzugrenzen.

Therapie. Das multiple Myelom stellt eine maligne Proliferation von Plasmazellen dar. Trotz Therapie (→ „Hämatologie und Onkologie", S. 928ff) ist die Prognose dieser Erkrankung meist ungünstig. Die Myelomniere stellt nicht notwendigerweise eine Kontraindikation gegen die Hämodialyse dar, aber die Lebenserwartung ist deutlich verkürzt und die Lebensqualität vermindert. Der Stellenwert der Plasmapheresebehandlung zur Entfernung von L-Ketten ist unklar.

Prognose. Im Vergleich zu anderen Nierenerkrankungen deutlich reduzierte Lebenserwartung.

10.2.11 Schwangerschaftsspezifische Nierenerkrankungen

Weitere wichtige internistische Erkrankungen in der Gravidität werden in den Kapiteln „Herz", S. 28, „Arterielle Hypertonie", S. 193f, „Diabetes mellitus", S. 583, „Thrombophilie", S. 354 sowie „Leber", S. 822ff besprochen.

Spätgestose

Synonym: EPH-Gestose
engl.: preeclampsia, toxaemia; EPH = edema, proteinuria, hypertension

Definition. Meist im letzten Trimenon der Schwangerschaft auftretende Komplikation mit Hypertonie (→ S. 193f), Proteinurie mit und ohne Nierenfunktionsverschlechterung sowie mit (Eklampsie) oder ohne (Präeklampsie) zerebrale Krampfanfälle. Das Krankheitsbild gleicht in vielen Einzelheiten der malignen Hypertonie (→ S. 175f).

Epidemiologie. Bei etwa 2,5 % aller Schwangerschaften auftretend, bei Erstgebärenden häufiger als bei Mehrgebärenden. Prädisponierend sind: Vorbestehende Nierenerkrankung, latenter Diabetes mellitus, latenter Lupus erythematodes, Mehrlingsschwangerschaft.

Ätiopathogenese und Pathophysiologie. In der Frühschwangerschaft Störung der Plazentaperfusion durch abnorme Anlage der Spiralarterien. Durch Plazentaischämie wird eine systemische Vasokonstriktion ausgelöst; die Folge ist eine arterielle Hypertonie, in schweren Fällen Verbrauchskoagulopathie und Fibrineinlagerung in glomeruläre Endothelien (Endotheliose). Eine wichtige Rolle spielt die Aktivierung des Renin-Angiotensin-Systems (Vasokonstriktion) und die Hemmung der Nitroxydsynthase (Ausfall der Vasodilatation).

Symptomatik. Blutdruckanstieg, bei starker Nierenbeteiligung diffuse Ödeme.

Ödeme ohne Proteinurie und Hypertonie sind kein Hinweis auf eine Spätgestose.

Komplikationen. Retinopathie mit Amaurose, fokale oder generalisierte Krampfanfälle (Eklampsie), zerebrale Herdsymptome (Hemiplegie, Hemianästhesie, Amaurose), Verbrauchskoagulopathie mit Zeichen der Leberzellschädigung (HELLP-Syndrom, → „Schwangerschaftsspezifische Lebererkrankungen", S. 824).

Diagnostisches Vorgehen. Regelmäßige Schwangerschaftsvorsorge mit Bestimmung von Eiweiß im Urin und Blutdruck, besonders bei Risikoschwangerschaften.

Der systemische Gefäßwiderstand ist in der Gravidität normalerweise vermindert. Trotz Zunahme des Herzminutenvolumens fällt der arterielle Blutdruck insbesondere zu Beginn der Gravidität. Erhöhte Blutdruckwerte in der ersten Schwangeschaftshälfte deuten in der Regel auf eine vorbestehende Nierenerkrankung hin. Diese Patientinnen müssen engmaschig kontrolliert werden.

Therapie. Bei Blutdruckanstieg antihypertensive Therapie mit α-Methyldopa und kardioselektiven β-Blockern (nur für diese Medikamente ist die Unbedenklichkeit für die Fetalentwicklung durch Studien gesichert). Medikamente und Dosierungen → „Therapie der arteriellen Hypertonie", S. 183, insb. 9.4, S. 186. Die Effektivität von niedrig dosiertem Aspirin (100 mg/Tag) ist umstritten. ACE-Hemmer und Angiotensin-Rezeptor-Blocker beeinträchtigen die (reninabhängige) fetale Nierenentwicklung und führen zu Oligohydramnion (durch verminderte fetale Urinbildung) und ggf. zu postnataler Anurie. Sie sind daher in der Schwangerschaft kontraindiziert. Eine diätetische Natriumrestriktion und Diuretika sind wegen der bestehenden Hypovolämie kontraindiziert.

Bei Zeichen der plazentaren Insuffizienz Bettruhe und Sedierung. Bei nicht beherrschbarem Blutdruck muss eine Schnittentbindung eingeleitet werden.

DD der Spätgestose

Erkrankung	Bedeutung	Kommentar
Schwangerschaftsinduzierte Hypertonie (engl.: gestational hypertension)	++	keine Proteinurie, häufig entwickeln diese Frauen nach der Schwangerschaft eine essenzielle Hypertonie
Pfropfgestose bei vorbestehender primärer Nierenerkrankung und arterieller Hypertonie	+	Anamnese, Spätgestose tritt abnorm früh auf

Akute Pyelonephritis

Durch die Dilatation der ableitenden Harnwege wird die Entstehung einer aufsteigenden Harnwegsinfektion begünstigt. Ca. 3 % aller Schwangeren mit einer asymptomatischen Bakteriurie entwickeln im Verlauf der Schwangerschaft eine akute Pyelonephritis (→ „Harnwegsinfekte", S. 241 ff).

10.2.12 Akutes Nierenversagen (ANV)

engl.: acute renal failure

Definition. Reversible Verminderung des Einzelnephronfiltrats. Als Ausdruck der Filtratverminderung kommt es zu einem Anstieg harnpflichtiger Substanzen (Kreatinin, Harnstoff) und oft zu einem Rückgang der Urinmenge (Oligurie oder Anurie). Meist tritt eine Restitutio ad integrum nach Tagen bis mehreren Wochen ein. **Oligurie:** <500 ml Urin/d; **Anurie:** <200 ml Urin/d.

Epidemiologie. Ein dialysepflichtiges ANV tritt bei etwa 30 Fällen/1 Mio. Einwohner/Jahr auf. Die Häufigkeit des nichtdialysepflichtigen ANV liegt wesentlich höher. In letzter Zeit wurde eine Zunahme des ANV im Rahmen eines multiplen Organversagens (MODS, **M**ultiple **O**rgan **D**ysfunction **S**yndrome) bei multimorbiden, speziell septischen Patienten mit SIRS (**S**ystemic **I**nflammatory **R**esponse **S**yndrome) beobachtet.

Einteilung. Bei Patienten mit akuter Oligurie oder mit akutem Anstieg der harnpflichtigen Substanzen muss zunächst das akute Nierenversagen im engeren Sinne (ANV) gegen akute Störungen der Nierenfunktion aus anderer Ursache abgegrenzt werden:
- Sog. **„prärenales" Nierenversagen** als Folge einer Minderperfusion der Niere bei erhaltener Nierenfunktion: Volumenmangel (z. B. Dehydratation), Schock,
- sog. **„postrenales" Nierenversagen:** akute Abflussbehinderung supravesikal oder subvesikal (→ 👁 **10.22**),
- andere akute **intrarenale Erkrankungen:** akute Glomerulonephritis oder Systemerkrankung, hämolytisch-urämisches Syndrom (HUS), vaskuläre Katastrophe (arterielle oder venöse Thrombose oder Embolie), Cholesterinembolie, akute Bence-Jones-Niere bei Plasmozytom.

Die Begriffe „prärenales" und „postrenales" Nierenversagen sind unlogisch, da bei diesen Zuständen die Transportfunktion der Tubulusepithelien zumindest initial nicht gestört ist, also zunächst kein eigentliches Nierenversagen vorliegt. Die Begriffe haben sich allerdings im klinischen Alltag eingebürgert.

Prärenales Nierenversagen. Darunter versteht man die Reduktion der Nierenperfusion und den Anstieg harnpflichtiger Substanzen bei Hypotension oder Hypovolämie. Die Perfusionsstörung der Niere und der Anstieg der harnpflichtigen Substanzen sind durch die Beseitigung der Ursache des ANV (Blutdruckanhebung, Volumenersatz) akut rückbildungsfähig. Die Zusammensetzung des Urins belegt eine intakte Transportfunktion der Tubulusepithelien (Urin-Natrium-Konzentration wegen intakter Fähigkeit zur Natriumrückresorption niedrig, Urin-Kreatinin-Konzentration durch intakte tubuläre Rückresorption von Wasser aus dem Primärharn hoch). Beim **ANV** kommt es hingegen trotz Anhebung des Blutdrucks und Volumensubstitution akut nicht zur Beseitigung von Filtrationsverminderung und Oligurie. Hohe Urin-Natrium-Konzentration und niedrige Urin-Kreatinin-Konzentration sind Ausdruck gestörter Transportfunktion der Tubulusepithelien.

Postrenales Nierenversagen. Darunter versteht man Harnabflussbehinderungen (👁 **10.22**). Wegen therapeutischer Konsequenzen müssen solche besonders sorgfältig ausgeschlossen werden.

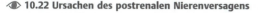 10.22 Ursachen des postrenalen Nierenversagens

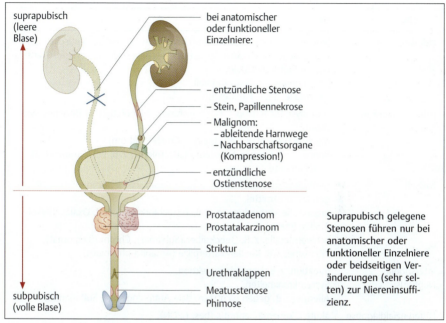

Suprapubisch gelegene Stenosen führen nur bei anatomischer oder funktioneller Einzelniere oder beidseitigen Veränderungen (sehr selten) zur Niereninsuffizienz.

Ätiopathogenese und Pathophysiologie. Die häufigsten Ursachen des akuten Nierenversagens sind in 10.8 zusammengefasst. Am häufigsten tritt ein ANV
- bei Schock, speziell septischem Schock,
- bei Verabreichung von nephrotoxischen Substanzen und
- bei interstitieller Nephritis auf (meist durch eine Medikamentenallergie oder Virusinfekt, insbes. Hantavirus, bedingt).

In der Phase der **Auslösung** des ANV kommt es zur Zellschädigung (Verminderung energiereicher Nukleotide, intrazelluläre Calciumüberladung, Kumulation peroxidierter Produkte). Histologisch finden sich beim ANV nur diskrete Veränderungen (Einzelzellnekrosen der Tubulusepithelien). Für die **Aufrechterhaltung** des ANV (z. B. Persistenz der Filtraterniedrigung trotz Kreislaufnormalisierung bei Schockpatienten) sind folgende Faktoren verantwortlich zu machen:
- persistierend vermindertes glomeruläres Filtrat,
- Tubulusblockade durch Zelldetritus, Ausfällen glomerulär filtrierter Proteine (Hb, Myoglobin) oder Urat (z.B. bei raschem Tumorzerfall) sowie
- Rückdiffusion des Primärfiltrats durch vermehrt durchlässige Tubulusepithelien.

Die Mechanismen der Aufrechterhaltung der Filtraterniedrigung sind funktioneller Natur; dies erklärt die gute renale Funktionsprognose, falls die Urämiephase überlebt wird. Nur nach totaler Nierenrindennekrose, vor allem bei HUS (s. u.) kommt gelegentlich ein persistierendes Nierenversagen vor.

10.8 Ursachen des akuten Nierenversagens

Einteilung	Ursache
zirkulatorisch	Blutung, Operations-, traumatischer und insbesondere septischer Schock, Cave: Nicht immer wird das Schockgeschehen klinisch erfasst (transitorischer Blutdruckabfall). Verbrennung, Starkstromunfall, Durchfälle, Ileus, Pankreatitis
tubuläre Blockade	Hämolyse (Seifenabort, Fehltransfusion, hämolytisch urämisches Syndrom), Myolyse (Weichteilquetschung = Crush-Syndrom), Bence-Jones-Protein, Harnsäure („Uratniere", z. B. bei Tumorzerfall), Medikamente
toxisch	nephrotoxische Antibiotika, z. B. Aminoglykoside, Amphotericin, Röntgen-Kontrastmittel, organische Verbindungen, z. B. Tetrachlorkohlenstoff, Oxalat, Glykol, Anillin, Phenol, Schwermetalle, z. B. Quecksilber (Sublimat), Chrom (Bichromat), Pilztoxine, z. B. Knollenblätterpilze (Amanita phalloides)
interstitielle Nephritis	Infektion, z. B. Hantavirusinfektion, Systemkrankheiten, Allergie, z. B. gegen nichtsteroidale Antiphlogistika, Sulfonamide
Differenzialdiagnose	akute Glomerulonephritis (bes. RPGN), nephrotisches Syndrom, akute Nierenfunktionsverschlechterung bei chronischer Niereninsuffizienz (*engl.:* acute on chronic renal failure), maligne Hypertonie, hepatorenales Syndrom, akute Papillennekrose bei Analgetikanephropathie oder Diabetes mellitus, akute bakterielle Nephritis

Häufige Komplikationen des ANV.
- Überwässerung mit dem Risiko des Lungenödems (Symptomatik → S. 5f),
- Hyperkaliämie mit der Gefahr von bedrohlichen Herzrhythmusstörungen bzw. Herzstillstand, deshalb Serum-Kalium-Bestimmung und EKG-Ableitung,
- Hyperkatabolismus, erkennbar am raschen Anstieg des Harnstoffs,
- gastrointestinale Blutungen durch urämische Gastritis und Ulzera, durch Stress begünstigt,
- akute Lungendysfunktion (DD: Überwässerung [„fluid lung"], Schocklunge [„ARDS"], Pneumonie [z. B. bei Beatmung]),
- Infektionen, und hier speziell der septische Schock, können zum ANV führen. Infektionen können aber auch sekundär als Komplikation auftreten, z. B. Sepsis durch infizierte zentrale Venenkatheter oder durch Blasenkatheter. Infektionen sind die häufigste Todesursache beim ANV.

Erkrankungen der Niere

Klinische Symptome. Bei etwa 50 % der Fälle von ANV tritt Oligurie oder Anurie auf. Charakteristischerweise steigt die Konzentration der harnpflichtigen Substanzen im Blut an. Klinische Komplikationen des ANV sind Folgen der verminderten Wasserausscheidung (Überwässerung mit Lungenödem), der gestörten Kaliumausscheidung (Hyperkaliämie mit Gefahr eines Herzstillstandes) und Urämie (gastrointestinale Blutung, urämisches Koma).

Diagnostisches Vorgehen. Bei jedem Patienten mit akut aufgetretener Oligurie oder mit akuter Erhöhung der harnpflichtigen Substanzen muss zunächst ein akutes Nierenversagen im engeren Sinne (ANV) gegen akute Störungen der Nierenfunktion aus anderer Ursache abgegrenzt werden. Wichtig ist die Differenzierung gegenüber
- „prärenalem Nierenversagen",
- „postrenalem Nierenversagen" und
- akuten intrarenalen Erkrankungen.

Essenzielle Untersuchungen bei ANV.
Anamnese: Schock, Sepsis, Fehltransfusion, Myolyse, Polytrauma, besonders aber auch Medikamentenanamnese, z. B. nephrotoxische Medikamente wie Aminoglycoside, nichtsteroidale Antiphlogistika, Röntgen-Kontrastmittel, ACE-Hemmer, Medikamentenallergie.

Klinische Untersuchung: Alternative Ursachen des Nierenfunktionsverlustes sind differenzialdiagnostisch zu berücksichtigen. Weiterhin sollte nach Komplikationen (s. u.) gefahndet werden, die für das therapeutische Vorgehen Konsequenzen haben:
- Volle Harnblase?
- Tumoren, z. B. in den Harnwegen oder Prostata?
- Blutdruck? (Der auslösende Schock kann transitorisch gewesen sein.)
- Hydrierung des Patienten bzw. Volumenstatus? Zentralvenöse Füllungsdrücke?
- Infektion(en)?

Urin: Sediment, Zytologie, Chemie. Ausschluss einer Glomerulonephritis oder einer Systemerkrankung (Hämaturie, Zylinder?). Analyse der Elektrolyte, Hinweis für Plasmozytom (Bence-Jones-Protein?). Proteinurie? (→ auch 10.9).

Blut: Elektrolyte, harnpflichtige Substanzen wie Kreatinin und Harnstoff-N, Säure-Basen-Status, Gesamteiweiß, Albumin, Eiweißelektrophorese (Plasmozytomhinweis?). Calcium zum Ausschluss einer Hyperkalzämie. LDH und Haptoglobin zum Ausschluss einer Hämolyse. Thrombozyten, Schistozyten und LDH zum Nachweis oder Ausschluss eines HUS.

Serologie: Ausschluss einer Leptospirose oder einer Hantavirusinfektion.

10.9 Urinbefunde bei akuter Niereninsuffizienz

Befunde	prärenales Nierenversagen „Niere im Schock"	renales Nierenversagen „Schockniere"
Urinosmolalität (mosmol/kg)	> 500	< 350
Urin-Natrium (mmol/l)	< 20	> 40
U/P Kreatinin (= Verhältnis Urinkonzentration zur Plasmakonzentration)	> 40	< 20
Proteinurie	fehlend	vorhanden
Sedimentuntersuchung	unauffällig (höchstens hyaline Zylinder)	Zylindrurie

Sonographie: Beurteilung von Nieren, ableitenden Harnwegen und Blase. Nierenmorphologie? Harnabfluss-Störung? Gefüllte Blase? Sonographie eventuell wiederholt durchführen, da bei hypotensiven Patienten trotz Harnwegsobstruktion initial Stauungszeichen fehlen können.

Suche nach Komplikationen bei ANV.
- Harnpflichtige Substanzen: S-Kreatinin, S-Harnstoff; ein sehr starker Harnstoffanstieg (erhöhter Harnstoff-/Kreatinin-Quotient) gibt Aufschluss über Hyperkatabolismus.
- Elektrolyte: Hyperkaliämie?
- Metabolische Azidose (pH, HCO_3^-, PCO_2),
- Harnvolumenbestimmung (in der Akutphase wichtig, stündliche Harnflussmessung erforderlich, ggf. ist akut ein Blasenkatheter sinnvoll, langfristig müssen Blasenkatheter wegen des hohen Infektionsrisikos entfernt werden.),
- Hydratationszustand: Röntgenaufnahme des Thorax (Überwässerung?), Lungenauskultation (Stauung?, S. 401f), zentralvenöse Drücke (erhöhter ZVD?).
- Infektionen? Deshalb sorgfältige klinische Untersuchung. Leukozytose? CRP-Erhöhung? Blut- und Urinkultur? Infizierte Wege (Blasenkatheter, zentralvenöser Weg).
- Blutgerinnung (Thrombozyten, plasmatische Gerinnungsanalytik zum Ausschluss einer Verbrauchskoagulopathie).

Stellungnahme zur Dialysepflichtigkeit oder kontinuierlichen Hämofiltration. Entscheidungskriterien: Überwässerung, Hyperkaliämie, Harnstofferhöhung über 200 mg/dl. Ein ideales Vorgehen ist häufig die prophylaktische Dialyse oder Filtration.

Prophylaxe.
- Bei gefährdeten Patienten (z.B. Schock, speziell Schock bei Infektionen; Röntgen-Kontrastmittel-Applikation usw.):
- adäquate Hydratation des Patienten (Volumensubstitution mit 0,9% NaCl und Schockbehandlung); prophylaktisch sind Furosemid und Dopamin nicht wirksam.
- Bei akuter Myoglobinurie, Hämoglobinurie, Hyperurikämie: Harnalkalisierung (Bicarbonat i.v.), da diese Substanzen sonst im sauren Harn ausfallen.
- Bei Röntgen-Kontrastmittelgabe bei proteinurischen Patienten mit Niereninsuffizienz: Hydratation und Absetzen der Diuretika, Reduktion der Kontrastmitteldosis.

Therapie.
- Nierenersatztherapie (intermittierende Hämodialyse, tägliche langdauernde Dialyse bei niederem Blufluss (SLED; sustained low efficiency dialysis), kontinuierliche Behandlungsverfahren wie venovenöse Hämofiltration, evtl. Peritonealdialyse, → S. 227f),
- Flüssigkeitsbilanzierung,
- Infektkontrolle:
  - lokale Wundtoilette,
  - Vermeidung der Infektion von Zugängen (zentrale Venenkatheter, Blasenkatheter),
  - antibiotische Therapie: keine nephrotoxischen Antibiotika oder Dosisanpassung,
- Hyperkaliämieprophylaxe (→ **T 11.3**, S. 262),
- ggf. parenterale Ernährung,
- antikatabole Maßnahmen; Kalorienzufuhr 35–40 kcal/kgKG/Tag.

Prognose. Die Letalität ist abhängig von Begleitkomplikationen. Urämie ist bei Dialysebehandlung keine Todesursache. Bei unkompliziertem ANV des jüngeren Menschen (z.B. durch nephrotoxische Medikamente) liegt die Mortalität unter 10%; die Gesamtletalität unter Einbeziehung von Risikopatienten beträgt etwa 50%, in Hochrisikogruppen (Polytrauma mit Multiorganversagen und Sepsis; Zustand nach kardiochirurgischem Eingriff) über 80%. Im Prinzip ist bezüglich der Nierenfunktion eine Restitutio ad integrum möglich.

Sonderfälle des ANV

Hämolytisch-urämisches Syndrom (HUS). → „Hämorrhagische Diathesen", S. 353f.

Hantavirus-Infektion. → auch S. 995f. Durch Nager im Freien übertragene Virusinfektion mit Fieber, extremer Myalgie, Leberfunktionsstörung (Transaminasen), Thrombopenie und ANV infolge interstitieller Nephritis. *Diagnosestellung:* Serologie.

10.2.13 Harnwegsinfekte

engl.: urinary tract infection

Definition. Unter einem Harnwegsinfekt wird die Anwesenheit von Bakterien oberhalb der Urethra verstanden, die ohne (asymptomatische Bakteriurie) oder mit klinischen Symptomen einhergehen kann. Zu unterscheiden sind symptomatische untere Harnwegsinfekte (Zystitis) von symptomatischen oberen Harnwegsinfekten (Pyelitis/ Pyelonephritis).

Epidemiologie. Eine asymptomatische Bakteriurie (meist Escherichia coli) ist bei Frauen häufig (1,5% aller Mädchen im Schulalter, 4–8% der Frauen im geschlechtsreifen Alter). Beim Mann ist eine Bakteriurie ausgesprochen selten, außer im fortgeschrittenen Lebensalter wegen Prostatahypertrophie.

Ätiopathogenese und Pathophysiologie. Normalerweise sind die ableitenden Harnwege steril. Die Dickdarmflora stellt das Erregerreservoir für die bakterielle Harnwegsbesiedelung dar (meist Escherichia coli). Der Infektionsweg ist aszendierend. Der Keimaszension wirken der hydrodynamische Auswascheffekt des Harnstroms und die lokale Immunantwort entgegen. Voraussetzung für die Aszension ist das Haften der Bakterien an Epithelien. Folgende Faktoren, die auch in Kombination vorliegen können, prädisponieren zu symptomatischen Harnwegsinfekten:

Harntransportstörung.
- Subvesikale Obstruktion (→ 👁 10.22, S. 237), speziell Urethrastriktur,
- neurogene Blasenentleerungsstörung (u. a. Spina bifida, autonome diabetische Neuropathie),
- vesikoureteraler Reflux (→ „Sog. chron. Pyelonephritis", S. 230): Voraussetzung für den Übertritt der Bakterien in die oberen Harnwege,
- Schwangerschaft (Ureterweitstellung, hormonal bedingt oder durch Kompression).

Strukturelle Anomalien der ableitenden Harnwege.
- Fehlbildungen,
- Zystennieren,
- Refluxnephropathie,
- Analgetikanephropathie.

Verminderter Harnfluss und Auswascheffekt.
- Habituelles Dursten.

Verminderte lokale Infektabwehr.
Akut:
- reflektorische Durchblutungsminderung der Blasenmukosa bei Kälteexposition,
- akute (banale) Virusinfekte.

Chronisch:
- bei älteren Frauen Östrogenmangel,
- Diabetes mellitus,
- Immunsuppression.

Bei der Frau ist die häufigste Ursache der Keimaszension in die Blase der Geschlechtsverkehr („Honeymoon"-Zystitis, Semesterbeginnzystitis). Im Gegensatz zu den spontan auftretenden Harnwegsinfekten kann es nach Katheterisierung oder Instrumentation zur Einschleppung von Schmutzkeimen (Proteus vulgaris oder mirabilis, Pseudomonas aeruginosa) kommen.

Iatrogen erworbene Keime sind häufig gegen mehrere Antibiotika resistent.

Bei einem symptomatischen unteren Harnwegsinfekt liegen in der Regel eine lokale Entzündung ohne systemische Reaktion vor, während beim symptomatischen oberen Harnwegsinfekt in der Regel Fieber und Erhöhung von Akutphaseproteinen (z. B. CRP = C-Reaktives Protein) auf die systemische Mitreaktion hinweisen.

Symptomatik. Die Anwesenheit von Bakterien muss nicht notwendigerweise mit Symptomen einhergehen, wenn sich zwischen Erreger und Wirt ein Gleichgewicht eingestellt hat (asymptomatische Bakteriurie).

Typische Symptome des unteren Harnwegsinfektes (Zystitis).
- Dysurie, Pollakisurie,
- Blasentenesmen,
- gelegentlich schmerzhafte Makrohämaturie.

Kein Fieber, kein Flankenschmerz.

Typische Symptome des oberen Harnwegsinfektes (Pyelitis).
- Fieber,
- Flankenschmerzen,
- Dysurie (nicht obligatorisch).

Bei hohem Fieber und reduziertem Allgemeinzustand immer Urosepsis ausschließen.

Diagnostisches Vorgehen.

Urinuntersuchung. Zur Diagnostik sollte Mittelstrahlurin gewonnen werden. Wichtig ist die korrekte Technik: Das Genitale sollte gereinigt (Cave: Bakterizidie von Seife!) und die Labien gespreizt werden. Die erste Urinportion wird verworfen. Sollte dies nicht möglich sein, kann der Urin auch durch eine suprapubische Blasenpunktion oder durch Einmalkatheterisierung gewonnen werden. Bei Verdacht auf einen Harnwegsinfekt ist der Nachweis rsp. Ausschluss von Bakteriurie und Leukozyturie wegweisend.

Der Urin muss entweder sofort weiterverarbeitet oder gekühlt werden.

Für die Interpretation werden im Mittelstrahlurin die CFU (**C**olony **F**orming **U**nits/ml) bestimmt:
- 100000 CFU/ml: signifikante Bakteriurie,
- 10000 CFU/ml: nicht eindeutig pathologisch (kontrollbedürftig),
- 1000 CFU/ml: keine signifikante Bakteriurie.

Im Blasenpunktionsharn ist jeder Keimnachweis signifikant bzw. pathologisch.

Außerdem hilft die **Leukozytenbestimmung** das Ergebnis richtig zu interpretieren: Eine *Bakteriurie ohne Leukozyturie* resultiert meist aus einer Kontamination oder einer zu späten Aufarbeitung des Urins oder ist Zeichen einer nicht behandlungsbedürftigen asymptomatischen Bakteriurie. *Leukozyturie ohne Bakteriurie:* Meist Kontamination durch Vaginalsekret.
Falsch positive Befunde können folgende Ursachen haben:
- Kontamination (immer verdächtig: Mischflora; verdächtig: Beimengungen von Vaginalepithelien im Urinsediment),
- fehlerhafte Handhabung des Urins (sofortige Anlegung der Kultur oder Kühlkette!),

Falsch negative Befunde können folgende Ursachen haben:
- akut symptomatischer HWI (bakterizide Entzündungsprodukte im Harn),
- Antibiotika im Urin,
- Fehldiagnose bei Urethritis: gonorrhoische, nichtgonorrhoische oder postgonorrhoische Urethritis, Reiter-Syndrom (Urethritis, Konjunktivitis, Arthritis, selten Kolitis) oder bakterielle Vaginose.

Sonographie (ggf. wiederholt). Zum Ausschluss einer Harnwegsobstruktion.

Eine Antibiotikatherapie ohne Beseitigung eines Staus ist ein Kunstfehler.

Blutkulturen. Bei schwerem Verlauf und Verdacht auf Urosepsis indiziert.

Gerinnungskontrolle. Bei Verdacht auf eine Verbrauchskoagulopathie im Verlauf einer Urosepsis indiziert.

Kreatinin-Clearance, Retentionswerte. Ggf. bei rezidivierenden HWI zum Ausschluss einer Nierenfunktionseinschränkung indiziert.

Therapie.

Unterer Harnwegsinfekt (Zystitis).
Akutmaßnahmen:
- Bei unterem Harnwegsinfekt nicht instrumentierter Patienten ohne Harntransportstörung (d. h. anamnestisch kein Blasenkatheter, keine Zystoskopie usw.):
  - reichliche Flüssigkeitszufuhr (außer bei Blasentenesmen),
  - regelmäßige Blasenentleerung,
  - lokale Wärme,
  - Spasmolytika,
  - Antibiotika: bei Auftreten außerhalb des Krankenhauses ohne vorangegangene Instrumentation Trimethoprim (2 × 100–300 mg für 1–3 Tage) oder Gyrasehemmer (Norfloxacin, Ofloxacin, Ciprofloxacin, Enoxacin). Eine initiale Harnkultur ist nicht obligatorisch, im antibiotikafreien Intervall jedoch Bakterienkultur zur Erfolgs- und Verlaufskontrolle.
- Bei Auftreten des HWI im Krankenhaus, bei instrumentierten Patienten oder HWI bei bekannter Harntransportstörung:
  - obligatorisches Anlegen einer Harnkultur und Resistenztestung,
  - „blinde" Anbehandlung mit Gyrasehemmer oder Antibiotikum nach Maßgabe eines früher bekannten Antibiogramms,
  - bei Bedarf Umsetzen auf wirksames Antibiotikum nach Eintreffen des aktuellen Befundes.
- Bei Verdacht auf Urosepsis: sofortige intravenöse Therapie mit Breitbandantibiotikum.
- In der Gravidität sind Aminoglykoside und Tetracyclin wegen ihrer Wirkung auf den Feten absolut kontraindiziert, Gyrasehemmer problematisch. Am sichersten sind Antibiotika der Penicillinreihe und Cefalotine, da sie nicht mit dem Eukaryontenstoffwechsel interferieren.

Kausalbehandlung (im beschwerdefreien Intervall):
- Urethraschlitzung bei Urethrastenose,
- Beseitigung der Inkontinenz bei Zystozele,
- lokale Östrogenbehandlung bei älteren Frauen mit Östrogenmangel zur Behandlung der Schleimhautatrophie.

Langzeitprophylaxe:
- ausreichende Flüssigkeitszufuhr (> 1,5 l täglich),
- Miktionshygiene: regelmäßige Miktion ggf. zweizeitige Miktion zur sicheren Blasenentleerung.
- Bei häufigen Rezidiven ggf. niedrig dosiert Trimethoprim oder Gyrasehemmer 1–3-mal pro Woche abends oder ggf. nach Geschlechtsverkehr.

Antibiotika bei rezidivierenden Harnwegsinfekten: 3 Optionen
- Selbstbehandlung bei akuter Dysurie mit Trimethoprim oder Gyrasehemmer für 1–3 Tage,
- prophylaktisch Trimethoprim oder Gyrasehemmer nach Geschlechtsverkehr (falls symptomatische Episoden durch Verkehr ausgelöst werden),
- bei häufigen Rezidiven und hohem Leidensdruck Langzeitprophylaxe mit Trimethoprim oder Gyrasehemmer (z. B. Barazan, 3 × /Woche abends).

Oberer Harnwegsinfekt (Pyelonephritis).
Obligatorisch:
- bakterielle Kultur und Resistenzprüfung,
- wiederholte Sonographie zum Ausschluss einer Harnwegsobstruktion (Kunstfehler: Antibiotika ohne Beseitigung eines Staus),
- bei schwerem Verlauf Blutkulturen (Urosepsis) und Gerinnungskontrolle (Verbrauchskoagulopathie).

Akutmaßnahmen: wie bei unterem Harnwegsinfekt.

Antibiotika:
- resistenzgerecht bei Vorliegen eines früheren Antibiogramms,
- „blinde" Therapie mit Gyrasehemmer oder Cephalosporin.

Komplikationen und Prognose. Bei Harntransportstörung, speziell Obstruktion, können als Komplikation infizierte Hydronephrose rsp. Pyonephrose, pyogene Papillennekrose, Nierenabszess und Urosepsis auftreten. Bei Fehlen einer Harntransportstörung führt der Harnwegsinfekt im Gegensatz zu früheren Vorstellungen nicht zur Vernarbung der Niere (sog. „Pyelonephritis") mit chronischem Nierenfunktionsverlust.

Entscheidend für die Prognose ist die Erkennung (und Behandlung) prädisponierender urodynamischer Ursachen (Obstruktion, vesikoureteraler Reflux, neurogene Entleerungsstörung), die therapiert werden müssen und unbehandelt den Patienten akut oder chronisch gefährden (Urosepsis; chronische Niereninsuffizienz).

10.2.14 Nephrolithiasis

Synonym: Urolithiasis, Nierensteinleiden
engl.: nephrolithiasis

Definition. Als Nephrolithiasis werden Steinbildungen in den Hohlsystemen der Nieren und in den ableitenden Harnwegen bezeichnet.

Epidemiologie.
- Häufigkeit: Ca. 5 % der Bevölkerung sind betroffen,
- Geschlechtsverhältnis $\male : \female = 2–3 : 1$,
- Rezidivrisiko: über einen Zeitraum von 10 Jahren ca. 50 %.

Prädisponierende Risikofaktoren.
- geringes Harnvolumen (habituelle Durster, heißes Klima),
- hohe Ausscheidungsrate von Calcium, Oxalat, Harnsäure,
- abnormer Urin-pH: Harnsäure und Cystin sind weniger löslich in saurem, Struvit (Ammonium-Magnesium-Phosphat) und Calciumphosphat in alkalischem Urin,
- Fehlen von Hemmsubstanzen für Steinbildung und -wachstum im Urin (Citrat, Magnesium, Pyrophosphat, Glykoproteine).

Symptome.
- Schmerzen im Nierenlager,
- Hämaturie (Mikro- oder Makrohämaturie),
- Steinkolik (extremer Flankenschmerz mit Ausstrahlung in Leisten, Hoden oder Schamlippen, Nausea und Erbrechen).

Diagnose.

Anamnese. Kolik- oder Steinanamnese, Trinkmenge, Diät, Familienanamnese.

Sonographie. Heute meist erste diagnostische Stufe zur Erfassung von Steinen rsp. deren Komplikationen (Stau), allerdings limitierte Sensitivität für kleinere Konkremente.

Harnanalyse. Hämaturie, bei Harnwegsinfekt Pyurie, charakteristische Kristallurie bei Zystinurie und Hyperoxalurie.

Abdomen-Röntgenübersichtsaufnahme. Erfasst röntgendichte Steine, d. h. Calcium-, Struvit- oder Zysteinsteine; nichtröntgendichte Harnsäuresteine sind radiologisch nicht nachweisbar.

Ausscheidungsurographie. Nachweis von Kontrastmittelaussparungen bei nichtröntgendichten Konkrementen.

Computertomographie (CT). Erfasst auch nichtröntgendichte Konkremente und Uroepithelkarzinome.

Suche nach der Ursache. Da die Ursachenkenntnis häufig Maßnahmen zur Rezidivprophylaxe ermöglicht, sollte versucht werden, eine behandelbare metabolische Ursache zu identifizieren.

Steinanalyse. Die wichtigsten Steinarten sind:
- Calcium-Oxalat-Steine,
- Calcium-Phosphat-Steine,
- Harnsäuresteine,
- Infektsteine (Struvit = $Mg\ NH_4PO_4$),
- Zystinsteine.

Insbesondere bei Trägern calciumhaltiger Nierensteine sollten folgende Parameter überprüft werden (die Zahlen in Klammern geben die Häufigkeit der metabolischen Anomalien an):
- S-Calcium (erhöht) und S-Phosphat (erniedrigt): primärer Hyperparathyreoidismus (8%, → „Nebenschilddrüse", S. 524ff),
- Metabolische Azidose mit erniedrigtem Bicarbonat (Blutgase) und erhöhter Plasma-Chlorid-Konzentration: renal-tubuläre Azidose (evtl. mit Nephrokalzinose, → „Renal-tubuläre Azidose", S. 221f u. „Nephrokalzinose", S. 247),
- Urin-Sediment (Pyurie, Bakteriurie, Kristallurie): Begleitinfekt- rsp. Struvithaltige Infektsteine (5%),
- Urin-Chemie: Hyperoxalurie (15%), Zystinurie,
- Urin-Calcium (erhöht in 55% der Fälle): z.B. idiopathische Hyperkalzurie,
- verminderte Citratausscheidung (50%),
- Hyperurikosurie (40%).

Therapie.

Schmerztherapie. Behandelt wird die akute Kolik durch Analgetika und Spasmolytika. Analgetika erst verabreichen, wenn ein akutes Abdomen ausgeschlossen ist.

Beseitigung des Harnstaus und Lithotripsie.
→ Lehrbücher der Urologie.

Litholyse. *Oxalat-, Phosphat-* und *Struvit-Steine* sind einer medikamentösen Auflösung nicht zugänglich. *Harnsäuresteine* könen durch Neutralisierng des Urins (Uralyt-U; Na^+-K^+-Hydrogencitrat) unter Urin-pH Kontrolle (6,5–7) und Gabe von Harnsäuresynthese-Hemmern (Allopurinol, z.B. Zyloric, Uripurinol) aufgelöst werden. Bei *Zystinsteinen* sind SH-Agenzien (Penicillaminderivate) zur Solubilisierung sowie eine Harnalkalisierung (pH > 7) zur Verhinderung der Zystinpräzipitation sinnvoll.

Generelle Steinprophylaxe.
- Ausreichende Trinkmenge (2–3 l), vor allem abends (Vermeiden eines hoch gestellten Harns nachts).
- Beschränkung des Konsums tierischen Eiweißes, welches aus komplexen biochemischen Gründen das Calcium-Stein-Risiko erhöht.

Steinmetaphylaxe. Je nach Ausfall der Steinanalyse nachsorgende Maßnahmen zur Vermeidung eines Steinrezidivs:
- *Calcium-Oxalat-Steine:* Im Gegensatz zu früheren Empfehlungen ist eine diätetische Calciumbeschränkung kontraproduktiv (bei niedriger intestinaler Calciumkonzentration vermehrte Oxalatresorption im Darm mit vermehrter Oxalatausscheidung; da Oxalat im Urin schwer löslich ist, resultiert hierdurch eine Steigerung des Steinrisikos). Stattdessen ist eine medikamentöse Senkung der Urin-Calcium-Ausscheidung durch Thiazide sowie eine verminderte Oxalatzufuhr durch Vermeidung oxalatreicher pflanzlicher Nahrungsmittel (Rhabarber, Spinat usw.) sinnvoll. Wirksam ist auch Citratzufuhr in Verbindung mit Allopurinol.

DD der Nephrolithiasis

Erkrankung	Bedeutung	Kommentar
Kolik		
– abdominale Schmerzursachen:		
Appendizitis,	+++	Leukozytose, Loslass-Schmerz im rechten Unterbauch, Temperaturdifferenz rektal/axillar
Extrauteringravidität,	+++	β-HCG im Urin, Sonographie
Divertikulitis,	+++	Sonographie, Blut im Stuhl, Kolonkontrasteinlauf, meist ältere Patienten
Gallenkolik,	+++	Sonographie, häufig ältere und adipöse Frauen, Cholestaseparameter evtl. erhöht
stielgedrehte Ovarialzyste,	++	Sonographie, gynäkologische Untersuchung
Adnexitis,	++	gynäkologische Untersuchung
Pankreatitis,	++	gürtelförmiger Schmerz, Lipase im Serum, Amylase im Serum und im Urin
Niereninfarkt,	+	Sonographie
Nierenvenenthrombose,	+	Duplex-Sonographie
Papillennekrose	+	Ausscheidungsurographie: abnorme Kontur im Papillenbereich, nicht Schatten gebendes oder Schatten gebendes Konkrement
– Blutgerinnsel in ableitenden Harnwegen bei Makrohämaturie (z. B. Nierenzellkarzinom)	+	Sonographie: kein Schatten gebendes Konkrement, sondern evtl. Tumor nachweisbar
nicht Schatten gebendes Konkrement		
– Papillennekrose,	+	s. o.
– Uroepithelkarzinom	+	Medikamentenanamnese (NSAR), Sonographie
Schatten gebendes Konkrement		
– Urotuberkulose,	++	säurefeste Stäbchen im Urin, sonographisch Einschmelzungen im Nierenparenchym
– Papillennekrose	+	s. o.

- *Uratsteine:* s. o. (Uralyt-U und Allopurinol).
- *Magnesium-Ammonium-Phosphat-Steine:* Sanierung des Harnwegsinfektes; bei bestehendem Harnwegsinfekt ist ein Steinwachstum nicht zu verhindern.

Prognose. Eine Nierenschädigung durch Obstruktion oder Nephrokalzinose ist möglich.

10.2.15 Nephrokalzinose

engl.: nephrocalcinosis

Definition. Als Nephrokalzinose bezeichnet man Verkalkungen im Nierenparenchym als Folge ätiologisch unterschiedlicher Erkrankungen.

Epidemiologie. Seltene Erkrankung, gelegentlich Begleiterscheinung bei systemischen Erkrankungen (s. u.).

Ätiologie.

Nephrokalzinose aus lokaler Ursache.
Apillomedulläre Verkalkungen:
- verkalkte Papillennekrosen,
- Markschwammniere,
- Nierentuberkulose,
- Tumorverkalkung bei Hypernephrom,
- verkalkter Rand einer Nierenzyste,
- verkalktes Hämatom,

Kortikale Verkalkungen:
- Zustand nach Nierenrindennekrose („Tramway Sign"),
- Zustand nach Sublimatvergiftung.

Nephrokalzinose aus systemischer Ursache.
- Primärer Hyperparathyreoidismus,
- renal-tubuläre Azidose mit typisch maulbeerartiger Verkalkung des Nierenmarks,
- hereditäre Oxalose sowie enterale Hyperoxalurie,
- Bartter-Syndrom,
- seltene Ursachen: Hyperkalzämie bei Morbus Boeck, Vitamin-D-Intoxikation oder Malignom, Milch-Alkali-Syndrom, kongenitales Myxödem, Acetazolamidmissbrauch, Hypophosphatasie (fehlendes ossäres Isoenzym der alkalischen Phosphatase mit Osteomalazie).

Symptome. Die Nephrokalzinose per se macht keine Beschwerden. Gelegentlich wird eine begleitende Nephrolithiasis symptomatisch.

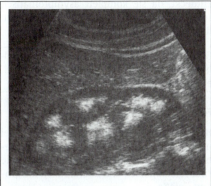

10.23 Nephrokalzinose

Quelle: Koeppen-Hagemann, → S. 1170.

Diagnostik.

Sonographie (10.23). Echodichte Strukturen in der Niere mit dorsaler Schallauslöschung (je nach Grunderkrankung sind Kortex oder Medulla befallen).

Computertomographie. Intrarenaler Kalknachweis.

Therapie. Die einzige Therapieoption besteht in der Beseitigung der auslösenden Ursache (z. B. Operation eines primären Hyperparathyreoidismus, Azidoseausgleich durch Alkalizufuhr bei renal-tubulärer Azidose sowie ausreichende Flüssigkeitszufuhr und ggf. Pyridoxalzufuhr bei Oxalose).

Prognose. Die Nephrokalzinose kann zur Niereninsuffizienz fortschreiten.

10.2.16 Häufige Fehlbildungen von Niere und ableitenden Harnwegen

Wegen der komplexen Entwicklungsgeschichte der Niere sind Verschmelzungs- und Lageanomalien der Nieren relativ häufig (etwa 1 : 10000). Oft werden sie nur als Zufallsbefund durch Bild gebende Verfahren entdeckt, da sie komplett asymptomatisch sein können. Symptome können auftreten durch Obstruktion und Infektion.

Fatal ist die Verkennung einer dystopen Einzelniere und deren chirurgische Entfernung nach einem Trauma.

Fehlbildungsformen.

Hufeisenniere. Ventrale Verschmelzung bei malrotierten Nierenanlagen. Die Ureteren gehen nach ventral ab, die unteren Nierenpole sind verschmolzen und überkreuzen die großen Gefäße.

Eine Hufeisenniere kann sonographisch zur Fehldiagnose „präaortale Raumforderung" führen.

Kuchenniere. Dystop im Becken gelegene malrotierte Niere.

Ektopie. Die Ektopie ist abzugrenzen gegen einen Tiefstand, d. h. eine Senkniere (Tiefertreten meist der rechten Niere im Stehen, jedoch orthotoper Abgang der Nierengefäße aus der Aorta, meist bei überschlanken jungen Frauen, in der Regel kein Krankheitswert).

Gekreuzte Ektopie. Hier liegt eine Niere auf der Gegenseite (mit oder ohne Verschmelzung mit der orthotopen Niere), der Ureter mündet oft orthotop.

10.2.17 Gichtniere

Synonym: Uratnephropathie
engl.: urate nephropathy

→ auch „Hyperurikämie und Gicht", S. 637ff

Tophi (Harnsäureablagerungen) in der Niere kommen zwar häufiger beim Gichtkranken, aber auch beim Nichtgichtkranken vor, sind also nicht spezifisch für Gicht und haben keinen Krankheitswert. Bei Gichtpatienten wurde früher, d. h. vor Verfügbarkeit von Harnsäure-Synthesehemmern (Allopurinol), häufig eine Niereninsuffizienz beobachtet. Man ist heute der Auffassung, dass diese **chronische Niereninsuffizienz** zurückzuführen war auf:

- Uratnephrolithiasis,
- begleitende Hypertonie bei Diabetes mellitus (Risikofaktorbündelung bei Gichtpatienten),
- gelegentlich Bleiintoxikation (die sowohl Gicht als auch eine chronische Nephropathie hervorruft).

Abzugrenzen von der chronischen Niereninsuffizienz bei Gichtkranken ist die **akute Uratniere** (*Synonym:* akute Uratnephropathie). Hier kommt es durch exzessiven Anfall und intratubuläre Ausfällung von Harnsäure nach Zytolyse (z. B. zytostatische Therapie von Leukämien oder Tumoren ohne begleitende Harnsäure-Synthesehemmung durch Allopurinol) zu akuter Niereninsuffizienz. Die Tubulusblockade lässt sich durch ausreichende Diurese, Harnalkalisierung (Harnsäure ist im alkalischen Urin besser löslich) sowie Harnsäuresynthesehemmer (Allopurinol) vermeiden.

10.2.18 Urogenitaltuberkulose

engl.: genitourinary tuberculosis

→ auch „Lunge", S. 435ff u. „Infektionskrankheiten", S. 985ff

Definition. Durch hämatogen-metastatische Streuung verursachte chronische Infektion des Urogenitaltraktes mit Mycobacterium tuberculosis.

Epidemiologie. Sehr stark abnehmende Häufigkeit, heute ausgesprochen selten, meist sind Männer im mittleren Lebensalter (20–40 Jahre) betroffen.

Pathogenese. Die Erkrankung entsteht auf hämatogenem Wege, i. d. R. im Rahmen einer Streuung aus einem pulmonalen Primärherd. Dabei siedeln sich Tuberkulosebakterien in der Rinde meist beider Nieren an. Durch Ausscheidung von Tuberkulosebakterien mit dem Harn kommt es zur Infektion der ableitenden Harnwege und meist auch des Genitaltraktes.

Symptome. Ein Frühsymptom der Urogenitaltuberkulose ist allenfalls die Reizblase, beim Mann tritt oft ein schmerzloser Befall der männlichen Adnexe auf (diagnostisch wichtig). Zuweilen werden auch Schmerzen in der Nierengegend, Koliken und Hämaturie angegeben. Zunehmende indolente Schwellung der Nebenhoden, Hämatospermie oder therapieresistente Urethritiden weisen auf eine Genitalbeteiligung hin. Eine für die Tuberkulose typische Symptomatik (z. B. Müdigkeit) findet sich erst im fortgeschrittenen Erkrankungsstadium.

Diagnostisches Vorgehen. Diagnostisch sollte eine Tuberkulose des Urogenitaltraktes in Erwägung gezogen werden bei:
- chronisch therapierefraktärer Zystitis,
- Pyurie ohne Bakteriennachweis auf üblichen Nährböden,
- Nebenhodentuberkulose,
- chronischer Skrotalfistel,
- Nachweis von Verkalkung durch Bild gebende Verfahren.

Die Primärerkrankung bleibt häufig unerkannt; ein fehlender Nachweis z. B. eines pulmonalen Infiltrates (Röntgenaufnahme des Thorax) schließt die Diagnose nicht aus. Die Diagnosesicherung erfolgt durch kulturellen Nachweis der Tuberkelbakterien im Urin (Mehrfachuntersuchung!).

Therapie → „Tuberkulose", S. 986 ff. Gegebenenfalls ist eine chirurgische Therapie von Harnwegsobstruktion bzw. einer Schrumpfblase notwendig.

Prognose. Sie ist bei adäquater Therapie heute gut. Eine Nephrektomie ist nur noch selten notwendig.

10.2.19 Strahlennephritis

Meist als Spätfolge einer Bestrahlung des Retroperitoneums, z. B. nach Hodentumoren, mit einer Äquivalentdosis > 20 Sievert kann es zu einer chronisch progredienten Niereninsuffizienz kommen. Es ist lediglich eine symptomatische Behandlung der Niereninsuffizienz möglich. Besonders wichtig bei der notorisch zu Hypertonie neigenden Strahlennephritis ist eine antihypertensive Therapie.

10.2.20 Nierenzellkarzinom

Synonyme: Grawitz-Tumor, Hypernephrom (veraltete Bezeichnungen)
engl.: renal cell carcinoma

Definition. Maligner Tumor, der von Nierenzellen ausgeht.

Epidemiologie.
- Das Nierenzellkarzinom macht ca. 2 % aller jährlich neu auftretenden Krebsfälle aus,
- Männer sind 2–4-mal häufiger betroffen als Frauen,
- Altersmaximum: 60–70 Jahre,
- Häufigkeit in der Tendenz steigend.

Ätiologie und Pathogenese. Ein Risikofaktor ist vor allem das Rauchen. Selten tritt der Tumor in Verbindung mit einer kongenitalen Erkrankung, speziell dem Hippel-Lindau-Syndrom (VHL) auf (Deletionen auf Chromosom 3). In erster Linie werden nichtpapilläre und papilläre Nierenzellkarzinome unterschieden. Bei nichtpapillären Nierenkarzinomen werden mit Funktionsverlust einhergehende Mutationen des VHL-Gens auf Chromosom 3p gefunden; zusätzlich treten noch häufig Verluste auf Chromosom 6q,

DD des Nierenzellkarzinoms

Erkrankung	Bedeutung	Kommentar
einfache Nierenzysten	+++	echofreie Raumforderung mit dorsaler Schallverstärkung
Pseudotumoren: z. B. Regeneratknoten	++	bei vernarbenden Nierenerkrankungen, z. B. Analgetikanephropathie
Formvarianten:		sonographischer Hinweis: normale Echotextur
- Milzbuckel,	++	
- Doppelbildung der Niere	++	
andere Nierentumoren:		
- Wilms-Tumor	+	i.d.R. sind Kinder betroffen
- Nierenmetastasen	+	selten
- Onkozytom	+	selten, aber wichtig, da benigne

8p, 9 und 14q auf. Bei nichtpapillären Adenomen wird häufig ein Verlust des Y-Chromosoms und Trisomie von Chromosom 7 und 17 gefunden; bei Übergang in ein papilläres Nierenzellkarzinom treten häufig zusätzliche Veränderungen wie Trisomie von Chromosom 3q, 8, 16 und 20 auf.

Symptomatik. Es existieren keine Frühsymptome. Symptome deuten daher in der Regel auf ein fortgeschrittenes Stadium hin. Heutzutage wird die Diagnose häufig bei asymptomatischen Patienten als Zufallsbefund bei der Nierensonographie gestellt.

Fokale Zeichen.
- Tastbarer abdominaler Tumor,
- Flankenschmerz,
- Makrohämaturie mit und ohne Kolik,
- Varikozele bei linksseitig lokalisiertem Tumor.

Metastasierung. Typisch ist ein frühzeitiger Einbruch in die Vene mit Fernmetastasierung (Lunge, Knochen, Leber, Gehirn).

Systemische Symptome. Fieber (Interleukinsekretion), Hyperkalzämie, Polyglobulie (Erythropoetinsekretion), Hypertonie (Reninsekretion; „The Internist's Tumor"), Cholestase (Stauffer-Syndrom: Hepatosplenomegalie, erhöhte alkalische Phosphatase, ggf. erhöhtes Bilirubin und α_2-Globulin), Müdigkeit, Gewichtsverlust.

Jede Raumforderung der Niere und jede Makrohämaturie ist so lange verdächtig für ein Nierenzellkarzinom, bis das Gegenteil bewiesen ist.

Diagnostisches Vorgehen.
- Heute wird die Erkrankung meist als Zufallsbefund bei der **Nierensonographie** diagnostiziert (meist echoarme oder echoreiche Raumforderung, seltener Zyste mit Malignitätskriterien, → „Nierenzysten", S. 232f).
- **CT** (Veneneinbruch, Lymphknotenbefall) oder **Kernspintomographie** als weiterführende Bild gebende Verfahren.

Therapie. Radikale Nephrektomie mit oder ohne Lymphadenektomie. Durch Chemotherapie ist keine Prognoseverbesserung möglich. Interessante neue Aspekte liefert die Immuntherapie. Selten ist die chirurgische Resektion von Einzelmetastasen erfolgreich.

Prognose. Ist der Tumor auf die Niere beschränkt, beträgt die 10-Jahres-Überlebensrate 73%, bei Fernmetastasen liegt die 5-Jahres Überlebensrate bei 8%.

10.2.21 Amyloidose

engl.: amyloidosis

Definition. Unter Amyloidose versteht man extrazelluläre Ablagerungen von Proteinfibrillen. Von diesen Amyloidablagerungen können praktisch alle Organe betroffen sein. Einer der Hauptmanifestationsorte sind die Nieren.

Ätiopathogenese. **Amyloid A** (AA) entsteht durch Proteolyse aus Serum-Amyloid A (SAA), einem Akutphaseprotein. Vorläufer von **Amyloid L** (AL) ist der variable Teil der L-Ketten der Immunglobuline. Daneben gibt es noch eine große Zahl weiterer seltener Vorläuferproteine, vor allem bei familiärer Amyloidose.

Einteilung.
- Primäre Amyloidose (AL-Typ): keine Begleiterkrankung nachweisbar,
- sekundäre Amyloidose (AL-Typ) bei multiplem Myelom (→ S. 926ff),
- sekundäre Amyloidose (AA-Typ) bei chronischen Infektionskrankheiten (z. B. Osteomyelitis) oder Entzündungen (z. B. chronische rheumatische Arthritis; → „rheumatoide Arthritis", S. 1109ff),
- heredofamiliäre Amyloidose (häufig AA-Typ, speziell bei familiärem Mittelmeerfieber).

Symptomatik. Typisch für die Amyloidniere ist ein nephrotisches Syndrom. Diese Nierenerkrankung ist nicht reversibel. Häufig verschlechtert sich die Nierenfunktion progredient bis zur dialysepflichtigen Niereninsuffizienz. Vereinzelt finden sich eine diskrete Erythrozyturie, eine renal-tubuläre Azidose oder eine Nierenvenenthrombose. Eine arterielle Hypertonie kommt selten vor. Sonographisch können die Nieren vergrößert sein. Hinweise für eine Amyloidose anderer Organe können sein: Verdickung der Zunge, restriktive Kardiomyopathie, Hepatomegalie, Splenomegalie, Polyneuropathie.

Diagnostisches Vorgehen. Die Verdachtsdiagnose Amyloidniere kann nur durch eine Nierenbiopsie gesichert werden. In der Histologie ist polarisationsoptisch eine grüne Doppelbrechung nach Kongo-Rot-Färbung typisch. Immunhistologisch kann AA-Amyloid von AL-Amyloid differenziert werden. Auch bei Amyloidoseverdacht anderer Organe wird die Diagnose durch eine Biopsie gesichert. Einen hohen Stellenwert hat die Rektum-Schleimhautbiopsie.

Therapie. Eine kausale Therapie ist nicht möglich. Bei Niereninsuffizienz sind Hämodialyse oder ggf. Nierentransplantation die Therapieverfahren der Wahl. Bei AA-Amyloidose sollte die Grunderkrankung (z. B. Bronchiektasen, Morbus Crohn, chronische Polyarthritis) diagnostiziert und behandelt werden; bei familiärem Mittelmeerfieber (FMS) erfolgt die spezifische Behandlung mit Colchicin. Bei AL-Amyloidosen kann ein Myelom behandelt werden (→ S. 928ff). Bei primärer AL-Amyloidose kann die Behandlung mit Melphalan und Prednison versucht werden. Prognose: Bei manifester Nierenfunktionseinschränkung ist die Prognose sehr ungünstig. Todesursache ist meist Herzbeteiligung.

Literatur

Davidson AM, Cameron JS, Grünfeld JP. Oxford Textbook of Clinical Nephrology. 2nd ed. Oxford University Press 1997.
Dreibändiges Standardwerk mit ausführlichen Beiträgen zum gesamten Spektrum der Nephrologie.

Massry SG, Glassock RJ. Massry & Glassock's Textbook of Nephrology. 3rd ed. Williams and Wilkins 1995.
Englischsprachiges Nachschlagewerk.

Brenner BM, Rector FC. Brenner & Rector's The Kidney. 7th ed. WB Saunders Co. 2003.
Klassiker unter den englischsprachigen Nachschlagewerken.

Kuhlmann U, Walb D, Luft FC. Nephrologie. 4. Aufl. Stuttgart: Thieme 2003.
Aktuelles deutschsprachiges ausführliches Lehrbuch der Nephrologie.

Hörl W. Replacement of renal function by dialysis. 5th ed. Springer Heidelberg 1996.
Übersichtswerk über die Dialysetherapie.

11 Elektrolyt- und Wasserhaushalt

Eberhard Ritz

11.1	Natrium- und Wasserhaushalt: Osmo- und Volumenregulation	253
	Volumenmangel	256
	Volumenexzess	256
	Generalisierte Ödeme	257

	Hyponatriämie	257
	Hypernatriämie	258
11.2	Kaliumhaushalt	259
	Hypokaliämie	260
	Hyperkaliämie	261

11.1 Natrium- und Wasserhaushalt: Osmo- und Volumenregulation

Der Wasser- und Natriumhaushalt des Körpers wird unter 2 Aspekten in engen Grenzen reguliert (👁 11.1):
- Die Plasmaosmolalität muss konstant 285 mosm/kg H_2O betragen.
- Das Extrazellulärvolumen muss so bemessen sein, dass einerseits eine stabile Kreislaufsituation mit einer ausreichenden Gewebeperfusion gewährleistet ist, aber andererseits keine Hypervolämie mit Hypertonie und Ödemen resultiert.

Obwohl beide Regulationsgrößen eng miteinander zusammenhängen, sind die Kompensationsmechanismen durchaus unterschiedlich. Grundsätzlich hat der Körper die Möglichkeit,
- die Aufnahme und Abgabe von Wasser (⊤ 11.1) zu steuern und
- die Zu- und Ausfuhr von Natrium als wichtigstem extrazellulären Osmolyt zu regulieren.

Regulationsgröße Plasmaosmolalität. Die Plasmaosmolalität wird von hypothalamischen Osmorezeptoren gemessen und über das **Durst-ADH-System** gesteuert (→ „Diabetes insipidus", S. 480). Dadurch wird zwar die Natrium*konzentration* im Plasma überwacht, der Natrium*bestand* des Körpers wird durch dieses Kontrollsystem aber nicht direkt verändert.

Kommt es zu Wasserverlust mit Anstieg des Serum-Natrium-Spiegels, steigt damit auch die Osmolalität. Dies löst Durst aus. Außerdem wird vermehrt ADH ausgeschüttet, was zur Retention von H_2O in der Niere führt. Das Zusammenspiel von ADH-Wirkung in der Niere und Durst (mit darauf folgendem Trinken) bewirkt, dass die normale Plasmaosmolalität von 285 mmol/kg H_2O wieder erreicht wird.

Die Osmoregulation kann durch eine primäre Störung des hypothalamischen Osmosensors, Störungen der ADH-Sekretion (Diabetes insipidus, Schmerz, Angst, Pharmaka mit zentraldepressiver Wirkung) sowie eine reduzierte renale ADH-Ansprechbarkeit beeinflusst werden.

Regulationsgröße Volumenstatus. Die ADH-Sekretion wird allerdings nicht nur durch osmotische Signale kontrolliert, sondern auch durch den intravasalen Volumenstatus. So wird zur Korrektur eines Volumenmangels trotz Hyponatriämie ADH ausgeschüttet, was zur Wasserretention führt und zur wei-

11.1 Osmo- und Volumenregulation

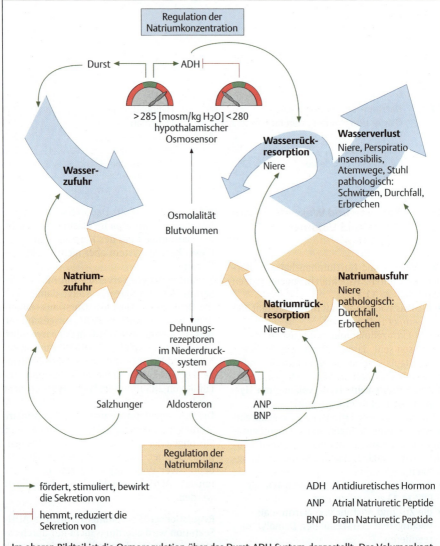

Im oberen Bildteil ist die Osmoregulation über das Durst-ADH-System dargestellt. Das Volumenkontrollsystem über die Natriumbilanz (unterer Bildteil) regelt indirekt die Wasserbilanz, da Natrium aus osmotischen Gründen gleichsinnige Wasserbewegungen nach sich zieht.

11.1 Flüssigkeitsbilanz der Erwachsenen (Angaben in ml/24 h)

Einfuhr		Ausfuhr	
Trinkmenge	1000–1500	Urin	1000–1500
Wasseranteil in fester Nahrung	700	Perspiratio insensibilis (Haut, Atemwege)	900
Oxidationswasser	300	Fäzes	100
Gesamt	2000–2500	Gesamt	2000–2500

teren Verstärkung einer Hypoosmolalität führen kann. Dieser Mechanismus erklärt auch die Entstehung von Hyponatriämie bei Erkrankungen, die mit Volumenmangel einhergehen (z. B. Herzinsuffizienz, Leberzirrhose, nephrotisches Syndrom) oder bei äußeren Natriumverlusten (Diarrhö, Erbrechen) und Flüssigkeitsverlusten in innere Räume („third space") bei Verbrennungen, Trauma oder Peritonitis.

Die Osmolalität muss immer konstant gehalten werden. Daher muss die Ein- und Ausfuhr von Natrium normalerweise immer von Wasserzu- oder -abstrom begleitet sein. Natrium ist also die wesentliche Regelgröße im Volumenkontrollsystem. Dabei wird die Natriumausscheidung über die Niere durch den Natriumbestand des Extrazellulärraums und nicht durch die Höhe der Serum-Natrium-Konzentration gesteuert.

Abweichungen der Natriumkonzentration im Serum geben Hinweise auf Störungen der Wasserbilanz, aber nicht auf Störungen des Natriumbestandes des Körpers.

Die Natrium- (und damit Volumen-)konservierung durch die Niere ist extrem effizient und präzise hormonal gesteuert. Normalerweise wird laufend durch Rezeptoren im vaskulären Niederdrucksystem der Füllungszustand des Gefäßsystems kontrolliert.

Hypervolämie. Bei Hypervolämie wird u. a. ANP (**a**triales **n**atriuretisches **P**eptid) ausgeschüttet, wodurch das *„Escape"-Phänomen* mit Natriurese, Vasodilatation und Verschiebung von Flüssigkeit aus dem Intravasal- in den Interstitialraum ausgelöst wird.

Bei erhöhter Effizienz der renalen Natriumkonservierung (Herzinsuffizienz, Leberzir-

11.2 Veränderung des Extrazellulärvolumens (Hydratationszustand) und der Osmolalität: Kombinationsmöglichkeiten

Volumenbestand	Indikator Hb, S-Eiweiß	Osmolalität	Indikator MCV (mittleres Erythrozytenvolumen)
Dehydratation (Volumenmangel)	erhöht	isoton hypoton hyperton	normal erhöht erniedrigt
Hyperhydratation (Volumenexzess)	erniedrigt	isoton hypoton hyperton	normal erhöht erniedrigt

rhose, nephritisches/nephrotisches Syndrom) oder Niereninsuffizienz wird so viel Wasser retiniert, dass es zu einer **Hyperhydratation** kommt.

Hypovolämie. Eine verminderte Füllung des Intravasalraumes kann nicht nur durch Störung der äußeren Bilanz, sondern auch durch Umverteilung zwischen intravasaler und interstitieller Flüssigkeit (sog. „third space") zustande kommen, was zu einem diagnostischen Problem werden kann: Bei Sequestrierung von Flüssigkeit in Darm (Ileus), Retroperitonealraum (Pankreatitis), Subkutangewebe (Verbrennung) etc., kann der Volumenmangel nicht durch äußere Bilanzierung erkannt werden.

Renale oder extrarenale Natriumverluste führen zu einer **Dehydratation** mit Abnahme des Gesamtkörperwassers.

Volumenmangel

Symptomatik und Befunde.
- Defizit bis 2 l: Durst,
- Defizit ab 2–4 l: Trockene Schleimhäute/verminderter Hautturgor (unzuverlässig bei kachektischen Patienten),
- Defizit ab etwa 4 l: Überschießender Blutdruckabfall und Herzfrequenzanstieg in Orthostase, evtl. Fieber und Oligurie.

Diagnostisches Vorgehen. Die zuverlässigste Erkennung des Volumenmangels ist durch Messung von **zentralem Venendruck** (ZVD, normal 4–10 cmH$_2$O) und **pulmonalkapillärem Verschlussdruck** (Swan-Ganz-Katheter) möglich. Der ZVD ist unzuverlässig bei Rechtsherzinsuffizienz und vermehrter Katecholaminausschüttung (z. B. im Schock), da durch eine Venenkontraktion der ZVD trotz Volumenmangel ansteigt.

Labor. Anstieg von Serum-Eiweiß und Hämoglobin (→ 11.2); bei normaler Nierenfunktion hohe Urin-Kreatinin- und niedrige Urin-Natrium-Konzentration (→ „Prärenales Nierenversagen", S. 236).

Volumenexzess

Symptomatik und Befunde. Bei gleichzeitiger Expansion des Plasmavolumens, d. h. wenn keine Störung der Verteilung zwischen intravasaler und interstitieller Flüssigkeit vorliegt:

DD von Ödemen

Erkrankung	Bedeutung	Kommentar
generalisiert		
– Myxödem bei Hypothyreose	++	teigige Konsistenz, nicht eindrückbar
– Lipödem	+	Füße bleiben ausgespart
lokalisiert		
– entzündlich	++	Calor, Rubor, Dolor, Tumor, Functio laesa
– Quincke-Ödem (= Angioödem; allergisch oder nichtallergisch)	+	meist im Gesicht lokalisiert, tritt plötzlich und passager auf
– Lymphödem bei Elephantiasis	+	Die Zehen sind immer betroffen, typisch sind tief einschneidende Querfalten und nicht faltbare Haut an der Dorsalseite der Zehen; Lymphsequenzszintigraphie

Natrium- und Wasserhaushalt: Osmo- und Volumenregulation

- Gewichtszunahme,
- Anstieg des arteriellen Blutdrucks,
- vermehrte venöse Füllung (erhöhter ZVD, gestaute Halsvenen),
- Husten, Dyspnoe, interstitielles Lungenödem („fluid lung"), alveoläres Lungenödem (feuchte Rasselgeräusche, S. 401),
- Labor: Hämoglobinabfall (Hämodilution).

Generalisierte Ödeme

Definition. Flüssigkeitsansammlung im interstitiellen Gewebe, bei starker Ausprägung Hydrops anasarka und Höhlenergüsse (Aszites, Pleuraergüsse).

Ursachen.
- Herzinsuffizienz,
- Leberzirrhose,
- Nierenkrankheiten:
  - nephritisches/nephrotisches Syndrom,
  - Niereninsuffizienz,
- Hungerödeme,
- idiopathische Ödeme (Ödeme ohne fassbare Ursache, vor allem bei Frauen).

Pathophysiologie. Primär liegt den Ödemen eine gestörte renale Natriumausscheidung (Fehlen des „Escape"-Phänomens, → S. 255) mit einer positiven Natriumbilanz zugrunde. Die Ödemverteilung (d. h. die Lokalisation) wird durch das Starling-Filtrationsgleichgewicht über Kapillaren (hydrostatischer und kolloid-osmotischer Kapillardruck, Gewebsgegendruck) beeinflusst.

Hyponatriämie

engl.: hyponatremia

Definition. Hyponatriämie liegt dann vor, wenn die Natriumkonzentration unter dem Normbereich liegt (135–144 mmol/l). Da Natrium physiologischerweise der wichtigste Osmolyt in der Extrazellulärflüssigkeit ist, ist dieser Zustand i.d.r. gleichbedeutend mit Hypoosmolalität.

Ursachen.

Hyponatriämie mit Hypoosmolalität.
Exzessive Wasserzufuhr durch psychogene Polydipsie oder inadäquate Infusionstherapie.
Gestörte renale Wasserausscheidungsfähigkeit:
- Zur Serumosmolalität inadäquate ADH-Spiegel:
  - exogene ADH-Zufuhr,
  - verminderte effektive Füllung des arteriellen Gefäßbettes: Hämorrhagie, terminale Herzinsuffizienz, terminale Leberzirrhose,
  - Syndrom der inadäquaten ADH-Sekretion: Bronchialkarzinom, Porphyrie, Lungenerkrankungen wie Tuberkulose oder Pneumonie, ZNS-Erkrankungen wie Enzephalitis, Meningitis oder Tumoren.
- Primär renale Störungen der Ausscheidung osmotisch freien Wassers:
  - chronische Niereninsuffizienz, Morbus Addison, Hypothyreose.

Hyponatriämie mit Hyperosmolalität. *Osmotisch bedingter Austritt von Wasser* aus dem Intrazellulärraum durch Hyperglykämie oder Gabe von Osmodiuretika.

Hyponatriämie mit normaler Serumosmolalität. *Artefiziell erniedrigte Natriumspiegel* durch Hyperlipidämie oder Hyperproteinämie (bei stark erhöhter Konzentration von Plasmalipiden oder Plasmaproteinen ist die Natriumkonzentration im Gesamtplasma vermindert, im Plasmawasser jedoch normal. Bei der flammenphotometrischen Natriumbestimmung sind die Werte [Konzentration] erniedrigt, bei Messung mit ionenspezifischen Elektroden [Aktivität] jedoch normal).

Symptome. Die Ausprägung der Symptome ist abhängig von der Geschwindigkeit des Auftretens der Hyponatriämie, da Zellen in der Lage sind, sich langsam an eine erniedrigte Osmolalität zu adaptieren. In der Regel treten Symptome, die eine Folge der osmotisch bedingten Wasseraufnahme aus dem Extrazellulärraum in den Intrazellulärraum sind, erst unterhalb einer Serum-Natrium-Konzentration von 120 mmol/l auf. Im Vordergrund stehen Hirndruckzeichen, da das anschwellende Gehirn von der festen Schädelkalotte umgeben ist: Kopfschmerz, Erbrechen, Papillenödem, Bewusstseinstrübung, fokale oder generalisierte Krampfanfälle. Außerdem können Wadenkrämpfe durch den erhöhten Wassergehalt der Muskulatur auftreten („Fireman's Cramps").

Therapie.

Symptomatische Patienten. Langsame Zufuhr von hypertoner NaCl-Lösung. Ggf. unter Bilanzierung und Messung der zentralen Drücke, Erzeugung eines hypotonen Harns durch die Gabe von Furosemid und gleichzeitiger Infusion hypertoner NaCl-Lösung. Bei zu raschem Anheben der Serum-Natriumkonzentration besteht die Gefahr einer Hirnschädigung.

Asymptomatische Patienten. Wasserrestriktion (Einschränkung von Trinken und elektrolytfreier Infusionen).

Häufiger Fehler: Hyponatriämie bedeutet *nicht* Natriummangel; eine Natriumzufuhr bei ödematösen hyponatriämischen Patienten mit Herzinsuffizienz, Leberzirrhose und Aszites, nephrotischem Syndrom oder Niereninsuffizienz ist absolut unsinnig.

Hypernatriämie

engl.: hypernatremia

Definition. Hypernatriämie liegt dann vor, wenn die Natriumkonzentration über dem Normbereich liegt (135–144 mmol/l). Da Natrium physiologischerweise der wichtigste Osmolyt in der Extrazellulärflüssigkeit ist, ist dieser Zustand i.d.R. gleichbedeutend mit Hyperosmolalität.

Ursachen. Eine Hypernatriämie, d.h. Hyperosmolalität der Extrazellulärflüssigkeit, kann sich nur bei ungenügender Wasseraufnahme entwickeln. Beim bewusstseinsklaren Patienten löst Hypernatriämie Durst und Wasserzufuhr aus.

Exzessive Natriumzufuhr.
- Mit der Nahrung (nur bei Kleinkindern beobachtet),
- Infusion konzentrierter Natriumbicarbonatlösungen bei der Azidosebehandlung.

Inadäquate Wasseraufnahme.
- Beeinträchtigung (selektiver Verlust oder Fehleinstellung) des Durstmechanismus,
- „Resetting" der Osmorezeptoren (z.B. bei Hypothalamustumoren),
- bewusstseinsgetrübte Patienten,
- Beeinträchtigung der enteralen Wasserzufuhr (z.B. Ösophaguskarzinom).

Gesteigerte Wasserverluste im Urin durch Störung der Harnkonzentrierung.
- Erniedrigung des Serum-ADH-Spiegels (Diabetes insipidus centralis),
- hereditäre ADH-Resistenz (rezessiv geschlechtsgebunden vererbter Diabetes insipidus renalis),
- erworbene ADH-Resistenz:
  – Hypokaliämie,
  – Hyperkalzämie,
  – interstitielle Nephritis (z.B. Morbus Sjögren),
  – Reparationsphase des akuten Nierenversagens,
  – osmotische Diurese (Diabetes mellitus, Sondenernährung mit Solutareicher Sondenkost bei inadäquater Wasserzufuhr, Niereninsuffizienz).

Gesteigerte extrarenale Wasserverluste.
- Erhöhte Perspiratio (in-)sensibilis bei Hyperthermie,
- vermehrte Wasserabgabe durch verbrennungsgeschädigte Haut.

Klinische Folgen. Das Auftreten klinischer Symptome ist abhängig von der Geschwindigkeit der Hypernatriämieentwicklung (langsame Adaptation der Osmolalität des Gehirns). Bei rascher Entwicklung bewirkt ein osmotischer Wasserentzug aus dem Gehirn zentralnervöse Ausfälle (Bewusstseinstrübung bis Koma); die Schrumpfung des Hirns kann zu subduralen und intrazerebralen Blutungen durch Venenruptur führen; gelegentlich Durstfieber.

Therapie. Wasserzufuhr. Bei bewusstseinsgetrübten Patienten vorsichtig (langsame) Infusion mit osmotisch freiem Wasser (z. B. Glucoselösung).

11.2 Kaliumhaushalt

Die wichtigsten Einflussparameter auf den Kaliumhaushalt sind in 11.2 dargestellt. Vereinfachend kann gesagt werden, dass eine Hyperkaliämie in der Regel mit einer Störung der Kaliumverteilung und eine Hypo-

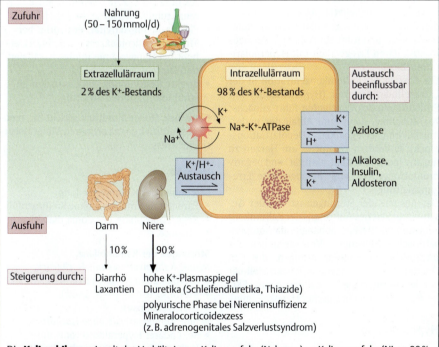

11.2 Regulation des Kaliumhaushalts

Die **Kaliumbilanz** spiegelt das Verhältnis von Kaliumzufuhr (Nahrung) zu Kaliumausfuhr (Niere 90%, Darm 10%) wider. Die **Kaliumverteilung** zwischen extra- und intrazellulärer Flüssigkeit ist Ausdruck der Aktivität der Na^+-K^+-ATPase und des K^+/H^+-Austausches. Da der Serum-Kalium-Spiegel in engen Grenzen konstant gehalten werden muss, hat der Körper die Möglichkeit, kurzfristige Korrekturen durch K^+-Verschiebung zwischen Extra- und Intrazellulärraum und längerfristige Änderungen durch Beeinflussung der renalen Kaliumausscheidung vorzunehmen.

kaliämie in der Regel mit einer Störung der Kaliumbilanz vergesellschaftet ist. Verschiebungen des Verhältnisses zwischen extra- und intrazellulärer Kaliumkonzentration beeinflussen das Membranpotenzial und somit die Erregbarkeit von Zellen (Nernst-Gleichung). Da das Gehirn als elektrisch sensibelstes Organ vor einer Abweichung der Kaliumkonzentration durch bidirektionalen Kaliumtransport an der Blut-Liquor-Schranke relativ gut geschützt ist, werden klinische Störungen vorwiegend an Herzmuskel (◉ 11.3), Skelettmuskel und glatter Darmmuskulatur beobachtet.

Ein Abfall der Kaliumkonzentration in der Extrazellulärflüssigkeit **(Hypokaliämie)** erhöht den Quotienten „intrazelluläres/extrazelluläres Kalium" und führt zur Abnahme der neuromuskulären Erregbarkeit mit Hyperpolarisationsblock.

Ein Anstieg der Kaliumkonzentration in der Extrazellulärflüssigkeit **(Hyperkaliämie)** mit Erniedrigung des Quotienten führt zunächst zur Zunahme, dann zum Abfall der neuromuskulären Erregbarkeit (Depolarisationsblock). Außerdem kommt es am Herzen zu negativ inotroper (Kontraktilität) und negativ dromotroper Wirkung (herabgesetzte Erregungsleitung).

Das Ausmaß der Störungen ist von der Geschwindigkeit des Auftretens der Kaliumkonzentrationsänderung abhängig, da kompensatorisch gleichsinnige Veränderungen des intrazellulären Kaliums erfolgen, die den Quotient K^+-intrazellulär/K^+-extrazellulär wieder normalisieren (z.B. normales EKG bei Patienten mit chronischer Hypokaliämie).

Hypokaliämie

engl.: hypokalemia

Definition. Unterschreiten des Kaliumnormbereichs von 3,5–5,5 mmol/l im Plasma.

Diagnostisches Vorgehen.

Anamnese. Nahrungszufuhr, Durchfall, Erbrechen, Laxanzien- und Diuretikagebrauch.

Lakritze hat aldosteronähnliche Wirkungen.

Labor.
- Kalium im Plasma oder Serum (die auf S .263 beschriebenen Fehlerquellen können auch eine Hypokaliämie verschleiern),
- Kalium im Urin: >20 mmol/l Verdacht auf renalen Kaliumverlust; <20 mmol/l Verdacht auf enteralen Kaliumverlust,
- Säure-Basen-Status: meist metabolische Alkalose (→ S. 270f); selten Azidose (z.B. renal-tubuläre Azidose, → S. 221f),
- Plasma-Renin-Aktivität: erniedrigt bei Mineralocorticoidexzess (→ S. 542ff), erhöht bei Hypovolämie infolge Laxanzien- und Diuretikagebrauch,
- direkte Bestimmung von Laxanzien im Stuhl und Diuretika im Urin.

Blutdruck. Hoher Blutdruck spricht für, niedriger Blutdruck gegen primären Mineralocorticoidexzess.

Ursache.

Störungen der Kaliumverteilung.
- Parenterale Ernährung ohne Kaliumzufuhr,
- Reparationsphase des Coma diabeticum,
- Alkalose.

Störungen der Kaliumbilanz.
Renale Kaliumverluste mit Hochdruck:
- Morbus Conn (→ S. 542ff),
- Morbus Cushing (→ S. 546ff),
- Lakritzenabusus.

Renale Kaliumverluste ohne Hochdruck:
- Sekundärer Hyperaldosteronismus (Leberzirrhose, nephrotisches Syndrom),
- Bartter-Syndrom (autosomal-rezessiv erblicher renaler Natrium- und Chloridverlust; nicht mit „Schwartz-Bartter-Syndrom" [S. 485f] verwechseln!),

- Diuretikaeinnahme oder heimliches Erbrechen (sog. Pseudo-Bartter-Syndrom),
- wegen Natriummangels persistierende Alkalose nach Erbrechen,
- hoch dosierte Penicillintherapie.

Extrarenale Kaliumverluste, kombiniert mit metabolischer Alkalose (oberer Gastrointestinaltrakt, Verlust von Säureäquivalenten):
- Enterostomie, Darmfistel,
- Verner-Morrison-Syndrom (Vipom, →S. 869),
- Kolonpapillom,
- chronische Diarrhö (→ S. 704),
- akute Diarrhö (z. B. Cholera, → S. 701ff),
- Laxanzienabusus.

Klinische Folgen.
- **Skelettmuskulatur:** Schwäche, besonders der unteren Extremitäten bis hin zu Lähmungen,
- **Darm:** Obstipation, paralytischer Ileus,
- **Herz:** Hypokaliämie-EKG (→ 11.3), Herzrhythmusstörungen,

Bei Hypokaliämie begünstigt Digitalis supraventrikuläre und ventrikuläre Herzrhythmusstörungen.

- **Niere:** Polyurie, Polydipsie, eingeschränkte Konzentrationsfähigkeit; *chronisch:* interstitielle Fibrose und Nierenfunktionsverlust.

Therapie.

Akuter Notfall. Kalium intravenös (maximale Geschwindigkeit 20 mmol/h, maximale Tagesdosis 2 mmol/kgKG). Abschätzung des Kaliumbedarfes: 1 mmol/l Erniedrigung der Kaliumkonzentration entspricht einem Defizit von etwa 100 mmol K^+. Üblicherweise wird Kaliumchlorid verabreicht.

Chronisch.
- Beseitigung der auslösenden Ursache, wie z. B. Absetzen von Laxanzien, Diuretika,

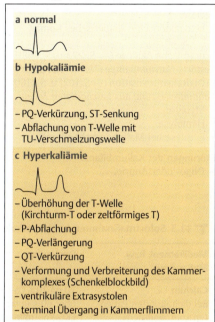

11.3 EKG-Veränderungen bei Hyper- und Hypokaliämie

a normal

b Hypokaliämie
- PQ-Verkürzung, ST-Senkung
- Abflachung von T-Welle mit TU-Verschmelzungswelle

c Hyperkaliämie
- Überhöhung der T-Welle (Kirchturm-T oder zeltförmiges T)
- P-Abflachung
- PQ-Verlängerung
- QT-Verkürzung
- Verformung und Verbreiterung des Kammerkomplexes (Schenkelblockbild)
- ventrikuläre Extrasystolen
- terminal Übergang in Kammerflimmern

Lakritze, Gabe von Spironolacton bei Hyperaldosteronismus, Alkalosekorrektur,
- kaliumreiche Ernährung (Obst, Gemüse),
- Kaliumchlorid p. o.: Es sollten wegen der Gefahr von Dünndarmulzerationen keine dragierten Darreichungsformen gewählt werden. Kaliumsalze organischer Säuren sind nicht in der Lage, ein Kaliumdefizit zu korrigieren.

Hyperkaliämie

engl.: hyperkalemia

Definition. Überschreiten des normalen Kaliumkonzentrationsbereiches von 3,5–5,5 mmol/l.

Ursachen.

Störungen der Kaliumverteilung.
Azidose:
- ketoazidotisches diabetisches Koma (→ S. 607ff),
- urämische Azidose (→ S. 223 u. S. 268ff).

Gestörte Natriumpumpe (Na^+-K^+-ATPase):
- Digitalisintoxikation (→ S. 102f u. S. 1160f).

Kaliumfreisetzung aus geschädigten Zellen:
- Myolyse,
- Hämolyse,
- Zytolyse bei Malignombehandlung.

Störungen der Kaliumbilanz.
- Oligo- oder Anurie.

Kombination aus Verteilungs- und Bilanzstörung. Fehlen der Mineralocorticoidwirkung:
- Morbus Addison (→ S. 551ff),
- Hyporeninämischer Hypoaldosteronismus (Schambelan-Syndrom),
- Therapie mit Aldosteronantagonisten (Spironolacton) oder mit Kalium sparenden Diuretika wie Triamteren, Amilorid bei niereninsuffizienten Patienten.

Klinische Folgen. Häufig macht sich die Hyperkaliämie erst durch vital bedrohliche Herzrhythmusstörungen (AV-Block, Kammerflattern, Kammerflimmern oder Asystolie) bemerkbar. Es gibt kaum Frühsymptome, am ehesten noch treten Parästhesien (aus un-

T 11.3 Sofortmaßnahmen bei Hyperkaliämie

Medikament bzw. Maßnahme	Dosierung	Wirkmechanismus
Calcium i.v. Bei digitalisierten Patienten kontraindiziert!	10 ml 10 % Ca-Gluconat über 60 s unter EKG-Kontrolle i.v.	„Stabilisierung" der Kardiomyozytenmembran, Rückbildung der hyperkaliämiebedingten EKG-Veränderungen; keine Änderung des Serum-Kaliums
Insulin plus Glucose i.v.	10 IE Normalinsulin + 50 ml Glucose 50% in 10 min über einen zentralen Venenkatheter oder 125 ml Glucose 20% peripher venös	Insulin stimuliert die Na^+-K^+-ATPase und somit die zelluläre Kaliumaufnahme; mäßiger Abfall des Serum-Kaliums (1–2 mmol/l in 30–60 min)
Natriumbicarbonat i.v. (nicht zuverlässig wirksam)	50–100 ml Lösung (4,2%) über 10 min i.v.	bei Azidose Austausch von K^+ gegen H^+ über die Zellmembran (K^+-Austritt, H^+-Eintritt; ◉ 11.2); bei Alkalisierung Umkehr der Prozesse
β_1-Agonisten (z.B. Salbutamol)	10–20 mg als Aerosol oder 0,5 mg i.v.	Translokation von Kalium in die Zelle
Hämodialyse		Kaliumverlust durch Diffusion ins Dialysat
Kationen-Austauschharz (z. B. Natrium- oder Calciumpolystyrolsulfonat)	6-stdl. 15 g p.o. oder 15–30 g als Einlauf	Sequestrierung von Kalium im Darmlumen

bekannten Gründen vor allem im Mundbereich), Muskelzuckungen und Paresen auf.

Diagnostisches Vorgehen.
- **Kaliumbestimmung,**

Fehlerquellen: Hämolyse bei forcierter Aspiration (Kaliumaustritt aus den Zellen), Luftbeimengung bei Blutabnahme, verspätete Zentrifugation; die Kaliumfreisetzung durch Gerinnung (aus Thrombozyten bei Thrombozythämie) und Leukozyten (bei Leukämie) verursacht eine sog. „Pseudohyperkaliämie" mit erhöhtem Serum-Kalium, aber normalem Plasma-Kalium.

- **Säure-Basen-Status:** Ausschluss einer Azidose,
- **harnpflichtige Substanzen:** Ausschluss einer Niereninsuffizienz,
- Bestimmung von **LDH, CK:** Ausschluss eines Zellzerfalls (Hämolyse, Myolyse, Zytolyse),

- **Elektrokardiogramm** (überhöhte T-Zacke: „Kirchturm-T"; QRS-Verbreiterung).

Therapie.

Akuter Notfall. Kaliumkonzentration >6,5 mmol/l oder kardiotoxische Erscheinungen im EKG: ☞ 11.3.

Chronisch.
- Absetzen Kalium sparender Diuretika oder ACE-Hemmer,
- Corticoidzufuhr (bei Morbus Addison),
- Beendigung einer Kaliumzufuhr,
- Verhinderung der intestinalen Kaliumabsorption durch Kationenaustauscher p.o. (zusammen mit Sorbit zur Vermeidung eines Ileus durch Konkremente aus Austauscherharz) oder als Klysma.

Literatur

→ „Säure-Basen-Haushalt", S. 271

12 Säure-Basen-Haushalt

Eberhard Ritz

12.1	Allgemeines	264
12.2	Respiratorische Störungen des Säure-Basen-Haushaltes	267
	Respiratorische Azidose	267
	Respiratorische Alkalose	268

12.3	Metabolische Störungen des Säure-Basen-Haushaltes	268
	Metabolische Azidose	268
	Metabolische Alkalose	270

12.1 Allgemeines

Physiologie. Da der pH-Wert der Körperflüssigkeiten innerhalb sehr enger Grenzen (pH 7,38–7,42) konstant gehalten werden muss, aber unterschiedliche (d.h. respiratorische und metabolische) Einflüsse diesem Ziel entgegenwirken, stehen dem Körper Puffersysteme zur Verfügung, die in der Lage sind, je nach auslösendem Mechanismus die Abweichung des Säure- Basen-Haushaltes zu kompensieren (👁 12.1). Hierdurch wird der arterielle pH-Wert konstant gehalten.

Ein geschlossenes System aus Proteinen (z.B. Hämoglobin in Erythrozyten oder Plasmaproteine) kann innerhalb kürzester Zeit H^+-Ionen aufnehmen oder abgeben. Auch durch die Verschiebung von H^+-Ionen zwischen Intra- und Extrazellulärraum können geringfügige und kurzfristige Änderungen des pH-Wertes kompensiert werden. Da durch diese Puffersysteme die Bilanz der H^+- Ionen unverändert bleibt, steht zur längerfristigen Kompensation dem Körper zusätzlich ein offenes Puffersystem aus Phosphat und Bicarbonat zur Verfügung. Bicarbonat ist mit Abstand der wirkungsvollste Puffer des Körpers. Alle anderen Systeme werden auch als Nichtbicarbonatpuffer (NBP) zusammengefasst.

Pathophysiologie. Säure-Basen-Störungen können im Prinzip entweder durch gestörte *alveoläre Ventilation* (respiratorische Azidose und Alkalose) oder durch veränderten *Anfall* bzw. *renale Ausscheidung von Säureäquivalenten* (metabolische Azidose und Alkalose) entstehen. Die 4 im Prinzip möglichen primären Säure-Basen-Störungen sind in ⊤ 12.1 zusammengefasst (→ auch „Grundlagen der Pneumologie", S. 404f). 👁 12.2 zeigt die Änderungen der Parameter pH-Wert, Pa_{CO_2} und HCO_3^- bei Störungen des Säure-Basen-Haushaltes.

Die Beurteilung von Säure-Basen-Störungen wird durch die kompensatorisch erfolgenden Änderungen der alveolären Ventilation (respiratorische Kompensation) und der renalen Bicarbonatschwelle (renale Kompensation) erschwert.

Es wird verständlich, weshalb Säure-Basen-Störungen dann besonders gefährlich sind, wenn die ventilatorische Kompensationsmöglichkeit beeinträchtigt ist, z.B. bei metabolischer Azidose (diabetisches Koma) mit begrenzter Steigerungsfähigkeit der Ventilation (Lungenemphysem).

Diagnostik. Wegen der leichten Bestimmbarkeit wird in der Klinik zur Erfassung des

12.1 Kompensationsmechanismen im Säure-Basen-Haushalt

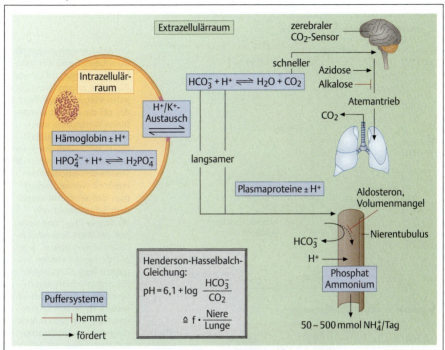

Durch die **Lungen** wird die flüchtige Säure CO_2 entfernt. Dieser Vorgang muss so reguliert sein, dass die pro Zeiteinheit entfernte CO_2-Menge der im Stoffwechsel gebildeten Menge an CO_2 entspricht. Der zentrale Atemantrieb, wird durch pH und P_{CO_2} gesteuert und regelt die alveoläre Ventilation so genau, dass der arterielle P_{CO_2} nur innerhalb enger Grenzen schwankt. Die **Nieren** entfernen Säureäquivalente durch Sekretion von Protonen (H^+) in die Tubulusflüssigkeit. Da der Urin-pH einen Wert von etwa 4,5 nicht unterschreiten kann, wird nur ein verschwindend kleiner Teil der Protonen in freier Form im Urin ausgeschieden. In der Tubulusflüssigkeit werden durch sezernierte Protonen die Puffer Phosphat und NH_3 rücktitriert. Das dabei entstehende Bicarbonat wird sofort rückresorbiert. Bei starkem Anfall an Säureäquivalenten kann die Ammoniumbildung (und parallel die H^+-Ausscheidung) von etwa 50 auf 500 mmol/d ansteigen. Die renale Bicarbonatschwelle, d. h. der Wert der Plasmakonzentration, oberhalb dessen die Niere Bicarbonat ausscheidet und unterhalb dessen die Niere Bicarbonat rückresorbiert, wird vor allem von Aldosteron und der Füllung des Extrazellulärraums beeinflusst.

Säure-Basen-Status das CO_2/HCO_3^--System herangezogen. Die Wahl dieses Puffersystems ist biologisch sinnvoll, da die Konzentration von CO_2 durch Anpassung der alveolären Ventilation direkt reguliert werden kann. Zwischen der Konzentration der Protonen (H^+-Ionen), der Konzentration der Bicarbonationen und der Konzentration der gelösten Kohlensäure besteht nach dem Massenwirkungsgesetz eine Beziehung, die durch die Formel von Henderson und Hasselbalch ausgedrückt wird (→ **12.1**). Der pH-

12.2 Veränderungen der Blutgasanalyse-Parameter bei Störungen des Säure-Basen-Haushalts

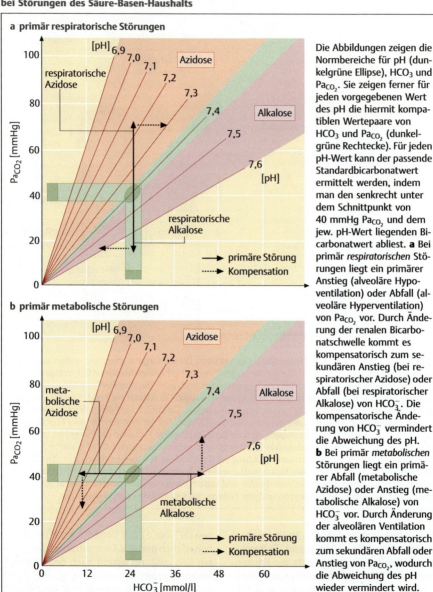

Die Abbildungen zeigen die Normbereiche für pH (dunkelgrüne Ellipse), HCO_3 und Pa_{CO_2}. Sie zeigen ferner für jeden vorgegebenen Wert des pH die hiermit kompatiblen Wertepaare von HCO_3 und Pa_{CO_2} (dunkelgrüne Rechtecke). Für jeden pH-Wert kann der passende Standardbicarbonatwert ermittelt werden, indem man den senkrecht unter dem Schnittpunkt von 40 mmHg Pa_{CO_2} und dem jew. pH-Wert liegenden Bicarbonatwert abliest. **a** Bei primär *respiratorischen* Störungen liegt ein primärer Anstieg (alveoläre Hypoventilation) oder Abfall (alveoläre Hyperventilation) von Pa_{CO_2} vor. Durch Änderung der renalen Bicarbonatschwelle kommt es kompensatorisch zum sekundären Anstieg (bei respiratorischer Azidose) oder Abfall (bei respiratorischer Alkalose) von HCO_3^-. Die kompensatorische Änderung von HCO_3^- vermindert die Abweichung des pH.
b Bei primär *metabolischen* Störungen liegt ein primärer Abfall (metabolische Azidose) oder Anstieg (metabolische Alkalose) von HCO_3^- vor. Durch Änderung der alveolären Ventilation kommt es kompensatorisch zum sekundären Abfall oder Anstieg von Pa_{CO_2}, wodurch die Abweichung des pH wieder vermindert wird.

12.1 Die vier primären Säure-Basen-Störungen

Störung	primäre Abweichung	sekundäre Kompensation	Mechanismus der sekundären Kompensation
respiratorische Azidose	Pa_{CO_2} ↑	HCO_3^- ↑	erhöhte renale Bicarbonatschwelle
respiratorische Alkalose	Pa_{CO_2} ↓	HCO_3^- ↓	erniedrigte renale Bicarbonatschwelle
metabolische Azidose	HCO_3^- ↓	Pa_{CO_2} ↓	alveoläre Hyperventilation
metabolische Alkalose	HCO_3^- ↑	Pa_{CO_2} ↑	alveoläre Hypoventilation

Wert des Blutes ist somit durch das Verhältnis von Bicarbonat zu Kohlensäure bestimmt, pH und PCO$_2$ werden heute mithilfe von Gaselektroden gemessen, die Bicarbonatkonzentration lässt sich aus pH und PCO$_2$ errechnen und wird in praxi nomographisch ermittelt. Der arterielle *Kohlendioxidpartialdruck PaCO$_2$* ist nahezu ausschließlich abhängig von der alveolären Ventilation. Die Regulation der Bicarbonatkonzentration HCO$_3^-$ geschieht durch die Niere, die Bicarbonat bedarfsgerecht abgibt oder retiniert. Die Bicarbonatkonzentration ist daneben aber auch abhängig von der Konzentration der Kohlensäure, von der ein Teil immer dissoziiert ist und in Form von Bicarbonat- und H$^+$-Ionen vorliegt. Die Bicarbonatkonzentration wird damit indirekt auch durch die respiratorische Regulation beeinflusst.

Nur bei normaler Ventilation spiegelt Bicarbonat ausschließlich die renale Säure-Basen-Regulation wider.

Für respiratorisch bedingte Änderungen des Bicarbonats können jedoch rechnerisch oder durch Benutzung von Nomogrammen Korrekturen durchgeführt werden. Konventionell wird diejenige Bicarbonatkonzentration angegeben, die bei normaler Ventilation (PaCO$_2$ = 40 mmHg), also unter Standardbedingungen, im Blut zu finden wäre (sog. Standardbicarbonat).

Normalwerte im arteriellen Blut (oder arterialisierten Kapillarblut):
pH 7,40 (7,38–7,42)
PaCO$_2$ 40 mmHg (37–43)
Standardbicarbonat
25 mmol (23–27)
(Konzentration bei PaCO$_2$ von 40 mmHg)

12.2 Respiratorische Störungen des Säure-Basen-Haushaltes

Respiratorische Azidose

engl.: respiratory acidosis

Definition. Abfall des arteriellen pH durch primären Anstieg des arteriellen CO$_2$ (PaCO$_2$) infolge alveolärer Hypoventilation.

Ursachen.

Atemwegsobstruktion.
- *Akut:* Aspiration, Fremdkörper, Laryngospasmus,
- *chronisch:* Asthma bronchiale, Emphysem.

Restriktive Lungenerkrankungen.
- *Akut:* Pneumothorax, Pneumonie, ARDS (**A**cute **R**espiratory **D**istress **S**yndrome),

- *chronisch:* Pneumonie, interstitielle Lungenfibrose, Lungenparenchymverlust (z. B. Resektion oder Kavernen), Pleuraverschwartung, Kyphoskoliose.

Neuromuskuläre Ausfälle.
- *Akut:* Guillain-Barré-Syndrom, Botulismus, schwere Hypokaliämie,
- *chronisch:* Poliomyelitis, Myopathie.

Depression des Atemzentrums.
- *Akut:* Anästhesie, atemdepressorische Pharmaka (z. B. Opiate oder Sedativa), Atemzentrumsschädigung durch Trauma, Infarkt, Blutung.
- *chronisch:* z. B. Pickwick-Syndrom.

Klinik.
- Atemnot (unzuverlässig),
- Tachykardie, Blutdruckanstieg, pulmonale Hypertonie (Hyperkapniefolge),
- konjunktivale Injektion, Rötung der Gesichtshaut (CO_2-bedingte Vasodilatation),
- Hirndruckzeichen (Stauungspapille), Verwirrung, Koma (CO_2-bedingte zerebrale Vasodilatation und „CO_2-Narkose").

Therapie. Steigerung der pulmonalen Ventilation durch
- ggf. Behebung einer bronchialen Obstruktion: antiasthmatische (→ S. 420ff), antibiotische Therapie (→ S. 412, 415, 431ff); Entfernung mechanischer Atemhindernisse,
- mechanische Ventilation.

Durch Opiate, Tranquilizer und die alleinige Gabe von Sauerstoff kann eine Atemdepression induziert werden.

Respiratorische Alkalose

engl.: respiratory alkalosis

Definition. Anstieg des arteriellen pH durch primären Abfall des arteriellen CO_2 ($PaCO_2$) infolge alveolärer Hyperventilation.

Ursachen.
- Kompensatorische Hyperventilation bei Hypoxie:
  - *akut:* Pneumonie, Asthma, Lungenödem, Hypotonie, rascher Höhenaufstieg,
  - *chronisch:* Lungenfibrose, zyanotische Herzfehler, Anämie.
- Zentrale Stimulation des Atemzentrums: Infarkt, Trauma, Tumor, Enzephalitis, Meningitis, Medikamente (Salicylate, Nikotin, Progesteron), nervöses Atmungssyndrom (*engl.:* anxiety hyperventilation syndrome), Leberausfall, gramnegative Sepsis.

Klinik. Erhöhte neuromuskuläre Erregbarkeit mit Parästhesien in Lippen und Fingern, Schwindelgefühl, tetanische Beschwerden mit einer Pfötchenstellung der Hände und einer Plantarflexion der Füße.

Therapie.
- Im Vordergrund steht immer die **Therapie der Grundkrankheit** bzw. die Elimination der zugrunde liegenden Ursache, insbesondere auch bei chronischer respiratorischer Alkalose.
- Bei Hyperventilation auf psychosomatischer Grundlage: Beruhigung, ggf. leichte Sedierung des Patienten, Rückatmung in einen Plastikbeutel.
- Hyperventilation bei Hypoxämie durch Aufenthalt in großer Höhe zur Prophylaxe der Höhenkrankheit: Acetazolamid bewirkt eine vermehrte renale Bicarbonatexkretion.

12.3 Metabolische Störungen des Säure-Basen-Haushalts

Metabolische Azidose

engl: metabolic acidosis

Definition. Primärer Abfall des arteriellen pH-Werts mit Verminderung der Bicarbonatkonzentration im arteriellen Blut (HCO_3^-), bedingt durch vermehrten Anfall endogener oder exogener Säureäquivalente (Additionsazidose), verminderte renale Ausscheidung von Säureäquivalenten (Retentionsazidose), enteralen oder renalen Verlust von Bicarbonat (Subtraktionsazidose).

Ursachen.

Additionsazidose.
Endogene Säure-Äquivalente:
- Ketoazidose (→ S. 607ff): diabetisches (Prä-)Koma, Hunger, Alkoholismus,
- Laktazidose (→ S. 603f): Schock, Hypoxie, Biguanidtherapie, Tumoren.

Exogene Säure-Äquivalente: Salicylat, Methylalkohol, Glycol.

Retentionsazidose. Verminderte renale Ausscheidung von Säureäquivalenten bei
- Niereninsuffizienz (→ S. 222ff),
- distal tubulärer Azidose (verminderte Protonensekretion; → S. 221f),

Subtraktionsazidose (Bicarbonatverlust).
- *Enteral:* Diarrhö.
- *Renal:* proximal tubuläre Azidose (→ S. 221f), Carboanhydrasehemmer.

Diagnostisches Vorgehen. Das Verhalten der Chloridkonzentration gibt Aufschlüsse über Ursachen der Azidose. Geht mit dem Abfall der Bicarbonatkonzentration invers ein gleich großer Anstieg der Chloridkonzentration einher, kommt es zu keiner Änderung der Anionenlücke (= Summe nicht gemessener Ionen; gemessene Anionen, d.h. Cl^- und HCO_3^-, machen etwa 95% der gesamten Anionen aus, nicht gemessene Anionen sind Sulfat, Phosphat, organische Anionen, Protein; 12.3).

Anionenlücke = $Na^+ - (Cl^- + HCO_3^-)$; Normbereich 12 ± 4 mmol/l,

Normale Anionenlücke (= hyperchlorämische metabolische Azidose). Subtraktionsazidose durch Bicarbonatverlust:

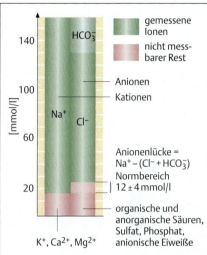

12.3 Ionenzusammensetzung des Plasmas

Anionenlücke = $Na^+ - (Cl^- + HCO_3^-)$
Normbereich 12 ± 4 mmol/l

Bei der Suche nach der Ursache einer metabolischen Azidose ist die Berechnung der Anionenlücke hilfreich: Geht bei einer Subtraktionsazidose Bicarbonat renal oder intestinal verloren, wird kompensatorisch NaCl retiniert, so dass die Summe von Cl^- und HCO_3^- konstant bleibt (= normale Anionenlücke). Bei einer Additionsazidose reagiert HCO_3^- mit H^+ zu H_2O + CO_2 ohne dass Cl^- kompensatorisch ansteigt: Die Anionenlücke vergrößert sich.

- *renal:* tubuläre Azidose, Carboanhydrasehemmer,
- *intestinal:* Diarrhö.

Vergrößerte Anionenlücke (Additionsazidosen). Ketoazidose, Laktazidose, Vergiftung (Methanol, Äthylenglycol, Salicylat), Niereninsuffizienz.

Klinik. Es gibt keine typischen Symptome. Ein Hinweis kann eine tiefe und beschleunigte Atmung (Kussmaul-Atmung) sein. Bei schwerer Azidose können Schock und Herzrhythmusstörungen (katecholaminrefraktärer Blutdruckabfall), Verwirrtheit, Stupor und Koma auftreten. Die Verschiebung von H^+-Ionen in den Intrazellulärraum verbunden mit dem Austritt von K^+ aus der Zelle kann zu einer Hyperkaliämie mit Parästhesien und Muskelzuckungen ($\rightarrow$ S. 262f) führen.

Therapie. In der Regel ist es ausreichend, die zugrunde liegende Störung zu therapieren:
- diabetische Ketoazidose: Insulin,
- Laktazidose: Schockbehandlung,
- Methanol-, Äthylenglycol-Intoxikation: Hämodialyse.

Die Zufuhr von Natriumbicarbonat ist umstritten und sollte (wenn überhaupt) nur bei schwerster metabolischer Azidose erfolgen. Bei Korrektur der metabolischen Azidose besteht die Gefahr der Hypokaliämie durch Wiederaufnahme von K^+ in die Zelle. Daher ist in der Regel eine Kaliumsubstitution notwendig.

Metabolische Alkalose

engl.: metabolic alkalosis

Definition. Anstieg des arteriellen pH durch primäre Erhöhung der arteriellen Bicarbonatkonzentration, die meist durch eine renale Retention von Bicarbonat hervorgerufen wird.

Pathophysiologie (Ursachen $\rightarrow$ T 12.2).
Ausgangspunkt einer metabolischen Alkalose ist üblicherweise ein vermehrter **Verlust von Säureäquivalenten** über den Magen oder die Nieren. Unterhalten wird hierbei die metabolische Alkalose durch die Stimulation der Bicarbonat-Reabsorption bei Volumen- bzw. Chloridmangel.
Eine metabolische Alkalose findet sich auch bei **Mineralocorticoidexzess**. Letzterer stimuliert die renale Sekretion von H^+-Ionen, gleichzeitig wird die renale Bicarbonat-Reabsorption erhöht. Diese Patienten haben kein Volumen- oder Chloriddefizit.

Klinik.
- Zeichen der begleitenden Hypokaliämie (Muskelschwäche, Herzrhythmusstörungen),
- Tetanie durch Alkalose.

Therapie. Milde Formen der metabolischen Alkalose erfordern meist keine Therapie.
- Bei Verlust von Säureäquivalenten über den Magen wird isotonische NaCl-Lösung infundiert; Letzteres erhöht auch die renale Bicarbonatexkretion.
- Ausgleich eines Kalium-Chlorid-Defizits bei persistierender Hypokaliämie.

T 12.2 Ursachen der metabolischen Alkalose (Tabelle modifiziert nach Harrison)

Einteilung	Ursachen
Volumen- bzw. Chloriddepletion, keine arterielle Hypertonie	Erbrechen, Verlust von Magensaft Diuretikatherapie posthyperkapnische Alkalose
Volumenexzess, arterielle Hypertonie mit Erhöhung von Nebennierenrindenhormonen	Cushing-Syndrom primärer Aldosteronismus Bartter-Syndrom
ausgeprägter Kaliumverlust	
exzessive Alkalizufuhr	akut chronisch: Milch-Alkali-Syndrom

- Bei Nebennierenrinden-Überfunktion wird die Grunderkrankung behandelt (z. B. Operation).
- Spironolacton-Medikation ist bei nichtoperablem primärem oder sekundärem Hyperaldosteronismus zu erwägen.
- Bei Bartter-Syndrom Therapie mit Prostaglandin-Synthese-Hemmstoff, z. B. Indomethacin.

Literatur

Arief AI, DeFronzo RA. Fluid, Electrolyte and Acid-base Disorders. New York: Churchill Livingstone 1985.

Narins RG. ed. Maxwell & Kleeman's Clinical Disorders of Fluid and Electrolyte Metabolism. 5th ed. New York: McGraw-Hill Inc. 1994.

Angiologie

13 **Arterien** 274
14 **Venen** 294
15 **Lymphgefäße** 307

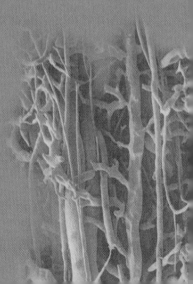

13 Arterien

Curt Diehm

13.1	Periphere arterielle Verschlusskrankheit (PAVK) 274	13.5.3	Durchblutungsstörungen der hirnzuführenden Gefäße 287
13.2	Akuter Arterienverschluss 280	13.5.4	Embolisch bedingte Ischämie .. 287
13.3	Thrombangiitis obliterans (TAO) 281	13.6	Funktionelle Durchblutungsstörungen 289
13.4	Aortenaneurysma............. 283	13.6.1	Raynaud-Phänomen........... 289
13.4.1	Allgemeines 283	13.6.2	Akrozyanose 291
13.4.2	Aneurysma der thorakalen Aorta 285	13.6.3	Ergotismus.................... 291
13.5	Verschlüsse der supraaortischen Arterien 286	13.6.4	Erfrierungen und Frostbeulen (Perniones) 292
13.5.1	Neurovaskuläres Schultergürtelsyndrom................ 286	13.6.5	Paroxysmales Fingerhämatom . 292
13.5.2	Subclavian-Steal-Syndrom (Vertebralisanzapfsyndrom).... 286	13.7	Durchblutungsstörungen durch Vaskulitis................ 292
		13.7.1	Takayasu-Syndrom............ 292
		13.7.2	Infektiöse Arteriitis 293

13.1 Periphere arterielle Verschlusskrankheit (PAVK)

Synonyme: Arteriosclerosis obliterans, chronische arterielle Verschlusskrankheit der unteren Extremität
engl.: **P**eripheral **A**rterial **d**isease (PAD)

Definition. Chronische, meist arteriosklerotische (>95%), selten entzündliche Gefäßverschlüsse im Bereich der Becken- und Beinarterien.
Epidemiologie.
- Etwa 2,2% aller Männer und 1,8% aller Frauen sind betroffen,
- pro Jahr werden in Deutschland ca. 35000 Amputationen aufgrund einer PAVK vorgenommen, wobei Diabetiker ein mindestens 15-mal höheres Amputationsrisiko haben,
- Patienten mit PAVK haben häufig gleichzeitig eine koronare Herzkrankheit (>50%) und zerebrale Durchblutungsstörungen. Aus diesem Grund ist ihre Lebenserwartung (unbehandelt) um 10 Jahre geringer als die der Normalbevölkerung. 70% der Patienten sterben an einer koronaren Herzkrankheit. Die PAVK ist eine ganz wichtige „Markererkrankung" für eine hohe Gefährdung des Patienten.
- Die Sterblichkeit der PAVK-Patienten ist im Vergleich zu den Patienten ohne PAVK verdreifacht – die kardiovaskuläre Mortalität sogar vervierfacht.

Ätiologie. Besonders häufig findet sich eine PAVK bei Patienten mit den Risikofaktoren Nikotinabusus, Hypertonie, Diabetes mellitus, Hyperlipoproteinämie, Hyperhomozy-

Periphere arterielle Verschlusskrankheit (PAVK)

T 13.1 Stadien der peripheren arteriellen Verschlusskrankheit nasch Fontaine

Stadium	Definition
I	Gefäßveränderungen vorhanden, jedoch keine Beschwerden
II	Belastungsschmerzen (Claudicatio intermittens)
– II a	– schmerzfreie Gehstrecke > 200 m
– II b	– schmerzfreie Gehstrecke < 200 m
III	(nächtliche) Ruheschmerzen
IV	Ruheschmerzen und Nekrose

13.1 Palpation und Auskultation der peripheren Arterienpulse

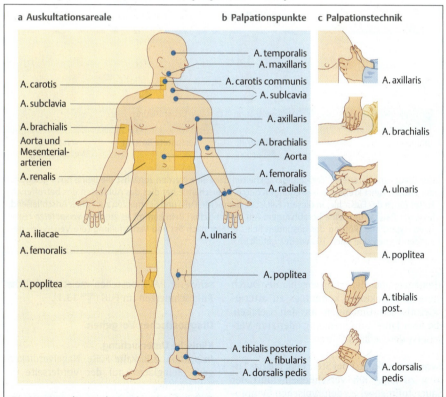

Die Arterienpulse werden an den typischen Punkten von der A. temporalis bis hinunter zur A. dorsalis pedis seitenvergleichend getastet. Distal einer Stenose oder eines Verschlusses ist der Puls vermindert oder fehlt ganz.

13.2 Ratschow-Lagerungsprobe

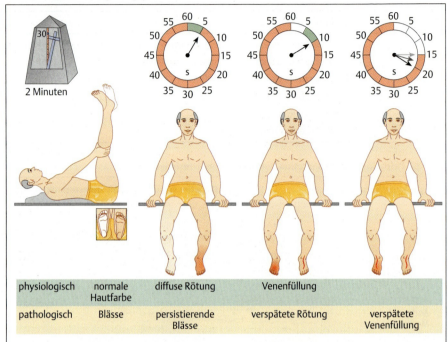

Zur Diagnostik arterieller Verschlusskrankheiten der Beine werden zunächst die Beine hoch gelagert, der Patient führt kreisende Bewegungen durch. Bei Ischämie hat dies das Abblassen des betroffenen Fußes (auch der Fußsohle; in diesem Fall ist es der rechte Fuß) und Schmerzen zur Folge. Anschließend lässt der Patient die Beine herabhängen: Am ischämischen Bein kommt es zu einer *verspäteten* reaktiven Hyperämie (Rötung des gesunden Beins erfolgt nach 5s) und Venenfüllung (die Venen des gesunden Beines sind nach 10s wieder gefüllt).

steinämie und Hyperfibrinogenämie. Durch diese Risikofaktoren kommt es zu arteriosklerotischen Umbauten an den Gefäßen, die über Jahre zur Einengung oder zum Verschluss des Gefäßes führen.

Symptomatik. Erst bei Stenosen, die das Lumen zu über 50% verschließen, führt der Sauerstoffmangel zu den typischen Symptomen der Ischämie. Dazu gehören Schmerzen in den Muskelgruppen distal des Gefäßverschlusses, vorwiegend unter Belastung. Bei schwerer PAVK bestehen meist (nächtliche) Ruheschmerzen im Fuß (🔲 **13.1**).

Diagnostisches Vorgehen.

Klinische Untersuchung.
Inspektion: z.B. kalte Füße, Nagelverdickungen, „Beinglatze" auf der Vorderseite des Schienbeins,
Gefäßauskultation: Strömungsgeräusche,
👁 **13.1a**,

Periphere arterielle Verschlusskrankheit (PAVK)

13.2 Verschlusstypen bei PAVK

Typhäufigkeit	Lokalisation	fehlende Pulse	Ischämieschmerz
Beckentyp (35%)	aortoiliakal	ab Leiste	Oberschenkel, Hüfte
Oberschenkeltyp (50%)	femoropopliteal	ab A. poplitea	Wade
peripherer Typ (15%)	Unterschenkel-/Fußarterien	Fußpulse	Fußsohle
Mehretagentyp (ca. 20%)			

Pulstastbefund: (13.1b, c), um z.B. eine Pulsminderung oder fehlende Pulse (bei Stenose) zu diagnostizieren und so die Lokalisation und den Grad des Verschlusses und damit den jeweiligen Verschlusstyp (13.2) festzustellen. Prädilektionsstellen beim Nichtdiabetiker sind z.B.: Becken- und Oberschenkelarterien im Bereich des Adduktorenkanals. Beim Diabetiker sind oft auch der Abgang der A. profunda femoris und vor allem die Unterschenkelarterien befallen. Junge Raucher/innen bekommen vorwiegend Läsionen im Bereich der distalen Bauchaorta und der Beckenarterien,
Ratschow-Lagerungsprobe: 13.2.

Apparative Untersuchungen.
Doppler-Sonographie: Dies ist die wichtigste Methode zum Nachweis einer PAVK. Sie ermöglicht eine exakte Messung des systolischen Blutdrucks an Bein und Fuß. Der Quotient aus Fußdruck/Oberarmdruck erlaubt die genaue Bestimmung des Schweregrades der PAVK (insbesondere bei Messung nach Belastung, z.B. durch den Gehtest, s.u.). Normalerweise liegt der Quotient von Fußdruck/Oberarmdruck bei 1, bei PAVK <0,9. Im Fontaine-Stadium III liegt der Fußarteriendruck bei = 50 mmHg, bei Werten ab 40 mmHg liegt eine vitale Gefährdung des Unterschenkels und Fußes vor. Der Knöchel-Arm-Index (engl.: Ankle Brachial Index [ABI], → 13.3) lässt nicht nur Rückschlüsse auf den Schweregrad der PAVK zu, er korreliert auch linear mit der Mortalität des Patienten.

Duplexsonographie: Die konventionelle und insbesondere die farbkodierte Duplexsonographie sind als nicht invasive und beliebig wiederholbare Methoden aus der angiologischen Diagnostik nicht mehr wegzudenken. Besonders bewährt hat sich die Methode zur Diagnostik von Aneurysmata (z.B. Poplitealaneurysma), zur Erfassung der hämodynamischen Wirksamkeit von Iliakalstenosen, von Beckenarterienstenosen und z.B. zur Kontrolle der Durchgängigkeit von Bypässen.
Oszillographie: Durch die mechanische oder elektronische Pulsschreibung kann das arterielle Strombahnhindernis im Seitenvergleich erheblich exakter als durch den Pulstastbefund lokalisiert werden (bei jedem Verdacht auf eine PAVK indiziert alternativ zur Doppler-Druckmessung).

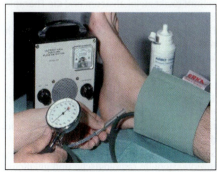

13.3 Messung des Knöchel-Arm-Index

Quantitative Durchblutungsmessung: Sie erfolgt durch Venenverschlussplethysmographie (VVP) und Rheographie, wenn das exakte Ausmaß der Verminderung der Muskeldurchblutung bestimmt werden muss. Die Venenverschluss-plethysmographie und die Rheographie werden heute für die klinische Diagnostik nicht mehr eingesetzt.

Geh- und Laufbandtest:
- *Indikation:* Patient klagt über Belastungsschmerzen (Stadium II nach Fontaine);
- *Durchführung:*
  - Gehtest: Kontrollierte Gehprobe; bei vorgegebener Geschwindigkeit (80 Schritte/min) wird die Strecke ermittelt, die der Patient auf der Ebene bis zum Auftreten von Belastungsschmerzen zurücklegen kann (→ 🏁 **13.1**).
  - Dieser Gehtest kann auch auf dem Laufband erfolgen: Auf dem Laufband wird standardisiert (z. B. Geschwindigkeit 3 km/h und 12 % Steigung) die schmerzfreie (S_1) und maximale Gehstrecke (S_2) bestimmt.

Angiographie (👁 13.4): Die konventionelle Becken-Bein-Angiographie (meist in intraarterieller DSA-Technik = digitale Subtraktionsangiographie) mit einem transfemoral eingeführten und in der distalen Bauchaorta platzierten Katheter ermöglicht eine Übersicht über die wichtigsten Gefäßabschnitte. Die Angiographie wird in erster Linie präoperativ durchgeführt, um den betroffenen Gefäßabschnitt exakt zu lokalisieren und die Therapie zu planen.

Die **Kernspin-(MR-)Angiographie** setzt sich mehr und mehr durch. *Vorteile:* nicht invasiv, keine Strahlenbelastung, weniger nierentoxische Kontrastmittel.

Therapie. Die Therapieentscheidung hängt vom Beschwerdebild, der individuellen Situation des Patienten (Beruf, Hobbys) sowie von der Lokalisation und der Morphologie der Stenosen bzw. Verschlüsse ab. Konservative, interventionelle radiologische und gefäßchirurgische Therapiemaßnahmen stehen zur Verfügung.

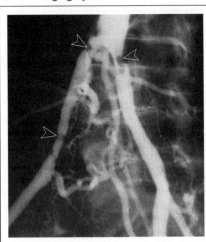

👁 **13.4 Angiographie bei AVK**

Angiographie der Bauchaorta (seitlich herausgedreht) mit multiplen Stenosen. Schmerzfreie Gehstrecke des 46-jährigen Patienten nur ca. 40 m

Praktische Empfehlungen für den Patienten:
- ständige Inspektion der Füße,
- keine lokale Wärmeanwendung (Heizkissen, Wärmflasche etc.),
- Vorsicht bei der Pediküre,
- Fußpilz behandeln,
- gut passendes, nicht einengendes Schuhwerk,
- nicht barfuß gehen.

Konservative Therapiemaßnahmen.
- Risikofaktorenmanagement (→ Ätiologie) sowie Geh- und Bewegungstraining,
- Sekundärprävention mit Thrombozytenfunktionshemmern (Acetylsalicylsäure 100 mg/d, Clopidogrel 1 × 1 Tbl./d),
- Cilostazol (Phosphodiesterasehemmer) mit vasodilatierenden und thrombozytenfunktionshemmenden Eigenschaften,

DD der peripheren arteriellen Verschlusskrankheit

Erkrankung	Bedeutung	Kommentar
LWS-Syndrom	+++	Die Schmerzen treten typischerweise schon beim ersten Schritt auf (die PAVK ist durch einen Latenzschmerz gekennzeichnet)
Polyneuropathie	+++	
Arthritis	++	
Arthrosen	++	
Fußdeformitäten	++	
Wurzelreizsyndrom	++	
Meralgia paraesthetica	+	
Mediasklerose (Synonym: Mönckeberg-Sklerose)	++	Arteriosklerose, bei der die Muskelzellen mittelkalibriger Arterien degenerieren und spangenförmig verkalken („Gänsegurgelarterien"); tritt häufig bei Diabetikern auf
Popliteales Entrapment-Syndrom (PAES)	+	Kompression der anatomisch korrekt oder atypisch verlaufenden A. poplitea durch aberrante muskuläre oder bindegewebige Strukturen; meist belastungsinduzierte Durchblutungsstörungen. Oft jüngere Sportler.
Zystische Adventitiadegeneration	+	Ektope solitäre oder multiple Einlagerung von Muzin produzierenden Synovialmesothelin-Zellen in die Adventitia der A. poplitea

- parenterale oder orale Verabreichung von vasoaktiven Medikamenten wie Pentoxifyllin, Naftidrofuryl und Einsatz von intravenösen Prostaglandin-E_1-Infusionen (Prostavasin), insbesondere bei Claudicatiointermittens mit kurzen schmerzfreien Gehstrecken sowie im Fontaine-Stadium III und IV.

Lumeneröffnende Maßnahmen.
- Systemische Fibrinolysetherapie oder lokale Katheterlyse,
- perkutane transluminale Angioplastie (PTA) zur Gefäßerweiterung (Indikation: v.a. kurze, isolierte Stenosen); mögliche Verfahren: Ballondilatation, Atherektomie nach Simpson, Rotationsangioplastie, Laserangioplastie, Implantation von Gefäßstützen (Stent),
- Aspirations-Embolektomie zum Absaugen des thromboembolischen Materials aus dem verengten Gefäß.

Chirurgische Maßnahmen. *Verfahren:* Thrombendarteriektomie (TEA), Bypassverfahren mit autologem Venenmaterial oder mit Kunststoffprothesen.

Indikationen. Das Risiko der Therapie muss gegen die Schwere und die Prognose der Erkrankung kritisch abgewogen werden. Bei *Claudicatio* kann in der Regel konservativ (Gehtraining, vasoaktive Medikamente einschließlich Prostaglandine [Prostavasin]) behandelt werden. Nur in fortgeschrittenen Claudicatio-Stadien (Claudicatio bei einer Wegstrecke < 50 m) können eine Bypassoperation oder Katheterintervention in Erwägung gezogen werden – auch unter Berücksichtigung von Beruf, Hobby, Alter und Vorhandensein einer Vene für die Operation. Im *Stadium III und IV* sollte zunächst immer und unverzüglich eine lumeneröffnende Therapie angestrebt werden.

Koinzidenz arterieller Durchblutungsstörungen: Patienten im Stadium der Claudicatio intermittens haben in > 50 % der Fälle eine koronare Herzkrankheit. Im Stadium der kritischen Extremitätenischämie (Stadium III und IV n. Fontaine) liegt in 90 % der Fälle eine koronare Herzkrankheit vor. Auch die hirnzuführenden Arterien müssen untersucht werden (Doppler-/Duplexsonographie). Sonographisch Ausschluss eines Bauchaortenaneurysmas.

13.2 Akuter Arterienverschluss

engl.: acute arterial occlusion, acute leg ischaemia

Definition. Der akute arterielle Gefäßverschluss entsteht am häufigsten durch eine arterielle **Thromboembolie** (in > 80 %). Emboliequellen sind in 90 % der Fälle das Herz (Infarkt, schwere Herzinsuffizienz, Vorhofflimmern, Mitralklappenfehler, Endokarditis, Herzklappenersatz mit Kunststoffprothese, Aneurysmen, nach Infarkt) sowie die großen Gefäße.
In ca. 20 % der Fälle führt eine lokale, auf eine vorbestehende Läsion aufgepfropfte **Thrombose**, zum Gefäßverschluss. Je nach Lokalisation entsteht bei der arteriellen Embolie ein komplettes oder inkomplettes Ischämiesyndrom.

Epidemiologie. Am häufigsten kommt der akute Arterienverschluss bei Patienten beider Geschlechter zwischen 60 und 70 Jahren vor.

Ätiologie und Pathogenese. Meistens (zu 80 %) ist die untere Extremität betroffen. Besonders oft bilden sich die Verschlüsse an bereits arteriosklerotisch veränderten Gefäßabschnitten und an Verzweigungsstellen (Femoralisgabel und Trifurkation im Unterschenkel).

Symptomatik. Typische **6-P-Symptome** sind:

pain	– sehr starker Schmerz
paleness	– Hautblässe
paresthesia	– Missempfindungen
pulselessness	– Pulsverlust
paralysis	– Lähmung
prostration	– Schock

Embolie und Thrombose lassen sich anhand ihrer Symptomatik gut voneinander abgrenzen:
- **Embolie:** plötzliche Symptomatik, meist kardiale Vorerkrankung,
- **Thrombose:** langsamer einsetzende Symptomatik, meist arterielle Verschlusskrankheit vorbestehend.

Die akute arterielle Embolie ist ein Notfall und bedarf sofortigen Handelns mit unverzüglicher Einweisung in ein Gefäßzentrum.

Diagnostik und Therapie.

Ambulante Maßnahmen.
- Anamnese und körperliche Untersuchung (Lokalisation der Stenose durch den Pulstastbefund, → 👁 **13.1**, S. 275),
- adäquate Schmerzbehandlung (z. B. mit Morphin).

Medikamente nur intravenös verabreichen, da eine u.U. indizierte Lysetherapie nach intramuskulärer Injektion kontraindiziert ist.

- 10000 IE Heparin i.v. als Bolus (um eine weitere Thrombenbildung zu verhindern)
- Tieflagerung der betroffenen Extremität (Erhöhung des Perfusionsdrucks),
- Watteverband (verhindert Erwärmung, Auskühlen und Druckulzera der betroffenen Extremität),
- i.v. Zugang mit NaCl-Infusion.

Stationäre Maßnahmen. Zur Therapieplanung: schnelle Angiographie, evtl. nach vorausgegangener Duplexuntersuchung. Therapie der Wahl ist die chirurgische Embolektomie mit Fogarty-Katheter. Falls ein operativer Eingriff nicht möglich ist, können andere kanalisierende Maßnahmen eingesetzt werden: systemische oder lokale Lyse, Versuch einer perkutanen transluminalen Angioplastie (PTA) oder Aspirationsembolektomie (13.5).

Beim akuten Gefäßverschluss kein Zeitverlust durch aufwändige Diagnostik.

Komplikationen. Muskelnekrosen, sog. Tourniquet-Syndrom, Kompartmentsyndrom mit Niereninsuffizienz und notwendiger Amputation, Schock.

Prognose. Ziel der Therapie ist die Beseitigung der Ischämie und die Förderung körpereigener Kompensationsmechanismen. In schweren Fällen lässt sich eine *Amputation* nicht verhindern, wobei intra- und postoperativ mit einem gehäuften Auftreten von Myokardinfarkten und Schlaganfällen gerechnet werden muss.

13.3 Thrombangiitis obliterans (TAO)

Synonym: Endangiitis obliterans, Buerger-Syndrom, Morbus von Winiwarter-Buerger
engl.: Buergers disease

Definition. Multilokuläre, segmentäre, schubweise verlaufende Entzündung der kleinen und mittelgroßen Arterien und Venen, die zu einer Thrombosierung des Gefäßlumens führt. Die Ätiologie ist ungeklärt.

Epidemiologie. In Westeuropa gehen ca. 2 % der arteriellen Verschlusskrankheiten auf eine TAO zurück, in Osteuropa und Israel sind es 6 %, in Südostasien sogar 16 %. Männer, vor allem junge Raucher, sind heute 4-mal häufiger betroffen als Frauen (früher 9 : 1). Auch bei der TAO sind in 75 % der Fälle die unteren Extremitäten betroffen.

Ätiologie. Die Ursachen der TAO sind unbekannt, auffällig ist jedoch die starke Häufung bei *Rauchern*, die evtl. Autoantikörper gegen natives Kollagen bilden.

 13.5 Systemische Lysetherapie bei Beckenarterienverschluss

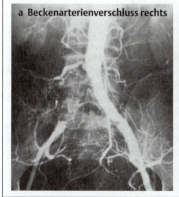

a Beckenarterienverschluss rechts

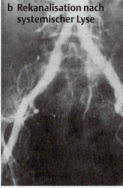

b Rekanalisation nach systemischer Lyse

a Die Angiographie zeigt einen kompletten Verschluss der A. iliaca communis rechts bei einem 46-jährigen starken Raucher (> 40 Zigaretten täglich). **b** Zustand nach 3-maliger ultrahoher Fibrinolysebehandlung mit Streptokinase. Das Gefäß ist rekanalisiert und kann nun mit einem Stent versorgt werden.

13.6 Thrombangiitis obliterans

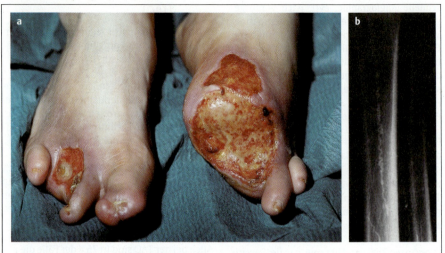

a Typischer klinischer Befund bei einem jungen 26-jährigen Patienten mit Thrombangiitis obliterans.
b In der Angiographie sieht man die typischen Zeichen:
- sämtliche Unterschenkelarterien sind verschlossen,
- die Kollateralgefäße haben eine charakteristische korkenzieherartige Form (Martorell-Zeichen).

Symptomatik. Erstes Symptom ist meist der Ruheschmerz wie bei der PAVK, daneben Kältegefühl der Extremitäten.

Diagnostik. Die Diagnose der Thrombangiitis obliterans ist *rein klinisch* zu stellen. **Klinisch-diagnostische Kriterien sind:**
- Kältegefühl im Sinne eines Raynaud-Syndroms (→ „Funktionelle Durchblutungsstörungen", S. 289), Parästhesien, schmerzhafte periphere Durchblutungsstörungen der Hände und der Füße,
- Waden- und Fußsohlen claudicatio (*engl.*: instep-claudication),
- meist infrapopliteal lokalisierte (segmentale), aber auch Unterarm-Arterienverschlüsse,
- Beginn der Erkrankung meist vor dem 40. Lebensjahr,
- schubweiser Verlauf,
- außer Rauchen meist keine Risikofaktoren für Verschlusskrankheit,
- Phlebitis saltans in ca. 30 % der Fälle,
- typische angiographische Zeichen (intraluminale „korkenzieherartige" Kollateralen, → 13.6).

Zur Abgrenzung von TAO, PAVK und arterieller Embolie → 13.3.

Therapie. Therapieziel ist der Rückgang der Ruheschmerzen, die Abheilung der Nekrosen und die Vermeidung und Begrenzung von Amputationen. Die wichtigste Maßnahme ist das sofortige Einstellen des Nikotinabusus. Dadurch kommt es oft zum Stillstand der Krankheit. Die Compliance der Patienten für die Raucherentwöhnung liegt jedoch bei <5 %.

T 13.3 Differenzialdiagnose von TAO, PAVK und arterieller Embolie

Unterscheidungskriterium	TAO	PAVK	arterielle Embolie
Häufigkeit	+	+++	++
Geschlecht	90 % männlich	80 % männlich	gleich
Alter bei Beginn	< 40	> 45	unabhängig
Ursache	?	Atherosklerose	z. B. Herzkrankheit
Claudicatio intermittens	(+)	+++	–
Klinik	Nekrosen	schleichender Beginn	perakuter Beginn

Prognose. Bypassverfahren und Sympathektomien sowie Katheterverfahren haben eine extrem schlechte Prognose. Die Lebenserwartung ist nicht beeinträchtigt, allerdings muss bei bis zu 30 % der Fälle innerhalb von 5 Jahren eine Amputation vorgenommen werden.

Literatur

Diehm C, Schäfer M. Das Buerger-Syndrom (Thrombangiitis obliterans). Berlin: Springer 1994.
Ein sehr ausführliches Lehrbuch zum Buerger-Syndrom.

13.4 Aortenaneurysma

13.4.1 Allgemeines

engl.: aortic/arterial aneurysm, AAA = abdominal aortic aneurysm

Definition. Meist arteriosklerotisch bedingte Erweiterung der Aorta im **abdominellen (80 %)** oder **thorakalen (15 %)** Abschnitt (S. 285ff) mit der Gefahr der Thrombenbildung und der Ruptur mit lebensgefährlicher Blutung. Man unterscheidet Aneurysmen der *Aorta ascendens*, des *Aortenbogens*, der *Aorta descendens*, der *thorakoabdominalen* und der *abdominalen* Aorta. Bauchaortenaneurysmen sind am häufigsten.

Epidemiologie. Etwa 2 % aller Menschen über 60 Jahre sind betroffen.

Ätiologie und Pathogenese. Besonders arteriosklerotisch veränderte Gefäßabschnitte neigen zur aneurysmatischen Ausweitung. Dabei unterscheidet man:
- **Aneurysma verum** (wahres Aneurysma): Trotz der starken Erweiterung bleibt die Kontinuität der Gefäßwand erhalten,
- **Aneurysma dissecans:** Nach Blutung und Hämatombildung kommt es zum Einriss der Intima und zur Bildung eines zweiten Lumens.

Symptomatik. Ein Aortenaneurysma wird erst symptomatisch, wenn die Raumzunahme andere Organe komprimiert:
- Thoraxschmerz,
- Bauchschmerzen,
- gürtelförmig ausstrahlende Rückenschmerzen,
- Obstipation und Appetitlosigkeit.

Häufig treten aber vor der Ruptur keine Symptome auf, eine *Ruptur* äußert sich in Form von starkem Dauerschmerz und Schocksymptomatik.

Die Ruptur eines Aortenaneurysmas ist ein schwerster akuter lebensbedrohlicher Notfall. Nur ein sofortiger Eingriff kann das Leben des Patienten retten.

Bei akutem thorakalen Schmerz muss an folgende **4 wichtige Differenzialdiagnosen** gedacht werden:
1. Akuter Herzinfarkt,
2. Lungenembolie,
3. Ruptur eines Aortenaneurysmas sowie
4. Spontanpneumothorax.

Bei jedem über 40-jährigen Patienten mit unklarem, nicht kardialem Kreislaufschock muss an die Ruptur eines Aneurysmas gedacht werden.

Diagnostik. Große Aneurysmen sind palpatorisch nachweisbar („prall-elastischer pulsierender abdomineller Tumor").
- Methode der Wahl ist die **Abdomensonographie:** Mit dieser Methode ist eine sichere Beurteilung nach Lokalisation und Ausdehnung praktisch immer möglich.
- Die **Computertomographie** (mit Kontrastmittelgabe und Spiral-CT-Technik) gibt weitere Auskunft über die suprarenalen Aortenabschnitte und über die Mitbeteiligung der Beckenarterien.

◁ **13.7 Bauchaortenaneurysma**

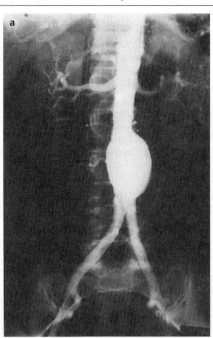
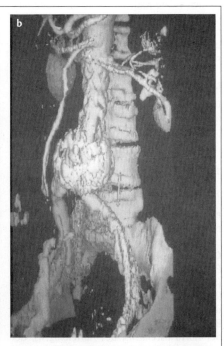

a Die Angiographie gibt Auskunft über die Abgänge der Nierenarterien, die auf der Abbildung oberhalb des Aneurysmas deutlich sichtbar sind. Lägen die Arterien im Bereich des Aneurysmas, müssten sie bei einer Operation neu eingepflanzt werden.
b Dreidimensionale Darstellung eines abdominellen Aneurysmas mit Spiral-Computer-Tomographie-Technik.

- Die **Angiographie** der abdominellen Aorta – meist in i.a. DSA-Technik – gibt Auskunft über die Gefäßabgänge, insbesondere die Nierenarterien (◉ **13.7**).

Therapie. Starke Symptomatik, eine ausgeprägte Asymmetrie sowie ein Querdurchmesser von >5 cm und ein rasches Wachstum >0,5–1 cm pro Jahr stellen eine *Operationsindikation* dar. Das Operationsrisiko bei Ruptur ist hoch (Letalität >50%), bei elektivem Vorgehen auch bei über 75-jährigen Patienten günstig (Letalität <5%).

Bei geeigneter Aortenmorphologie ist ein minimal invasives Vorgehen durch Einbringen einer gecoverten stentfixierten Prothese über Femoralarterienzugang (◉ **13.8**) möglich.

◉ **13.8 Gefäßprothese der Aorta**

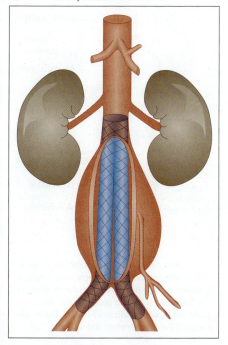

13.4.2 Aneurysma der thorakalen Aorta

Lokalisation. Arteriosklerotische, traumatische und angeborene Aneurysmen der thorakalen Aorta treten insbesondere an der Verbindung des Aortenbogens mit dem aszendierenden Teil der Aorta, aber auch im Bereich des Ursprungs der linken A. subclavia auf.

Symptomatik. Aneurysmen der thorakalen Aorta sind meist ein Zufallsbefund bei der Röntgenaufnahme des Thorax. Symptome sind: Thoraxschmerzen (oft zwischen den Schulterblättern), Heiserkeit, Zwerchfellhochstand, Stridor und Dysphagie.

Diagnostik. Röntgenaufnahme des Thorax, Computertomographie und Angiographie. Da oft gleichzeitig ein Aortenklappenfehler (meist Aorteninsuffizienz) vorliegt, muss immer eine Echokardiographie gemacht werden.

Therapie. Wenn thorakale Aneurysmen symptomatisch werden, ist dies eine Operationsindikation. Eine relative Operationsindikation sind asymptomatische Aneurysmen, z.B. wenn:
- eine rasche Progredienz vorliegt,
- der Aortendurchmesser mehr als 6 cm beträgt.

Therapie der Wahl: Rohrprothese. Frührisiko bei thorakalem Aortenersatz: <5%.

Komplikationen und Prognose. Eine mögliche Komplikation ist die Ruptur. Dann liegt die Letalität über 50%. Eine weitere gefürchtete Komplikation ist die Paraplegie (5–15%).

Literatur

Schumacher H, Eckstein HH, Allenberg J-R. Gefäßendoprothetik: Entwicklung, aktueller Stand und Perspektiven einer neuen Technologie. Chirurg. 1999; 70: 858–867.

13.5 Verschlüsse der supraaortischen Arterien

Verschlüsse der Viszeralarterien . → „Durchblutungsstörungen des Darms", S. 725ff.

13.5.1 Neurovaskuläres Schultergürtelsyndrom

Synonym: Schultergürtelkompressionssyndrom
engl.: thoracic outlet syndrome („TOS")

Definition. Aufgrund der anatomischen Besonderheiten im Schultergürtelbereich kann es zu Engpasssyndromen kommen, die unter dem Begriff neurovaskuläres Schultergürtelsyndrom zusammengefasst werden.

Ätiologie. Diese Kompressionssyndrome entstehen z. B. an physiologischen Engstellen für den Plexus brachialis sowie die A. und V. subclavia, wie der Skalenuslücke oder dem Kostoklavikularspalt. Symptomatisch werden sie erst durch dauerhaft eingenommene, ungünstige Armhaltungen, wie z. B. ständige Rückwärts-Abwärts-Bewegungen der Schultern, wie dies beim Tragen einer schweren Last auf dem Rücken vorkommen kann. Darüber hinaus können Kompressionssyndrome durch Skelettanomalien verursacht werden. Hierzu gehört z. B. das Halsrippensyndrom, bei dem eine zusätzliche Rippe die Armplexusnerven komprimiert und so die Blutzirkulation in der A. subclavia beeinträchtigt.

Therapie. Wenn das neurovaskuläre Schultergürtelsyndrom Symptome hervorruft, besteht die Therapie je nach Lokalisation z. B. in der Erweiterung der Skalenuslücke mit transaxillärem Zugang oder in der Resektion der Halsrippe bzw. der 1. Rippe.

13.5.2 Subclavian-Steal-Syndrom (Vertebralisanzapfsyndrom)

Beim Subclavian-Steal-Syndrom (Vertebralisanzapfsyndrom) besteht eine Obstruktion der A. subclavia distal ihres Ursprungs aus der Aorta und proximal der Abgangsstelle der A. vertebralis (◉ 13.9, ①). Die Stenose führt zu einem Druckabfall in der gleichseitigen A. vertebralis und – vor allem bei Überkopfarbeit mit dem Arm (in schweren Fällen auch in Ruhe) – zu einer Strömungsumkehr in der A. vertebralis (②, rote Pfeile). Dem basilären Gefäßsystem wird auf diese Weise zu-

◉ **13.9 Subclavian-steal-Syndrom**

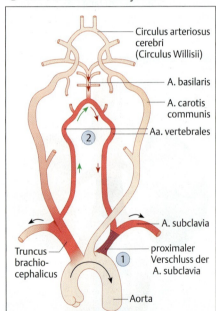

Links: normale Strömungsverhältnisse in der A. vertebralis (grüne Pfeile), *rechts:* Strömungsumkehr in der A. vertebralis durch Stenose der linken A. subclavia proximal der Abgangsstelle der A. vertebralis (rote Pfeile). Die eingekreisten Zahlen beziehen sich auf den Text.

gunsten des Armes auf der betroffenen Seite intermittierend Blut entzogen (steal = engl. stehlen). Dies kann zur zentralen Ischämie und folglich zu Schwindel, flüchtigen Paresen, Parästhesien, Sehstörungen, Ataxien oder Synkopen führen. Eine **Therapie** ist nur bei ausgeprägter zerebraler oder brachialer Symptomatik erforderlich. Sie besteht dann in der Angioplastie der A. subclavia oder einem gefäßchirurgischen Eingriff.

13.5.3 Durchblutungsstörungen der hirnzuführenden Gefäße

Definition. Zerebrale Durchblutungsstörungen, die zu neurologischen Erscheinungen führen, welche sich entweder vollständig zurückbilden, bestehen bleiben oder zum Tode führen.

Epidemiologie. Durchblutungsstörungen der Hirngefäße sind häufig. Der Schlaganfall (Apoplexia cerebri) ist nach Herz- und Kreislauferkrankungen die dritthäufigste Todesursache und die häufigste Invaliditätsursache. Das Risiko zerebraler Komplikationen steigt linear mit dem Alter. In Deutschland ca. 200000/Jahr.

Ätiologie und Pathogenese. Zerebrale Durchblutungsstörungen sind besonders häufig durch Atherothrombose, Hypertonie und Embolien bedingt (T **13.4**). Ursache für eine Embolie sind in 60% der Fälle arterioarterielle Embolien durch exulzerierte Plaques aus der A. carotis communis, der A. carotis interna oder der Aorta ascendens. In 40% der Fälle ist die Embolie kardialen Ursprungs (→ „Herz", S. 27f). Über 50% der Stenosen sind an den extrakraniellen Gefäßen lokalisiert. Das Ausmaß des neurologischen Defizits ist abhängig vom Grad des Verschlusses und von den gebildeten Kollateralkreisläufen. Dabei werden 4 Stadien unterschieden (T **13.5**).

T 13.4 Hauptrisikofaktoren des Schlaganfalls

beeinflussbar	nicht zu beeinflussen
Hypertonie	Alter
kardiale Krankheiten	Geschlecht
Rauchen	Familienanamnese
Diabetes mellitus	
Alkoholabusus	
Hyperfibrinogenämie	
Hyperhomozysteinämie	

Symptomatik. Es bestehen reversible Prodromalerscheinungen (transitorische ischämische Attacke = TIA), die ein neurologisches Defizit ankündigen. Je nach Lokalisation unterscheidet man die Prodromalerscheinungen bei

- einem Karotisprozess:
  - ipsilaterale Sehstörungen (bis zur Hemianopsie),
  - Hemiparese/Parästhesie und
  - Aphasie;
- einem Vertebralisprozess:
  - Schwindelattacken,
  - Ohrensausen,
  - Sturzattacken ohne Bewusstseinsverlust („Drop Attacks"),
  - Doppelbilder,
  - Dysarthrie.

TIA, die in immer kürzeren Zeitabständen auftreten, weisen auf einen unmittelbar drohenden Schlaganfall hin.

13.5.4 Embolisch bedingte Ischämie

Ursache für eine Embolie sind in 60% der Fälle arterioarterielle Embolien durch exulzerierte Plaques aus der Karotis oder der Aorta ascendens. In 40% der Fälle ist die Embolie kardialen Ursprungs.

T 13.5 Stadieneinteilung bei zerebralen Durchblutungsstörungen

Stadium I	asymptomatische Stenose
Stadium IA	ohne hochgradige kontralaterale Stenose/Verschluss
Stadium IB	mit hochgradiger kontralateraler Stenose/Verschluss
Stadium II	reversible zerebrale Ischämie < 6 Monate
Stadium IIA	Amaurosis fugax
Stadium IIB	TIA (Symptome < 24 h)
Stadium III	Indikation zur Notfall-Karotis-TEA
Stadium IIIA	Crescendo-TIA
Stadium IIIB	Akuter/progredienter Schlaganfall
Stadium IV	ipsilateraler Schlaganfall < 6 Monate
Rankin 0	kein Defizit nachweisbar
Rankin 1	minimales, funktionell nicht beeinträchtigendes Defizit
Rankin 2	leichter Schlaganfall, tägliche Verrichtungen möglich
Rankin 3	mittelschwerer Schlaganfall, Gehen allein möglich
Rankin 4	schwerer Schlaganfall, Gehen nur mit Hilfe möglich
Rankin 5	sehr schwerer Schlaganfall, bettlägerig oder im Rollstuhl

Diagnostik.
- **Internistische und neurologische Untersuchung:** z.B. Blutdruck, Puls, Blutzucker, Blutgase; Palpation der Karotiden und der Temporalarterien.
- **Doppler-Sonographie und Duplexsonographie:** wichtigstes nichtinvasives Untersuchungsverfahren, um die Lokalisation, vor allem aber auch den Grad der Stenose festzustellen.
- **Computertomographie** (mit Kontrastmittelgabe):

Jeder Schlaganfallpatient muss in eine spezialisierte Klinik (mit „Stroke-Unit") eingewiesen werden, wo sofort eine Computertomographie des Kopfes (CCT) angefertigt wird. Eine Blutung wird anders behandelt als eine Ischämie.

- **Zerebrale Angiographie:** Arterielle Katheterangiographie in digitaler Technik, wenn eine Fibrinolysetherapie durchgeführt werden soll.

Therapie.
- **Stadium I:** asymptomatische Karotisveränderungen:
  - *konservativ:* Thrombozytenfunktionshemmer (ASS 100–300 mg/d, Ticlopidin, z.B. Tiklyd-Tabletten 2 × 1 Tbl., Clopidogrel 1 × 1 Tbl., Aggrenox 2 × 1 Tabl.).
  - *operativ* bei: filiformen Stenosen (70–99%ige Stenosen), rasch progredienten Karotisstenosen, ulzerierenden Stenosen und „Soft Plaques" (das jährliche Schlaganfallrisiko ohne Operation liegt bei 4%, die perioperative Komplikationsrate in Gefäßzentren liegt zwischen 2 und 3%). Nur symptomatische Karotisstenosen sollten mit Stent-geschützter Karotis-PTA behandelt werden. Für die Carotisangiographie liegen

bislang keine abgeschlossenen methodologisch einwandfreien prospektiv randomisierten Langzeitstudien vor.
- **Stadium II:** transitorisch ischämische Attacken (TIA): Domäne der rekonstruierenden Gefäßchirurgie (kardiale Ursachen und arterioarterielle Embolien müssen als Ursache der TIA ausgeschlossen sein).
- **Stadium III:** progredienter Insult: Operation allenfalls bei bewusstseinsklaren Patienten, bei denen eine Vollheparinisierung die Progredienz nicht aufzuhalten vermag.
- **Stadium IV:** kompletter Schlaganfall: Keine Operationsmöglichkeit – durch konservative Therapie wird versucht weitere Stenosen zu verhindern.

Internistische Basistherapie.
- Behandlung von Herzinsuffizienz (→ S. 100ff) und Rhythmusstörungen (→ S. 60ff),
- für die Sekundärprävention haben Thrombozytenfunktionshemmer (ASS, Ticlopidin und Clopidogrel und ASS plus Dipyridamol) die oralen Antikoagulanzien verdrängt,
- beim progredienten Schlaganfall sofort Heparinisierung (3 × 5000–7500 IE nichtfraktioniertes Heparin),
- evtl. in dafür ausgestatteten Zentren (Stroke Unit vorhanden) *systemische Fibrinolyse. Lokale Fibrinolyse* bei Basilaristhrombose (Zeitfenster: max. 6 Stunden).

Wenn keine hypertensive Krise oder schwere internistische Begleiterkrankungen vorliegen, die eine Blutdrucksenkung bei einem Patienten mit Schlaganfall erzwingen, sollte man im Akutstadium die Blutdruckwerte *nie* unter systolisch 180 mmHg senken. Werte bis zu 200/100 mmHg können in der Akutphase durchaus toleriert werden.

Prognose. Etwa 200000 Bundesbürger erleiden jährlich einen Schlaganfall; in den ersten 4 Wochen nach dem Schlaganfall stirbt jeder Fünfte. Ein Drittel der Überlebenden bleibt schwer behindert und pflegebedürftig. In Deutschland leben derzeit 800000 Menschen, die an den Folgen eines Schlaganfalls leiden.

Literatur

Eckstein HH et al. Operative Therapie extracranieller Carotisstenosen. Chirurg. 2004; 75: 93–110.

13.6 Funktionelle Durchblutungsstörungen

13.6.1 Raynaud-Phänomen

Synonym: Morbus Raynaud, vasomotorische Akroasphyxie
engl.: Raynaud's syndrome, Raynaud's disease, secondary Raynaud's disease

Definition. Anfallsweise auftretender Vasospasmus im Bereich der akralen Gefäße, der durch Kälte oder Stress induziert und unter Wärmeeinfluss oder durch pharmakologische Effekte wieder gelöst werden kann. Von der **primären Raynaud-Symptomatik** als idiopathischem, vasospastischem Symptomkomplex unbekannter Ätiologie wird das **sekundäre Raynaud-Syndrom** bei organischer Gefäßschädigung im Rahmen von Systemkrankheiten (oft Initialsymptom einer Systemerkrankung, z.B. Kollagenose) unterschieden.

Epidemiologie. Die **primäre Raynaud-Symptomatik** tritt bei Frauen etwa doppelt so häufig auf wie bei Männern. Sie manifestiert sich nach der Pubertät und bessert sich meist in der Menopause. Das **sekundäre Raynaud-Phänomen** tritt altersunabhängig auf, je nach der zugrunde liegenden Erkrankung (s.u.).

Ätiologie. Während die Ätiologie des **primären Raynaud-Syndroms** unbekannt ist, können der **sekundären Form** zahlreiche Ursa-

chen zugrunde liegen, von denen hier einige beispielhaft aufgeführt werden:
- **Verschluss digitaler Arterien:** z. B. arterio-arterielle Mikroembolien, proximale Stenose und Verschluss der A. subclavia; kostoklavikuläres Kompressionssyndrom (→ „Neurovaskuläres Schultergürtelsyndrom", S. 286), Vibrationssyndrom, Erfrierungsschäden (→ S. 292f).
- **Entzündliche Veränderungen der Gefäßwand:** z. B. Kollagenose (speziell Sklerodermie, → S. 1130f), Wegener-Granulomatose (S. 220f), Lupus erythematodes (S.1127ff), rheumatoide Arthritis (S.1109ff), Thrombangiitis obliterans (S. 281f), Hypersensitivitätsvaskulitiden.
- **Hämatologische Erkrankungen:** Kälteagglutinine, Kryoglobuline, Polyzythämie, essenzielle Thrombozytose, Paraproteinämie (Plasmozytom).
- **Toxische Substanzen und Medikamente:** Ergotaminhaltige Präparate (→ S. 291), β-Blocker, hormonale Antikonzeptiva, Zytostatika (Bleomycin, Vinblastin) u. a.
- **Degenerative HWS-Veränderungen.**

Symptomatik. Symmetrische intermittierende Ischämie der Akren, gelegentlich sind Zehen, Nase und Ohren mitbetroffen. Der Schmerzanfall geht mit typischen trikoloren akralen Verfärbungen einher, die hintereinander in folgender Reihenfolge auftreten:
1. Weißverfärbung (Vasokonstriktion der Aa. digitales),
2. Blauverfärbung (Zyanose),
3. Rotverfärbung (reaktive Hyperämie).

Diagnose. Die Diagnose wird klinisch gestellt. Ein symmetrischer Befall des 2.–5. Fingers, der nach Wärmezufuhr oder Einnahme von Nitrolingual reversibel ist, deutet auf eine **primäre Raynaud-Symptomatik** hin. Ein asymmetrischer Befall auch einzelner Finger, der weder auf Wärme noch auf Nitrolingual reagiert, deutet eher auf ein **sekundäres Raynaud-Syndrom** hin (13.10). In jedem Fall

13.10 Sekundäres Raynaud-Syndrom

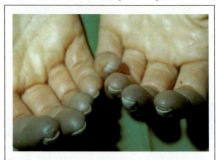

Schweres sekundäres Raynaud-Syndrom bei einer Kollagenose als Grunderkrankung.

muss nach einer möglicherweise zugrunde liegenden Erkrankung gesucht werden.

Apparative Diagnostik. Oszillographie zur akralen Durchblutungsmessung, Doppler-/Duplexverfahren, um segmentale Gefäßverschlüsse und -stenosen zu lokalisieren; Photoplethysmographie mit und ohne Kälteprovokation (in Zweifelsfällen wird der Patient gebeten, die Hände wenige Minuten in eiskaltes Wasser zu halten, um gegebenenfalls den Vasospasmus der akralen Gefäße auszulösen). Die Plethysmographie sollte immer Bestandteil der Basisuntersuchung des Gefäßspezialisten sein.

Differenzialdiagnose der primären Raynaud-Symptomatik. Von der primären Raynaud-Symptomatik sind vor allem Akrozyanose (S. 291), paroxysmales Fingerhämatom (S. 292) und Kälteschaden, (z. B. Perniones; S. 292f) abzugrenzen.

Therapie. Eine kausale Therapie ist bei der **primären Raynaud-Symptomatik** nicht möglich. Beim **sekundären Raynaud-Syndrom** ist die Therapie der Grunderkrankung ausschlaggebend. Dem Vasospasmus vorbeugen können:

- Schutz vor Kälte (Handschuhe), evtl. Taschenöfchen („Hot Pack"), Arbeiten in warmer Umgebung;
- psychosomatische Therapie mit autogenem Training, Yoga, Biofeedback; Arbeiten mit vibrierenden Werkzeugen (Pressluftbohrer, Motorsägen) sind schädlich.

Medikamentös helfen Nitrosalben, Nitrospray und Nitrogel. Calciumantagonisten vom Nifedipin-Typ (3 × 5–10 mg), α-Rezeptoren-Blocker oder ACE-Hemmer bringen eine deutliche Besserung. Bei Patienten mit Hypotonie ist allerdings wegen der Nebenwirkungen Vorsicht geboten. Bei Fingernekrosen: i.v.-Infusionen mit Iloprost und Alprostadil.

Prognose. Die Prognose der primären Raynaud-Symptomatik ist sehr günstig, da keine trophischen Störungen auftreten. Beim sekundären Raynaud-Phänomen entscheidet der Verlauf der Grundkrankheit über diePrognose.

13.6.2 Akrozyanose

Diese funktionelle Durchblutungsstörung beruht auf einem Dauerspasmus der Arteriolen und präkapillären Sphinkteren. Betroffen sind in erster Linie junge Frauen mit Hypotonie. Häufig besteht eine familiäre Disposition. Bei Akrozyanose verfärben sich die Hände (meist auch Füße, Nase und Ohren) *ausschließlich in der Kälte* permanent bläulich. Weitere nennenswerte Beschwerden treten nicht auf, es kommt fast nie zu trophischen Störungen. Die Therapie besteht vor allem im Wärmeschutz, eine medikamentöse Therapie ist meist nicht erforderlich. Der Patient ist über den meist gutartigenVerlauf aufzuklären.

13.6.3 Ergotismus

Synonym: „Antoniusfeuer", Ignis sacer
engl.: ergotism, ergot poisoning, epidemic gangrene, St. Anthony's fire

Definition. Akute oder chronische Durchblutungsstörung muskulärer Stammarterien durch Abusus ergotaminhaltiger Arzneimittel (vorwiegend Migränepräparate) meist durch unkontrollierte Dosissteigerung. Der Ergotismus trat bereits im Mittelalter aufgrund von Pilzverunreinigungen **(Claviceps purpurea)** auf.

Epidemiologie. Die Symptomatik ist insgesamt häufig, genaue Zahlen fehlen aber; ♀ > ♂.

Symptomatik. Allgemeinsymptome wie Erbrechen, Diarrhö, Verwirrtheit, Kopfschmerzen, Augenflimmern, Kältegefühl und Parästhesie.

Diagnostik. Blasskalte Extremitäten, keine oder abgeschwächte Arm- und Fußpulse, massive Zeichen der Durchblutungsstörung bei der **Oszillographie** und bei der **Doppler-Druckmessung.**
Angiographie: Symmetrische, nach der Peripherie zunehmende Lumeneinengung; spastisch verschlossene Gefäßabschnitte.

Therapie.
- Absetzen des Ergotaminpräparates,
- im fortgeschrittenen Stadium medikamentöse Vasodilatation mit Nitraten (auch Nitroprussidnatrium), Calciumantagonisten und i.v. Prostaglandin-E_1- und -I_2-(Iloprost-)Infusionen.

13.6.4 Erfrierungen und Frostbeulen (Perniones)

Bei starker Kälteexposition kommt es zu extremen Engstellungen und Verschlüssen peripherer Arterien und Arteriolen mit konsekutiver ischämischer Schädigung aller Gewebe. Sekundärsymptome sind Akrozyanose, Kältegefühl sowie Hyp- und Parästhesien und Schweißneigung der Haut. Die **Therapie** besteht im vorsichtigen Erwärmen der betroffenen Extremität. Eine frühzeitige lokale oder systemische Fibrinolysetherapie kann frische Thromben in kleinen Gefäßen auflösen. Eventuell längerfristige Behandlung mit Calciumantagonisten vom Dihydropyridintyp.
Prostaglandin I_2-(Iloprost-)i.v.-Infusionen sind Mittel der Wahl.

13.6.5 Paroxysmales Fingerhämatom

Plötzliche schmerzlose Blauverfärbung eines Fingers (seltener einer Zehe), meist an der volaren Seite mit nachfolgender Schwellung. Meist sind Frauen mittleren Alters betroffen. Ursächlich liegt eine spontane Ruptur einer digitalen Vene durch Traumen bei manueller Betätigung (z. B. Tragen von einschnürenden Tüten) vor. Die Therapie besteht in der Aufklärung der Patientin über die Harmlosigkeit des Hämatoms, das innerhalb einiger Tage spontan zurückgeht. Rezidive sind allerdings häufig.

13.7 Durchblutungsstörungen durch Vaskulitis

13.7.1 Takayasu-Syndrom

Synonym: Aortenbogensyndrom, Martorell-Fabré-Syndrom
engl.: aortic arch syndrome, pulseless disease of young women

Definition. Chronisch thrombosierende Arteriitis des Aortenbogens, die zu Stenosierungen und Verschlüssen der Arterien des Aortenbogens führt. Koronar-, Pulmonal- und Nierenarterien können mitbefallen sein.

Epidemiologie. Meist sind junge Frauen unter 40 Jahren betroffen. In Europa sehr selten. Häufiger im östlichen Mittelmeerraum und im Orient.

Symptomatik und Klinik.
- Allgemeines Krankheitsgefühl, Müdigkeit und Abgeschlagenheit, Fieber, Myalgien, Arthralgien,
- doppelseitige Pulslosigkeit (Pulseless Disease) der oberen Körperhälfte,
- neurologische Symptome wie Aphasie, Hemiparesen, Krämpfe, Apoplexie,
- Hypertonie infolge von Nierenarterienverschlüssen.

Diagnostik.
- Duplexsonographie (Verdickung der kompletten Gefäßwand),
- Angiographie der Aorta und der supraaortischen Äste,
- Labor: BSG (stark erhöht: >50 mm in der 1. Stunde), allerdings gibt es keine spezifischen Laborbefunde.

Differenzialdiagnose. Das arteriosklerotisch bedingte Aortenbogensyndrom kann durch Angiographie und Duplexsonographie abgegrenzt werden.

Therapie. Kortison (60 mg Prednison/Tag, z. B.: Decortin, Urbason oder Prednison-ratiopharm-Tabletten in absteigender Dosierung, eine Erhaltungsdosis sollte über mindestens 2 Jahre beibehalten werden). Häufig sind zusätzliche gefäßchirurgische Eingiffe erforderlich.

Prognose. Unter Cortisontherapie können weitere Schübe vermindert werden. Vorhandene Gefäßverschlüsse werden aber nicht wiedereröffnet.

13.7.2 Infektiöse Arteriitis

Bakteriämie (Sepsis → S. 982ff oder Embolie z. B. bei Endokarditis → S. 124ff): Ansiedlung von Keimen in den Vasa vasorum mit oft nachfolgendem Abszess bei vorbestehender Arteriosklerose. Hauptauslöser ist eine bakterielle Endokarditis. Oft bilden sich multiple Aneurysmen. Die **Therapie** besteht in einer antibakteriellen Behandlung und chirurgischen Beseitigung des Aneurysmas.

Literatur

Diehm C, Schuster A, Allenberg JR et al. High prevalence of peripheral arterial disease and comorbidity in 6880 primary care patients: cross sectioned study. Atherosclerosis 2004; 1: 95–105.

Alexander K, Hrsg. Gefäßkrankheiten. München: Urban & Schwarzenberg 1993.
Ein sehr ausführliches Handbuch der Gefäßkrankheiten.

Diehm C, Allenberg JR, Keiko Nimura-Eckert. Farbatlas der Gefäßkrankheiten. Berlin: Springer 2004.
Ein Farbatlas aller wichtigen Krankheiten der Arterien, Venen und Lymphgefäße.

Amendt K, Diehm C. Handbuch akraler Durchblutungsstörungen. Heidelberg, Leipzig: Johann Ambrosius Barth Verlag 1998.
Ein ausführliches Handbuch aller wichtigen akralen Durchblutungsstörungen.

Diehm C, Diehm N. Non-Invasive Treatment of Critical Limb Ischemia. In: Current Drug Targets. Cardiovascular & Haematological Disorders 2004; 4: 241–247.

14 Venen

Curt Diehm

14.1 Varikosis 294
14.2 Thrombophlebitis 298
14.3 Phlebothrombose 299
14.4 Phlegmasia coerulea dolens ... 303
14.5 Axillar-Subklavia-Venen-
     thrombose 303
14.6 Postthrombotisches Syndrom
     und chronisch venöse
     Insuffizienz (CVI) 304

Epidemiologie.
- 70 % der Bevölkerung in Deutschland weisen pathologische Veränderungen des peripheren Venensystems auf,
- ca. 12 Mio. leiden an einer Stammvarikose (→ Varikoseformen),
- jeder Achte (mehr als 5,5 Millionen) leidet an einer chronisch venösen Insuffizienz,
- über 1 Mio. Menschen haben ein Ulcus cruris venosum,
- pro Jahr sterben in Deutschland über 20 000 Menschen an Lungenembolien.

14.1 Varikosis

Synonym: Krampfadern
engl.: varicosis, varicose veins

Definition. Krankhafte und irreversible sackförmige oder zylindrische erweiterte *oberflächliche* Venen, vor allem der unteren Extremität. Nach der Entstehung werden **primäre** (ca. 95 % aller Varizen) und **sekundäre Formen** der Varikose unterschieden.

Ätiologie und Pathogenese. Für die Entstehung der **primären Varikose** sind folgende Faktoren verantwortlich:

- familiäre Belastung (besonders mütterlicherseits),
- angeborenes Fehlen der Venenklappen (Avalvulie),
- durch mechanische und/oder hormonale Faktoren bedingte Venenwandschwäche,
- chronische Obstipation,
- Adipositas,
- Schwangerschaft.

Die **sekundäre Varikose** entsteht als Folge einer venösen Abflussstauung (z. B. Bauchwandvarizen bei Leberzirrhose). Sie ist meist eine Begleiterscheinung des postthrombotischen Syndroms (S.304 ff) oder bei primärer Klappeninsuffizienz.

Varikoseformen (👁 14.2).
- Stammvarikose der V. saphena magna (👁 **14.1**) und V. saphena parva (👁 **14.2**, Rückseite des Unterschenkels). Die komplette Stammvarikose der V. saphena entsteht durch Schlussunfähigkeit der Mündungsklappe und schreitet von *proximal* nach *distal* fort. Zu den Stadien → 👁 **14.3**,
- Seitenastvarikose,
- Perforansvarikose: Die Verbindungsvenen zwischen epi- und subfaszialem System sind häufig insuffizient. Die Lokalisation

◉ **14.1 Stammvarikosis der V. saphena magna**

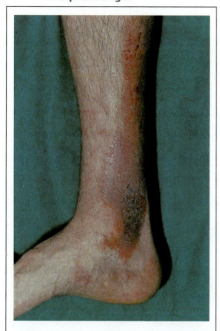

Schwere venöse Insuffizienz bei Stammvarikosis mit Hyperpigmentierung der Haut und Stauungsekzem.

◉ **14.2 Die wichtigsten Varizenformen**

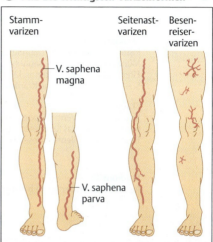

Von der Varikosis können sowohl die großen Venenstämme (medial: V. saphena magna, lateral: V. saphena parva) als auch die kleinen und kleinsten Äste des Venensystems betroffen sein.

der wichtigsten Perforansvenen der unteren Extremität geht aus ◉ **14.4** hervor,
- retikuläre Varikose,
- Besenreiservarikose,
- Teleangiektasien.

Primäre Formen der Varikose sind meist im Bereich der V. saphena magna lokalisiert (Stammvarikosis, ◉ **14.1**), seltener im Bereich der V. saphena parva (◉ **14.2**).

Symptomatik.
- Schweregefühl im Bein (Besserung durch Gehen und Laufen),
- Schmerzen im Bereich der Varizen (besonders beim Stehen),
- prämenstruelle Schmerzen im Bereich der Varizen (auch über retikulären und Besenreiservarizen),
- Knöchelschwellung,
- Beschwerdezunahme bei Wärme,
- Besserung durch Hochlagerung der Beine.

Diagnostik.

Primäre Befunde einer Stammvarikose der V. saphena magna.
- Tastbare Erweiterung des Gefäßes in der Leistenregion,
- positiver Hustentest (Hustenstöße verursachen entlang des klappeninsuffizienten Venenstranges eine palpable Expansionsbewegung),
- positiver Perkussionstest (am stehenden Patienten ist eine durch Perkussion peripherer Varizen ausgelöste Druckwelle an

👁 **14.3 Stadien der Stammvarikose der V. saphena magna**

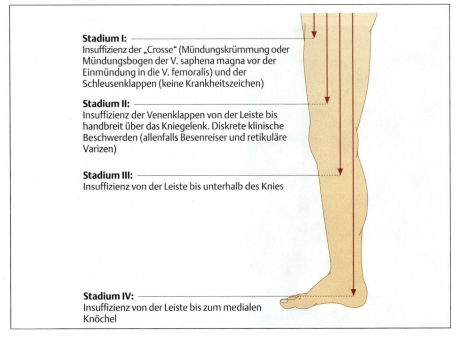

Stadium I:
Insuffizienz der „Crosse" (Mündungskrümmung oder Mündungsbogen der V. saphena magna vor der Einmündung in die V. femoralis) und der Schleusenklappen (keine Krankheitszeichen)

Stadium II:
Insuffizienz der Venenklappen von der Leiste bis handbreit über das Kniegelenk. Diskrete klinische Beschwerden (allenfalls Besenreiser und retikuläre Varizen)

Stadium III:
Insuffizienz von der Leiste bis unterhalb des Knies

Stadium IV:
Insuffizienz von der Leiste bis zum medialen Knöchel

---

der V. saphena magna unterhalb des Leistenbandes oder in ihrem Verlauf fühlbar).

Die früher verwendeten Funktionstests (Trendelenburg, Perthes, Schwarz, Pratt und Linton) spielen angesichts der zuverlässigen nichtinvasiven Untersuchungsverfahren nur noch eine untergeordnete Rolle.

Sekundäre Befunde.
- Besenreiser (meist supramalleolär),
- chronisch venöses Stauungssyndrom (→ S. 304),
- Stauungsdermatitis, Hyperpigmentation und im Spätstadium Ulcus cruris.

Apparative Verfahren und ihre Bedeutung für die Klinik.
Doppler-Duplexuntersuchung: der Vena saphena magna und parva (+++).
Phlebographie: Die aszendierende Pressphlebographie ist neben der Duplexsonographie die wichtigste Untersuchung zum Ausschluss von Venenthrombosen. Weitere Indikationen: Kollateralenbeurteilung vor Varizenverödung, operativer Varizenentfernung bzw. Ligatur insuffizienter Vv. perforans, um sicherzustellen, dass tiefe Beinvenen durchgängig sind (+++).
Photoplethysmographie/Lichtreflexionsrheographie (LRR): Es handelt sich um eine Screeninguntersuchung auf chronisch venöse Insuffizienz, sie kann in jeder Praxis durchgeführt werden (+). Als globale Methode eignet sich diese in Teilen der blutigen Venendruckmessung annähernd korrespondierenden

14.4 Die wichtigsten Perforansvenen der unteren Extremität

a rechtes Bein von medial   b rechtes Bein von dorsal

- Dodd-Gruppe
- Hunter-Vene
- Boyd-Perforansvene
- Linton-Linie
- Sherman-Venen
- 24 cm-Perforansvene
- Cockett III 18 cm
- Cockett II 13,5 cm
- Cockett I 6–7 cm
- Gastroknemius-punkt (May-Vene)
- laterale Perforansvenen
- 12 cm-Perforansvene
- Bassi-Perforansvenen

An den bezeichneten Stellen entstehen häufig Varizen, da über die insuffizienten Perforansvenen das Blut aus dem tiefen in das oberflächliche Venensystem gelangt.

Methode nicht zur differenzialdiagnostischen Abklärung von Venenerkrankungen, sie kann aber als einfache Dokumentation von Ausgangsbefund und Behandlungsergebnis bei Sanierung einer hämodynamisch relevanten Varikosis dienen.
Phlebodynamometrie: (blutige Venendruckmessung) zur Quantifizierung der chronisch-venösen Insuffizienz (+).

Therapie.
- Änderung der Lebensführung mit vermehrter körperlicher Aktivität, Aktivierung der Wadenmuskelpumpe,
- regelmäßige und exakte Kompressionsbehandlung mit elastischen Binden bzw. Strümpfen, um den Gefäßquerschnitt zu verkleinern und den venösen Rückstrom zu beschleunigen,
- physikalische Therapie mit Kaltwassergüssen,
- medikamentös sind ödemprotektive Venenmittel, wie z.B. Flavonoide und Rosskastaniensamenextrakte hilfreich,
- an aktiven Therapiemaßnahmen stehen nach sorgfältiger Indikationsstellung (z.B. bei Patienten mit deutlichen Beschwerden oder bei jüngeren Patienten, bei denen die Varikosis sich voraussichtlich drastisch verschlechtern wird und dann zu Komplikationen, wie z.B. Ulcus cruris venosum führen kann) die *operative Varizenausschaltung* und/oder die *Verödungstherapie* zur Verfügung.

Medizinische Indikation zur Verödungsbehandlung.
- Varizen mit hämodynamischer Relevanz,
- periulzeröse Varizen,
- Ekzem im Varizenbereich.

Absolute Kontraindikation zur Verödungsbehandlung.
- Bekannte Allergie,
- schwere Systemerkrankung,
- Immobilität,
- fortgeschrittene PAVK,
- Beinödem,
- diabetisches Fußsyndrom.

14.2 Thrombophlebitis

engl.: thrombophlebitis

Definition. Oberflächliche Venenentzündung mit Verlegung des Lumens durch einen Thrombus.

Ätiologie.
- **An den Beinen:** Oft bei vorbestehender Varikosis („Varikophlebitis"), ausgelöst durch Immobilisation oder Traumen.
- **An den Armen:** Meist iatrogen (Injektionen, Infusionen).

Symptomatik. Lokalisierter Berührungs- und Spontanschmerz mit Rötung und örtlicher Hyperthermie.
Weitere wichtige internistische Differenzialdiagnosen sind **paraneoplastisches Syndrom bei maligner Grundkrankheit** und **Borreliose** (→ „Infektionskrankheiten", S. 989ff).

Besondere Formen der Thrombophlebitis.

Thrombophlebitis migrans. Namensgebung aus dem angelsächsischen Schrifttum. Bezeichnet eine Form der Thrombophlebitis, die sich schnell ausbreitet („migriert").

Thrombophlebitis saltans. „Springende oberflächliche Venenentzündung". Sie ist charakterisiert durch eine münzgroße lokale Rötung entlang von Venen, die meist nicht variköös verändert sind. Springt ohne Kontinuität von einer Extremität auf die andere oder vom Unterschenkel auf den Oberschenkel. Vorkommen bei: Buerger-Syndrom (→ „Thrombangiitis obliterans", S. 281), Polyzythämie, Paraneoplasien.

Therapie.
- Mobilisation (Bettruhe ist nachteilig! Gefahr des appositionellen Thrombuswachstums bis ins tiefe Venensystem),
- kalte Umschläge und Salbenverbände mit Indomethacin, Diclofenac, Ibuprofen und Anlage eines Kompressionsverbandes,
- Schmerzlinderung: bei starken Schmerzen nichtsteroidale Antiphlogistika,
- bei ausgeprägter Thrombophlebitis am Oberschenkel (Mündungsbereich der V. aphena magna) und im Bereich des dorsalen Unterschenkels (Mündung V. saphena parva) dringend Heparinisierung für 8–14 Tage (niedermolekulares Heparin geeignet). Eine von oberflächlichen Venen ins tiefe Leitvenensystem hineinragende Thrombose („Korbhenkelthrombose") ist eine Indikation für einen akuten gefäßchirurgischen Eingriff (Thrombus- und Varizenentfernung).

Nicht nur tiefe Beinvenenthrombosen, sondern auch Thrombophlebitiden können Lungenembolien verursachen. Insbesondere Phlebitiden im Bereich des Oberschenkels müssen mit Heparin behandelt werden. Eine Langzeitbehandlung mit oralen Antikoagulanzien ist nicht indiziert.

DD der Thrombophlebitis

Erkrankung	Bedeutung	Kommentar
Behçet-Syndrom	+++	neben der Thrombophlebitis typische Trias von: Hypopyon-Iritis, Aphthen der Mund- und Genitalschleimhaut, Hautknoten an den Unterschenkeln
Thrombangiitis obliterans	++	Abgrenzung durch Angiographie, → 13.4, S. 278

14.3 Phlebothrombose

Synonym: akute tiefe Venenthrombose
engl.: deep vein thrombosis (DVT)

Definition. Akute komplette oder inkomplette thrombotische Verschlüsse der *tiefen* Leitvenen, überwiegend der unteren Extremitäten (60%), des Beckens (30%), der großen Hohlvenen sowie der Venen des Halses. In Deutschland werden jährlich ca. 600000 Patienten mit tiefer Venenthrombose behandelt, davon 300000 stationär.

Ätiologie und Pathogenese. Die 1856 von Virchow beschriebene **Trias** der Thromboseentstehung ist auch heute noch gültig. Zu ihr gehören eine Beeinträchtigung
- der Gefäßwand bzw. des Endothels,
- der Blutströmung und der
- Blutzusammensetzung.

Am häufigsten sind Thrombosen an den unteren Extremitäten, links häufiger als rechts. Abflussbehinderung der linken V. iliaca communis an der Kreuzungsstelle mit der rechten Beckenarterie („Überkreuzungsphänomen"). Zusätzlich findet sich bei 20% der Menschen eine bindegewebige Endothelveränderung kurz vor der Einmündung der V. iliaca in die V. cava inferior („Beckenvenensporn"). Die Ursache einer tiefen Beinvenenthrombose bleibt in 30–40% aller Fälle unbekannt.

Risikofaktoren für die Entstehung einer Phlebothrombose.
- Phlebothrombose in der Vorgeschichte,
- Herzkrankheiten (Herzinsuffizienz, kongestive Kardiomyopathie),
- Tumoren (Lunge, Abdominalorgane),
- Operationen (Verletzungen des Beckens und der Beine),
- Schwangerschaft und postpartuale Phase,
- Immobilisation/Bettlägrigkeit, Lähmungen (z.B. bei längeren Reisen mit dem Auto, Flugzeug „Economy-Class-Syndrom"),
- Gipsruhigstellung einer Extremität,
- angeborene Thrombophilie, wie z.B. Protein-C-, Protein-S- und Antithrombin-III-Mangel, aktivierte Protein-C-Resistenz (APC-Resistenz, Faktor-V-Leiden-Mutation, Faktor-II-(Prothrombin-)Mutation (thromboembolische Ereignisse bereits im jugendlichen Alter),
- Störungen der Fibrinolyse (selten):
  - verminderte Freisetzung von t-PA (=tissue-Plasminogen-Activator),
  - erhöhte Aktivität des Plasminogen-Aktivator-Inhibitors (PAI);
- Ovulationshemmer (insbesondere in Verbindung von „Pille" mit Rauchen),
- erhöhte Blutviskosität: Polyglobulie, forcierte Diurese mit Exsikkose,
- Hyperhomozysteinämie.

Thrombophlebitiden und Phlebothrombosen, die ohne „äußere Ursachen" auftreten (= idiopathische Thrombosen), sind differenzialdiagnostisch als *paraneoplastisch* zu bewerten. Es besteht so lange der Verdacht auf ein Tumorleiden, bis das Gegenteil bewiesen ist.

Symptomatik.
- Dumpfe, ziehende Schmerzen im ganzen Bein (meist abnehmend in Horizontallage),
- oft ziehender muskelartiger Schmerz in der Wade,
- Schweregefühl im Bein,
- akute Ödembildung, zunächst im Knöchelbereich, später Stauungsödem des ganzen Beins,
- Zyanose des Beins,
- oft ektatische oberflächliche Venen prätibial und über dem Fußrücken (sog. „Pratt-Warnvenen").

Zur Unterscheidung zwischen Thrombophlebitis und Phlebothrombose → 14.1

Wichtige Thrombosezeichen. 14.5
- **Payr-Zeichen:** Fußsohlenschmerz, z.B. bei Klopfen, aber auch beim Auftreten,
- **Bisgaard-Zeichen:** Kulissendruckschmerz im retromalleolären Bereich,

T 14.1 Differenzialdiagnostische Unterscheidung von Thrombophlebitis und Phlebothrombose

Thrombophlebitis	Phlebothrombose
• Entzündungszeichen: Calor, Rubor, Dolor: lokalisiert • nur lokalisiertes Begleitödem • schmerzhaft entzündete oberflächliche Venenstränge	• Zyanose des Beins (besonders beim Stehen) • globale Schwellneigung der Extremität (Umfangsdifferenz, veränderte Konsistenz) • keine sichtbare Thrombose in einer Varize • dumpfer Schmerz im ganzen Bein • „Signalvenen" über Tibiakante und am Fußrücken. Druckschmerz der Wade bzw. des Oberschenkels (Meyer-Druckpunkte, Homans-Zeichen, Payr-Zeichen, Lowenberg-Test)

- **Homans-Zeichen:** Wadenschmerz bei Dorsalflexion,
- **Lowenberg-Test:** Wadenschmerz, ausgelöst durch Blutdruckmanschette, Seitendifferenz,
- **Meyer-Druckpunkte:** Druckschmerzpunkte im Verlauf der tiefen Venen,
- **Pratt-Zeichen:** Druckschmerz in der Kniekehle.

14.5 Druckpunkte und Hinweiszeichen bei tiefer Beinvenenthrombose

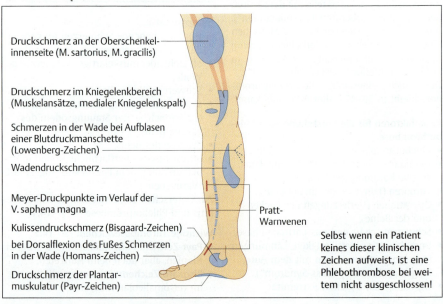

Druckschmerz an der Oberschenkelinnenseite (M. sartorius, M. gracilis)

Druckschmerz im Kniegelenkbereich (Muskelansätze, medialer Kniegelenkspalt)

Schmerzen in der Wade bei Aufblasen einer Blutdruckmanschette (Lowenberg-Zeichen)

Wadendruckschmerz

Meyer-Druckpunkte im Verlauf der V. saphena magna

Kulissendruckschmerz (Bisgaard-Zeichen)

bei Dorsalflexion des Fußes Schmerzen in der Wade (Homans-Zeichen)

Druckschmerz der Plantarmuskulatur (Payr-Zeichen)

Pratt-Warnvenen

Selbst wenn ein Patient keines dieser klinischen Zeichen aufweist, ist eine Phlebothrombose bei weitem nicht ausgeschlossen!

"Venöse Ödeme" (subfasziale, epifasziale subkutane Ödeme) liegen vor, wenn nach 5 Sekunden dauerndem Fingerdruck in der Retromalleolargrube oder an der Tibiavorderkante typische Hautdellen länger als 30 Sekunden stehen bleiben. Lymphatisch bedingte Ödeme sind nicht druckschmerzhaft, nicht eindrückbar und haben eine teigige Konsistenz. Beim Lymphödem ist die Haut z. B. am Ansatz der zweiten Zehe durch eine Verdickung der Subkutis schlecht abhebbar (positives *Stemmer-Zeichen*). Das sog. „Lipödem", das meist auch als *zonale Fettsucht* auftritt (im Volksmund „Fett- oder Sulzfuß"), ist nicht eindrückbar und auch nicht druckschmerzhaft.

Diagnostik. Die Duplexsonographie in der Hand des erfahrenen Untersuchers hat dem bisherigen „Goldstandard", der Phlebographie, den Rang abgelaufen. Wenn allerdings eine Duplexuntersuchung nicht möglich ist, ist die Phlebographie diagnostisch das Mittel der Wahl (◁ **14.6**).
Aussagekraft der Duplexsonographie: Der Thrombus ist (je nach Alter) echoreicher als das echofreie schwarze Venenlumen. Zudem fehlt im Thrombusbereich der Fluss. Die Vene lässt sich mit dem Schallkopf nicht komprimieren („Kompressionssonographie").

Zirka 50 % der Phlebothrombosen bleiben symptomlos oder werden durch die klinische Untersuchung (→ ◁ **14.5**) nicht erfasst. Das Fehlen klinischer Zeichen einer Phlebothrombose schließt diese also bei weitem nicht aus! Es sind daher bei Verdacht dringend apparative Bild gebende Zusatzuntersuchungen (Duplexsonographie/Phlebographie) erforderlich.

Wenn eine Duplexsonographie aus personellen oder apparativen Gründen nicht durchführbar ist, empfiehlt sich eine Phlebographie. Nachteile sind Strahlenbelastung, apparativer und personeller Aufwand und ungünstige Kontrastmitteleffekte.
Das MRT führt zu einer guten Visualisierung von Venen, die bei der Phlebographie schlecht zugänglich sind, z. B. Vena iliaca interna.

Therapie. Wenn Duplexsonographie oder Phlebographie die Diagnose Phlebothrombose bestätigt haben, gibt es **akut** prinzipiell 3 Möglichkeiten der Therapie:

1. „Konservative" Behandlung mit Heparin. PTT-Verlängerung auf das 1,5–2,5fache des Normalwertes durch Heparin-Dauerinfusion. Alternativ ist die subkutane Applikation möglich. Niedermolekulare Heparine sind heute die Mittel der Wahl.

2. Fibrinolysebehandlung. (→ auch S. 393ff) Sie erfolgt mit Streptokinase (konventionell und ultrahochdosiert), Urokinase oder t-PA (= tissue Plasminogen Activator) systemisch oder lokoregional. Die Fibrinolysebehand-

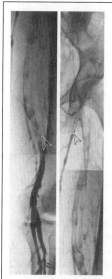

◁ **14.6 Phlebographie einer deszendierenden Iliofemoralthrombose**

Oberschenkelvenenthrombose links. Es ist nur noch ein Randfluss dargestellt.

14.2 Indikationen für die einzelnen akuten Therapiemöglichkeiten bei Phlebothrombose

konservative Therapie mit Heparin	Thrombolyse	Thrombektomie
Standardtherapie jeder Thrombose	**strenge Indikationsstellung**, Ausschluss sämtlicher Kontraindikationen (→ S. 394)	**Indikation äußerst zurückhaltend**
• reine Unterschenkelvenenthrombose • ältere (> 7 Tage alte) Mehretagenthrombose • Thrombose bei Patienten, die infolge schwerer Erkrankungen oder des Alters eine begrenzte Lebenserwartung (< 10 Jahre) aufweisen • Axillar-Subklavia-Venenthrombose (Paget-von-Schroetter-Syndrom) • Schwangerschaftsthrombose	• Mehretagenthrombose, die aufgrund ihrer Lokalisation und Ausdehnung ein postthrombotisches Syndrom erwarten lässt • Thrombosealter < 7 Tage • Phlegmasia coerulea dolens, fakultativ vor Thrombektomie	• frische (< 5 Tage alte), isolierte Beckenvenenthrombose • deszendierende Beckenvenenthrombose in der Schwangerschaft • aszendierende Thrombophlebitis, die auf das tiefe Venensystem übergreift • Phlegmasia coerulea dolens (s. u.)

lung ist bei jungen Patienten mit einer Mehretagenthrombose indiziert und sollte möglichst frühzeitig einsetzen.

3. Operative Thrombektomie. Nur bei proximaler Thrombose (wenigen gefäßchirurgischen Zentren vorbehalten): mit Fogarty-Katheter von der V. femoralis aus. Voraussetzung: Thrombose darf maximal 5 Tage alt sein! Die Indikationen für die einzelnen akuten Therapiemöglichkeiten gehen aus 14.2 hervor.

Nachbehandlung. Sie erfolgt in jedem Fall mit oralen Antikoagulanzien (Marcumar, Sintrom) für 4–6 Monate, bei gleichzeitig abgelaufener Lungenembolie für mindestens 1 Jahr. Bei angeborenen Mangelzuständen von Protein C, Protein S, Antithrombin III und APC-Resistenz ist nach durchgemachter Thrombose meist eine lebenslange Antikoagulation notwendig. → auch „Prophylaxe und Therapie thromboembolischer Ereignisse", S. 385ff, insb. 18.6, S. 390f.

Therapeutische Möglichkeiten in der Praxis.
- Betroffenes Bein hochlagern, Oberkörper des Patienten hochlagern, halbsitzende Stellung (Lungenembolie-Prophylaxe),
- Bolusinjektion von 5000–10000 IE Heparin i.v. gefolgt von 1000–1500 IE/Stunde,
- stationäre Einweisung.

Generelle Therapierichtlinien.
- *Gehfähige Patienten* mit frischen isolierten Unterschenkel- bzw. Wadenvenenthrombosen müssen nicht immobilisiert werden.
- Frische Popliteal-, Oberschenkel- und Beckenvenenthrombosen verlangen eine Immobilisation (stationäre Aufnahme) über 5–7 Tage, allerdings setzt sich auch hier mehr und mehr eine schnelle Mobilisation auf Stationsebene durch.

- Eine optimale *Kompressionstherapie* mit Anwendung von Kompressionsverbänden in der Akutphase (tägliches Wickeln mit Kurzzugbinden, Klebebinden) und Anpassung von Kompressionsstrümpfen nach Abschwellen des betroffenen Beins hat nach wie vor einen hohen Stellenwert.

Komplikationen. Zu den **Frühkomplikationen** zählen Lungenembolie (vor allem bei proximaler Thrombose der V. femoralis und der V. iliaca; zur Lungenembolie → „Lunge", S. 442ff) und die sehr seltene Phlegmasia coerulea dolens (s. u.). Eine mögliche **Spätkomplikation** (nach Jahren) ist das postthrombotische Syndrom (vor allem bei langstreckigen Thrombosen der V. femoralis und V. iliaca, S. 304ff). Bei adäquater Kompressionsbehandlung kann ein Ulcus cruris verhindert werden.

14.4 Phlegmasia coerulea dolens

engl.: blue phlebitis

Definition. Schlagartig einsetzende und rasch fortschreitende *komplette Thrombose aller venösen Ausflussbahnen eines Beines*. Durch die Volumenzunahme kommt es reflektorisch zu einer arteriellen Minderdurchblutung (sog. pseudoarterielles Emboliesyndrom). In kürzester Zeit tritt eine extreme elephantiasisartige Anschwellung der betroffenen Extremität mit tief livider Verfärbung auf. Meist besteht ein schmerzhaftes Ödem, das sich rasch ausbreitet. Weitere **Symptome** sind motorische Schwäche der Extremität, Hypästhesien und Parästhesien und eine zyanotische Verfärbung des ganzen Beines. Häufig kommt es zum hypovolämischen Schock. Bei der **klinischen Untersuchung** fällt die Überempfindlichkeit der Venendruckpunkte auf. Sekundär kommt es zur schweren arteriellen Durchblutungsstörung durch die Behinderung der kapillären und arteriellen Zirkulation (daher abgeschwächte oder fehlende periphere Arterienpulse). Die **Therapie** besteht in der Antikoagulation mit Heparin, Volumenersatz und Versuch einer Fibrinolysebehandlung. Wenn diese nicht erfolgreich ist, ist die Phlegmasia coerulea dolens eine Indikation für die Thrombektomie. Gefürchtete **Komplikationen** sind Gangrän und Lungenembolie. Die Letalität der operativen Thrombektomie oder Fibrinolysetherapie liegt bei bis zu 50%.

14.5 Axillar-Subklavia-Venenthrombose

Synonym: Paget-von-Schroetter-Syndrom
engl.: effort thrombosis

Definition. Thrombose der V. axillaris oder V. subclavia (◀ **14.7**). Prädilektionsstelle ist eine Enge im Bereich der thorakobrachialen Verbindungen beim Durchtritt zwischen Schlüsselbein und erster Rippe. Neuerdings wird das Paget-von-Schroetter-Syndrom dem Thoracic-Outlet-Kompressionssyndrom (TOS) zugeordnet (→ „Neurovaskuläres Schultergürtelsyndrom", S. 286). **Risikofaktoren** für die Entstehung dieser Form der Venenthrombose sind Sportarten wie Handball, Basketball, Tennis oder auch Holzhacken.

◀ **14.7 Paget-von-Schroetter-Syndrom**

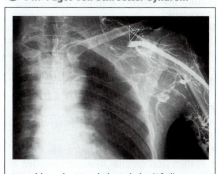

Verschluss der V. subclavia links (Pfeil).

Symptome sind Anschwellen des Arms, livide Hautmarmorierung sowie dumpfe Schmerzen und Schweregefühl im Arm. Die Kollateralvenen sind meist an der vorderen Thoraxseite sichtbar. Bei der **Diagnose** sind Tumoren des Mediastinums, seltener der Axilla- bzw. Klavikulargrube, eine Kallusbildung nach Schlüsselbeinfraktur sowie eine iatrogene Schädigung durch Katheter oder Herzschrittmacher auszuschließen. Die **Therapie** besteht in der akuten Antikoagulation mit Heparin (stationär für 5–7 Tage) und weiterer Gabe von oralen Antikoagulanzien für 3–4 Monate. Eine Fibrinolysetherapie sollte nur in absoluten Ausnahmefällen (Tennisprofi bzw. Profisportler, Pianist/in) in Erwägung gezogen werden, da ausgeprägte postthrombotische Syndrome am Arm praktisch nicht auftreten.

14.6 Postthrombotisches Syndrom und chronisch venöse Insuffizienz (CVI)

engl.: chronic venous insufficiency, postthrombotic syndrome

Definition. Folgezustand (nach einem Zeitraum von 1–10 Jahren) nach akuter, subakuter oder rezidivierender Phlebothrombose mit typischen Veränderungen im Phlebogramm und bei der Duplexsonographie (→ Diagnostik).
Das Syndrom beinhaltet alle Komplikationen, die durch eine chronisch venöse Stauung entstehen: Folgezustände der primären Varikose, der primären Klappeninsuffizienz sowie des postthrombotischen Syndroms.

Epidemiologie.
- Eine der häufigsten Gefäßerkrankungen in der Praxis,
- Prävalenz in der Bevölkerung bis 15 %,
- Frauen sind dreimal häufiger betroffen als Männer,
- über 1 Mio. Menschen in Deutschland haben ein Ulcus cruris.

Ätiopathogenese. Aufgrund der gestörten Hämodynamik infolge einer Phlebothrombose kommt es zum retrograden Blutfluss und zur chronisch-venösen Stauung. Dies wiederum schädigt die Venenklappen erneut und führt zum typischen klinischen Bild (→ Symptomatik und Diagnostik).

Symptomatik und Diagnostik. Im Phlebogramm und bei der Duplexsonographie sind folgende Zeichen sichtbar:
- Klappeninsuffizienz,
- Reflux im tiefen Venensystem sowie
- kutane Lymphabflussstörungen.

Typisch ist zudem die chronisch progrediente Störung der Mikrozirkulation, eine erhöhte Sensibilisierungsrate der Haut sowie die regelmäßig eingeschränkte Beweglichkeit des Sprunggelenks. Häufig kommt es zum rezidivierenden Ulcus cruris (**14.8**).
Die *Kombination von Venen- und Hautveränderungen* bei konstanter venöser Hypertension wird auch unter dem Begriff **chronisch venöse Insuffizienz** (CVI) subsumiert. Die CVI wird in 3 klinische Stadien eingeteilt:

14.8 Ulcus cruris venosum

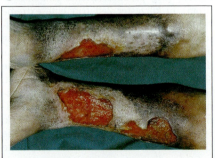

Flächenhafte Ulzerationen bei einem 56-jährigen Patienten mit chronisch venöser Insuffizienz durch Thrombose der V. cava.

14.9 Atrophie blanche

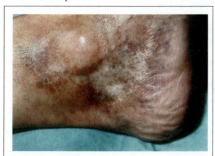

- **Stadium I:** Corona phlebectatica paraplantaris (Stauung und Ektasie kleiner Venen), diskretes Stauungsödem,
- **Stadium II:** Stauungsdermatose, weiße Atrophie der Haut („Atrophie blanche", 14.9), Depigmentierung, Stauungsinduration, Hyperpigmentierung, Ekzem,
- **Stadium III:** abgeheiltes oder florides Ulcus cruris. 85 % der Ulcera crurum sind venöser Genese.

Eine differenzierte Einteilung sieht die CEAP-Klassifikation vor (→ 14.3).

Therapie.

Kompressionsbehandlung. Konsequente Kompressionsbehandlung mit elastischen Binden oder Kompressionsstrümpfen, in fortgeschrittenen Fällen maschinelle intermittierende Kompression. *Risiken* der Kompressionstherapie bei CVI:
- gleichzeitig bestehende PAVK mit Perfusionsdruck zwischen 50 und 70 mmHg Knöcheldrucken,
- dekompensierte Herzinsuffizienz,
- koronare Herzkrankheit (neutralisiert Nitro-Effekt),
- schwere arterielle Hypertonie,
- fortgeschrittene periphere Neuropathie.

14.3 Einteilung der CVI nach der CEAP-Klassifikation

C = klinisches Zeichen	
C_0	keine Erscheinung
C_1	Besenreiser und retikuläre Varizen
C_2	Varizen
C_3	Ödem (Ödem + Corona phlebectatica)
C_4	Hautveränderungen
C_5	abgeheiltes Ulkus
C_6	offenes Ulkus

E = Ätiologie	
E_C	kongenital
E_P	primär
E_S	sekundär

A = Anatomie	
A_S	oberflächlich
A_D	tief
A_P	Perforansvene

P = Pathophysiologie	
P_O	Obstruktion
P_R	Reflux

Balneophysikalische Maßnahmen. Kalte Güsse, Bewegungstherapie, vor allem wegen der Sprunggelenksversteifung,

Varizensklerosierung, chirurgische Maßnahmen.
- Unterbindung oder Durchtrennung von insuffizienten Perforansvenen (wichtige Teilursache für Ulkus!),
- Varizenchirurgie,
- spezielle Ulkuschirurgie.

Medikamente. Hauptindikation für den Einsatz von *Venenpharmaka* sind die Symptome der chronisch venösen Insuffizienz. Der Wirksamkeitsnachweis für Venenmedikamente ist heute erbracht. Zum Einsatz kommen venentonisierende Medikamente sowie antiödematös wirkende Medikamente (Flavonoide, Rosskastaniensamenextrakte). *Diuretika* allenfalls initial und nur kurzfristig (führen zu einer Hämokonzentration und erhöhen somit die Thrombosegefahr; außerdem kommt es zu einer Erhöhung des Cholesterins, der Triglyceride und der Harnsäure sowie zu Elektrolytstörungen). Diuretika sollten eine schonende und protrahierte Diurese bewirken (Thiazid-Diuretika).

Literatur

→ auch S. 293

Kluess HG, Noppeney T, Gerlach H, et al. Leitlinie zur Diagnostik und Therapie des Krampfaderleidens. Phlebologie. 2004; 33: 211–21.

Rabe E (Hrsg.). Grundlagen der Phlebologie. 3. Auflage. Viavital Verlag 2003.

Rabe E, Gerlach H (Hrsg.). Praktische Phlebologie – Empfehlungen zur differenzierten Diagnostik und Therapie phlebologischer Krankheitsbilder. Stuttgart: Thieme 2002.

Rieger H, Schoop W. (Hrsg). Klinische Angiologie. Berlin, Heidelberg: Springer 1998.

15 Lymphgefäße

Curt Diehm

15.1 Lymphödem 307
15.1.1 Sekundäres Lymphödem bei Mammakarzinom 308

Das Lymphgefäßsystem ist ein Drainage- und Transportsystem, das enge Wechselbeziehungen zum venösen System hat. Die Hauptaufgabe des Lymphsystems ist der Abtransport von lymphpflichtigen Substanzen (Eiweiß, Fett, Zellbestandteile und Wasser) aus dem interstitiellen Gewebe.

15.1 Lymphödem

engl.: lymphedema, lymphatic edema

Definition. Störung des Lymphtransports mit abnormer Akkumulation von Lymphe in den Extremitäten.

Epidemiologie. Lymphödeme sind insgesamt selten (ca. 12 500 Lymphödeme/Jahr), wobei Frauen wesentlich häufiger betroffen sind als Männer.

Ätiologie. Lymphödeme können vererbt oder erworben sein. Es gibt *primäre* und *sekundäre* Formen (T 15.1).

Symptomatik. Blasse, schmerzlose Schwellung ohne Überwärmung, die beim **primären Lymphödem** an Zehen und Fußrücken beginnt und sich dann in Richtung Unter- und Oberschenkel fortsetzt (15.1), beim **sekundären Lymphödem** von der Achsel oder Leiste ausgeht und abwärts wandert. Es werden 3 Stadien unterschieden:
- **Stadium I:** reversibles Ödem,
- **Stadium II:** irreversibles Ödem,
- **Stadium III:** lymphostatische Elephantiasis.

Diagnostik. → 15.2

T 15.1 Einteilung und Ursachen von Lymphödemen

primäre Lymphödeme	sekundäre Lymphödeme
• angeborene Lymphödeme *(Nonne-Milroy-Form)* • nichtangeborene, erstmals in der Pubertät auftretende Lymphödeme (meist bei Frauen, *Meige-Form*) *Ursachen:* Agenesie, Aplasie und Hypoplasie von Lymphgefäßen, z.B. essenzielles Lymphödem	Ursachen: • parasitäre Mikroorganismen (Wucheria bancrofti) • Infektionen (bakteriell und mykotisch, z.B. Erysipel) • postthrombotisches Syndrom und Zustand nach Thrombophlebitis • akute und chronische Lymphangiitis • malignes Lymphödem bei Tumorleiden (z.B. Prostatakarzinom) • iatrogen (chirurgische Entfernung von Lymphknoten, z.B. Mamma-Operation, Radium- und Röntgenbestrahlung)

15.1 Lymphödem

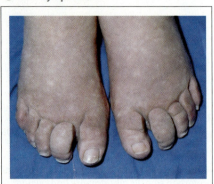

Ausgeprägtes primäres Lymphödem mit massiver Schwellung des Vorfußes und der Zehen.

Therapie. Physikalische Entstauung, manuelle Lymphdrainage und intermittierende Kompressionsbehandlung. Nach Entstauung immer konsequente Kompressionstherapie mit Binden und Strümpfen. Diuretika sind kontraindiziert. (Das eiweißreiche Lymphödem wird durch den diuretikabedingten Wasserentzug noch eiweißreicher, wodurch das Wasser wieder in das Gewebe gezogen wird. Das Ödem bleibt somit unbeeinflusst). Sorgfältige Fußpflege. Eine eventuelle Mykose muss aggressiv behandelt werden. Antibiotikaprophylaxe bei rezidivierender Lymphangiitis.

Komplikationen.
- Rezidivierendes Erysipel,
- Lymphangiosarkome (Steward-Treves-Syndrom in 0,75 Promille aller sekundären Lymphödeme),
- Lymphfistel,
- Hyperkeratose (Verrucosis lymphostatica).

Prognose. Das Leiden bleibt meist lebenslang bestehen und ist konsequent und permanent behandlungsbedürftig.

15.1.1 Sekundäres Lymphödem bei Mammakarzinom

In Deutschland kommt es zu ca. 50000 Mammakarzinomen im Jahr. 25% dieser Patientinnen entwickeln ein behandlungsbedürftiges sekundäres Lymphödem.
In 60% aller Fälle bleibt das Armlymphödem unkompliziert, ca. 30% der Patienten entwickeln ein einmaliges bzw. rezidivierendes Amlymphödem, ca. 13% ein malignes Armlymphödem. Zur Basisbehandlung gehören eine optimale Hauthygiene, manuelle Lymphdrainagen, regelmäßige Kompressionsbandagen sowie eine konsequente Entstauungsgymnastik. Chirurgische Autotransplantation von Lymphgefäßen nur in Ausnahmefällen.

15.2 Diagnostisches Vorgehen bei der Abklärung von lymphostatischen Ödemen

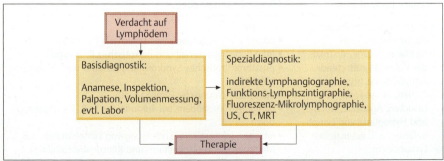

Hämostaseologie

16 **Grundlagen der Hämostaseologie** .. 310
17 **Hämorrhagische Diathesen** 322
18 **Thrombotische Diathesen** 368

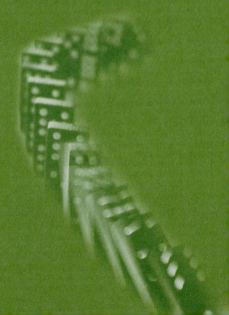

16 Grundlagen der Hämostaseologie

Gert Müller-Berghaus, Bernd Pötzsch

16.1	Physiologie des Hämostasesystems	310		Untersuchung des Fibrinolysesystems	319
16.1.1	Einleitung	310		Bewertung des Minimalprogramms	319
16.1.2	Thrombozytäres System	311	16.2.2	Weitere empfehlenswerte Methoden	319
16.1.3	Plasmatisches Gerinnungssystem	312	16.2.3	Labordiagnostik der Thrombophilie	320
16.1.4	Fibrinolysesystem	315		Laboranalytische Untersuchungen einer Hyperkoagulabilität	320
16.1.5	Endothel	316		Laboranalytisches Minimalprogramm zur Untersuchung von Thrombophilie-Risikofaktoren	321
16.2	Diagnostik von Hämostasestörungen	316			
16.2.1	Minimalprogramm der hämostaseologischen Analytik	316			
	Untersuchung des plasmatischen Gerinnungssystems/Globaltests	316		Thrombophiliediagnostik in der akuten Phase einer Thrombose	321
	Untersuchung des thrombozytären Gerinnungssystems	318			

16.1 Physiologie des Hämostasesystems

16.1.1 Einleitung

Der Begriff **Hämostase** subsumiert alle Reaktionen, die zu einer effektiven Blutstillung beitragen. Dies umfasst sowohl das Hämostasesystem im engeren Sinne (thrombozytäres und plasmatisches Gerinnungssystem sowie Fibrinolysesystem) als auch die Gefäßwand, die, wenn sie verletzt oder defekt ist, durch Vasokonstriktion die Blutzirkulation drosselt. Das Hämostasesystem hat die Aufgabe, sowohl eine Blutung als auch eine Thrombose zu verhindern. Um dies zu gewährleisten, ist ein komplexes Zusammenspiel von Aktivatoren und Inhibitoren notwendig, so dass bei einer minimalen Aktivierung oder überschießenden Hemmung der *Regulationssysteme* die Balance des Hämostasesystems garantiert wird. Störungen der regulierten Interaktion von Gefäßwand, Thrombozyten und dem plasmatischem Gerinnungs- und Fibrinolysesystem können entweder zu einer **hämorrhagischen Diathese** (Blutungsneigung) oder zu einer **Thrombophilie** (Neigung zu einer Thromboseentstehung) führen.

Werden Blutgefäße durchtrennt, wird die *physiologische* Balance des Hämostasesystems aufgehoben; es kommt zur Bildung eines Thrombozyten-Fibrin-Gerinnsels (◉ **16.1**). Unter *pathologischen* Bedingungen kann es auch innerhalb eines Blutgefäßes zur Entstehung von Zellaggregaten und fibrinreichen Gerinnseln kommen. Demnach

16.1 Antwort des Hämostasesystems auf eine Gefäßwandverletzung

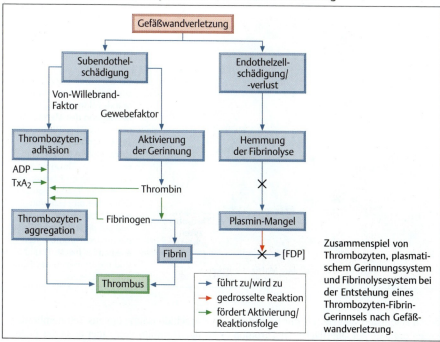

Zusammenspiel von Thrombozyten, plasmatischem Gerinnungssystem und Fibrinolysesystem bei der Entstehung eines Thrombozyten-Fibrin-Gerinnsels nach Gefäßwandverletzung.

lässt sich ein intravasaler Gerinnungsprozess (Thrombose) als ein aus der Balance geratenes Hämostasesystem auffassen.

16.1.2 Thrombozytäres System

Die Thrombozyten sind von fundamentaler Bedeutung, da ohne ihre Anwesenheit die Abdichtung eines Gefäßwanddefektes unterbleibt und somit Leben nicht möglich ist. Thrombozyten unterstützen die Blutstillung auf unterschiedliche Art und Weise (**16.2**):

- Nach einer Gefäßwandverletzung adhärieren Thrombozyten zunächst an freigelegten subendothelialen Strukturen (**Thrombozytenadhäsion**) und haften anschließend aneinander (**Thrombozytenaggregation**). Somit entsteht ein Thrombozytenpfropf, der physikalisch zur Verminderung des Blutverlustes an der verletzten Gefäßwand beiträgt.
- Thrombozyten präsentieren eine Oberfläche, auf der die Aktivierung der plasmatischen Gerinnungsfaktoren, die in eine Fibrinbildung mündet, erfolgt.
- Thrombozyteninhaltsstoffe werden freigesetzt (**Thrombozytensekretion**), die eine Vasokonstriktion, eine Thrombozytenaggregation und eine Akzeleration der plasmatischen Gerinnung bewirken und darüber hinaus die Wundheilung fördern.

Thrombozytenaktivierung. Der jeweilige Beginn dieser drei Ereignisse wird als Thrombozytenaktivierung bezeichnet. Diese wird

16.2 Thrombozytenadhäsion und -aggregation

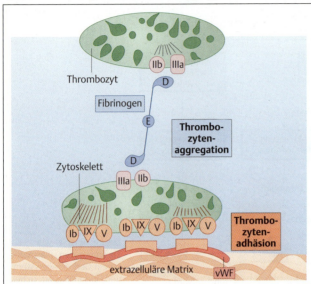

Bei der Thrombozytenadhäsion ligiert der Von-Willebrand-Faktor (VWF) unter Beteiligung des Membranrezeptor GPIb/IX/V-Komplexes Thrombozyten an die extrazelluläre Matrix, während bei der Thrombozytenaggregation Fibrinogen an die Membranrezeptor-GPIIb/IIIa-Komplexe von zwei Thrombozyten bindet und auf diese Art und Weise die beiden Thrombozyten aneinander fixiert. D und E sind die Domänen des Fibrinogenmoleküls.

durch Agonisten eingeleitet, die bestimmte Rezeptoren auf der Oberfläche der Thrombozyten aktivieren. Solche Agonisten sind: Adrenalin, ADP, Kollagen, plättchenaktivierender Faktor (PAF), Serotonin, Thrombin und Thromboxan. Für diese Stoffe sind Rezeptoren auf der Oberfläche der Thrombozyten nachgewiesen worden (Übersicht: Colman et al.).

- **Thrombozytenadhäsion und -aggregation**: Beide Vorgänge werden im Rahmen der Thrombozytenaktivierung durch **Adhäsionsproteine** (Liganden, z. B. von-Willebrand-Faktor, Fibrinogen) vermittelt. Dabei kommt es auch zu einer **Formänderung** der Thrombozyten („Shape Change").
- Bei der **Thrombozytensekretion** werden Inhaltsstoffe, die in Speichergranula der Thrombozyten enthalten sind, in das umgebende Milieu freigesetzt. Zu diesen Inhaltsstoffen gehören die Eicosanoide. **Eicosanoide** sind oxygenierte Derivate der Arachidonsäure, die aus Zellmembranen der Thrombozyten, aber auch der Endothelzellen freigesetzt wird; wichtigste Syntheseprodukte sind das **Thromboxan** (TxA_2, → 16.1) und **Prostacyclin** (PGI_2, → 16.6, S. 317).

16.1.3 Plasmatisches Gerinnungssystem

Bei der plasmatischen Gerinnung entsteht Fibrin, das die Vernetzung und damit Stabilisierung des Thrombozytenpfropfes bewerkstelligt. Die Fibrinbildung ist zum dauerhaften Verschluss einer Gefäßläsion notwendig und gewährleistet das Fortschreiten der Reparaturvorgänge an der Gefäßwand. Damit eine Gerinnselbildung bedarfsgerecht erfolgt, wird das plasmatische Gerinnungssystem durch ein fein reguliertes Zusammenspiel von **plasmatischen Gerinnungsfaktoren** (Plasmafaktoren) und **Plasmainhibitoren** reguliert.

Aktivierung der plasmatischen Gerinnung.
Die plasmatischen Gerinnungsfaktoren werden durch Proteolyse nacheinander kaskadenartig aktiviert, bis schließlich sichtbares, quervernetztes Fibrin aus in Plasma gelöstem Fibrinogen entsteht (**16.3a**). Die Gerinnungskaskade wird durch eine vermehrte Expression von Tissue factor (TF) auf Monozyten und Endothelzellen oder durch Bindung von Faktor VIIa (FVIIa) an TF im Subendothel in Gang gesetzt. Nur der FVIIa/TF-Komplex ist enzymatisch aktiv. Er aktiviert im weiteren Verlauf Faktor VII; dieser Prozess wird als Autoaktivierung bezeichnet. Fernerhin weist die Aktivierungskaskade verschiedene Rückkopplungsschleifen auf (**16.3b**).
Die Faktoren des **Prothrombinkomplexes** (Prothrombin, Faktoren VII, IX und X) werden Vitamin-K-abhängig in der Leber synthetisiert. Die **Kofaktoren** (Faktoren V und VIII) akzelerieren die Gerinnungsaktivierung etwa 30000fach. Der **Von-Willebrand-Faktor** ist ebenfalls ein Plasmafaktor, jedoch an der Thrombozytenadhäsion beteiligt (s.o.). Der Von-Willebrand-Faktor und der Faktor VIII zirkulieren im Blut als **Von-Willebrand-Faktor/Faktor-VIII-Komplex**. Fibrinogen wird in der Leber synthetisiert und durch Thrombin unter Abspaltung von Fibrinopeptiden in **Fibrinmonomer** überführt. Mehrere Fibrinmonomere können zu **Fibrin** polymerisieren. In Anwesenheit von Fibrinogen bzw. fibrinolytischen Spaltprodukten bleibt Fibrinmonomer bzw. Fibrinoligomer als **lösliches Fibrin** im Plasma in Lösung. Sowohl ein Fibringerinnsel als auch lösliches Fibrin können durch den

16.3 Kaskade der plasmatischen Gerinnungsaktivierung

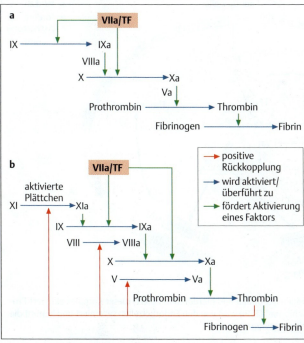

a Basale Gerinnungsaktivierung ohne Beteiligung des Faktor IX, wenn die Reaktion bevorzugt über den Faktor VII abläuft. Die Gerinnungsaktivierung wird durch die Bindung von Faktor VII bzw. Faktor VIIa an den Tissue factor (TF) in Gang gesetzt. **b** Gerinnungsaktivierung unter Beteiligung des Faktor IX, wenn die Aktivierung des Faktor X durch TFPI gebremst wird (→ **16.4**). Durch Aktivierung der Kofaktoren Faktor VIII und Faktor V durch Thrombin wird die Reaktionsgeschwindigkeit der Gerinnungsaktivierung erheblich beschleunigt. Verschiedene Verstärkerschleifen rufen eine Akzeleration der basalen Gerinnungsaktivierung hervor.

aktivierten **Faktor XIII** (FXIII) quer vernetzt werden.

Regulation der plasmatischen Gerinnung. Plasmainhibitoren, negative Rückkopplungsmechanismen, Hemmung durch Gerinnungsendprodukte und Klärung aktivierter Gerinnungsfaktoren durch das Monozyten-Makrophagen-System (MMS-System) stellen die Mechanismen dar, die ein Gegengewicht zur Aktivierung der Gerinnungsfaktoren bilden und die Gerinnselbildung bedarfsgerecht begrenzen. Eine zentrale Rolle spielen dabei die Endothelzellen (→ Fibrinolysesystem, S. 315 und ◉ 16.4).

Plasmainhibitoren. Wichtigster Inhibitor des plasmatischen Gerinnungssystems ist das *Antithrombin* (AT). Weitere Inhibitoren sind der *Heparin-Kofaktor II* (HC-II) und der *„Tissue Factor Pathway Inhibitor"* (TFPI).

Negative Rückkopplungsmechanismen. Wichtigster negativer Rückkopplungsmechanismus des plasmatischen Gerinnungssystems ist das **Protein-C-System**, an dem neben Protein C noch Protein S und Thrombomodulin (ein Edothelzell-Membranrezeptor) beteiligt sind (◉ **16.4**). **Protein C** und **Protein S** werden, wie die Faktoren des Prothrombin-Komplexes (s. o.), Vitamin-K-abhängig in der Leber synthetisiert. Protein C wird durch Thrombin, nachdem beide Komponenten an Thrombomodulin gebunden haben, aktiviert **(aktiviertes Protein C = APC)**. APC inaktiviert durch proteolytische Spaltung unter Beteili-

◉ **16.4 Antikoagulatorische Aktivitäten der Endothelzelle**

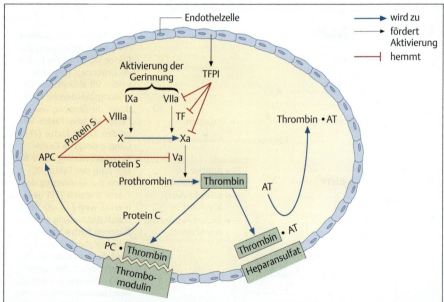

Thrombin wird an Thrombomodulin gebunden und hierdurch inhibiert; dieser Komplex aktiviert Protein C; „Tissue Factor Pathway Inhibitor" (TFPI) wird von den Endothelzellen sezerniert und hemmt die Faktoren des extrinsischen Gerinnungsweges.

gung von Protein S die aktivierten Kofaktoren V und VIII und reguliert auf diese Art und Weise eine „hochregulierte" Gerinnungsaktivierung herunter.

16.1.4 Fibrinolysesystem

Die Fibrinolyse stellt einen lebensnotwendigen Mechanismus unseres Organismus dar und hat im Hämostasesystem zwei wichtige Funktionen: Sie baut ein Fibringerinnsel ab und limitiert eine Gerinnselbildung.

Fibrinolysefaktoren. Plasmin ist das zentrale Enzym des Fibrinolysesystems (👁 **16.5**). Es entsteht nach enzymatischer Spaltung von **Plasminogen**. Plasminogenaktivatoren (Gewebeplasminogenaktivator [Tissue-Type Plasminogen Activator, **t-PA**], Urokinase [Urine-Type Plasminogen Activator, **u-PA**]) vermitteln diese enzymatische Spaltung. Eine weitere Möglichkeit der Fibrinolyseaktivierung stellt die Kontaktaktivierung unter Beteiligung der **Faktoren XII,** und **XI** sowie hochmolekularem Kininogen (HK) und Kallikrein (KK) dar.

Aktivierung des Fibrinolysesystems. Unter physiologischen Bedingungen erfolgt eine kontinuierliche Umwandlung von Plasminogen in Plasmin auf der Oberfläche von Fibrinfäden; unter pathologischen Bedingungen kann dieser Vorgang aber auch im strömenden Blut, unabhängig von Fibrin, erfolgen. Substrate von Plasmin sind Fibrin und lösliches Fibrin. Bei überschießender fibrinolytischer Aktivität wird auch Fibrinogen proteolytisch abgebaut. Die entstehenden Fibrinbzw. Fibrinogendegradationsprodukte **(FDP)** sind kompetitive Fibrinpolymerisationshemmer und verhindern darüber hinaus kompetitiv auch die Bindung von Fibrinogen an Thrombozyten (→ „Thrombozytenaggregation", s. o.).

Regulation der Fibrinolyse. Analog zum Gerinnungssystem wird auch die Fibrinolyseaktivierung reguliert, um eine überschießende

👁 **16.5 Kaskade der Fibrinolyseaktivierung**

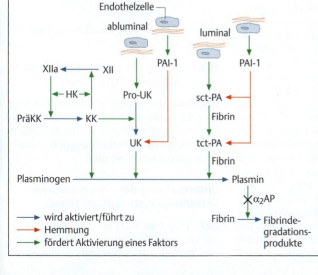

Das Fibrinolysesystem wird durch Kontaktaktivierung (XII, HK, PräKK) oder durch Plasminogenaktivatoren (Pro-UK, sct-PA), die aus Endothelzellen freigesetzt werden, aktiviert. KK = Kallikrein; HK = hochmolekulares Kininogen; Pro-UK = Pro-Urokinase; UK = Urokinase; sct-PA = single-chain tissue-type plasminogen activator; tct-PA = two-chain tissue-type plasminogen activator; PAI-1 = Plasminogenaktivatorinhibitor Typ 1; α_2AP = α_2-Antiplasmin.

Proteolyse zu verhindern. Dies geschieht durch Inhibitoren, wie z. B. **Plasminogenaktivator-Inhibitor-Typ-1 (PAI-1)** und **α₂-Antiplasmin (α₂AP)** (👁 **16.5**) sowie durch unspezifische Vorgänge wie den Abbau der Fibrinolyseaktivatoren im Monozyten-Makrophagen-System (MMS-Klärung).

- **PAI-1** kommt hauptsächlich in den Thrombozyten vor und hemmt Plasminogenaktivatoren wie t-PA und Urokinase.
- **α₂AP** liegt in relativ hoher Konzentration im Plasma vor; es bindet im Plasma gelöstes Plasmin und inhibiert es so. α₂AP muss erst durch Plasmin neutralisiert werden, bevor eine systemische Fibrinolyse entstehen kann.

Während eines Gerinnungsprozesses wird einerseits PAI-1 aus aktivierten Thrombozyten freigesetzt und blockiert t-PA, was wiederum die Plasmin-Entstehung hemmt. Andererseits wird im zirkulierenden Blut entstandenes Plasmin durch α₂AP sehr schnell inhibiert. Diese beiden Reglersysteme garantieren durch Hemmung der Fibrinolyse die Stabilisierung des Fibringerinnsels im Anfangsstadium eines Gerinnselaufbaus.

Lokalisierung der Fibrinolyse. In Anwesenheit von Fibrin, so bei einem Fibringerinnsel, bindet Plasmin an Fibrin und kann aus sterischen Gründen jetzt nicht mehr effektiv durch α₂AP gehemmt werden. Plasmin kann nun aktiv und lokal am Gerinnsel wirken. Auf diese Art und Weise wird die Fibrinolyse lokal und nur verzögert in Gang gesetzt und Fibrin wird, seiner Funktion als gefäßverschließendes Agens bzw. als Komponente eines Entzündungsgeschehens entsprechend, langsam wieder abgebaut. Die postoperative bzw. posttraumatische Reduktion der fibrinolytischen Aktivität wird über eine vermehrte Synthese von PAI-1 vermittelt, die durch die vermehrte Freisetzung von Zytokinen nach Gewebeschädigung auftritt. Die Verminderung der fibrinolytischen Aktivität könnte ein Schutz gegen das Auflösen eines frischen hämostatischen Verschlusses darstellen und möglicherweise auch das vermehrte Auftreten von postoperativen venösen Thrombosen erklären.

16.1.5 Endothel

Unter physiologischen Bedingungen haften Thrombozyten nicht an der Gefäßwand; Fibrin entsteht also nicht auf der Oberfläche von Endothelzellen. Diese als **Thromboresistenz** bezeichnete Eigenschaft des Endothels wird unter anderem durch die regulierte Synthese verschiedener Komponenten des plasmatischen Gerinnungssystems (Thrombomodulin, Heparansulfat, TFPI) und des Fibrinolysesystems (t-PA, PAI-1) erreicht. Diese Faktoren tragen zur Regulation des plasmatischen Gerinnungs- und Fibrinolysesystems bei (👁 **16.4** und 👁 **16.5**). Fernerhin synthetisieren Endothelzellen Substanzen wie Prostacyclin (PGI₂) und Stickoxid (= NO), die eine Thrombozytenaggregation hemmen (👁 **16.6**). Außerdem sind sowohl PGI₂ als auch NO potente Vasodilatatoren, die auf diese Art und Weise die Vasomotorik beeinflussen.

16.2 Diagnostik von Hämostasestörungen

16.2.1 Minimalprogramm der hämostaseologischen Analytik

Das Minimalprogramm gibt einen Überblick über die Funktionstüchtigkeit des Hämostasesystems und sollte primär zum Ausschluss einer groben Hämostasestörung (z. B. präoperativ) herangezogen werden.

Untersuchung des plasmatischen Gerinnungssystems/Globaltests

Globaltests (👁 **16.7**) erfassen die Aktivitäten mehrerer Gerinnungsfaktoren und werden deshalb als Screeningtest eingesetzt.

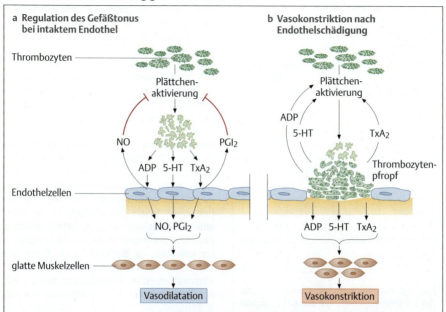

▸ 16.6 Gefäßtonus in Abhängigkeit vom Endothel

a Regulation des Gefäßtonus bei intaktem Endothel
b Vasokonstriktion nach Endothelschädigung

Aktivierte Thrombozyten sezernieren Adenosindiphosphat (ADP), Serotonin (5-HT) und Thromboxan (TxA$_2$). **a** Treffen diese Substanzen auf ein intaktes Endothel, sezerniert es daraufhin vasodilatatorisch wirkendes Prostacyclin (PGI$_2$) und Stickoxid (NO). **b** Bei einer Endothelzellschädigung wirken ADP, 5-HT und TxA$_2$, aus dem Thrombozytenpfropf freigesetzt, direkt auf die glatte Muskulatur ein und induzieren eine Vasokonstriktion.

Die wichtigsten Globaltests sind die Thromboplastinzeit (TPZ), die Aktivierte Partielle Thromboplastinzeit (APTT) und die Plasma-Thrombinzeit (PTZ).

Thromboplastinzeit (TPZ; überholter Begriff: Quick-Wert, im englischen Sprachraum: Prothrombinzeit). Dieser Test erfasst einen Aktivitätsverlust der Faktoren VII, X, V, Prothrombin (Faktor II) und die Verminderung von Fibrinogen (Faktor I, ▸ 16.7). Eine Aktivitätsminderung der genannten Faktoren auf ca. 50% sowie eine Fibrinogenverminderung auf Werte unterhalb 100 mg/dl führt in der Regel zu einer Verlängerung der Thromboplastinzeit, die in Prozent der Norm angegeben wird (normal: ≥70%). Unter Heparintherapie, bei gesteigerter Fibrinolyse oder bei Vorliegen von Antikörpern gegen plasmatische Gerinnungsfaktoren kann die Thromboplastinzeit ebenfalls verlängert sein. Da die im Labor verwendeten Thromboplastine oft unterschiedliche Aktivitätsstärken aufweisen, sind die Ergebnisse verschiedener Labors schlecht vergleichbar. Daher wurde ein internationaler Standard in Form eines „Referenzthromboplastins" zur Ermittlung des „International Sensitivity Index"

16.7 Welche Globaltests erfassen welche Gerinnungsfaktoren?

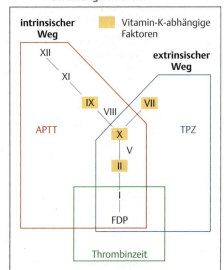

Faktoren des plasmatischen Gerinnungs- und des Fibrinolysesystems, die die APTT, Thromboplastinzeit (TPZ) und Thrombinzeit unterschiedlich beeinflussen.

(ISI) erarbeitet. Mithilfe einer Formel kann die TPZ als INR (International Normalized Ratio) angegeben werden:

INR = (TPZ$_{Patient}$/TPZ$_{Kontrolle}$)^{ISI}

Die Therapie mit oralen Antikoagulanzien sollte unter Angabe der INR gesteuert werden.

Aktivierte partielle Thromboplastinzeit (APTT). Die APTT ist bei einer Aktivitätsminderung der Faktoren der Kontaktphase (FXI und FXII) sowie der Faktoren IX, VIII, X, V, II (Prothrombin) und I (Fibrinogen) verlängert (→ 16.7). Dies ist unter Heparintherapie, bei gesteigerter Fibrinolyse oder bei Vorliegen von Antikörpern zu beobachten. Die APTT wird stärker als die Thromboplastinzeit durch Heparin oder Hirudin beeinflusst.

Thrombinzeit (= Plasmathrombinzeit, PTZ). Die Thrombinzeit stellt eine Fibrinpolymerisationszeit dar und ist von der Fibrinogenkonzentration und den Fibrinogenderivaten (FDP, lösliches Fibrin) abhängig (→ 16.7). Demnach ist die Thrombinzeit bei Anwesenheit von Antikörpern, Antikoagulantien (Heparin, Hirudin) und Polymerisationshemmern (FDP; z. B. bei Hyperfibrinolyse) verlängert.

Interpretation. Sind Thromboplastinzeit, APTT und Thrombinzeit normal, so liegt keine schwere, plasmatisch bedingte Hämostasestörung vor. Jedoch erfassen diese drei Tests einen Faktor-XIII-Mangel nicht. Das Übersehen eines Faktor-XIII-Mangels ist im Falle einer akuten lebensbedrohlichen Blutung nach Trauma oder Operation nicht von größerer Relevanz, da die notwendige Gabe von 500–1000 ml Frischplasma die Faktor-XIII-Aktivität in einen hämostatisch wirksamen Bereich anhebt (→ Faktor-XIII-Mangel, S. 336).

Untersuchung des thrombozytären Gerinnungssystems

Von klinischer Bedeutung sind die folgenden Störungen des thrombozytären Gerinnungssystems:
Änderung der Thrombozytenzahl:
- Thrombozytopenie,
- Thrombozytose:
  - essenzielle Thrombozythämie,
  - reaktive Thrombozytosen (i.d.R. < 1 Mio. Thrombozyten/μl);

Qualitative Änderungen der Thrombozyten: Störungen der Thrombozytenfunktion.

Thrombozytenzählung. Diese Methode gehört immer zu einem Minimalprogramm der hämostaseologischen Analytik. Ist die Thrombozytenzahl erniedrigt, ohne dass weitere Störungen des Hämostasesystems vorliegen, kann man von folgenden Richtwerten

zur **Beurteilung eines Blutungsrisikos** ausgehen:
Thrombozytenzahl
- $>100000/\mu l$: keine Blutungsgefahr, auch bei größeren chirurgischen Eingriffen,
- $<50000–100000/\mu l$: Bei schweren Verletzungen oder Eingriffen evtl. verstärkte Blutungsneigung,
- $<20000–50000/\mu l$: Blutungsneigung bereits bei geringeren Verletzungen, Hämatomneigung, evtl. petechiale Blutungen,
- $<20000/\mu l$: spontane Blutungen möglich,
- $<10000/\mu l$: hohes Risiko für schwere spontane Blutungen.

Blutungszeit. Hierzu wird nach Anlegen einer Staumanschette (40 mmHg) mit einem Schnäpper an der Innenseite des Unterarmes eine Inzision von 5 mm Länge und 1 mm Tiefe gesetzt. Danach wird alle 30 Sekunden das austretende Blut ohne Berühren der Inzisionsstelle mit einem Filterpapier abgesaugt (modifizierte Methode nach Ivy, Normalwerte: 2–8 min). Die Bestimmung der Blutungszeit aus dem Ohrläppchen sollte unterbleiben, da einerseits die Methode keine reproduzierbaren Werte liefert und andererseits eine Blutstillung am Ohrläppchen schwierig ist.

Interpretation. Die Blutungszeit kann bei Thrombozytopenie und Thrombozytopathie, der Von-Willebrand-Erkrankung, der Afibrinogenämie, manchen Formen der Dysfibrinogenämie und bei vaskulären hämorrhagischen Diathesen sowie bei Einnahme von Medikamenten (z. B. Acetylsalicylsäure) verlängert sein. Bei einer deutlichen Verlängerung der Blutungszeit (länger als 10 min) ist eine Suche nach der Ursache unbedingt notwendig. Eine normale Blutungszeit schließt eine thrombozytär bedingte hämorrhagische Diathese nicht aus, da erst bei einer Thrombozytenzahl unter $30000/\mu l$ eine deutliche Verlängerung der Blutungszeit beobachtet wird. Im Gegensatz hierzu kann bei einer Thrombozytenzahl von $100000/\mu l$ und beim Vorliegen einer Thrombozytopathie die Blutungszeit verlängert sein. Zum Ausschluss einer Thrombozytopathie sind Spezialuntersuchungen notwendig.

Untersuchung des Fibrinolysesystems

Thrombinzeit (PTZ). s. o.

Interpretation. Eine Hyperfibrinolyse lässt sich durch die Bestimmung der Thrombinzeit erkennen. Bei normaler Thrombinzeit ist eine klinisch relevante Hyperfibrinolyse ausgeschlossen. Zur weiteren Diagnostik sind Spezialtests notwendig.

Bewertung des Minimalprogramms

Das Minimalprogramm zum Ausschluss von hämorrhagischen Diathesen (Thromboplastinzeit, APTT, Thrombinzeit, Thrombozytenzählung und Blutungszeit) liefert in der Regel bei folgenden Erkrankungen ein normales Testergebnis: Purpura simplex, Purpura senilis, Faktor-XIII-Mangel, α_2-Antiplasmin-Mangel, vaskuläre hämorrhagische Diathesen, Morbus Osler, Vitamin-C-Mangel, Ehlers-Danlos-Syndrom, Purpura Schoenlein-Henoch sowie bei nur geringgradiger Erniedrigung aller Komponenten des Hämostasesystems. Zeigt das Minimalprogramm ein oder mehrere pathologische Ergebnisse, sollte durch Spezialuntersuchungen in ausgewiesenen Laboratorien eine Abklärung angestrebt werden.

16.2.2 Weitere empfehlenswerte Methoden

Fibrinogenbestimmung. (Normal: 180–450 mg/dl): Bei der Diagnostik vieler erworbener hämorrhagischer Diathesen (schwere Lebererkrankungen, Hyperfibrinogenämie, disseminierte intravasale Gerinnung [= DIC], Hyperfibrinolyse und nach Asparaginasetherapie) ist diese Methode hilfreich. Fibrinogen stellt darüber hinaus einen Risikofaktor für arterielle Thrombosen dar (→ 🔻 18.1, S. 374).

D-Dimere. D-Dimere sind definierte fibrinolytische Spaltprodukte, die sich leicht quantitativ nachweisen lassen. Bei vielen, sehr unterschiedlichen Erkrankungen ist der FDP-Spiegel im Plasma erhöht und stellt einen Hinweis auf einen fibrinolytischen Prozess dar. Dieser kann intravasal (bei einer Lungenembolie) oder extravasal (bei Aszites oder Pneumonie) ablaufen. Stark erhöhte D-Dimer-Werte weisen auf eine Hyperfibrinolyse als Ursache einer hämorrhagischen Diathese bzw. auf eine sekundäre Hyperfibrinolyse nach vorhergehender intravasaler Gerinnung (z. B. DIC) hin. Eine normale D-Dimer-Konzentration im Plasma stellt einen negativen prädiktiven Wert dar, womit eine tiefe Venenthrombose, eine Lungenembolie und eine DIC, jedoch nicht eine Thrombophilie ausgeschlossen sind.

Thrombozytenfunktionsuntersuchungen. Die Thrombozytenfunktion lässt sich durch Bestimmung der Thrombozytenaggregation unter Verwendung unterschiedlicher Agonisten wie ADP, Adrenalin, Kollagen und Ristocetin erfassen.

Plasmamischversuch. Basis der Labordiagnostik bei Verdacht auf das Vorliegen eines Autoantikörpers, der als Inhibitor wirkt, ist der Plasmamischversuch. Es wird Patientenplasma und Normalplasma in unterschiedlichen Verhältnissen gemischt und die Aktivität des Einzelfaktors, gegen den der Autoantikörper gerichtet ist, im Mischplasma bestimmt. Bei Vorliegen eines inhibitorisch wirkenden Autoantikörpers kommt es erst bei einem Verhältnis von großer Menge Normalplasma zu kleiner Menge Patientenplasma zur Normalisierung der Gerinnungszeit. Bei der Hemmkörperhämophilie erfolgt die Befundangabe in Bethesda-Einheiten (BE).

Anti-FXa-Test. Dieser chromogene Test wird zur Überwachung der Therapie mit LMW-Heparin, Danaparoid oder anderen Faktor-Xa-Inhibitoren verwendet. Die Ergebnisse werden in anti-FXa-E angegeben. Bei der Thrombosetherapie werden Werte von 0,5–1,0 anti-FXa-E gemessen. Zur Thromboseprophylaxe wird eine Aktivität von 0,1–0,3 anti-FXa-E (bei niedrigem Risiko) bzw. 0,3–0,5 anti-FXa-E (bei hohem Risiko) angestrebt.

16.2.3 Labordiagnostik der Thrombophilie

Die Labordiagnostik der Thrombophilie beruht auf einer zweifachen Basis. Zum einen sollte das Vorliegen einer Hyperkoagulabilität (= intravasale Gerinnungsaktivierung) überprüft werden; zum anderen sollte getestet werden, ob sich Thrombophilie-Risikofaktoren nachweisen lassen.

Laboranalytische Untersuchungen einer Hyperkoagulabilität

Der Nachweis einer intravasalen Hyperkoagulabilität ist zur Zeit mit einfachen Globaltests schwer möglich, da die Durchführung der Tests bzw. die Präanalytik (von der Blutabnahme bis zur eigentlichen Analyse) Schwierigkeiten bereitet oder langwierig ist. Pathologische Werte der drei folgenden Tests weisen auf eine Hyperkoagulabilität hin; ein negativer Befund sagt jedoch nicht, dass bei Änderung der klinischen Konstellation (z. B. bei einem operativen Eingriff) nicht doch eine Thrombose entstehen kann.

Thrombin-Antithrombin-Komplex (TAT). Intravasal entstandenes Thrombin wird durch Antithrombin schnell unter Bildung des TAT-Komplexes neutralisiert. TAT-Werte sind bei Thrombophilie und DIC erhöht.

Prothrombinfragment 1 + 2 (F1+2). Ein erhöhter F1+2-Spiegel beweist die intravasale

Bildung von Thrombin. F1+2-Spiegel sind erhöht bei einer Thrombophilie und einer DIC.

Lösliches Fibrin. Der Nachweis von löslichem Fibrin (z. B. FM-Test) beweist eine DIC und ist bei massiven thromboembolischen Ereignissen oft positiv.

Laboranalytisches Minimalprogramm zur Untersuchung von Thrombophilie-Risikofaktoren

Das heute notwendige diagnostische Programm zur Abklärung einer Thrombophilie ist in ⊤ 18.3, S. 377 zusammengestellt. Das zurzeit übliche Minimalprogramm berücksichtigt die Prävalenzen von Risikofaktoren für eine angeborene Thrombophilie und die Möglichkeit, entsprechend kommerziell erhältliche Tests durchzuführen:
- Thrombozytenzahl,
- Thromboplastinzeit,
- APTT,
- Thrombinzeit,
- Antithrombin,
- Protein C,
- Protein S,
- Fibrinogen,
- funktioneller APC-Resistenz-Test,
- Homocystein-Plasmakonzentration,
- Lupus-antikoagulans-sensitive APTT,
- Prothrombin-G20210A-Polymorphismus: DNA-Analyse,
- HIT-Diagnostik bei Thrombozytopenie unter Heparintherapie,
- Einzelfaktoranalyse.

Thrombophiliediagnostik in der akuten Phase einer Thrombose

In der akuten Phase einer Thrombose ist es sinnvoll, nur Antithrombinaktivität und das Lupus-Antikoagulans sowie bei geplanter Thrombolysetherapie Plasminogen zu bestimmen; eine Analyse auf Vorliegen von HIT-Antikörpern sollte durchgeführt werden, falls eine Thrombose bei Thrombozytopenie unter Heparintherapie aufgetreten ist. Es ist nicht sinnvoll, die übrigen Faktoren des Minimalprogramms in der akuten Phase einer Thrombose zu bestimmen, da sehr oft falsch positive Werte wegen der Entgleisung des Hämostasesystems erhoben werden.

Literatur

→ S. 395.

17 Hämorrhagische Diathesen

Gert Müller-Berghaus, Bernd Pötzsch

17.1	Allgemeine Aspekte	323			Hereditäre Bindegewebserkrankungen	338
17.2	Primäre hämorrhagische Diathesen	325	17.3	Sekundäre hämorrhagische Diathesen	338
17.2.1	Thrombozytär bedingte primäre hämorrhagische Diathesen	325	17.3.1	Thrombozytär bedingte sekundäre hämorrhagische Diathesen	338
	Hereditäre Thrombozytopenien	326		Erworbene Thrombozytopathien	338
	Erworbene Thrombozytopenien/ Immunthrombozytopenien	326		Erworbene Thrombozytopenien	340
	Idiopathische thrombozytopenische Purpura (ITP)	326	17.3.2	Plasmatisch bedingte sekundäre hämorrhagische Diathesen	342
	Posttransfusionspurpura	328		Hämostasestörungen bei Lebererkrankungen	343
	Arzneimittelinduzierte Immunthrombozytopenie	328		Hämostasestörungen aufgrund eines Vitamin-K-Mangels	348
	Hereditäre Thrombozytopathien	329		Inhibitoren gegen plasmatische Gerinnungsfaktoren	350
	Störungen aufgrund defekter Thrombozytenmembran	329		Hemmkörper-Hämophilie A und B	350
	Störungen der Thrombozytensekretion	329	17.3.3	Erworbene Hyperfibrinolysen	351
17.2.2	Plasmatisch bedingte primäre hämorrhagische Diathesen	329	17.3.4	Vaskulär bedingte sekundäre hämorrhagische Diathesen	351
	Hämophilie A	331		Purpura Schoenlein-Henoch	352
	Hämophilie B	333		Purpura simplex	352
	Von-Willebrand-Erkrankung (vWD)	334		Purpura senilis	352
	Angeborener Fibrinogenmangel	336		Purpura bei Gefäßwandbeteiligung	352
	Weitere hereditäre Gerinnungsfaktor-Mangelerkrankungen	336	17.4	Komplexe Hämostasestörungen	352
17.2.3	Fibrinolytisch bedingte primäre hämorrhagische Diathesen	337	17.4.1	Thrombotisch-mikroangiopathische Erkrankungen	352
	Hereditärer α_2-Antiplasmin-Mangel	337		Thrombotisch-thrombozytopenische Purpura (TTP)	352
	Weitere hereditäre Fibrinolysen	337		Hämolytisch-urämisches Syndrom (HUS)	353
17.2.4	Vaskulär bedingte primäre hämorrhagische Diathesen	337		HELLP-Syndrom	354
	Hereditäre hämorrhagische Teleangiektasie	337			

17.4.2	Umsatzstörungen des Hämostasesystems. 354	Erworbene Hyperfibrinolysen	363
	Disseminierte intravasale Gerinnung (DIC) 356	Verdünnungs- bzw. Verlustkoagulopathie und Massivtransfusion	365
	Meningokokkensepsis 362	17.5 Leitlinien zu Transfusionen von	
	Purpura fulminans 362	Thrombozytenkonzentraten . . .	366

17.1 Allgemeine Aspekte

Synonym: Blutungsneigung
engl.: hemorrhagic diathesis, bleeding disorders

Definition. Hämorrhagische Diathesen sind Störungen des Hämostasesystems, die durch eine erhöhte Blutungsneigung charakterisiert sind. Die Blutungsneigung kann sich in **spontanen** oder **verlängerten Blutungen** nach Verletzungen oder Operationen manifestieren.

Einteilung. Man unterscheidet zwischen angeborenen und erworbenen bzw. zwischen primären und sekundären hämorrhagischen Diathesen.
- Die **angeborenen** Krankheitsformen sind durch eine lebenslang bestehende Blutungsneigung und/oder eine positive Familienanamnese gekennzeichnet.
- Die **erworbenen** hämorrhagischen Diathesen treten bei bis dahin „gerinnungsgesunden" Patienten auf und sind häufig Begleitsymptom einer Grunderkrankung.
- So genannte **primäre** hämorrhagische Diathesen (👁 17.1) sind eigenständige Erkrankungen,
- während so genannte **sekundäre** hämorrhagische Diathesen (👁 17.2) als Folge bzw. Begleitsymptom einer Grunderkrankung auftreten.

Symptomatik und Klinik. Das Spektrum der klinischen Symptomatik reicht von einer leicht verstärkten Hämatomneigung bis zu spontan auftretenden lebensbedrohlichen Blutungen. Endogene und exogene Faktoren

👁 **17.1 Systematik der primären hämorrhagischen Diathesen**

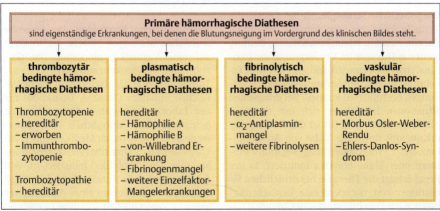

17.2 Systematik der sekundären hämorrhagischen Diathesen

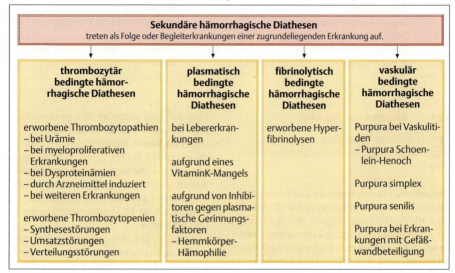

bestimmen die Schwere und den Zeitpunkt einer Blutung. Endogen ist die zugrunde liegende Störung des Hämostasesystems, die laboranalytisch zu erfassen ist. Exogen sind besondere Risikokonstellationen, wie z. B. Operationen, Medikamenteneinnahme oder Traumata.

Diagnostische Strategie. Sie wird durch die aktuelle klinische Symptomatik bestimmt. Bei einer akuten **lebensbedrohlichen Blutung** steht die Therapie im Vordergrund; die laboranalytische Diagnostik sollte in Minuten Ergebnisse liefern, die therapeutische Entscheidungen beeinflussen können. Bei **dringlichen Situationen** handelt es sich um therapiepflichtige Blutungen. Oft ist die Blutung medikamentös durch die Gabe von Antikoagulanzien, Thrombozytenaggregationshemmern oder Thrombolytika induziert. In der Regel erfolgt die Therapie bei dringlichen Situationen erst, nachdem eine Verdachtsdiagnose nach Durchführung einer Minimaldiagnostik (Thrombozytenzahl, TPZ, APPT, PTZ, S. 317 gestellt worden ist. Bei fehlender oder mild ausgeprägter klinischer Symptomatik liegt eine **Elektivsituation** vor, die Zeit zur umfassenden Laboranalytik lässt; diese erlaubt in der Regel eine definitive Diagnosestellung mit Vorschlägen zur Therapie bzw. Prophylaxe.

Therapeutische Strategien. Bei **lebensbedrohlichen Blutungen** besteht der Verdacht auf eine Verlustkoagulopathie. Die Gabe von Erythrozytenkonzentraten, FFP und Thrombozytenkonzentraten wird von der klinischen Situation (Trauma, Operation) und der Laboranalytik (Hb-wirksame Blutung) bestimmt. Bei **dringlichen Situationen**, wenn die Blutung durch Medikamente (Antikoagulanzien, Thrombozytenaggregationshemmer, Thrombolytika) induziert ist, wird das entsprechende Antidot (bzw. Substitutionspräparate bei Fehlen eines Antidots) verabreicht. Wenn die Laboranalyse zu einer definitiven Diagnose führt, wird eine spezifische Therapie eingeleitet, wie sie in den folgenden Kapiteln beschrieben ist.

Empfehlungen. Bei blutenden und blutungsgefährdeten Patienten sollten generell folgende Empfehlungen beachtet werden:
- keine i.m. Injektionen,
- keine intraartikulären Injektionen,
- keine Massagen oder ähnliche Maßnahmen,
- keine ASS-haltigen oder andere, die Thrombozytenfunktion beeinträchtigende Medikamente,
- keine Zahnextraktionen,
- keine Sportarten mit hohem Verletzungsrisiko.

17.2 Primäre hämorrhagische Diathesen

17.2.1 Thrombozytär bedingte primäre hämorrhagische Diathesen

Synonym: thrombozytäre Blutungsneigung
engl.: platelet disorders

Definition. Hämorrhagische Diathesen können durch eine Verminderung der Thrombozytenzahl (Thrombozytopenie) und/oder eine Funktionsstörung der Thrombozyten (Thrombozytopathie) hervorgerufen werden. Thrombozytopenie und -pathie treten sowohl hereditär als auch erworben auf.

Thrombozytopenien. Sie sind Ausdruck einer verminderten Bildung (Synthesestörung), eines vermehrten Abbaus (Umsatzstörung) oder eines veränderten Verteilungsvolumens (Verteilungsstörung).

Throbozytopathien. Sie treten aufgrund einer Synthesestörung auf oder stellen eine Schädigung der Thrombozyten als Folge einer intravasalen Aktivierung dar.

Symptomatik. Typisch, fast pathognomonisch, sind petechiale Blutungen von Stecknadelkopf- bis Linsengröße. Diese müssen von dem gleich aussehenden Blutungstyp bei den seltenen vaskulären hämorrhagischen Diathesen (→ S. 337ff) unterschieden werden. Petechiale Blutungen treten an der Haut, den Schleimhäuten und an den inneren Oberflächen (z. B. von Darm oder Gehirn) auf. Spontane Blutungen werden erst bei einer Thrombozytenzahl $<10000/\mu l$ beobachtet, solange die Thrombozytenfunktion intakt ist. Bei stark erniedrigter Thrombozytenzahl und in Kombination mit einer Thrombozytopathie können petechiale Blutungen zu großflächigen Blutungen zusammenlaufen (konfluierende Blutungen = Sugillation). Besonders bei der Kombination von Thrombozytopenie/-pathie und plasmatisch oder fibrinolytisch bedingten hämorrhagischen Diathesen treten flächenhafte und profuse Blutungen auf.

Diagnostisches Vorgehen. Bei Verdacht auf Vorliegen einer thrombozytär bedingten hämorrhagischen Diathese sollte neben den auf S. 316ff aufgeführten Globaltests immer die Thrombozytenzahl bestimmt werden. Man sollte folgende Fragen beantworten können:
- *Liegt eine Thrombozytopenie oder eine Pseudothrombozytopenie vor?* Wenn bei einer Routineuntersuchung (im EDTA-Blut) die Thrombozytenzahl erniedrigt ist, soll die Zählung immer im frischen Citrat-Blut wiederholt werden, um eine **Pseudothrombozytopenie** (falsche Zählung wegen Thrombozytenaggregatbildung im EDTA-Blut) auszuschließen. Ist die Thrombozytenzahl normal, sollte an eine Thrombozytopathie gedacht werden.
- *Ist die Thrombozytopenie von klinischer Relevanz?* Die klinische Relevanz ist im Zusammenhang mit einer möglichen Grunderkrankung, nach der zu suchen ist, und der Frage nach Blutungen bzw. Hämoglobinabfall (= nicht sichtbare Blutungen) zu sehen.

17 Hämorrhagische Diathesen

- *Welches ist die Ursache der Thrombozytopenie?* Die Ursachen der erworbenen Thrombozytopenien sind auf den folgenden Seiten beschrieben. Zur laboranalytischen Diagnostik gehört der Blutausstrich und bei Verdacht auf eine Synthesestörung eine Knochenmarkbiopsie. In Abhängigkeit von der vermuteten Grunderkrankung sind weitere Spezialuntersuchungen, wie Identifizierung von medikamentös induzierten Antikörpern, HIT-Diagnostik (→ S. 384), HLA-Typisierung und Diagnostik einer Von-Willebrand-Erkrankung angezeigt.

Thrombozytär bedingte hämorrhagische Diathesen werden im Folgenden getrennt nach Thrombozytopenie und Thrombozytopathie besprochen.

Hereditäre Thrombozytopenien

engl.: hereditary thrombocytopenia

Definition. Erniedrigung der Thrombozytenzahl aufgrund eines genetischen Defektes. Hierzu zählen das TAR-Syndrom (*engl.:* **t**hrombocytopenia with **a**bsent **r**adius), die May-Hegglin-Anomalie, das Alport-Syndrom (*Synonym:* Epstein-Syndrom) und das Wiskott-Aldrich-Syndrom.

Epidemiologie. Hereditäre Thrombozytopenien sind selten.

Pathophysiologie. Eine Bildungsstörung der Megakaryozyten ist die Ursache der vielfältigen hereditären Thrombozytopenien. Entweder ist die Zahl der Megakaryozyten im Knochenmark vermindert oder die Funktion der Megakaryozyten ist gestört, so dass die Überlebenszeit der anormalen Thrombozyten verkürzt ist.

Therapie. Bei Spontanblutungen bzw. nach Trauma und im Zusammenhang mit operativen Eingriffen ist die Transfusion von Thrombozytenkonzentraten erforderlich. Die allgemeinen Leitlinien zur Indikation von Thrombozytentransfusionen sind zu beachten (→ S. 366f).

Erworbene Thrombozytopenien/ Immunthrombozytopenien

engl.: acquired thrombocytopenia

Erworbene Thrombozytopenien. Eine nicht erbliche Erniedrigung der Thrombozytenzahl wird als erworbene Thrombozytopenie bezeichnet und kann Ursache einer thrombozytär bedingten hämorrhagischen Diathese sein.

Immunthrombozytopenien. Sie gehören zu den erworbenen Thrombozytopenien, treten aber als eigenständige Erkrankung auf. Deshalb werden sie hier unter den *primären* hämorrhagischen Diathesen aufgeführt.

Idiopathische thrombozytopenische Purpura (ITP)

Synonyme: autoimmunthrombozytopenische Purpura, Morbus Werlhof
engl.: idiopathic thrombocytopenic purpura

Definition. Als idiopathische thrombozytopenische Purpura (ITP) wird eine hämorrhagische Diathese bezeichnet, die durch einen beschleunigten, durch Autoantikörper induzierten Abbau von Thrombozyten charakterisiert ist. Die akute ITP tritt bei Kindern, die chronische ITP in der Regel bei Erwachsenen auf. Eine ITP, die länger als 6 Monate bestehen bleibt, wird als chronisch bezeichnet.

Epidemiologie.
- Die ITP ist die häufigste immunologisch bedingte symptomatische Thrombozytopenie.
- Die chronische ITP im Erwachsenenalter tritt häufiger bei Frauen auf: ♀ : ♂ = 2,5 : 1.

Primäre hämorrhagische Diathesen

- Die akute ITP hat die höchste Inzidenz im Alter von 2–5 Jahren und ist in 60% der Fälle durch virale Infektionen bedingt.
- Die Letalität der akuten ITP beträgt 1–2%, diejenige der chronischen ITP ca. 6%.
- 25–50% der schweren Fälle mit Thrombozytenzahlen <10000/µl weisen intrakranielle Blutungen auf.

Pathophysiologie. Es kommt aus ungeklärter Ursache zur Bildung von Autoantikörpern, die in einem hohen Prozentsatz gegen die Glykoproteinkomplexe GPIIb/IIIa (Fibrinogenrezeptor), GPIb/IX/V (Von-Willebrand-Faktor-Rezeptor) bzw. GPIa/IIa (Kollagenrezeptor) gerichtet sind (→ 👁 16.2, S. 312). Die Besetzung der Thrombozytenrezeptoren mit Immunglobulinen führt zu einer vermehrten Fc-Rezeptor-vermittelten Phagozytose der Thrombozyten im Monozyten-Makrophagen-System.

Bei der **akuten** Autoimmunthrombozytopenie im Kindesalter treten diese Antikörper infolge von viralen Infekten auf und verschwinden in der Regel wieder spontan.

Die **chronische** ITP ist häufig mit anderen Autoimmunerkrankungen, wie z. b. dem systemischen Lupus erythematodes und der Coombs-positiven hämolytischen Anämie, und in 4–6% der Fälle mit malignen Erkrankungen, zumeist Non-Hodgkin-Lymphomen, assoziiert.

Symptomatik. Bei der Autoimmunthrombozytopenie liegt eine isolierte Thrombozytopenie vor, die, in Abhängigkeit von der Thrombozytenzahl, zu der auf S. 325 beschriebenen Symptomatik führt.

Diagnostisches Vorgehen

Blutbild. Die Thrombozytenzahl kann zwischen 5000 und 100000/µl schwanken.

Bei einer isolierten Thrombozytopenie sollte immer an eine ITP gedacht werden.

Serologie. Ein Nachweis von Autoantikörper gegen die Thrombozyten-Glykoprotein-Komplexe GPIIb/IIIa, GPIb/IX/V bzw. GPIa/IIa ist beweisend. Ein negativer Befund (ca. 50% der Fälle) schließt jedoch eine ITP nicht aus. Therapeutische Relevanz hat die Unterscheidung zwischen Antikörpern, die gegen HLA-Antigene gerichtet sind, und Antikörpern gegen andere Glykoproteine, da HLA-Antikörper durch Transfusionen oder Schwangerschaft induziert werden und zu keiner Autoimmunthrombozytopenie führen.

Knochenmarkausstrich. Eine Knochenmarkpunktion ist unbedingt notwendig, wenn bei einer akuten ITP keine spontane Normalisierung der Thrombozytenzahl erfolgt bzw. eine Glucocorticoid- oder IgG-Therapie erfolglos ist, und wenn eine Leukämie ausgeschlossen werden soll. Bei einer ITP ist die Megakaryozytenzahl im Knochenmark normal oder erhöht.

Differenzialdiagnose. Bei Vorliegen einer isolierten Thrombozytopenie ist neben einer Autoimmunthrombozytopenie an eine Alloimmunthrombozytopenie (z.B. neonatal oder nach Transfusion von alloantikörperhaltigem FFP), an eine arzneimittelinduzierte Immunthrombozytopenie und an Myelodysplasien zu denken.

Therapie. Eine akute ITP limitiert sich in der Regel spontan, bedarf aber einer Therapie, wenn der Patient deutliche Blutungssymptome aufweist bzw. das Risiko einer intrakraniellen Blutung besteht. Bei einer akuten ITP wird in der Regel eine Glucocorticoid- oder intravenöse IgG-Therapie eingeleitet, wenn die Thrombozytenzahl <20000/µl abgefallen ist bzw. wenn bei den Kindern blaue Flecken bzw. Blutungen aufgetreten sind. Falls eine Steroidtherapie durchgeführt wird, so sollte zuvor ein Knochenmarkausstrich für eine Leukämiediagnostik asserviert werden. Bei der chronischen ITP erfolgt stan-

dardmäßig die Behandlung mit Glucocorticoiden oder Immunglobulinen in folgender Dosierung:
- **Glucocorticoide:** 1,5 mg/kgKG/Tag Prednisolon bis zum Ansteigen der Thrombozytenzahl (max. 4 Tage lang); danach langsames Ausschleichen.
- **IgG-Therapie:** 0,4 g/kgKG/Tag i.v. über 4 Tage. Wegen der nur vorübergehenden Wirksamkeit und der hohen Kosten sollte die IgG-Therapie bei der chronischen ITP auf akute Notfälle (schwerste Blutungserscheinungen, intrazerebrale Blutung, Operationen, Unfälle u.a.) beschränkt bleiben. Das Maximum des Thrombozytenanstiegs nach i.v. IgG-Gabe liegt zwischen dem 5. und 10. Tag nach Behandlungsbeginn. Etwa 70% aller Kinder und Erwachsenen sprechen auf die Immunglobulintherapie an.

Bei Nichtansprechen der Therapie ist eine Splenektomie und die Behandlung mit Vinca-Alkaloiden in Erwägung zu ziehen.

Bei Autoimmunthrombozytopenien sollten Thrombozytentransfusionen auf lebensbedrohliche, v.a. intrazerebrale Blutungen beschränkt bleiben.

Bei **Schwangeren** ist ein besonderes therapeutisches Vorgehen angezeigt. Schwangere mit einer Thrombozytenzahl >50000/μl bedürfen keiner besonderen Behandlung. Frauen mit einer Thrombozytenzahl zwischen 30000 und 50000/μl im 1. oder 2. Trimenon sollten noch nicht initial behandelt werden. Eine Behandlung ist notwendig, wenn die Thrombozytenzahl <10000/μl abgefallen ist, die Thrombozytenzahl im 2. oder 3. Trimenon zwischen 10000 und 30000/μl liegt oder eine Blutung besteht. Die Behandlung besteht in intravenöser Immunglobulintherapie. Eine vaginale Entbindung bei einer Plättchenzahl >50000/μl bereitet in der Regel keine Blutungskomplikationen. Ein Kaiserschnitt sollte in Erwägung gezogen werden, wenn die Thrombozytenzahl bei der Mutter <50000/μl und beim Kind <20000/μl beträgt.

Posttransfusionspurpura

engl.: posttransfusion purpura

Definition. Die Posttransfusionspurpura ist eine hämorrhagische Diathese, die ungefähr eine Woche nach Transfusion von Blut oder Blutprodukten auftritt.

Pathophysiologie. Die Transfusion homologer inkompatibler (Human-Platelet-Antigen-[HPA-]1a-positiver) Thrombozyten bei HPA-1a-negativen Patienten führt nach einer etwa einwöchigen Latenzperiode zur Bildung von HPA-1a-Anti-HPA-1a-Immunkomplexen, die an die autologen Thrombozyten binden und ihren extrem schnellen Abbau bewirken. Warum die Antikörper an die *eigenen*, HPA-1a-negativen Thrombozyten binden, ist bisher nicht geklärt. Da 98% der weißen Bevölkerung HPA-1a-positiv sind, können sich diese thrombozytenspezifischen Antikörper bei den restlichen 2% der Bevölkerung bilden; die Posttransfusionspurpura kann auch bei Frauen nach Präimmunisierung während der Schwangerschaft auftreten.

Diagnostisches Vorgehen. Gesichert wird die Diagnose durch den Nachweis von thrombozytenspezifischen Alloantikörpern.

Therapie. Applikation von intravenösen Immunglobulinen (→ oben: "Therapie der Immunthrombozytopenie").

Prognose. Die Letalität beträgt 10–20%.

Arzneimittelinduzierte Immunthrombozytopenie

Definition. Durch Antikörper bedingte Thrombozytopenie, die als Reaktion auf Arzneimittel oder ihre Metabolite entstehen.

Pathophysiologie. Eine große Anzahl von Medikamenten ruft eine Thrombozytopenie hervor. In der Regel binden die durch Arzneimittel induzierten Antikörper über das Fab-Fragment an die Thrombozytenmembran. Rezeptoren auf der Thrombozytenmembran sind Glykoproteine. Die mit Antikörpern beladenen Thrombozyten werden vermehrt aus der Zirkulation geklärt, so dass eine Thrombozytopenie resultiert. Im Gegensatz zu diesem typischen Mechanismus bindet der Antikörper, der bei der heparininduzierten Thrombozytopenie (HIT) nachgewiesen wird, über den Fc-Rezeptor an die Thrombozytenmembran (→ „heparininduzierte Thrombozytopenie", S. 383ff).

Symptomatik. Die Symptomatik entspricht der allgemeinen Symptomatik der thrombozytär bedingten hämorrhagischen Diathese (→ S. 384).

Therapie. Sofortiges Absetzen des Medikamentes. Bei Blutungen, jedoch nicht bei der HIT, ist die Transfusion von Thrombozyten indiziert. Auch die Gabe von intravenösem IgG hat sich bei diesen Erkrankungen bis auf die HIT bewährt. Die Therapie der HIT ist auf S. 384f besprochen.

Hereditäre Thrombozytopathien

engl.: hereditary disorder of platelet function

Definition. Hereditäre Thrombozytopathien verursachen thrombozytär bedingte hämorrhagische Diathesen und resultieren aus einem Funktionsdefekt der Thrombozyten. Dies betrifft die Thrombozytenadhäsion, -aggregation und -sekretion sowie die prokoagulatorische Aktivität. Hereditäre Thrombozytopathien sind selten.

Eine hämorrhagische Diathese aufgrund einer Thrombozytopathie kann bei normaler, erniedrigter oder erhöhter Thrombozytenzahl auftreten.

⊤ **17.1** fasst verschiedene Charakteristika der hereditären Thrombozytopathien zusammen. Die Therapie dieser Störungen ist diffizil und sollte in der Speziallliteratur nachgelesen werden.

Störungen aufgrund defekter Thrombozytenmembran

Defekte der Thrombozytenmembran treten beim Bernard-Soulier-Syndrom, der Thrombasthenie Glanzmann, dem Plättchentyp der Von-Willebrand-Erkrankung (→ S. 334) und dem Scott-Syndrom auf. Membrandefekte rufen eine Störung der Thrombozytenadhäsion bzw. -aggregation oder der Aktivierung der plasmatischen Gerinnung hervor (⊤ **17.1**).

Störungen der Thrombozytensekretion

Die Thrombozytensekretion kann beeinträchtigt sein, wenn die Thrombozyteninhaltsstoffe nicht normal gespeichert werden (Speicherdefekte) bzw. die Sekretionsreaktion gestört ist.

Speicherdefekte. Zu den Speicherdefekten der Thrombozyten zählen das Gray-Platelet-Syndrom (α-Storage Pool Disease) sowie die δ-Speicherkrankheit (δ-Storage Pool Disease).

Störungen der Thrombozytensekretionsreaktion. Der angeborene Zyklooxygenase- bzw. Thromboxan-Synthetase-Mangel führt zu einer Störung der Sekretion und Signaltransduktion der Thrombozyten.

17.2.2 Plasmatisch bedingte primäre hämorrhagische Diathesen

Synonym: hereditäre plasmatische Gerinnungsstörung
engl.: hereditary plasma clotting factor deficiency

17.1 Hereditäre Thrombozytopathien

Erkrankung	Funktionsstörung	Strukturdefekt	diagnostische Besonderheiten
Bernard-Soulier-Syndrom (autosomal-rezessiv)	Adhäsionsstörung	GPIb/IX-Mangel	verlängerte Blutungszeit, Thrombozytopenie, große Thrombozyten
Thrombasthenie Glanzmann (autosomal-rezessiv)	Aggregationsstörung	GPIIb/IIIa-Mangel	verlängerte Blutungszeit, gestörte Gerinnselretraktion
Scott-Syndrom	gestörte Aktivierung der plasmatischen Gerinnung	gestörter Transport von Phosphatidylserin zur äußeren Phospholipidschicht	alle Parameter normal bis auf Plättchenfaktor-3-Aktivität
Plättchentyp der Von-Willebrand-Erkrankung (autosomal-dominant)	verstärkte Bindung von vWF an GPIb	GPIb-Defekt	verlängerte Blutungszeit, milde Thrombozytopenie, Hyperaggregabilität
Gray-Platelet-Syndrom (α-Storage Pool Disease) (autosomal)	Sekretionsstörung der Proteine der α-Granula	α-Granuladefekt	verlängerte Blutungszeit, milde Thrombozytopenie, im gefärbten Ausstrich Thrombozyten grau, nicht leuchtend
δ-Speicherkrankheit (δ-Storage Pool Disease)	Sekretionsstörung der Substanzen der δ-Granula	Fehlen der δ-Granula	verlängerte Blutungszeit, Thrombozytenzahl normal
Signaltransduktionsstörung	gestörter Arachidonsäure-Stoffwechsel	Zyklooxygenase- bzw. Thromboxan-Synthetase-Mangel	übermäßig starke Blutungsneigung nach Einnahme von Aspirin

Allgemeine Aspekte

Definition. Hereditäre plasmatisch bedingte hämorrhagische Diathesen sind Blutungsneigungen, die durch einen hereditären Mangel an plasmatischen Gerinnungsfaktoren bedingt sind.

Epidemiologie. Hereditäre plasmatische Gerinnungsstörungen treten mit folgender Häufigkeit auf:

- ca. 45% Hämophilie A (Inzidenz: ca. 1/10000 Jungen),
- ca. 45% Von-Willebrand-Erkrankung (Inzidenz: ca. 1/10000 Geburten),
- ca. 9% Hämophilie B (Inzidenz: ca. 10-mal seltener als Hämophilie A),
- ca. 1% Rest (Fibrinogen-, Faktor-V-, -VII-, -IX-, -XI- und -XIII-Mangelerkrankungen).

17.2 Laborbefunde der häufigsten hereditären plasmatischen Gerinnungsstörungen

Erkrankung	Blutungszeit (normal ≤8 min)	Thromboplastinzeit (normal ≥70%)	APTT (normal ≤41 s)	Thrombinzeit (normal ≤21 s)
Hämophilie A	normal	normal	pathologisch	normal
Hämophilie B	normal	normal*	pathologisch	normal
Von-Willebrand-Erkrankung	pathologisch*	normal	pathologisch*	normal
Afibrinogenämie	pathologisch	pathologisch	pathologisch	pathologisch
Hypofibrinogenämie	normal	normal*	normal*	pathologisch
Dysfibrinogenämie	normal	pathologisch	pathologisch*	pathologisch
Faktor-VII-Mangel	normal	pathologisch	normal	normal
Faktor-XII-Mangel	normal	normal	pathologisch	normal
Faktor-XIII-Mangel	normal	normal	normal	normal

* Ergebnisse sind nicht immer eindeutig

Diagnostik. Verschiedene globale Gerinnungstests werden zum Ausschluss einer plasmatisch bedingten hämorrhagischen Gerinnungsstörung durchgeführt (17.2). Zur Diagnostik müssen neben den Globaltests noch weitere Untersuchungen durchgeführt werden.

Therapie. Bei einer lebensbedrohlichen Blutung und nicht genau bekanntem Defekt im Hämostasesystem bzw. bei nicht bekannter Klassifizierung der Hämophilie und der Von-Willebrand-Erkrankung ist die Infusion von 15–30 ml gefrorenem Frischplasma (FFP)/kgKG ratsam, um kurzfristig ein hämostatisch wirksames Faktorpotenzial aufzubauen bzw. Zeit zur Diagnostik der hämorrhagischen Diathese und zur Beschaffung von Faktorenkonzentraten zu gewinnen. Vor der Infusion von Plasma sind ungefähr 10 ml Citratblut für die Diagnostik zu sichern.

Hämophilie A

Synonym: klassische Blutererkrankung
engl.: hemophilia A

Definition. Die Hämophilie A (klassische Hämophilie) ist eine angeborene plasmatische Gerinnungsstörung, die durch eine Erniedrigung der Faktor-VIII-Aktivität bedingt ist.

Epidemiologie. Nur das männliche Geschlecht ist betroffen, da die Erkrankung X-chromosomal vererbt wird; einer von 10000 Jungen wird mit einem Faktor-VIII-Mangel geboren. In etwa 30% der Fälle tritt die Hämophilie A als Spontanmutation auf.

Pathophysiologie. In Abhängigkeit vom genetischen Defekt wird Faktor VIII entweder nicht ausreichend oder als funktionell defektes Molekül synthetisiert.

DD der Hämophilie A

Erkrankung	Bedeutung	Kommentar
Hämophilie B	+++	Laboratoriumsanalysen, u.U. genetische Untersuchungen
Von-Willebrand-Erkrankung	++	
weitere Gerinnungsfaktor-Mangelerkrankungen	+	spezifische Einzelfaktor-Analysen
Hemmkörper-Hämophilie	+	Hemmkörpernachweis

Symptomatik. Bei Hämophiliepatienten stehen folgende Symptome im Vordergrund:
- Blutungen können ohne vorhergehendes Trauma und ohne ersichtlichen Grund auftreten und sind großflächig,
- Blutungen im Mund-/Pharynx-Bereich und in das ZNS sind am meisten gefürchtet,
- Gelenkblutungen (Hämarthrosen), akute Schmerzen und Bewegungseinschränkung,
- Muskelblutungen:
  - eine nicht adäquate Behandlung führt zu fibrösen Organisationen der Hämatome mit Kontrakturen,
  - am häufigsten ist die Einblutung in den M. psoas (Differenzialdiagnose: Appendizitis),
  - Blutungen in die Armmuskulatur können eine Parese oder eine Kontraktur der Hand zur Folge haben,
- Hämaturie, Schleimhautblutungen,
- verlängerte und lebensbedrohlich starke, postoperative Blutungen,
- vielfältige soziale, psychologische und ökonomische Probleme.

Keine starken oder lang andauernden Blutungen bei kleinen Schnitt- und Hautverletzungen aufgrund normaler Thrombozytenfunktion.

Diagnostisches Vorgehen.
- APTT verlängert (**16.7**, S. 318), während alle übrigen Globaltests ein unauffälliges Ergebnis liefern,
- Bestimmung der Faktor-VIII-Aktivität mit spezifischen Tests (Normalwerte: 70–150%),
- Einteilung nach Schweregraden: Faktor-VIII-Aktivität < 1%: schwere Form; 1–5%: mittelschwere Form; >5–20%: leichte Form,
- weiterführende Diagnostik zur molekularen Charakterisierung durch Speziallaboratorien,
- die moderne Diagnostik bedient sich des pränatalen molekulargenetischen Nachweises des Defektes.

Da die Hämophilie A (Faktor-VIII-Mangel) und die Hämophilie B (Faktor-IX-Mangel) eine identische klinische Symptomatik aufweisen, sollte bei jedem männlichen Patienten mit entsprechender Blutungsanamnese und einer verlängerten APTT eine spezifische Faktor-VIII- und Faktor-IX-Bestimmung durchgeführt werden. Da bei der Von-Willebrand-Erkrankung (→ S. 334ff.) die Faktor-VIII-Aktivität meistens ebenfalls erniedrigt ist, sollte eine exakte Anamnese erhoben sowie eine umfassende Laboratoriumsanalytik durchgeführt werden.

Konduktorinnennachweis. Wegen der Schwere der Erkrankung und der X-chromosomalen Vererbung ist die genetische Beratung der betroffenen Personen und der Nachweis des Konduktorinnenstatus von Müttern, Töchtern und Enkelinnen von Hämophiliepatienten von großer Bedeutung. Zu erstreben ist eine pränatale molekulargenetische Diagnostik.

Therapie. Ziele der Therapie von Hämophiliepatienten sind:
- die Behandlung von Blutungen, deren Komplikationen und Folgeschäden,
- die Erhaltung und/oder Wiederherstellung der Gelenkfunktionen und
- die Integration des Hämophilen in ein normales soziales Leben.

Eine Blutungsprophylaxe wird durch eine Heimselbstbehandlung erstrebt.

Substitutionstherapie mit Faktor-VIII-Konzentrat. In Abhängigkeit von der Schwere der Erkrankung erfolgt die Behandlung nach den Konsensusempfehlungen der Gesellschaft für Thrombose- und Hämostaseforschung.
Nebenwirkung: Zwischen 10 und 20 % der Patienten mit schwerer Hämophilie entwickeln Inhibitoren gegen den Faktor VIII (→ „Hemmkörper-Hämophilie", S. 350f).

DDAVP. Leichte Blutungen bei der milden Form der Hämophilie A lassen sich gut mit dem Vasopressin-Analogon DDAVP (Minirin) in einer Dosis von 0,3 µg/kgKG behandeln. DDAVP wird in 100 ml Kochsalzlösung langsam über 30–60 Minuten infundiert. Bei unzureichendem Faktor-VIII-Anstieg nach 30 Minuten und weiter bestehender Blutung erfolgt eine Substitutionstherapie.
Nebenwirkungen: Flush-Symptome und vorübergehende Schwankungen des Blutdruckes und der Herzfrequenz während der Infusion. Häufig Einschränkung der Diurese. DDAVP darf nicht häufiger als 3 × pro 48 Stunden verabreicht werden, da anderenfalls eine Hyperfibrinolyse mit entsprechender Blutungsneigung auftreten kann.

Schmerztherapie. Eine frühzeitige Gabe von Faktor-VIII-Konzentrat bei ersten Gelenksymptomen oder Bewegungseinschränkung vermindert nachfolgende Schmerzen. Zur Schmerztherapie wird vorzugsweise Paracetamol (z. B. Benuron, Doloreduct, Fensum) verwendet.

Bei Hämophiliepatienten ist die Gabe von Acetylsalicylsäure oder acetylsalicylsäurehaltigen Medikamenten kontraindiziert. Auch sollten möglichst Medikamente, die eine Thrombozytenaggregationshemmung verursachen, nicht angewendet werden. Intramuskuläre Injektionen sind bei Hämophilen zu vermeiden.

Beratung für nicht rein medizinische Probleme kann über die Deutsche Hämophilie-Gesellschaft eingeholt werden. Im deutschsprachigen Raum hat sich die Behandlung von Patienten in sog. Hämophilie-Zentren durchgesetzt, die auch bei lebensbedrohlichen Blutungen telefonische Beratungen aussprechen.

Hämophilie B

Synonym: angeborener Faktor-IX-Mangel
engl.: hemophilia B

Definition. Angeborene plasmatische Gerinnungsstörung, die durch eine Erniedrigung der Faktor-IX Aktivität bedingt ist.

Epidemiologie. Nur das männliche Geschlecht ist betroffen, einer von 100 000 Jungen wird mit einem Faktor-IX-Mangel geboren.

Symptomatik und Diagnostik. Wie bei der Hämophilie A. Bei Verdacht auf eine Hämophilie B sollten die entsprechenden spezifischen Faktor-IX-Tests angewendet werden. Der Konduktorinnennachweis wird wie bei der Hämophilie A geführt.

Therapie. Die Ziele der Therapie von Hämophilie-B-Patienten sind die gleichen wie bei der Hämophilie A. Es erfolgt eine **Substitutionstherapie mit Faktor-IX-Konzentrat.** In Abhängigkeit von der Schwere der Erkrankung erfolgt die Therapie in einer in den Konsensusempfehlungen der Gesellschaft für Thrombose- und Hämostaseforschung festgelegten Dosierung. **Nebenwirkungen:** Diese Präparate weisen Spuren von aktivierten Gerinnungsfaktoren auf und müssen deshalb langsam infundiert werden (→ S. 347).

Von-Willebrand-Erkrankung (vWD)

Synonym: Von-Willebrand-Jürgens-Syndrom
engl.: Von Willebrand disease (vWD)

Definition. Angeborene plasmatische Gerinnungsstörung, die durch einen Mangel an oder durch einen fehlsynthetisierten Von-Willebrand-Faktor (vWF) bedingt ist.

Epidemiologie.
- beide Geschlechter sind betroffen,
- Prävalenz: ca. 0,8 –1,6 %,
- Inzidenz: Ungefähr so häufig wie die Hämophilie; genaue Zahlen über die Inzidenz liegen nicht vor, da das Krankheitsbild nicht gleichförmig ist, viele genetisch bedingte Varianten vorliegen und viele Patienten wegen geringer klinischer Symptomatik nicht diagnostiziert werden.

Pathophysiologie. Der vWF wird in Endothelzellen und Megakaryozyten synthetisiert, bildet im Plasma mit dem Faktor VIII einen Komplex und hat eine biologische Halbwertszeit von 8 –12 Stunden. Deshalb ist bei Verminderung des vWF im Plasma auch die Faktor-VIII-Aktivität reduziert. Eine Verminderung des vWF führt zu einer gestörten Thrombozytenfunktion; dementsprechend sind die Thrombozyten von Patienten mit Von-Willebrand-Erkrankung (vWD) in ihrer Funktion normal, wenn sie mit normalem Plasma getestet werden. Man unterscheidet folgende Typen:
- **Typ 1:** Reduktion des intakten vWF,
- **Typ 2:** qualitativer Defekt des vWF; er wird in 4 Subtypen in Abhängigkeit der Art des funktionellen Defektes unterteilt,
- **Typ 3:** völliges Fehlen des vWF,
- **Plättchentyp:** vWF-Rezeptor-Defekt der Thrombozytenmembran. Der Plättchentyp der vWD stellt keine plasmatische Gerinnungsstörung, sondern eine Thrombozytopathie dar (→ S. 329ff). Dieser Typ der vWD imponiert wie die klassische Von-Willebrand-Erkrankung und wird mit den gleichen Methoden wie die vWD vordiagnostiziert.

Symptomatik. Charakteristisch sind Mischformen aus thrombozytärem und plasmatischem Blutungstyp (petechiale bzw. großflächige Blutungen). An den milden Formen erkrankte Patienten weisen petechiale Haut- und Schleimhautblutungen auf, wie sie für eine primäre Hämostasestörung typisch sind. Es treten oft Blutungskomplikationen bereits nach Zahnextraktionen oder Tonsillektomie auf, während eine Appendektomie oft keine Blutungsprobleme bereitet. Bei den schweren Formen der Erkrankung stehen Hämarthrosen und intramuskuläre Hämatome im Vordergrund. In ähnlicher Weise wie bei der Hämophilie kommt es bei Verletzungen und chirurgischen Eingriffen zu lebensbedrohlichen Blutungen. Petechiale Blutungen treten im gastrointestinalen Trakt, Nasen-Rachen-Raum und im weiblichen Genitaltrakt auf.

Wegen des „harmlos" anmutenden Laborbefundes wird die Gefährlichkeit der Blutung bei einem Patienten mit vWD oft nicht richtig eingeschätzt.

Diagnostisches Vorgehen.
- Laboranalytisches Minimalprogramm (→ S. 316ff): typischerweise ist die Blutungszeit bei normaler Thrombozytenzahl verlängert; die APTT ist in Abhängigkeit von der Faktor-VIII-Aktivität mehr oder weni-

ger stark verlängert. Alle übrigen Suchtests liefern ein normales Ergebnis.
- Zusätzlich sollte als grobe Screening-Methode die ristocetininduzierte Thrombozytenagglutination bestimmt werden, die reduziert ist.
- Die Ermittlung des Typs bzw. Subtyps der vWD sollte hämostaseologischen Zentren überlassen bleiben.

Die Diagnostik der Von-Willebrand-Erkrankung bereitet oft Schwierigkeiten, da Faktor VIII und Von-Willebrand-Faktor Akutphase-Proteine sind und demnach bei Stress, Entzündungen etc. in ihrer Konzentration ansteigen. Auch in der Schwangerschaft ist die Von-Willebrand-Faktor-Aktivität erhöht. Da vWF bei Gefäßkrankheiten und Tumoren aus Endothelzellen freigesetzt wird, kann eine erhöhte vWF-Aktivität bei diesen Erkrankungen gemessen werden.

Bei einer minimalen Verlängerung der APTT und einer klinisch festgestellten Blutung sollte immer an eine Von-Willebrand-Erkrankung gedacht werden. Die APTT ist erst deutlich verlängert, wenn die Faktor-VIII-Aktivität <30% absinkt.

Therapie. Sie ist abhängig von Typ oder Subtyp der vWD. Die Einstellung der vWD-Patienten sollte in hämostaseologischen Zentren erfolgen. Ziel der Therapie der Von-Willebrand-Erkrankung ist das Sistieren einer Blutung; der Erfolg einer Therapie ist indirekt daran erkennbar, dass die verlängerte Blutungszeit und die Gerinnungsstörung korrigiert werden.

DDAVP. Bei dem **Typ 1** der vWD ist eine Therapie mit DDAVP (z. B. Minirin, 0,3 µg/kgKG in 100 ml 0,9% NaCl über 30–60 min i.v.) indiziert. Zur ambulanten Behandlung oder Heimselbstbehandlung (z. B. bei verstärkten Menstruationsblutungen bei Frauen oder bei Nasenbluten) kann DDAVP als Spray (2 Hübe, in jede Nasenöffnung) verabreicht werden. *Nebenwirkung:* → Therapie bei Hämophilie A; *Kontraindikationen:* Bei den weiteren Typen und Subtypen ist DDAVP ohne therapeutischen Effekt; beim Subtyp 2B, bei dem die Thrombozytenadhäsion wegen einer verstärkten Bindung des vWF an Thrombozyten gesteigert ist und beim Plättchentyp ist DDAVP kontraindiziert, da es Thrombosen hervorrufen kann.

vWF-Substitution. Falls kein therapeutischer Erfolg bei Typ 1 der vWD durch DDAVP erzielt wird, sollte vWF substituiert werden. vWF ist in der Regel in Faktor-VIII-Konzentraten mit einem mittleren Reinheitsgrad enthalten, je-

DD der Von-Willebrand-Erkrankung

Erkrankung	Bedeutung	Kommentar
wenn FVIII erniedrigt ist: Hämophilie A	+++	Laboranalysen mehrmals wiederholen, Multimeranalyse bei Hämophilie immer normal, u.U. DNA-Analyse
wenn Blutungszeit verlängert ist: Thrombozytopathie oder vaskulär bedingte hämorrhagische Diathesen	++	Familienanamnese, da Thrombozytopathien und vaskulär bedingte hämorrhagische Diathesen sehr selten familiär auftreten
wenn Thrombozytenzahl erniedrigt ist: Thrombozytopenie	+	Subtyp 2B und Plättchentyp der vWD ausschließen und Ursache der Thrombozytopenie suchen

doch weder in hoch gereinigten noch in rekombinant hergestellten Faktor-VIII-Konzentraten.

Thrombozytenkonzentrate. Sie sind beim **Plättchentyp** der vWD die Therapie der Wahl.

Angeborener Fibrinogenmangel (Hypofibrinogenämie, Afibrinogenämie, Dysfibrinogenämie)

engl.: inherited afibrinogenemia, hypofibrinogenemia, bleeding-type dysfibrinogenemia

Definition. Ein Fibrinogenmangel kann durch eine genetisch bedingte fehlende (Afibrinogenämie) oder reduzierte Synthese (Hypofibrinogenämie) von Fibrinogen bzw. durch Synthese eines abnorm strukturierten Fibrinogenmoleküls (Dysfibrinogenämie) bedingt sein.

Epidemiologie. Relativ seltene Erkrankung. Die Hälfte der Fälle ist asymptomatisch; 25 % der Fälle mit angeborener Dysfibrinogenämie sind mit einer hämorrhagischen Diathese und ca. 20 % mit einer Thrombophilie (→ S. 380) vergesellschaftet.

Symptomatik.
- Blutungsneigung,
- gestörte Wundheilung,
- spontane Aborte.

Diagnostisches Vorgehen.
- Das laboranalytische Minimalprogramm (→ S. 316ff) liefert in Abhängigkeit von Ausmaß und Art der Störung pathologische Werte.
- Der Fibrinogenspiegel kann bis auf 60 mg/dl abfallen, ohne dass dies in globalen Tests erkennbar ist.
- Bei der Dysfibrinogenämie ist die Fibrinogenkonzentration normal, während die Globaltests und die Reptilasezeit (Batroxobinzeit) pathologische Werte aufweisen.
- Die Blutungszeit ist bei einer Afibrinogenämie verlängert.

Differenzialdiagnose. Erworbene Fibrinogenmangelerkrankungen können bei Lebererkrankungen, der disseminierten intravasalen Gerinnung und Hyperfibrinolyse auftreten; auch ist differenzialdiagnostisch die Therapie mit Fibrinolytika bzw. Ancrod zu berücksichtigen.

Therapie. Eine Substitutionstherapie mit Fibrinogen ist bei einer Hypo- und Dysfibrinogenämie nur bei entsprechender klinischer Symptomatik notwendig. Eine Afibrinogenämie erfordert eine lebenslange Substitution. Vor operativen Eingriffen sollte die Fibrinogenkonzentration auf 100 mg/dl erhöht werden.

Weitere hereditäre Gerinnungsfaktor-Mangelerkrankungen

Ein hereditärer Prothrombinmangel sowie Faktor-V-, Faktor-VII-, Faktor-X-, Faktor-XI-, Kontaktfaktor- und Faktor-XIII-Mangel sind relativ selten, können jedoch sehr starke Blutungen, erhebliche klinische Symptome und lebensbedrohliche Zustände hervorrufen. Bei den hereditären Mangelerkrankungen plasmatischer Gerinnungsfaktoren kann eine Aktivitätsminderung auch durch einen fehlsynthetisierten Faktor bedingt sein (Varianten eines Faktorenmangels). Besonderheiten in klinischer Symptomatik, Diagnostik und Differenzialdiagnostik sind der Spezialliteratur zu entnehmen.

Therapie. In der Regel ist eine Behandlung mit gefrorenem Frischplasma (FFP; initial 15–20 ml FFP/kgKG, gefolgt von einer Dosierung, um eine therapeutisch erstrebte Aktivität von ca. 30 % zu erreichen) ausreichend. Bei einem Faktor-VII-Mangel sollte ein Faktor-VII-Konzentrat bzw. bei Mangel der Vitamin-K-abhängigen Faktoren PPSB nur bei lebensbedrohlichen Blutungen verabreicht werden, da diese Präparate erhebliche Nebenwirkungen aufweisen (→ S. 347). Bei einem Faktor-XIII-Mangel ist wegen der langen Halbwertszeit des Faktor XIII die Infusion von 250–500 ml FFP einmal täglich ausreichend; die therapeutisch erstrebte Aktivität beträgt 10 %.

17.2.3 Fibrinolytisch bedingte primäre hämorrhagische Diathesen

Definition. Fibrinolytisch bedingte hämorrhagische Diathesen, so genannte primäre Hyperfibrinolysen, treten bei Patienten mit erhöhtem Fibrinolyse-Aktivatorspiegel oder vermindertem Fibinolyse-Inhibitorspiegel auf.

Hereditärer α_2-Antiplasmin-Mangel

Sehr selten tritt der hereditäre α_2-Antiplasmin-Mangel auf, der Ursache für eine hämorrhagische Diathese sein kann.

Diagnostik. Eine Hyperfibrinolyse fällt dadurch auf, dass die Gerinnungszeit bei den Globaltests verlängert ist (S. 316). Die im Rahmen einer Fibrinolyse entstehenden fibrinolytischen Spaltprodukte hemmen nämlich die Thrombinaktivität und verlängern auf diese Art und Weise die Gerinnungszeit. Die Plasmaaktivität von α_2-Antiplasmin wird mit einem amidolytischen Test spezifisch bestimmt.

Weitere hereditäre Hyperfibrinolysen

Hereditärer PAI-1-Mangel und hereditärer Mangel an histidinreichem Glykoprotein treten extrem selten auf, fallen durch eine verstärkte Blutungsneigung nach Verletzungen und operativen Eingriffen auf und sind durch die Gabe von Antifibrinolytika leicht zu behandeln.

Symptomatik. Verlängerte Nachblutungen auch nach kleinen Verletzungen sind typisch.

Therapie. Die Therapie besteht in der oralen Einnahme von Tranexamsäure.

17.2.4 Vaskulär bedingte primäre hämorrhagische Diathesen

engl.: primary vascular disorders

Allgemeine Aspekte

Definition. Blutungsneigung aufgrund eines Gefäßwandschadens.

Einteilung und Ätiologie.
- Hereditäre hämorrhagische Teleangiektasie (Morbus Osler-Weber-Rendu, s.u.),
- hereditäre Bindegewebserkrankungen (→ S. 338): Ehlers-Danlos-Syndrom, Marfan-Syndrom, Osteogenesis imperfecta (→ 🕮 53.1, S. 1140f),

Diagnostik. Die hämostaseologische Analytik zeigt einen Normalbefund, solange nicht die zugrunde liegende Erkrankung Sekundärstörungen im plasmatischen, thrombozytären oder fibrinolytischen Hämostasesystem induziert.

Therapie. Es gibt keine hämostaseologische Therapie, solange die hämostaseologische Analytik unauffällig ist.

Hereditäre hämorrhagische Teleangiektasie

Synonym: Morbus Osler-Weber-Rendu
engl.: hereditary hemorrhagic teleangiectasia

Definition. Vaskulär bedingte hämorrhagische Diathese aufgrund eines genetischen Defektes mit autosomal-dominantem Erbgang.

Pathogenese. Durch Verlust der spannungstragenden und kontraktilen Strukturen der Gefäßwand kommt es zur Erweiterung von Kapillaren und postkapillären Gefäßabschnitten. Die ausgezogenen dünnwandigen

Gefäße reißen oft spontan ein oder werden mechanisch verletzt, so dass Blutungen auftreten.

Symptome. Teleangiektasien, 1–4 mm groß, rötlich oder livide, lassen sich an Lippen, der Mundschleimhaut und der Zunge, der Nasenschleimhaut, im Gesicht, am Oberkörper, an der Hohlhand und der Fußsohle finden. Teleangiektasien sind fernerhin in der Lunge im Gastrointestinaltrakt und in den ableitenden Harnwegen zu finden. In der Lunge bilden sich arteriovenöse Fisteln, die über eine Hypoxie zu Polyglobulie, Zyanose und Trommelschlegelfingern führen. Die häufigsten Blutungsmanifestationen sind Nasenbluten, Hämoptoen und Hämaturie.

Diagnostik. Die Erkrankung wird durch Inspektion erkannt. Hämostaseologische Untersuchungen zeigen keinen pathologischen Befund, solange der Patient nicht exzessiv blutet.

Therapie. Es ist keine spezifische Therapie möglich.

Hereditäre Bindegewebserkrankungen

Verschiedene hereditäre Bindegewebserkrankungen, wie das **Ehlers-Danlos-Syndrom**, das **Marfan-Syndrom** (→ „Herz", S. 162f) und die **Osteogenesis imperfecta**, weisen eine mechanische Schwäche der Gefäßwand auf, die nach minimaler Verletzung oder durch Einreißen zu einer vermehrten Blutungsneigung führt. Die Bindegewebserkrankungen können sekundär Störungen des plasmatischen und thrombozytären Hämostasesystems hervorrufen. Bei Patienten mit einem Ehlers-Danlos-Syndrom können Thrombozyten an dem abnormalen Kollagen nicht ausreichend anhaften, so dass eine Thrombozytenadhäsionsstörung resultiert.

17.3 Sekundäre hämorrhagische Diathesen

17.3.1 Thrombozytär bedingte sekundäre hämorrhagische Diathesen

Erworbene Thrombozytopenien

Definition. Eine nicht erbliche Erniedrigung der Thrombozytenzahl ist eine erworbene Thrombozytopenie und stellt als Begleiterkrankung oder Folge einer Grunderkrankung eine sekundäre hämorrhagische Diathese dar.

Epidemiologie. Erworbene Thrombozytopenien treten sehr häufig auf und sind in Kombination mit plasmatisch bedingtren hämorrhagischen Diathesen (→ufigste Ursache von Blutungen.

Pathophysiologie. Eine erworbene Thrombozytopenie weist auf eine Grunderkrankung hin und sollte nicht als eine selbständige Diagnose betrachtet werden. Folgende Ursachen können der Erkrankung zugrunde liegen.

Synthesestörungen.
- Megakaryozyten-Hypoplasie ausgelöst durch
  - chemische oder physikalische Noxen (z.B. Zytostatika, Isotopenstrahlung),
  - infektiös-toxische Noxen,
- Knochenmarkinfiltration,
- aplastische Anämie (= Panmyelopathie) und ähnliche Erkrankungen (→ S. 903ff),
- ineffektive Thrombozytopoese (→ S. 329f),
- Vitamin-B_{12}- oder Folsäuremangel (→ S. 888ff),
- myeloproliferative Erkrankungen (→ S. 904ff).

Umsatzstörungen.
- bei Infektionserkrankungen (z.B. Masern, Röteln, CMV- sowie HIV-Infektionen, Malaria, bakterieller Septikämie),

- nicht immunologisch bedingte Umsatzstörungen:
  - DIC (→ S. 356ff),
  - Thrombotisch-mikroangiopathische Erkrankungen (→ S. 352ff).

Verteilungsstörungen.
- Splenomegalie/Hypersplenismus (s.u.),
- Verdünnungskoagulopathie (→ S. 365f).

Pseudothrombozytopenie. → S. 325.

Symptomatik. Allgemeine Symptomatik → S. 325. Zu Symptomatik und Pathophysiologie von Thrombozytopenien aufgrund von Umsatzstörungen → S. 354ff.

Therapie. Die Indikation zur Thrombozytentransfusion (→ S. 366f) ist von der Grunderkrankung, der Thrombozytenzahl bzw. -funktion und dem Vorliegen einer Blutung abhängig.

Thrombozytopenien aufgrund einer Verteilungsstörung

Hypersplenismus. In der Milz befinden sich normalerweise ungefähr 20–30% der gesamten Thrombozytenmasse. Bei massiver Vergrößerung der Milz können bis zu 90% der normalen Thrombozytenmasse in der Milz zurückgehalten werden. Die Thrombozytopenie bei Hypersplenismus ist gewöhnlich eine Diagnose per exclusionem. In der Regel ist die durch Hypersplenismus hervorgerufene Thrombozytopenie jedoch nicht so schwerwiegend, dass sich hieraus eine hämorrhagische Diathese ableiten lässt.

Schwangerschaft. Eine Ursache für die Reduktion der Thrombozytenzahl während der Schwangerschaft ist eine Vergrößerung des Verteilungsvolumens. Jedoch hat dies keine diagnostischen und therapeutischen Konsequenzen.

Verdünnungskoagulopathie. Bei Verdünnung des zirkulierenden Blutes (z.B. Herz-Lungen-Maschine) wird auch die Thrombozytenzahl pro Volumen reduziert, ohne dass dies therapeutische Konsequenzen nach sich zieht.

Erworbene Thrombozytopathien

Synonym: erworbene Thrombozytenfunktionsstörung
engl.: acquired disorder of platelet function

Definition. Erworbene Funktionsstörungen von Thrombozyten.

Epidemiologie. Sie sind die häufigste Ursache für eine hämorrhagische Diathese, da eine große Anzahl von Arzneimitteln, die Thrombozytenfunktion beeinträchtigen (z.B. Acetylsalicylsäure).

Symptomatik. Eine isolierte Thrombozytenfunktionsstörung ist durch petechiale Blutungen charakterisiert, die auch bei einer Stauung (z.B. bei der Blutabnahme) auftreten können. Da jedoch eine Thrombozytenfunktionsstörung in der Regel eine gestörte Interaktion von Thrombozyt und Gefäßwand darstellt, wird häufig eine Kombination aus petechialen und kleinflächigen Blutungen beobachtet. Typisch ist das gehäufte Auftreten von Epistaxis (Nasenbluten) und vermehrtem Zahnfleischbluten. Patienten mit Thrombozytenfunktionsstörungen bluten verstärkt nach Trauma und im Zusammenhang mit operativen Eingriffen. Das Ausmaß der Blutungsneigung bei den erworbenen Thrombozytopathien ist in Abhängigkeit von der Grunderkrankung sehr unterschiedlich; es können lebensbedrohliche Blutungen auftreten. Die Einnahme von Medikamenten, die die Thrombozytenfunktion beeinträchtigen (z.B. Acetylsalicylsäure), kann eine zuvor nicht erkannte Blutungsneigung erst manifest werden lassen.

Arzneimittelinduzierte Thrombozytopathie. Eine große Anzahl von Medikamenten verursacht Thrombozytenfunktionsstörungen

(**T 17.3**). Die therapeutisch zur Thromboseprophylaxe, Antikoagulation bzw. thrombolytischen Therapie eingesetzten Medikamente verursachen in Abhängigkeit von ihrem Wirkungsmechanismus unterschiedliche Symptome. Die GPIIb/IIIa-Rezeptor-Antagonisten können erhebliche Blutungskomplikationen hervorrufen. Bei β-Lactam-Antibiotika, Dextranen und Röntgenkontrastmitteln ist es wichtig, an den Nebeneffekt einer medikamentös induzierten Thrombozytopathie zu denken.
Erworbene Thrombozytopathien treten auch bei verschiedenen Grunderkrankungen auf (**T 17.4**).

T 17.3 Arzneimittelinduzierte Thrombozytopathien

Einteilung	Medikamente
Medikamente, die den Stoffwechsel der Thrombozyten beeinflussen	Zyklooxygenaseinhibitoren • Acetylsalicylsäure • nicht steroidale Antiphlogistika Thromboxan-Synthetase-Inhibitoren Thromboxan-Rezeptor-Antagonisten
Medikamente, die den Thrombozyten-cAMP-Spiegel erhöhen	Adenylatzyklaseaktivatoren • PGI_2 Phosphodiesteraseinhibitoren • Dipyridamol
Thrombozyten-ADP-Rezeptorinhibitor	Clopidogrel Ticlopidin
Glykoprotein-IIb/IIIa-Antagonisten	Abciximab (z. B. ReoPro), Tirofiban (z. B. AGGRASTAT) Eptifibatid
Antibiotika	Penicilline Cephalosporine Nitrofurantoin
Kardiaka	β-Rezeptorenblocker Vasodilatatoren • Nitroglycerin Calciumblocker Diuretika
Antikoagulanzien und Antidot	Heparin, LMW-Heparine Protamin
Thrombolytika	z. B. Streptokinase
Psychopharmaka	z. B. Phenothiazin
Anästhetika	z. B. Halothan
weitere Medikamente	Dextrane Röntgenkontrastmittel

T 17.4 Erworbene Thrombozytopathien

Grunderkrankungen bzw. auslösender Faktor	Ursache/Pathogenese der hämorrhagischen Diathese	diagnostische Besonderheiten	Therapie
urämiebedingte Thrombozytopathie	Pathogenese unklar, multipler Funktionsdefekt, Synthese- und Umsatzstörung, + Thrombozytopenie + Anämie	Kombinationen von Adhäsions-, Aggregations- und Sekretionsstörungen der Thrombozyten	DDAVP, Erythrozytenkonzentrate, Hämodialyse
myeloproliferative Erkrankungen (MPD) • essenzielle Thrombozythämie • Polycythaemia vera • chronische myeloische Leukämie • Osteomyelofibrose	Synthesestörung	große und kleine Thrombozyten, multiple unspezifische Funktionsdefekte	Behandlung der Grunderkrankung; die spezifische Behandlung ist abhängig davon, ob eine Blutung oder eine Thrombose im Vordergrund stehen
Dysproteinämie	sekundäre Beeinträchtigung der normal gebildeten Thrombozyten; Myelomproteine hemmen u.U. die Funktionen der Thrombozyten	multiple, unspezifische Funktionsdefekte	Plasmapherese, Behandlung der Grunderkrankung
Operationen mit der Herz-Lungen-Maschine (HLM)	Umsatzstörung, Aktivierung durch Fragmentierung der Thrombozyten durch Fremdoberflächen; Schädigung der Thrombozyten durch Heparin und Protamin		Thrombozytenkonzentrate, nicht aber bei HIT Typ II
erworbene Von-Willebrand-Erkrankung	bei malignen Erkrankungen	vWF-Aktivität erniedrigt, Faktor-VIII-Aktivität erniedrigt	DDAVP, Behandlung der Grunderkrankung
erworbene δ-Speicherkrankheit (SPD)	δ-Speicher entleert bei HLM oder Synthesestörung bei MPD	Befund oft wie bei hereditärer δ-SPD	→ HLM bzw. MPD

Urämiebedingte Thrombozytopathie. Bei einer Urämie kommt es in der Regel zu keinen spontanen Blutungen. Die hämorrhagische Diathese wird bei Hinzutreten anderer Erkrankungen (gastrointestinale Blutungen, Traumata, operative Eingriffe) manifest.

Hämorrhagische Diathese bei myeloproliferativen Erkrankungen. Bei dieser Gruppe von Erkrankungen treten bei ca. einem Drittel der Patienten Blutungen und bei einem weiteren Drittel Thrombosen auf. Typisch sind Schleimhautblutungen trotz einer erhöhten Thrombozytenzahl, wie z. B. bei der essenziellen Thrombozythämie.

Hämorrhagische Diathese bei Dysproteinämie. Myelomproteine beeinträchtigen die Funktion der Thrombozyten und rufen deshalb Störungen der Hämostase hervor, charakterisiert durch spontane petechiale Blutungen oder petechiale und kleinflächige Blutungen nach Trauma und bei operativen Eingriffen.

Thrombozytopathien bei weiteren Erkrankungen. Thrombozytenfunktionsstörungen werden durch die Herz-Lungen-Maschine hervorgerufen. Eine erworbene Von-Willebrand-Erkrankung und eine erworbene δ-Speicherkrankheit werden bei unterschiedlichen malignen Erkrankungen beobachtet und tragen zur Blutungsneigung bei diesen Erkrankungen bei. Bei schweren Lebererkrankungen (→ S. 343ff) sowie disseminierter intravasaler Gerinnung (→ S. 356ff) treten regelmäßig Thrombozytenfunktionsstörungen auf. Auch sind bei manchen Formen der Leukämien und Myelodysplasien sowie bei der ITP (→ S. 326ff) Thrombozytenfunktionsstörungen beschrieben worden, ohne dass dies weitere diagnostische oder therapeutische Konsequenzen hat.

Durch Lebensmittel ausgelöste Thrombozytopathien. Auch Lebensmittel, wie z. B. die Ω-3-Fettsäuren und Alkohol, können eine Thrombozytenfunktionsstörung induzieren. Die Kombination von Alkohol und Acetylsalicylsäure verursacht eine deutliche Funktionsstörung, die zu einer manifesten Blutungsneigung bei Trauma und operativen Eingriffen führen kann.

Diagnostisches Vorgehen. Die Funktionsstörungen sind in Abhängigkeit von der Grunderkrankung recht mannigfach. Die Blutungszeit ist oft, aber nicht regelmäßig verlängert. Eine Korrelation zwischen Verlängerung der Blutungszeit und klinischem Bild lässt sich in der Regel nicht herstellen, da die Verlängerung der Blutungszeit nicht so stark ist, wie dies bei hereditären Thrombozytopathien beobachtet wird. Einige diagnostische Besonderheiten in Bezug auf die verschiedenen Grunderkrankungen sind in ▼ 17.4 aufgelistet.

Therapie. Die Therapiemöglichkeiten, die von der jeweils zugrunde liegenden Erkrankung abhängen, sind in ▼ 17.4 dargestellt. Bei medikamentös induzierter hämorrhagischer Diathese ist das Absetzen des Medikamentes, das Umsetzen auf ein anderes Medikament oder ein Antidot indiziert. Kommt es trotz dieses Vorgehens zu keinem Sistieren der Blutung, so ist die Transfusion von Thrombozyten erforderlich (s. u.).

17.3.2 Plasmatisch bedingte sekundäre hämorrhagische Diathesen

engl.: acquired plasma clotting factor deficiencies

Definition. Blutungsneigungen, die durch einen erworbenen Mangel an plasmatischen Gerinnungsfaktoren oder durch Antikörper verursacht werden, die gegen Gerinnungsfaktoren gerichtet sind.

Diagnostik. Die in ▼ 17.5 aufgeführten globalen Gerinnungstests werden zum Ausschluss einer plasmatisch bedingten Gerinnungsstörung bzw. zur orientierenden Voruntersuchung durchgeführt. Zur Diagnostik der nachfolgend besprochenen Erkrankungen müssen neben den Globaltests noch weitere Untersuchungen herangezogen werden.

Hämostasestörungen bei Lebererkrankungen

Definition. Erworbene und primär quantitative bzw. qualitative Synthesestörung von Hämostasefaktoren, die in der Leber synthetisiert werden. Darüber hinaus kann der akute Untergang von Leberparenchym auch zur Aktivierung des plasmatischen Gerinnungs- und Fibrinolysesystems führen. Hinzu kommt häufig eine toxische Thrombozytenbildung- und Thromozytenfunktionsstörung.

Pathophysiologie. Ursachen für das Auftreten von Blutungen bei Lebererkrankungen sind in ▼ 17.6 zusammengefasst.

Hepatozelluläre Erkrankungen. Bei einer Leberzellschädigung können alle in der Leber synthetisierten Faktoren des plasmatischen Hämostasesystems und des Fibrinolysesystems in ihrer Aktivität im Plasma vermindert sein. Wegen der kurzen Halbwertszeit einiger Faktoren wird bei einem akuten Leberzellschaden zuerst eine Erniedrigung der Faktor-VII-Aktivität nachweisbar. Die Fibrinogenkonzentration fällt am langsamsten ab; ein deutlicher Abfall der Fibrinogenkonzentration weist entweder auf eine sehr starke Einschränkung der Syntheseleistung der Leber hin oder ist durch eine zusätzliche Hyperfibrinolyse oder DIC bedingt (s. u.). Schließlich kann eine geschädigte Leberzelle ein abnormales Fibrinogen synthetisieren, das Ursache der Dysfibrinogenämie ist.

Leberzirrhose. Bei Patienten mit fortgeschrittener Leberzirrhose treten sehr ähnliche Störungen wie bei Patienten mit schwerem Leberzellschaden auf. Ist die Leber besonders schwer geschädigt, so sinken zusätzlich Faktor-V- und Antithrombin-Aktivitäten ab. Wenn eine Hyperfibrinolyse bzw. eine DIC zu der Lebererkrankung hinzutritt, kommt es zu starker Erniedrigung der Fibrinogenkonzentration. Eine Thrombozytopenie bei Leberzirrhose erklärt sich in der Regel über die Splenomegalie, während die Thrombozytopathie durch Alkoholabusus oder Azotämie hervorgerufen wird.

Faktor-VIII- und vWF-Aktivitäten bei Lebererkrankungen. Sowohl bei parenchymatösen als auch bei cholestatischen Lebererkrankungen werden erhöhte Faktor-VIII- und vWF-Aktivitätsspiegel gemessen. Da Faktor VIII und vWF nicht von Hepatozyten synthetisiert werden, können diese Faktoren im Rahmen einer Akutphasereaktion ansteigen.

Hyperfibrinolyse bei Lebererkrankungen. Häufig wird eine Hyperfibrinolyse (→ S. 363ff) bei Lebererkrankungen beobachtet, deren Entstehung nicht eindeutig geklärt ist. Das Fibrinolysesystem ist bei akuten Hepatitiden stärker als bei einer Leberzirrhose betroffen. Eine primäre Hyperfibrinolyse ist wahrscheinlich durch eine Dysbalance der Aktivatoren und Inhibitoren des Fibrinolysesystems bedingt. Eine Hyperfibrinolyse bei Lebererkrankungen verstärkt gastrointestinale Blutungen aus Varizen.

Disseminierte intravasale Gerinnung bei Lebererkrankungen. Sowohl bei akuten als auch bei chronischen Lebererkrankungen können Phasen einer akuten disseminierten intravasalen Gerinnung (→ S. 356ff) auftreten und den Verlauf der Erkrankung erheblich verschlechtern. Eine DIC wird häufig bei Patienten mit peritoneovenösem Shunt (LeVeen-Shunt), akutem Leberversagen oder Schwangerschaftsfettleber beobachtet. Der erhöhte Umsatz von Hämostasefaktoren bei Leberzirrhose mit Aszites lässt sich u.a. durch den

T 17.5 Laborbefunde bei den häufigsten Konstellationen erworbener plasmatischer Gerinnungsstörungen

Erkrankung	Blutungszeit (normal ≤ 8 min)	Thrombozytenzahl (normal 150 000–450 000/µl)	Thromboplastinzeit (normal ≥ 70 %)	APTT (normal ≤ 41 s)	Thrombinzeit (normal ≤ 21 s)	Fibrinogen (normal 180–450 mg/dl)	weiterführende Diagnostik	Bemerkungen
schwere Lebererkrankungen	pathologisch*	pathologisch*	pathologisch	pathologisch	pathologisch	pathologisch*	Reptilase-Zeit, Faktor V	buntes Bild DD: DIC, Hyperfibrinolyse
Vitamin-K-Mangel (Cumarinintoxikation)	normal	normal	pathologisch	pathologisch	normal	normal	Prothrombin, Faktoren IX, X, V	DD: Ausschluss von Lebererkrankungen
Inhibitoren gegen plasmatische Gerinnungsfaktoren (→ S. 350f.)	normal*	normal*	normal*	pathologisch	normal	normal	Plasmatauschversuch, Einzelfaktoranalyse	bei Einzelfaktordefekt immer an Inhibitor denken
Dysfibrinogenämie bei Lebererkrankungen	normal	normal	pathologisch*	pathologisch*	pathologisch	pathologisch*	Reptilase-Zeit, Antigentest	selten

* Ergebnisse sind nicht immer eindeutig

Sekundäre hämorrhagische Diathesen

T 17.6 Ursachen für Blutungen bei schweren Lebererkrankungen

Einteilung	Ursachen	Folgen
anatomische Ursachen	portale Hypertension • Varizen • durch Splenomegalie bedingte Thrombozytopenie peptische Ulzera Gastritis	
Leberfunktionsstörungen	verminderte Synthese von plasmatischen Gerinnungsfaktoren	
	Malabsorption und gestörter Stoffwechsel von Vitamin K	Prothrombinkomplex-Mangel
	Synthese abnormaler, funktionsuntüchtiger Faktoren	Dysproteinämie
	verminderte Synthese von plasmatischen Inhibitoren	Hyperkoagulabilität
	verminderte Synthese von Fibrinolyseinhibitoren	Hyperfibrinolyse
	Akutphasereaktion	Faktor-VIII- und vWF-Aktivität erhöht
	verminderte Klärung von aktivierten Faktoren und Endotoxin durch das *Monozyten-Makrophagen-System*	DIC

Verlust von Gerinnungsfaktoren und Fibrinolysekomponenten in den Extravasalraum erklären. Als wahrscheinliche Ursache für die Auslösung einer DIC wird die nicht ausreichende Klärung von Endotoxin durch die geschädigte Leber angenommen.

Symptomatik. Es besteht eine generelle Hämatomneigung. Zusätzlich treten Schleimhautblutungen, Epistaxis und Gingivablutungen auf. Lebensbedrohliche Blutungen bei Lebererkrankungen sind im Wesentlichen Blutungen aus Ösophagus- und Magenfundusvarizen sowie gastroduodenalen Ulzera. Störungen im Hämostasesystem verstärken diese anatomisch bedingten Blutungen. Im fortgeschrittenen Stadium einer Lebererkrankung treten sowohl petechiale Blutungen als auch klein- und großflächige Blutungen in Abhängigkeit von der Schwere der Hämostasestörung und der Beeinträchtigung der verschiedenen Hämostasesysteme auf (T 17.7).

Diagnostisches Vorgehen.
- Laboranalytisches Minimalprogramm: → S. 316ff.
- Mit Kenntnis der Grunderkrankung ist die Hämostasestörung als Folge einer Lebererkrankung erklärt. Die Thromboplastinzeit ist ein sensitiver Parameter zur Kontrolle des Verlaufes einer akuten Hepatitis.
- Zusätzliche Analysen von Einzelfaktoren verbessern die diagnostische Erkenntnis bzw. die prognostische Beurteilung der Lebererkrankung nicht, da der Verlauf von der Grunderkrankung abhängt.

T 17.7 Hämostasestörungen bei unterschiedlichen Schweregraden der Lebererkrankungen

Schweregrad der Lebererkrankung	Hämostasestörung
mild	keine Aktivitätsänderungen der Hämostasefaktoren bis auf eine Aktivitätserniedrigung des Faktors VII
mittelschwer	Mangel der Vitamin-K-abhängigen Faktoren, geringe Aktivierung des Fibrinolysesystem
schwer	Mangel aller plasmatischen Gerinnungsfaktoren einschl. Inhibitoren, abnormale Faktoren (z. B. Dysfibrinogenämie), Aktivierung des Fibrinolysesystems, Thrombozytopenie, Thrombozytopathie, DIC

- Der Grad der Hyperfibrinolyse lässt sich durch die Bestimmung von FDP bzw. D-Dimer im Zusammenhang mit der Thrombinzeit beurteilen.
- Es bereitet Schwierigkeiten, bei schweren Lebererkrankungen in einer akuten Situation das Ausmaß einer DIC zu erfassen (→ „Diagnostik einer DIC", S. 358f).

Eine erworbene Dysfibrinogenämie des Blutungstyps kann bei Lebererkrankungen auftreten und ist durch einen Polymerisationsdefekt des Fibrins charakterisiert. Nur bei entsprechender klinischer Symptomatik ist eine Therapie wie bei der angeborenen Dysfibrinogenämie (→ S. 336) notwendig.

Therapie. Die Gabe von FFP stellt bei akuter Blutung die sicherste Therapie einer hämorrhagischen Diathese bei schweren Leberzellerkrankungen dar, da es alle Faktoren des plasmatischen Gerinnungs- und Fibrinolysesystems enthält. Es sollten 1000–1500 ml FFP infundiert werden, um die Thromboplastinzeit auf Werte um 50% der Norm anzuheben. Bestehen keine Volumenprobleme, kann

DD der Hämostasestörungen bei Lebererkrankungen

Erkrankung	Bedeutung	Kommentar
Vitamin-K-Mangel	+	einmalige Gabe von Vitamin K_1: Anstieg der Faktoren des Prothrombinkomplexes
angeborene Synthesestörung einzelner Gerinnungsfaktoren	+	Einzelfaktorenanalyse
Verlust- bzw. Verdünnungskoagulopathie	+	→„Verlust- bzw. Verdünnungskoagulopathie", S. 365f
DIC	+	→„DIC", S. 356ff
Hyperfibrinolyse	+	→„Hyperfibrinolyse", S. 363ff

T 17.8 Therapeutische Zielwerte bei akuten Hämostasestörungen bei Lebererkrankungen

Parameter	Zielwert
Thromboplastinzeit	50 %
Antithrombin	50 %
Fibrinogen	100 mg/dl
Thrombozytenzahl	50 000/µl

die gleiche Menge FFP 2–3-mal innerhalb von 24 Stunden infundiert werden. Kann durch FFP kein Sistieren der Blutung erreicht werden, so sollte zusätzlich Antithrombin, Fibrinogen und PPSB infundiert werden: zuerst Antithrombin (50 E/kgKG) und Fibrinogen (3 g) und anschließend PPSB (50 E/kgKG). Zusätzlich sind eine Thrombozytensubstitution und die intravenöse Gabe von Aprotinin (500000 KIE als Bolus, gefolgt von 200000 KIE/h) zu empfehlen. Synthetische Antifibrinolytika (z. B. Tranexamsäure) sind nicht indiziert. In **T 17.8** sind Grenzwerte angegeben, die erfahrungsgemäß eine ausreichende Hämostase gewährleisten.

Bei nicht blutenden Patienten ist eine Thromboplastinzeit zwischen 15 und 25 % ausreichend.

Antithrombinkonzentrat. Antithrombinkonzentrat ist das einzige Einzelfaktorkonzentrat, das bei schweren Leberzellerkrankungen ohne Nebenwirkungen angewendet werden kann. Es ist jedoch nur dann indiziert, wenn ausreichende Mengen FFP wegen Volumenüberlastung nicht verabreicht werden können. Antithrombinkonzentrate sollten immer verabreicht werden, wenn PPSB infundiert wird.

PPSB. Diese Präparate sollten möglichst vermieden werden, da sie aktivierte Gerinnungsfaktoren enthalten und einen möglichen intravasalen Gerinnungsprozess verstärken. Falls PPSB verabreicht wird, ist sicherzustellen, dass der Antithrombinspiegel zuvor auf über 50 % der Norm angehoben wird.

PPSB (identisch mit Prothrombin-Komplex-Konzentrat) bzw. Faktor-IX-Konzentrate weisen Spuren von aktivierten Gerinnungsfaktoren auf. Deshalb enthalten die Präparate zur Reduzierung einer Gerinnungsaktivierung Heparin. Bei Infusion (PPSB darf nur infundiert werden) kann es zur Aktivierung des Gerinnungssystems mit Bildung von Thrombosen und Embolien und somit zu Todesfällen kommen. Die Aktivierung des Hämostasesystems tritt besonders häufig bei immobilisierten chirurgischen Patienten und bei Patienten mit Lebererkrankungen bzw. bei mechanischer Schädigung der Thrombozyten mit nachfolgender Freisetzung des Plättchenfaktors 4, der Heparin neutralisiert, auf.

Fibrinolyseinhibitoren. Bei Blutungen aufgrund einer nachgewiesenen Hyperfibrinolyse ist Aprotinin das Medikament der Wahl. Von der Gabe von synthetischen Fibrinolyseinhibitoren (z. B. Tranexamsäure [AMCHA]) wird abgeraten, da diese bei einer möglichen DIC zum Erhalt von Fibringerinnseln beitragen (→ „DIC", S. 364f). *Dosierung* des Aprotinins: Initial 500000 KIE langsam infundieren (max. 10 ml/min); danach 200000 KIE/h. *Nebenwirkung des Aprotinins:* Bei wiederholter Gabe von Aprotinin können Antikörper auftreten!

Thrombozytenkonzentrat. Thrombozytenkonzentrate sollten nur bei blutenden Patienten und dann verabreicht werden, wenn die Thrombozytenzahl auf Werte unter 30000/µl erniedrigt ist.

Heparin. Heparin ist bei schweren Lebererkrankungen kontraindiziert, da sein Stoffwechsel bei diesen Erkrankungen beeinträchtigt und die Steuerung der Therapie deswegen schwierig ist und die Blutungsneigung verstärkt wird.

Hämostasestörungen aufgrund eines Vitamin-K-Mangels

Definition. Eine durch Vitamin-K-Mangel hervorgerufene Gerinnungsstörung ist durch einen qualitativen Mangel an Gerinnungsfaktoren und -inhibitoren charakterisiert, die Vitamin-K-abhängig in der Leber synthetisiert werden.

Pathophysiologie. Vitamin K wird in der Quinone-Form resorbiert und muss vor seiner Wirkung in der Zelle zu Vitamin-K-Epoxid reduziert werden. In der Leber wird es für die γ-Carboxylierung der Gerinnungsfaktoren II (Prothrombin), VII, IX und X sowie von Protein C und Protein S benötigt. Ein Vitamin-K-Mangel kann durch ein nicht ausreichendes Angebot von Vitamin K für die Leberzelle oder durch Störung des Vitamin-K-Stoffwechsels in der Leberzelle bedingt sein.

Nutritiver Vitamin-K-Mangel. Der tägliche Bedarf an Vitamin K ist im Vergleich zum Vitamin-K-Gehalt in der normalen Nahrung gering. Deshalb resultiert ein primärer Vitamin-K-Mangel nur bei extremer Fehlernährung. Doch können intestinale Resorptionsstörungen der fettlöslichen Vitamine auch zum Vitamin-K-Mangel führen, wie z. B. Gallengangsverschluss oder Malabsorption. Neben der Aufnahme von Vitamin K über die Nahrung wird ein geringerer Anteil des Vitamins von Darmbakterien produziert; hierdurch kann ein vermindertes Angebot durch die Nahrung kompensiert werden. Ein vermindertes Angebot von Vitamin K über die Nahrung und gleichzeitige Ausschaltung der intestinalen Flora durch Antibiotikatherapie führen zum Aufbrauchen der Vitamin-K-Reserven innerhalb von 1–6 Wochen, so dass die Gefahr einer hämorrhagischen Diathese resultiert.

Iatrogene Vitamin-K-Antagonisierung. Cumarinderivate, wie z. B. Phenprocoumon (Marcumar), die zur oralen Antikoagulation (→ „Orale Antikoagulation", S. 389ff) verwendet werden, verhindern in der Leber die γ-Carboxylierung der Vitamin-K-abhängigen Gerinnungsfaktoren. Pathophysiologisch betrachtet ruft dies den gleichen Effekt wie das Fehlen von Vitamin K hervor, indem kein Vitamin K zur Synthese der erwähnten Faktoren zur Verfügung steht. Auch exzessiv hohe Dosen von Acetylsalicylsäure oder Ciclosporinen können eine Vitamin-K-Antagonisierung hervorrufen. Ebenso können Cephalosporine, Cholestyramin und Vitamin E Vitamin K antagonisieren.

Häufig tritt bei schwer kranken Patienten eine cumarinähnliche Unterdrückung der Vitamin-K-Wirkung mit einer raschen Verlängerung der Thromboplastinzeit innerhalb von 3 Tagen auf.

Symptomatik.

Vitamin-K-Mangel. Verstärktes Auftreten von blauen Flecken, Blutungen bei kleinen Schnittverletzungen, Zahnfleisch- und Nasenbluten.

Überdosierung mit oralen Antikoagulantien. Bei Patienten unter oraler Antikoagulation im therapeutischen Bereich treten häufig Hämaturien, gastrointestinale Blutungen, selten jedoch zerebrale Blutungen auf. Bei Überdosierung von oralen Antikoagulantien mit INR-Werten >8,0 ist die Gefahr von zerebralen Blutungen, die oft tödlich sind, sehr groß. Intramuskuläre Injektionen bei Patienten unter oraler Antikoagulation können zu exzessiven intramuskulären Hämatomen führen. Gastrointestinale Blutungen aus peptischen Ulzera sind eine der häufigsten Ursachen einer fatalen Blutung unter oraler Antikoagulation.

Cumarinintoxikation. Lang wirkende Vitamin-K-Antagonisten, wie die Gifte zum Töten von Nagetieren (z. B. Rodenticide mit einer Halbwertszeit von >120 Tagen), werden manchmal aus Versehen oder in suizidaler Absicht eingenommen und können zu großflächigen Hautblutungen und inneren Blutungen führen, die ein lebensbedrohliches Ausmaß annehmen können.

Diagnostisches Vorgehen.
- Bei Vitamin-K-Mangel liefern alle Tests, die von der Anwesenheit der Vitamin-K abhängigen Faktoren und Inhibitoren beeinflusst werden, pathologische Werte (→ S. 313). Insbesondere die Thromboplastinzeit eignet sich in diesem Fall zur Diagnostik.
- Da der Faktor VII eine kurze Halbwertszeit hat, wird bei einem milden Vitamin-K-Mangel zunächst nur die Thromboplastinzeit verlängert sein, während die APTT noch normal ist.
- Bei länger bestehendem Vitamin-K-Mangel ist auch die APTT deutlich verlängert,
- bei schwerem Vitamin-K-Mangel sind alle Faktoren des Prothrombinkomplexes in ihrer Aktivität vermindert.

Nach Diagnosesicherung muss nach der Ursache des Vitamin-K-Mangels gesucht werden.

Bei Patienten, Angehörigen von Patienten oder bei Pflegepersonal kann die medizinisch nicht begründete Einnahme von Cumarinderivaten zur sog. Cumarinintoxikation führen. Häufig weisen die Betroffenen ein pseudokooperatives Verhalten (Morbus Münchhausen) auf. Der Verdacht auf Cumarinintoxikation ist oft nur durch Bestimmung der Cumarinderivate im Serum des Patienten bzw. bei Personen, die Cumarin aus nichtmedizinischer Indikation einnehmen, möglich.

Therapie.

Vitamin-K-Resorptionsstörungen. 10 mg Vitamin K_1 (Konakion) parenteral. Bei hepatozellulärem Schaden hat die Gabe von Vitamin K_1 keinen Effekt.

Cumarintherapie bzw. -intoxikation. Wenn eine Cumarintherapie beendet oder für einen bestimmten Zeitraum unterbrochen werden muss, sollte kein Vitamin K verabreicht werden, sondern nur abgewartet werden, bis eine Normalisierung der INR eingetreten ist. Erst bei einer deutlichen Überdosierung mit Cumarinderivaten (INR >8) sind 1–5 mg (entspricht 1–5 Tropfen) Vitamin K_1 (Konakion) p.o. indiziert. Um in einer akuten Situation die INR möglichst schnell zu normalisieren, sollten 10–25 mg (entspricht 10–25 Tropfen) Vitamin K_1 als einmalige Dosis verabreicht werden; die INR wird sich in etwa 24 Stunden normalisieren. Bei Intoxikation mit Rodenti-

---

DD der erworbenen Gerinnungsstörungen aufgrund eines Vitamin-K-Mangels

Erkrankung	Bedeutung	Kommentar
schwere Lebererkrankungen	+++	Einzelfaktorenbestimmung des Prothrombinkomplexes, Faktor V, Fibrinogen
Cumarinintoxikation	++	Bestimmung der Cumarinderivate im Serum
angeborene plasmatische Gerinnungsstörung	++	spezifische Tests, → S. 329ff
Antiphospholip-Antikörper-Syndrom	++	spezifische Tests, → S. 381
DIC	+	Plättchenzahl, spezifische Tests, → S. 358f
Verlust- bzw. Verdünnungskoagulopathie	+	spezifische Tests, → 17.9, S. 355 u. S. 365

ciden werden 50 (bis 150 mg) Vitamin K_1 täglich p.o. bis zur Normalisierung der Thromboplastinzeit verabreicht. Ist es zwingend notwendig, die INR möglichst schnell, z. B. bei einer **Notfall**-Operation, zu normalisieren, so kann PPSB verabreicht werden. In dieser Situation wird die notwendige Antikoagulation durch eine begleitende Heparintherapie ($\rightarrow$ S. 385f) gewährleistet. Bei akuter Cumarinintoxikation ist die Gabe von Cholestyramin indiziert.

Bei Überdosierung von Cumarinderivaten ist die Gabe von PPSB wegen seiner Nebenwirkungen kontraindiziert ($\rightarrow$ S. 347). Nur bei lebensbedrohlichen Blutungen ist die Gabe von PPSB gerechtfertigt ($\rightarrow$ S. 347).

Bei Antibiotikatherapie. Bei einer größeren Anzahl von Antibiotika kommt es zu einem Vitamin-K-Mangel, der durch Gabe von 2 × 5 mg Konakion p.o./Woche kompensiert werden kann. Wenn die Ursache des Vitamin-K-Mangels nicht beseitigt werden kann, so benötigen die Patienten monatliche intravenöse Injektionen von Vitamin K_1.

Komplikationen der intravenösen Vitamin-K_1-Gabe. Die intravenöse Gabe von Vitamin K_1 kann wegen der pharmazeutischen Hilfsstoffe Überempfindlichkeitsreaktionen bis hin zum Schock hervorrufen. Empfehlung: Vitamin K_1 mit Intralipid verdünnen und als Kurzinfusion über 30 min i.v. verabreichen.

Inhibitoren gegen plasmatische Gerinnungsfaktoren

Definition. Erworbene Antikörper, die in der Regel spezifisch mit einem Gerinnungsfaktor interagieren und diesen inaktivieren können. Es handelt sich entweder um Alloantikörper (z. B. bei der Hämophilie A) oder um Autoantikörper im Zusammenhang mit Autoimmunerkrankungen oder Medikamenteneinnahme.

Pathogenese. Neben den häufig auftretenden Anti-Faktor-VIII-Antikörpern bei Hämophilie A treten Anti-Faktor-VIII-Antikörper auch spontan bei verschiedenen chronischen und entzündlichen Erkrankungen (rheumatoide Arthritis, systemischer Lupus erythematodes, Colitis ulcerosa), im Wochenbett oder im Zusammenhang mit verschiedenen Medikamenten auf. Weniger häufig sind Antikörper gegen Faktor IX, Von-Willebrand-Faktor, Faktor XIII, Fibrinogen, Faktor XI und Faktor V beschrieben worden.

Symptomatik. Sie ist sehr ähnliches wie bei den entsprechenden angeborenen plasmatisch bedingten Hämostasestörungen.

Diagnostisches Vorgehen. Bei nicht typischer Konstellation von Globaltestergebnissen und Einzelfaktorbestimmung sollte an einen Inhibitor gedacht werden. Durch Plasmamischversuche wird ein Inhibitor nachgewiesen bzw. ausgeschlossen.

Therapie. Bei akuten Blutungen wird ein Faktorkonzentrat, gegen den der Inhibitor gerichtet ist, in hohen Konzentrationen infundiert, um den Inhibitor zu neutralisieren. Gelingt dies nicht, so kann in Abhängigkeit von der klinischen Situation eine immunsuppressive Therapie oder eine Elimination des Antikörpers durch Plasmapherese oder eine Immunadsorption versucht werden. Häufig verschwindet ein Autoantikörper wieder spontan.

Hemmkörper-Hämophilie A und B

Die Hemmkörper-Hämophilie ist eine erworbene Gerinnungsstörung, bei der Antikörper gegen einen prokoagulatorischen Faktor auftreten. Die Erkrankung tritt meistens bei Patienten mit angeborenem Faktormangel auf, wird aber auch gelegentlich bei „Gerinnungsgesunden" beobachtet. Die Hemmkörper-Hämophilie bei Patienten mit angeborenem Faktormangel stellt eine oft schwerwiegende, durch die Substitutionstherapie induzierte Komplikation dar. Bei der Hemmkörper-Hämophilie A liegen Anti-Faktor-VIII-Antikörper, bei der Hemmkörper-Hämophilie B Anti-Faktor-IX-Antikörper vor. 10–20 % der Hämophilie-A-Patienten und 2–5 % der Hämophilie-B-Patienten entwickeln Antikörper. Die Hämostasestörungen sind viel stärker ausgeprägt als bei Hämophiliepatienten ohne Antikörper.

Diagnostisches Vorgehen. Basisuntersuchung wie bei der Hämophilie A bzw. B; bei Verdacht auf Vorliegen von Hemmkörpern werden Plasmamischversuche durchgeführt, um das Vorliegen eines Hemmkörpers zu verifizieren.

Therapie. Die Behandlung von Hämophilen mit Hemmkörpern ist schwierig und sollte vorzugsweise in Hämophilie-Zentren erfolgen. In der Regel erfolgt die Substitution des betroffenen Gerinnungsfaktors bis zum Erreichen eines wirksamen Plasmaspiegels. „High Responder" (Patienten, deren Antikörpertiter nach Substitutionstherapie ansteigt) sollten nicht mit Blut oder Blutprodukten behandelt werden, wenn es darum geht, nur kleine Blutungen zu stillen.

Erzeugung einer Immuntoleranz bei Hämophilie-A-Patienten. Bei „High Respondern" wird Faktor-VIII-Konzentrat in hoher Dosierung über mehrere Monate infundiert, bis eine Normalisierung der „Recovery" und der Halbwertszeit von Faktor VIII erreicht ist; danach erfolgt eine angepasste Dauerbehandlung. Die Erzeugung einer Immuntoleranz soll in den Hämophilie-Zentren durchgeführt werden.

17.3.3 Erworbene Hyperfibrinolysen

Synonym: sekundäre Hyperfibrinolyse

Definition. Fibrinolytisch bedingte sekundäre hämorrhagische Diathesen (= **sekundäre Hyperfibrinolysen**). Sie werden unter „Komplexe Hämostasestörungen" abgehandelt (→ S. 363).

17.3.4 Vaskulär bedingte sekundäre hämorrhagische Diathesen

engl.: secondary vascular disorder

Definition. Blutungsneigung sekundär aufgrund eines Gefäßwandschadens. Vaskulär bedingte sekundäre hämorrhagische Diathesen sind einerseits Ausdruck eines erworbenen Gefäßwandschadens und müssen andererseits in die differenzialdiagnostische Bewertung von Hämostasestörungen einbezogen werden.

Einteilung und Ätiologie.
- Purpura bei Vaskulitiden: Purpura Schoenlein-Henoch (→ S. 352 u. „Niere", S. 219),
- Purpura bei infektiösen Erkrankungen,
- Purpura bei Stoffwechselerkrankungen:
  - Skorbut (s.u.),
  - Diabetes mellitus (→ S. 576ff),
  - Cushing-Syndrom,
  - perniziöse Anämie (→ S. 885ff),
  - Urämie (→ S. 222ff),
  - Lebererkrankungen (→ S. 343),
- Dysproteinämie (→ S. 209),
- Amyloidose (→ S. 251f),
- Purpura nach direkter Endothelzellschädigung:
  - mechanisch-physikalisch induzierte Purpura,
  - chemisch induzierte Purpura,
- durch Mikroorganismen induzierte Purpura.

Diagnostik. Identisch mit der Diagnostik der vaskulär bedingten primären hämorrhagischen Diathesen.

Purpura Schoenlein-Henoch

Synonym: Purpura allergica
engl.: allergic purpura
→ auch „Niere", S. 219f.

Die Erkrankung ist eine allergisch-hyperergische Vaskulitis mit urtikariell bis hämorrhagisch-nekrotischen Hautefloreszenzen unter Beteiligung der Gelenke, der Nieren (Histologie → ◉ **10.11a**, S. 215) und des Darms. Die hämostaseologische Untersuchung zeigt keine pathologischen Befunde bis auf Veränderungen der Akutphaseproteine. Es erfolgt eine symptomatische Behandlung mit Glucocorticoiden.

Purpura simplex

Die vorwiegend bei jungen Frauen auftretende Neigung zu blauen Flecken und flächenhaften Blutungen nach minimalen Traumen wird als Purpura simplex bezeichnet. Per exclusionem ist keine plasmatische oder thrombozytäre Störung nachweisbar. Diese harmlose Blutungsneigung lässt sich nicht behandeln.

Purpura senilis

Sie tritt bei älteren Personen auf und ist wahrscheinlich durch eine Atrophie des subkutanen Gewebes bedingt. Es kann keine Störung im plasmatischen und thrombozytären System nachgewiesen werden. Die Störung ist harmlos und lässt sich nicht behandeln.

Purpura bei Gefäßwandbeteiligungen

Infekte, Stoffwechselerkrankungen, Dysproteinämien und Medikamente können zu Vaskulitiden führen, in deren Verlauf Blutungen auftreten. In der Regel handelt es sich um kleinflächige Blutungen, die therapeutisch keine Probleme aufwerfen.

Vitamin-C-Mangel. Beim Vitamin-C-Mangel (Skorbut) treten Zahnfleischbluten, subperiostale Blutungen und perifollikuläre Blutungen in der Haut auf, da die Hydroxylierung von Prolin und Lysin im Kollagen und Keratin gestört ist.

17.4 Komplexe Hämostasestörungen

17.4.1 Thrombotisch-mikroangiopathische Erkrankungen

engl.: thrombotic microangiopathy

Definition. Bei der thrombotischen Mikroangiopathie handelt es sich um eine Thrombosierung von kleinen und kleinsten arteriellen Gefäßen. Zu der Gruppe der thrombotisch-mikroangiopathischen Erkrankungen werden Krankheitsbilder gerechnet, bei denen kapilläre Endothelschädigungen in Kombination mit den klinischen Symptomen hämolytischer Anämie, Thrombozytopenie und Fieber auftreten.

Thrombotisch-thrombozytopenische Purpura (TTP)

Synonym: Moschcowitz-Syndrom
engl.: thrombotic thrombocytopenic purpura

Definition. Mikroangiopathie, die durch Verlegung von Arteriolen verschiedener Organe durch thrombozytenreiche Mikrogerinnsel verursacht ist. Das Krankheitsbild ist durch das Auftreten einer hämorrhagischen Diathese, einer wechselnden neurologischen Symptomatik, Fieber und Niereninsuffizienz charakterisiert.

Pathophysiologie. Bei der TTP treten ungewöhnlich große Von-Willebrand-Faktor-(vWF)-Multimere im Blut auf, die Ausdruck eines systemischen Endothelzellschadens bzw. einer Endothelzellstimulierung sind. Unter physiologischen Bedingungen entstehen große vWF-Multimere unter Einwirkung einer vWF-spaltenden Protease. Bei der TTP ist die Aktivität dieser Protease vermindert, so dass die großen regulär synthetisierten vWF-Multimere nicht zu ihrer regulären Größe abgebaut werden. Diese im Blut verbleibenden ungewöhnlich großen vWF-Multimere induzieren eine Thrombozytenadhäsion und -aggregation mit Bildung von Thrombozytenthromben in der Kreislaufperipherie; aufgrund des Verbrauchs von Thrombozyten resultiert eine Thrombozytopenie. Die mechanische Verletzung der Erythrozytenmembran durch gleichzeitig entstehende Fibrinfäden führt zu Fragmentozyten (Schistozyten) und zur hämolytischen Anämie.

Symptomatik. Die TTP kann einmalig, intermittierend oder chronisch auftreten. Es stehen folgende Krankheitszeichen im Vordergrund:
- sensorische Störungen oder Aphasie bis hin zum Koma,
- Niereninsuffizienz,
- gelegentlich Beteiligung von Herz, Lunge, Pankreas, Nebennieren und Augen.

Diagnostisches Vorgehen. Nachweis der Thrombozytopenie, der hämolytischen Anämie bei negativem Coombs-Test, Auftreten von Schistozyten (Fragmentozyten). Mit einer vWF-Multimeranalyse können die ungewöhnlich großen vWF-Multimere nachgewiesen werden.

Differenzialdiagnose. Die Kombination von Thrombozytopenie, Hämolyse und Schistozyten wird ebenfalls bei dem HUS, der DIC, der Präeklampsie und dem HELLP-Syndrom beobachtet. Der sichere Nachweis einer TTP erfolgt über die vWF-Multimeranalyse.

Therapie. Plasmapherese mit dem Austausch von 3–4 l Plasma/d gegen Fresh Frozen Plasma (FFP) zur Elimination der ungewöhnlich großen vWF-Multimere. Häufig wird nach Diagnosestellung Methylprednisolon in einer Dosierung von 0,75 mg/kgKG 2 × täglich verabreicht, obwohl die Wirksamkeit der Glucocorticoide nicht belegt ist. Die Gabe von Acetylsalicylsäure oder Heparin hat keinen therapeutischen Effekt.

Prognose. Unbehandelt sterben 90 % der Patienten. Die TTP kann rezidivierend auftreten.

Hämolytisch-urämisches Syndrom (HUS)

Synonym (veraltet): Gasser-Syndrom
engl.: hemolytic uremic syndrome

⊞→§ Arztmeldung an das Gesundheitsamt bei Verdacht, Erkrankung oder Tod!

☖→§ Labormeldung an das Gesundheitsamt bei Nachweis einer akuten Infektion!

Definition. Mikroangiopathie, die durch die Trias Thrombozytopenie, akutes Nierenversagen und intravasale hämolytische Anämie charakterisiert ist.

Pathophysiologie. Das HUS ist meist mit Infektionen mit Escherichia coli O157:H7 vergesellschaftet. Dieser Bakterienstamm wird häufig durch fäkal kontaminiertes Rindfleisch oder Milch übertragen und produziert Verozytotoxin-1, das an Monozyten und Endothelzellen bindet und zur Synthese von Zytokinen führt. Der Entzündungsprozess scheint sich vorzugsweise in der Niere abzuspielen, wo es zur Ausbildung von thrombozytenreichen Mikrogerinnseln kommt. Der Verbrauch von Thrombozyten bei der Mikrogerinnselbildung erklärt die Thrombozytopenie. Die Verlegung der Glomeruluskapillaren mit Mikrogerinnseln macht das akute Nierenversagen verständlich.

Symptomatik. Im Unterschied zur TTP erkranken meist nur Kinder vor dem 5. Lebensjahr, seltener ältere Kinder und Erwachsene. Leitsymptom ist das akute Nierenversagen bei Kindern, die an einem gastrointestinalen Infekt erkrankt sind.

Diagnostisches Vorgehen. Im Labor erfolgt der Nachweis einer Thrombozytopenie und einer intravasalen hämolytischen Coombs-negativen Anämie mit Auftreten von Schistozyten. Häufig geht die Erkrankung mit einer extremen Hypertonie einher. Die Niereninsuffizienz macht sich durch den Kreatininanstieg bemerkbar.

Differenzialdiagnose. Thrombozytopenie, Hämolyse und Schistozyten werden auch bei der TTP, DIC, Präeklampsie und dem HELLP-Syndrom beobachtet. Beim HUS steht im Gegensatz zur TTP das akute Nierenversagen im Vordergrund des Krankheitsgeschehens. Eine vWF-Multimeranalyse bei Patienten mit HUS zeigt im Gegensatz zur TTP eine deutliche Erniedrigung der hochmolekularen vWF-Multimere.

Therapie. Eine spezifische Therapie ist nicht bekannt. Das akute Nierenversagen wird standardmäßig behandelt (→ "Niere", S. 240f, Nierenersatztherapie → S. 227f). Die Gabe von Thrombozytenaggregationshemmern oder Heparin hat keinen therapeutischen Effekt. Möglicherweise ist die Gabe von Fresh Frozen Plasma (FFP, 15–20 ml/kgKG/Tag) Erfolg versprechend bei gleichzeitiger Kontrolle des Volumens mittels Hämodialyse.

HELLP-Syndrom

engl.: **h**emolytic anemia, **e**levated **l**iver enzymes, **l**ow **p**latelets

Definition. Eine der Präeklampsie (= Spätgestose) nahestehende Erkrankung bei Schwangeren, die durch eine mikroangiopathische hämolytische Anämie, erhöhte Leberenzyme und eine Thrombozytopenie charakterisiert ist. Die Pathogenese ist unklar.

Diagnostik. Die Diagnose ist bei Vorliegen der drei Leitsymptome intravasale Hämolyse, Leberfunktionsstörung und Thrombozytopenie gestellt. In Abhängigkeit primär vom Ausmaß der Leberfunktionsstörung und der Thrombozytopenie ist die Verlaufsform sehr unterschiedlich. Eine Abgrenzung von einer DIC ist schwierig.

Therapie. Bei schwerer Verlaufsform wird Schwangeren wegen des oft lebensbedrohlichen Verlaufes eine sofortige Entbindung empfohlen. Bei leichten Verlaufsformen kann die sofortige Entbindung verzögert werden; eine engmaschige Laborkontrolle ist unbedingt notwendig. Tritt innerhalb von drei Tagen nach Entbindung keine Besserung der klinischen Symptomatik ein, sollte wie bei der TTP eine Plasmapherese durchgeführt werden.

17.4.2 Umsatzstörungen des Hämostasesystems

Allgemeines. Durch akute, systemische Aktivierung des plasmatischen und thrombozytären Gerinnungssystems sowie des Fibrinolysesystems kommt es zu einem vermehrten Umsatz von Komponenten dieser Systeme und daraus resultierend zu Mangelzuständen. Im Folgenden sind die wichtigsten Umsatzstörungen dargestellt:
- disseminierte intravasale Gerinnung (DIC),
- Hyperfibrinolyse,
- Verdünnungs- bzw. Verlustkoagulopathie und Massivtransfusion,
- heparininduzierte Thrombozytopenie (HIT) Typ II (→ S. 383ff).

Diagnostik. In 17.9 sind Befunde, die typischerweise mit dem Minimalprogramm einer hämostaseologischen Analytik (→ S. 316 erhoben werden, zusammengestellt.

T 17.9 Laborbefunde bei den häufigsten Umsatzstörungen

Erkrankung	Blutungszeit	Thrombozytenzahl	Thromboplastinzeit	APTT	Thrombinzeit	Fibrinogen	weiterführende Diagnostik**	Bemerkungen
DIC	pathol.	pathol.	pathol.	pathol.	pathol.	pathol.*	Faktor V, AT, FM, FDP, TAT, F1+2, Schistozyten	häufige Bestimmungen notwendig, um die Stadien der DIC unterscheiden zu können
Hyperfibrinolyse	pathol.*	normal	pathol.	pathol.	pathol.	pathol.	Reptilasezeit, FDP	DD: DIC, Dysfibrinogenämie
Verlust- bzw. Verdünnungskoagulopathie	normal	pathol.	pathol.	pathol.	pathol.*	pathol.*	Hk, Hb, Gesamtprotein	oft kombiniert mit Massivtransfusionen

* Ergebnisse sind nicht immer eindeutig
** AT: Antithrombin; FM: Fibrinmonomer; FDP: Fibrinolytische Spaltprodukte; TAT: Thrombin-Antithrombin-Komplexe; F1+F2: Prothrombinfragment F1+F2; Hk: Hämatokrit; Hb: Hämoglobin

Disseminierte intravasale Gerinnung (DIC)

Synonym: Verbrauchskoagulopathie
engl.: disseminated intravascular coagulation (DIC)

Definition. Erworbene Hämostasestörung, die durch einen systemischen intravasalen Gerinnungsprozess charakterisiert ist, der zur mikrovaskulären Thrombenbildung und gleichzeitig zum Verbrauch von Gerinnungsfaktoren und Thrombozyten führt; sekundär oder gleichzeitig mit der Aktivierung des Gerinnungssystems kann auch das Fibrinolysesystem aktiviert werden, wodurch die Blutungsneigung verstärkt wird.

T 17.10 Grunderkrankungen, bei denen eine akute oder chronische DIC auftreten kann

Einteilung	akute DIC	chronische DIC
Innere Medizin	Sepsis/Infektionen* akute Hepatitis akutes toxisches Leberversagen allergische Reaktionen Transplantation Hitzschlag Hypothermie Leukämien	Sepsis* Schockzustände Leberzirrhose allergische Reaktionen Neoplasien Kasabach-Merritt-Syndrom
Chirurgie	Polytrauma große Operationen extrakorporale Zirkulation künstliche Oberflächen Verbrennungen Organtransplantationen Aortenaneurysma Sepsis*	Organtransplantationen Schockzustände Sepsis* große Hämatome
Geburtshilfe/Gynäkologie	Fruchtwasserembolie vorzeitige Plazentalösung infizierter Abort Sepsis*	Sepsis* Spätgestose HELLP-Syndrom Schockzustände Dead-Fetus-Syndrom
Transfusionsmedizin	Fehltransfusionen extrakorporale Zirkulation	künstliche Oberflächen (Apherese)

* Sepsis/Infektionen: bakteriell: Staphylokokken, Streptokokken, Pneumokokken, gramnegative Bakterien
viral: Arboviren, Varizellen, Variola, Rubella, Paramyxoviren, HIV, Marburg-Virus
parasitär: Malaria, Kala-Azar
rickettsial: Rocky Mountain spotted Fever
mykotisch: akute Histoplasmose

Epidemiologie.
- Von 1000 Patientenaufnahmen in einem allgemeinen Krankenhaus entwickelt im Durchschnitt ein Patient eine DIC.
- Die Häufigkeit einer DIC muss in Relation zur Grunderkrankung betrachtet werden; eine DIC tritt am häufigsten bei Infektionen und geburtshilflichen Komplikationen auf.
- Eine akute DIC ist selten, gefährdet aber das Leben der Patienten.
- Chronische Formen der DIC treten relativ häufig auf und können zu Blutungen führen, die jedoch gut beherrschbar sind.

Pathophysiologie. Die DIC wird durch eine Dysbalance zwischen prothrombotischen und antithrombotischen Aktivitäten des Hämostasesystems ausgelöst. Prädisponierende Grunderkrankungen sind in 17.10 aufgeführt. Bei einer **akuten** Form der DIC können prothrombotische Aktivitäten (aktivierte Gerinnungsfaktoren, aktivierte Thrombozyten, aktivierte Endothelzellen) nicht mehr ausreichend neutralisiert und kompensiert werden, so dass fibrinreiche Mikrogerinnsel und/oder eine hämorrhagische Diathese resultieren (17.3).

Eine **chronische** oder eine minimale Aktivierung des Hämostasesystems kann durch die entsprechenden negativen Rückkopplungsmechanismen (S. 314f) und antithrombotisch wirkenden Inhibitoren (16.4, S. 314) soweit kompensiert werden, dass es zu keiner Mikrogerinnselbildung bzw. hämorrhagischen Diathese kommt. Jedoch kann eine zusätzliche Erkrankung bzw. ein therapeutischer Eingriff die zunächst kompensierte Aktivierung der Hämostase in eine extreme Dysbalance führen. In Abhängigkeit von der Grunderkrankung wird das Hämostasesystem unterschiedlich aktiviert (17.4).

Die DIC weist 3 Stadien auf (17.5, S. 359 und 17.11, S. 360).

Symptomatik. Eine akute DIC erreicht innerhalb von wenigen Stunden das Maximum

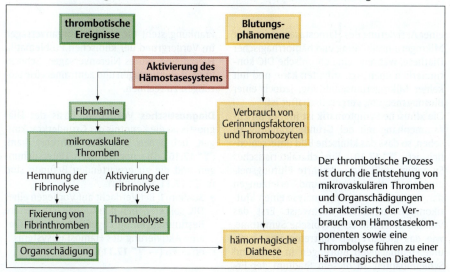

17.3 Reaktionsfolgen im Verlauf der disseminierten intravasalen Gerinnung

17 Hämorrhagische Diathesen

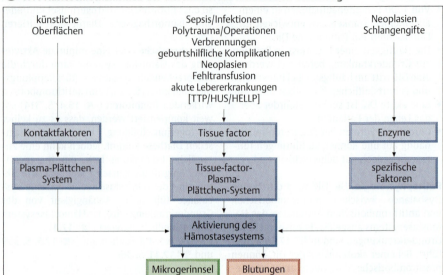

17.4 Auslösemechanismen der disseminierten intravasalen Gerinnung

Die DIC kann auf drei unterschiedliche Arten und Weisen ausgelöst werden, nämlich durch Aktivierung der Kontaktfaktoren auf künstlichen Oberflächen, durch Expression des „Tissue factor" (TF) auf Zelloberflächen und durch Freisetzung von gerinnungsaktiven Enzymen. Die Expression von TF auf Monozyten und/oder Endothelzellen stellt den wichtigsten Aktivierungsmechanismus dar.

einer Aktivierung des Hämostasesystems mit Mikrogerinnselbildung und hämorrhagischer Diathese, während eine chronische DIC kontinuierlich über Tage anhalten kann und mit keiner Mikrogerinnselbildung, jedoch einer Blutungsneigung vergesellschaftet ist.

Die klinische Symptomatik ist immer im Zusammenhang mit der Grunderkrankung zu sehen, so dass das klinische Bild unterschiedlich ist (T 17.10). Ein charakteristisches Symptom stellt die vermehrte Blutungsneigung aus Punktionsstellen und Verletzungen dar, wenn die Gerinnungsanalyse einen Multikomponentendefekt nachweist. Erst das Vollbild einer DIC zeigt typische Symptome, wie das gleichzeitige Auftreten von groß- und kleinflächigen Blutungen in Haut und Schleimhäuten. In diesem Stadium der Erkrankung steht oft ein Multiorganversagen im Vordergrund der klinischen Problematik: Hierzu sind akutes Nierenversagen, Schocklunge, Leberversagen und zentralnervöse Störungen zu rechnen.

Diagnostisches Vorgehen. Basis der Diagnostik ist die Kenntnis der Grunderkrankungen, bei denen eine DIC auftreten kann (T 17.10). Die notwendigen Untersuchungen und die zu erwartenden Befunde sind in T 17.11 aufgeführt.

- **Stadium I:** Bei Verdacht auf Vorliegen einer DIC sollten neben den Globaltests weitere Bestimmungen durchgeführt werden, die eine Aktivierung des Hämostasesystems erfassen (→ T 17.11).

17.5 Stadien und Pathomechanismen der intravasalen Gerinnung

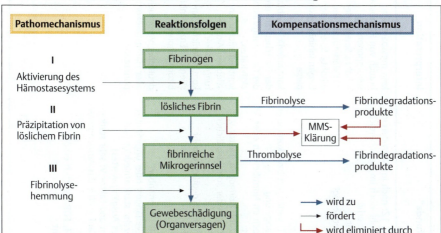

Entstehung und Abbau von löslichem Fibrin und fibrinreichen Mikrogerinnseln. Lösliches Fibrin kann nur bis zu einer gewissen Konzentration in Lösung gehalten werden. Wird dieser Grenzwert überschritten, kommt es zu einer Ausfällung in der Mikrozirkulation mit Bildung von Gerinnseln, die durch Thrombolyse wieder abgebaut werden müssen.

- **Stadium II:** Im Gegensatz zu Stadium I ist im Stadium II die TPZ und die APTT verlängert, während die Thrombinzeit noch normal sein kann.

Im Stadium II ist eine Analyse im Abstand von wenigen Stunden notwendig, um die Dynamik des intravasalen Gerinnungsprozesses zu erfassen.

- **Stadium III:** Das Vollbild der DIC ist durch eine Ungerinnbarkeit bei Untersuchung der Thromboplastinzeit und APTT charakterisiert. Oft ist auch die Thrombinzeit unendlich. In dieser Phase sind die Thrombozytenzahlen sehr niedrig und fast alle plasmatischen Gerinnungsfaktoren sind in ihrer Aktivität mehr oder weniger deutlich unter 50% der Norm abgefallen. Dementsprechend sind Aktivierungsmarker deutlich erhöht.

Typisch für eine DIC ist der *kontinuierliche Übergang* von Stadium I über II zu III. Das Auftreten einer **Hämolyse** und von **Schistozyten** wird häufig bei einer akuten DIC beobachtet.

Therapie. Das Ziel der Therapie sollte sein, das Hämostasesystem des Patienten in einen Balancezustand zu bringen, damit eine erfolgreiche Behandlung der Grunderkrankung (z.B. Behandlung der Infektion, Operation etc.) durchgeführt werden kann. Bevor die Behandlung der Grunderkrankung zum Abschluss gebracht werden kann, gilt es, die Reaktionsketten, die zu einer Aktivierung der intravasalen Gerinnung führen, zu unterbrechen. Dies ist schwierig und oft gegenläufig. Die Gabe eines Antikoagulans (z.B. Heparin) zur Unterbrechung der Gerinnungsaktivierung kann nämlich gleichzeitig auch die bestehende Blutungsneigung verstärken. Deshalb ist eine **antithrombotische Therapie**

T 17.11 Stadien und Laborbefunde der akuten DIC

Stadium	klinische Symptome	Pathogenese	Laborbefunde*	Interpretation
I kompensierte Aktivierung des Hämostasesystems	keine Symptome	in Abhängigkeit von der Grunderkrankung wird das Hämostasesystem unterschiedlich aktiviert (◉ 17.4)	TPZ, APTT, TZ: noch im Normbereich Plättchenzahl: noch im Normbereich F1+2, TAT: erhöht FDP: erhöht AT: leicht erniedrigt FM: +/−	kein messbarer Verbrauch von Hämostasekomponenten, erhöhte Spiegel der Aktivierungsmarker, erhöhte Spiegel der Enzym-Inhibitor-Komplexe
II dekompensierte Aktivierung des Hämostasesystems	vermehrte Blutungen aus Verletzungen und Einstichkanälen sowie beeinträchtigte Organfunktion (z. B. Niere, Lunge, Leber)	wenn die Konzentration des löslichen Fibrins einen Grenzwert überschreitet, wird es in der Mikrozirkulation ausgefällt (◉ 17.3)	TPZ, APTT: verlängert bzw. kontinuierliche Verlängerung TZ: oft noch im Normbereich oder verlängert Plättchenzahl, Fibrinogen, Faktor V, AT: erniedrigt oder kontinuierlicher Abfall F1+2, TAT, FDP: deutlich erhöht FM: erhöht	kontinuierlicher Abfall der Plättchenzahl und der Gerinnungsfaktoraktivitäten, kontinuierlicher Anstieg der Aktivierungsmarker, kontinuierlicher Anstieg der Enzym-Inhibitor-Komplexe
III Vollbild einer DIC	groß- und kleinflächige Blutungen und Ausfall verschiedener Organfunktionen (z. B. doppelseitige Nierenrindennekrosen, pulmonale Mikrogerinnsel und alveoläre Fibrinpräzipitate bei Schocklunge)	während oder nach der Aktivierung der intravasalen Gerinnung wird das Fibrinolysesystem aktiviert, so dass entstehendes lösliches Fibrin bzw. fibrinreiche Gerinnsel lysiert werden (◉ 17.3). *Ausnahme:* erschöpftes Fibrinolysepotenzial oder iatrogen verabreichte Fibrinolysehemmer	TPZ, APTT: ungerinnbar TZ: stark verlängert oder ungerinnbar Plättchenzahl: stark erniedrigt (auf <20 % des Ausgangswertes) Fibrinogen und Faktor V: sehr stark erniedrigt (auf <40 % des Ausgangswertes) F1+2, TAT, FDP: deutlich erhöht FM: erhöht	deutlicher Verbrauch aller Hämostasekomponenten

* Abkürzungen → T 17.10

DD der disseminierten intravasalen Gerinnung

Erkrankung	Bedeutung	Kommentar
schwere Lebererkrankungen ohne DIC	+++	FM (Fibrinmonomere) negativ, keine Schistozyten
TTP/HUS	++	primär Plättchenthromben
Verlust- bzw. Verdünnungskoagulopathie	+	spezifische Tests, → S. 365
extrakorporale Zirkulation	+	eine chronische DIC und Hämostasestörungen, die durch künstliche Oberflächen verursacht werden, sind schwierig zu unterscheiden
primäre Hyperfibrinolyse	(+)	FM negativ, keine Schistozyten

am sinnvollsten, die sich gegen die Hämostaseaktivierung bzw. gegen den Hämostaseaktivator richtet.

Die Therapie der DIC gliedert sich in eine Basistherapie und in eine zusätzliche Therapie in Abhängigkeit vom Verlaufsstadium (**T 17.11**). Ziel der Basistherapie in allen drei Stadien der DIC ist es, das Gerinnungs- und Inhibitorpotenzial durch Gabe von gefrorenem Frischplasma (FFP) und Antithrombin auf Werte um 50% anzuheben. In Stadium I der akuten DIC ist die Gabe von Heparin indiziert, jedoch nicht in den Stadien II und III. In diesen fortgeschritteneren Stadien der DIC sollten Antithrombin, Thrombozyten, Fibrinogen und PPSB verabreicht werden, um die Messparameter auf ca. 50% der Norm anzuheben. Erst wenn diese Multikomponententherapie zu keinem Sistieren der Blutung führt, ist eine zusätzliche Infusion von Aprotinin gerechtfertigt (s.u.). Aufgrund neuer kontrollierter Studien verspricht die Infusion von aktiviertem Protein C (APC), die Gerinnungsaktivierung zu unterbrechen ohne gleichzeitig die Blutungsneigung drastisch zu erhöhen.

Gefrorenes Frischplasma. Gefrorenes Frischplasma (FFP) sollte in einer Dosierung von 10–15 ml/kgKG verabreicht werden, um den Antithrombinspiegel auf Werte um 70% der Norm anzuheben.

Antithrombinkonzentrate. Die Gabe von Antithrombinkonzentraten (früher: Antithrombin-III-Konzentrate) ist indiziert, wenn der Antithrombinspiegel unter 50% der Norm abgefallen ist und Heparin verabreicht werden soll. Das Anheben des Antithrombinspiegels auf Werte zwischen 50 und 70% der Norm ist ausreichend.

Heparin. Vor einer Heparintherapie sollte sichergestellt werden, dass der Antithrombinspiegel bei ca. 70% der Norm liegt. **Im Stadium I** einer akuten DIC wird unfraktioniertes Heparin in einer Dosierung von 400 E/kgKG/Tag per infusionem verabreicht, um den Aktivierungsprozess zu unterbinden. **Im Stadium II** wird von manchen Autoren die gleiche Dosierung von Heparin empfohlen, obwohl hierzu keine kontrollierten Studien vorliegen. Wahrscheinlich kommt bereits im Stadium II eine Heparintherapie zu spät. **Im Stadium III** einer akuten DIC ist Heparin ohne therapeutischen Effekt, da der intravasale Gerinnungsprozess abgelaufen ist und eine Unterbrechung der Aktivierung zu spät kommt. Heparin hat gute therapeutische Effekte bei folgenden Erkrankungen, die mit einer chronischen DIC einhergehen: Dead-Fetus-Syndrom, Kasabach-Merritt-Syndrom, Aortenaneurysma, soliden Tumoren und akuter Promyelozytenleukämie. Die Gabe von Heparin verbessert bei Sepsis zwar den Laborbefund, jedoch nicht das klinische Langzeitergebnis. *Kontraindikationen:* Bei einer akuten DIC gibt es keine absoluten Kontraindikationen für die Anwendung von Heparin. Jedoch ist in der Regel bei geburtshilflichen Komplikationen, bei Patienten mit großflächigen Blutungen oder nach Polytrauma, bei atherosklerotisch veränderten Gefäßen sowie bei primären Gefäßerkrankungen von der Gabe von Heparin abzuraten.

Therapiepflichtige Blutung. Kann eine therapiepflichtigen Blutung durch die Basistherapie nicht zum Stillstand gebracht werden, so sollten zusätzlich in abgestufter Reihenfolge folgende Konzentrate bzw. Präparate verabreicht werden:
Aprotinin: Bolusgabe von 500000 KIE, gefolgt von einer kontinuierlichen Infusion von 200000 KIE/h. Synthetische Fibrinolyseinhibitoren sind kontraindiziert (s.S. 364f).
Thrombozytenkonzentrate (Anheben der Thrombozytenzahl auf ca. 50000/µl): Die Gabe von Thrombozyten ist nur indiziert, wenn eine Thrombozytopenie unter 30000/µl vorliegt und klinisch petechiale Blutungen bestehen.
Fibrinogen (erstrebter Wert: 50–75 mg/dl); PPSB (20 E/kgKG): Zusätzlich zu PPSB sollte immer Antithrombin infundiert werden (S. 347). Fibrinogen und PPSB sollten nur verabreicht werden, wenn die Gabe von FFP zu keiner ausreichenden Substitution von Fibrinogen (<50 mg/dl) bzw. Prothrombin (TPZ <50%) führt.
Cumarinderivate: Bei einer akuten DIC sind Cumarinderivate ohne Effekt, da die Cumarinwirkung zu spät einsetzt. Bei chronischen Formen der DIC, z. B. bei Neoplasien, ist der therapeutische Effekt von Cumarinderivaten dokumentiert, hat sich jedoch als allgemeine Therapie nicht durchgesetzt, da die Behandlung mit Heparin besser steuerbar ist.

Thrombozytenaggregationshemmer: Sie sind bei einer akuten DIC kontraindiziert.

Meningokokkensepsis

→ auch S. 977f.
Die Meningokokkensepsis kann eine foudroyante Form einer DIC zur Folge haben. Nach einem Prodromalstadium kommt es zu Petechien, Ekchymosen und Hautinfarzierungen mit livide-gräulicher Färbung, rötlichem Randsaum und unregelmäßiger Form. Die Kombination von purulenter Meningitis und Petechien lässt eine Infektion durch Neisseria meningitidis vermuten. Im Rahmen dieser Erkrankung kann es aufgrund einer Mikrothrombosierung zu einer Nebennierenblutung kommen, die als Waterhouse-Friderichsen-Syndrom bezeichnet wird. Die Therapie besteht neben den allgemeinen Maßnahmen in der sofortigen Penicillintherapie und der Gabe von Heparin, solange noch keine deutlichen Änderungen der Fibrinogenkonzentration und der Thromboplastinzeit eingetreten sind.

Purpura fulminans

Die Purpura fulminans ist ein seltenes Syndrom, das durch mikrovaskuläre Thromben der Hautgefäße und fortschreitende hämorrhagische Hautnekrosen charakterisiert ist. Die Purpura fulminans tritt bei hereditärem homozygoten Protein-C- und Protein-S-Mangel, bei Patienten mit akuten, meist durch gramnegative Bakterien ausgelöste Infektionen und ohne erklärbare Ursache auf. Die Blutungen sind meist auf Extremitäten, Abdomen, Hüfte und Gesäß konzentriert. Neben der Behandlung der Grunderkrankung, so z. B. durch Antibiotika oder Substitution des fehlenden Protein C, hat sich bei diesen Patienten die kontinuierliche Infusion von Heparin (s. o.) zur Unterbrechung der intravasalen Gerinnungsaktivierung bewährt.

Erworbene Hyperfibrinolysen

Synonym: Fibrinogenolyse
engl.: fibrinogenolysis, hyperfibrinolysis

Definition. Störungen, die durch eine erhöhte fibrinolytische Aktivität im Plasma charakterisiert sind und die zu fibrinolytischen Blutungen führen können.

Ätiologie. Eine erworbene Hyperfibrinolyse ist eine sekundäre hämorrhagische Diathese, die immer mit einer Grunderkrankung vergesellschaftet ist.

Endogene Ursachen.
- Lebererkrankungen (→ S. 343),
- Operationen an Uterus, Prostata, Lunge, Leber,
- tumorassoziierte Hyperfibrinolysen:
  - Ovarialkarzinom,
  - Prostatakarzinom,
  - kolorektale Tumoren,
  - Pankreaskarzinom,
  - Leukämie,
- Amyloidose,
- DIC.

Exogene Ursachen.
- körperliche Anstrengung,
- emotionaler Stress,
- venöse Okklusion,
- medikamentös:
  - Thrombolytika (z. B. Urokinase, rt-PA),
  - Katecholamine,
  - Vasopressinderivate (z. B. DDAVP),
  - Nicotinsäure,
  - anabole Steroide.

Eine Hyperfibrinolyse tritt am häufigsten bei schweren Lebererkrankungen (→ S. 343) auf und wird weiterhin häufig bei disseminierten Neoplasien und bei großen operativen Eingriffen, besonders an Lunge und Leber, beobachtet.

Pathophysiologie. Aufgrund einer Dysbalance zwischen Aktivatoren und Inhibitoren des Fibrinolysesystems (→ 16.5, S. 315) führt eine Hyperfibrinolyse zu einem gesteigerten Abbau von Fibrinogen und Fibrin, wenn die Aktivierung des Fibrinolysesystems systemisch erfolgt. Die vermehrte Bildung von freiem Plasmin verursacht nicht nur eine Degradation von Fibrin und Fibrinogen und damit die Entstehung von fibrinolytischen Spaltprodukten (FDP), sondern auch den Abbau der Faktoren V, VIII und XIII, von Komplementkomponenten sowie Matrixproteinen. Die nach Hyperfibrinolyse entstehenden FDP sind Fibrinpolymerisationshemmer und beeinträchtigen die Thrombozytenaggregation.

Bei der orthotopischen **Lebertransplantation** kommt es während der anhepatischen Phase zu einer massiven Hyperfibrinolyse. Diese Befunde lassen sich am ehesten mit dem Fehlen der Fibrinolyseinhibitoren nach Entfernen der Leber erklären.

Bei einer **therapeutischen Fibrinolyse** tritt erst dann eine Blutung auf, wenn das entstehende Plasmin das gesamte α_2-Antiplasmin neutralisiert hat und folglich Fibrinogen dagradiert wird.

Symptomatik. Nur bei exzessiver Hyperfibrinolyse kommt es zu spontanen Blutungen, wie dies bei der thrombolytischen Therapie bekannt ist. In der Regel tritt jedoch eine Blutung erst auf, wenn gleichzeitig eine Thrombozytopenie bzw. ein Verbrauch von Gerinnungskomponenten vorliegt, wie z. B. bei Lebererkrankungen, großen Traumen und operativen Eingriffen. Die hyperfibrinolytischen Blutungen reichen von petechialen Blutungen (Thrombozytenaggregationshemmung) an Haut und Schleimhaut bis zu klein- und großflächigen Blutungen wegen Störungen der Fibrinpolymerisation und Substratmangels an Fibrinogen.

Gewebe, die besonders reich an fibrinolytischem Potenzial sind, wie das Endometrium, das Nierenbecken und die Prostata, setzen profibrinolytische Aktivität frei, wenn Operationen an diesen Organen erfolgen. Obwohl es sich primär um eine lokale Hyperfibrinolyse handelt, die möglicherweise zu lokalen Blutungen führt, kann die fibrinolytische Aktivität in die systemische Zirkulation weitergetragen werden. Typischerweise kann es bei einer Prostataoperation zu massiven Hyperfibrinolysen kommen.

Diagnostisches Vorgehen.
- Basis der Diagnostik ist die Kenntnis der Grunderkrankungen, bei denen eine Hyperfibrinolyse auftreten kann, und das Minimalprogramm einer hämostaseologischen Untersuchung (→ 🆃 **17.9**, S. 355).
- Bei einer Hyperfibrinolyse sind die Gerinnungszeiten der Koagulationstests (Thromboplastinzeit, APTT und Thrombinzeit) verlängert oder ungerinnbar (→ 🆃 **17.9**, S. 355).
- Bei einer Hyperfibrinolyse ist die Fibrinogenkonzentration deutlich erniedrigt; bei einer Urokinase- oder Streptokinasetherapie kann die Fibrinogenkonzentration auf 20 mg/dl abfallen.
- Die Reptilasezeit (= Batroxobinzeit) ist ähnlich wie die Thrombinzeit verlängert.
- Die Konzentrationen an FDP bzw. D-Dimer können bei einer Hyperfibrinolyse auf das 10fache der Norm erhöht sein.
- Zur Beurteilung des Verlaufs einer Hyperfibrinolyse, auch einer therapeutisch induzierten Thrombolyse, wird die Thrombinzeit und/oder die Fibrinogen- und FDP-Konzentration bestimmt.

Therapie. Vor Einleitung einer antifibrinolytischen Therapie ist es wichtig zu beurteilen, ob das Gerinnungssystem aktiviert war bzw. noch aktiviert ist (durch Bestimmung von F1+2, TAT-Komplexen oder löslichem Fibrin, → S. 320f); denn bei aktiviertem Gerinnungssystem im Rahmen einer DIC ist die Gabe von Antifibrinolytika kontraindiziert. Bei einer noch bestehenden Gerinnungsaktivierung im Rahmen einer DIC und ausgeprägter Hyperfibrinolyse ist eine Hemmung der Fibrinolyse nur gerechtfertigt, wenn zuvor die Aktivierung der plasmatischen Gerinnung z. B. durch eine Heparininfusion (S. 361) unterbunden wird. Die Gabe von Fibrinolyseinhibitoren ist bei Hämaturie, die bei angeborenen plasmatischen Gerinnungsstörungen und Störungen anderer Genese auftreten kann, kontraindiziert.

Aprotinin. Bei systemischer Hyperfibrinolyse und sekundärer Fibrinolyse im Rahmen einer DIC ist Aprotinin das Mittel der Wahl, da es Plasmin hemmt und die Lysinbindungsstellen im Gegensatz zu AMCHA (s. u.) nicht blockiert. *Dosierung:* Initial 500000 KIE langsam infundieren (max. 10 ml/min); danach 200000 KIE/h. *Nebenwirkungen:* Bei wiederholter Gabe von Aprotinin können allergische Reaktionen auftreten.

Synthetische Fibrinolyseinhibitoren (z. B. Tranexamsäure, AMCHA). Synthetische Fibrinolyseinhibitoren blockieren die Lysinbindungsstellen und verhindern damit im Ge-

DD der erworbenen Hyperfibrinolyse

Erkrankung	Bedeutung	Kommentar
DIC	+++	Beurteilung der Grunderkrankung bei DIC; *DIC:* Plättchenzahl erniedrigt, FM positiv; *Hyperfibrinolyse:* Plättchenzahl normal, FDP hoch
Verlust- bzw. Verdünnungskoagulopathie	++	parallele Erniedrigung der Hämostasekomponenten einschließlich der Plättchenzahl

gensatz zu Aprotinin die Bindung von Plasminogen bzw. Plasmin an Fibrin bzw. Fibrinogen.

Synthetische Fibrinolyseinhibitoren führen eher als Aprotinin zur Fixierung von Mikrogerinnseln in der Kreislaufperipherie (z. B. Niere), so bei Patienten mit DIC und Hyperfibrinolyse.

Indikation:
- angeborener α_2-Antiplasmin-Mangel,
- lokale Hyperfibrinolyse:
  - Blutung nach Prostatektomie,
  - gastroduodenale Blutungen,
  - Zahnextraktionen bei Hämophilie A, Hämophilie B, Von-Willebrand-Erkrankung und anderen angeborenen plasmatischen Gerinnungsstörungen,
  - große intramuskuläre oder retroperitoneale Hämatome, große Wundflächen nach Ausschluss einer DIC.

Dosierung: Tranexamsäure: 3 × 1 g/24 h.

Kontraindikation: Bei bestehender Aktivierung des plasmatischen Gerinnungssystems im Rahmen einer DIC sind synthetische Fibrinolyseinhibitoren kontraindiziert.

Fibrinogen. Bei Abfall der Fibrinogenkonzentration unter 20 mg/dl sollte Fibrinogen substituiert werden, nachdem das Fibrinolysesystem durch Aprotinin gehemmt worden ist. Die Anhebung der Fibrinogenkonzentration auf 100 mg/dl ist ausreichend. Die Substitution von Fibrinogen bei nicht gehemmter Hyperfibrinolyse führt zur weiteren Bildung von FDP und verstärkt damit die Blutungsneigung.

Verdünnungs- bzw. Verlustkoagulopathie und Massivtransfusion

Definition. Bei therapeutisch induzierter Hämodilution oder bei großen Blutverlusten, die in der Regel mit Massivtransfusionen vergesellschaftet sind, treten Störungen im Hämostasesystem auf, die auf den Entzug von Plasma und zellulären Komponenten zurückzuführen sind.

Pathophysiologie. In Abhängigkeit von der Substitution mit Salzlösungen, Plasma, Thrombozytenkonzentraten und/oder Erythrozytenkonzentraten entstehen unterschiedliche Zusammensetzungen des Blutes im Vergleich zu einer Normalsituation. Wird annähernd das gesamte Blutvolumen eines Patienten in kürzerer Zeit ausgetauscht, so verbleiben nur noch ungefähr 25–30 % des autologen Blutes als Mischblut in der Zirkulation. Wenn das Doppelte des gesamten Blutvolumen verloren geht und durch Erythrozytenkonzentrate und Plasma substituiert wird, verbleiben ca. 10 % des patienteneigenen Blutes in der Zirkulation. Wenn ein Plasmaverlust durch kolloidale Lösungen ersetzt wird oder wenn eine Hämodilution im Rahmen einer Operation, wie z. B. bei einer Operation mit der Herz-Lungen-Maschine, erfolgt, so kann sich das Verhältnis von prothrombotischen zu antithrombotischen Komponenten des patienteneigenen Plasmas verschieben. Schließlich ist zu berücksichtigen, dass die Substitution mit gefrorenem Frischplasma oder Einzelfaktorkonzentraten das Verhältnis der einzelnen Hämostasekomponenten deutlich verschieben kann.

Plasma kann auch in die Bauchhöhle (Aszites) oder bei Verbrennungen aus der Zirkulation verloren gehen.

Symptomatik. Mangelt es nach umfangreicher Transfusion an einzelnen Komponenten, kommt es zunächst zu vermehrtem Bluten an Punktionsstellen und Wundflächen.

Diagnostik.
- Die genaue Kenntnis über die infundierten und transfundierten Volumina sowie die Qualität des Blutes bzw. der Blutkomponenten ist entscheidend für eine schnelle Diagnosestellung.
- Das Minimalprogramm einer hämostaseologischen Analyse sollte durchgeführt werden (T **17.9**, S. 355).

DD der Verdünnungs- bzw. Verlustkoagulopathie

Erkrankung	Bedeutung	Labordiagnostik
DIC	++	DIC-Diagnostik
Hyperfibrinolyse	++	Thrombinzeit und FDP

- Ausschluss einer Thrombozytopenie.
- Eine Gerinnungsanalyse weist auf einen Mangel der Faktoren V und VIII hin, die besonders kurze biologische Halbwertszeiten aufweisen.
- Für die Beurteilung des Hämostasepotenzials bei Verlust- bzw. Verdünnungskoagulopathie eignen sich nur Einzelfaktorbestimmungen, wie z. B. die Bestimmung von Prothrombin, Faktor V und Fibrinogen.

Therapie.

Thrombozytenkonzentrate. Bei Massivtransfusionen sollten Thrombozyten bei einem blutenden Patienten substituiert werden, wenn die Thrombozytenzahl unter 50000/μl abgefallen ist (→ Leitlinien, s. u.).

Gefrorenes Frischplasma. Wenn mehr als 5 Erythrozytenkonzentrate substituiert werden müssen, sollte mit der Substitution von gefrorenem Frischplasma begonnen werden. Ist eine weitere Substitution notwendig, soll nach jeweils 3 Erythrozytenkonzentraten eine Frischplasma-Einheit infundiert werden.

Substitutionstherapie mit Einzelfaktorkonzentraten. Die Substitution einzelner Gerinnungskomponenten ist nicht indiziert, da hierdurch das physiologische Gleichgewicht zwischen pro- und antithrombotischen Komponenten in der Regel verschoben wird. Auch ist die Substitution von PPSB (→ S. 347) oder Fibrinogen anstelle von gefrorenem Frischplasma nicht sinnvoll, da nur Anteile der Plasmakomponenten substituiert werden und eine Gerinnungsaktivierung die Folge sein kann. Nur in Situationen, in denen Volumenprobleme die Infusion von gefrorenem Frischplasma nicht zulassen, ist die Gabe von Einzelfaktorkonzentraten (Antithrombin, PPSB, Faktor VIII und Fibrinogen) gerechtfertigt. Die Einzelfaktoraktivitäten sollten in dieser Situation nicht über 50% der Norm angehoben werden.

17.5 Leitlinien zur Transfusion von Thrombozytenkonzentraten

Indikation. Mit der Transfusion von Thrombozyten sollte grundsätzlich sehr zurückhaltend verfahren werden, da es bei häufigen Transfusionen zu einer Immunisierung gegen die Thrombozyten kommt (→ Komplikationen, S. 367 und „Immunologie internistischer Erkrankungen", S. 1102f). Das Auftreten von Schleimhautblutungen und gastrointestinalen Blutungen deutet auf die Gefahr einer intrakraniellen Blutung hin, der man durch Gabe von Thrombozytenkonzentraten vorbeugen kann, sofern keine Kontraindikationen bestehen. Bei einer durch Chemotherapie induzierten Thrombozytopenie ist eine Transfusion bei einer Zellzahl < 10000/μl indiziert. Bei Fieber werden Thrombozyten rascher verbraucht; in diesem Fall sollten bei Thrombozytenzahlen < 20000/μl Thrombozytenkonzentrate verabreicht werden.

Die Behandlung einer Thrombozytopenie durch Transfusion von Thrombozytenkonzentraten ist nur als supportiv zu betrachten; deshalb ist eine Behandlung der Grunderkrankung das erste Ziel.

Relative Kontraindikationen. Immunthrombozytopenie (→ S. 326ff), disseminierte intra-

vasale Gerinnung (→ S. 362ff), thrombotisch-thrombozytopenische Purpura (→ S. 352ff), hämolytisch urämisches Syndrom (→ S. 353f), geplante Knochenmarktransplantation, posttransfusionelle Purpura (→ S. 328), heparininduzierte Thrombozytopenie (→ S. 383ff) und das Evans-Syndrom.
Bei diesen Erkrankungen mit thrombozytären Umsatzsteigerungen sollten Thrombozytentransfusionen auf lebensbedrohliche, v.a. intrazerebrale Blutungen beschränkt bleiben.

Auswahl der Spender. Thrombozyten zur Transfusion sollten möglichst leukozytendepletiert sein und vorzugsweise von einem einzelnen Spender (z.B. mittels Thrombozytapharese) hergestellt werden, um das Risiko einer Immunisierung zu reduzieren. Solange Patienten nicht durch Schwangerschaften und/oder Bluttransfusionen immunisiert sind, genügt die Auswahl der Thrombozytenkonzentrate unter Berücksichtigung der Blutgruppe und des Rhesusfaktors D. Wenn dies nicht möglich ist und die Gabe von D-positiven Thrombozytenpräparaten unvermeidlich ist, sollte bei Kindern und bei gebärfähigen Frauen eine Prophylaxe mit Anti-D-Immunglobulin durchgeführt werden (einmalige Standarddosis von 300 µg i.m.).

Dosierung. Grundsätzlich sind die Dosierungsrichtlinien für die unterschiedlichen Erkrankungen zu beachten. Der minimale Thrombozytenbedarf kann nach folgender Formel abgeschätzt werden:
Dosis (Thrombozytenzahl) = gewünschtes Inkrement (Thrombozytenzahl/l) × Blutvolumen (l) × 1,5.
Inkrement = Anstieg der Thrombozytenzahl im peripheren Blut (z.B. $30 \times 10^9/l$).
Blutvolumen (ml): Männer: 77 ml × kgKG; Frauen: 67 ml × kgKG.
Wegen der verkürzten Überlebenszeit der Thrombozyten nach häufiger Transfusion ist oft die Gabe von 6 Thrombozytenkonzentraten (à 60×10^9 Thrombozyten), zweimal pro Woche für eine effektive Therapie erforderlich. Üblicherweise werden 6–8 Einzelthrombozytenkonzentrate zu einem Hochkonzentrat gepoolt und diese über ein spezielles Thrombozytenbesteck innerhalb von 30 Minuten transfundiert. Falls frisch hergestellte Thrombozyten nicht sofort transfundiert werden können, ist eine Lagerung bei Raumtemperatur (20–24 °C) und häufiges Durchmischen durch Schwenken des Blutbeutels erforderlich (spezielle Geräte in den Blutbanken). 4–5 Tage alte Thrombozytenkonzentrate müssen höher dosiert werden als frisch hergestellte.

Die Lagerung von Thrombozytenkonzentraten im Kühlschrank ist nicht gestattet.

Komplikationen. Zu den wichtigsten Komplikationen zählen die febrile und nichtfebrile Transfusionsreaktion, eine Übertragung von Infektionskrankheiten und die Induktion einer Antikörperbildung. Nach häufiger Transfusion von Thrombozyten bzw. nach wiederholten Schwangerschaften (fetomaternale Inkompatibilitäten) kann es zur Bildung von Alloantikörpern gegen Thrombozytenmembranbestandteile kommen. Diese **Alloantikörper** sind in der Regel HLA-Antikörper, thrombozytenspezifische Antikörper und Antikörper gegen A- und B-Antigene. Diese Komplikationen der Thrombozytentransfusion führen zu einem Refraktärzustand, der es oft schwierig macht, diese Patienten effexiv zu behandeln. Eine Möglichkeit der Therapie besteht darin, den Thrombozytenantikörper zu charakterisieren und dementsprechende Spender und Konserven auszuwählen. Dieses Vorgehen ist bei den HLA-Antikörpern schwierig; bei den thrombozyten- und blutgruppenspezifischen Antikörpern ist es jedoch möglich.

18 Thrombotische Diathesen

Gert Müller-Berghaus, Bernd Pötzsch

18.1	Thromboembolische Erkrankungen	368
18.1.1	Allgemeine Aspekte	368
18.1.2	Arterielle Thrombose	370
18.1.3	Venöse Thrombose und Lungenembolie	371
18.2	Thrombophilie	373
18.2.1	Allgemeine Aspekte	373
18.2.2	Hereditäre Thrombophilie	377
18.2.3	Antiphospholipid-Antikörper-Syndrom	381
18.2.4	Heparin-induzierte Thrombozytopenie (HIT)	383
18.3	Therapie und Prophylaxe thromboembolischer Ereignisse	385
18.3.1	Therapie und Prophylaxe mit Heparin bzw. LMW-Heparin . . .	385
	Therapie mit unfraktioniertem Heparin	385
	Therapie mit LMW-Heparin	386
18.3.2	Orale Antikoagulation	389
	Indikation, therapeutischer Bereich und Behandlungsdauer . .	389
	Kontraindikationen	389
	Therapieeinleitung und Therapiesteuerung	389
	Nebenwirkungen der oralen Antikoagulation	391
18.3.3	Thrombozytenfunktionshemmer	392
18.3.4	Thrombolysetherapie	393

Thrombotische Diathesen können als eigenständige Erkrankungen (so genannte primäre thrombotische Diathesen) oder als Folge exogener Faktoren bzw. Begleitsymptom einer Grunderkrankung (so genannte sekundäre thrombotische Diathesen) auftreten (👁 **18.1**).

18.1 Thromboembolische Erkrankungen

engl.: thromboembolic diseases, thromboembolism

18.1.1 Allgemeine Aspekte

Definition. Die Thrombose stellt einen vollständigen oder teilweisen Verschluss von Arterien, Venen oder Herzhöhlen durch intravasale Blutgerinnsel dar. Die Thromboembolie ist der Gefäßverschluss durch einen verschleppten arteriellen oder venösen Thrombus.

Ätiologie und Pathogenese. Die gleichen Komponenten, die an der Entstehung eines Thrombozyten-Fibrin-Gerinnsels nach Gefäßdurchtrennung (👁 **16.1**, S. 311) beteiligt sind, spielen auch in der Pathogenese der arteriellen und venösen Thrombosen eine entscheidende Rolle, jedoch sind die verschiedenen Komponenten des Hämostasesystems in unterschiedlicher Reihenfolge und in unterschiedlichem Ausmaß an der Entstehung der arteriellen bzw. venösen Thrombose beteiligt. Im Vordergrund der arteriellen Thrombose steht das *Anhaften* von intakten Thrombozyten an der geschädigten Gefäßwand, während bei der venösen Thrombose eine Hyperkoagulabilität präexistent ist

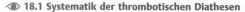 **18.1 Systematik der thrombotischen Diathesen**

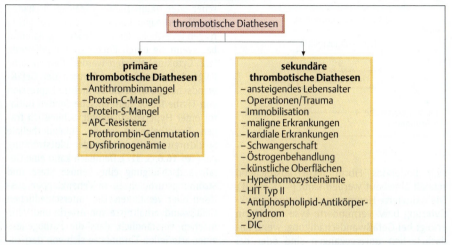

oder eine Aktivierung des plasmatischen Gerinnungssystems durch Gewebe- oder Gefäßschädigung oder durch einen Entzündungsprozess zeitlich vor der Ausbildung einer Thrombose existiert. Aus diesem Grunde sind bei der Behandlung bzw. Prophylaxe der arteriellen Thrombose Thrombozytenfunktionshemmer (z. B. Acetylsalicylsäure, Clopidogrel) und bei derjenigen der venösen Thrombose Antikoagulanzien (z. B. Heparin, Cumarinderivate) indiziert.

Arterielle Thrombose. Eine arterielle Thrombose tritt gewöhnlich als Komplikation der Arteriosklerose auf. Die Thrombose wird durch Ruptur einer arteriosklerotischen Plaque ausgelöst, der thrombogenes Material mit dem Blut in Berührung bringt. An der geschädigten Arterienoberfläche adhärieren Thrombozyten, werden aktiviert und setzen ihre Inhaltsstoffe frei, die ihrerseits eine kontinuierliche Anlagerung weiterer Thrombozyten initiieren. Es entwickelt sich ein **Abscheidungsthrombus**. Die arteriellen Thromben entstehen unter Bedingungen von hoher Blutflussgeschwindigkeit. Die aggregierten Thrombozyten werden durch Fibrinfäden zusammengehalten. Die Größe und die Entstehungsgeschwindigkeit eines arteriellen Thrombus sind zu einem hohen Maß von Thrombophilie-Risikofaktoren abhängig (→ S. 373f).

Venöse Thrombose. Eine venöse Thrombose tritt gewöhnlich als Komplikation eines gestörten Blutflusses bei bereits bestehender Hyperkoagulabilität auf. Anders gesagt: Die Entstehung einer venösen Thrombose ist ein multifaktorielles Ereignis, an dem drei pathologische Funktionsgrößen, nämlich *gestörte Hämostasebalance* (Hyperkoagulabilität), *Gefäßwandveränderung* (Gefäßwandschädigung) und *geänderte Blutströmung* (Stase, Turbulenzen) beteiligt sind. Dieses Drei-Komponenten-Modell wird als Virchow-Trias bezeichnet (**18.2**). Das primäre Ereignis einer venösen Thrombose ist die Entstehung einer Dysbalance des Hämostasesystems, einer so genannten Hyperkoagulabilität. Eine venöse Thrombose entsteht, wenn das aktivierte Hämostasesystem durch die physiologischen Inhibitionsmechanismen nicht ausreichend herunterreguliert und

◐ **18.2 Zur Thrombophilie führende pathophysiologische Mechanismen: Modifizierte Virchow-Trias**

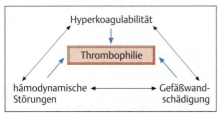

sich bildendes Fibrin nicht ausreichend schnell abgebaut werden kann (→ S. 373ff). Die reduzierte Hemmung der Gerinnungsaktivierung bzw. verminderte Lyse von Fibrin erfolgt bei Gefäßwandschädigung, wenn Endothelzellen untergegangen sind oder bei Stase, wenn die Aktivatoren der Hämostasesystems durch reduzierten Blutfluss nicht ausreichend verdünnt bzw. zu den Klärorganen wie Leber und Lunge transportiert werden können.

Hyperkoagulabilität. Als Hyperkoagulabilität bezeichnet man eine Dysbalance im Hämostasesystem, die durch eine Aktivitätssteigerung der prothrombotischen Faktoren und/oder eine Aktivitätserniedrigung der antithrombotischen Faktoren des Hämostasesystems bedingt ist. Eine verstärkte Aktivierung der plasmatischen Gerinnung führt zur Entstehung von Prothrombinfragment F1+2 und löslichem Fibrin. Im thrombozytären System lassen sich aktivierte Thrombozyten nachweisen. Nach Aktivierung des Fibrinolysesystems treten D-Dimere auf. Eine Hyperkoagulabilität kann durch hereditäre und erworbene thrombophile Faktoren (s.u.) hervorgerufen werden.

Gefäßwandschädigung. Die Endothelzellen der Gefäßwand synthetisieren sowohl pro- als auch antithrombotische Komponenten des Hämostasesystems, die entscheidend zur regulierten Balance des Systems beitragen

(◐ **16.4**, S. 314). Demnach kann ein mechanischer oder traumatischer Gefäßwandschaden eine Hyperkoagulabilität verstärken. Fernerhin tragen Endothelzellen zur Hyperkoagulabilität bei, wenn sie durch Entzündungsmediatoren (z. B. Cytokine) aktiviert werden. Gemeinsame Folge der verschiedenen Formen der Gefäßwandschädigung ist die vermehrte Expression von Tissue factor, dem entscheidenden Initiator einer Hyperkoagulabilität. Schließlich tragen Endothelzellen sowie subendotheliale Strukturen zur Regulation der Blutströmung bei (◐ **16.6**, S. 317). Demnach kann eine Gefäßwandschädigung eine venöse Stase und Strömungsturbulenzen an Venenklappen auslösen oder verstärken. Die unterschiedlichen Gefäßwandverhältnisse von Arterie und Vene machen verständlich, dass die Pathogenese einer arteriellen Thrombose sich von derjenigen einer venösen Thrombose unterscheidet.

Venöse Stase. Eine venöse Stase reduziert den Rückfluss von Blut und fördert auf diese Art und Weise die in loco Akkumulation von aktivierten Gerinnungsfaktoren; sie verzögert andererseits die Klärung dieser aktivierten Faktoren aus dem Blut durch Leber und Lunge. Die venöse Stase wird durch Immobilität, venösen Stau, erhöhten venösen Druck, venöse Dilatation und erhöhte Blutviskosität hervorgerufen (⊤ **18.1**).

18.1.2 Arterielle Thrombose

Definition. Die arterielle Thrombose stellt einen vollständigen oder teilweisen Verschluss einer oder mehrerer Arterien durch in loco entstandene Blutgerinnsel oder durch einen verschleppten Embolus dar.

Ätiologie und Pathogenese. S. 368f

Symptomatik. Die klinische Symptomatik einer arteriellen Thrombose wird durch den Funktionsausfall des von der Thrombose betroffenen Organs bestimmt (S. 280ff).

Diagnostisches Vorgehen.

Klinische Diagnose. S. 280

Laboranalyse. Verschiedene Hämostaseparameter sind in ihrer Konzentration bzw. Aktivität im Verlauf eines arteriellen Thrombosegeschehens zwar verändert; pathologische Hämostasewerte sind jedoch nicht beweisend für das Auftreten einer arteriellen Thrombose, sondern nur Ausdruck einer arteriosklerotischen Gefäßwandveränderung. Beispielsweise korreliert ein erhöhter D-Dimer-Spiegel positiv mit der klinischen Manifestation einer Arteriosklerose. Eine positive Korrelation zum Auftreten einer arteriellen Thrombose besteht jedoch nicht.

Risikofaktoren. Zur Erfassung des Krankheitsbildes und besonders wichtig zur Beurteilung, welche Form der Rezidivprophylaxe sinnvoll ist, gehört jedoch die Bestimmung von Thrombophilie-Risikofaktoren (S. 373).

Therapie. Primäres therapeutisches Ziel ist es, den okkludierenden Thrombus möglichst schnell zu eliminieren (S. 281). Das therapeutische Vorgehen ist, abhängig vom betroffenen Organ, unterschiedlich und in den zugehörigen Kapiteln beschrieben (s. „Myokardinfarkt", „Hirninfarkt", „Zentralarterienverschluss"). Die Anwendung von Thrombolytika und die begleitende antithrombotische Therapie mit Heparin bzw. Thrombozytenaggregationshemmern sind in Kapitel 18.3.4 dargestellt.

Rezidivprophylaxe. Die Hemmung der Thrombozytenaggregation (z.B. Acetylsalicylsäure, 100 mg/d; Clopidogrel, 75 mg/d) ist die wichtigste Maßnahme einer Langzeitprophylaxe nach arteriellen Thrombosen. Eine Ausnahme bildet der Hirninfarkt kardioembolischer Genese. Hier ist die orale Antikoagulation (s. Kap. 18.3.2) die Prophylaxe der Wahl.

18.1.3 Venöse Thrombose und Lungenembolie

Synonym: venöser Gefäßverschluss
engl.: venous thrombosis and lungembolism

Definition. Die venöse Thrombose stellt einen partiellen oder vollständigen Verschluss einer Vene durch ein fibrinreiches Gerinnsel dar. Der häufigste Manifestationsort ist das tiefe Beinvenensystem. Als Komplikation einer venösen Thrombose kann durch Verschleppung von Thrombusteilen in den Lungenkreislauf eine Lungenembolie auftreten.

Ätiologie und Pathogenese. S. 368

Symptomatik. Venöse Thrombose s. S. 299. Lungenembolie s. S. 442ff.

Diagnostisches Vorgehen. Beweisend für das Vorliegen einer venösen Thrombose ist der positive Befund, erhoben mittels der Kompressionssonographie und/oder Phlebographie (S. 296).

Labordiagnostik. Ein normaler D-Dimer-Wert macht eine venöse Thrombose relativ unwahrscheinlich und schließt eine Lungenembolie mit sehr hoher Wahrscheinlichkeit aus. Die Bewertung der D-Dimer-Werte ist in Form eines diagnostischen Algorithmus in ▶ 18.3 dargestellt.

Die D-Dimer-Bestimmung hilft bei kleinen Thromben, z.B. bei einer Augenvenenthrombose, nicht weiter.

Ein entsprechender Algorithmus für das Vorgehen bei Verdacht auf Lungenembolie ist in ▶ 18.4 aufgezeigt.

Therapie. Primäres therapeutisches Ziel ist eine vollständige Thrombusrückbildung. Außerdem gilt es, die Entstehung einer Lungenembolie und eines postthrombotischen Syndroms zu verhindern. Zur Therapie der venö-

◉ **18.3 Diagnostischer Algorithmus zur Bewertung der D-Dimer-Bestimmung bei Verdacht auf venöse Thrombose**

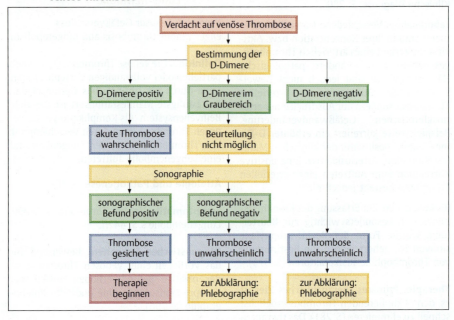

◉ **18.4 Diagnostischer Algorithmus zur Bewertung der D-Dimer-Bestimmung bei Verdacht auf Lungenembolie**

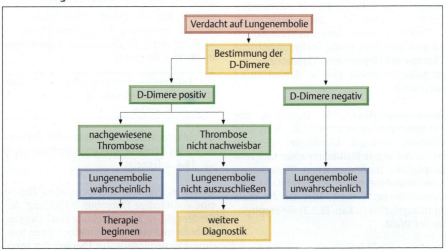

sen Thrombose und Lungenembolie gehören neben chirurgischen (Thrombektomie, Implantation eines Cava-Schirms, s. S. 301f) und lokalen physikalischen Maßnahmen die systemische Antikoagulation und die fibrinolytische Therapie (→ Kapitel **18.3**).

18.2 Thrombophilie

18.2.1 Allgemeine Aspekte

Synonym: erhöhtes Thromboserisiko
engl.: thrombophilia

Definition. Als Thrombophilie wird eine im Vergleich zur Normalbevölkerung erhöhte Thromboseneigung bezeichnet. Eine Thrombophilie kann asymptomatisch, gekennzeichnet durch Nachweis eines thrombophilen Risikofaktors oder symptomatisch (= klinisch manifest) als thromboembolische Erkrankung auftreten.

Epidemiologie. Die Thrombophilie ist sehr häufig und beeinflusst entscheidend Morbidität und Letalität innerhalb der Bevölkerung.
- Die Prävalenz der Thrombophilie ist > 10 %; eine venöse Thrombose tritt hingegen in ca. 1 von 1000 Individuen pro Jahr auf.
- Aus Sektionsbefunden ist abzuleiten, dass bei etwa 30 % aller nicht antithrombotisch behandelten Patienten zum Zeitpunkt des Todes eine thromboembolische Erkrankung vorliegt. Bei nicht antikoagulierten Patienten, die sich einer Totalendoprothese-Operation unterziehen, liegt die Thromboserate sogar bei ca. 50 %.
- Bei einigen Grunderkrankungen treten thromboembolische Komplikationen besonders häufig auf, z. B. bei Neoplasien in ca. 20 %, beim Lupus-Antikoagulans-Syndrom in ca. 10 % und bei der Hyperhomozysteinämie in ca. 10 % der Fälle.

Pathophysiologie. Die Thrombophilie hat sehr unterschiedliche Ursachen, wie in **18.1** zusammengefasst. Sie ist nicht gleichzusetzen mit einer thromboembolischen Erkrankung, da erst weitere Risikofaktoren hinzutreten müssen, um eine manifeste Thrombose entstehen zu lassen. Am besten sind die Hämostasestörungen, die einen thrombophilen Zustand auslösen, definiert. Eine Dysregulation des plasmatischen Gerinnungssystems, des Fibrinolysesystems bzw. des thrombozytären Systems kann bei nicht effektiven negativen Rückkopplungsmechanismen zu einer Thrombophilie führen.

Störungen des Hämostasesystems.
Störungen im plasmatischen Gerinnungssystem: Die Hemmung von aktivierten Gerinnungsfaktoren kann unterbleiben, wenn plasmatische Inhibitoren fehlen.
Erhöhte Prothrombinkonzentration: Die basale Thrombinbildung ist erhöht und das Gleichgewicht zwischen pro- und antikoagulatorischen Komponenten verschiebt sich in Richtung Hyperkoagulabilität.
Antithrombinmangel: Die Inhibierung von prothrombotischen Serinproteasen, wie Thrombin und Faktor Xa, ist verzögert.
Störungen des Protein-C-Systems (Protein-C-Mangel, Protein-S-Mangel, APC-Resistenz, Thrombomodulinreduktion): Bei Protein-C- oder Protein-S-Mangel ist die Inaktivierung der Faktoren Va und VIIIa gehemmt. Bei verschiedenen Erkrankungen wird die Expression von Thrombomodulin herunterreguliert mit der Folge, dass Protein C nicht regelrecht aktiviert wird. Schließlich gibt es Antikörper, die zu einer Hemmung der Wirkung von aktiviertem Protein C (APC) an seinen Substraten, den aktivierten Faktoren Va und VIIIa, führen. Diese Störung bezeichnet man als erworbene APC-Resistenz.
Störungen im Fibrinolysesystem: s. **18.1**. Eine gestörte Balance zwischen fördernden und hemmenden Faktoren des Fibrinolysesystems kann zur Entstehung eines Thrombus beitragen, löst jedoch selbst keine Aktivierung der plasmatischen Gerinnung aus. Bei verstärkter Inhibierung der Fibrinolyse

T 18.1 Ursachen einer Thrombophilie

Störungen des Hämostasesystems			Gefäßwandveränderungen	rheologische Störungen	weitere Erkrankungen/Komponenten/Zustände*
plasmatisches Gerinnungssystem („Hyperkoagulabilität")	**Fibrinolysesystem („Fibrinolysehemmung")**	**thrombozytäres System („Plättchenaktivierung")**			
• APC-Resistenz • Prothrombin-Gen-Mutation • Antithrombinmangel • Protein-C-Mangel • Protein-S-Mangel • Dysfibrinogenämie • Hyperfibrinogenämie • erhöhter Spiegel des vWF • erhöhter Spiegel des Faktors VIII • erhöhter Spiegel des Faktors VIIa • Kryofibrinogenämie	• Dysfibrinogenämie • Plasminogenmangel • Dysplasminogenämie • t-PA-Mangel** • Erhöhung der PAI-1-Konzentration** • Faktor-XII-Mangel** • Erhöhung der α_2-Antiplasminaktivität** • Erhöhung der histidinreichen Glykoproteinkonzentration**	• Thrombozytose • Thrombozythämie • aktivierte Thrombozyten • Steigerung der Thrombozytenadhäsion • Steigerung der Thrombozytenaggregation	• Atherosklerose • Diabetes mellitus • Herzklappenveränderungen • Stenose • Aneurysma • Vaskulitis • Kasabach-Merritt-Syndrom • NO- und PGI_2-Stoffwechselstörungen • Endothelin-Stoffwechselstörung	• arterielle Hyperzirkulation • venöse Hypozirkulation • Stase (Immobilisation, Herzinsuffizienz, Varikosis) • Hyperviskosität (Polycythaemia vera, Leukämie, Sichelzellanämie) • Stenose • NO- und PGI_2-Stoffwechselstörungen • TxA_2-Stoffwechselstörungen	• fortgeschrittenes Alter • Operation/postoperative Phase • Immobilisation • maligne Erkrankungen • kardiale Erkrankungen • Schwangerschaft/postpartuale Periode • orale Kontrazeptiva • Östrogentherapie • künstliche Oberflächen (Stent, Herzklappen, Katheter, Herz-Lungen-Maschine) • Hyperhomozysteinämie • HIT Typ II • Lupus-Antikoagulans-Syndrom • DIC • TTP/HUS • paroxysmale nächtliche Hämoglobinurie • nephrotisches Syndrom • Fettstoffwechselstörungen • Übergewicht • Schlangenbiss/-gifte

* Die aufgelisteten Erkrankungen und Zustände sind Ursachen für sekundäre Störungen des Hämostasesystems, der Gefäßwand und/oder der Blutströmung

** nicht gesicherte Risikofaktoren

kann anfallendes Fibrinmonomer bzw. Fibrin nicht ausreichend schnell lysiert werden, so dass sich ein Thrombus aufbaut.

Störungen des thrombozytären Systems: Es ist nicht zweifelsfrei bewiesen, dass eine primäre Aktivierung der Thrombozyten zu einer Thrombophilie führt. Bei der heparininduzierten Thrombozytopenie Typ II kommt es unter Beteiligung von Immunkomplexen und Thrombozyten zu einer Aktivierung des Hämostasesystems. Bei vielen Erkrankungen wird jedoch erst sekundär eine Aktivierung von Blutplättchen beobachtet, sodass diese ihre prothrombotischen Komponenten zur Akzeleration der Gerinnungsaktivierung zur Verfügung stellen. Die Bedeutung der Plättchen für die Thrombogenese wird dadurch deutlich, dass Inhibitoren, die eine Thrombozytenadhäsion oder eine Thrombozytenaggregation hemmen, vor allen Dingen die Entstehung von arteriellen Thromben verhindern.

Gefäßwandveränderungen. Kommt es im Rahmen einer Gefäßerkrankung zum Verlust der Endothelzellschicht, so geht die Thromboseresistenz der Gefäßwand verloren; es liegen subendotheliale Strukturen frei, die zur Aktivierung von Blutplättchen führen. Auch kann an einer solchen geschädigten Gefäßwand das plasmatische Gerinnungssystem aktiviert werden(→ 👁 16.1, S. 311).

Rheologische Störungen. Eine arterielle Hyperzirkulation oder eine venöse Hypozirkulation führt zu einer Thrombophilie im arteriellen bzw. venösen Gefäßsystem, da die rheologische Störung die Interaktion zwischen zirkulierendem Blut und Gefäßwand verändert; sekundär wird das Gleichgewicht im Hämostasesystem zu einem thrombophilen Zustand hin verschoben (→ 🕀 18.1).

Symptomatik. Die Thrombophilie hat im strengen Sinne der Definition keine klinischen Symptome. Treten jedoch sog. präzipitierende Faktoren bei bestehender Thrombophilie hinzu, so kommt es in Abhängigkeit von der Grunderkrankung zu venösen oder arteriellen Thrombosen oder Thrombosen an ungewöhnlicher Lokalisation.

Diagnostik und differenzialdiagnostisches Vorgehen. → auch S. 320f

Indikationen zur laboranalytischen Untersuchung.

- Spontanthrombosen (Thrombosen ohne erkennbare Risikosituationen),
- tiefe Venenthrombose, Lungenembolie oder arterielle Thrombose bei Patienten <45 Jahre,
- Thrombosen an ungewöhnlichen Lokalisationen (Thrombosen außerhalb des Bein-Becken-Systems),
- rezidivierende tiefe Venenthrombose oder Thrombophlebitis,
- positive Familienanamnese für oben erwähnte Konstellationen,
- positive Familienanamnese bei bekannter angeborener Thrombophilie,
- Thrombose bei Neugeborenen und Kindern,
- Thrombose während der Schwangerschaft bzw. in der postpartalen Periode,
- rezidivierende Spontanaborte.

Umstritten ist ein diagnostisches Screening bei Patienten ohne anamnestischen Hinweis auf eine Thrombose vor Operationen, lang andauernder Immobilisierung, während der Hospitalisierung, während einer Schwangerschaft oder vor Einnahme oraler Kontrazeptiva. Eine Ausnahme stellt die Testung auf Vorliegen einer angeborenen APC-Resistenz vor Einnahme oraler Kontrazeptiva dar (→ „Hereditäre Thrombophilie", S. 377f).

Eine Thrombophiliediagnostik ist in der akuten Phase einer Thrombose bis auf die Bestimmung von HIT-Antikörpern, Antithrombin, Plasminogen und Lupus-Antikoagulans-Antikörpern *nicht sinnvoll,* da das Hämostasesystem durch die Grunderkrankung fehlreguliert ist und die Untersuchungsergebnisse zu möglicherweise falschen Schlussfolgerungen führen.

T 18.2 Diagnostisches bzw. differenzialdiagnostisches Vorgehen bei den häufigsten Erkrankungen mit hereditärer Thrombophilie

Erkrankungen	erster diagnostischer Schritt: funktionelle Tests	zweiter diagnostischer Schritt: Differenzierung/Bestätigung
Faktor-V-Leiden	APTT-Modifikation	DNA-Analyse
Antithrombinmangel	chromogener Test	Antigentest + DNA-Analyse
Protein-C-Mangel	chromogener Test	Antigentest + DNA-Analyse
Protein-S-Mangel	chromogener Test* + Antigenbestimmung des Gesamtprotein S + Antigenbestimmung des freien Protein S	DNA-Analyse
Prothrombin-G20210A-Polymorphismus	Prothrombin-Einzelfaktor-Bestimmung	DNA-Analyse
Hyperhomozysteinämie	Plasmahomocystein (ELISA)	DNA-Analyse der Methylen-Tetrahydrofolat-Reduktase

* Der Protein-S-Mangel kann bei APC-Resistenz nicht zuverlässig bestimmt werden.

Hämostaseologische Analytik.
- Das auf S. 316ff aufgeführte Minimalprogramm der hämostaseologischen Analytiker erfasst eine Thrombophilie nicht. Zurzeit gibt es keinen sicheren Globaltest zur Erfassung einer Thrombophilie bzw. zur Abschätzung eines thrombotischen Risikos.
- Die laboranalytischen Untersuchungen gliedern sich in einen 1. diagnostischen Schritt (funktionelle Tests) und in einen 2. diagnostischen Schritt (Bestätigungstest bzw. Antigenbestimmung, **T 18.2**).
- Die Bestimmung folgender Aktivierungsmarker eignet sich zur Beurteilung des Vorliegens einer Thrombophilie: Thrombin-Antithrombin-Komplexe, Prothrombinfragment F1+2, lösliches Fibrin (FM-Test). Ein positives Testergebnis weist auf eine Thrombophilie hin; ein negatives Testergebnis schließt eine Thrombophilie nicht aus.
- Zusätzlich zur Bestimmung der Aktivierungsmarker oder oft auch ausschließlich wird ein breites Thrombophilie-Screening durchgeführt, wie es in **T 18.3** zusammengefasst ist.

Anstelle eines Screenings für das Vorliegen eines thrombotischen Risikos sollte bei hospitalisierten Patienten, die Risikofaktoren für eine thromboembolische Erkrankung aufweisen, sehr konsequent eine Antikoagulation durchgeführt werden.

Therapie und Prophylaxe. Sowohl unfraktioniertes als auch niedermolekulares Heparin (→ S. 385ff) und orale Antikoagulanzien (→ S. 389ff) sind bei allen unterschiedlichen Erkrankungen mit Thrombophilie bzw. bei

18.3 Thrombophilie-Screening

	plasmatisches Gerinnungssystem	Fibrinolysesystem	thrombozytäres System
Minimalprogramm	• Thromboplastinzeit • APTT • Thrombinzeit • Antithrombin • Protein C • Protein S • Fibrinogen • funktioneller APC-Resistenztest • Homocystein-Plasmakonzentration • Lupus-Antikoagulans-Diagnostik • Prothrombin: DNA-Analyse • Einzelfaktorbestimmung	Thrombinzeit	• Thrombozytenzahl • HIT-Diagnostik bei Thrombozytopenie unter Heparintherapie ($\rightarrow$ S. 384)
weiterführende Diagnostik		Reptilasezeit FDP, D-Dimer PAI-Polymorphismus Einzelfaktorbestimmung	aktivierte Thrombozyten (Durchflusszytometrie)

venösen thromboembolischen Erkrankungen außer der homozygoten Form der Hyperhomozysteinämie die Grundpfeiler einer erfolgreichen Therapie und Prophylaxe. Heparinoide, rekombinantes Hirudin und Thrombozytenfunktionshemmer haben spezifische Indikationsfelder. Synthetische Thrombininhibitoren werden zurzeit erprobt. Eine Substitutionstherapie wird momentan nur beim Antithrombinmangel als sinnvoll erachtet.

Erworbener Antithrombinmangel. Die Substitution mit Antithrombinkonzentraten kommt bei deutlich eingeschränkter Syntheseleistung der Leber, bei orthotopen Lebertransplantationen und bei Leberversagen, bei Patienten mit nephrotischem Syndrom und bei Asparaginasetherapie infrage. *Dosierung der Antithrombinkonzentrate:* Initialdosis: 40 E/kgKG. Erhaltungsdosis: ca. 10–20 E/kgKG im Abstand von 12 Stunden mit dem Ziel, die Antithrombinaktivität nicht unter 70% der Norm abfallen zu lassen.

18.2.2 Hereditäre Thrombophilie

Synonym: familiäre Thrombophilie
engl.: inherited thrombophilia, familial thrombophilia

Pathophysiologie. Die allgemeinen pathophysiologischen Zusammenhänge sind unter „Thrombophilie", S. 368ff dargestellt.

Antithrombinmangel. Eine Erniedrigung der Antithrombin(AT)-Aktivität hat eine Thrombophilie zur Folge. Typ I: quantitativer AT-Mangel; Typ II: qualitativer AT-Mangel.

Störungen im Protein-C-System (Protein-C-Mangel, Protein-S-Mangel, APC-Resistenz).

Das Protein-C-System ist der wichtigste negative Rückkopplungsmechanismus der plasmatischen Gerinnung. Bei den unterschiedlichen Mangelerkrankungen werden Protein C und Protein S nicht ausreichend (Typ I) oder defekt synthetisiert (Typ II). Während beim AT-, PC- und PS-Mangel ganz unterschiedliche Mutationen beschrieben wurden, ist bei der „Aktiviertes-Protein-C-(APC-)Resistenz" zu ca. 95% nur eine Punktmutation bekannt. Diese Punktmutation (Faktor-V-Leiden) ist durch eine Substitution von Arg506 durch Gln charakterisiert mit der Folge, dass APC an dieser Stelle das Faktor-V-Molekül nicht mehr spalten und damit inaktivieren kann (FaktorV R506Q).

Prothrombin-G20210A-Polymorphismus. Eine Mutation in der 3'-nichttranslatierten Region des Prothrombingens (G → A, Prothrombin-G20210A) ist mit einem erhöhten Prothrombinspiegel und erhöhtem Thromboserisiko vergesellschaftet. Gehäuft werden Thrombosen im zerebralen Gefäßsystem beobachtet.

Störungen des Fibrinolysesystems. Zu den angeborenen Störungen des Fibrinolysesystems, bei denen gehäuft venöse Thrombosen auftreten, gehören Plasminogenmangel und Dysfibrinogenämie. Bei diesen genetischen Defekten ist wegen ihrer Seltenheit die Assoziation zur Thrombophilie statistisch nicht abgesichert.

Hereditäre Hyperhomozysteinämie. Eine homozygote Hyperhomozysteinämie (Plasmahomozystein: >100 µmol/l) führt zu koronarer Herzerkrankung, Apoplex und peripherer arterieller Verschlusskrankheit. Auch die milde Form der heterozygoten Hyperhomozysteinämie (Plasmahomozystein: 16–25 µmol/l), die in etwa 5% in der Normalbevölkerung vorkommt, ist mit einer venösen und arteriellen Thrombophilie vergesellschaftet. Die Thrombophilie bei der Hyperhomozysteinämie ist Folge einer Aktivierung der Endothelzellen im Rahmen eines Entzündungsgeschehens. Eine Aktivitätsverminderung der Methylentetrahydrofolat-Reduktase (MTHFR) aufgrund einer Genmutation stellt eine häufige Ursache der hereditären Hyperhomozysteinämie dar.

Multigendefekt. Die hohe Prävalenz des Faktor-V-Leiden und der Prothrombin-Genmutation bedeuten eine erhöhte Wahrscheinlichkeit der Interaktion mit anderen hereditären Risikofaktoren. Das Thromboserisiko steigt erheblich bei einer Kosegregation von Faktor-V-Leiden oder Prothrombin-G20210A mit Antithrombin-, Protein-C- oder Protein-S-Mangel.

Symptomatik und Epidemiologie. Die Prävalenz der hereditären Thrombophilie in der allgemeinen Bevölkerung beträgt ca. 5%. Die Prävalenzen der verschiedenen Ursachen sind in 🝰 18.4 aufgeführt.

Heterozygote APC-Resistenz bzw. heterozygoter AT-, PC- und PS-Mangel. Typische Symptome bei Patienten mit APC-Resistenz, Prothrombin-Gen-Mutation oder AT-, PC- und PS-Mangel sind:
- venöse thromboembolische Ereignisse (>90% der Fälle):
  - tiefe Beinvenenthrombose (häufig),
  - Lungenembolie (häufig),
  - oberflächliche Thrombophlebitis,
  - Mesenterialvenenthrombose (selten, aber charakteristisch),
  - zerebrale Venenthrombose (selten, aber charakteristisch),
- für thromboembolische Erkrankungen positive Familienanamnese,
- erste Thrombose gewöhnlich im Alter <45Jahre,
- rezidivierende Thrombosen.

Ungewöhnliche Lokalisationsstellen einer Venenthrombose, wie Verschlüsse der Mesenterialvenen oder der Hirnvenen, betreffen ungefähr 5% der Patienten mit AT-, PC- oder PS-Mangel.

T 18.4 Genetische Defekte, bei denen eine Thrombophilie auftritt

Ursache	Prävalenz in der Normalbevölkerung	Prävalenz bei Patienten mit venösen Thromboembolien
Faktor-V-Leiden	2–10%	12–40%
Prothrombin-G20210A	2–6%	6–18%
Antithrombinmangel	0,2%	2–5%
Protein-C-Mangel	0,2%	2–5%
Protein-S-Mangel	0,2%	2–5%
Hyperhomozysteinämie	?	10–20%
Dysfibrinogenämie Plasminogen-Mangel Faktor-XII-Mangel Heparin-Kofaktor-II-Mangel	seltene Ursachen bzw. Ursachen, deren Verknüpfung von genetischem Defekt und gehäuftem Auftreten thromboembolischer Erkrankungen statistisch nicht gesichert ist	

Typischerweise werden thromboembolische Ereignisse bei diesen hereditären Störungen erstmals vor dem 40.–45. Lebensalter beobachtet. Fasst man AT-, PC- und PS-Mangelpatienten zusammen, so haben im Alter zwischen 50 und 60 Jahren ca. 80–90% aller Mangelpatienten mindestens ein thromboembolisches Ereignis erlitten. Da die Prävalenz der APC-Resistenz und der Prothrombin-Gen-Mutation in der Bevölkerung hoch ist (2–10%), wird eine Kombination von APC-Resistenz bzw. Prothrombin-Gen-Mutation mit AT-, PC- und PS-Mangel häufig beobachtet und ist immer mit einer thromboembolischen Erkrankung vergesellschaftet **(Multigendefekt)**.
Ungefähr die Hälfte aller thromboembolischen Ereignisse wird im Zusammenhang mit auslösenden Faktoren beobachtet, wie Operationen, Immobilisation oder Schwangerschaft. So liegt beim AT-Mangel das Risiko, eine Thrombose während der Schwangerschaft oder im Wochenbett zu erleiden bei 40–70%, beim PC- oder beim PS-Mangel zwischen 10 und 20% und bei der homozygoten APC-Resistenz bei ca. 30%. Postoperative Thrombosen werden bei abdominellen Eingriffen in ca. 20% und bei orthopädischen oder Karzinomoperationen bei ca. 40% der Patienten mit AT-, PC- oder PS-Mangel beobachtet. Die Einnahme von oralen Kontrazeptiva erhöht das Thromboserisiko bei Patienten mit AT-Mangel oder APC-Resistenz signifikant. Thrombosen treten in der Regel erst ab dem 14. Lebensjahr auf.

Homozygoter Antithrombinmangel. Typ I des homozygoten AT-Mangels ist offensichtlich mit dem Leben nicht vereinbar. Homozygoter Typ II des AT-Mangels führt zu thromboembolischen Komplikationen beim Neugeborenen. Auch treten arterielle Thrombosen sowie Spontanaborte bei Homozygotie auf.

Homozygoter Protein-C- und Protein-S-Mangel. Bei homozygotem PC- bzw. PS-Mangel kommt es typischerweise bei Neugeborenen zu einer Purpura fulminans, charakterisiert durch Mikrogerinnsel in den Haut- und subkutanen Gefäßen (→ S. 362).

Homozygote APC-Resistenz. Eine homozygote APC-Resistenz ist bei etwa 0,02 % der Bevölkerung zu erwarten. Das Thromboserisiko bei homozygoter APC-Resistenz ist etwa 11-mal höher als bei Heterozygotie.

Hyperhomozysteinämie. Milde Hyperhomozysteinämie ist ein unabhängiger Risikofaktor für Schlaganfall, Herzinfarkt oder periphere arterielle Verschlusskrankheit einschließlich Stenose der A. carotis. Eine milde Hyperhomozysteinämie ist auch mit dem Risiko einer venösen Thrombose verknüpft: Bei 64 % der Patienten wurde eine tiefe Beinvenenthrombose, bei 24 % eine oberflächliche Thrombophlebitis und bei 12 % Hirn- oder Mesenterialvenenthrombosen beobachtet. Bei Patienten mit venösen Thrombosen im Alter < 45 Jahren kann in etwa 10 % der Fälle eine Hyperhomozysteinämie diagnostiziert werden.

Hereditäre Dysfibrinogenämie. Patienten mit hereditärer Dysfibrinogenämie können eine tiefe Beinvenenthrombose, Thrombophlebitis oder arterielle Thrombosen sowie Spontanaborte entwickeln. Die Häufigkeit einer Dysfibrinogenämie bei Patienten mit venöser Thrombose beträgt ca. 0,8 %.

Diagnostisches Vorgehen. Da es keine globalen Untersuchungsmethoden zur Beurteilung eines thrombophilen Risikos gibt, sind Kriterien für ein sinnvolles Vorgehen bei vermuteter Thrombophilie einzuhalten:

Einschlusskriterien für ein Screening. Wie allgemein bei Thrombophilie (→ S. 375f).

Ausschlusskriterien für ein Screening. Patienten mit erworbenen Ursachen einer Thrombose, wie z. B. Neoplasien, myeloproliferative Erkrankungen und keinem Hinweis auf eine genetische Disposition für eine Thrombophilie.

Laboranalytische Untersuchungen. *1. diagnostischer Schritt:* funktionelle Tests mit dem Ziel, angeborene Erkrankungen auszuschließen (→ **T 18.2**, S. 376). Bei positivem Ergebnis *2. diagnostischer Schritt:* Differenzierung der Typen des AT-, PC- oder PS-Mangels, DNA-Analyse zur Lokalisierung des Defekts. So kann bei ca. 60 % der hereditären Thrombophilien die Ursache geklärt werden, bei den verbleibenden 40 % der Fälle bleibt die Ursache zurzeit unklar.

Ein Thrombophilie-Screening ist bei der Normalbevölkerung ohne ein bisheriges thromboembolisches Ereignis, wenn überhaupt, nur bei Patientinnen angezeigt, die **orale Kontrazeptiva** einnehmen möchten. Da die APC-Resistenz in der Bevölkerung relativ hoch ist und die Einnahme von oralen Kontrazeptiva ein Thrombophilie-Risiko darstellt, steigt das Risiko einer venösen thromboembolischen Erkrankung bei Zusammentreffen beider Risikofaktoren deutlich an.

Therapie und Prophylaxe. Bei der APC-Resistenz und Prothrombin-Gen-Mutation sowie bei AT-, PC- und PS-Mangel wird eine Basistherapie mit Heparin bzw. LMW-Heparin durchgeführt. Indikation, Dosierung und Steuerung der Therapie durch *Heparin, LMW-Heparin und orale Antikoagulation* sind auf S. 385ff und 389ff abgehandelt.

Hereditärer Antithrombinmangel. Bei etwa 1/3 der Patienten kommt es zu keiner adäquaten Verlängerung der APTT bei einer üblichen Heparingabe von bis zu 35000 E/d. Diese sog. Heparinresistenz kann durch Gabe eines Antithrombinkonzentrates aufgehoben werden oder es wird Heparin in einer Dosierung bis 80000 E/d verabreicht. **Dosierung** von Antithrombinkonzentraten: Wie beim erworbenen AT-Mangel (→ S. 377).

Eine **Thromboseprophylaxe** mit Heparin oder oralen Antikoagulantien sollte beim AT-Mangel durchgeführt werden, wenn erstmals ein thrombotisches Ereignis aufgetreten ist. Falls unfraktioniertes Heparin oder LMW-Heparin angewendet wird, sollten diese Patienten zusätzlich mit Antithrombinkonzentraten behandelt werden, so dass die Antithrombinaktivität nicht unter 70 % der Norm abfällt.

Homozygoter Protein-C-Mangel bei Neugeborenen. Es handelt sich um eine lebensbedrohliche Erkrankung, als deren Folge eine DIC auftritt. Die Therapie besteht in der Gabe von PC-Konzentraten (→ Lehrbücher der Pädiatrie).

Schwangerschaft und Postpartalperiode. Das Thromboserisiko in der Schwangerschaft ist erhöht, in besonderem Maße bei Patientinnen mit hereditärer Thrombophilie. Zur Thromboseprophylaxe wird LMW-Heparin verwendet. Aufgrund des teratogenen Risikos der Cumarinderivate muss bei Patientinnen, die Cumarine einnehmen, die orale Antikoagulation sofort bei Beginn der Schwangerschaft abgesetzt und die Thromboseprophylaxe auf LMW-Heparin umgestellt werden. Die Dosierung liegt in der höchsten Risikogruppe mit einem Zielbereich von 0,3–0,5 anti-FXa-E (T **18.5**, S. 387f). Die Behandlung mit LMW-Heparin wird bis vier Wochen nach der Entbindung fortgesetzt.

Eine antikoagulatorische Therapie mit LMW-Heparin stellt keine Kontraindikation zum Stillen dar.

Der AT-Mangel sollte während der Entbindung zusätzlich mit Antithrombinkonzentrat behandelt werden. In der Postpartalperiode sollte beim AT-Mangel wegen des besonders hohen thromboembolischen Risikos Antithrombinkonzentrat infundiert werden.

Hyperhomozysteinämie. Die homozygote Hyperhomozysteinämie wird mit methioninfreier Diät und zusätzlicher Gabe von Vitamin B_6 (100 mg/d), B_{12} (1 mg/d) und Folsäure (1 mg/d) behandelt. Nach 4-wöchiger Behandlung sollte der Homocystein-Plasma-Spiegel überprüft werden.

18.2.3 Antiphospholipid-Antikörper-Syndrom

engl.: antiphospholipid antibody syndrome

Definition. Das Antiphospholipid-Antikörper-Syndrom (APAS) ist durch das Auftreten von rezidivierenden venösen und/oder arteriellen Thrombosen, Fehlgeburten und/oder Thrombozytopenie bei Patienten, bei denen ein Antiphospholipid-Antikörper nachgewiesen wurde, charakterisiert. Antiphospholipid-Antikörper (APA) sind Autoantikörper, die gegen Phospholipid-Protein-Komplexe gerichtet sind. APA werden mittels ELISA nachgewiesen. Als Lupus-Antikoagulanzien (LA) wird eine Untergruppe der APA bezeichnet, die gegen gerinnungsaktive Phospholipide gerichtet sind und in vitro eine Hemmung des Gerinnungsvorgangs in phospholipidabhängigen Gerinnungstesten hervorrufen.

Epidemiologie.
- APA finden sich bei Patienten mit venöser oder arterieller Thrombose in einer Häufigkeit bis zu 30 %; in der Normalbevölkerung zwischen 5 und 15 %. Von den Patienten mit Thrombose haben etwa 50–70 % LA-Antikörper, während in der Normalbevölkerung LA-Antikörper (überwiegend bei jungen Frauen) mit einer Häufigkeit von ca. 5–8 % auftreten.
- Der Nachweis von APA-Antikörpern ist ein häufiger zufälliger Laborbefund, ohne dass er mit einem Krankheitsbild in Beziehung gesetzt werden kann.
- Wenn Hämostasestörungen mit APA vergesellschaftet sind, treten in 95 % der Fälle eine Thrombose, aber nur in etwa 5 % der Fälle eine Blutungsneigung auf.
- Eine Thrombozytopenie wird bei 20–40 % der Patienten mit einem APAS gefunden.

- Besonders häufig, in ca. 30% der Fälle, finden sich LA-Antikörper bei Patienten mit systemischem Lupus erythematodes.

Pathophysiologie. Die zur Bildung von Antiphospholipid-Antikörpern führenden pathophysiologischen Mechanismen sind bisher nicht geklärt. Der intravasale Untergang von Zellen, besonders von Thrombozyten, führt wahrscheinlich zur Bildung von Autoantikörpern gegen Phospholipid-Protein-Komplexe. LA-Antikörper beeinflussen definitionsgemäß alle phospholipidabhängigen Gerinnungsteste, sowohl die prokoagulatorischen als auch die antikoagulatorischen. Beim Patienten, also in vivo, wirken LA-Antikörper vorzugsweise als **Thrombophilie-Risikofaktoren**. So kann es zu einer verstärkten Aktivierung oder zu einer verminderten Hemmung der plasmatischen Gerinnung kommen.

Ursache für die seltene Blutungsneigung bei APAS ist eine Thrombozytopenie oder eine Thrombozytopathie, verursacht durch die APA, die gegen Phospholipide der Thrombozytenmembran gerichtet sind. Durch APA „aktivierte" oder „markierte" Thrombozyten werden schneller als normal aus der Zirkulation eliminiert, so dass eine Thrombozytopenie resultiert.

Symptomatik. Das Auftreten von APA ist mit einem erhöhten Risiko von venösen und arteriellen Thrombosen sowie einer erhöhten Abortinzidenz verbunden. Das klinische Bild ist nicht einheitlich. Thrombosen treten etwa 20-mal häufiger als Blutungen auf. Bei etwa der Hälfte der Patienten lässt sich eine tiefe Bein- bzw. Beckenvenenthrombose nachweisen. Bei ca. 30% der Patienten finden sich auch arterielle Thrombosen, wie z.B. eine Thrombose der A. centralis retinae oder der A. mesenterica. Bei Frauen mit APAS kommt es sehr häufig wegen der Bildung von Mikrogerinnseln in der Plazenta zu Aborten. Bei etwa 30–40% der Frauen mit APAS treten rezidivierende Aborte auf.

Diagnostisches Vorgehen.
- Bei Vorliegen einer Thrombose, unklaren Aborten, arteriellen Thrombosen ohne Nachweise arteriosklerotischer Veränderungen und bei Autoimmunerkrankungen mit Gefäßbeteiligung sollte immer eine Untersuchung auf APA durchgeführt werden,
- LA-Antikörper fallen bei Routineuntersuchungen oft durch eine Verlängerung der APTT auf, wenn Reagenzien verwendet werden, die eine hohe LA-Sensitivität aufweisen.
- Der Inhibitorcharakter der LA-Antikörper wird mit Plasmamischversuchen nachgewiesen.
- Durch einen APA-ELISA lässt sich der Nachweis führen, dass die Antikörper Immunglobuline (IgG, IgM) sind, die gegen Phospholipide gerichtet sind. Die Bestimmung des Antikörpertiters spiegelt den Krankheitsverlauf wider.

Differenzialdiagnose.
- Bei Patienten mit Thrombose und nachgewiesenen APA: Suche nach weiteren Ursachen einer Thrombophilie ($\rightarrow$ S. 373ff).
- Bei Patienten mit hämorrhagischer Diathese und nachgewiesenen APA: Thrombozytopenie bzw. -pathie, spezifische Antikörper gegen Plasmafaktoren, Von-Willebrand-Erkrankung, Hyperfibrinolyse, DIC, TTP und Urämie.

Therapie. Das therapeutische Vorgehen ist von der klinischen Symptomatik und nicht von den Laborparametern abhängig. Wenn APA oder LA-Antikörper bei Patienten mit einer Autoimmunerkrankung gefunden werden, verschwinden in der Regel die Autoantikörper bei erfolgreicher immunsuppressiver Therapie. Wenn jedoch APA oder LA-Antikörper isoliert und ohne weitere Symptome einer Autoimmunerkrankung auftreten, ist eine immunsuppressive Therapie nicht indiziert.

Patienten mit LA-Antikörpern und Thrombose. In der akuten Phase der thromboembolischen Erkrankung wird der Patient einer üblichen organspezifischen Thrombosebehandlung unterzogen. Im Anschluss hieran erfolgt eine orale Antikoagulation mit einer INR zwischen 2,0 und 3,0. Dieser INR-Bereich gilt unter der Voraussetzung, dass die APA nicht mit der INR-Bestimmung interferieren (→ orale Antikoagulation, S. 389ff). Falls die TPZ oder die APTT aufgrund der APA bereits vor Beginn der oralen Antikoagulation verlängert sind, sollte die orale Antikoagulation mit einem chromogenen Anti-Faktor-Xa-Test überwacht werden. Die Behandlung mit oralen Antikoagulantien wird zeitlebens bzw. so lange durchgeführt, bis Antikörper im funktionellen Test, 2 × im Abstand von 3 Monaten bestimmt, nicht mehr nachweisbar sind. Acetylsalicylsäure oder andere Thrombozytenfunktionshemmer ohne gleichzeitige orale Antikoagulation haben keinen nachweisbaren therapeutischen Effekt. Die orale Antikoagulation wird sowohl zur venösen als auch zur arteriellen Thromboseprophylaxe angewendet. Falls ein Rezidiv einer venösen Thrombose auftritt, sollte die orale Antikoagulation mit einem Zielbereich der INR zwischen 3,0 und 4,0 verschärft werden.

Patientinnen mit LA-Antikörpern und rezidivierenden Aborten. Patientinnen, die unter oraler Antikoagulation stehen, sollen sofort nach gesicherter Konzeption auf LMW-Heparin s.c. (2 × täglich; angestrebter therapeutischer Bereich: 0,1–0,2 Anti-FXa-E) und Acetylsalicylsäure (100 mg/d) umgestellt werden.

Patienten mit LA-Antikörpern, die aufgrund einer Thrombozytopenie bzw. Thrombozytopathie bluten. Die akute Behandlung besteht in der Substitution von Thrombozyten und, falls es notwendig ist, in der Elimination des Autoantikörpers, z.B. durch Plasmapherese.

18.2.4 Heparininduzierte Thrombozytopenie (HIT)

engl.: heparin-induced thrombocytopenia, white clot syndrome

Definition. Die klinisch relevante heparininduzierte Thrombozytopenie **Typ II** wird durch das Auftreten von Antikörpern gegen einen Heparin/Protein-Komplex, meistens gegen den Heparin/Plättchenfaktor-4-Komplex, hervorgerufen. Diese Antikörper verursachen eine Thrombozytenagglutination und Thrombozytenaktivierung, die zu venösen und arteriellen Thrombosen sowie sehr selten zu Blutungen führen können.
Die heparininduzierte Thrombozytopenie **Typ I** ist durch eine direkte Wechselwirkung von Heparin mit Thrombozyten bedingt und ohne klinische Relevanz.

Epidemiologie.
- In Abhängigkeit von dem Krankheitsbild, das mit Heparin behandelt wird, werden bei 0,1–10 % der Patienten heparininduzierte Antikörper beobachtet. Die Antikörper entwickeln sich häufiger gegen unfraktioniertes Heparin. Bei Gabe von LMW-Herparin werden Antikörper nur etwa bei 0,1 % der Patienten beobachtet.
- Bei ca. 10–30 % der Patienten mit nachgewiesenen Antikörpern kommt es zum Auftreten von Thrombosen.
- Die Letalität bei Auftreten einer durch HIT verursachten Thrombose beträgt ca. 30 %.
- Blutungskomplikationen bei HIT sind sehr selten.

Pathophysiologie. Ca. 6–20 Tage nach Beginn einer erstmaligen Heparintherapie können Antikörper gegen einen Heparin/Protein-Komplex gebildet werden. Meistens handelt es sich um Antikörper gegen den Heparin/Plättchenfaktor-4-Komplex. Sie induzieren eine Thrombozytenagglutination und -aktivierung, die zur Ablagerung von Thrombozyten an thromboseprädestinierenden Stellen führen. Thrombosen treten sowohl in venösen als auch in arteriellen Gefäßbezirken auf. Ihre Entstehung hängt auch mit der Aktivierung von Endothelzellen und Monozyten zusammen, die „Tissue Factor" exprimieren können.

Symptomatik. Die HIT Typ II tritt 6–20 Tage nach Beginn der erstmaligen Behandlung mit Heparin auf. Es kann sowohl zu venösen als auch arteriellen Verschlüssen in Extremitäten, Herz und intrakraniellen Gefäßen kommen. Wird Heparin subkutan verabreicht, so kann bei einer HIT Typ II oft eine hämorrhagische Hautnekrose an der Einstichstelle beobachtet werden.

Diagnostisches Vorgehen.

Thrombozytenzahl. Zu Beginn einer Heparinbehandlung fällt die Plättchenzahl in der Regel geringgradig ab und kann gelegentlich erniedrigte Werte zwischen 100000 und 150000/µl aufweisen. Diese Form der Thrombozytopenie **(HIT Typ I)** wird als unbedenklich betrachtet.

Die HIT Typ II ist durch eine extreme Thrombozytopenie charakterisiert. Die Thrombozytenzahl sinkt innerhalb von 24–48 Stunden auf Werte von weniger als 50% des Ausgangswertes ab; Thrombozytenzahlen zwischen 30000 und 50000/µl werden beobachtet. Bei Abfall der Thrombozytenzahl um >50% des Ausgangswertes oder bei einer Thrombozytenzahl <100000/µl sollte immer an eine HIT Typ II gedacht werden.

Diagnosesicherung. Sie erfolgt durch den heparininduzierten Plättchenaktivierungs-Assay (HIPA), den Serotoninfreisetzungstest oder einen ELISA zur Bestimmung der HIT-Antikörper.

Eine zunehmende Thrombozytopenie unter Heparintherapie bei bestehender Blutung schließt eine HIT nahezu aus, während eine zunehmende Thrombozytopenie unter Heparintherapie bei gleichzeitigem Auftreten einer akuten Thrombose eine HIT Typ II wahrscheinlich macht. Warnsymptome einer beginnenden HIT können Hautrötungen an der Einstichstelle der Heparininjektion und ein unverhältnismäßig hoher Heparinbedarf zum Erreichen einer therapeutischen Wirkung sein.

Differenzialdiagnose. Differenzialdiagnostisch sind alle akuten Thrombozytopenien sowie eine Pseudothrombozytopenie, Immunthrombozytopenie, TTP/HUS, Evans-Syndrom, posttransfusionelle Purpura und eine DIC auszuschließen, bevor die klinische Diagnose HIT Typ II gestellt wird.

Eine differenzialdiagnostisch intendierte Reexposition mit Heparin kann lebensbedrohliche Komplikationen hervorrufen.

Therapie. Bei Verdacht auf eine HIT Typ II sollte Heparin sofort abgesetzt werden. Wegen der weiterhin bestehenden Hyperkoagulabilität muss der Patient mit einem nicht mit Heparin kreuzreagierenden Antikoagulans weiter behandelt werden.

Hirudin. Zurzeit ist r-Hirudin (z. B. Refludan, Revasc) das Mittel der Wahl. Die Dosierung erfolgt gewichts- und kreatininbezogen. Die Therapie wird durch regelmäßige Bestimmung der APTT (Verlängerung um das 1,5–2,5fache) gesteuert.

Eine Überdosierung bei Niereninsuffizienz sollte unbedingt vermieden werden. Initial sollte die Therapie mit einer niedrigen Hirudindosis, angeglichen an die Serum-Kreatinin-Konzentration, begonnen und die Dosis ansteigend bis zum Erreichen des therapeutischen Bereiches erhöht werden.

Danaparoid. Falls nach Austestung keine Kreuzreaktion der Heparinantikörper mit dem Heparinoid Danaparoid (Orgaran) besteht, kann auch dieses zur Therapie oder Prophylaxe verwendet werden. *Initial:* i.v. Therapie nur indiziert, wenn eine Anti-FXa-Bestimmung möglich ist; andernfalls auf Hirudin ausweichen und Hirudin über die APTT monitoren; *i.v.-Therapie:* Infusion von 100–150 Anti-FXa-E/h. Die Überwachung der Danaparoid-Behandlung erfolgt durch die Bestimmung der Anti-FXa-E im Plasma, die im Bereich von 0,3–0,5 Anti-FXa-E liegen sollte. Eine Prophylaxe kann mit 2 × 750 Anti-FXa-E/Tag durchgeführt werden.

Bei niereninsuffizienten Patienten wird die Dosis reduziert. Da die Halbwertszeit von Danaparoid mit 25 h (Anti-FXa-Hemmung) lang ist, kann es zu Überdosierungen kommen, wenn nicht die Therapie durch Bestimmung der Anti-FXa-E kontrolliert wird.

Der Orgaranspiegel sollte 0,4–0,6 Anti-FXa-E/ml zur i.v. Behandlung bzw. 2 × 750 Anti-FXa-E/Tag zur Prophylaxe betragen.

Anmerkung. Die Gabe von Thrombozytenaggregationshemmern, z.B. Dextranlösungen, Prostazyklin oder Acetylsalicylsäure, hat in der akuten Situation der Thromboseentstehung bei einer HIT keine klinische Wirksamkeit gezeigt. Orale Antikoagulantien sind zur Behandlung einer HIT kontraindiziert, da Patienten mit einer HIT Typ II zur Ausbildung einer Cumarinnekrose neigen.

Literatur
→ S. 395

18.3 Therapie und Prophylaxe thromboembolischer Ereignisse

18.3.1 Therapie und Prophylaxe mit Heparin bzw. LMW-Heparin

Unfraktioniertes Heparin (UFH), meist nur als Heparin bezeichnet, wird von fraktioniertem Heparin (= niedermolekulares Heparin, Low-molecular-weight [LMW]-Heparin) unterschieden.

Therapie mit unfraktioniertem Heparin

Indikationen.

Allgemeine Aspekte. Alle klinischen Situationen, die eine Antikoagulation erfordern, können eine Indikation für den Einsatz von unfraktioniertem Heparin bzw. LMW-Heparin sein. Unter hochdosierter Heparintherapie versteht man die so genannte Vollheparinisierung (APTT-Verlängerung auf das 1,5–2,5fache der Norm). Unfraktioniertes Heparin kann sowohl zur Therapie als auch zur Prophylaxe angewendet werden.

Inidkationen zur Therapie mit hochdosiertem Heparin.
- Akute Thromboembolien bei Kontraindikation für Thrombolysetherapie oder chirurgische Interventionen,
- Anschlussbehandlung nach Thrombolysetherapie,
- akuter peripherer arterieller Verschluss bei Kontraindikation für chirurgische Intervention oder Thrombolysetherapie,
- akuter Vorderwandinfarkt, instabile Anginapectoris, akuter Myokardinfarkt,
- künstliche Herzklappen,
- Vorhofflimmern,
- Überlappung bei Einleitung der oralen Antikoagulation,
- extrakorporale Zirkulation:
  – Herz-Lungen-Maschine,
  – Dialyse.

Dosierung.
i.v.: initial: Bolus von 5000–10000 IE Heparin in Abhängigkeit von der Indikation, kontinuierliche Infusion: 1000–2000 IE/h in Abhängigkeit von der APTT,
s.c.: 2–3 × tägl. Injektion, Dosierung wie bei i.v. Gabe.
Zur Antikoagulation während der extrakorporalen Zirkulation gelten spezifische Dosierungen (→ Fachliteratur).

Therapiesteuerung und therapeutische Bereiche.
APTT: Verlängerung der APTT auf das 1,5–2,5fache der Norm,
Bestimmung der Thrombozytenzahl: bei i.v. Infusion täglich, bei s.c. Injektion beginnend am 5. Tag 2–3 ×/Woche.
Thromboembolieprophylaxe mit unfraktioniertem Heparin: Im Gegensatz zur therapeutischen Antikoagulation (so genannte Vollheparinisierung) wird die Thromboseprophylaxe als Low-dose-Heparin-Behandlung bezeichnet. Die Dosierung des Heparins bei Thromboseprophylaxe hängt von der Risikoeinschätzung thromboembolischer Ereignisse ab (▼ 18.5).

Nebenwirkungen/Komplikationen.

HIT Typ II. Abfall der Thrombozytenzahl 6–20 Tage nach Beginn der Heparintherapie (→ „heparininduzierte Thrombozytopenie", S. 383ff),

Blutung unter Heparintherapie. Suche nach Blutungsursache (hämorrhagische Diathese?, chirurgische Blutung?, Heparinüberdosierung?). Bei massiver Heparinüberdosierung: Protaminchlorid (1 IE Protaminchlorid neutralisiert 1 IE Heparin) langsam i.v. injizieren.

Kontraindikationen.
- HIT Typ II,
- Heparinallergie,
- hämorrhagische Diathese/manifeste Blutung,
- florides Ulcus ventriculi oder duodeni,
- Erkrankungen mit intrakranieller Blutungsneigung (Hirnverletzungen, Hirnoperation),
- arterielle Hypertonie (systolisch RR > 200 mmHg, diastolisch RR > 105 mmHg),
- Ösophagusvarizen.

Therapie mit LMW-Heparin

Indikationen. LMW-Heparin wird primär zur Thromboseprophylaxe und seltener zur Therapie von thromboembolischen Ereignissen eingesetzt.

Dosierung. Eine einheitliches Dosierungsschema existiert zurzeit nicht, da die Präparate auf dem Markt nicht standardisiert sind. Entsprechend der Risikostufen (▼ 18.5) erfolgt die Dosierung unterschiedlich. Die Wirksamkeit wird in der Regel nicht überprüft. Falls eine Überwachung und Steuerung der Prophylaxe angezeigt ist, erfolgt diese mit dem Anti-Faktor-Xa-Test.

Bemerkungen.
- Beim Antithrombinmangel sind in der angegebenen Konzentration sowohl unfraktioniertes Heparin als auch LMW-Heparin wegen der bestehenden Heparinresistenz oft nicht voll wirksam, so dass die Dosis erhöht werden muss.
- Unmittelbar vor einer Entbindung ist eine Prophylaxe mit Heparin sinnvoller als mit LMW-Heparin, da Heparin eine kürzere Halbwertszeit als LMW-Heparin hat.

Kontraindikationen. Sie sind die gleichen wie für unfraktioniertes Heparin. Im Unterschied zu unfraktioniertem Heparin treten bei LMW-Heparin seltener eine HIT Typ II oder eine Osteoporose auf.

T 18.5 Risikoeinschätzung thromboembolischer Ereignisse und Thromboseprophylaxe

Risiko-stufe	Häufigkeit einer			Patientenkollektiv	Prophylaxe
	Unter-schenkel-Thrombose	proximalen Thrombose	Lungen-embolie	tödlichen Lungen-embolie		
niedrig	2 %	0,4 %	0,2 %	0,002 %	• unkomplizierte kleine Chirurgie bei Patienten <40 Jahre ohne klinische Risikofaktoren	fakultativ: Kompressions-strümpfe
mittel	10–20 %	2–4 %	1–2 %	0,1–0,4 %	• große und kleine chirurgische Eingriffe bei Patienten zwischen 40 und 60 Jahren ohne zusätzliche Risikofaktoren • große Chirurgie bei Patienten <40 Jahre ohne zusätzliche Risikofaktoren • kleine Chirurgie bei Patienten mit Risikofaktoren • internistische Patienten ohne Risikofaktoren	obligat: Kompressions-strümpfe + 1 × tgl. s.c. LMW-Heparin niedrige Dosierungsstufe **oder** 2–3 × tgl. s.c. 5000 IE unfrakt. Heparin

Fortsetzung ▶

T 18.5 (Fortsetzung)

Risiko-stufe	Häufigkeit einer				Patientenkollektiv	Prophylaxe
	Unter-schenkel-Thrombose	proximalen Thrombose	Lungen-embolie	tödlichen Lungenem-bolie		
hoch	20–40%	4–8%	2–4%	0,4–1,0%	• große Chirurgie bei Patienten > 60 Jahre ohne zusätzliche Risikofaktoren • große Chirurgie bei Patienten zwischen 40 und 60 Jahren mit einem zusätzlichen Risikofaktor • Patienten mit Myokardinfarkt • internistische Patienten mit Risikofaktoren	obligat: Kompressionsstrümpfe + 1 × tgl. s.c. LMW-Heparin hohe Dosierungsstufe **oder** 3 × tgl. s.c. 5000 IE unfrakt. Heparin **oder** 2–3 tgl. s.c. 7500 IE unfrakt. Heparin **oder** orale Antikoagulation INR 1,5–2,5
höchst	40–80%	10–20%	4–10%	1–5%	• große Chirurgie bei Patienten > 40 Jahre und nach früherer Thromboembolie oder maligner Erkrankung oder Hyperkoagulabilität • elektive größere orthopädische Chirurgie an unteren Extremitäten • Hüftfraktur oder Polytrauma • Rückenmarksverletzung oder Hemiplegie oder Tetraparese oder Koma	obligat: Kompressionsstrümpfe + 1 × tgl. s.c. LMW-Heparin mit Dosis-Adjustierung auf 0,3–0,5 Anti-FXa-E/ml **oder** 3 × tgl. s.c. unfrakt. Heparin mit Dosis-Adjustierung auf 1,5–2,5fache APTT-Verlängerung **oder** 2 × 15 mg tgl. s.c. Desirudin

Modifiziert nach: B. Pötzsch und K. Madlener, Gerinnungskonsil, Stuttgart: Thieme 2002

18.3.2 Orale Antikoagulation

Indikation, therapeutischer Bereich und Behandlungsdauer

→ 🝊 18.6.

Die orale Antikoagulation bei kardiologischen Erkrankungen bedarf einer differenzierten Dosierung, wie sie in Handbüchern beschrieben ist.

Keine Indikation zur oralen Antikoagulation bei theoretischem Thromboserisiko, falls ein thrombophiler Zustand (z.B. Protein-C-Mangel, APC-Resistenz, Lupus-Antikoagulans-Syndrom) zwar nachgewiesen ist und/oder eine positive Familienanamnese vorliegt, aber bisher kein thromboembolisches Ereignis eingetreten ist.
Ausnahme: Nachgewiesener hereditärer Antithrombinmangel: Orale Antikoagulation auch ohne thromboembolisches Ereignis.

Kontraindikationen

Absolute Kontraindikationen.
- Zerebrale Blutungsneigung bei Zustand nach chirurgischen Eingriffen am ZNS, Hirnarterienaneurysmen, Hirntumoren etc.,
- floride Magen-Darm-Ulzera und Ösophagusvarizen,
- Hypertonie > 200/105 mmHg,
- Retinopathie mit Blutungsneigung,
- Schwangerschaft (→ S. 281),
- Nephrolithiasis,
- mangelnde Compliance.

Relative Kontraindikationen.
- Anfallsleiden,
- chronischer Alkoholismus.

Therapieeinleitung und Therapiesteuerung

Prinzip.
- Langsam einschleichender Therapiebeginn wegen der Gefahr einer Cumarinnekrose (besondere Vorsicht bei Patienten mit Protein-C- und Protein-S-Mangel und Patienten mit HIT Typ II, → S. 391).
- Überlappend mit Heparininfusion bis zum Erreichen einer INR von mindestens 2,5.

Da auch Protein C und S Vitamin-K-abhängig in der Leber synthetisiert werden, kommt es initial bei einer oralen Antikoagulation zu einem erhöhten Thromboserisiko.

Mögliches Schema.
1. Tag: 3 Tbl. Marcumar und 1–2 × tägl. LMW-Heparin s.c.
2. Tag: 2 Tbl. Marcumar und 1–2 × tägl. LMW-Heparin s.c.
3. Tag: 2 Tbl. Marcumar und 1–2 × tägl. LMW-Heparin s.c.
4. Tag: Bestimmung der INR und dementsprechend Wahl der Marcumardosierung.

Bei der Behandlung ist auf die Wechselwirkung der Cumarinderivate mit anderen, gleichzeitig verabreichten Medikamenten zu achten (s. Rote Liste und Speziallitratur). Der Patient sollte darüber hinaus auf die Wechselwirkung von Cumarinderivaten mit Lebensmitteln, die reich an Vitamin K sind (Spinat, Salat, Kohl) hingewiesen werden.

Selbstbestimmung der INR durch den Patienten. Die konstantesten INR-Werte und damit der beste therapeutische Effekt ist durch Selbstbestimmung der INR durch den geschulten Patienten zu erreichen. Schulungszentren sind bei der ASA (Arbeitsgemeinschaft Selbstkontrolle der Antikoagulation; Geschäftsstelle in Bad Berleburg) zu erfragen.

T 18.6 Indikation, therapeutischer Bereich und Behandlungsdauer der oralen Antikoagulation

Indikation	therapeutischer Bereich (INR)	Dauer	Bemerkungen
venöse Thromboembolie			
tiefe Beinvenenthrombose am Unterschenkel: bei erstmaliger Thrombose	2,0–3,0	3–6 Monate	bei neuerlichen Risikosituationen: Prophylaxe mit Heparin
tiefe Beinvenenthrombose am Oberschenkel/Becken, Lungenembolie, Thrombosen an ungewöhnlicher Lokalisation (Arm, Mesenterialvene, Hirnvenen): bei erstmaliger Thrombose	2,0–3,0	6 Monate, wenn keine hämostaseologische Ursache nachweisbar ist; 12–24 Monate, wenn eine hämostaseologische Ursache nachweisbar ist bzw. bei positiver Familienanamnese	bei neuerlichen Risikosituationen: Prophylaxe mit Heparin
Rezidivthrombosen gleichgültig welcher Lokalisation bzw. Rezidivembolien	2,0–3,0	2–5 Jahre, wenn keine hämostaseologische Ursache nachweisbar ist; zeitlebens, wenn eine hämostaseologische Ursache nachweisbar oder die Familienanamnese positiv ist	bei neuerlichen Risikosituationen: Prophylaxe mit Heparin
kardiologische Erkrankungen mit hohem Embolierisiko			
hochgradig eingeschränkte linksventrikuläre Funktionsstörung	2,0–3,0	auf Dauer	
Vorhofflimmern	ohne zusätzliches Risiko (stark vergrößerter linker Vorhof, frühere Embolien, TIA usw.): 2,0–3,0	auf Dauer	Bei „idiopathischem Vorhofflimmern" (Ausschluss von kardialen Erkrankungen, linksatrialer Vergrößerung, linksventrikulärer Hypertrophie und früheren Embolien) werden keine oralen Antikoagulanzien, sondern vorzugsweise Thrombozyten-Aggregationshemmer verabreicht.

T 18.6 (Fortsetzung)

Indikation	therapeutischer Bereich (INR)	Dauer	Bemerkungen
kardiologische Erkrankungen mit hohem Embolierisiko (Fortsetzung)			
Ventrikelthrombus nach Myokardinfarkt	2,0–3,0	solange Thrombus nachweisbar	
Mitralklappenfehler	bei Mitralklappenprolaps mit Vorhofflimmern, Mitralklappenstenose und -insuffizienz ohne zusätzliches Risiko: 2,0–3,0; bei Mitralklappenstenose und -insuffizienz mit zusätzlichem Risiko (Vorhofflimmern, stark vergrößerter linker Vorhof, frühere Embolien, TIA usw.): 3,0–4,0	auf Dauer	
Herzklappenersatz	Bioprothese bei Sinusrhythmus: 2,0–3,0	3 Monate	
	Aortenprothese: keine orale Antikoagulation		
	Kunst- oder Metallprothese in Aortenposition: 2,0–3,0; in Mitralposition: 3,0–4,0; weitere Spezifizierung → T 7.4, S. 141	auf Dauer	

Nebenwirkungen der oralen Antikoagulation

Cumarinnekrose

In den ersten Tagen nach Beginn einer Therapie mit Cumarinderivaten (z. B. Phenprocoumon) kommt es selten zum Auftreten einer sog. Cumarinnekrose, die durch eine hämorrhagische Hautnekrose, rot-blau verfärbte Zehen bzw. makulöse, papulöse oder blasenartige Hautveränderungen charakterisiert ist. Die Hautveränderungen treten meist an Stellen mit fettreichem subkutanen Gewebe, wie Hüften und weiblicher Brust, auf. Eine Cumarinnekrose wird gehäuft bei Patienten mit Protein-C- oder Protein-S-Mangel beobachtet, oder wenn unter nicht ausreichendem Heparinschutz durch hohe Dosen an Cumarinderivaten versucht wurde, sehr schnell die Vitamin-K-abhängigen Faktoren abzusenken.

Die **Therapie** dieser Nebenwirkung besteht in der Gabe von Protein-C-Konzentrat (bei nachgewiesenem Protein-C-Mangel), von Heparin und in einem sofortigen Absetzen der Cumarinderivate. Möglicherweise wird bei langsamem Einschleichen mit den Cumarinderivaten das Risiko einer Cumarinnekrose vermindert.

Überdosierung von Marcumar

Symptome.
- Epistaxis,
- Hämaturie,
- Blutungen aus dem Gastrointestinaltrakt,
- spontane Haut- und Schleimhautblutungen,
- petechiale Blutungen an Stellen mit starker mechanischer Belastung,
- Muskelblutungen,
- zerebrale Blutungen.

Vorgehen bei geringgradigen Blutungen.
- INR-Werte kontrollieren,
- Phenprocoumonspiegel bei fehlender Compliance (z. B. psychiatrischen Patienten, Selbstmordgefahr) bestimmen.

Vorgehen bei starken Blutungen (Muskel- und zerebrale Blutungen). Sofortige Einweisung in eine Klinik.

Therapie.

Leichte Blutungskomplikationen. Therapiepause.

Starke Blutungen. Zusätzlich 10 mg Vitamin K_1 sehr langsam i.v. injizieren (nie i.m.-Injektionen).

Lebensbedrohliche Blutungen. FFP oder PPSB über 30 min i.v. infundieren; *Dosierung:* zur Anhebung der Thromboplastinzeit um 1 % wird 1 Einheit PPSB/kgKG infundiert; eine ausreichende Hämostase ist bei einer Thromboplastinzeit von 40–50 % (INR ca. 1,5) erreicht.
Zusätzlich lokale, organbezogene Blutstillung bzw. Behandlung (z. B. Hämatomausräumung).

18.3.3 Thrombozytenfunktionshemmer

Synonym: Thrombozytenaggregationshemmer
engl.: platelet function inhibitors, antiplatelet agents

Thrombozytenfunktionshemmer werden zur Behandlung des akuten Koroanarsyndroms, zur Rezidivprophylaxe arterieller thromboembolischer Ereignisse sowie zur Reokklusionsprophylaxe nach interventionellen kardiologischen Eingriffen verwendet.

Acetylsalicylsäure (ASS).
Wirkungsmechanismus: ASS führt zu einer Acetylierung und damit irreversiblen Hemmung der Cyclooxygenase-1 (COX-1) in Thrombozyten und Endothelzellen. Die Hemmung der Cyclooxygenase bedeutet in den Thrombozyten eine verminderte Thromboxansynthese, in den Endothelzellen eine verminderte Prostacyclinsynthese. Da Thrombozyten kernlos sind, wird durch ASS die Thromboxansynthese komplett blockiert, während in Endothelzellen, die Kerne enthalten, Prostacyclin nachsynthetisiert werden kann. Demnach steht im Vergleich zu Thromboxan vermehrt Prostacyclin zur Hemmung der Thrombozytenaggregation zur Verfügung.
Dosierung: Zur oralen Sekundärprophylaxe 100 oder 300 mg/d.
Nebenwirkungen: Erhöhtes Blutungsrisiko, besonders in Kombination mit anderen Medikamenten. Bei leichten Blutungen: Absetzen der ASS; bei schweren Blutungen: DDAVP (0,3 µg/kgKG).

Thienopyridine.
Wirkungsmechanismus: Ein Metabilit der „Prodrug" hemmt irreversibel einen von drei thrombozytären ADP-Rezeptoren und blockiert auf diese Art und Weise die ADP-induzierte Thrombozytenaggregation.

Dosierung: Zur oralen Sekundäreprophylaxe: 2 × 250 mg Ticlopidine per os oder 1 × 75 mg Clopidogrel täglich per os.

Nebenwirkungen: Unter Thienopyridin können starke Blutungen, besonders bei operativen Eingriffen oder Traumata, auftreten. Die Blutungsneigung ist irreversibel. Bei leichten Blutungen: Absetzen des Medikamentes; bei schweren Blutungen: DDAVP (0,3 µg/kgKG) oder Thrombozytenkonzentrat. Bei Ticlopidin wird bei 2,4 %, bei Clopidogrel bei 0,1 % der Patienten eine Neutrozytopenie beobachtet.

Glykoprotein (GP)IIb/IIIa-Inhibitoren.

GPIIb/IIIa-Inhibitoren blockieren den GPIIb/IIIa-Rezeptor auf der Oberfläche der Thrombozyten; an diesen Rezeptor bindet Fibrinogen bei der Verknüpfung von Thrombozyten durch Fibrinogen.

Substanzen.
- Abciximab (ReoPro): Ein monoklonaler Antikörper, ein irreversibler Inhibitor.
- Eptifibatid: Ein niedermolekulares Peptid, ein reversibler Inhibitor.
- Tirofiban (Agrastat): Ein Peptidomimetikum, ein reversibler Inhibitor.

Dosierungen.
- Abciximab: i.v. Bolus von 0,25 mg/kgKG, gefolgt von 0,125 µg/kgKG/min (bis max. 10 µg/min) über 12 Stunden.
- Eptifibatid: i.v. Bolus von 180 µg/kgKG; gefolgt von 2 µg/kgKG/min.
- Tirofiban: initial i.v.-Infusion von 0,4 µg/kgKG/min für 30 min; gefolgt von 0,1 µg/kgKG/min für max. 48 Stunden.

Nebenwirkungen. Erhöhte Blutungsneigung. Bei Abciximab ist der Rezeptor *irreversibel* blockiert, eine Normalisierung der erhöhten Blutungsneigung wird daher erst durch eine Neusynthese von Thrombozyten erreicht. Bei schweren Blutungen sind Thrombozytenkonzentrate indiziert. Bei Eptifibatid ist der Rezeptor nur *reversibel* blockiert; eine Normalisierung der Thrombozytenfunktion tritt nach Absetzen in wenigen Stunden ein. Das Gleiche wie für Eptifibatid gilt auch für Tirofiban.

18.3.4 Thrombolysetherapie

Definition. Als Thrombolyse bezeichnet man die medikamentöse Therapie mit dem Ziel, einen Thrombus bzw. einen fibrinreichen Embolus aufzulösen.

Wirkungsmechanismus. Als Thrombolytikum werden zurzeit Streptokinase, Urokinase, APSAC und rekombinant hergestelltes t-PA (rt-PA) sowie Reteplase, eine Defektmutante des t-PA verwendet. Diese 5 Substanzen aktivieren Plasminogen und leiten auf diese Art und Weise eine Fibrinolyse ein (→ S. 315f). rt-PA und Reteplase haben im Gegensatz zu Streptokinase und Urokinase eine hohe Affinität zu Fibrin; hierdurch wird die Aktivierung des Fibrinolysesystems und damit die Entstehung von Plasmin in hohem Maße auf ein Fibringerinnsel lokalisiert.
APSAC ist ein durch Acylierung modifizierter Streptokinase-Plasminogen-Aktivatorkomplex mit erhöhter Fibrinspezifität und hat im Vergleich zur Streptokinase eine verlängerte Halbwertszeit.

Indikation.
- Akute, arterielle periphere Thromboembolien (Thrombusalter <3 Tage),
- Lungenembolie,
- Myokardinfarkt,
- A.-basilaris-, A.-cerebri-media-Verschluss.

Der Therapieerfolg ist am besten, wenn die Lyse möglichst schnell nach Auftreten des Verschlusses eingeleitet wird. *Arterielle Verschlüsse* lassen sich am besten innerhalb von 6 Stunden, jedoch manchmal bis 3 Tage lang wieder eröffnen. Bei *venösen Verschlüssen* beträgt die Erfolgsrate in den ersten 3 Tagen ca. 70 % und sinkt in den folgenden 10 Tagen kontinuierlich ab.

Relative Kontraindikationen.
- Manifeste oder kurz zurückliegende Blutungen,
- hämorrhagische Diathese,
- i.m.-Injektion vor <24 Stunden,
- Hypertonie (systolisch >200, diastolisch >110 mmHg) zum Zeitpunkt der Lysetherapie,
- zerebrale Blutung, apoplektischer Insult (vor <6 Wochen),
- Schädel-Hirn-Trauma, intrakranielle Neoplasmen, ZNS-Operation (vor <3 Monaten),
- Operationen, Entbindung, nicht komprimierbare Punktionen (vor <10 Tagen),
- Magen-Darm-Karzinom, Bronchialkarzinom, Colitis ulcerosa,
- floride Magen/Darm-Ulzera,
- gastrointestinale Blutung,
- akute Glomerulonephritis, akute Pankreatitis,
- diabetische hämorrhagische Retinopathie,
- Aneurysma,
- Leberzirrhose (TPZ <50%),
- orale Antikoagulation (INR >3,0),
- Ösophagusvarizen,
- akute urogenitale Blutung,
- vor der 16. Schwangerschaftswoche.

Laboranalytik vor der Thrombolyse. Vor Einleitung einer Thrombolyse sollte das Minimalprogramm der hämostaseologischen Analytik und zusätzlich Antithrombin, Fibrinogen, Plasminogen und D-Dimere bestimmt werden, um mögliche Kontraindikationen oder eine mögliche Ineffektivität der Therapie zu erkennen und Ausgangswerte zur Steuerung der Therapie zu erhalten.

Dosierungsempfehlungen. Hier werden Empfehlungen zur Behandlung von thromboembolischen Erkrankungen mit Ausnahme des Myokardinfarkts gegeben; Näheres zur Thrombolysetherapie des Myokardinfarkts → "Akuter Myokardinfarkt", S. 42ff.

Konventionelle Streptokinasebehandlung. Bei der konventionellen Langzeitlyse mit Streptokinase werden initial 250000 IE Streptokinase über 30 min und anschließend 100000 IE/h infundiert. Ab dem 2. Tag sollte zusätzlich Heparin (800–1500 IE/h) i.v. infundiert werden. Die Therapie wird solange fortgesetzt, bis der Thrombus sich aufgelöst hat, aber nicht länger als 10–14 Tage. Oft limitiert sich die Streptokinasetherapie wegen Bildung von Anti-Streptokinaseantikörpern.
Laborkontrolle: Bestimmung der Thrombinzeit zur Beurteilung der Heparin- und FDP-Wirkung sowie der Fibrinogenkonzentration zur Beurteilung der Streptokinasewirkung. Diese Laboranalysen werden zunächst 2× täglich und bei stabiler Dosierung der Streptokinase 1× täglich durchgeführt. Ein Blutbild zur Erfassung von Blutungen sollte regelmäßig 1× täglich oder bei Verdacht auf eine Blutung angefertigt werden.

Ultrahohe Kurzzeitlyse mit Streptokinase. Initialdosis von 250000 IE über 30 min, dann Erhaltungsdosis von 1,5 Mio. IE Streptokinase/h über 6 Stunden infundiert. Diese Form der Kurzzeitlyse kann in den nächsten Tagen ohne eine Initialdosis bis maximal 5 Tage wiederholt werden. Ab der zweiten Kurzzeitlyse wird zwischen den Streptokinaseinfusionen Heparin (800–1500 IE/h) infundiert. *Laborkontrolle:* wie bei der konventionellen Streptokinasetherapie.

Urokinasebehandlung. Initialdosis von 600000 IE Urokinase über 20 min als Infusion, anschließend Erhaltungsdosis zwischen 100000 und 200000 IE/h. Grundsätzlich Heparin begleitend infundieren.
Laborkontrolle: Die Fibrinogenkonzentration sollte nicht unter 50 mg/dl abfallen. Die Wirkung der FDP und des Heparins wird über die APTT kontrolliert; die APTT sollte ca. um das 2–3fache des Ausgangswertes verlängert sein.

APSAC (Eminase). 30 mg werden innerhalb von 5 Minuten intravenös infundiert. Eine Laborkontrolle zur Steuerung der Therapie ist nicht notwendig.

rt-PA (Alteplase). Zugelassen bei folgenden Erkrankungen: Myokardinfarkt, Lungenembolie, akuter ischämischer Hirninfarkt. Das Vorgehen bei akuter massiver Lungenembolie ist wie folgt: 10 mg Bolus über 1 bis 2 Minuten infundieren; anschließend 90 mg über 2 Stunden infundieren. Nach der Alteplase-Infusion wird unfraktioniertes Heparin in einer Dosierung infundiert, durch die die APTT um das 1,5-2,5fache verlängert wird. Die rt-PA-Behandlung kann einmal täglich über 10 Tage wiederholt werden. Zwischen den Alteplase-Infusionen wird Heparin kontinuierlich infundiert. *Laborkontrolle:* Die Fibrinogenkonzentration soll während der rt-PA-Behandlung nicht unter 100 mg/dl abfallen.

Lokale und lokoregionäre Thrombolyse. Als Alternative zu der systemischen Gabe eines Thrombolytikums können Streptokinase, Urokinase oder rt-PA lokal bzw. lokoregionär verabreicht werden. Näheres zur lokalen Thrombolyse → Fachliteratur.

Komplikationen und Nebenwirkungen. Eine Thrombolysetherapie kann in Abhängigkeit davon, wie aggressiv die Therapie ist, teilweise zu schweren Blutungskomplikationen führen. Zu den schwerwiegenden Nebenwirkungen gehören intrazerebrale Blutungen und andere Blutungskomplikationen, die in 1% der Fälle auftreten. Leichte Blutungskomplikationen beobachtet man bei etwa 15% der Patienten. Schwere Blutungskomplikationen zwingen zur Beendigung der Lysetherapie und manchmal zur Verabreichung des Antidots Aprotinin (Dosierung, S. 364). Bei leichten Blutungskomplikationen reicht die Unterbrechung der Lysetherapie aus. Gelegentlich ist auch die Transfusion von Erythrozytenkonzentraten notwendig. Allergisch/anaphylaktische Reaktionen werden gehäuft bei Streptokinasetherapie beobachtet. Streptokokkeninfekte oder vorherige Streptokinasetherapie führt zur Bildung von Antikörpern (s.o.), die zu anaphylaktischen Reaktionen führen und die Effektivität der Therapie mindern.

Nachbehandlung. Im Anschluss an eine Thrombolysetherapie erfolgt eine Behandlung mit kontinuierlicher intravenöser Heparingabe; die Dosierung des Heparins sollte eine 1,5-2,5fache Verlängerung des Ausgangswertes der APTT bewirken. 1-2 Wochen nach Beginn der Heparininfusion schließt sich eine Behandlung mit oralen Antikoagulantien, zunächst überlappend mit Heparin, an.

Alternative Therapie. Eine Alternative zur Thrombolysebehandlung stellt die operative Entfernung der Thromben bzw. eine Thrombenextraktion dar.

Literatur

Colman RW, Hirsh J, Marder VJ, Clowes AW, George JN, eds. Haemostasis and Thrombosis. Basic Principles and Clinical Practice. 4th ed. Philadelphia: Lippincott Williams Wilkins 2001.
Für den Spezialisten.
Hoffman R, Benz Jr. EJ, Shattil SJ, Furie B, Cohen HJ, Silberstein LE, McGlave P, eds. Hematology. Basic Principles and Practice. 3rd ed. New York: Churchill Livingstone 2000.
Für den Facharzt.
Mueller-Eckhardt C, Kiefel V, Hrsg. Transfusionsmedizin. Grundlagen, Therapie, Methodik. 3. Aufl. Heidelberg: Springer 2004.
Für junge Assistenten und den Facharzt.
Müller-Berghaus G, Pötzsch B, Hrsg. Hämostaseologie. Molekulare und zelluläre Mechanismen, Pathophysiologie und Klinik. Berlin: Springer 1998.
Für junge Assistenten und den Facharzt.
Pötzsch B, Madlener K. Gerinnungskonzil. Rationelle Diagnostik und Therapie von Gerinnungsstörungen. Stuttgart: Thieme 2002.
Für junge Assistenten und den Facharzt.
Thomas L, Hrsg. Labor und Diagnose. Indikation und Bewertung von Laborbefunden für die medizinische Diagnostik. 5. Aufl. Frankfurt/Main: TH-Books Verlagsgesellschaft 1998.
Für Studenten und junge Assistenten.

Pneumologie

19	**Grundlagen der Pneumologie**	398
20	**Atemwege**	411
21	**Lunge**	429
22	**Schlafbezogene Atmungsstörungen**	469
23	**Pleura**	472
24	**Mediastinum**	477

19 Grundlagen der Pneumologie

Helgo Magnussen, Georg Kanzow

19.1	Leitsymptome	398
19.1.1	Atemnot (Dyspnoe)	398
19.1.2	Husten	399
19.1.3	Thoraxschmerz	399
19.2	Diagnostische Verfahren	399
19.2.1	Physikalischer Lungenbefund	399
19.2.2	Lungenfunktionsuntersuchung	402
	Spirometrie	402
	Ganzkörperplethysmographie	404
	Lungen-Compliance	404
	Diffusionskapazität	404
19.2.3	Blutgasanalyse	404
19.2.4	Belastungsuntersuchung	405
19.2.5	Atemmuskelfunktionsdiagnostik	406
19.2.6	Bild gebende Verfahren	406
19.2.7	Sputumuntersuchung	408
19.2.8	Bioptische Methoden	408
19.2.9	Endoskopische Verfahren	408

19.1 Leitsymptome

19.1.1 Atemnot (Dyspnoe)

Definition. Atemnot ist das subjektive Empfinden, das durch das Missverhältnis von Atemarbeit zu Erfolg der Atmung entsteht. Bei der Anamneseerhebung sollte versucht werden, andere Missempfindungen, wie das Gefühl vertiefter Atmung, allgemeine Erschöpfung und Irritation der oberen Atemwege, abzugrenzen. Für die Quantifizierung von Dyspnoe hat sich die (subjektive) 12-stufige Borg-Skala bewährt, mit welcher der Patient seine Atemnot von „kaum wahrnehmbar" bis „maximal" selbst zuordnen kann.

Ursachen.

Intrathorakal.
- Atemwege (Asthma, Bronchitis, Tumor),
- Lungenparenchym (Fibrose, Pneumonie, Lungenresektion),
- Pleura (Erguss, Schwarte, Pneumothorax),
- Lungengefäße (Lungenembolie, Lungeninfarkt),
- Brustkorb (Trauma, Deformierung),
- Linksherzinsuffizienz.

Extrathorakal.
- zentral (Enzephalitis, Hirntumor),
- metabolische Azidose (Koma, Schock),
- neuromuskulär (Myasthenia gravis, Poliomyelitis, amyotrophe Lateralsklerose),
- psychische Faktoren (Angst, Depression),
- Anämie.

Formen von Dyspnoe.
Intermittierende Dyspnoe: z.B. bei Asthma bronchiale, Linksherzinsuffizienz oder rezidivierender Lungenembolie.
Persistierende Dyspnoe: z.B. bei chronischer obstruktiver Bronchitis, Lungenemphysem, neuromuskulären Erkrankungen, Anämie.
Nächtliche Dyspnoe: z.B. bei Asthma bronchiale, Herzinsuffizienz, gastroösophagealem Reflux, Schlafapnoesyndrom.
Lageabhängige Dyspnoe: z.B. bei Herzinsuffizienz, Zwerchfellparese.
Dyspnoe nach Belastungsende: z.B. Anstrengungsasthma.

19.1.2 Husten

Husten ist ein wichtiger Abwehrmechanismus, der die Reinigung der Atemwege gewährleistet. Anhaltender oder zunehmender Husten ist ein Symptom zahlreicher Erkrankungen (häufigstes pneumologisches Symptom, Prävalenz ca. 20%).

Ursachen.
Akut (≤3 Wochen): z. B. bei Bronchitis, Pneumonie, Lungenembolie, Fremdkörperaspiration.
Anfallsweise (wechselnde Intensität): z. B. bei Asthma, Instabilität der Atemwege.
Chronisch (>3 Wochen): z. B. bei chronischer Bronchitis, Tumor, Bronchiektasen, chronischen Entzündungen (Tbc, pulmonale Infektion bei HIV), Medikamenten (ACE-Hemmer, Beta-Blocker), Lungenfibrose.
Bei produktivem Husten können Farbe und Konsistenz des Auswurfes (Sputum) auf die ursächliche Störung hinweisen:
- weiß-zäh (z. B. bei Asthma),
- gelbgrün (z. B. bei Bronchitis, Pneumonie),
- blutig (z. B. bei Tumor, Pneumonie, Tbc, Lungenembolie).

Jeder Patient, bei dem Husten länger als 3 Wochen anhält oder bei Chronizität den Charakter ändert, muss gründlich untersucht werden (Verdacht auf Bronchialkarzinom).

19.1.3 Thoraxschmerz

Bleiben pathologische Prozesse auf das Lungenparenchym und die Pleura visceralis beschränkt, verursachen sie keine Schmerzen. Thoraxschmerzen weisen hin auf eine Beteiligung
- der *Pleura parietalis:* meist als stechender, atemabhängiger Schmerz der Brustwand, z. B. bei Pleuritis, Pneumothorax, Ausbrechertumor,
- des *Mediastinums* und der darin gelegenen Organe.

Aufgrund des engen räumlichen und nervalen Zusammenhanges zu anderen Organsystemen muss die Thoraxschmerzanamnese auch immer extrapulmonale Prozesse (Herz, Oberbauchorgane, Ösophagus, Rippen, degenerative HWS-/BWS-Veränderungen) in Erwägung ziehen.

Der Rückgang von pleuritischen Schmerzen ist zweideutig. Er kann auf eine Besserung des Krankheitsgeschehens oder auf das Entstehen eines Pleuraergusses (fehlendes Pleurareiben durch Flüssigkeitslamelle) hindeuten.

19.2 Diagnostische Verfahren

19.2.1 Physikalischer Lungenbefund

Inspektion des entkleideten Patienten

Überprüfen des Hautkolorits.
- Liegt eine Anämie vor?
- Gibt es Hinweise auf eine Zyanose (sichtbar bei > 5 g/dl deoxygeniertem Hb im arteriellen Blut):
  - periphere Zyanose: Blaufärbung von Finger- und Fußnägeln; verursacht durch vermehrte O_2-Ausschöpfung bei erniedrigtem Herzzeitvolumen;
  - zentrale Zyanose: zusätzliche Blaufärbung der Schleimhäute (Zunge); verursacht durch arterielle Untersättigung (inadäquate Oxygenierung in den Lungen oder Rechts-Links-Shunt, s.a. „Zyanose" → 6).

Überprüfen der Thoraxkonfiguration.
- Liegt eine Thoraxdeformation vor, z. B. Fassthorax, Kyphoskoliose, Trichterbrust?
- Hinweis auf zurückliegende Thoraxoperation?

Überprüfen der Atembewegungen. Dies erfolgt im Hinblick auf:
- Frequenz (normal 8–16/min)
- Periodizität,
- Tiefe,
- Seitengleichheit der Atmung (☛ **19.1**).

19.1 Atembewegungen und ihre diagnostische Bedeutung

Atmungstyp		Hinweis auf	Vorkommen (Beispiele)
normale Ruheatmung		keine Atemstörung	
hochfrequente und flache Atmung		erniedrigte Lungendehnbarkeit	Lungenfibrose
hochfrequente und tiefe Atmung (Kussmaul-Atmung)		metabolische Störungen	diabetische Azidose, Urämie
langsame und tiefe Atmung		erhöhter Atemwegswiderstand	obstruktive Atemwegserkrankung
gleichtiefe Atemzüge, aber mit Pausen (Biot-Atmung)		Störung im Atemzentrum bei Hirndruck	Meningitis
periodischer Wechsel von flacher und tiefer Atmung (Cheyne-Stokes-Atmung)		zerebrale Regulationsstörung	schwerste Herzinsuffizienz
Schnappatmung		hypoxische Schädigung des Atemzentrums	Kreislaufstillstand
Seitendifferenz der Atmung		Schmerz; Fesselung eines Lungenflügels	Erguss, Schwarten

Die Zuordnung der pathologischen Atmungstypen zu einer Diagnose ist jedoch nur unter Würdigung des klinischen Gesamtbildes sinnvoll.

Palpation

Der Untersucher legt die Hände beidseits flach auf den Thorax des Patienten. Beurteilt werden:
- Atemexkursion, evtl. Nachschleppen einer Thoraxseite,
- Zustand der Atemmuskulatur,
- Stimmfremitus: Hierzu lässt man den Patienten mit tiefer Stimme „99" sagen. Bei Erguss- und Schwartenbildung ist dann jeweils eine verminderte Thoraxvibration zu fühlen.

Wichtig ist das Abtasten der regionalen Lymphknotenstationen der Thoraxorgane in der Axilla, der Supraclavikulargrube und der Zervikalregion.

Perkussion

Die Perkussion (Finger-Finger-Perkussion) dient der Beurteilung der unteren Lungengrenzen und deren Verschiebbarkeit. Bei gesunden, jungen Menschen beträgt diese ca. 10 cm. Die unteren Lungengrenzen und ihre

Verschiebbarkeit können durch *Zwerchfellhochstand* oder *Ergüsse* verändert sein. Bei Ergüssen ist zusätzlich eine nach lateral ansteigende Dämpfung festzustellen (sog. Ellis-Damoiseau-Linie). Gleichzeitig werden mit der Perkussion große *luftleere oder luftarme Bezirke* der Lunge diagnostiziert. Dazu muss der Durchmesser dieses Bezirks allerdings größer als 4 cm sein und weniger als 5 cm unterhalb der Pleura liegen.

Auskultation

Mit dem Stethoskop werden Geräuschphänomene erfasst, die beim Atmen in der Lunge und den angrenzenden Geweben entstehen. Der Patient sollte mit geöffnetem Mund atmen.

Physiologische Befunde.
- **Vesikuläratmen,** das über den Alveolarbezirken mit einer Frequenz von 100–600 Hz wahrzunehmen ist.
- **Bronchialatmen,** das von der Luftströmung in den großen Atemwegen herrührt und am besten am Hals über der Trachea und in der Gegend des Dornfortsatzes des 7. Halswirbels wahrgenommen werden kann. Das Bronchialatmen ist schärfer und heller (500–4000 Hz) als das Vesikuläratmen.

Pathologische Befunde.
- **Bronchialatmen im Bereich der Lungen:** Es deutet auf einen verminderten Luftgehalt des Lungengewebes in diesen Bezirken hin (z. B. bei Infiltration oder Atelektase), da mit steigendem Flüssigkeitsgehalt hohe Frequenzen besser weitergeleitet werden. Beim Verdacht auf Bronchialatmen kann man das über der Lunge auskultierte Atemgeräusch mit dem Geräusch über der Trachea vergleichen.
- **Bronchophonie:** Bei erhöhter Leitfähigkeit des Thoraxinhaltes (z. B. Pneumonie) und gleichzeitig offenen Atemwegen werden hochfrequente Schwingungen gesprochener Worte („66" flüstern lassen) über dem betroffenen Bezirk besonders deutlich auskultierbar.
- **Reibegeräusche:** Diese treten durch Verschieben der Pleurablätter gegeneinander bei Entzündungen auf. Sie werden mit „Lederknarren" oder „Schneeballknirschen" verglichen und verschwinden bei Auftreten eines Ergusses.
- **Rasselgeräusche:** Sie entstehen durch Entfaltung bzw. Belüftung vorher flüssigkeitsgefüllter Lungenbezirke (kleine Atemwege, „Seifenblasenphänomen"). Sie sind ohrfern (= nicht klingend), wenn der Luftgehalt des auskultierten Lungenareals normal ist, oder ohrnah (= klingend), wenn eine zusätzliche Infiltration vorliegt.
  - *Feuchte Rasselgeräusche* entstehen durch Ansammlung von Flüssigkeit in den Atemwegen (Ödemflüssigkeit, Blut, Eiter). Die Frequenz hängt von der Weite der betroffenen Bronchien ab (große Atemwege: grobblasige Rasselgeräusche; kleine Atemwege: feinblasige Rasselgeräusche).
  - *Trockene Rasselgeräusche* treten auf, wenn Schleimfäden durch den Luftstrom in Schwingung versetzt werden. Man unterscheidet je nach Schwingungsfrequenz Giemen (höherfrequente Schwingungen, Hinweis auf Schleimfäden in kleineren Atemwegen) und Brummen (niedrigfrequente Schwingungen, Hinweis auf Schleimfäden in größeren Atemwegen).
  - *Knisterrasseln (Sklerophonie),* das am Ende einer tiefen Inspiration, insbesondere über den basalen Lungenabschnitten auftritt, weist auf eine fibrosierende Lungenerkrankung hin.
- **Stark vermindertes Atemgeräusch:** Bei schwerer Atemwegsobstruktion und Lungenüberblähung kann das Phänomen der „stillen Lunge" (Silent Chest) auftreten. In diesem Fall ist das Atemgeräusch nahezu aufgehoben.

- **Verlängerte forcierte Exspiration:** Wenn die forcierte Exspiration (auskultiert über der Trachea) länger als 4–5 Sekunden dauert, weist dies auf eine klinisch bedeutsame Atemwegsobstruktion (Asthma, Emphysem) hin.
- **Stridoröses Atemgeräusch:** Dieses tritt am deutlichsten in der Inspirationsphase auf und weist auf eine Stenose der großen Atemwege (Trachea, Larynx) hin.

19.2.2 Lungenfunktionsuntersuchung

Spirometrie

Sie dient der Messung und graphischen Darstellung von atemabhängigen Volumenschwankungen im zeitlichen Verlauf. Die wichtigsten Parameter zur Unterscheidung von *obstruktiven* (die Atemwege sind verengt oder verlegt) und *restriktiven* (das Lungenvolumen ist verkleinert) Ventilationsstörungen sind:

- Vitalkapazität (VK) = Volumen, das nach maximaler Exspiration ohne zeitliche Begrenzung der Inspiration eingeatmet werden kann.

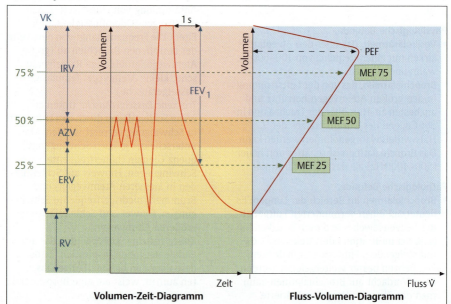

19.1 Spirometrie

Das Fluss-Volumen-Diagramm wird normalerweise um 90° gedreht betrachtet (→ 19.3). Abkürzungen: **AZV** = Atemzugvolumen, **ERV** = exspiratorisches Reservevolumen, **FEV$_1$** = forciertes exspiratorisches Volumen, das in der ersten Sekunde ausgeatmet wird, **IRV** = inspiratorisches Reservevolumen, **MEF 25–75** = maximaler exspiratorischer Fluss, bei dem sich noch 25, 50, 75 % der Vitalkapazität im Brustkorb befinden, **PEF** = Peak exsp. Flow (= exspiratorischer Spitzenfluss), **RV** = Residualvolumen, **TK** = Totalkapazität = VK + RV, **VK** = Vitalkapazität.

- Forciertes exspiratorisches Volumen (FEV_1) = Volumen, das in der ersten Sekunde (*absolute* Einsekundenkapazität) nach maximaler Einatmung ausgeatmet wird.
- Das Verhältnis von FEV_1 zu VK, ausgedrückt in Prozenten (*relative* Einsekundenkapazität, Tiffeneau-Index).

Moderne Spirometer verwenden Pneumotachographen, die sowohl die Stärke des Atemstroms als auch das Volumen der Atmung erfassen. Die Daten werden als Volumen-Zeit-Diagramm und als Fluss-Volumen-Diagramm dargestellt (◉ **19.1**) und auf die alters-, geschlechts- und gewichtsabhängigen Normwerte bezogen.

Volumen-Zeit-Diagramm. Es gibt Auskunft über folgende Ventilationsstörungen (◉ **19.2**):
- normaler Befund (◉ **19.2a**): Alle Parameter entsprechen den Referenzwerten,
- obstruktive Ventilationsstörungen (◉ **19.2b**): FEV_1 ist absolut und prozentual zur VK erniedrigt. Häufig ist gleichzeitig auch die VK erniedrigt, dann muss die Ganzkörperplethysmographie (s. u.) zur weiteren Differenzierung herangezogen werden,
- Prüfung der Reversibilität obstruktiver Ventilationsstörungen: Bei einer obstruktiven Ventilationsstörung soll die Untersuchung 10 Minuten nach Inhalation eines β_2-Sympathikomimetikums wiederholt werden (Broncholyse-Test). Vollständige Reversibilität der Obstruktion spricht für das Vorliegen eines Asthma bronchiale, geringe oder fehlende Reversibilität z. B. für eine chronische obstruktive Bronchitis oder ein Lungenemphysem,
- restriktive Ventilationsstörung (◉ **19.2 c**): VK und FEV_1 sind absolut erniedrigt, ihr Verhältnis ist normal oder überhöht.

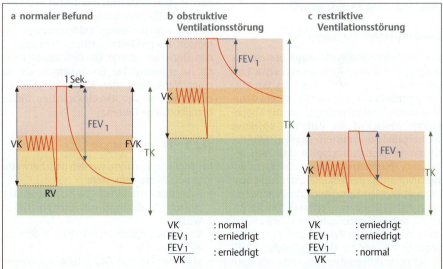

◉ 19.2 Normales und pathologisches Spirogramm (Volumen-Zeit-Diagramm)

Abkürzungen: **TK** = Totalkapazität, **RV** = Residualvolumen, **VK** = Vitalkapazität, **FEV_1** = forciertes exspiratorisches Volumen in der ersten Sekunde, **FVK** = forcierte (exspiratorische) Vitalkapazität.

19.3 Fluss-Volumen-Kurven

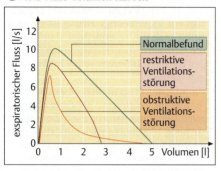

Fluss-Volumen-Diagramm. Das Fluss-Volumen-Diagramm erleichtert durch typische Konfigurationen die ätiologische Differenzierung von obstruktiven Ventilationsstörungen (Asthma, Emphysem, fixierte oder variable bzw. intra- oder extrathorakale Atemwegsstenosen). Typische Kurvenverläufe bei obstruktiver und restriktiver Ventilationsstörung sind in 19.3 dargestellt.

Ganzkörperplethysmographie

Der Ganzkörperplethysmograph besteht aus einer geschlossenen Kammer von etwa 1 m³ Rauminhalt, in der der Patient sitzt. Der Vorteil gegenüber der Spirometrie besteht darin, dass weitgehend unabhängig von der Kooperationsbereitschaft des Patienten objektive Messergebnisse ermittelt werden. Mit der Ganzkörperplethysmographie lässt sich neben dem spirometrisch nicht erfassbaren Residualvolumen (Restvolumen, das nicht ausgeatmet werden kann) auch der Atemwegswiderstand (Resistance) erfassen. Die Resistance gibt den intrabronchialen Druck an, der nötig ist, um in den Atemwegen 1 l Luft pro Sekunde strömen zu lassen (Einheit: kPa/l/s). Bei obstruktiven Atemwegserkrankungen ist die Resistance erhöht. Die Resistance ist wesentlich sensibler für das Erfassen obstruktiver Ventilationsstörungen als die for-

cierte Einsekundenkapazität, die mit der Spirometrie ermittelt wird.

Lungen-Compliance

Hierunter versteht man die Volumenänderung der Lunge, die durch einen bestimmten transpulmonalen Druck (Druckdifferenz zwischen Alveole und Pleuraspalt) bewirkt wird. Sie ist ein *Maß für die Dehnbarkeit der Lunge*. Bei Erkrankungen, die zu einer Versteifung der Lunge führen (z. B. Lungenfibrose), ist sie erniedrigt, bei Erkrankungen, die mit einer Verringerung der Rückstellkraft der Lunge einhergehen (z. B. Emphysem), erhöht. Normalwert: 0,03–0,05 l/kPa.

Diffusionskapazität

Der Austausch von Gasen zwischen dem Alveolarraum und dem Lungenkapillarblut folgt den Gesetzen der Diffusion. Die Diffusionsfähigkeit der Lunge wird als Diffusionskapazität (Transferfaktor) bezeichnet und lässt sich mithilfe von Kohlenmonoxid bestimmen. Es wird die Menge Kohlenmonoxid gemessen, die pro Zeiteinheit aus der Lunge in den Blutstrom gelangt. Die Diffusionskapazität ist erniedrigt bei Erkrankungen, die zu einer Verdickung der Membran oder zu einem Verlust der alveolokapillären Membranoberfläche führen.

19.2.3 Blutgasanalyse

Bei der Blutgasanalyse werden üblicherweise folgende Werte gemessen:
- Sauerstoffpartialdruck (Pa_{O_2}): normal 70–100 mmHg, abhängig von Alter und Gewicht,
- Kohlendioxidpartialdruck (Pa_{CO_2}): normal 40 ± 4 mmHg,
- pH-Wert: Normal 7,40 ± 0,04. Aus diesen Werten können weitere Größen errechnet werden:
- Bicarbonat: normal 24 ± 2 mmol/l,

- Base Excess (BE): normal 0 ± 3 mmol/l (negativ bei Azidose, positiv bei Alkalose),
- Sauerstoffsättigung (Sa_{O_2}): normal $97 \pm 2\%$. Für das nicht-invasive Monitoring auf der Intensivstation, bei der Bronchoskopie oder bei der Diagnostik der Schlaf-Apnoe eignet sich die Pulsoximetrie (im klinisch wichtigen Bereich einer Sa_{O_2} von 70–90% sehr zuverlässig, Messfehler 3%).

Folgende Begriffe spielen in diesem Zusammenhang eine wichtige Rolle:
- Alkalose/Azidose: Erhöhung/Erniedrigung des pH-Wertes,
- Hyperkapnie/Hypokapnie: Erhöhung/Erniedrigung des Pa_{CO_2},
- Hyperoxie/Hypoxie: Erhöhung/Erniedrigung des Pa_{O_2},
- respiratorische Partialinsuffizienz (z. B. bei Lungenstauung): isolierte Erniedrigung des Pa_{O_2},
- respiratorische Globalinsuffizienz (z. B. bei Emphysem): Erniedrigung des Pa_{O_2} *und* Erhöhung des Pa_{CO_2}.

Ob Veränderungen der Parameter durch metabolische Störungen mitverursacht werden oder bereits Kompensationsvorgänge chronischer respiratorischer Störungen ausgelöst wurden, kann am Base Excess abgelesen werden. Bei chronischer respiratorischer Alkalose kommt es durch Gegenregulation zu einem Abfall des BE, bei chronischer respiratorischer Azidose zu einem Anstieg des BE. Da Kohlendioxid die alveolokapilläre Membran 6-mal schneller passiert als Sauerstoff, kommt es bei einer Diffusionsstörung durch Einschränkung der Gasaustauschfläche (z. B. Lungenemphysem) oder durch Zunahme des Diffusionswiderstandes (z. B. Lungenfibrose, Lungenödem) zu einer Hypoxie, nicht jedoch zu einer Hyperkapnie. Die CO_2-Spannung kann durch kompensatorische Steigerung der Ventilation absinken. Veränderungen, die primär die Atmung betreffen, sind in T 19.2 aufgeführt (→ auch S. 264ff).

Die Blutgasanalyse ist bei unklarer Dyspnoe und allen Lungenerkrankungen absolut indiziert und sowohl für Diagnose als auch Therapie von grundlegender Bedeutung. Das Blut für die Blutgasanalyse kann durch arterielle Punktion oder als Kapillarblut aus einem hyperämisierten Ohrläppchen gewonnen werden. Die Messung muss innerhalb weniger Minuten nach Blutgewinnung erfolgen; bei verzögerter Messung Probentransport auf Eis.

19.2.4 Belastungsuntersuchung

Sie dient in der Pneumologie
- der differenzialdiagnostischen Abklärung der Belastungsdyspnoe (kardial/pulmonal/muskulär),
- der Schweregradbeurteilung und Verlaufskontrolle von Gasaustauschstörungen und

T 19.2 Veränderungen in der Blutgasanalyse bei respiratorischen Störungen

Störungen	Pa_{O_2}	Pa_{CO_2}	pH
alveoläre Hypoventilation (z. B. Narkotikaintoxikation)	↓	↑	↓
alveoläre Hyperventilation (z. B. Erregungszustände)	↑	↓	↑
Ventilations-Perfusions-Verteilungsstörung:			
• leichte Störung (z. B. Lungenembolie)	↓	–	–
• schwere Störung (z. B. Schocklunge)	↓	↑	↓
Diffusionsstörung (z. B. Lungenfibrose, Lungenödem, Lungenemphysem)	↓	(↓)	(↑)

- der präoperativen Risikoabschätzung bei lungenchirurgischen Eingriffen.

Am häufigsten wird fahrradergometrisch belastet. Kontraindikationen s. Kapitel 1 S. 11. Wichtige Messgrößen sind der Sauerstoffpartialdruck (Abfall als Hinweis auf Diffusionsstörung; Anstieg bei Ruheverteilungsstörung von Ventilation und Perfusion) und der Kohlendioxidpartialdruck (Anstieg bei Erschöpfung der Atemmuskulatur) im arterialisierten Kapillarblut. Bei der **Spiroergometrie** werden zusätzlich die Sauerstoffaufnahme (aussagekräftiger Prognoseparameter vor lungenchirurgischen Eingriffen) und die Ventilation (Differenzierung ventilatorische/nicht-ventilatorische Leistungsbegrenzung) gemessen.

19.2.5 Atemmuskelfunktionsdiagnostik

Mit Hilfe der Mundverschlussdruckmessung kann die Funktion der Atemmuskulatur beschrieben werden. Bei forcierter Inspiration vom Residualvolumen aus gegen ein verschlossenes Ventil wird der maximale statische Inspirationsdruck (PI_{max}) gemessen (normal: bei Männern >5,5 kPa, bei Frauen >4,0 kPa; Verminderung bei Ermüdung der Atemmuskulatur). Zur Bestimmung der Last der Atemmuskulatur hat sich die Messung des Mundverschlussdruckes 100 msek nach Beginn einer Ruhe-Inspiration ($P_{0,1}$) bewährt. Der Quotient $P_{0,1}/PI_{max}$ ist ein Maß für die Beanspruchung der Atemmuskulatur (normal <4,5%; Werte >25% sprechen für eine ventilatorische Insuffizienz, bei Werten >35% ist mit einer baldigen Atemmuskelerschöpfung zu rechnen).

19.2.6 Bild gebende Verfahren

Das Röntgenbild der Thoraxorgane (Standard-Röntgenaufnahme in Hartstrahltechnik mit postero-anteriorem und seitlichem Strahlengang) bildet die Grundlage der Diagnostik. Die dargestellten Bildobjekte sind dabei etwa 10% größer als in Wirklichkeit. Neben Lunge und Atemwegen werden knöcherne Strukturen, Pleura, Mediastinum, Herz und Zwerchfelle beurteilt. Die anatomische Zuordnung von Lungenlappen und -segmenten (👁 **19.4**) ist Voraussetzung für die weiterführende bronchologische Diagnostik.

Mit der Computertomographie (CT) lassen sich die intrathorakalen Strukturen in hoher räumlicher Auflösung (konventionelle Tomogramme mit 10 mm Schichtdicke: Auflösung ca. 1 mm; High-resolution-CT mit 1–2 mm Schichtdicke: Auflösung ca. 0,1 mm) darstellen. Die Spiral-CT erlaubt eine lückenlose Untersuchung der gesamten Lunge während einer Atemphase und eignet sich insbesondere zur Erfassung von kleinen Lungenrundherden und Lungenembolien. Die Strahlenbelastung ist im Vergleich zur konventionellen Röntgenuntersuchung je nach Fragestellung um den Faktor 10–100 höher.

Die Magnetresonanztomographie (MRT) bietet im Vergleich zur CT eine bessere Darstellung von Prozessen an der Knochen-Weichteil-Lungengrenze. Die MRT ist hilfreich für die Beurteilung der Ausbreitung thoraxwandnaher Tumoren oder einer Tumorinvasion großer Blutgefäße.

Die Positronen-Emissions-Tomographie (PET) kann zur Beurteilung der Dignität pulmonaler Rundherde (hohe Sensitivität, eingeschränkte Spezifität) und zum Tumor-Staging bei Bronchialkarzinom (mediastinale Lymphknotenmetastasen, Fernmetastasen) eingesetzt werden. Die hohen Kosten stehen derzeit einer breiteren Anwendung entgegen.

Die Sonographie wird vornehmlich für die Beurteilung von Pleuraergüssen (sonographisch gesteuerte Pleurapunktion), der Zwerchfellbeweglichkeit und von thoraxwandständigen Tumoren (Brustwandinfiltration, Punktionssteuerung) eingesetzt. Die **transösophageale Endosonographie** erlaubt

19.4 Schema der Lappengrenzen und Lungensegmente in postero-anteriorer und lateraler Projektion; a: rechts anliegend, b: links anliegend

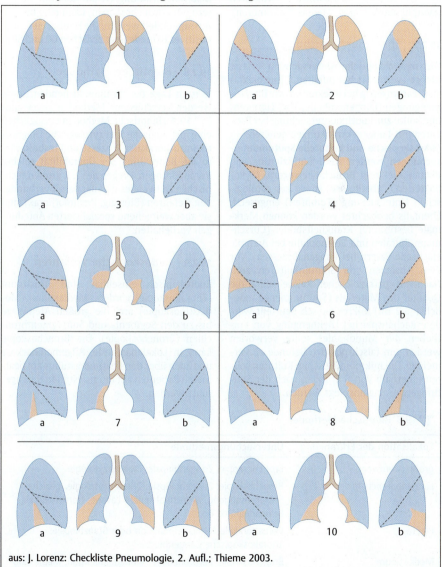

aus: J. Lorenz: Checkliste Pneumologie, 2. Aufl.; Thieme 2003.

in Verbindung mit einer Feinnadelpunktion die Einordnung mediastinaler Strukturen (Lymphknotenstaging, Mediastinaltumoren).

19.2.7 Sputumuntersuchung

Die **makroskopische Untersuchung** erfasst Menge (vermehrt bei Infekten, Bronchiektasen), Farbe (eitrig bei Infekten) sowie Blutbeimengungen (Lungenembolie, Tbc, Tumoren) und sollte zur Routineuntersuchung bei Patienten mit Lungenerkrankungen gehören.

Mikroskopische und kulturelle Sputumuntersuchungen werden zur Identifizierung von Pneumonie- und Bronchitiserregern, Mykobakterien (Tuberkulose) sowie zur zytologischen Untersuchung (Tumoren) eingesetzt. Ebenfalls beobachtet werden können Merkmale bestimmter Krankheitsbilder (Curschmann-Spiralen und Eosinophilie bei Asthma, elastische Fasern bei Lungenabszessen). Vor dem Ansetzen von Sputumkulturen zum Nachweis pathologischer Keime sollte die Qualität des Materials (Sputummenge möglichst >2 ml) mikroskopisch beurteilt werden. Rachenspeichel (Beimengung von Epithelien der Mundhöhle) sollte verworfen werden, um falsch positive Befunde zu vermeiden. Die mikrobiologischen Kulturen sollten innerhalb von 6 Stunden nach der Sputumgewinnung angelegt werden.

Durch Anwendung besonderer Methoden zur Materialgewinnung (Aspiration mit Kathetern oder Bronchoskopen) kann eine bessere Aussage erzielt werden. Die Häufigkeit richtig positiver Befunde liegt zwischen 60 und 80%.

19.2.8 Bioptische Methoden

Je nach Lage der zu untersuchenden Herde werden verschiedene Methoden angewandt (T 19.3). Bioptische Methoden ermöglichen eine histologische und zytologische Diagnostik intrathorakaler Prozesse und insbesondere die Beurteilung der Operabilität solcher Veränderungen. Wegen des z. T. großen technischen Aufwandes und der damit verbundenen Gefahren (Blutung, Pneumothorax) sind sie aber weitgehend spezialisierten Abteilungen vorbehalten.

19.2.9 Endoskopische Verfahren

Endoskopisch einsehbar sind Brustraum (Thorakoskopie), vorderes Mediastinum (Mediastinoskopie) und die großen Atemwege bis zu den Segment- und Subsegmentbronchien (Bronchoskopie). Die Bronchoskopie kann in Lokalanästhesie, Allgemeinnarkose und auch über den Beatmungstubus am beatmeten Patienten auf Intensivstation durchgeführt werden.

T 19.3 Bioptische Methoden

Lokalisation der Erkrankung	Untersuchungsmethode
große Atemwege	Bronchoskopie: Zangenbiopsie, Bürstenzytologie
Lungenparenchym	Bronchoskopie: Zangenbiopsie, Bürstenzytologie, gezielte Sekretabsaugung, bronchoalveoläre Lavage; transthorakale Feinnadelpunktion
Pleura	transthorakale Feinnadelpunktion oder Stanzbiopsie; Thorakoskopische Zangenbiopsie
Mediastinum	Bronchoskopie: perbronchiale Feinnadelpunktion; Mediastinoskopie; endosonographisch gesteuerte transösophageale Feinnadelpunktion

19.4 Zelldifferenzierung in der BAL: Hinweis auf verschiedene Erkrankungen

vorherrschende Zellpopulation	Lymphozyten	eosinophile Granulozyten	neutrophile Granulozyten	gemischtes Bild
Hinweise auf ...	Sarkoidose, Tuberkulose, exogen-allergische Alveolitis, Lymphangiosis carcinomatosa	eosinophile Infiltrate, Churg-Strauss-Syndrom	Pneumonie, ARDS, idiopathische Lungenfibrose, Morbus Wegener	exogen-allergische Alveolitis, Kollagenosen, Asbestose

Flexible Bronchoskopie am spontan atmenden Patienten. Gewinnung von Untersuchungsmaterial zur Abklärung röntgenologisch unklarer Befunde (Zytologie, Histologie, Bakteriologie). Sekretabsaugung, Lokalisation von Blutungsquellen, optische Analyse verlegter Atemwege (Atelektase), Tumorsuche.

Bronchoalveoläre Lavage (BAL). Dabei werden 5 × 20 ml angewärmte (37 °C) physiologische Kochsalzlösung über das flexible Bronchoskop in ein Lungensegment (meist Mittellappen) gegeben und nach Sekunden aspiriert (Rückgewinnung meist über 50%). In diesem Material ist Zelldifferenzierung (19.4), Erregerdiagnose sowie Messung von Mediatoren und Zytokinen möglich (19.5).

Flexible Bronchoskopie auf der Intensivstation am beatmeten Patienten. Tubuslagekontrolle, Verbesserung der Bronchialtoilette, Abklärung einer plötzlichen Verschlechterung der Beatmungssituation.

Starre Bronchoskopie. Diese Untersuchung wird in Allgemeinnarkose durchgeführt. Sie ist indiziert bei Fremdkörperentfernung, Aspiration, intrabronchialer Tumortherapie (Tumorabtragung), massiven Blutungen, ausgeprägten Trachealstenosen (Stenosen mit einem Durchmesser <9 mm können nicht mit dem flexiblen Bronchoskop angegangen

19.5 Bronchoalveoläre Lavage: diagnostisch wegweisende Befunde

Befund	Hinweis auf
Tumorzellen	Malignom (Karzinome, Lymphome)
PAS-positives azelluläres Material	Alveolarproteinose
Erregernachweis	Pneumocystis carinii, Zytomegalie; Bakterien (quantitative Kultur)
Hämosiderinspeicherung in Alveolarmakrophagen	alveoläres Hämorrhagie-Syndrom
mehr als 4% CD1-positive Zellen	Histiozytosis X
Asbestkörperchen	inhalative Asbestexposition

werden). Im Rahmen der starren Bronchoskopie können zudem intrabronchiale Stents (Platzhalter aus Kunststoff oder Metallgeflecht) zur Aufdehnung von Atemwegsstenosen eingesetzt werden.

Literatur

Lorenz J. Checkliste Pneumologie. 2. Auflage, Thieme 2003.
Didaktisch gelungene, übersichtliche Darstellung der diagnostischen Maßnahmen.

20 Atemwege

Helgo Magnussen, Georg Kanzow

20.1	Akute Bronchitis	411	20.5	Bronchiektasen	424
20.2	Bronchiolitis obliterans	412	20.6	Atemwegsstenosen, Instabilität der Atemwege	426
20.3	Chronisch-obstruktive Atemwegserkrankungen	412	20.7	Mukoviszidose	428
20.4	Asthma bronchiale	417			

20.1 Akute Bronchitis

engl.: common cold

Definition. Die akute Bronchitis ist eine entzündliche Atemwegserkrankung, die häufig als Ausdruck einer Erkältungskrankheit in Verbindung mit einer Rhinitis, Sinusitis, Laryngitis und Tracheitis auftritt. Die Krankheitsdauer beträgt wenige Tage bis maximal 4 Wochen.

Epidemiologie. Akute entzündliche Atemwegserkrankungen sind die häufigsten Erkrankungen überhaupt, es besteht keine Geschlechtspräferenz. Frühjahr und Herbst sind bevorzugte Erkrankungsperioden.

Ätiopathogenese und Pathophysiologie. Die Erkrankungen sind meist (zu ca. 90%) durch **Viren** hervorgerufen, bei Kindern am häufigsten durch *RS-Viren, Adeno-, Coxsackie-* und *ECHO-Viren*; bei Erwachsenen am häufigsten durch *Myxoviren* (Influenza und Parainfluenza).
Häufige **bakterielle Erreger** sind *Haemophilus influenzae, Streptococcus pneumoniae, Mykoplasma pneumoniae* und *Chlamydien*.
Weitere Ursachen sind Keuchhusten, Masern, Pilzinfektionen, physikalisch-chemische Schädigungen (Ammoniak, Salzsäure, Schwefeldioxid, Nitrosegase, Bestrahlung). Man unterscheidet katarrhalische, fibrinös eitrige, hämorrhagisch-nekrotisierende und ulzeröse Formen. Eine anfangs nicht eitrige Hypersekretion kann durch bakterielle Besiedlung purulent werden.

Symptomatik. Häufig „Erkältungssymptome":
- Fieber,
- Gliederschmerzen,
- Schnupfen,
- Augenbrennen,
- Heiserkeit, Husten
- Brennen hinter dem Brustbein.

Anfangs trockener Reizhusten, später weißlicher, bei bakterieller Superinfektion dann auch zunehmend gelbgrünlicher Auswurf. Hämoptysen sind bei schweren nekrotisierenden und ulzerösen Schleimhautentzündungen möglich.

Diagnostisches Vorgehen.

Auskultationsbefund. In der Regel unauffällig; bei hypersekretorischer Bronchitis finden sich gelegentlich Giemen und Brummen sowie grobblasige, abhustbare Rasselgeräusche,

Thorax-Übersichtsaufnahme. Meist unauffällig und deshalb nur in ausgewählten Fällen zum Ausschluss einer Pneumonie oder bei Hämoptysen zum Ausschluss eines Tumors erforderlich,

Labor. Mäßige BSG-Erhöhung mit Leukopenie und Lymphozytose sprechen für einen viralen, stärkere BSG-Erhöhung mit Leukozytose und Linksverschiebung für einen bakteriellen Infekt. Eine mikrobiologische Diagnostik ist bei unkompliziertem Verlauf nicht erforderlich.

Therapie. Überwiegend symptomatische Behandlung.
- Bei Fieber Bettruhe und evtl. nicht steroidale Antiphlogistika (z. B. Acetylsalicylsäure oder Paracetamol),
- bei trockenem Reizhusten kurzzeitig Antitussiva (z. B. Paracodin), gegebenenfalls inhalierbare Glucocorticoide (Budesonid, Beclomethasondipropionat),
- bei hypersekretorischer, nicht eitriger bzw. eitriger Bronchitis Sekretolytika und Sekretomotorika (ausreichende Trinkmenge, N-Acetylcystein); möglichst keine Antitussiva, um Schleimretention zu vermeiden
- antibiotische Therapie (Aminopenicilline, Makrolid, Tetrazykline) nur bei eitrigem Infekt bei Risikopatienten (Alter >60 Jahre; chronische Lungenerkrankung),
- bei Influenza-Grippe insbesondere bei Hochrisiko-Patienten (chronisch Kranke, Alter >60 Jahre, Immundefekt) wird eine antivirale Therapie (Amantadin, Zanamivir) empfohlen.

Komplikationen.
- Bronchopneumonie (hohes Fieber, respiratorische Insuffizienz),
- Bronchiolitis (fast nur bei Kleinkindern).

Prognose. Ohne Komplikationen folgenlose Ausheilung innerhalb von 1–4 Wochen.

20.2 Bronchiolitis obliterans

Virusinfektionen der Lunge (Masernviren, RS-Viren, Adenoviren, Influenzaviren, Mykoplasmen) führen insbesondere bei Kleinkindern, zunehmend häufig jedoch auch bei Erwachsenen zu einer Entzündung der kleinen Atemwege. In seltenen Fällen kommt es zu narbigen Veränderungen und bleibenden Verschlüssen von Bronchiolen. Hieraus können sich, insbesondere bei Erkrankung im Kleinkindesalter, im späteren Leben Bronchiektasen, eine bleibende obstruktive Ventilationsstörung und in seltenen Fällen ein einseitiges oder lobäres Lungenemphysem (Swyer-James-Syndrom) entwickeln. Auch tritt bei diesen Patienten gehäuft ein Asthma bronchiale auf. Klinisch ist die Bronchiolitis durch Fieber, Tachypnoe und giemende Atemnebengeräusche gekennzeichnet. Im Röntgenbild finden sich häufig Zeichen einer Lungenüberblähung. Bei Nachweis von RS-Viren im Sputum, Nasen- oder Rachenabstrich wird das Virostatikum Ribavirin (Virazole) empfohlen. Bei Hypoxie ist Sauerstoffgabe erforderlich.

20.3 Chronisch-obstruktive Atemwegserkrankungen

engl.: chronic obstructive lung disease (COLD), chronic obstructive pulmonary disease (COPD)

Definition. Unter diesem Begriff werden chronische (obstruktive) Bronchitis und Lungenemphysem zusammengefasst:
Die **chronische Bronchitis** ist durch Husten und Auswurf (an den meisten Tagen der Woche über mindestens 3 Monate/Jahr in 2 aufeinander folgenden Jahren) charakterisiert. Die **chronisch obstruktive Bronchitis** geht mit einer messbaren Verengung der Atemwe-

ge einher. Beim **Lungenemphysem** findet sich eine Erweiterung der terminalen Atemwege (distal der Bronchioli terminales) mit Zerstörung der Alveolarsepten.

Epidemiologie.
- Prävalenz ca. 5%
- zunehmende Verschiebung in jüngere Altersstufen!
- Vierthäufigste Todesursache weltweit.
- 90% aller Patienten mit chronischer Bronchitis sind Raucher/Exraucher,
- In Deutschland steht die COPD bei Arbeitsunfähigkeitstagen und Frühberentung an erster Stelle.

Ätiopathogenese.
Ätiologisch spielen die individuelle Atemwegsbelastung durch Rauchen (auch Passivrauchen) und in weit geringerem Ausmaß durch umwelt- und arbeitsplatzbedingte Schadstoffexpositionen eine Rolle. Prädisponierend sind Berufserkrankungen (z. B. Pneumokoniosen). Seltenere Ursachen sind genetische Faktoren (α_1-Proteinase-Mangel, Ziliendysfunktion) und möglicherweise akute respiratorische Infekte.

Pathophysiologie.
Im Mittelpunkt steht eine Störung des mukoziliären Reinigungsmechanismus. Bei chronischer Reizung der Atemwege kommt es zur Vermehrung seröser und muköser Drüsen. Die oralwärts schlagenden Zilien sind im ungünstigsten Fall nicht mehr in der Lage, den Schleim aktiv zu transportieren. Aus diesem Grunde dient dem Patienten mit schwerer chronischer Bronchitis nur der Hustenstoß als effektiver Clearancemechanismus. Die Verengung der Bronchiallumina durch Kontraktion der Bronchialmuskulatur, die entzündliche Infiltration der Bronchialschleimhaut und die Hyper- und Dyskrinie führen zur chronischen Bronchialverengung. Durch die chronische Entzündung kommt es zu einem Ungleichgewicht zwischen Proteasen (z. B. Elastase aus neutrophilen Granulozyten) und Antiproteasen (z. B. α_1-Antitrypsin) mit konsekutiver Zerstörung der terminalen Atemwege und Alveolarsepten. Die Folge ist ein Lungenemphysem (zentriazinäres Emphysem: Zerstörung der Bronchioli respiratorii und der Ductus alveolares; panazinäres Emphysem: Zerstörung des gesamten Azinus). Hypoxie und Lungenzerstörung haben einen erhöhten Strömungswiderstand im pulmonalen Gefäßbett zur Folge.

Symptomatik.
Die Beschwerden entwickeln sich langsam über Monate bis Jahre. Bei Vorherrschen der *bronchitischen Komponente* kommt es (besonders morgens) zu chronischem Husten mit Auswurf, zunächst überwiegend in der feuchten, kalten Jahreszeit, später ganzjährig. Eine zunehmende Verengung der Atemwege führt zu Belastungsdyspnoe.
Bei Vorherrschen des *Emphysems* steht die Belastungsdyspnoe im Vordergrund. Die zunehmende Atemarbeit kann zu Gewichtsabnahme (pulmonale Kachexie), die Rechtsherzüberlastung zu peripheren Ödemen führen.

Diagnostisches Vorgehen.

Anamnese.
- Husten,
- Auswurf,
- Infekte,
- Atemnot,
- Gewichtsverlust,
- Ödeme,
- Nikotinanamnese ! (Im Mittel 20 Päckchenjahre bei Diagnosestellung.)

Körperlicher Untersuchungsbefund.
- Bei bronchitischer Komponente: Rasselgeräusche, Giemen (zum Teil „abhustbar");
- bei Lungenemphysem: Abgeschwächtes Atemgeräusch, Fassthorax, Zwerchfelltiefstand, hypersonorer Klopfschall;
- bei dekompensiertem Cor pulmonale: Zentrale Zyanose, Halsvenenstauung, positiver hepatojugulärer Reflux, Leberstauung, Unterschenkelödeme.

Sputumuntersuchung. Bei unkomplizierter chronischer Bronchitis muköser, wenig voluminöser (20–30 ml/d) Auswurf. Bei Infektexazerbation purulenter Auswurf, Menge oft größer als 30 ml/d. In der Sputumkultur finden sich auch bei purulentem Auswurf nur in etwa 50 % pathogene Keime (am häufigsten *Streptococcus pneumoniae, Haemophilus influenzae, Moraxella catarrhalis*, nach wiederholten Antibiotikabehandlungen auch *Escherichia coli, Klebsiella pneumoniae* und *Pseudomonas aeruginosa*).

Lungenfunktion. Obstruktive Ventilationsstörung (kaum reversibel), Lungenüberblähung (Residualvolumen und thorakales Gasvolumen erhöht). Die Lungenfunktionsprüfung dient der Objektivierung der klinischen Befunde und der Therapiesteuerung.

Blutgasanalyse. In fortgeschrittenen Fällen respiratorische Partial-/Globalinsuffizienz (Indikation für Sauerstofflangzeittherapie/Heimbeatmung?).

Röntgenaufnahme des Thorax. Bei chronischer Bronchitis streifige Zeichnungsvermehrung in den Unterfeldern entlang der bronchovaskulären Bündel; bei ausgeprägtem Lungenemphysem abgeflachte, tief stehende Zwerchfelle, vergrößerter Retrosternalraum (Seitenaufnahme), weite Interkostalräume, Gefäßrarefizierung (erhöhte Strahlentransparenz), bullöse Veränderungen (20.1). Das Röntgenbild dient u. a. der Erkennung von Bronchiektasen, großen Emphysembullae (evtl. chirurgische Behandlung?) und pneumonischen Infiltraten bei einer Infektexazerbation.

CT des Thorax. Gegebenenfalls nötig bei groß bullösem bzw. lokalisiertem Lungenemphysem zur Klärung einer möglichen Operationsindikation.

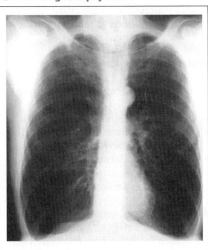

20.1 Lungenemphysem

Röntgenbild mit den typischen Zeichen eines Lungenemphysems: tiefstehende Zwerchfelle, Gefäßrarefizierung in der Lungenperipherie, bullöse Veränderungen insbesondere im rechten Oberfeld

Differenzialdiagnose.
- Asthma bronchiale (Anamnese, Therapieansprechen, inhalative Histaminprovokation, Peak-Flow-Protokoll);
- Lungenstauung durch kardiale Ursachen (Symptomatik → S. 4ff Befunde → S. 20);
- Bronchiektasen (CT, Bronchographie, → 20.4, S. 425);
- sekundäre Bronchitis bei Bronchialkarzinom, Tuberkulose, aspirierten Fremdkörpern (Bronchoskopie);
- α_1-Antitrypsin-Mangel (→ „Leber", S. 803f).

Die chronische Bronchitis ist eine Ausschlussdiagnose.

Insbesondere sollte an ein Bronchialkarzinom gedacht werden, das gleichartige Symptome verursachen kann.

Therapie. Die Behandlung richtet sich nach dem Schweregrad der Erkrankung und beruht auf Empfehlungen der globalen Initiative für chronisch-obstruktive Lungenerkrankungen (global strategy for Chronic Obstructive Pulmonary Disease – GOLD, 🕇 20.1).
- Ausschaltung exogener Ursachen (Rauchen, berufliche Schadstoffe).
- Regelmäßige Influenza- und Pneumokokkenschutzimpfung führt zu einem Rückgang der Morbidität.

Medikamentöse Therapie.
- **Bronchodilatatoren:** inhalative β_2-Sympathomimetika (*kurzwirksam:* Salbutamol, z. B. Sultanol-Dosieraerosol; *langwirksam:* Salmeterol, z. B. Severent; Formoterol, z. B. Oxis TH), Ipratropiumbromid (z. B. Atrovent Inhaletten Kapseln 4 × 1), Tiotropiumbromid (Spiriva Kapseln zur Inhalation), Theophyllin (z. B. Euphyllin, Bronchoretard 2 × 200–500 mg/d). *Prinzip:* Erweiterung der Atemwege sowie Verbesserung der mukoziliären Clearance. *Nebenwirkungen:* Tachykardie, Erhöhung des Herzzeitvolumens und zu Beginn der Therapie feinschläfiger Tremor. *Kontraindikation:* Bei Hyperthyreose, Tachykardien und Herzinfarkt in der Anamnese sollten $\beta 2$-Sympathomimetika mit Vorsicht gegeben werden.
- **Glucocorticoide:** *Systemisch* nur kurzfristig bei Exazerbationen mit hochgradig obstruktiver Ventilationsstörung und/oder respiratorischer Insuffizienz, langfristige Gabe nur bei nachgewiesener Wirksamkeit und nach Ausschöpfung aller anderen medikamentösen Verfahren! *Inhalativ* bei Patienten mit häufigen Exazerbationen, oder wenn Bronchodilatatoren oder eine vorherige systemische Glucocorticoidtherapie zu einer Abnahme der Obstruktion und einer Verbesserung der respiratorischen Insuffizienz geführt haben (in der Regel bei Patienten mit einer asthmatischen Komponente der Erkrankung). Die Wirksamkeit sollte nach 3–6 Monaten kritisch überprüft werden. Die Dosierung erfolgt wie bei der Asthmatherapie ($\rightarrow$ 🕇 20.2, S. 419).
- **Antibiotika:** Indiziert bei Infektexazerbation und purulentem Auswurf: Amoxicillin (z. B. Amoxypen, 3 × 0,5–1,0 g/d), Makrolide (z. B. Klacid 2 × 250–500 mg/d), bei fortgeschrittener Erkrankung mit gramnegativen Keimen Fluorchinolone (z. B. Ciprofloxacin, 2 × 500 mg/d).
- **Mukolytika:** N-Acetylcystein (z. B. Fluimucil, ACC) 3 × 200–600 mg/d). *Prinzip:* Die generelle Wirksamkeit ist nicht belegt, viele Patienten empfinden aber eine subjektive Besserung, daher Behandlung nach dem Prinzip „Trial and Error".

Physikalische Therapie.
- **Positiver exspiratorischer Druck:** Lippenbremse; PEP-Maske: Gesichtsmaske, die der Ausatmung einen definierten Widerstand entgegensetzt und dadurch einen exspiratorischen Atemwegskollaps verhindert,
- **Flutter-Ventil** (VRP-1-Desitin, RC-Cornet): Führt zur Sekretmobilisierung durch Ausatemstenose und endobronchiale Schwingungen.
- **Körperliches Training.**
- **Sauerstofflangzeittherapie:** Indiziert bei arteriellen Sauerstoffpartialdrucken unter 55 mmHg. Bei Nachweis eines Cor pulmonale (EKG, Röntgen, Ödemneigung) gegebenenfalls auch Sauerstofftherapie bei PaO_2-Werten von 60–65 mmHg. Sauerstoffquellen: O_2-Konzentrator, Flüssigsauerstoff, Sauerstoffflaschen. Behandlungsdauer mindestens 16–18 Stunden pro Tag.
- **Nichtinvasive Beatmung:** Standardtherapie bei akuter ventilatorischer Dekompensation im Rahmen einer Exazerbation. Bei chronischer ventilatorischer Insuffizienz führt die Heimbeatmung zu einer verbesserten Lebensqualität und möglicherweise zu einer Senkung der Mortalität.

T 20.1 Schweregradabhängige Behandlung der COPD.

0 gefährdet	I mild	II moderat	III schwer	IV sehr schwer
• chronische Symptome • Exposition gegenüber Risikofaktoren • Lungenfunktion normal	• mit oder ohne Symptome • $FEV_1/FVC < 70\%$ • $FEV_1 \geq 80\%$ Soll	• mit oder ohne Symptome • $FEV_1/FVC < 70\%$ • $FEV_1\ 50-80\%$ Soll	• mit oder ohne Symptome • $FEV_1/FVC < 70\%$ • $FEV_1\ 30-50\%$ Soll	• $FEV_1/FVC < 70\%$ • $FEV_1 < 30\%$ Soll oder chronisch-respiratorische Insuffizienz oder Rechtsherzinsuffizienz

▶ Vermeidung von Risikofaktoren (Rauchen, andere Noxen); ▶ Influenza-Vakzination

    ▶ zusätzlich kurz wirksame Bronchodilatatoren bei Bedarf

        ▶ zusätzlich ein oder mehrere lang wirksame Bronchodilatatoren (Formoterol, Salmeterol, Tiotropium) auf regelmäßiger Basis
        ▶ zusätzlich Einleitung von Rehabilitationsmaßnahmen

            ▶ zusätzlich bei häufigen Exazerbationen inhalative Kortikosteroide auf regelmäßiger Basis

                ▶ zusätzlich bei respirat. Insuffizienz: O_2-Langzeittherapie
                ▶ prüfe chirurgische Maßnahmen

Aktualisierte „GOLD"-Empfehlungen, nach C. Kroegel: Die „Globale Initiative für chronisch-obstruktive Lungenerkrankungen (GOLD). Aktualisierung der GOLD-Empfehlungen. Pneumologie 2004; 58: 65–68.

- **Bullektomie:** Nur in ausgewählten Fällen sinnvoll (große Bullae mit Kompression gesunden Lungengewebes).
- **Lungenvolumenreduktionsoperation:** Kann bei apikal betontem Lungenemphysem und stark eingeschränkter Belastbarkeit erwogen werden.
- **Lungentransplantation:** Indikation bei hochgradig eingeschränkter Lungenfunktion und geschätzter Lebenserwartung <12 Monate. Altersgrenze 60 Jahre. Hohe Komplikationsrate!

Prognose, Komplikationen. Die Lebenserwartung hängt u.a. vom Obstruktionsgrad ab. Bei einem FEV_1 >1,25 l beträgt sie 10 Jahre, bei einem FEV_1 <0,75 l 3 Jahre! Als Komplikationen können Atemwegsinfekte, Pneumonien, Pneumothorax und Cor pulmonale auftreten.

Literatur

Worth et al.: Leitlinie der Deutschen Atemwegsliga und der deutschen Gesellschaft für Pneumologie zur Diagnostik und Therapie von Patienten mit chronisch- obstruktiver Bronchitis und Lungenemphysem (COPD). Pneumologie 2002; 56: 704–738. *Entscheidungshilfe für ein optimiertes Management von Patienten mit COPD.*

20.4 Asthma bronchiale

engl.: bronchial asthma

Definition. Asthma bronchiale ist eine entzündliche Atemwegserkrankung, die mit einer gesteigerten Empfindlichkeit der Atemwege auf zahlreiche Reize und einer spontan oder medikamentös reversiblen Bronchokonstriktion einhergeht.

Epidemiologie. Prävalenz ca. 5%, mit weltweit zunehmender Tendenz,
- bis zu 10% aller Kinder leiden an Asthma bronchiale,
- etwa 15% der Bevölkerung haben eine unspezifische bronchiale Überempfindlichkeit,
- bei Krankheitsbeginn vor dem 10. Lebensjahr meist allergisches Asthma, bei Krankheitsbeginn nach dem 30. Lebensjahr meist nichtallergisches Asthma.

Ätiopathogenese und Pathophysiologie. Aus prognostischen und therapeutischen Gesichtspunkten ist eine Unterscheidung in **exogen-allergisches (extrinsisches) Asthma** und **nichtallergisches (endogenes, intrinsisches) Asthma bronchiale** sinnvoll. Genetische Einflussfaktoren sind für das allergische Asthma nachgewiesen. Allen Patienten ist eine unspezifische Überempfindlichkeit der Atemwege gemeinsam, deren Ursache bisher unklar ist. Verschiedenartige Stimuli (Allergene, Infektionen, körperliche Belastung, Umweltschadstoffe, Medikamente und emotionaler Stress) führen zu einer Freisetzung von inflammatorischen Mediatoren (Histamin, Leukotriene, Interleukine) aus Mastzellen, Eosinophilen und Makrophagen und konsekutiv zu Epithelschäden, Kontraktion der Bronchialmuskulatur, lokaler Blutstauung, Schleimhautödem und Sekretion von zähem Schleim (20.3, S. 424). Die Folgen sind Anstieg des Atemwegswiderstandes, Abnahme der Einsekundenkapazität (FEV_1), Lungenüberblähung, erhöhte Atemarbeit und eine gestörte Verteilung von Ventilation und Perfusion. Langfristig kann es zu degenerativen Epithelveränderungen, Hypertrophie der Bronchialmuskulatur, Vermehrung der Bronchialdrüsen, Verdickung der Basalmembran und Fibrosierung der Bronchialschleimhaut kommen („Bronchial Remodelling"), wodurch das Asthma in ein therapierefraktäres und schließlich irreversibles Stadium eintritt. Charakteristisch für ein allergisches Asthma ist der anamnestische Bezug zwischen Allergenexposition und Symptomen sowie die Mehrfachmanifestation der allergischen Reaktion, z.B. Konjunktivitis, Rhinitis und Asthmaanfälle. Die häufigsten Auslöser für ein allergisches Asthma bronchiale sind Blütenstaub, Hausstaubmilben, Tierepithelien und Schimmelpilze (ubiquitäre Allergene). Das nichtallergische Asthma manifestiert sich meist zwischen dem 40. und 50. Lebensjahr (*engl.*: late onset asthma) in der Regel mit einem Atemwegsinfekt.

Symptomatik. Leitsymptome sind anfallsweise auftretende Dyspnoe, Husten und Expektoration von zähem, glasigem Schleim. Typisch sind nächtliche Atembeschwerden und die Anfallsauslösung durch verschiedenartige Triggermechanismen Besondere Asthmaformen sind:

Analgetikaasthma. Ca. 20% aller Patienten mit nichtallergischem Asthma entwickeln nach Einnahme von Acetylsalicylsäure und anderen nichtsteroidalen Antiphlogistika eine Bronchokonstriktion, häufig verbunden mit Rhinorrhö und Konjunktivitis. Die meisten dieser Patienten haben zusätzlich eine Polyposis nasi und rezidivierende Sinusitiden. Der Pathomechanismus ist unklar, eine Allergie im klassischen Sinne liegt nicht vor.

Anstrengungsasthma. Eine bronchiale Konstriktion nach körperlicher Belastung wird bei ca. 30% der erwachsenen und 80% der kindlichen Asthmapatienten beobachtet. Vermutete Ursache: Unterkühlung und Wasserverlust im Bereich der periziliären Flüssigkeitsschicht aufgrund der belastungsabhängigen Hyperventilation.

Allergische bronchopulmonale Aspergillose. s. S. 441f.

Sulfitasthma (5% aller Asthmaformen). Asthmaattacken durch orale Zufuhr von schwefelhaltigen Nahrungs- und Genussmitteln (Störung des Sulfitmetabolismus).

Asthma bei gastroösophagealem Reflux. Mikroaspirationen von Magensaft können zu einer (oft nächtlichen) Reflexbronchokonstriktion führen.

Berufsbedingtes Asthma. Allergische Auslösung durch Allergene wie Mehlstaub, Tierhaare, Holzstaub, Latex oder chemisch-irritativ wirkende Arbeitsstoffe (Proteasen, Arzneistäube, Isocyanate).

Diagnostisches Vorgehen.

Anamnese. Die Patienten berichten über Husten, zähen Auswurf und anfallsweise auftretende Atemnot. Typisch sind nächtlich auftretende Beschwerden (häufig in den frühen Morgenstunden). Wichtig ist die Frage nach Auslösern (Allergene, unspezifische Reize, berufliche Noxen).

Auskultation. Exspiratorisch betontes, beidseitiges Giemen, verlängertes Exspirium.

Lungenfunktion.
- Nachweis der bronchialen Obstruktion (FEV_1 und FEV_1/VC vermindert, Atemwegswiderstand erhöht); Reversibilität nach Inhalation eines β-Sympathomimetikums (Fenoterol, Salbutamol).

Ein Normalbefund in der aktuellen Lungenfunktionsprüfung schließt die Verdachtsdiagnose nicht aus!

- Nachweis der bronchialen Überempfindlichkeit, z. B. durch den **Histaminprovokationstest**. Hierbei wird nach Inhalation von Histaminlösungen mit ansteigender Konzentration diejenige Schwellendosis ermittelt, die zu einem 20%igen Abfall des Atemstoßes (PC_{20}-FEV_1) bzw. zu einer Verdoppelung des spezifischen Atemwegswiderstandes ($PC_{100}sRaw$) führt. Der Grad der Überempfindlichkeit korreliert mit dem Schweregrad der Erkrankung.

Peak-Flow-Protokoll. Typisch sind Nachweis von morgendlichen Tiefstwerten und eine Tagesschwankung der Messwerte >20% (◉ 20.2).

Labor. arterielle (kapilläre) Blutgasanalyse, Bluteosinophilie (sowohl beim allergischen

20.2 Peak-Flow-Protokoll

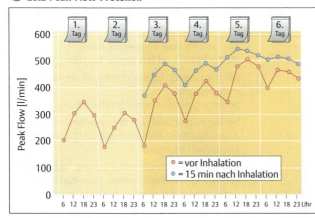

Beispiel eines Peak-Flow-Protokolls eines Patienten mit Asthma bronchiale während einer 6-tägigen Beobachtungsphase. Am 3. Tag wurde mit der Behandlung begonnen.

als auch beim nichtallergischen Asthma bronchiale), IgE-Erhöhung bei allergischem Asthma.

Röntgenaufnahme des Thorax. Zeichen der Lungenüberblähung. Die Röntgenuntersuchung dient dem Ausschluss einer Stenose in den großen Atemwegen oder der Erkennung von Komplikationen (pneumonische Infiltration, Sekretatelektasen, Pneumothorax).

Sputumuntersuchung. Zähes, glasiges Sputum. Mikroskopisch Nachweis von eosinophilen Granulozyten und Curschmann-Spiralen.

Allergiediagnostik.
- Berufs- und Freizeitanamnese,
- Prick-Test bzw. Intrakutantest mit ubiquitären und beruflichen Allergenen. Zuvor müssen Antihistaminika (je nach Wirkdauerfür 1–4 Wochen) abgesetzt werden. Bei Diskrepanzen zwischen Anamnese und Allergietest sowie bei Kindern kann durch den Nachweis spezifischer IgE-Antikörper (RAST-Test) die Diagnose weiter abgesichert werden,
- inhalativer Provokationstest (nasal, bronchial; bei Nahrungsmittelallergie: oral) mit dem verdächtigen Allergen. IgE-vermittelte Sofortreaktionen werden innerhalb von 30 Minuten, Spätreaktionen (IgG-vermittelt) innerhalb von 6–12 Stunden erfasst.

Beweisend für die pathogenetische Bedeutung des Allergens ist ausschließlich der Provokationstest. Bei allen Allergietests müssen immer Notfallmedikamente bereitgehalten werden, da anaphylaktische Reaktionen ausgelöst werden können: β_2-Sympathomimetika, z. B. Sultanol Dosieraerosol, Adrenalin (Suprarenin-Ampullen), wasserlösliches Steroid (Solu-Decortin-H 250 mg), Infusionslösungen (5 % Glucose, Plasmaexpander).

Ein *schwerer Asthmaanfall* ist durch Sprechdyspnoe, Agitiertheit, eine erhöhte Atemfrequenz (>30/min), stark abgeschwächtes Atemgeräusch („Silent Chest"), Tachykardie, stark erniedrigte Peak-Flow-Werte (→ 20.2), eine arterielle Hypoxie und einen Anstieg des Pa_{CO_2} (drohende Beatmungspflichtigkeit!) gekennzeichnet. Dauern die Beschwerden länger als 12 Stunden an, spricht man von einem Status asthmaticus.

DD des Asthma bronchiale

Erkrankung	Bedeutung	Kommentar
chronisch obstruktive Atemwegserkrankungen	+++	hier besteht eine weitgehend fixierte Obstruktion; die Patienten sind fast immer Raucher
Stimmband dysfunction (vocal-cord-dysfunction)	++	intermittierend Dyspnoe/Stridor, in der Regel normale Blutgase Besserung durch Atemtechnik/Sedierung
Pneumothorax	++	bei der Auskultation auf der betreffenden Seite abgeschwächtes Atemgeräusch und hypersonorer Klopfschall. Röntgenbild!
Lungenembolie	+	sehr plötzlicher Beginn mit Dyspnoe, Tachykardie und häufig Thoraxschmerzen. Auskultationsbefund der Lungen meist normal, Thrombosen in der Vorgeschichte
Linksherzversagen (Asthma cardiale)	+	Zeichen der Lungenstauung, im Röntgenbild Herzvergrößerung
Trachealstenose	+	stridoröses Atemgeräusch, bei Inspiration meist ausgeprägter als bei Exspiration; Schichtaufnahme der Trachea, Bronchoskopie
Anaphylaxie	+	Pruritus, Urtikaria

Therapie. Bei allergischem Asthma sollte soweit wie möglich Allergenkarenz angestrebt werden. Die medikamentöse Behandlung umfasst eine Dauermedikation (*Controller*) mit dem Ziel, die asthmatische Entzündungsreaktion zu unterdrücken sowie eine Bedarfsmedikation (*Reliever*). Für die medikamentöse Behandlung stehen folgende Substanzen zur Verfügung (→ auch ◉ 20.3 u. ▼ 20.2):

Inhalative Therapie.
- **DNCG** (**Di**natrium**c**romo**g**licinsäure) oder Nedocromil (z. B. Tilade): *Prinzip:* durch eine Stabilisierung der Mastzellmembran wird die Histaminausschüttung prophylaktisch vermindert (→ Gelb in ◉ 20.3); *unerwünschte Wirkungen:* in seltenen Fällen kann es zu Hauterscheinungen, Myositis oder Bronchospasmen kommen.

- **Kurz wirkende β_2-Sympathomimetika (Wirkdauer 3–6 h):** Fenoterol (z. B. Berotec), Salbutamol (z. B. Sultanol), Terbutalin (z. B. Bricanyl); *Prinzip:* Die β-Sympathomimetika führen zur Bronchodilatation durch Erschlaffung der Bronchialmuskulatur (→ Blau in ◉ 20.3); *unerwünschte Wirkungen:* inhalierbare β_2-Sympathomimetika haben nur eine geringe systemische Wirkung. Es kann zu Tachykardie, Steigerung des Herzzeitvolumens und Unruhegefühl kommen. Ein feinschlägiger Tremor tritt meist nur zu Beginn der Therapie auf; *Kontraindikationen:* schwere Hyperthyreose, hypertrophe obstruktive Kardiomyopathie, Phäochromozytom. Vorsicht bei frischem Herzinfarkt und Tachyarrhythmie!

Asthma bronchiale

- **Lang wirksame β₂-Sympathomimetika (Wirkdauer 8–12 h):** Salmeterol (z. B. Serevent), Formoterol (z. B. Foradil).
- **Inhalierbare Anticholinergika:** Ipratropiumbromid (z. B. Atrovent).
- **Inhalierbare Glucocorticoide:** Budesonid (z. B. Pulmicort Turbohaler), Beclometasondipropionat (z. B. Ventolair), Fluticason (z. B. Flutide), Flunisolid (z. B. Inhacort); *Prinzip:* Glucocorticoide hemmen die Entzündungsreaktion (→ Braun in 👁 20.3), sind also für den akuten Asthmaanfall ungeeignet; *unerwünschte Wirkungen:* sind selten und beschränken sich meist auf Soor Rachenbereich und Heiserkeit.

Systemische Therapie.
- **Methylxanthine:** Theophyllin (z. B. Euphyllin, Bronchoretard); *Prinzip:* die Bronchialmuskulatur erschlafft und die mukoziliäre Klärfunktion wird verbessert; *Dosierung:* durch die geringe therapeutische Breite muss die Dosierung individuell angepasst und regelmäßig durch Serumspiegelbestimmungen (therapeutischer Bereich 8–20 mg/l) kontrolliert werden; *unerwünschte Wirkungen:* u. a. Schlaflosigkeit, Übelkeit, Erbrechen, Tremor.
- **Glucocorticoide:** Prednison (z. B. Decortin, Rectodelt Suppositorien), Prednisolon (Decaprednil Tabletten, Solu-Decortin-H Injektionslösung); *Prinzip:* → inhalierbare Steroide; *unerwünschte Wirkungen:* u. a.

T 20.2 Therapie des Asthma bronchiale

Schweregrad	Symptome	FEV₁ bzw. Peak-Flow, % Sollwert	Therapie
① **intermittierend**	Tag: ≤ 2 × / Woche Nacht: ≤ 2 × / Monat	≥ 80 % (im beschwerdefreien Intervall)	– bedarfsweise kurz wirksames β₂-Sympathomimetikum (Anticholinergikum)
② **persistierend leichtgradig**	Tag: < 1 × täglich Nacht: > 2–4 × / Monat	≥ 80 % (im beschwerdefreien Intervall)	– wie ① – zusätzlich inhalatives Glucocorticoid (niedrig dosiert), → T 20.2) – alternativ: DNCG/Nedocromil
③ **persistierend mittelgradig**	Tag: täglich Nacht: > 1 × / Woche	> 60 < 80 % (auch außerhalb von Exazerbationen)	– wie ① – zusätzlich inhalatives Glucocorticoid (mittlere Dosis) – lang wirksames β₂-Sympathomimetikum – Theophyllin
④ **persistierend schwergradig**	Tag: ständig Nacht: häufig	≤ 60 (auch außerhalb von Exazerbationen)	– wie ③, jedoch – inhalatives Glucocorticoid (hohe Dosis) – orales Glucocorticoid

bei Schweregrad 2 und 3 ggf. Antileukotrien

Nach Empfehlungen zur Asthmatherapie bei Kindern und Erwachsenen → „Literatur", S. 423

20.3 Tagesdosen inhalativer Glucocorticoide

Substanz	Stufe 2 (niedrig)	Stufe 3 (mittel)	Stufe 4 (hoch)
Beclometason-dipropionat (BDP)	≤500 µg	≤1000 µg	≤2000 µg
Budesonid	≤400 µg	≤800 µg	≤1600 µg
Flunisolid	≤500 µg	≤1000 µg	≤2000 µg
Fluticason	≤250 µg	≤500 µg	≤1000 µg

Verminderung der Immunabwehr, Osteoporose, Störungen des Elektrolythaushaltes, Magenulzera.
- **Antileukotriene:** Montelukast (z. B. Singulair); *Prinzip:* Hemmung proinflammatorischer Mediatoren (→ Rot in 👁 20.3); *unerwünschte Wirkungen:* nicht bekannt.
- **Omalizumab (Xolair):** Rekombinanter Anti-IgE-Antikörper, der (nach s.c.-Injektion) das frei zirkulierende IgE neutralisiert. Hierdurch wird die allergische Früh- und Spätreaktion gehemmt. Der Einsatz ist bei mittelschwerem bis schwerem allergischem Asthma zu überlegen, wenn die Erkrankung durch konventionelle Behandlung nicht kontrolliert werden kann.

Die medikamentöse Behandlung richtet sich nach dem Schweregrad der Erkrankung (T 20.2 u. 20.3).

Therapie des Status asthmaticus. Der Status asthmaticus ist immer als ein schwerer Notfall anzusehen.
- Für die Therapie kommen hoch dosierte inhalative kurzwirksame **β-Sympathomimetika** in Kombination mit **Anticholinergika** zur Anwendung.
- Begleitend werden inhalative Steroide über Maskenvernebler eingesetzt (Budesonid 1 mg 2 ×/d).
- Zusätzlich werden intravenös **Glucocorticoide** (z. B. 50 mg Prednisonäquivalent i. v. alle 6–8 Stunden), **β-Sympathomimetika** parenteral (z. B. Terbutalin 0,25–0,5 mg/6 h s.c. oder Salbutamol 25 mg auf 50 ml Nacl 0,9 %, 2–10 ml/h per infusionem) und **Theophyllin** verabreicht.
- Eine **O_2-Gabe** (über Nasensonde oder Maske) ist bei respiratorischer Partialinsuffizienz erforderlich.
- **Sedierung** (z. B. mit Morphinderivaten) ist nur unter intensivmedizinischen Bedingungen (Intubationsbereitschaft; Möglichkeit der bronchoskopischen Sekretabsaugung) vertretbar.
- **Beatmung** kommt bei respiratorischer Erschöpfung zum Einsatz.

Unerlässlich ist darüber hinaus in allen Fällen eine **Schulung des Patienten** (Wesen der Erkrankung, Meiden von Auslösern, Ziele der Behandlung, Wirkmechanismus und Handhabung der Medikamente, Peak-Flow-Protokoll, Verhalten bei akuter Verschlimmerung). Infektbedingte Exazerbationen (meist virale Infekte) werden nach gleichen Prinzipien wie Exazerbationen anderer Genese gemäß dem Stufenschema behandelt. Nur bei Fieber, Lungeninfiltraten im Röntgenbild und purulentem Sputum müssen zusätzlich **Antibiotika** verabreicht werden (häufigste bakterielle Erreger sind *Streptococcus pneumoniae* und *Haemophilus influenzae*; sie sind empfindlich auf Amoxicillin, orale Cephalosporine, Trimethoprim/Sulfamethoxazol und Makrolide). Eine chronische Sinusitis sollte konsequent saniert werden (topische nasale Steroide, ggf. Operation). Bei Kindern und jungen Erwachsenen mit Sensibilisierung gegenüber nicht mehr als zwei Allergenen und kurzer Krankheitsdauer kann eine **Immuntherapie** (Hyposensibilisierung) hilfreich sein.

Prognose und Komplikationen. Bei allergischem Asthma stellt sich gelegentlich eine spontane Besserung zwischen dem 14. und 20. Lebensjahr ein. Die Asthmasymptome treten jedoch zwischen dem 40. und 50. Lebensjahr häufig wieder auf. Bei nichtallergischem Asthma sind spontane Verbesserungen seltener. Optimale medikamentöse Therapie und Patientenschulung führen zu verbesserter Lebensqualität und Vermeidung von Komplikationen (Pneumothorax, Sekretatelektasen, ernsthafte Nebenwirkungen der Therapie). Die Asthmamortalität (ca. 0,5–3 je 100000 Einwohner/Jahr) hat sich jedoch trotz therapeutischer Fortschritte nicht geändert.

Literatur

www. evidence.de/Leitlinie Asthma.
Evidenzbasierte, aktuelle Darstellung mit umfangreichen Literaturhinweisen.

20.5 Bronchiektasen

engl.: bronchiectasis

Definition. Hierbei handelt es sich um die irreversible Erweiterung und Zerstörung von subsegmentalen Bronchien oder Bronchiolen.

Ätiopathogenese und Pathophysiologie. *Angeborenen* Bronchiektasen liegen Entwicklungsstörungen bei der Ausknospung des Bronchialbaumes zugrunde. Bei *erworbenen* Bronchiektasen gelten als Ursachen:
- frühkindliche Schädigungen (Fruchtwasser- und Fremdkörperaspiration)
- Infektionskrankheiten (virale und bakterielle Bronchopneumonien, Tbc),
- allergische bronchopulmonale Aspergillose,
- Immunglobulinmangel,
- Ziliendysfunktion,
- zystische Fibrose,
- Fremdkörperaspiration.

Die gestörte mukoziliäre Clearance führt zur chronischen Entzündung mit Zerstörung von Schleimhaut und Bronchialwand. Folgen sind Aussackung der Bronchien (= Ektasie), Ansammlung von Bronchialsekret und Eiter in den erweiterten Atemwegen sowie fibrotische Umbauprozesse.

Symptomatik.
- Chronischer Husten,
- nichteitriger oder eitriger Auswurf,
- Hämoptysen,
- Dyspnoe (bei ausgedehnten Bronchiektasen),
- häufige Infektexazerbationen

Diagnostisches Vorgehen.

Klinische Untersuchung. Grobblasige Rasselgeräusche, Giemen; bei ausgedehnter Erkrankung Trommelschlägelfinger und Uhrglasnägel,

Dreischicht-Sputum. Schaumig-serös-zellulärer Bodensatz; in der Sputumkultur finden sich häufig Haemophilus influenzae, Streptokokkus pneumoniae und Staphylokokkus aureus, später zunehmend Enterobakterien und Pseudomonas species.

Funktionsdiagnostik. Meist gemischte restriktiv-obstruktive Ventilationsstörung, unspezifische bronchiale Hyperreagibilität im Spätstadium, respiratorische Insuffizienz,

Röntgenaufnahme des Thorax. Vermehrte peribronchiale Streifenzeichnung („dirty chest"), zystische Hohlräume mit oder ohne Spiegelbildung.

CT, HR-CT. Zystische Aufhellungen, Erweiterung der Bronchiallumina.

Bronchographie. (20.4) Sie ist nur erforderlich bei geplanter chirurgischer Therapie.

20.3 Ansatzpunkte der Medikation bei Asthma bronchiale

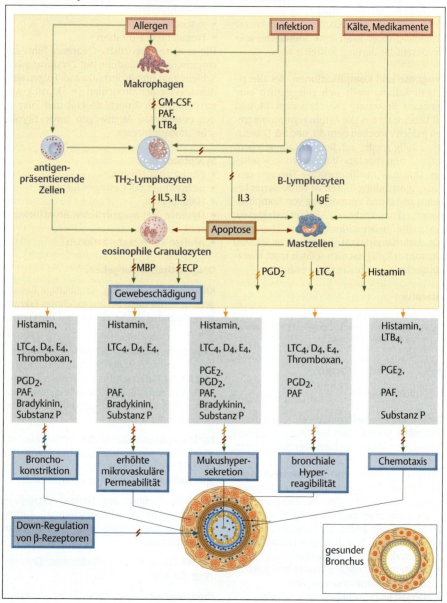

Legende zu 20.3

⟶	aktiviert, setzt frei
ECP	eosinophiles kationisches Protein
IgE	Immunglobulin E
GM-CSF	Granulozyten-Makrophagen-Kolonie-stimulierender Faktor
IL	Interleukin
LT	Leukotrin
MBP	Major basic Protein
PAF	plättchenaktivierender Faktor
PG	Prostaglandin
TNF	Tumornekrosefaktor

Medikamente

- DNCG
- Glucocorticoide
- β_2-Sympathomimetika
- Leukotrien-Rezeptor-Antagonisten

Diese Abbildung ist eine stark vereinfachte Übersicht der wichtigsten Pathomechanismen bei der Entstehung des Asthma bronchiale. Das Wissen über die Wirkung der einzelnen Zytokine und Mediatoren befindet sich derzeit noch in starkem Fluss. Die Darstellung soll daher in erster Linie die Komplexität der Zusammenhänge und den entzündlichen Charakter der Erkrankung verdeutlichen.

Auf dieser Grundlage sind die wichtigsten Ansatzpunkte der einzelnen bei Asthma bronchiale eingesetzten Wirkstoffgruppen besser zu verstehen. Glucocorticoide greifen in fast allen Schritten der Entzündungsreaktion an, was ihr günstiges Wirkstoffprofil erklärt. Die Wirkung der Leukotrien-Rezeptor-Antagonisten konzentriert sich auf die Leukotriene, die an allen wichtigen pathogenetischen Schritten beteiligt sind. Ihre Wirkung ist weniger zuverlässig als die der Glucocorticoide.

20.4 Bronchiektasen: Bronchogramm

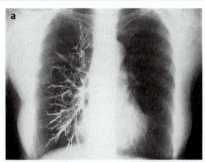

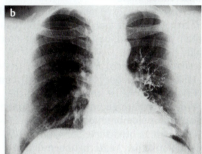

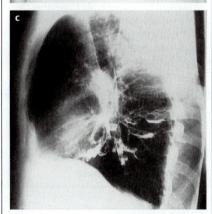

Im Vergleich zum unauffälligen Befund (**a**) kann man in der p.-a.- (**b**) und in der seitlichen Aufnahme (**c**) sackförmige Bronchiektasen im gesamten linken Unterlappen erkennen.

Differenzialdiagnose. Chronische Bronchitis, Lungensequester und isolierte Lungenzysten. Beim seltenen Kartagener-Syndrom liegt eine generalisierte Ziliendyskinesie vor, die mit Bronchiektasen, rezidivierenden Sinusitiden, Infertilität und Situs inversus (Störung der Embryogenese) einhergeht. Bei Bronchiektasenkrankheit im Kindes- und Jugendalter sollte an eine Mukoviszidose gedacht werden.

Therapie.

Konservative Therapie.
Physiotherapie: Sekretmobilisierung durch Drainagetechniken und Flutter-Ventil (dauerhaft, also auch im beschwerdefreien Intervall!).
Medikamentöse Therapie:
- **Mukolytika***:* Acetylcystein (Fluimucil); eine Erfolgskontrolle ist immer erforderlich,
- **Bronchodilatatoren:** inhalative β_2-Mimetika, Ipratropiumbromid, Theophyllin (→ „Asthma bronchiale", S. 420ff),
- **Antibiotika:** bei Exazerbationen und in schweren Fällen auch als Dauertherapie stets gemäß Antibiogramm; gegebenenfalls topische inhalative Therapie mit Gentamicin oder Tobramycin.
- Regelmäßige Influenza- und Pneumokokkenschutzimpfung

Operative Therapie. Eine Segmentresektion bzw. Lobektomie ist nur bei einseitigen Befunden, die auf die konservative Therapie ungenügend ansprechen, oder bei bedrohlichen Hämoptysen indiziert.

Prognose und Komplikationen. Bei konsequenter physikalischer Therapie und nach Operation lokalisierter Prozesse ist eine gute Lebensqualität erreichbar. Komplikationen sind Hämoptysen, respiratorische Insuffizienz, Cor pulmonale, Pilzpneumonie, selten Amyloidose.

20.6 Atemwegsstenosen, Instabilität der Atemwege

Definition. Eine lokalisierte Verengung der Trachea oder der großen Bronchien bezeichnet man als Atemwegsstenose. Sie kann fixiert (unveränderlich bei Inspiration und Exspiration) oder variabel sein (überwiegend bei Inspiration: extrathorakale Stenose; überwiegend bei Exspiration: intrathorakale Stenose).

Ätiologie. Als Ursache finden sich Trachealstenosen (als Intubationsschäden nach Langzeitbeatmung), Trachealtumoren, aspirierte Fremdkörper (bei Kindern), Säbelscheidentrachea (meist Kompression durch eine retrosternale Struma), Tracheobronchopathia osteochondroplastica (gutartige, submuköse Knoten im Bereich der Vorder und Seitenwand von Trachea und Hauptbronchien, die Knorpel- und Knochengewebe enthalten; oft Zufallsbefund bei einer Bronchoskopie), Instabilität von Trachea und Hauptbronchien

DD der Atemwegsstenose

Erkrankung	Bedeutung	Kommentar
Asthma bronchiale	+++	→ S. 417ff
Krupp-Syndrom Pseudokrupp spastischer Krupp bakterielle Layryngotracheitis	++	→ Lehrbuch der Pädiatrie

(angeborene oder erworbene Wandschwäche), Tracheobronchomegalie (Morbus Mounier-Kuhn, angeborene Erkrankung).

Symptomatik.
- Inspiratorischer bzw. exspiratorischer Stridor, Belastungsdyspnoe,
- rezidivierende Pneumonien,
- bei Instabilität der großen Atemwege: bellender Husten, besonders nach dem Hinlegen.

Diagnostisches Vorgehen.

Lungenfunktionsprüfung. Typische Konfiguration der Flussvolumenkurve (Differenzialdiagnose: fixierte/variable; extra-/intrathorakale Stenose).

Eingeschränkte Lungenfunktion (in Ruhe) erst bei Trachealstenosen unterhalb 8 mm Durchmesser.

Röntgenaufnahme des Thorax, CT. Lokalisation der Stenose sowie Ausschluss oder Nachweis von Tumoren,

Bronchoskopie. Sie ist obligat bei Verdacht auf Atemwegsstenose.

Therapie. Die Therapie besteht bei Tumoren in Operation, endoskopischer Abtragung oder Laserbehandlung. Bei Instabilität der Atemwege Versuch der „inneren Schienung": PEP-Maske (**P**ositive **e**xpiratory **P**ressure), nCPAP (**n**asal **C**ontinuous **P**ositive **A**irway **P**ressure), selten Stenteinlage.

Prognose und Komplikationen. Narbige Stenosen, benigne Tumoren und Instabilität der Atemwege haben eine gute Prognose. Retentionspneumonien oder starke Entzündungsreaktionen können jedoch lebensbedrohliche Situationen darstellen. Bei inspiratorischem oder exspiratorischem Stridor ist eine rasche bronchoskopische Abklärung erforderlich.

20.7 Mukoviszidose

Synonym: zystische Fibrose
engl.: cystic fibrosis

Definition. Die Erkrankung ist durch eine Dysfunktion der exokrinen Drüsen (Bronchus-, Pankreas-, Schweiß-, Speichel-, Ductus-deferens-Drüsen) gekennzeichnet.

Epidemiologie. Die zystische Fibrose ist die häufigste genetische Erkrankung (autosomal rezessiv) der weißen Rasse. In Mitteleuropa kommt ein Erkrankungsfall auf 2500 Geburten.

Pathophysiologie. Aufgrund eines Defektes im CFTR-Gen (**C**ystic **F**ibrosis **T**ransmembrane Conductance **R**egulator) kommt es zu einer Fehlfunktion der Chloridionenkanäle. In der Lunge führt der gestörte transepitheliale Transport von Natrium- und Chloridionen zur Verlegung der Atemwege mit zähem Sekret und konsekutiver Infektion (Staphylokokken, Pseudomonas). Die Folge sind Bronchitis, Bronchopneumonie, Bronchiektasen und zunehmende respiratorische Insuffizienz. Die Verlegung der Pankreasausführungsgänge hat eine Pankreasinsuffizienz zur Folge.

Symptomatik. Die Symptome sind im Säuglingsalter Gedeihstörung, Durchfälle und chronischer Husten. Später kommt es zusätzlich zu purulentem Auswurf, Dyspnoe und Gewichtsverlust (pulmonale Kachexie). Rhinorrhö und Sinusitis sind häufig.

Diagnostisches Vorgehen.
- typische Anamnese ($\rightarrow$ Symptomatik),
- Schweißtest (Pilocarpiniontophorese): Chloridkonzentration >70 mval/l,
- bei regelrechtem Schweißtest und klinischem Verdacht: Genanalyse.

Therapie. Ziele sind:
- Elimination des zähen Sekretes,
- Behandlung der Infektionen,
- Substitution der Pankreasinsuffizienz,
- Ausgleich der Mangelernährung.

Bezüglich der pulmonalen Manifestation sind die folgenden therapeutischen Maßnahmen wichtig:

Physiotherapie. Drainagetechniken, PEP Maske, Flutter-Ventil.

Antibiotika. Bei Nachweis von *Haemophilus influenzae* und *Staphylococcus aureus* gezielte (orale) Therapie gemäß Antibiogramm über 3–4 Wochen. Bei Nachweis von *Pseudomonas aeruginosa* und Infektexazerbation ist eine intravenöse Kombinationstherapie aus 2 wirksamen Antibiotika gemäß Antibiogramm für 2 bis 3 Wochen indiziert, anschließend erfolgt eine inhalative Therapie mit Aminoglykosiden (Tobramycin, Gentamicin, Colistin).

Mukolytika. N-Acetylcystein bis zu 3 × 600 mg p.o. (generelle Wirksamkeit nicht belegt), rhDNAse inhalativ (aus Kostengründen nur bei schwerer, chronischer Infektion).

β_2-Sympathomimetika (z. B. Salbutamol, Fenoterol). Bronchodilatation, Verbesserung der mukoziliären Clearance.

Ernährung. Hochkalorisch, fettreich (Pankreasenzymsubstitution), eventuell zusätzlich Sondenkost. Vitaminpräparate (A, D, E, K).

Bilaterale Lungentransplantation. Sie ist bei einer voraussichtlichen Lebenserwartung von unter 2 Jahren indiziert.

Prognose. Durch die verbesserte Therapie hat sich die Prognose entscheidend verbessert. Die mittlere Überlebenszeit beträgt gegenwärtig 29 Jahre; bei jetzt geborenen Kindern wird mit einer Lebenserwartung von >40 Jahren gerechnet. Nach bilateraler Lungentransplantation beträgt die 5-Jahres-Überlebensrate 60%.

Pulmonale Komplikationen.
- Respiratorische Insuffizienz (Sauerstofflangzeittherapie, intermittierende Selbstbeatmung),
- Hämoptysen (gegebenenfalls Segmentresektion, Bronchialarterienembolisation),
- Pneumothorax (Drainagebehandlung),
- allergische bronchopulmonale Aspergillose (Steroide),
- Aspergillome und invasive Aspergillose (antimykotische Therapie).

Literatur

Cystic Fibrosis Adult Care: Consensus Committee Report. Chest. 2004; 125 Suppl. 1: 1s–39s.

21 Lunge

Helgo Magnussen, Georg Kanzow

21.1	Infektionskrankheiten der Lunge	429
21.1.1	Pneumonien	429
	Pneumokokkenpneumonie	434
	Legionellenpneumonie	434
	Mykoplasmenpneumonie	434
	Chlamydienpneumonie	435
21.1.2	Tuberkulose	435
21.1.3	Nichttuberkulöse pulmonale Mykobakteriosen	439
21.1.4	Lungenerkrankungen durch Pilze	440
	Kryptokokkose	440
	Aspergillus assoziierte Erkrankungen	440
	Pneumocystis-Pneumonie (PCP)	441
21.1.5	Lungenerkrankungen bei HIV-Infektion	442
21.2	Erkrankungen und Störungen des Lungenkreislaufes	442
21.2.1	Lungenembolie	442
21.2.2	Arteriovenöse Fisteln	447
21.2.3	Schocklunge (ARDS)	448
21.3	Interstitielle Lungenerkrankungen	449
21.3.1	Allgemeines	449
21.3.2	Silikose	450
21.3.3	Asbestose	451
21.3.4	Lungenschädigung durch Medikamente	453
21.3.5	Lungenschädigung durch toxische Gase	454
21.3.6	Exogen-allergische Alveolitis	454
21.3.7	Sarkoidose	456
21.3.8	Idiopathische Lungenfibrose	459
21.3.9	Lungenbeteiligung bei Kollagenosen	460
21.3.10	Eosinophile Lungenerkrankungen	460
21.3.11	Bronchiolitis obliterans mit organisierender Pneumonie (BOOP)	460
21.3.12	Goodpasture-Syndrom	461
21.4	Tumorerkrankungen der Lunge	461
21.4.1	Bronchialkarzinom	461
21.4.2	Benigne Tumoren	467

21.1 Infektionskrankheiten der Lunge

21.1.1 Pneumonie

engl.: pneumonia

Definition. Pneumonien sind akut verlaufende Entzündungen des Lungenparenchyms. Erreger können Bakterien, Viren, Pilze oder Protozoen sein.

Epidemiologie. Die Pneumonie ist die häufigste zum Tode führende Infektionserkrankung und die fünfthäufigste Todesursache insgesamt. Für Deutschland rechnet man mit 800000 Erkrankungen/Jahr. Die Letalität beträgt im ambulanten Bereich 1%, bei hospitalisierten Patienten bis zu 20%.

Klassifizierung.
- Ambulant erworbene Pneumonie,

- nosokomiale Pneumonie (Beginn frühestens 72 h nach Krankenhausaufnahme),
- Pneumonie bei schwerer Grundkrankheit (Nieren-, Leber-, Herzinsuffizienz, Diabetes),
- Pneumonie bei Aspiration (Alkoholismus, ZNS- oder Ösophaguserkrankungen),
- Pneumonie bei definierten Immunstörungen (Transplantation, HIV-Infektion).

Ätiologie.
- Bakterielle Infektionen mit *Streptococcus pneumoniae*, Staphylokokken, *Haemophilus influenzae*, Klebsiella-Spezies, Proteus-Spezies, *Branhamella catarrhalis*, Mykoplasmen, Chlamydien, *Legionella pneumophila* und *Pseudomonas aeruginosa*,
- virale Erreger umfassen RS-Virus, Paramyxo-, Picorna-, Adeno- und Herpesviren sowie Zytomegalievirus,
- Infektionen mit Pilzen (z. B. Candida, Aspergillus, Pneumocystis carinii) kommen primär bei immunsupprimierten Patienten vor,
- Protozoen (z. B. Cryptosporidium, Toxoplasma
- Parasiten (z. B. Ascaris, Larva migrans, Trichinen).

Symptomatik. Die einzelnen Pneumoniearten unterscheiden sich in der Ausprägung verschiedener Symptome. Zur differenzialdiagnostischen Abgrenzung zwischen den typischen, z. B. durch Pneumokokken verursachten bakteriellen Pneumonien und den atypischen Pneumonien durch Viren oder Mykoplasmen hat sich das in ⊤ 21.1 dargestellte Schema bewährt.

Diagnostik.

Anamnese. Fieber, Schüttelfrost, Husten, verfärbter Auswurf, Thoraxschmerzen (→ ⊤ 21.1).

Physikalische Untersuchung. Nachweis einer pulmonalen Infiltration (Klopfschalldämpfung, inspiratorische Rasselgeräusche, Bronchialatmen).

Röntgenaufnahme des Thorax. Immer Bilder in 2 Ebenen (👁 21.1, 👁 21.2).

Erregernachweis. Nachweis einer infektiösen Genese durch mikroskopischen oder kulturellen Erregernachweis aus Sputum oder aus bronchoskopisch entnommenem Material (geschützte Bürste, bronchoalveoläre Lavage), seltener durch Erregernachweis im

⊤ 21.1 Klinische Differenzialdiagnose zwischen typischen und atypischen Pneumonien

Symptome/Befunde	typische Pneumonie	atypische Pneumonie
Beginn	perakut	langsam
Kopfschmerzen	+	++
Schüttelfrost	+++	+
Husten	+++	+
Sputum	+++	+
Fieber	>39 °C	<39 °C
Tachypnoe	+++	+
Tachykardie	+++	+
pathologischer Auskultationsbefund	+++	−
Leukozytose, CRP-Erhöhung	+++	+
Röntgen (Thorax)	segmental oder lobär	diffus, interstitiell
Pleurabeteiligung	+++	+

Quelle: nach Siegenthaler, → S. 1170

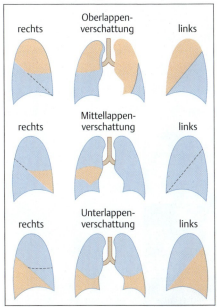

21.1 Verschattungen bei Lobärpneumonie

Lungengewebe (transbronchiale oder chirurgische Lungenbiopsie), aus der Pleuraflüssigkeit oder aus venösen Blutkulturen. Da ein Erregernachweis in maximal 70% gelingt (unzureichendes Sputummaterial, zu späte Verarbeitung im Labor), kann im ambulanten Bereich angesichts der guten Wirksamkeit der empirischen Therapie in der Regel auf eine mikrobiologische Diagnostik verzichtet werden. Ausnahme: schwere Grunderkrankung, nichtansprechen der initialen Therapie binnen 72 Stunden, wiederholte antibiotische Vorbehandlungen. Im Krankenhaus sollte stets eine mikrobiologische Diagnostik angestrebt werden (Materialgewinnung möglichst vor Einleitung einer antibiotischen Therapie).

Serologische Diagnostik. Antikörpernachweis frühestens 1 Woche nach Beginn der klinischen Symptomatik (die Ergebnisse kommen allerdings in der Regel so spät, dass sie die Therapie nicht beeinflussen).

Immunologischer Antigennachweis. Neuere Laborverfahren (z.B. Legionellen-Antigen-Nachweis im Urin) oder molekularbiologischer Nachweis von Erreger-DNA.

Differenzialdiagnose. Differenzialdiagnostisch sollte bei verzögert abheilender Pneumonie an ein zentrales Bronchialkarzinom oder einen aspirierten Fremdkörper (poststenotische Pneumonie), bei fehlendem Ansprechen auf die antibiotische Therapie an eine exogen-allergische Alveolitis, eine Bronchiolitis obliterans mit organisierender Pneumonie, eine Lungenbeteiligung bei Kollagenose, eine Tuberkulose oder eine chronische eosinophile Pneumonie, bei blander Symptomatik auch an ein bronchioloalveoläres Karzinom gedacht werden.

Therapie. Bei schwerem Krankheitsverlauf (Atemfrequenz > 30/min, Pa_{O_2} < 60 mmHg, Hypotonie, veränderte Bewusstseinslage, Temperatur < 35 °C oder > 40 °C) ist stets eine stationäre Behandlung erforderlich. Bei leichterem Verlauf kann (in Abhängigkeit von der Intensität der hausärztlichen Überwachung) eine ambulante Behandlung ausreichend sein.

Antibiotika. Die *ambulant* erworbenen Pneumonien werden meist durch *Streptococcus pneumoniae*, im geringeren Maße durch *Haemophilus influenzae*, Staphylokokken oder Klebsiella-Spezies verursacht. Die kalkulierte antibiotische Therapie der ambulant erworbenen Pneumonie ist in 21.2 dargestellt. Das Erregerspektrum der *nosokomialen* Pneumonien (wichtigster Risikofaktor: Intubation!) umfasst in der frühen Phase die gut behandelbaren Erreger aus dem ambulanten Bereich. Nach 5 Tagen finden sich zunehmend Pseudomonas, Enterobacter, Acinetobacter und Methicillin-resistente Staphylokokken (MRSA). Therapieempfehlungen siehe 21.3.

21.2 Röntgenaufnahmen bei Pneumonie

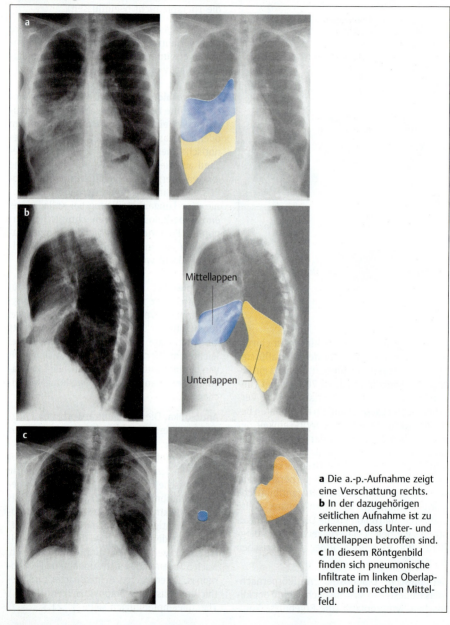

a Die a.-p.-Aufnahme zeigt eine Verschattung rechts.
b In der dazugehörigen seitlichen Aufnahme ist zu erkennen, dass Unter- und Mittellappen betroffen sind.
c In diesem Röntgenbild finden sich pneumonische Infiltrate im linken Oberlappen und im rechten Mittelfeld.

Tab. 21.2 Risikostratifizierte Therapieempfehlung für die ambulant erworbene Pneumonie

Ort der Therapie	Primärtherapie	Alternative
Ambulanter Bereich		
< 50 Jahre	Makrolide	Doxycyclin
≥ 50 Jahre	Betalaktamantibiotika	neueres Fluorchinolon
+ Risikofaktoren	Betalaktam + Makrolid	neueres Fluorchinolon
Normalstation im Krankenhaus		
< 50 Jahre	Azithromycin	Betalaktam + Doxycyclin
≥ 50 Jahre	Betalaktam	neueres Fluorchinolon
+ Risikofaktoren	Betalaktam + Makrolid	neueres Fluorchinolon
		Ertapenem + Makrolid
Intensivstation	Pseudomonas-wirksames Betalaktam + Makrolid	Pseudomonas-wirksames Fluorchinolon

Aus: T. Welte, Ambulant erworbene und nosokomiale Pneumonie. Der Internist 2003; 44 Suppl 1: S. 44–58

Bei neutropenischen Patienten finden sich grampositive und -negative Bakterien oder Aspergillus-Pilze. Bei Patienten mit T-Zell-Defekten (z. B. AIDS) finden sich primär Mykobakterien und Pilze (Candida, Cryptococcus, Pneumocystis), Viren (Herpes, CMV), Protozoen (Cryptosporidium, Toxoplasma) und Helmintheninfektionen.
Bei den genannten Konstellationen sollte stets eine Erregerdiagnostik angestrebt werden.

Supportive Therapie. Sauerstoffgabe bei Pa_{O_2} < 60 mmHg, Hydratation, Analgetika bei Pleuraschmerzen, Bronchodilatatoren bei obstruktiver Ventilationsstörung, Thromboseprophylaxe.

Komplikationen und Residualzustände. Eine schwere Pneumonie kann zu einem septischen Schock und zu einer hochgradigen respiratorischen Insuffizienz führen, die eine intensivmedizinische Betreuung und gegebenenfalls eine maschinelle Beatmung erfor-

Tab. 21.3 Therapieempfehlungen für die Behandlung der nosokomialen Pneumonie

	Antibiotikum	Alternative
leichte bis moderate Pneumonie, keine Antibiotikavorbehandlung, Beatmungsdauer < 7 Tage	Aminopenicillin oder 2./3. Generationscephalosporin	neueres Fluorchinolon
schwere Pneumonie oder Antibiotikavorbehandlung oder Beatmungsdauer ≥ 7 Tage	Ureidopenicillin ± Inhibitor Pseudomonascephalosporin Carbapenem Pseudomonaschinolon	bei MRSA-Verdacht: Vancomycin + Rifampicin oder Linezolid

Aus: T. Welte, Ambulant erworbene und nosokomiale Pneumonie. Der Internist 2003; 44 Suppl 1: S. 44–58

derlich machen. Im Rahmen einer Pneumonie (vor allem bei Staphylokokken und Anaerobierinfektion) kann es zu einer Abszedierung im Bereich der Lungen kommen. Im Röntgenbild finden sich Einschmelzungsherde und Flüssigkeitsspiegel. Obwohl in der Regel durch konservative Therapie eine Abheilung erreichbar ist, muss unter Umständen eine Drainagebehandlung oder eine Resektion der Herde erwogen werden.

Gelegentlich bildet sich nach einer Pneumonie ein *metapneumonisches Pleura*empyem (metapneumonisch = im Gefolge einer Pneumonie) aus, das durch septische Temperaturen und Leukozytose gekennzeichnet ist. Diese Komplikation erfordert eine Drainagebehandlung oder eine chirurgische Intervention.

Bei Auftreten eines *metapneumonischen Pleura*ergusses ist eine Drainagebehandlung dann indiziert, wenn das Pleurapunktat eines der folgenden Charakteristika aufweist: Nachweis von Bakterien in der Gramfärbung, Glukose < 40 mg/dl, pH < 7,2. Kommt es unter der Drainagetherapie nicht zu einer ausreichenden Mobilisation von Ergussflüssigkeit, sollte frühzeitig eine intrapleurale Fibrinolyse mit Streptomycin (250000 IE/d) oder Urokinase (100000 IE/d) über maximal zehn Tage erfolgen. Bei fehlendem Therapieerfolg muss eine chirurgische Intervention (Thorakoskopie/Pleurektomie und Dekortikation) erwogen werden.

Im Verlauf von chronischen Pneumonien kann es zu einer Schrumpfung und Fibrose des Lungengewebes kommen.

Pneumokokkenpneumonie

Streptococcus pneumoniae ist der häufigste Erreger von Pneumonien. Der Keim findet sich bei 50% der Gesunden in der Mundhöhle. Bei Stress oder starker Unterkühlung kommt es durch Verschlechterung der natürlichen Abwehrlage zu einer (meist endogenen) Infektion. Prädisponiert für eine Pneumokokkenpneumonie sind unter anderem Patienten mit chronischen Herz- und Lungenerkrankungen, nephrotischem Syndrom, Malignom oder nach Splenektomie. Klinisch findet sich das Bild der typischen Pneumonie (→ ▼ 21.1). In 30% findet sich eine positive Blutkultur. Die klinische Symptomatik bessert sich bei wirksamer Therapie meist bereits innerhalb von 2 Tagen. Bei Personen mit erhöhtem Risiko für eine Pneumokokkeninfektion (s. o.) wird die aktive Immunisierung empfohlen.

Legionellenpneumonie

♂→§ Labormeldung an das Gesundheitsamt bei Nachweis einer akuten Infektion!

Etwa 5% aller ambulant erworbenen Pneumonien in Deutschland sind durch Legionellen bedingt. Legionellen können durch infizierte Aerosole aus Klimaanlagen, Duschen und Bädern übertragen werden. Gefährdet sind vor allem ältere Menschen, Diabetiker und Patienten mit Abwehrschwäche. Nach 2–10-tägiger Inkubationszeit kommt es bei weniger als 10% der Infizierten zur Pneumonie. Typisch sind Prodromi (Kopfschmerzen, Myalgien), hohes Fieber, Schüttelfrost, pleuritische Schmerzen, Lethargie und Blutbeimengungen im Sputum. Das Röntgenbild kann sowohl eine lobäre Verschattung als auch eine disseminierte alveoläre Infiltration und kleine Pleuraergüsse zeigen. Die Diagnose kann am schnellsten durch Antigennachweis im Urin (immunchromatographischer Schnelltest) gestellt werden (Therapie → ▼ 48.3, S. 954). Die Therapiedauer beträgt je nach Schweregrad 2–3 Wochen.

Mykoplasmenpneumonie

Bis zu 10% der stationär behandelten, ambulant erworbenen Pneumonien sind durch Mykoplasmen verursacht. Bei Kindern unter 15 Jahren beträgt der Anteil etwa 50%.

Die Infektion erfolgt durch Inhalation des Keimes, die Inkubationszeit beträgt 14–21 Tage. Zum Verlauf als „atypische Pneumonie", siehe ▼ 21.1, S. 430. Leitsymptome sind Fieber,

Kopfschmerzen und unproduktiver Husten. In seltenen Fällen entwickelt sich ein akutes Atemnotsyndrom (ARDS). Extrapulmonale Manifestationen sind autoimmunhämolytische Anämie, Thrombopenie, Verbrauchskoagulopathie, kardiale und neurologische Beteiligung. Die Diagnose wird serologisch gestellt (IgG/IgM-Antikörper). Die Therapie (→ 48.3, S. 954) verkürzt die Symptomatik, nicht jedoch die Geschwindigkeit der Eradikation des Erregers aus dem Respirationstrakt.

Chlamydienpneumonie

Chlamydia pneumoniae (Übertragung von Mensch zu Mensch, 5–15 % der stationär behandelten, ambulant erworbenen Pneumonien) und *Chlamydia psittaci* (Übertragung durch Papageienvögel u. a. Vogelarten; Psittakose, Ornithose) führen durch Tröpfcheninfektion nach einer Inkubationszeit von 1–4 Wochen zu einer klinischen Symptomatik (→ „atypische Pneumonie" 21.1, S. 430). Im Vordergrund stehen hartnäckiger, meist trockener Husten, Fieber und häufig Myalgien. Das Röntgenbild kann lobäre, noduläre, miliare oder diffuse Verschattungen zeigen. Unbehandelt ist die Erkrankung oft langwierig (Dauer bis zu 3 Monaten). Die Diagnose wird serologisch gestellt: Ein IgM-Antikörpertiter $\geq 1 : 16$, ein IgG-Antikörpertiter $\geq 1 : 512$ oder ein vierfacher Titeranstieg innerhalb von 3 Wochen gelten als beweisend. Die Therapie wird mit neueren Makroliden (z. B. Clarithromycin 2×500 mg/d oder Tetracyclinen (z. B. Doxycyclin $1–2 \times 100$ mg/d) für 14–21 Tage durchgeführt.

Literatur

T. Welte et al.: Ambulant und nosokomial erworbene Pneumonien. Thieme – Refresher Pneumologie. 2003; 1: 1–24.

Guidelines for management of adult community acquired lower respiratory tract infections. Eur. Respir. J. 1998; 11: 986–991.
Klare Tabellen und Entscheidungsdiagramme.

21.1.2 Tuberkulose

engl.: tuberculosis
→ auch „Infektionskrankheiten", S. 985ff.

⊞→§ Arztmeldung an das Gesundheitsamt bei Verdacht, Erkrankung oder Tod!

♂→§ Labormeldung an das Gesundheitsamt bei Nachweis einer akuten Infektion!

Definition. Die Tuberkulose entsteht nach Infektion eines Organs oder mehrerer Organsysteme mit *Mycobacterium tuberculosis*, *bovis* oder *africanum*. Die Erkrankung nach Infektion mit anderen Mykobakterien (z. B. *Mycobacterium avium* oder *kansasii*) wird als nichttypische (früher: atypische) Mykobakteriose bezeichnet.

- **Pulmonale Tuberkulose** = Tuberkulose der Lunge;
- **extrapulmonale Tuberkulose** = Tuberkuloseerkrankung eines anderen Organsystems;
- **offene Tuberkulose** = Tuberkulose mit Erregernachweis im Sputum oder Bronchialsekret;
- **geschlossene Tuberkulose** = Tuberkulose ohne Erregernachweis (z. B. klinisch oder histologisch bewiesen).

Epidemiologie. Ungleiche Meldesyteme für Infektionskrankheiten in verschiedenen Teilen der Welt erschweren den statistischen Vergleich über die Inzidenz der Tuberkulose.
- Weltweit werden jährlich 8 Mio. Neuerkrankungen und 3 Mio. Todesfälle gemeldet,
- jährliche Inzidenz (pro 100 000 Einwohner) in Deutschland: 9,4 (2002); an Tuberkulose gestorben sind im Jahr 2002 5 % der Erkrankten; die Zahl der Neuerkrankungen bei der einheimischen Bevölkerung nimmt ab, während die Neuerkrankungsrate bei Ausländern zunimmt;

- In Deutschland regelt § 6 des Infektionsschutzgesetzes die Meldepflicht. Danach müssen behandlungsbedürftige Erkrankung und Tod an Tuberkulose gemeldet werden, auch wenn ein bakteriologischer Nachweis nicht vorliegt. (Der *Verdacht* der Tuberkuloseerkrankung ist *nicht meldepflichtig*.)

Ätiopathogenese und Pathophysiologie.
Die Übertragung erfolgt aerogen (Husten, Sprechen, Niesen). Für den Infektionsvorgang hat der „Tröpfchenkern" (Droplet Nucleus) eine zentrale Bedeutung. Er enthält zentral in einer H_2O Hülle 1–10 Bakterien. Sein Durchmesser beträgt 1–5 µm, deshalb verfügt er über ausgeprägte Schwebefähigkeit in der Luft für bis zu 24 Stunden. Ansteckend ist fast ausschließlich die Lungentuberkulose, andere Organtuberkulosen bieten aufgrund des fehlenden Tröpfchenkerns wenig Infektionsrisiko.
- Ansteckungsfähigkeit besteht im Allgemeinen bei mehr als 5000 Bakterien/ml Sputum.
- Im Durchschnitt steckt ein unbehandelter Patient mit offener Tuberkulose innerhalb eines Jahres 10 Menschen an.
- 10 % aller Infizierten erkranken manifest, davon die Hälfte im ersten postinfektiösen Jahr. 90 % der Infizierten entwickeln lediglich eine positive Tuberkulin-Reaktion. Das Erkrankungsrisiko ist abhängig von der individuellen Resistenzlage, die sowohl genetisch determiniert als auch erworben ist.
- Säuglinge, Kleinkinder, ältere Menschen und Patienten mit Diabetes mellitus, Untergewicht, dialysepflichtiger Niereninsuffizienz, immunsuppressiver Therapie, Erkrankung mit malignen Tumoren, gesteigertem Alkoholabusus und AIDS haben ein erhöhtes Erkrankungsrisiko.

Der aerogene Erstkontakt (Primary Implant) mit *Mycobacterium tuberculosis* bevorzugt keine Lungenregion. Die Bakterien erreichen die vulnerablen Regionen in den Spitzen von Ober- und Unterlappen durch hämatogene Streuung während ihres ersten Vermehrungszyklus, insbesondere bei hoch virulenten Mykobakterienstämmen.

Der Lungenspitzenherd ist der **Primärherd**.
- 10–14 Tage nach Infektion röntgenologisch nachweisbar,
- zunächst Stecknadelkopfgröße. Die Phagozytose durch Makrophagen und Leukozyten führt zum histologischen Bild einer verkäsenden Pneumonie,
- Entwicklung der Tuberkulinüberempfindlichkeit (Hauttest) als Ausdruck zellulär vermittelter Immunantwort nach durchschnittlich 37 Tagen,
- durch regionale Bakteriämie wird der zugehörige Drainagelymphknoten infiziert.

Primärkomplex = Primärherd plus befallener regionaler Lymphknoten.

- weitere Bakterienvermehrung im Primärkomplex führt zu multilokulärer Absiedlung entweder über den Blutstrom oder die Lymphbahnen (z. B. auch Ductus thoracicus) und Ausbildung einer Primärtuberkulose,
- Lokalisation bei hämatogener Streuung:
  – Lappentuberkulose = käsige Pneumonie,
  – generalisierte Lungentuberkulose (z. B. Miliartuberkulose oder tuberkulöse Sepsis Landouzy),
  – Pleuritis tuberculosa,
  – extrapulmonale Tuberkulose;
- lymphogene Streuung führt zu Lymphknotentuberkulose (auch extrathorakale Lymphknoten).

Ist die körpereigene, T-zellabhängige Immunabwehr in der Lage, die Bakterienvermehrung und -ansiedlung zu begrenzen, kommt es zur Ausbildung von ruhenden, d. h. nicht durch Bakterienvermehrung und Zellantwort aktiven Herden (Granulom, Tuberkulom). Die Reaktivierung dieser Herde führt zu **postprimärer Tuberkulose**. Die Wege der endogenen Reinfektion sind erneut hämatogen, lymphogen oder kanalikulär. Das klinische Bild der postprimären Tuberkulose wird geprägt von Ausmaß und Lokalisation der Bakterienabsiedlung.

Symptome. In der ersten Phase der Erkrankung (Primary Implant bis zur Ausbildung eines Primärkomplexes) besteht meist kein Krankheitsgefühl. Die weitere Entwicklung zur Primärtuberkulose kann ebenso wie die postprimäre Tuberkulose weitgehend unbemerkt verlaufen. Absiedlungsausmaß und Abwehrlage des Wirtsorganismus können jedoch auch zu einem foudroyanten Krankheitsbild führen.

Allgemeine Symptome.
- Subfebrile Temperaturen, bei ausgeprägter Lungeninfiltration und/oder Pleurabefall auch hohes Fieber,
- Inappetenz, Nachtschweiß, Gewichtsverlust, Müdigkeit.

Organbezogene Symptome.
- Husten: meist trocken, bei ausgedehntem Lungenbefall und/oder kavernösem Zerfall produktiv,
- Hämoptoe,
- Heiserkeit bei Kehlkopftuberkulose,
- Halsschmerzen bei Tonsillentuberkulose,
- Thoraxschmerz bei Pleuratuberkulose,
- Gelenkschwellung mit eingeschränkter Funktion bei tuberkulöser Arthritis,
- abdominelle Schmerzen bei Darmtuberkulose:

Bei Appendizitisverdacht an Tuberkulose der Region der Bauhin-Klappe denken.

- Eintrübung mit ausgeprägtem Tagesschlaf und Schlafbedürfnis bei Meningitis tuberculosa,
- Belastungsdyspnoe bei ausgedehnter Lungentuberkulose.

Diagnostisches Vorgehen.

Anamnese und klinische Untersuchung. Familien- und soziale Anamnese beschreiben das Expositionsrisiko.

Bildgebende Verfahren. Röntgenuntersuchung des Thorax in 2 Ebenen, evtl. Computertomographie (Lokalisation, Ausdehnung und Charakter der tuberkulösen Lungenveränderung). Sonographisch lassen sich pleurale und pleuranahe Veränderungen abbilden (Erguss, subpleurale tuberkulöse Herde), ◐ 21.3.

Tuberkulintest. Dieser spiegelt die immunologische Auseinandersetzung des Organismus mit *Mycobacterium tuberculosis* wider.

◐ **21.3 Beidseitige kavernöse Oberlappentuberkulose**

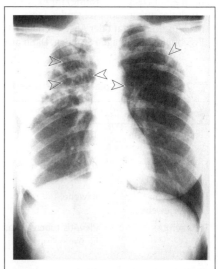

Das Röntgenbild zeigt den Thorax einer jungen Patientin mit beidseitiger kavernöser Oberlappentuberkulose. Die Kavernen sind mit Pfeilen gekennzeichnet. Die zusätzliche Verbreiterung des rechten Thoraxwandbegleitschattens ist ein Hinweis auf Pleurabeteiligung.

Durchführung als Stempeltest in Stärke 10 und nach Mendel-Mantoux (Intrakutantest) in den Stärken 1, 10 und 100. 0,1 ml der entsprechenden Testlösung werden streng intrakutan (nicht subkutan) in Form einer Quaddel gespritzt und die Reaktion nach frühestens 72 Stunden abgelesen. Als positiv gilt eine Induration (nicht Rötung) von mindestens 5 mm. Ein negativer Test mit Stärke 100 macht das Vorliegen einer Tuberkulose unwahrscheinlich. Die Tuberkulinreaktion kann fehlen bei Immunmangelsyndrom (angeboren oder erworben), immunsuppressiver Therapie oder lymphatischen Systemerkrankungen mit Verlust der zellulären Immunität.

Substratgewinnung zum bakteriologischen Nachweis.
- *Sputumuntersuchung* mit mikroskopischer Suche nach säurefesten Stäbchen (z. B. nach Ziehl-Neelsen-Färbung) im Expektorat dreier aufeinander folgender Tage, Magensaft, Punktat oder Abstrichmaterial; Ergebnis nach wenigen Stunden. Dann aus derselben Probe kulturelle Züchtung von Mykobakterien in Flüssigmedium und radiometrischer Nachweis; Ergebnis nach 15 Tagen. Weiterverarbeitung auf festen Nährböden, Erregerdifferenzierung, Anfertigung eines Resistogramms; erste Ergebnisse frühestens nach 25 Tagen.
- *Bronchoskopie* – gezielt entnommenes Bronchialsekret durchläuft diagnostische Stufen wie Sputum, zusätzlich empfiehlt sich der Nachweis von Mycobacteriumtuberculosis-DNA mittels Polymerase Chain Reaction (PCR; Untersuchung durch Gensonde); vorteilhaft durch hohe Sensitivität, Ergebnis nach 2 Tagen.
- *Transbronchiale Biopsie, Thorakoskopie, Thorakotomie* – histologischer Nachweis einer epitheloidzelligen Granulomatose aus Bioptaten (Lungengewebe, Bronchialschleimhaut, Lymphknoten, Feinnadelbiopsien).

Differenzialdiagnose. → ▼ 21.4

▼ **21.4 Differenzialdiagnose der Tuberkulose anhand von Leitbefunden**

Morphologie	Tuberkulose	andere Genese
Lungenrundherd	Tuberkulom	Malignom, benigner Tumor (z. B. Hamartochondrom, AV-Fistel)
Lungeninfiltrat	tuberkulöse Pneumonie	Bronchopneumonie, Bronchialkarzinom, Lungeninfarkt
Hohlraum im Lungengewebe	Kaverne	Lungenabszess bei Pneumonie oder Neoplasma, bullöse Lungendestruktion, Zyste
Pleuraerguss	Pleuritis tuberculosa, Empyem	Herzinsuffizienz (Transsudat), Pneumonie (Exsudat), Pleurakarzinose, Pleuramesotheliom, Empyem nichttuberkulöser Genese
disseminierte Lungenbeherdung	ausgedehnte Lungen-Tbc	metastasierendes Malignom, andere Granulomatose (Sarkoidose, Morbus Wegener), Pneumokoniose, Bronchiektasen
Lymphknotenvergrößerung	Lymphknoten-Tbc	Sarkoidose, Lymphom bei neoplastischer Grunderkrankung, Toxoplasmose, Aktinomykose, AIDS

Therapie. Die medikamentöse Therapie der Tuberkulose wird auf S. 986ff besprochen. Eine *chirurgische* Therapie der Lungentuberkulose bleibt heute nur noch wenigen Krankheitsverläufen und nur nach ausreichender Chemotherapie vorbehalten. Kollapschirurgische Verfahren (Pneumothorax, Thorakoplastik) werden nicht mehr angewandt. Die Überwachungsdauer nach Abschluss der Therapie sollte bei unkompliziertem Verlauf 2 Jahre, bei Restbefunden und Problempatienten (Multiresistente Tuberkulose, schwere Begleiterkrankungen) bis zu 15 Jahre betragen.

Prognose. Nach suffizienter medikamentöser Therapie beträgt die Heilungsrate fast 100% und die Rezidivrate ca. 1%.

Literatur

Tuberkulose. Schwerpunktheft. Der Internist. 2003; 44: 1355–1406.
Aktuelle Darstellung von Epidemiologie, Pathogenese, Immunologie und Therapie der Tuberkulose.

21.1.3 Nichttuberkulöse pulmonale Mykobakteriosen

Synonym: nicht- oder atypische Mykobakteriosen
engl.: non tuberculous mycobacterial pulmonary disease; mycobacteriosis other than tuberculosis (MOTT)

Definition. Durch eine Vielzahl von nichttuberkulösen Mykobakterien hervorgerufene Lungenerkrankungen.

Epidemiologie.
- aerogene Übertragung (nur selten von Mensch zu Mensch),
- vorwiegend ältere Patienten mit Bronchitis, Bronchiektasen oder Pneumokoniosen,
- bei HIV-Patienten Prävalenz bis 50%.

Ätiopathogenese. Von etwa 60 bekannten nichttuberkulösen Mykobakterien sind etwa 25 humanpathogen. Die Einteilung erfolgt nach dem Grad der Therapierbarkeit.
- Relativ leicht therapierbar: *Mycobacterium kansasii, M. marinum, M. szulgai, M. xenopi, M. malmoense.*
- Mäßig schwer therapierbar: *M. fortuitum, M. chelonae.*
- Schwer therapierbar: *M. avium/intrazellulare, M. scrofulaceum, M. simiae.*

Nicht jede Infektion bedeutet auch eine behandlungsbedürftige Erkrankung.

Symptomatik. Produktiver Husten, Dyspnoe, Hämoptysen, Abgeschlagenheit. Gewichtsverlust und Fieber sind seltener als bei Tuberkulose.

Diagnostisches Vorgehen.
- **Röntgenaufnahme des Thorax:** Kavernen, Parenchyminfiltrate (vorwiegend in den Oberlappen), lokale Pleuraverdickung.
- **Kultureller Nachweis:** Sputum, Bronchialsekret, bronchoalveoläre Lavage. Für die Diagnose sind mindestens 2 positive Kulturen erforderlich (Differenzialdiagnose Kontamination/transiente Infektion).
- **Lungenbiopsie:** Nur selten erforderlich.
- **Tuberkulintest:** Ohne Bedeutung, da unspezifisch.

Therapie. Eine antimykobakterielle Behandlung ist nur bei wiederholtem mikroskopischen/kulturellen Erregernachweis (und fehlender Sputumkonversion nach Behandlung der zugrunde liegenden Atemwegserkrankung) erforderlich. Die Medikamentenauswahl ist abhängig von Erreger und *Resistogramm* (Resistogramm wichtig als Anhaltspunkt, aber nicht so zuverlässig wie bei Tuberkulose). Stets sollte eine Mehrfachtherapie mit 2–5 Wirkstoffen durchgeführt werden: Rifampicin, Isoniazid, Ethambutol, Streptomycin, Tetrazykline, Cotrimoxazol, Gyrasehemmer, Makrolide. Die Behandlungsdauer beträgt mindestens 12 (18) Monate, manchmal lebenslang (HIV-Patienten). Bei lokalisierter Erkrankung kann alternativ die chirurgische Therapie in Betracht gezogen werden.

Prognose. Sie ist sehr variabel und hängt von Keimart, Ausdehnung der Erkrankung und Grundkrankheit ab. Gelegentlich kommt es zur Spontanheilung.

21.1.4 Lungenerkrankungen durch Pilze

Saprophytäre Hefen, vor allem Candida albicans und Torulopsis glabrata, finden sich häufig in Sputumkulturen, insbesondere nach antibiotischer Behandlung. Eine Candida-Pneumonie ist sehr selten. Die Diagnose erfordert den bioptischen Nachweis invasiven Pilzwachstums. Bei geschwächter zellulärer Immunität und disseminierter Kandidosis kann es sekundär zu einem Lungenbefall kommen.

Histoplasma capsulatum, Coccidioides imitis und Blastomyces dermatitidis sind in Teilen des amerikanischen Kontinents heimisch und vor allem bei Immunschwäche pathogen.

Der Nachweis von Hefepilzen im Sputum ist nicht gleichbedeutend mit einer behandlungsbedürftigen Pilzpneumonie! Erst der Nachweis von Candida in verschiedenen Organsystemen oder invasives Pilzwachstum (z. B. in der Bronchialschleimhaut) rechtfertigt eine systemische antimykotische Therapie.

Kryptokokkose

♂→§ Labormeldepflicht bei Nachweis einer akuten Infektion an das Gesundheitsamt!

Der Hefepilz Cryptococcus neoformans kommt weltweit auf mit Vogelmist kontaminierten Böden vor. Die Infektion erfolgt durch Inhalation. Die pulmonale Kryptokokkose hat meist einen milden Verlauf. Radiologisch sind häufig solitäre Raumforderungen mit Prädilektion der Unterlappen festzustellen, seltener diffuse oder miliare Verschattungen. Klinisch steht bei Patienten mit oder ohne HIV-Infektion meist die ZNS-Beteiligung nach Dissemination im Vordergrund. Die Diagnose erfolgt mikroskopisch (Tuschepräparat), über den Nachweis von Kryptokokken-Antigen in Körperflüssigkeiten (falsch positiv bei positivem Rheumafaktor) oder kulturell. Bei Kryptokokkose ist eine diagnostische Liquorpunktion auch ohne klinische Zeichen der ZNS-Beteiligung obligat! Die *Therapie* erfolgt mit **Amphotericin B** (0,3–0,6 mg/kgKG/d) über ≥14 Tage i.v.; bei liposomalem Amphotericin B (Ambisome) 1–3 mg/kgKG/d. Begleitend können Flucytosin und Fluconazol verabreicht werden. Bei AIDS-Patienten dient Fluconazol (200 mg/d oral) auch zur Sekundärprophylaxe.

Aspergillus assoziierte Erkrankungen

Schimmelpilze der Gattung Aspergillus sind ubiquitär und gedeihen vornehmlich bei Feuchtigkeit und in organischem Material (z. B. Erde). Mit Erkrankungen wurden die Spezies *Aspergillus fumigatus* (am häufigsten), *A. niger*, *A. nidulans* und *A. flavus* assoziiert. Die Infektion erfolgt durch Inhalation der Sporen. Generell ist der kulturelle Nachweis der Pilze diagnostisch von untergeordneter Bedeutung, da er 1. nur eine Kolonisation belegt und 2. Kontaminationen im Labor häufig sind. Pathogenetisch stehen bei den Erkrankungen sehr verschiedene Mechanismen im Vordergrund.

Saprophytäre Aspergillose (Aspergillom). Fungusball in einer präformierten Höhle (meist posttuberkulösen Kaverne). Diagnose durch Röntgenbild (intracavitärer, in der Regel mobiler Rundherd) und IgG-AK (in >90% der Fälle). Resektion bei häufigen oder massiven Hämoptysen, gelegentlich Befundrückbildung unter medikamentöser Behandlung durch Itraconazol.

Allergische bronchopulmonale Aspergillose (ABPA). Ausguss von Segmentbronchien durch zähes, bräunliches Sekret reich an Eosinophilen und Pilzhyphen. *Diagnostische Kriterien:* Asthma bronchiale (oder Mukoviszidose), Bluteosinophilie, IgE-Erhöhung, Reaktivität gegen Aspergillus-Antigen im Hauttest, präzipitierende Antikörper gegen Aspergillus-Antigen, pulmonale Infiltrate (flüchtig oder dauerhaft) und zentrale Bronchiektasen. Die Behandlung erfolgt mit Kortison (inhalativ und gegebenenfalls systemisch; Serum-IgE als Verlaufsparameter). Ein rezidivierender Verlauf mit Übergang in eine Fibrose ist möglich.

Exogen-allergische Alveolitis. Sie ist viel seltener, → S. 454ff.

Invasive Aspergillose. Fast ausschließlich bei schwerer Immunschwäche, v.a. Leukämie/Lymphom mit (therapiebedingter) Granulozytopenie. Die Erkrankung verläuft als nekrotisierende Pneumonie. Diagnose durch Biopsie. Frühe Behandlung mit Amphotericin B (evtl. begleitend Flucytosin oder Itraconazol), alternativ Voriconazol oder Caspofungin.

Pneumocystis-Pneumonie (PCP)

Früher als Parasit betrachtet, wird *Pneumocystis carinii* (PC; neuere Bezeichnung: P. jiroveci) heute eher den Pilzen zugerechnet. Antikörper gegen PC finden sich bei fast allen Menschen ab dem 10. Lebensjahr. Voraussetzung für die Entwicklung einer Pneumonie ist eine Schwäche der zellulären Immunität (HIV-Infektion mit CD4-Zellen <200/µl, Chemotherapie/Immunsuppression). Ohne Prophylaxe erkranken ca. 80% aller HIV-Infizierten im Verlauf ihrer Erkrankung an einer PCP, mit Prophylaxe ca. 10%.
Die Erkrankung beginnt allmählich, die Symptome (trockener Husten, Belastungsdyspnoe, Fieber) nehmen über Wochen zu. Erst später findet sich ein verschärftes Atemgeräusch und Knisterrasseln über den Lungen.

Diagnostisches Vorgehen.

Erregernachweis. Mikroskopisch (u.a. Giemsa-Färbung) in Sputum (spontan, induziert) oder bronchoalveolärer Lavage (letztere mit ca. 90% Sensitivität). Ein kultureller Nachweis ist nicht möglich.

Röntgenaufnahme des Thorax. Anfangs unauffällig (CT ist sensitiver), es zeigt sich jedoch im Verlauf beidseitig ein interstitielles, später alveoläres Verschattungsmuster, oft perihilär und basalbetont (unter Pentamidininhalationstherapie oft apikale Betonung).

Blutgasanalyse. Hypoxämie korreliert mit Prognose.

Spirometrie. Verminderte Vital- und Diffusionskapazität; die Lungenfunktion eignet sich zur Verlaufskontrolle.

Labor. LDH-Erhöhung.

Differenzialdiagnose. → „Lungenerkrankungen bei HIV-Infektion", S. 442.

Therapie. Cotrimoxazol 120 mg/kgKG/d in 3–4 Dosen i.v. (bei schwerer Erkrankung) oder bei leichter Erkrankung oral über 21 Tage. *Nebenwirkungen* (bei HIV-Infektion häufig): u.a. Hautausschlag (oft nach 7–10 Tagen), Fieber, Leukopenie, Transaminasenanstieg.
Bei Cotrimoxazol-Unverträglichkeit Pentamidin 3–4 mg/kgKG/d i.v. *Nebenwirkungen:* zahlreich, u.a. Hypoglykämie.

Cave: Hypotension, deshalb Gabe über 2–4 Stunden.

Bei Pa_{O_2} <70 mmHg außerdem Prednison (i.v. oder p.o.): 1.–5. Tag 2 × 40 mg/d, 6.–10. Tag 2 × 20 mg/d, 11.–21. Tag 1 × 20mg/d. Eine klinische Besserung tritt erst nach 3–7-tägiger Therapie ein.

Prophylaxe. Bei CD4-Zellen <200/µl: Cotrimoxazol 480 mg/d, bei Unverträglichkeit

Pentamidin 300 mg 1 × /Monat per inhalationem.

Prognose und Komplikationen. Jährliches Rezidivrisiko > 60% ohne Sekundärprophylaxe. Komplikationen sind Pneumothorax und ARDS (hohe Letalität).

21.1.5 Lungenerkrankungen bei HIV-Infektion.

→ auch „Infektionskrankheiten", S. 1004ff.

Die häufigsten Erreger von **infektiösen Lungenerkrankungen** bei HIV-Infektion sind: *Pneumocystis jiroveci* (→ S. 1004), Bakterien (*Streptococcus pneumoniae, Haemophilus influenzae*, Mykobakterien (*M. tuberculosis, M. kansasii, M. xenopi* u. a.), *Cryptococcus neoformans* (meist Meningoenzephalitis), Aspergillus-Spezies (spät) sowie Zytomegalievirus (oft gemeinsam mit anderen Erregern, eigenständige Bedeutung unklar). **Nichtinfektiöse Lungenerkrankungen** bei HIV-Infektion: Kaposisarkom, Non-Hodgkin-Lymphom, lymphozytäre interstitielle Pneumonitis (bei Kindern) sowie unspezifische Pneumonitis (Ausschlussdiagnose).

Diagnostisches Vorgehen. Bei Husten, Kurzatmigkeit, Fieber und bestehender HIV Infektion:
- Sputum für Färbungen (Gram, Ziehl-Neelsen, Giemsa) und Kulturen (Varia, Mykobakterien, Pilze),
- Blutkulturen, Blutbild, CD4-Status, Kryptokokken-Antigen im Serum (bei Verdacht auf Kryptokokkose), Blutgasanalyse,
- Lungenfunktion mit Vitalkapazität und Diffusionskapazität,
- Röntgenaufnahme des Thorax.

Falls kein verwertbares Sputum zu gewinnen ist oder Sputumfärbungen keinen wegweisenden Befund ergeben, sollte eine Bronchoskopie mit bronchoalveolärer Lavage (Aufarbeitung wie Sputum) und Biopsien (bei Verdacht auf Kaposisarkom oder Viruspneumonie) erfolgen.

Therapie. Wenn möglich gezielt (→ einzelne Krankheitsbilder). Bei entsprechender Zeichnungsvermehrung im Röntgenbild und CD4-Zellen < 200/μl Beginn der Behandlung unter Annahme einer Pneumocystis-Pneumonie.

Prävention. Einmalige Impfung gegen Pneumokokken bei CD4-Zellen < 300/μl (Effektivität bei dieser Indikation nicht belegt). Zur PCP-Prophylaxe → S. 441. Unbedingt Kontakt zu Tuberkulosekranken meiden, ggf. INH-Prophylaxe.

21.2 Erkrankungen und Störungen des Lungenkreislaufes

21.2.1 Lungenembolie

engl.: pulmonary embolism

Definition. Bei einer Lungenembolie kommt es zur Verlegung der Arteria pulmonalis oder ihrer Äste durch Fremdmaterial, welches mit dem Blutstrom verschleppt wurde (meist Thromben, selten Fett, Luft, Fruchtwasser oder Fremdkörper).

Epidemiologie. Die Thrombembolie ist die vermutlich häufigste schwer wiegende Komplikation bei hospitalisierten Patienten. Nach Schätzungen versterben jährlich in Deutschland 50000–100000 Patienten an Lungenembolien.

Ätiopathogenese und Pathophysiologie. Die Thromben, die zu einer Lungenembolie führen, stammen zu 80% aus den Bein-Becken-Venen, seltener aus dem rechten Herzen oder dem Gebiet der oberen Hohlvene (Thrombenbildung um zentrale Venenkatheter). Die Ätiologie von Lungenembolien ist also eng mit dem Auftreten von Phlebothrombosen verknüpft.

Unbehandelt führen tiefe Beinvenenthrombosen bei etwa 2/3 aller Patienten zu einer Lungenembolie.

Als Risikosituation für eine Lungenembolie gelten: Bettlägerigkeit, Immobilisation, langes Sitzen mit abgeknickten Beinen, postoperativer Zustand, Tumorerkrankungen, Hyperkoagulabilität, Östrogentherapie (Antikonzeptiva), Nikotin bei Frauen, Herzinsuffizienz, forcierte diuretische Therapie, Adipositas, Phlebitiden (→ auch „Phlebothrombose", S. 299ff). Die Thromben lösen sich häufig beim morgendlichen Aufstehen, bei der Defäkation und bei plötzlicher körperlicher Anstrengung.

Die Verlegung der Strombahn durch eine Lungenembolie führt zu einer akuten Widerstandsbelastung des rechten Ventrikels (akutes Cor pulmonale). Aufgrund der großen Gefäßkapazitätsreserve wird der Verschluss von 30% des Gefäßbettes bei zuvor gesunder Lunge ohne Drucksteigerung toleriert. Bei vorgeschädigter Lunge können schon kleinere Embolien zu massiven Druckanstiegen führen. Die Mortalität ist dann deutlich erhöht. Die hämodynamischen Auswirkungen einer Lungenembolie sind nicht auf das rechte Herz begrenzt. Verminderte Füllung des linken Ventrikels (Absenkung des Preloads) und Verschiebung des Ventrikelseptums nach links führen zu einem Rückgang des Herz-Zeit-Volumens. Diese Effekte erklären, warum Maßnahmen, die auf eine Erhöhung des linksventrikulären Preloads zielen (flache Lagerung; intravenöse Volumengabe) zu einer Abnahme der Dyspnoe führen. Die meisten Lungenembolien betreffen die Lungenunterlappen, rechts häufiger als links. 30–50% der Lungen-

▼ 21.5 Schweregradeinteilung der Lungenembolie

	Grad I	Grad II	Grad III	Grad IV
Klinik	diskret (Dyspnoe, thorakaler Schmerz)	akut auftretende Dyspnoe, Tachypnoe, thorakaler Schmerz, Tachykardie, Angst, ev. Folgezustände: Hämoptyse, Fieber, Pleuraerguss	wie Schweregrad II	zusätzl. Schock (Herz-Kreislauf-Stillstand)
Systemischer Blutdruck	normal	normal oder leicht erniedrigt	erniedrigt	stark erniedrigt mit kleiner Amplitude
pulmonalarterieller Druck (PA)	normal	normal oder leicht erhöht	PA-Mitteldruck 25–30 mmHg	PA-Mitteldruck > 30 mmHg
Pa_{O_2}	normal	< 80 mmHg	< 70 mmHg	< 60 mmHg
Gefäßobliteration	periphere Äste	Segmentarterien	Ein PA-Ast oder mehrere Lappenarterien	ein PA-Ast und mehrere Lappenarterien (PA-Stamm)

nach Grosser KD, → S. 1170

embolien führen innerhalb von 12–36 Stunden zum Lungeninfarkt, der insbesondere bei einer vorbestehenden Herzerkrankung (Störung der bronchialen Blutzirkulation; venöse Abflussbehinderung) beobachtet wird.

Symptomatik. Die häufigsten Frühsymptome sind
- Dyspnoe (ca. 80%),
- Tachypnoe > 16/min (ca. 90%),
- Angst- und Beklemmungsgefühl (ca. 60%),
- Synkopen (ca. 10%),
- Kreislaufschock (ca. 10%).

Die „klassischen" Symptome wie Thoraxschmerzen (ca. 60%), Husten (ca. 40%), Hämoptysen (ca. 10%) und Fieber (ca. 40%) sind Spätsymptome und Zeichen des Lungeninfarktes. Zur Schweregradeinteilung → 21.5.

Die Diagnose einer Lungenembolie ist häufig schwer zu stellen. Am wichtigsten ist es, sie immer in die differenzialdiagnostischen Überlegungen einzubeziehen. Besonders die kleinen Embolien werden zu selten erkannt, sie sind jedoch häufig Vorboten für große, schwere Embolien. Über die Hälfte der Lungenembolien wird erst nach dem Tod diagnostiziert.

Diagnostisches Vorgehen.

Körperliche Untersuchung. Dyspnoe, Tachypnoe, Tachykardie, betonter 2. Pulmonaliston, Halsvenenstauung. Auf Zeichen einer tiefen Beinvenenthrombose achten!

Blutgasanalyse. Respiratorische Partialinsuffizienz mit alveolärer Hyperventilation (Pa_{O_2} ↓; Pa_{CO_2} ↓). Pa_{O_2} kann auch bei fulminanter Lungenembolie noch normal sein, dann ist jedoch in der Regel der Pa_{CO_2} erniedrigt! Die Blutgasanalyse ist ein wichtiger Parameter zur Therapiesteuerung.

EKG. Oft nur passagere Veränderungen, nur in 50% typisch, aber nichtspezifisch: S_I-Q_{III}-Typ, Rechtsschenkelblock. ST-Anhebung in III mit negativem T, T-Negativierung rechtspräkordial (V1–V4), Sinustachykardie, Tachyarrhythmie, P-pulmonale (→ S. 9f, 109).

Röntgenaufnahme des Thorax. Initial gelegentlich Aufhellungszonen im Sinne einer regionalen Minderdurchblutung (Westermark-Zeichen), später Herzverbreiterung, Pleuraergüsse, periphere keilförmige oder rundliche Infiltrate, einseitiger Zwerchfellhochstand, Streifenatelektasen.

Echokardiographie. Bei Verlegung von mehr als 30% des Lungenkreislaufes finden sich Zeichen der akuten Druckbelastung des rechten Ventrikels (Dilatation des rechten Ventrikels, paradoxe Septumbewegungen, Trikuspidalinsuffizienz).

Thoraxsonographie. Bei systematischer Suche finden sich häufig pleuraständige, scharf begrenzte, echoarme, oft keilförmige Bezirke, die Lungeninfarkten entsprechen.

Lungenperfusionsszintigraphie. Typisch, aber nicht beweisend sind segment- oder lappenbezogene Perfusionsdefekte. Im Zweifel zusätzlich Ventilationsszintigraphie, die bei Lungenembolie unauffällig ist. Ein unauffälliges Perfusionsszintigramm schließt eine klinisch bedeutsame Lungenembolie aus.

Spiral-CT. Darstellung von Thromben der zentralen Pulmonalgefäße bis zur Ebene der Segmentarterien. Hohe Sensitivität und Spezifität!

Pulmonalisangiographie (◆ 21.4). Goldstandard der Diagnostik, jedoch als invasives Verfahren nur bei unklarer Diagnose und therapeutischen Konsequenzen indiziert.

Beinvenensonographie. Sie ist in der Diagnostik hilfreich. Der Nachweis einer Thrombose stützt die Diagnose einer Lungenembolie.

Fibrinogenspaltprodukte. Typischerweise sind bei frischer Lungenembolie und Phlebothrombose Fibrinogenspaltprodukte (D-Di-

21.4 Lungenembolie

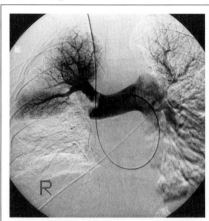

Die Pulmonalisangiographie in DSA-Technik zeigt einen Gefäßabbruch der rechten Unterlappenarterie und einen Thrombus in der rechten Oberlappenarterie. Quelle: Weiss, → S. 1170

mere) im Blut erhöht. Normale Werte schließen eine Lungenembolie weitgehend aus.

Differenzialdiagnose. → 🆃 21.6

Therapie (→ auch 👁 21.5).

Notfalltherapie.
- Halb sitzende Lagerung, absolute Bettruhe (bei Bewegung Gefahr weiterer Embolien!),
- Schmerzbekämpfung und ggf. Sedierung,
- Sauerstoffgabe über Nasensonde,
- bei Atemversagen Intubation und Beatmung,
- zentralvenöser Zugang (Messung des zentralen Venendruckes),
- bei Kreislaufschock i.v. Katecholamine (Dopamin, Dobutamin),
- bei Kreislaufstillstand kardiopulmonale Reanimation.

Spezifische Therapie. Therapieziele sind:
- sofortige Verhinderung weiteren Wachstums des Embolus,
- Beschleunigung der Auflösung des Embolus,
- Rezidivprophylaxe.

Die Behandlung richtet sich nach dem Schweregrad (🆃 21.5).
Bei **Schweregrad I und II** wird eine Heparintherapie durchgeführt:
- *Heparin:* 5000–10000 IE als Bolus, dann 400 IE/kgKG/d. Die weitere Dosis richtet sich nach der PTT, die das 1,5–2,5fache der Norm betragen sollte. Dauer etwa 1 Woche, dann Beginn der oralen Antikoagulation; mögliche Alternative: niedermolekulare Heparine.

Bei **Schweregrad III und IV** Fibrinolyse und nachfolgende Heparintherapie:
- Fibrinolyse mit rtPA oder Urokinase:
  - *rtPA-Kurzlyse:* 100 mg in 2 h, davon 10 mg als initialer Bolus i.v.
  - *Urokinase:* Bei Schweregrad III: initial 250000 IE als Bolus i.v., anschließend 100000 IE/h über 24 h. Bei Schweregrad IV: initial 1 Mio. IE über 10 min i.v., anschließend 2 Mio. IE über 2 h.
- Im Anschluss an die Lysetherapie erfolgt eine Vollheparinisierung (s.o.) für etwa 1 Woche, dann orale Antikoagulation gemäß den Empfehlungen bei tiefer Beinvenenthrombose (S. 390).

Medikamentöse Langzeittherapie. Bei rezidivierenden Lungenembolien erfolgt eine Langzeit-Antikoagulation mit Cumarinderivaten. Sind Cumarine kontraindiziert, kann auch ein Vena-cava-Filter (Greenfield-Filter) implantiert werden.

Operative Therapie. Die chirurgische Embolektomie wird bei fulminanter Embolie und medikamentös nicht beherrschbarer Schocksymptomatik angestrebt. Die Letalität beträgt 30–90 %.

21.5 Vorgehen bei akuter Lungenembolie

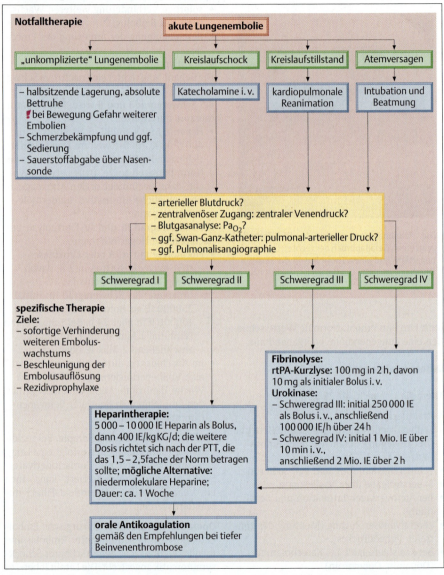

T 21.6 Differenzialdiagnose der Lungenembolie anhand der Leitsymptome

Symptom	Erkrankung	Kommentar
Dyspnoe	Asthmaanfall	auskultatorisch Giemen und Brummen
	Pneumothorax	fehlendes Atemgeräusch auf der betroffenen Seite
	Lungenödem	grobblasige Rasselgeräusche, Röntgen → 👁 **1.8**, S. 21
	Pneumonie	Fieber, Husten, starkes Krankheitsgefühl
Thoraxschmerzen	Herzinfarkt	atemunabhängiger Schmerz, typische EKG- und Enzymveränderungen, bekannte KHK
	Angina pectoris	Besserung durch Nitrate
	Pleuritis	bei fehlendem Erguss Pleurareiben auskultierbar
	Aortendissektion	evtl. wandernde Thoraxschmerzen, Aorteninsuffizienz, Blutdruckunterschied zwischen beiden Armen, doppelte Aortenkontur im Röntgenbild
Hämoptysen	Bronchialkarzinom	Husten, Nikotinabusus
	Tuberkulose	hinweisendes Röntgenbild
	Bronchiektasen	„maulvolle Expektoration"; lange Anamnese
	Goodpasture-Syndrom	Proteinurie, Niereninsuffizienz
	Blutung aus dem Nasen-Rachen-Raum bzw. Magen	HNO-ärztliche Untersuchung, Gastroskopie

Prognose und Komplikationen. Die meisten Embolien in der Lungenstrombahn lösen sich innerhalb von 2 Wochen spontan auf. Die schnell einsetzende Therapie hat die Sterblichkeit auf unter 10 % gesenkt. Wenige Patienten entwickeln ein chronisches Cor pulmonale, insbesondere bei Verlegung großer Gefäße oder nach rezidivierenden Lungenembolien (→ S. 109ff). Hierbei kann die (unbehandelt schlechte) Prognose (5-Jahres-Überlebensrate bei einem pulmonal-arteriellen Mitteldruck über 50 mmHg: 10 %) durch eine pulmonale Thrombendarterektomie und gegebenenfalls eine kombinierte Herz-Lungentransplantation verbessert werden.

Literatur

Seifried E, Heinrich F. Lungenembolie. Thieme: Stuttgart 2000.

21.2.2 Arteriovenöse Fisteln

engl.: av-malformations

Definition. Arteriovenöse Fisteln sind vaskuläre Kurzschlussverbindungen, meist zwischen Pulmonalarterie und -vene. Sie sind selten und treten in ca. 50 % der Fälle im Rahmen eines Morbus Rendu-Osler auf (→ S.).

Ätiologie und Pathophysiologie. AV-Fisteln sind ganz überwiegend angeboren, singulär oder multipel, selten posttraumatisch. Der Kurzschluss führt zu einer Shuntdurchblutung unter Umgehung der Alveolen, woraus in Abhängigkeit vom Durchflussvolumen eine Sauerstoffuntersättigung des Blutes und eventuell eine Polyglobulie resultiert. Bei großen Fisteln finden sich Belastungsdyspnoe, zentrale Zyanose, Hämoptoe und Trommelschlägelfinger. Häufig handelt es sich um einen röntgenologischen Zufallsbefund (*Differenzialdiagnose:* Lungenrundherde anderer Genese). In 30 % der Fälle findet sich bei der Auskultation ein lokales Strömungsgeräusch. Die Diagnose wird durch die Pulmonalisangiographie gesichert. Symptomatische Fisteln können reseziert oder transvasal embolisiert werden. Sauerstoffgabe kann einen erniedrigten PaO_2 nicht wesentlich anheben.

21.2.3 Schocklunge (ARDS)

Synonym: akutes Lungenversagen
engl.: adult respiratory distress syndrome

Definition. Bei der Schocklunge handelt es sich um ein akutes Lungenversagen, das nach Einwirkung unterschiedlicher Noxen, am häufigsten nach einer Sepsis, auftritt und mit einem nichtkardiogenen Lungenödem einhergeht.

Epidemiologie. Risikofaktoren sind Sepsis, Pneumonie, Aspiration, Inhalation von toxischen Gasen, Überdosis von Narkotika, Operationen mit langen kardiopulmonalen Bypasszeiten. Die Inzidenz liegt bei 5–8/100000 Einwohner/Jahr. Die Letalität beträgt 50–70 %.

Pathophysiologie. Initial findet sich eine Schädigung des pulmonalen Kapillarendothels. Im Frühstadium kommt es zu den Zeichen eines interstitiellen Lungenödems. Ein großer Teil der Alveolen und Bronchiolen ist mit Fibrin ausgefüllt. Im Intermediärstadium findet sich eine Proliferation des Alveolarepithels und eine zunehmende Verlegung venöser und lymphatischer Gefäße durch einsprossendes Bindegewebe. Im Spätstadium kommt es zu einer generalisierten Lungenfibrose. Diese kann sich langsam (über viele Monate) wieder zurückbilden.

Symptomatik. Frühzeichen sind ein Anstieg der Atemfrequenz und nachfolgend innerhalb von Stunden Auftreten von Dyspnoe, Zyanose, Unruhe und Verwirrtheit.

Diagnostisches Vorgehen.

Blutgasanalyse. Rasch zunehmende respiratorische Partial-, später Globalinsuffizienz. Eine Korrektur durch Sauerstoffatmung ist nicht möglich (typischerweise PaO_2 < 50 mmHg).

Röntgenaufnahme des Thorax. Etwa 12–24 Stunden nach Beginn der Symptomatik finden sich beidseitige, flächige Lungenverschattungen, die in der Folge zunehmen (oft: Komplette Verschattung beider Lungenfelder). Positives Bronchopneumogramm.

Computertomographie. Flächige Verschattungen in den abhängigen Lungenabschnitten mit Luftbronchogrammen, häufig Pleuraergüsse.

Rechtsherzkatheter. Er ist nur erforderlich, wenn ein kardiogenes Lungenödem klinisch nicht ausgeschlossen werden kann. Beim ARDS findet sich ein normaler pulmonal-kapillärer Verschlussdruck.

Differenzialdiagnose. Kardiogenes Lungenödem (Mitralstenose, Myokardinfarkt, Vorhofmyxom: kardiologische Diagnostik → S. 9ff); Pneumonie; selten: Reexpansionsödem nach Pleuradrainage (bei Erguss oder Pneumothorax, → S. 473ff).

Therapie. Entscheidend für den Ausgang ist, ob die ursächliche Störung beseitigt werden kann (z. B. Schockzustand, Infektion, Verbrauchskoagulopathie). In den meisten Fällen ist eine maschinelle Beatmung erforderlich. Dabei sollte folgendes beachtet werden:
- hohe Beatmungsdrücke vermeiden,
- niedrige Atemzugvolumina
- Spontanatemzüge ermöglichen,
- hohe inspiratorische O_2-Konzentrationen gewährleisten,
- positiven endexspiratorischen Atemwegsdruck (PEEP) anstreben.

Die weniger geschädigten Lungenpartien sollten tiefer gelagert werden, um eine Shuntdurchblutung so gering wie möglich zu halten. Außerdem ist auf eine adäquate, möglichst enterale, Ernährung zu achten und es sollte eine Low-dose-Heparinisierung erfolgen.

Prognose, Komplikationen. Die Letalität beträgt 50–70 % je nach Ursache des ARDS und ist besonders hoch nach Lungeninfektionen. Komplikationen der Therapie sind Überwässerung (Kontrolle des zentralen Venendruckes) und Barotrauma (Pneumothorax) aufgrund zu hoher Beatmungsdrücke. Wird das ARDS überlebt, erholt sich die Lungenfunktion in den meisten Fällen innerhalb des ersten Jahres erstaunlich gut.

21.3 Interstitielle Lungenerkrankungen

21.3.1 Allgemeines

Definition. Interstitielle Lungenerkrankungen, die auch als fibrosierende Lungenerkrankungen bezeichnet werden, stellen eine heterogene Gruppe von chronischen, nichtmalignen Erkrankungen dar, die initial häufig durch eine entzündliche Infiltration der Alveolenwände (Alveolitis) und in fortgeschrittenen Stadien durch eine vermehrte Ablagerung von Kollagen im Bindegewebe der Lungen gekennzeichnet sind. Derzeit werden etwa 180 verschiedene interstitielle Lungenerkrankungen bekannter und ungeklärter Ursache unterschieden (s. u.). Zahlenmäßig überwiegen die fibrosierenden Lungenerkrankungen unbekannter Ursache.

Einteilung und Ursachen.

Erkrankungen mit bekannter Ätiologie.
- Anorganische Stäube (Pneumokoniosen): Silikose, Anthrakosilikose, Asbestose, Talkose, Siderofibrose, Hartmetallfibrose, Aluminose, Berylliose,
- organische Stäube (exogen-allergische Alveolitis): Vogelhalter-, Farmer-, Pilzzüchter-, Befeuchterlunge u. a.,
- Gase: Sauerstoff, Schwefeldioxid, Chlorgas,
- Rauch: Zink, Kupfer, Mangan, Antimon,
- Dämpfe: Quecksilber, Isocyanate,
- Aerosole: Fette (Mineralöl, ölhaltige Nasentropfen),
- Medikamente: Busulfan, Bleomycin, Mitomycin, Nitrofurantoin, Goldsalze, Carbamazepin, Salazosulfapyridin u. a.,
- Gifte: Paraquat,
- ionisierende Strahlen: therapeutische Strahlenanwendung, Strahlenunfälle,
- Mikroorganismen: Bakterien, Mykoplasmen, Viren, Pilze, Protozoen,
- chronische Lungenstauung.

Erkrankungen mit unbekannter Ätiologie.
- Idiopathische interstitielle Pneumonien, z. B. idiopathische Lungenfibrose,
- Kollagenosen (rheumatoide Arthritis, Sklerodermie, Lupus erythematodes disseminatus, Polymyositis, Dermatomyositis, Sjögren-Syndrom, Sharp-Syndrom),
- Sarkoidose,
- Histiocytosis X (→ 25.2, S. 483),
- Vaskulitiden: Wegener-Granulomatose, Churg-Strauss-Syndrom, Morbus Behçet, Immunvaskulitis, chronische eosinophile Pneumonie, Amyloidose, Lymphangioleiomyomatose,
- idiopathische Lungenhämosiderose.

Ätiopathogenese und Pathophysiologie. Das Wissen um die Entstehungsweise von interstitiellen Lungenerkrankungen ist weitgehend hypothetisch. Ein initialer Reiz (exogene Noxe oder endogener Stimulus) führt zu einem Schaden der Alveolarepithelien und/oder Kapillarendothelien. In der Folge infiltrieren Entzündungszellen (Neutrophile, Eosinophile, Lymphozyten, Alveolarmakrophagen, Mastzellen) das Interstitium und den Alveolarraum. Die Alveolitis kann mithilfe der bronchoalveolären Lavage quantitativ (Zellzahl) und qualitativ (Zelldifferenzierung) erfasst werden. Zytokine aus den Alveolarmakrophagen stimulieren die Bindegewebsneubildung durch ortsständige Fibroblasten und die Einwanderung weiterer Entzündungszellen.

Bei manchen interstitiellen Lungenerkrankungen kommt es zur Entstehung von Granulomen (z. B. Sarkoidose, Silikose, exogen-allergische Alveolitis). Die progrediente Zerstörung alveolokapillärer Einheiten und Vernarbung führt zu einer Behinderung des Gasaustausches (respiratorische Insuffizienz), einer Abnahme der Lungendehnbarkeit (restriktive Ventilationsstörung) und zu einer Einengung der Lungenstrombahn (pulmonal-arterielle Hypertonie).

21.3.2 Silikose

Synonym: Quarzstaublunge
engl.: silicosis

Definition. Die Silikose ist eine vorwiegend knötchenförmige Fibrose des Lungengewebes, die als Folge einer (meist langjährigen) Einatmung silikogener Stäube entsteht. Sie ist die häufigste Pneumokoniose und wird als Berufskrankheit anerkannt.

Epidemiologie. Gefährdet sind alle Berufsgruppen, bei denen Quarzstäube inhaliert werden können (Steinkohlenbergbau, Erzgewinnung, Sandstrahler, Granitarbeiter, Porzellanindustrie, Gussputzer, Zahntechniker u. a.).

Ätiopathogenese und Pathophysiologie. Die fibroseerzeugende Wirkung wird bestimmt durch die Konzentration an freier Kieselsäure in der Einatemluft, die Einwirkungsdauer und die individuelle Disposition. Die alveoläre Deposition setzt eine Teilchengröße von unter 7 μm voraus. Quarzstaub hat eine makrophagenzerstörende Wirkung, wodurch Fibroblasten stimuliert werden. Im Lungeninterstitium bilden sich in der Folge Knötchen aus staubbeladenen Fresszellen und einer Hülle aus kollagenen Fasern. Durch Konfluenz der Knötchen können sich sog. Schwielen bilden. Die erhöhte Anfälligkeit der Silikosepatienten bezüglich Infekten und Tuberkulose ist möglicherweise eine Folge der Makrophagenschädigung. Die Silikose kann auch nach Beendigung der Exposition entstehen oder fortschreiten.

Symptomatik.

Akute Silikose. Sie ist selten und manifestiert sich nach kurz dauernder (wenige Monate!) intensiver Staubexposition mit progredienter Dyspnoe, Husten, Gewichtsverlust und Thoraxschmerzen und kann rasch in eine respiratorische Insuffizienz münden.

Chronische Silikose. Sie ist häufig symptomlos. In fortgeschrittenen Fällen kommt es nach vielen Jahren bis Jahrzehnten zu produktivem Husten (graues Sputum) und Belastungsdyspnoe. Komplikationen sind chronische Bronchitis, Infektanfälligkeit, Tuberkulose (Silikotuberkulose), Lungenemphysem, Cor pulmonale, selten Pneumothorax sowie Aspergillome. Eine Sonderform ist das Caplan-Syndrom (Silikose mit Lungenrundherden bis 5 cm Durchmesser in Verbindung mit einer chronischen Polyarthritis).

Diagnostik. Arbeitsplatzanamnese und Röntgenbild der Thoraxorgane sind wegweisend.
- Die **röntgenmorphologischen Veränderungen** gehen fast immer den klinischen

DD der Silikose

Erkrankung	Bedeutung	Kommentar
Bronchialkarzinom	++	in der Regel einseitige Veränderungen im Röntgenbild; selten Ausbildung eines Narbenkarzinoms in einer silikotischen Schwiele
Sarkoidose	+	meist junge Patienten; Arbeitsplatzanamnese!
Lungenmetastasen	+	rasche Größenzunahme der Herde

und funktionellen Manifestationen voraus. Typisch sind disseminierte, kleine rundliche Schatten in den Ober- und Mittelfeldern. Durch Konfluenz entstehen Flächenschatten *(Schwielen)*. Die Beschreibung erfolgt anhand der **ILO-Klassifikation** (**I**nternational **L**abour **O**rganisation). Die Verkalkung von Hiluslymphomen (Verkalkung des Randsinus) führt zum „Eierschalenhilus".

- Die **Sputumuntersuchung** dient dem Nachweis oder Ausschluss einer Silikotuberkulose.
- Die **Lungenfunktion** ist initial normal, in fortgeschrittenen Fällen findet sich eine obstruktive, restriktive oder kombinierte Ventilationsstörung.
- In seltenen Fällen (untypisches Röntgenbild) kann eine **bronchoalveoläre Lavage** (Nachweis von Silikaten in den Alveolarmakrophagen) oder eine **Lungenbiopsie** (transbronchial, transthorakal, offen) für die Diagnose erforderlich sein.

Therapie. Sie besteht zunächst aus Expositionsprophylaxe und Nikotinkarenz. Eine kausale Behandlung ist nicht bekannt. Die Infektbehandlung erfolgt mit Antibiotika, die Behandlung der Bronchitis mit β-Mimetika, Ipratropiumbromid, inhalierbaren Steroiden und Theophyllin. Zur Therapie der Silikotuberkulose: → „Infektionskrankheiten", S. 986ff.

Prognose. Die Prognose wird durch Komplikationen bestimmt (z. B. Lungenemphysem, Cor pulmonale). Bei unkomplizierter Silikose besteht in der Regel eine normale Lebenserwartung. Die akute Silikose führt dagegen häufig innerhalb weniger Monate bis Jahre zum Tode.

21.3.3 Asbestose

Synonym: Asbeststaublunge
engl.: asbestosis

Definition. Die Asbestose ist eine durch die Einatmung von Asbeststaub verursachte Erkrankung, die sich in einer diffusen Lungenfibrose und/oder Veränderungen der Pleura äußert. Sie wird als Berufskrankheit anerkannt.

Epidemiologie. Wichtige Expositionsquellen sind bzw. waren
- Asbestaufbereitung,
- Herstellung und Verarbeitung von Asbesttextilprodukten,
- Bearbeitung von Asbestzementprodukten,
- Herstellung von Kupplungs- und Bremsbelägen,
- Umgang mit Spritzasbest (Isolierer, besonders auf Schiffen).

Aufgrund strenger Sicherheitsauflagen ist seit kurzem eine wesentliche berufliche Exposition nicht mehr gegeben. Aufgrund der langen Latenzzeit zwischen Einatmung der Asbestfasern und Manifestation der Asbestose ist jedoch die Inzidenz von asbestbedingten Lungenerkrankungen noch nicht rückläufig.

Ätiopathogenese und Pathophysiologie. Asbest ist ein Sammelbegriff für faserförmige silikatische Mineralien. Inhalierte Asbestfasern mit einem Durchmesser von unter 3 µm und bis zu einer Länge von 40 µm sind alveolengängig. Sie führen nach Aufnahme durch Alveolarmakrophagen zu einer Freisetzung von Proteasen und Zytokinen und setzen damit einen lokalen Entzündungsprozess in Gang. Bevorzugt in den unteren und mittleren Lungenabschnitten kommt es zu einer Fibrosierung **(Lungenasbestose)**.

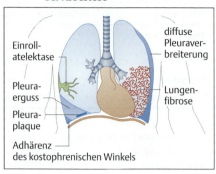

▸ **21.6 Röntgenveränderungen bei Asbestose**

Asbestfasern können aufgrund ihrer nadelförmigen Gestalt bis in den Pleuraraum penetrieren (Pleuradrift) und dort zu ausgedehnten Bindegewebsneubildungen führen **(Pleuraasbestose)**. Die Pleura kann mit Ergussbildung **(benigne Asbestpleuritis)**, Verdickung der Pleura visceralis **(diffuse Pleurafibrose, Einrollatelektase)** und umschriebener Verdickung der Pleura parietalis **(verkalkte oder hyaline Pleuraplaques)** reagieren.

Die Ausprägung der Asbestose ist linear von der Dosis der eingeatmeten Asbestfasern abhängig. Asbestfasern sind außerdem *kanzerogen*. Das asbestinduzierte Bronchialkarzinom manifestiert sich nach einer medianen Latenzzeit von 30 Jahren vorwiegend in den Unterfeldern. Die Inzidenz ist bei asbestexponierten Rauchern extrem hoch (multiplikativer Effekt beider Noxen). Das maligne Pleuramesotheliom tritt nach 20–40-jähriger Latenzzeit unabhängig von dem Vorliegen einer Asbestose auf.

Symptomatik. Die Lungenasbestose führt zu trockenem Husten und progredienter Dyspnoe. Pleuraasbestosen sind meist asymptomatische Zufallsbefunde.

Diagnostisches Vorgehen. Unspezifische klinische Zeichen sind Knisterrasseln über der Lungenbasis und Uhrglasnägel. Wegweisend ist der **radiologische Befund** (▸ **21.6**). Bei der Lungenasbestose finden sich unregelmäßige Fleckschatten, die gemäß der ILO-Klassifikation bezeichnet werden. Diffuse Pleuraverdickung und Pleuraplaques werden ebenfalls entsprechend Dicke und Ausdehnung gemäß der ILO kodiert. Der empfindlichste Nachweis einer Lungen oder Pleuraasbestose gelingt mit der **Computertomographie** (▸ **21.7**) und der **HR-CT** (High-Resolution-CT). Bei entsprechender Berufsanamnese ist eine feingewebliche Sicherung meist nicht erforderlich. Der Gehalt an Asbestkörperchen (Ferruginous Bodies, Asbestos Bodies = AB) der bronchoalveolären Lavage (BAL) korreliert mit der Faserdichte im Lungengewebe (ein AB pro ml BAL entspricht 1000 AB/g Lungengewebe, ▸ **21.8**).

Der Grad der funktionellen Einschränkung (restriktive Ventilationsstörung, Gasaustauschstörung in Ruhe und unter körperlicher Belastung, Einschränkung der Lungendehnbarkeit) bestimmt bei der Begutachtung die Höhe der *Minderung der Erwerbsfähigkeit* (MDE).

Differenzialdiagnose. Andere fibrosierende Lungenerkrankungen; Pleuraergüsse und Pleuraschwarten anderer Genese (Tbc, unspezifische Pleuritis, Thoraxtraumen u. a.).

Interstitielle Lungenerkrankungen

◉ 21.7 CT (Weichteilfenster) bei ausgedehnter Pleuraasbestose

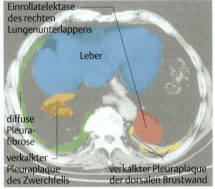

Einrollatelektase des rechten Lungenunterlappens
Leber
diffuse Pleurafibrose
verkalkter Pleuraplaque des Zwerchfells
verkalkter Pleuraplaque der dorsalen Brustwand

Therapie. Eine wirksame Therapie der Asbestose von Lungen und Pleura ist nicht bekannt. Asbestbedingter Lungenkrebs wird wie jedes Bronchialkarzinom behandelt (S. 466ff). Die Behandlung des Pleuramesothelioms ist fast immer palliativ (medikamentöse Pleurodese, Pleurektomie, Schmerztherapie).

Prognose. Die Lungenasbestose kann auch nach Beendigung der Exposition fortschreiten. Komplikationen sind respiratorische Insuffizienz, Cor pulmonale und Bronchialkarzinom.

21.3.4 Lungenschädigung durch Medikamente

Zahlreiche Medikamente können zu einer Lungenschädigung führen. Pathomechanismen und klinisches Bild lassen eine Unterteilung in verschiedene Gruppen zu:
- Eine **Lungenfibrose** kann z. B. durch Amiodaron, Bleomycin, Cyclophosphamid, Methotrexat und Nitrofurantoin ausgelöst werden.
- Eine **akute Überempfindlichkeitsreaktion** mit Dyspnoe, Husten, Fieber, Lungeninfiltraten und Pleuraergüssen wird nach Carbamazepin, Diphenylhydantoin, Imipramin und Penicillin beobachtet.
- Eine **Bronchiolitis obliterans** kann nach Goldsalzen, D-Penicillamin und Amiodaron auftreten.
- Ein **Bronchospasmus** kann Hinweis auf eine Unverträglichkeit von Acetylsalicyl-

◉ 21.8 Asbestkörperchen

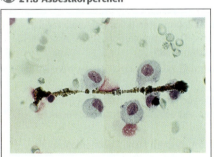

In der bronchoalveolären Lavage eines Patienten mit Asbestose finden sich außer dem Asbestkörperchen Alveolarmakrophagen (Giemsa-Färbung).

säure, nicht steroidalen Antiphlogistika, β-Blockern und Pentamidin sein.

Weglassen des verdächtigen Medikamentes (daran denken!) ist der wichtigste Schritt in Diagnostik und Behandlung.

21.3.5 Lungenschädigung durch toxische Gase

→ auch „Vergiftungen", S. 1163ff.

Stark irritierende Gase (Ammoniak, Salzsäure, Chlorgas). Sie führen innerhalb kurzer Zeit zur Ausbildung einer obstruktiven Ventilationsstörung (Schleimhautschwellung in den Atemwegen) und einem Lungenödem (Symptomatik → S. 5f, Röntgen → S. 21f), in seltenen Fällen auch zu einer Bronchiolitis obliterans. Nach Überstehen der Akutsituation ist die Langzeitprognose in der Regel gut.

Nicht irritierende Gase (Nitrose Gase, Phosgen). Sie führen zunächst oft nur zu geringfügigen Akutsymptomen (Husten, Dyspnoe, Schwäche). Nach anfänglicher Besserung kann es ab dem 2.–3. Tag, selten jedoch erst nach einem Intervall von 2–5 Wochen, zu Fieber, Myalgien, Dyspnoe und Lungenödem mit progressiver respiratorischer Insuffizienz kommen, die eine maschinelle Beatmung und eine hoch dosierte systemische Steroidbehandlung erforderlich machen.

21.3.6 Exogen-allergische Alveolitis

engl.: hypersensitivity pneumonitis

Definition. Die exogen allergische Alveolitis ist eine Lungenerkrankung, die durch eine allergische Reaktion auf inhalierte organische Stäube entsteht. Sie geht einher mit einer entzündlichen Infiltration der Alveolen, terminalen Bronchiolen und des Lungeninterstitiums und kann im Spätstadium zu einer Lungenfibrose führen. Bei Verursachung durch berufliche Allergene liegt eine Berufskrankheit vor.

Epidemiologie. Gefährdet sind bestimmte Berufsgruppen mit hoher inhalativer Belastung durch organische Stäube.

T 21.7 Auslöser einer exogen-allergischen Alveolitis

Erkrankung	Antigene
Farmerlunge	Sporen von thermophilen Aktinomyzeten (Micropolyspora faeni, Thermoactinomyces vulgaris, Thermomonospora viridis, Aspergillen) in feucht eingebrachten Futtermitteln
Vogelzüchterlunge	Proteinbestandteile in Haut und Exkrementen (Tauben, Hühner, Wellensittiche u.a.)
Befeuchterlunge	Verunreinigungen in Luftbefeuchter- und Klimaanlagen (Aspergillen, thermophile Aktinomyzeten, Aureobasidium pullulans, Fusarium, Bakterien, Amöben)
Pilzarbeiterlunge	Pilzmyzele, Pilzsporen, Micropolyspora faeni, Thermomonospora vulgaris, Aspergillen
Holzarbeiterlunge	Schimmelpilze, Alternaria alternata, A. pullulans
Käsearbeiterlunge	Penicillium casei, P. roqueforti
Isozyanatlunge	Isozyanate

Interstitielle Lungenerkrankungen

Ätiopathogenese und Pathophysiologie. Zahlreiche inhalierbare Allergene (Auswahl → 🔑 21.7) können abhängig von Stärke und Dauer der Exposition sowie entsprechender Disposition zu einer **Alveolitis** führen. Initial kommt es zu einer **Immunkomplexreaktion** (Typ-III-Reaktion, → S. 1079ff u. S. 1085f), die zur Einwanderung von neutrophilen Granulozyten führt. Während der anschließenden **zellulären Immunreaktion** (Typ-IV-Allergie, → S. 1085) findet sich eine Einwanderung von Lymphozyten (besonders CD8-Zellen und Natural-Killer-Zellen), Mastzellen, Plasmazellen und Makrophagen sowie die Bildung von Granulomen. Wiederholter Allergenkontakt kann zu einer progredienten **Lungenfibrose** führen.

Symptomatik. Bei der *akuten Form* kommt es 4–8 (bis 12) Stunden nach Allergenkontakt zu Husten, Fieber, Schüttelfrost, Myalgien und Dyspnoe. Die Beschwerden klingen spontan innerhalb weniger Tage ab. Bei der *chronischen Form* finden sich häufig nur Husten und Dyspnoe, die über Monate bis Jahre progredient sind.

Diagnostik.

Anamnese. Wichtigster Baustein in der Diagnostik!

Körperliche Untersuchung. Zyanose, Uhrglasnägel, inspiratorisches Knisterrasseln über beiden Lungen.

Labor. Entzündungszeichen (Leukozytose, Anstieg von BSG, CRP und Immunglobulinen im Serum). Nachweis spezifischer IgG-Antikörper gegen das vermutete Allergen (Präzipitine beweisen die Exposition, nicht die Erkrankung).

Röntgenaufnahme des Thorax. Feinnoduläre oder flächige Verschattungen, besonders in den Oberfeldern, später retikulonoduläre Verschattungen, Honigwabenlunge.

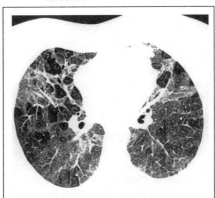

◉ 21.9 HR-CT bei exogen-allergischer Alveolitis

Typisch sind die landkartenähnlichen Zonen mit Milchglasverschattungen.

HR-CT (High-Resolution-Computertomographie, ◉ 21.9). Besonders in Frühstadien milchglasartige Verschattungen, die im konventionellen Röntgenbild oft nicht erkennbar sind!

Lungenfunktion. Restriktive Ventilationsstörung, verminderte Diffusionskapazität.

Blutgasanalyse (BGA). Respiratorische Partialinsuffizienz in Ruhe und insbesondere unter körperlicher Belastung.

Bronchoskopie. In der bronchoalveolären Lavage stark erhöhte Gesamtzellzahl; in der akuten Phase Vermehrung von Neutrophilen, Mastzellen, Plasmazellen. In der subakuten und chronischen Phase T8-Lymphozytose.

Feingewebliche Sicherung. Durch transbronchiale oder offene **Lungenbiopsie**, ist nur selten bei chronischen Formen erforderlich.

Inhalativer Provokationstest. In Zweifelsfällen (Gutachten) kann die Diagnose hierdurch untermauert werden.

Kein einzelner diagnostischer Test ist beweisend für eine exogen-allergische Alveolitis.

Differenzialdiagnose. Andere interstitielle Lungenerkrankungen (Sarkoidose, idiopathische Lungenfibrose, Kollagenosen, medikamentös induzierte Lungenerkrankungen, allergische bronchopulmonale Aspergillose, chronische eosinophile Pneumonie).

Therapie. Sie besteht in der **Allergenkarenz** (Schutzmaske, gegebenenfalls Aufgabe von bestimmten Hobbys und Berufen) und bei chronischer Verlaufsform in der Gabe von systemischen **Glucocorticoiden** (Prednisonäquivalent 1 mg/kgKG/d) über 2–4 Wochen, dann Dosisreduktion. Längerfristige Steroidtherapie nur bei nachgewiesener Wirksamkeit!

Prognose und Komplikationen. Die akute Form heilt in der Regel folgenlos ab. Bei der chronischen Form kommt es gelegentlich trotz Allergenkarenz und systemischer Steroidbehandlung zu einem Fortschreiten der Lungenfibrose. Komplikationen sind respiratorische Insuffizienz und Cor pulmonale.

21.3.7 Sarkoidose

Synonym: Morbus Boeck
engl.: sarcoidosis

Definition. Die Sarkoidose ist eine systemische Erkrankung unbekannter Ätiologie, die nahezu jedes Organ befallen kann. In mehr als 90% der Fälle findet sich eine intrathorakale Manifestation.

Epidemiologie.
- Prävalenz 10–40/100000 Einwohner,
- Hauptmanifestationsalter: 3. und 4. Lebensjahrzehnt.

Ätiopathogenese und Pathophysiologie.
Die Ursache ist unbekannt. Genetische Faktoren scheinen die Suszeptibilität und die individuelle Krankheitsausprägung mitzubestimmen. Eine infektiöse Ätiologie konnte bis jetzt nicht bewiesen werden. Eine Störung der T-Zellfunktion zeigt sich z. B. in einer negativen Tuberkulinprobe, während eine erhöhte B-Zellaktivität in 50% der Fälle zu einer Hypergammaglobulinämie führt. Charakteristisch sind nichtverkäsende *epitheloidzellige Granulome* (Riesenzellen, epitheloidzellig umgewandelte Makrophagen, Lymphozyten), die vernarben können und dann zu irreversiblen Organschäden führen. Befall des Lungenparenchyms kann eine Gasaustauschstörung, Befall der Atemwege eine obstruktive Ventilationsstörung zur Folge haben.

Symptomatik.
Die **akute Sarkoidose** (20–40% aller Fälle) dauert wenige Wochen und geht mit Abgeschlagenheit, Fieber, Gelenkbeschwerden (Sprunggelenke), Erythema nodosum und häufig mit Husten und Dyspnoe einher. Die Trias Arthritis, Erythema nodosum und bihiläre Lymphknotenschwellung wird als **Löfgren-Syndrom** bezeichnet und kommt häufig bei jungen Frauen vor. Seltener ist das **Heerfordt-Syndrom** (Fieber, Parotisschwellung, Uveitis anterior, Fazialislähmung).

Die **chronische Sarkoidose** entwickelt sich über Monate und führt zu Dyspnoe und trockenem Husten. Hämoptysen, Pleuraerguss und Pneumothorax sind selten. Durch Befall der Atemwege kann es zu einer obstruktiven Ventilationsstörung, Bronchiektasen und (in 20%) zu einer unspezifischen bronchialen Hyperreagibilität kommen. Häufig ist die Sarkoidose ein (asymptomatischer) Zufallsbefund.

Extrapulmonale Manifestationen.
- Periphere Lymphknotenschwellungen (30%), Milzbefall,
- Hautveränderungen (25%): Erythema nodosum, blaurote Knoten, kleine Papeln,
- Knochenveränderungen (5%): zystische Veränderungen der Fingerphalangen (= Ostitis multiplex cystoides Jüngling),

- Augenbeteiligung (25%): Iridozyklitis, Uveitis, Kalkablagerungen in Binde- und Hornhaut, Tränendrüsenbefall,
- Hyperkalzämie (5–10%),
- Herzmuskelbefall (5%): Herzrhythmusstörungen, AV-Block, Kardiomegalie,
- Befall des Nervensystems (5%): Fazialislähmung, Diabetes insipidus, granulomatöse Meningitis.

Diagnostisches Vorgehen.

Röntgenuntersuchung. Der radiologische Befund der Thoraxorgane ist wegweisend (Hiluslymphome, paratracheale Lymphome, retikulonoduläre oder azinäre, selten milchglasartige Verschattungen (👁 **21.10**). Die radiologische Stadieneinteilung (Typ I: Bihiläre und gegebenenfalls mediastinale Lymphome; Typ II: zusätzliche Lungeninfiltrate; Typ III: alleiniger Lungenbefall; Typ IV: Lungenfibrose) korreliert nur begrenzt mit dem natürlichen Krankheitsverlauf oder mit der Lungenfunktionseinschränkung.

CT. Die (hoch auflösende) Computertomographie erfasst mit höherer Sensitivität als das Röntgenbild den Befall des Lungenparenchyms, fibrotische Veränderungen und Komplikationen (Bullae, Bronchiektasen, Aspergillome).

Histologie. In allen Fällen, in denen das klassische Löfgren-Syndrom nicht vorliegt, sollte die Diagnose histologisch bestätigt werden. Bei intrathorakalem Befall Bronchoskopie, Biopsien aus Bronchialschleimhaut oder Lungenparenchym, perbronchiale oder endosonographisch gesteuerte Lymphknotenpunktion. Eine Mediastinoskopie ist nur selten erforderlich.

Bronchoalveoläre Lavage. Meistens findet sich eine Vermehrung von Lymphozyten. Der Quotient aus T-Helferzellen und T-Sup-

👁 **21.10 Sarkoidose: Röntgenveränderungen**

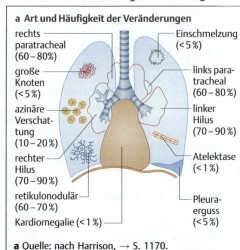

a Art und Häufigkeit der Veränderungen

a Quelle: nach Harrison, → S. 1170.

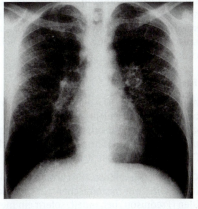

b Beispiel: Röntgenstadium II

b Im vorliegenden Röntgenbild sind bihiläre Lymphome und eine retikulonoduläre Zeichnungsvermehrung des Lungenparenchyms zu erkennen.

DD der Sarkoidose

Erkrankung	Bedeutung	Kommentar
malignes Lymphom	+++	mediastinale Lymphome meist asymmetrisch angeordnet. Lungenbefall selten
Tuberkulose	++	mediastinale Lymphome und Lungenbefall (oft Kavernen) asymmetrisch, Tuberkulintest nahezu immer positv (bei Sarkoidose in 30 % d.F.). Mikrobiologische Sicherung!
andere interstitielle Lungenerkrankungen	++	Abgrenzung durch Computertomographie der Lungen und bronchologische Untersuchung (bronchoalveoläre Lavage, bronchoskopische Lungenbiopsie), ggf. offene chirurgische Lungenbiopsie
Silikose	+	Arbeitsplatzanamnese, meist ältere Patienten, keine extrapulmonale Beteiligung

pressorzellen ist typischerweise erhöht, ein Quotient >5 gilt als pathognomonisch.

Labor. Die Konzentration des Angiotensin-Konversionsenzyms (ACE) im Serum ist häufig erhöht. EKG, Bestimmung des Serumcalciumspiegels und augenärztliche Untersuchung sind obligat.

Lungenfunktionsprüfung. Restriktive, obstruktive oder gemischtförmige Ventilationsstörung; in fortgeschrittenen Fällen Gasaustauschstörung in Ruhe und/oder nach Belastung.

Therapie.

Akute Sarkoidose. Die akute Sarkoidose wird bedarfsweise mit nichtsteroidalen Antiphlogistika (Acetylsalicylsäure, Indometacin) und nur im Sonderfall mit Glucocorticoiden (Tage bis wenige Wochen) behandelt.

Chronische Sarkoidose. Die chronische Sarkoidose wird mit systemischen Glucocorticoiden (Prednison) behandelt, sofern ein messbarer Funktionsschaden oder eine radiologische/funktionelle Progredienz vorliegen. Dabei dürfen jedoch die kurzfristigen Erfolge der Therapie nicht darüber hinweg täuschen, dass ein Beleg für den Nutzen dieser Therapie bezüglich Lungenfibrose und Krankheitsprogress bisher fehlt! Weitere Indikationen für eine systemische Steroidtherapie sind: Befall der Augen, des Herzmuskels oder des ZNS, Hyperkalzämie. *Dosierung:* Initial 50 mg Prednisonäquivalent/Tag. Die anschließende Dosisreduktion muss langsam erfolgen (10 mg/Monat). Die Erhaltungstherapie (meist über 6 Monate bis 1 Jahr) wird in Abhängigkeit von der klinischen Symptomatik und dem radiologisch-funktionellen Befund festgelegt. Therapeutische Alternativen bei Steroidresistenz und Kontraindikationen für Glucocorticoide sind: Azathioprin, Methotrexat, Ciclosporin. Bei jedem Patienten mit chronischer Sarkoidose sind langfristige Kontrollen (z.B. Röntgenaufnahme des Thorax, Lungenfunktion) zur Erfassung von Rezidiven ratsam.

Prognose und Komplikationen. Die akute Sarkoidose heilt in 95 % der Fälle folgenlos innerhalb weniger Wochen bis Monate ab. Die chronische Sarkoidose führt in etwa 50 % zu bleibenden, meist geringfügigen Dauerschäden. In 10–20 % der Fälle bleibt die Erkrankung über viele Jahre aktiv, in etwa 5–10 % kommt es zu Komplikationen (Cor pulmonale, schwere respiratorische Insuffizienz, bedrohliche Herzinsuffizienz, bedrohliche Herzrhythmusstörungen, Aspergillome).

Literatur

American Thoracic Society: Statement on Sarcoidosis. Am. J. Respir. Crit. Care Med. 1999; 160: 736–755. *Konsensusbericht zum derzeitigen Wissen über die Sarkoidose.*

21.3.8 Idiopathische Lungenfibrose

engl.: idiopathic pulmonary fibrosis

Definition. Die idiopathische Lungenfibrose ist eine chronische, progrediente fibrosierende Lungenerkrankung unbekannter Ätiologie, die durch ein typisches klinisches, radiologisches, funktionelles und morphologisches Bild gekennzeichnet ist und meist zwischen dem 50. und 70. Lebensjahr auftritt.

Symptomatik. Leitsymptome sind Belastungsdyspnoe und trockener Husten. In etwa 50% der Fälle finden sich Uhrglasnägel und Trommelschlägelfinger. Bei fortgeschrittener Erkrankung kommt es zu Abgeschlagenheit und Gewichtsverlust.

Diagnostisches Vorgehen.

Körperliche Untersuchung. Feinblasige inspiratorische Rasselgeräusche (Knisterrasseln) insbesondere über den basalen Lungenabschnitten; gelegentlich quietschende Nebengeräusche. In fortgeschrittenen Fällen Tachypnoe. Bei aufrechter Körperhaltung kommt es häufig zu einem Abfall der Sauerstoffsättigung durch vermehrte Shuntdurchblutung in den basalen Lungenpartien *(Orthodeoxie).*

Röntgenaufnahme des Thorax. Retikulonoduläre Zeichnungsvermehrung mit Betonung der Unterfelder, zunehmender Zwerchfellhochstand (Schrumpfung des Lungengewebes), in Spätstadien Wabenlunge.

HR-CT (High-Resolution-Computertomographie). Sensitiver als das Röntgenbild für die Erfassung von milchglasartigen Verschattungen (Alveolitis), Fibrosearealen und Traktionsbronchiektasen. Mitbeteiligung der Pleura spricht eher für Asbestose oder Kollagenose.

Lungenfunktionsprüfung. Restriktive Ventilationsstörung, respiratorische Partialinsuffizienz in Ruhe und insbesondere unter körperlicher Belastung, eingeschränkte Lungendehnbarkeit.

Bronchoskopie. Die bronchoalveoläre Lavage (typisch: Neutrophilie) dient vornehmlich dem Ausschluss anderer Lungenerkrankungen. Histologische Sicherung durch transbronchiale oder videoassistierte thorakoskopische **Lungenbiopsie**.

Therapie.
- **Glucocorticoide:** Die objektive Ansprechrate einer Behandlung mit systemischen Glucocorticoiden liegt bei etwa 20%.
- Zusätzlich werden **Immunsuppressiva** (Cyclophosphamid, Azathioprin) empfohlen. Die medikamentöse Therapie wird fortgesetzt, solange der Patient davon profitiert.
- Ultima ratio ist die (einseitige) **Lungentransplantation**.

Prognose. Die mittlere Überlebenszeit beträgt etwa 3 Jahre. Häufige Komplikationen sind dekompensiertes Cor pulmonale, Pneumonien, Lungenembolien, Pneumothorax und Bronchialkarzinome.

Differenzialdiagnose. Interstitielle Lungenerkrankungen mit bekannter Ätiologie, Kollagenosen, Vaskulitiden und **andere idiopathische interstitielle Pneumonien**. Zu letzteren gehören die
- desquamative interstitielle Pneumonie (DIP; mittlere Überlebenszeit 12 Jahre; gutes Ansprechen auf Glucocoticoide),

- die **akute interstitielle Pneumonie** (AIP, mittlere Überlebenszeit 1,5 Monate, früher als Hamman-Rich-Syndrom bezeichnet),
- die **unspezifische interstitielle Pneumonie** (NSIP, mittlere Überlebenszeit > 10 Jahre),
- die **idiopathische Broncholitis obliterans mit organisierender Pneumonie** (BOOP, s. unten) und
- die **respiratorische Bronchiolitis mit interstitieller Pneumonie** (RB-ILD, ausschließlich bei Rauchern, Besserung nach Nikotinkarenz, gute Prognose).

21.3.9 Lungenbeteiligung bei Kollagenosen

Eine Beteiligung der Lunge bei Bindegewebserkrankungen (→ „Rheumatologisch-immunologische Systemerkrankungen", S. 1127ff) ist relativ häufig. Eine **diffuse interstitielle Fibrose**, die klinisch, radiologisch und histologisch häufig nicht von einer idiopathischen Lungenfibrose zu unterscheiden ist, stellt hierbei nur eine von mehreren Manifestationsformen dar. Manchmal ist trotz einer manifesten Alveolitis (durch die bronchoalveoläre Lavage nachgewiesen) und trotz einer Funktionseinbuße das Röntgenbild unauffällig. Zu den Bindegewebskrankheiten, die mit einer diffusen Lungenfibrose einhergehen können, zählen Sklerodermie, Polymyositis, rheumatoide Arthritis, Sjögren-Syndrom und systemischer Lupus erythematodes. Bezüglich der Prognose, Therapie und Überwachung (→ Kap. **51** u. **52**).
Die **Wegener-Granulomatose** (→ S. 220) geht im Bereich der Lungen mit bilateralen Knoten (oft mit zentraler Einschmelzung; Differenzialdiagnose Tumor!), lokalen oder diffusen Infiltrationen oder einer alveolären Hämorrhagie einher. In der Initialphase, d.h. vor Auftreten einer Nierenbeteiligung, kann die Diagnose oft nur mithilfe einer chirurgischen Lungenbiopsie gestellt werden.

21.3.10 Eosinophile Lungenerkrankungen

Hierunter werden Krankheiten zusammengefasst, die durch eine Infiltration eosinophiler Granulozyten im Lungengewebe und eine Bluteosinophilie gekennzeichnet sind.
Das **eosinophile Infiltrat (Löffler-Syndrom)** ist meist auf eine Ascarisinfektion zurückzuführen (Ascarislarven in Sputum oder bronchoalveolärer Lavage nachweisbar).
Die **chronische eosinophile Pneumonie** ist durch Husten, Fieber, Dyspnoe, beidseitige pleuranahe Lungeninfiltrate und eine oft hochgradige respiratorische Insuffizienz gekennzeichnet. Der Eosinophilenanteil in der bronchoalveolären Lavage beträgt meist mehr als 25%. Rasche klinische, radiologische und funktionelle Besserung durch systemische Glucocorticoide. Eine Erhaltungstherapie über 1–2 Jahre ist meist erforderlich.
Beim **Churg-Strauss-Syndrom** (→ auch S. 1133f) findet sich ein allergisches Asthma bronchiale in Kombination mit einer systemischen Vaskulitis (Beteiligung von Lungen, Pleura, Haut, ZNS, Gastrointestinaltrakt, Herz, Nieren). Typisch sind Fieber und eine ausgeprägte Bluteosinophilie. Die Diagnose sollte histologisch gesichert werden. Die Langzeitbehandlung erfolgt mit systemischen Glucocorticoiden, bei Therapieversagen wird Azathioprin oder Cyclophosphamid eingesetzt.

21.3.11 Bronchiolitis obliterans mit organisierender Pneumonie (BOOP)

Es handelt sich um eine Erkrankung, die histologisch durch entzündliche, später vernarbende Bindegewebspfröpfe in den Bronchiolen gekennzeichnet ist. Klinisch finden sich Dyspnoe, Husten, Gewichtsverlust und Rasselgeräusche. Im Röntgenbild sind beidseitige, flächige, im Computertomogramm keilförmig imponierende Lungeninfiltrate zu sehen. Es besteht eine restriktive Ventilationsstörung und eine Gasaustauschstörung. Die Diagnosesicherung erfolgt durch transbronchiale oder offene Lungenbiopsie; in der bronchoalveolären Lavage finden sich typischerweise T8-dominante Lymphozytose, Eosinophilie und Neutrophilie. Erst nach Ausschluss einer Begleit- oder Grunderkrankung (Reizgasinhalation, exogen-allergische Alveolitis, rezidivierende Aspirationen, medikamenteninduzierte Lungenerkrankung, rheumatoide Arthritis) darf von einer idiopathischen BOOP gesprochen werden. Die Behandlung erfolgt mit systemischen Glucocorticoiden über 6–12 Monate.

21.3.12 Goodpasture-Syndrom

Hierunter versteht man die (seltene) Kombination aus alveolärer Lungenblutung und rasch progredienter Glomerulonephritis (→ "Niere", S. 215f). Infolge Antigenverwandtschaft zwischen alveolärer und glomerulärer Basalmembran werden beide Organsysteme durch die im Serum nachweisbaren Antibasalmembran-Antikörper geschädigt. Die Lungenblutungen können hierbei ein bedrohliches Ausmaß annehmen und auf Dauer zu einer Blutungsanämie führen. Differenzialdiagnostisch ist an andere pulmorenale Syndrome (Wegener-Granulomatose, systemischer Lupus erythematodes, Purpura Schoenlein-Henoch) zu denken. Therapie: → "Niere", S. 220.

21.4 Tumorerkrankungen der Lunge

21.4.1 Bronchialkarzinom

engl.: lung cancer; NSCLC: non-small-cell lung cancer (nichtkleinzelliges Bronchialkarzinom); SCLC: small-cell lung cancer (kleinzelliges Bronchialkarzinom).

→ auch „Allgemeine internistische Onkologie", S. 933ff.

Definition. Beim Bronchialkarzinom handelt es sich um einen epithelialen Tumor, der von der Bronchialschleimhaut oder (selten) vom Alveolarepithel ausgeht.

Epidemiologie.
- Das Bronchialkarzinom ist weltweit die häufigste Krebsart beim Mann,
- 25 % aller Malignome sind Bronchialkarzinome,
- Inzidenz ansteigend (zurzeit ca. 50000 Neuerkrankungen/Jahr in der BRD),
- Altersgipfel im 7. Lebensjahrzehnt.
- 16 % aller Männer und 9 % aller Frauen, die rauchen, erkranken an Lungenkrebs.

Ätiologie. Die Hauptnoxe stellt das Zigarettenrauchen dar. Mehr als 85 % aller Patienten mit Bronchialkarzinom sind Raucher. Selbst das Passivrauchen weist ein erhöhtes Erkrankungsrisiko auf. 30–40 Jahre nach Beginn des Rauchens kann mit der klinischen Manifestation eines Bronchialkarzinoms gerechnet werden.
Weitere Kanzerogene sind: Asbest (Asbestlungenkrebs), Uran (Schneeberger Lungenkrebs), Arsen (Arsenlungenkrebs), Senfgas (Lost-Lungenkrebs), Chromverbindungen (Chromatlungenkrebs), polyzyklische aromatische Kohlenwasserstoffe (BCME-Lungenkrebs), Zinn, Nickel, Berylliumverbindungen. Es besteht ein Synergismus zwischen diesen Noxen und dem Rauchen: Das Risiko steigt um ein Mehrfaches. Jeder Verwandte 1. Grades eines Patienten mit Bronchialkarzinom hat ein vierfach höheres Risiko selber am Bronchialkarzinom zu erkranken (genetische Disposition). Selten entstehen Bronchialkarzinome im Bereich alter Lungennarben (Tuberkulose, Lungeninfarkt, Silikose).

Asbestexposition erhöht bei Nichtrauchern das Risiko um das Fünffache, bei Rauchern um das Sechzigfache.

21.11 Adenokarzinom

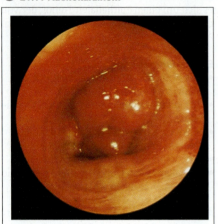

Bronchoskopisches Bild eines polypös wachsenden Adenokarzinoms im rechten Oberlappenbronchus.

Pathologie. Histologische Klassifikation und relative Häufigkeit der malignen Neubildungen der Lunge (WHO. Histological Typing of Lung Tumors. 2nd ed. Geneva; World Health Organization 1981):
1. Plattenepithelkarzinom (30–40%),
2. kleinzelliges Karzinom (15–20%): Oat-Cell-Typ (Haferzell-Typ), Intermediär-Typ, Kombinationstumor (zusätzlich Plattenepithel- und Adenokarzinom-Anteile),
3. Adenokarzinom (25–30%, zunehmende Tendenz, 21.11); Sonderform: bronchioloalveoläres Karzinom,
4. großzelliges Karzinom (<10%),
5. kombiniertes adenosquamöses Karzinom,
6. Karzinoide,
7. Tumoren der Bronchusdrüsen: adenoidzystisches Karzinom, mukoepidermoides Karzinom,
8. Karzinosarkome,
9. Sarkome,
10. Blastome (undifferenzierte Tumoren),
11. Melanome.

Stadieneinteilung und Metastasierung. Die lymphogene Metastasierung setzt frühzeitig ein. Kleinzellige Karzinome haben bei Diagnosestellung meist schon hämatogen metastasiert. Bevorzugte Metastasierungsorte sind ZNS, Leber, Nebennieren und Skelettsystem.

Nichtkleinzellige Bronchialkarzinome werden nach dem TNM-System in Stadien einge-

21.12 Häufige Tumorlokalisationen in der Lunge

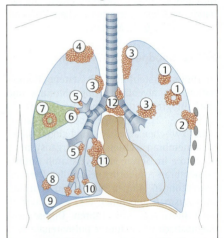

1 Rundherd, **2** von der Lunge ausgehender Tumor, der die äußere Brustwand (Pleura) befallen hat, **3** Tumor, der das mittlere Brustfell (Mediastinum) befallen hat, **4** Tumor, der das obere Lungenfell durchbrochen hat (Pancoast-Tumor), **5** zentraler Tumor, der einen Bronchus schon zur Hälfte verschlossen hat, **6** Tumor, der einen Bronchus schon komplett verschlossen hat und zur Lungenentzündung im darunter liegenden Lungenlappen (**7**) geführt hat, **8** Tumor, der das Brustfell befallen und zum Erguss (**9**) in der Brusthöhle geführt hat, **10** Erweiterungen von Bronchialästen (Bronchiektasen), **11** Tumor, der von der Lunge ausgeht und den Herzbeutel befallen hat, **12** Tumor, der sich in der Aufzweigung der großen Bronchien (Karina) gebildet hat. (nach: Delbrück, → S. 1170)

21.8 TNM-Klassifikation des nichtkleinzelligen Bronchialkarzinoms

Einteilung	Kennzeichen
Tx	positive Zytologie (Sputum, Bronchialsekret), aber Tumor weder radiologisch noch bronchoskopisch darstellbar
T0	kein Primärtumornachweis
Tis	Carcinoma in situ
T1	Tumor ≤ 3 cm ohne Kontakt zur Pleura visceralis, bronchoskopisch nicht proximal eines Lappenbronchus
T2	Tumor > 3 cm, Ausbreitung in Hilus, Invasion viszerale Pleura, partielle Atelektase. Abstand von Hauptkarina mindestens 2 cm
T3	Tumor mit Befall Brustwand/Zwerchfell/Perikard/mediastinale Pleura; totale Atelektase; Hauptbronchusbefall innerhalb 2 cm zur Hauptkarina (Hauptkarina tumorfrei)
T4	Tumor mit Befall von Mediastinum/Herz/großen Gefäßen/Trachea/Speiseröhre/Hauptkarina/Wirbelkörpern/maligner Pleuraerguss/Perikarderguss sowie Satellitentumor(en) im gleichen Lungenlappen
N_x	Regionale Lymphknoten nicht hinreichend untersucht
N0	keine Lymphknotenmetastasen
N1	peribronchiale/ipsilaterale hiläre Lymphknoten
N2	ipsilaterale mediastinale und subkarinale Lymphknoten
N3	kontralaterale mediastinale und hiläre Lymphknoten, supraklavikuläre Lymphknoten
Mx	Untersuchungen zum Ausschluss von Fernmetastasen nicht komplett
M0	keine Fernmetastasen
M1	Fernmetastasen

Quelle: nach Mountain, → S. 1170

teilt (T 21.8 und T 21.9). Beim kleinzelligen Bronchialkarzinom unterscheidet man
- **limited Disease:** Begrenzung auf eine Thoraxhälfte, ipsilaterale hiläre, mediastinale oder supraklavikuläre Lymphknoten, kleiner Winkelerguss ohne maligne Zellen,
- **extensive Disease:** alle anderen Stadien.

Symptomatik. In Abhängigkeit von Lokalisation (◉ 21.12) und Tumorstadium finden sich Husten, Hämoptysen, Dyspnoe, Fieber, Thoraxschmerzen, Appetitlosigkeit, Gewichtsverlust und reduzierter Allgemeinzustand. Bei Infiltration in Nachbarorgane kann es zu Heiserkeit (Rekurrensparese), Horner-Syndrom und Schulter-Arm-Schmerzen (Pancoast-Tumor), Dysphagie (Ösophagusbeteiligung) und oberer Einflussstauung (Ummauerung der oberen Hohlvene, → ◉ 21.13) kommen. Frühsymptome fehlen im Allgemeinen!

21.9 Stadieneinteilung des nichtkleinzelligen Bronchialkarzinoms

okkultes Carcinom	TX N0 M0
Stadium 0	Tis N0 M0
Stadium Ia	T1 N0 M0
Stadium Ib	T2 N0 M0
Stadium IIa	T1 N1 M0
Stadium IIb	T2 N1 M0; T3 N0 M0
Stadium IIIa	T3 N1 M0; T1–3 N2 M0
Stadium IIIb	T4 N0–3 M0; T1–4 N3 M0
Stadium IV	T1–4 N0–3 M1

Diagnostik.

Klinische Untersuchung. Zu beachten sind supraklavikuläre Lymphome, Stridor, lokale Schwellung der Brustwand. Beim paraneoplastischen Syndrom durch hormonelle Aktivität des Tumors finden sich z.B. Trommelschlägelfinger, venöse Thrombembolien, Polyneuropathie, SIADH (→ S. 485ff), Hyperkalzämie oder eine hypertrophische Osteoarthropathie.

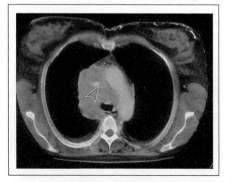

21.13 Ummauerung der Vena cava superior (siehe Pfeil) und kleiner Pleuraerguss rechts.
Klinisch: obere Einflussstauung!

Labordiagnostik. Routineuntersuchungen; die Bestimmung von sogenannten Tumormarkern (tumorassoziierte Antigene) hat bis auf das NSE (neuronenspezifische Enolase; assoziiert mit kleinzelligem Bronchialkarzinom) keine klinische Bedeutung. Bei Verdacht auf paraneoplastisches Syndrom gezielte Hormondiagnostik.

Röntgenaufnahme des Thorax. In 2 Ebenen, ggf. Durchleuchtung. Atemverschieblichkeit des Tumors; Feststellung der Zwerchfellbeweglichkeit (◉ **21.14**).

Computertomographie der Thoraxorgane. Obligat vor chirurgischer Therapie (Stadieneinteilung). Spiral-CT: Bei scheinbar solitärem Rundherd zum Nachweis weiterer Herde.

Sonographie. Beurteilung einer Thoraxwandinfiltration, eines Pleuraergusses oder der Zwerchfellfunktion. Punktionssteuerung.

Bronchoskopie. Histologische Einordnung des Befundes, Klärung der anatomischen Operabilität (Stimmbandfunktion, Resektionsränder), perbronchiale Punktion mediastinaler Lymphknoten.

Sputumzytologie.

Transthorakale Feinnadelpunktion. Bei Tumoren, die bronchoskopisch nicht erreichbar sind.

Magnetresonanztomographie (MRT). Thoraxwandinfiltration, Tumorinvasion großer Gefäße bzw. des Mediastinums.

Zum Nachweis oder Ausschluss von Fernmetastasen. CT des Schädels, abdominelle Sonographie, Skelettszintigraphie; bei kleinzelligem Bronchialkarzinom: Beckenkammbiopsie.

Positronenemissionstomographie (PET). Mediastinale Lymphknotenmetastasen, Fernmetastasen (derzeit breite Anwendung durch hohe Kosten limitiert).

21.14 Bronchialkarzinom

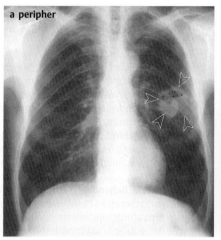
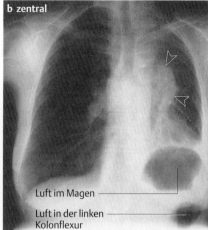

a peripher

b zentral

Luft im Magen
Luft in der linken Kolonflexur

a Linksseitiges, peripheres Bronchialkarzinom (Plattenepithelkarzinom, große Pfeile) mit zentraler Einschmelzung (kleine Pfeile);
b linksseitiges, zentrales Bronchialkarzinom (große Pfeile) mit Unterlappenatelektase (kleine Pfeile). Links besteht ein Zwerchfellhochstand aufgrund einer Phrenikusparese.

Weitere Verfahren zur Gewebegewinnung.
Mediastinoskopie/Endosonographie: zyto-/histologische Abklärung mediastinaler Lymphknotenmetastasen und Nachweis der Inoperabilität durch Befall kontralateraler Lymphknoten.
Thorakoskopie: Ausschluss einer Pleurakarzinose beim Pleuraerguss.
Diagnostische Thorakotomie: endgültige histologische Klärung des Befundes.

Funktionsdiagnostik bei geplanter chirurgischer Therapie.
- **Perfusionsszintigraphie** der Lungen und Messung des Atemstoßes **(FEV_1)**: postoperativer FEV_1 = präoperativer FEV_1 × Perfusion der Restlunge : 100. *Auswertung:* postoperativer FEV_1
  - >1,2 l: operabel,
  - 0,8–1,2 l: risikoreich,
  - <0,8 l: inoperabel.

- **Spiroergometrie:** Maximale Sauerstoffaufnahme.
  - <40% Soll/<10 ml/kg/min: Inoperabilität
  - 40–75% Soll/10–20 ml/kg/min: begrenzte Resektion
  - 75% Soll/>20 ml/kg/min: OP bis zur Pneumonektomie

Differenzialdiagnose. Rundherde und Lungeninfiltrate anderer Genese (benigne Neubildungen, Metastasen, Pneumonien, Lungennarben u. a.; Husten, Thoraxschmerzen, Hämoptysen anderer Genese.

Bei Husten und Hämoptysen im Alter > 40 Jahren immer an Bronchialkarzinom denken. Jeder pulmonale Rundherd sollte zytologisch/histologisch abgeklärt werden.

Therapie. Durch Unterschiede im Wachstums- und Metastasierungsverhalten und im Ansprechen gegenüber Chemo- und Strahlentherapie hat sich für die Klinik eine Differenzierung in kleinzellige und nichtkleinzellige Bronchialkarzinome bewährt.

Nichtkleinzellige Bronchialkarzinome.

Lokalisierte nichtmetastasierte Tumoren: Bis zur Tumorklassifikation T1–3, N0–2, M0 (Stadium I–IIIa) besteht durch die Operation eine kurative Chance. Eine Resektionsbehandlung unter kurativer Indikation ist jedoch nur bei 30% aller Patienten möglich. Standardverfahren sind:
- Lobektomie,
- Manschetten-(Sleeve-)Resektion,
- Pneumektomie,
- Segmentresektion (bei Metastasen bzw. eingeschränkter Lungenfunktion).

Bei ausgedehnten Tumoren (N2, T3/4) verbessert eine **neoadjuvante Polychemotherapie** (Chemotherapie vor Operation) die Prognose. Patienten mit Tumorstadien T3-4 und/oder N2 profitieren von einer **postoperativen Bestrahlung**. Bei inoperablen NSCLC und Tumordurchmesser < 5 cm kann eine *alleinige* Strahlentherapie (70 Gy) in seltenen Fällen kurativ sein.

Metastasierte Tumoren: Nichtkleinzellige Bronchialkarzinome sind nur mäßig chemosensibel. Die ausschließlich palliative Chemotherapie (Ifosfamid, Mitomycin-C, Vindesin, Etoposid, Carboplatin, Taxane, Gemcitabine, Irinotecan) führt zu Remissionsraten von etwa 20% und einer Remissionsdauer von 2–4 Monaten. Durch die Chemotherapie kommt es zu einem Rückgang tumorbedingter Symptome und konsekutiv zu einer verbesserten Lebensqualität. Keine kompletten Remissionen.

Eine **palliative Strahlentherapie** ist angezeigt bei
- Knochenmetastasen,
- oberer Einflussstauung („Vena-cava-superior-Syndrom"),
- Bronchusobstruktion mit Atelektase und/oder retrostenotischer Pneumonie,
- Hämoptysen,
- Thoraxwandinfiltration.

Bei *endobronchialen Tumorstenosen* werden palliative endoskopische Maßnahmen angewandt (Neodymium-YAG-Lasertherapie, endoluminale Hochdosis-Brachytherapie im Afterloading-Verfahren, Stenteinlage).

Eine **palliative chirurgische Therapie** erfolgt bei *Tumorblutung, poststenotischen Komplikationen, Thoraxwandinfiltration* oder *solitärer Hirnmetastase*.

Die **supportive Behandlung** umfasst: Optimale Schmerztherapie (!), bilanzierte, ausgewogene Ernährung; optimierte psychoonkologische Betreuung; sozialmedizinische Beratung und Hilfe.

Kleinzellige Bronchialkarzinome.

Therapeutischer Standard ist die Durchführung einer **Polychemotherapie** über 4–6 Zyklen. Polychemotherapieprotokolle sind der Monotherapie wegen höherer Ansprechraten und längerer Überlebenszeiten vorzuziehen. Ausnahme: Hohes Alter, reduzierter Allgemeinzustand, intensive Vorbehandlung. Standardchemotherapiekombinationen sind:
- ACO (Adriamycin, Cyclofosfamid, Vincristin),
- CEF (Cisplatin oder Carboplatin, Etoposid und Vincristin).
- Bei Rezidiven kommen neue Substanzen (Taxane, Topotecan, Irinotecan) zum Einsatz.

Eine **konsolidierende Primärtumorbestrahlung** erfolgt bei Limited Disease und kompletter Remission nach Chemotherapie (Gesamtherddosis 45–55 Gy, Zeitraum 4–5 Wochen). Hierdurch wird die Lokalrezidivrate gesenkt und die Überlebenszeit um ca. 5 Monate verlängert.

Die **adjuvante Schädelbestrahlung** wird bei Limited Disease und kompletter Remission

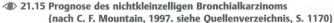

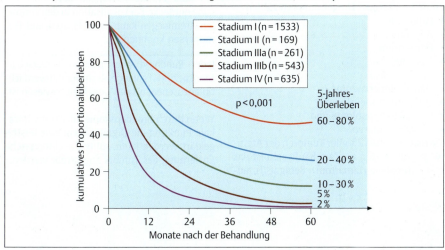

21.15 Prognose des nichtkleinzelligen Bronchialkarzinoms (nach C. F. Mountain, 1997. siehe Quellenverzeichnis, S. 1170)

nach Chemotherapie (30 Gy über 2–3 Wochen) eingesetzt. Hierdurch lässt sich die intrazerebrale Metastasenrate senken, aber keine Verlängerung der Überlebenszeit erzielen.

Eine **palliative Strahlentherapie** ist u.a. bei Osteolysen mit Frakturgefährdung und/oder starken Schmerzen, oberer Einflussstauung und spinalem Kompressionssyndrom indiziert.

Eine **chirurgische Therapie** kann bei lokalisiertem Tumorstadium (peripherer Rundherd) im Rahmen eines multimodalen Therapiekonzeptes mit anschließender adjuvanter Chemo- und Strahlentherapie erwogen werden.

Prognose.

Nichtkleinzelliges Bronchialkarzinom. Bei operablem Befund ist die Überlebenszeit deutlich verlängert. 5-Jahres-Überleben im Stadium I: 70%; im Stadium II: 36%; im Stadium IIIa: 20%; im Stadium IIIb: 6%. Die 5-Jahres-Überlebensrate beträgt bei Fernmetastasen ca. 5% (**21.15**).

Aufgrund der begrenzten therapeutischen Erfolge sind Vermeidung von Noxen (Zigarettenrauch) und die Früherkennung die Erfolg versprechendsten Maßnahmen.

Kleinzelliges Bronchialkarzinom. Mediane Überlebenszeit unbehandelt 3 Monate; behandelt bei Limited Disease 13 Monate, bei Extensive Disease 9 Monate.

Literatur

DeVita VT Jr, Hellmann S, Rosenberg SA. Cancer. Principles and Practice of Oncology. 6. Aufl. Philadelphia: J. B. Lipincott 2001; 915–1018.
Umfangreiche, didaktisch hervorragende Darstellung des Themas, ausführliches Literaturverzeichnis.

21.4.2 Benigne Tumoren

Zu den gutartigen Lungentumoren zählen
- Papillome,
- Adenome,
- Hamartome,
- Fibrome,
- Leiomyome,
- Hämangioperizytome,
- Sympathikusneurinome,
- Plasmazellgranulome und
- Amyloidtumoren.

Sie machen etwa 2 % aller Tumoren der Atemwege und Lungen aus (am häufigsten ist das chondromatöse Hamartom). Benigne Tumoren werden überwiegend als Zufallsbefund bei Röntgenuntersuchungen der Thoraxorgane entdeckt. Bei Lokalisation in den zentralen Atemwegen kann es zu Husten und Hämoptysen kommen.

Jeder Rundherd oder pulmonale Verschattungsbezirk ist solange als malignitätsverdächtig anzusehen, bis das Gegenteil bewiesen ist.

Wenn durch Bronchoskopie oder transthorakale Punktion die Dignität nicht zweifelsfrei geklärt werden kann, sollte die chirurgische Entfernung des Tumors angestrebt werden.

22 Schlafbezogene Atmungsstörungen

Helgo Magnussen, Georg Kanzow

Einteilung.
- Atmungsstörungen *mit* Obstruktion der oberen Atemwege:
  - obstruktives Schnarchen,
  - obstruktive Schlafapnoe;
- Atmungsstörungen *ohne* Obstruktion der oberen Atemwege:
  - zentrale Schlafapnoe,
  - primäre und sekundäre alveoläre Hypoventilation.

Definition. Unter **Apnoe** versteht man eine Atempause im Schlaf, die mindestens 10 Sekunden anhält. Bei einem sog. **Schlafapnoesyndrom** führen die Atempausen zu Unterbrechungen des Schlafes (Weckreaktionen oder Arousals), woraus ein Schlafdefizit und chronische Müdigkeit resultieren. Bei einer **Hypopnoe** fließt noch Luft in den Atemwegen, es kommt jedoch nachfolgend zu einem Abfall der Sauerstoffsättigung um mindestens 4% oder einer Weckreaktion.

Epidemiologie.
- Schnarchen: 14% der Frauen, 24% der Männer
- Schlafapnoesyndrom: 2% der Frauen und 4% der Männer zwischen 30 und 60 Jahren,
- zentrale Schlafapnoe sowie alveoläre Hypoventilation selten (Prävalenz <0,01%).

Ätiopathogenese und Pathophysiologie. Bei **obstruktiven Apnoen** ist der Atemantrieb erhalten, jedoch kollabieren durch den in der Inspiration negativen intrathorakalen Druck die Rachenweichteile, so dass keine Frischluft in die Lungen strömen kann. Ursache ist eine (genetisch bedingte?) instabile und enge Rachenanatomie mit zum Teil neurogenen Muskelläsionen und möglicherweise kompensatorisch erhöhtem Ruhetonus der pharynxdilatierenden Muskeln. Schlafbezogenen Atmungsstörungen **ohne Obstruktion** liegen neurologische, neuromuskuläre und orthopädische Erkrankungen (Phrenikusparesen, Polio, Muskeldystrophien, Myasthenie, Hirnstamminfarkte, Kyphoskoliosen) zugrunde. Hypothyreose, Akromegalie, Höhenatmung und Atmungsmuster bei Herzinsuffizienz (Cheyne-Stokes-Atmung) führen zu verminderter zentraler Chemosensitivität oder münden in einer Insuffizienz der Atemmuskulatur. Sehr häufig sind **gemischtförmige Schlafapnoen**, bei denen sowohl zentrale als auch obstruktive Apnoephasen auftreten (◉ 22.1).

Das Obesitas-Hypoventilations-Syndrom (*Synonym:* Pickwick-Syndrom) kennzeichnet Patienten, die extrem adipös sind und zusätzlich folgende Merkmale aufweisen: Hyperkapnie, anfallsweise imperative Schlafzustände, nächtliche Apnoen, Polyglobulie, pulmonal arterielle Hypertonie. Bei einigen dieser Patienten führt die erfolgreiche Behandlung der nächtlichen Apnoen zu einer normalen alveolären Ventilation während des Tages.

Symptomatik. Schlafbezogene Atmungsstörungen mit Obstruktion:
- Schnarchen, fremdanamnestisch beobachtete Atempausen,
- arterielle Hypertonie,
- häufig Übergewicht.

22.1 Grundmuster schlafbezogener Störungen

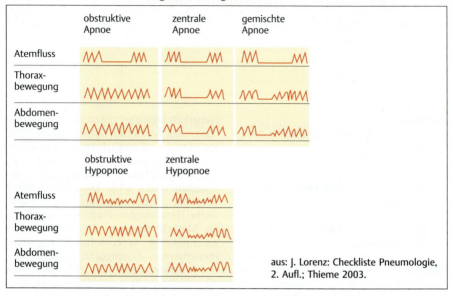

aus: J. Lorenz: Checkliste Pneumologie, 2. Aufl.; Thieme 2003.

Schlafbezogene Atmungsstörungen generell:
- Tagesschläfrigkeit oder (selten) Ein- und Durchschlafstörungen,
- Konzentrationsstörungen, morgendliche Kopfschmerzen.

Bei schwierig einstellbarer arterieller Hypertonie, Herzinsuffizienz oder unklarer Polyglobulie immer an ursächliches Schlafapnoesyndrom denken.

Diagnostisches Vorgehen. *Polysomnographie* (ambulant oder im Schlaflabor): Messung der Atembewegungen, des Atemflusses, der Sauerstoffsättigung (Anzahl, Art und Schweregrad von Apnoen/Hypopnoen) sowie der Schlafstadien (werden Tief- und Traumschlaf erreicht? Weckreaktionen?).

Differenzialdiagnose. Sie beinhaltet das habituelle, nichtobstruktive Schnarchen (harmlos) sowie Tagesmüdigkeit bei internistischen Erkrankungen (z. B. Hypothyreose, Herzinsuffizienz) und bei neurologischen Erkrankungen (z. B. Alkohol- und Drogenmissbrauch, Narkolepsie).

Therapie.

Schlafbezogene Atmungsstörungen mit Obstruktion. Gewichtsreduktion, Meiden von Alkohol und Sedativa, regelmäßige Schlaf-Wach-Zeiten, ruhige nächtliche Umgebung, „Schienung" der Atemwege mittels eines über die Nasenmaske zugeführten geringen (5–15 cmH$_2$O) positiven Luftdruckes (**nCPAP = n**asal **C**ontinuous **P**ositive **A**irway **P**ressure). Sehr wirksam, aber in der Handhabung umständlich; kann zu störenden Reizungen der Nasenschleimhaut und durch Zugluft aus der Maske zu Konjunktivitis führen. Eine Tracheotomie ist nur in seltenen Fällen erforderlich. Die Effektivität einer medikamentösen Therapie (versucht wurden: Theophyllin, Azetazolamid, Progesteron und viele andere Medikamente) ist nicht bewiesen. In seltenen Fällen sind Unterkieferprotrusionsschienen hilfreich.

Schlafbezogene Atmungsstörungen ohne Obstruktion. Nächtliche volumen- oder druckkontrollierte Beatmung über Nasenmaske.

Habituelles Schnarchen. Entfernung überschüssigen Rachenweichteilgewebes (Uvulopalatopharyngoplastik UPPP, Erfolgsrate etwa 90%). Bei Patienten mit obstruktivem Schlafapnoesyndrom ist die Erfolgsrate der UPPP deutlich geringer, deshalb Indikation nur in Einzelfällen bei Versagen der nCPAP Therapie!

Komplikationen. Gesichert nur für schlafbezogene Atmungsstörungen mit Obstruktion: Arterielle Hypertonie (2–3faches Risiko) und Arteriosklerose (v.a. koronar und zerebral, 2–3faches Risiko); aufgrund der Tagesschläfrigkeit erhöhtes Unfallrisiko.

Prognose. Die Mortalität ist unbehandelt fast doppelt so hoch wie bei effektiver Behandlung.

Literatur

Becker H. F. et al. Schlafstörungen und schlafbezogene Atmungsstörungen. Der Internist. 2004; 1: 57–83.
Übersichtliche Darstellung aller wichtigen Inhalte der Schlafmedizin.

23 Pleura

Helgo Magnussen, Georg Kanzow

23.1 Pleuraerguss, Pleuritis 472
23.1.1 Allgemeines 472
23.1.2 Pleuritis tuberculosa 474
23.2 Diffuses malignes Pleuramesotheliom 474
23.3 Pneumothorax 475

23.1 Pleuraerguss, Pleuritis

engl.: pleural effusion, pleurisy

23.1.1 Allgemeines

Definition. Eine Flüssigkeitsansammlung im Pleuraraum wird als Pleuraerguss bezeichnet. Je nach Ergusszusammensetzung unterscheidet man Exsudate, Transsudate, Chylothorax und Pleuraempyem (┬ 23.1 u. ┬ 23.2). Bei der Pleuritis handelt es sich um entzündliche Veränderungen der Pleurablätter, die ohne (Pleuritis sicca) oder mit (Pleuritis exsudativa) Ergussbildung einhergehen. Meistens geht die Pleuritis sicca der Pleuritis exsudativa voraus.

Symptomatik. Atemabhängige thorakale Schmerzen bei Pleuritis sicca. In Abhängigkeit von der Ergussmenge Dyspnoe. Bei Empyem häufig auch Fieber.

Ätiologie. → ┬ 23.1

Jeder Pleuraerguss bei jungen Patienten ist bis zum Beweis des Gegenteils als tuberkulös anzusehen.

Diagnostisches Vorgehen.

Klinische Befunde. Abgeschwächtes oder aufgehobenes Atemgeräusch, Pleurareiben „Lederknarren", Klopfschalldämpfung.

Röntgen. Im konventionellen Röntgenthoraxbild zeigt sich eine homogene, lateral nach oben spitzwinklig zulaufende Verschattung. Der „freie" (nichtgekammerte) Pleuraerguss läuft in Seitenlage nach kranial aus. Um im Röntgenbild sichtbar zu werden, ist eine Ergussmenge von ca. 300 ml erforderlich, das Seitenbild liefert weitere Informationen über die Ergusslokalisation und erhöht die Sensitivität der Untersuchung.

Sonographie. Abschätzung der Ergussmenge (Nachweis ab 10–20 ml), Schwartenbildung, Kammerung eines Ergusses, Lokalisation von pleuralen oder pulmonalen Raumforderungen im Bereich der Ergussansammlung.

Pleurapunktion. Jeder Pleuraerguss sollte diagnostisch punktiert werden (Laborchemie, Zytologie, mikrobiologische Untersuchungen, → auch ┬ 23.2).

Pleurablindbiopsie. Hierdurch gelingt es, die Diagnosezuordnungsrate zu verbessern, die Komplikationsrate ist gering (Blutung, Pneumothorax).

T 23.1 Ätiologie der Pleuraergüsse

Exsudat serös	Exsudat hämorrhagisch	Transsudat	chylöser Erguss	Empyem
parapneumonisch, tuberkulös, Lungenembolie, Postkommissurotomiesyndrom, Postmyokardinfarktsyndrom (Dressler-Syndrom), Kollagenosen, Churg-Strauss-Syndrom, Echinokokkose, sympathisch bei subphrenischen Prozessen	Bronchialkarzinom, Metastasen anderer Tumoren, Pleuramesotheliom, Asbestpleuritis, hämorrhagische Diathesen, traumatisch	Herzinsuffizienz, Hypoproteinämie, Leberzirrhose, nephrotisches Syndrom	traumatisch (auch iatrogen bei Operationen oder Schrittmacherimplantationen), Tumoren (meist Lymphome), Lymphangioleiomyomatose (Frauen)	parapneumonisch, iatrogen (Diagnostik, Operation)

T 23.2 Laborchemische Eigenschaften des Pleuraergusses

Parameter	Exsudat	Transsudat	chylöser Erguss	Empyem
Proteingehalt (g/l)	> 30	< 30		
Erguss/Serum-Protein-Quotient	> 0,5	< 0,5		
Erguss/Serum-LDH-Quotient	> 0,6	< 0,6		
Farbe	bernsteinfarben	serös	weißlich	weißlich/grünlich
Besonderheiten			Triglyceride > 110 mg/dl	Anaerobierinfektion, fötider Geruch

Thorakoskopie. Unter endoskopischer Kontrolle werden Biopsien aus veränderten Pleura- oder Lungenarealen gewonnen. Die Thorakoskopie steigert die Diagnoserate auf über 90 %.

Therapie. Behandlung der Grundkrankheit (Herzinsuffizienz, Tuberkulose, Pneumonie, rheumatoide Arthritis, Pleuritis carcinomatosa etc.). Falls klinisch erforderlich, erfolgt eine Entlastungspunktion. Bei Vorliegen eines

Empyems Drainageanlage und langfristige Spül-Saug-Behandlung (Metapneumonischer Pleuraerguss: → Kap. **21.1**). Beim malignen Erguss Drainageanlage; bei schnell nachlaufenden Ergüssen Instillation von Tetrazyklinen, Bleomycin, Talkum oder Fibrinkleber (medikamentöse Pleurodese). Als ultima ratio: Pleurektomie. Bei Chylothorax fettmodifizierte Ernährung oder totale parenterale Ernährung. Bei Erfolglosigkeit thorakoskopische Ligatur des Ductus Thoracicus. Bei Hämatothorax dicklumige Pleuradrainage; im Falle einer Fördermenge >100–200 ml/h Thorakotomie.

Prognose. Die Prognose ist abhängig vom Grundleiden.

Komplikationen. Iatrogenes Pleuraempyem (nach Punktion/Drainage). Pleuraschwartenbildung bei chronischer Pleuritis.

23.1.2 Pleuritis tuberculosa

Sie tritt meist bei Jugendlichen auf und beginnt mit pleuritischen Schmerzen, mäßiger Temperaturerhöhung, Müdigkeit, Abgeschlagenheit und Gewichtsverlust. Die zunächst trockene Pleuritis geht in eine exsudative seröse Form über.

Diagnostik. Röntgenuntersuchung des Thorax, Pleurapunktion. Ein Erregernachweis gelingt selten im Pleuraexsudat. Die Pleurabiopsie (möglichst thorakoskopisch) führt in >90% zur korrekten Diagnose.

Therapie. → S. 986ff

Eine seröse Pleuritis mit mäßiger Temperaturerhöhung ist hoch verdächtig auf eine Tuberkulose.

23.2 Diffuses malignes Pleuramesotheliom

Das Pleuramesotheliom ist eine seltene, von der Pleura ausgehende Neubildung (derzeit etwa 700 Neuerkrankungen/Jahr in Deutschland; steigende Tendenz!). Etwa 70% aller Mesotheliome sind asbestassoziiert (mittlere Latenzzeit zwischen Exposition und Erkrankung 35 Jahre). Weitere Ursachen sind vorausgegangene Strahlentherapie sowie Narben. Thorax- oder Schulterschmerzen, Atemnot, trockener Husten und Thoraxdeformierungen bestimmen das klinische Bild. Der Tumor wächst in umgebende Gewebestrukturen ein und durchbricht diese (Perikard, Diaphragma, Brustwand). Ein Wachstum entlang von Stichkanälen (Punktion, Biopsie) wird häufig beobachtet. Im Röntgenbild und besser noch in der Computertomographie erkennt man pleuraständige, knotige Verschattungen, mit oder ohne gleichzeitigem Pleuraerguss. Es kommt häufig zu einer erheblichen Volumenverminderung des betroffenen Hemithorax. Die Diagnosesicherung erfolgt durch perkutane Pleurabiopsie, Ergusszytologie, gegebenenfalls Thorakoskopie oder offene chirurgische Pleurabiopsie. Die histologische Abgrenzung zu einer Pleuritis carcinomatosa eines Adenokarzinoms ist manchmal schwierig. Die *Therapie* ist palliativ und besteht in Entlastungspunktion, gegebenenfalls Drainage und medikamentöser Pleurodese, Analgesie und Sauerstoffsubstitution. Eine palliative Pleurektomie kann bei rasch nachlaufendem Erguss sinnvoll sein. Eine En-bloc-Resektion von Lunge, Pleura, Perikard und Diaphragma der betroffenen Seite sollte nur bei jüngeren Patienten (<50 Jahre) mit geringer Tumorausdehnung erwogen werden. Die Prognose ist bei sarkomatös differenzierten Mesotheliomen schlechter als bei epithelial differenzierten Tumoren. Die mediane Überlebenszeit beträgt ab Diagnosestellung ca. 1 Jahr.

23.3 Pneumothorax

Definition. Dringt Luft in den Pleuraraum ein, ohne dass ein Trauma oder eine iatrogene Ursache zugrunde liegt, wird dieses Ereignis als **Spontanpneumothorax** bezeichnet. Ohne radiologisch erkennbare Lungenerkrankung wird dieser als **primärer Spontanpneumothorax**, bei erkennbarer Lungenerkrankung als **sekundärer Spontanpneumothorax** bezeichnet. Ein **traumatischer Pneumothorax** entsteht durch äußere Gewaltanwendung (Unfall, iatrogen).

Epidemiologie.
- Primärer Spontanpneumothorax am häufigsten zwischen dem 20. und 40. Lebensjahr,
- ♂ > ♀,
- familiäre Häufungen sind beschrieben,
- in 1–2 % der Fälle bilateraler Pneumothorax.

Ätiologie. Einem **primären Spontanpneumothorax** liegt meist die Ruptur einer subpleuralen Bulla im Bereich der Lungenspitze zugrunde.
Folgende Grunderkrankungen können zum Auftreten eines **sekundären Spontanpneumothorax** führen:
- Lungenemphysem,
- idiopathische Lungenfibrose,
- Bronchialkarzinom,
- Pneumonie,
- Histiocytosis X,
- Lymphangioleiomyomatose,
- Endometriose u. a.

Ein **iatrogener Pneumothorax** kann durch
- Pleurapunktion,
- Akupunkturbehandlung,
- transbronchiale Lungenbiopsie,
- Fehllage eines zentralen Venenkatheters oder
- Beatmung mit hohen Drücken verursacht werden.

Symptomatik. Luftnot, Thoraxschmerzen. Beim Vorliegen eines Ventilmechanismus **(Spannungspneumothorax)** obere Einflussstauung, Schock.

Diagnostisches Vorgehen.

Körperliche Untersuchung. Hypersonorer Klopfschall und abgeschwächtes/fehlendes Atemgeräusch auf der erkrankten Seite.

Röntgenaufnahme des Thorax (◉ 23.1). In der Exspirationsaufnahme des Thorax wird die Kontur der Pleura visceralis sichtbar. Bei Vorliegen eines Spannungspneumothorax kommt es zur Verschiebung des Mediastinums und des Herzens zur gesunden Seite hin bei einer gleichzeitigen Volumenzunahme des betroffenen Hemithorax. In 25 % der

◉ **23.1 Pneumothorax**

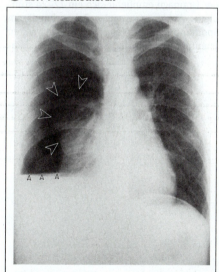

Das Röntgenbild zeigt einen rechtsseitigen Spontanpneumothorax mit vollständigem Kollaps der rechten Lunge (große Pfeile), Pleuraerguss (kleine Pfeile) sowie einer Verdrängung des Mediastinums nach links.

Fälle besteht ein Hydropneumothorax (Nachweis eines Flüssigkeitsspiegels).

Differenzialdiagnose. Großbullöses Lungenemphysem, große Lungenzysten. Abgrenzung durch die Computertomographie.

Therapie. Ein kleiner, asymptomatischer Pneumothorax kann zunächst nur beobachtet werden (Pneumothoraxspalt im Röntgenbild <3 cm). Die spontane Rückbildung wird durch nasale Sauerstoffgabe beschleunigt. Bei einem größeren oder symptomatischen Pneumothorax kann initial die Absaugung über eine Punktionsnadel versucht werden. Alternativ oder bei Versagen dieser Methode wird eine Thoraxdrainage mit Wasserschloss oder Sog (10–40 cm Wassersäule) eingelegt. In der Regel muss über mehrere Tage kontinuierlich abgesaugt werden. Vor Entfernen der Drainage empfiehlt sich ein 12–24 stündiger Abklemmversuch. Bei sekundärem Spontanpneumothorax oder beim ersten Pneumothoraxrezidiv sollte eine medikamentöse Pleurodese (z. B. mit Tetracyclin, Fibrinkleber oder Talkum) durchgeführt werden. Sollte es zu keiner vollständigen Rückbildung oder einem rezidivierenden Pneumothorax kommen, ist eine chirurgische Therapie (videoassistierte Thorakoskopie/Thorakotomie mit Verschluss des Pleura-Lecks und Pleurektomie) erforderlich.

Prognose. Beim Spontanpneumothorax beträgt die Rezidivrate nach alleiniger Thoraxdrainage 20–50%, nach medikamentöser Pleurodese oder chirurgischer Therapie 0–10%.

Literatur

Loddenkemper R. Diagnostik von Pleuraergüssen/ Therapie der Pleuraergüsse. Dtsch. med. Wschr. 1992; 117: 1487–1491 und 1527–1531.
Umfangreiche, gut verständliche Darstellung mit klaren Anleitungen für Diagnostik und Therapie.
Baumann MH, Strange C. Treatment of Spontaneous Pneumothorax. A more aggressive approach? Chest. 1997; 112: 789–804.
Praxisnahe Übersicht.

24 Mediastinum

Helgo Magnussen, Georg Kanzow

24.1	Mediastinitis	477
24.2	Mediastinaltumoren	477
24.3	Mediastinalemphysem	478

24.1 Mediastinitis

Eine Entzündung des Mediastinums kann folgende Ursachen haben:
- Ösophagusfistel nach Perforation (durch Fremdkörper, Karzinom, Divertikel oder iatrogen),
- fortgeleitete Entzündungen aus dem Retropharyngealraum,
- Übergreifen einer Pleuritis auf den mediastinalen Pleuraanteil,
- postoperative Komplikationen nach Eingriffen an Herz, Lunge oder Ösophagus,
- hämatogene oder lymphogene Streuung extrathorakal-abszedierender Prozesse.

Die Patienten klagen über heftige retrosternale Schmerzen und über Dysphagie (bei Ösophagusfistel). Typisch ist hohes Fieber. Therapeutisch stehen die chirurgische Intervention (Mediastinotomie) und die gezielte Antibiotikagabe im Vordergrund. Die Prognose ist ernst, die Letalität beträgt je nach Grundkrankheit bis zu 50 %.

24.2 Mediastinaltumoren

Definition. Mediastinaltumoren umfassen gutartige und bösartige raumfordernde Prozesse, die (unabhängig von ihrem Ursprung) im Mediastinum lokalisiert sind.

Symptomatik. Sie erklärt sich durch lokale Verdrängung oder Infiltration von Nachbarstrukturen:
- Obere Einflussstauung durch Kompression der Vena cava superior,
- Stridor, zunehmende Luftnot oder Reizhusten durch Kompression der Trachea oder der Bifurkation,
- Heiserkeit (N. recurrens), Singultus oder Zwerchfellhochstand (N. phrenicus), Horner-Syndrom (N. sympathicus).

Diagnostisches Vorgehen.
- Konventionelle **Thoraxaufnahme** in 2 Ebenen/Durchleuchtung (retrosternale Struma mit Verschieblichkeit beim Schluckakt, Pulsation bei Aortenaneurysma),
- **Computertomographie/Kernspintomographie, Szintigraphie** (isotopen-speichernde Strumaanteile),
- **endoskopisch bioptische Diagnostik** (Mediastinoskopie/Bronchoskopie/Ösophagoskopie).

Differenzialdiagnose. Die raumfordernden Prozesse lassen sich nach dem vorwiegend betroffenen Kompartiment ordnen (▼ 24.1).

Therapie. Sie richtet sich nach dem Grundleiden (Operation/Bestrahlung/zytostatische Therapie).

24.1 Einteilung der Mediastinaltumoren

vorderes Mediastinum	mittleres Mediastinum	hinteres Mediastinum
Schilddrüsentumoren,	Ösophaguserkrankungen (Tumor, Divertikel),	neurogene Tumoren (Neurofibrom, Ganglioneurom),
Thymom,	Aneurysma (Aorta),	Aneurysma (Aorta)
Lymphome,	Lymphome,	
Lymphknotenmetastasen,	Lymphknotenmetastasen,	
Teratom	Zysten (bronchogen, perikardial)	

24.3 Mediastinalemphysem

Synonym: Pneumomediastinum

Unter einem Mediastinalemphysem versteht man die Ansammlung von Luft im Mediastinum. Ursachen sind:
- Ruptur der Trachea oder der Hauptbronchien (traumatisch oder iatrogen, z. B. bei Bronchoskopie),
- Ösophagusruptur (traumatisch oder spontan),
- Fistelbildung zwischen Trachea, Ösophagus und Bronchialsystem bei entzündlichen Prozessen, Tumoren oder iatrogen bei Ösophagoskopie/Tracheotomie,
- schwerer Asthmaanfall.

Häufig besteht gleichzeitig ein Weichteilemphysem der Thoraxwand und des Halses sowie eventuell eine obere Einflussstauung mit Atembeschwerden. Röntgenologisch zeigen sich vertikal angeordnete streifige Lufteinschlüsse in Projektion auf Herzschatten und paratracheale Weichteile. Ein Pneumomediastinum wird abhängig von der Symptomatik und dem Schweregrad entweder konservativ mit Antibiotika oder bei schweren Verläufen chirurgisch mit der Anlage einer Mediastinaldrainage behandelt.

Endokrinologie

25	**Hypothalamus und Hypophyse**	480
26	**Schilddrüse**	497
27	**Nebenschilddrüse**	516
28	**Metabolische Osteopathien**	533
29	**Nebenniere**	542
30	**Multiple endokrine Neoplasien (MEN)**	562
31	**Polyglanduläre Autoimunsyndrome (APS)**	567
32	**Störungen der Hodenfunktion und Gynäkomastie**	569

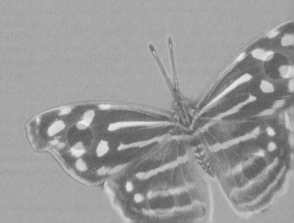

25 Hypothalamus und Hypophyse

Werner A. Scherbaum, Reimar Fritzen

25.1	Diabetes insipidus	480
25.2	Syndrom der inadäquaten ADH-Sekretion (SIADH)	485
25.3	Hypophysenvorderlappen-Insuffizienz	486
25.4	Hypophysentumoren	490
25.4.1	Klinisch endokrin inaktive Hypophysentumoren	490
25.4.2	Klinisch endokrin aktive Hypophysentumoren	491
	Akromegalie und hypophysärer Gigantismus	491
	Prolaktinproduzierender Hypophysentumor (Prolaktinom)	494

Hypothalamus und Hypophyse sind die zentralen Organe der Synthese der Releasing-(= Freisetzungs-) und Inhibiting-(= Hemm-)faktoren zur Regulierung der Hormonsynthese in Schilddrüse, Nebennierenrinde und Gonaden. Prolaktin, partiell auch Wachstumshormon (HGH), antidiuretisches Hormon und Oxytozin wirken direkt auf Erfolgsorgane. Die verschiedenen Hormone mit ihren Abkürzungen und Erfolgsorganen sind in 👁 25.1 aufgeführt.

25.1 Diabetes insipidus

DI centralis.
Synonyme: neurogener/kranieller/vasopressinempfindlicher Diabetes insipidus
engl.: neurogenic DI, cranial DI (CDI), vasopressinsensitive DI

DI renalis.
Synonyme: vasopressinresistenter Diabetes insipidus, nephrogener DI (NDI)
engl.: nephrogenic DI, vasopressin resistent DI

Definition. Der Diabetes insipidus (DI) ist dadurch gekennzeichnet, dass die Nieren den Urin nicht ausreichend konzentrieren können (Asthenurie). Dies führt zu Polyurie („Wasserharnruhr") und in dessen Folge zu Polydipsie. Man unterscheidet einen **Diabetes insipidus centralis** und **renalis**.

Epidemiologie. Der Diabetes insipidus ist insgesamt sehr selten. Weniger als 1% der Fälle von Diabetes insipidus sind erblich.

Ätiologie und Pathogenese. ADH übt den mit Abstand größten und wichtigsten Einfluss auf die Flüssigkeitsbilanz aus. Die distalen Tubuli und Sammelrohre sind ohne ADH nahezu wasserundurchlässig, so dass der volumenreiche Primärharn ausgeschieden wird. Das Fehlen von antidiuretischem Hormon (ADH = Adiuretin; beim Menschen handelt es sich um Arginin-Vasopressin = AVP) führt somit zur vermehrten Ausscheidung (Polyurie) eines verdünnten Urins (Asthenurie).

Der **Diabetes insipidus centralis** beruht auf einer *ungenügenden* (inkompletter zentraler DI) oder *fehlenden* (kompletter zentraler DI) Produktion bzw. Sekretion von ADH. Man unterscheidet folgende Formen:

Diabetes insipidus

25.1 Hypothalamische und hypophysäre Hormone

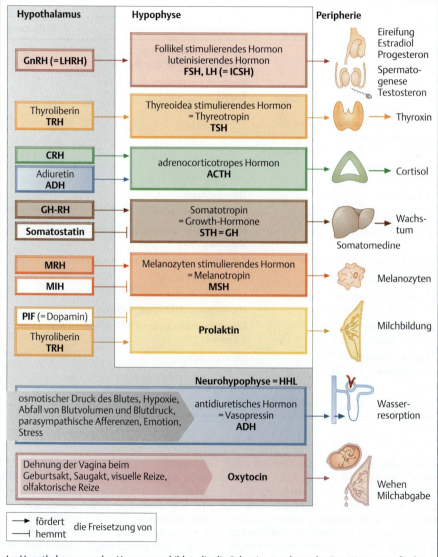

Im Hypothalamus werden Hormone gebildet, die die Sekretion von hypophysären Hormonen fördern (Releasing-Hormone) oder hemmen. Vasopressin und Oxytocin werden im Hypothalamus gebildet und aus der Neurohypophyse freigesetzt.

25.1 Ursachen und Untersuchungen zur Abklärung der Ätiologie des erworbenen zentralen Diabetes insipidus

Ursache	Untersuchung	Bedeutung
Sarkoidose Bronchialkarzinom	klinische Untersuchung Röntgenaufnahme des Thorax	+++
Tumoren (Kraniopharyngeom, Dysgerminom, Pinealom, suprasell äre Zysten) Infundibulo-Neurohypophysitis zerebrale Thrombose Hämorrhagie, Post-partum-Nekrose (Sheehan-Syndrom) Aneurysma	Magnetresonanztomographie des Kraniums	+++
Tuberkulose	Tuberkulintest	++
Histiocytosis X (→ 25.2)	Knochenszintigraphie	+
Mammakarzinom	klinische Untersuchung der Mammae, Mammographie	+
autoimmune Hypothalamitis	Autoantikörper gegen Vasopressinzellen	+
Hypophysentumor	statische Perimetrie	+
Beeinträchtigung der HVL-Funktion durch Raumforderungen	Untersuchung der Hypophysenvorderlappenfunktion	+
ossäre Defekte Schädelbasisfrakturen	Röntgenaufnahme des Schädels in 2 Ebenen	+
basale Meningitis Enzephalitis	Liquorpunktion	+
Lues	Serologie	+
leukämische Infiltrate	Blutbild	+

Angeborener zentraler DI, meist familiär (sehr selten): Die Ursache liegt in einer Mutation des Vasopressingens; es entsteht ein biologisch nicht aktives Genprodukt. Teils ist auch noch eine Restaktivität vorhanden, allerdings können bei der posttranslationalen Prozessierung des Genproduktes toxische Peptide entstehen, die eine zunehmende Schädigung der ADH-bildenden Zellen bewirken. Deshalb zeigen nicht alle Patienten mit hereditärem D. i. c. bereits bei Geburt Symptome.

Erworbener zentraler DI: Ursachen → 25.1
Beim **Diabetes insipidus renalis** wird ADH zwar in ausreichender Menge produziert, die Nierentubuli sprechen jedoch nicht auf das Hormon an. Ursachen hierfür sind:
- ein (seltener) angeborener Defekt der ADH-Rezeptoren (*angeborener renaler DI*):
  - X-chromosomal-rezessiv vererbte Mutation des A_2-Vasopressin-Rezeptor-Gens auf Chromosom Xq28, die zu einem Funktionsverlust des Rezeptors führt, so

25.2 Eine Differenzialdiagnose des DI: Histiocytosis X

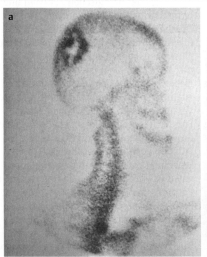 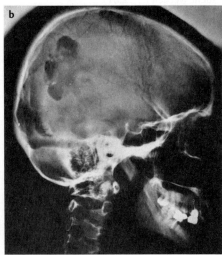

Bei einer 43-jährigen Patientin fielen Polyurie und Polydipsie auf. Im Durstversuch konnte ein zentraler Diabetes insipidus gesichert werden. Es fand sich ein umschriebener Klopfschmerz der Kalotte am Hinterhaupt. Außerdem waren Fieber, ein nässendes Exanthem und Lymphknotenschwellungen vorhanden.
a Das Knochenszintigramm zeigt eine Anreicherung im Bereich des Schädels.
b Die Röntgenaufnahme zeigt typische osteolytische Herde. Die Diagnose „Histiocytosis X" wurde durch eine Hautbiopsie gesichert.

dass dieser nicht mehr auf Vasopressin anspricht.
– autosomal-rezessiv vererbte Mutation des vasopressinempfindlichen Wasserkanalgens Aquaporin-2 (sehr selten) oder
- ein ungenügendes Ansprechen der Niere auf ADH infolge einer *Schädigung der Nierentubuli* (Niereninsuffizienz, Amyloidose, polyzystische Nieren), metabolische Störungen (z. B. Hyperkalzämie, Hypokaliämie), die Einnahme bestimmter Medikamente (z. B. Lithium, Barbiturate) oder einer osmotischen Diurese, z. B. im Rahmen einer Glukosurie (= *erworbener renaler DI*).

Symptomatik. Der DI ist durch vermehrten Durst und vermehrtes Wasserlassen gekennzeichnet, was ab einer Urinmenge von 3 l/d als lästig empfunden wird und ab 4 l/d behandlungsbedürftig ist. Beim **zentralen DI** sind bis zu 20 l/d, beim **renalen DI** noch höhere Flüssigkeitsverluste im Urin möglich. Charakteristisch ist das kompulsive Trinken, auch in den Nachtstunden. Die Polyurie kann zu urologischen Beschwerden führen, die durch Blasendehnung, -dystonie, Hydroureter oder Hydronephrose verursacht werden.

Diagnostisches Vorgehen. Zunächst muss geklärt werden, ob ein DI vorliegt. Ist die

Diagnose gesichert, muss nach der Ursache gesucht werden (T 25.1).

Ermitteln der täglichen Urinmenge. Eine Polyurie liegt vor, wenn die Urinausscheidung bei einer Trinkmenge ad libitum mehr als 30 ml/kgKG/d beträgt.

Diagnose des zentralen DI ex juvantibus wie folgt: Gabe von 10 µg DDAVP (1-Desamino-D-Arginin-Vasopressin) 1 ×/Tag über 2 Wochen.
Zentraler DI: Besserung von Durst und Polyurie.
Nephrogener DI: keine Änderung.
Psychogene Polydipsie: Verdünnungshyponatriämie (→ „Hyponatriämie", S. 257f). Liegt bereits basal eine Hyponatriämie vor, sollte möglichst keine DDAVP-Gabe ex juvantibus erfolgen.

Durstversuch. Er gilt als Goldstandard für den Nachweis eines Diabetes insipidus. Zunächst ist ein verkürzter Durstversuch ausreichend, da dieser auch ambulant durchgeführt werden kann.
- **Verkürzter Durstversuch.** *Indikation:* Ausschluss eines DI bei Urinmengen unter 6–8 l/d. *Durchführung:* Ab 20 Uhr (bzw. bei Urinmenge von 8 l/d ab 24 Uhr) darf der Patient keine Flüssigkeit mehr aufnehmen. *Auswertung am nächsten Morgen:*
  - Anstieg der Urinosmolalität auf über 750 mOsm/l bei einer Plasmaosmolalität unterhalb der Normgrenze von 295 mOsm/l schließt einen DI aus;
  - Urinosmolalität unter 750 mOsm/l und Plasmaosmolalität über 295 mOsm/l macht den Nachweis bzw. Ausschluss eines DI durch einen kompletten Durstversuch nötig.
- **Kompletter Durstversuch.** *Indikation:* wenn der verkürzte Durstversuch eine Urinosmolalität unter 750 mOsm/l und eine Plasmaosmolalität über 295 mOsm/l ergibt oder primär bei unklaren Befunden oder bei ausgeprägter Polyurie von über 8 l/d. Der komplette Durstversuch muss in einem endokrinologischen Zentrum und unter stationären Bedingungen erfolgen. *Durchführung:* Nach freier Flüssigkeitszufuhr über Nacht erfolgt eine kontrollierte Flüssigkeitskarenz, bis das Körpergewicht um 3–5% gesunken ist. Wenn der Patient Fieber bekommt oder das Serum-Natrium auf mehr als 165 mmol/l ansteigt, muss der Versuch vorzeitig abgebrochen werden. Für den Test muss abhängig vom Ausmaß der Polyurie mit einer Zeitdauer von 4–24 Stunden gerechnet werden. Zur Unterscheidung eines zentralen von einem renalen DI wird am Ende des Durstversuchs Vasopressin oder ein Analogon gegeben, um das Ansprechen der Nieren auf das Hormon zu prüfen. *Auswertung:* Beim *kompletten DI* nimmt der Urinfluss im Durstversuch nicht ab und die Urinosmolalität steigt nicht an. Beim *zentralen DI* steigt die Urinosmolalität nach Vasopressingabe an, während sie beim *renalen DI* unverändert bleibt.

Abklärung der zugrunde liegenden Ursache.
Anamnese:
- Operation oder Bestrahlung im Hypophysen- und Hypothalamusbereich.
- Medikamente: Hemmung der Vasopressinsekretion durch: Phenytoin, Äthanol, α-adrenerge Substanzen, Noradrenalin, Butyrophenone, Clonidin, Promethazin. Klinisches Bild eines *renalen DI* durch Lithium, Barbiturate und Demeclocyclin.
- Begleitende Störungen der HVL-Funktion: Zyklusstörungen, Galaktorrhoe, Libido-, Potenzstörungen.

Die Zusatzuntersuchungen zur Abklärung der Ätiologie des zentralen Diabetes insipidus sind in T 25.1 aufgeführt, wobei der MRT der Hypophysenregion die größte Bedeutung zukommt und daher immer erfolgen sollte.

Therapie.

Zentraler Diabetes insipidus. Die *medikamentöse Therapie* wird mit DDAVP (1-Desamino-D-Arginin-Vasopressin; Wirkungsweise identisch mit der von ADH) als Nasenspray oder als Nasentropfen (über einen kalibrierten Schlauch 5–20 µg DDAVP = 0,05–0,2 ml Minirin) oder mit Minirin-Tabletten (alle 8–24 Stunden 1 Tablette) durchgeführt. Die tägliche Urinmenge sollte auf 1,5–2 l eingestellt werden. Bei richtiger Diagnose gibt es dazu keine Kontraindikationen. Eine Überdosierung ist aufgrund der drohenden Hypervolämie gefährlicher als eine Unterdosierung, wenn das Durstempfinden intakt und ausreichend Flüssigkeitszufuhr gewährleistet ist. Andere (indirekt wirkende) Medikamente sind heute nicht mehr gerechtfertigt.
Eine *kausale Therapie* der zugrunde liegenden Ursachen des DI ist anzustreben.

Renaler Diabetes insipidus. Eine Behandlung der zugrunde liegenden Ursache ist anzustreben. Im Übrigen wird durch eine adäquate Flüssigkeitszufuhr die Wasserbilanz ausgeglichen.

25.2 Syndrom der inadäquaten ADH-Sekretion (SIADH)

Synonym: Schwartz-Bartter-Syndrom
engl.: syndrome of inappropriate antidiuresis (SIAD)

Definition. Hierbei handelt es sich um eine unphysiologisch erhöhte ADH-Sekretion.

Nicht verwechseln mit Bartter-Syndrom (S. 260).

Ursachen.
- **Neoplastische Ursachen:** ADH-sezernierende Tumoren: Bronchialkarzinom (die häufigste Ursache), Pankreaskarzinom, Duodenumkarzinom, Ureterkarzinom, Prostatakarzinom, Blasenkarzinom, Thymom, Lymphom, u. a.
- **Traumen.**
- **Lungenerkrankungen:** Pneumonie, Tuberkulose, künstliche Beatmung, Lungenabszess, Asthma bronchiale, Pneumothorax, zystische Fibrose,
- **zentralnervöse Störungen:** Meningitis, Enzephalitis, Hirnabszess, Schädel-Hirn-Trauma, Subarachnoidalblutung, Guillain-Barré-Syndrom, multiple Sklerose, akute intermittierende Porphyrie, Psychosen, Delirium tremens, Hirnatrophie, Sinus-cavernosus-Thrombose,
- **Myxödem.**
- **Medikamente:** Vasopressin und seine Analoga, Oxytocin, Vincristin, Cyclophosphamid, Chlorpropamid, Thiazid-Diuretika, Clofibrat, Carbamazepin, Phenothiazine, Haloperidol, trizyklische Antidepressiva, MAO-Hemmer.
- **Idiopathische Ursachen.**

Diagnosestellung. Laborchemisch besteht eine Hyponatriämie bei messbarem Vasopressinspiegel und erniedrigter Plasmaosmolalität. Je nach Ausprägung der Hyponatriämie kommt es zu Appetitlosigkeit, Brechreiz, Kopfschmerzen, Muskelkrämpfen, Verwirrtheitszuständen, Ataxie sowie Krämpfen bis zum Koma und Exitus.

Therapie. Eine **kausale** Therapie ist anzustreben. Evtl. kommt eine der folgenden symptomatischen Therapien zum Einsatz:
- Flüssigkeitsrestriktion auf 500 ml/d bis Serum-Natrium bei 130 mmol/l,
- Blockierung der Antidiurese durch z. B. Demeclocyclin 600–1200 mg/d,
- Lithium, z. B. 2 × 1 Tbl. Quilonum, einzustellen nach Wirkspiegel,
- Furosemid 40–80 mg/d, zusammen mit 2–3 g Kochsalzzusatz.

DD des Syndroms der inadäquaten ADH-Sekretion

Erkrankung	Bedeutung	Kommentar
psychogene Polydipsie (= primäre Polydipsie)	+++	bei dieser neurotischen Fehlhaltung mit suchtähnlichem Trinken bleibt im Unterschied zum DI die Plasmaosmolalität beim Durstversuch im Normbereich, nur die Urinosmolalität steigt
Diabetes mellitus	++	Glucosebestimmung in Urin und Blut
Polyurie aufgrund der Einnahme bestimmter Medikamente (s. o.)	++	Ausschluss durch Anamnese
chronische Niereninsuffizienz mit Tubulusschädigung	+	Ausschluss durch Bestimmen des spezifischen Gewichts des Urins: Bei chronischer Niereninsuffizienz liegt eine Isosthenurie vor (= Ausscheiden eines Harns, dessen spezifisches Gewicht unabhängig von der zugeführten Flüssigkeitsmenge bei 1015 g/l liegt)

25.3 Hypophysenvorderlappen-Insuffizienz

Synonym: Hypopituitarismus
engl.: hypopituitarism

Definition. Unterfunktion bzw. Ausfall einer, mehrerer oder aller Partialfunktionen (Panhypopituitarismus = komplette HVL-Insuffizienz) des Hypophysenvorderlappens mit der Folge einer isolierten, partiellen oder kompletten Einschränkung der Hypophysenvorderlappen-(HVL-) Hormonsekretion. Man unterscheidet eine **primäre HVL-Insuffizienz** (direkte Beeinträchtigung der HVL-Zellen durch einen Krankheitsprozess) und eine **sekundäre HVL-Insuffizienz** (Beeinträchtigung der HVL-Funktion durch Läsionen des Hypophysenstiels, Erkrankungen des Hypothalamus oder des zentralen Nervensystems).

Epidemiologie. Häufigkeit der HVL-Insuffizienz: insgesamt 2–10/100000 Einwohner. Die Partialinsuffizienz ist die häufigste Form.

Ätiopathogenese und Pathophysiologie. Die wichtigsten Ursachen der HVL-Insuffizienz sind in 25.2 aufgeführt. Intra-, para- und suprasellärer Tumoren sind die häufigste Ursache, danach dominieren Nekrosen, darunter vor allem die postpartale Nekrose des HVL im Zusammenhang mit größeren Blutverlusten während der Geburt (Sheehan-Syndrom). Nekrosen können sich auch in der Peripherie von HVL-Tumoren ausbilden. Innerhalb von HVL-Tumoren kann es zur Apoplexie mit akutem Schmerz und Einschränkung der Hypophysenfunktion kommen.

Symptomatik. Die Symptome sind identisch mit denen beim jeweiligen Ausfall der abhängigen Hormone in der Peripherie (→ auch 25.1, S. 481).

Chronische HVL-Insuffizienz. Die chronische HVL-Insuffizienz aufgrund einer Raumforderung führt in der Regel zuerst zu einer Einschränkung der Somatotropin- (STH) und der Gonadotropinsekretion. Da der Wachstumshormonmangel nach Abschluss des Län-

25.2 Ursachen der Hypophysenvorderlappen-Insuffizienz

Einteilung	Ursachen
Tumoren	sellanahe Tumoren HVL-Adenome
regressive Veränderungen	Hypophysenapoplexie (bei HVL-Adenom) postpartuale Nekrose (Sheehan-Syndrom) Amyloidose
vaskulär	Aneurysma der A. carotis interna Sinus-cavernosus-Thrombose
entzündlich	Meningoenzephalitis Sarkoidose, Tuberkulose autoimmune Hypophysitis
infiltrative Erkrankungen	Histiocytosis X Hämochromatose
iatrogen	neurochirurgische Operation Bestrahlung
traumatisch	Schädel-Hirn-Trauma
angeborene Störung	primäres Empty-Sella-Syndrom
metabolisch	chronische Niereninsuffizienz

genwachstums oft nicht klinisch diagnostiziert wird, findet sich als wegweisendes Symptom der hypogonadotrope Hypogonadismus (→ „Hoden", S. 569ff).
Die weiteren Symptome sind abhängig vom Grad der Beeinträchtigung des ACTH- (→ „NNR-Insuffizienz", S. 551ff), TSH- (→ „Hypothyreose", S. 501ff) und STH-Sekretion. Ein Mangel an STH im Wachstumsalter führt zu einem hypophysären Minderwuchs. Bei erhaltener STH-Sekretion und offenen Epiphysenfugen führt eine gonadotrope HVL-Insuffizienz im präpuberalen Alter zu einem eunuchoiden Hochwuchs mit dysproportionierten Gliedmaßenlängen und femininem Habitus.
Die **Leitsymptome** der chronischen HVL-Insuffizienz sind:
- Adynamie,
- allgemeine Verlangsamung,
- Hautblässe,
- bei der Frau Östrogenmangel mit Symptomen der Menopause (Oligo- oder Amenorrhö). Ein normaler ovulatorischer Zyklus schließt eine HVL-Insuffizienz weitgehend aus;
- beim Mann Androgenmangel mit Libido und Potenzstörungen,
- Ausfall der Sekundärbehaarung, Atrophie der Haut (typisch ist eine feine Fältelung der Gesichtshaut, sog. Genoderm).

Entwickelt sich eine HVL-Insuffizienz als Folge eines Hypophysenadenoms, so fallen die hormonellen Partialfunktionen oft in typischer Reihenfolge aus:
1. **Gonadotropine:** Hypogonadismus, insbesondere durch sekundäre Amenorrhö bei der Frau rasch apparent,
2. **STH:** bei Kindern Wachstumsstörungen, bei Erwachsenen meist asymptomatisch,
3. **TSH:** Hypothyreose,
4. **ACTH:** Nebennierenrinden-Insuffizienz,
5. **MSH:** fahle, alabasterfarbene Haut,
6. **Prolaktin:** Agalaktie.

Akute HVL-Insuffizienz (hypophysäres Koma). Sie ist sehr selten und entsteht auf dem Boden einer unerkannten oder ungenügend substituierten chronischen HVL-Insuffizienz. Durch den Einfluss zusätzlicher Faktoren (Infekte, Erbrechen, Diarrhö, Traumen und Operationen) kommt es dann zu einer krisenhaften Entgleisung des Stoffwechsels infolge einer Nebennierenrinden- und Schilddrüsenunterfunktion.

Isolierte HVL-Insuffizienz. Einige der HVL-Hormone können isoliert ausfallen. Im Einzelnen sind dies:
- isolierter Gonadotropinmangel (hypogonadotroper Hypogonadismus); *Sonderform:* Kallmann-Syndrom = isolierter (hypothalamischer) LH-RH-Mangel; Formen mit und ohne Anosmie (→ S. 570),
- isolierter Wachstumshormonmangel,
- isolierter ACTH-Mangel (äußerst selten),
- isolierter TSH-Mangel (äußerst selten).

Diagnostisches Vorgehen. Klinische und anamnestische Leitlinie ist der Verdacht auf eine Insuffizienz des endokrinen Endorgans und der Nachweis des peripheren Hormondefizits (z. B. Hypothyreose). Diagnostisch entscheidend sind Hormonanalysen. Bei der HVL-Insuffizienz sind alle oder einige (je nachdem, ob eine komplette oder partielle Insuffizienz vorliegt) der hypophysären Hormone erniedrigt und der normale Anstieg durch Stimulationstests (☛ 25.3) bleibt aus. Ein kombinierter HVL-Test kann alle Funktionen des Hypophysenvorderlappens erfassen. Bei Tumorverdacht: Lokalisationsdiagnostik durch MRT der Sella-/Hypothalamusregion (→ „Hypophysentumoren", S. 490ff).

Therapie. Eine kausale Therapie ist anzustreben, z. B. die Behandlung eines Hypophysentumors. Um den Hormonmangel auszugleichen, substituiert man die Hormone der peripheren endokrinen Drüsen, deren hypophysäre Releasing-Hormone nicht mehr ausreichend produziert werden.

Sekundäre Nebennierenrinden-Insuffizienz.
- z. B. Hydrocortison 15–20 mg/d (z. B. 15 mg morgens, 5 mg mittags) oder
- z. B. Kortison 25–37,5 mg/d (z. B. 25 mg morgens, 12,5 mg mittags).

Bei Stresssituationen (fieberhafte Infektion, Narkose, Unfälle, Operationen etc.) Steigerung der Substitutionsdosis um das 2–6fache; bei Bedarf parenterale Applikation.

Sekundäre Hypothyreose. z. B. L-Thyroxin 100–150 µg/d.

DD der Hypophysenvorderlappen-Insuffizienz

Erkrankung	Bedeutung	Kommentar
primäre Insuffizienz der Erfolgsorgane	+++	HVL-Hormone erhöht
hypothalamische Insuffizienz	+	Unterscheidung nicht immer sicher möglich; das Prolaktin ist durch den Ausfall von Dopamin (PIF) eher erhöht
schwere Allgemeinerkrankungen	+	Plasma-Cortisol erhöht
polyglanduläres Autoimmunsyndrom	(+)	Autoantikörper gegen Nebennierenrinden- und Schilddrüsenantigene oder β-Zell-Antigene

25.3 Stimulationstests zur Diagnostik der HVL-Insuffizienz

Test	Dosis	Erfolgsmessung (normale Zielwerte)
gonadotrope Achse:		
GnRH-Test	0,1 mg i.v.	LH-Anstieg nach 30 min mindestens auf das 3fache, FSH auf das 2fache des Basalwertes
laktrotrope Achse:		
TRH-Test	0,2–0,4 mg i.v.	Prolaktinanstieg nach 30 min mindestens auf das 2fache des Basalwertes
thyreotrope Achse:		
TRH-Test	0,2–0,4 mg i.v.	TSH-Anstieg nach 20–30 min auf das 2,5fache des Basalwertes
kortikotrope Achse:		
CRH-Test	1 µg/kgKG i.v.	ACTH-Anstieg nach 10–60 min mindestens auf das 2fache
Insulinhypoglykämietest	0,15 IE Insulin/kgKG i.v.	ACTH-Anstieg auf 70–100 pg/ml Cortisolanstieg auf > 20 mg/dl
Metopirontest	3 g M. um 24 Uhr	ACTH am nächsten Morgen 8 Uhr über das Doppelte des Wertes vom Vortag
somatotrope Achse:		
Belastungstest	5 min körperl. Belastung	STH-Anstieg auf > 10 ng/ml
GHRH-Test	1 µg GHRH/kgKG i.v.	GH-Anstieg nach 30–60 min auf > 10 ng/ml
Clonidin-Test	75 µg Clonidin/m² KO p.o.	STH-Anstieg auf > 15 ng/ml
L-Arginin-Test	30 g L-Arginin in 100 mg H_2O über 30 min i.v.	STH-Anstieg nach 30–120 min auf > 10 ng/ml
Insulinhypoglykämietest	0,15 IE Insulin/kgKG i.v. (bei BZ < 40 mg/dl oder symptomatischer Hypoglykämie)	STH-Anstieg auf > 10 ng/ml

Sekundärer Hypogonadismus.
- bei der Frau: Östrogen-/Gestagenpräparat, z.B. zyklische Verabreichung von Estradiol und Norethisteronacetat.
- beim Mann: Testosteronenantat alle 3 Wochen 250 mg i.m. oder Testosteronundecaneat 1000 mg i.m. alle 12 Wochen; für bestimmte Indikationen steht auch ein transdermales Pflaster (z.B. Androderm 2,5 mg) oder Gel (z.B. Testogel, Androtop) zur Verfügung.

Therapie des hypophysären Komas (auf Intensivstation). Vorrangig ist die rasche Cortisongabe (z.B. 100–200 mg Hydrocortison in

5%iger Glucoselösung i.v.). Erst danach erfolgt die Substitution mit Schilddrüsenhormonen.

Prognose, Komplikationen, Verlauf. Die Prognose ist abhängig von der zugrunde liegenden Krankheit. Bei rechtzeitiger Diagnose und adäquater Therapie der HVL-Insuffizienz ist eine gute Kompensation der ausgefallenen Funktion möglich. Die komplette HVL-Insuffizienz führt ohne Substitutionstherapie zum Tod.

Jeder Patient mit einer HVL-Insuffizienz sollte einen Notfallpass bei sich tragen mit Angabe von Diagnose, Medikation, Adresse und Telefonnummer des Hausarztes sowie des betreuenden endokrinologischen Zentrums.

25.4 Hypophysentumoren

engl.: (non-)functioning pituitary adenomas

Definition. Neubildungen (meist gutartiger Natur), bestehend aus einem Zelltyp des Hypophysenvorderlappens. Entsprechend ihrer hormonellen Funktion werden sie eingeteilt in klinisch endokrin inaktive Hypophysentumoren (20–30%; in der Peripherie lässt sich keine Erhöhung von HVL-Hormonen messen) und endokrin aktive Hypophysentumoren (70–80%). Mikroadenome sind definitionsgemäß im Durchmesser ≤10 mm und Makroadenome >10 mm.

Epidemiologie. Hypophysentumoren machen 8–10% der Hirntumoren aus. 90% der Hypophysentumoren sind Adenome.

Symptomatik. Prinzipiell können alle Hypophysentumoren und Tumoren mit sellanahem Sitz zu einer HVL-Insuffizienz durch Druckatrophie führen. Bei suprasellärer Ausdehnung und Druck auf das Chiasma opticum kann es zu Sehstörungen kommen (typisch: bitemporale Hemianopsie, Optikusatrophie).

25.4.1 Klinisch endokrin inaktive Hypophysentumoren

Die Mehrzahl der klinisch endokrin inaktiven Hypophysenadenome produziert Gonadotropine oder deren α- und/oder β-Untereinheiten (Subunits). 40–50% der klinisch apparenten Hypophysentumoren sind nicht-prolaktinproduzierende chromophobe Adenome (Inzidenz 0,2–8/100000), bei denen die Symptome der Raumforderung (s.o.) im Vordergrund stehen.

Hormoninaktive Mikroadenome stellen auch die überwiegende Zahl der so genannten Inzidentalome der Hypophyse, die durch die zunehmende Anwendung der CT- und MRT-Untersuchung des Neurocraniums als Nebenbefund entdeckt werden. In Auotpsiestudien finden sich Mikroadenome in bis zu 27% aller Sektionen, in MRT-Studien bis 12%.

Diagnostisches Vorgehen. Inzidentalome der Hypophyse bedürfen des Ausschlusses endokriner Aktivität (→ S. 491ff). Eine Hypophysenvorderlappeninsuffizienz ist bei Mikroadenomen nicht anzunehmen. Die primären Symptome hormoninaktiver Makroadenome sind durch die Raumforderung bedingt. Dies sind ophthalmologische Befunde, Kopfschmerzen, HVL-Insuffizienz oder zufällig durch Röntgenuntersuchung und andere Bild gebende Verfahren nachgewiesene Auffälligkeiten.

MRT der Sella-/Hypothalamusregion. Zur Beurteilung des Tumors und der parasellären und suprasellären Ausdehnung.

Ophthalmologische Untersuchung. Statische Perimetrie, Visus- und Augenmuskelprüfung, Fundoskopie.

Differenzialdiagnose. Tumoren mit sellanahem Sitz, z.B. Kraniopharyngeome, Epidermoid- und Dermoidzysten, intrakranielle Metastasen (meist eines Mamma- oder Bronchialkarzinoms).

25.4.2 Klinisch endokrin aktive Hypophysentumoren

Einteilung und Häufigkeitsverteilung. Wenn man die Inzidentalome der Hypophyse unberücksichtigt lässt, d. h. nur die symptomatischen Tumoren betrachtet, sind endokrin aktive Tumore häufiger als endokrin inaktive Tumore. Im Einzelnen sind dies:
- STH-produzierende (somatotrope) Mikro- oder Makroadenome des Hypophysenvorderlappens (ca. 20% aller Hypophysentumoren). Diese Tumoren führen zum Krankheitsbild der **Akromegalie** oder des **hypophysären Gigantismus**.
- Prolaktinproduzierende Mikro- oder Makroadenome der Hypophyse (**Prolaktinom**, häufigster endokrin aktiver Tumor der Hypophyse);
- **ACTH**-produzierende Hypophysenadenome (→ Hyperkortisolismus, S. 546ff): seltenster endokrin aktiver Hypophysentumor mit einer Inzidenz von 0,7–2,4 pro 1 Mio. Menschen.

Akromegalie und hypophysärer Gigantismus

Synonym: hypophysärer Riesenwuchs
engl.: acromegaly; pituitary gigantism

Definition. Die Akromegalie ist gekennzeichnet durch eine Vergrößerung der Akren und der inneren Organe aufgrund einer vermehrten STH-Sekretion nach Abschluss des Längenwachstums. Wenn die STH-Überproduktion vor der Pubertät bei noch nicht abge-

T 25.4 Befunde, ihre Ursachen und ihre Häufigkeit bei Akromegalie

Symptom/Befund	Häufigkeit	Ursache
		IGF-Wirkung
Vergrößerung der Akren	100%	
Verdickung der Haut	100%	
Splanchnomegalie	100%	
Hyperhidrosis, gesteigerte Talgsekretion	61%	
Parästhesien, Karpaltunnelsyndrom	35%	Synoviaschwellung
Struma diffusa	60%	Viszeromegalie
kloßige, verwaschene Sprache	40%	Makroglossie, Schwellung der Lippen und Nasenweichteile
		Makroadenom
Sellavergrößerung	91%	
Kopfschmerzen	50%	
Sehstörungen	25%	suprasilläres Wachstum
Zyklusstörungen (Frau)	100%	prolaktinähnliche Effekte des STH, Druckatrophie von LH- und FSH-Zellen
Libido- und Potenzverlust (Mann)	30–50%	
		Insulinresistenz, Insulinantagonismus
gestörte Glucosetoleranz	68%	
manifester Diabetes mellitus	13%	
arterielle Hypertonie	20–30%	unklar

schlossenem Skelettwachstum auftritt, entwickelt sich ein hypophysärer Gigantismus.

Epidemiologie. *Prävalenz:* 40–70/1 Mio. Einwohner; *Inzidenz:* 3–4 Fälle/1 Mio. Einwohner jährlich.

Ätiopathogenese. In der Regel liegt ein somatotropes Mikro- oder Makroadenom des HVL zugrunde. Raritäten sind: Karzinom des HVL, ektope STH-Überproduktion, ektope GHRH-Sekretion durch ein Karzinom oder Karzinoid.

Symptomatik. Zu wesentlichen Beschwerden und klinischen Symptomen bei Akromegalie → 25.4. Klinisch wegweisend sind Vergrößerung und Vergröberung des Gesichtsschädels (25.3a), der Hände und der Füße; Arthropathie, prominente Supraorbitalwülste, Jochbogen und Unterkiefer (Progenie) sowie Vergrößerung von Nase, Zunge und Lippen (kloßige Sprache). *Akromegaloid:* Aussehen ähnlich wie bei Akromegalie, ohne biochemisches oder anatomisches Korrelat.

25.3 Akromegalie

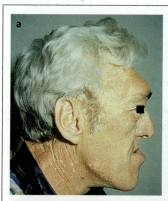
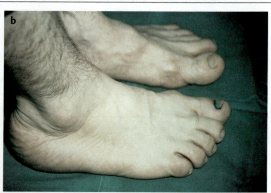
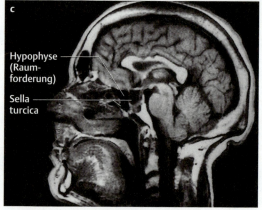

a Typische Facies eines Patienten mit Akromegalie.
b Große, plumpe Füße bei Akromegalie. Die Schuhgröße hatte bei dem erwachsenen Mann im letzten Jahr um 2 Nummern zugenommen.
c Das Kernspintomogramm (MRT) des Schädels einer Patientin zeigt einen Hypophysentumor mit geringer suprasellärer Ausdehnung.

Hypophyse (Raumforderung)
Sella turcica

Hypophysentumoren

Diagnostisches Vorgehen.

Anamnese. Passen ältere Hüte, Handschuhe und Fingerringe noch? Veränderung der Schuhgröße? Vergleich mit alten Fotos.

Endokrinologische Diagnostik.
- *Messung von IGF I* (Somatomedin C) im Plasma: IGF 1 wird durch STH stimuliert und spiegelt daher die STH-Werte wider. Da IGF 1 eine lange Plasmahalbwertszeit hat, entspricht es dem Integral des über den Tag hinweg sezernierten STH.
- *Basaler STH-Spiegel:* Da die Sekretion von STH pulsatil und in einem zirkadianen Rhythmus (stärkste Sekretion nachts) erfolgt und STH eine sehr kurze Plasmahalbwertszeit hat, müssen mehrere Werte im Tagesprofil bestimmt werden.
- *Orale Glucosebelastung* mit 100 g Glucose: Eine Suppression von STH unter 1 ng/ml beim nüchternen Patienten schließt eine Akromegalie aus.
- *Messung der STH-Werte* im TRH-Test und im LHRH-Test: bei somatotropen Adenomen evtl. pathologische Stimulierbarkeit von Wachstumshormon mit diesen Tests.
- *HVL-Funktionsdiagnostik* (→ 25.3, S. 489): evtl. Cosekretion von Prolaktin, Vorliegen einer HVL-Partialinsuffizienz?

Lokalisationsdiagnostik.
- *Röntgen des Schädels in 2 Ebenen* zeigt in über 90 % der Fälle eine Vergrößerung der Sella (**25.3b**).
- *MRT der Sella-/Hypothalamusregion* zur Beurteilung des Tumors und der parasellären und suprasellären Ausdehnung, insbesondere der Beziehung zum Chiasma opticum (**25.3c**) und zu den Gefäßen.

Ophthalmologische Untersuchung. Statische Perimetrie, Visus- und Augenmuskelprüfung, Fundoskopie.

Weitere mögliche Ursachen erhöhter Wachstumshormonwerte, an die bei der Diagnostik gedacht werden sollte: **physiologisch:** körperliche Belastung, Angst, Hunger; **pathologisch:** Unterernährung, Anorexia nervosa, Leberzirrhose, chronische Niereninsuffizienz.

Therapie (25.4). Bei gutartigen Mikroadenomen ist die mikrochirurgische, transsphenoidale, selektive Adenomexstirpation die Therapie der Wahl. Damit sind 90 % der Fälle klinisch geheilt. Bei Makroadenomen (>10 mm) wird nur in 60 % der Fälle eine Teil- oder Vollremission erreicht. Das therapeutische Ergebnis ist postoperativ sofort ablesbar am Abfall der IGF-1-Spiegel und einer

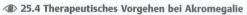

25.4 Therapeutisches Vorgehen bei Akromegalie

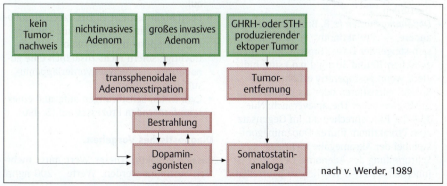

nach v. Werder, 1989

Supprimierbarkeit von STH bei der oralen Glucosebelastung. Die klinische Symptomatik geht nur langsam über viele Wochen und Monate zurück.

Andere Therapieformen.
Bestrahlung: bei Patienten mit Kontraindikationen für die Operation oder bei Therapieversagen mit Operation: Gezielte, fraktionierte, externe, konventionelle Hypophysenbestrahlung mit 5000 rad (50 Gy). Der volle Therapieeffekt tritt bei konventioneller Bestrahlung erst nach Jahren ein, bei stereotaktischer Einzeitbestrahlung mit dem so genannten Gammaknife oder Linearbeschleuniger vermutlich bereits nach 6–12 Monaten.
Medikamentöse Therapie: Die Indikationen sind Überbrückung bis zur Operation oder bis zum Wirkungseintritt der Bestrahlung sowie postoperativ persistierende erhöhte STH-Spiegel, alte Patienten oder bei Kontraindikation für Operation.
- *Somatostatinanaloga:* Octreotide (Sandostatin) 3 × 50–200 µg/d s.c. oder als retardierte Form (Sandostatin LAR) 10–30 mg i.m. alle 3–4 Wochen führt bei 80 % der Patienten mit Akromegalie zu einer Normalisierung oder deutlichen Reduzierung der basalen STH-Spiegel und bei 50 % der Patienten zu einer Schrumpfung des Adenoms. Nachteil: parenterale Applikation und hohe Kosten. Der Effekt ist innerhalb von Stunden zu beurteilen.
- *Dopaminagonisten* (z. B. Bromocriptin und andere, → „Prolaktinom", S. 495f) in langsam steigender Dosis (Bromocriptin meist zwischen 10 und 30 mg/d p.o.) sind indiziert, wenn postoperativ erhöhte STH-Spiegel persistieren oder als primärer medikamentöser Therapieversuch. Nur 15 % der Fälle sprechen an. Im Gegensatz zum Prolaktinom führen Dopaminagonisten bei der Akromegalie nicht zur Schrumpfung des Adenoms. Der Effekt ist innerhalb von 6–8 Wochen zu beurteilen.
- Eine Behandlung mit dem *Wachstumshormon-Rezeptor-Antagonisten* Pegvisomant (Somavert) führt bei bis zu 90 % der Patienten zu einer Normalisierung der IGF-1-Werte und damit zu einer klinischen Remission des Wachstumshormonexzesses. Die STH-Werte bleiben hoch oder steigen sogar an, eine Tumorschrumpfung ist von dieser Therapie nicht zu erwarten.

Prolaktinproduzierender Hypophysentumor (Prolaktinom)

Synonym: Prolaktinom
engl.: prolactinoma

Definition. Prolaktinproduzierendes Mikro- oder Makroadenom der Hypophyse mit daraus resultierender Hyperprolaktinämie.

Häufigkeit. Mit einem Anteil von 40–50 % sind Prolaktinome die häufigsten endokrin aktiven Hypophysentumoren. 15–20 % aller Amenorrhöen sind durch eine Hyperprolaktinämie bedingt; in 20 % dieser Fälle liegt ein Hypophysentumor zugrunde.

Symptomatik.
- Die Hyperprolaktinämie führt bei der Frau zur Amenorrhö und in 30–50 % der Fälle zur Galaktorrhö.
- Ein Libidoverlust tritt bei Mann und Frau auf.
- Beim Mann kommt es zusätzlich zum Potenzverlust und nur selten zur Galaktorrhö; die Spermiogenese bleibt unbeeinträchtigt, sofern nicht zusätzlich eine gonadotrope Hypophysenvorderlappeninsuffizienz vorliegt.
- Evtl. treten Sehstörungen aufgrund eines raumfordernden Prozesses auf (S. 490).

Diagnostisches Vorgehen.

Basales Prolaktin. Dieser Wert muss mehrfach bestimmt werden: Werte >200 ng/ml

DD des Prolaktinoms

Erkrankung	Bedeutung	Kommentar
Begleit-Hyperprolaktinämie bei Ausfall des Prolaktin-inhibiting-Faktors (PIF, wahrscheinlich identisch mit Dopamin) z. B. aufgrund eines Tumors mit Kompression des Hypophysenstiels	++	bei Kompression des Hypophysenstiels kann der hypothalamische PIF die laktotropen Zellen des HVL nicht erreichen. Sie werden daher enthemmt und sezernieren vermehrt Prolaktin. Die Prolaktinwerte liegen in diesem Fall unter 200 ng/ml
medikamentös induzierte Hyperprolaktinämie durch Dopaminantagonisten, Psychopharmaka, H_2-Rezeptoren-Blocker, β-Rezeptoren-Blocker, Östrogene, Antihypertensiva (Reserpin, α-Methyldopa, Phentolamin)	++	Medikamentenanamnese
funktionelle idiopathische Hyperprolaktinämie	++	kein Nachweis eines Adenoms, Prolaktinspiegel meist unter 200 ng/ml
Makroprolaktinämie	+	durch Prolaktin-reaktive Autoantikörper kommt es zur Bildung von Prolaktin/Antikörper-Komplexen und damit falsch hohen Messwerten.
schwere primäre Hypothyreose	+	die verstärkte endogene TRH-Sekretion führt zur Hyperprolaktinämie
chronische Niereninsuffizienz	(+)	bei leicht erhöhtem Prolaktinwert ist keine weitere Diagnostik notwendig
erhöhter Östrogenspiegel, z. B. in der Schwangerschaft	(+)	der erhöhte Östrogenspiegel führt zur Hyperplasie der laktotropen Zellen im normalen HVL

sind fast beweisend, 25–200 ng/ml erfordern eine weitere Abklärung. Die Höhe der Plasma-Prolaktinspiegel korreliert gut mit der Größe des laktotropen Adenoms. Bei Mikroprolaktinomen liegen die Werte unter 500 ng/ml, bei Makroprolaktinomen finden sich oft extrem hohe Prolaktinspiegel.

TRH-Test. Kein Anstieg des Prolaktins beim Prolaktinom (hilfreich bei der Abgrenzung gegenüber einer funktionellen Hyperprolaktinämie).

Medikamentenanamnese. → „Differenzialdiagnose"

Lokalisationsdiagnostik. MRT der Sella-/Hypothalamusregion.

Therapie.

Medikamentöse Therapie. Sie erfolgt mit Dopaminagonisten (z. B. Bromocriptin, Lisurid, Cabergolin, Quinagolid). Bei Mikro- und unkomplizierten Makroprolaktinomen kommt ausschließlich eine medikamentöse Therapie in Betracht. Bei Mikroprolaktinomen führen meist schon niedrige Dosen (z. B. 2,5–10 mg Bromocriptin/Tag) zur Normalisierung der Prolaktinspiegel und Rückbildung des Hypogonadismus (Normalisierung des Zyklus der Frau) binnen weniger Wochen. Dopaminagonisten führen in 50–80% der Fälle auch zur Schrumpfung des Adenoms. Meist steigen die Prolaktinwerte nach Absetzen der Therapie wieder an. Bei Makroprolaktinomen führen Dosen von bis zu 30 mg Bromocriptin/Tag zur Tumorreduktion.

Operative Therapie. In der Regel wird eine *mikrochirurgische transsphenoidale Operation* durchgeführt; bei größerer suprasellärer oder bei parasellärer Ausdehnung des Tumors transkranieller Zugang.
Indikationen:
- Rasch zunehmender Gesichtsfeldausfall ohne Besserung durch dopaminagonistische Therapie,
- Unverträglichkeit der medikamentösen Therapie,
- Schwangerschaftswunsch bei großem Makroprolaktinom (bei kleinen Adenomen Therapie mit Dopaminagonisten).

Die Einnahme von Dopaminagonisten soll wegen der besseren Verträglichkeit immer nur postprandial und in langsam steigender Dosierung erfolgen. Die neueren Dopaminagonisten müssen nur einmal täglich (z. B. Quinagolid, Norprolac) oder sogar nur alle 3–4 Tage (Cabergolin, Dostinex) eingenommen werden und zeichnen sich durch eine bessere Verträglichkeit aus.

Prognose, Komplikationen, Verlauf. Das **Mikroprolaktinom** zeigt i. A. auch spontan keine Wachstumstendenz. Die Indikation zur Therapie mit Dopaminagonisten ergibt sich aus dem Amenorrhö-Galaktorrhö-Syndrom und wegen der Gefahr der Entwicklung einer Osteoporose durch den Hypogonadismus. Beim **Makroprolaktinom** besteht die Gefahr einer raschen Progredienz des Tumors und eines Chiasma-Syndroms (mit Visusstörungen). Auch nach einer Hypophysenoperation kommt es praktisch nie zu einer Normalisierung der Prolaktinspiegel. 50–80% der Tumoren sprechen gut auf Dopaminagonisten an (Senkung des Prolaktinspiegels, Größenabnahme des Tumors).
Bei den meisten Patienten mit Prolaktinom kommt es nach Absetzen der Therapie mit Dopaminagonisten zu einem erneuten Anstieg des Serumprolaktins. In etwa 15% der Fälle bleiben die Prolaktinwerte nach Absetzen einer mehrjährigen Therapie jedoch normal (persistierende Normoprolaktinämie). Daher wird insbesondere beim Mikroprolaktinom alle 2 Jahre ein Auslassversuch empfohlen.

Literatur

von Werder K, Müller OA, Fink O, Gröf KF. Diagnosis and treatment of hyperprolactinemia. In: Imura H, ed. The Pituitary Gland. 2nd ed. New York: Raven Press. 1994: 453–489.
Aktuelle Übersicht über Diagnostik und Therapie der Hyperprolaktinämie.

Robertson GL. The endocrine brain and pituitary gland. In: Becker KL et al., eds. Principles and Practice of Endocrinology and Metabolism. Philadelphia: J. B. Lippincott. 1995: 83–276.
Aktuelles und umfassendes Lehrbuch der Endokrinologie.

Melmed S, Ito K, Klibanski A, Reichlin S, Thorner M. Recent advances in pathogenesis, diagnosis and management of acromegaly. Journal of Clinical Endocrinology and Metabolism. 1995; 80: 3395–3402.
Aktuelle Übersicht über Pathogenese, Diagnostik und Therapie der Akromegalie.

26 Schilddrüse

Ralf Paschke, Werner A. Scherbaum

26.1	Schilddrüsendiagnostik 497	26.6	Funktionelle Autonomie 507
26.2	Spezielle Schilddrüsentherapie. 500	26.7	Morbus Basedow 509
26.3	Leitsymptom Hypothyreose.... 501	26.8	Endokrine Orbitopathie
26.4	Leitsymtpom Hyperthyreose... 502		(EOP) 509
26.5	Euthyreote Struma und	26.9	Thyreoiditis................... 510
	Iodmangel.................... 505	26.10	Schilddrüsenkarzinom 513

26.1 Schilddrüsendiagnostik

Anamnese. Es muss speziell nach den Symptomen gefragt werden, die in ▼ 26.1 aufgeführt sind. Außerdem sollten folgende Fragen geklärt werden:
- Familienanamnese bezüglich Struma und anderen Schilddrüsenerkrankungen,
- Ernährungsgewohnheiten bezüglich jodiertem Speisesalz, Fisch etc. (Iodzufuhr?),
- Röntgenuntersuchungen mit Kontrastmittelapplikation in den letzten Monaten,
- ggf. Verlauf des Schilddrüsenwachstums,
- Medikamentenanamnese.

Basaler TSH-Spiegel. Der basale TSH-Spiegel ist heutzutage der empfindlichste und sicherste Parameter für die Beurteilung der Schilddrüsenfunktion. Mit den heute gebräuchlichen hoch empfindlichen Immunoassays (untere Nachweisgrenze von TSH 0,01–0,02 mU/l mit einer Präzisionsgrenze von 20%) gelingt es, bei normaler HVL-Funktion eine Schilddrüsenüber- oder -unterfunktion auszuschließen bzw. wahrscheinlich zu machen. Die sekundäre Schilddrüsenunterfunktion aufgrund hypothalamischer oder hypophysärer Insuffizienz ist sehr selten. Liegt der TSH-Wert bei normalen fT$_3$- und fT$_4$-Werten unter der Nachweisgrenze und sind medikamentöse oder andere Ursachen ausgeschlossen, so liegt eine latente Hyperthyreose vor. Der normale Referenzbereich für TSH bei Schilddrüsengesunden bzw. normaler Schilddrüsenfunktion liegt zwischen 0,4 und 4 mU/l.

Schilddrüsenhormone. Im Blut sind die Schilddrüsenhormone überwiegend an Transportproteine gebunden. Etwa 0,04% des Thyroxins (T$_4$) und 0,4% des Triiodthyronins (T$_3$) zirkulieren im freien oder ungebundenen Zustand (fT$_3$, fT$_4$). Nur dieser Hormonanteil ist biologisch aktiv und am Rückkopplungsmechanismus (👁 26.1) beteiligt. Veränderungen der Bindungsproteine durch Östrogenpräparate, Schwangerschaft und andere Einflussfaktoren führen daher bei Bestimmung des Gesamt-T$_3$ oder -T$_4$ zu Fehlbeurteilungen der Schilddrüsenhormonstoffwechsellage. Deshalb ist immer die Bestimmung eines zusätzlichen Parameters zur Erfassung des freien Hormonanteils, wie z.B. die Bestimmung des Thyroxin-bindenden Globulins (TBG), erforderlich (fT$_4$=Gesamt-T$_4$/TBG). Die Bestimmung des Gesamt-T$_3$ oder -T$_4$ wird aus diesen Gründen zunehmend durch die Bestimmung des freien T$_3$ und T$_4$ abgelöst.

26.1 Wirkung der Schilddrüsenhormone Thyroxin und Triiodthyronin

Wirkungsbereich	Hyperthyreose	Hypothyreose
Grundumsatz und Gesamtstoffwechsel	gesteigerter Appetit/Durst Gewichtsverlust Schwitzen, Wärmeintoleranz verminderte Glykogen- und Proteinsynsthese Hyperglykämie Fieber, Verwirrtheit, Koma (bei thyreotoxischer Krise)	Gewichtszunahme Kälteempfindlichkeit, Frieren allg. Schwäche, Anämie Icterus neonatorum prolongatus Hypothermie (bei hypothyreotem Koma)
Verdauung	Diarrhö	Obstipation
Wachstum und Entwicklung		Verzögerung von Knochenwachstum und Epiphysenschluss* ⇒ dysproportionierter Zwergwuchs*
ZNS	feinschlägiger Tremor Schlaflosigkeit Übererregbarkeit	geistige und psychische Retardierung* Störung der Gehirnreifung* zerebellare Ataxie Apathie Schwerhörigkeit Parästhesien, Taubheit in den Fingerspitzen verlangsamte Sehnenreflexe
Bewegungsapparat	Myopathie Adynamie Osteopenie	Muskelschwäche rheumatische Beschwerden Karpaltunnelsyndrom
Herz	Tachykardie (gesteigerte Katecholaminempfindlichkeit)	Perikarderguss EKG: Niedervoltage Myxödemherz
Hautanhangsgebilde	Haarausfall brüchige Fingernägel warme, weiche Haut	dünne struppige Haare
Gynäkologie	Menorrhagien Libido- und Potenzverlust Anovulation, gesteigerte Östrogensynthese ⇒ Zyklusstörungen erhöhte Abort- und Totgeburtenrate erhöhte Prävalenz fetaler kongenitaler Auffälligkeiten	gelegentlich Pubertas praecox bei schweren Formen: Hyperprolaktinämie, Galaktorrhö, ⇒ Zyklusstörungen

* altersabhängig auftretende Störungen bei Hypothyreose

26.1 Schilddrüsenhormon-Regelkreis

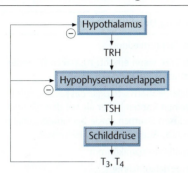

Die Schilddrüsenhormonproduktion und -sekretion wird gesteuert durch die hypophysäre TSH-Sekretion, welche einer negativen Rückkopplung durch die Konzentration der freien Schilddrüsenhormonspiegel im Blut unterliegt. Die hypophysäre TSH-Sekretion wird durch hypothalamisches TRH angeregt. (TSH = Thyreoideastimulierendes Hormon, *Synonym:* Thyreotropin, TRH = Thyreotropin releasing Hormone, *Synonym:* Thyreoliberin.)

Schilddrüsenautoantikörper. Bei Verdacht auf eine Autoimmunthyreopathie können folgende Antikörper (AK) bestimmt werden:
- mikrosomale Schilddrüsenantikörper (MAK) = AK gegen Thyreoperoxidase (anti-TPO),
- Thyreoglobulin-AK (TAK = anti-TG),
- TSH-Rezeptor-AK: pathognomonisch für Morbus Basedow. TSH-Rezeptor-AK können stimulierend oder inhibierend wirken.

Negative Antikörpertiter schließen eine Autoimmunthyreopathie aber nicht aus.

Palpation, Schilddrüsensonographie. Anhand der Schilddrüsenpalpation können Größe, Schluckverschieblichkeit, Schmerzhaftigkeit sowie Oberflächenbeschaffenheit (Knoten) abgeschätzt werden. Man sollte auch immer auf die Vergrößerung von regionären Lymphknoten achten. Die WHO teilt die Größe der Schilddrüse wie folgt ein:

- Grad 0: keine Struma tastbar
- Grad 1: tastbare Struma
  - a: Knoten bei normal großer Schilddrüse
  - b: Struma nur bei deflektiertem Hals sichtbar
- Grad 2: sichtbare Struma
- Grad 3: große sichtbare Struma mit Kompressionserscheinungen.

Eine genaue Bestimmung der Schilddrüsengröße und insbesondere die Beurteilung von Größenveränderungen, z.B. im Verlauf einer Therapie, ist nur durch die sonographische Volumenbestimmung möglich. Als obere Normgrenzen für das Schilddrüsenvolumen im Erwachsenenalter gelten bei Frauen 18 ml und bei Männern 25 ml.

Feinnadelaspirationszytologie. Sie wird unter sonographischer Kontrolle (nach Bestimmung der Gerinnungsparameter und Absetzen von ASS) durchgeführt und dient zur Klärung der Dignität von sono- oder szintigraphisch verdächtigen Arealen. Sie ist insbesondere hilfreich bei der Abklärung szintigraphisch kalter Knoten mit Malignitätsverdacht sowie zur Verifizierung entzündlicher Schilddrüsenerkrankungen. Komplikationen (z.B. Blutungen) sind relativ selten.

Die Aussagekraft der Feinnadelaspirationszytologie ist entscheidend von der Erfahrung des Punktierenden und des beurteilenden Zytologen abhängig.

Szintigraphie. Sie wird in der Regel mit Technetium durchgeführt und dient insbesondere der Darstellung und Differenzierung von palpierten oder sonographisch entdeckten, vermindert (kalten) oder vermehrt (heißen) speichernden Schilddrüsenarealen.

Tracheazielaufnahme. Sie dient der Identifizierung von Einengungen der Trachea durch Schilddrüsenvergrößerungen.

Suppressionstest. Durch Gabe von Schilddrüsenhormonen und anschließende Szintigra-

DD von Schilddrüsenstörungen

Erkrankung	Bedeutung	Bestimmung/Durchführung von
Hyperthyreose*	+++	basalem TSH (erniedrigt)
Hypothyreose*	+++	basalem TSH, wenn erhöht: zusätzlich fT_4 (oder Quotient aus TT_4/TBG)
Schilddrüsenmalignom bei szintigraphisch kaltem Knoten	+++	Feinnadelaspirationszytologie; das Karzinomrisiko ist bei einzelnen Knoten höher als bei den häufigen multinodösen Strumen sowie bei Größenzunahme des Knotens, Alter < 40 Jahre, Heiserkeit
Thyreoiditis	+	BSG, Schilddrüsenantikörpern
Kompression der Trachea	+	Tracheaspezialaufnahme
retrosternale Struma	(+)	Röntgenaufnahme des Thorax

* Verdacht meist bereits durch Anamnese und klinische Untersuchung, im Alter Verlauf jedoch häufig oligosymptomatisch.

phie wird versucht, normales von autonomem vermehrt Schilddrüsenhormone bildenden Schilddrüsengewebe zu unterscheiden. Normales Schilddrüsengewebe lässt sich durch Schilddrüsenhormongabe supprimieren, während autonomes Gewebe weiterhin szintigraphisch dargestellt wird.

Bei schwer kranken Patienten ist die Aussagekraft der Werte von TSH und der peripheren Schilddrüsenhormone eingeschränkt.

26.2 Spezielle Schilddrüsentherapie

Schilddrüsenhormonsubstitution. Müssen Schilddrüsenhormone substituiert werden, so werden in der Regel 100–150 µg Levothyroxin/Tag (z.B. Thyroxin) einmal morgendlich verabreicht. Die Therapie sollte einschleichend (Anfangsdosis 50 µg) begonnen werden. Die individuell optimale Schilddrüsenhormonsubstitutionsdosis ist bei TSH-Werten an der unteren Normgrenze erreicht.

Medikamentöse thyreostatische Therapie. Durch Thyreostatika der Thioharnstoffgruppe wird die Synthese der Schilddrüsenhormone, nicht aber ihre Freisetzung gehemmt. Die Wirkung tritt daher erst nach einer Woche ein. Als Monotherapie werden eingesetzt: Carbimazol (z.B. Neomorphazole, Carbimazol: 5–30 mg/d), Thiamazol (z.B. Favistan, Thiamazol: 5–30 mg/d) oder Propylthiouracil (z.B. Propycil: 300–600 mg/d). Perchlorat hemmt die Iodaufnahme in die Schilddrüse (z.B. Irenat 4 × 100–200 mg/d). Alle Thyreostatika werden nur initial hoch und dann in Abhängigkeit von den Schilddrüsenhormonwerten möglichst niedrig dosiert (Erhaltungsdosis). Wenn einmal eine Euthyreose mit messbaren TSH-Spiegeln erreicht ist, so kann der TSH-Spiegel als Verlaufsparameter für die Dosierung herangezogen werden.

Die Nebenwirkungen der thyreostatischen Therapie (Hautreaktionen 6%, Haarausfall, seltener: Arthralgien, Myalgien und Geschmacksstörungen, Leberschäden, Cholestase, Thrombozytopenie und Granulozytopenie bis hin zur Agranulozytose [<1%]) sind dosisabhängig und reversibel.

Subtotale Schilddrüsenresektion (Strumektomie).

Indikation.
- Große Strumen mit knotigen Veränderungen,
- mechanische Symptome,
- malignomverdächtige Bezirke.

Komplikationen.
- Nachblutung (ca. 5 %),
- permanente Rekurrensparese (0–4 %),
- permanenter Hypoparathyreoidismus (ca. 4 %).

Radioiodtherapie.

Indikation.
- Normal große oder nur gering vergrößerte Schilddrüsen,
- Vorliegen chirurgischer Kontraindikationen.

Eine Radioiodtherapie kann prinzipiell in jedem Alter durchgeführt werden. Einzige Kontraindikation ist eine geplante oder bestehende Schwangerschaft. Der Vorteil liegt in der geringen Nebenwirkungsrate. Das Risiko für Thyreoiditis und Hypothyreose erfordert entsprechende Nachsorgeuntersuchungen. Das **therapeutische Ziel** der Radioiodtherapie und der chirurgischen Therapie ist in erster Linie die definitive Beseitigung der Hyperthyreose. In Abhängigkeit von der Art der chirurgischen Therapie und der Radioiodtherapie tritt bei einem erheblichen Anteil der Patienten schließlich eine substitutionsbedürftige Hypothyreose ein.

26.3 Leitsymptom Hypothyreose

Synonym: Schilddrüsenunterfunktion
engl.: hypothyroidism, myxoedema

Definition. Die Hypothyreose ist als Unterfunktion der Schilddrüse und daraus resultierender mangelnder Versorgung des Körpers mit Schilddrüsenhormonen definiert. Folgende Formen werden unterschieden:

- **primär (thyreogene) Hypothyreose** (angeborener oder erworbener Mangel an bzw. Suppression des funktionsfähigen Schilddrüsengewebes),
- **sekundäre (hypophysäre) Hypothyreose** (mangelhafte TSH-Produktion),
- **tertiäre Hypothyreose** (TRH-Mangel, selten).

Eine seit der Geburt bestehende Hypothyreose mit Zeichen der körperlichen und mentalen Fehlentwicklung wird als **Kretinismus** bezeichnet. Das Vollbild der schweren Hypothyreose mit Mukopolysaccharideinlagerungen wird als **Myxödem** bezeichnet.

Epidemiologie. Die primäre Hypothyreose ist mit Abstand die häufigste Form, sekundäre und insbesondere tertiäre Hypothyreose sind seltene Formen. Die Prävalenz der *angeborenen* Hypothyreose liegt bei 1 : 3000 Geburten. Die Häufigkeit der *erworbenen* Hypothyreosen ist stark alters- und geschlechtsabhängig. Bei der über 18-jährigen Bevölkerung liegt die Prävalenz bei 14–19/1000 Frauen und < 1/1000 Männer.

Ätiopathogenese und Pathophysiologie.

Primäre angeborene Form.
- Athyreose,
- Schilddrüsendysplasie oder
- Defekte der Hormonbiosynthese.
- Zu hoch dosierte thyreostatische Therapie während der Schwangerschaft führt zur intrauterin erworbenen Hypothyreose.

Primäre erworbene Form.
- Autoimmunthyreoiditis, Zustände nach anderen Formen der Thyreoiditis,
- postoperativ nach Schilddrüsenresektion,
- nach einer Radioiodtherapie,
- extremer Iodmangel,
- Medikamente (Thyreostatika, Lithium, hoch dosierte Iodgabe).

Sekundäre Form.
- Verdrängung der TSH-produzierenden Zellen durch einen Hypophysentumor,

- iatrogen nach Hypophysektomie oder Hypophysenbestrahlung,
- Schädel-Hirn-Trauma.

Tertiäre Form. Hypothalamisch bedingter TRH-Mangel.

Symptomatik. Die anamnestischen Merkmale und klinischen Befunde bei Hypothyreose im Vergleich zur Hyperthyreose sind in 26.1 aufgeführt. Die **angeborene Hypothyreose** kann klinisch auffallen durch einen Icterus neonatorum prolongatus, Trinkfaulheit, Obstipation, Bewegungsarmut sowie später durch Wachstumsrückstand und ZNS-Schäden, sollte aber bereits in den ersten Lebenstagen durch den in Deutschland gesetzlich vorgeschriebenen Screeningtest diagnostiziert werden.

Im **höheren Lebensalter** können die Symptome der Hypothyreose mit altersbedingten allgemeinen Abbauerscheinungen verwechselt werden. Dies gilt insbesondere dann, wenn sich die Erkrankung, wie bei der Autoimmunthyreoiditis, schleichend entwickelt.

Diagnostisches Vorgehen (→ 26.2 und „Schilddrüsendiagnostik", S. 497ff). Die Genese der Hypothyreose wird durch folgende weiterführende Untersuchungen geklärt:
- mikrosomale Schilddrüsenantikörper (Hashimoto-Thyreoiditis),
- Sonographie (Schilddrüsenaplasie, hypoechogenes Muster bei Autoimmunthyreoiditis),
- Schilddrüsenszintigramm (Schilddrüsenaplasie, Diagnostik von kalten und heißen Knoten),
- evtl. (bei sonographisch echoarmen Knoten und Verdacht auf Malignität) Feinnadelpunktion der Schilddrüse.

Therapie. Das Schilddrüsenhormondefizit wird durch Gabe von L-Thyroxin ausgeglichen (S. 500).

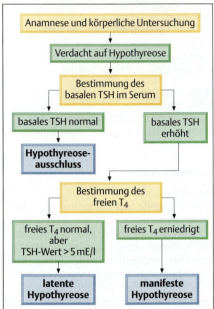

26.2 Diagnostisches Vorgehen bei Verdacht auf Hypothyreose

26.4 Leitsymptom Hyperthyreose

Synonym: Schilddrüsenüberfunktion
engl.: thyrotoxicosis, hyperthyroidism

Definition. Bei der Hyperthyreose ist der Körper einer zu hohen Menge an Schilddrüsenhormonen durch vermehrte Synthese und Freisetzung oder durch eine zu hohe Dosis medikamentös verabreichter Schilddrüsenhormone ausgesetzt. Die thyreotoxische Krise ist eine lebensbedrohliche Verschlimmerung der hyperthyreoten Funktionslage.

Epidemiologie. Die Hyperthyreose ist eine häufige Erkrankung. Sie tritt vorwiegend bei Frauen auf (Verhältnis ♀ : ♂ = 5 : 1). Die Inzidenz bei Frauen beträgt ca. 2%.

DD der Hypothyreose

Erkrankung	Bedeutung	Kommentar
depressives Syndrom	+++	Anhaltspunkte durch Anamnese
Demenz	+++	Alter des Patienten, Anamnese
Herzinsuffizienz anderer Genese	++	Anamnese, Ätiologie der Herzinsuffizienz
„Sick Euthyroid Syndrome"	+	unterschiedliche Veränderungen der Schilddrüsenhormone T_3 (auch Low-T_3-Syndrom) und T_4 sowie der TSH-Regulation bei Patienten mit schweren Erkrankungen, nach einem Trauma und bei Stress. Derartige Veränderungen der Schilddrüsenhormone werden als Anpassungsprozesse verstanden und bedürfen keiner Schilddrüsenhormontherapie.

Ätiopathogenese und Pathophysiologie.

Häufige Ursachen.
- Funktionelle Autonomie der Schilddrüse (in Deutschland, einem Iodmangelgebiet, ist dies mit bis zu 60% der Fälle die häufigste Ursache der Hyperthyreose; s. u.);
- Morbus Basedow (→ S. 509; in Ländern mit ausreichender Iodversorgung, wie z. B. den USA, ist dies wesentlich häufiger die Ursache der Hyperthyreose als die funktionelle Autonomie);
- Thyreoiditis (passager bei Thyreoiditis de Quervain und Strahlenthyreoiditis), selten sind hyperthyreote Schübe bei chronisch lymphozytärer Hashimoto-Thyreoiditis.

Seltene Ursachen.
- Hyperthyreosis facticia (aufgrund exogener Hormonzufuhr),
- Neoplasien:
  - Hormon produzierende Schilddrüsenadenome und -karzinome (selten),
  - TSH-produzierende Hypophysenadenome (selten),
  - HCG-produzierende Tumoren (selten).

Symptomatik. Die Symptome und klinischen Befunde der *Hyperthyreose* unterscheiden sich bei den verschiedenen Hyperthyreoseformen nicht. Sie sind in 26.1 zusammengefasst und müssen nicht immer vollzählig vorhanden sein. Im *jüngeren* Alter dominieren die vegetativen Symptome. Im höheren Lebensalter dominieren die kardialen Symptome und die Hyperthyreose ist häufig mono- oder oligosymptomatisch oder atypisch. Ihre klinische Diagnosestellung kann daher schwierig sein.

Symptome der thyreotoxischen Krise (*engl.:* thyroid storm).
- Psychomotorische Unruhe, Angst, delirante Zustände,
- Tachykardie > 150/min, Arrhythmie,
- Fieber bis 41 °C, Schwitzen, Exsikkose,
- Adynamie, myasthenieähnliche Symptome.

Unbehandelt: Übergang in Somnolenz, Koma und Tod.

Cave: Symptomarmut bei älteren Patienten.

Diagnostisches Vorgehen. → auch „Schilddrüsendiagnostik", S. 497ff.
T_4 ist in 90% der Fälle erhöht. In 5% der Fälle ist lediglich T_3 erhöht. Zum **Ausschluss einer Hyperthyreose** sind erforderlich:

DD der Hyperthyreose

Erkrankung	Bedeutung	Kommentar
Herzinsuffizienz	+	kann einziges Hyperthyreosesymptom sein, keine Besserung nach Erreichen eines euthyreoten Zustandes
Herzrhythmusstörungen	+	keine Besserung nach Erreichen eines euthyreoten Zustandes
Myokarditis	+	keine Besserung der Rhythmusstörung nach Erreichen der Euthyreose
Phäochromozytom	+	diastolische Hypertonie, häufig krisenhafter Blutdruckanstieg

- Anamnese und körperliche Untersuchung,
- basales TSH: ein normaler basaler TSH Spiegel schließt eine Hyperthyreose aus (seltene Ausnahme: Schilddrüsenhormonresistenz, TSH-produzierendes Hypophysenadenom).

Zum **Nachweis einer Hyperthyreose** bei entsprechender klinischer Symptomatik werden folgende Parameter benötigt:
- basales TSH (erniedrigt),
- Bestimmung des freien Thyroxin (fT_4) im Serum (in 90% der Fälle erhöht) und/oder
- Bestimmung des Triiodthyronins (T_3) im Serum: Fast immer erhöht (in 5% der Fälle von Hyperthyreose ist T_3 isoliert erhöht, daher sollte zum Nachweis einer Hyperthyreose neben TSH die Bestimmung von T_4 und T_3 erfolgen).

Untersuchungen zur **Ursachenabklärung** einer Hyperthyreose:
Sonographie:
- bei Morbus Basedow meist diffuses, echoarmes Bild,
- bei uni- oder multifokaler Autonomie meist echoarme, aber auch echoreiche Knoten.

Technetium-Schilddrüsenszintigraphie: bei Morbus Basedow diffuse, vermehrte Nuklidaufnahme, bei uni- oder multifokaler Autonomie umschriebene, vermehrte Radionuklidaufnahme mit Suppression des umgebenden, normalen Schilddrüsengewebes (◉ **26.3**).

Labor: Falls keine endokrine Orbitopathie vorhanden ist, Bestimmung von Autoantikörpern gegen TSH-Rezeptoren und gegen Schilddrüsenperoxidase als Hinweis auf eine immunogene Hyperthyreose.

◁◉ **26.3 Unifokale Autonomie**

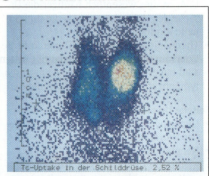

Technetium-Schilddrüsenszintigraphie eines teildekompensierten autonomen Adenoms: Das normale Schilddrüsengewebe ist szintigraphisch nicht vollständig supprimiert. Laborchemisch erniedrigter TSH-Wert bei normalem T_3 und T_4 (latente Hyperthyreose).

Therapie. → „Spezielle Schilddrüsentherapie", S. 500f. Die **thyreotoxische Krise** erfordert eine Behandlung auf der Intensivstation:
- Thiamazol i.v. 80 mg als Bolus, gefolgt von bis zu 240 mg/24 h,
- Glucocorticoide (z.B. Prednisolon 1 mg/kgKG als Bolus, dann gleiche Dosis über 24 h),
- Elektrolyt- und Flüssigkeitsersatz (4–6 l/24 h),
- parenterale Ernährung,
- frühzeitige Schilddrüsenresektion bei Iodkontamination und neurologischen Symptomen.

Wenn eine Iodkontamination anamnestisch auszuschließen ist, kann die Schilddrüsenhormonausschüttung durch Gabe von 1 g Iod/Tag vorübergehend blockiert werden. Wenn diese Maßnahme erfolgt, so sollte nach wenigen Tagen die Schilddrüsenresektion durchgeführt werden, andernfalls droht eine erneute thyreotoxische Entgleisung.

Literatur

Paschke R, Ludgate M. The thyreotropin receptor in thyroid diseases. New England Journal of Medicine, 1997; 337(23): 1675–1681.

Scholz GH, Hagemann E, Arkenau C, Engelmann L, Lamesch P, Schreiter D, Schoenfelder M, Olthoff D, Paschke R. Is there a place for thyroidectomy in older patients with thyrotoxic storm and cardiorespiratory failure? Thyroid, 2003; 13(10): 933–940.

Krohn K, Führer D, Bayer Y, Eszlinger M, Brauer V, Neumann S, Paschke R. Etiology of euthyriod and toxic multinodular goiter. Endocrine Reviews. [in press].
Übersicht zur Entstehung knotiger Veränderungen der Schilddrüse.

26.5 Euthyreote Struma und Iodmangel

Synonym: blande Struma
engl.: simple goiter oder nontoxic goiter

Definition. Der Begriff **endemische Struma** impliziert einen gemeinsamen ätiologischen Faktor (wie z.B. Iodmangel) in einer bestimmten geografischen Region und ist definiert als nicht entzündliche und nichtmaligne Schilddrüsenvergrößerung bei mehr als 10% der Bevölkerung einer Region.

Die **sporadische Struma** ist eine Schilddrüsenvergrößerung durch Faktoren, welche nicht die Gesamtbevölkerung einer Region betreffen (z.B. Iodfehlverwertung, Thyreoglobulinmutationen).

Der **Iodmangel** ist definiert als eine Iodausscheidung im Urin von weniger als 100 µg Iod/g Kreatinin im Urin.

Epidemiologie. Aufgrund des bestehenden Iodmangels und der deutlich über 10% (15% bei Wehrdienstleistenden, bis zu 50% bei Jugendlichen, 21% bei Kindern < 10 Jahren) liegenden Strumaprävalenz ist ganz Deutschland ein Strumaendemiegebiet.

Ätiopathogenese und Pathophysiologie. In Deutschland ist der bedeutendste ätiologische Faktor für die Entstehung der endemischen Struma der Iodmangel, der regional unterschiedlich ausgeprägt ist und im Mittel bei 94 µg/g Kreatinin liegt. Das Ausmaß des Iodmangels wird nach der Höhe der Iodausscheidung im Urin in 3 Stufen eingeteilt:
mild: > 50 µg/g Kreatinin,
mäßig: 25–50 µg/g Kreatinin,
schwer: < 25 µg/g Kreatinin.

Die Schilddrüse reagiert auf den Iodmangel mit *Anpassungsprozessen*, wie
- vermehrte Iodaufnahme,
- überwiegende Synthese von T_3,
- auto- und parakrine Sekretion von Wachstumsfaktoren wie EGF (Epidermal Growth Factor), IGF (Insulin-like Growth Factor) und TGF (Transforming Growth Factor),
- bei extremer Iodarmut sezerniert die Hypophyse vermehrt TSH.

Symptomatik. Die endemische oder sporadische Struma verursacht meist nur geringe subjektive Beschwerden wie:

DD der euthyreoten Struma

Erkrankung	Bedeutung	Kommentar
Schilddrüsenmalignom bei szintigraphisch kaltem Knoten	+++	Feinnadelaspirationszytologie; Karzinomrisiko bei einzelnen Knoten höher als in den häufigen multinodösen Strumen. Erhöhtes Karzinomrisiko bei Größenzunahme eines Knotens, Alter < 40 Jahre, Heiserkeit
Thyreoiditis	+	BSG, Schilddrüsenantikörper
Hemmung der Iodaufnahme durch Thiozyanate und Isothiozyanate	(+)	Anamnese der Ernährungsgewohnheiten, da diese Stoffe in verschiedenen Pflanzen (z. B. Kohl) enthalten sind
Akromegalie	(+)	wiederholt erhöhte basale STH-Werte in Ruhe, keine Suppression von STH unter 1ng/ml im oralen Glucosetoleranztest (S. 588f)
Iodfehlverwertung	(+)	häufig inkomplette Formen
Mutationen in Schilddrüsenperoxidase- oder Thyreoglobulingen	(+)	selten
Schilddrüsenhormonresistenz	(+)	selten

- lokales Druck- und Engegefühl,
- Schluckbeschwerden,
- Missempfindungen beim Tragen hochgeschlossener Kleidung,
- Gefühl der Luftnot.

Bei ausgeprägter Schilddrüsenvergrößerung kann es durch Kompression der Halsweichteile zu Beschwerden kommen wie:
- Luftnot,
- Stridor,
- Heiserkeit,
- obere Einflussstauung.

Diagnostisches Vorgehen. Bei sichtbarer Schilddrüsenvergrößerung oder Verdacht auf eine Schilddrüsenvergrößerung sollte wie folgt vorgegangen werden: Anamnese, körperliche Untersuchung, TSH-Bestimmung, bei pathologischen Werten oder in Sonderfällen zusätzlich Bestimmung der freien Schilddrüsenhormone im Blut, Schilddrüsensonographie einschließlich Volumetrie (→ S. 499); bei mechanischen Problemen sind eine Röntgenaufnahme des Thorax und eine Tracheaspezialaufnahme indiziert. Ergibt sich hieraus ein Tumorverdacht, so sollte ein Ösophagus-Breischluck durchgeführt werden.

Therapie.

Medikamentös.
- Kinder und Jugendliche: 200–500 µg Iodid/Tag,
- Erwachsene: 200 µg Iodid/Tag oder Kombinationstherapie von 100–200 µg Iodid und 75–100 µg Levothyroxin.
- Bei Patienten mit *nodöser Struma* kann ein Therapieversuch mit der Kombinationstherapie oder mit einer Monotherapie mit 75–150 µg Levothyroxin durchgeführt werden. Vor Beginn der Therapie sollte mittels Szintigramm und Bestimmung des basalen TSH eine Autonomie (→ S. 497, S. 499) ausgeschlossen werden.

Mit diesen Behandlungsformen ist nach 6–12 Monaten eine Reduktion des Schilddrüsenvolumens um ca. 30% zu erreichen. Strumen älterer Patienten und insbesondere nodöse Strumen zeigen geringere Therapieeffekte. Die Levothyroxindosis sollte einschleichend dosiert werden, beginnend mit 50 µg über 14 Tage.

Bei *älteren Patienten* sollte wegen der mit dem Alter steigenden Schilddrüsenautonomiehäufigkeit und kardialen Erkrankungen eine Dauertherapie mit Schilddrüsenhormonen vermieden werden. In der Regel sollte nach den o. g. Schemata für ein Jahr therapiert werden. Der erreichte Therapieerfolg (sonographische Kontrolle) muss anschließend durch eine lebenslange Iodidprophylaxe gesichert werden.

Chirurgische Therapie. Indikationen sind lokale mechanische Komplikationen (Dyspnoe, Schluckbeschwerden) und Malignomverdacht.

Radioiodtherapie. → S. 501.

Strumaprophylaxe. In Deutschland werden über die Nahrung nur ca. 70 µg Iodid/Tag aufgenommen. Die WHO empfiehlt jedoch für Erwachsene eine Mindestzufuhr von 150–300 µg Iodid/Tag. Das tägliche Ioddefizit in Deutschland liegt bei 100–200 µg/Tag. Dieses Defizit kann durch Verwendung von iodiertem Speisesalz und Genuss von Meeresfisch nur unzureichend ausgeglichen werden. Daher ist in Deutschland bei fehlenden Regelungen zur Erhöhung der allgemeinen Iodzufuhr generell eine individuelle Iodprophylaxe durch Konsum von Back- und Fleischwaren, die mit iodiertem Speisesalz zubereitet worden sind oder durch Einnahme von Iodid in Tablettenform (Iodid 100 oder Iodid 200 µg Tabletten) zu empfehlen. Darüber hinaus besteht in Deutschland eine eindeutige Indikation zur Iodprophylaxe bei Schwangeren und stillenden Müttern (200 µg Iodid/Tag) sowie im Anschluss an eine erfolgreiche Strumatherapie.

Literatur

Brauer VFH, Paschke R. Pathophysiologische Grundlagen der Prävention und medikamentöse Therapie von euthyreoten Schilddrüsenknoten. Deutsche Medizinische Wochenschrift. 2003; 44: 2324-2328.
Übersicht zur Pathophysiologie und Metaanalyse von Therapiestudien der euthyreoten Struma.

Saller B, Esser I, Horn K, Jockenhövel F, Klett M, Kobberling J, Moll C, v.z. Mühlen A, Raue F, Schober O, Schürmeyer Th, Schuppert F, Mann K. Diagnostik und Therapie von Schilddrüsenkrankheiten. Empfehlung zur Qualitätssicherung. Der Internist. 1997; 38: 177-185.
Übersicht zur Schilddrüsendiagnostik.

26.6 Funktionelle Autonomie

Synonym: autonomes Adenom (veralteter Begriff)
engl.: toxic multinodular goiter

Definition. Bei der funktionellen Autonomie haben sich einige Schilddrüsenzellen dem hypophysären Regelkreis entzogen und sind in Bezug auf Funktion (Hyperthyreose) oder Wachstum (Struma oder Knoten) autonom.

Ätiopathogenese und Pathophysiologie. Normalerweise unterliegen die Thyreozyten dem hypophysären Regelkreis, so dass Schilddrüsenhormon bedarfsgerecht produziert wird; das heißt, dass z.B. bei fallender TSH-Konzentration die Hormonproduktion gesenkt wird. Bei der Schilddrüsenautonomie unterliegen die Thyreozyten diesem hypophysären Regelkreis nicht mehr. Aufgrund somatischer Mutationen produzieren sie unabhängig vom Bedarf Schilddrüsenhormone und können so eine Hyperthyreose verursachen. Je nachdem, wie das funktionell autonome Schilddrüsengewebe über die Schilddrüse verteilt ist, werden folgende Formen unterschieden:

- *unifokale und* (in Deutschland häufiger) *multifokale Autonomie:* das autonome Schilddrüsengewebe ist auf bestimmte,

DD der funktionellen Autonomie

Erkrankung	Bedeutung	Kommentar
Aplasie des kontralateralen Schilddrüsenlappens	++	Sonographie, TSH, fT$_3$, fT$_4$
lokale Hyperplasie der Schilddrüse bei destruierenden und/oder entzündlichen Veränderungen in der restlichen Schilddrüse	++	Sonographie, Schilddrüsenperoxidase-Antikörper, TSH, fT$_3$, fT$_4$
knotiges Strumarezidiv nach Strumaresektion	+	Anamnese, Sonographie, TSH, fT$_3$, fT$_4$

umschriebene Bezirke der Schilddrüse beschränkt (und szintigraphisch als „heißer Knoten" sichtbar);
- *disseminierte Autonomie:* das autonome Schilddrüsengewebe ist über die gesamte Schilddrüse verteilt.

Verlauf. Der klinische Verlauf der Schilddrüsenautonomie ist sehr unterschiedlich. Häufig besteht über viele Jahre eine euthyreote Stoffwechsellage mit normalem basalem TSH. Bei langsam zunehmender Schilddrüsenhormonproduktion durch das autonome Adenom kann als Übergangsstadium eine subklinische Hyperthyreose mit supprimiertem TSH und normalem T$_3$ und T$_4$ entstehen. Floride Hyperthyreosen treten insbesondere nach akuter Exposition mit hohen Ioddosen

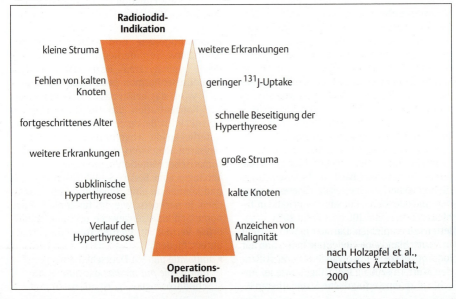

26.4 Radioiod versus operative Behandlung bei Schilddrüsenautonomie

nach Holzapfel et al., Deutsches Ärzteblatt, 2000

im Milligrammbereich (Röntgen-Kontrastmittel, Medikamente mit hohem Iodgehalt u. a.) auf. Unbehandelt kommt es bei 4% der Patienten mit relevanter Autonomie pro Jahr zur hyperthyreoten Dekompensation. Dies kann eventuell 10 Jahre und länger nach Diagnosestellung eintreten.

Therapie. Eine Hyperthyreose muss zunächst thyreostatisch behandelt werden (S. 500). Nach Erreichen euthyreoter Schilddrüsenwerte ist eine definitive Therapie anzustreben, da eine spontane Heilung bei der Autonomie nicht und bei Morbus Basedow in nur ca. 50% der Fälle erfolgt. Die definitive Therapie besteht in der Radioiodtherapie oder der Operation (26.4). Eine Langzeittherapie mit Thyreostatika ist in Einzelfällen vertretbar.

26.7 Morbus Basedow

engl.: Graves' disease

Definition. Autoimmunerkrankung, bei der Antikörper gegen den TSH-Rezeptor zu einer Hyperthyreose und häufig auch zu einer diffusen Strumabildung führen. Der Morbus Basedow ist in ca. 60% der Fälle mit einer endokrinen Orbitopathie vergesellschaftet. Die Merseburger Trias (Struma, Tachykardie, Exophthalmus) ist nur eine der vielen Manifestationsformen des Morbus Basedow.

Epidemiologie. Der Morbus Basedow ist die häufigste Hyperthyreoseform. Etwa 40% der Hyperthyreosen in Deutschland werden durch den Morbus Basedow verursacht.

Ätiopathogenese und Pathophysiologie. Es handelt sich um eine organspezifische Autoimmunerkrankung mit bisher unbekannter Ätiologie. Die Hyperthyreose wird durch TSH-Rezeptor-Antikörper vermittelt. Darüber hinaus können auch Antikörper gegen Schilddrüsenperoxidase (anti-TPO) und Thyreoglobulin (anti-TG) nachgewiesen werden. Histologisch liegt eine mononukleäre Infiltration der Schilddrüse vor. Nach langjährigem Verlauf der Erkrankung kann in ca. 10% der Fälle eine Zerstörung des Schilddrüsengewebes durch den Autoimmunprozess zu einer Remission der Hyperthyreose führen. Zudem kommt es in ca. 40% der Fälle zu einer Spontanremission des Autoimmunprozesses.

Symptomatik. Der Morbus Basedow macht sich in der Regel durch eine Hyperthyreose bemerkbar. Eine endokrine Orbitopathie s.u oder ein zirkumskriptes prätibiales Myxödem sind pathognomonisch.

Diagnostisches Vorgehen. Es besteht eine hyperthyreote Schilddrüsenfunktionslage. TSH-Rezeptor-Antikörper sind pathognomonisch, Antikörper gegen Thyreoperoxidase (TPO) sind ebenfalls häufig erhöht. Szintigraphisch besteht in der Regel ein homogener Uptake sowie sonographisch ein diffus echoarmes Bild.

Therapie. Nach einjähriger thyreostatischer Therapie (→ S. 500) wird in der Regel ein Auslassversuch durchgeführt. Etwa die Hälfte der Patienten erleidet hierbei ein Rezidiv der Erkrankung. In diesen Fällen soll eine definitive Therapie der Hyperthyreose durch Radioiodtherapie oder subtotale Schilddrüsenresektion angestrebt werden. Es gibt derzeit keine gesicherten Belege dafür, dass eine Kombinationstherapie mit Thyreostatika und Thyroxin Vorteile bzgl. der Remissionsrate bei Morbus Basedow bietet.

26.8 Endokrine Orbitopathie (EOP)

Synonym: infiltrative Orbitopathie/Ophthalmopathie
engl.: thyroid associated ophthalmopathy

Definition. Die endokrine Orbitopathie ist eine Autoimmunerkrankung der Augenmuskeln und des orbitalen Bindegewebes und pathognomonisch für den Morbus Basedow.

Epidemiologie. Der Morbus Basedow ist in bis zu 60% der Fälle mit einer endokrinen Orbitopathie assoziiert, sie kann aber auch ohne jede erkennbare Schilddrüsenbeteiligung auftreten. In ca. 80% der Fälle entwickeln sich die Augensymptome innerhalb von 18 Monaten vor oder nach Manifestation der Hyperthyreose.

Ätiopathogenese und Pathophysiologie. Die Pathogenese der EOP und insbesondere ihre pathogenetische Verbindung mit dem Morbus Basedow ist bisher nicht geklärt. Histologisch finden sich lymphozytäre Infiltrationen sowie Glucosaminoglykaneinlagerungen und ödematöse Schwellungen in den extraokulären Augenmuskeln sowie in Fett und Bindegewebe der Orbita. Mit zunehmender Krankheitsdauer kommt es zur Fibrosierung der betroffenen Gewebestrukturen. Ein ähnlicher pathogenetischer Prozess ist die Ursache des zirkumskripten Myxödems der Subkutis beim Morbus Basedow.

Diagnostik. Bei der klinischen Untersuchung können folgende Phänomene beobachtet werden:
- **Moebius-Zeichen:** Konvergenzschwäche.
- **Dalrymple-Phänomen:** Sichtbarwerden eines Sklerastreifens oberhalb der Augenhornhaut infolge Oberlidretraktion.
- **Stellwag-Zeichen:** seltener Lidschlag.

Stadieneinteilung. (nach Werner, → auch 👁 **26.5**):
1. Lidretraktion;
2. Lidschwellungen, Chemosis, Conjunctivitis sicca;
3. Exophthalmus, Lagophthalmus;
4. Augenmuskelverdickung, Motilitätsstörungen, Augeninnendruckanstieg;
5. Hornhauterosionen bei fehlendem Lidschluss;
6. Visus- und Gesichtsfeldbeeinträchtigung.

Therapie. Eine kausale Therapie ist nicht bekannt. Bei sehr schweren Verläufen ist eine Therapie mit hoch dosierten Glucocorticoiden (initial 60 mg/d) indiziert. Zudem ist insbesondere bei akuten Entzündungszeichen und im Anfangsstadium der endokrinen Orbitopathie eine Orbitaspitzenbestrahlung wirksam, die mit einer Glucocorticoidtherapie kombiniert werden kann.

26.9 Thyreoiditis

engl.: thyroiditis

Definition. Den verschiedenen Formen der Thyreoiditis ist lediglich der histologische Befund einer Schilddrüsenentzündung gemeinsam. Die Ätiologie ist jedoch sehr unterschiedlich und reicht von infektiösen bis autoimmunen Ursachen.

👁 **26.5 Endokrine Orbitopathie**

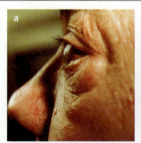
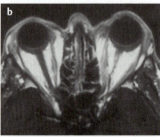

a Auf dem Foto erkennt man deutlich den Exophthalmus und die Lidschwellung.
b MRT-Bild eines Patienten mit deutlicher Verdickung aller Augenmuskeln, links mehr als rechts.

Epidemiologie. Die subakute Thyreoiditis und insbesondere die akute Thyreoiditis sind seltene Thyreoiditisformen. Die subakute Thyreoiditis tritt überwiegend bei Frauen auf.

Ätiopathogenese und Pathophysiologie.
Chronisch lymphozytäre Thyreoiditis (Hashimoto-Thyreoiditis). Eine das Schilddrüsengewebe zerstörende Autoimmunerkrankung, bei der T-Lymphozyten und Antikörper (anti-TPO und anti-TG) mit Reaktionen gegen das eigene Schilddrüsengewebe nachweisbar sind. Entsprechend finden sich histologisch lymphozytäre und plasmazelluläre Schilddrüseninfiltrate. Man unterscheidet die klassische Form, die mit einer Struma einhergeht (Hashimoto-Thyreoiditis) von der atrophischen Variante. Nicht selten besteht eine Kombination mit anderen Autoimmunerkrankungen.

Subakute Thyreoiditis (Thyreoiditis de Quervain). Eine granulomatöse Schilddrüsenentzündung mit Riesenzellen, die meist 10–14 Tage nach einem Virusinfekt der oberen Luftwege auftritt. Eine parainfektiöse Genese wird daher angenommen.

Post-partum-Thyreoiditis. Wahrscheinlich eine aberrante Verlaufsform der Autoimmunthyreoiditis, bei der etwa 3 Wochen nach dem Partus eine leichte Hyperthyreose mit z. T. nachfolgender Hypothyreose auftritt. Meist tritt die Spontanheilung ein.

Akute Thyreoiditis. Sie wird in der Regel durch eine bakterielle Entzündung per continuitatem (z. B. Mundbodenphlegmone) hervorgerufen.

Zytokininduzierte Thyreoiditis. Eine Reihe von Zytokinen, wie Tumornekrosefaktor (TNFα), Interferon (IFNα), Interleukin 1 und 2 (IL-1 und -2) und andere können bei therapeutischer Anwendung zur Auslösung einer leichten Thyreoiditis mit Schilddrüsenfunktionsstörungen führen. Der klinische Verlauf ist diskret und nach Beendigung der Zytokintherapie limitiert.

Symptomatik.

Akute Thyreoiditis.
- Akuter Beginn mit Fieber,
- Hautrötung,
- Druckempfindlichkeit,
- evtl. Abszedierung.

Subakute Thyreoiditis (Thyreoiditis de Quervain).
- Häufig protrahierter Verlauf mit Beginn 10–14 Tage nach einem Virusinfekt,
- Schilddrüsenvergrößerung, feste bis harte Konsistenz,
- Schmerzen in der Schilddrüsengegend,
- Halsschmerzen, Schluckstörungen,
- Krankheitsgefühl, Müdigkeit,
- Appetitlosigkeit, Gewichtsverlust,
- Nervosität,
- Wärmeintoleranz,
- Tachykardie.

Chronisch lymphozytäre Thyreoiditis (Hashimoto-Thyreoiditis). Man unterscheidet die klassische Form mit Struma und die atrophische Form ohne Struma. In der Hälfte der Fälle geht die Erkrankung mit einer Hypothyreose einher, sehr selten ist aber auch eine passagere Hyperthyreose möglich. Die Symptomatologie der **Post-partum-Thyreoiditis** und der **zytokininduzierten Thyreoiditis** ist variabel:
- evtl. Struma,
- Druck- und Spannungsgefühl in der Schilddrüsengegend,
- meist passagere Hypothyreosesymptome,
- phasenweise evtl. hyperthyreote Symptome,
- meist sehr blande Symptomatik.

Die eisenharte Riedel-Struma ist wahrscheinlich eine seltene Variante der Hashimoto-Thyeoiditis. Die Entzündung verläuft invasiv fibrosierend und wird in der Regel operativ diagnostiziert (Malignomverdacht).

Diagnostisches Vorgehen.

Labor.
- BSG (stark oder mäßig beschleunigt, insbesondere bei subakuter Thyreoiditis),
- Differenzialblutbild (Leukozytose und Linksverschiebung bei akuter eitriger Thyreoiditis, evtl. Leukopenie bei subakuter Thyreoiditis),
- Kontrolle der Schilddrüsenfunktionslage: hyperthyreote Schilddrüsenhormonwerte phasenweise bei chronischer Thyreoiditis und phasenweise in ca. 30% der Fälle bei subakuter Thyreoiditis. Die Hashimoto-Thyreoiditis verursacht im Verlauf häufig eine Hypothyreose.
- Bestimmung von Schilddrüsenperoxidase-Antikörpern (deutlich erhöht bei chronischer lymphozytärer Thyreoiditis, jedoch auch bei Gesunden in bis zu 5% der Fälle erhöht) und Thyreoglobulinantikörpern.

Schilddrüsensonographie. Zur Volumenbestimmung und Beurteilung des Echomusters (bei der Autoimmunthyreopathie sieht man meist ein echoarmes oder tigerfellartiges Bild, bei der akuten Thyreoiditis kann ggf. eine Abszedierung erkannt werden).

Schilddrüsenszintigramm. Die primäre Indikation besteht bei Struma und insbesondere bei nodöser Struma, nicht bei Thyreoiditis. Aktivitätsverlust bei akuter Thyreoiditis, herabgesetzte bis fehlende Speicherung bei subakuter Thyreoiditis, variabel bei chronischer Thyreoiditis.

Feinnadelbiopsie. Indikation zum Ausschluss eines Lymphoms oder zur Abklärung eines kalten Knotens. Typisches zytologisches Bild mit Riesenzellen bei subakuter Thyreoiditis, Lymphozyten und Plasmazellen bei chronischer Thyreoiditis.

Therapie.

Akute eitrige Thyreoiditis. Antibiotika, Punktion oder Spaltung von Abszessen, Salicylate oder Phenylbutazon, kühlende Lokalmaßnahmen.

Subakute Thyreoiditis (Thyreoiditis de Quervain).
- Bei leichten Formen Salicylate oder Antirheumatika,
- in schweren oder unklaren Fällen kann eine Diagnose ex juvantibus mit Glucocorticoiden durchgeführt werden (z.B. 50 mg Prednisolon für 5 Tage, danach abfallende Dosierung). Mit dieser Therapie sind die Schmerzen binnen 3–5 Tagen zu beseitigen.
- Bei Hyperthyreose sind Thyreostatika wirkungslos (Hyperthyreose durch Schilddrüsenzerstörung); daher Propranolol (z.B. Obsidan, Dociton 4 × 25 mg), selten sind Sedativa erforderlich.

DD der Thyreoiditis

Erkrankung	Bedeutung	Kommentar
subakute Thyreoiditis de Quervain	+++	häufig mit Schmerzausstrahlung, z.B. in die Kiefer- und Halsregion
akute, eitrige Thyreoiditis	++	verbunden mit lokaler Rötung, meist Druckempfindlichkeit
Hashimoto-Thyreoiditis	+	meist eher Druck- und Spannungsgefühl
Zysten	+	eher Druckgefühl, praller Knoten palpabel, Abnahme nach Punktion
Schilddrüsenkarzinom	(+)	Aspirationszytologie indiziert

Chronisch-lymphozytäre Thyreoiditis.
- Bei Hypothyreose Schilddrüsenhormonsubstitution,
- bei passagerer Hyperthyreose Therapieversuch mit Thyreostatika (Überprüfung der Therapie nach 3 Monaten).
- Operationsindikation besteht bei mechanischen Problemen und Malignomverdacht.

Literatur

Scherbaum WA. Schilddrüsenentzündungen: Häufige Irrtümer bei der Diagnose und typische Fehler bei der Behandlung der Thyreoiditis. In: Pfannenstiel, P, Hrsg.: Verhandlungsbericht des 12. Wiesbadener Schilddrüsengesprächs, Mai 1993. Frankfurt: PMI 1993.
Praxisrelevante Darstellung von Diagnostik und Therapie der Thyreoiditiden.

26.10 Schilddrüsenkarzinom

engl.: thyroid cancer

Definition. Sammelbezeichnung für maligne epitheliale Tumoren der Schilddrüse.

Epidemiologie.
- Inzidenz: 2–5 Fälle/100000 Einwohner pro Jahr,
- Mortalität: 5/1 Mio. Einwohner,
- ♀ : ♂ = 2–3 : 1.

Da hoch dosierte radioaktive Strahlung die Schilddrüsenkarzinomentstehung begünstigt, ist diese Erkrankung in stark belasteten Regionen sehr viel häufiger (z.B. Tschernobyl).

Einteilung und Häufigkeit. Die Prozentzahlen geben jeweils den ungefähren Anteil an der Gesamtheit aller malignen Schilddrüsentumoren in Deutschland an.
- Karzinome
  - von den Thyreozyten ausgehend: differenziert (papillär: 50%, follikulär: 25%) oder undifferenziert (10%),
  - medulläres Schilddrüsenkarzinom (C-Zell-Karzinom: 5%),
  - Plattenepithelkarzinom (selten),
- Sarkome (selten),
- Lymphome (selten),
- verschiedenartige Malignome und nicht klassifizierte Tumoren (selten).

Symptomatik.
Differenzierte Schilddrüsenkarzinome wachsen sehr langsam, so dass auch ein länger bestehender Knoten mit geringer Größenzunahme ein Schilddrüsenkarzinom nicht ausschließt. Hoch differenzierte *follikuläre Karzinome* lassen sich nur histologisch (Gefäß- oder Kapseldurchbruch) vom benignen follikulären Adenom abgrenzen. 30–50% der Fälle sind bereits bei Diagnosestellung hämatogen in Lungen und Knochen metastasiert. *Papilläre Karzinome* wachsen relativ langsam infiltrativ in die unmittelbare Nachbarschaft und metastasieren spät lymphogen. 10–30% der papillären Karzinome speichern Iod.

---

pa-pil-lär metastasiert lym-pho-gen, fol-li-ku-lär metastasiert hä-ma-to-gen.

Undifferenzierte Schilddrüsenkarzinome wachsen dagegen sehr schnell und führen bereits nach Wochen zu Symptomen wie:
- Heiserkeit,
- Schluckbeschwerden,
- derber, nicht verschieblicher Schilddrüse,
- Lymphknotenvergrößerungen.

Diagnostisches Vorgehen. In einer Strumaendemieregion wie Deutschland (Strumaprävalenz >15%) ist das Ziel des differenzierten diagnostischen Vorgehens die frühzeitige Erfassung der insgesamt seltenen Schilddrüsenkarzinome unter den häufigen Schilddrüsenknoten. Diesem Zweck dienen:
- **Anamnese:** Strahlenexposition, Familienanamnese, insbesondere bei medullärem Schilddrüsenkarzinom.

DD des Schilddrüsenkarzinoms

Erkrankung	Bedeutung	Kommentar
gutartige kalte Knoten in einer Strumaendemieregion	+++	kalte Knoten in einer multinodösen Struma sollten aufgrund des geringen Malignitätsrisikos nur bei begründetem Karzinomverdacht (z. B. Größenzunahme) punktiert werden
Metastasen extrathyreoidaler Primärtumoren	+	durch Feinnadelaspirationszytologie kann die Diagnose geklärt werden
malignes Lymphom mit Manifestation in der Schilddrüse	+	s. o.

- **Schilddrüsenszintigramm:** Identifizierung nicht Iod speichernder „kalter" Bezirke.
- **Sonographie:** Echogenität, Halslymphknoten, Größenbestimmung im Verlauf.
- **Feinnadelaspirationszytologie:** Insbesondere bei Solitärknoten, jüngeren Patienten, szintigraphisch kalten und sonographisch echoarmen Knoten sowie Größenzunahme des Knotens indiziert.
- **Bestimmung des Serum-Calcitonins:** ggf. Stimulation im Pentagastrintest, da das medulläre Schilddrüsenkarzinom von den calcitoninproduzierenden C-Zellen ausgeht.
- **Bei MEN Typ 2A und 2B** (→ S. 562ff): Suche nach RET-Protoonkogen-Mutationen in der gesamten Familie (Möglichkeit der präsymptomatischen Diagnostik) sowie Ausschluss von Phäochromozytom und Hyperparathyreoidismus.

Ist die Diagnose gesichert, muss die regionale Ausdehnung sowie das Ausmaß der Fernmetastasierung durch Bild gebende Verfahren verdächtiger Regionen geklärt werden.

Therapie. Bis auf wenige Ausnahmen wird eine *totale Thyreoidektomie* mit Entfernung der Halslymphknoten durchgeführt. Bei Iod speichernden, differenzierten Karzinomen kommt die *Radioiodtherapie* hinzu, um postoperativ Karzinomrestgewebe und Fernmetastasen zu zerstören. Grundsätzlich werden nach der Schilddrüsen-ablativen Therapie *Schilddrüsenhormone* substituiert, um zum einen die Hypothyreose zu verhindern zum anderen aber soll eine vollständige Suppression des endogenen TSH (stärkster Wachstumsstimulus für Thyreozyten) erreicht werden. (Ein positiver Effekt der externen Strahlentherapie nicht Iod speichernder Tumoren ist sehr umstritten.) Eine palliative *zytostatische Therapie* verbleibt als wenig belegbare Ultima ratio in weit fortgeschrittenen Fällen.

Nachsorge. Nach der Ersttherapie kommt es bei ca. 20 % der Patienten mit differenzierten Schilddrüsenkarzinomen zu Lokal- oder Fernmetastasen. Daher kommt der Nachsorge dieser Patienten große Bedeutung zu. Hierzu werden Halssonographie, Bestimmung des Serum-Thyreoglobulinspiegels sowie Röntgen-Thorax eingesetzt.

Prognose. Das papilläre Karzinom hat die günstigste Prognose aller malignen Schilddrüsentumoren mit einer 10-Jahres-Überlebensrate von 80 %, während die Prognose beim follikulären Karzinom durch die frühe hämatogene Metastasierung erheblich schlechter ist (10-Jahres-Überlebensrate 60 %). Patienten mit einem anaplastischen Karzinom überleben durch das schlechte Ansprechen auf die medikamentöse Therapie und das extrem schnelle Wachstum des Tumors im Durchschnitt nur 6 Monate.

Literatur

Dulgersdorff AJ, Hershman JM. Medical Therapyfor differentiated Thyroid Carcinoma. Endocrine Reviews. 1994; 15: 500–515.
Aktueller Stand der nichtchirurgischen Therapie der Schilddrüsenkarzinome.

Schuppert F, Brabant G, Dralle H, Gruters A, Hermann R, Hintze G, Hüfner M, Kahaly G, Mann K, Saller B, Schicha H, Schumm-Draeger PM, v. z. Mühlen A. Diagnostik und Therapie von Schilddrüsenkrankheiten. Empfehlung zur Qualitätssicherung – Teil II. Der Internist. 1997; 38: 272–280.
Empfehlungen zur aktuellen Hyperthyreose-Therapie.

27 Nebenschilddrüse

Gerhard H. Scholz, Reimar Fritzen, Werner A. Scherbaum

27.1	Physiologie: Calciumhomöostase	516
27.2	Hyperkalzämie	516
27.2.1	Allgemeines	516
27.2.2	Hyperkalzämische Krise	518
27.3	Hypokalzämie	522
27.4	Hyperparathyreoidismus (HPT)	524
27.4.1	Primärer Hyperparathyreoidismus (pHPT)	524
27.4.2	Sekundärer und tertiärer Hyperparathyreoidismus	526
27.5	Hypoparathyreoidismus	529

27.1 Physiologie: Calciumhomöostase

Die extrazelluläre Calciumhomöostase ist ein fein reguliertes Gleichgewicht von Calciumzufuhr in und Calciumabstrom aus Extrazellularraum und Blut. Das Ziel ist eine möglichst konstante Calciumbereitstellung für alle Gewebe. Die extrazelluläre Regelgröße ist das *ionisierte* Calcium im Serum. An seiner Feineinstellung sind die kalziotropen Hormone Parathormon (PTH oder PTHrP, s.u.), 1,25-Dihydroxycholecalciferol (Calcitriol) und Calcitonin beteiligt (⊙ **27.1**). Die kalziotropen Hormone beeinflussen sich gegenseitig direkt (1,25-Dihydroxycholecalciferol senkt die PTH-Synthese durch Inhibierung der PTH-Genexpression in den Nebenschilddrüsen) und indirekt über die Veränderung des Serum-Calcium-Spiegels. Vitamin D_3 (Cholecalciferol) ist ein Vorläufer des 1,25-Dihydroxycholecalciferols. Es wird mit der Nahrung zugeführt und in der Haut durch Einwirkung von UV-Licht (Sonne) aus 7-Dehydrocholesterin gebildet (⊙ **27.2**). Die endgültige Umwandlung zum aktiven Vitamin-D-Hormon (Calcitriol) erfolgt in der Niere durch die 1α-Hydroxylase. Dieses Enzym wird durch verschiedene Faktoren reguliert, die damit die Vitamin-D-Synthese beeinflussen.

27.2 Hyperkalzämie

27.2.1 Allgemeines

Ursachen. Die häufigsten Ursachen der Hyperkalzämie, **primärer Hyperparathyreoidismus** und **Malignome**, machen zusammen 80–90 % der Fälle aus. Während bei ambulanten Patienten der primäre Hyperparathyreoidismus die mit Abstand häufigste Ursache ist, dominieren im stationären Bereich die Malignome.

Andere Ursachen (10–20 %) sind:
- Medikamente: Vitamin A/D, Calciumsupplemente, Thiaziddiuretika, Lithium,
- Krankheiten wie Hyperthyreose, Sarkoidose u. a.,
- Immobilisation.

Die Tumorhyperkalzämie (*engl.*: malignancy-associated hypercalcemia = MAH) kann bei Tumoren mit und ohne Skelettmetastasen auftreten.

27.1 Regulation der Calcium- und Phosphathomöostase

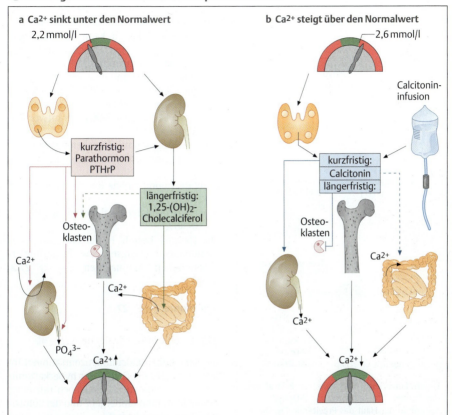

a Parathormon und das Vitamin-D-Hormon Calcitriol sind die entscheidenden Regulatoren der Calcium- und Phosphathomöostase. Bei absinkendem Calciumspiegel werden die PTH- und Calcitriolkaskaden stimuliert und bewirken unter Einbeziehung der Niere (Calciumreabsorption, Phosphatexkretion), des Knochens (Calciummobilisation) und des Darmes (erhöhte Calciumresorption) eine Normalisierung der Serum-Calcium-Konzentration und eine verstärkte Phosphatexkretion.
b Calcitonin hat bei der Erhaltung der Calciumhomöostase unter physiologischen Bedingungen beim Menschen eine eher untergeordnete Bedeutung (klinische Symptome bei Calcitoninmangel sind nicht bekannt). Als Pharmakon ist Calcitonin in der Lage, die Osteoklastenaktivität zu hemmen und damit die Calciumfreisetzung aus dem Knochen zu reduzieren.

27.2 Regulation der Vitamin-D-Synthese

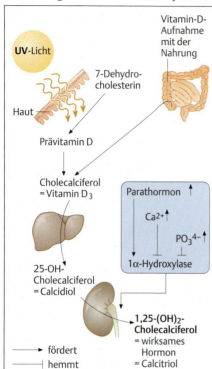

Durch Einwirkung ultravioletter B-Strahlung des Sonnenlichts entsteht aus 7-Dehydrocholesterin in der Haut das Prävitamin D_3. Dieses isomerisiert in Abhängigkeit von der Hauttemperatur zu Vitamin D_3. Das auch mit der Nahrung zugeführte Vitamin wird in der Leber durch 25-Hydroxylierung in 25-Hydroxycholecalciferol und durch anschließende 1α-Hydroxylierung in der Niere zum aktiven D-Hormon, dem 1,25-Dihydroxycholecalciferol umgewandelt. Die 1α-Hydroxylase steht unter Kontrolle verschiedener Hormone und Elektrolyte.

Viele maligne Tumoren sezernieren als Zytokine ein parathormonähnliches Peptid (*engl.:* parathyroid hormone related peptid = PTHrP). Dieses Peptid kann den Parathormonrezeptor in Nieren, Knochen und anderen Organen stimulieren, die Parathormonwirkung imitieren und eine schwere Hyperkalzämie hervorrufen. 80 % aller Patienten mit MAH haben erhöhte PTHrP-Spiegel. Tumoren, die für eine MAH verantwortlich sein können, sind:
- solide Tumoren mit Knochenmetastasen (50–70 %, oft Bronchial- und Mammakarzinome),
- solide Tumoren ohne Knochenmetastasen (10 %),
- maligne hämatologische Krankheiten (20–40 %).

Die Therapie besteht in der Entfernung des Tumors/der Metastasen bzw. in antihyperkalzämischen Maßnahmen (→ 27.3, S. 521).

Symptome. → 27.1.

27.2.2 Hyperkalzämische Krise

Bei sehr hohen Calciumkonzentrationen im Serum besteht die Gefahr der hyperkalzämischen Krise, die auch heute noch mit einer hohen Mortalität einhergeht und der sofortigen Behandlung bedarf.

Symptome und Befunde. Initial meist unspezifische Beschwerden wie Übelkeit, Brechreiz und Polyurie, diffuse Oberbauchschmerzen, schwere generalisierte Dehydratation, Gewichtsverlust, Inappetenz und Schwäche. Gelegentlich handelt es sich um ein akut einsetzendes Krankheitsbild ohne Prodromi. Bei schwerem Verlauf entwickeln sich hypovolämischer Schock, Nierenversagen, Fieber sowie Konfusion, Halluzinationen, Somnolenz bis zum schweren Koma. Durch das Nierenversagen steigt der Serum-Phosphat-Spiegel. Das Calcium-Phosphat-Produkt

27.1 Symptome der Hyperkalzämie

Lokalisation (als Erstsymptom bei chronischer H. vorhanden)	Symptome/Befunde	
	akut	chronisch
renal (ca. 40–50 %)	Unwohlsein, Schwächegefühl, Leistungsminderung, Polyurie, Polydipsie, Hyposthenurie; später Dehydratation, Oligo- bis Anurie	Nephrolithiasis (40–80 %), Nephrokalzinose
ossär (ca. 50 %)		Glieder- und Rückenschmerzen bei Demineralisation der Knochen (Osteopenie), subperiostale Resorptionen, Akroosteolysen (👁 **27.4**, S. 527), Knochenzysten (Ostitis fibrosa cystica), Osteoklastome – braune Tumoren, Veränderungen der Schädelkalotte (👁 **27.5**, S. 528)
gastrointestinal (ca. 50 %)	Appetitlosigkeit, Meteorismus, Erbrechen	Ulcus ventriculi und duodeni, Pankreatitis (akut oft mit Hypokalzämie!), Cholelithiasis
kardiovaskulär	Bradykardie, EKG-Veränderungen	arterielle Hypertonie, Arrhythmie, verkürzte QT-Zeit
neurologisch	Adynamie, Hyporeflexie, Myopathie, Sensibilitätsstörungen	Muskelschwäche, Hyporeflexie
psychisch	endokrines Psychosyndrom (Apathie, Depression, Euphorie) mnestische Störungen, Desorientiertheit, Koma	

überschreitet, gefördert durch die Dehydratation, einen kritischen Grenzwert und Calcium-Phosphat-Komplexe fallen in fast allen Geweben aus. Betroffen sind besonders: Niere, Lunge, Magenmukosa, Kornea, Herz- und Skelettmuskel, Parotis, Pankreas, Schilddrüse und Leber.

Diagnostisches Vorgehen.

Wichtige Laborparameter. Zur Differenzierung von Hyperkalzämieursachen (**27.2**) werden bestimmt:
- Gesamtcalcium i. S. (normal: 2,0–2,6 mmol/l),
- ionisiertes Calcium i. S. (1,12–1,23 mmol/l),
- Calciumausscheidung im 24-Stunden-Sammelurin (bei freier Kost: 2–8 mmol/d),
- Phosphat i. S. (0,8–1,5 mmol/l), Parathormon i. S. (10–65 pg/ml),

T 27.2 Konstellation der Laborparameter bei primärem und sekundärem Hyperparathyreoidismus und malignomassoziierter Hyperkalzämie (MAH)

Parameter	Calcium im Serum	Phosphat im Serum	Calcium im Urin	PTH im Serum	PTHrP im Serum	Knochen-AP im Serum	Kreatinin im Serum
pHPT	erhöht	niedrig	erhöht*	erhöht	niedrig	erhöht	normal
MAH				niedrig	erhöht		
renaler sHPT	niedrig/ normal	erhöht	niedrig/ normal	erhöht/ sehr hoch	niedrig	erhöht	erhöht
intestinaler sHPT		niedrig/ normal		erhöht			normal

pHPT: primärer Hyperparathyreoidismus
sHPT: sekundärer Hyperparathyreoidismus
MAH: malignomassoziierte Hyperkalzämie
PTH: Parathormon
PTHrP: Parathyroid Hormone related Peptid, → S. 516
* erhöht bei pHPT/MAH: bei mildem pHPT kann Urincalcium normal oder niedrig sein (Stimulation der tubulären Calciumrückreksorption durch PTH)

T 27.3 Therapeutische Maßnahmen bei Hyperkalzämie

Maßnahmen	Beispiel für Präparate	Dosierung	Wirkungs-eintritt	Wirkungs-dauer	Vorteile	Nachteile
forcierte Diurese 0,9 % NaCl-Lösung Furosemid	Lasix	3–4 l/d 50 mg/h initial, bis 250 mg/Tag i.v. nach Flüssigkeitsbilanz	in Stunden	während der Behandlung	Rehydratation und Diurese, schneller Wirkungseintritt	Herzinsuffizienz (Volumenbelastung), Hypokali- und -phosphatämie (Kaliumsubstitution!)
Calcitonin	Karil Calsynar Cibacalcin	5–10 IE/kg KG als Infusion über 24 h	in Stunden	2–3 Tage	schneller Wirkungseintritt	Tachyphylaxie
Bisphosphonate Chlodronat Pamidronate u.a.	Ostac Aredia	300 mg/d über 5 Tage 60–90 mg als einmalige 2–3 h i.v. Infusion	in 1–2 Tagen	14 Tage bis 4 Wochen (präparatabhängig)	schneller Wirkungseintritt, lange Wirkdauer	leichtes Fieber, leichte gastrointestinale Symptome, Hypophosphatämie, Hypokaliämie und Hypomagnesiämie, anhaltende Hypokalzämie nach Operation
Plicamycin (nur bei malignomassoziierter Hyperkalzämie anzuwenden, die nicht auf Bisphosphonate anspricht)	Mithramycin	25 µg/kgKG i.v. über 6 h als Einzeldosis	in 1–2 Tagen	mehrere Tage	schneller Wirkungseintritt	ausgeprägte toxische Nebenwirkungen möglich
Prednisolon	Solu-Decortin	30–100 mg/d p.o. oder i.v.	in 1–2 Tagen	während der Behandlung	Wirkung vor allem bei granulomatösen Erkrankungen mit erhöhter Calcitriolsynthese	→ „Therapie mit Glucocorticoiden", S. 559ff.

- Knochenisoenzym der alkalischen Phosphatase i. S. (Erwachsene: 3,4–21,2 ng/ml),

Zur weiteren Differenzierung.
- Osteocalcin (Erwachsene: 0,7–2,5 nmol/l),
- 1,25-Dihydroxycholecalciferol (ganzjährig 20–50 ng/ml),
- 25-Hydroxycholecalciferol (Sommer: 15–95 ng/ml, Winter: 12–62 ng/ml).

Lokalisation vergrößerter Nebenschilddrüsen. Sie ist erforderlich/sinnvoll bei:
- minimal invasiven Verfahren,
- Verdacht auf atypische Lokalisation nach erfolgloser Erstoperation,
- wiederholten Operationen am Hals.

Lokalisationsverfahren:
- höchste Treffsicherheit (90–100%) mit ^{99m}TC-Sestamibi/^{123}I-Jod-Subtraktionsszintigraphie;
- geringere Treffsicherheit (40–80%) mit Ultraschall, Magnetresonanztomographie oder Thallium/Technetium-Szintigraphie.

Therapie. Primäres Ziel sollte die Entfernung der Ursache der Hyperkalzämie sein (z. B. Operation eines Nebenschilddrüsenadenoms). Bei leichter, aber symptomatischer Hyperkalzämie genügen in der Regel Diuretika oder forcierte Diurese, um den Zeitraum bis zur Entfernung der Ursache der Hyperkalzämie zu überbrücken. Dagegen verlangt die **hyperkalzämische Krise** neben der Beseitigung der Krisenursache den sofortigen Einsatz der in 27.3 dargestellten therapeutischen Maßnahmen. Eine Hämodialyse gegen calciumfreies Dialysat sollte durchgeführt werden, wenn eine Niereninsuffizienz bekannt ist oder trotz effektiver Therapie eine akute Niereninsuffizienz auftritt. Beim primären oder tertiären Hyperparathyreoidismus (→ S. 524ff) als Krisenursache muss so schnell wie möglich eine Nebenschilddrüsenresektion erfolgen. Neue Medikamente, die durch Modulation des Calciumrezeptors der Nebenschilddrüse die PTH-Sekretion beeinflussen können, sind in klinischer Erprobung.

27.3 Hypokalzämie

Ursachen.
- Hypoparathyreoidismus,
- Vitamin-D-Mangel (verminderte enterale Aufnahme oder geringe UV-Bestrahlung der Haut),
- Calciummangel (durch verminderte Zufuhr, erhöhten Bedarf oder Verlust),
- Hyperventilation (vermindertes ionisiertes Calcium bei respiratorischer Alkalose),
- Komplexbildung mit Calciumchelatbildnern (z. B. Citrat),
- Pseudohypoparathyreoidismus.

Symptome der hypokalzämischen Tetanie. Nach lokalen Missempfindungen (z. B. „Kribbeln, Ameisenlaufen, Pelzigkeitsgefühl") in Gesicht, Händen und Füßen treten bei erhaltenem Bewusstsein Krämpfe auf (27.4).

27.4 Symptomatik der hypokalzämischen Tetanie

Lokalisation	Symptomatik
Gesicht	z. T. schmerzhafte Verspannung der Gesichtsmuskulatur
Hände, Füße	Pfötchenstellung der Hände (Geburtshelferstellung) und Spitzfußstellung der Füße = Karpopedalspasmen
Kehlkopf	Stimmritzenkrampf (Laryngospasmus)
Bronchien	Atemnot durch Bronchospasmus
Darm und Harnblase	Abdominalkrämpfe (viszerale Spasmen)

Hyperkalzämie

Diagnostisches Vorgehen. Laborparameter → „Hyperkalzämie", S. 518ff.
- Folgende **Provokationstests** sind bei Hypokalzämie positiv:
  - **Chvostek-Zeichen:** Beklopfen des N. facialis im Bereich der Wange löst Zucken der Mundwinkel aus.
  - **Trousseau-Zeichen:** Nach Anlegen einer Blutdruckmanschette am Oberarm (arteriellerMitteldruck) resultiert eine Pfötchenstellung der Hand.
  - **Lust-Zeichen:** Beklopfen des N. fibularis hinter dem Fibulaköpfchen führt zur kurzen Hebung und Pronation des Fußes.
- **EKG:** QT-Zeit-Verlängerung nachweisbar,
- hypokalzämische **Myopathie** mit proximaler Muskelschwäche und verminderten Eigenreflexen.

Gesamtcalcium ist niedrig bei Hypalbuminämie, da 50% des Calciums an Albumin gebunden sind. Ionisiertes Calcium ist dabei normal. Ionisiertes Calcium ist reduziert bei pH-Anstieg (respiratorische Alkalose bei Hyperventilation) und erhöht bei pH-Abnahme (metabolische Azidose bei Niereninsuffizienz oder diabetischer Stoffwechselentgleisung). Im Zweifelsfall Rat durch einen erfahrenen Endokrinologen einholen.

Therapie.

Bei Hypokalzämie mit Tetanie durch Hyperventilation.
- Beruhigung des Patienten,
- ggf. 10 mg Diazepam i.v.,
- ggf. Beutelrückatmung.

Bei Hypokalzämie unklarer Ursache oder durch Hypoparathyreoidismus. Vor Therapie: Blutentnahme zur Calcium- (gesamtes und ionisiertes) und pH-Bestimmung zum Ausschluss/Nachweis einer eventuellen Hyperventilation.

Akute Therapie. Calciumsubstitution i.v.:
- Dosierung: 10%ige Calciumgluconatlösung initial 20 ml, weiter nach Bedarf streng i.v.,
- Nebenwirkungen: leichtes Wärmegefühl, Flush,
- Kontraindikationen: Hyperkalzurie, schwere Niereninsuffizienz, digitalisierte Patienten, bei anaphylaktischen Reaktionen mit Anzeichen eines drohenden Schocks.

Behandlung spätestens abbrechen, wenn Serum-Calcium-Spiegel über 2,6 mmol/l oder Calciumausscheidung im 24-Stunden-Sammelurin über 0,125 mmol/kgKG/d beträgt. Adrenalinanwendung bei Hyperkalzämie birgt die Gefahr schwerer Herzrhythmusstörungen.

Langzeittherapie.
- **Calciumdauersubstitution** oral, bis 6 × 500 mg/d,
- **Vitamin-D-Präparate:** Prinzip: Vitamin-D-Substitution, Dosierung: Dihydrotachysterol (z.B. Tachystin oder A.T.10-Kapseln oder -Lösung initial 3,0–9,0mg/d, weiter 0,5–1,5 mg Calcitriol (z.B. Rocaltrol-Kapseln): initial 0,5 µg/d, weiter 0,25–0,5 µg/d; 1α-Hydroxycholecalciferol (z.B. EinsAlpha): initial 1–3 µg/d, weiter 1 µg/d. Kontraindikation: Hyperkalzämie.

Langzeit-Verlaufskontrolle: unbedingt Serum-Calcium-Spiegel und Calciumausscheidung im 24-Stunden-Sammelurinbestimmen, da die Gefahr der Hyperkalzämie vor allem bei eingeschränkter Nierenfunktion besteht (Folgen: Verschlechterung der Nierenfunktion, Nephrokalzinose und Nephrolithiasis). Ein Calcium-Phosphat-Produkt von 3,5–3,7 mmol/l sollte nicht überschritten werden (Dosisanpassung!).

27.4 Hyperparathyreoidismus (HPT)

engl.: primary/secundary/tertiary hyperparathyroidism

Definition. Als Hyperparathyreoidismus (HPT) wird eine vermehrte Produktion von Parathormon (PTH) bezeichnet. Während die Nebenschilddrüsen beim primären HPT bei initial normalen Calciumspiegeln einen Überschuss an PTH produzieren, erfolgt die Überproduktion bei der sekundären Form kompensatorisch bei niedrigem Serum-Calcium-Spiegel. Der tertiäre HPT kann als irreversibler Folgezustand des sekundären HPT angesehen werden, bei dem auch ein erhöhter Serum-Calcium-Spiegel die PTH-Produktion nicht mehr zu drosseln vermag.

27.4.1 Primärer Hyperparathyreoidismus (pHPT)

Epidemiologie. Die Prävalenz wird auf 1–4/1000 geschätzt. Der Häufigkeitsgipfel liegt bei Männern früher als bei Frauen (♂: 40.–50., ♀: 60.–70. Lebensjahr), während Frauen jedoch insgesamt häufiger betroffen sind als Männer (2 : 1).

Ätiopathogenese und Pathophysiologie. Beim pHPT kommt es bei initial normalen Calciumkonzentrationen im Serum zu einer pathologisch erhöhten Sekretion von Parathormon durch ein Adenom oder eine Hyperplasie der wasserhellen Zellen oder der Hauptzellen der Nebenschilddrüsen. Beim **parathyreoidalen Adenom** (◐ **27.3**) handelt es sich um das Ergebnis einer monoklonalen Proliferation, ausgehend von einer einzigen mutierten Zelle (80 % aller pHPT-Formen). Der Hauptdefekt besteht wahrscheinlich in der Inaktivierung von Tumorsuppressorgenen auf dem Chromosom 11. Nur einige Adenome weisen eine Mutation des Calciumrezeptors auf, wodurch sie nicht mehr adäquat

◐ **27.3 Primärer Hyperparathyreoidismus**

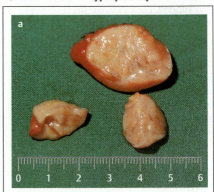
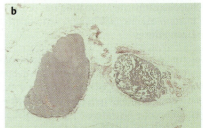
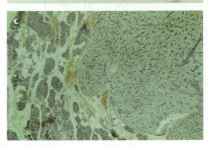

a Operationspräparat: Nebenschilddrüsenadenom, mehrfach aufgeschnitten. **b** Lupenbetrachtung: Normale Nebenschilddrüse (links) und Nebenschilddrüsenadenom (rechts). **c** Lichtmikroskopie: Restnebenschilddrüsengewebe (rechts) und Nebenschilddrüsenadenom (links). Quelle der ◐ **a–c**: Emmrich, → S. 1170.

auf die Rückkopplungsmechanismen reagieren können. Die Ursachen der durch polyklonale Proliferation parathyreoidaler Zellen hervorgerufenen **primären parathyreoidalen Hyperplasie** (15% aller pHPT-Formen) sind noch unklar. Parathyreoidale Adenome und/oder eine parathyreoidale Hyperplasie kommen auch im Rahmen einer multiplen endokrinen Neoplasie (Typ 1 und 2A) vor. Beim **parathyreoidalen Karzinom** (0,5–4% aller pHPT-Patienten) liegt offenbar ein spezifischer Verlust des Retinoblastom-Suppressorgens vor. Mutationen des Calciumrezeptors in allen PTH-sezernierenden Nebenschilddrüsenzellen sind die Ursache des **schweren neonatalen Hyperparathyreoidismus**, der homozygoten Form der familiären hypokalzurischen Hyperkalzämie (FHH). Extrem selten ist die **echte ektope PTH-Produktion** in Abgrenzung zur PTHrP-Produktion.

Symptomatik. „Stein-, Bein- und Magenpein": Die typische Trias des „klassischen" pHPT mit Nierensteinen, Knochenveränderungen sowie Magen- und Duodenalulzera ist heute wegen einfacher Diagnostik selten geworden. „Steinpein", d. h. häufige Nierensteinkoliken, besonders im jüngeren Lebensalter, sind anamnestisch wertvolle Hinweise. Hauptbefund beim primären Hyperparathyreoidismus ist die Hyperkalzämie (→ S. 516ff). Die Symptome sind in ⊤ 27.1, S. 519 beschrieben. Eine massive PTH-Sekretion kann zu einer hyperkalzämischen Krise (→ S. 518ff) führen. Bei 70% der Patienten mit parathyreoidalem Karzinom fällt initial ein tastbarer, fester Tumor auf, der in 40% der Fälle zu einer Rekurrensparese führt.

Diagnostisches Vorgehen. Die erforderlichen Laboruntersuchungen zur Diagnostik der Hyperkalzämie sowie die gegebenenfalls indizierte Lokalisationsdiagnostik vergrößerter Nebenschilddrüsen sind auf S. 519ff aufgeführt. Typische radiologische Befunde der ossären Veränderungen, die als Spätsymptom

gelten, sind im Abschnitt „sekundärer und tertiärer Hyperparathyreoidismus" beschrieben (S. 526).

Therapie.

Medikamente. Die Hyperkalzämie kann durch verschiedene Maßnahmen beeinflusst werden (→ S. 522 und ⊤ 27.3, S. 521). Für die Behandlung der Hyperkalzämie beim primären Hyperparathyreoidismus sind Bisphosphonate in Deutschland noch nicht zugelassen. Ein neues Therapieprinzip bei PTH-abhängiger Hyperkalzämie ist die Modulation des Kalziumrezeptors der Nebenschilddrüsen durch die neue Medikamentengruppe der Kalziummimetika. Cinacalcet, ein Kalziummimetikum der zweiten Generation, reduziert dosisabhängig über mehrere Stunden die PTH- und auch die Serumkalziumkonzentration beim Menschen. Es kann bei Patienten mit Nebenschilddrüsenkarzinom und pHPT aber auch bei dialysepflichtigen Patienten mit sekundärem renalem HPT eingesetzt werden (US-Zulassung 03/2004).

Operation. Entfernung des parathyreoidalen Adenoms/Karzinoms oder der hyperplastischen Nebenschilddrüsen. Bei vollständiger Entfernung der veränderten Nebenschilddrüsen kommt es zu einer allmählichen Rückbildung fast aller Symptome. Schwere ossäre Veränderungen und renale und kardiovaskuläre Folgeschäden sind allerdings nicht reversibel. Bei Befall nahezu aller Drüsen erfolgt die heterotope Autotransplantation einer halben Nebenschilddrüse in den Unterarm (Muskellogen des M. brachioradialis) oder den M. Sternocleidomastoideus (mit Clipmarkierung) zur Vermeidung eines Hypoparathyreoidismus. Die Kryokonservierung von Nebenschilddrüsengewebe zur späteren Autotransplantation ist ebenfalls möglich.

Die Operation sollte stets von einem versierten Nebenschilddrüsen-Chirurgen mit langjähriger Erfahrung und mindestens 15–20 Nebenschilddrüsen-Operationen pro Jahr durchgeführt werden, um auch bei atypischer Lage des Adenoms erfolgreich zu sein.

Therapieentscheidung bei der asymptomatischen Form des pHPT. 70–80 % aller neu diagnostizierten pHPT-Patienten in Ländern mit hoher Frequenz an „Routine-Calcium-Untersuchungen" weisen eine „asymptomatische" Verlaufsform auf. Aufgrund der zu erwartenden Folgeschäden sollte ein Teil dieser Patienten ebenfalls operiert werden. Eine Operationsindikation ergibt sich bei:
- Serum-Calcium >3,0 mmol/l oder 0,25 mmol/l über der oberen Normgrenze,
- Nierensteinen aktuell oder in der Anamnese,
- reduzierter Nierenfunktion (GFR 30 % unter dem altersbezogenen Referenzwert),
- Hyperkalzurie (>10 mmol/24 h),
- reduzierter Knochendichte (mehr als 2,5 Standardabweichungen unter der peak bone mass),
- Patienten <50 Jahre.

Prognose. Unbehandelt führen schwere Verlaufsformen des pHPT zu erheblichen Sekundärkomplikationen oder zur tödlich verlaufenden hyperkalzämischen Krise. Dagegen ist die Prognose parathyreoidektomierter Patienten in Abhängigkeit von der Vorschädigung in der Regel sehr gut. Die Prognose bei Patienten mit asymptomatischem Hyperparathyreoidismus ohne Operation ist zurzeit noch unklar.

27.4.2 Sekundärer und tertiärer Hyperparathyreoidismus

Ätiopathogenese und Pathophysiologie.

Renale Form des sekundären Hyperparathyreoidismus (häufig). Eine Einschränkung der Nierenfunktion führt zur Phosphatretention und zum Rückgang der Bildung des 1,25-Dihydroxycholecalciferols in der Niere (Ausfall bzw. Aktivitätsabnahme der 1α-Hydroxylase). Beide Faktoren bewirken ein Absinken der Fraktion des ionisierten Calciums mit Stimulation der PTH-Sekretion. Die Hypokalzämietendenz wird noch verstärkt durch eine Resistenz des Skeletts gegenüber der Calciummobilisierenden Wirkung des Parathormons. Fehlendes 1,25-Dihydroxycholecalciferol führt zur Osteomalazie und erhöhtes PTH zur Osteoklasie. Sie bewirken in der Kombination die renale Osteodystrophie.

Intestinale Form des sekundären Hyperparathyreoidismus (selten). Eine verminderte enterale Calciumresorption bei Malabsorption oder unzureichende Umwandlung von Cholecalciferol in 25-Hydroxycholecalciferol durch Leberfunktionsstörung und/oder gestörte enterale Resorption von Vitamin D bei Cholestase führen zu einer Hypokalzämie mit gegenregulatorisch erhöhter Parathormonsekretion.

Cholecalciferol-Bildung in der Haut. Sehr selten liegt die Ursache in einer unzureichenden Bildung von Cholecalciferol in der Haut.

Tertiärer Hyperparathyreoidismus. Nach langjährigem sekundären Hyperparathyreoidismus bei Niereninsuffizienz und Dialysetherapie kommt es oft zur Ausbildung eines tertiären HPT. Trotz normaler Calciumkonzentration im Serum sezernieren die betroffenen Nebenschilddrüsen inadäquat zu hohe Parathormonmengen (verschobener Calcium/PTH-„Set Point").

Symptomatik. Knochenschmerzen durch massive ossäre Umbauvorgänge bis hin zu Spontanfrakturen, Muskelschwäche und Symptome der Grundkrankheiten (z. B. chronische Niereninsuffizienz, Sprue).

Diagnostisches Vorgehen.

Labor. Außer den im allgemeinen Teil (S. 519ff) angegebenen Laborparametern sollten Kreatinin bzw. die Kreatinin-Clearance bestimmt werden, um zwischen renaler und intestinaler Ursache unterscheiden zu können (→ ▼ 27.2, S. 520).

Röntgen. Zur Abschätzung des Ausmaßes und der Lokalisation einer HPT-bedingten Demineralisation sollten gezielte Röntgenuntersuchungen im Bereich der Prädilektionsstellen durchgeführt werden (→ ▼ 27.1, S. 519). Die röntgenmorphologischen Veränderungen am Skelett bei primärem und sekundärem Hyperparathyreoidismus ähneln sich. Die beim sekundären renalen HPT nachweisbare Osteodystrophie äußert sich vor allem in ausgeprägten subperiostalen Resorptionen an den Phalangen der Extremitäten (◉ 27.4), den distalen Enden der Claviculae, am Becken und an den Sakroiliakalgelenken. Am Schädel lassen sich Mattglasstrukturen, fokale Transparenzzunahme und fokale Sklerosierungen nachweisen (◉ 27.5). Oft sind Frakturen der Rippen oder auch Looser-Umbauzonen und Frakturen am Becken und proximalen Femur sichtbar und sprechen dann für das Überwiegen der osteomalazischen Komponente des sekundären HPT. Extraossäre Verkalkungen treten wegen des oft erhöhten Calcium-Phosphat-Produktes im Serum vor allem beim tertiären HPT häufiger auf (◉ 27.6).

Knochenszintigraphie. Sie kann für die Bewertung des Schweregrades der Skeletterkrankung hinzugezogen werden und erlaubt auch den Nachweis ektoper Kalzifikationen und Pseudofrakturen.

Differenzialdiagnose. Die Abgrenzung zwischen primärem HPT mit Niereninsuffizienz durch die Folgen der Hyperkalzämie und einem sekundären HPT mit Niereninsuffizienz als Ursache der parathyreoidalen Funktionsstörung ist schwierig. Nephrolithiasis und Nephrokalzinose ohne Niereninsuffizienz in der Anamnese sprechen eher für einen pHPT als Grundkrankheit.

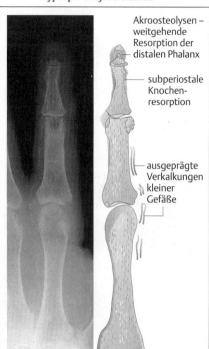

◉ **27.4 Knochenveränderungen bei Hyperparathyreoidismus**

Frühestes und spezifisches radiologisches Zeichen für einen Hyperparathyreoidismus ist die subperiostale Knochenresorption. Im fortgeschrittenen Stadium der Erkrankung kommt es zur Auflösung der Knochenstruktur (Akroosteolyse). Gefäßverkalkungen im Bereich kleiner Fingergefäße vom Mönckeberg-Typ sind beim Hyperparathyreoidismus häufig nachweisbar.

Therapie.

Renaler sHPT.
- Reduktion der Phosphatzufuhr auf 600 mg/d durch phosphatarme Lebensmittel.
- Kalziumsupplementierung und Gabe calciumhaltiger Phosphatbinder (Calciumcarbonat) Indikation: Hyperphosphatämie

27.5 Schädel bei Hyperparathyreoidismus

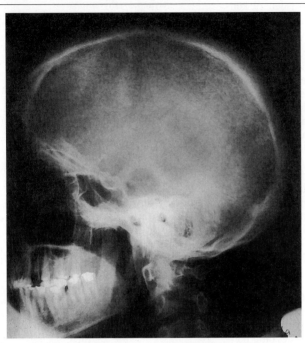

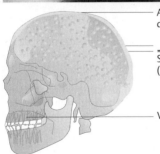

— Aufhebung der Dreischichtung der Schädelkalotte

— „pfefferstreuerähnliche" Schädelstruktur (engl.: „pepper pot" skull)

— Verlust der Lamina dura der Zähne

Typisch sind die aufgehobene Dreischichtung der Schädelkalotte sowie die diffus porige Knochenstruktur im Sinne des „Pepper Pot Skull".

trotz Diät, *Dosierung:* 2–3 g Calciumcarbonat/Tag, Einnahme jeweils mit den Mahlzeiten (nicht bei tertiärem HPT!).
- Im Ausnahmefall (bei unzureichender Kontrolle der Hyperphosphatämie): Gabe von aluminiumhaltigen Phosphatbindern (nur kurzfristig wegen Gefahr der Aluminiumosteopathie) oder Sevelamer (Renagel).
- Substitution von 1,25-Dihydroxycholecalciferol oder 1α-Hydroxycholecalciferol. *Indikation:* Unzureichend kontrollierter sekundärer Hyperparathyreoidismus trotz o.g. Maßnahmen. Nebenwirkungen: Hy-

27.6 Sekundärer Hyperparathyreoidismus

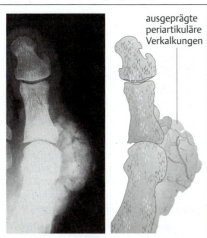

ausgeprägte periartikuläre Verkalkungen

Weichteilverkalkungen bei sekundärem Hyperparathyreoidismus lassen sich oft in der Nähe kleinerer oder größerer Gelenke nachweisen. Sie sind ein Hinweis für die Überschreitung einer kritischen Grenze des Calcium-Phosphat-Produktes im Interstitium mit Ausfällung von Calcium-Phosphat-Komplexen.

perkalzämie vor allem beim tertiären HPT und gleichzeitiger Gabe von Calciumpräparaten. Kontraindikation: Hyperkalzämie und Hyperphosphatämie.

Bei Ausfall der Nierenfunktion können Calcium und Phosphat nicht mehr ausgeschieden werden. Bei Calciumsubstitution und Hyperphosphatämie droht die Gefahr extraossärer Calciumphosphatablagerungen. Bei Überdosierung von 1,25-Dihydroxycholecalciferol und Calcium droht die Hyperkalzämie. Deshalb stets Dosistitration und Verlaufskontrolle der Serum-Calcium- und Phosphatwerte.

Intestinaler sHPT.
- Behandlung der Grundkrankheit,
- Substitution von Calcium und Vitamin D (→ „Therapie der Hypokalzämie", S. 523).

Tertiärer HPT. Totale Parathyreoidektomie mit Autotransplantation von Nebenschilddrüsengewebe.

27.5 Hypoparathyreoidismus

engl.: hypoparathyroidism

Definition. Angeborene oder erworbene Unterfunktion der Nebenschilddrüsen, die zu einem absoluten oder relativen Mangel an Parathormon (PTH) im Serum führt. Leitsymptom ist die hypokalzämische Tetanie.

Pathophysiologie. Verlust oder Funktionsstörung der Nebenschilddrüsen führen durch einen Mangel an Parathormon (PTH) zu verminderter Bildung von 1,25-Dihydroxycholecalciferol (→ 27.1, S. 517) und damit zu einer Reduktion der intestinalen Calciumresorption. Ohne PTH wird die Calciumausscheidung durch die Nieren nicht mehr gehemmt. Gleichzeitig kommt es zum Rückgang der Phosphatausscheidung sowie zu einer verminderten Freisetzung von Calcium aus dem Knochen. Daraus resultieren Hypokalzämie und Hyperphosphatämie.

Ätiologie. Häufig kommt es zu einem Verlust der Nebenschilddrüsen nach Operationen im Halsbereich (nach Operation wegen eines primären Hyperparathyreoidismus bei bis zu ca. 2 %, nach totaler Thyreoidektomie temporär bei bis zu 33 %, permanent bei bis zu 1–4 % der Patienten).

Seltene Ursachen.
- Nach Entfernung eines Nebenschilddrüsenadenoms (präoperative Hyperkalzämie führt zur Suppression der anderen Nebenschilddrüsen),
- idiopathischer Hypoparathyreoidismus (familiärer isolierter Hypoparathyreoidismus und andere seltene Formen),

DD des Hypoparathyreoidismus

Erkrankung	Bedeutung	Kommentar
normokalzämische Tetanie	+++	Alkalose durch Hyperventilation (Pa_{CO_2}, HCO_3^- erniedrigt, pH an oberer Normgrenze oder erhöht)
Pankreatitis	++	Symptomatik; Pankreaselastase 1, Lipase, Amylase im Serum erhöht
Niereninsuffizienz	++	Kreatinin erhöht bzw. Kreatininclearance erniedrigt
Mangelernährung, Malassimilation (Malabsorption und Maldigestion)	++	Anamnese, typische Symptomatik, Labor: Stuhl: Fett erhöht, β-Carotin vermindert, im Serum: Gesamteiweiß oder Albumin vermindert, alkalische Phosphatase erhöht, Prothrombinzeit vermindert, Folsäure- und Vitamin-B_{12}-Mangel, Eisen vermindert, gestörte Lactose- und Xyloseresorption
Vitamin-D-Mangel (verminderte Verfügbarkeit, gestörter Metabolismus), verminderte Wirkung	++	fehlende Sonnenlichtexposition, Hinweise für Malassimilation, Niereninsuffizienz, Pseudo-Vitamin-D-Mangelrachitis Typ I (1α-Hydroxylasedefekt) und Typ II (Vitamin-D-Rezeptorresistenz), Antikonvulsiva, Bestimmung von 25-Hydroxycholecalciferol im Serum (1,25-Dihydroxycholecalciferol oft normal trotz sicherer Osteomalazie)
Magnesiummangel	+	bei Malassimilationssyndrom, akuter Pankreatitis, magnesiumfreier parenteraler Ernährung, Alkoholismus, Bestimmung von Magnesium im Serum und 24-Stunden-Sammelurin, Magnesiumbelastungstest
massive Infusion von Calciumkomplexbildnern (z. B. Citrat)	+	Anamnese
Pseudohypoparathyreoidismus (*Synonym:* Albright-Syndrom; *engl.:* Albright's hereditary osteodystrophy = AHO)	+	**Typ Ia:** vermindertes Gs-Protein im PTH-Rezeptor-G-Protein-Adenylatcyclase-Komplex **Typ Ib:** PTH-Rezeptordefekt **Typ Ic:** Adenylatcyclasedefekt **Typ II:** Störung der phosphaturischen Wirkung des PTH bei normalem intrazellulären cAMP-Anstieg, exakter molekularer Mechanismus noch unklar, *bei beiden Formen:* PTH erhöht!
Pseudo-Pseudo-Hypoparathyreoidismus	(+)	Sonderform des Albright-Syndroms mit typischem klinischen Erscheinungsbild, Gs-Mutation wie bei Pseudohypoparathyreoidismus Typ Ia, aber Normokalzämie bei fehlender PTH-Resistenz

- im Rahmen genetischer Syndrome:
  - DiGeorge-Syndrom: Agenesie der Nebenschilddrüsen, Aplasie des Thymus, Fehlbildung des Herzens und anderer Organe bei Anlagestörung der 3. und 4. Schlundtasche,
  - Kenney-Syndrom: fehlende Nebenschilddrüsen oder biologisch inaktives PTH, Zwergwuchs und andere Fehlbildungen innerer Organe,
- bei neonataler Hypokalzämie (Langzeithyperkalzämie der Schwangeren),
- bei Sepsis, metastatischer Infiltration, Hämochromatose, Kupferablagerung in den Nebenschilddrüsen,
- im Rahmen des autoimmunen polyglandulären endokrinen Insuffizienzsyndroms (APS) Typ I,
- nach cervicaler Ratio,
- bei ausgeprägter Hypomagnesiämie (angeboren, bei Alkoholismus, Hyperaldosteronismus, Erbrechen, Malabsorption, parenteraler magnesiumfreier Ernährung) oder schwerer Hypermagnesiämie.

Symptome und Befunde. Außer den Symptomen und Befunden der Hypokalzämie (→S. 522f) kommt es zu einem endokrinen Psychosyndrom mit erhöhter Reizbarkeit, Ängstlichkeit und depressiven Verstimmungen. Kinder fallen häufig durch Wachstums- und Zahnbildungsstörungen, psychomotorische Retardierung und Schulschwierigkeiten auf.

Diagnostisches Vorgehen.

Labor. → „Hypokalzämie", S. 523ff; der Nachweis einer Hypokalzämie ist zur Stellung der Diagnose Hypoparathyreoidismus allein nicht ausreichend, in Kombination mit einer Hyperphosphatämie bei Ausschluss von Niereninsuffizienz und Hypalbuminämie ist dieser jedoch wahrscheinlich. Die Bestimmung des PTH ermöglicht bei Hypokalzämie und verminderten oder niedrig normalen PTH-Werten den Nachweis einer PTH-Sekretionsstörung.

Klinische Untersuchung. Dystrophie von Haut und Hautanhangsgebilden (Hand-/Fingernagelwachstum!).

Spaltlampenuntersuchung. Verkalkungen der Augenlinsen (Tetaniestar; die Ursache hierfür ist bisher nicht geklärt).

Computertomographie/MRT. Intrakranielle Verkalkungen innerhalb und außerhalb kleiner Blutgefäße, Basalganglienverkalkung.

Patienten mit Hypoparathyreoidismus oder Pseudohypoparathyreoidismus werden gelegentlich als Epileptiker verkannt. Calcium-, Phosphat- und PTH-Kontrolle klären die Diagnose.

Differenzialdiagnose. → S. 530.

Therapie. → S. 523

Literatur

Bringhurst FR, Demay MB, Kronenberg HM. Hormones and disorders of mineral metabolism. In: Wilson JD, et al., eds., Williams Textbook of Endocrinology. 9th ed. Philadelphia: W.B. Saunders Company 1998: 1155–1209.
Eine relativ aktuelle, klar gegliederte, übersichtliche und umfassende Darstellung von Pathophysiologie, Diagnostik und Therapie von Störungen des Mineralhaushaltes mit besonderer Berücksichtigung des Hyperparathyreoidismus.

Besser M, Thorner MO. Atlas of endocrine imaging. London: Mosby Europe Limited 1994.
Ein ausgezeichnet gestaltetes Buch über die speziellen sonographischen, computertomographischen und röntgenologischen Veränderungen bei endokrinen Erkrankungen einschließlich des Hyper- und Hypoparathyreoidismus.

Bilezikian JP, Silverberg SJ. Asymptomatic Primary Hyperparathyroidism. NEJM 2004; 350 (17): 1746–51.
Aktualisierte Empfehlungen zu Diagnostik und Therapie des asymptomatischen primären Hyperparathyreoidismus.

Silverberg SJ, Bilezikian JP, Bone HG, Talpos GB, Horwitz MJ, Stewart AF. Therapeutic controversiesin primary hyperparathyroidism. J. Clin Endocrinol Metab. 1999; 84 (7): 2275–85.
Eine gelungene und spannende Pro-und-Kontra-Diskussion zur Therapie des primären Hyperparathyreoidismus unter besonderer Berücksichtigung des „asymptomatischen" primären HPT.

Shoback DM, Bilezikian JP, Turner SA et al. The calcimimetic cinacalcet normalizes serum calcium in subjects with primary hyperparathyroidism. J Clin Endocrinol Metab 2003; 88: 5644–49.
Klinische Studie zur Wirksamkeit des Kalzimimetikums Cinacalcet bei Patienten mit primärem Hyperparathyreoidismus.

Wysolmerski JJ, Stewart AF. The physiology of parathyroidhormone-related protein: an emerging role as a developmental factor. Annu Rev Physiol 1998; 60: 431–460.
Eine umfassende und aktuelle Übersicht über die Physiologie und teilweise über die Pathologie des PTHrP.

28 Metabolische Osteopathien

Hans-Peter Kruse

28.1	Osteoporose 533	
28.2	Osteomalazie 538	
28.3	Ostitis fibrosa generalisata 541	

28.1 Osteoporose

engl.: osteoporosis

Definition. Die Osteoporose ist eine generalisierte Knochenerkrankung, die durch eine niedrige Knochenmasse, eine gestörte Mikroarchitektur des Knochengewebes und ein konsekutiv erhöhtes Frakturrisiko charakterisiert wird. Die Knochenfestigkeit, die bestimmt wird von der Knochenmasse und zahlreichen Faktoren der Knochenqualität, ist herabgesetzt. Man unterscheidet:
- **Osteoporose ohne Fraktur:** präklinische Osteoporose, Osteopenie.
- **Osteoporose mit Fraktur(en):** klinisch manifeste Osteoporose.

Epidemiologie.
- ♀ > ♂,
- zur Häufigkeit der präklinischen Osteoporose liegen keine verlässlichen Daten vor,
- die Prävalenz osteoporotischer Wirbelkörperfrakturen bei Frauen jenseits des 60. Lebensjahres beträgt etwa 15–25 %,
- Inzidenz von Oberschenkelhalsfrakturen in Deutschland pro 100000 Personen und Jahr: Frauen etwa 240, Männer etwa 135.

Ätiopathogenese und Pathophysiologie. Unter physiologischen Bedingungen unterliegt die Knochenmasse altersabhängigen Veränderungen (👁 **28.1**).

Ätiologisch wird die Osteoporose in primäre und sekundäre Formen eingeteilt, je nachdem, ob sich ein ursächliches Grundleiden nachweisen lässt oder nicht (T **28.1**).

Unter den sekundären Osteoporosen kommt den endokrin bedingten klinisch die größte Bedeutung zu. Im Rahmen intestinaler und renaler Störungen ist die Osteoporose meist nur Teilkomponente einer komplexen Osteopathie, die auch eine Knochenmineralisationsstörung im Sinne einer Osteomalazie und einen sekundären Hyperparathyreoidismus umfasst.

Neben den Grunderkrankungen einer sekundären Osteoporose gibt es eine Reihe von Faktoren, die per se nicht obligat zur Osteoporose führen, aber das Risiko einer Osteoporoseentwicklung bzw. das Frakturrisiko erhöhen (T **28.2**).

Pathogenetisch liegt der Osteoporose ein Verlust an Knochenmasse durch ein Ungleichgewicht des zellulären Knochenumbaus zugrunde, d. h. ein Überwiegen des osteoklastären Knochenabbaus gegenüber der osteoblastischen Knochenneubildung. Dabei gibt es sowohl Osteoporosen mit gesteigertem („High-Turnover") als auch reduziertem Umbau („Low-Turnover"). Die verschiedenen sekundären Osteoporosen weisen oft eine typische Konstellation auf. Seltener können Osteoporosen auch durch einen verminderten Knochenaufbau in den ersten Lebensjahr-

28 Metabolische Osteopathien

28.1 Altersabhängiger Verlauf der Knochenmasse bei Frauen

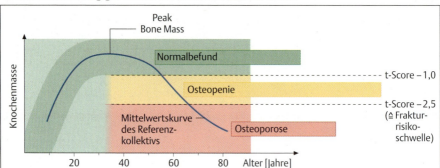

Altersabhängiger Verlauf der Knochenmasse bei Frauen (ohne postmenopausale Hormonsubstitution) nach DXA-Messungen der Knochendichte im Bereich der LWS. Die sog. Peak Bone Mass wird im 3. Lebensjahrzehnt erreicht, die sog. Frakturrisikoschwelle zwischen dem 60. und 70. Lebensjahr unterschritten. Der größte Verlust an Knochenmasse findet in den ersten 10 Jahren nach der Menopause statt. Stadieneinteilung nach dem t-Score in Normalbefund, niedrige Knochenmasse und Osteoporose. t-Score: Abweichung der Knochendichte in Standardabweichungen von Peak Bone Mass. Normalbefund t > −1,0; Osteopenie t −1,0 bis −2,5; Osteoporose t < −2,5.
Z-Score: Abweichung der Knochendichte in Standardabweichungen vom Altersmittel des Referenzkollektivs.

zehnten bedingt sein, in diesen Fällen wird die optimale Peak Bone Mass nicht erreicht. Der Verlust an Knochenmasse führt nicht nur zu einer gleichförmigen Verdünnung von Kortikalis und Spongiosa, sondern auch zur Perforation trabekulärer Strukturen und damit zur Diskontinuität tragender Elemente (gestörte Mikroarchitektur), so dass das Frakturrisiko mit abnehmender Knochenmasse überproportional ansteigt.

Die Pathophysiologie der häufigsten **postmenopausalen Osteoporose** ist durch den Östrogenmangel bestimmt. Daneben sind Calcium- und Vitamin-D-Mangel von großer Bedeu-

28.1 Ätiologische Einteilung der Osteoporose

primäre Osteoporose	sekundäre Osteoporose
• juvenil, • prämenopausal, • postmenopausal, • senil, • idiopathisch	• endokrin: z. B. Sexualhormonmangel, Hyperthyreose, Glucocorticoidexzess, • intestinal: Malassimilation, • renal, • genetisch: z. B. Osteogenesis imperfecta, andere Knochendysplasien, • entzündlich, • neoplastisch: z. B. Plasmozytom, Mastozytose, • Immobilisation, Schwerelosigkeit, • verschiedene seltene Ursachen

28.2 Risikofaktoren für Frakturen bei postmenopausalen Frauen

Relatives Risiko > 2:

- Alter > 75 Jahre,
- Frakturen jenseits des 45. Lebensjahres,
- niedriges Körpergewicht (BMI < 20 kg/m^2)
- ungewollte Gewichtsabnahme > 10 % seit dem 25. Lebensjahr,
- stark eingeschränkte Mobilität,
- Konditionen mit hohem Sturzrisiko,
- Erkrankungen, die zu einer sekundären Osteoporose führen können.

Relatives Risiko > 1 – 2:

- kalziumarme Ernährung,
- geringe Sonnenlichtexposition,
- Rauchen (aktuell)
- positive Familienanamnese (proximale Femurfraktur bei Verwandten 1. Grades nach dem 50. Lebensjahr),
- chirurgische oder natürliche Menopause < 45. Lebensjahr,
- kurze endogene Östrogenexpositionszeit < 30 Jahre,
- Patientin hat nie gestillt.

tung für eine Osteoporoseentwicklung. Durch die Regulationsmechanismen der Calciumhomöostase führt eine permanent negative Calciumbilanz immer zu einer negativen Knochenbilanz (minus 100 mg Ca^{2+} täglich etwa minus 3 % Knochenmasse pro Jahr).

Den **sekundären Osteoporosen** liegen unterschiedliche pathophysiologische Mechanismen zugrunde. Glucocorticoide wirken direkt und indirekt auf Calciumstoffwechsel und Knochenumbau; sie hemmen die Osteoblasten- und stimulieren die Osteoklastenaktivität, außerdem wird die intestinale Calciumabsorption reduziert.

Symptomatik. Eine Osteopenie oder **präklinische** Osteoporose (ohne Fraktur) ist schmerzlos und verursacht keine Symptome. Beschwerden im Bereich der Extremitäten oder Gelenke gehören nicht zum Krankheitsbild dieser Form von Osteoporose.

Symptomatik der klinisch manifesten Osteoporose. Akuter oder chronischer Rückenschmerz durch **Wirbelkörperfrakturen**. Das akute Schmerzereignis kann Folge einer frischen Impression, Sinterung oder Kompressionsfraktur eines Wirbelkörpers sein. Chronische Rückenschmerzen sind auch Auswirkung einer **Fehlstatik** der Wirbelsäule bei bestehenden Wirbelkörperdeformierungen mit Überlastung von Muskulatur, Sehnen, Bändern und Gelenken. Bei Wirbelkörperfrakturen nimmt die Körpergröße durch Rumpfverkürzung ab. Dies kann zur kardiopulmonalen Insuffizienz durch Einengung des Thoraxraumes, zur Vorwölbung des Abdomens und zum Rundrücken führen. Außerdem kommt es zu **Extremitätenfrakturen**, insbesondere Radius- und Oberschenkelhalsfrakturen durch inadäquate minimale Traumen.

Diagnostisches Vorgehen.

Anamnese und körperliche Untersuchung. Osteoporoserisikofaktoren (→ 28.2), Familienanamnese, Hinweis auf ein Grundleiden einer sekundären Osteoporose (→ 28.1), frühere Frakturen.

Röntgenuntersuchung der Wirbelsäule. Sie dient dem Nachweis oder Ausschluss osteoporotischer Frakturen. Röntgenzeichen einer Osteoporose sind eine erhöhte Strahlentransparenz, Rahmenstruktur der Wirbelkörper, verstärkte vertikale Spongiosazeichnung, Deck- und Grundplatteneinbrüche, Keil- und Plattwirbel (28.2).

Osteodensitometrie. Diagnostik einer präklinischen Osteoporose, bei klinisch manifester Osteoporose als Basis der Therapiekontrolle. Methode der ersten Wahl ist die DXA (Dual X-ray Absorptiometry) an LWS und/oder Hüfte.

28 Metabolische Osteopathien

◉ 28.2 Wirbelsäule bei Osteoporose

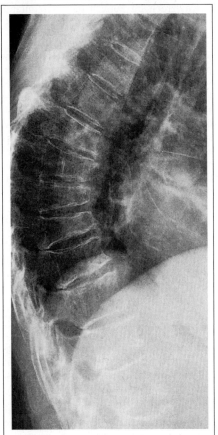

Seitliche Röntgenaufnahme der Wirbelsäule einer 72-jährigen Patientin mit manifester Osteoporose. Höhenminderung und Keilwirbelbildung im Bereich der unteren BWS mit verstärkter Kyphose.

Laborchemisches Minimalprogramm (Ausschlussdiagnostik anderer Erkrankungen).
- CRP oder BSG, Blutbild, Differenzialblutbild
- Calcium, anorganischer Phosphor
- alkalische Phosphatase, γGT, Kreatinin, Eiweiß-Elektrophorese, basales TSH.

Die Werte der genannten Parameter liegen typischerweise im Normbereich, eine leicht erhöhte alkalische Phosphatase sowie Hypo- und Hyperkalzurie können jedoch vorkommen.
Weitere gezielte laborchemische Untersuchungen bei entsprechenden anamnestischen, klinischen oder laborchemischen Hinweisen, z.B. auf eine sekundäre Osteoporose oder Risikofaktoren (z.B. LH, FSH, β-Östradiol, Testosteron, 25-OH-D_3, 1,25-$(OH)_2$-D_3).

Bestimmung von Knochenumbauparametern.
- Parameter der Knochenneubildung (z.B.):
  - Osteocalcin im Serum,
  - Knochenisoenzym der alkalischen Phosphatase,
- Parameter der Knochenresorption (z.B.):
  - Desoxypyridinolin-Crosslinks im Urin,

Hohe Knochenumbauparameter gehen mit einem erhöhten Frakturrisiko einher. Bei antiresorptiver Therapie sind sie zur Therapiekontrolle geeignet.

Knochenbiopsie vom Beckenkamm (fakultativ). Insbesondere bei ungewöhnlichen Osteoporoseformen, z.B. jungen Patienten mit primärer Osteoporose, bei unklarem Therapieeffekt oder Verlauf, zur Differenzialdiagnostik und bei komplexen Osteopathien renaler oder intestinaler Genese.

Zur korrekten Interpretation der Knochenhistologie benötigt der Pathologe u.a. Angaben über eine mögliche medikamentöse Vorbehandlung (z.B. Bisphosphonate, SERMs, Vitamin D).

Differenzialdiagnose. Die **klinische Differenzialdiagnose der manifesten Osteoporose** ist im engeren Sinn die Differenzialdiagnose des akuten und chronischen Rückenschmerzes bzw. der erhöhten Knochenbrüchigkeit. Als mögliche **andere** Ursachen chronischer Rückenschmerzen bzw. erhöhter Knochenbrüchigkeit kommen u.a. infrage:

DD der osteoporotischen Wirbelkörperdeformierung bzw. -spontanfraktur

Erkrankung	Bedeutung	Kommentar
Plasmozytom	+++	BSG-Erhöhung, Immunelektrophorese
Knochenmetastasen	++	seltener solitär, allgemeine Tumorzeichen, normaler Mineralgehalt der anderen Wirbel, oft Erhöhung der alkalischen Phosphatase
andere generalisierte Osteopathien (Osteomalazie, renale oder intestinale Osteopathie)	++	Grundleiden, häufiger sog. Fischwirbel, typische Laborkonstellation
Spondylitis	+	meist Beteiligung zweier benachbarter Wirbel mit Diszitis, BSG

- andere generalisierte Osteopathien, z. B. Osteomalazie, Hyperparathyreoidismus, Knochendysplasien,
- lokalisierte Osteopathien, z. B. Ostitis deformans Paget im Bereich der Wirbelsäule,
- Tumoren, z. B. Metastasen, Plasmozytom,
- rheumatische Krankheiten,
- degenerative Wirbelsäulenveränderungen,
- Spondylitis/Spondylodiszitis,
- neurologische Affektionen.

Die **radiologische Differenzialdiagnose der präklinischen Osteoporose** beinhaltet andere generalisierte Osteopathien mit niedriger Knochenmasse bzw. niedrigem Knochenmineralgehalt: insbesondere Osteomalazie, Hyperparathyreoidismus, renale und intestinale Osteopathien.

Ein niedriger Messwert der Osteodensitometrie bedarf der differenzialdiagnostischen Klärung und ist nicht gleichbedeutend mit der Diagnose einer Osteoporose.

Prophylaxe und Therapie. Hauptziele von Osteoporoseprophylaxe und -therapie sind:
- Senkung des Frakturrisikos,
- Verhinderung der ersten Fraktur oder weiterer Frakturen,
- Besserung klinischer Symptome.

Primärprävention. Optimierung der Peak Bone Mass (→ 👁 **28.1**). Calciumreiche Ernährung (1200–1500 mg/d), ausreichende körperliche Aktivität.

Sekundärprävention. Bei Osteopenie (T-score –1,0 bis –2,5) Reduktion des Knochenabbaus, Senkung des Frakturrisikos.
- Vermeidung von Osteoporoserisikofaktoren (→ 📄 **28.2**)
- *Ausreichende Versorgung mit Calcium und Vitamin D:* 1200 mg Calcium und 400–800 IE Vitamin D_3 täglich. Kann der Calciumbedarf durch die Ernährung nicht gedeckt werden, muss eine medikamentöse Supplementation erfolgen.

1 l Milch enthält 1250 mg Calcium.

- *Eine postmenopausale Hormonsubstitution* ist in erster Linie indiziert zur Behandlung von klimakterischen Symptomen, auf Grund der Risiken jedoch nicht primär zur Prävention der Osteoporose.

Therapie bei präklinischer Osteoporose (T-score <–2,5 ohne Frakturen) und bei **klinisch manifester Osteporeose** (T-score <–2,0 bei vorbestehenden Frakturen). Wie bei der Osteoporoseprävention ist eine ausreichende Calcium- und Vitamin-D-Versorgung notwendig. Besonders bei älteren Patienten ist

auf eine Senkung der Sturzrisiken zu achten. Bei erhöhtem Sturzrisiko kommt die Versorgung mit einem Hüftprotektor in Frage.
- *Alendronat und Risedronat.* Medikamente der ersten Wahl sind die beiden Bisphosphonate Alendronat und Risedronat sowie der selektive Östrogenrezeptor-Modulator Raloxifen; in besonderen Fällen auch das rekombinante humane Parathormon 1–34 (Teriparatid). Die Behandlungsdauer beträgt 3 (–5) Jahre und die weitere Therapie richtet sich nach dem individuellen Verlauf. Beide Bisphosphonate müssen streng auf nüchternen Magen eingenommen werden. Kontraindikation ist eine stark eingeschränkte Nierenfunktion (Kreatinin i.S. >2,5 mg/dl).
  - *Dosierung Alendronat* (Fosamax R): 1 Tabl. 10 mg/d oder 1 Tabl. 70 mg/Woche.
  - *Dosierung Risedronat* (Actonel R): 1 Tabl. 5 mg/d oder 1 Tabl. 35 mg/Woche.
- *Intravenös zu verabreichende Bisphosphonate*, die überwiegend in der Onkologie angewandt werden, sind derzeit in Deutschland zur Behandlung der Osteoporose nicht zugelassen.
- *Raloxifen* (Evista R) wird in Tablettenform in einer Dosierung von 60 mg/d gegeben. Kontraindikation ist eine aktuelle oder frühere Thrombose, außerdem können klimakterische Beschwerden verstärkt werden. Raloxifen reduziert jedoch die Inzidenz des Östrogenrezeptor-positiven Mammakarzinoms.
- *Teriparatid* (Forsteo R) wird subcutan, 20 µg/d verabreicht. Diese Therapie kommt in erster Linie für Patienten mit schweren Osteoporosen und vorbestehenden Frakturen in Frage.
- Für die *Osteoporose beim Mann* ist von den genannten Medikamenten nur das *Alendronat* zugelassen.
- *Reservemedikamente* bzw. Medikamente der zweiten Wahl sind das Etidronat, Fluoride (Natriumfluorid oder Natriummonofluorphosphat) und Calcitonin.

Therapie der Glucocorticoid-induzierten Osteoporose. Unter der Behandlung mit Glucocorticoiden steigt das Frakturrisiko deutlich an, so dass die Interventionsschwellen für eine medikamentöse Therapie deutlich niedriger als bei der postmenopausalen Osteoporose liegen. Zeitgleich zur Steroidtherapie sollten alle Patienten 1000–1500 mg Calcium und 400–800 IE Vitamin D_3 erhalten. Patienten, die am Beginn einer Behandlung mit ≥ 7,5 mg Prednisonäquivalent täglich über voraussichtlich mindestens 6 Monate stehen, bedürfen einer Bisphosphonatbehandlung mit Risedronat, Alendronat oder Etidronat, wenn der T-score unter –1,5 liegt. Bei Patienten, die schon länger als 6 Monate Steroide erhalten haben, liegt die Interventionsschwelle bei einem T-score von unter –2,5. Sind jedoch bereits Frakturen aufgetreten, muss die Behandlung in jedem Fall bereits bei einem T-score <–1,0 begonnen werden.

28.2 Osteomalazie

Synonym: Knochenerweichung
engl.: osteomalacia

Definition. Die Osteomalazie ist eine generalisierte Knochenerkrankung, die durch eine gestörte Mineralisation der Knochenmatrix gekennzeichnet ist. Osteomalazie und Rachitis sind prinzipiell gleichartige Erkrankungen, deren pathologisch-anatomische und klinische Unterschiede sich daraus ergeben, dass die Rachitis das noch wachsende und die Osteomalazie das Skelett nach abgeschlossenem Wachstum betrifft.
Klinisch stellt die Osteomalazie einen Symptomkomplex dar, der einerseits durch die allen Formen gemeinsame Knochenmineralisationsstörung und andererseits durch die möglichen unterschiedlichen Grundleiden bestimmt wird.

Epidemiologie. Durch die Vielzahl heterogener Ursachen einer Osteomalazie lassen sich keine konkreten Angaben zur Epidemiologie machen.

Ätiopathogenese und Pathophysiologie.

Von größter klinischer Bedeutung sind Osteomalazien bei exogenen Vitamin-D Mangelzuständen, gastrointestinalen Störungen und chronischer Niereninsuffizienz. Pathogenetisch haben alle Formen der Osteomalazie die verzögerte (>100 Tage) oder fehlende Mineralisation neu gebildeter Knochenmatrix gemeinsam, die zur Verbreiterung (>15 μm) und vermehrten Ausdehnung der Osteoidsäume führt. Die pathophysiologischen Mechanismen sind den unterschiedlichen Ursachen entsprechend variabel:

Exogener Vitamin-D-Mangel. Vitamin-D-Bestand zu 70–80% durch Bildung in der Haut aus 7-Dehydrocholesterin, zu 20–30% Aufnahme mit der Nahrung. Speicherform des Vitamin D_3 ist das 25-OH-D_3, Serumkonzentrationen unter 5ng/ml gehen praktisch obligat mit einer Osteomalazie einher.

Gastrointestinale Störungen. Vitamin-D-Mangel durch Malabsorption, besonders bei gleichzeitiger Steatorrhö. Häufig entwickelt sich eine Hypokalzämie und ein sekundärer HPT (→ S. 522 ff). Bei fortgeschrittenen Leberparenchymerkrankungen kommen auch Störungen der 25-Hydroxylierung des Vitamin D_3 vor.

Medikamente. Antikonvulsiva wie Phenobarbital oder Phenytoin können durch Induktion mikrosomaler Enzyme zu einem 25-OH-D_3-Mangel durch vermehrte Produktion anderer D-Metabolite führen.

Renale tubuläre Funktionsstörungen. Phosphatdiabetes, Fanconi-Syndrom und renale tubuläre Azidose kommen angeboren oder erworben vor. Der Erbgang vom Phosphatdiabetes ist X-chromosomal dominant (X-linkedhypophosphatemia), Hypophosphatämie durch reduzierte renal tubuläre Rückresorption (normal ca. 85%), Störung der 25-OH-D_3-1α-Hydroxylase-Aktivität und partielle Endorganresistenz gegenüber 1,25(OH)$_2$-D_3.

Tumorosteomalazie. Laborchemische Befunde eines Phosphatdiabetes, vermutlich durch humorale, vom Tumor produzierte Faktoren, z.B. Phosphatonin, die die Funktion der Nierentubuli beeinflussen.

Chronische Niereninsuffizienz (→ „Niere", S. 222ff). Gestörte 1,25-(OH)$_2$-D_3-Produktion in den Nieren, reduzierte intestinale Calciumabsorption, Hypokalzämie, sekundärer renaler Hyperparathyreoidismus. Wie bei den gastrointestinalen Störungen sind Kombinationen von Mineralisationsstörung und sekundärem HPT häufig.

Hereditäre Pseudomangelrachitis. Autosomal-rezessiver Erbgang.
- **Typ I:** Enzymdefekt der renalen 25-OH-D_3-1α-Hydroxylase,
- **Typ II:** Endorganresistenz gegenüber 1,25-(OH)$_2$-D_3.

Hypophosphatasie. Erbgang der perinatalen und infantilen Form autosomal-rezessiv, der milderen Formen autosomal-dominant. Ihr liegt ein Enzymdefekt der alkalischen Phosphatase (Leber-, Knochen- und Nierenisoenzym) zugrunde.

Symptomatik. Diffuse Skelettschmerzen, besonders der unteren Extremitäten, Hüften und Wirbelsäule, Ausbildung von Gangstörungen (Watschelgang) und Muskelschwäche. Entwicklung der Symptome meist über Monate bis Jahre langsam zunehmend. In schweren Fällen kommt es auch im Erwachsenenalter zu Knochenverformungen wie bei der Rachitis. Weitere Symptome resultieren aus den jeweiligen Ursachen und Grunderkrankungen.

Diagnostisches Vorgehen.

Anamnese und körperliche Untersuchung. U.a. Familienanamnese, Hinweis auf eine

28.3 Looser-Umbauzone

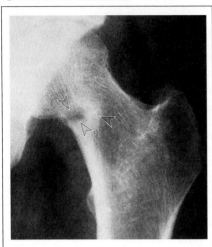

Looser-Umbauzone im Bereich des linken medialen Oberschenkelhalses (Pfeile) bei einer 45-jährigen Patientin mit Vitamin-D-Mangel-Osteomalazie.

mögliche Ursache, Druckschmerz der Knochen, Gangbild.

Gezielte Röntgenuntersuchung des Skeletts. Wirbelsäule, Thorax, Becken und proximale Oberschenkel: Verwaschene Spongiosazeichnung, Fischwirbel, Glockenthorax, Looser-Umbauzonen (**28.3**).

Skelettszintigraphie. Bei Bedarf zur Differenzialdiagnose und zum Nachweis von Looser-Zonen: Diffus gesteigerter Knochenstoffwechsel, Darstellung von Looser-Umbauzonen als herdförmige Aktivitätsmehrbelegung.

Looser-Umbauzonen werden röntgenologisch nicht selten als Stressfrakturen und szintigraphisch bei multiplem Auftreten als Metastasen fehlgedeutet.

Osteodensitometrie. Erfasst einen erniedrigten Knochenmineralgehalt, ist jedoch nicht spezifisch ($\rightarrow$ „Osteoporose", S. 535 ff).

Labor. Unterschiedliche laborchemische Konstellationen je nach Ursache. Häufigste Befunde sind: Erhöhte alkalische Phosphatase, Hypokalzämie und erhöhtes PTH (bei renaler und intestinaler Ursache), erniedrigtes 25-OH-D_3 (Vitamin-D-Mangel), das 1,25-$(OH)_2$-D_3 im Serum kann bei Vitamin-D-Mangel anfangs gegenregulatorisch noch normal oder sogar leicht erhöht sein. Weitere gezielte Laborchemie nach möglicher Ursache der Osteomalazie.

Knochenbiopsie vom Beckenkamm (fakultativ, bei unklarer Diagnose). Bei der pathohistologischen Definition der Osteomalazie ist die Knochenhistologie in jedem Fall beweisend. Eine Vorbehandlung mit Vitamin D oder D-Hormon kann die Diagnostik beeinträchtigen.

Differenzialdiagnose. Für die klinische Symptomatik kommen differenzialdiagnostisch in erster Linie Krankheiten des **rheumatischen Formenkreises** (S. 1108ff) infrage, die Gangstörung lässt auch an eine **neurologische Affektion** oder eine **Myopathie** denken. Laborchemisch stellt sich am häufigsten die Differenzialdiagnose der **erhöhten alkalischen Serum-Phosphatase**:
- primäre und sekundäre Knochentumoren, Ostitis deformans Paget,
- Hyperparathyreoidismus (ein sekundärer HPT findet sich nicht selten in Kombination mit einer Osteomalazie),
- ausgedehnte Frakturheilungsprozesse,
- Fluortherapie (meist nur gering erhöhte alkalische Phosphatase).

Therapie mit Vitamin D und D-Hormonen. Als **Handelspräparate** stehen zur Verfügung:
- *Vitamin D_3 (Cholecalciferol):* z. B. Vigantol, Vigorsan, Dekristol; 40000 IE = 1 mg bzw. 0,025 µg = 1IE,

- **25-Hydroxycholecalciferol** (25-OH-D$_3$, Calcifediol): Dedrogyl
- **5,6-trans-25-Hydroxycholecalciferol** (5,6-trans-25-OH-D$_3$): Delakmin
- **1α-Hydroxycholecalciferol** (1α-OH-D$_3$, Alfacalcidol): Doss, Bondiol, EinsAlpha
- **1,25-Dihydroxycholecalciferol** (1,25-(OH)$_2$-D$_3$, Calcitriol): Rocaltrol

Biologische Aktivitäten.
Vitamin D$_3$ = 1;
25-OH-D$_3$ = 10;
1,25 (OH)$_2$-D$_3$ = 1000

Nebenwirkungen und Kontraindikationen. Bei Überdosierung Hyperkalzämie und Hyperkalzurie, die auch Kontraindikationen für eine Vitamin-D-Therapie darstellen.

Meist tritt die Hyperkalzurie schon vor der Hyperkalzämie auf. Zu Beginn einer Vitamin-D- oder D-Hormon-Therapie kann die alkalische Phosphatase im Serum noch vorübergehend ansteigen bevor der Abfall beginnt.

Exogener Vitamin-D-Mangel und **gastrointestinale Störungen.** 1000–5000 IE Vitamin D$_3$/Tag, bei 25-OH-D$_3$-Konzentrationen unter 5 ng/ml 50000 IE als 1–3-malige Gabe von je 50000 IE D$_3$ i.m. Bei symptomatischer Hypokalzämie vorübergehend 0,5–1,0 µg Calcitriol/Tag. Gleichzeitig Gabe von 1–2 g Calcium p.o.

Renale tubuläre Funktionsstörungen. 1–2 µg Calcitriol/Tag beim Phosphatdiabetes, bei unzureichendem Effekt zusätzlich Phosphat.

Chronische Niereninsuffizienz. → „Niere", S. 222ff.

Therapie mit Calcium. Als alleinige Therapie einer Osteomalazie ist die Ca2+-Gabe unzureichend, erforderlich als Ergänzung der Vitamin-D-Therapie bei Vitamin-D-Mangel und Malabsorptionssyndromen 1–2 g/d.

Therapie mit Phosphaten. 1–3 g Phosphor/Tag bei hypophosphatämischen renalen Tubulusfunktionsstörungen als Ergänzung der Calcitrioltherapie. Dinatriumhydrogenphosphat als Kapseln oder Pulver; 4,6 g Na$_2$HPO$_4$ enthalten 1 g Phosphor.

Therapie mit alkalisierenden Substanzen. Bei metabolischer Azidose aufgrund einer renalen tubulären Azidose (isoliert oder in Kombination mit einem Phosphatdiabetes) Shol-Lösung (Natriumcitrat) oral.

28.3 Ostitis fibrosa generalisata

Die Ostitis fibrosa generalisata ist Ausdruck einer Nebenschilddrüsenüberfunktion. Die verschiedenen Formen des Hyperparathyreoidismus zeigen dabei unterschiedliche knochenhistologische Befunde durch den wechselnden Schweregrad und die häufigen Kombinationen mit Knochenmineralisationsstörungen, Osteopenien oder seltener Osteosklerosen. Einzelheiten → „Hyperparathyreoidismus", S. 524ff.

Literatur

American Society for Bone and Mineral Research (ed.). Primer on the metabolic bone diseases and disorders of bone and mineral metabolism. 5th ed. New York: Raven Press 2003.
Umfassende Publikation mit Beiträgen zur Grundlagen des Calcium- und Knochenstoffwechsels sowie zur Pathophysiologie, Klinik und Therapie metabolischer und genetischer Osteopathien.

DVO: Leitlinien zur Diagnostik und Therapie der Osteoporose. Osteologie 12 (2003), 52–117.
Evidenzbasierte Leitlinie des Dachverbandes Osteologie der deutschsprachigen wissenschaftlichen Gesellschaften zur postmenopausalen Osteoporose, Osteoporose des Älteren und zur Glucocorticoid-induzierten Osteoporose.

Freyschmidt J. Skeletterkrankungen. Klinisch-radiologische Diagnose und Differentialdiagnose. Berlin: Springer 1997.

Kruse H-P. Postmenopausale Osteoporose. In: Das Klimakterium, 2. Aufl. Hrsg. Braendle W., 165–208. Stuttgart: Wissenschaftliche Verlagsgesellschaft 2005.
Übersicht zur Pathophysiologie, Diagnostik und Therapie der postmenopausalen Osteoporose.

29 Nebenniere

Stefan R. Bornstein, Werner A. Scherbaum

29.1	Primärer Hyperaldosteronismus...	542
29.2	Hyperkortisolismus (Cushing-Syndrom)...	546
29.3	Inzidentalome der Nebennierenrinde...	551
29.4	Hypokortisolismus...	551
29.5	Kongenitale Nebennierenhyperplasie...	555
29.6	Hirsutismus...	555
29.7	Phäochromozytom...	557
29.8	Therapie mit Glucocorticoiden.	559

29.1 Primärer Hyperaldosteronismus

Synonym: Conn-Syndrom, Aldosteron produzierende Nebennierenraumforderung
engl.: primary hyperaldosteronism

Definition. Es wird ein primärer und ein sekundärer Hyperaldosteronismus unterschieden. Die autonome Überproduktion von Aldosteron in der Nebenniere führt zum **primären Hyperaldosteronismus** (Conn-Syndrom), welches sich durch Bluthochdruck und Elektrolytstörungen bemerkbar macht. Bei **sekundärem Hyperaldosteronismus** wird Aldosteron indirekt durch die vermehrte Reninproduktion erhöht (→ auch „Arterielle Hypertonie", S. 191ff).

Epidemiologie.
- 0,5–2,5 % der Patienten mit Bluthochdruck leiden unter einem primären Hyperaldosteronismus,
- ♀ : ♂ = 1 : 1,
- Manifestationsalter meist zwischen 3. und 5. Lebensdekade.

Physiologie. Aldosteron ist das wichtigste Mineralocorticoid. Es wird in der äußeren Zone der Nebennierenrinde, der Zona glomerulosa (<👁 **29.1**), durch das Enzym Aldosteronsynthase, welches nur in dieser Zone vorkommt, synthetisiert. Die Aldosteronfreisetzung in der Zona glomerulosa wird vor allem durch das Renin-Angiotensin-System, ACTH und die Kaliumkonzentration beeinflusst. Durch den Effekt auf den transepithelialen Ionentransport beeinflusst Aldosteron Natrium, Kalium und den Säure-Basen-Haushalt. Aldosteron ist daher ein Hauptfaktor in der physiologischen Regulation des extrazellulären Flüssigkeitsvolumens.

Ursachen → <👁 **29.2**.

Symptomatik. Patienten mit einem primären Hyperaldosteronismus geben als Symptome gelegentlich Kopfschmerzen, Schwäche und Abgeschlagenheit an. Häufig ist jedoch der erhöhte Blutdruck das einzige klinische Zeichen. Die Hypokaliämie kann zu Muskelschwäche und Obstipation führen. Durch eine hypokaliämisch bedingte Tubulopathie der Niere kann es zu einem Diabetes insipidus renalis mit Polyurie, Polydipsie und Hyposthenurie kommen. Im EKG können eine ST-Senkung und eine U-Welle auffallen.

29.1 Überblick über Erkrankungen der Nebenniere

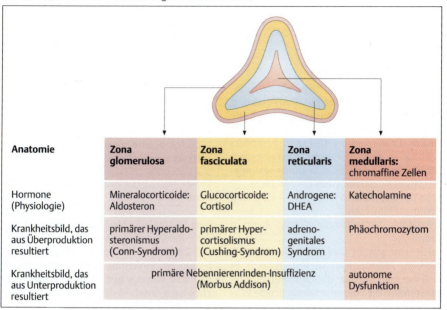

Anatomie	Zona glomerulosa	Zona fasciculata	Zona reticularis	Zona medullaris: chromaffine Zellen
Hormone (Physiologie)	Mineralocorticoide: Aldosteron	Glucocorticoide: Cortisol	Androgene: DHEA	Katecholamine
Krankheitsbild, das aus Überproduktion resultiert	primärer Hyperaldosteronismus (Conn-Syndrom)	primärer Hypercortisolismus (Cushing-Syndrom)	adrenogenitales Syndrom	Phäochromozytom
Krankheitsbild, das aus Unterproduktion resultiert	primäre Nebennierenrinden-Insuffizienz (Morbus Addison)			autonome Dysfunktion

29.2 Ätiologie und Pathophysiologie des Hyperaldosteronismus

primärer Hyperaldosteronismus
- Aldosteron produzierendes Adenom (Conn-Syndrom; 75% der Fälle)
- idiopathischer Hyperaldosteronismus
- dexamethasonabhängiger Hyperaldosteronismus (Aldosteronsynthase wird auch in der Zona fasciculata gebildet; wird autosomal-dominant vererbt; selten)
- Aldosteron produzierendes Nebennierenrindenkarzinom (selten)

Aldosteron ↑
Renin ↓

sekundärer Hyperaldosteronismus
- Nierenarterienstenose
- chronische Nierenerkrankung
- maligne Hypertonie
- Renin produzierender Tumor
- Leberzirrhose
- Herzinsuffizienz

Renin ↑
Aldosteron ↑

Die typische Trias aus Bluthochdruck, Hypokaliämie und metabolischer Alkalose tritt in der Regel nur beim primären Hyperaldosteronismus auf.

Trias
- Bluthochdruck,
- Hypokaliämie,
- metabolische Alkalose.

Diagnostisches Vorgehen.

Sicherung der Diagnose Hyperaldosteronismus. Bei einem Patienten mit Bluthochdruck, Hypokaliämie und Alkalose eignet sich die Bestimmung von Renin und Aldosteron im Serum für die weitere Diagnose. Besonders wichtig ist dabei die Unterscheidung zwischen einem primären und einem sekundären Hyperaldosteronismus (→ 👁 29.2):
primärer Hyperaldosteronismus (→ 👁 29.3):
Renin ↓, Aldosteron ↑
sekundärer Hyperaldosteronismus: Renin ↑, Aldosteron ↓
Stellt man sowohl niedrige Renin- als auch niedrige Aldosteronwerte fest, handelt es sich meistens um eine Überproduktion anderer Steroide, die eine mineralocorticoide Wirkung haben. Bei grenzwertigen Befunden und weiter bestehendem Verdacht auf einen primären Hyperaldosteronismus kann ein autonomes Adenom durch Suppressionstest ausgeschlossen bzw. bestätigt werden:
- Captopriltest (25 mg Captopril p.o.): Bestimmung des Aldosteron/Renin-Verhältnisses vor und 90 Minuten nach der Applikation (normal: Quotient < 50, primärer Hyperaldosteronismus: Quotient > 50).
- 2 Liter 0,9%ige NaCl-Infusion über 4 h: Aldosteronwerte normal: < 5 ng/dl, primärer Hyperaldosteronismus: > 10 ng/dl.

Dieser Test ist bei Patienten mit Herzinsuffizienz kontraindiziert!

Eine Vielzahl von Medikamenten beeinflusst die Renin- und Aldosteronbestimmung (T 29.1). Die Diagnostik sollte daher am besten vor Einleitung einer antihypertensiven oder diuretischen Therapie bzw. 2 Wochen nach Absetzen der entsprechenden Me-

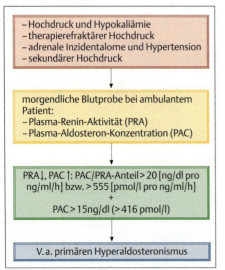

👁 29.3 Diagnostik des primären Hyperaldosteronismus

T 29.1 Wirkung von Medikamenten auf die Serum-Renin-Konzentration

Medikament	Reninkonzentration
Diuretika	+ + +
ACE-Hemmer (Captopril, Enalapril)	+ + +
Vasodilatatoren (Dihydralazin, Minoxidil)	+ +
Prazosin	+
Verapamil	
Clonidin, Methyl-Dopa	–
β-adrenerge Blocker	– –

+ + + / + + / + starke/deutliche/leichte Erhöhung der Reninkonzentration

– / – – leichte/starke Supprimierung der Reninkonzentration

dikamente erfolgen. In der Praxis ist dies natürlich nicht immer möglich. Daher ist die Kenntnis der Auswirkung von Medikamenten auf die Hormonwerte besonders wichtig. Insgesamt ist der Renin/Aldosteron-Quotient jedoch auch unter Blutdruck senkenden Medikamenten (ausgenommen Spironolacton) relativ zuverlässig.

Lokalisation der Überproduktion. Mittels *Computertomographie* oder *Kernspintomographie* der Nebennierenregion kann ein Adenom in etwa 80 % der Fälle nachgewiesen werden.
Zur Unterscheidung zwischen einem Adenom und einem idiopathischen Hyperaldosteronismus erfolgt die *beidseitige Katheterisierung der Nebennierenvenen*. Die nachfolgende Bestimmung des Aldosterons und Cortisols sowie die Berechnung des Aldosteron/Cortisol-Verhältnisses unter basalen Bedingungen und nach ACTH-Stimulation (z.B. 0,25 mg Synacthen i.v.) eignet sich dazu, bei unklaren Fällen die Ursache für den Hyperaldosteronismus festzustellen. Diese Untersuchung sollte nur in speziellen Zentren von erfahrenen Untersuchern durchgeführt werden.

Therapie. Die Therapie der Wahl beim Aldosteron produzierenden Tumor ist die **operative Entfernung** der betroffenen Nebenniere. In 80 % der Fälle kommt es zu einer Normalisierung des Blutdrucks und der Aldosteronwerte nach der Operation.
Für die medikamentöse Behandlung eignet sich am besten der Aldosteronantagonist Spironolacton (z.B. Osyrol, Aldactone: 1 × 100–200 mg/d). Spironolacton hemmt die

DD des Hyperaldosteronismus

Erkrankung	Bedeutung	Kommentar
Formen des sekundären Hyperaldosteronismus		
– chronische Nierenerkrankungen – Leberzirrhose – Herzinsuffizienz – gastrointestinale Störungen – Laxanzienabusus	+++	sekundärer Hyperaldosteronismus mit hypokaliämischer Alkalose und normalem Blutdruck
anderer mineralocorticoid wirkender Mechanismus		
– adrenogenitales Syndrom	++	erhöhte Renin- und erniedrigte Aldosteronwerte
– im Rahmen eines Cushing-Syndroms kann es auch zur vermehrten Freisetzung des Mineralocorticoids Desoxycortisol kommen und damit zur Hypertonie	++	Stigmata des Cushing-Syndroms Hyperkortisolismus
– Pseudohypoaldosteronismus im Rahmen des familiären Liddle-Syndroms, bei dem ein Defekt im Natriumtransport vorliegt	+	Hypokaliämie, Hypertonie, Hypoaldosteronismus

Wirkung von Aldosteron kompetitiv am Rezeptor. Als neuer Aldosteron-Rezeptor-Blocker bietet sich auch Eplerone an.
Eine Alternative stellt die Kombination des Calciumkanalblockers Nifedipin (z. B. Adalat, Corinfar, 3 × 10 mg bzw. 3 × 20 mg) mit dem Kalium sparenden Diuretikum Triamteren (z. B. Jatropur, 50 mg/d) dar.

Literatur

Oelkers W., Holzhäuser H. Hypertonie bei Hypersekretion von Mineralocorticoiden. In: Allolio B, Schulte HM, Hrsg. Moderne Diagnostik und therapeutische Strategie bei Nebennierenerkrankungen. Stuttgart: Schattauer 1990: 40.
Detaillierte und übersichtliche Darstellung der Thematik.
Young WF Jr. Minireview: primary aldosteronism – changing concepts in diagnosis and treatment. Endocrinology. 2003; 144: 2208–13.

29.2 Hyperkortisolismus (Cushing-Syndrom)

engl.: Cushing's syndrome

Definition. Das Cushing-Syndrom ist die Folge eines chronischen Hyperkortisolismus und lässt sich in ACTH-abhängige und ACTH-unabhängige Formen einteilen. Der Begriff **Morbus Cushing** bezieht sich nur auf die zentrale Form mit ACTH-Überproduktion durch Mikro- und Makroadenome des Hypophysenvorderlappens.

Epidemiologie.
- Häufigkeit ca. 1 : 100000–1 : 500000,
- ACTH-abhängige Formen: 80 % der Fälle,
- ACTH-unabhängigeFormen: 20 % der Fälle,
- ♀ : ♂ = 1 : 5 (bei hypophysärem Cushing).

29.2 Ursachen des Cushing-Syndroms

Ursache	Kommentar
I. ACTH-abhängig (80 %)	
hypophysär (Morbus Cushing)	häufigste Form des Cushing-Syndroms, zumeist kleinere Adenome der Hypophyse, die nicht der normalen Rückkopplung durch Cortisol unterliegen
ektope ACTH-Produktion	kommt am häufigsten im Rahmen eines Bronchialkarzinoms vor, daneben können auch andere Tumoren durch eine ektope ACTH-Produktion auffällig werden (Thymus-, Leber-, Nierenkarzinom etc.)
II. ACTH-unabhängig (20 %)	
Nebennierenadenom	meist < 3 cm, lange Anamnese, reine Cortisolüberproduktion
Nebennierenkarzinom	extrem selten (Inzidenz 1 : 1,7 Mio.), meist 6 cm bei Manifestation, kurze Anamnese, Cortisol- und Androgenüberproduktion
noduläre Nebennierenhyperplasie	Die *mikronoduläre Dysplasie* und die *makronoduläre Hyperplasie* sind seltene Erkrankungen der Nebennierenrinde, die zu einem Cushing-Syndrom führen können. Die mikronoduläre Erkrankung kommt bei Kindern, Jugendlichen und jungen Erwachsenen vor.
III. exogene Glucocorticoidgabe	häufig

Hyperkortisolismus (Cushing-Syndrom)

Ätiopathogenese und Pathophysiologie. Die Ursachen des Hyperkortisolismus sind in ▼ 29.2 und die Auswirkungen auf den Stoffwechsel in ▼ 29.6, S. 560 aufgeführt.

Symptomatik. → auch ◉ 29.4 und ▼ 29.6, S. 560
- Bei gutem Appetit kommt es bei bestehendem Hyperkortisolismus zur stammbetonten Fettsucht, die das Gesicht („Vollmondgesicht"), den Nacken („Büffelnacken"), Oberkörper und Abdomen einbezieht (◉ 29.4).
- Die Lebensqualität ist oft stark beeinträchtigt durch Müdigkeit und Leistungsabfall sowie Muskelschwäche.
- Potenz- und Libidoverlust bzw. Zyklusunregelmäßigkeiten bis zur sekundären Amenorrhö und Hirsutismus führen den Patienten häufig zum Arzt.

◉ **29.4 Häufigkeit der Symptome des Cushing-Syndroms**

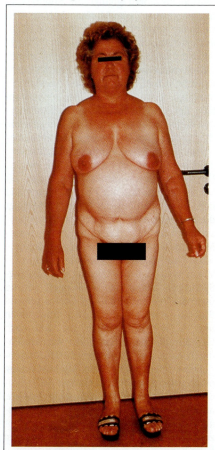

Mondgesicht	92 %
Hypertension	88 %
Adipositas	86 %
Virilismus	84 %
Diabetes mellitus	84 %
Plethora	78 %
Amenorrhö	72 %
Blutungsneigung	68 %
Knöchelödeme	66 %
Asthenie	58 %
Osteoporose	56 %
Striae rubrae distensae	50 %
Pathologische Frakturen	40 %
Psychosyndrom	40 %
Teleangiektasien	36 %
Büffelnacken	36 %

- Die Mehrzahl der Patienten zeigt psychopathologische Erscheinungen wie depressive Verstimmungen, Schlafstörungen und Angstzustände.
- Striae distensae der Haut: Sie entwickeln sich bevorzugt am Bauch, an den Nates, Oberschenkeln und in den Achselfalten. Typisch sind unterschiedlich lange und breite, meist zackig begrenzte, parallelstehende oder fächerförmig auseinanderlaufende atrophische Streifen. Sie sind rötlich oder blau rötlich.
- Die glucocorticoidbedingte Osteoporose führt zu Rückenschmerzen und Kyphose.
- Durch Hypertonie und Herzinsuffizienz kann es zu kardiovaskulären Komplikationen kommen.

Eine ausgeprägte Virilisierung mit kurzer Anamnese bei einer Frau kann ein Hinweisfür ein *Nebennierenkarzinom* als Ursache des Cushing-Syndroms sein.

Bei einer *ektopen ACTH-Produktion* fehlen Adipositas, Vollmondgesicht und Büffelnakken. Auffällig sind oft Muskelschwäche, Katabolismus und Hyperpigmentierung. Laborchemisch sind eine ausgeprägte *metabolische Alkalose* und Hypokaliämie typisch. Die Serum-ACTH-Werte sind häufig stark (>1000 pg/ml) erhöht. Daneben dominieren Symptome der Grundkrankheit mit den allgemeinen Tumorzeichen.

Diagnostisches Vorgehen in 3 Stufen.
→ 29.5

1. Stufe. Als Screeningmethode bieten sich der Low-Dose-Dexamethason-Hemmtest und der Cortisolwert im 24-Stunden-Urin an. Als besonders zuverlässig hat sich auch die Bestimmung des Mitternachts-Speichel-Cortisols erwiesen. Mitternachts-Speichel-Cortisolwerte >550 ng/dl (15,2 nmol/l) sind diagnostisch für ein Cushing Syndrom.

2. Stufe. Zur Absicherung der Diagnose wird der CRH-Dexamethason-Test durchgeführt.

3. Stufe. Wenn das Cushing-Syndrom gesichert ist, wird in einer 3. Stufe mithilfe der Plasma-ACTH-Bestimmung die Unterscheidung zwischen den ACTH-abhängigen Formen und den ACTH-unabhängigen Formen vorgenommen. (siehe 29.6). Als weitere Methode zur Differenzierung der Cushing-Formen bietet sich der hoch dosierte **Dexamethason-Hemmtest** durch Gabe von Dexametason (z.B. Predni-F-Tablinen oder Fortecortin-Tabletten 4 × 2 mg über 2 Tage oder einmalig 8 mg) an. Bei primären Nebennierenrindentumoren gelingt die Suppression nicht komplett, beim Morbus Cushing wird sie in der Regel erreicht. Die Methode ist jedoch zur Abgrenzung vom ektopen Cushing-Syndrom unzuverlässig. Daher bietet sich der **CRH-Stimulationstest** an. Beim Morbus Cushing lässt sich ACTH im CRH-Test deutlich stimulieren, beim ektopen Cushing-Syndrom fällt der CRH-Test negativ aus. Abhängig von diesen Befunden erfolgt die Bild gebende Diagnostik: Zum Nachweis eines Nebennierenrindenprozesses kommen die Sonographie, das CT und/oder die MRT zum Einsatz. Die Nebennierenrindenkarzinome sind oft >5 cm und im MRT im T2-gewichteten Bild hell. Die Darstellung der Hypophyse erfolgt durch CT oder MRT der Sellaregion. Hypophysenadenome <1 cm Durchmesser werden als Mikroadenome, Adenom der Hypophyse >1 cm als Makroadenome bezeichnet.

Wenn weiterhin die Ursache des Cushing-Syndroms unklar bleibt, können invasiv über die Venenstämme des Kopfes selektiv Blut aus dem Sinus petrosus entnommen und ACTH-Bestimmungen vor und nach CRH-Stimulation durchgeführt werden. Dadurch kann die Quelle der ACTH-Überproduktion (Hypophyse beim MorbusCushing oder entfernt von ihr bei ektoper ACTH-Produktion) festgestellt werden. Eine Aussage, auf welcher Seite der Hypophyse das Mikroadenom lokalisiert ist mit der Möglichkeit zum gezielten Eingriff für den Chirurgen kann damit nicht sicher getroffen werden.

29.5 Screening des Cushing-Syndroms

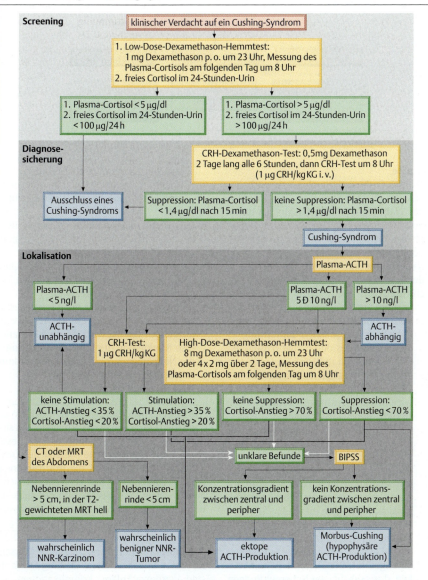

Anhand des freien Cortisols im 24-Stunden-Urin kann in der Regel festgestellt werden, ob es sich um ein Cushing-Syndrom handelt oder nicht.

◉ 29.6 Differenzialdiagnose des Cushing-Syndroms

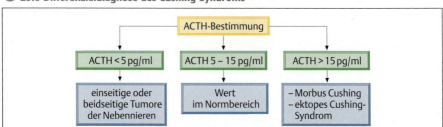

Therapie.
- **Morbus Cushing** (hypophysär-hypothalamisches Cushing-Syndrom): Die Therapie der Wahl beim Morbus Cushing ist die *mikrochirurgische transsphenoidale* Hypophysenoperation. Die Erfolgsrate der Hypophysenoperation liegt bei 70 %.
- **Nebennierenrindentumor:** Die Therapie der 1. Wahl für diese Erkrankungen ist chirurgisch:
  - *Adenom und Hyperplasie:* Sprechen die Voruntersuchungen für einen benignen Prozess, ist die selektive Entfernung dieses Prozesses durch eine einseitige Flankenexzision indiziert.
  - *Karzinom:* Sprechen die Voruntersuchungen für Malignität (rasche Entwicklung des Cushing-Syndroms, Virilisierung, hohe Dihydroepiandrostendion-[DHEAS-]Werte, Tumorgröße > 6 cm, MRT hell imponierend im T2-gewichteten Bild, keine Darstellung in der Iodocholesterol-Szintigraphie), so muss ein transabdomineller Eingriff mit sorgfältiger Untersuchung der Leber und der paravasalen Region erfolgen.
  - Die Therapie des metastasierten Nebennierenrindenkarzinoms wird mit o'p'-DDD (z. B. Mitotane; 2–4 g/d) p.o. durchgeführt. Die Therapie ist mit starken, dosisabhängigen Nebenwirkungen, vor allem Übelkeit, Erbrechen, Somnolenz, Ataxie und primärer Hypothyreose assoziiert, kann aber eine Lebensverlängerung erreichen. Die Therapie sollte nach Mitotane-Spiegeln im Blut erfolgen.
- **Mikro- und makronoduläre Hyperplasie,** bei der beide Nebennieren betroffen sind: bilaterale Adrenalektomie.
- **Ektope ACTH-Sekretion:** Die chirurgische Entfernung des ACTH-produzierenden Tumors ist die Therapie der Wahl.
- Wenn der Primärtumor nicht lokalisiert werden kann oder das Tumorleiden zu weit fortgeschritten ist, wird die medikamentöse Blockierung der Cortisolproduktion der Nebennieren mit dem Antimykotikum Ketoconazol in einer Dosierung von 400–600 mg/d durchgeführt.

Das Cushing-Syndrom ist häufig mit einem organischen Psychosyndrom verbunden, das sich durch die Therapie der Grundkrankheit beseitigen lässt. Die erfolgreiche Therapie des Cushing-Syndroms und damit die Normalisierung der Cortisolspiegel im Blut kann aber zunächst auch zu einer Verschlechterung des subjektiven Befindens führen (Cortisolentzugssyndrom). Eine Aufklärung darüber ist wichtig.

Prognose. Die Hauptursache für die Mortalität beim unbehandelten Cushing-Syndrom sind kardiovaskuläre Komplikationen im Rahmen der Hypertonie und Herzinsuffizienz. Bei vollständiger Entfernung eines Nebennierenrindentumors oder eines Hypophysentumors ist die Prognose günstig. Nach bilateraler Adrenalektomie kann es zu invasiv wachsenden ACTH-produzierenden Hypophysenadenomen kommen *(Nelson-Syndrom)*, die unter Umständen eine radikale Hypophysenoperation mit Nachbestrahlung erforderlich machen. Die Symptome des Cushing-Syndroms bilden sich mit Ausnahme der Osteoporose langsam zurück. Die Prognose des Nebennierenrindenkarzinoms ist durch den Einsatz von o'p'-DDD deutlich gebessert worden, da diese Substanz einen zytostatischen Effekt auf Nebennierenrindenzellen ausübt. Remissionen sind jedoch nur im Einzelfall beschrieben worden.

Literatur

Bornstein SR, Stratakis CA, Chrousos GP. Adrenocortical Tumors: Recent Advances in Basic Concepts and Clinical Management. Annals of Internal Medicine. 1999; 130 (9): 759–771.
Überblick über die neuesten Erkenntnisse zu Entstehung, Diagnostik und Therapie von Nebennierentumoren.
Lynn Loriaux D. Cushing's Syndrome. In: Syllabus,45th postgraduate assembly. San Francisco: The Endocrine Society Press: 1993; 45: 317–325.
Didaktisch übersichtlich dargestellt.
Schulte HM. Hyperkortisolismus-Cushing-Syndrom. In: Allolio B., Schulte HM. Praktische Endokrinologie. München: Urban & Schwarzenberg 1996: 219–228.
Detaillierte und praktische Beschreibung des Krankheitsbildes.

29.3 Inzidentalome der Nebennierenrinde

Mit der Einführung von Bild gebenden Verfahren wie Sonographie und Computertomographie in die Routinediagnostik werden zunehmend zufällige Vergrößerungen der Nebennieren entdeckt. Dadurch konnte hochgerechnet werden, dass etwa eine von 70 Personen in Deutschland einen Nebennierentumor hat. 80% davon sind endokrin inaktive Adenome, 3% Phäochromozytome und der Rest Nebennierenkarzinome, Zysten, Metastasen und Myelolipome. Zufällig entdeckte Raumforderungen der Nebenniere sind ein häufiges Problem und eine kürzlich durchgeführte NIH-Konsensus Konferenz legt das in ◉ 29.7 dargestellte diagnostische und therapeutische Vorgehen fest.

Literatur

Mansmann G, Lau J, Balk E, Rothberg M, Miyachi Y, Bornstein SR.: The Clinically Inapparent Adrenal Mass: Update in Diagnosis and Management. Endocr Rev. 2004 Apr; 25 (2): 309–40.

29.4 Hypokortisolismus

Synonym: Morbus Addison (primäre Nebennierenrinden-Insuffizienz)
engl.: adrenocortical insufficiency

Definition. Die Unterfunktion der Nebennierenrinde führt zu einem Mangel an Gluco- und Mineralocorticoiden. Sie kann durch eine Erkrankung der Nebenniere selbst (primär), durch eine verminderte hypophysäre ACTH-Sekretion (sekundär) oder hypothalamisch bedingt sein (tertiär). Alle Formen der primären Nebennierenrindeninsuffizienz werden als Morbus Addison bezeichnet. Er kann nur auftreten, wenn beide Nebennieren betroffen sind.

Epidemiologie.
- Inzidenz: ca. 1 : 400000/Jahr,
- Prävalenz der primären Nebenniereninsuffizienz: 8,75 : 100000,
- Manifestationsalter: meist 30–50 Jahre.

Ätiopathogenese und Pathophysiologie. Die Nebennierenrinde produziert drei Formen von Steroidhormonen: Glucocorticoide, Mineralocorticoide und Androgene. Das wichtigste Glucocorticoid des Menschen ist das Hydrocortison. Das Fehlen dieses Hormons ist mit dem Leben nicht vereinbar. Der Mangel an Gluco- und Mineralocorticoiden (Ursachen → 29.3) führt zu weitreichenden Veränderungen im Organismus. Im Vordergrund steht die Wirkung auf das kardiovaskuläre System mit verminderter Herzleistung, erniedrigtem Gefäßtonus und relativer Hypovolämie. In der Folge kommt es zur vermehrten ADH-Freisetzung mit Wasserretention und Hyponatriämie. Betrifft die Nebennierenrindeninsuffizienz auch die Aldosteronproduktion, tritt durch den Hypoaldosteronismus zusätzlich eine Hyperkaliämie auf.

Symptomatik.
Akut (Addisonkrise):
- Muskel- und Gelenkschmerzen,
- Bauchschmerzen,
- Blutdruckabfall,
- Fieber und Bewusstseinsstörungen bis zur Somnolenz und zum Koma.

Chronisch:
- Schwäche, Müdigkeit,
- Übelkeit, Erbrechen, Abdominalbeschwerden, Durchfall,
- Hyperpigmentierung der Haut und Schleimhäute, insbesondere der Handfurchen und Narben („Bronzehaut", 29.8),
- niedriger Blutdruck.

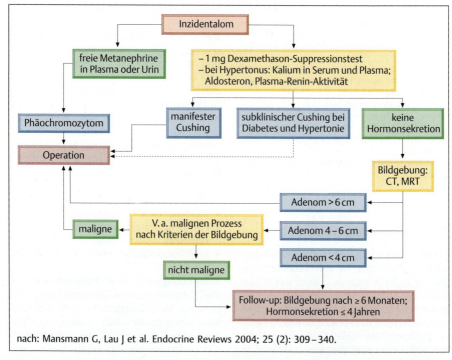

29.7 Empfehlungen der NIH-Consensus-Konferenz zum diagnostischen und therapeutischen Vorgehen bei Nebennierenrinden-Inzidentalomen

nach: Mansmann G, Lau J et al. Endocrine Reviews 2004; 25 (2): 309–340.

Hypokortisolismus

29.3 Ursachen des Hypokortisolismus

I. primäre Nebennierenrinden-Insuffizienz	Kommentar
autoimmun ca. 75 % (westliche Welt)	Nebennierenantikörper sind positiv in 50 % der Fälle
Tuberkulose ca. 20 % (weltweit am häufigsten)	Tine-Test, makroskopisch Tumor mit Verkalkungen, histologisch verkäsende Granulome nachweisbar
andere ca. 1–5 %	
• Pilzinfektionen	
• Hämorrhagien, Infarzierung	häufig akute Symptomatik (s. u.)
• AIDS	
• Sarkoidose	nicht verkäsende Granulome, Lungenbefund
• Amyloidose	eine Rektumbiopsie sichert die Diagnose
• Adrenoleukodystrophie	zusätzlich neurologische Ausfälle
• Metastasen	Suche nach Primärtumor
• adrenogenitales Syndrom	Erhöhung von 17α-Hydroxyprogesteron oder 11-Desoxycortisol (S. 555)

II. sekundäre und tertiäre Nebennierenrinden-Insuffizienz	Kommentar
Tumor (Hypophyse, Hypothalamus)	→ „Hypothalamus und Hypophyse", S. 490ff.
Granulome (Sarkoidose, Tuberkulose)	
Blutungen (post partum = Sheehan-Syndrom)	häufig akute Symptomatik
Entzündungen	
Strahlentherapie	
Glucocorticoidtherapie (insgesamt am häufigsten)	nach Gaben hoher Dosen von Glucocorticoiden über mehrere Wochen kommt es zu einer zentralen Suppression der Hypothalamus-Hypophysen-Nebennierenachse

Die beiden letztgenannten Punkte sind typisch für die primäre Nebenniereninsuffizienz.

Entwickelt sich der Morbus Addison langsam und diskret, kann die Symptomatik als Alterserscheinung fehlgedeutet werden.

Diagnostisches Vorgehen.

Labor.
- Blutbild: leichte Eosinophilie, relative Lymphozytose,
- Blutgasanalyse: metabolische Azidose,
- Elektrolyte: Hyponatriämie, Hyperkaliämie,
- Azotämie.

ACTH-Kurztest. Er eignet sich zur Bestätigung der Verdachtsdiagnose. Dabei wird ACTH i.v. oder i.m. gespritzt und der Anstieg von Cortisol nach 30 min gemessen. Da in akuten Stresssituationen die Cortisolwerte bei Patienten mit normaler Nebennierenrindenfunktion weit über 20 µg/dl liegen sollten, spricht ein Wert unter 20 µg/dl nach ACTH-Stimulation für das Vorliegen einer Nebennierenrindeninsuffizienz.

◉ 29.8 Hyperpigmentierung und Vitiligo bei Morbus Addison

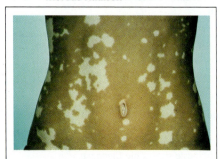

Quelle: L. Niemann, → S. 1170

Bild gebende Verfahren. Die Hypophysenregion muss zum Ausschluss eines raumfordernden Prozesses mit CT oder MRT untersucht werden.

Zur Unterscheidung zwischen **primärer** und **sekundärer Nebennierenrinden-Insuffizienz** → ⊤ 29.4.

Bei der akuten Nebennierenrinden-Insuffizienz kann bei der klinischen Verdachtsdiagnose nach der Blutabnahme zur Cortisolbestimmung unmittelbar die Therapie eingeleitet werden ohne den Befund abzuwarten.

Therapie. Die Therapie des Morbus Addison erfordert die *lebenslange Einnahme* von Glucocorticoiden. Die Gabe von z.B. morgens 15 mg und mittags 5 mg Hydrocortison stellt in der Regel eine adäquate Substitution dar. Cortisol (Hydrocortison) und Cortison haben auch mineralocorticoide Eigenschaften. Die Substitution der Mineralocorticoide erfolgt mit 0,05–0,1 mg Fludrocortison/Tag (z.B. Astonin H). Bei Stress kann der Nebennierengesunde seine Cortisolproduktion auf das Vielfache der Basisdosis steigern. Entsprechend sollte bei leichten Stresssituationen wie Fieber, Erbrechen oder Durchfällen die Dosis verdoppelt werden, bei schwerem Stress (Polytrauma, große Operationen) auf 200 mg Hydrocortison/Tag.

Therapie der Addisonkrise. Rasche Substitution des Natrium- und Flüssigkeitsdefizits und Erhöhung des Glucocorticoidspiegels (5% Glucose in 0,9% NaCl-Lösung, 100 mg Hydrocortison als Bolus i.v., anschließend 10 mg Hydrocortison/h).

Die Therapieüberwachung erfolgt nach klinischen Gesichtspunkten. Normale Elektrolyte, ein guter Appetit, gute körperliche Belastbarkeit, allgemeines Wohlbefinden, normales Blutdruckverhalten und keine Zeichen eines Cushing-Syndroms (→ „Hyperkortisolismus", S. 546ff) zeigen eine gute Einstellung an. Kontrollen sollten in jährlichen Abständen durch den Endokrinologen erfolgen. Insbesondere muss beim idiopathischen Morbus Addison darauf geachtet werden, dass es im Rahmen des Autoimmunprozesses auch zur Insuffizienz anderer Organsysteme kommen kann.

⊤ 29.4 Unterscheidung zwischen primärer und sekundärer Nebennierenrinden-Insuffizienz

Nebennierenrinden-Insuffizienz	primär	sekundär
ACTH	↑	↓
Urinsteroide nach ACTH-Infusion	kein Anstieg	Anstieg
Aldosteron	↓	↔
Renin	↑	↔

Jeder Patient sollte einen Cortison-Pass bei sich tragen, auf dem der Substitutionspflichtigkeitsgrund, das verwendete Medikament mit Dosierungsangabe und das behandelnde Zentrum zu ersehen sind.

Prognose und Verlauf. Ein Patient mit Morbus Addison, der ausreichend substituiert wird, hat eine gute Prognose ohne wesentliche Einschränkungen der Lebenserwartung.

29.5 Kongenitale Nebennierenhyperplasie

Synonym: adrenogenitales Syndrom (AGS)
engl.: congenital adrenocortical hyperplasia(-CAH)

Definition. Die kongenitale Nebennierenhyperplasie besteht aus einer Gruppe von genetischen Erkrankungen, deren Ursache Enzymdefekte im Cortisolsyntheseweg darstellen. Je nach Ausprägung der Enzymstörung kommt es zur unterschiedlichen Ausprägung des Krankheitsbildes („*klassische Formen*" gegenüber „*nichtklassischen*"). Man unterscheidet
- *virilisierende Formen* (z. B. 21α-Hydroxylasemangel, 11β-Hydroxylase- und 3β-Hydroxysteroid-Dehydrogenasemangel; → auch ◉ **29.9**), die eigentlichen adrenogenitalen Syndrome,
- von den selteneren *nichtvirilisierenden Formen* (17α-Hydroxylase, Cholesterol-Desmolase-System).

Bei den klassischen AGS-Formen ist in über 90% der Fälle die 21α-Hydroxylase betroffen. Der klassische 21α-Hydroxylasemangel führt zu einer Beeinträchtigung der Cortisolsynthese. Dadurch steigt ACTH über den Feedbackmechanismus an und es kommt zu einer vermehrten Produktion von Androgenen mit Virilisierung, auffälligem äußeren Genitale, Wachstumsstörungen und prämaturer Pubarche. Beim AGS mit Salzverlustsyndrom kommt es zusätzlich zu einer verminderten Aldosteron- und Adrenalinsekretion (→ Lehrbücher der Pädiatrie).

Therapie. Die Therapie des Late-onset- (= non classical-) **AGS** (21α-Hydroxylasemangel) beim Erwachsenen besteht aus der Gabe von 0,25 mg Dexamethason/Tag. Auch die Gabe eines Antiandrogens wie Cyproteronacetat (z. B. Androcur, 25–50 mg/m²KO) bietet sich an.

Genetische Beratung. Bei nachgewiesenem 21α-Hydroxylasemangel soll eine DNA-Analyse und HLA-Typisierung von Patient, Eltern und Geschwistern für die genetische Beratung erfolgen. Bei einer erneuten Schwangerschaft in einer AGS-Familie sollte die pränatale Diagnostik durchgeführt werden. Dies ist besonders wichtig, da heute eine pränatale Therapie möglich ist und die Virilisierung des äußeren Genitales weiblicher AGS-Feten verhindert werden kann.

Literatur

Merke DP, Bornstein SR, Avila NA, Chrousos GP. NIH conference. Future directions in the study and management of congenital adrenal hyperplasia due to 21-hydroxylase deficiency. Ann Intern Med. 2002; 136: 320–34.

Merke DP, Chrousos GP, Eisenhofer G, Weise M, Keil MF, Rogol AD, Van Wyk JJ, Bornstein SR. Adrenomedullary dysplasia and hypofunction in patients with classic 21-hydroxylase deficiency. N Engl J Med. 2000; 343: 1362–8.

29.6 Hirsutismus

engl.: hirsutism

Definition.

Hypertrichose. Hierbei handelt es sich um einen verstärkten Haarwuchs mit Übergang von nichtgefärbten Vellushaaren in gefärbte längere Terminalhaare. Die Hypertrichose kann umschrieben oder am gesamten Integu-

29.9 Differenzialdiagnostik des Hirsutismus

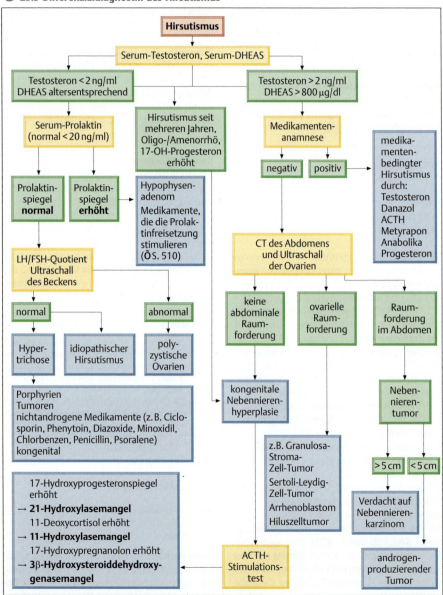

ment auftreten. Androgene spielen bei der Hypertrichose keine wesentliche Rolle.

Hirsutismus. Er ist definiert als pathologische Vermehrung der Haare und Verstärkung des Haarwuchs mit Ausprägung eines männlichen Behaarungsmusters bei Kindern oder Frauen. Hierbei findet sich die vermehrte Körperbehaarung an Oberlippe, Kinn, Wangen, Brust, Linea alba, Armen und Beinen. Hirsutismus ist androgen induziert.

Virilisierung. Sie ist definiert durch das Auftreten einer weiteren Androgenisierung zusätzlich zum Hirsutismus. Dabei kann es zu einer Alopezie vom männlichen Typ, Seborrhö, Klitorishypertrophie, Libidosteigerung, Zunahme der Muskulatur, Amenorrhö und Brustatrophie kommen. Zu einer Virilisierung kommt es nur bei vermehrter Androgenbildung.
Mögliche **Ursachen** des Hirsutismus, **Diagnostik** und **Differenzialdiagnostik** sind in 👁 29.9 dargestellt.

Therapie. Die Therapie des *symptomatischen Hirsutismus* richtet sich nach der Grunderkrankung. Die Therapie des *idiopathischen Hirsutismus* kann medikamentös mit Ovulationshemmern mit antiandrogener Wirkung durchgeführt werden (z. B. Cyproteronacetat). Eine Alternative zu den aufgeführten verschiedenen Östrogen-/Antiandrogenkombinationen stellt die Anwendung von Spironolacton dar.

29.7 Phäochromozytom

engl.: pheochromocytoma

Definition. Das Phäochromozytom ist die wichtigste Erkrankung des Nebennierenmarkes. Jeder Tumor, der Katecholamine synthetisiert und die Symptome der Katecholaminüberproduktion zeigt, sollte als ein Phäochromozytom angesehen und als solches behandelt werden. Phäochromozytome gehen in 90 % der Fälle von den chromaffinen Zellen des Nebennierenmarkes aus. 10 % der Tumoren liegen extraadrenal im Bereich des thorakalen oder abdominalen Grenzstrangs und produzieren vorwiegend Noradrenalin. 10 % der Phäochromozytome sind maligne.

Epidemiologie.
- Häufigkeit ca. 1 : 1000,
- Alter: häufig 30–50 Jahre,
- ♀ : ♂ = 1 : 1.

Symptomatik. Das Charakteristikum des Phäochromozytoms ist der *Bluthochdruck*. Dieser kann *konstant* vorhanden sein oder *anfallsweise* in Form von hypertensiven Krisen auftreten. Bei nachgewiesenem Bluthochdruck erwies sich die Trias von Kopfschmerzen, Schwitzen und Herzrasen als nahezu pathognomonisch. Bei Fehlen einer Hypertonie und der drei oben genannten Symptome ist ein Phäochromozytom als Ursache eines Nebennierentumors unwahrscheinlich. Gerade bei älteren Patienten können die Symptome jedoch diskret sein. Ein Anfall kann wenige Minuten oder mehrere Stunden andauern. Nach dem Anfall sind die Patienten erschöpft. Weitere Symptome sind *Schwindel, orthostatische Dysregulation, Blässe* (vorwiegend im Gesicht), *Gewichtsverlust* und gelegentlich auch *psychische Veränderungen*.
Ein Phäochromozytom mit allen klassischen Zeichen ist einfach zu diagnostizieren. Am Anfang der Krankheit können die Symptome jedoch nur leicht sein und erst allmählich an Stärke zunehmen.

Nahezu pathognomonische Trias: Kopfschmerzen, Herzrasen und Schwitzen; **im Anfall:** Hautblässe und Hochdruck.

Diagnostik. Die Diagnose basiert immer auf einem biochemischen Nachweis und sollte immer einer Lokalisationsdiagnostik vorausgehen. Eine normale Größe und Form der Nebenniere schließt ein Phäochromozytom

nicht aus, genauso wenig wie der Nachweis eines Nebennierentumors ein Phäochromozytom beweist.
- Die Blutdruckkrisen können durch eine 24-Stunden-Blutdruckmessung nachgewiesen werden.
- In ca. 1/3 der Fälle liegt eine Hyperglykämie mit Glukosurie vor.
- Als Standard zum Nachweis oder Ausschluss eines Phäochromozytoms gilt heute die Bestimmung der Urinkatecholamine im angesäuerten 24-Stunden-Sammelurin. Außerdem hat sich heute die Bestimmung der Katecholamine *Adrenalin* und *Noradrenalin* sowie der *Metanephrine* in Serum und Urin durchgesetzt (🔽 **29.5**). Die Messung von Normetanephrinen und Metanephrinen im Plasma ist der beste Test um ein Phäochromozytom zu entdecken. Eine besondere Diät ist nicht notwendig.
- Bei unklaren Befunden können Suppressionstests weiterhelfen. Provokationstests sollten nur als Ultima Ratio eingesetzt werden (🔽 **29.5**).

🔽 29.5 Katecholaminkonzentrationen im Plasma und 24-Stunden-Sammelurin

Messung der Basalwerte:				
	Katecholaminart	**Normwert**	**Grenzwert**	**Phäochromozytom**
im Plasma:	Noradrenalin (NA)	< 500 ng/l	500–2000 ng/l	2000 ng/l
	Adrenalin (A)	< 100 ng/l	100–400 ng/l	400 ng/l
	Normetanephrine	< 100 ng/l	100–400 ng/l	400 ng/l
	Metanephrine	< 60 ng/l	60–200 ng/l	200 ng/l
im Urin:	Noradrenalin	80 µg/24 h	80–200 µg/24 h	200 µg/24 h
	Adrenalin	20 µg/24 h	20–60 µg/24 h	60 µg/24 h
	Vanillinmandelsäure	1–8 mg/24 h	8–11 mg/24 h	11 mg/24 h
	Gesamtmetanephrine	1 mg/24 h	1–3 mg/24 h	3 mg/24 h
Suppressionstest:				
		Anwendung	**Interpretation**	
Clonidintest 3 h nach 0,3 mg Clonidin p.o.		bei grenzwertig erhöhten Plasma-Katecholaminwerten, z. B. A+NA: 1000–2000 ng/l	normale Suppression: Abfall von Plasma-Katecholaminen A+NA < 500 ng/l	
Provokationstest:				
		Anwendung	**Interpretation**	
Glukagontest 1–2 mg Glukagon i.v. bei kontinuierlicher Blutdruckmessung (10 mg Nifedipin 30 min vor dem Test geben, um Blutdruckkrisen zu vermeiden)		bei normalem oder leicht erhöhtem Blutdruck (RR > 160/100 mmHg) und auch noch normalen bzw. leicht erhöhten Plasma-Katecholaminwerten (A+NA: 500–1000 ng/l)	ein positiver Glukagontest bedeutet: > 3facher Anstieg der Plasma-Katecholamine oder Werte > 2000 ng/l 1–3 min nach der Glukagongabe	

- Bildgebende Diagnostik: Wenn klinisch und laborchemisch ein Phäochromozytom diagnostiziert wurde, erfolgt die Lokalisierung des Phäochromozytoms mit der Computertomographie. Als nuklearmedizinische Methode der Wahl gilt der MIBG-Scan. Das ^{131}J-Metaiodobenzylguanidin (MIBG) hat eine molekulare Struktur, die dem Noradrenalin ähnlich ist. MIBG wird daher aktiv im chromaffinen Gewebe und adrenalen Nervensystem angereichert. Mit dem MIBG-Scan lassen sich 85–90% aller Phäochromozytome nachweisen.

Für die Blutentnahme muss man erst eine Braunüle legen und vor der Entnahme 30–60 min abwarten. Der Patient muss in dieser Zeit ruhig liegen, da durch den Stress große Mengen an Katecholaminen ausgeschüttet werden, die sonst zu falsch positiven Ergebnissen führen.

Therapie. Die Therapie der Wahl ist die Operation. Mindestens 7 Tage vor der Operation sollte eine Therapie mit dem α-Rezeptorenblocker Phenoxybenzamin (z.B. Dibenzyran) und Flüssigkeitszufuhr (NaCl) eingeleitet werden. Die Anfangsdosis von 2 × 10 mg täglich sollte abhängig von der Blutdruck-Verträglichkeit auf eine durchschnittliche Dosis von 0,5–1 mg/kgKG/Tag verteilt auf 2–3 Einnahmen gesteigert werden. Die Einstellung sollte unter engmaschigen Kontrollen erfolgen. Sobald sich ein normales Blutvolumen einstellt, stellt die orthostatische Hypotension kein Problem mehr dar. Die hohen Dosen der α-Rezeptorenblocker sind zum einen notwendig um den Blutdruck des Patienten zu senken und zum anderen um das Plasmavolumen zu normalisieren. Die Einnahme von β-Blockern ist zumeist nicht erforderlich.

Keinesfalls sollte eine β-Blockade vor der α-Blockade durchgeführt werden, da sonst durch die verstärkte Adrenalinwirkung auf die α-Rezeptoren eine schwere hypertensive Krise ausgelöst werden kann.

Verlaufskontrolle. Sollte nach der Entfernung des Phäochromozytoms weiterhin ein Bluthochdruck bestehen (fixierte Hypertonie), bieten sich die oben genannten pharmakologischen Tests an. In 25% der Fälle kann der Hochdruck auf eine vorher bestehende, in der Regel essenzielle Hypertonie zurückgeführt werden. Da ein Phäochromozytom gelegentlich als Erstmanifestation einer multiplen endokrinen Neoplasie vorkommt, sollte ein Screening (S. 565) alle 2 Jahre erfolgen.

Literatur

Bornstein SR. Phäochromozytom. In: Allolio B, Schulte HM. Praktische Endokrinologie. München: Urban & Schwarzenberg 1996: 266–272.
Ausführliche Darstellung des Krankheitsbildes mit praktischen Hinweisen zur Diagnostik und Therapie.

Eisenhofer G, Lenders JWM, Linehan WM, McClellan MW, Goldstein DS, Keiser HR. Plasma Normetanephrine and Metanephrine for detecting Pheomocytuma in von Hippel-Lindau Disease and Multiple Endocrine Neoplasia Type 2. The New England Journal of Medicine. 1999; 340 (24): 1872–1879.
Ausführliche Darstellung zur Messung der Metanephrine.

29.8 Therapie mit Glucocorticoiden

Wirkprofil. Glucocorticoide werden bei zahlreichen Erkrankungen in vielen Bereichen der Medizin eingesetzt. Sie haben das gleiche Wirkprofil wie das endogen synthetisierte Cortisol (29.6). Der große therapeutische Nutzen der Glucocorticoide lässt sich somit im Wesentlichen auf drei Effekte zurückführen. Sie wirken
- antiinflammatorisch,
- antiproliferativ und
- immunsuppressiv.

Daher haben sie u. a. einen festen Stellenwert in der Therapie der rheumatischen Erkrankungen, vieler Autoimmunerkrankungen, chronisch obstruktiver Lungenerkrankungen, in der Tumortherapie und Transplantationsmedizin sowie in der Substitutionstherapie bei primärer und sekundärer Nebenniereninsuffizienz (→ „Hypokortisolismus", S. 551).

29.6 Wirkung von Glucocorticoiden

	Wirkungen	Symptome/Befunde
Kohlenhydratstoffwechsel	Hemmung der Glucoseutilisation an der Zielzelle, Erhöhung der Gluconeogenese	diabetogen, Verschlechterung einer diabetischen Stoffwechsellage
Proteinstoffwechsel	kataboler Effekt, Freisetzung von Aminosäuren	Muskelatrophie, Osteoporose, dünne Haut, Steroidmyopathie
Lipidstoffwechsel	gesteigerte Lipolyse, Fettmobilisation aus der Peripherie, Umverteilung des Fettes	Hyperlipidämie, Stammfettsucht, „Büffelnacken", „Vollmondgesicht"
Elektrolyt- und Wasserhaushalt (bei Steroiden mit mineralocorticoider Wirkung)	Natriumretention, Kaliumausscheidung	Hypernatriämie, Ödeme, Hypertonie, hypokaliämische Alkalose
hämatopoetische und lymphatische Gewebe, Immunsystem	Reduktion von neutrophilen Leukozyten, Hämoglobin, Thrombozyten, Lymphozyten, Verminderung des lymphatischen Gewebes, Proliferations- und Entzündungshemmung	erhöhte Thromboseneigung, erhöhtes Infektionsrisiko, Störung der Wundheilung, ulzerogene Wirkung (vor allem in Kombination mit nichtsteroidalen Antiphlogistika)

Synthetische Glucocorticoide haben unterschiedliche gluco- und mineralocorticoide Wirkungsstärken (29.7).

Unerwünschte Wirkungen. Die supraphysiologischen Dosen an Glucocorticoiden führen nach längerer Einnahme zur Suppression der Hypothalamus-Hypophysen-Nebennierenachse. Wie stark die Nebenniere supprimiert wird, hängt von der Dosis, dem Therapieschema und der Therapiedauer ab.
Eine relevante Suppression der Achse erfolgt selten bei Dosen *unter 15 mg* Hydrocortison/m²KO/Tag (Cushing-Schwellendosis). Die zweimalige Gabe und die Verabreichung von Substanzen mit langer Halbwertszeit führt schneller zur Suppression als eine einmalige morgendliche Dosis pro Tag oder die Gabe von Steroidpräparaten alternierend jeden 2. Tag. Therapiezyklen, die weniger als 14 Tage dauern, sind ebenfalls selten mit einer länger dauernden Suppression der Hypothalamus-Nebennierenachse vergesellschaftet. Kommt es jedoch im Rahmen der Therapie zu den typischen Zeichen eines Cushing-Syndroms, so kann man eine Suppression der Hypothalamus-Nebennierenachse annehmen.

Absetzen von Glucocorticoiden. Wenn die Grundkrankheit ein Absetzen der Steroidtherapie erlaubt, kann folgendes Schema vorgeschlagen werden:
Therapiedauer bis 1 Woche (auch hoch dosiert): sofortiges Absetzen möglich.

T 29.7 Vergleich der synthetischen Glucocorticoide bezüglich ihres Wirkprofils

Glucocorticoid	relative glucocorticoide Potenz	relative mineralocorticoide Potenz	Cushing-Schwellendosis in [mg/d]	Handelsnamen
Cortisol	1	1	30	Hydrocortison
Cortison	0,8	1	27,5	Cortison
Prednison	4	0,8	7,5	Prednison
Prednisolon	4	0,8	7,5	Prednisolon
Methylprednisolon	5	–	6	Urbason
Triamcinolon	5	–	6	Volon
Paramethason	10	–	3	Monocortin
Betamethason	30	–	1	Betnesol
Dexamethason	30	–	1,5	Fortecortin

Therapiedauer über 2 Wochen: Überprüfung des adrenalen Regelkreises durch den ACTH-Kurztest (→ S. 453) nötig:
- stimulierbares Cortisol >20 µg/dl: Absetzen der Therapie,
- stimulierbares Cortisol <20 µg/dl:
  - kontinuierliche Dosisreduktion (z. B. Tagesdosen über 15 mg/d Prednison) alle 2–3 Tage um 5 mg/d reduzieren bis 15 mg/d, danach alle 2–3 Tage Reduktion um 2,5 mg; *oder:*
  - rasches Absetzen und Substitution mit Hydrocortison morgens 10–20 mg, mittags 5–10 mg, bis sich die Nebenniere wieder normal stimulieren lässt.

Therapiedauer über mehrere Monate (langfristige Suppression des Regelkreises): Abbruch der Therapie mit synthetischen Glucocorticoiden und Substitutionsbehandlung mit Hydrocortison morgens 15–20 mg, mittags 5–10 mg, bis sich die Nebenniere wieder normal stimulieren lässt.

Literatur

Haynes RC, Murad F. Adrenocorticotropic hormone; adrenocortical steroids and their synthetic analogues; inhibitors of adrenocortical steroid biosyntheses. In: Goodman, Gilman's The Pharmacological Basis of Therapeutics. 7th ed. New York: Macmillan 1985.
Ausführliche Beschreibung der Wirkungen und Nebenwirkungen von Steroiden.
Kaiser H. Praxis der Cortisontherapie. 2.Aufl. München: Urban & Schwarzenberg 1986.
Praktische Vorgehensweise bei der Therapie mit Steroiden.
Hochberg Z, Pacak K, Chrousos GP. Endocrine withdrawal syndromes. Endocrine Reviews 2003; 24: 523–38.

30 Multiple endokrine Neoplasien (MEN)

Gerhard H. Scholz, Reimar Fritzen, Werner A. Scherbaum

Synonym: multiple endokrine Adenomatose (MEA)
engl.: multiple endocrine neoplasia (MEN), familial endocrine adenomatosis, multiple endocrine adenopathie

Definition. Durch Mutationen bedingte, autosomal-dominant vererbbare Erkrankung, die zu teilweise malignen Tumoren mit unterschiedlichem Befallsmuster an mehreren endokrinen Organen führt.

Einteilung. (→ 30.1)

MEN 1 (Wermer-Syndrom). Macht 50% der Fälle aus.
- Primärer Hyperparathyreoidismus (80–95%, multiple Adenome oder Hyperplasie in allen 4 Nebenschilddrüsen),
- Inselzelltumoren des Pankreas (30–80%; 50% Gastrinome = Zollinger-Ellison-Syndrom, 35% Insulinome, selten: Glukagonome, VIPome, PPome, Somatostatinome),
- Hypophysenadenome (15–90%; 60% Prolaktinome, 25% STH- und 12% ACTH-sezernierende Tumoren, selten endokrin inaktive Adenome),
- assoziiert (25–40%): adrenokortikale Tumoren, Karzinoide, Lipome,
- überwiegend weibliche Patienten,
- 30% der Patienten mit Zollinger-Ellison-Syndrom haben eine MEN 1.

MEN 2A (Sipple-Syndrom). Macht 40% der Fälle aus.
- Familiäres medulläres Schilddrüsenkarzinom (*engl.:* medullary thyroid carcinoma = MTC; 100%; 30.2),
- Phäochromozytome (25–70%; häufig bilateral; 30.3),
- primärer Hyperparathyreoidismus (10–85%; 30.4),
- überwiegend männliche Patienten.

MEN 2B. Macht 10% der Fälle aus.
- familiäres medulläres Schilddrüsenkarzinom (100%),
- Phäochromozytome (45–100%; häufig bilateral),
- Schleimhautneurinome, Hautfibrome (80–100%),
- Megakolon,
- marfanoider Habitus.

Epidemiologie.
- Häufigkeit: ca. 3 Erkrankungen/100000 Einwohner,
- Manifestationsalter zwischen 2. und 60. Lebensjahr,
- Altersgipfel zwischen 3. und 4. Lebensjahrzehnt.

Ätiopathogenese und Pathophysiologie. Den MEN liegen verschiedene Mutationen zugrunde (MEN 1: Menin-Gen, Chromosom 11; MEN 2: RET-Protoonkogen, Chromosom 10).

Diagnostisches Vorgehen. Die Diagnostikstrategie hängt von vorhandenen Vorinformationen ab (Familienanamnese, Eigenanamnese) und beginnt oft nach zufälliger Entdeckung eines pathologischen Laborwertes (z.B. Hyperkalzämie) und/oder bestimmter Symptomkombinationen (z.B. Hypertonie,

Multiple endokrine Neoplasien (MEN)

◉ 30.1 Befallene Organe bei den verschiedenen MEN-Formen

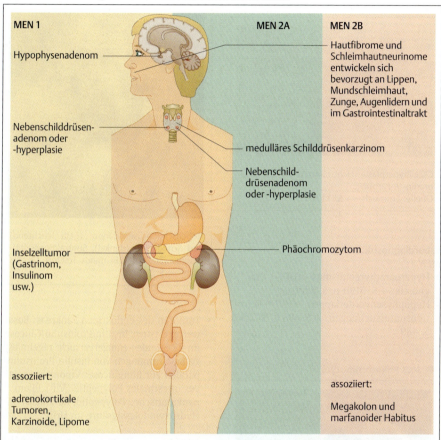

Die verschiedenen MEN-Formen unterscheiden sich bezüglich des Befalls verschiedener endokriner und nichtendokriner Organe. Das frühzeitige Auftreten von Hautfibromen und Schleimhautneurinomen sowie der typische Habitus erlauben bei der MEN 2B oft eine Blickdiagnose.

Schwitzen, Tachykardie) mit der Suche nach spezifischen endokrinen Ursachen. Ist eine endokrinologische Erkrankung bereits bekannt, lässt das später hinzutretende zweite Krankheitsbild den Verdacht auf eine MEN aufkommen. Diagnosesicherung: Nachweis MEN-spezifischer Mutationen.

In wenigen Fällen (MEN-1 bis 10%, MEN-2 ca. 1%) lässt sich keine der bekannten krankheitsauslösenden Mutationen nachweisen. Die Diagnose ist dann nur durch die typische Assoziation der Tumoren sowie ggf. die Familienanamnese bzw. Untersuchungen zu sichern.

30.2 C-Zellhyperplasie/medulläres Schilddrüsenkarzinom

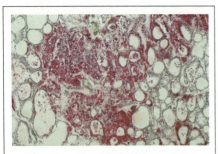

C-Zellhyperplasie, Lichtmikroskopie, Chromogranin- A-Färbung.
Quelle: Emmrich, → S. 1170

Labordiagnostik.
MEN 1:
- Hyperparathyreoidismus - (HPT-) Diagnostik:→ S. 519ff u. S. 526f,
- Hypophysenvorderlappen - (HVL-) Funktionsuntersuchungen, → S. 488 u. ▼ 25.3, S. 489

30.3 Phäochromozytom

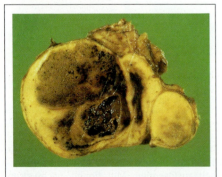

Phäochromozytom (in der Mitte, rotbraun) und kleines Nebennierenrindenadenom (rechts, gelb), Operationspräparat. Quelle: Emmrich, → S. 1170

30.4 Primärer Hyperparathyreoidismus

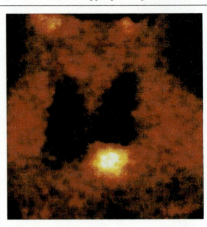

Nebenschilddrüsenadenom (gelb leuchtend) und Schilddrüse (dunkel), Subtraktionsszintigraphie (Tc-99m-MIBI minus Tc99m). Quelle: Otto, → S. 1170

- Tumoren des endokrinen Pankreas: *Basalwerte:* Gastrin, Insulin/Proinsulin/Glucose; im *72-Stunden-Hungerversuch:* regelmäßige Bestimmungen von Insulin/Proinsulin parallel zur Blutglucose; Vipom: vasoaktives intestinales Polypeptid (VIP), PPom: pankreatisches Polypeptid, Karzinoid: 5-Hydroxyindolessigsäure im Urin.

MEN 2:
- MTC-Diagnostik: Ein pathologisch erhöhter Calcitoninspiegel im Serum (basal und stimuliert) macht das Vorliegen eines MTC sehr wahrscheinlich, ist jedoch nicht beweisend (selten: falsch positiver Pentagastrintest!). Ein normaler Calcitoninbasalwert und ein fehlender Anstieg im Pentagastrintest schließen ein MTC nicht aus! Die zusätzliche Bestimmung von CEA als ergänzender Tumormarker oder weiterer ektop gebildeter Hormone (ACTH, CRH, VIP) kann hilfreich sein. Im Zweifelsfall sollte die totale Thyreoidektomie mit

Schnellschnitt und bei positivem Befund die Lymphadenektomie erfolgen.
- Phäochromozytomdiagnostik (→ S. 557ff),
- HPT-Diagnostik (→ S. 519ff u. S. 526f).

MEN-Screening (Merke **4P**):
- **P**arathormon (Nebenschilddrüsenadenom),
- **P**rolaktin (Hypophysenadenom),
- **P**entagastrintest mit Calcitoninbestimmung (medulläres Schilddrüsenkarzinom),
- **P**häochromozytom.

Bild gebende Diagnostik (bei auffälliger Hormonanalytik immer anzustreben!).
MEN 1: Schilddrüsen- und Abdomensonographie, Sella-MRT und Abdomen-CT, Somatostatin-Rezeptor-Szintigraphie mit ^{111}In-Octreotid,
MEN 2: Sonographie und evtl. CT der Halsregion (bei HPT- und MTC-Verdacht), MRT der Nebennierenregion und ^{131}J-MIBG-Szintigraphie (bei Phäochromozytomverdacht).

Familienscreening. Die molekularbiologische Diagnostik steht im Vordergrund. In Kombination mit biochemischem Screening ist mit fast 100%iger Sicherheit bei den Angehörigen betroffener Patienten eine MEN nachweisbar bzw. kann ausgeschlossen werden (z. B. bei MEN 2: RET-Mutationsnachweis). In der Regel weisen die betroffenen Angehörigen einer Familie das gleiche Befallsmuster, allerdings mit unterschiedlicher zeitlicher Ausprägung auf.

Differenzialdiagnose. Isolierte Erkrankungen der einzelnen endokrinen Organe.

Genetische Beratung und lebenslange Betreuung. Die Vererbbarkeit der MEN, die Möglichkeiten frühzeitiger molekularbiologischer und biochemischer Diagnostik und entsprechender Therapie sowie die notwendigen Verlaufskontrollen betroffener Patienten (bei Symptomfreiheit i.d.R. einmal jährlich) erfordern eine humangenetische Beratung sowie die lebenslange Betreuung in einer endokrinologischen Spezialeinrichtung.

Therapie. Sie besteht aus der Operation des betroffenen endokrinen Organs mit Tumorentfernung bzw. spezifischer medikamentöser oder Strahlentherapie. Eine Lokalisation des Tumors und seine Entfernung sollte bei sicherem biochemischen Befund auch angestrebt werden, wenn der Tumor durch die Bild gebende Diagnostik nicht lokalisierbar ist (Exploration aller Nebenschilddrüsen, Laparotomie und Austastung bzw. direkte Sonographie bei Verdacht auf abdominellen Tumor).
MEN 2: Es sollte immer eine Thyreoidektomie und bei älteren Kindern sowie Erwachsenen eine zentrale Lymphadenektomie wegen des hohen Risikos einer MTC-Manifestation und frühzeitiger Metastasierung (Lunge, Leber, Knochen) angestrebt werden. Auch bei noch normalen Calcitoninspiegeln (basal oder pentagastrinstimuliert) reicht der sichere molekularbiologische Nachweis einer MEN 2 aus, um eine totale Thyreoidektomie zum frühest möglichen Zeitpunkt zu rechtfertigen (auch im Kleinkindesalter!).

Wegen des höchsten Operationsrisikos – wenn vorhanden – erst das Phäochromozytom resezieren, dann MTC und parathyreoidale Adenome bzw. Hyperplasie oder Metastasen operieren. Präoperative Vorbereitung beim Phäochromozytom beachten.

Prognose. Unbehandelt haben Patienten mit MEN eine reduzierte Lebenserwartung. Nach Therapie kann sich die Lebenserwartung in Abhängigkeit vom Lebensalter des Patienten bei Manifestation der Erkrankung und der Ausprägung der MEN deutlich verlängern. Bei der MEN 2B scheint das MTC im Hinblick auf Invasivität, Metastasierung und postoperativen Verlauf aggressiver zu sein als bei der MEN 2A. Nach rechtzeitiger totaler Thyreoidektomie und uni- bzw. bilateraler Adrenalektomie/Parathyreoidektomie kann bei optimaler Substitutionstherapie mit normaler Lebenserwartung gerechnet werden.

Literatur

Gagel RF. Multiple Endocrine Neoplasia. In: Wilson JD et al., eds. Williams Textbook of Endocrinology. 9th ed. Philadelphia: W. B. Saunders Company 1998: 1627–1649.
Eine relativ aktuelle, klar gegliederte, übersichtliche und umfassende Darstellung von Pathophysiologie, Diagnostik und Therapie dieses komplexen Krankheitsbildes.

Berndt I, Reuter M, Saller B, Frank-Raue K, Groth P, Grussendorf M, Raue F, Ritter MM, Hoppner W. A new hot spot for mutations in the ret protooncogene causing familial medullary thyroid carcinoma and multiple endocrine neoplasia type 2A. J Clin Endocrinol Metab. 1998; 83 (3): 770–4.
Interessanter Artikel über neu entdeckte Mutationen im Ret-Protoonkogen, die gemeinsam mit den bisher bekannten Mutationen eine 100%ige Aufklärung der genetischen Ursachen des Auftretens von familiären MTC/MEN 2A in deutschen Familien ermöglichen.

Ponder BA. The phenotypes associated with ret mutations in the multiple endocrine neoplasia type 2 syndrome. Cancer Res 1999; 59 (Suppl.7): 1736–1741.
Aktuelle Übersicht über die molekulargenetischen Grundlagen und klinischen Phänotypen bei RET Mutationen im Rahmen der MEN 2.

Scholz GH, Borte G, Windgassen M, Kösling S, Emmrich P, Friedrich T, Lamesch P. Multiple endokrine Neoplasie Typ 2A. 3. Max Bürger Symposium am Zentrum für Innere Medizin der Universität Leipzig. Eine interdisziplinäre Falldemonstration auf CD-ROM, ISBN 3-00-002810-2, 1997.
Multimediale (Text, Bilder, Video, Ton) Darstellung der Ätiologie, Diagnostik und Therapie bei MEN 2A am Beispiel der Familie K. mit interdisziplinärer Diskussion von Möglichkeiten und Grenzen der modernen Medizin mit den Tutoren Prof. Dr. W.A. Scherbaum und Prof. Dr. W. Siegenthaler.

Simon B, Bartsch D, Rieder H, Joseph K, Rothmund M, Arnold R. Multiple endokrine Neoplasie Typ 1: Stand der Diagnostik und Tumorprävention. Deutsches Ärzteblatt 97 (11); 2000: A-698.
Aktuelle Übersicht über molekulargenetische Grundlagen und den klinischen Einsatz des genetischen Screenings bei Patienten mit MEN 1.

31 Polyglanduläre Autoimmunsyndrome (APS)

Werner A. Scherbaum, Stefan R. Bornstein

Synonym: polyendokrine Autoimmunerkrankung, polyglanduläre Autoimmunsyndrome
engl.: autoimmune polyglandular syndromes (APS)

Definition. Mit Autoimmunphänomenen verbundene Erkrankung zweier oder mehrerer endokriner Organe.

Einteilung.

APS Typ I.
Obligatorisch: Zwei der drei folgenden Krankheiten: primärer Hypoparathyreoidismus, therapierefraktäre mukokutane Kandidose, autoimmuner Morbus Addison,
fakultativ: Hypogonadismus, Autoimmunthyreoiditis, perniziöse Anämie, Alopezie, Malabsorption, chronisch aktive Hepatitis, athrophische lymphozytäre Gastritis, Vitiligo, Sjögren-Syndrom, unguale Dystrophie, Hypophysitis, Diabetes mellitus Typ 1.

APS Typ II (31.1).
Obligatorisch: Autoimmuner Morbus Addison mit autoimmuner Schilddrüsenerkrankung (Schmidt-Syndrom) und/oder Diabetes mellitus Typ 1 (Carpenter-Syndrom),
fakultativ: Hypogonadismus, Vitiligo, Alopezie, perniziöse Anämie, atrophische lymphozytäre Gastritis, Myasthenia gravis, Sjögren-Syndrom.

APS Typ III. Zwei oder mehr endokrine Autoimmunerkrankungen ohne Vorhandensein von primärem Hypoparathyreoidismus oder Morbus Addison.

Diagnostik. Für jede der einzelnen endokrinen Autoimmunerkrankungen (außer primärem Hypoparathyreoidismus) sind serologische Marker verfügbar, die schon das Risiko für die Manifestation der entsprechenden Erkrankung anzeigen. Insbesondere dann, wenn ein autoimmuner Morbus Addison vorliegt, ist ein Antikörperscreening auf möglicherweise assoziierte Autoimmunerkrankungen angezeigt. Bei positivem Befund oder klinischem Verdacht Durchführung entsprechender Funktionstests. Im individuellen Fall können Antikörpertests auch dazu dienen, erstgradig Verwandte solcher Patienten zu testen. Dies erlaubt eine frühe Diagnosestellung und die rechtzeitige Einleitung einer Therapie.

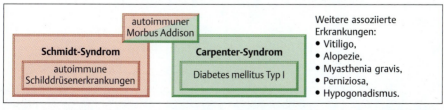

31.1 Mit Morbus Addison assoziierte polyendokrine Autoimmunsyndrome

Therapie und Prognose. Sie richten sich jeweils nach den betroffenen Organsystemen (s. dort). Die Therapie beschränkt sich bei Unterfunktion auf die symptomatische Substitution der peripheren Hormone.

Literatur

Scherbaum WA. Immuno-Endokrinologie. Swiss. Med. 1993; 15: 17–19.
Deutschsprachige Übersicht zu den endokrinen Autoimmunerkrankungen mit besonderer Berücksichtigungvon Typ-II-APS.

Perheentupa J. Autoimmune Polyendocrinopathy-Candidiasis-Extodermal Dystrophy (APECED). Horm. metab. Res. 1996; 28: 353–356.
Aktuelle Übersicht über endokrine Autoimmunerkrankungen mit besonderer Berücksichtigung des Typ-I-APS.

32 Störungen der Hodenfunktion und Gynäkomastie

Stefan R. Bornstein, Werner A. Scherbaum

32.1 Hypogonadismus und
 Infertilität 569
32.2 Gynäkomastie 573

32.1 Hypogonadismus und Infertilität

engl.: hypogonadism and male infertility

Definitionen. Sexuelle Dysfunktion des Mannes kann eine Störung der Erektion, die Unfähigkeit, einen Orgasmus zu erreichen oder die Störung der Ejakulation beinhalten.
Impotenz: Die Unfähigkeit eine Erektion des Gliedes zu erreichen, die für das Eindringen in die Vagina Voraussetzung ist. Hormonelle, neurologische, psychologische oder vaskuläre Störungen können zur Impotenz führen.
Infertilität: Das Ausbleiben einer Schwangerschaft bei einem Paar nach mindestens 1 Jahr Geschlechtsverkehr ohne Empfängnisverhütung.
Männlicher Hypogonadismus: Die Unfähigkeit des Hodens Testosteron oder/und Spermien zu produzieren.

Epidemiologie. Prävalenz der Impotenz:
- 40-jährige Männer: 1,9%,
- 60-jährige Männer: 18,4%.

Ätiopathogenese und Pathophysiologie. Die Ursache des männlichen Hypogonadismus kann eine Störung der Hodenfunktion (**primärer Hypogonadismus**) oder eine hypothalamisch-hypophysäre Fehlfunktion (**sekundärer Hypogonadismus**) sein.
Zu einem Hypogonadismus kommt es auch, wenn das testikuläre Sekretionsprodukt an der Zielzelle nicht wirkt, wie z. B. bei der Androgenresistenz.

Symptomatik. Das klinische Bild des Hypogonadismus hängt vom Zeitpunkt ab, zu dem die Störung aufgetreten ist.
- Ist der Hypogonadismus Folge eines **genetischen Defektes**, der schon in utero vorliegt, kommt es zu einer Störung der Geschlechtsdifferenzierung. Z. B. kommt es im Rahmen der Androgenresistenz bei Störungen des Androgenrezeptors (testikuläre Feminisierung) zu erhöhten Androgenen (Testosteron) und erhöhten Östrogenen (Östradiol) im Blut und teilweise oder vollständig weiblichen äußeren Geschlechtsmerkmalen.
- Das klinische Bild des **präpubertalen Androgenmangels** ist durch die Zeichen des Eunuchismus charakterisiert. Dabei fallen kleine Geschlechtsorgane, große Armspannweite, geringe Körperbehaarung, hohe Stimme und verminderte Muskelmasse auf.
- Das klinische Bild des **postpubertalen Androgenmangels** zeigt einen normalen Habitus, mit normal großem Penis, normaler Stimme und normalen Körperproportionen. Auffällig sind jedoch die verminderte Kraft und Muskelmasse sowie reduzierte Körperbehaarung. Es kommt zu einem Libidoverlust. Der Androgenmangel kann bei den Patienten zur Osteoporose führen.

- Das klassische Beispiel für den primären Hypogonadismus ist das *Klinefelter-Syndrom* als Folge eines überzähligen X-Chromosoms (47 XXY). Beim Klinefelter-Syndrom fallen vor der Pubertät häufig nur die kleinen Hoden auf. Nach der Pubertät kommt es zur Ausbildung der Gynäkomastie und zum überproportionalen Wachstum der unteren Extremitäten. Das Klinefelter-Syndrom ist oft mit verminderten intellektuellen Fähigkeiten und einem gestörten Sozialverhalten verbunden.
- Das klassische Beispiel des sekundären (hypogonadotropen) Hypogonadismus ist das *Kallmann-Syndrom*. Es ist charakterisiert durch einen isolierten Gonadotropinmangel und eine Geruchsstörung bei Fehlentwicklung des Bulbus olfactorius. Das Syndrom wird autosomal-dominant vererbt. Die Männer fallen durch den präpubertalen Androgenmangel als Eunuchen auf.

Diagnostisches Vorgehen.

Anamnese.
- Rasurfrequenz,
- Erektionshäufigkeit und sexuelle Fantasien.
- Da allgemeine internistische Erkrankungen zu einem Hypogonadismus führen können, muss nach Allgemeinerkrankungen wie Diabetes, Leber- oder Niereninsuffizienz gefahndet werden.
- In der früheren Anamnese ist nach Infektionskrankheiten (Orchitis oder Epididymitis) und venerischen Erkrankungen zu fragen.
- Von großer Bedeutung ist die genaue Medikamentenanamnese. Antihypertonika (z. B. α-Methyl-DOPA, Clonidin, β-Blocker, α-Blocker), Antibiotika, Anabolika, Diuretika (z. B. Spironolacton), Psychopharmaka (z. B. Phenothiazine), Hormone (z. B. Glucocorticoide) und Antihistaminika (z. B. Cimetidin) können die Spermienproduktion oder -motilität, die Androgenproduktion sowie Libido und Potenz beeinflussen.
- Wichtig ist, nach Nikotin- und Alkoholkonsum, Stressfaktoren, sozialer Anamnese und der Beziehung zum Ehepartner zu fragen.

Klinische Untersuchung.
- Messung der Hodengröße mit dem Orchidometer.
- Ausschluss von Lageanomalien des Hodens (Pendelhoden, Gleithoden, Leistenhoden).
- Bei der Untersuchung des Penis gilt es die Urethramündung zu lokalisieren, Phimosen und erektile Dysfunktion auszuschließen.

Andrologische Beurteilung des Ejakulats, Sonographie des Skrotalinhalts, endokrinologische Labordiagnostik (→ ▼ 32.1). Die Bestimmung des Testosterons im Serum stellt die wichtigste Labormessgröße dar, um einen Hypogonadismus zu bestätigen und eine Testosteronsubstitutionstherapie zu überwachen.
Die Beurteilung des LH- und FSH-Serumspiegels in Kombination mit Testosteron kann klären, ob es sich um einen primären oder sekundären Hypogonadismus handelt. Deren Untersuchung ist für die Therapie von wesentlicher Bedeutung. Der FSH-Wert gibt zusätzlich Auskunft über die Spermatogenese. Weitere Hormonbestimmungen (Schilddrüsenhormone, Prolaktin, Östradiol, Dihydrotestosteron) oder Stimulationstests zur Erfassung der endokrinen Reservekapazität der Hoden (HCG-Test) oder der Hypophyse (GnRH-Test) ergänzen die Diagnostik mit Messung der stimulierbaren LH- und FSH-Sekretion.

Therapie. Bei der Therapie des Hypogonadismus muss die Doppelfunktion des Hodens berücksichtigt werden: zum einen die *Androgenproduktion* und zum anderen die *Spermiogenese*. Entsprechend gilt es Androgene zu

32.1 Differenzierung der verschiedenen Ursachen des Hypogonadismus

Hypothalamus-Hypophyse (sekundärer Hypogonadismus)

hypophysäre und hypothalamische Störungen	FSH erniedrigt Testosteron erniedrigt Hoden < 6 ml Azoospermie

Hoden (primärer Hypogonadismus)

gonadale Störung mit testikulärer Schädigung (z. B. Klinefelter-Syndrom, Kryptorchismus, Orchitis etc.)	FSH stark erhöht Testosteron erniedrigt Hoden < 6 ml Azoospermie
primäre Spermatogenesestörung (Keimzellstörung)	FSH erhöht Testosteron normal Hoden > 6 ml Abnormalitäten des Ejakulats
Störung der Samendeposition (z. B. Verschluss, Infektion, Spermienantikörper)	FSH normal Testosteron normal Hoden > 12 ml abnormaler Ejakulationsbefund

substituieren und bei Kinderwunsch auch eine Therapie zur Wiederherstellung der Fertilität durchzuführen.

Androgensubstitution. Die Substitution von Testosteron ist sowohl beim primären als auch beim sekundären Hypogonadismus die Therapie der Wahl. Die Standardtherapie besteht in der intramuskulären Verabreichung von 250 mg Testosteronönanthat (Testoviron-Depot 250) alle 2–3 Wochen. Weniger effektiv ist eine Substitution mit 2–3 Kapseln zu 40 mg Testosteronundekanoat (z. B. Andriol) pro Tag.

Therapieziel Fertilität. Die medikamentöse Therapie bei Kinderwunsch ist vor allem bei sekundärem Hypogonadismus erfolgreich. Beim idiopathischen hypogonadotropen Hypogonadismus (IHH) oder bei primärer Hypophysenvorderlappeninsuffizienz wird kombiniert mit humanem menopausalen Gonadotropin (hMG = FSH-Aktivität) und humanem Chorion-Gonadotropin (hCG = LH-Aktivität) therapiert. Mit hCG wird das Wachstum der Hoden induziert und eine Erhöhung der intratestikulären Testosteronkonzentration erreicht. Nach Normalisierung des Testosteronspiegels kann mit hMG die Spermatogenese initiiert werden. Alternativ kann beim IHH vom erfahrenen Endokrinologen eine Pumpentherapie mit pulsatiler Abgabe von Gonadotropin-Releasing-Hormon durchgeführt werden. Bei Varikozele oder Retention der Testes stehen operative Therapieformen im Vordergrund. Bei der großen Gruppe der idiopathischen Fertilitätsstörungen des Mannes kommen Verfahren der assistierten Fertilisation zur Anwendung. Parallel muss die Partnerin immer mit untersucht und gegebenenfalls behandelt werden.

Literatur

WHO Laborhandbuch zur Untersuchung des menschlichen Ejakulates und der Spermien/Zervixschleim-Interaktion. Übersetzung aus dem englischen Original von E. Nieschlag und Mitarbeitern. 3. Aufl. Stuttgart: Schattauer 1988.

Jockenhövel F, Nieschlag E. Männliche Fertilitätsstörungen und Hypogonadismus. In: Hesch RD. Hrsg. Endokrinologie, Teil B, Krankheitsbilder. München: Urban & Schwarzenberg 1989.

Nieschlag E, Scriba PC (ed.). Hypogonadismus und Infertilität des Mannes. Internist (Berl). 1993; 34 (8): 699–702.
Ausführliche Beiträge zur Diagnostik und Therapie des Hypogonadismus.

32.1 Ursachen der Gynäkomastie

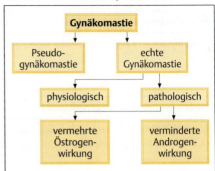

Nur ein geringer Anteil der Gynäkomastien ist bedingt durch Grunderkrankungen, die mit einer vermehrten Östrogen- oder verminderten Androgenwirkung einhergehen.

32.2 Ursachen für Gynäkomastie

Ursache	Kommentar
vermehrte Östrogenwirkung	
• Medikamente: Digitalis etc.	vermehrte exogene Östrogenzufuhr
• Ernährungszusätze	
• Östrogentherapie bei Prostatakarzinom	
• Hautsalben	
• Leydig-Zell-Tumoren	vermehrte endogene Östrogenproduktion
• Nebennierentumoren	
• Hyperthyreose	Erhöhung des Bindungsglobulins und damit erhöhte Östrogenwirkung
• Leberzirrhose	erhöhte Aromataseaktivität mit gesteigertem Umsatz von Androgenen in Östrogene
• ektope HCG-Produktion (Hodentumor)	vermehrte Östrogenstimulation
verminderte Androgenwirkung	
• Medikamente (Spironolacton, Cimetidin, Ketokonazol)	antiandrogene Medikamente
• Klinefelter-Syndrom	primärer Hypogonadismus
• Enzymstörungen (17α-Hydroxylase, 17,24-Desmolase)	
• Orchitis	
• Hodenbestrahlung	
• testikuläre Feminisierung	Androgenrezeptordefekt

32.2 Gynäkomastie

engl.: gynecomastia

Definition. Gynäkomastie ist definiert als eine Vergrößerung der männlichen Brust durch Zunahme von Drüsengewebe und Stroma.
Wichtig ist die Abgrenzung der *Pseudogynäkomastie*, bei der die Brustvergrößerung lediglich die Folge von vermehrtem Fettgewebe darstellt.
Die echte Gynäkomastie kann physiologisch sein oder auch Folge eines pathologischen Prozesses. Pathologische Ursachen sind entweder die Folge einer vermehrten Östrogen- oder einer verminderten Androgenwirkung (👁 **32.1** und 🔨 **32.2**).

Diagnostisches Vorgehen.
- Medikamentenanamnese,
- Ausschluss einer Leber-, Nieren- oder Schilddrüsenerkrankung,
- Serum/Plasma: LH, FSH, Testosteron, Estradiol, Prolaktin und β-HCG (*Interpretation:* Bei hohen Gonadotropinwerten und niedrigem Plasma-Testosteron muss an eine primäre testikuläre Insuffizienz gedacht werden. Bei hohem Estradiol oder β-HCG-Werten muss an einen Nebennieren- oder Hodentumor gedacht werden),
- Mammographie,
- bei Verdacht auf Tumor sollte ein Abdomen-CT und ein Hoden-Ultraschall durchgeführt werden.

Therapie. Die Therapie der Gynäkomastie richtet sich nach der Ursache.
- Östrogen- oder HCG-produzierende Tumoren werden chirurgisch entfernt.
- Bei Gynäkomastie aufgrund systemischer Erkrankungen müssen Letztere behandelt werden.
- Bei Androgenmangel (z. B. bei primärer Hodeninsuffizienz) ist die Substitution mit Testosteron die Therapie der Wahl.

Bei schweren Fällen der Gynäkomastie, besonders bei jungen Männern, kann aus kosmetischen Gründen eine Operation notwendig sein. Bei leichteren Formen kann zugewartet werden, da sich häufig nach der Pubertät die Gynäkomastie spontan zurückbildet.
Wenn dies nicht der Fall ist und die Gynäkomastie ohne eruierbare Ursache an Größe zunimmt, so muss an einen malignen Mammatumor des Mannes gedacht werden.

Stoffwechsel

33	**Glucosestoffwechsel**	576
34	**Fettstoffwechsel**	617
35	**Adipositas**	633
36	**Hyperurikämie und Gicht (Arthritis urica)**	637
37	**Sonstige hereditäre Stoffwechselerkrankungen**	644

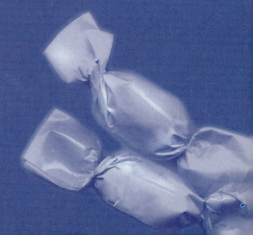

33 Glucosestoffwechsel

Franz Rinninger, Heiner Greten

33.1	Diabetes mellitus	576
33.1.1	Allgemeines	576
33.1.2	Diabetesformen im Einzelnen	578
	Typ-1-Diabetes mellitus	578
	Typ-2-Diabetes mellitus	579
	Sonderformen des Diabetes mellitus	581
33.1.3	Diagnostisches Vorgehen bei Diabetes mellitus	585
	Labordiagnostik	585
	Therapiekontrolle bei manifestem Diabetes mellitus	589
33.1.4	Therapie des Diabetes mellitus	589
	Therapieziele	589
	Grundlagen der Diabetestherapie	589
	Ernährung bei Diabetes mellitus	590
	Insulintherapie	592
	Diabetestherapie in der Schwangerschaft	601
	Spezielle Therapieformen bei Diabetes mellitus	601
	Therapie des Typ-2-Diabetes mellitus	601
	Orale Antidiabetika	603
	Kombinationstherapie: Sulfonylharnstoff/Insulin	606
	Diabetikerschulung	606
33.1.5	Akute Komplikationen bei Diabetes mellitus	607
	Hyperglykämische Stoffwechselentgleisungen	607
	Hypoglykämien	609
33.1.6	Chronische Komplikationen bei Diabetes mellitus	612
	Makro- und Mikroangiopathie	612
	Diabetische Retinopathie	613
	Diabetische Neuropathien	613
	Diabetisches Fußsyndrom	614
	Hypertriglyzeridämie	615
33.2	Insulinom	615

33.1 Diabetes mellitus

33.1.1 Allgemeines

Synonym: Zuckerkrankheit (mellitus = lat. mit Honig versüßt)
engl.: diabetes mellitus

Definition. Diabetes mellitus ist ein Sammelbegriff für eine ätiologisch heterogene Gruppe von Krankheiten des **Kohlenhydratstoffwechsels**, deren gemeinsames Charakteristikum der chronisch erhöhte Blutzucker (Hyperglykämie) ist.

Epidemiologie. In Deutschland sind etwa 6 % der Bevölkerung an einem Diabetes mellitus erkrankt. Der Großteil dieser Patienten sind Typ-2-Diabetiker, nur etwa 5–10 % aller Diabetiker leiden an einem Typ-1-Diabetes (→ „Klassifikation" und 33.1).

Klassifikation. Es werden zwei Haupttypen des Diabetes mellitus unterschieden:
- Typ-1 oder insulinabhängiger Diabetes (IDDM = insulin-dependent diabetes mellitus),

Diabetes mellitus

T 33.1 Klassifikation des Diabetes mellitus

I. Typ-1-Diabetes mellitus (B-Zell-Zerstörung mit absoluter Insulinabhängigkeit; frühere Bezeichnungen: juveniler Diabetes mellitus oder Insulin-dependent Diabetes mellitus = IDDM)
A. immunologisch vermittelt
B. idiopathisch (selten in Europa)

II. Typ-2-Diabetes mellitus (Insulinresistenz und/oder Defekt der B-Zell-Sekretion von Insulin; frühere Bezeichnungen: Erwachsenendiabetes oder Non-Insulin-dependent Diabetes mellitus = NIDDM)

III. andere Formen des Diabetes mellitus
A. genetische Defekte der B-Zell-Funktion:
1. Chromosom 12, HNF-1α (früher MODY 3 = Maturity-onset Diabetes of the Young),
2. Chromosom 7, Glukokinase (früher MODY 2),
3. Chromosom 20, HNF 4α (früher MODY 1),
4. mitochondriale DNA
B. genetische Defekte der Insulinwirkung:
1. Typ-A-Insulinresistenz,
2. Leprechaunismus,
3. Rabson-Mendenhall-Syndrom,
4. lipoatrophischer Diabetes mellitus
C. Erkrankungen des exokrinen Pankreas:
1. Pankreatitis,
2. Trauma/Pankreatektomie,
3. Mukoviszidose,
4. Hämochromatose,
5. fibrokalzinöse Pankreaserkrankungen
D. Endokrinopathien:
1. Akromegalie,
2. Cushing-Syndrom,
3. Glukagonom,
4. Phäochromozytom,
5. Hyperthyreose,
6. Somatostatinom,
7. Aldosteronom

Quelle: Expertengruppe der „American Diabetes Association", [ADA], 1997

T 33.1 Fortsetzung

E. medikamenten- oder chemikalieninduzierte Formen:
1. VACOR,
2. Pentamidin,
3. Nicotinsäure,
4. Glucocorticoide,
5. Schilddrüsenhormone,
6. Diazoxid,
7. β-Sympathikomimetika,
8. Thiaziddiuretika,
9. Dilantin,
10. α-Interferon
F. Infektionen:
1. kongenitale Rubellainfektion,
2. Zytomegalievirusinfektion
G. seltene Formen des immunvermittelten Diabetes mellitus:
1. „Stiff-Man"-Syndrom,
2. Anti-Insulinrezeptor-Antikörper
H. andere genetische Syndrome, die mit einem Diabetes mellitus assoziiert sein können:
1. Down-Syndrom,
2. Klinefelter-Syndrom,
3. Wolfram-Syndrom,
4. Friedreich-Ataxie,
5. Huntington-Ataxie,
6. Laurence-Moon-Biedl-Syndrom,
7. myotone Dystrophie,
8. Porphyrie,
9. Prader-Willi-Syndrom

IV. Schwangerschaftsdiabetes mellitus (Gestationsdiabetes mellitus)

- Typ 2 oder insulinunabhängiger Diabetes (NIDDM = non-insulin-dependent diabetes mellitus).

Diese Unterscheidung beruht auf dem hervorstechenden klinischen Merkmal, der Insulinabhängigkeit (**T 33.1**). Während Typ-1-Diabetiker bei Insulinmangel ketoazidosegefährdet und somit vital bedroht sind, besteht die Gefahr einer Ketoazidose bei Typ-2-Diabetikern praktisch nicht. Die Trennung in Typ-1-Diabetes mellitus bzw. „IDDM" und „NIDDM" ist jedoch nicht unproblematisch. Patienten, die zunächst als Typ-2-Diabetiker („NIDDM") klassifiziert werden, können bei längerer Krankheitsdauer und nahezu vollständigem Versagen der endogenen Insulinsekretion insulinabhängig werden und als Folge des Insulinmangels ketosegefährdet sein. Bei den primären Diabetesformen liegt keine andere Krankheit vor, die die Hyperglykämie bzw. den Insulinmangel verursacht. Die sekundären Diabetesformen beruhen stets auf einer sonstigen Grunderkrankung.

33.1.2 Diabetesformen im Einzelnen

Typ-1-Diabetes mellitus

engl.: insulin-dependent diabetes mellitus (IDDM)

Definition. Der Typ-1-Diabetes (juveniler Diabetes) ist pathophysiologisch durch einen nahezu vollständigen Mangel an endogenem Insulin gekennzeichnet. Deshalb besteht eine absolute Indikation für eine Insulintherapie. Akut tritt bei Insulinmangel zunächst eine Hyperglykämie auf; im weiteren Verlauf besteht bei Insulinmangel das Risiko einer vital bedrohlichen diabetischen Ketoazidose. Akute Therapiekomplikationen sind insulininduzierte Hypoglykämien. Chronisch sind Typ-1-Diabetiker insbesondere durch Retinopathie, Nephropathie und Neuropathie gefährdet.

Epidemiologie. In Mitteleuropa liegt die Prävalenz des Typ-1-Diabetes mellitus bei etwa 0,3 %, wobei die Inzidenz (Neuerkrankungsrate) im Alter von 15–19 Jahren am höchsten ist.

Ätiopathogenese. Die insulinsezernierenden β-Zellen der Inseln des Pankreas werden durch einen Autoimmunprozess selektiv destruiert. Hieraus resultiert ein nahezu absoluter Insulinmangel mit konsekutiver Hyperglykämie:

- Eine genetische Prädisposition für den Typ-1-Diabetes ist mit spezifischen HLADR/DQ-Risikoallelen assoziiert (z. B. DR3, DR4 DQA1*0301DQB1 *0302).
- Exogene Faktoren können bei genetischer Disposition den Krankheitsprozess in den pankreatischen Inselorganen möglicherweise begünstigen; diskutiert werden Viren und das in der Kuhmilch enthaltene Rinderalbumin.
- Im Pankreas entsteht eine „Insulitis"; die β-Zellen werden vom Immunsystem als fremd erkannt. Als Ausdruck einer Aktivierung des Immunsystems infiltrieren Lymphozyten und Monozyten/Makrophagen die Inseln.
- Im Rahmen einer Immunreaktion destruieren zytotoxische Autoantikörper und zellvermittelte Immunreaktionen die β-Zellen.
- Die β-Zell-Destruktion verläuft meist langsam progredient über einen Zeitraum von Jahren. Klinisch manifestiert sich erst nach dem Verlust von mehr als 90 % der pankreatischen β-Zellen die Hyperglykämie als Insulinmangelsymptom.
- Einige Jahre vor und zum Zeitpunkt der klinischen Diabetesmanifestation können im Serum spezifische Autoantikörper nachweisbar sein, z. B. zytoplasmatische Inselzellantikörper (ICA), Insulinautoantikörper (IAA), Antikörper gegen Glutamatdecarboxylase (Anti-GAD, GADA), Tyrosinphosphatase-Antikörper (IA-2A, IA-2βA). → Hierzu „Immundiagnostik bei Typ-1-Diabetes", S. 587f.

Symptomatik und Klinik. Der Typ-1-Diabetes mellitus manifestiert sich bevorzugt bei Jugendlichen und jüngeren Erwachsenen. In der Regel sind diese Patienten schlank und oft untergewichtig. Typische Leitsymptome

33.2 Anamnese und klinische Befunde bei manifestem, unbehandeltem Diabetes mellitus

- Polydipsie,
- Polyurie (durch osmotische Diurese), Nykturie,
- vermehrter Durst, Exsikkose,
- Müdigkeit, Abgeschlagenheit, Leistungsschwäche,
- Gewichtsabnahme (durch Katabolie),
- Sehstörungen, Muskelkrämpfe (durch Störungen des Elektrolyt- und Wasserhaushaltes),
- Amenorrhö, verminderte Libido und Potenz,
- Infektanfälligkeit, schlechte Wundheilung,
- Pruritus, bakterielle oder mykotische Hautinfektionen,
- neurologische Symptome (z. B. Sensibilitätsstörungen),
- Übelkeit, Erbrechen, abdominelle Schmerzen (bei Ketoazidose),
- Azetongeruch in der Atemluft (nur bei Ketoazidose).

wie Polydipsie, Polyurie, Müdigkeit, allgemeine Schwäche und Gewichtsabnahme (33.2) treten häufig *akut* auf. Das Intervall zwischen dem Beginn der Beschwerden und der Diagnose beträgt meist nur wenige Wochen, manchmal auch nur Tage. Begünstigt wird die Manifestation durch interkurrente Erkrankungen, bei denen der Insulinbedarf erhöht ist, z. B. Infektionen. Vereinzelt wird die Diagnose Typ-1-Diabetes mellitus erst bei einer bedrohlichen Stoffwechselentgleisung gestellt; als Folge eines absoluten Insulinmangels sind diese Patienten nicht nur durch die Hyperglykämie und ihre Folgen gefährdet, sondern auch durch das Risiko der vital bedrohlichen diabetischen Ketoazidose (S. 607ff). Im Extremfall tritt ein Coma diabeticum auf. Bei einer nicht durch eine Ketoazidose bzw. durch ein Coma diabeticum komplizierten Diabetesmanifestation fällt bei der körperlichen Untersuchung lediglich die Exsikkose auf, der übrige Befund ist in der Regel ohne führende Pathologie.

Typ-2-Diabetes mellitus

engl.: non-insulin-dependent diabetes mellitus (NIDDM)

Definition. Kennzeichen des Typ-2-Diabetes mellitus ist die **chronische Hyperglykämie**. Diese meist bei älteren und häufig übergewichtigen Personen auftretende Diabetesform ist pathophysiologisch durch eine verminderte Insulinwirkung, d. h. Insulinresistenz, und eine gestörte Insulinsekretion charakterisiert.

Epidemiologie. In Deutschland sind etwa 6 % der Bevölkerung an einem Typ-2-Diabetes erkrankt. Die Inzidenz nimmt mit steigendem Lebensalter zu mit einem besonders auffälligen Anstieg etwa ab dem 50. Lebensjahr. Überernährung, Adipositas, Bewegungsmangel und eine positive Familienanamnese erhöhen die Prävalenz.

Genetik, Ätiopathogenese und Pathophysiologie. Der Typ-2-Diabetes mellitus ist ein heterogenes klinisches Syndrom, in dessen Pathogenese genetische und nichtgenetische Faktoren relevant sind. Die **genetische Veranlagung** ist bei dieser Diabetesform wesentlich stärker ausgeprägt als beim Typ-1-Diabetes. Ein oder mehrere definierte genetische Marker wurden bisher jedoch bei der klassischen Form dieser Stoffwechselkrankheit nicht identifiziert. **Exogene Faktoren**

T 33.3 Faktoren, die die Manifestation eines Typ-2-Diabetes mellitus begünstigen können

- Adipositas, Überernährung,
- körperliche Inaktivität,
- Schwangerschaft,
- Lebererkrankungen,
- Endokrinopathien (Erhöhung kontrainsulinärer Hormone)
  - Akromegalie,
  - Cushing-Syndrom,
  - Phäochromozytom,
  - Hyperthyreose,
- Stressfaktoren (Infektionen, Traumen, Myokardinfarkt u. a.),
- Medikamente (Corticosteroide, Diuretika, Ovulationshemmer u. a.)

wie Adipositas und Bewegungsmangel können bei genetischer Disposition die Typ-2-Diabetesmanifestation begünstigen (T 33.3).
Pathophysiologisch ist beim klinisch manifesten Typ-2-Diabetes mellitus
- die Insulinwirkung an den Zielgeweben dieses Hormons vermindert („Insulinresistenz") und
- die Insulinsekretion der pankreatischen β-Zellen gestört.

Unklar ist bisher, welches der *primäre* und welches der *sekundäre* Defekt in der Pathogenese der Hyperglykämie ist. Nach einer Hypothese ist die Insulinresistenz der primäre Defekt mit sekundär bedingter Hyperinsulinämie. Neuere Untersuchungen schlagen jedoch vor, dass primär ein Defekt der pankreatischen Insulinsekretion (Hyperinsulinämie) vorliegt, der sekundär eine Insulinresistenz bedingen könnte.

Insulinresistenz bedeutet eine verminderte biologische Antwort auf eine definierte Insulinkonzentration. Allgemein wird die Insulinresistenz auf die Wirkungen dieses Hormons auf die Glucosehomöostase bezogen. Beim insulinresistenten Typ-2-Diabetes ist die Insulinstimulation der Glucoseaufnahme insbesondere von Muskel-, aber auch von Fettgewebe, vermindert. Darüber hinaus wird die hepatische Glucoseproduktion durch Insulin nur ungenügend gehemmt. Adipositas begünstigt die Insulinresistenz. Der molekulare Mechanismus der Insulinresistenz auf zellulärer Ebene ist beim klassischen Typ-2-Diabetes trotz intensiver Forschung bisher nicht eindeutig geklärt. Möglicherweise hat das aus dem Fettgewebe stammende Adiponectin eine pathogenetische Bedeutung.

Die **Plasma-Insulin-Spiegel** können bei der klinischen Typ-2-Diabetes-Manifestation bzw. bei kurzer Diabetesdauer normal oder erhöht sein; in Bezug auf die Hyperglykämie besteht jedoch ein relatives Insulindefizit. Die Insulinsekretionskinetik nach Glucose ist weiterhin häufig gestört. Im Krankheitsverlauf von Jahren nimmt die Insulinsekretion progredient ab und es manifestiert sich ein zunehmender Insulinmangel. Der Mechanismus des pankreatischen Insulinsekretionsversagens ist bisher nicht geklärt. Der **Krankheitsverlauf** eines Typ-2-Diabetikers kann nach derzeitigem Wissen vereinfachend in **3 Phasen** unterteilt werden:
1. Die Insulinresistenz führt initial zu erhöhten Insulinspiegeln. Die Plasma-Glucose bleibt im Normbereich.
2. Im Verlauf ist die Insulinresistenz progredient. Trotz Hyperinsulinämie manifestiert sich eine pathologische Glucosetoleranz.

3. Bei fortbestehender Insulinresistenz verschlechtert sich die Insulinsekretion im Krankheitsverlauf. Letzteres führt zur Nüchternhyperglykämie und zum manifesten Typ-2-Diabetes mellitus.

Symptomatik und Klinik. Typ-2-Diabetiker sind meist übergewichtig. Oft ist die Manifestation langsam und schleichend und die Patienten sind relativ lange symptomfrei (oft Jahre). Häufig wird die Diagnose zufallsmäßig bei einer Routineuntersuchung, bei einer anderen Erkrankung oder bei Manifestation diabetischer Folgeerkrankungen gestellt. Nur ein Teil der Patienten wird durch diabetestypische Symptome wie Polydipsie, Polyurie und Gewichtsabnahme (☞ 33.2 und ☞ 33.4) auffällig. Eine ketoazidotische diabetische Stoffwechselentgleisung manifestiert sich bei diesen Patienten bei kurzer Diabetesdauer praktisch nie. Häufige Begleiterkrankungen sind arterielle Hypertonie, Fettstoffwechselstörungen und degenerative Gefäßerkrankungen, z.B. koronare Herzkrankheit (KHK). Folgeerkrankungen treten an Augen (Retinopathie), Nieren (Nephropathie) und Nerven (Neuropathie) auf.

Sonderformen des Diabetes mellitus

MODY-Diabetes mellitus

Der seltene MODY-Diabetes (Maturity onset Diabetes of the Young) wird als heterogene Unterform des nicht ketotischen Diabetes mellitus betrachtet. Typisch ist eine frühe Manifestation (vor dem 25. Lebensjahr) und ein autosomal-dominanter Erbgang. Pathophysiologisch findet sich in der Regel eine gestörte β-Zell-Funktion mit einem konsekutiven Defekt der Insulinsekretion. Bisher wurden 6 MODY-assoziierte Gene und 6 klinische MODY-Subtypen identifiziert. Erwartet wird, dass in Zukunft weitere Subtypen definiert werden können.

☞ **33.4 Charakteristika des Typ-1- und Typ-2-Diabetes mellitus**

Unterscheidungskriterium	Typ-1	Typ-2
Genetik	HLA-Allel	unbekannt
typisches Alter bei Manifestation	< 40 Jahre bzw. 15.–24. Lebensjahr	> 40 Jahre
Körpergewicht	Normalgewicht, Untergewicht	Übergewicht
Manifestation	meist rasch	langsam
Plasma-Insulin	niedrig oder nicht messbar	normal oder hoch
Immunphänomene (Auto-Antikörper)	häufig positiv	negativ
Glucosestoffwechsel	labil	stabil
Neigung zu Ketose	stark	sehr gering
Akutkomplikationen	Ketoazidose	hyperosmolare Entgleisung
Insulintherapie	absolut indiziert	nur bei Versagen der oralen Therapie

33.5 Molekulargenetik und Klinik bei sog. MODY Diabetes mellitus

MODY-Typ	Gene	Klinik	Therapie	Verteilung (% der MODY-Familien)	Alter bei Diagnosestellung
MODY1	HNF-4α	Diabetes, mikrovaskuläre Komplikationen, niedrigere Serumkonzentration der Triglyceride, Apolipoproteine AII und CIII und Lp(a)	orale Antidiabetika, Insulin	selten	nach der Pubertät
MODY2	Glukokinase	erhöhter Nüchternblutzucker (Diabetes) und pathologische Glucosetoleranz	Diät und Sport	8–63	Kindheit
MODY3	HNF-1α	Diabetes, mikrovaskuläre Komplikationen (in vielen Fällen); Nierenschwelle niedrig (Glukosurie), erhöhte Sensitivität auf Sulfonylharnstoffe, erhöhtes Proinsulin-zu-Insulin-Verhältnis im Serum	orale Antidiabetika Insulin	21–64	nach der Pubertät
MODY4	IPF-1	Diabetes	orale Antidiabetika, Insulin	selten	frühes Erwachsenenalter
MODY5	HNF-1β	Diabetes, Nierenzysten und andere Veränderungen, progressive nichtdiabetische Nierendysfunktion, bei Frauen: Abnormitäten interner Geschlechtsorgane	Insulin	unbekannt	nach der Pubertät
MODY6	NeuroD1 bzw. Neuroβ2	Diabetes	Insulin	selten	frühes Erwachsenenalter

Modifiziert nach Fajans et al. 2001, s. S. 1170

33.5 zeigt eine Übersicht über einige derzeit identifizierten MODY-Typen. Klinisch findet sich bei der **MODY-2**-Mutation (Chromosom 7, Glukokinasemutation) nur eine leichtgradige Hyperglykämie, diabetestypische Spätkomplikationen sind selten. Bei MODY-2 kann meist längerfristig mit Diät behandelt werden. **MODY-1** und **MODY-3** sind durch eine ausgeprägte Hyperglykämie charakterisiert, mikroangiopathische Komplikationen sind häufig. Bei MODY-1 und MODY-3 ist in der Regel frühzeitig eine Insulintherapie indiziert.

Gestationsdiabetes mellitus (GDM)

engl.: gestational diabetes

Als Gestations- oder Schwangerschaftsdiabetes wird jede während der Schwangerschaft erstmalig erkannte Kohlenhydratstoffwechselstörung bezeichnet. Diese Form tritt in etwa 2–5 % aller Schwangerschaften auf und ist meist durch eine Insulinresistenz und -sekretionsstörung gekennzeichnet, ähnlich wie bei Typ-2-Diabetes. Nach WHO und ADA wird der GDM als besondere Entität betrachtet. Häufig normalisiert sich die Glucosetoleranz nach der Entbindung. Das mütterliche Risiko einer Diabetesmanifestation nach der Entbindung beträgt etwa 3–4 % pro Jahr. In etwa 90 % der Fälle tritt ein Typ-2-Diabetes im späteren Leben auf.

Vereinzelt (bei etwa 10 % der Fälle) manifestiert sich jedoch während einer Schwangerschaft ein Typ-1-Diabetes mellitus. Bei dem hier bestehenden Insulinmangel ist eine Insulintherapie vor und nach der Entbindung absolut indiziert.

Zur Differenzialdiagnostik empfiehlt sich die Bestimmung von Autoantikörpern (ICA, GADA, IA-2A, → Immundiagnostik, S. 587). Bei Gestationsdiabetes besteht ähnlich wie bei der Gravidität einer Patientin mit vor der Schwangerschaft bekanntem Typ-1-Diabetes eine erhöhte Mortalität und Morbidität für Mutter und Fötus; Risiken sind

- für die **Mutter:** EPH-Gestose, Hydramnion, Harnwegsinfekte und Sectio,
- für den **Feten:** Makrosomie, Hypoglykämie, Geburtstrauma und Atemnotsyndrom.

Die Verdachtsdiagnose Gestationsdiabetes wird mit dem oralen Glucosetoleranztest (OGTT → S. 588f) gesichert. Empfohlen wird die Durchführung dieses Tests in der 24.–28. Schwangerschaftswoche, bei Symptomen einer Hyperglykämie auch früher oder später. 75 g Glucose werden im Nüchternzustand eingenommen. Die Diagnosekriterien gehen aus 33.6 hervor. Mindestens 2 Werte müssen erhöht sein.

Therapieziel bei Gestationsdiabetes ist eine Normoglykämie nüchtern und postprandial. Sofern Diät therapeutisch nicht ausreicht, wird zusätzlich mit Insulin behandelt (→ „Insulintherapie", S. 592ff). Ergänzend ist eine Stoffwechselselbstkontrolle und Schulung der Schwangeren indiziert.

Bei Patientinnen mit Gestationsdiabetes sind nach der Schwangerschaft regelmäßige Stoffwechselkontrollen (z. B. OGTT) im Abstand von etwa 1 Jahr indiziert!

Pathologische Glucosetoleranz

engl.: impaired glucose tolerance (IGT)

WHO 1985: Die pathologische (eingeschränkte) Glucosetoleranz ist klassischerweise durch erhöhte Blutglucosespiegel beim oralen Glucosetoleranztest (OGTT) ge-

33.6 Laborchemische Diagnosekriterien bei Gestationsdiabetes mellitus im OGTT

Zeitpunkt der Blutentnahme	Blutglucosegrenzwerte in kapillärem Vollblut	
	mg/dl	mmol/l
nüchtern	≥ 90	≥ 5,0
nach 60 min	≥ 180	≥ 10,0
nach 120 min	≥ 155	≥ 8,6

Quelle: Gemeinsame Empfehlungen der Arbeitsgemeinschaft Diabetes und Schwangerschaft der DDG, der AG Materno-Fetale Medizin der DGGG und der Deutschen Gesellschaft für Perinatale Medizin 2001.

kennzeichnet, ohne dass diabetische Glucosewerte erreicht werden (→ 🕇 33.12, S. 589). Sie stellt somit ein Stadium zwischen normaler Glucosetoleranz und manifestem Diabetes dar. Typische klinische Zeichen eines manifesten Diabetes mellitus fehlen in der Regel. In epidemiologischen Studien war bei pathologischer Glucosetoleranz im Verlauf von Jahren das Risiko der Diabetesmanifestation (insb. Typ-2-Diabetes) und das Risiko für Gefäßkomplikationen deutlich erhöht. Allerdings kann sich die Glucosetoleranz auch wieder normalisieren.

Auch nach der 1997 bzw. 1999 erfolgten Neufassung der Diagnosekriterien für den Diabetes durch die „American Diabetes Association" (ADA) bzw. der „Internationalen Diabetes Federation (Europäische Region)" wurde *der Begriff* pathologische Glucosetoleranz (eingeschränkte Glucosetoleranz, *engl.:* impaired glucose tolerance, **IGT**) beibehalten, sie ist jedoch keine eigenständige Diagnose, sondern beschreibt das Ausmaß der Hyperglykämie. Nach diesen Empfehlungen ist ein OGTT nicht mehr zwingend erforderlich, die pathologische Glucosetoleranz kann auch anhand der Nüchternglucose definiert werden (beeinträchtigter Nüchternblutzucker, *engl.:* impaired fasting glucose = **IFG**), → auch 🕇 33.9, S. 586. Eine Nüchtern-Plasma-Glucose (venös) ≥110 und <126 mg/dl (6,0 bzw. 7,0 mmol/l) entspricht einer „Impaired fasting Glucose" (IFG). Beim OGTT definiert eine venöse 2-Stunden-Plasma-Glucose ≥140 und <200 mg/dl (7,8 bzw. 11,0 mmol/l) die pathologische Glucosetoleranz.

Allgemein akzeptierte Therapieempfehlungen bei pathologischer Glucosetoleranz existieren nicht. Betroffene Personen bedürfen jedoch regelmäßiger Stoffwechselkontrollen. Risikofaktoren für die Manifestation eines Typ-2-Diabetes, wie z. B. Übergewicht oder körperliche Inaktivität, sollen vermieden werden.

Typ-2-Diabetes beim metabolischen Syndrom

Die in 🕇 33.7 genannten Befunde fassen eine von G. M. Reaven als „metabolisches Syndrom" bezeichnete Krankheitsentität zusammen; Letztere wird auch als „Insulinresistenzsyndrom" oder als „Syndrom X" bezeichnet. In epidemiologischen Untersuchungen findet sich die Kombination dieser Befunde überzufällig häufig. Die klinische Bedeutung des metabolischen Syndroms rührt daher, dass bei den betroffenen Patienten die Inzidenz von arteriosklerotischen Gefäßkrankheiten, und hier im Besonderen der koronaren Herzkrankheit (KHK), deutlich erhöht ist. Zwischen normalem Glucosestoffwechsel und klinisch manifestem Typ-2-Diabetes kann möglicherweise zunächst das metabolische Syndrom und in der Folge (von Jahren) die pathologische Glucosetoleranz auftreten; metabolisches Syndrom und pathologische Glucosetoleranz wären dann Vorstufen des Typ-2-Diabetes. Das metabolische Syndrom ist durch Insulinresistenz und Hyperinsulinämie gekennzeichnet. Insulinresistenz und Hyperinsulinämie könnten die gemeinsame

🕇 33.7 Charakteristika des metabolischen Syndroms

- Insulinresistenz (vorwiegend Muskel),
- Hyperinsulinämie,
- Glucoseintoleranz (pathologische Glucosetoleranz, Typ-2-Diabetes mellitus),
- arterielle Hypertonie,
- Dyslipoproteinämie (VLDL-Triglyceride erhöht, HDL-Cholesterin erniedrigt),
- Adipositas mit androider (stammbetonter) Fettverteilung

Brücke zu einer gestörten Glucosetoleranz mit nachfolgender Entwicklung eines Typ-2-Diabetes mellitus auf der einen Seite, auf der anderen Seite zur Entwicklung von kardiovaskulären Erkrankungen sein. Die Hyperinsulinämie könnte in der Genese der arteriellen Hypertonie und der Adipositas eine wichtige Rolle spielen. Außerdem könnte die Hyperinsulinämie die Hypertriglyzeridämie verursachen (→ S. 617ff), z. B. über eine Stimulation der hepatischen VLDL-Lipoproteinsynthese. Insulin könnte weiterhin über proliferationsfördernde Wirkungen auf die Gefäßwand eine mögliche Ursache der hohen Arterioskleroseinzidenz sein.

33.1.3 Diagnostisches Vorgehen bei Diabetes mellitus

Die Diagnose Diabetes mellitus basiert auf
- der typischen Anamnese,
- den typischen klinischen Befunden und
- der Labordiagnostik.

Beim Typ-1-Diabetes besteht bei Manifestation in der Regel eine ausgeprägte Symptomatik (z. B. Polydipsie, Polyurie, Gewichtsverlust, körperliche Schwäche), die akut begonnen hat. Beim Typ-2-Diabetes ist die klinische Symptomatik oft diskret und die Diagnose wird häufig zufällig gestellt. Nicht ungewöhnlich ist die Diagnosestellung (Typ-2) bei Manifestation von diabetestypischen Langzeitkomplikationen oder bei sonstigen Erkrankungen.

Eine vollständige körperliche Untersuchung ist bei Verdacht auf Diabetes mellitus immer indiziert. Prädisponierende Faktoren (z. B. Adipositas) sind ebenso wie diabetestypische Spätkomplikationen (z. B. Angiopathie oder Neuropathie) besonders zu beachten. Zu berücksichtigen sind auch Ursachen eines sekundären Diabetes (z. B. Pankreaserkrankung, Cushing-Syndrom, Akromegalie, Therapie mit Corticosteroiden).

Labordiagnostik

Bestimmung des Blutzuckers

Die Diagnose Diabetes mellitus wird durch den Nachweis einer **Hyperglykämie** gesichert (→ 33.8). Die Glucosebestimmung muss hierbei mit einer qualitätskontrollierten Präzisionslabormethode erfolgen. Glucose-Teststreifen (sog. Stix) sind zur Diagnosesicherung ungeeignet. Am aussagekräftigsten sind postprandial bestimmte Werte. Die Glucosebestimmung kann
- nüchtern (nach dem Fasten über Nacht, d. h. 8 h Nahrungskarenz),
- zu einer beliebigen Tageszeit (Gelegenheitsblutzucker) oder
- beim oralen Glucosetoleranztest (OGTT) erfolgen.

Für die klinische Praxis werden mehrfache Bestimmungen (mindestens 2) empfohlen. Die 1999 von der „Internationalen Diabetes Federation (Europäische Region)" publizierten **Diagnosekriterien** sind in 33.8 und 33.9 zusammengefasst:
- Ein erhöhter Nüchternblutzucker (venöse Nüchtern-Plasma-Glucose ≥ 126 mg/dl, $\geq 7{,}0$ mmol/l) sichert die Diagnose Diabetes mellitus.
- Weiterhin sichern eine venöse Plasma-Glucose von ≥ 200 mg/dl ($\geq 11{,}0$ mmol/l) zu irgendeinem Zeitpunkt des Tages (Gelegenheitsblutzucker) und typische Symptome (z. B. Polyurie, Polydipsie, Gewichtsverlust) die Diagnose Diabetes mellitus.
- Bei eindeutiger Hyperglykämie kann auf eine orale Glucosebelastung (OGTT) zur Diagnosesicherung verzichtet werden.
- Bei grenzwertiger Blutglucose und bei Risikopatienten (z. B. arterielle Hypertonie, Fettstoffwechselstörung, Adipositas, familiäre Belastung, Gestationsdiabetes) ist ein oraler Glucosetoleranztest (OGTT, → S. 588f) indiziert zum Ausschluss oder Nachweis eines Diabetes oder einer pa-

33.8 Laborchemische Grenzwerte für die Diagnose Diabetes mellitus

Glucose-konzentration	Vollblut: venös	Vollblut: kapillär	Plasma: venös	Plasma: kapillär
nüchtern	≥110 mg/dl ≥6,0 mmol/l	≥110 mg/dl ≥6,0 mmol/l	≥126 mg/dl ≥7,0 mmol/l	≥126 mg/dl ≥7,0 mmol/l
2 h nach Glucose-belastung (OGTT)	≥180 mg/dl ≥10,0 mmol/l	≥200 mg/dl ≥11,0 mmol/l	≥200 mg/dl ≥11,0 mmol/l	≥220 mg/dl ≥12,2 mmol/l

Quelle: Internationale Diabetes Federation, Europäische Region, 1999

33.9 Kriterien zur Diagnose eines Diabetes mellitus

Stadium	Nüchtern-Plasma-Glucose: venös	Gelegenheits-blutzucker: venöses Plasma	Oraler Glucosetoleranz-test (OGTT; 2-h-Wert): venöses Plasma
normal	< 110 mg/dl < 6,0 mmol/l		< 140 mg/dl < 7,8 mmol/l
gestörte Glucosetoleranz	110–126 mg/dl 6,0–7,0 mmol/l (Impaired fasting glucose, IFG)		140–200 mg/dl 7,8–11,0 mmol/l (eingeschränkte Glucosetoleranz, IGT)
Diabetes mellitus	≥126 mg/dl ≥7,0 mmol/l	≥200 mg/dl ≥11,0 mmol/l und Symptome eines Diabetes	≥200 mg/dl ≥11,0 mmol/l

Quelle: Internationale Diabetes Federation, Europäische Region, 1999

thologischen Glucosetoleranz. Eine 2-Stunden-Plasma-Glucose ≥200 mg/dl (≥11,0 mmol/l) beim OGTT sichert die Diagnose Diabetes mellitus.

Bestimmung der Urin-Glucose

Bei Diabetesverdacht ist die Bestimmung der Glucosekonzentration im Urin als Screening-Test zu erwägen. Physiologisch wird im Urin keine Glucose ausgeschieden, sie ist jedoch immer dann im Harn nachweisbar, wenn in der Niere die glomeruläre Filtration die tubuläre Rückresorption überschreitet. Die Nierenschwelle für Glucose liegt bei normaler Nierenfunktion bei 150–180 mg/dl. Erst wenn die Blutglucose diesen Wert überschreitet, ist Glucose im Urin nachweisbar. Dennoch darf von einer fehlenden Glukosurie nicht automatisch darauf geschlossen werden, dass bei dem Patienten keine Hyperglykämie vorliegt. Denn z. B. bei diabetischer Nephropathie oder im Alter ist die Nierenschwelle für Glucose erhöht. D.h., dass selbst bei einem Blutglucosespiegel von mehr als 180 mg/dl noch keine Glucose im Harn ausgeschieden wird. Umgekehrt kann z. B. bei der seltenen renalen Glukosurie der Urin bereits Glucose enthalten, obwohl sich der Blutzuckergehalt im Normbereich bewegt. Die Ursache liegt darin, dass bei dieser Erkrankung eine spezifische Störung der Glucoserückresorption im proximalen Nierentubulus besteht.

Methodik: Die Glukosurie wird im Spontan- oder Sammelurin (12 oder 24 h Sammelperiode) semiquantitativ oder quantitativ nachgewiesen (enzymatische Methoden). Teststreifen zur Selbstkontrolle durch die Patienten sind im Handel.

Eine fehlende Glukosurie schließt einen Diabetes mellitus nicht aus, eine nachgewiesene Glukosurie sichert ihn nicht. Bei Verdacht auf Diabetes mellitus sind deshalb Blutglucosebestimmungen zur Diagnosesicherung indiziert. Letztere können auch im Rahmen eines oralen Glucosetoleranztests (OGTT) erfolgen.

Bestimmung der Ketonkörper im Urin

Die Ketonkörperbestimmung im Urin ist bei ausgeprägter Hyperglykämie und Verdacht auf ketoazidotische Stoffwechselentgleisung indiziert. Bei Insulinmangel wird die Lipolyse im Fettgewebe aktiviert und freie Fettsäuren werden freigesetzt. Die Leber metabolisiert die aus dem Fettgewebe stammenden Fettsäuren zu Ketonkörpern (Acetacetat und β-Hydroxybutyrat). Im Gefolge des Ketonkörperanstiegs im Serum werden Letztere vermehrt im Urin ausgeschieden (Ketonurie).

Methodik: Die Ketonurie kann mit Urinteststreifen enzymatisch semiquantitativ nachgewiesen werden. Eine geringgradige Ketonurie findet sich beim Fasten; eine massive Ketonurie tritt bei Insulinmangel auf, z. B. bei Stoffwechseldekompensation oder bei der Neumanifestation eines Typ-1-Diabetes.

C-Peptid-Bestimmung

Die pankreatischen β-Zellen sezernieren C-Peptid und Insulin in äquimolaren Mengen. Somit reflektiert die C-Peptid-Plasmakonzentration die endogene Insulinsekretion; exogen zugeführtes Insulin wird nicht erfasst. Die C-Peptidbestimmung ist daher ein Parameter zur Beurteilung der endogenen Insulinsekretion. Sie kann vereinzelt bei der Differenzialdiagnose von Typ-1- oder Typ-2-Diabetes mellitus, zur Bestimmung der endogenen Insulinsekretion oder bei der Insulinomdiagnostik hilfreich sein.

Immundiagnostik

Folgende Parameter können bei der Immundiagnostik bestimmt werden:
- zytoplasmatische Inselzellautoantikörper (ICA),
- Insulinautoantikörper (IAA),
- Antikörper gegen Glutamatdecarboxylase (Anti-GAD 65),
- Tyrosinphosphataseantikörper (IA-2A und IA-2βA).

Vor Manifestation eines Typ-1-Diabetes mellitus kann im prädiabetischen Stadium durch die oben genannten Autoantikörper, durch die Analyse von HLA-Haplotypen und durch die Bestimmung der Insulinsekretion im intravenösen Glucosetoleranztest (IVGTT) das individuelle Risiko eines später auftretenden Typ-1-Diabetes abgeschätzt werden; dies erlaubt eine Frühdiagnostik. Bei Manifestation unterstützen positive Autoantikörpertiter die Diagnose „Autoimmundiabetes" (also Typ-1-Diabetes); negative Befunde schließen Letzteren jedoch nicht aus. Autoantikörperuntersuchungen sind bei der Manifestation eines Typ-1-Diabetes entbehrlich bei klinisch eindeutiger Diagnose. Eine besondere Bedeutung haben die genannten Antikörperuntersuchungen bei wissenschaftlichen Studien zur Frühdiagnostik und Frühintervention bei Risikopersonen für Typ-1-Diabetes; derartige Untersuchungen sollten in der Regel an Diabeteszentren durchgeführt werden.

Funktionsdiagnostik: oraler Glucosetoleranztest (OGTT)

Der orale Glucosetoleranztest ist ein etablierter Funktionstest zur Diabetesdiagnostik (**T 33.10–33.12**). Er dient zur Differenzierung zwischen normaler und pathologischer Glucosetoleranz sowie manifestem Diabetes mellitus (**T 33.12**). Dabei muss jedoch berücksichtigt werden, dass der OGTT nach Magen- oder Dünndarmresektion und bei Maldigestion nicht aussagekräftig ist.

Typische Indikationen für den OGTT.
- Blutglucose im Verdachtsbereich,
- Glukosurie,
- familiäre Diabetesbelastung,
- Adipositas,
- Komplikationen in der Gravidität (z.B. fetale Makrosomie),
- Infektionsneigung,
- Fettstoffwechselstörungen sowie
- Neuropathie.

Kontraindikationen für den OGTT.
- Manifester Diabetes mellitus aufgrund von Anamnese, Klinik und eindeutig nachgewiesener Hyperglykämie,
- ausgeprägte Ketonurie,
- akute Erkrankungen (z.B. Myokardinfarkt, Leberkrankheiten).

Nur bei strikter Einhaltung standardisierter Bedingungen ergibt der OGTT zuverlässige Ergebnisse. Bei nicht eindeutigem Befund den Test wiederholen.

T 33.10 Voraussetzungen für die Durchführung des oralen Glucosetoleranztests (OGTT)

- Zumindest 3 Tage vor dem Test kohlenhydratreiche Ernährung von 150–250 g Kohlenhydraten pro Tag.
- Keine vorherige Beschränkung der körperlichen Aktivität; in der Regel Untersuchung von ambulanten Patienten.
- Eine akute Erkrankung soll möglichst 2 Wochen zurückliegen.
- Zumindest 3 Tage vor dem Test sind möglichst folgende Medikamente abzusetzen: Hormone, orale Antidiabetika, Thiazid-Diuretika, Salizylate, hormonelle Kontrazeptiva.
- Keine Testung 3 Tage vor, während und 3 Tage nach der Menstruation.
- Zumindest 8–12 h vor dem Test Verbot von Rauchen, Kaffeekonsum und besonderer körperlicher Aktivität.
- Nüchternperiode vor dem Test zumindest 10 bis maximal 14 h.

T 33.11 Durchführung des oralen Glucosetoleranztests (OGTT)

- Bestimmung der Nüchternblutglucose (Kapillarblut),
- innerhalb von 5 min orale Einnahme von 75 g Glucose in 250–300 ml Flüssigkeit oder 300 ml eines Glucose-Oligosacchararid-Gemisches (Dextro O.G-T., im Handel verfügbar),
- weitere Blutglucosebestimmungen (Kapillarblut) nach 60 und 120 min, evtl. auch nach 30 und 90 min

33.12 Beurteilung des oralen Glucosetoleranztests (OGTT)

Das entscheidende Testkriterium ist der Glucosebefund 2 h nach oraler Dextroseapplikation
- **unauffälliger OGTT:** kapilläre Blutglucose
  - nach 1 h unter 200 mg/dl bzw. unter 11,1 mmol/l
  - nach 2 h unter 140 mg/dl bzw. unter 7,8 mmol/l
- **pathologische Glucosetoleranz** *(pathologischer OGTT):* kapilläre Blutglucose
  - nüchtern < 110 mg/dl bzw. < 6,1 mmol/l
  - nach 2 h zwischen 140 und 200 mg/dl bzw. zwischen 7,8 und 11,1 mmol/l
- **manifester Diabetes mellitus:** kapilläre Blutglucose
  - nüchtern > 110 mg/dl bzw. > 6,1 mmol/l
  - nach 2 h über 200 mg/dl bzw. über 11,1 mmol/l

Therapiekontrolle bei manifestem Diabetes mellitus

Bestimmung des Hämoglobin A1c (HbA1c)

Ein valider Langzeitparameter für die Qualität der Stoffwechseleinstellung bei Diabetes ist HbA1c. Diese nichtenzymatisch glykierte Hämoglobin-Subfraktion ist auch bei Nichtdiabetikern in niedriger Konzentration nachweisbar. Proportional zur mittleren vorherrschenden Blutglucosekonzentration nimmt die HbA1c-Fraktion bei Diabetes mellitus zu. Entsprechend dem durchschnittlichen Erythrozytenalter reflektiert HbA1c die mittlere Blutglucosekonzentration über einen Zeitraum von etwa 2 Monaten. Bei stoffwechselgesunden Personen oder normoglykämisch eingestellten Diabetikern finden sich bis zu 6% HbA1c, bei schlechter Stoffwechselführung bis zu 12% und mehr. Zur Diabetesdiagnostik ist HbA1c nicht geeignet.

Bestimmung der Fructosaminkonzentration

Ein weiterer Parameter, mit dem die längerfristige Qualität der Stoffwechseleinstellung bei Diabetes mellitus beurteilt werden kann, ist die Fructosaminbestimmung. Hierbei wird die chemische Bindung von Glucose an Plasmaproteine (Glykierung) analysiert. Die Fructosaminkonzentration ist proportional zur mittleren Blutglucosekonzentration; sie reflektiert einen Zeitraum von etwa 2 Wochen, ist also im Vergleich zu HbA1c zur kürzerfristigen Beurteilung der Stoffwechseleinstellung geeignet.

33.1.4 Therapie des Diabetes mellitus

Therapieziele

Die Diabetesbehandlung sollte sich stets am individuellen Therapieziel des einzelnen Patienten orientieren (👁 33.1). Bei der Definition dieses Ziels müssen die Lebensqualität, die Beschwerden, das biologische Alter, die Lebenserwartung, Begleitkrankheiten und andere Gesichtspunkte (z. B. Hypoglykämien) berücksichtigt werden. Im Idealfall wird durch die Therapie eine Normoglykämie erreicht.

Grundlagen der Diabetestherapie

- Bei Typ-1-Diabetes mellitus ist die Substitution des defizienten Insulins Grundlage jeder Therapie, ergänzt durch eine Ernährungsbehandlung.
- Bei Typ-2-Diabetes ist die Ernährung Basis jeder Behandlung, ergänzt durch ausreichende körperliche Aktivität. Des Weiteren ist ein normales Körpergewicht anzustre-

33.1 Ziele der Diabetestherapie

Normoglykämische Stoffwechseleinstellung: Hierdurch langfristig Prävention von Spätkomplikationen, z.B. der diabetischen Mikroangiopathie. Letzteres hat besondere Bedeutung bei jüngeren Diabetikern, deren Lebenserwartung die Manifestation dieser diabetesbedingten Komplikationen noch möglich erscheinen lässt.

Symptomfreiheit: Prävention bzw. Therapie diabetesbedingter Symptome, die die Lebensqualität des Patienten einschränken.

Prävention schwerer Komplikationen: Hyperglykämisches diabetisches Koma (→ S. 607 ff), schwere Hypoglykämien (→ S.609 ff), Fußkomplikationen (→ S. 614 ff).

Die Diabetesbehandlung sollte sich grundsätzlich am Therapieziel des einzelnen Patienten orientieren. Im Idealfall führt sie zur Normoglykämie. Nach Standl, → S. 1170.

---

ben. Nur wenn mit dieser „Basistherapie" keine befriedigende Stoffwechseleinstellung erreicht wird, ist die Indikation für eine zusätzliche medikamentöse Behandlung mit oralen Antidiabetika und/oder Insulin gegeben.
- Bestandteil jeder Diabetestherapie ist die Stoffwechselselbstkontrolle durch den Patienten, üblich sind heute Blutzuckerbestimmungen.
- Alle Diabetiker sollen hinsichtlich ihrer Erkrankung geschult werden (→ S. 606f).
- Langzeitkomplikationen und Begleiterkrankungen (z.B. Fettstoffwechselstörung, arterielle Hypertonie, Nephropathie) müssen bei der therapeutischen Strategie berücksichtigt werden.

Ernährung bei Diabetes mellitus

Ziel jeder Diabetesdiät ist eine vollwertige Ernährung und eine bedarfsgerechte Energiezufuhr. Die qualitative Zusammensetzung einer solchen Ernährung zeigt 🔻 **33.13**. Entscheidend für die quantitative Nahrungs- bzw. Energiezufuhr bei Diabetes sind das Körpergewicht und die körperliche Aktivität (Beruf, Freizeit).
- Bei Normalgewichtigen sollte das Körpergewicht durch eine bedarfsangepasste Ernährung stabil gehalten werden,
- Untergewichtige können in gewissen Grenzen Gewicht zunehmen,
- Übergewichtige sollen in jedem Fall abnehmen!

Die klassische Aufteilung der Diabetesernährung auf 3 kleinere Haupt- und 3–4 Zwischenmahlzeiten, also 6–7 Mahlzeiten pro Tag, hat sich bewährt. Die hiermit verbundene Verteilung der Kohlenhydrate wirkt Schwankungen der Blutzuckerprofile (postprandiale Blutzuckerspitzen) entgegen und mindert gleichzeitig das Hypoglykämierisiko. Verschiedene kohlenhydrathaltige Lebensmittel können untereinander ausgetauscht werden. Als Schätz- und Austauscheinheit für Kohlenhydrate ist die Broteinheit (BE) in Deutschland etabliert. 1 BE entspricht 10–12 g verwertbaren Kohlenhydraten. Diese Austauscheinheiten sind vor allem für insulinbehandelte Diabetiker hilfreich. Bei übergewichtigen Typ-2-Diabetikern ist die Ver-

T 33.13 Ernährungsempfehlung bei Diabetes mellitus

Nahrungs-bestandteile	Empfehlungen

Kohlenhydrate (KH)	• KH-Anteil: 50–55 % der Gesamt-kcal,
	• empfohlene bzw. „erlaubte" Lebensmittel:
	  – Lebensmittel, die reich an löslichen Ballaststoffen sind oder einen niedrigen glykämischen Index (niedrige Blutglucosewirksamkeit) haben,
	  – Saccharose (= Haushaltszucker, Disaccharid aus Glucose und Fructose) ist in mäßigen Mengen akzeptabel (weniger als 10 % der Gesamtenergie), möglichst „verpackt" in Mahlzeiten,
	  – Getränke mit hohem Saccharose- und/oder Glucosegehalt sind nur bei Hypoglykämien ratsam (rascher Glucoseanstieg)

Fett	Fettanteil: 30–35 % der Gesamt-kcal, davon: • gesättigte Fettsäuren: maximal 1/3, • einfach ungesättigte Fettsäuren: etwa 1/3, • mehrfach ungesättigte Fettsäuren: etwa 1/3, • Cholesterin: maximal 300 mg/d
Eiweiß	Proteinanteil 10–20 % der Gesamt-kcal; bei Nephropathie Eiweißanteil reduzieren
Zuckerersatzstoffe	Zyklamat, Saccharin und Aspartam sind zum Süßen erlaubt (z. B. in Getränken), werden nicht berechnet
Zuckeraustauschstoffe	Fructose und andere kalorienhaltige Austauschstoffe werden nicht mehr empfohlen
Alkohol	Mengen, die 1 oder 2 Glas Wein/Tag entsprechen, sind akzeptabel. Alkohol sollte nur in Verbindung mit KH-haltigen Mahlzeiten genossen werden, wegen des Risikos schwerer Hypoglykämien
Kochsalz	maximal 6 g Kochsalz/d („Hypertonierisiko")

Schätzeinheit für Kohlenhydrate ist die Broteinheit (BE). 1 BE entspricht 10–12 g verwertbaren Kohlenhydraten, z. B. 25 g Schwarzbrot, 65 g Kartoffeln, etwa 15 g Teigwaren, etwa 100 g Obst (→ entsprechende Tabellen).
Quelle: „Diabetes and Nutrition Group of the European Association for the Study of Diabetes (EASD)", 1995

wendung dieser Schätz- oder Austauscheinheiten nicht zwingend erforderlich; hier steht die Beachtung des Kaloriengehaltes der Nahrung im Vordergrund.
Typ-1-Diabetiker und Typ-2-Diabetiker, die mit einer konventionellen Insulintherapie behandelt werden (S. 599f), müssen die Nahrungskohlenhydrate auf 6–7 Mahlzeiten pro Tag verteilen. Die Dosis und der Zeitpunkt der Insulininjektionen werden auf die Ernährung abgestimmt. Ähnlich sollte wegen des Hypoglykämierisikos auch bei Sulfonylharnstofftherapie verfahren werden. Typ-1-Diabetiker, die mit intensivierten Insulintherapieformen (ICT oder „Insulinpumpe", S. 597ff und S. 600) behandelt werden, können die

T 33.14 Beispiel einer Ernährung bei Diabetes mellitus

Patient	Größe: 175 cm Gewicht: 75 kg Alter: 50 Jahre männlich
Energiebedarf	bei leichter körperlicher Tätigkeit 32 kcal pro kg Sollgewicht: 75 × 32 = 2400 kcal
Eiweißmenge	60 g Eiweiß pro Tag (ca. 240 kcal)
Fettzufuhr	80 g Fett pro Tag (ca. 720 kcal)
Kohlenhydratzufuhr	360 g Kohlenhydrate pro Tag (1440 kcal) Verteilung der Kohlenhydrate auf 30 BE pro Tag 6 Mahlzeiten pro Tag
Verteilung der BE (Kohlenhydrate)	Frühstück 5 BE Zwischenmahlzeit 5 BE Mittagessen 7 BE Zwischenmahlzeit 4 BE Abendessen 6 BE Spätmahlzeit 3 BE

Quelle: Berechnet nach Empfehlungen der Deutschen Gesellschaft für Ernährung (DGE)

Anzahl der Mahlzeiten und die Kohlenhydratmenge variieren, vorausgesetzt, die Insulintherapie wird adäquat angepasst. Ein Beispiel ist in T 33.14 gezeigt.

Bei übergewichtigen Typ-2-Diabetikern steht die Normalisierung des Körpergewichts durch Reduktion der Energiezufuhr und vermehrte körperliche Aktivität therapeutisch zunächst im Vordergrund. Bei signifikanter Gewichtsabnahme wird eine medikamentöse Diabetestherapie häufig überflüssig. Die kontinuierliche diätetische Beratung und psychologische Führung sind dabei unerlässlich, um die Patienten zu motivieren und Fehlschläge zu vermeiden. Bessert sich die Hyperglykämie unter den genannten Therapiemaßnahmen längerfristig nicht, so kann auf eine medikamentöse Therapie häufig nicht verzichtet werden.

Insulintherapie

Insulinsekretion und Physiologie der Insulinwirkung. Physiologisch sezernieren die pankreatischen β-Zellen kontinuierlich Insulin zur Aufrechterhaltung des basalen Stoffwechsels („Basalsekretion"). Zusätzlich erfolgt bei jeder Mahlzeit eine variable, an die resorbierte Kohlenhydratmenge angepasste Insulinsekretion („prandiale Insulinsekretion"). An den Zielgeweben
- fördert Insulin den Transport von Glucose, Aminosäuren und Kalium in die Zellen,
- induziert Insulin eine Stimulation anaboler Stoffwechselwege (Glykogensynthese, Lipidsynthese, Proteinsynthese),
- hemmt Insulin katabole Stoffwechselprozesse (Glykogenolyse, Lipolyse, Proteolyse).

33.2 Wirkprofile verschiedener Insulinpräparate

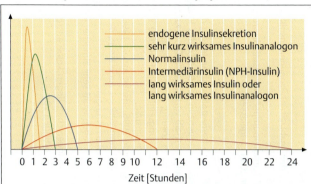

Dies ist eine vereinfachte, stark schematische Darstellung von Insulinwirkprofilen. Beispielsweise kann die Wirkdauer abhängig von der applizierten Insulindosis variieren.

Insulinpräparate (33.2 u. 33.15). Für die Insulintherapie wird heute fast ausschließlich Humaninsulin verwendet. Weiterhin kommen biosynthetisch hergestellte Analoga des Humaninsulins zur Anwendung. Diese Präparate haben eine sehr kurze oder sehr lange Wirkungsdauer.

Zwei Insulinkonzentrationen werden in Deutschland angeboten:
- **U40** (40 IE/ml) für die Verwendung mit konventionellen Insulinspritzen,
- **U100** (100 IE/ml) in Ampullen für konventionelle Insulinspritzen, in Patronen für Injektionshilfen (sog. Pens), in Fertigspritzen (OptiSet: Aventis, Humaject: Lilly, NOVO-LET: Novo Nordisk) und für Insulinpumpen.

Fast alle Humaninsuline sind sowohl als U40-, als auch als U100-Insuline im Handel. Insulinanaloga sind nur als U100-Präparate verfügbar.

Nach der Wirkungsdauer unterscheidet man:
- **kurz wirksame Insuline:**
  - Normalinsulin (Wirkdauer 2–8 h, frühere Bezeichnung: Altinsulin),
  - Humaninsulinanaloga (Wirkdauer 2–5 h, also sehr kurz, modifiziertes Humaninsulin),
- **Verzögerungsinsuline** (die Verlängerung der Wirkungsdauer wird durch Protamin- oder Zinkzusatz oder durch Veränderung der Molekülstruktur erreicht):
  - Intermediärinsulin (häufig NPH, Neutral Protamin Hagedorn),
  - Langzeitinsulin, z.B. lang wirksame Insulinanaloga,
- **Mischinsuline** (Kombinationsinsuline):
  - Mischung aus kurz wirksamem Normal- und länger wirksamem Intermediärinsulin (NPH-Insulin),
  - Mischung aus sehr kurz wirksamem Humaninsulinanalogon (z.B. Insulin lispro) und Humaninsulinanaloga-Protamin-Suspension.

Indikationen für eine Insulintherapie.
- Typ-1-Diabetes (absolute Indikation),
- Typ-2-Diabetes, bei unbefriedigender Stoffwechselseinstellung unter Therapie mit oralen Antidiabetika,
- diabetische Stoffwechselentgleisungen erheblichen Ausmaßes,
- perioperativ bei Diabetes mellitus,
- insulinpflichtiger Gestationsdiabetes,
- Unverträglichkeit, Nebenwirkungen oder Kontraindikationen für orale Antidiabetika,
- sekundärer Diabetes mellitus, z.B. nach Pankreasresektion.

T 33.15 Insulinpräparate (Auswahl)

Name	Präparate	Applikation	Wirkung	Indikationen und Besonderheiten
kurz wirksame Insuline				
Normalinsulin (früher Altinsulin)	• Insuman Rapid (Aventis), • Insulin Actrapid HM (Novo Nordisk), • Huminsulin Normal (Lilly)	subkutan, bei Stoffwechselentgleisung i.v.	Beginn: 15–30 min nach Injektion Dauer: 2–8 h (kurz)	• Ersteinstellung, • Stoffwechselentgleisung • bei intensivierter Insulintherapie (ICT) für den mahlzeitenbezogenen Bedarf, • Insulinpumpe („CSII") • perioperativ
Humaninsulinanaloga (modifiziertes Humaninsulin)	• Humalog, Insulin lispro (Lilly), Insulinanalogon [Lys(B28), Pro(B29)], • NovoRapid (Novo Nordisk), Insulinanalogon (Insulin Aspart, Prolin an Position B28 durch Asparaginsäure ersetzt) • Insulinglulisin (Aventis), Glulisin, Insulinanalogon (Asparagin in Position B3 durch Lysin ersetzt und Ersatz von Lysin in Position B29 durch Glutaminsäure)	nur subkutan	Beginn: sofort nach Injektion Dauer: 2–5 h (sehr kurz)	• bei ICT für den mahlzeitenbezogenen Insulinbedarf (→ S. 597f.), • bei „CSII" („Insulinpumpe", nur Insulin lispro ist bisher für „CSII" zugelassen, → S. 600), • Besonderheiten: – biosynthetisch hergestellt mit Änderung der Aminosäurensequenz in der B-Kette des Insulinmoleküls, deshalb verminderte Tendenz zur Aggregation in Lösung; – schnellerer Wirkungseintritt und kürzere Wirkdauer als Normalinsulin; – Humalog wurde 1996, Insulin Aspart 1999 und Glulisin 2004 zum Verkauf zugelassen, deshalb fehlen Langzeiterfahrungen; – alle Präparate haben wohl sehr ähnliche Eigenschaften; – in der Schwangerschaft liegen keine ausreichenden Erfahrungen vor

Diabetes mellitus

T 33.15 Insulinpräparate (Fortsetzung)

Name	Präparate	Applikation	Wirkung	Indikationen und Besonderheiten
Verzögerungsinsuline				
Intermediärinsulin (Protamin zur Verzögerung, „Neutral-Protamin-Hagedorn-Insulin [NPH]")	• Insuman Basal (Aventis) • Insulin Protaphan HM (Novo Nordisk) • Huminsulin Basal (Lilly)	nur subkutan, mit Normalinsulin mischbar	Dauer: 12–18 h Beginn: nach 30–60 min	• bei ICT für den basalen Bedarf (◁ 33.3); • bei konventioneller Insulintherapie (S. 599 f.) • Kombinationstherapie Insulin/Sulfonylharnstoff (S. 606)
Langzeitinsulin (Insulin-Zink-Suspension)	• Insulin Ultratard HM40 (Novo Nordisk)	nur subkutan, mit Normalinsulin nicht mischbar	Dauer: bis 28 h Beginn: nach 3–4 h	• bei ICT für den basalen Insulinbedarf (S. 597 f.) *Besonderheiten:* aufgrund langer Wirkungsdauer schlecht steuerbar
lang wirksame Insulinanaloga	• Lantus (Insulin Glargin, Aventis) • Detemir (Insulin Detemir, Novo Nordisk)	nur subkutan, mit anderen Insulinen nicht mischbar	Dauer: bis 24 h, relativ gleichmäßige Blutzuckersenkung	bei ICT für den basalen Insulinbedarf. Bei Glargin ist eine tägliche Applikation am späten Abend („Bedttime") ausreichend. Bei Detemir eine oder zwei Injektionen pro Tag. Beide Präparate sind geeignet für die Kombination mit oralen Antidiabetika. *Besonderheiten:* – bei Glargin wird die B-Kette des Insulinmoleküls um zwei Arginine verlängert, in Position 21 der A-Kette wird Asparagin durch Glycin ersetzt; – bei Detemir ist die B-Kette des Insulinmoleküls modifiziert, weiterhin ist an eine Aminosäure eine Fettsäure (Myristic Acid) gebunden; hierdurch reversible Bindung an Albumin; – Glargin wurde 2000 und Detemir 2004 zugelassen, deshalb sind die Erfahrungen insbesondere mit letzterem Präparat begrenzt; – die Erfahrungen in Gravidität und Stillzeit sind mit beiden Präparaten limitiert

▶

Tab. 33.15 Insulinpräparate (Fortsetzung)

Name	Präparate	Applikation	Wirkung	Indikationen
Mischinsuline (Kombinationsinsuline)				
Mischung aus Normal- und NPH-Insulin mit variablem Anteil	• Insuman Comb 15 (Aventis) (15 % Normalinsulin) Insuman Comb 25 (Aventis) (25 % Normalinsulin) Insuman Comb 50 (Aventis) (50 % Normalinsulin) • Insulin-Actraphane Novo Nordisk 20/80, 30/70, 40/60, jeweils 20, 30, 40 % Normalinsulin • Huminsulin-Profil II, III (Lilly), jeweils 20, 30 % Normalinsulin	nur subkutan	Dauer: 12–18 h Beginn: nach 30 min	• konventionelle Insulintherapie bei Typ1-, und Typ-2-Diabetes, mit 2 Injektionen pro Tag, • Kombinationstherapie mit Insulin/Sulfonalharnstoff
Mischungen aus kurz wirksamen Insulin-Analoga und länger wirksamen Protamin-Analoga-Suspensionen	• Humalog Mix25 (25 % Insulin lispro und 75 % Insulin lispro Protamin Suspension), Lilly • NovoMix 30 (30 % Insulin Aspart und 70 % Insulin-Aspart-Protamin-Kristalle), Novo Nordisk	nur subkutan, nicht mischbar	Beginn: sofort nach Injektion (meist kein Spritz-Ess-Abstand notwendig) Dauer: 15 h	ähnlich wie bei anderen Mischinsulinen

Die Wirkungsdauer aller Insulinpräparationen ist in gewissen Grenzen variabel. Hierbei korreliert die Wirkungsdauer positiv mit der injizierten Insulindosis.

Diabetes mellitus

Therapeutisches Vorgehen. Häufig verwendete Insulintherapieformen für Diabetiker sind die
- intensivierte konventionelle Insulintherapie (ICT) und die
- konventionelle Insulintherapie.

Typ-1-Diabetiker werden heute in der Regel mit einer intensivierten Insulintherapie (ICT) behandelt. Ebenso werden jüngere, insulinpflichtige Typ-2-Diabetiker und schwangere Diabetikerinnen häufig mit einer ICT therapiert. Für ältere Typ-2-Diabetiker ist die konventionelle Insulintherapie meist die Behandlung der ersten Wahl. Gesichtspunkte, die bei der Therapiewahl berücksichtigt werden, sind:
- Diabetestyp,
- individuelles Therapieziel (33.1, S. 590),
- Motivation und Kooperationsfähigkeit des Patienten,
- Wunsch nach flexibler Lebensführung und Nahrungszufuhr,
- Schwangerschaft.

Intensivierte konventionelle Insulintherapie (ICT).

Therapieprinzip: Bei der ICT, die auch als „Basis-Bolus-Therapie" oder „funktionelle Insulintherapie" bezeichnet wird, soll die physiologische Insulinsekretion, bestehend aus (a) basaler und (b) prandialer, variabler (mahlzeitenabhängiger) Insulin-Abgabe ansatzweise nachgeahmt werden. Schematisch ist dies in 33.3 und 33.4 dargestellt, → auch 𝐓 33.16.

Basales Insulin: Zur basalen Insulinsubstitution („Basis") dienen meist 2 tägliche Injektionen (morgens und spätabends) von Intermediärinsulin (z. B. NPH-Insulin); etwa 40–50 % der Insulintagesdosis entfallen hierauf (→ 33.3). Alternativ können auch die lang wirksamen Insulin-Analoga Glargin und Detemir verwendet werden.

Normalinsulin vor den Hauptmahlzeiten: Zur Metabolisierung der Nahrungskohlenhydrate wird zusätzlich vor jeder Hauptmahlzeit Nor-

 33.3 Intensivierte Insulintherapie (ICT)

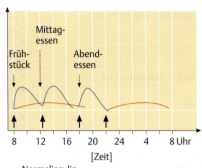

— Normalinsulin
— Intermediärinsulin (z. B. NPH-Insulin)
↑ Insulininjektion

Die ICT wird auch als „Basis-Bolus-Konzept" bezeichnet: *Basis:* je eine Injektion Intermediärinsulin morgens und spätabends *plus Bolus:* 3-mal täglich (vor jeder Hauptmahlzeit) eine Injektion Normalinsulin.

 33.4 Intensivierte Insulintherapie (ICT) mit sehr kurz wirksamem Insulinanalogon

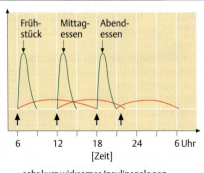

— sehr kurz wirksames Insulinanalogon (modifiziertes Humaninsulin)
— Intermediärinsulin (z. B. NPH-Insulin)
↑ Insulininjektion

33.16 Insulindosierung und Zielwerte bei intensivierter Insulintherapie (ICT)

prandialer Insulinbedarf	Zeit der Injektion von Normalinsulin oder Insulinanalogon • zum Frühstück ca. 1,0–3,0 IE/BE, • zum Mittagessen ca. 0,5–1,5 IE/BE, • zum Abendessen ca. 1,0–2,0 IE/BE
basaler Insulinbedarf	• 0,3–0,5 IE/kg KG, • Verteilt auf 2 oder 3 tägliche Injektionen (z. B. Intermediärinsulin, NPH-Insulin), • eine oder zwei Injektionen eines lang wirksamen Analogons (z. B. Glargin oder Detemir)
Verhältnis von Normal- zu Basalinsulin	• 55 : 45 % (50 : 50 %)
Zielwerte für die Blutglucose	• präprandial: 80–120 mg/dl (4,4–6,7 mmol/l), • 60 min postprandial: <160 mg/dl (<8,9 mmol/l), • 120 min postprandial: <140 mg/dl (<7,8 mmol/l), • vor dem Schlafen 110–130 mg/dl (6,1–7,2 mmol/l)
Korrekturfaktoren zur Beeinflussung der Blutzuckerhöhe bei Abweichungen vom Zielwert	• 1 IE Normalinsulin senkt den Blutzucker um ca. 30–50 (40) mg/dl bzw. 1,7–2,8 (2,2) mmol/l; • 1 BE hebt den Blutzucker um ca. 20–80 (40) mg/dl bzw. 1,1–4,4 (2,2) mmol/l
Spritz-Ess-Abstand (in Abhängigkeit vom präprandialen Blutzucker)	• Normalinsulin (Human): 15–30 min • Humaninsulinanaloga (kurz wirksam): 0–15 min, bei sehr niedrigem präprandialen Blutzucker kann auch nach dem Essen injiziert werden

malinsulin („Bolus") injiziert. Die Insulindosis (33.16) ist hierbei variabel und abhängig von
• der Kohlenhydratmenge (BE-Anzahl),
• dem präprandal bestimmten Blutzucker,
• der Tageszeit und
• der geplanten körperlichen Aktivität.

Korrekturinsulin: Präprandial erhöhte Blutzucker werden gezielt mit zusätzlichem Normalinsulin korrigiert (33.16).

Normalinsulinbedarf pro Broteinheit (BE): Dieser Insulinbedarf ist zu verschiedenen Tageszeiten variabel wegen einer von der Tageszeit abhängigen Insulinempfindlichkeit der Gewebe. Üblicher Bedarf: → 33.16.

Ernährung: Empfohlen werden 3 Hauptmahlzeiten und 3–4 kleine Zwischenmahlzeiten; Letzteres ist wegen der Wirkungsdauer von Normalinsulin (< ca. 5 h) indiziert. Der Zeitpunkt, die Anzahl und die Zusammensetzung der Mahlzeiten kann in gewissen Grenzen variiert werden. Die Kohlenhydrate werden nach Broteinheiten (BE) berechnet, und untereinander ausgetauscht.

Indikationen für die ICT: Typ-1-Diabetes mellitus, Gravidität, diabetische Neuropathie, jüngere schlanke Typ-2-Diabetiker, bei denen ein Insulinmangel besteht.

Bemerkungen: Bei guter Compliance ist mit einer ICT eine nahezu normoglykämische Stoffwechseleinstellung möglich. Insbeson-

dere bei jungen Diabetikern ist Letzteres zur Prävention von Spätkomplikationen indiziert.
Die Ernährung und die körperliche Aktivität kann variabel gestaltet werden. Hieraus resultiert für die Patienten ein Gewinn an Lebensqualität. Nachteile dieser Behandlung sind der hohe Aufwand (z. B. Injektionen und Blutglucose-Selbstkontrolle) sowie ein erhöhtes Hypoglykämierisiko.

Wesentliche Voraussetzungen für die ICT:
- Bereitschaft zu mehreren täglichen Insulininjektionen,
- regelmäßige Stoffwechselselbstkontrolle (minimal 4 Blutzuckerkontrollen pro Tag),
- Fähigkeit zu eigenständigen Therapieanpassungen,
- kooperative, motivierte, begabte Patienten,
- Diabetesschulung,
- Behandlung durch qualifizierte Ärzte.

Intensivierte Insulintherapie (ICT) mit sehr kurz wirksamen Insulinanaloga. → auch 33.4 und 33.16

Therapieprinzip: Ähnlich wie bei ICT. Statt Normalinsulin wird ein sehr kurz wirksames Insulinanalogon (modifiziertes Humaninsulin) appliziert.
Basales Insulin: Zur basalen Insulinversorgung („Basis") dienen häufig 3 tägliche Injektionen von Intermediärinsulin (NPH-Insulin, morgens, mittags oder am frühen Nachmittag und spätabends). Eine Alternative hierzu sind eine oder zwei tägliche Applikationen von lang wirksamen Insulinanaloga (Glargin, Detemir).
Insulin vor den Hauptmahlzeiten, Korrekturinsulin und Insulinbedarf pro BE: Hierfür wird ein sehr kurz wirksames Insulinanalogon („Bolus") injiziert, zur Dosis s.o. (ICT) und 33.16.
Ernährung: Meist 3 tägliche Mahlzeiten, auf Zwischenmahlzeiten kann in der Regel verzichtet werden. Ein Spritz-Ess-Abstand ist meist entbehrlich.

Indikationen für diese Therapie: → ICT. In der Gravidität liegen keine ausreichenden Erfahrungen mit Insulinanaloga vor.
Bemerkungen: Insulinanaloga (modifizierte Humaninsuline) haben eine sehr kurze Wirkdauer. Deshalb können die Ernährung und der Lebensstil noch flexibler gehandhabt werden im Vergleich zur ICT mit Normalinsulin. Offensichtlich sind die postprandialen Blutzuckeranstiege geringer als bei Normalinsulin und die Hypoglykämiefrequenz niedriger. Der Therapieaufwand ist nicht unerheblich.

Konventionelle Insulintherapie.
Therapieprinzip: In der am häufigsten verwendeten Variante dieser Therapieform wird 2-mal täglich, jeweils vor dem Frühstück und vor dem Abendessen, Mischinsulin injiziert (33.5). Meist ist ein Insulinpräparat sinnvoll, das aus 20–30% Normalinsulin und 70–80% Intermediärinsulin (NPH) zusammengesetzt ist. Diese Insulinmischung

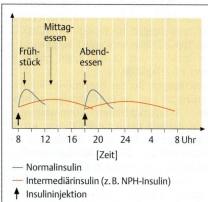

33.5 Konventionelle Insulintherapie

— Normalinsulin
— Intermediärinsulin (z. B. NPH-Insulin)
↑ Insulininjektion

Bei der konventionellen Insulintherapie wird 2-mal täglich (vor dem Frühstück und dem Abendessen) *Mischinsulin* injiziert, das sich häufig aus 20–30% Normalinsulin und 70–80% Intermediärinsulin (NPH) zusammensetzt.

gewährleistet eine relativ kontinuierliche Blutzucker senkende Wirkung. Ergänzt wird die Insulintherapie durch eine angepasste Ernährung. Vereinzelt können Typ-2-Diabetiker mit ausreichender Insulinrestsekretion mit nur einer morgendlichen Injektion von Mischinsulin behandelt werden.

Typische Indikationen für die konventionelle Insulintherapie:
- Typ-1-Diabetiker, die für eine ICT nicht geeignet sind oder
- Typ-2-Diabetiker, bei denen unter oraler Diabetestherapie die Stoffwechseleinstellung unbefriedigend ist („Sekundärversagen"),
- Typ-2-Diabetiker mit Kontraindikationen für orale Antidiabetika (S. 603ff),
- Diabetes mellitus nach Pankreaserkrankungen (meist besteht noch eine endogene Restsekretion von Insulin), besondere Diabetesformen (S. 581ff).

Dosierung: Etwa 3/5 der Insulintagesdosis werden vor dem Frühstück, etwa 2/5 vor dem Abendessen verabreicht. Der tägliche Bedarf an Mischinsulin kann nicht genau vorausberechnet werden (variable Insulinempfindlichkeit). Bei Typ-1-Diabetikern beträgt der Insulinbedarf häufig 0,5–1,0 IE/kgKG/d. Bei Typ-2-Diabetikern mit Übergewicht ist der Insulinbedarf in der Regel höher, bis etwa 2,0 IE/kgKG/d.

Bemerkungen: Bei der konventionellen Insulintherapie sind die Insulinspiegel zwischen den Hauptmahlzeiten unphysiologisch hoch, deshalb muss die Ernährung auf 6–7 Mahlzeiten pro Tag verteilt werden. Die Zeitpunkte und die Größe der Mahlzeiten müssen auf die Insulintherapie abgestimmt sein. Bei korrekter Indikation und adäquater Compliance kann mit einer konventionellen Insulintherapie eine gute Stoffwechseleinstellung erreicht werden. Eine annäherungsweise Normalisierung des Blutzuckertagesprofiles ist jedoch mit dieser Therapie aufgrund der Kinetik der verwendeten Insulinpräparationen unter alltäglichen Bedingungen meist nicht möglich. Vorteilhaft ist die einfache Handhabung gebrauchsfertiger Insuline (z. B. Mischinsulin im Pen bei älteren Patienten). Nachteilig ist die Einschränkung der Flexibilität in der Lebensführung und der Ernährung, beispielsweise bei jüngeren Patienten.

Bei konventioneller Insulintherapie ist eine regelmäßige Lebensführung und ein starres Ernährungsschema notwendig. Bei zu geringer Kohlenhydratzufuhr ist die Insulindosis relativ zu hoch, hieraus resultiert ein Hypoglykämierisiko. Auch bei konventioneller Insulintherapie ist eine Schulung der Patienten wünschenswert, insbesondere bei Therapiebeginn.

Kontinuierliche subkutane Insulininfusion. *Synonym:* CSII, „Insulinpumpe"; *engl.:* continuous subcutaneous insulin infusion.

Prinzip: Bei der „CSII" wird Insulin ähnlich wie bei ICT zur Abdeckung des basalen und des mahlzeitbezogenen (prandialen) Bedarfs verabreicht.

Eine extern tragbare, elektronisch gesteuerte Präzisionspumpe infundiert Normalinsulin (oder ein kurz wirksames Insulinanalogon) über einen Katheter subkutan, sowohl kontinuierlich („basal"), als auch mahlzeitenbezogen (prandial, „Bolus"). Die Basalrate kann variabel programmiert werden. Zu den Mahlzeiten ruft der Patient zusätzlich variable prandiale Insulindosen ab. Er kontrolliert den Blutzucker engmaschig.

Indikation: Typische Indikation ist der Typ-1-Diabetes mellitus, vor allem bei extrem labilen Blutzuckerwerten. Es ist erstaunlich, wie sehr hier oft der Einsatz einer Insulinpumpe Besserung bringen kann. Durch diese Therapie können mitunter auch schmerzhafte Neuropathien gebessert werden. Neueinstellungen oder Umstellungen auf eine intensivierte, konventionelle Insulintherapie (ICT) oder auf eine Insulinpumpe (CSII) sollten nur von speziell qualifizierten Ärzten vorgenommen werden, z. B. in einem Diabeteszentrum. Eine begleitende Schulung ist zwingend erforderlich.

Nebenwirkungen und Komplikationen einer Insulintherapie.

Häufigste Komplikation einer Insulintherapie sind Hypoglykämien (S. 609ff, insb. S. 611f). Insulinlipodystrophien, Insulinallergien oder eine Insulinantikörperbildung werden heute nur noch sehr selten beobachtet. Insulinödeme treten vereinzelt nach Beginn einer Insulinbehandlung auf.

Diabetestherapie in der Schwangerschaft

Bei Typ-1-Diabetikerinnen mit unbefriedigender Stoffwechseleinstellung zum Zeitpunkt der Konzeption ist das Risiko von Spontanaborten und von fetalen Fehlbildungen erhöht. Ist die Diabeteseinstellung im 2. und 3. Trimenon der Gravidität unbefriedigend, bzw. manifestiert sich in diesem Zeitraum ein Gestationsdiabetes (→ S. 583f), so besteht die Gefahr einer fetalen Makrosomie, eines Geburtstraumas und fetaler Hypoglykämie nach der Geburt. Bereits vor Schwangerschaftsbeginn sollte unbedingt eine normoglykämische Stoffwechseleinstellung angestrebt werden. Während der Gravidität muss dieses Ziel konsequent weiterverfolgt werden. Die gleichen Empfehlungen gelten auch für Patientinnen mit Gestationsdiabetes. Behandelt werden diese Patientinnen in der Regel mit einer intensivierten Insulintherapie (ICT) (S. 597ff). Häufig ist vor Schwangerschaftsbeginn eine Schulung und eine Stoffwechseleinstellung indiziert.

Spezielle Therapieformen bei Diabetes mellitus

„Prävention" des Typ-1-Diabetes mellitus.

Die Autoimmunerkrankung, die zum Typ-1-Diabetes führen kann, kann schon vor der klinischen Diabetesmanifestation (sog. Prädiabetes) erkannt werden (→ S. 578 und S. 587). In den letzten Jahren wurde deshalb im Rahmen von wissenschaftlichen Studien versucht, diese Autoimmunerkrankung mit Medikamenten zu unterdrücken. Ziel war dabei die Verhinderung der Diabetesmanifestation. Verwendung fanden Insulin (niedrige Dosierung), der Radikalenfänger Nicotinamid und Immunsuppressiva. Die bisher vorliegenden Ergebnisse rechtfertigen keine routinemäßige Behandlung bei „Prädiabetes".

Pankreas-Organtransplantation. Bei Typ-1-Diabetes mellitus und terminaler Niereninsuffizienz kann eine simultane Organtransplantation von Niere und Pankreas erfolgen. Bei regelrechter endokriner Transplantatpankreasfunktion normalisiert sich der Kohlenhydrat-Stoffwechsel, und die Patienten sind unabhängig von exogenem Insulin. Die langfristige Prognose wird deutlich verbessert.

Inseltransplantation. Bei diesem bisher noch experimentellen Verfahren werden aus humanem Spenderpankreas insulinproduzierende Langerhans-Inseln isoliert. Letztere werden dem Empfänger über die Pfortader heterotop in die Leber implantiert.

Therapie des Typ-2-Diabetes mellitus

Die differenzierte Behandlung des Typ-2-Diabetes orientiert sich nicht nur an den Stoffwechseleffekten (d.h. Blutzuckersenkung) verschiedener Therapeutika, sondern bezieht auch die Pathophysiologie in die Therapieentscheidung ein. Die unterschiedlichen Stufen der Diabetestherapie sind in ◉ 33.6 dargestellt. Grundsätzlich versucht die Blutzucker senkende Therapie bei übergewichtigen Typ-2-Diabetikern der Hyperinsulinämie und der Insulinresistenz entgegen zu wirken. Bei schlanken Typ-2-Diabetikern (und langer Krankheitsdauer) mit endogenem Insulinmangel steht die Verminderung des Insulindefizits im Vordergrund.

Therapiestufen.
1. Die „Basisbehandlung" besteht aus einer angepassten Ernährung (→ S. 590ff) und vermehrter *körperlicher Aktivität*; bei

33.6 Therapeutischer Stufenplan bei Typ-2-Diabetes mellitus

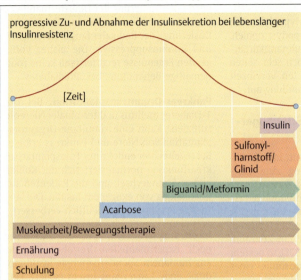

Entscheidend ist, dass Medikamente erst dann eingesetzt werden, wenn die Möglichkeiten der sog. „Basisbehandlung" (Ernährung, körperliche Aktivität) erschöpft sind. Nach Standl, → S. 1170.

Übergewicht soll auch eine *Gewichtsabnahme* angestrebt werden. Diese Maßnahmen verbessern die Insulinempfindlichkeit von Zielgeweben dieses Hormons und wirken der Insulinresistenz und der Hyperinsulinämie entgegen. Ergänzt wird diese Behandlung durch eine Schulung des Patienten (→ S. 606f).

2. Ist unter dieser Therapie die Stoffwechseleinstellung unbefriedigend, so ist die Indikation für eine zusätzliche medikamentöse Therapie gegeben. Etabliert ist die initiale Therapie mit Antidiabetika wie *Glucosidasehemmern* (z.B. Acarbose) oder *Metformin*, die eine eventuelle Hyperinsulinämie nicht weiter verstärken. *Thiazolidindione* (Glitazone, „Insulinsensitizer") vermindern die Insulinresistenz, deshalb könnten diese Substanzen in frühen Stadien des Typ-2-Diabetes mit noch vorhandener endogener Insulinsekretion indiziert sein.

3. Im Verlauf der Typ-2-Diabetes-Erkrankung nimmt das relative endogene Insulindefizit meist zu mit der Folge einer progredienten Hyperglykämie. Dann sind orale Antidiabetika angezeigt, die die endogene Insulinsekretion stimulieren können, also *Sulfonylharnstoffe*. Alternativ können auch *Repaglinide* (z.B. NovoNorm) und *Nateglinide* (z.B. Starlix) erwogen werden (sog. Glinide).

4. Bei progredientem Insulindefizit bzw. bei langer Krankheitsdauer kann zusätzlich eine Behandlung mit *exogenem Insulin* indiziert sein. Sowohl die konventionelle Insulintherapie aber auch die ICT sind zu erwägen.

5. Epidemiologische Untersuchungen weisen auf einen Zusammenhang zwischen erhöhter postprandialer Blutglucose und kardiovaskulärer Morbidität und Mortalität hin. Deshalb können Andidiabetika erwogen werden, die den postprandialen

Blutzuckeranstieg begrenzen, z. B. sog. Glinide und sehr kurz wirksame Insulinanaloga.

Bei übergewichtigen Typ-2-Diabetikern sollen Medikamente restriktiv und erst nach Ausschöpfung der „Basistherapie" (Ernährungsbehandlung, Gewichtsabnahme, vermehrte körperliche Aktivität, Schulung) verordnet werden. Ausnahmen hiervon sind Stoffwechselentgleisungen.

Orale Antidiabetika

Glucosidasehemmer

Wirkungsprinzip. α-Glucosidasehemmer (Acarbose und Miglitol) hemmen α-Glucosidasen im Dünndarm. Hierdurch wird der Stärkeabbau verzögert und die Glucoseresorption verlangsamt. Beide Substanzen senken die postprandialen Glucose- und Insulinspiegel.

Dosierung und Präparate. Acarbose Tabl. mit 50 und 100 mg (z. B. Glucobay) oder Miglitol Tabl. mit 50 und 100 mg (z. B. Diastabol). Einschleichende Dosierung, langsame Dosissteigerung, z. B. Beginn mit 1 × 50 mg/Tag bis maximal 3 × 100 mg/Tag.

Indikation. Bei Typ-2-Diabetes mellitus als medikamentöse Monotherapie, wenn die „Basistherapie" (Ernährung, Aktivität) allein nicht ausreicht. Kombination mit anderen oralen Antidiabetika und Insulin ist möglich.

Nebenwirkungen. Flatulenz und Meteorismus sind häufig, jedoch passager und dosisabhängig. Diarrhö ist möglich. Reversible Erhöhungen der Transaminasen wurden beschrieben.

Kontraindikationen. Stoffwechselentgleisungen und Gravidität.

Besonderheiten. Glucosidasehemmer erhöhen das Hypoglykämierisiko per se nicht. Sie führen auch nicht zur Verstärkung einer Hyperinsulinämie und sind deshalb als medikamentöse Initialtherapie geeignet.

Komplexe Kohlenhydrate werden unter Glucosidasehemmertherapie verzögert gespalten. Deshalb bei Hypoglykämie (z. B. durch Insulin) unter gleichzeitiger Acarbosetherapie Glucose (Traubenzucker) verabreichen.

Biguanid

Wirkungsprinzip. Hemmung der hepatischen Glucoseproduktion bzw. der Gluconeogenese, jedoch auch erhöhte periphere Glucoseutilisation und verzögerte Glucoseresorption im Darm.

Präparate. Metformin 500 mg, 850 mg oder 1000 mg Filmtabletten (z. B. Glucophage).

Dosierung. Häufig 1–2 × 850 mg/Tag; maximal 3 × 850 mg/Tag.

Indikationen. Bei adipösen Typ-2-Diabetikern bzw. beim metabolischen Syndrom mit Insulinresistenz und noch vorhandener Insulinsekretion. Mono- und Kombinationstherapie mit anderen oralen Antidiabetika und Insulin möglich.

Nebenwirkungen. Laktazidoserisiko, Appetitlosigkeit, Übelkeit, Brechreiz, Diarrhö.

Kontraindikationen. Niereninsuffizienz (Serum-Kreatinin > 1,2!), Leberfunktionsstörungen, Herzinsuffizienz, respiratorische Insuffizienz, Gefahr der Gewebshypoxie, Reduktionsdiät, konsumierende Erkrankungen, Gravidität, vor und nach Operationen, Stoffwechselentgleisungen, Alkoholabusus, hohes Alter, akute, schwere Erkrankungen.

Besonderheiten. Im Gegensatz zu Sulfonylharnstoffen keine Hypoglykämiegefahr, keine Verstärkung einer Hyperinsulinämie, weil nicht betazytotrop. Metformin begünstigt eine Körpergewichtsabnahme und eine Triglyceridsenkung. Günstig für jüngere, adipöse Typ-2-Diabetiker.

Wegen des Laktazidoserisikos strenge Indikation bei Metformin. Bei Niereninsuffizienz ist Metformin kontraindiziert! Metformin 72 h vor intravenöser Röntgen-Kontrastmittel-Applikation und vor Operationen absetzen!

Sulfonylharnstoffe

Wirkprinzip. Stimulation der Insulinsekretion (β-zytotroper Effekt). Experimentell sind extrapankreatische Effekte im Sinne einer Verbesserung der Insulinwirkung nachweisbar.

Präparate.
- Glimepirid 1-, 2-, 3-mg-Tabletten (Amaryl 1, 2, 3 mg).
- Glibenclamid 3,5 mg Tabletten (z. B. EugluconN, Duraglucon N, Glibenhexal 3,5);

Dosierung. *Glimepirid:* Anfangsdosis 1 mg morgens, langsam steigern unter Kontrolle der Blutglucose, maximal 3 mg morgens, in Einzelfällen bis 4 mg morgens. *Glibenclamid:* mit niedriger Dosis beginnen, langsam steigern wegen Hypoglykämiegefahr, Blutglucose kontrollieren. Z. B. Beginn mit Glibenclamid 3,5 mg (½-0-0), maximal Glibenclamid 3,5 mg (2-0-1).

Indikationen. Meist erst dann indiziert, wenn andere Maßnahmen wie Diät, Acarbose und Metformin ausgeschöpft sind bzw. bei zunehmendem endogenen Insulinmangel. Geeignet für nicht wesentlich übergewichtige Typ-2-Diabetiker mit endogener Insulinsekretion. Kombination mit anderen oralen Antidiabetika und Insulin möglich.

Nebenwirkungen. Hypoglykämien, gastrointestinale Beschwerden, allergische Reaktionen (selten), Blutbildveränderungen. Wirkungsverstärkung (Hypoglykämiegefahr!) und -abschwächung durch zahlreiche Medikamente sowie Alkohol.

Kontraindikationen. Typ-1-Diabetes mellitus, Gravidität, Nieren- und Leberinsuffizienz, Stoffwechselentgleisungen, perioperativ, schwere Infektionen, Sulfonylharnstoff- oder Sulfonamidallergie, Zustand nach Pankreasresektion.

Besonderheiten. Bei adipösen Typ-2-Diabetikern besteht häufig eine Hyperinsulinämie, die durch Sulfonylharnstoffe weiter verstärkt werden kann; hierdurch wird möglicherweise das kardiovaskuläre Risiko ungünstig beeinflusst. Deshalb empfiehlt sich bei diesen Patienten eine strenge Indikationsstellung für Sulfonylharnstoffe. Bei Glimepirid ist die morgendliche Einmalgabe vorteilhaft.

Bei Sulfonylharnstoff-Therapie können protrahiert verlaufende Hypoglykämien auftreten. Deshalb sollen Typ-2-Diabetiker nach sulfonylharnstoffinduzierter Hypoglykämie möglichst hospitalisiert und der Blutzucker ausreichend lange (z. B. 72 h) überwacht werden.

Glitazone (Thiazolidindione, „Insulinsensitizer")

Wirkprinzip. Bei Typ-2-Diabetes mellitus senken Glitazone den Nüchtern-Blutzucker und den postprandialen Blutzucker. An Insulinzielgeweben vermindern diese Pharmaka die Insulinresistenz bzw. erhöhen die Insulinsensitivität („Insulinsensitizer"). In Studien stimulieren Glitazone die Insulinsekretion. Thiazolidindione erhöhen die Insulin-stimulierte Glucose-Aufnahme in periphere Gewebe. An der Leber verstärken diese Substanzen die Insulin-induzierte Hemmung der endogenen Glucoseproduktion. Molekularer Ansatzpunkt dieser Präparate ist der sog. PPAR-gamma-Rezeptor im Zellkern.

Präparate und Dosierung.
- Pioglitazon (z. B. Actos): Tabletten 15, 30 oder 45 mg pro Tag,
- Rosiglitazon (z. B. Avandia): Filmtabletten 4 oder 8 mg pro Tag.

Indikationen.
- Typ-2-Diabetes, bei noch vorhandener endogener Insulinsekretion,
- eine orale Monotherapie ist möglich, z. B. im Frühstadium des Typ-2-Diabetes bei Insulinresistenz bzw. bei Übergewicht,
- eine Kombination von Glitazonen mit anderen oralen Antidiabetika (Biguanid, Sulfonylharnstoff) verbessert die Stoffwechseleinstellung.
- Die Kombinationstherapie Glitazone/Insulin ist nicht zugelassen.

Nebenwirkungen. Bei Glitazontherapie nimmt das Körpergewicht häufig um etwa 2–4 kg zu. Eine Wasserretention und eine Zunahme des Plasmavolumens sind nicht selten. Ödeme treten bei etwa 5 % aller Patienten auf. Eine Herzinsuffizienz ist eine Kontraindikation für eine Glitazontherapie. Ein geringgradiger Hämoglobinabfall ist nicht selten. Hepatozelluläre Schädigungen bis hin zum akuten Leberversagen wurden bei Troglitazon beschrieben, deshalb wurde dieser Substanz die Zulassung entzogen. Rosiglitazon und Pioglitazon haben offensichtlich nur eine sehr geringe Lebertoxizität, dennoch wird eine regelmäßige Kontrolle der Leberfunktion nach Therapiebeginn empfohlen.

Kontraindikationen. Typ-1-Diabetes und Gravidität, Stoffwechselentgleisungen, Herzinsuffizienz, Leberfunktionsstörungen.

Besonderheiten.
- Endpunktstudien zur Wirkung der Glitazone z. B. auf Herz- und Gefäßkrankheiten bei Typ-2-Diabetes sind bisher nicht publiziert.
- Vorteilhaft erscheint der pharmakologische Ansatz an einen zentralen Pathomechanismus des Typ-2-Diabetes, nämlich der Insulin-Resistenz.

Prandiale Glucoseregulatoren Repaglinide und Nateglinide (sog. Glinide)

Wirkungsprinzip. Repaglinide und Nateglinide sind sog. prandiale Glucoseregulatoren (PGR). Repaglinide, ein Carbamoylmethyl-Benzoesäure-Derivat (CBMS), blockiert ATP-sensitive Kaliumkanäle in der Zellmembran der β-Zellen. Nateglinide ist ein Derivat der Aminosäure D-Phenylalanin. Beide Substanzen stimulieren mahlzeitenbezogen die Insulinsekretion: Letztere setzt rasch ein, hält nur kurz an und ahmt somit die physiologische Hormonsekretion nach.

Präparate und Dosierung.
- Repaglinide (z. B. NovoNorm): 0,5-, 1- oder 2-mg-Tabletten. Beginn mit 0,5 mg, maximale Einzeldosis 4 mg, maximale Tagesdosis 16 mg, Einnahme präprandial vor den Hauptmahlzeiten.
- Nateglinide (z. B. Starlix): 60- und 120-mg-Filmtabletten. Startdosis dreimal täglich 60 mg vor den Hauptmahlzeiten. Dreimal täglich 120 mg sind möglich. Maximaldosis dreimal täglich 180 mg vor Mahlzeiten.

Indikation.
- Typ-2-Diabetes mellitus,
- nur mit Repaglinide ist eine Monotherapie möglich, hier ist dieses Präparat eine Alternative zu einem Sulfonylharnstoff,
- bei Typ-2-Diabetes verbessert sich die mittlere Stoffwechseleinstellung, die postprandialen und Nüchternblutzucker fallen ab,
- Nateglinide ist nur für die Kombination mit Metformin indiziert, wenn mit diesem Biguanid keine befriedigende Stoffwechseleinstellung erreicht wird.

Nebenwirkungen. Hypoglykämien, das Risiko ist möglicherweise geringer als bei Sulfonylharnstoffen.

Kontraindikationen. Vorsicht ist bei ausgeprägter Leber- oder Niereninsuffizienz geboten; Schwangerschaft und Stillzeit.

Besonderheiten.
- Mahlzeitenbezogene Stimulation der Insulinsekretion, deshalb kann die orale Diabetestherapie flexibel gehandhabt werden;
- der postprandiale Glucoseanstieg ist offensichtlich niedriger als bei Sulfonylharnstoffpräparaten;
- Langzeiterfahrungen und Endpunktstudien fehlen derzeit.

Kombinationstherapie: Sulfonylharnstoff/Insulin

Ein „Sekundärversagen der oralen Diabetestherapie" liegt vor, wenn unter Ausschöpfung aller diätetischen und medikamentösen Maßnahmen mit oralen Antidiabetika, meist in kombinierter Anwendung, der diabetische Kohlenhydratstoffwechsel nicht mehr befriedigend einstellbar ist. Die Ursache ist ein endogener, relativer Insulinmangel bei fortbestehender Insulinresistenz; bei zunehmender Diabetesdauer ist das Insulindefizit meist progredient. „Echte Sekundärversager" sind normalgewichtige Typ-2-Diabetiker. „Diätversager" sind übergewichtige Typ-2-Diabetiker, bei denen keine Gewichtsabnahme erreicht werden kann. Bei der medikamentösen Therapie des „Sekundärversagens" ist die Kombination von Sulfonylharnstoffen und Insulin etabliert, insb. bei nicht übergewichtigen Typ-2-Diabetikern. Hierbei stimulieren Sulfonylharnstoffe die noch verbliebene endogene Insulinsekretion; exogen zugeführtes Insulin, häufig in niedriger Dosierung ausreichend, gleicht das endogene Insulindefizit aus.

Therapeutisches Vorgehen. Fortführung der Sulfonylharnstofftherapie (z. B. Glimepirid 3-mg-Tabletten 1-0-0, alternativ Glibenclamid 3,5-mg-Tabletten 2-0-1 oder 1-0-1). Zusätzlich Mischinsulin am Morgen (20–30 % Normalinsulinanteil); Beginn mit niedriger Insulindosis (z. B. 6 IE vor dem Frühstück), langsame Steigerung, angepasst an die Blutglucose. Bei normalgewichtigen Typ-2-Diabetikern sind meist 6–16 IE Mischinsulin pro Tag ausreichend, bei höherer Dosierung verteilt auf zwei Injektionen (vor dem Frühstück und vor dem Abendessen). Selbstverständlich muss die „Basistherapie" (Ernährung, Körpergewicht, körperliche Aktivität) fortgeführt werden. Bei einer Insulintagesdosis von 30 IE kann ein Sulfonylharnstoff-Auslassversuch unternommen werden.

Bei Neueinstellungen mit Insulin oder oralen Antidiabetika immer mit niedriger Dosis beginnen; Dosiserhöhung in kleinen Schritten unter Kontrolle der Blutglucose. Ausnahme: Stoffwechselentgleisung. Bei Therapieanpassung möglichst nur einen Parameter ändern (z. B. Ernährung oder orale Antidiabetika oder Insulin), sonst wird die Situation unübersichtlich. Therapieänderungen möglichst nur im Abstand von 2 oder 3 Tagen vornehmen, damit die Wirkung einer Maßnahme besser beurteilt werden kann.

Diabetikerschulung

Bei allen Typ-1- oder Typ-2-Diabetikern ist die Schulung fester Bestandteil des Therapiekonzeptes. Indiziert ist eine Schulung bei Manifestation der Erkrankung, häufig jedoch auch im Verlauf, z. B. bei einer Therapieänderung (Umstellung auf Insulin). Ziel jeder Diabetikerschulung ist eine gute Stoffwechseleinstellung unter aktiver Mitarbeit des Patienten. Durch diese Maßnahme können akute (z. B. Hypo- oder Hyperglykämie) und chronisch auftretende Komplikationen (z. B. Angiopathie) vermindert werden. Themen einer Diabetesschulung sind insbesondere:

- Verstehen der Erkrankung,
- die richtige Ernährung,
- körperliche Aktivität (Sport),
- Grundlagen der Therapie mit Insulin und/oder oralen Antidiabetika, Insulintechnik und Insulindosisanpassung,
- Blutzucker-, Urinzucker- und Ketonurie-Selbstkontrolle (Teststreifen),
- Vorgehen bei Hypo- und Hyperglykämie (Notfälle),
- die richtige Körperpflege,
- Prävention von Langzeitkomplikationen (z. B. diabetischer Fuß), regelmäßige Kontrolluntersuchungen (z. B. Auge).

33.1.5 Akute Komplikationen bei Diabetes mellitus

Hyperglykämische Stoffwechselentgleisungen

Definition. Akute, vital bedrohliche und auch heute noch mit einer hohen Letalität einhergehende hyperglykämische Stoffwechselentgleisungen bei Diabetes mellitus sind die diabetische Ketoazidose („Coma diabeticum") und das hyperglykämische, hyperosmolare, nichtketoazidotische Dehydratationssyndrom („hyperosmolares Koma"). Nur eine umgehend eingeleitete Therapie bessert die ansonsten fatale Prognose.

Diabetische Ketoazidose („Coma diabeticum")

Ätiopathogenese und Pathophysiologie. Im Vordergrund stehen ein absoluter oder relativer Insulinmangel und ein Anstieg kontrainsulinärer Plasmahormone (z. B. Glukagon). Ein Insulinmangel kann auftreten bei:
- Erstmanifestation eines bisher nicht bekannten Typ-1-Diabetes mellitus (häufig),
- Infektionen (z. B. Lunge, Atemwege, Harnwege, Gangrän),
- inadäquater Diabetestherapie (z. B. orale Antidiabetika bei absolutem Insulinmangel),
- unterlassenen oder fehlerhaften Insulininjektionen,
- ausgeprägtem Diätfehler,
- Operationen, Unfälle,
- Gravidität,
- endokrinologischen Erkrankungen (z. B. Thyreotoxikose).

Folge des Insulinmangels und des Anstiegs kontrainsulinärer Hormone sind eine Stimulation der hepatischen Gluconeogenese und eine verminderte periphere Glucoseutilisation; hieraus resultiert die Hyperglykämie. Als Konsequenz der Hyperglykämie manifestiert sich eine osmotische Diurese mit nachfolgendem Volumenmangel und Dehydrierung, Kalium- und Phosphatdepletion. Am Fettgewebe wird bei Insulinmangel die Lipolyse bzw. die Freisetzung von Fettsäuren stimuliert; Letztere sind das Substrat für die stimulierte Ketonkörperbildung der Leber mit konsekutiver metabolischer Azidose.

Symptomatik. Betroffen sind fast ausschließlich Typ-1-Diabetiker. Initiale Leitsymptome sind progredienter Durst, Polyurie, Polydipsie, Inappetenz, Erbrechen, Muskelschwäche, Müdigkeit und Oberbauchbeschwerden. Auffällige klinische Befunde sind Exsikkose, allgemeine Schwäche, arterielle Hypotonie und Tachykardie bis hin zum Schock. Zentralnervöse Symptome sind zunächst Apathie oder Somnolenz.
Bei Progredienz manifestiert sich das Vollbild der diabetischen Ketoazidose. Charakteristisch sind ein Bewusstseinsverlust (Koma), eine ausgeprägte Exsikkose, eine beschleunigte und vertiefte Azidoseatmung (Kussmaul-Atmung) und ein Azetongeruch der Atemluft. Meist besteht Oligoanurie und der Muskeltonus ist vermindert. Das Abdomen kann peritonitisch verändert sein („Pseudoperitonitis diabetica").

Diagnostisches Vorgehen. Neben der Anamnese und dem klinischen Befund ist die Hyperglykämie (Glucose bis 500 mg/dl, verein-

T 33.17 Differenzialdiagnose: diabetische Ketoazidose versus Hypoglykämie

Beurteilungskriterium	diabetische Ketoazidose	Hypoglykämie
Entwicklung	langsam (Stunden/Tage)	rasch (Minuten)
Hunger	nein	ja
Durst	stark	normal
Muskulatur	hypoton	hyperton
Haut	trocken	eher feucht
Atmung	beschleunigt, vertieft, Azetongeruch	normal
Augenbulbi	weich	normal
sonstiges	Bauchschmerzen	vorher Wesensänderung, neurologische Symptome

zelt höher) der wegweisende Befund, Glukosurie (massiv), Ketonurie (stark positiv) und metabolische Azidose (venöse Blutgasanalyse, vereinzelt pH < 7,0) ergänzen die Labordiagnostik und bestätigen den Verdacht auf diabetische Ketoazidose. Das Serum-Kalium kann trotz ausgeprägten Kaliumverlustes vor Therapiebeginn normal oder erhöht sein. Eine Leukozytose ist ein häufiger Befund.

Differenzialdiagnose. Die diabetische Ketoazidose muss vor allem von der Hypoglykämie abgegrenzt werden (T 33.17).

Zur Differenzialdiagnose zwischen Hypo- und Hyperglykämie sind bei Notfällen Blutzucker-Teststreifen unentbehrlich. Weiterhin empfiehlt sich bei Hyperglykämie ein Schnelltest (Teststreifen) auf Urinketonkörper (Ketonurie) und Uringlucose.

Therapie.
- Möglichst intensivmedizinische Behandlung in einer Klinik,
- intravenös Normalinsulin (initial Bolus von 5–10 IE, danach Dauerinfusion, 4–10 IE/h, Dosierung nach Blutglucose),
- parenterale Flüssigkeitszufuhr zum Ausgleich des Defizits; Letzteres kann 5 l und mehr betragen; initial physiologische NaCl-Lösung (0,9%) etwa 500 ml/h; Flüssigkeitsbilanz;
- Elektrolytausgleich (Natrium, Kalium).

Cave: Abfall von Kalium nach Beginn der Insulintherapie.

- Meist erhebliches Ganzkörper-Kaliumdefizit,
- bei Azidose (pH < 7,0) Ausgleich des Säure-Basen-Haushaltes mit Natriumbicarbonatlösung,
- Thromboembolieprophylaxe,
- Behandlung auslösender Ursachen.

In der Therapie der diabetischen Ketoazidose haben neben Insulin der Ausgleich des Flüssigkeits- und Elektrolytdefizits sowie die Thromboseprophylaxe einen in etwa gleichrangigen Stellenwert.

Hyperglykämisches, hyperosmolares, nichtketoazidotisches Dehydratationssyndrom („hyperosmolares Koma")

Dieses Syndrom ist durch exzessive Hyperglykämie, ausgeprägte Exsikkose, Hyperosmolarität und Bewusstseinsstörungen gekennzeichnet; im Unterschied zur diabetischen Ketoazidose fehlen eine ausgeprägte Ketose (Ketonurie) und eine Azidose. Bevorzugt betroffen sind ältere Patienten, bei denen zuvor häufig kein Typ-2-Diabetes mellitus bekannt ist. Ausgelöst wird das „hyperosmolare Koma" durch Infektionen (z. B. Pneumonie, Harnwegsinfekte), schwere Erkrankungen oder Medikamente. Diese Komaform tritt bei Typ-1-Diabetikern nicht auf.

Pathogenese. Im Vordergrund steht ein relativer Insulinmangel. Als Folge von Letzterem manifestiert sich eine Hyperglykämie mit konsekutiver Dehydratation (osmotische Diurese). Die Ursache für die bei dieser Stoffwechselentgleisung fehlende Ketoazidose ist möglicherweise darin begründet, dass noch ausreichend viel Insulin zur Hemmung von Lipolyse und Ketogenese im Blut zirkuliert.

Symptomatik. Anamnese und klinische Symptomatik sind ähnlich wie bei diabetischer Ketoazidose (S. 607f). Eine ausgeprägte Exsikkose und Bewusstseinstrübungen, ausnahmsweise auch ein Bewusstseinsverlust (Koma), kennzeichnen dieses Syndrom. Zentralnervöse Herdsymptomatik, Krampfanfälle und Nackensteifigkeit sind nicht ungewöhnlich. Eine Kussmaul-Azidoseatmung wird nicht beobachtet.

Diagnostisches Vorgehen. Laborchemisch imponiert eine massive Hyperglykämie, häufig lässt sich eine Glucose zwischen 600 und 1000 mg% nachweisen, vereinzelt auch darüber. Meist ist das Blutglucoseniveau höher als dies bei einer diabetischen Ketoazidose beobachtet wird. Weiterhin findet sich eine Hyperosmolarität (häufig >350 mosm/l), jedoch keine Azidose.

Therapie. Die Therapie der „hyperosmolaren diabetischen Stoffwechselentgleisung" ist ähnlich jener bei diabetischer Ketoazidose (S. 607f). Das Flüssigkeitsdefizit (bis etwa 10 l) sollte initial parenteral mit isotoner, physiologischer Kochsalzlösung ausgeglichen werden. Vorsicht ist bei einer gleichzeitig bestehenden Herzinsuffizienz geboten wegen der Gefahr einer Überwässerung. Normal-Insulin wird intravenös verabreicht (Bolus 5–10 IE, danach Dauerinfusion 3 IE/h) und ein Kaliumdefizit wird ausgeglichen.

Hypoglykämien

Allgemeines

Physiologisch wird die Glucosekonzentration des Plasmas innerhalb enger Grenzen konstant gehalten. Glucose ist das primäre Energiesubstrat des Gehirns. Fällt die Plasma-Glucose-Konzentration unter eine kritische Grenze, so treten zunächst reversible zentralnervöse Funktionsstörungen, bei prolongiertem Substratmangel jedoch auch irreversible zerebrale Schädigungen bis hin zum Tod auf. Hypoglykämie, also ein kritischer Abfall des Blutzuckers, der von klinischen Symptomen begleitet wird, ist das Leitsymptom verschiedener Erkrankungen (T 33.18). Die *Whipple-Trias* ist die klassische Definition der Hypoglykämie:
1. Symptome der Hypoglykämie treten gleichzeitig mit einer
2. erniedrigten Blutglucose auf und sind durch
3. Zufuhr von Glucose, die den Blutzucker über den hypoglykämischen Bereich anhebt, zu beseitigen.

In der klinischen Praxis sind Hypoglykämien als Therapiekomplikation bei Patienten mit Diabetes mellitus am häufigsten (S. 611f).

33 Glucosestoffwechsel

Definition. Hypoglykämien („Unterzuckerungen") werden biochemisch häufig definiert als eine kapilläre Blutglucose <50 mg%. Klinische Hypoglykämiesymptome sind Folge des zentralnervösen Glucosemangels und der sympathikoadrenergen Gegenregulation. Im Extremfall manifestiert sich bei ausgeprägtem Blutzuckerabfall ein Bewusstseinsverlust (Koma).

Ätiopathogenese, Pathophysiologie und Symptomatik. Ursache von Hypoglykämien ist immer ein absolut oder relativ zu hoher Insulinspiegel mit daraus resultierendem Abfall der Blutglucose. Diese Hyperinsulinämie kann endogenen oder exogenen Ursprungs sein. Unterschieden werden reaktive (postalimentäre) Hypoglykämien, Nüchternhypoglykämien und exogen induzierte Hypoglykämien (T 33.18).

Folge der Hypoglykämie sind zentralnervöse und vegetative Symptome (s. u.), die durch den zerebralen Glucosemangel (Neuroglykopenie) und die sympathikoadrenerge Gegenregulation verursacht werden. Bei ausgeprägter Hypoglykämie kann ein Bewusstseinsverlust (Koma) auftreten; letztere Symptomatik wird auch als *hypoglykämischer Schock* bezeichnet. Charakteristischerweise ist die Hypoglykämiesymptomatik nach angemessener Kohlenhydratzufuhr in der Regel rasch reversibel.

Klinische Hypoglykämie-Symptome.
- Aufgrund **zentralnervöser Störungen** (Neuroglykopenie):
  - Kopfschmerzen,
  - Konzentrations-/Koordinationsstörungen,
  - Vergesslichkeit, Aggressivität/Verstimmung/Reizbarkeit,

T 33.18 Einteilung und Differenzialdiagnose von Hypoglykämien

reaktive oder postalimentäre Hypoglykämie:
- Spontanhypoglykämie bei vegetativer Labilität (häufig),
- Dumping-Syndrom nach Magenresektion,
- Diabetes mellitus im Anfangsstadium,
- hereditäre Fructoseintoleranz (selten; S. 653)

organische Nüchternhypoglykämie:
- Pankreasinselzelladenom oder -karzinom (Insulinom, S. 615),
- extrapankreatische Tumoren (retroperitoneale Sarkome, Fibrome),
- Hypophysenvorderlappeninsuffizienz (→ S. 486ff.),
- Nebennierenrindeninsuffizienz (z. B. Morbus Addison, S. 551ff.),
- diffuse Leberparenchymerkrankungen (z. B. Zirrhose, Hepatitis, → S. 776ff. u. S. 826ff.),
- Glykogenspeicherkrankheiten (S. 652f.),
- Schwangerschaft,
- schwere Malnutrition, insbesondere bei Alkoholabusus,

exogene induzierte Hypoglykämie:
- Überdosierung von Insulin, Sulfonylharnstoff oder sog. Glinid,
- artefiziell durch Insulin, Sulfonylharnstoff oder sog. Glinid (z. B. Persönlichkeitsstörung, „Hypoglycaemia factitia"),
- Alkoholabusus und Nahrungskarenz,
- andere Medikamente (z. B. Sulfonamide, Salicylate, β-Rezeptoren-Hemmstoffe).

- Sehstörungen,
- Angst, Unruhe,
- Verwirrtheit,
- Krampfanfälle,
- fokale Symptome/Hemiplegie,
- Somnolenz/Präkoma/Koma.
* Aufgrund **sympathikoadrenerger Gegenregulation:**
  - Blässe, Zittern,
  - Schweißausbruch,
  - Tachykardie, Palpitationen,
  - Heißhunger,
  - Unruhe.

Hypoglykämie bei Diabetes mellitus

Pathogenese. Hypoglykämien sind eine relativ häufige akute Komplikation bei Diabetes mellitus bei Therapie mit Insulin oder oralen Antidiabetika vom Sulfonylharnstofftyp. Verursacht werden Hypoglykämien häufig durch eine Überdosierung dieser Medikamente. Typischerweise können Hypoglykämien aber auch bei unterlassener Kohlenhydratzufuhr (Auslassen einer Mahlzeit), bei einer interkurrenten Erkrankung (Brechdurchfall), nach ungewöhnlicher körperlicher Aktivität (Sport) oder nach Alkoholgenuss auftreten. Je niedriger das durchschnittliche Blutglucoseniveau ist, desto höher ist die Hypoglykämiefrequenz.

Symptomatik. Klinisch werden nach dem Ausmaß der Symptomatik (→ oben) „leichte" und „schwere" Hypoglykämien unterschieden. Bei „leichten" Hypoglykämien werden die Symptome durch den Patienten rechtzeitig bemerkt; eine umgehende Kohlenhydratzufuhr durch den Patienten selbst bessert die Symptomatik rasch. Bezüglich der Gesamthäufigkeit aller Hypoglykämien dominiert diese Form bei weitem.
„Schwere" Hypoglykämien sind dadurch gekennzeichnet, dass der Patient zu deren Behandlung auf Fremdhilfe angewiesen ist. Einerseits differenziert man hierbei Hypoglykämien, bei denen eine Behandlung mit oral zugeführten Kohlenhydraten noch möglich ist. Andererseits werden Hypoglykämien unterschieden, bei denen die Bewusstseinslage (Bewusstseinsstörung oder Bewusstseinsverlust) des Patienten so beeinträchtigt ist, dass zur Behandlung eine intravenöse Applikation von Glucoselösung oder von Glukagoninjektionen erforderlich ist; bei oraler Glucosezufuhr besteht Aspirationsgefahr. Bei „schweren" Hypoglykämien mit Bewusstlosigkeit können sich erhebliche zentralnervöse Störungen (hypoglykämischer Schock) manifestieren. Erwähnenswert sind motorische Unruhe, Krampfanfälle, fokale Symptome (Hemiplegien, Aphasien), Automatismen und Hyperreflexie. Bei prolongierter Hypoglykämiedauer können auch irreversible Schäden am ZNS entstehen. Besonders gefährdet sind alte Patienten und die Prognose kann ungünstig sein. Umgehende Fremdhilfe (Arzt, geschulte Angehörige) ist lebensrettend. Bei Diabetikern mit chronisch hohem mittleren Glucoseniveau (schlecht eingestellt) können Hypoglykämiesymptome bereits bei Blutglucosewerten von 100 mg% auftreten, Patienten mit chronisch niedriger Blutglucoseeinstellung nehmen oft Blutglucosewerte von 30 mg% subjektiv nicht als Hypoglykämie wahr. Deshalb wird häufig empfohlen, dass die Blutglucosewerte unter Therapie nicht tiefer als 60 mg% liegen sollten.
Patienten mit lange manifestem Diabetes mellitus können eine verminderte oder eine fehlende subjektive Hypoglykämiewahrnehmung haben („Hypoglycemia unawareness"). Schwere Hypoglykämien können bei diesen Patienten ohne typische Prodromi auftreten. Durch diese Komplikation sind die Patienten hochgradig gefährdet.

Diagnostisches Vorgehen. Bei typischer Anamnese (Diabetiker-Notfallausweis, Angehörige) und passendem klinischen Befund wird die Verdachtsdiagnose Hypoglykämie durch die Blutglucosebestimmung (kapilläre Glucose <50 mg%) bestätigt. Im Notdienst finden Blutzucker-Teststreifen Verwendung; wünschenswert ist jedoch eine Präzisionsmessung der Glucose in einem Labor.

Differenzialdiagnostik. Die Differenzialdiagnose zwischen Hypoglykämie und diabetischer Ketoazidose zeigt 🠶 33.17. Bei schweren Hypoglykämien mit Bewusstlosigkeit müssen zahlreiche andere Ursachen (z. B. kardiovaskulär, zentralnervös, Intoxikation) eines Komas differenzialdiagnostisch erwogen werden.

Therapeutisches Vorgehen bei Hypoglykämie.
- Bei **noch erhaltenem Bewusstsein:**
  - Traubenzucker (p.o.) oder kohlenhydrathaltige Getränke (z. B. normales „Cola" oder Apfelsaft),
- bei **Bewusstlosigkeit:**
  - Glucoselösung intravenös (40–100 ml, 20–50 %),
  - oder: Glukagoninjektion (1 mg, i.m., z. B. von Angehörigen injiziert, innerhalb von Minuten wirksam),
- **nach jeder schweren Hypoglykämie:**
  - reichlich Kohlenhydrate p.o.,
  - Überwachung in einer Klinik erwägen, z. B. nach sulfonylharnstoffinduzierter, evtl. protrahierter Hypoglykämie,
  - Suche nach der Ursache,
  - kausale Therapie oder Therapieanpassung anstreben.

Diabetiker sollten immer einen Notfallausweis bei sich führen. Bei einer Bewusstseinsstörung wird dann eine Hypo- oder Hyperglykämie bevorzugt bei der Differenzialdiagnose berücksichtigt. Traubenzucker muss immer griffbereit sein. Bei „schweren" Hypoglykämien müssen lebensrettende Notfallmaßnahmen zur Vermeidung von Dauerschäden unverzüglich eingeleitet werden. Weiterhin sollte der Patient nach einer „schweren" Hypoglykämie reichlich Kohlenhydrate essen, um die hepatischen Glykogenspeicher wieder aufzufüllen.

33.1.6 Chronische Komplikationen bei Diabetes mellitus

Die **Prognose** bei Diabetes mellitus wird heute wesentlich durch **Langzeitkomplikationen** bestimmt, die sich bevorzugt an Augen, Nieren, Nerven und den großen Blutgefäßen (z. B. Koronargefäße, Bein und hirnversorgende Arterien) manifestieren. Abhängig von der Diabetesdauer, der Qualität der Stoffwechseleinstellung, der Höhe des arteriellen Blutdrucks und möglicherweise weiteren Faktoren (genetische Disposition?) treten chronische Komplikationen klinisch vorzugsweise nach etwa 20–30 Jahren Krankheitsdauer auf. In der DCCT- und UKPDS-Studie war bei guter Stoffwechseleinstellung (repräsentiert durch einen niedrigen HbA1c-Befund) die Rate von diabetischen Spätkomplikationen signifikant vermindert. Zusammenfassend unterstreichen diese Studien, die in Übereinstimmung mit früheren Beobachtungen stehen, die protektive Wirkung einer guten Stoffwechseleinstellung. Danach kann eine annähernde Normoglykämie diabetestypische Spätkomplikationen vermeiden.

Makro- und Mikroangiopathie

Die Prävalenz von Gefäßerkrankungen ist bei Typ-1- und Typ-2-Diabetikern im Vergleich zu Nichtdiabetikern deutlich erhöht. Gefäßleiden sind die häufigsten Ursachen der erhöhten Mortalität und Morbidität dieser Patienten.

Makroangiopathie. Die vorzeitige, beschleunigte Manifestation einer Atherosklerose mittlerer und großer Blutgefäße äußert sich bei Diabetikern besonders als
- koronare Herzkrankheit (z. B. „stummer Myokardinfarkt", → S. 31ff),

Diabetes mellitus

- arterielle Verschlusskrankheit (AVK, diabetischer Fuß, → S. 614f und „Arterien", S. 274ff),
- zerebrovaskuläre Insuffizienz (z.B. zerebraler Insult),
- Nierenarterienstenose (z.B. arterielle Hypertonie, → S. 170f).

Mikroangiopathie. Charakteristisch ist eine nahezu diabetesspezifische Verdickung der Basalmembran von Kapillaren. Klinische Manifestation vor allem an:
- Nierenglomeruli (als Glomerulosklerose→ S. 228ff) und am
- Augenhintergrund (als diabetische Retinopathie).

Diabetische Nephropathie. → „Niere", S. 228ff

Diabetische Retinopathie

Eine typische Langzeitkomplikation bei Diabetes mellitus ist die Retinopathie. Man unterscheidet die **nichtproliferative Retinopathie** („Background Retinopathy": Kapillar-Mikroaneurysmen, ischämische Netzhautödeme, harte und weiche Exsudate) und die **proliferative Retinopathie** (Hämorrhagien, auch in den Glaskörpern; Narben- und Gefäßneubildungen mit Einsprossung in den Glaskörper; Traktionsablatio der Retina). Hierzu wird auf Lehrbücher der Augenheilkunde verwiesen.

Bei allen Diabetikern sollte regelmäßig der Augenfundus zum Nachweis oder Ausschluss einer diabetischen Retinopathie untersucht werden. Intervalle von 6–12 Monaten werden häufig empfohlen.

Diabetische Neuropathien

engl.: diabetic neuropathy

Neuropathien haben als Langzeitkomplikation bei Typ-1- und Typ-2-Diabetes mellitus eine Prävalenz von 20–50 %. Ihre Häufigkeit nimmt mit steigendem Alter, zunehmender Diabetesdauer und langfristig unzureichender Stoffwechselführung signifikant zu. In der multifaktoriellen Pathogenese dieser Erkrankungen kommen neben der Hyperglykämie
- einer **Aktivierung des Polyolstoffwechsels** mit nachfolgender energetischer Erschöpfung der Nervenzelle,
- einer **vermehrten Proteinglykosylierung** mit resultierender endoneuraler Hypoxie sowie
- einem gesteigerten oxidativen Stress

möglicherweise eine entscheidende Bedeutung zu.
Neuropathien umfassen subklinische und klinisch manifeste Formen im Bereich der somatischen und autonomen Anteile des peripheren Nervensystems (T 33.19).

T 33.19 Klassifikation der diabetischen Neuropathien

Polyneuropathie	Häufigkeit
I. symmetrische Polyneuropathien	
• sensible oder sensomotorische Polyneuropathie	+++++
• autonome Neuropathie	++
II. fokale und multifokale Neuropathien	
• kraniale Neuropathie	+
• Mononeuropathie des Stammes und der Extremitäten	+
• proximale motorische Neuropathie	+

Sensible oder sensomotorische, distale, symmetrische diabetische Polyneuropathien

Diese häufige Polyneuropathie manifestiert sich insbesondere in den distalen Abschnitten der unteren Extremitäten mit Symptomen wie Schmerzen, Parästhesien, Hyperästhesien und Taubheitsgefühl. Häufig werden die Schmerzen als brennend („Burning Feet"), bohrend, krampfartig oder stechend beschrieben. Typisch ist die nächtliche Exazerbation der Beschwerden sowie ihre Besserung beim Gehen. Motorische Störungen können hinzukommen.

Symptomatik. Bei der klinischen Untersuchung fallen auf:
- abgeschwächte oder nicht auslösbare Muskeldehnungsreflexe,
- Sensibilitätsstörungen,
- reduziertes Vibrationsempfinden,
- herabgesetzte Thermästhesie sowie
- im Elektromyogramm eine verminderte Nervenleitgeschwindigkeit.

Defizite der Temperatur-, Schmerz- oder Berührungssensibilität sind von größter Bedeutung, da sie den Weg zu den neuropathisch bedingten Fußkomplikationen ebnen können.

Therapie.
- Im Vordergrund steht die Optimierung der Kohlenhydratstoffwechseleinstellung (möglichst Normoglykämie),
- Beseitigung von neurotoxischen Einflüssen und von Begleiterkrankungen (z. B. Alkohol, neurotoxische Medikamente),
- α-Liponsäure (z. B. Thioctacid), nur parenteral befriedigend wirksam,
- B-Vitamine (parenteral) bei nachgewiesenem Mangel,
- Fußpflege,
- Schmerzbehandlung mit trizyklischen Antidepressiva (Amitryptyline, Desipramin), Antikonvulsiva (Carbamazepin),

Mexiletin, Tramadol und Capsaicin Creme (lokal),
- psycho- und physiotherapeutische Behandlung.

Autonome diabetische Neuropathie

Jedes autonom innervierte Organ kann von einer Neuropathie betroffen sein. Einige klinische Entitäten dieser Erkrankungen des vegetativen Nervensystems sind nachfolgend kurz erwähnt:

Kardiovaskuläres System. Ruhetachykardie, Abnahme der Herzfrequenzvariabilität, orthostatische Hypotonie, verminderte oder fehlende Wahrnehmung von Angina pectoris („stummer Myokardinfarkt").

Gastrointestinaltrakt. Störungen der Ösophagusmotilität (Schluckbeschwerden), Gastroparese (Völlegefühl, Druck im Oberbauch, eventuell postprandial Hypoglykämien wegen Magenentleerungsstörung), diabetische Enteropathie (Diarrhö), anorektale Dysfunktion (Inkontinenz).

Urogenitaltrakt. Diabetische Zystopathie (Blasenentleerungsstörung), erektile Impotenz, Disposition für Harnwegsinfekte.

Extremitätentrophik. Anhidrose, Hyperkeratose, Ödem, abnorme Druckbelastung durch gestörte Tiefensensibilität mit resultierenden Ulzera, Gangrän, Osteopathie, Osteoarthropathie.

Neuroendokrines System. Fehlende oder abgeschwächte Hypoglykämiewahrnehmung („Hypoglycemia unawareness") durch defiziente hormonelle Gegenregulation, s. S. 611.

Diabetisches Fußsyndrom

engl.: diabetic foot
Diabetiker haben ein etwa 15fach höheres Beinamputationsrisiko als Nichtdiabetiker. In der Pathogenese der akralen Läsionen beim **diabetischen Fußsyndrom** sind:

- periphere sensible und autonome Polyneuropathien,
- die arterielle Verschlusskrankheit (AVK) und
- Infektionen

entscheidend wichtig.
Beim häufigeren **neuropathischen Fußsyndrom** stehen pathogenetisch die Polyneuropathie, eine unphysiologische Druckverteilung, Traumata und Sekundärinfektionen im Vordergrund. Typische Befunde sind infizierte, weitgehend schmerzlose Ulzera, Hyperkeratosen, Sensibilitätsstörungen; im Extremfall findet sich eine infizierte Gangrän. Der übrige Fuß kann gut durchblutet sein und die Fußpulse sind häufig tastbar.
Beim **ischämisch-makroangiopathischen Fußsyndrom** dominiert in der Pathogenese die AVK (→ „Arterien", S. 274ff) und die damit assoziierte Gewebehypoxie. Den Lokalbefund kennzeichnen schmerzhafte Ulzerationen, Nekrosen und im fortgeschrittenen Stadium eine feuchte Gangrän. Der übrige Fuß ist kalt, blasslivide verfärbt und die Fußpulse sind nicht oder nur abgeschwächt tastbar.

Zur Vermeidung von Amputationen beim diabetischen Fußsyndrom ist die Prophylaxe entscheidend wichtig. Zur langfristigen Prävention empfiehlt sich eine gute Stoffwechseleinstellung. Absolute Nikotinabstinenz wird angeraten. Bei Risikopatienten sind engmaschige ärztliche Beinuntersuchungen und spezielle Patientenschulungen indiziert (Fuß- und Hautpflege, Inspektion, Vermeidung von Verletzungen jeglicher Art, spezielle Schuhe zur Druckentlastung). Zur Prophylaxe und differenzierten Therapie können interdisziplinäre „Fuß-Ambulanzen" konsultiert werden. Wichtig ist die tägliche Inspektion der Füße durch die Patienten selbst.

Hypertriglyzeridämie

Eine Hypertriglyzeridämie sekundärer Genese findet sich häufig bei Typ-2-Diabetes mellitus bei unbefriedigender Einstellung des Kohlenhydratstoffwechsels. → „Fettstoffwechselstörungen", S. 617ff.

Literatur

Mehnert H, Standl E, Usadel KH, Häring HU, Hrsg. Diabetologie in Klinik und Praxis, 5. Aufl. Stuttgart: Thieme 2003.
Umfassende Monographie über klinische Diabetologie in deutscher Sprache.
Berger M, Hrsg. Diabetes mellitus. 2. Aufl. München, Jena: Urban & Fischer 2000.
Aktuelle Monographie über Diabetes mellitus.
Pickup JC, Williams G, eds. Textbook of Diabetes. 3rd ed., London: Blackwell 2003.
Umfangreiche Monographie über Diabetes mellitus, zahlreiche Abbildungen.
Porte D Jr, Sterwin RS, eds. Diabetes mellitus. 5th ed., Stamford, Connecticut: Appleton and Lange 1996.
Angloamerikanisches Standardwerk über Diabetes mellitus.
Göke B, Parhofer K, Otto C. Diabetes mellitus. München, Jena: Urban & Fischer 2002.
Dies ist ein kurzes, für Studenten gut geeignetes Diabetes-Lehrbuch.
Alle hier genannten Bücher sind Standardwerke der Diabetologie. Derjenige, der sich für Diabetologie interessiert, sollte gut beraten, in diesen Werken nachzulesen, um sein Wissen zu erweitern. Eine eindeutige Präferenz kann keinem Buch gegeben werden; für die Auswahl ist vielleicht am ehesten noch die Sprache und der Umfang ein Kriterium.

33.2 Insulinom

engl.: insulinoma, beta cell tumor

Definition. Insulinsezernierende β-Zell-Adenome des Pankreas (Insulinome) mit autonomer, nicht an die Blutglucose angepasster Insulinsekretion und Hypoglykämie.

Ätiopathogenese und Pathophysiologie. Beim epidemiologisch seltenen Insulinom findet sich in etwa 80% der Fälle ein solitäres, insulinsezernierendes β-Zell-Adenom des Pankreas, vereinzelt handelt es sich um multiple Adenome oder auch sehr selten um Karzinome. Diese Tumoren verursachen einen endogenen Insulinüberschuss durch eine nicht an die Blutglucose angepasste Insulinsekretion.

Klinische Symptomatik. Hypoglykämien (Symptome → S. 609ff) treten vor allem beim Fasten, also nach längerer Nahrungskarenz (z. B. nachts) und nach körperlichen Anstrengungen auf. Meist dominieren neuroglykopenische Symptome. Mitunter treten als Hypoglykämiesymptome vorwiegend Episoden von Verwirrtheit und/oder andere psychische Abnormitäten auf, deshalb gelangen diese Patienten öfters fälschlicherweise in psychiatrische Behandlung. Die Hypoglykämien nehmen im Verlauf häufig an Schwere und Häufigkeit zu. Eine gesteigerte Nahrungszufuhr führt zu einer Gewichtszunahme. Der klinische Befund ist ansonsten in der Regel unauffällig.

Diagnostisches Vorgehen. Der Verdacht auf Hypoglykämie muss durch eine erniedrigte Blutglucose biochemisch gesichert werden. Dabei sind qualitätskontrollierte Präzisionsmessungen unverzichtbar.
Bei Insulinomverdacht ist ein Hungerversuch über 72 h indiziert, um eine Hypoglykämie zu provozieren. Dieser Test muss im Krankenhaus durchgeführt werden! Bei Nahrungskarenz erfolgen in 6-stündlichen Abständen Blutabnahmen zur Bestimmung von Glucose, Insulin und C-Peptid. Bei einer Hypoglykämie wird der Test nach einer Blutabnahme vorzeitig beendet und anschließend Glucoselösung intravenös infundiert. Charakteristisch für ein Insulinom ist die fehlende Suppression des Plasma-Insulins bei Abfall der Blutglucose.

Lokalisationsdiagnostik. Nach der biochemischen Diagnosesicherung erfolgt die Lokalisationsdiagnostik mit Sonographie, Endosonographie, Spiral-, Computer- oder Kernspintomographie des Pankreas, die Tumornachweisgrenze liegt bei 0,5–1 cm. Eine Angiographie des Pankreas sowie selektive Insulinbestimmungen aus verschiedenen Abschnitten der V. pancreatica sind ebenso wie szintigraphische Verfahren vereinzelt zur Tumorlokalisation hilfreich.

Therapie. Die Akuttherapie bei einer Hypoglykämie ist die intravenöse Glucosezufuhr (S. 612), die Langzeittherapie der Wahl ist die operative Tumorresektion. Bei fehlender Tumorlokalisation, Kontraindikationen, nichtradikaler Operation usw. kann eine medikamentöse Therapie eingeleitet werden (Diazoxid, Octreotid). Bei metastasierendem Inselzellkarzinom kann neben einer operativen Behandlung eine medikamentöse Therapie mit Streptozotocin (und Doxorubicin) indiziert sein.

Literatur

Service FJ. Hypoglycemic Disorders. New England Journal of Medicine 1995; 332: 1144–1152.
Umfassende Übersicht.

34 Fettstoffwechsel

Eberhard Windler, Heiner Greten

34.1	Wesentliche pathophysiologische Zusammenhänge	617
34.2	Primäre Hypercholesterinämien	619
34.2.1	Polygene Hypercholesterinämien	619
34.2.2	Familiäre Hypercholesterinämie und familiärer Apolipoprotein-B-Defekt	623
34.2.3	Familiäre Dysbetalipoproteinämie und Hyperlipidämie Typ III	625
34.2.4	Kombinierte Hyperlipidämie	626
34.3	Primäre Hypertriglyzeridämien	627
34.3.1	Sporadische und familiäre Hypertriglyzeridämie	627
34.3.2	Hyperlipoproteinämie Typ I	628
34.4	Hypolipoproteinämien	629
34.4.1	Hypoalphalipoproteinämie	630
34.5	Sekundäre Hyper- und Hypolipoproteinämien	631

34.1 Wesentliche pathophysiologische Zusammenhänge

Fettstoffwechselstörungen haben klinisch Bedeutung, weil sie die Entwicklung von Arteriosklerose (→ S. 31ff) und Pankreatitis (→ S. 857) begünstigen. Wesentliche Grundlagen und pathophysiologische Zusammenhänge sollen hier kurz erläutert werden (→ hierzu ◉ 34.1):

- **Cholesterin** ist ein Strukturmolekül für Zellmembranen und das Ausgangsmolekül der Synthese von Steroidhormonen und Gallensäure. **Triglyceride** dienen als Energieträger. Wegen ihrer Wasserunlöslichkeit müssen sie in Form von **Lipoproteinen** im Blut transportiert werden. Triglyceride und Cholesterinester befinden sich als apolare Moleküle im Kern der Lipoproteine. Dieser ist von unverestertem Cholesterin und Phospholipiden umgeben, die als bipolare Moleküle die Wasserlöslichkeit vermitteln. **Apolipoproteine** auf der Oberfläche der Lipoproteine regulieren den Stoffwechsel der Lipoproteine. Sie dienen als Strukturmoleküle, Enzyme, Aktivatoren von Enzymen, Lipidtransferfaktoren oder Liganden für Zelloberflächenrezeptoren.
- ❶ Die Nahrungsfette werden in **Chylomikronen** über die mesenteriale Lymphe dem Blutkreislauf zugeführt. Ein Großteil ihrer Triglyceride wird (nach Hydrolyse durch Apolipoprotein-C-II-aktivierte Lipoproteinlipase = LPL) der Muskulatur und dem Fettgewebe zugeführt.
- ❷ Die verbleibenden Restpartikel, sog. **Chylomikronen-Remnants**, binden durch Apolipoprotein E an Rezeptoren der Leber wie dem **Low-Density-Lipoprotein-(LDL)- Rezeptor** und werden endozytiert.
- ❸ Von der Leber werden Cholesterin und Triglyceride in Form von **Very-Low-Density-Lipoproteinen (VLDL)** in den Kreislauf sezerniert. Wie bei Chylomikronen hy-

34.1 Wesentliche Stoffwechselwege der Lipoproteine im Plasma

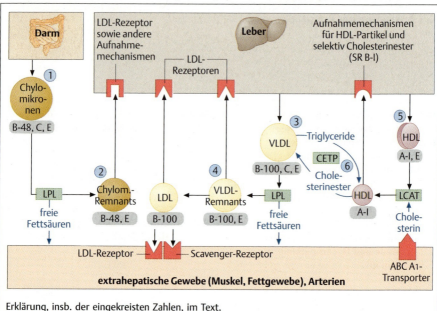

Erklärung, insb. der eingekreisten Zahlen, im Text.

drolysiert Lipoproteinlipase einen Großteil ihrer Triglyceride. Im Unterschied zu Chylomikronen bildet Apolipoprotein B-100 das Strukturmolekül der VLDL. Es führt vermutlich dazu, dass ca. 40% der **VLDL-Remnants** ④ nicht von der Leber aufgenommen werden, sondern in triglyceridarme, aber cholesterinreiche LDL umgewandelt werden. LDL kann von extrahepatischen Geweben über den LDL-Rezeptor aufgenommen werden, ein Überschuss von ca. 70% kehrt aber zur Leber zurück.

- Die Schutzfunktion von **High-Density-Lipoproteinen (HDL)** ⑤ wird auf ihre Fähigkeit zurückgeführt, Cholesterin von extrahepatischen Geweben und Arterienwänden aufzunehmen und zur Leber zu bringen. Das Cholesterin wird durch den ABCA1-Transporter von Zellen ausgeschleust, auf HDL übertragen und durch **Lecithin-Cholesterin-Acyltransferase (LCAT)** verestert. Die entstandenen Cholesterinester gelangen als apolare Moleküle in den Kern der HDL, so dass aus den zunächst scheibenförmigen Partikeln sphärische HDL entstehen. Die Cholesterinester gelangen auf 3 Wegen in die Leber und können dann ausgeschieden werden:
  - 1. Cholesterinester können durch **Cholesterinester-Transferprotein (CETP)** ⑥ auf VLDL und LDL transferiert und mit ihnen zur Leber gebracht werden.
  - 2. Cholesterinester der HDL können selektiv durch den Scavenger-Rezeptor B-I (SRB-I) von der Leber aufgenommen werden.
  - 3. HDL werden als ganze Partikel endozytiert.

Die Leber kann das Cholesterin als Ester speichern oder mit der Galle als Cholesterin oder katabolisiert zu Gallensäuren ausscheiden.
- ⑥ Die triglyceridreichen Lipoproteine wie Chylomikronen und VLDL tauschen mittels des Cholesterinester-Transferproteins (CETP) Triglyceride gegen Cholesterinester der HDL und LDL aus. Dadurch werden einerseits die Chylomikronen und VLDL cholesterinreicher (und deshalb möglicherweise atherogener), andererseits werden die auf die HDL und LDL transferierten Triglyceride durch hepatische Lipase hydrolysiert. Dadurch entstehen kleinere HDL und LDL. Messbar beeinflusst dieser Mechanismus das Lipoproteinprofil nur bei **Hypertriglyzeridämie**, da unter diesen Umständen der Transfer von Triglyceriden auf HDL und LDL erhöht ist. Deshalb stehen die Plasmatriglyceride und das HDL-Cholesterin in einem inversen Verhältnis: Eine Senkung der Triglyceride erhöht das HDL-Cholesterin. Beide, niedrige HDL und kleine, dichte LDL, gehen mit erhöhtem **Herzinfarktrisiko** einher, was wahrscheinlich mehr auf dem niedrigen HDL-Cholesterin beruht, als auf der Hypertriglyzeridämie und den kleinen LDL.

34.2 Primäre Hypercholesterinämien

Hypercholesterinämien stehen in direktem Zusammenhang mit frühzeitiger und beschleunigter Entwicklung von Arteriosklerose (☞ 34.1).

Das Risiko, an Arteriosklerose zu erkranken, steigt ab einem Plasma-Cholesterinspiegel von etwa 200 mg/dl signifikant an.

34.2.1 Polygene Hypercholesterinämie

engl.: polygenic hypercholesterolaemia

Definition. Der Begriff polygene Hypercholesterinämie umfasst alle Erhöhungen des LDL-Cholesterins aus nicht näher bekannter Ursache.

Epidemiologie. Die Manifestation einer polygenen Hypercholesterinämie wird durch Überernährung gefördert. Sie ist deshalb in den Industrienationen zu einer Volkskrankheit geworden. Ihre Häufigkeit hängt von der Definition eines oberen Grenzwerts für das Plasma-Cholesterin ab. Der durchschnittliche Cholesterinwert liegt in westlichen Industrienationen, die eine hohe Prävalenz arteriosklerotischer Gefäßerkrankungen aufweisen, um 220 mg/dl; in Ländern mit niedriger Rate koronarer Herzkrankheiten, wie in manchen asiatischen und mediterranen Gegenden, dagegen um 160 mg/dl oder darunter. Deshalb ist es sinnvoll, als Grenzwert für die Definition der Hypercholesterinämie etwa 200 mg/dl anzunehmen, da jenseits dieses Grenzwertes der erhöhte Plasma-Cholesterin-Spiegel mit klinisch signifikantem Risiko für die Entwicklung von Arteriosklerose einhergeht. Ganz überwiegend handelt es sich in unserer Bevölkerung um eine polygene Hypercholesterinämie.

Ätiopathogenese und Pathophysiologie.
- Die polygene Hypercholesterinämie beruht auf einer Erhöhung der LDL entsprechend einer Hypercholesterinämie Typ IIa nach Fredrickson (☞ 34.1).
- Geringe, genetisch bedingte Abweichungen einer Vielzahl von Apolipoproteinen, Enzymen, Rezeptoren und Transferfaktoren, die den Cholesterinstoffwechsel beeinflussen, führen in ihrer Kombination zu einem erhöhten LDL-Spiegel. Polymorphe Formen des Apolipoprotein E erklären

34.1 Hereditäre Fettstoffwechselstörungen

Bezeichnung	erhöhte Serumlipide	erhöhte Lipoproteinfraktion	Typisierung nach Fredrickson	Erbmodus	Häufigkeit	Arteriosklerose
polygene Hypercholesterinämie	Cholesterin	LDL	II a	polygen	sehr häufig	oft
kombinierte Hyperlipidämie	Cholesterin und/oder Triglyceride	LDL und/oder VLDL	II a oder IV oder II b	heterogen	0,3 %	oft
familiäre Hypercholesterinämie	Cholesterin	LDL	II a	kodominant	heterozygot: 0,2 %, homozygot: 1:1 Mio.	sehr oft und früh in der Kindheit
familiärer Apolipoprotein-B-Defekt	Cholesterin	LDL	II a	kodominant	heterozygot: 0,15 %	sehr oft und früher
familiäre Dysbetalipoproteinämie		Chylomikronen und VLDL-Remnants	III	polygen	1 %	keine
familiäre Hyperlipidämie Typ III	Triglyceride und Cholesterin	Chylomikronen und VLDL-Remnants	III	polygen	0,02 %	oft
sporadische Hypertriglyzeridämie	Triglyceride	VLDL und Chylomikronen	IV oder V	polygen	häufig	keine
familiäre Hypertriglyceridämie	Triglyceride	VLDL und Chylomikronen	IV oder V	dominant	0,2 %	keine
familiärer Lipoproteinlipase- oder Apolipoprotein-C-II-Mangel	Triglyceride	Chylomikronen und VLDL	I	rezessiv	sehr selten	keine
familiäre Hypoalphalipoproteinämie		HDL vermindert		heterogen	häufig	oft

beispielsweise bis zu 10% der Variationen des Cholesterinspiegels in der Bevölkerung.

- Im Allgemeinen manifestiert sich die polygene Hypercholesterinämie erst durch Fehlernährung. Besondere Bedeutung kommt dabei der Aufnahme gesättigter Fettsäuren zu, in zweiter Linie auch der von Cholesterin und einer zu geringen Menge an Ballaststoffen.

Symptome. Die Diagnose einer polygenen Hypercholesterinämie kann nur durch eine Cholesterinmessung, z.B. im Rahmen einer Vorsorgeuntersuchung gestellt werden. Sonst weisen erst die kardiovaskulären Komplikationen auf die Stoffwechselstörung hin. Xanthelasmen und Arcus lipoides corneae sind zu unspezifisch, fehlen überwiegend und kommen andererseits auch bei normolipämischen Personen vor.

Diagnostisches Vorgehen. Eine Hypercholesterinämie muss als polygen eingestuft werden, wenn sich kein Anhaltspunkt für eine sekundäre LDL-Erhöhung (T 34.2) oder für eine der sehr viel selteneren anderen primären Hypercholesterinämien ergibt. Mit der **Friedewald-Formel** lässt sich das LDL-Cholesterin im Nüchternserum für klinische Belange genügend genau ermitteln: Das LDL-Cholesterin in mg/dl ergibt sich aus dem Gesamtcholesterin minus HDL-Cholesterin minus 1/5 der Serum-Triglyceride in mg/dl. (Die Triglyceride im Nüchternserum entsprechen bis 400 mg/dl etwa dem Fünffachen des VLDL-Cholesterins.) **Direkt** kann das LDL-Cholesterin mittels Lipoproteinelektro-

T 34.2 Sekundäre Fettstoffwechselstörungen infolge von Erkrankungen und Medikamenteneinnahme

sekundäre Fettstoffwechselstörungen	mögliche Ursachen
Hypercholesterinämie	akute intermittierende Porphyrie Anorexia nervosa
Hypercholesterinämie und **Hypertriglyzeridämie**	Lupus erythematodes Morbus Cushing Alkoholismus Stress Medikamente: Thiazide, Glucocorticoide, Östrogene (prämenopausal)
erniedrigtes HDL	Hepatopathien Hyperthyreose Lymphome Rauchen
Hypercholesterinämie und **Hypertriglyzeridämie** sowie **erniedrigtes HDL**	Diabetes mellitus Niereninsuffizienz nephrotisches Syndrom Hypothyreose Gammopathien β-Rezeptoren-Blocker

T 34.3 Zielwerte für die Behandlung von Fettstoffwechselstörungen

Lipid	Zielwerte, wenn kein weiterer Risikofaktor vorliegt	Zielwerte, wenn weitere Risikofaktoren vorliegen	Zielwerte, wenn Zeichen von Arteriosklerose oder koronarer Herzkrankheit vorliegen
globales Risiko	< 10 %	10–20 %	20 %
Gesamtcholesterin	< 240 mg/dl < 6 mmol/l	< 200 mg/dl < 5 mmol/l	< 160 mg/dl < 4 mmol/l
LDL-Cholesterin	≤ 160 mg/dl ≤ 4 mmol/l	≤ 130 mg/dl ≤ 3,5 mmol/l	≤ 100 mg/dl ≤ 2,5 mmol/l
HDL-Cholesterin	> 40 mg/dl > 1,0 mmol/l	> 40 mg/dl > 1,0 mmol/l	> 40 mg/dl > 1,0 mmol/l
Triglyceride	≤ 150 mg/dl ≤ 2,0 mmol/l	≤ 150 mg/dl ≤ 2,0 mmol/l	≤ 150 mg/dl ≤ 2,0 mmol/l

phorese, immunologischen Methoden oder Ultrazentrifugation gemessen werden.

Therapie und Prognose.
- T 34.3 gibt Therapieziele zur Prävention arteriosklerotischer Gefäßleiden, insbesondere der koronaren Herzkrankheit, in Anlehnung an Empfehlungen internationaler Gremien wieder. Die Höhe des kardiovaskulären Risikos und damit die Indikation zur Therapie hängt entscheidend von zusätzlichen Risikofaktoren bzw. bereits bestehender Arteriosklerose ab. Aus den wesentlichen Risikofaktoren wird das

T 34.4 Wesentliche Ernährungsempfehlungen bei Hypercholesterinämie

Nahrungsbestandteil	Maßnahme	Nahrungsmittel meiden	bevorzugen
gesättigte Fette, Cholesterin	vermindern	Wurstwaren, fettes Fleisch, Vollmilchprodukte, Käse, Palm- und Kokosöl	Fisch, besonders Seefisch, fettarmes Geflügel, mageres Fleisch, Magermilchprodukte (möglichst ≤ 0,3 % Fett)
ungesättigte Fette	beibehalten oder vermindern	gehärtete Fette, Fertigbackwaren, Frittiertes (transungesättigt)	pflanzliche Fette und Öle, diätetische Brotaufstriche
Ballaststoffe	erhöhen	Avokado	Getreideprodukte, Vollkornteigwaren, Gemüse, Vollkornreis, Kartoffeln, Obst

globale Risiko für arteriosklerotische Herz-Kreislauf-Erkrankungen ermittelt (PRO-CAM-Algorithmus, Framingham-Algorithmus, www.chd-taskforce.de).
- Die Ernährungsumstellung ist die wichtigste Maßnahme. Die Höhe des Plasma-Cholesterins hängt in erster Linie von der Aufnahme *gesättigter Fette* ab, da sie die Cholesterinsynthese der Leber erhöhen und die Aktivität des LDL-Rezeptors erniedrigen. Daher sollte insbesondere der Genuss von Wurstwaren, fettem Fleisch, Käse und Vollmilchprodukten eingeschränkt werden. Der Verzehr *einfach und mehrfach ungesättigter Fette* wie in pflanzlichen Produkten und im Fisch kann beibehalten werden. Getreideprodukte, Gemüse und Obst sollten die Basis der Ernährung bilden. Damit werden auch cholesterinarme, ballaststoffreiche Nahrungsmittel aufgenommen, was die Cholesterinsenkung verstärkt (T 34.4).
- Wenn die Ernährungsumstellung nicht ausreicht, können Medikamente notwendig werden. HMG-CoA-Reduktasehemmer, Ezetimib und Gallensäuren bindende Ionenaustauscher senken effektiv das Cholesterin. Fibrate sind bei Hypertriglyzeridämie besonders wirksam (T 34.5). Nikotinsäure erhöht besonders ausgeprägt das HDL-Cholesterin.

34.2.2 Familiäre Hypercholesterinämie und familiärer Apolipoprotein-B-Defekt

engl.: familial hypercholesterolaemia, familial Apolipoprotein B deficiency

Definition. Die familiäre Hypercholesterinämie beruht auf einem dominant vererbten genetischen Defekt des LDL-Rezeptors, der familiäre Apolipoprotein-B-Defekt auf einer Mutation des Apolipoprotein B-100.

T 34.5 Wesentliche lipidsenkende Medikamente

Substanzgruppe	Mechanismen	wesentliche Wirkungen	Nebenwirkungen
HMG-CoA-Reduktasehemmer	Cholesterinsynthese ↓; konsekutiv VLDL-Synthese (↓), LDL-Rezeptor ↑	LDL-Cholesterin ↓↓, Triglyceride ↓, HDL ↑	Myositis, Rhabdomyolyse
Sterolresorptionshemmer (Ezetimib)	Resorption von Cholesterin ↓	LDL-Cholesterin ↓	–
Gallensäuren bindende Ionenaustauscher	Resorption von Gallensäuren ↓; konsekutiv Cholesterinkatabolismus ↑, LDL-Rezeptor ↑	LDL-Cholesterin ↓	Obstipation
Fibrate	intraplasmatische Lipolyse ↑, VLDL-Synthese ↓	Triglyceride ↓, konsekutiv HDL ↑, LDL-Cholesterin (↓)	Myositis, Gallensteine
Nikotinsäure	VLDL-Synthese ↓, HDL-Katabolismus ↓	Triglyceride ↓, HDL ↑↑, LDL-Cholesterin ↓	Flush, Magenbeschwerden

Epidemiologie. Von der heterozygoten Form der **familiären Hypercholesterinämie** ist etwa jeder 500. betroffen. Die homozygote Form ist mit einer Häufigkeit von 1 : 1 Mio. sehr selten. Bei Patienten bis zum 60. Lebensjahr ist die familiäre Hypercholesterinämie für jeden 20. Herzinfarkt verantwortlich. Die **heterozygote Form** des **Apolipoprotein-B-Defekts** betrifft etwa einen von 700 Menschen.

Ätiopathogenese und Pathophysiologie.
- Mehr als 100 verschiedene Mutanten des LDL-Rezeptorgens sind identifiziert worden. Sie bewirken unterschiedliche Störungen von Synthese und Funktion des LDL-Rezeptors:
  - keine Synthese des LDL-Rezeptors aufgrund von Nullallelen,
  - verminderter Transport des LDL-Rezeptors zur Zelloberfläche,
  - herabgesetzte Bindungsfähigkeit für LDL,
  - gestörte Internalisierung der LDL in die Zelle.
- Bei **heterozygoten Merkmalsträgern** ist die Aktivität des LDL-Rezeptors (dominant vererbt) um 50% reduziert. Das LDL Cholesterin steigt auf etwa 250–300 mg/dl.
- Beim **Homozygoten bzw. Compound-Heterozygoten** mit 2 unterschiedlichen Defekten steigt das LDL-Cholesterin durch den kodominanten Erbgang auf über 600 mg/dl.
- Der familiäre Apolipoprotein-B-Defekt beruht auf einer Mutation des LDL-rezeptorkomplementären Apolipoprotein B-100.

Symptome. Die Symptomatik der familiären Hypercholesterinämie und des familiären Apolipoprotein-B-Defekts ist vergleichbar, wobei die des Apolipoprotein-B-Defekts häufig milder ausfällt. Für die **heterozygote Form** pathognomonisch sind tendinöse Xanthome der Strecksehnen der Hand und der Achillessehne, die sich bei 75% in der 3. Lebensdekade ausbilden. Außerdem können tuberöse Xanthome an Ellbogen und subperiostale Xanthome unterhalb der Knie sowie über dem Olekranon entstehen. Im Zusammenhang mit Xanthomen können Polyarthritiden und Tendosynovitiden besonders der Sprunggelenke auftreten. *Jenseits des 30. Lebensjahres* bilden sich bei jedem zweiten heterozygoten Merkmalsträger Xanthelasmen oder ein Arcus lipoides corneae.

Homozygote Merkmalsträger fallen bereits als Kinder auf. In den ersten 4 Lebensjahren, oft schon pränatal, bilden sich pathognomonische planare, erhabene, orange-gelbe Xanthome an Extremitäten, Gesäß und Händen, insbesondere auch zwischen Daumen und Zeigefinger aus. Xanthelasmen sind selten, während ein Arcus lipoides corneae bereits in der ersten Lebensdekade auftreten kann.

Diagnostisches Vorgehen.
- Wegweisend für beide Formen der Hypercholesterinämie ist die Familienanamnese: Bei **Heterozygoten** weist obligat ein Elternteil eine Hypercholesterinämie auf, bei **Homozygoten** beide. Da die Hypercholesterinämie im Unterschied zu anderen primären Hypercholesterinämien bereits im Kindesalter – unabhängig von äußeren Faktoren – manifest wird, kann die Diagnose durch Bestimmung des Cholesterins im Nabelschnurblut gestellt werden.
- Im Erwachsenenalter lässt sich die Diagnose mit hoher Sicherheit aufgrund der für andere primäre Hypercholesterinämien ungewöhnlich hohen Cholesterinwerte von 300–350 mg/dl zusammen mit den pathognomonischen tendinösen Xanthomen stellen. Das LDL-Cholesterin beträgt in der Regel >200 mg/dl, mindestens aber 190 mg/dl. Beweisend ist der LDL-Rezeptor-Defekt auf kultivierten Fibroblasten oder isolierten Lymphozyten bzw. der molekularbiologische Nachweis eines Gendefektes.

- Klinisch im Vordergrund steht die frühzeitige Entwicklung von Arteriosklerose, insbesondere der Koronararterien (→ „Therapie und Prognose"). Entsprechend auffällig ist die Familienanamnese frühzeitiger kardiovaskulärer Ereignisse.
- Sekundäre Formen einer Hypercholesterinämie müssen ausgeschlossen werden, unter ihnen z. B. die hohen Cholesterinwerte von bis zu 1000 mg/dl bei Cholestase durch Lp-X (→ S. 631).

Therapie und Prognose.
- Wegen ihrer Häufigkeit ist die **heterozygote Form** der familiären Hypercholesterinämie klinisch wichtig. Das normale Gen des LDL-Rezeptors kann stimuliert werden. Mit Stimulation des LDL-Rezeptors kann auch die Wirkung eines Apolipoprotein-B-Defekts kompensiert werden. Diät ist nicht ausreichend, so dass in der Regel ein HMG-CoA-Reduktasehemmer mit einem Gallensäure bindenden Ionenaustauscher oder Ezetimib kombiniert werden muss.
- Nur frühzeitig und dauerhaft angewandte extrakorporale LDL-Elimination verspricht, die deletäre Prognose der **homozygoten Form** zu verbessern. Experimentell werden Verfahren zum Ersatz von LDL-Rezeptoren durch Lebertransplantation oder Gentherapie erprobt.
- Die familiäre Hypercholesterinämie illustriert eindrucksvoll den Zusammenhang von LDL-Erhöhung und Arteriosklerose. Bei **homozygoten Kindern** entwickelt sich bereits bis zum 10. Lebensjahr eine koronare Herzkrankheit, die zuweilen bereits im 2. Lebensjahr zu Herzinfarkt und Tod führt. Darüber hinaus sklerosieren Aorta, Aortenklappen sowie die Pulmonalarterien.
- Bei 50% der Patienten mit **heterozygoter familiärer Hypercholesterinämie** entwickelt sich unbehandelt bis zum 40. Lebensjahr eine koronare Herzkrankheit. Bis zum 60. Lebensjahr erleiden 85% der Männer und 50% der Frauen einen Herzinfarkt gegenüber 15% bzw. 10% bei Normalpersonen. Bedingt durch die oft mildere Hypercholesterinämie bei Apolipoprotein-B-Defekt sollte die Manifestation von Arteriosklerose etwas geringer ausfallen.

34.2.3 Familiäre Dysbetalipoproteinämie und Hyperlipidämie Typ III

Synonym: Remnant-Hyperlipidämie
engl.: broad beta disease

Definition. Der familiären Dysbetalipoproteinämie liegt eine gestörte Aufnahme von Remnants (der Restpartikel von Chylomikronen und VLDL nach Hydrolyse eines Teils der Triglyceride, [→ 34.1]) durch die Leber zugrunde. Sie prädisponiert zur **familiären Hyperlipidämie Typ III**, die allerdings erst durch weitere genetische und exogene Faktoren manifest wird.

Epidemiologie. Für die familiäre Dysbetalipoproteinämie liegt die Genfrequenz bei 1 : 100. Davon entwickeln nur 2% eine familiäre Hyperlipidämie Typ III, entsprechend jedem 5000. in der Bevölkerung.

Ätiopathogenese und Pathophysiologie.
- Der **Dysbetalipoproteinämie** liegt ein Ligandendefekt zugrunde. Punktmutationen des rezeptorkomplementären Apolipoprotein E vermindern die Bindung und Aufnahme von VLDL- und Chylomikronen-Remnants durch Zelloberflächenrezeptoren der Leber.
- Da LDL aufgrund nicht besetzter Rezeptoren schneller von der Leber aufgenommen werden, bleiben sie niedrig und es resultiert meist eine Hypocholesterinämie. Nur bei Homozygotie für Apolipoprotein E2 können ein weiteres Gen oder exogene

Faktoren wie Überernährung oder Östrogenmangel in der Menopause zur **familiären Hyperlipidämie Typ III** (mit *erhöhtem* Cholesterin- und Triglyceridspiegel) führen.

Symptome. Wegen des rezessiven Erbgangs und der geringen Manifestationsrate besteht meist keine Familienanamnese für eine Hyperlipidämie. Das Manifestationsalter für familiäre Hyperlipidämie Typ III liegt bei Männern zwischen dem 20. und 60. Lebensjahr, bei Frauen gewöhnlich erst jenseits der Menopause (Östrogenmangel). Typisch sind gelbliche Lipidablagerungen der Hand- und Fingerlinien, Xanthochromia bzw. Xanthoma striata. Über Druckstellen wie an Ellbogen und Knie bilden sich orange-gelbe tuberöse und tuberoeruptive Xanthome.

Diagnostisches Vorgehen.
- Bei familiärer Hyperlipidämie Typ III kann die Konzentration von Cholesterin und Triglyceriden auf bis zu 1000 mg/dl ansteigen. Bis zu einer Konzentration von 500 mg/dl steigen beide Lipide ähnlich stark an. Erst jenseits von 500 mg/dl nimmt die Konzentration der Triglyceride schneller zu als die des Cholesterins.
- Die Remnants können elektrophoretisch als breite β-Bande („Broad Beta Disease") nachgewiesen werden. Molekularbiologisch oder mittels isoelektrischer Fokussierung lässt sich meist die pathogene Mutante Apolipoprotein E2 nachweisen und Hetero- von Homozygotie unterscheiden.
- Stoffwechselstörungen, die zu sekundärer Dysbetalipoproteinämie führen, müssen ausgeschlossen werden.

Therapie und Prognose.
- Die wesentlichste Maßnahme ist die Korrektur von Übergewicht.
- Die Substitution von Östrogenen in der Menopause kann eine entscheidende Maßnahme sein. Eine Hypothyreose muss behandelt werden.
- Medikamentös sind Fibrate und HMG-CoA-Reduktasehemmer effektiv.
- Herzinfarkte sind häufig, aber im Unterschied zu anderen Hypercholesterinämien besonders auch die arterielle Verschlusskrankheit.

34.2.4 Kombinierte Hyperlipidämie

engl.: combined hyperlipidaemia

Definition. Charakteristisch für die kombinierte Hyperlipidämie ist eine Erhöhung von VLDL oder LDL oder beiden.

Epidemiologie. Sie betrifft etwa jeden 300. in der Bevölkerung und jeden Dritten mit Hypertriglyzeridämie und bemerkenswerterweise 10–20 % aller Herzinfarktpatienten. Sie manifestiert sich nur bei 10–20 % in Abhängigkeit von der Ernährung jenseits des 25. Lebensjahres. Dabei tritt die Hypertriglyzeridämie früher auf als die Hypercholesterinämie.

Ätiopathogenese und Pathophysiologie.
- Die erhöhte Synthese des Apolipoprotein B-100 führt zu Überproduktion von VLDL *und* LDL. Der Erbgang ist heterogen, wahrscheinlich oft monogenetisch.
- Durch Konversion der vermehrten VLDL wird die LDL-Konzentration erhöht (→ 34.1). Ist zusätzlich der Katabolismus der VLDL gestört, resultiert eine Erhöhung von VLDL oder VLDL *und* LDL.

Symptome. Charakteristisch ist die hohe Herzinfarktrate auch in der Familienanamnese bei Hypertriglyzeridämie, Hypercholesterinämie oder beiden. Klinische Zeichen wie tendinöse Xanthome sind selten. Oft gehen Übergewicht und Glucoseintoleranz mit der Manifestation einher.

Diagnostisches Vorgehen.
- Schwankungen der Konzentrationen von LDL und VLDL können zu wechselnder Zuordnung oder Hyperlipidämie nach der Einteilung von Fredrickson als Typ IIa, IIb oder IV führen. Diagnostisch wegweisend ist der Nachweis erhöhter LDL, VLDL oder beider bei verschiedenen Familienmitgliedern.
- Wegen des uncharakteristischen Lipidprofils müssen primäre wie sekundäre Hyperlipidämien abgegrenzt werden.
- Die Notwendigkeit einer Familienuntersuchung ohne spezifischen Marker machen die Diagnosestellung der kombinierten Hyperlipidämie im klinischen Alltag praktisch unmöglich.

Therapie und Prognose.
- Diät ist die wesentliche Maßnahme bei kombinierter Hyperlipidämie. Nikotinsäurepräparate, Fibrate oder HMG-CoA-Reduktasehemmer sind wirksam. Gallensäure bindende Ionenaustauscher senken zwar LDL, können aber VLDL erhöhen.
- Die kombinierte Hyperlipidämie führt sowohl bei LDL- wie auch VLDL-Erhöhung zu Arteriosklerose.

34.3 Primäre Hypertriglyzeridämien

Die Bedeutung von Hypertriglyzeridämien aufgrund vermehrter VLDL oder Chylomikronen (→ 34.1, S. 618) beruht vor allem auf der Gefahr der Entwicklung schwerer **Pankreatitiden**. Auch bei Patienten mit **Herzinfarkt** wird häufig eine Hypertriglyzeridämie diagnostiziert. Dennoch besteht nach heutiger Auffassung kein direkter Zusammenhang zwischen Hypertriglyzeridämie und Arteriosklerose. Eine Hypertriglyzeridämie kann Teil eines metabolischen Syndroms sein und lediglich das mit Hypertonus und Diabetes verbundene Risiko widerspiegeln.

Darüber hinaus kann eine Hypertriglyzeridämie eine Erniedrigung der HDL und dadurch eine Verminderung des Cholesterinrücktransportes bewirken (→ „Hypoalphalipoproteinämie", S. 630). Auch LDL können unter dem Einfluss von Hypertriglyzeridämie zu kleineren, dichteren Partikeln werden, die möglicherweise atherogener sind.

34.3.1 Sporadische und familiäre Hypertriglyzeridämie

engl.: sporadic and familial hypertriglyceridaemia

Definition. Eine Erhöhung der Triglyceride über die 95. Perzentile der Verteilung der Triglyceridkonzentration in der Bevölkerung hinaus wird als **sporadische Hypertriglyzeridämie**, bei positiver Familienanamnese als **familiäre Hypertriglyzeridämie** bezeichnet.

Epidemiologie. Die Genfrequenz der familiären Form beträgt in Abhängigkeit des letztlich willkürlichen Grenzwertes etwa 1 : 500. Die sporadische und die familiäre Hypertriglyzeridämie machen jeweils etwa 25 % der primären Hypertriglyzeridämien aus.

Ätiopathogenese und Pathophysiologie.
- Der sporadischen und familiären Hypertriglyzeridämie liegt meist eine *Überproduktion der Triglyceride in der Leber* bei normaler Synthese von Apolipoprotein B zugrunde. Es kann jedoch auch der *intraplasmatische Katabolismus der VLDL* gestört sein.
- Bei Überproduktion kombiniert mit einer Abbaustörung durch exogene oder genetische Einflüsse sind nicht nur VLDL, sondern auch Chylomikronen im Sinne einer Hyperlipidämie Typ V erhöht.
- Wegen eines metabolischen Zusammenhangs sind die HDL oft erniedrigt.

- Wahrscheinlich liegt eine Reihe verschiedener Gendefekte zugrunde, die bei der familiären Form autosomal-dominant mit einer Penetranz von 10–20% vererbt werden.
- In manchen Familien liegt die Penetranz bei 50%. Dabei sind 25% der Familienangehörigen milder, mit *alleiniger Erhöhung der VLDL* im Sinne einer Hyperlipidämie Typ IV betroffen, während 25% die schwerere, gemischte Hypertriglyzeridämie Typ V mit *Erhöhung von VLDL und Chylomikronen* ausbilden, ohne dass weitere aggravierende Faktoren hinzukommen.

Symptome. Das Manifestationsalter liegt jenseits des 20. Lebensjahres. Die Triglyceridwerte aufgrund einer VLDL-Erhöhung liegen zwischen 200 und 500 mg/dl, während Werte über 1000 mg/dl meist auf eine zusätzliche Akkumulation von Chylomikronen hinweisen. Sie werden bei familiären Formen erreicht (s. u.) oder oftmals sekundär durch vermehrte Kohlenhydratzufuhr mit Übergewicht, durch schlecht kontrollierten Diabetes mellitus, Alkohol, Hypothyreose oder Autoimmunerkrankungen. Eruptive Xanthome als klinische Zeichen sind selten. Die schwere familiäre Hyperlipidämie Typ V auf der Grundlage einer sporadischen oder familiären Hypertriglyzeridämie ähnelt in ihrem klinischen Bild der Hyperlipidämie Typ I. Oft koexistiert jedoch Übergewicht und Glucoseintoleranz. Sie manifestiert sich häufig bereits im *jugendlichen Alter* durch wiederkehrende abdominelle Schmerzattacken, die häufig Ausdruck einer Pankreatitis sind. Weitere klinische Zeichen sind Hepatosplenomegalie und insbesondere eruptive, teils konfluierende Xanthome.

Diagnostisches Vorgehen. Neben sekundären Formen sind Triglyceriderhöhungen aufgrund einer kombinierten Hyperlipidämie (LDL und/oder VLDL, nicht aber Chylomikronen sind erhöht) oder familiärer Hyperlipidämie Typ III (Chylomikronen- und VLDL-Remnants sind erhöht) abzugrenzen. Chylomikronen setzen sich als rahmiger Überstand innerhalb von 12 Stunden insbesondere bei Lagerung im Kühlschrank an der Oberfläche des Blutplasmas ab. Auch die Lipidelektrophorese trennt VLDL und Chylomikronen.

Therapie und Prognose. Wesentliche Bedeutung kommt dem Ausschalten aggravierender Einflüsse zu. Wichtige Maßnahmen sind daher:
- Normalisierung des Körpergewichts,
- Reduktion des Alkoholkonsums oder
- Einstellung eines Diabetes mellitus.

Durch Nikotinsäure kann die VLDL-Synthese gehemmt, durch Fibrate der Abbau gefördert werden. Eine Chylomikronämie, insbesondere bei Ausbildung einer Hyperlipidämie Typ V, bedarf der Beschränkung diätetischen Fetts (→ „Hyperlipoproteinämie Typ I", unten). Unter dieser Therapie ist die **Prognose** der Hypertriglyzeridämien im Allgemeinen gut. Xanthome bilden sich zurück. Bei schwerer Verlaufsform mit Triglyceridwerten über 2000 mg/dl drohen abdominelle Schmerzen und Pankreatitiden mit allen Komplikationen. Die Normalisierung konsekutiv erniedrigter HDL-Werte ist entscheidend hinsichtlich frühzeitiger Arteriosklerose.

34.3.2 Hyperlipoproteinämie Typ I

Synonym: Hyperlipidämie Typ I
engl.: familial lipoproteinlipase and apolipoprotein C-II deficiency

Definition. Familiärer Lipoproteinlipase und Apolipoprotein-C-II-Mangel verursachen eine Hypertriglyzeridämie durch Akkumulation von Chylomikronen im Sinne einer Hyperlipidämie Typ I.

Epidemiologie. Ein Lipoproteinlipase-Mangel tritt mit einer Frequenz von ca. 1 : 1 Mio. auf, Defekte im Apolipoprotein C-II sind noch seltener.

Ätiopathogenese und Pathophysiologie. Der Hyperlipidämie Typ I liegt ein autosomal-rezessiv vererbter Defekt der Lipoproteinlipase *oder* ihres Aktivators, des Apolipoprotein C-II, zugrunde. Die erheblich verminderte Lipolyse von Triglyceriden im Plasma führt zu einer Akkumulation von Chylomikronen. Reaktiv sind die Konzentrationen von HDL und LDL erniedrigt. Die Gesamtcholesterinwerte steigen nur bei Triglyceridwerten über 2000 mg/dl nennenswert mit an.

Symptome.
- **Heterozygote Merkmalsträger** mit familiärem Lipoproteinlipase- oder Apolipoprotein-C-II-Mangel haben allenfalls eine leichte Hypertriglyzeridämie. Erst bei **homozygot Betroffenen** steigen die Werte auf 1000–5000, zuweilen bis auf 15000 mg/dl.
- Anamnestisch wird oft von Bauchschmerzattacken aufgrund rezidivierender Pankreatitiden berichtet. Eine Ischämie durch die massive Hypertriglyzeridämie oder die toxische Wirkung durch Pankreaslipase freigesetzter Fettsäuren werden als Auslöser angesehen. Die Erkrankung manifestiert sich meist vor dem 4., spätestens bis zum 10. Lebensjahr, zuweilen erst während einer Schwangerschaft. Die Kinder entwickeln sich normal und haben kein Übergewicht.
- An Extensoren und Hautfalten können sich eruptive Xanthome ausbilden, 5 mm große, gelbe, oft in Gruppen stehende Papeln.
- Häufig entwickelt sich durch Lipidakkumulation im Monozyten-Makrophagen-System (MMS) eine Hepatosplenomegalie, seltener ein Hypersplenismus. Hepatomegalie und Milzinfarkte können zu den abdominellen Beschwerden beitragen.
- Das Arterioskleroserisiko ist trotz erniedrigter HDL durch die gleichzeitig erniedrigten LDL nicht erhöht.

Diagnostisches Vorgehen. Beweisend ist die niedrige oder fehlende Lipaseaktivität im Plasma nach Freisetzung durch Injektion von Heparin. Auch biochemische und molekularbiologische Analysen stehen zur Verfügung. Von der familiären Hyperlipidämie Typ V (→ S. 627f) ist sie dadurch abzugrenzen, dass nach Absetzen der Chylomikronen an der Oberfläche *keine* Trübung des Plasmas durch vermehrte VLDL auftritt.

Therapie und Prognose.
- Die Fettzufuhr muss auf 0,5 g/kgKG, häufig sogar auf 15 g/d unter Substitution essenzieller Fettsäuren und fettlöslicher Vitamine beschränkt werden. Kalorien können durch mittelkettige Fettsäuren zugeführt werden. Die Triglyceride sinken dann gewöhnlich auf 200–500 mg/dl.
- Nur zusätzlich können Fibrate oder Nikotinsäure nützlich sein. Im Notfall können Apolipoprotein C-II durch Frischplasma vorübergehend ausgeglichen und die Triglyceride durch Plasmapherese eliminiert werden.
- Die Prognose der Hyperlipidämie Typ I ist gut. Unter strenger Diät bilden sich Xanthome zurück. Bei Triglyceridwerten über 2000 mg/dl (also wenn nicht oder nicht ausreichend therapiert wird) drohen jedoch Pankreatitiden.

34.4 Hypolipoproteinämien

Hypolipoproteinämien sind **in der Regel** die unspezifische **Folge einer Vielzahl schwerer Erkrankungen**. Bei Malignomen kann das Cholesterin lange vor der klinischen Manifestation absinken. Hepatopathien beeinträchtigen die Cholesterinsynthese. Nur **selten** führen **Gendefekte** zu primären Hypolipoproteinämien. Hereditäre Störungen des Apolipoprotein B haben erst bei Cholesterinspiegeln unter etwa 100 mg/dl klinische Auswirkungen wie beeinträchtigtes Sehvermögen und neurologische Störungen durch verminderten Transport von Vitamin A und E. Akanthozyten treten erst bei Cholesterinwerten unter 50 mg/dl auf. Synthesestörungen von Chylomikronen können eine Fettmalabsorption mit Steatorrhö verursachen. An dieser Stelle soll wegen ihrer Häufigkeit und klinischen Bedeutung jedoch nur auf HDL-Erniedrigungen näher eingegangen werden.

34.4.1 Hypoalphalipoproteinämie

Synonym (der Tangier-Krankheit): Analphalipoproteinämie
engl.: hypoalphalipoproteinaemia

Definition. Fettstoffwechselstörung, die zu einer Erniedrigung von HDL führt. Am häufigsten ist die Hypoalphalipoproteinämie Folge einer Hypertriglyzeridämie. Ihr können aber auch, wie im Falle der Tangier-Krankheit, seltene genetische Störungen zugrundeliegen.

Epidemiologie. Die Häufigkeit wird auf etwa 5% in der Bevölkerung geschätzt. Jedoch hat *etwa die Hälfte* der Patienten mit Infarkt ein erniedrigtes HDL-Cholesterin.

Ätiopathogenese und Pathophysiologie.
- Die familiären Hypoalphalipoproteinämien scheinen überwiegend autosomal-dominant vererbt zu werden. Neben anderen, oft sehr seltenen Mutationen sind *Defekte des Apolipoprotein A-I*, des Enzyms LCAT und des Cholesterin-Transporters ABCA1 beschrieben worden.
- Die Hypoalphalipoproteinämie infolge einer Hypertriglyzeridämie (→ „primäre Hypertriglyzeridämie" S. 627ff) beruht wahrscheinlich auf einem *erhöhten Austausch von Cholesterinestern gegen Triglyceride*.

- Da nach heutiger Auffassung HDL den Transport überschüssigen Cholesterins aus extrahepatischen Geweben und den Arterien zur Leber vermittelt (→ 👁 **34.1**), gehen erniedrigte HDL-Konzentrationen mit erhöhtem Risiko für Arteriosklerose einher. HDL-Cholesterinwerte unter 40 mg/dl müssen sicherlich als Risikofaktor für Arteriosklerose angesehen werden.

Symptome. Kein spezieller klinischer Befund ist wegweisend für die Hypoalphalipoproteinämie – außer möglicherweise eine Familienanamnese häufiger Myokardinfarkte bei *familiärer* Hypoalphalipoproteinämie.

Diagnostisches Vorgehen. Die Messung des HDL-Cholesterins, gegebenenfalls auch bei Familienangehörigen, führt zur Diagnose. Dazu gehört die Bestimmung der Triglyceride und der Ausschluss einer sekundären Fettstoffwechselstörung.

Therapie und Prognose. Da es gerade für die familiären Formen keine spezifische Behandlung gibt, steht die Korrektur von Übergewicht, Bewegungsmangel und Nikotinkonsum im Vordergrund. Die Behandlung einer Hypertriglyzeridämie ist sehr wirksam, wobei es oft auf die bessere Einstellung eines Diabetes mellitus ankommt. Die Prognose der Hypoalphalipoproteinämie wird durch arteriosklerotische Komplikationen bestimmt, wozu sowohl koronare Herzkrankheit als auch zerebrovaskuläre Ereignisse zählen.

34.5 Sekundäre Hyper- und Hypolipoproteinämien

engl.: secondary hyper- and hypolipoproteinaemias

Definition. Sekundäre Hyper- und Hypolipoproteinämien sind die Folge von Medikamenteneinnahmen oder einer Erkrankung

(**T 34.2**, S. 621). Sie können eine Fettstoffwechselstörung eigenständig hervorrufen oder die Manifestation einer primären Hyperlipidämie fördern.

Epidemiologie. Sekundäre Fettstoffwechselstörungen sind häufig, wobei sekundäre Hypolipidämien meist die Folge schwerer Erkrankungen sind.

Ätiopathogenese und Pathophysiologie.

- Folgende Prinzipien erklären viele sekundäre Hyper- und Hypolipoproteinämien:
  - Mobilisierung von Fettsäuren aus dem Fettgewebe steigert die Sekretion von VLDL durch die Leber.
  - Verminderte intravasale Triglyceridhydrolyse führt zu Hypertriglyzeridämie.
  - Hohe Triglyceridhydrolyse führt durch Umwandlung der VLDL in LDL zu Hypercholesterinämie.
  - Abbaustörung der LDL hat eine Hypercholesterinämie zur Folge.
- Bei Diabetikern führt Insulinmangel durch fehlende Hemmung der Lipolyse zur Freisetzung von Fettsäuren und dadurch zu Hypertriglyzeridämie. Sie wird durch verminderte Lipoproteinlipase und Adipositas verstärkt. Reaktiv sinkt das HDL.
- *Hypo*thyreose verringert die Zahl der LDL-Rezeptoren, so dass es durch Akkumulation von LDL zur *Hyper*cholesterinämie kommt. *Hyper*thyreose *erniedrigt* entsprechend das *Cholesterin*.
- Autoantikörper bei Gammopathien können durch eine Reihe unterschiedlicher Angriffspunkte die Triglyceridhydrolyse stören oder den LDL-Rezeptor hemmen und dadurch Hypertriglyzeridämie oder -cholesterinämie hervorrufen.
- Bei Cholestase bilden sich durch Regurgitation von Phospholipiden und Cholesterin der Galle ins Blut vesikuläre Lipoproteine, das sog. Lp-X, was durch massive Cholesterinerhöhung eine LDL-Erhöhung vortäuscht.

- Eine Hypocholesterinämie ist meist Ausdruck einer schweren Erkrankung. Auch nach einem Herzinfarkt sinkt das Cholesterin ab. Bei Lebererkrankungen ist oft neben dem LDL vor allem auch das HDL betroffen. Wachstum von Malignomen kann zur Stimulation des LDL-Rezeptors und dadurch zu einer erhöhten Abbaurate von LDL führen.

Symptome. Die Klinik der Grunderkrankung steht in der Regel ganz im Vordergrund. Exzessive Triglycerid- oder Cholesterinerhöhungen können gelegentlich zu Xanthomen und Xanthelasmen führen, wie sie von der primären Hyperlipidämie bekannt sind.

Diagnostisches Vorgehen. Gewöhnlich stellt sich bei **erhöhten Lipidwerten** die Frage, ob es sich um eine sekundäre Störung des Lipoproteinstoffwechsels handelt. Dann müssen die häufigen auslösenden Faktoren wie Diabetes mellitus, Hypothyreose, Niereninsuffizienz oder Hepatopathien ausgeschlossen werden.
Erniedrigte Blutfettwerte infolge schwerer Erkrankungen haben in der Regel keine klinische Bedeutung.

Therapie und Prognose. Die Korrektur der Lipide sollte zunächst durch Behandlung der zugrunde liegenden Erkrankung oder durch Austausch eines Medikamentes angestrebt werden. Führt das nicht zum Erfolg, müssen die Lipide wie bei einer primären Hyperlipidämie allerdings unter Berücksichtigung der Prognose der Grundkrankheit behandelt werden.

Literatur

Schwandt P, Richter WO, Parhofer KG. Handbuch der Fettstoffwechselstörungen. 2. Aufl. Stuttgart: Schattauer Verlag 2000.
Ausführliches Handbucher zum Nachschlagen der Grundlagen zu den Fettstoffwechselstörungen.

Windler E. Lipidtherapie in der Prävention und Behandlung koronarer Herzkrankheiten. 2. Aufl. Hamburg: Selbstverlag (ISBN 3-00-004378-0) 1999.
Dieses, an der Universität Hamburg entstandene Buch stellt die klinischen Bezüge zwischen Fettstoffwechselstörungen und koronarer Herzkrankheit dar.

Windler E. Hyper- und Dyslipoproteinämien. In: Wolff HP, Weihrauch TR (Hrsg.). Internistische Therapie 2004–2005. 15. Aufl. München: Elsevier 2004. S. 962–983.
Nachschlagewerk für ausführliche therapeutische Handlungsanweisungen.

35 Adipositas

Andreas Hamann

Definition und Klassifikation. Adipositas ist eine über das normale Maß hinausgehende Vermehrung des Körperfetts. Die Einteilung erfolgt nach dem Körpermassenindex: BMI = Body Mass Index = Gewicht [kg]/Körpergröße [m^2] (T 35.1).

Epidemiologie. In Deutschland haben ca. 30–50 % der erwachsenen Bevölkerung einen BMI von 25–29,9 kg/m^2, ca. 18–25 % einen BMI ≥30 kg/m^2 und ca. 1 % einen BMI ≥40. Damit weist nur noch etwa ein Drittel der erwachsenen Deutschen ein gesundheitlich wünschenswertes Gewicht auf. Etwa 5–8 % der Kosten im deutschen Gesundheitswesen sind auf Adipositas zurückzuführen.

Ätiopathogenese. Übergewicht und Adipositas resultieren aus einem Ungleichgewicht von Energieaufnahme und Energieverbrauch. Hyperkalorische Ernährung mit einem zu hohen Fettanteil sowie zu wenig körperliche Bewegung sind die wichtigsten Manifestationsfaktoren. Multiple genetische Faktoren tragen wesentlich zu einer erhöhten Prädisposition für die Entstehung von Adipositas bei. Syndromale, monogenetische Formen der Adipositas (z. B. Prader-Willi-Syndrom) sind ebenso wie endokrinologische Ursachen (z. B. Hypothyreose, Cushing-Syndrom) nur selten. Medikamente (z. B. manche Antidepressiva, Neuroleptika und Antidiabetika) können wesentlich zur Gewichtszunahme beitragen. Essstörungen im engeren Sinne (z. B. „Binge Eating Disorder", Bulimia nervosa) spielen primär für die Entstehung von Adipositas nur bei ca. 5–10 % der Patienten eine Rolle. Ihre sekundäre Manifestation wird jedoch durch wiederholte (frustrane) Diätversuche begünstigt.

Symptomatik und Begleiterkrankungen. Neben subjektiven Symptomen durch das erhöhte Körpergewicht, wie Gelenkbeschwerden, Belastungsdyspnoe und verstärktes Schwitzen, wird das Befinden adipöser Menschen vornehmlich durch die Begleiterkrankungen bestimmt. Die Prävalenzen von Typ-2-Diabetes, Dyslipoproteinämie und Hypertonie steigen mit zunehmendem Körpergewicht deutlich an und sind für das erhöhte kardiovaskuläre Risiko bei Adipositas verantwortlich. Hierfür sind neben dem Körpergewicht auch die Fettverteilungsmuster von großer Bedeutung, wobei die eher für Männer typische abdominale Adipositas prognostisch ungünstiger ist als die für Frauen typische Fettansammlung im Hüft- und Oberschenkelbereich. Die Messung des Taillenumfangs liefert hier einen guten Anhaltspunkt: Erhöhtes Risiko bei >94 cm (Männer) bzw. >80 cm

T 35.1 Klassifikation des Körpergewichts

Gewichtsklassifikation	BMI (kg/m^2)
Normalgewicht	18,5–24,9
Übergewicht (Präadipositas)	25,0–29,9
Adipositas Grad I	30,0–34,9
Adipositas Grad II	35,0–39,9
Adipositas Grad III	≥40,0

(Frauen), deutlich erhöhtes Risiko bei >102 cm (Männer) bzw. >88 cm (Frauen). Weiterhin geht Adipositas mit einem erhöhten Risiko für einige maligne Erkrankungen (Karzinome von Endometrium, Zervix, Ovarien, Mamma, Prostata, Kolon), Cholelithiasis, Fettleber, Refluxkrankheit, Schlafapnoesyndrom und degenerativen Erkrankungen des Bewegungsapparates einher.

Diagnostik. Wesentlich sind die körperliche Untersuchung einschließlich der Ermittlung von BMI und Taillenumfang sowie Blutdruckmessung an beiden Oberarmen mit ausreichend breiten Manschetten. Wesentliche Laboruntersuchungen sind
- Messung der Nüchternglukose, ggf. oraler Glukosetoleranztest,
- Messung des Gesamt-, HDL- und LDL-Cholesterin,
- Bestimmung der Harnsäure-Konzentration,
- Bestimmung des Kreatininspiegels,
- Bestimmung der TSH-Konzentration,
- Durchführung des Dexamethason-Hemmtests mit 1 mg Dexamethason bei klinischem Verdacht auf einen Hypercortisolismus sowie
- die Bestimmung der Albuminausscheidung im Urin.

Außerdem sollten durchgeführt werden:
- EKG,
- Ergometrie,
- Herzecho,
- 24-h-RR-Messung,
- Schlafapnoe-Screening,
- Oberbauchsonographie,
- Duplexsonographie der Halsgefäße und
- fakultative Untersuchungen zur Erfassung von Komorbiditäten bzw. Kontraindikationen für Therapiemaßnahmen.

Dazu kommt die Erhebung der Familien-, Psycho-, Sozial- und Ernährungsanamnese sowie ggf. ein Ernährungs- und Aktivitätsprotokoll über 7 Tage.

Therapie der Adipositas.

Indikationen zur Therapie.
- BMI ≥ 30 kg/m^2,
- BMI 25–30 kg/m^2, wenn übergewichtsbedingte Gesundheitsstörungen, abdominales Fettverteilungsmuster oder starker psychosozialer Leidensdruck bestehen.

Therapieziele.

Eine Normalisierung des Gewichts ist zumeist unrealistisch.

Bei einem BMI von 25–35 kg/m^2 sollte mit 0,5–1 kg/Woche eine dauerhafte Reduzierung von 5–10 % des Ausgangsgewichts angestrebt werden, bei einem BMI >35 kg/m^2 10–20 % Gewichtsreduktion. Grundlage jeder Adipositastherapie ist ein Basisprogramm mit den Komponenten Ernährungs-, Verhaltens- und Bewegungstherapie. Eine Kombination ist effektiver als die jeweiligen Therapieformen alleine. Das Management der kardiovaskulären Risikofaktoren Diabetes mellitus, Dyslipoproteinämie, Hypertonie und Rauchen sollte in die Planung der Therapie einbezogen werden.

Ernährungstherapie. Erforderlich ist ein tägliches Energiedefizit von 500–1000 kcal. Die Nahrung sollte 50–60 % der Energie in Form von Kohlenhydraten, 25–30 % als Fett und 15–20 % als Eiweiß enthalten und auf 4–5 Mahlzeiten pro Tag verteilt sein. Die tägliche Flüssigkeitszufuhr sollte mindestens 2 l kalorienfreier Getränke betragen. Strategien:
- Mischkost nach Diätplan mit vorgegebenem kalorischen Defizit (empfehlenswerte Beispiele: Brigitte- und Fit-for-Fun-Diät):
  - *Vorteile:* Schulung des Ess- und Ernährungsverhaltens, geringe Kosten, keine schädlichen Nebenwirkungen.
  - *Nachteile:* zumeist recht starres Schema, rigide Kontrolle durch „Kalorienzählen", schlechte Compliance wegen häufigen Hungergefühls bei geringen Nahrungsvolumina, schlechte Langzeiterfolge.

Adipositas

- Alleinige Fettreduktion bei nicht begrenztem Verzehr von Kohlenhydraten:
  - *Vorteile:* bessere Akzeptanz, bessere Langzeiterfolge.
  - *Nachteile:* nur geringe Gewichtsabnahme, daher nur bei geringem Übergewicht bzw. zur Stabilisierung einer Gewichtsreduktion.
- Sehr niedrig kalorische Diäten (< 1000 kcal/Tag), eine ausgewogene Nährstoffzufuhr ist nur mit Formula-Diät möglich:
  - *Vorteil:* starker, schneller Gewichtsverlust.
  - *Nachteile:* eintönig, keine dauerhafte Änderung der Ernährungsgewohnheiten, schlechte Langzeiterfolge.

Totales Fasten („Nulldiät") ist keine probate Strategie zur Gewichtsabnahme, da eine negative Stickstoffbilanz zu Eiweißabbau, Verlust an Muskelmasse und damit Verminderung des Energieumsatzes führt. Zudem kommt es zu keiner dauerhaften Umstellung von Ernährung und Essverhalten.

Verhaltensmodifikation. Zu den sinnvollen Inhalten der Verhaltenstherapie bei Adipositas gehören Selbstbeobachtung mittels vorübergehender Führung eines Ernährungstagebuchs, Einübung eines flexibel kontrollierten Essverhaltens, Verstärkungstechniken für erreichte Verhaltensänderungen bzw. Therapieerfolge sowie die Rückfallprophylaxe.

Bewegungstherapie. Eine zusätzliche Bewegungstherapie ist für den Erfolg der Gewichtsreduktion bzw. -stabilisierung von entscheidender Bedeutung. Um das Gewicht messbar zu reduzieren, ist daher ein zusätzlicher Energieverbrauch von mindestens 2500 kcal/Woche (besser 3500 kcal/Woche) erforderlich. Das entspricht einem Umfang von mindestens 5 Stunden zusätzlicher körperlicher Bewegung pro Woche. Sofern keine Kontraindikationen bestehen, sollte sich die Trainingsintensität an einem Herz-Kreislauftraining orientieren und ca. 75% der maximalen Sauerstoffaufnahme oder eine errechnete Herzfrequenz (z. B. 175 – Lebensalter) erreichen. Bei Bewegungen mit niedriger Intensität (z. B. Spazieren gehen bzw. Walking oder Radfahren) werden zu einem höherem Anteil freie Fettsäuren aus dem überschüssigen Depotfett mobilisiert, während bei vermehrter Trainingsintensität (z. B. Jogging) der Anteil von Glykogen und Triglyzeriden aus der Muskulatur an der Energiegewinnung deutlich größer ist. Nachteil der niedrigeren Intensität ist der geringere Gewinn an kardiorespiratorischer Fitness sowie der geringere Energieumsatz pro Zeiteinheit, was wiederum ein Erreichen des empfohlenen zusätzlichen Kalorienverbrauchs erschwert. Besonders geeignet ist eine Bewegungstherapie zur Gewichtserhaltung nach einer Phase der Gewichtsreduktion. Um das Gewicht zu stabilisieren, sind 3–5 Stunden vermehrte Bewegung pro Woche mit einem Energieverbrauch von mindestens 1500 kcal erforderlich.

Adjuvante medikamentöse Therapie. *Indikation:* Bei einem BMI ≥ 30 bzw. $\geq 27 kg/m^2$ und Komorbiditäten, sofern die Gewichtsabnahme mit dem Basisprogramm < 5 kg in 3 Monaten betrug.

Eine medikamentöse Therapie ist nur in Kombination mit einem Basisprogramm sinnvoll.

Der Einsatz von Amphetaminen, Diuretika, Wachstumshormon und L-Thyroxin ist wegen Nebenwirkungen bzw. unzureichend belegter therapeutischer Effekte nicht zu empfehlen.

- **Sibutramin:**
  - *Wirkprinzip:* Hemmung der Wiederaufnahme von Serotonin und Noradrenalin in die präsynaptischen Nervenenden im ZNS, wodurch das Sättigungsgefühl verstärkt und der Energieumsatz gesteigert werden.
  - *Dosierung:* 1×10–15 mg täglich bewirken einen Gewichtsverlust von ca. 3–6 kg über 1 Jahr;

- *Nebenwirkungen:* Mundtrockenheit, Obstipation, Schlafstörungen, Anstieg von Herzfrequenz und Blutdruck;
- *Kontraindikationen:* KHK, Hypertonie, Herzrhythmusstörungen und Gravidität.
* **Orlistat:**
  - *Wirkprinzip:* Hemmung der Fettverdauung durch Bindung an die Pankreaslipase, wodurch ca. 30% des Nahrungsfetts nicht resorbiert wird;
  - *Dosierung:* 3 × 120 mg täglich bewirken einen zusätzlichen Gewichtsverlust von ca. 2–4 kg über ein Jahr;
  - *Nebenwirkungen:* Steatorrhö, Meteorismus und die verminderte Resorption fettlöslicher Vitamine.
  - *Kontraindikationen:* chronische Malabsorptionssyndrome, Cholestase und Gravidität.

Die zusätzliche Gewichtsabnahme unter der Therapie mit Sibutramin oder Orlistat geht mit einer Verbesserung der kardiovaskulären Risikofaktoren, z.B. eines Typ-2-Diabetes oder einer Dyslipidämie einher. Für beide Substanzen fehlen prospektive Studien mit kardiovaskulären Endpunkten. Der Nutzen einer Kombination beider Wirkstoffe ist nicht belegt.

Chirurgische Therapie. *Indikation:* Bei BMI ≥40 kg/m², wenn die Anwendung konservativer Therapieformen über Jahre erfolglos geblieben ist; *Prinzip:* Verkleinerung der funktionellen Magenkapazität (möglichst über laparoskopischen Zugang) durch flexibles Banding oder vertikale Gastroplastik führt zu einem frühzeitigen Sättigungsgefühl nach Aufnahme geringer Nahrungsmengen; *Wirkung:* Verlust von >50% des Übergewichts im ersten Jahr nach Intervention.

Eine sorgfältige Patientenauswahl ist erforderlich.

Komplikationen: Die perioperative Komplikationsrate beträgt ca. 5–15%, die perioperative Mortalität ca. 0,5–1%.

Leitlinie

Prävention und Therapie der Adipositas. Herausgeber: Deutsche Adipositas-Gesellschaft, Deutsche Diabetes-Gesellschaft, Deutsche Gesellschaft für Ernährung. Diab. Stoffw. 12 (Suppl. 2), 33–46, 2003.
Internet: www.adipositas-gesellschaft.de oder www.awmf-online.de

Literatur

Wechsler JG (Hrsg.). Adipositas, 2. Aufl. Berlin, Wien: Blackwell Verlag GmbH; 2003.

Wirth A. Adipositas – Epidemiologie, Ätiologie, Folgekrankheiten, Therapie. 2. Aufl. Berlin, Heidelberg, New York: Springer; 2002.
Umfassendstes, aktuellstes und bestes deutschsprachiges Buch zum Thema Adipositas.

Wirth A. Adipositas-Fibel, 2. Aufl. Berlin, Heidelberg, New York: Springer; 2003.

36 Hyperurikämie und Gicht (Arthritis urica)

Erberhard Windler, Heiner Greten

Synonym: Arthritis urica
engl.: hyperuricemia, gout

Definition. Unter Hyperurikämie versteht man eine Erhöhung des Harnsäurespiegels im Blut. Die Hyperurikämie ist meist genetisch bedingt **(primäre Hyperurikämie)** und seltener Folge anderer Störungen **(sekundäre Hyperurikämie)**. Eine länger bestehende Hyperurikämie kann aufgrund von Harnsäureablagerungen zu Gicht und Arthritis urica, Gichtnephropathie oder Tophi führen.

Epidemiologie.
- ♂ > ♀; ca. 15% der Männer haben einen Harnsäurespiegel über 7 mg/dl. Die Prävalenz von Gicht liegt aber nur bei 0,25%. Bei Frauen wird die Gicht vor der Menopause praktisch nicht beobachtet; ein Grund mag die urikosurische Wirkung von Östrogenen sein. Je früher die Gicht beginnt, desto schwerer ist ihr Verlauf.
- Verwandte Gichtkranker haben häufiger ebenfalls erhöhte Harnsäurewerte. Der Erbgang ist nur in Einzelfällen bekannt, überwiegend nicht aufgeklärt und vermutlich uneinheitlich. Bei Manifestation in jüngerem Alter ist eine hereditäre Genese wahrscheinlicher als bei Manifestation in höherem Alter. Bei Manifestation vor der Pubertät liegt häufig ein Hypoxanthin-Guanin-Phosphoribosyltransferase-Mangel vor.
- Hyperurikämie ist eine Erkrankung der Wohlstandsgesellschaft und kommt gehäuft beim sog. metabolischen Syndrom (→ S. 584f) vor.

Ätiopathogenese und Pathophysiologie. Harnsäure entsteht als Endprodukt des Abbaus von Purinen in Leber und Darm (◉ 36.1). Pro Tag werden etwa 700 mg Harnsäure gebildet.
Purine werden
- mit der Nahrung aufgenommen,
- in den meisten Zellen synthetisiert und
- im Rahmen der natürlichen Zellerneuerung und der Wiederverwertung aus vorhandenen Purinskeletten freigesetzt.

Im Blut wird Harnsäure als Natriumurat transportiert. 80% werden renal und 20% über den Darm ausgeschieden. In der Niere wird Harnsäure zunächst frei filtriert, dann aber nahezu vollständig im proximalen Tubulus rückresorbiert. Distal hiervon erfolgt eine aktive Sekretion. Insgesamt wird nur 10% der glomerulär filtrierten Harnsäure mit dem Urin ausgeschieden. Ein erhöhter Harnsäurespiegel im Blut kann folgende Ursachen haben (◉ 36.1):

- **Erhöhter Anfall von Harnsäure** durch
  - ① gesteigerten Zellabbau- und -umsatz; das ist bei Malignomen der Fall, insbesondere hämatopoetischen Erkrankungen, bei körperlicher Anstrengung und bei Krankheiten wie Psoriasis oder Morbus Paget,
  - ② reichliche Aufnahme nukleinsäurehaltiger Nahrungsmittel wie Hirn, Innereien, Hülsenfrüchte und Bier, die den Harnsäurespiegel mäßig erhöhen können,
  - ③ genetisch bedingte, vermehrte endogene Harnsäuresynthese infolge unterschiedlicher Enzymdefekte des Purin-

36.1 Purinstoffwechsel: Pathophysiologie und therapeutische Angriffspunkte

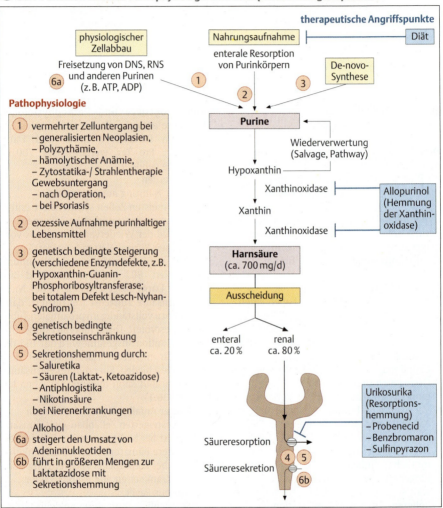

stoffwechsels. Das ist bei ca. 15 % der Fälle primärer Gicht die Ursache.
- **Verminderte renale Ausscheidung** (steht bei 98 % der Gichtkranken im Vordergrund) durch:

– ④ genetisch bedingte Leistungseinschränkung des aktiven Sekretionsprozesses im Nierentubulus (bei 85 % der an *primärer* Gicht Erkrankten der Fall), eine Vielzahl von Erkrankungen, wie Niereninsuffizienz, Hypertonus, Azidose

oder Hypothyreose, die *sekundär* zu einer verminderten renalen Ausscheidung führen,
- ⑤ Hemmung der Harnsäuresekretion durch Pharmaka wie Salizylate, Diuretika, Ciclosporin und viele andere,
- ⑥ exzessiven Alkoholkonsum (Alkohol erhöht die Harnsäuresynthese und vermindert die renale Sekretion).

Die physiologische Harnsäurekonzentrationen im Serum bzw. in der Gewebsflüssigkeit liegen nur knapp unterhalb des Löslichkeitsprodukts von Uratsalzen. Bei Überschreiten dieses Wertes kommt es zur Auskristallisation und Ablagerung von Uraten in Geweben und vor allem in Gelenken. Der gesamte Harnsäurepool des Gesunden beträgt etwa 1 g, bei Gichtpatienten kann er bis auf 30 g ansteigen.

Pathophysiologie des Gichtanfalls. Die Interaktion von Uratkristallen mit Leukozyten und Makrophagen löst komplexe entzündliche und immunologische Reaktionen aus, die einen Gichtanfall hervorrufen. Ein zentraler Vorgang scheint die *Schädigung von Leukozyten durch phagozytierte Uratkristalle* zu sein. Das führt zur Ausschüttung lysosomaler Enzyme, deren Wirkung eine Umgebungsreaktion hervorruft, die die Gelenke schädigt. Die Autolyse der Leukozyten setzt möglicherweise Uratkristalle frei, die wiederum phagozytiert werden, so dass sich die Reaktionskette selbst unterhält. Beim **akuten Gichtanfall** laufen diese Vorgänge sehr schnell ab. Jede Änderung der Harnsäurekonzentration kann einen Anfall auslösen: Nicht nur eine Erhöhung, sondern auch ein Absinken der Harnsäurekonzentration, was pathophysiologisch bisher nicht verstanden ist.

Auch während eines akuten Gichtanfalls kann der Harnsäurespiegel also normal sein.

Bei der **chronischen Gicht** verlaufen die Vorgänge sehr viel langsamer, so dass sich die Klinik wenig dramatisch entwickelt. Über Jahre bilden sich durch Ausfällung von Uratkristallen Tophi an Prädilektionsorten, gelenknahe Knochendefekte, eine Gichtnephropathie oder eine Nephrolithiasis.

Die chronische Gicht ist wegen ihres symptomarmen Verlaufs, aber doch schwerer Schäden besonders gefährlich.

Symptomatik des akuten Gichtanfalls. Aus voller Gesundheit kommt es häufig nachts zu einer stark schmerzhaften Monarthritis, meist des Großzehengrundgelenks (Podagra) oder seltener des Daumengrundgelenks (Chiragra). Die Haut über dem Gelenk ist geschwollen, gerötet und überwärmt (→ **36.2**). Neben anderen Gelenken können auch Bursae wie die des Olekranons oder des Kniegelenks oder Sehnenscheiden befallen sein. Selten sind die Ileosakral- oder Sternalgelenke oder die Wirbelsäule betroffen (typische Auslösefaktoren → **36.1**, S. 640). Als Allgemeinsymptom kann sich Fieber entwickeln. Innerhalb von 1–2 Tagen erreicht die Symptomatik ihren Höhepunkt, klingt nach 7–10 Tagen auch ohne Therapie spontan ab und hinterlässt oft Schuppung und Hautjucken über dem betroffenen Gelenk.

◄ 36.2 Akute Gichtarthritis

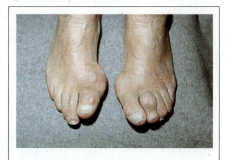

Ausgeprägte Podagra beidseitig sowie Arthritis urica an der linken 2. Zehe.

36 Hyperurikämie und Gicht (Arthritis urica)

36.1 Übersicht zur Gicht

Stadien

I	**asymptomatische Hyperurikämie** (Harnsäurewerte über 7 mg/dl sind weitaus häufiger als eine manifeste Gicht)

II	**akuter Gichtanfall**
	• tritt gewöhnlich erstmals nach 20–40 Jahren erhöhter Harnsäurewerte auf
	• Inzidenz:
	  – bei 7–9 mg/dl ca. 0,5 %,
	  – bei >9 mg/dl ca. 5 %,
	  – bei >10 mg/dl mehr als 90 %,
	  – nur bei ca. 1 % der Patienten mit Niereninsuffizienz kommt es zu einem akuten Gichtanfall (Gründe: Evtl. ist der Harnsäurespiegel nicht lange genug erhöht und die Immunantwort mitigiert),
	  – ca. 25 % der Patienten mit polyzystischen Nieren erleiden einen akuten Gichtanfall

III	**symptomloses Intervall** zwischen 2 Gichtanfällen
IV	**chronische Gicht** mit irreversiblen Gelenkveränderungen, Tophi und Nephropathie (zu Nephrolithiasis kann es auch vor dem Gichtanfall oder ganz ohne Gicht kommen)

akute Gicht

Auslösefaktoren	• Trauma oder körperliche Anstrengung, • Alkoholexzess, • Fehlernährung (übermäßige purinreiche Nahrungsmittel, wie z. B. Innereien oder Fisch; starke Gewichtsabnahme) • Kälte an Extremitäten oder Ohren, • niedriger pH-Wert extrazellulär oder im Urin, • Mobilisation von Harnsäure, z. B. durch Allopurinol, Thiazide u. a., • akuter Wasserverlust, z. B. durch nächtliches Ausschwemmen von Ödemen, • durch Kombinationen mehrerer Auslösefaktoren ist ein Gichtanfall während Krankenhausaufenthalt häufig
Gelenkbefall	• Großzehengrundgelenk (Podagra 80 %), • Finger- und Handgelenk (Chiragra 7 %), • Ellbogen- und Kniegelenk (selten), • Befall mehrerer Gelenke meist asymmetrisch

chronische Gicht

Lokalisation der Tophi	vor allem an der Ohrmuschel, aber auch an Händen, Füßen, Olekranon
Manifestation am Bewegungsapparat	• radiologischer Nachweis von zystischen und aufgrund des sklerotischen Randes scharf begrenzten Aufhellungen gelenknaher Skelettanteile („Lochdefekt") sowie Knochenapposition, • häufig, wenn auch nicht gichtspezifisch, sind Demineralisation und Usuren, • Weichteilschwellungen

Hyperurikämie und Gicht (Arthritis urica)

DD ...

Erkrankung	Bedeutung	Kommentar
... der akuten Monarthritis		
bakterielle Arthritiden	+++	meist große Gelenke, Erregernachweis im Gelenkpunktat
traumatische Arthritiden	++	Röntgen und Anamnese
Lupus erythematodes	++	oft Frauen unter 45, weitere lupustypische antinukleäre Faktoren
Morbus Reiter	+	meist junge Männer, Urethritis und Konjunktivitis
Arthritis psoriatica	+	meist Fingerendgelenke oder Gelenke eines Strahls, Psoriasis der Haut
... der akuten polyartikulären Gicht		
akutes rheumatisches Fieber	++	Kinder und Jugendliche, Antistreptolysintiter erhöht
... der chronisch rezidivierenden Gicht		
rheumatoide Arthritis	+++	Morgensteifigkeit, überwiegend Rheumafaktoren erhöht
Polyarthritis psoriatica	++	Fingerendgelenke, Gelenke entlang eines Strahls, Hauterscheinungen
Morbus Bechterew	+	meist Männer, Beginn vor dem 30. Lebensjahr, HLA-B 27 in 90 % der Fälle positiv

Nierenbeteiligung bei Gicht.
- Nephrolithiasis (→ S. 244ff):
  - tritt bei erhöhter Harnsäure in Blut und Urin auf,
  - tritt in 40 % der Fälle vor dem 1. Gichtanfall auf,
  - auch ohne Gicht der Gelenke,
  - Harnsäure als Nidus der Steinbildung, daher oft Calciumoxalat- oder -phosphatsteine.
- Uratnephropathie (→ S. 248):
  - Natriumuratablagerungen mit reaktiven Riesenzellen im renalen Interstitium,
  - seltener Grund für Proteinurie, Hypertonus und Niereninsuffizienz,
  - nur bei unbehandelter Gicht ist dies in 25 % der Fälle die Todesursache.
- Harnsäurenephropathie:
  - reversibles Nierenversagen durch Ausfällung von Harnsäure in den Nierentubuli, Sammelrohren und ableitenden Harnwegen,
  - durch plötzliches Anfluten von Harnsäure, z. B. bei leukämischer Blastenkrise, körperlicher Anstrengung,
  - gefördert durch Dehydratation und Azidose.

Diagnostisches Vorgehen. Bei Verdacht Harnsäurebestimmung im Serum. Laborchemisch sind im Anfall meist allgemeine Entzündungszeichen nachweisbar. Während eines akuten Anfalls kann der Harnsäurespiegel normal sein, besonders wenn eine harnsäuresenkende Therapie vorausging. Für die Diagnostik der Monarthritis ist der Nachweis von Harnsäurekristallen in der Synovialflüssigkeit entscheidend. Charakteristisch, aber nicht vollkommen spezifisch ist das prompte Ansprechen auf Colchizin, wahrscheinlich durch Inhibierung der Funktion phagozytierender Leukozyten.

Therapie. Die asymptomatische Hyperurikämie bedarf keiner medikamentösen Behandlung, um dem bei mäßiger Hyperurikämie seltenen Ereignis eines Gichtanfalls vorzubeugen. Ebenso ist nicht belegt, dass sich renale Komplikationen durch präventive medikamentöse Senkung des Harnsäurespiegels verhindern lassen. Harnsäure selbst ist auch kein Risikofaktor für kardiovaskuläre Erkrankungen. Schäden durch chronische Hyperurikämie müssen allerdings ausgeschlossen werden und Diätfehler bedürfen der Korrektur auch im Hinblick auf kardiovaskuläre Risiken aufgrund eines metabolischen Syndroms. Eine Ausnahme bildet die zu erwartende Hyperurikämie bei geplanter Chemotherapie (insbesondere hämatologischer Erkrankungen) unter der aufgrund des Zellzerfalls eine Harnsäurenephropathie ausgelöst werden kann. Die Behandlung des akuten Gichtanfalls unterscheidet sich von der Langzeittherapie.

Behandlung des akuten Gichtanfalls.
- **Colchizin:** Ein- bis zweistündlich werden 1 mg p.o. bis zum Nachlassen der Beschwerden oder bis zum Auftreten von Nebenwirkungen (Nausea, Erbrechen oder Durchfall) oder maximal 8 mg/d verabreicht. Bei über 90% Besserung nach 4–6 mg. Dann ausschleichende Dosierung über 2–3 Tage. Wirkmechanismus ist die Hemmung der Funktion phagozytierender Leukozyten.
- **Nichtsteroidale Antiphlogistika:** z.B. Indometacin; *Indikation:* Wenn Colchizin nicht gegeben oder vertragen wird, oder bei schwerem Verlauf zusätzlich. *Dosierung:* 50 mg Diclofenac sofort p.o. oder rektal; bis maximal 150 mg/d. Anschließend absteigende Dosierung.
- **Weitere Maßnahmen:** Ruhigstellung der betroffenen Extremität, kühle Umschläge.

Langzeittherapie. Die symptomatische Hyperurikämie bedarf der Behandlung. Nach dem ersten Gichtanfall, zumindest nach dem ersten Rezidiv, sollten durch Senkung des Harnsäurespiegels auf etwa 5 mg/dl weitere Gichtanfälle verhindert und Harnsäuredepots in den Geweben im Sinne einer chronischen Gicht vermindert werden. Das geschieht durch folgende Maßnahmen:
Diät: Basistherapie, bei Harnsäurewerten bis 9 mg/dl oft allein ausreichend. Andererseits ist die medikamentöse Therapie mit Allopurinol (→ „Urikostatika") so wirksam, dass die Diät in der Praxis bei dieser Indikation in den Hintergrund gerückt ist. Sie hat einen höheren Stellenwert bei den häufigen Begleiterkrankungen der Gicht wie Übergewicht, Diabetes, Fettstoffwechselstörungen und Hypertonus.

Diätempfehlungen bei Hyperurikämie und Gicht:
purinarme Nahrung:
- **purinreich:** Innereien (Leber, Niere), Hirn, mancher Fisch, Schalentiere, Geflügel und Schwein, Hülsenfrüchte, Bier
- **purinarm:** Obst, Gemüse
- **purinfreie Eiweißquellen:** Milch, Käse und Ei

Reduzierung des Alkoholkonsums: Synthesesteigerung und Ausscheidungshemmung von Purinen. Bier enthält zusätzlich zum Alkohol Purine.

Normalisierung des Körpergewichts.

Urikostatika, z.B. Allopurinol; *Prinzip:* Hemmung der Xanthinoxidase; *Dosierung:* Anfangs-

und Erhaltungsdosis 100–300 mg/d. Bei Niereninsuffizienz niedriger dosieren. *Nebenwirkungen* sind selten: Zu Beginn der Therapie vermehrt Gichtanfälle. Daher ist anfänglich eine Anfallsprophylaxe mit Colchizin gerechtfertigt, aber meist nicht notwendig. Häufige Nebenwirkungen betreffen den Gastrointestinaltrakt und allergische Hautveränderungen.

Urikosurika, z. B. Probenecid. Nur noch bei gravierenden Nebenwirkungen von Allopurinol. Wegen der Steigerung der renalen Harnsäureausscheidung häufig Harnsäuresteinbildung.

Prognose, Komplikationen und Verlauf.

Die Lebenserwartung bei früh und ausreichend behandelter Gicht scheint nicht eingeschränkt zu sein. Die Komplikation Gichtnephropathie kann durch die Therapie verhindert werden. Nur bei fehlender oder unzureichender Behandlung sterben 20–25 % der Patienten mit chronischer Gicht an Nierenversagen.

Die Hauptursache vorzeitiger Todesfälle bei Gicht ist Herzinfarkt und apoplektischer Insult wegen der häufigen Assoziation mit den Risikofaktoren für Herzkreislauferkrankungen (metabolisches Syndrom).

Literatur

Wolfram G. Das moderne Konzept der Ernährung bei Gicht. Akt. Ernähr. Med. 1992: 17: 24–32.
Ein Übersichtsartikel über die Ernährungstherapie der Hyperurikämie mit Daten zum Puringehalt von Lebensmitteln inklusive der Effekte von Lagerung und Zubereitung.

Mertz DP. Gicht. 6. Aufl. Stuttgart: Thieme 1993.
Eine umfassende Monografie über alle Aspekte des gestörten Purinstoffwechsels.

Emmerson BT. The management of gout. N Engl J Med. 1996; 334(7): 445–51.

Zöllner N. Hyperurikämie, Gicht und andere Störungen des Purinhaushalts. 2. Aufl. Berlin: Springer 1990.

37 Sonstige hereditäre Stoffwechselerkrankungen

Franz Rinninger

37.1	Porphyrien	644
37.1.1	Allgemeines	644
37.1.2	Chronische hepatische Porphyrie	646
	Porphyria cutanea tarda (PCT)	646
37.1.3	Akute hepatische Porphyrien	647
	Akute intermittierende Porphyrie (AIP)	647
	Hereditäre Koproporphyrie (HCP)	649
	Porphyria variegata (VP)	649
	δ-Aminolaevulinsäure-Dehydratase-Defekt-Porphyrie (ADP, Doss-Porphyrie)	649
37.1.4	Erythropoetische Porphyrien	650
	Erythropoetische Protoporphyrien (EPP)	650
	Kongenitale erythropoetische Porphyrie (CEP)	650
37.2	Lysosomale Speicherkrankheiten	651
37.3	Glykogenspeicherkrankheiten	652
37.4	Hereditäre Fructoseintoleranz	653

37.1 Porphyrien

37.1.1 Allgemeines

engl.: porphyria

Definition. Porphyrien sind angeborene oder erworbene Störungen des Pigmentstoffwechsels, die auf spezifischen Enzymdefekten der Hämbiosynthese beruhen (👁 **37.1**). Sie führen zu Überproduktion, Akkumulation oder vermehrter Exkretion von Porphyrinen oder deren Vorstufen. Entsprechend der bevorzugten Lokalisation der Überproduktion und der Akkumulation von Porphyrinen und Porphyrinvorläufern werden hepatische und erythropoetische Porphyrien unterschieden (📊 **37.1**). **Hepatische Porphyrien** rufen vor allem neurologische, abdominelle und psychische Symptome hervor, **erythropoetische Porphyrien** vor allem Photodermatosen mit Photosensibilität der Haut.

Ätiopathogenese. Zahlreiche Faktoren wie Steroidhormone, Medikamente oder die Ernährung beeinflussen die Bildung von Porphyrinen und Porphyrinmetaboliten und können auf diese Weise eine Porphyrie hervorrufen. Die Pathogenese der neuroviszeralen Symptomatik bei **hepatischen Porphyrien** ist letztlich unklar. Bei **erythropoetischen Porphyrien** rührt die Sonnenlichtüberempfindlichkeit der Haut daher, dass die Exzitation überschüssig in der Haut vorhandener Porphyrine durch langwelliges Ultraviolettlicht Zellschäden verursachen kann. Die Gene bzw. die DNA von allen Enzymen der Häm-Biosynthese beim Menschen (→ 👁 **37.1**) wurden inzwischen kloniert. DNA-Analysen von Porphyriepatienten zeigten, dass diese Erkrankungen molekulargenetisch sehr heterogen sind. Multiple Mutationen kommen in den meisten Genen vor. Charakterisiert wurden Punktmutationen (Missense-Mutationen, Spleißdefekte, Nonsense-

37.1 Häm-Biosynthese beim Menschen

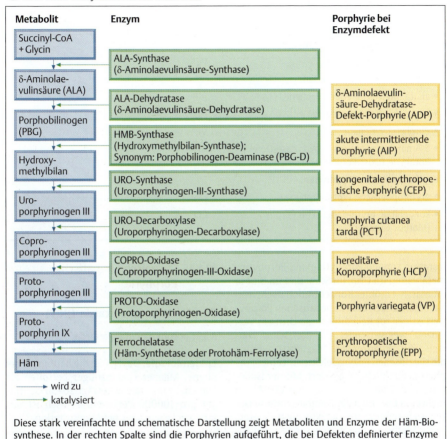

Diese stark vereinfachte und schematische Darstellung zeigt Metaboliten und Enzyme der Häm-Biosynthese. In der rechten Spalte sind die Porphyrien aufgeführt, die bei Defekten definierter Enzyme resultieren.

Mutationen) sowie Basendeletionen oder -insertionen. Bisher konnten meist keine direkten Genotyp-Phänotyp-Beziehungen zwischen dem Typ der Mutation und dem Auftreten bzw. dem Schweregrad klinischer Symptome nachgewiesen werden. Dies spricht für die Existenz zusätzlicher, bisher noch nicht bekannter Gene, die für die Penetranz bzw. die Art der klinischen Symptomatik verantwortlich sein müssen.

Symptomatik und Diagnostik. Porphyrien kommen in *latenten (subklinischen)* und *manifesten (klinischen)* Stadien vor, die wechselseitig ineinander übergehen können. **Latenzphasen** überwiegen. Da viele Porphyriesymptome unspezifisch sind, werden Porphyrien oft mit Verzögerung diagnostiziert. Meist sichern pathobiochemische Untersuchungen, die in Speziallabors durchgeführt werden, die Verdachtsdiagnose. **Bei klinischer Mani-**

37.1 Einteilung der Porphyrien

Porphyrie	Abkürzung	Häufigkeit
chronische hepatische Porphyrie:		
• Porphyria cutanea tarda	PCT	+++++
akute hepatische Porphyrien:		
• akute intermittierende Porphyrie	AIP	++++
• hereditäre Koproporphyrie	HCP	++
• Porphyria variegata	VP	++
• δ-Aminolaevulinsäure-Dehydratase-Defekt-Porphyrie (Doss-Porphyrie)	ADP	(+)
erythropoetische Porphyrien:		
• erythropoetische Protoporphyrie	EPP	+++
• kongenitale erythropoetische Porphyrie (Morbus Günther)	CEP	+

festation können Porphyrine und Porphyrinmetaboliten im Urin, im Stuhl und im Blut in oft massiv erhöhter Konzentration nachweisbar sein. Bei den akuten hepatischen Porphyrien ist der rot nachdunkelnde Urin ein vereinzelt wegweisender diagnostischer Hinweis. Zur ergänzenden Diagnostik werden die spezifischen Enzymdefekte einzelner Porphyrien direkt charakterisiert. Mit der Isolierung und Charakterisierung von cDNA von mehreren Enzymen der Hämbiosynthese lassen sich molekulare Defekte identifizieren. Diese Methodik findet insbesondere bei Familienuntersuchungen und zur pränatalen Porphyriediagnostik Verwendung.

Therapie und Prophylaxe. Eine **kausale Therapie** der Porphyrien ist bisher nicht möglich. Zur **Prophylaxe der Porphyriesymptomatik** steht die Identifikation und das Ausschalten von manifestationsfördernden Faktoren im Vordergrund. Bei Photodermatosen sollte eine Sonnenlichtexposition möglichst vermieden werden. Ansonsten beschränkt sich die Behandlung im Wesentlichen auf symptomatische Maßnahmen.

37.1.2 Chronische hepatische Porphyrie

Porphyria cutanea tarda (PCT)

engl.: porphyria cutanea tarda

Epidemiologie. Die PCT ist die häufigste Porphyrie, Männer sind häufiger betroffen als Frauen. Die Prävalenz beträgt 20–50 Genträger pro 100000 Personen. Typisch ist das mittlere Lebensalter bei Manifestation.

Ätiologie. Die Aktivität der Uroporphyrinogen-Decarboxylase (URO-Decarboxylase) ist vermindert, Folge hiervon ist eine Überproduktion von Uroporphyrin. Die sporadische Form (Typ 1) der PCT, bei welcher der Enzymdefekt auf die Leber beschränkt ist, haben etwa 80% der Patienten, die Familienanamnese ist negativ. Bei der familiären Form der PCT (Typ 2) wird der Gendefekt autosomal-dominant vererbt mit niedriger klinischer Penetranz, die URO-Decarboxylaseaktivität ist in allen Geweben vermindert. Die klinische Manifestation der PCT (Typ 1 und Typ

2) wird durch eine Leberzellschädigung (z.B. Alkohol, Hepatitis C, Östrogene, Eisenüberladung,) wesentlich begünstigt. Porphyrine, die in der Haut akkumulieren, sind die Ursache der Photosensibilität.

Symptomatik. Leitsymptom ist die Photosensibilität der Haut. An sonnenlichtexponierten Hautarealen (Gesicht, Handrücken) treten sekretgefüllte Vesiculae und Bullae auf (◉ **37.2**). Typisch ist weiterhin die leichte Verletzbarkeit der Haut, Hyperpigmentierung und Hypertrichosis. Die PCT ist fast immer mit milden bis schweren Lebererkrankungen assoziiert (s. o.). Porphyrinablagerungen sind in der Leber nachweisbar. Die Manifestation erfolgt meist nach Induktion durch exogene Faktoren, z.B. übermäßiger Alkoholkonsum, Einnahme von Eisenpräparaten, Östrogenen (hormonelle Kontrazeptiva) und Hämodialyse bei Niereninsuffizienz.

Diagnostisches Vorgehen. Bei typischem Hautbefund (◉ → **37.2**) und mittel- bis schwergradiger Hepatopathie wird die Verdachtsdiagnose durch eine erhöhte Konzentration von Uroporphyrin I und III und Heptacarboxyporphyrin im Urin gesichert. Im Plasma ist insb. Uroporphyrin erhöht.

Prophylaxe, Therapie und Prognose.
- Auslösende Noxen (s. o.) müssen gemieden werden, hierdurch kommt es meist zur klinischen Remission. Die Prognose ist dann günstig.
- Der Verzicht auf Alkohol und ggf. auf östrogenhaltige Medikamente ist die wichtigste therapeutische und prophylaktische Maßnahme.
- Eine Remission kann fast immer durch rezidivierende Aderlässe induziert werden, Ursache hierfür ist wahrscheinlich eine Reduktion von Eisendepots.
- Aderlässe sind manchmal nicht effektiv oder es bestehen Kontraindikationen (z.B. Anämie, fortgeschrittene Hepatopathie, Herzerkrankung). Bei solchen Patienten ist eine Chloroquintherapie (z.B. 125 mg zweimal pro Woche) indiziert. Letztere fördert die Elimination von Porphyrinen aus der Leber. Chloroquin kann eine Retinopathie induzieren, deshalb sind regelmäßige ophthalmologische Untersuchungen indiziert.
- Eine kombinierte Behandlung mit Chloroquin und Aderlässen ist möglich.
- Eine Sonnenlichtexposition der Haut sollte vermieden werden. Weiterhin dermatologische Lokaltherapie.

37.1.3 Akute hepatische Porphyrien

Akute intermittierende Porphyrie (AIP)

engl.: acute intermittent porphyria

Epidemiologie. Die autosomal-dominant vererbte AIP ist die zweithäufigste Porphyrie. Die Prävalenz des Gendefektes ist etwa 5–50 pro 100000 Personen, allerdings wird die Erkrankung nur bei etwa 10–20% aller Genträ-

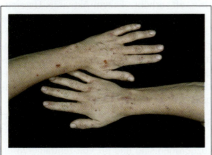

◉ 37.2 Hautveränderungen bei Porphyria cutanea tarda

Aufgrund der bei der 45 Jahre alten Patientin aufgetretenen Hautveränderungen wurden Metabolitenuntersuchungen des Porphyrinstoffwechsels durchgeführt, die die Verdachtsdiagnose Porphyria cutanea tarda bestätigten.

ger klinisch manifest, die Penetranz ist also unvollständig. Akute Porphyrieattacken treten typischerweise nach der Pubertät bzw. im 2.–4. Lebensjahrzehnt auf, Frauen sind häufiger betroffen als Männer.

Ätiologie und Pathogenese. Ursache der Erkrankung ist eine verminderte Aktivität des Enzyms Porphobilinogen-Deaminase (PBG-D; *Synonym:* Hydroxymethylbilan-[HMB-]Synthase, 37.1, S. 645). Die Metaboliten δ-Amino-Laevulinsäure (δ-ALA) und Porphobilinogen (PBG) akkumulieren in der Leber und werden schließlich mit dem Urin in hoher Konzentration ausgeschieden. Im PBG-D Gen wurden bei AIP bisher über 100 spezifische Mutationen definiert. Eine direkte Neurotoxizität von δ-ALA und PBG wird als Ursache der klinischen Symptomatik diskutiert. Der Enzymdefekt allein hat keinen Krankheitswert. Der akute Krankheitsprozess entwickelt sich aus einer nur unvollständig verstandenen Interaktion von Enzymdefekt und manifestationsfördernden Faktoren.
Zu den **manifestationsfördernden Faktoren** gehören:
- porphyrinogene Medikamente: Steroidhormone (z. B. Östrogene), Barbiturate, Phenytoin, Sulfonamide und zahlreiche andere,
- endokrine Umstellungen: z. B. Menstruationszyklus, Einnahme von Sexualhormonen,
- Kalorienmangel, Reduktionsdiät,
- Alkoholkonsum, Nikotinabusus,
- Stress, Operationen, Infektionen.

Symptomatik. Eine **neuroviszerale Symptomatik** dominiert häufig bei akuten Porphyrieattacken:
- diffuse oder kolikartige Bauchschmerzen bis hin zum unklaren bzw. akuten Abdomen,
- intestinale Motilitätsstörungen, Ileus,
- Erbrechen, Obstipation, Diarrhö,
- Tachykardien, arterielle Hypertonie.

Eine **neuropathische Symptomatik** ist zudem nicht selten:
- periphere motorische Neuropathien bis hin zu Lähmungen, auch der Atemmuskulatur,
- sensorische Störungen und Parästhesien.

Weiterhin kommen **zentralnervöse** bzw. **psychiatrische Symptome** vor:
- Verwirrtheit, Halluzinationen,
- Angst, Schlafstörungen,
- epileptische Anfälle,
- Kopfschmerzen, depressive Verstimmungen,
- Bewusstseinstrübungen bis hin zum Koma.

Vereinzelt findet sich auch ein rot nachdunkelnder Urin (ähnlich wie Portwein).

Eine akute Porphyrieattacke kann letal verlaufen!

Diagnostisches Vorgehen. Der klinische Verdacht auf AIP wird durch Metabolitenuntersuchungen des Porphyrinstoffwechsels bestätigt. Bei akuter Symptomatik sind δ-Amino-Laevulinsäure (δ-ALA) und Porphobilinogen (PBG) im Urin massiv erhöht, im Stuhl ist die Porphyrinkonzentration im Normbereich. Als qualitativer Screening-Test für PBG (im Urin) eignet sich der Hoesch-Test. Auch im latenten Stadium ist die Ausscheidung von δ-ALA und PBG im Urin oft erhöht. Enzym-Aktivitäts-Untersuchungen der Porphobilinogen-Deaminase (PBG-D) in Erythrozyten sind möglich, zur Sicherung der Diagnose sind sie jedoch nicht erforderlich. Molekulargenetische Untersuchungen sind von Bedeutung bei Familienuntersuchungen bzw. bei der Suche nach (noch) asymptomatischen Genträgern.

Bei abdominellen Schmerzen, die intermittierend auftreten und nicht eindeutig ätiologisch zuzuordnen sind und oft von zentralnervösen Symptomen begleitet sind, muss bei der Differenzialdiagnose immer eine akute Porphyrie berücksichtigt werden! Eine Porphyrieattacke kann klinisch als akutes Abdomen imponieren; eine Laparatomie ist dann kontraindiziert!

Differenzialdiagnose. Eine Vielzahl abdomineller und neurologisch-psychiatrischer Erkrankungen können ähnliche Symptome verursachen. Erwogen werden müssen auch Blei-Intoxikationen.

Therapie.

Allgemeine Maßnahmen und Prävention.
- Medikamente und Faktoren (→ Symptomatik), die Porphyrieattacken auslösen können, identifizieren und meiden. Information der Betroffenen,
- alkoholhaltige Getränke und Nikotin meiden,
- kohlenhydratreiche Ernährung, Fasten vermeiden,
- Frauen können bei zyklusabhängiger Symptomatik mit GnRH-Agonisten behandelt werden. Letztere hemmen die hypophysäre Sekretion von LH und FSH und führen in der Folge zur Erniedrigung der Sexualhormone im Plasma.

Therapie der akuten Porphyrieattacke.
- Meist ist eine **intensivmedizinische Behandlung** und Überwachung angezeigt.
- **Bilanzierung und Ausgleich** des Flüssigkeits- und Elektrolythaushaltes, Diurese forcieren.
- Eine parenterale **Glucoseinfusion** (z. B. 400 g/24 h) ist insb. bei milden Porphyrieattacken indiziert. Glucose hemmt die im Schub induzierte δ-Amino-Laevulinsäure-Synthase in der Leber (sog. „Glucoseeffekt").
- Häm hemmt ebenfalls die δ-Amino-Laevulinsäure-Synthase. Eine Behandlung mit **Hämarginatinfusionen** ist insb. bei schweren Porphyrieattacken oder beim Versagen der Glucoseinfusion indiziert.
- Zur **Schmerztherapie** eignen sich Acetylsalicylsäure und Morphinderivate.
- Bei Tachykardie und arterieller Hypertonie ist **Propranolol** indiziert.
- Bei Atemlähmung **Intubation** und maschinelle Beatmung.

Hereditäre Koproporphyrie (HCP)

engl.: hereditary coproporphyria

Bei dieser autosomal-dominant vererbten Porphyrie, bei der die Genfrequenz etwa 1 : 100000 beträgt, ist die Aktivität der Coproporphyrinogen-III-Oxidase (COPRO-Oxidase) vermindert (◆ **37.1**, S. 645). Folge dieses Enzymdefektes ist eine exzessive Ausscheidung von Coproporphyrin im Stuhl und Urin. Die Symptome, die Manifestationsfaktoren und die Therapie sind ähnlich wie bei AIP (→ S. 647ff). Vereinzelt treten zusätzlich Photodermatosen im Gesicht und an den Extremitäten auf.

Porphyria variegata (VP)

engl.: variegate porphyria

Bei dieser autosomal-dominant vererbten Porphyrie, bei der die Genfrequenz etwa 1 : 100000 beträgt, ist die Enzymaktivität der Protoporphyrinogen-Oxidase (PROTO Oxidase) vermindert (◆ **37.1**). Klinisch dominieren ähnliche neuroviszerale Symptome wie bei AIP (→ S. 648). Weiterhin können Photodermatosen im Gesicht und an den Extremitäten auftreten, auch unabhängig von der Manifestation einer neuroviszeralen Symptomatik. Ausgelöst wird die Manifestation durch ähnliche Faktoren wie bei AIP, z. B. Medikamente, Hormone und Fasten.

δ-Aminolaevulinsäure-Dehydratase-Defekt-Porphyrie (ADP, Doss-Porphyrie)

engl.: ALA dehydratase porphyria

Bei dieser extrem seltenen akuten hepatischen Porphyrie ist die Enzymaktivität der δ-Aminolaevulinsäure-Dehydratase (ALA-Dehydratase) vermindert (◆ **37.1**). Klinische Symptomatik, Therapie und Prävention sind ähnlich wie bei AIP.

37.1.3 Erythropoetische Porphyrien

Erythropoetische Protoporphyrien (EPP)

engl.: erythropoietic protoporphyria

Epidemiologie. Dritthäufigste Porphyrie und häufigste *erythropoetische* Porphyrie mit einer Prävalenz von 1 : 100000 Personen. Die Vererbung ist autosomal-dominant.

Ätiologie. Die EPP beruht auf der verminderten Aktivität der Ferrochelatase (→ ☞ **37.1**, S. 645), die Folge hiervon ist eine Akkumulation von Protoporphyrin IX.

Symptomatik. Diese Porphyrie tritt häufig erstmals in der Kindheit auf. Die klinische Expression ist variabel, wobei die Lichtdermatose ohne Bildung von Bullae dominiert. An sonnenlichtexponierten Hautarealen manifestiert sich Rötung, Schwellung, Brennen und Jucken. Die hepatische Akkumulation von Protoporphyrinen kann zu hepatobiliären Störungen führen. Eine Lebererkrankung bis hin zur Leberzirrhose kann ebenso wie eine Cholelithiasis (Protoporphyrin-Gallensteine) vorkommen. Auch ein fulminantes Leberversagen wurde bei EPP beschrieben.

Diagnostisches Vorgehen. Die Protoporphyrinkonzentration ist in zirkulierenden Erythrozyten, Knochenmark, Plasma und Stuhl (*nicht* aber in Urin) erhöht. Spezifisch ist der gleichzeitige Nachweis von *Protoporphyrin in erhöhter Konzentration in Plasma und Erythrozyten.*

Prophylaxe und Therapie.
- Sonnenlicht meiden,
- β-Carotin (oral) verbessert die Sonnenlichtverträglichkeit,
- bei Beteiligung der Leber kann Colestyramin den enterohepatischen Kreislauf von Protoporphyrinen unterbrechen,
- bei Leberzirrhose ist evtl. eine Lebertransplantation indiziert. Bei einer Leberzirrhose unklarer Genese immer die erythropoetische Porphyrie in der Differenzialdiagnose berücksichtigen.

Kongenitale erythropoetische Porphyrie (CEP)

Synonym: Morbus Günther
engl.: congenital erythropoietic porphyria

Diese sehr seltene autosomal-rezessiv vererbte Porphyrie beruht auf einer verminderten Aktivität der Uroporphyrinogen-III-Synthase (URO-Synthase, → ☞ **37.1**, S. 645). Sie manifestiert sich häufig im Kleinkindesalter, wobei Photodermatose und hämolytische Anämie (letztere ist möglicherweise Folge der vermehrten Erythrozytenporphyrine) im Vordergrund stehen. Die Photosensibilität der Haut ist extrem: Bullae, Vesiculae, verletzbare Haut, Hautverdickungen, Hyper- und Hypopigmentation, Hypertrichosis und Ulzerationen. Aufgrund der Ablagerung von Porphyrinen in Knochen und Zähnen sind die Zähne rötlich-braun verfärbt (Erythrodontie).

Therapeutisch stehen der Schutz vor Sonnenlicht, die Hautpflege und die Transfusion von Erythrozyten im Vordergrund. Bei hämolytischer Anämie und Hypersplenismus kann eine Splenektomie Therapie der Wahl sein. Einige Patienten wurden mit einer allogenen Knochenmarktransplantation kurativ behandelt.

Literatur

Anderson KE, Sassa S, Bishop DF, Desnick RJ. Disorders of heme biosynthesis: X-linked sideroblastic anemia and the porphyrias. In: Scriver CR, Beaudet AL, Sly SW, Valle D, Childs B, Kinzler KW, Vogelstein B, eds. The metabolic & molecular bases of inherited diseases. Volume II, 8th ed. London: McGraw Hill: 2001, pages 2991–3062.
Umfassende Übersicht zu den Porphyrien, für besonders Interessierte.

Doss MO, Kuhnel A, Gross U, Sieg I. Hepatische Porphyrien und Alkohol. Medizinische Klinik. 1999; 94 (6): 314–328.
Übersicht in deutscher Sprache.

Desnick, R.J. The Porphyrias. Page 2261–2267. In: Harrison's Principles of Internal Medicine, 15th Edition. McGraw-Hill. Editors: Braunwald, E., Fauci, A.S., Kasper, D.L., Hauser, S.L., Longo, D.L., Jameson, J.L. 2001.
Übersicht über die Porphyrien.

Grandchamp B. Acute intermittent porphyria. Seminars in Liver Disease. 1998; 18(1): 17–24.
Übersicht zur molekularen Pathologie der AIP.

37.2 Lysosomale Speicherkrankheiten

engl.: lysosomal storage disease

Definition. Die lysosomalen Speicherkrankheiten umfassen die Gruppe der angeborenen Lipidspeicherkrankheiten, bei denen der intrazelluläre Lipidabbau infolge von Defekten lysosomaler Enzyme gehemmt ist. Zellulär akkumulieren die entsprechenden Lipide. Bei Manifestation in der Kindheit ist der Krankheitsverlauf häufig progredient. Neben anderen gehören hierzu: **Morbus Gaucher** (*engl.:* Gaucher disease), **Niemann-Pick-Krankheit** (*engl.:* Niemann-Pick-disease) sowie die **Cholesterinester-Speicherkrankheit** (*engl.:* cholesteryl ester storage disease).

Epidemiologie. Speicherkrankheiten sind sehr selten.

Ätiopathogenese.

Morbus Gaucher. Die Enzymaktivität der lysosomalen sauren β-Glucosidase ist vermindert. Infolge dessen akkumulieren progredient Glycolipidsubstrate (Glucosylceramide) im Monozyten-Makrophagen-System. Pathognomonisch sind sog. „Gaucher-Zellen" im Knochenmark.

Niemann-Pick-Krankheit. Die Enzymaktivität der lysosomalen Sphingomyelinase ist reduziert. Folge dieses autosomal-rezessiv vererbten Enzymdefektes ist eine progrediente Sphingomyelinakkumulation im Monozyten-Makrophagen-System von Leber, Milz, Lungen, Nervensystem und anderen Organen. 6 Subtypen sind bisher definiert. Morphologisch sind lipidbeladene Schaumzellen („Niemann-Pick-Zellen") charakteristisch.

Cholesterinester-Speicherkrankheit. Ursache ist eine Defizienz der lysosomalen sauren Lipase. Folge der reduzierten Lipidhydrolyse in den Lysosomen ist eine abnorme Speicherung von Cholesterinestern und Triglyzeriden in verschiedenen Organen einschließlich der Gefäßwand. Bei Manifestation im Kindesalter wird diese Erkrankung als Wolman-Krankheit bezeichnet.

Symptomatik und diagnostisches Vorgehen. Bei einer seit der Kindheit bestehenden und im Verlauf progredienten Hepatosplenomegalie sowie zunehmenden neurologischen Auffälligkeiten, ggf. mit einer Entwicklungsverzögerung muss eine Speicherkrankheit differenzialdiagnostisch erwogen werden. Die Diagnosesicherung erfolgt durch die Bestimmung der spezifischen Enzymaktivität z. B. in Fibroblasten oder Leukozyten. Bei entsprechendem Verdacht kann zusätzlich eine Knochenmark- oder Leberbiopsie mit Nachweis von typischen „Gaucher-Zellen" bzw. „Niemann-Pick-Schaumzellen" erfolgen. Eine molekulargenetische Diagnostik ist bei zahlreichen Entitäten inzwischen (in Speziallaboratorien) möglich. Die Befunde ergeben sich aus den vorwiegend betroffenen Organen:

Morbus Gaucher. Charakteristisch sind massive Hepatosplenomegalie, Knochenmarkinfiltration und Skelettbeteiligung (Osteopenie). Knochenschmerzen, pathologische Frakturen, Anämie und Thrombozytämie kommen vor. Neben den Lungen ist bei einzelnen Subtypen auch das zentrale Nervensystem betroffen.

Niemann-Pick-Krankheit. Häufige Befunde sind Hepatosplenomegalie und eine progrediente Lungenerkrankung, bei manchen Subtypen ist auch das zentrale Nervensystem (Neurodegeneration) betroffen. Meist beginnt die im Verlauf progrediente Symptomatik in der Kindheit.

Cholesterinester-Speicherkrankheit. Wegweisende Befunde sind eine Hypercholesterinämie und eine vorzeitige Arteriosklerose. Bei der Wolman-Krankheit findet sich eine Hepatosplenomegalie und eine Beteiligung des zentralen Nervensystems mit geistiger Retardierung.

Therapie. Eine kausale Therapie ist bisher nicht möglich. Deshalb wird mit unterschiedlich effektiven symptomatischen Maßnahmen behandelt. Therapeutisch erfolgte in Einzelfällen eine Knochenmark- oder Lebertransplantation. Neue Therapien werden entwickelt, z. B. mit rekombinanter DNA-Technologie.

Prognose. Wegen des progredienten Krankheitsverlaufs ist die Prognose häufig ungünstig. Letztere wird vom Alter bei Manifestation, vom Schweregrad der Krankheitsausprägung und von eventuellen Komplikationen bestimmt. Eine pränatale Diagnose ist möglich.

Literatur

In: Scriver CR, Beaudet AL, Sly SW, Valle D, Childs B, Kinzler KW, Vogelstein B, eds. The metabolic & molecular bases of inherited diseases. 8th ed. London: McGraw Hill: 2001.
Umfassende Übersicht zu diesen Themen.
Assmann G, Seedorf U. Acid lipase deficiency: wolman disease and cholesteryl ester storage disease. Volume III, pages 3551–3572.
Schuchmann EH, Desnick RJ. Niemann-Pick disease types A and B: Acid sphingomyelinase deficiencies. Volume III, pages 3589–3610.
Beutler E, Grabowski GA. Gaucher disease. Volume III, pages 3635–3668.

Grabowski, G.A. Lysosomal Storage Diseases. Page 2276–2281. In: Harrison's Principles of Internal Medicine, 15th Edition. McGraw-Hill. Editors: Braunwald, E., Fauci, A.S., Kasper, D.L., HAuser, S.L., Longo, D.L., Jameson, J.L. 2001.
Zur Vertiefung dieses Themas für Interessierte gut geeignet.
→ auch Lehrbücher der Kinderheilkunde.

37.3 Glykogenspeicherkrankheiten

engl.: glycogen storage diseases

Definition. Ursache der sehr seltenen Glykogenspeicherkrankheiten sind angeborene Enzymdefekte im Stoffwechsel des Glykogens.

Pathogenese. Glucose kann im Muskel und in der Leber als Glykogen gespeichert werden. Den verschiedenen Glykogenspeicherkrankheiten liegen definierte Enzymdefekte zugrunde, die zu einer Akkumulation von normal oder abnormal strukturiertem Glykogen in *Leber* oder *Skelettmuskulatur führen*. Die Vererbung ist häufig autosomal-rezessiv.
- Bei den hepatisch-hypoglykämischen Formen sind Enzyme des Glykogenabbaus defizient, z. B. Glucose-6-phosphatase-Mangel, Typ Ia (Von-Gierke-Erkrankung).
- Bei den Muskelstoffwechsel-Erkrankungen ist im Muskel der von Glykogen ausgehende Energiestoffwechsel (ATP-Gewinnung) gestört, z. B. Myophosphorylase-Mangel Typ V (McArdle-Krankheit).

Symptomatik.
- Bei den hepatisch-hypoglykämischen Formen stehen schwere, manchmal lebensbedrohliche Nüchtern-Hypoglykämien, Laktazidosen und eine ausgeprägte Hepatomegalie im Vordergrund.
- Bei den Muskelstoffwechsel-Erkrankungen treten Belastungsintoleranz, Muskelschwäche, Muskelschmerzen, Myoglobinurie (burgunderrot verfärbter Urin) und ein Anstieg von Muskelenzymen (Kreatinkinase) nach körperlicher Aktivität auf.

Diagnostisches Vorgehen. Zur Diagnosesicherung werden die spezifischen Enzymdefekte in Leber- oder Muskelgewebe nachgewiesen (Biopsie). Bei verschiedenen Entitäten ist der Glykogengehalt im Gewebe erhöht. Die meisten Enzymdefekte wurden inzwischen auf molekularer Ebene charakterisiert.

Therapie. Eine kausale Therapie steht nicht zur Verfügung. Symptomatisch ist einerseits eine Ernährungsbehandlung zur Vermeidung von Hypoglykämien indiziert, z. B. zahlreiche kleine kohlenhydratreiche Mahlzeiten. Andererseits empfiehlt sich ein Verzicht auf stärkere Muskelbelastungen und Glucosezufuhr vor Muskelarbeit.

Literatur

Hirschhorn R, Reuser AJJ. Glycogen storage diseases. Volume III, pages 3389–3420. In: Scriver CR, Beaudet AL, Sly SW, Valle D, Childs B, Kinzler KW, Vogelstein B, eds. The metabolic & molecular bases of inherited diseases. 8th ed. London: McGraw Hill: 2001.
Umfassende Übersicht.

37.4 Hereditäre Fructoseintoleranz

engl.: hereditary fructose intolerance

Definition. Die hereditäre Fructoseintoleranz ist eine autosomal-rezessiv vererbte Erkrankung des Fructosestoffwechsels, die nur nach Fructosezufuhr Symptome verursacht.

Ätiologie und Pathogenese. Ursache ist eine verminderte Aktivität des Enzyms Fructose-1-Phosphat-Aldolase. Fructose-1-Phosphat kann nach Fructosezufuhr bei dieser Enzymdefizienz nicht weiter metabolisiert werden und akkumuliert in Leber und Nieren. Fructose-1-Phosphat hemmt die hepatische Glykogenolyse und die Gluconeogenese, als Folge treten deshalb Hypoglykämien nach Fructosezufuhr auf. Ausschließlich nach Zufuhr von Fructose manifestieren sich weiterhin gastrointestinale Beschwerden, Lebererkrankungen und Nierenschädigungen. Ursache des möglichen akuten Leberversagens könnte ein ATP Mangel sein.

Symptomatik. Erwachsene haben eine ausgesprochene Abneigung gegen fructosehaltige Nahrungsmittel. Bedrohlich ist die intravenöse Fructosezufuhr, z. B. bei parenteraler Ernährung. Danach manifestieren sich schwere Hypoglykämien und gastrointestinale Beschwerden (Übelkeit, Erbrechen). Leberschäden bis zum akuten Leberversagen mit letalem Ausgang und tubuläre Nierenfunktionsstörungen kommen bei intravenöser Fructoseinfusion vor.

Diagnostisches Vorgehen. Der Verdacht auf Fructoseintoleranz ergibt sich aus der Ernährungs- oder Familienanamnese. Eine akut auftretende Hepatopathie nach intravenöser Fructosezufuhr ist pathognomonisch. Zur Diagnosesicherung kann in Zweifelsfällen ein Fructosetoleranztest und eine Enzymaktivitätsbestimmung (Leberbiopsie) erfolgen.

Therapie und Prognose. Fructose- und saccharosefreie Ernährung. Bei rechtzeitiger Diagnose der Fructoseintoleranz ist die Prognose günstig.

Wegen des Risikos der hereditären Fructoseintoleranz sollen die Zuckeraustauschstoffe Fructose und Sorbit heute in der Regel nicht mehr zur parenteralen Ernährung verwendet werden!

Literatur

Steinmann B, Gitzelmann R, van den Berghe G. Disorders of fructose metabolism. In: Scriver CR, Beaudet AL, Sly SW, Valle D, Childs B, Kinzler KW, Vogelstein B, eds. The metabolic & molecular bases of inherited diseases. Volume I, 8th ed. London: McGraw Hill: 2001. Pages 1489–1520.
Umfassende Übersicht.

Gastroenterologie

38 **Speiseröhre** 656
39 **Magen und Zwölffingerdarm** 672
40 **Dünn- und Dickdarm** 696

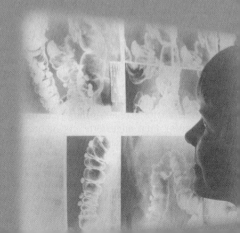

38 Speiseröhre

Wolfgang F. Caspary, Till Wehrmann

38.1	Leitsymptome	656		38.7	Akute Ösophagitis	666
38.2	Spezielle Untersuchungsmethode: Ösophago-Gastro-Duodenoskopie (ÖGD)	656		38.8	Eosinophile Ösophagitis	666
				38.9	Speiseröhrenerkrankungen bei AIDS	667
38.3	Funktionelle Erkrankungen der Speiseröhre	657		38.10	Gutartige Tumoren der Speiseröhre	667
38.3.1	Achalasie	657		38.11	Ösophaguskarzinom	668
38.3.2	Diffuser Ösophagospasmus	660		38.12	Verätzungen	671
38.4	Hiatushernie	660		38.13	Boerhaave-Syndrom (Spontanruptur des Ösophagus)	671
38.5	Divertikel des Ösophagus	660				
38.6	Refluxkrankheit und Refluxösophagitis	663				

38.1 Leitsymptome

Leitsymptome von Ösophaguskrankheiten sind Dysphagie und retrosternale Schmerzen.

Schluckbeschwerden *(Dysphagie)* können durch *funktionelle Störungen* bei Dyskoordination des Schluckaktes oder durch Einengung des Lumens bei Tumoren, entzündlichen Strikturen oder Stenosen (morphologische Veränderungen) auftreten. Die Dysphagie tritt nur beim Schlucken auf und muss vom *Globus hystericus*, einem Enge- oder Fremdkörpergefühl in der Kehle (häufig psychosomatischer Genese) unterschieden werden. Der Begriff *Odynophagie* bezeichnet eine schmerzhafte Schluckstörung (z. B. bei Ösophagitis). Eine ungestörte und koordinierte Funktion der ösophagealen Motilität ist Voraussetzung für eine ungestörte Passage der Nahrung. Dies wird sichergestellt durch die *propagativ* (nach distal) gerichtete Motorik des tubulären Ösophagus sowie die mit dem Schluckakt *koordinierte Funktion* der beiden *Ösophagussphinkteren*.
Bei Veränderungen dieser Faktoren kann es auch insbesondere beim Bücken oder im Liegen zu Reflux von Mageninhalt in die Speiseröhre kommen. Dies führt zu *retrosternalem (Sod-)Brennen*, einer der häufigsten Schmerzsensationen bei Ösophaguskrankheiten.

38.2 Spezielle Untersuchungsmethode: Ösophago-Gastro-Duodenoskopie (ÖGD)

engl.: upper GI-endoscopy (UGE)

Bei dieser Untersuchungsmethode ist eine direkte Betrachtung der Schleimhäute von Ösophagus, Magen und oberem Duodenum mittels eines flexiblen Instruments (Durchmesser ca. 11 mm) möglich, durch welches Licht über ein Glasfaserbündel in das Intestinum eingespiegelt wird. Das Bild kann durch ein weiteres Glasfaserbündel oder über einen Elektronikchip in der Gerätespitze („Videoendoskopie") vom Untersucher betrachtet werden. Durch einen Instrumentierkanal können Biopsien mittels Zangen entnommen werden oder aber auch Instrumente zur Blutstillung (S. 694), Polypabtragung (S. 686f), Fremdkörperentfernung oder Tumordestruktion (S. 668ff u. eingeführt werden (therapeutische ÖGD). Die diagnostische ÖGD ist indiziert bei Dysphagie, Sodbrennen, epigastrischen Schmerzen, Bluterbrechen oder Teerstuhl oder auch zur Tumorsuche bei Allgemeinsymptomen (z. B. Gewichtsverlust). Ferner wird die ÖGD zur Entnahme gezielter Biopsien (CLO-Test bei Verdacht auf Helicobacter-Infektion, S. 675 oder Duodenalbiopsien bei Verdacht auf Malassimilation, S. 705ff) eingesetzt.

38.3 Funktionelle Erkrankungen der Speiseröhre

38.3.1 Achalasie

engl.: achalasia

Definition. Bei der Achalasie handelt es sich um eine neuromuskuläre Störung, die zu einer Verminderung der Peristaltik und fehlender Erschlaffung des **u**nteren **Ö**sophagus**s**phinkters (UÖS) führt. Histologisch findet sich eine Degeneration argyrophiler Ganglienzellen im unteren Ösophagus und der Kardia. Die Erkrankung wird unterteilt in die **primäre** und die **sekundäre Achalasie**.

Ätiologie. Bei der primären Achalasie ist sie unklar. Die Motilitätsstörung beruht auf einer Störung der cholinergen Innervation des Ösophagus. Dabei sind postganglionäre parasympathische Neurone des Plexus myentericus wie auch extrinsische Vagusfasern (autonome Neuropathie) geschädigt. Die sekundäre Achalasie wird zumeist durch *maligne Er-krankungen* (Kardiakarzinom) verursacht. Hierbei führt die Infiltration nervaler Strukturen zu einer der primären Achalasie gleichartigen Motilitätsstörung.

Epidemiologie. Die Erkrankung ist selten (Inzidenz 1/100000 Einwohner), der Häufigkeitsgipfel liegt zwischen dem 35. und 45. Lebensjahr.

Symptomatik. Das Leitsymptom ist die *Dysphagie* (→ S. 656). Die Symptomatik ist langsam progredient und betrifft das Schlucken fester und flüssiger Speisen. Typisch sind auch *retrosternale Schmerzen* sowie – insbesondere nachts – das Zurückdringen (*Regurgitation*) von unverdauten, nicht sauren Speisen. Die progressive Dysphagie bewirkt einen *Gewichtsverlust*.

Diagnostisches Vorgehen. An Hand der klinischen Symptomatik ist die Differenzialdiagnose zwischen primärer und sekundärer Achalasie (z. B. Malignom) nicht einwandfrei möglich.

◀ 38.1 Achalasie

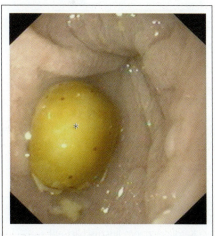

Endoskopischer Befund: Vor der eng gestellten Kardia ist retinierter Speisebrei (*) zu erkennen.

38.2 Röntgen mit Bariumbrei-Schluck

a bei Achalasie **b** Normalbefund

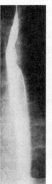
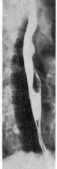
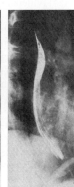

a „Sanduhrförmige" Engstellung der Kardia (Pfeil) und Dilatation der distalen Speiseröhre.
b Zum Vergleich ein Normalbefund nach Bariumbrei- Schluck (p.-a. Röntgenaufnahme).

- **Endoskopie** (38.1): zum Ausschluss eines Malignoms,
- **Röntgen mit Barium-Breischluck:** Erfassung von Motilitätsstörungen; typischerweise findet sich eine funktionelle Engstellung der Kardia und eine prästenotische Dilatation des Ösophagus (Megaösophagus), der armdick werden kann (38.2).
- **Manometrie:** Verifizierung und Quantifizierung der Motilitätsstörung (38.3).

Die Endoskopie des Ösophagus, die auch den Magen einschließen muss, ist erforderlich um ein Kardiakarzinom auszuschließen!

Therapie. Eine kausale Behandlung ist nicht möglich. Das Ziel ist daher die symptomatische Verbesserung der Passagefunktion.
- Erwachsene (>50 Jahre):
  - *pneumatische Dilatation* des UÖS mit einem Ballonkatheter (Erfolg in ca. 80% der Fälle; Komplikation durch Ösophagusperforation in ca. 3% der Fälle); alternativ:
  - *endoskopische Injektion von Botulinustoxin* (bakterielles Nervengift, das reversibel den UÖS lähmt) in die Kardia (Vorteil: nebenwirkungsarm, Nachteil: Behandlung muss etwa alle 6 Monate wiederholt werden).
- Alter ≤50 Jahre und bei Versagen der konservativen Dehnungsbehandlung:

38.3 Ösophagusmanometrie

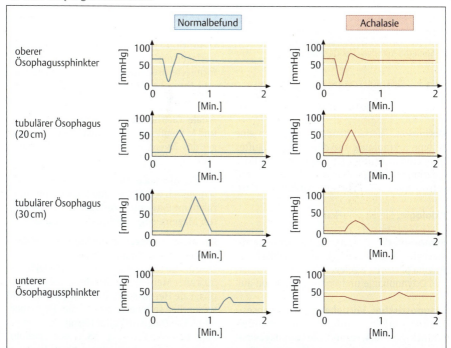

Man erkennt die Verminderung der Kontraktionsamplitude im distalen Ösophagus, den erhöhten Tonus des unteren Ösophagussphinkters (UÖS) sowie die deutlich eingeschränkte schluckreflektorische Erschlaffung des UÖS bei Achalasie im Vergleich zum Normalbefund.

– *operative Kardiomyotomie*: Die wichtigste Komplikation der Kardiomyotomie ist eine postoperative Refluxkrankheit (Häufigkeit: 10–20%, → „Refluxkrankheit", S. 663ff).

Literatur

Allescher HD. Was ist gesichert in der Therapie der Achalasie? Internist. 1993; 34: 1122–29.
Gute Übersicht über aktuelle therapeutische Strategien.

Eckardt VF, Aignherr G, Bernhard G. Predictors of outcome in patients with achalasia treated by pneumatic dilatation. Gastroenterology. 1992; 103: 1732–8.

Parischa PJ, Kallo AN. Recent advances in the treatment of achalasia. Gastrointest Endosc Clin N Am 1997; 7: 191–206.
Neue Möglichkeiten, insbesondere Diskussion über Botulinum toxin.

Pasricha PJ, Ravich WJ, Hendrix TR, Kalloo AN, et al. Intrasphincteric botulinum toxin for the treatment of achalasia. N. Engl. J. Med. 1995; 322: 774–8.
Erste prospektive Studie, die den Effekt von Botulinustoxin bei Achalasie belegt.

Wehrmann T, Jacobi V, Jung M, Lembcke B, Caspary WF. Pneumatic dilatation in achalasia with low compliance balloons. A five year prospective evaluation. Gastrointest. Endosc. 1995; 41: 732–36.
Originalarbeiten zur Therapie der Achalasie mittels pneumatischer Dilatation.

Wehrmann T, Stergiou N. Motilitätsstörungen des Ösophagus. In: Therapie gastroenterologischer Krankheiten. Caspary WF, Mössner J, Stein J, Hrsg. Heidelberg: Springer 2005: 39–48.
Umfassender Lehrbuchartikel über die Therapie aller Motilitätsstörungen des Ösophagus.

38.3.2 Diffuser Ösophagospasmus

engl.: diffuse esophageal spasm

Definition. Hierbei handelt es sich um eine seltene Erkrankung, die durch ein gehäuftes Auftreten nichtpropagativ fortgeleiteter Kontraktionen der Speiseröhre, verbunden mit retrosternalen Schmerzen, charakterisiert ist.

Ätiologie. Sie ist unbekannt.

Symptomatik. Es treten anfallsartige retrosternale Schmerzen (Differenzialdiagnose Angina pectoris!), gelegentlich auch Dysphagie, Odynophagie und Bolusimpaktation auf.

Diagnostisches Vorgehen. Die Diagnosesicherung erfolgt mittels Ösophagus-Breischluck (38.4, rechts). Die Ösophagusmanometrie zeigt die pathophysiologischen Veränderungen am tubulären Ösophagus auf (38.4, links). Die wichtigste Differenzialdiagnose ist die *Angina pectoris*.

Therapie. Diese besteht in der Aufklärung des Patienten über das Vorliegen einer gutartigen Funktionsstörung. Die medikamentöse Therapie erfolgt mit Glyceroltrinitrat (z. B. 2 Hübe Nitrolingual- oder Nitrangin-Spray) oder Diltiazem (z.B. Dilzemretard 2–3 × 90 mg per os). In schweren Fällen ist die Botulinustoxin-Injektion in die Speiseröhre (→ S. 658) oder die operative Längsmyotomie des Ösophagus nötig (→ Lehrbücher der Chirurgie).

38.4 Hiatushernie

engl.: hiatal hernia

Definition. Hierbei handelt es sich um die Verlagerung von Magenanteilen durch präformierte Bruchlücken des Zwerchfells nach intrathrorakal. Man differenziert verschiedene Formen.

Axiale Gleithernie. Verlagerung von Kardia und Magenfundus durch den Hiatus oesophagei des Zwerchfells in das hintere Mediastinum.

Paraösophageale Hernie. Verlagerung ausschließlich von Magenanteilen nach intrathorakal, im Extremfall Verlagerung des gesamten Magens, sog. „Upside-down-Stomach".

Gemischte Hernie. Kombination von paraösophagealer und axialer Hernie.
Eine axiale Hiatushernie findet sich bei bis zu 50 % aller Menschen > 50 Jahren, die paraösophageale Hernie sowie die Mischformen sind wesentlich seltener (max. 5 % aller Hiatushernien). Die *Diagnostik* aller Hernienformen erfolgt endoskopisch (38.5) oder radiologisch durch Ösophagus-Breischluck. Die axiale Hiatushernie stellt an sich keine Veränderung mit Krankheitswert dar (70–80 % der Betroffenen sind beschwerdefrei), sie prädisponiert allerdings zum Reflux. Eine *Therapie* der axialen Hernien ist nur bei gleichzeitig bestehender Refluxerkrankung erforderlich (→ S. 663ff). Hingegen können die (häufig asymptomatischen) paraösophagealen Hernien inkarzerieren und stellen daher eine Indikation zur operativen Korrektur dar.

38.5 Divertikel des Ösophagus

engl.: esophageal diverticula

Definition. Speiseröhrendivertikel sind Ausbuchtungen der Ösophaguswand von unterschiedlicher Größe. Man differenziert in:

38.4 Diffuser Ösophagospasmus

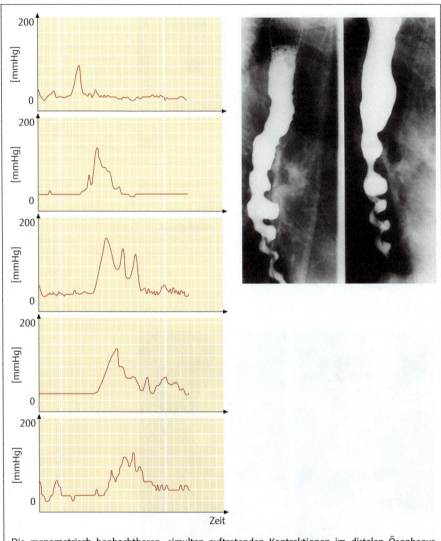

Die manometrisch beobachtbaren, simultan auftretenden Kontraktionen im distalen Ösophagus imponieren im Röntgen-Breischluck als sog. „Korkenzieher-Ösophagus".

38.5 Gemischte Ösophagushernie

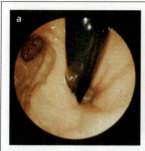 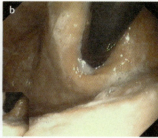

a Endoskopischer Befund einer (kleinen) axialen Hiatushernie (Kardia schließt nicht fest um das Endoskop) sowie einer paraösophagealen Hernie des Magenfundus (linker oberer Bildrand).
b Beim Gesunden hingegen schließt sich die Kardia fest um das Endoskop.

Traktionsdivertikel. Dieser betrifft alle Wandschichten, bevorzugt in der mittleren Ösophagusenge in Höhe der Bifurkation (z. B. parabronchiales Traktionsdivertikel).

Pulsionsdivertikel. Dieser betrifft nur die Schleimhaut. Die Lokalisation ist im Bereich der oberen (= Zenker-Divertikel) und unteren Ösophagusenge (= epiphrenisches Divertikel).

Häufigkeit. 1. Zenker-Divertikel > 2. epiphrenisches Divertikel > 3. parabronchiales Traktionsdivertikel.

38.6 Ösophagusdivertikel

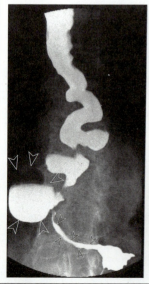 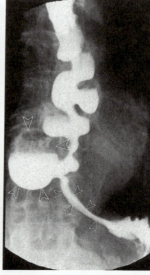

Epiphrenischer Divertikel (große Pfeile) bei einem Patienten mit Achalasie (→ S. 657f). Beachte auch die eng gestellte Kardia (kleine Pfeile).

Ätiopathogenese. *Pulsionsdivertikel* sind die Folge eines Missverhältnisses zwischen intraluminalem Druck und Wandstabilität. *Traktionsdivertikel* entstehen durch Zug von außen (z. B. bei entzündeten Lymphknoten, → „Lymphknoten-Tuberkulose", S. 435ff).

Symptomatik. Ein Divertikel des Ösophagus verhält sich häufig asymptomatisch, evtl. kommen Dysphagie, Globusgefühl, Regurgitation unverdauter Nahrungsbestandteile und rezidivierendes Verschlucken mit Aspiration vor.

Diagnostisches Vorgehen. Der Nachweis erfolgt mittels Röntgen mit Barium-Breischluck, der zusätzlich Lage und Größe des Divertikels erkennen lässt (◐ **38.6**). Die Endoskopie muss unter Vorsicht durchgeführt werden um bei versehentlicher Intubation mit dem Gerät eine Perforation des Divertikels zu vermeiden.

Therapie. Diese erfolgt bei klinisch relevanter Symptomatik zumeist operativ (→ Lehrbücher der Chirurgie).

38.6 Refluxkrankheit und Refluxösophagitis

engl.: **g**astro **e**sophageal **r**eflux **d**isease (*GERD*) bzw. reflux esophagitis

Definition. Die Refluxkrankheit ist gekennzeichnet durch vermehrten Rückfluss von saurem Mageninhalt in den Ösophagus, der zu retrosternalen Schmerzen und einer Refluxösophagitis mit endoskopisch sichtbaren Erosionen führen kann. Ein geringfügiger gastroösophagealer Reflux ist physiologisch (z. B. nach fetten Speisen).

Epidemiologie. Etwa jeder 5. Mensch verspürt gelegentlich Refluxsymptome. Bei etwa 6% der Bevölkerung sind die Beschwerden so ausgeprägt, dass ein Arzt aufgesucht wird.

Ätiologie und Pathogenese. Der untere Ösophagussphinkter (Refluxbarriere) und die Eigenmotilität des Ösophagus (Selbstreinigungsfunktion) sorgen normalerweise für eine Entleerung des Speiseröhreninhaltes in den Magen. Bei der Refluxkrankheit ist dieses synergistische Zusammenwirken aus bisher unbekannter Ursache gestört. Die Pathogenese ist multifaktoriell (◐ **38.7**). Folgende Erkrankungen können Ursache einer sekundären Refluxkrankheit sein:
- Axiale Hiatushernie (→ S. 660),
- Sklerodermie (→ S. 1130f),
- Zustände nach operativen Eingriffen (Kardiaresektion, Kardiomyotomie),
- Schwangerschaft,
- organische Magenausgangsstenose.

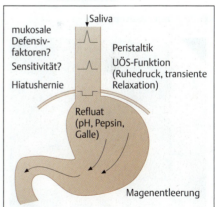

◁ **38.7 Pathophysiologie der Refluxkrankheit**

Durch Motilitätsstörungen, die die Selbstreinigung des Ösophagus behindern und einen Reflux von Magensaft ermöglichen, ist die Schleimhaut aggressiven chemischen Reizen ausgesetzt und reagiert mit einer Entzündungsreaktion.

Symptomatik. Im Vordergrund der Symptomatik stehen Sodbrennen, retrosternaler Schmerz und saures Aufstoßen. Die Beschwerden nehmen typischerweise im Liegen zu, da die Schwerkraft als Refluxbremse wegfällt. Bei Ausbildung einer peptischen Stenose können Dysphagie und Gewichtsverlust auftreten.

Klinischer Verlauf. Die Refluxkrankheit verläuft chronisch. Aus noch nicht geklärter Ursache entwickeln nur ca. 50–60% der Patienten eine Refluxösophagitis. Als *Komplikationen* der Refluxösophagitis können wiederum im Bereich des Übergangs von Plattenepithel (Ösophagus) zu Zylinderepithel (Magen) narbige Verengungen *(peptische Stenosen)* entstehen. Im weiteren Verlauf wird dann manchmal das distale Plattenepithel des Ösophagus durch Zylinderepithel *(Epithelmetaplasie)* ersetzt. Hierdurch verlagert sich die Grenze zwischen Ösophagusepithel und Zylinderepithel nach proximal (sog. *Endobrachyösophagus* oder *Barrett-Ösophagus*, ◀ **38.8**). Ulzera (Barrett-Ulkus) sind in diesem Bereich häufig. Der Barrett-Ösophagus ist eine Präkanzerose, da sich auf Grund von Epitheldysplasien gehäuft Adenokarzinome entwickeln.

„Zehner-Regel" für das Symptom Sodbrennen:
– Jeder 10. Patient mit Refluxbeschwerden hat eine Refluxösophagitis!
– Jeder 10. Patient mit Refluxösophagitis hat einen Barrett-Ösophagus!
– Jeder 10. Patient mit Barrett-Ösophagus entwickelt ein Ösophaguskarzinom!

Diagnostisches Vorgehen. Bei Verdacht wird eine ÖGD durchgeführt. Hiermit kann das Vorliegen einer Ösophagitis oder anderer Komplikationen der Refluxkrankheit nachgewiesen werden. Ferner können beim Vorliegen eines Barrett-Ösophagus Biopsien zum Nachweis möglicher Epitheldysplasien entnommen werden. Nach Savary und Miller wird der endoskopische Befund (◀ **38.9**) in 5 Stadien unterteilt:

◀ **38.8 Barrett-Ösophagus**

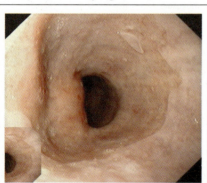

Das im endoskopischen Bild normalerweise weiß erscheinende Plattenepithel des Ösophagus ist durch bei der Endoskopie rötlich erscheinendes Zylinderepithel („Barrett-Epithel") ersetzt. Hierin befindet sich jedoch noch eine Plattenepithelinsel („weißlicher Fleck").

◀ **38.9 Refluxösophagitis**

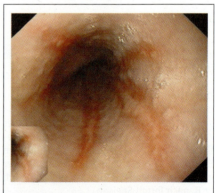

Zahlreiche längs gestellte Erosionen mit Fibrinbelägen im unteren Speiseröhrenabschnitt (entsprechend einer Refluxösophagitis im Stadium I).

Stadium 0: normale Schleimhaut,
Stadium I: solitäre fleckförmige rote Läsionen ohne oder mit Fibrinbelag,
Stadium II: streifenförmige rote Läsionen/Erosionen mit oder ohne Fibrinbelag,
Stadium III: Befall der gesamten Zirkumferenz,
Stadium IV: Komplikationen: Ulkus, Stenose.

Ein Großteil der Patienten (ca. 2/3) mit Refluxbeschwerden weist keine erosiven Schleimhautveränderungen (NERD) auf und entgeht somit der endoskopischen Diagnostik. Der Nachweis der Refluxerkrankung bei Fehlen einer Ösophagitis ist nur mittels *Langzeit-pH-Metrie* über 24 Stunden möglich (38.10). Bei einer Refluxösophagitis liegt der pH-Wert im Ösophagus während mehr als 7 % des Beobachtungszeitraumes unter 4.

Therapie.

Allgemeinmaßnahmen. Diese sind Hochstellen des Bettkopfendes und Schlafen in Rückenlage, Gewichtsreduktion bei Übergewicht sowie die Umstellung der Ernährungs- und Genussmittelgewohnheiten (keine fetten Speisen, kein Alkohol, kein Nikotin).

Medikamentöse Therapie.
- Reduktion der Quantität und Qualität des Refluates durch Supprimierung der Magensäuresekretion mittels:
  – Protonenpumpenhemmern (PPH) (Esomeprazol, z. B. Nexium 2 × 40 g, Omeprazol, z. B. Antra oder Gastroloc 2 × 40 mg, Lansoprazol, z. B. Agopton 2 × 30 mg, Pantoprazol, z. B. Rifun oder Pantozol 2 × 40 mg, Rabeprazol, z. B. Pariet 2 × 20–40 mg) oder
  – H_2-Rezeptor-Antagonisten (Ranitidin, z. B. Sostril oder Zantic 2 × 300 mg bzw. Famotidin, z. B. Pepdul 2 × 20 mg, Nizatidin, z. B. Nizax 2 × 30 mg).
- Verbesserung der Selbstreinigung und Stärkung der Verschlussfunktion des UÖS durch Prokinetika (Metoclopramid, z. B. Paspertin oder Gastrosil 4 × 10 mg, Domperidon, z. B. Motilium 4 × 10 mg). Sinnvoll

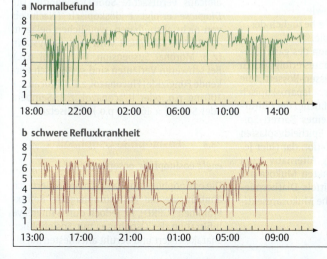

38.10 Langzeit-pH-Metrie bei Refluxkrankheit

a Normalbefund

b schwere Refluxkrankheit

Bei dem Patienten mit schwerer Refluxkrankheit zeigt sich eine deutliche Vermehrung von Refluxepisoden (pH <4; v.a. in der Nacht).

bei Refluxkrankheit ohne Ösophagitis bzw. Refluxösophagitis Grad I.
- Mukosa- oder zytoprotektive Substanzen wie Antazida (z. B. Maaloxan oder Gelusil 4 × 2 Esslöffel) und Sucralfat (z. B. Ulcogant 4 × 1 g) haben zumeist nur einen geringfügigen symptomatischen Effekt (Bedarfsmedikation).
- Bevorzugt wird bei der Therapie der Refluxkrankheit die sog. *Step-down-Therapie*, d. h. Beginn mit hoher Dosis von PPH, dann Reduktion der Dosis.

Unter dieser Therapie über 6–8 Wochen lässt sich eine Abheilung der Ösophagitis bei 90–95 % (Protonenpumpenhemmer) bzw. 75–85 % (H_2-Antagonisten) der Patienten erzielen. Bei jedem 2. oder 3. Patienten kommt es jedoch innerhalb von 6 Monaten zum Rezidiv. In diesem Fall ist eine Rezidivprophylaxe mit Protonenpumpenhemmern in halber Dosierung lebenslang zu empfehlen.

Bougierung. Bei *peptischer Stenose* wird diese – bei Fortführung der medikamentösen Therapie – mittels Bougies unter Röntgendurchleuchtung aufgedehnt.

Operative Therapie. Diese ist nur indiziert bei
- häufigen Rezidiven,
- jüngerem Lebensalter sowie
- mangelhafter Compliance bezüglich der medikamentösen Therapie.

Die operative Rekonstruktion des gastroösophagealen Verschlussapparates erfolgt durch die Fundoplicatio nach Nissen-Rossetti, die heute praktisch immer laparoskopisch durchgeführt wird (→ Lehrbücher der Chirurgie). Auch das Vorliegen eines Barrett-Epithels mit hochgradigen Epitheldysplasien stellt eine Operationsindikation dar (hier jedoch Ösophagusresektion). Alternativ kann eine Abtragung der erkrankten Mukosa auf endoskopischem Wege mittels Diathermieschlinge (sog. endoskopische Mukosaresektion, EMR) erfolgen.

Literatur

Dent J, Jones R, Kahrilas P, Talley NJ, Management of gastro-oesophageal reflux disease in gerneral Practice. Brit Med J 2001; 322: 444–447.
Praktisches diagnostisches und therapeutisches Vorgehen bei der Refluxkrankheit.

Mössner J. Gastroösophageale Refluxkrankheit. In: Therapie gastroenterologischer Krankheiten. Caspary WF, Mössner J, Stein J, Hrsg. Heidelberg: Springer 2005: 3–14.
Umfassende neueste Übersicht über die Therapie der Refluxkrankheit.

Sampliner RE and the Practice Parameters Committee of the American College of Gastroenterology. Am. J. Gastroenterol. 1998; 93: 1028–1032.
Neueste Definition und Leitlinie zur praktischen Diagnostik und Therapie bei Barrett-Ösophagus.

Spechler SJ, Lee E, Ahnen D et al. Long-term outcome of medical and surgical therapies for gastrooesophageal reflux disease. Follow-up of a randomised contolled trial. JAMA 2001; 285: 2331–2338.
Vergleich der medikamentösen zur operativen Therapie der Refluxkrankheit.

38.7 Akute Ösophagitis

Die akute Ösophagitis ist eine seltene Begleiterscheinung bei schweren Allgemeinerkrankungen und Erkrankungen des Respirationstraktes. Am häufigsten ist die durch Candida albicans verursachte **Soor-Ösophagitis**. Die *Diagnose* erfolgt endoskopisch (Nachweis von nicht abspülbaren, weißlichen Belägen; ◄ 38.11). *Therapiert* wird mittels Nystatin (z. B. Moronal Suspension, 6 × 2 ml p.o.). Bei schweren Verläufen sind systemisch wirkende Fungizide (Fluconazol, z. B. Diflucan 2 × 100 mg p.o. oder Itraconazol, z. B. Sempera oder Siros 2 × 100 mg p.o.) einzusetzen.

38.8 Eosinophile Ösophagitis

engl.: eosinophilic oesophagitis

Die eosinophile Ösophagitis manifestiert sich ähnlich wie die gastroösophageale Refluxkrankheit (GERD), ist jedoch durch intensive Infiltration des Ösophagus mit Eosinophilen charakterisiert und beruht am ehesten auf al-

Gutartige Tumoren der Speiseröhre

38.11 Soor-Ösophagitis

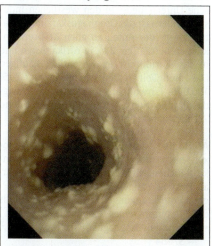

Endoskopisches Bild des Ösophagus bei Soor-Ösophagitis. Beachte die weißen, fest anhaftenden Belege.

lergischer Genese. Sie kommt bei Kindern (meist Jungen) gehäuft vor und ist dort oft mit Allergien und einer peripheren Eosinophilie vergesellschaftet. Bei Erwachsenen tritt sie meist im Alter zwischen 20 und 30 Jahren auf.

Endoskopisch findet man proximale Strikturen oder multiple Ringstrukturen des Ösophagus (ähnlich wie eine Trachea von innen aussehend). Weißliche Papeln (eosinophile Infiltrate) sehen wie Candidabeläge aus. Das endoskopische Bild ist charakteristisch. Anamnestisch geben die Patienten in der Regel eine unklare Bolusobstruktion an.

Die *Therapie* erfolgt mit topischen Kortikoiden (Fluticason (220 µg/Hub, 2 ×/Tag ohne Spacer) oder sogar mit systemischen Kortikoiden (Prednisolon 1 mg/kg/Tag). Neuerdings hat die Therapie mit einem Leukotrienantagonisten, Montelukast (Beginn mit 10 mg/Tag bis 100 mg/Tag, Erhaltungsdosis 20–40 mg/Tag) gute klinische Erfolge gezeigt. Während Kortikoide sowohl zur klinischen Besserung als auch zum Rückgang der eosinophilen Infiltrate führen, bewirkt Montelukast lediglich eine Besserung der klinischen Symptomatik. Säureblocker sind therapeutisch ineffektiv.

38.9 Speiseröhrenerkrankungen bei AIDS

→ auch „Infektionskrankheiten", S. 1002ff

Ein Befall der Speiseröhre bei AIDS durch sekundäre Infektionen oder Tumoren kann zu starken retrosternalen Schmerzen und Odynophagie führen, die dann häufig die Nahrungsaufnahme erschweren. Am häufigsten ist die Soor-Ösophagitis (s. o.), gefolgt von Herpes-simplex- und Zytomegalievirusinfektionen, die umschriebene Ulzera bilden. Das Kaposisarkom (→ „Infektionskrankheiten", S. 1006) kann im Ösophagus zu Blutungen und Stenosen führen.

38.10 Gutartige Tumoren der Speiseröhre

engl.: benign tumors of the esophagus

Allgemeines. Benigne Tumoren der Speiseröhre sind wesentlich seltener als Malignome. Man unterscheidet zwischen **intramuralen** und **intraluminalen** Tumoren. Zumeist sind sie mesenchymalen (Granularzelltumor, Leiomyome, gastrointestinale Stromatumore (GIST), Leiomyome, Fibrome, Lipome, Hämangiome, Myxome), seltener epithelialen Ursprungs (Zysten, Papillome).

Symptomatik. Das Leitsymptom ist die Dysphagie, nicht selten sind die Patienten jedoch asymptomatisch.

Diagnostisches Vorgehen. Durchführung eines Ösophagus-Breischluck (intramurale Tumoren) und/oder einer Endoskopie (intraluminale Tumoren). Die Tiefenausdehnung wird durch die Endosonographie beurteilt.

Therapie. Intraluminale Tumoren <4 cm werden mit der Diathermieschlinge endoskopisch abgetragen. Bei größeren Tumoren ist ein operatives Vorgehen notwendig.

38.11 Ösophaguskarzinom

engl.: esophageal carcinoma, carcinoma of the esophagus

Definition. Hierbei handelt es sich um epitheliale Malignome, prinzipiell können *Plattenepithel-* oder *Adenokarzinome* vorliegen. Die Abgrenzung zwischen dem Adenokarzinom des distalen Ösophagus (beim Barrett-Ösophagus, → S. 664) und dem primär vom Magen ausgehenden Kardiakarzinom (◐ **38.12**) ist mitunter schwierig. Definitionsgemäß liegt dann ein distales Ösophaguskarzinom vor, wenn der Tumor histologisch von Plattenepithel umgeben ist.

◐ **38.12 Kardiakarzinom**

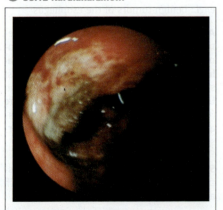

Im endoskopischen Bild sieht man einen ulzerösen Tumor links neben dem aus der Kardia austretenden Endoskop.

Epidemiologie. Es gibt erhebliche geografische Unterschiede. In den westlichen Industrieländern ist das Ösophaguskarzinom relativ selten (der Anteil an allen Krebserkrankungen beträgt ca. 2 %), in Afrika, Asien und in der Karibik ist es wesentlich häufiger. Die Häufigkeit in Deutschland beträgt 2–5/100.000 Einwohner. In Deutschland liegt das Prädilektionsalter zwischen dem 6. und 7. Lebensjahrzehnt ($\male : \female = 3 : 1$).

Ätiologie. Ätiologisch werden exogene Noxen (hochprozentiger Alkohol, heiße Getränke, Rauchen, Nitrosamine, Natriumglutamat) als Ursachen angesehen. Die folgenden benignen Vorerkrankungen begünstigen ebenfalls die Entstehung eines Ösophaguskarzinoms.
- Endobrachyösophagus (Barrett-Syndrom, → S. 664),
- Verätzungsnarben (→ S. 1166f),
- Achalasie (→ S. 657ff) und
- Plummer-Vinson-Syndrom (→ S. 880f).

Pathologie. Das *Plattenepithelkarzinom* ist mit 75–80 % der histologisch vorherrschende Typ. Adenokarzinome sind seltener (ca. 20–25 % der Fälle), aber ihre Inzidenz ist steigend. Bei beiden Formen stehen neben der intramuralen Ausbreitung eine frühzeitige Infiltration in die Umgebung (Aorta, Bronchialtrakt) sowie lymphogene Metastasierung im Vordergrund. Meistens ist das Ösophaguskarzinom an den 3 physiologischen Engstellen lokalisiert (Ösophaguseingang, Trachealbifurkation, Zwerchfelldurchtritt).

Klassifikation. Die Stadieneinteilung (Staging) erfolgt nach der *TNM-Klassifikation* (🝆 **38.1**). Wichtig ist die präoperative Stadieneinteilung, da Therapie und Prognose von Stadium und Lokalisation des Tumors abhängig sind. Die meisten Ösophaguskarzinome (70 %) befinden sich bei Diagnosestellung bereits im Stadium III oder IV.

Ösophaguskarzinom

38.1 Stadieneinteilung des Ösophaguskarzinoms – Stadieneinteilung nach UICC

Stadium	T-Stadium	N-Stadium	M-Stadium
0	Tis	N0	M0
I	T1	N0	M0
IIA	T2-T3	N0	M0
IIB	T1-T2	N1	M0
III	T3	N1	M0
	T4	jedes N	M0
IV	jedes T	jedes N	M1
IVA	jedes T	jedes N	M1a
IVB	jedes T	jedes N	M1b

Tis Tumor in situ – nichtinvasives Karzinom
T1 Tumor infiltriert Lamina propria mucosae und Tela submucosae
T2 Tumor infiltriert Tunica muscularis
T3 Tumor infiltriert Tunica adventitia
T4 Tumor infiltriert Nachbarstrukturen
M0 keine Fernmetastasen

M1 Fernmetastasen
oberhalb der Trachealbifurkation
- M1a: Befall zervikaler Lymphknoten
- M1b: andere Fernmetastasen
unterer thorakaler Ösophagus
- M1a: Befall zöliakaler Lymphknoten
- M1b: andere Fernmetastasen

N0 keine regionalen Lymphknotenmetastasen
N1 regionale Lymphknotenmetastasen

Symptome. In der Regel macht sich das Ösophaguskarzinom erst durch Spätsymptome bemerkbar. Diese sind:
- Dysphagie (Leitsymptom; 2/3 der Zirkumferenz müssen befallen sein),
- retrosternale Schmerzen,
- Gewichtsverlust,
- Regurgitation,
- Singultus (Infiltration des N. vagus),
- Heiserkeit (Rekurrensparese),
- Reizhusten,
- pulmonale Beschwerden bei Auftreten von Fisteln zum Tracheobronchialtrakt sowie gelegentlich
- Hämatemesis

Diagnostisches Vorgehen. Die Diagnosestellung erfolgt mittels:

Endoskopie (38.13a). Lokalisation und histologische Klärung der Dignität des Tumors. Durch den Einsatz von Färbetechniken (sog. Chromoendoskopie) lassen sich Plattenepithel- und Adenokarzinome häufig schon im Frühstadium (als intramukosaler Tumor, T1) erfassen. Für das „Staging" wichtige zusätzliche Untersuchungen sind:

Endosonographie. Ausdehnung und Größe des Tumors sowie lokaler Lymphknotenbefall (38.14).

Sonographie des Abdomens. Suche nach Lebermetastasen.

Röntgenaufnahme des Thorax. Suche nach Lungenmetastasen und Beurteilung des Lungenhilus.

Bronchoskopie. Ausschluss einer Infiltration des benachbarten Bronchialsystems.

Computertomographie (CT). Die diagnostische Treffsicherheit der Endosonographie zum „Staging" des T- und N-Stadiums eines Ösophaguskarzinoms ist jedoch bedeutend höher als die des CT.

◁ **38.13 Endoskopie eines Ösophaguskarzinoms**

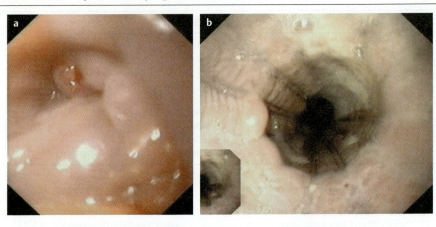

a Plattenepithelkarzinom der Speiseröhre, das subtotal stenosierend wächst.
b Durch Einlage eines Metallstents wird das Ösophaguslumen wieder eröffnet.

Therapie. Eine kurative Behandlung ist im Stadium T1 durch eine endoskopische Abtragung in vielen Fällen möglich. Im Stadium T2N0-1 bzw. Stadium T3N0 ist die operative Resektion des Ösophagus (mit nachfolgendem Magenhochzug) Verfahren der Wahl. In fortgeschrittenen Stadien (ab T3, N1 und höher) bzw. beim Vorliegen von Fernmetastasen (unabhängig vom T- oder N-Stadium) kann durch eine kombinierte Radio-Chemotherapie (RCT) ein „Down-Staging" der Tumorerkrankung mit – im Falle der erfolgreichen RCT – nachfolgender operativer Ösophagusresektion versucht werden. Falls eine operative Therapie und/oder RCT bei dem Patienten auf Grund eines hohen Lebensalters oder fortgeschrittener Ko-Morbidität zu risikoreich erscheint, kann eine Palliation der Dysphagie durch Implantation (endoskopisch) einer Metallendprothese (◁ **38.13**) oder durch Laserkoagulation angestrebt werden.

◁ **38.14 Endosonographie zum Staging des Ösophaguskarzinoms**

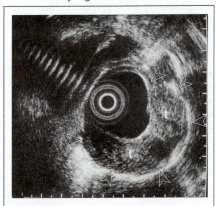

Die Ausdehnung des semizirkulär wachsenden Tumors im rechten unteren Bildausschnitt (Pfeile) ist zu beurteilen.

Prognose. Das Ösophaguskarzinom hat eine schlechte Prognose, die mittlere Überlebenszeit beträgt vom Beginn der Dysphagie an 8 Monate. Auch die 5-Jahres-Überlebensrate fortgeschrittener Tumoren (Stadium II u. III) nach potenziell kurativer Operation ist mit ca. 10–30% unbefriedigend. Die Operationsletalität liegt bei 5–10%. 95% der Ösophaguskarzinome sind zum Zeitpunkt der Diagnose nicht mehr kurativ behandelbar.

Literatur

Halm U, Witzigmann H. Ösophagustumoren. In: Therapie gastroenterologischer Krankheiten. Caspary WF, Mössner J, Stein J, Hrsg. Heidelberg: Springer 2005: 24–30.
Umfassender Lehrbuchartikel über die Therapie des Ösophaguskarzinoms.
Knyrim K, Wagner HJ, Bethge N, et al. A controlled trial of expansible metal stent for palliation of esophageal obstruction due to inoperable cancer. New Engl. J. Med. 1993; 329: 1302–1307.
Deutsche Studie, die den Fortschritt der endoskopischen Palliation beim Ösophaguskarzinom durch den Einsatz von Metallendoprothesen begründete..
Reed CE. Surgical management of esophageal carcinoma. Oncologist 1999; 4: 95–105.
Aktuelle Übersicht der chirurgischen Therapie des Ösophaguskarzinoms.
Richel DK, Vervenne WL. Systemic treatment of oesophageal cancer. Europ J Gastroenterol Hepatol 2004; 16: 249–254.
Ausführliche Übersicht über die Chemotherapie und Radiotherapie des Ösophaguskarzinoms.

38.12 Verätzungen

→ „Vergiftungen", S. 1166.

38.13 Boerhaave-Syndrom (Spontanruptur des Ösophagus)

Es handelt sich um die Ösophagusruptur unter akuter Druckbelastung, z. B. bei heftigem Erbrechen oder Würgen. Zumeist besteht ein *dramatisches Krankheitsbild*, das zu einer potenziell tödlich verlaufenden Mediastinitis führen kann. Die *Therapie* ist zunächst konservativ und besteht aus Nahrungskarenz für 2–4 Tage, parenteraler Ernährung, Antibiotika (z. B. Cefotaxim, Claforan 3 × 2 g i.v. und Metronidazol, Clont oder Flagyl 2 × 0,5 g i.v. über 5 Tage), endoskopische Fibrinklebung des Schleimhautdefektes oder temporäre Überbrückung mit Endoprothese. Bei Zeichen einer generalisierten Sepsis muss operiert werden (dann beträgt die Letalität ca. 50%).

39 Magen und Zwölffingerdarm

Wolfgang F. Caspary, Till Wehrmann

39.1	Physiologie	672	39.9	Funktionelle Dyspepsie (FD) ... 684
39.2	Leitsymptome	672	39.10	Tumoren des Magens 686
39.3	Spezielle Untersuchungs-		39.10.1	Benigne Tumoren 686
	methoden	675	39.10.2	Gastrointestinale Stroma-
39.3.1	Untersuchung zur Helicobacter-			tumoren (GIST-Tumore) 687
	pylori-(H.-p.-)Besiedlung der		39.10.3	Magenkarzinom 688
	Magenschleimhaut	675	39.10.4	Lymphome des Magens 691
39.3.2	Röntgenuntersuchungen	675	39.11	Spezielle Folgezustände nach
39.4	Spezielle Therapieformen	676		Magenoperationen 692
39.5	Akute Gastritis	677	39.11.1	Rezidivulkus im operierten
39.6	Chronische Gastritis	678		Magen 692
39.7	Riesenfaltengastritis	680	39.11.2	Obere gastrointestinale Blutung 693
39.8	Gastroduodenale Ulkuskrankheit	680		

39.1 Physiologie

Die Anordnung der verschiedenen **Wandschichten** des Rumpfdarmes ist prinzipiell in allen Abschnitten gleich (◉ **39.1**), Unterschiede entstehen aus der Variation innerhalb der einzelnen Schichten (z. B. unterschiedliche Arten exokriner Zellen).

Der **Magensaft** besteht zum einen aus Substanzen, die die aufgenommenen Speisen verdauen können (Salzsäure, Endopeptidasen) und zum anderen muss das Epithel der Magenschleimhaut durch schützende Substanzen, wie z. B. Bicarbonat und zähen Schleim, vor einer Zerstörung bewahrt werden. Um beiden Anforderungen gerecht zu werden, gibt es viele Faktoren, die an der Regulation der Magensaftproduktion beteiligt sind (◉ **39.2**).

39.2 Leitsymptome

- Epigastrischer Schmerz,
- Völlegefühl,
- Inappetenz,
- Übelkeit, ggf. mit Erbrechen,
- Blähungen.

Die Symptome einer akuten Gastritis und des gastroduodenalen Ulkusleidens sind sehr ähnlich, eine chronische Gastritis verläuft zumeist asymptomatisch. Magenkarzinome und -lymphome verursachen gleichfalls die o. g. Beschwerden, die Symptomatik ist jedoch zumeist wesentlich geringer ausgeprägt, so dass die Diagnosestellung hierdurch häufig verzögert wird (somit ist insbesondere bei Patienten >45 Jahren und „milden" Oberbauchbeschwerden eine diagnostische Abklärung unbedingt erforderlich).

39.1 Wandschichten des Rumpfdarms

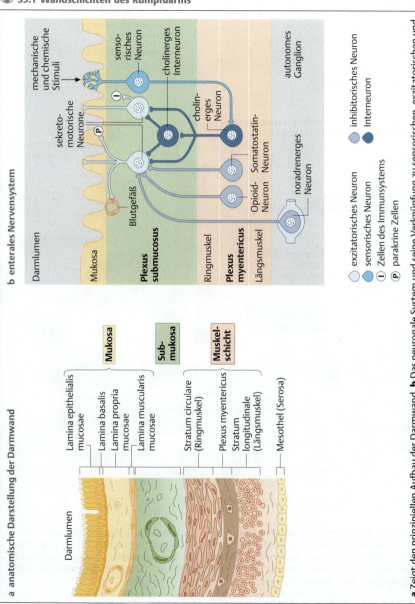

a Zeigt den prinzipiellen Aufbau der Darmwand. **b** Das neuronale System und seine Verknüpfung zu sensorischen, exzitatorischen und sekretomotorischen Neuronen zur Regulation der intestinalen Motilität und Resorption/Sekretion.

39.2 Regulation der Magensaftproduktion

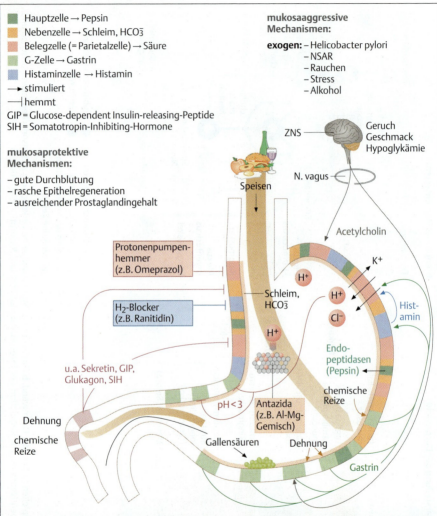

Dargestellt sind zum einen die endogenen Mechanismen der Regulation der Magensaftproduktion und zum anderen die endo- und exogenen Einflussfaktoren auf die Mukosaintegrität. An der kleinen Kurvatur (linke Bildhälfte) wurden die protektiven und an der großen Kurvatur die wichtigsten aggressiven und pH-Wert-senkenden Mechanismen zusammengefasst. Ein pH < 3 ist bei intaktem Regelkreis der stärkste Inhibitor der Gastrinproduktion.

39.3 Spezielle Untersuchungsmethoden

39.3.1 Untersuchung auf Helicobacter-pylori-(H.-p.-)Besiedlung der Magenschleimhaut

Histologie. Sensitiver und spezifischer Nachweis von H.p. im Biopsiematerial.

Urease-Schnelltest (**CLO-** [= **C**ampylobacter-**L**ike-**O**rganism-]Test). Einbringen der Biopsie in ein Harnstoffmedium; der Harnstoffverbrauch von H.p. kann durch einen Farbindikator kenntlich gemacht werden; Sensitivität um 90 %, Vorliegen des Ergebnisses in 12–24 Stunden.

^{13}C-Harnstoff-Atemtest. Der Patient bekommt oral 75 mg ^{13}C-markierten Harnstoff verabreicht. H.p. bildet daraus mit Hilfe seiner Urease $^{13}CO_2$, welches in der Atemluft des H.-p.-infizierten Patienten mittels Massenspektrometrie nachweisbar ist. *Vorteil:* nichtinvasiv; *Nachteil:* Proben der Atemluft müssen meist in Speziallabors untersucht werden, der Atemtest kann eine Gastroskopie nicht ersetzen.

Serologie. Gibt nur im Rahmen epidemiologischer Untersuchungen Auskunft über die Durchseuchungsfrequenz mit H.p.

Stuhltest. Es steht auch ein Stuhltest mit einer guten Sensitivität und Spezifität zur Erfassung einer H.-p.-Infektion zur Verfügung.

Bei ca. 50 % aller Menschen über 50 Jahren lässt sich eine H.-p.-Infektion des Magens nachweisen.

Endoskopie. → S. 656f.

39.3.2 Röntgenuntersuchungen

Magen-Darm-Passage (MDP). Der obere Magen-Darm-Trakt kann durch perorale Applikation von Bariumsulfat radiologisch sichtbar gemacht werden. Ist insbesondere das Schleimhautrelief von Interesse, kann nach der Kontrastmittelgabe der entsprechende Abschnitt mit Luft (z. B. durch Gabe eines Gas bildenden Granulates) gefüllt werden. Das Kontrastmittel schlägt sich dann als dünner Belag auf der Schleimhaut nieder (Doppelkontrastverfahren).

Bei dem geringsten Verdacht auf eine Perforation des Gastrointestinaltraktes ist die Anwendung von Bariumsulfat absolut kontraindiziert. Es muss dann ggf. auf wasserlösliche Kontrastmittel (z. B. Gastrografin) ausgewichen werden.

Literatur

Caspary WF, Arnold R, Bayerdörffer E, Behrens R, Birkner B, Braden B, et al. Diagnostik und Therapie der Helicobacter-pylori-Infektion. Leitlinien der Deutschen Gesellschaft für Verdauungs- und Stoffwechselkrankheiten. Z. Gastroenterologie. 1996; 34: 392–401.
Leitlinienartikel zur Standardtherapie der Helicobacter-pylori-Infektion.
Chan FKL. Helicobacter pylori, NSAIDS and gastrointestinal haemorrhage. Europ J Gastroenterol Hepatol. 2002; 14: 1–3.
Übersicht über den Zusammenhang zwischen NSAR-Einnahme und Gastrointestinalblutung.
Cutler AF, Havstad S, Ma CK, Blaser MJ, Perez-PerezGI, Schubert TT. Accuracy of invasive and noninvasive tests to diagnose Helicobacter pylori infection. Gastroenterology. 1995; 109: 136–141.
Übersicht zur Diagnostik der H.-p.-Infektion.
Malfertheiner P, Megraud F, O'Morain C et al. Current concepts in the management of Helicobacter pylori infection – The Maastricht 2–2000 Consensus Report. Aliment Pharmacol Therap. 2002; 16: 167–180.
Eurpäischer Konsensus-Report über die Therapie der Helicobacter pylori Infektion des Magens.

39.4 Spezielle Therapieformen

Häufig verwendete Medikamente
(→ auch 👁 **39.2**, S. 674 und medikamentöse Therapie der Refluxkrankheit, S. 665f):

H$_2$-Rezeptoren-Blocker.
Substanzen: Ranitidin, Nizatidin, Dosierung 2 × 150 mg oder 300 mg abends, oder Famotidin, 40 mg abends, Cimetidin 2 × 400 mg.
Wirkprinzip: Hemmung der Histaminwirkung an den Belegzellen. Bei üblicher Dosierung (s. u.) Reduktion der Magensäuresekretion um ca. 60 %, Wirkung erfolgt vorwiegend nachts (unabhängig von Einnahmemodus!).

Niereninsuffizienz erfordert Dosishalbierung, Interferenz am Cytochrom-P450-System.

Protonenpumpenhemmer (PPH).
Substanzen: Omeprazol (z. B. Antra MUPS, verschiedene Generika), Esomeprazol (z. B. Nexium MUPS), Lansaprazol (z. B. Agopton, Lanzor), Pantoprazol (z. B. Pantozol, Rifun), Rabeprazol (z. B. Pariet).
Wirkprinzip: Hemmung der H$^+$/K$^+$-ATPase in den Belegzellen. Die Bindung der PPH an das Enzym ist irreversibel, die Sekretionshemmung wird erst wieder durch die natürlich Regeneration der Zellen aufgehoben. In üblicher Dosierung (s. u.) Reduktion der Säuresekretion um ca. 90 %. Bei Dosissteigerung nur noch minimale Wirkungserhöhung.

Interaktion mit Cytochrom-P450-System, fragliche Induktion von Hörstörungen und Optikusatrophien nach hoch dosierter i. v.-Gabe. Erhöhung des Serumgastrinspiegels unter Dauermedikation.

Antazida.
Substanzen: Mg-Al-haltige Gemische (z. B. Maaloxan, Trigastril, Gelusil, Kompensan, Gelofalk; niedrige Dosierung mit 225 mmol/d Säureneutralisationskapazität ist ausreichend; Hydrotalcit (z. B. Talcid 3 × 1 g) oder Magaldrat (z. B. Riopan oder Marax 3 × 800 mg).
Wirkprinzip: Säureneutralisation und zusätzlicher mukosaprotektiver Eigeneffekt des Al-Komplexes. Antazida sind in Bezug auf die Ulkusabheilung ebenso effektiv wie H$_2$-Blocker.

Cave: Magnesium- und Aluminiumakkumulation bei Niereninsuffizienz.

Sucralfat.
Substanz: Aluminium-Saccharose-Komplex (z. B. Ulcogant 4 × 1 g),
Wirkprinzip: wirkt mukosaprotektiv durch Bildung einer Schutzschicht auf dem Ulkusgrund; keine Säure neutralisierende Wirkung.

Wismutpräparate.
Substanz: in Deutschland steht nur noch ein Wismutpräparat zur Verfügung (Wismutnitrat, Angass), Wismutsubsalizylat ist über die internationale Apotheke zu beziehen.
Wirkprinzip: obwohl seit 30 Jahren verwendet, bisher unklar; kein Säure neutralisierender Effekt in der Monotherapie möglicherweise geringe bakterizide Wirkung (Helicobacter pylori!) zu erwarten.

Durch Wismutpräparate kann eine Schwarzfärbung des Stuhls hervorgerufen werden (ohne GI-Blutung), Differenzialdiagnose: Teerstuhl. Bei langjähriger Therapie droht eine Wismut-Enzephalopathie.

Prokinetika.
Metoclopramid (z. B. Paspertin oder Gastrosil 3 × 10–20 mg) oder Domperidon (z. B. Motilium 3 × 10 mg). Diese Substanzen weisen selbst bei langfristiger Behandlung ein günstiges Nebenwirkungsprofil auf.

Sanierungstherapie bei Infektion mit Helicobacter pylori
→ **39.3**, S. 682.

39.5 Akute Gastritis

Synonym: Magenschleimhautentzündung
engl.: acute gastritis

Definition. Hierbei handelt es sich um eine akute Magenschleimhautschädigung als Folge schwerer Traumen, Verbrennungen (Curling-Ulkus), Sepsis, Blutung, Schock, Urämie, Azidose, nach Operationen, maschineller Beatmung, nach Einnahme von magenschädigenden Medikamenten: ASS, NSAR oder Alkohol.

Epidemiologie. Stressulzera sind häufig und werden bei 5–20 % der Patienten unter intensivmedizinischen Bedingungen beobachtet. Ca. 60 % sind ulcera ventriculi, 30 % sind Ulcera duodeni, bei 10 % finden sich Läsionen im Magen und Duodenum. Bei 5–15 % treten Schleimhautblutungen mit bedrohlichen Blutverlusten auf.

Ätiopathogenese. Mehrere exogene und endogene Ursachen werden diskutiert (T 39.1). Es kommt zu einem Zusammenbruch der alkalischen Mukosabarriere durch die Anwesenheit von Säure oder die Schädigung der Magenschleimhaut durch nichtselektive NSAR. Der Zusammenbruch der Magenmukosabarriere führt zu einer verstärkten Rückdiffusion von H^+-Ionen zu einer Verminderung der Prostaglandinsynthese, der Schleim- und Bikarbonatproduktion, der ATP-Bildung der Mukosa, der Zellregeneration, und der Durchblutung.

Symptomatik. Die Patienten leiden unter Übelkeit, Erbrechen, epigastrischem Schmerz, Völlegefühl, Blähungen und Aufstoßen.

Diagnostisches Vorgehen.
- **Anamnese:** Evaluierung einer ggf. vorliegenden exogenen Ursache (s. o.).
- **Körperliche Untersuchung:** Häufig findet sich ein druckschmerzhaftes Epigastrium.
- **Gastroskopie** (👁 39.3): Es zeigen sich entweder ein Schleimhauterythem, z. T. mit Petechien oder erosiven Schleimhautdefekten. Die differenzialdiagnostische Abgrenzung zum gastroduodenalen Ulkusleiden ist nur endoskopisch möglich.

Therapie. Das Ausschalten der Noxe ist wichtigste therapeutische Maßnahme (→ T 39.1)! Falls dies nicht ausreicht, kann zusätzlich bis zum Abklingen der Symptome medikamentös mit Antazida, H_2-Blockern

T 39.1 Ursachen einer akuten Gastritis

Exogene Ursachen	Endogene Ursachen

• exzessiver Alkoholgenuss
• Medikamente:
  – nichtsteroidale Antirheumatika (z. B. ASS, Indometacin)
  – Zytostatika
• Infektion:
  – Zytomegaliviren
  – Herpesviren
  – Candida albicans
  – Helicobacter pylori
• Strahlentherapie
	• Stress:
	  – psychische Belastungen
	  – physische Belastungen (z. B. Langzeitbeatmung, Kreislaufschock, Schädel-Hirn-Trauma, Verbrennung)
	• hypertensive Gastropathie bei Leberzirrhose mit Pfortaderhochdruck

39.3 Antrumgastritis

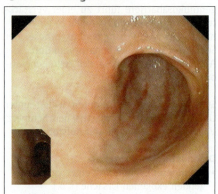

Endoskopischer Aspekt einer Antrumgastritis mit streifiger Rötung der präpylorischen Mukosa.

oder Prokinetika (→ S. 676f) therapiert werden.
Bei Blutung ist eine Blutungsstillung mit Protonenpumpenhemmer (i.v.) indiziert, insbesondere bei Stress-Ulkus auf der Intensivstation!

Beim sog. Stress-Ulkus handelt es sich nicht um ein Ulkus, sondern um eine akute erosive Gastritis, die genauso intensiv bluten kann wie ein Ulkus.

Prävention. Bei Intensivstationspatienten mit entsprechenden Risikofaktoren wie Urämie, Hypoxämie, maschineller Beatmung, Sepsis, ausgedehnten operativen Eingriffen (z. B. Schädel-Hirn-Traumata) muss eine Prävention mit Protonenpumpenblockern i.v. durchgeführt werden.

Verlauf und Komplikationen. Eine akute Gastritis heilt meist spontan ab. Als Komplikation kann es zu einer gastrointestinalen Blutung kommen, insbesondere bei Vorliegen einer akut erosiven Gastritis. Blutungen im Rahmen einer akuten Gastritis sistieren zumeist spontan innerhalb von 24 h. Erosionen sind flache Läsionen, die im Unterschied zum Ulkus die Lamina muscularis mucosae nicht überschreiten (→ 39.1, S. 673); sie heilen daher ohne Narbenbildung ab.

39.6 Chronische Gastritis

engl.: chronic gastritis

Definition. Hierbei handelt es sich um eine histologisch nachweisbare chronische Entzündung der Magenschleimhaut in Korpus oder Antrum, die nicht unbedingt mit klinischen Symptomen einhergehen muss.

Einteilung nach dem ABC-Schema. (→ 39.2). Selten kommt es zu einer Gastritis im Rahmen eines Morbus Crohn, einer eosinophilen Gastroenteritis oder granulomatöser Erkrankungen, wie z. B. Tuberkulose und Sarkoidose. Eine Sonderform ist die Riesenfaltengastritis (→ S. 680).

Diagnostisches Vorgehen.

Diagnosestellung. Histologische Untersuchung der im Rahmen der Gastroskopie entnommenen Biopsien (stets aus Magenkorpus und Antrum!). Makroskopisch findet sich häufig ein Schleimhauterythem, auch erosive Defekte lassen sich nachweisen. Die Feststellung der **Ursache** erfolgt durch:
- *Anamnese:* Einnahme von nichtsteroidalen Antirheumatika (NSAR), Magenoperationen.
- Suche nach einer *Helicobacter-pylori-(H.-p.-)Infektion* der Magenschleimhaut (→ „Spezielle Untersuchungsmethoden", S. 675),
- *Serologie:* Bestimmung der Antikörpertiter gegen Parietalzellen und Intrinsic Factor,
- Dokumentation von *Komplikationen*,
- Bei *Typ-A-Gastritis:* Bestimmung des Vitamin-B_{12}-Spiegels im Serum (normal:

39.2 Einteilung der chronischen Gastritiden nach dem ABC-Schema

	Typ A	Typ B	Typ C
Ätiologie	**autoimmun** Antikörper gegen Parietalzellen (APCA) und Intrinsic Factor (essenziell für Vitamin-B_{12}-Resorption)	**bakteriell** Helicobacter pylori (H.p.; oral- oder fäkal-orale Übertragung) sehr selten: Zytomegalievirus, enteroinvasive Bakterien	**chemisch** nichtsteroidale Antirheumatika (NSAR), Gallereflux nach subtotaler Gastrektomie (Billroth I oder II)
Häufigkeit	5 %	85 %	10 %
Lokalisation	Beginn im Korpus; Fundus	Beginn im Antrum, aszendierende Ausbreitung	Fundus, Korpus, Antrum
Verlauf und Komplikationen	komplette Schleimhautatrophie, Achlorhydrie, Hypergastrinämie, Vit.-B_{12}-Mangel: perniziöse Anämie (→ S. 885 ff.), funikuläre Myelose, Polyneuropathie, Depression	Hypochlorhydrie (keine Achlorhydrie oder Hypergastrinämie), Ulcus ventriculi, erhöhte Inzidenz von Magenkarzinomen (→ S. 688 ff.) und primären B-Zell-Magenlymphomen	akut einsetzend, selbst limitierender Verlauf nach Elimination der Noxe bzw. Medikamenten
Therapie	ggf. parenterale Substitution von Vitamin B_{12}	evtl. H.-p.-Sanierungstherapie (→ 39.3, S. 682); eine relevante Beeinflussung der Symptomatik ist nicht einwandfrei belegt	Vermeiden der Noxe (NSAR)
engl.	autoimmune gastritis	Helicobacter pylori-associated gastritis, bacterial gastritis	chemical gastritis

120–700 pmol/l), Blutbild, neurologische Untersuchung, Ausschluss von weiteren Autoimmunerkrankungen.

Symptomatik. Die meisten Patienten haben keine Symptome. Gelegentlich kommt es zu unspezifischen Oberbauchbeschwerden, wie z. B. Blähungen, Aufstoßen oder postprandialem Völlegefühl.

Verlauf. Die chronische Gastritis führt häufig zur Schleimhautatrophie des Magens mit konsekutiver sekretorischer Insuffizienz (Hypo- oder Achlorhydrie). Im langjährigen Verlauf kann es zu einer *intestinalen Metaplasie* der Korpusschleimhaut kommen, auf deren Boden (eher selten) Neoplasien wie z. B. Karzinoide oder Adenokarzinome entstehen können. Endoskopische Befundkontrollen mit Biopsie sind daher bei atrophischer Gastritis alle 12 Monate sinnvoll.

39.7 Riesenfaltengastritis

Synonym: Morbus Ménétrier
engl.: giant fold gastritis, Ménétrier's disease

Bei der Riesenfaltengastritis handelt es sich meist um einen endoskopischen Zufallsbefund bei asymptomatischen Patienten. Die Riesenfalten (>10 mm) verstreichen trotz maximaler Luftinsufflation nicht. Histologisch kann eine foveoläre Hyperplasie nachgewiesen werden. Selten ist die Riesenfaltengastritis Ursache von Diarrhö und intestinalem Eiweißverlust (exudative Enteropathie). Die *Therapie* besteht in der H.-p.-Eradikation (→ 39.3, S. 682) und ggf. nachfolgend in der endoskopischen Schlingenresektion der vergrößerten Falten.

Literatur

Anand BS, Graham DY. Ulcer and gastritis. Endoscopy. 1999; 31: 215–25.
Gute Übersicht zur endoskopischen und histologischen Gastritisdiagnostik.

39.8 Gastroduodenale Ulkuskrankheit

Synonym: peptisches Ulkus, Magengeschwür, Zwölffingerdarmgeschwür
engl.: peptic/gastric/duodenal ulcer

Definition. Hierbei handelt es sich um einen Schleimhautdefekt, der – im Gegensatz zur Erosion – die Lamina muscularis mucosae (→ 39.1, S. 673) überschreitet. Je nach Lokalisation unterscheidet man zwischen Ulcus ventriculi (UV) und Ulcus duodeni (UD).

Epidemiologie.

Ulcus ventriculi. Männer und Frauen sind gleich häufig betroffen bei einem Häufigkeitsgipfel im 6. Lebensjahrzehnt.

Ulcus duodeni. Es ist viermal häufiger als das UV, wobei man eine weltweit rückläufige Inzidenz beobachtet. Insgesamt erkranken in Deutschland 5–15 % der Bevölkerung im Laufe des Lebens an einem Ulcus duodeni. Die Inzidenz beträgt 0,2 % bei Männern und 0,1 % bei Frauen. UD treten gehäuft im Frühjahr und im Herbst auf. Durch die Einführung der Heliobacter-Eradikation (s. u.) ist die Inzidenz der gastroduodenalen Ulkuskrankheit rückläufig.

Ätiologie und Pathogenese. Es besteht ein Ungleichgewicht zwischen aggressiven und defensiven Faktoren der Mukosa (→ 39.2, S. 674). Bei den agressiven Faktoren handelt es sich um Säure, Pepsin, Gallensäuren und Lysolecithin. Die defensiven Faktoren sind eine intakte Durchblutung, ungestörte Schleim- und Alkalisekretion, rasche zelluläre Regenerationsrate und ausreichender Prostaglandingehalt der Mukosa.
Prädisponierende Begleitfaktoren sind insbesondere Rauchen und eine NSAR Dauermedikation. Unter Einnahme nichtsteroidaler Antirheumatika (NSAR) kommt es bei 50 % der Patienten zu Magenbeschwerden und häufig zu Ulcera ventriculi oder duodeni.

Zehner-Regel:
– 10 % aller Patienten entwickeln unter NSAR ein Ulkus,
– 10 % aller Patienten mit NSAR-Ulzera erleiden Komplikationen (Blutung, Perforation),
– 10 % aller Patienten mit Komplikationen wie Blutung und Perforation versterben.

Die Magensäuresekretion ist bei Patienten mit Ulcus duodeni häufig erhöht, bei Patienten mit Ulcus ventriculi jedoch oft vermindert. Die Säuresekretion spielt in der Pathogenese dennoch bei beiden Erkrankungen eine zentrale Rolle, da bei Fehlen von freier Salzsäure im Magensaft (Anazidität) praktisch nie ein Ulcus ventriculi oder duodeni auftritt. Somit gilt (im Wesentlichen) weiterhin der Satz von Schwarz: „*Ohne Säure kein Ulkus.*" Der wichtigste exogene Faktor in der Ulkuspathogenese ist die chronische Gastritis, verursacht durch eine Infektion mit Helicobacter pylori. Bei über 90 % der Patienten mit UD sowie ca. 60 % der Patienten mit UV besteht eine Infektion des Magens mit Helicobacter pylori (H.p.). Die Besiedlung des Magenantrums mit H.p. ist verantwortlich für die hohe Rezidivrate des UD.

Symptomatik.
- Epigastrischer Schmerz (in 70 % der Fälle; brennend oder bohrend),

Ulcus ventriculi: nächtlicher, postprandialer oder nahrungsunabhängiger Schmerz, *Ulcus duodeni:* Nüchternschmerz (verschwindet sofort nach Nahrungsaufnahme oder durch Antazida).

- Völlegefühl,
- Aufstoßen,
- Übelkeit, Brechreiz
- Gewichtsverlust,
- typisch für UD: Periodizität (saisonales Auftreten) und Chronizität.

Etwa 1/3 aller Ulkuspatienten haben keine Beschwerden. NSAR-/ASS-bedingte Ulcera duodeni sind häufig symptomfrei und werden deshalb erst bei der Blutung oder (selten) Perforation diagnostiziert.

Diagnostisches Vorgehen.

Klinische Untersuchung. Es kann eine Druckschmerzhaftigkeit des Epigastriums vorliegen.

Gastroduodenoskopie. Sie ist die diagnostische Methode der Wahl (👁 **39.4**). Um ein Malignom auszuschließen, sind beim UV immer mehrere Biopsien an mehreren Stellen des Ulkus zu entnehmen. Insbesondere atypisch lokalisierte und große (>2 cm) Ulzera sind primär malignomsuspekt! Da das UD fast nie maligne ist, sind hier Biopsien in der Regel nicht erforderlich.

Beim Ulcus ventriculi immer mehrere Biopsien aus Ulkusgrund und -rand entnehmen, um ein Malignom auszuschließen.

Weiterhin sollte bei der *Endoskopie* – sowohl bei UV als auch bei UD – die Magenschleimhaut (Biopsien aus Korpus und Antrum des Magens) auf eine Infektion des Magens mit Helicobacter pylori untersucht werden (→ „Spezielle Untersuchungsmethoden", S. 675).

^{13}**C-Harnstoff-Atemtest** (→ „Spezielle Untersuchungsmethoden", S. 675). Dieser Test kann zur nichtinvasiven Erfolgskontrolle einer H.-p.-Sanierungstherapie (→ **39.3**) beim UD-Patienten verwendet werden.

👁 **39.4 Endoskopie bei gastroduodenaler Ulkuskrankheit**

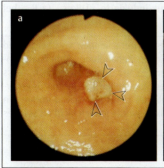
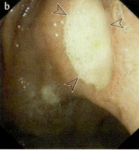

a Fibrinbelegtes, frisches Ulkus im präpylorischen Magenantrum (Pfeile). Beachte auch die fleckförmige Rötung der Antrumschleimhaut als Zeichen der begleitenden (Helicobacter-pylori-induzierten) chronischen Antrumgastritis. **b** Fibrinbelegtes Ulcus duodeni in der Bulbusspitze (Pfeile).

39.3 Therapie der Helicobacter-pylori-Infektion – bewährte und neue Therapieschemata

Therapieschema	Säurehemmung	1. Antibiotikum	2. Antibiotikum	Andere
First-line Therapie				
PPI – C –A*	2 × Standarddosis	Clarithromycin 2 × 500 mg	Amoxicillin 2 × 1000 mg	
PPI – C –M*	2 × Standarddosis	Clarithromycin 2 × 250–500 mg	Metronidazol 2 × 400–500 mg	
Second-line Therapie (Reserve-Schema)				
Quadrupel-Therapie**	2 × Standarddosis	Metronidazol 4 × 400–500 mg	Tetracyclin 2 × 500 mg	Bismuth-subzitrat/subsalicyclat 4 × 120 mg
Third-line Therapie (Reserve-Schema)				
Esomeprazol/Rifabutin*	Esomeprazol 2 × 20 mg	Rifabutin 2 × 150 mg	Amoxicillin 2 × 100 mg	
Esomeprazol/Levofloxacin*	Esomeprazol 2 × 40 mg	Levofloxacin 2 × 500 mg	Amoxicillin 2 × 1000 mg	

* Therapiedauer: 7 Tage, ** Therapiedauer 14 Tage

Standarddosen der Protonenpumpenhemmer
Omeprazol 20 mg
Esomeprazol 20 mg
Lansoprazol 30 mg
Pantoprazol 40 mg
Rabeprazol 20 mg

Beim UV ist die Kontrolle mittels Endoskopie notwendig, da nicht nur die Ausheilung der H.-p.-Infektion, sondern auch die Ulkusabheilung bioptisch gesichert werden muss (definitiver Malignomausschluss)!

Röntgen-Magen-Darm-Passage. Die diagnostische Trefferquote ist niedriger als die der Endoskopie.

Differenzialdiagnose. Die wichtigste Differenzialdiagnose bei endoskopischem Nachweis eines Ulkus ist das Magenkarzinom. Weitere Differenzialdiagnosen sind das maligne Non-Hodgkin-Lymphom und das Zytomegalievirus-induzierte Ulkus (z.B. bei AIDS).

Auch maligne Ulzera können vorübergehend durch effektive Behandlung Abheilungstendenz zeigen. Es ist unwahrscheinlich, dass ein benignes Magenulkus karzinomatös entartet. Ein malignes Ulkus war schon immer ein malignes Ulkus, wurde jedoch nicht als solches erkannt.

Therapie.

Medikamentöse Therapie. Unkomplizierte UV und UD werden primär immer medikamentös behandelt!

Therapie bei H.-p.-Befall: Seit der Kenntnis um die Bedeutung des Helicobacter pylori in der Ulkuskrankheit konnte gezeigt werden, dass eine medikamentöse H.-p.-Sanierung mit sehr hoher Wahrscheinlichkeit Ulkusrezidive verhindert. Daher ist die Helicobacter-pylori-Sanierung Therapie der ersten Wahl bei allen Ulcera ventriculi et duodeni (T **39.3**). Schädigende Noxen (Acetylsalicylsäure, NSAR) sind, wenn möglich, zu eliminieren. Das NSAR-Ulkus muss unabhängig vom H.-p.-Status mit Säuresekretionshemmern (Protonenpumpenhemmer) behandelt werden, ggf. durch Dauertherapie, wenn NSAR nicht abgesetzt werden können.

Ulkustherapie bei fehlender Helicobacter-pylori-Infektio: In diesem Fall erfolgt die Ulkusabheilung entweder mit H_2-Antagonisten, Protonenpumpenhemmern, Antazida oder Sucralfat (Präparate und Dosierung → „Spezielle Therapieformen", S. 676).

Eine *Rezidivprophylaxe* ist beim seltenen H.-p.-negativen Ulkus mit einer Dauermedikation mit H_2-Rezeptoren-Blockern (Ranitidin 150 mg nocte, Präparate → „Spezielle Therapieformen", S. 676) sinnvoll.

Bei Patienten unter Therapie mit nichtsteroidalen Antirheumatika (z. B. Diclofenac, Ibuprofen oder Piroxicam), die nicht abgesetzt werden können, ist zur Rezidivprophylaxe die Gabe von Protonenpumpenhemmern,

◆ **39.5 Magenausgangsstenose**

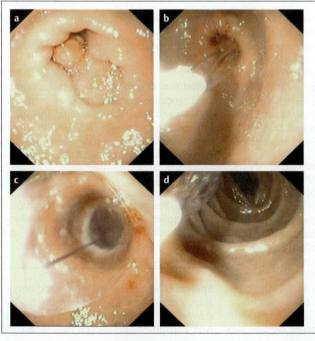

a Narbige Einengung des Magenausgangs bei chronischem Ulkusleiden (endoskopischer Blick auf den Pylorus).
b Ein Ballon ist transendoskopisch im verengten Pylorusbereich platziert.
c Der Ballon ist maximal aufgeblasen. Durch den transparenten Ballon hindurch erkennt man die ringförmige, narbig-weißliche Einengung am Pylorus.
d Nach Ballondehnung wird die Passage ins Duodenum mit dem Endoskop möglich (endoskopisches Bild des normalen Duodenums).

H$_2$-Rezeptoren-Blockern oder Misoprostol (Prostaglandinderivat mit mukosaprotektiven Eigenschaften, z. B. Cytotec 3 × 200 µg/d) hoch effektiv.

Chirurgische Therapie. Eine operative Therapie bei UV/UD (→ Lehrbücher der Chirurgie), z. B. Billroth-I- oder -II-Resektion, ist nur indiziert bei
- *fehlender Ulkusheilung:* Wenn nach 12–16 Wochen Therapie (unter Einschluss von hoch dosierten Protonenpumpenblockern, z. B. Omeprazol 2 × 40 mg für 6 Wochen) keine Abheilung erfolgt oder wenn unter einer Rezidivprophylaxe (erfolgreiche H.-p.-Eradikation, Dauermedikation mit H$_2$-Antagonisten) erneut Ulzera auftreten.
- *Komplikationen:* Absolute Operationsindikationen sind die endoskopisch nicht stillbare Blutung, die Ulkusperforation und -penetration sowie die organische Magenausgangsstenose; 👁 **39.5**.

Komplikationen. Es kann zu einer *Perforation* in die Bauchhöhle (Nachweis: freie Luft im Abdomen bei der Röntgen-Abdomenleeraufnahme im Stehen oder in Linksseitenlage), zu einer *Penetration in Nachbarorgane* (speziell ins Pankreas, kann Pankreatitis vortäuschen!), einer *Blutung* (→ S. 693ff) oder auch einer narbigen *Magenausgangsstenose* (Symptom: rezidivierendes Erbrechen, Diagnostik: Endoskopie oder Röntgen-MDP) kommen.

Prognose. Nach medikamentöser Ausheilung ist ein Ulkusrezidiv beim UV in 50% der Fälle zu erwarten. Hingegen beträgt die Rezidivrate beim UD 70–80% innerhalb eines Jahres. In 30–40% der Fälle sind die Ulkusrezidive asymptomatisch, d. h. werden nur durch endoskopische Routinekontrollen erfasst. Die Rezidivrate sowohl des UD wie auch des UV kann durch eine erfolgreiche H.-p.-Sanierung auf 1–2% gesenkt werden. Es ist damit zu rechnen, dass mit zunehmender Durchführung der H.-p.-Sanierung das Ulkusleiden eine seltene Erkrankung werden wird.

Literatur

Blum AL, Bolten WW, Labenz J, Rösch W. Therapie und Prävention des ASS- und NSAR-Ulkus. Dt. Ärztebl. 1998; 95: A348–A354.
Gute Übersicht über die Nebenwirkungen von Aspirin (ASS) und NSAR.
Chan FKL, Leung WK. Peptic ulcer disease. Lancet. 2002; 360: 933–941.
›Ausgezeichnete Übersicht über die peptische Ulkuskrankheit.
Rösch W, Fuchs KH, Peptisches Ulkus, Ulkusblutung, In: Therapie gastroenterologischer Krankheiten. Caspary WF, Mössner J, Stein J, Hrsg. Heidelberg: Springer 2005: 70–79.
Umfassender Lehrbuchartikel über die Diagnostik und Therapie des Magens- und Duodenalulkus.
Walsh HJ, Peterson WL. The treatment of Helicobacter pylori infection in the management of peptic ulcer disease. New Engl. J. Med. 1995; 333: 984–991.
Ausgezeichnete Übersicht über die Behandlung des H.-p.-positiven Ulkus.

39.9 Funktionelle Dyspepsie (FD)

Synonym: Reizmagen, nichtulzeröse Dyspepsie
engl.: functional dyspepsia, non-ulcerdyspepsia (NUD)

Definition. Die FD ist gekennzeichnet durch Oberbauchbeschwerden, die über mehr als 3 Monate anhalten, ohne dass eine organische Erkrankung nachweisbar ist. Hinsichtlich der Symptomatik sind fließende Übergänge zum irritablen Darmsyndrom/Colon irritabile (→ „Funktionelle gastrointestinale Störungen", S. 741ff) möglich.

Nicht zu diesem Symptomenkomplex gehören Beschwerden, die durch sog. „Alarmsymptome" mit hoher Wahrscheinlichkeit auf eine organische Ursache hindeuten: Blut im Stuhl, Gewichtsverlust, Nachtschweiß.

Epidemiologie. Etwa jeder 3. Bundesbürger klagt über gelegentliche dyspeptische Beschwerden, von denen jedoch nur $1/4$ einen Arzt konsultiert. Bei diesen Patienten lässt

39.4 Klassifikation der funktionellen Dyspepsie (FD)

Refluxtyp	Ulkustyp	Dysmotilitätstyp
retrosternaler Schmerz	epigastrischer Schmerz	Völlegefühl
saures Aufstoßen	Besserung durch Nahrungsaufnahme/Antazida	Übelkeit/Erbrechen
epigastrischer Schmerz	nächtlicher Schmerz	geblähter Leib
		frühe Sättigung

sich in 50% der Fälle keine organische Ursache eruieren.

Ätiopathogenese. Sie ist im Wesentlichen unklar. Als mögliche Pathomechanismen werden eine antrale Hypomotilität sowie eine veränderte viszerale Schmerzperzeption diskutiert.

Symptome. Je nach den dominierenden Beschwerden lässt sich die funktionelle Dyspepsie (FD) in drei Gruppen klassifizieren (→ 39.4). Die verschiedenen Typen der FD implizieren jedoch keine differenten Pathomechanismen! So ließen sich beim Ulkustyp genauso häufig Motilitätsstörungen nachweisen wie bei Patienten mit FD vom Dysmotilitätstyp. Dyspepsien, die nicht in dieses Schema einordenbar sind, werden als *unspezifische FD* klassifiziert.

Diagnostisches Vorgehen. In Anbetracht der hohen Prävalenz der FD erscheint aus sozioökonomischen Gründen bei Patienten <45 Jahren und dem Fehlen von Alarmsymptomen der Verzicht auf eine umfangreiche Diagnostik möglich. Man kann mit einer probatorischen Therapie beginnen; ist jedoch nach 3–4 Wochen keine vollständige Rückbildung der Beschwerden zu beobachten, muss eine erweiterte Diagnostik (Labor, Sonographie, ÖGD, Laktosetoleranztest) erfolgen.

Therapie. Zunächst sollte eine Aufklärung des Patienten über den funktionellen Charakter seiner Beschwerden erfolgen. Dies mag ihm helfen, mit den Beschwerden umzugehen („kleine Psychotherapie"). Da sich bei der Mehrzahl der Patienten Störungen der gastrointestinalen Motilität aufzeigen lassen, sind Prokinetika (→ S. 676) die Therapie der Wahl.
Unter einer 6-wöchigen Medikation ist eine Beschwerdefreiheit bei 60–70% der Patienten zu erreichen. Ein späteres Wiederauftreten der Symptomatik ist nach Absetzen der Medikamente jedoch häufig zu beobachten. Eine Therapie der FD kann auch mit H_2-Rezeptor-Antagonisten und Antazida (→ S. 676f) versucht werden. Nur wenige Patienten mit FD und Heliobacter pylori-Infektion profitieren von einer H.-p.-Therapie.

Literatur

Holtmann G, Haag S. Funktionelle Dyspepsie und Reizdarmsyndrom. In: Therapie gastroenterologischer Krankheiten. Caspary WF, Mössner J, Stein J, Hrsg. Heidelberg: Springer 2005: 436–446.
Müller-Lissner SA. Störungen der Motilität. In: Hahn EG, Riemann JF, Hrsg. Klinische Gastroenterologie. Stuttgart: Thieme 1996: 663–9.
Eine der besten Übersichten zur Reizmagen-Problematik.

39.6 Benigner Magentumor

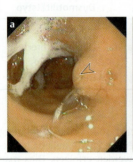 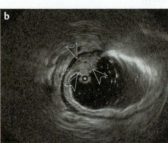

a Im endoskopischen Bild Darstellung einer kleinkurvaturseits gelegenen submukösen Vorwölbung mit zentraler Erosion der Mukosa im Antrum (Pfeil),
b endosonographisch findet sich eine echogene Auftreibung der Submukosa (Pfeile). Eine Infiltration in die Umgebung ist nicht zu beobachten (Abgrenzung vom malignen Befund).

39.10 Tumoren des Magens

39.10.1 Benigne Tumoren

Definition. Autonom und expansiv wachsende, epitheliale oder mesenchymale Gewebsneubildungen, die nicht infiltrativ wachsen und nicht metastasieren.

Epidemiologie. Gutartige Tumoren des Magens sind etwa 10–20-mal seltener als maligne Neubildungen!

Symptome und diagnostisches Vorgehen. Meist werden die oben genannten Veränderungen als Zufallsbefund im Rahmen einer Magen-Darm-Passage oder einer Gastroskopie entdeckt (39.6). Pylorusnahe Prozesse können die Symptomatik einer Magenausgangsstenose hervorrufen, bei kardianahen Veränderungen kann Dysphagie resultieren. Die Endosonographie beurteilt die Infiltrationstiefe des Tumors.

Therapie. → 39.5.

39.5 Therapie benigner Tumoren des Magens

Therapie	Tumoren	Bemerkung
keine Therapie	hyperplasiogene Polypen Drüsenkörperzysten Hamartome	wenn asymptomatisch, sonst endoskopische Abtragung
endoskopische Abtragung	adenomatöse Polypen	Polypektomie, nachfolgend Röntgen nach Sellink und Koloskopie zum Ausschluss weiterer gastrointestinaler Polypen erforderlich
	Karzinoide	Polypektomie, Lasertherapie; weitere endoskopische Kontrolluntersuchungen sind erforderlich
operative Therapie	mesenchymale Tumoren > 4 cm	

Die endoskopische Polypektomie ist im Magen mit einem höheren Blutungs- und Perforationsrisiko behaftet als im Kolon.

39.10.2 Gastrointestinale Stromatumoren (GIST)

engl.: gastrointestinal stromal tumors (GIST)

Definition. Gastrointestinale Stromatumore (GIST) sind – genauso wie Leiomyosarkome (LMS) und Leiomyome (LM) – nichtepitheliale, mesenchymale Tumoren, die hauptsächlich im Gastrointestinaltrakt vorkommen. Sie finden sich am häufigsten im Magen und proximalen Dünndarm, können allerdings auch in allen anderen Teilen des Gastrointestinaltrakts vorkommen, die Muskulatur der Darmwand enthalten. Sehr selten treten sie auch im Omentum und Peritoneum auf. Sie wurden früher als benigne angesehen. GIST-Tumore >2 cm können rezidivieren und metastasieren.

Epidemiologie. Nur ca. 1 % aller gastrointestinalen Malignome sind mesenchymale Tumore. Autopsiestudien haben gezeigt, dass kleine asymptomatische GIST und Leiomyome bei 50 % der Personen über 50 Jahre vorkommen.

Klinik. Diese ist meist asymptomatisch oft werden die Stromatumoren durch Zufall bei der Endoskopie im Ösophagus oder Magen entdeckt. Bei zunehmender Größe treten Ulzerationen mit Blutungen, Schmerzen und Obstruktion des Darmlumens auf.

Diagnostik. Endoskopisch imponieren mesenchymale Tumoren meist als glatte, sich in das Lumen vorwölbende Raumforderung mit normaler Schleimhautoberfläche. Endoskopische Biopsien sowie Knopflochbiopsien sind meist unergiebig, allein die Polypektomie mit Entfernung der Läsion erbringt die Diagnose. Die Endosonographie (EUS) ist hilfreich bei der Differenzierung.

Klassifikation. Wichtig ist die Unterscheidung der GIST von Leiomyomen und Leiomyosarkomen. GIST-Tumore exprimieren das CD117-Antigen (Teil des c-kit-Rezeptors, auch c-KIT genannt, ein Produkt des c-kit-Protoonkogens. GIST sind außerdem CD34-positiv.

Differenzialdiagnose. Leiomyosarkom.

Therapie. Kleine GIST des Ösophagus werden **endoskopisch** entfernt, Tumore >2 cm, die eine Dysphagie verursachen, sollten **operativ (Resektion)** entfernt werden.
Im Magen werden GIST ebenfalls endoskopisch entfernt. Sie können dort jedoch eine Größe von bis zu 20 cm erreichen, was eine Indikation zur Operation darstellt. Die zweithäufigste Lokalisation ist im Dünndarm. Die GIST sind dort meist groß und führen durch Ulzerationen zu Blutungen. Sie müssen operativ entfernt werden. Nach vollständiger Resektion beträgt die 5-Jahresüberlebensrate für maligne GIST 48 %, nach inkompletter Resektion nur 8 %.
Seit 2000 steht für fortgeschrittene oder metastasierte GIST mit dem Tyrosinkinase-Hemmer Imatinib (Glivec) eine effektive und wirksame Therapie zur Verfügung.
Eine **Chemotherapie** erfolgt bei nicht operablen malignen GIST durch die tägliche Einnahme von Imatinib (400–600 mg p.o) als Einzeldosis bei einer Mahlzeit mit einem großen Glas Wasser.

Literatur

Caspary WF. Gastrointestinale Stromatumoren (GIST) und Sarkome des GI-Trakts. In: Therapie gastroenterologischer Krankheiten. Caspary WF, Mössner J, Stein J, Hrsg. Heidelberg: Springer 2005: 97–101. *Umfassende Übersicht über die GIST-Tumoren des gesamten GI-Trakts.*

39.10.3 Magenkarzinom

engl.: gastric cancer, gastric carcinoma

Definition. Bei einem Magenkarzinom handelt es sich um eine maligne epitheliale Neubildung des Magens.

Epidemiologie. Er ist nach dem Kolonkarzinom der häufigste Tumor des Gastrointestinaltraktes mit jedoch abnehmender Inzidenz in den Industrieländern. Die Inzidenz beträgt in Westeuropa bei Männern 18/100000, bei Frauen 9,4/100000, in Japan 74,8 bzw. 35,2/100000 Einwohner. Während das tiefsitzende Antrumkarzinom abnimmt, nimmt das hoch sitzende Kardiakarzinom zu.

Ätiopathogenese. Neben genetischen Faktoren (geringfügig erhöhte Inzidenz bei Blutgruppe A) scheinen vor allem auch exogene Einflüsse wie Ernährungsgewohnheiten eine Rolle zu spielen, z. B. der Genuss von nitrithaltigen geräucherten Speisen. Durch bakterielle Degradation von Nitrit entsteht karzinogenes Nitrosamin. Für den Zusammenhang von Ernährung und Magenkrebsrisiko spricht zudem, dass Japaner, die in die USA ausgewandert sind und die dortigen Ernährungsgewohnheiten übernommen haben, deutlich seltener an Magenkrebs erkranken als die Bevölkerung im Heimatland. Einer ballaststoffreichen Ernährung mit hohem Gehalt an oxidativen Vitaminen (A, C, E) wird eine protektive Wirkung zugeschrieben. Darüber hinaus wird eine erhöhte Inzidenz bei Patienten mit Typ-A-Gastritis wie auch bei H.-p.-induzier-

T 39.6 Magenkarzinom-Staging

Stadium	T-Stadium	N-Stadium	M-Stadium
0	Tis	N0	M0
IA	T1	N0	M0
IB	T1	N1	M0
	T2	N0	M0
II	T1	N2	M0
	T2	N1	M0
IIIA	T2	N2	M0
	T3	N1	M0
	T4	N0	M0
IIIB	T3	N2	M0
IV	T1–T3	N3	M0
	T4	N1–3	M0
	jedes T	jedes N	M1

Tis Tumor in situ – nichtinvasives Karzinom
T1 Tumor infiltriert Lamina propria mucosae und Tela submucosae
T2 Tumor infiltriert Tunica muscularis
T3 Tumor infiltriert Tunica adventitia
T4 Tumor infiltriert Nachbarstrukturen

M0 keine Fernmetastasen
M1 Fernmetastasen nachgewiesen
N0 keine regionalen Lymphknotenmetastasen
N1 1–6 regionale Lymphknotenmetastasen
N2 7–15 regionäre Lymphknoten befallen
N3 mehr als 15 Lymphknoten befallen

ter Typ-B-Gastritis (5fach erhöht) beobachtet. Ob hierdurch regelmäßige endoskopische Kontrollen dieser Patienten gerechtfertigt sind, ist noch unklar. Weiterhin ist umstritten, ob ein Zustand nach Magenteilresektion (sog. Magenstumpfkarzinom), Magenschleimhautadenome und die Riesenfaltengastritis (Morbus Ménétrier) mit einem erhöhten Krebsrisiko verbunden sind.

Einteilung.

TNM-Klassifikation (→ 39.6). Das prä- und postoperative Staging hat die größte Bedeutung für die Therapie.

Laurén-Klassifikation.
Intestinaler Typ: Tumor wächst expansiv ins Magenlumen (polypös), günstigere Prognose; *diffuser Typ:* der Tumor wächst infiltrativ in der Magenwand und penetriert in Nachbarorgane, schlechtere Prognose durch frühzeitigen Lymphknotenbefall. Ein diffus die Magenwand durchsetzendes Adenokarzinom wird auch als szirrhöses Magenkarzinom bezeichnet.

Klassifikation der Japanese Gastrointestinal Endoscopy Society von 1963.
Magenfrühkarzinome sind auf Mukosa und Submukosa beschränkt,
- Typ I: polypös-vorgewölbt,
- Typ II: oberflächlich,
- Typ III: exkaviert.

Fortgeschrittene Karzinome: Die Submukosa wird überschritten und die Tunica muscularis infiltriert.
Die klinische Bedeutung dieser Klassifikation ist umstritten, bei älteren Patienten mag beim Frühkarzinom vom Typ I bzw. II eine endoskopische Therapie gerechtfertigt sein (endoskopische Schlingenabtragung oder photodynamische Laserkoagulation).

Symptome. Eine spezifische Anamnese fehlt zumeist. Häufig führen uncharakteristische Beschwerden zum Arzt. Insbesondere sollte auf eine rasche Gewichtsabnahme oder einen

39.7 Magenkarzinom

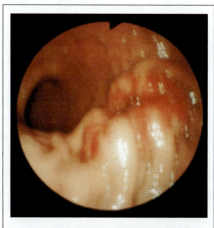

Kraterförmige, exulzerierende Raumforderung im Magenkorpus, die sich histologisch als fortgeschrittenes Adenokarzinom darstellt.

möglichen Leistungsknick geachtet werden. Anekdotisch wird über einen Widerwillen gegen Fleisch als Leitsymptom beim Magenkrebs berichtet. Bei klinischen Zeichen einer Magenausgangsstenose (entlastendes, schwallartiges Erbrechen), einem tastbaren Oberbauchtumor oder Zeichen einer systemischen Aussaat (höckrige Leber, Aszites, Virchow-Lymphknoten: links supraklavikulär) ist eine kurative Therapie nicht mehr möglich. Weitere Symptome sind Druck- und Völlegefühl, Bauchschmerz, Dysphagie (Kardiakarzinom) und Blutung.

Diagnostisches Vorgehen.

Diagnosestellung. Methode der Wahl ist die *Gastroskopie mit Biopsie* (39.7). Dieses Verfahren hat die Röntgen-Magen-Darm-Passage in Doppelkontrasttechnik in den Hintergrund gedrängt, auch wenn sie ebenfalls eine hohe Sensitivität und Spezifität zur Erfassung des Magenkarzinoms aufweist. Das

39.8 Typisches Verteilungsmuster von Ulcus ventriculi und Magenkarzinom

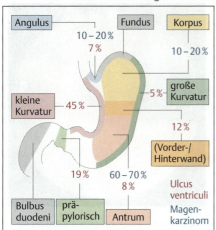

Während die meisten Ulcera ventriculi (rote Zahlen) in der kleinen Kurvatur und präpylorisch lokalisiert sind, finden sich die meisten Magenkarzinome (blaue Zahlen) im Antrumbereich.

typische Verteilungsmuster im Magen ist in **39.8** dargestellt.

Staging. Zur Definition des T- und N-Stadiums ist die *Endosonographie* erforderlich, da nur hierdurch das prognostisch günstige Frühkarzinom erfasst wird. Zum **Ausschluss von Fernmetastasen** (M) dienen

- *Röntgenaufnahme des Thorax:* Nachweis von Lungenmetastasen,
- *Sonographie des Abdomens:* Nachweis von Leber- und Lymphknotenmetastasen,
- *Skelettszintigraphie:* bei Verdacht auf Skelettmetastasen.

Verlaufskontrolle. Diese erfolgt durch die regelmäßigen Messungen der serologischen Tumormarker (CEA und CA 19–9).

Therapie. Die Therapie ist primär chirurgisch. Standardmethode ist die totale Gastrektomie mit Lymphadenektomie. Der Magenersatz erfolgt durch Jejunuminterposition. Bei distalem Tumorsitz und histologischer Einordnung als intestinaler Typ (nach Laurén) mag eine 4/5-Resektion mit Gastrojejunostomie und Roux-Y-Anastomose ausreichend sein. Eine Gastrektomie mit Lymphadenektomie erscheint nur sinnvoll, wenn eine R0-Resektion (Resektatränder makro und mikroskopisch tumorfrei) erreicht werden kann. In diesem Falle haben insbesondere Patienten mit Magenfrühkarzinom eine klinisch relevante Heilungschance (**39.7**). Diese Frühkarzinome (T1, N0, M0) können inzwischen auch mit nahezu gleichen Behandlungsergebnissen endoskopisch abgetragen werden (→ „Speiseröhre", **38.12**, S. 668). Bei fortgeschrittenen Magenkarzinomen mit Metastasierung bleibt die palliative Chemotherapie. Am erfolgreichsten ist das ECF-Schema, das jedoch wegen der Dauerinfusion von 5-

39.7 Stadienabhängige Prognose von Magentumoren

TNM-Stadium	5-Jahres-Überlebensrate	Kommentar
I A	90 %	Magenfrühkarzinome
I B	85 %	(5–10 % aller Patienten)
II	45 %	fortgeschrittenere Stadien
III A	35 %	(90–95 % der Patienten)
III B	20 %	
IV	0 %	

39.8 Palliative Chemotherapie des Magenkarzinoms

Cisplatin/Fluorouracil/Calciumfolinat (PLF)			
Calciumfolinat	500 mg/m² KOF	i.v. (120 Min.)	Tage 1, 8, 15, 22, 29, 36
5-Fluorouracil	2000 mg/m² KOF	i.v. (24 Std.)	Tage 1, 8, 15, 22, 29, 36
Cisplastin	50 mg/m² KOF	i.v. (60 Min.)	Tage 1, 15, 29
Wiederholung Tag 50			

Epirubicin/Cisplatin/Fluorouracil (ECF)			
Epirubicin	50 mg/m² KOF	i.v. Bolus	Tag 1
Cisplatin	60 mg/m² KOF	i.v. (30 Min.)	Tag 1
Fluorouracil	200 mg/m² KOF	i.v. (24 Std.)	Tag 1–21
Wiederholung Tag 22			

Fluorouracil sehr aufwendig ist. Deshalb wird die Chemotherapie meist nach dem ebenfalls sehr wirksamen PLF-Schema durchgeführt (**39.8**).

Literatur

Boland CR, Savides TJ. Tumors of the stomach. In: Yamada T, Alpers DH, Laine L, Owyang C, Powell DW, eds. Textbook of Gastroenterology. Philadelphia: Lippincott Williams & Wilkins Publishers 1999: 1500–1529.
Exzellente Übersicht in ausgezeichnetem Lehrbuch zur Diagnostik und Therapie des Magenkarzinoms.
Dickson JLB, Cunningham D. Sytemic treatment of gastric cancer. Europ J Gastroenterol Hepatol. 2004; 16: 255–263.
Neueste Übersicht über die Chemotherapie des Magenkarzinoms.
Fischbach W. Tumoren des Magens. In: THerapie gastroenterologischer Krankheiten. Caspary WF, Mössner J, Stein J, Hrsg. Heidelberg: Springer 2005: 90–96.
Fuchs CS, Mayer RJ. Gastric carcinoma. New Engl. J.Med. 1995; 333: 32–41.
Profunde Übersicht über Entstehung, Diagnostik und Therapie des Magenkarzinoms.
Sahms S, Caspary WF, Hrsg. Gastroenterologische Onkologie. Stuttgart: Schattauer 2003.
Enthält ausführliches Kapitel über die stadiengerechte Therapie des Magenkarzinoms.

39.10.4 Lymphome des Magens

engl.: gastric lymphoma

Definition. Primär vom lymphatischen Gewebe der Magenschleimhaut (sog. „**M**ucosa **A**ssociated **L**ymphatic **T**issue", *MALT*) ausgehende Non-Hodgkin-Lymphome. Hiervon abzugrenzen ist die sekundäre Mitbeteiligung des Gastrointestinaltrakts bei systemischer Lymphomerkrankung (z. B. bei ca. 5–10 % aller hoch-malignen Non-Hodgkin-Lymphome nachweisbar).

Epidemiologie. Primäre Magenlymphome sind seltener als sekundäre (Verhältnis 1 : 3). Es sind vorwiegend Männer zwischen 50–70 Jahren betroffen.

Ätiopathogenese. Über eine ätiologische Bedeutung der H.-p.-Infektion wird spekuliert. Im Rahmen einer Typ-B-Gastritis (→ **39.2**, S. 679) kommt es häufig zu einer Vermehrung des lymphatischen Gewebes der Magenmukosa. Histologisch finden sich zumeist niedrig maligne B-Zell-Lymphome. Die Klassifikation erfolgt in Analogie zur Kiel- bzw. REAL-Klassifikation (→ „Hämatologie und Onkologie", **45.7**, S. 920).

39.9 Malignes MALT-Lymphom des Magens

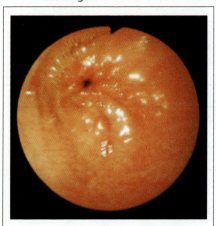

Beachte die starren, aufgeworfenen Falten im präpylorischen Magenantrum. Gleichzeitig besteht eine deutliche Rötung der übrigen Magenschleimhaut als Ausdruck einer (Helicobacter-pylori-induzierten) chronischen Antrumgastritis.

Symptomatik. Sie ist meist uncharakteristisch (Adynamie, Inappetenz, Übelkeit, epigastrisches Druckgefühl, selten: Blutung). Eine B-Symptomatik (Fieber, Nachtschweiß, Gewichtsverlust) findet sich zumeist nur in fortgeschrittenen Stadien.

Diagnostisches Vorgehen. Wegweisend ist die **Gastroskopie mit Biopsie** (39.9). Hierbei ist das Lymphom vielgestaltig in seiner morphologischen Präsentation. Lymphome erscheinen als Ulzera, verdickte Falten oder auch als kaum erhabene erythematöse Läsionen. Auch die **Röntgen-Magen-Darm-Passage** vermag mit hoher Sensitivität ein Lymphom nachzuweisen, die Spezifität ist jedoch geringer. Zum lokalen Staging dient die **Endosonographie** (Tiefenausdehnung, Befall regionärer Lymphknoten). Das weitere Staging erfolgt in Analogie zum Vorgehen bei systemischen Lymphomerkrankungen (→ „Hämatologie und Onkologie" 45.6, S. 917).

Differenzialdiagnose. Ulcus ventriculi, Magenkarzinom (Biopsie!).

Therapie. Frühe Stadien der MALT-Lymphome scheinen durch eine alleinige Sanierung der Helicobacter-pylori-Infektion (→ 39.3, S. 682) heilbar zu sein. Alle übrigen Stadien niedrig-maligner, wie auch hoch-maligner Magenlymphome werden mittels Radiochemotherapie, zumeist in Kombination mit monoklonalen Antikörpern (Rituximab, z. B. Mab-Thera) behandelt. Nur bei sehr ausgedehntem perigastrischem Lymphknotenbefall wird alternativ die operative Gastrektomie mit nachfolgender RCT erwogen.

Literatur

de Jong D, Aleman BM, Taal BG, Boot H. Controversies and consensus in the diagnosis, work-up and treatment of gastric lymphoma: an international survey. Ann Oncol. 1999; 10: 275–80.
Beste Übersicht zu Diagnose und Therapie von Magenlymphomen.

Fischbach W. Gastrointestinale Lymphome. Ätiologie, Pathogenese und Therapie. Internist. 2000; 41: 831–840.
Sehr gute deutsche Übersicht über die intestinalen Lymphome.

39.11 Spezielle Folgezustände nach Magenoperationen

39.11.1 Rezidivulkus im operierten Magen

Je nach Operationsverfahren treten in bis zu 30% der Fälle Ulkusrezidive auf, am häufigsten nach der proximal selektiven Vagotomie (PSV), seltener nach Resektionsverfahren (Billroth I und II). Mögliche *Ursachen* sind:
- eine inadäquat durchgeführte proximal selektive Vagotomie (PSV),
- Durchblutungsstörung im Anastomosenbereich,

- Einnahme nichtsteroidaler Antirheumatika (NSAR),
- übersehenes Zollinger-Ellison-Syndrom (→ „Gastrinom", S. 868f),
- belassener Antrumrest (führt zur Hypergastrinämie),
- Helicobacter-pylori-Infektion.

Rezidivulzera treten im Anastomosenbereich oder im anastomosierten Dünndarm auf (sog. Ulcus pepticum jejuni).

Klinische Symptome. Wie bei primärem Ulkus (→ S. 681).

Diagnostisches Vorgehen. Die Diagnosestellung erfolgt durch Gastroskopie mit Biopsie. Bei Verdacht auf Zollinger-Ellison-Syndrom (*Synonym:* Gastrinom, → „endokrinaktive Pankreastumoren", S. 868f) oder bei belassenem Antrumrest erfolgt die Bestimmung des Serum-Gastrins. Auch an einen Hyperparathyreoidismus ist zu denken!

Therapie. Falls keine spezifische Ursache nachweisbar ist, wird die Therapie medikamentös mit Protonenpumpenhemmern, H2-Blockern, Antazida oder Sucralfat (→ S. 676f) durchgeführt. Ansonsten erfolgt die Beseitigung der zugrunde liegenden Ursache des Ulkusrezidivs: z. B. bei H.-p.-Infektion: Antibiotische Therapie (→ 9.3, S. 174 u. 683f); bei belassenem Antrumrest: Nachresektion (Therapie des Zollinger-Ellison-Syndroms, → S. 868).

Literatur

Becker HD, Caspary WF. Postvagotomy and postgastrectomy syndromes. Berlin: Springer 1980.
Standardwerk zu den postoperativen Folgezuständen am Magen.

39.11.2 Obere gastrointestinale Blutung

engl.: upper gastrointestinal hemorrhage

Definition. Blutverlust aus einer Läsion oberhalb des Treitz-Bandes. Gastrointestinale (GI-)Blutungen haben zu ca. 90% ihren Ursprung im oberen Verdauungstrakt.

39.9 Ursachen einer oberen gastrointestinalen Blutung

Blutungsquelle	Häufigkeit in %
Ulcus duodeni	24
Ulcus ventriculi	23
Ösophagusvarizen	22
Mallory-Weiss-Läsion	13
erosive Gastritis	7
Refluxösophagitis	5
Angiodysplasie	4
Tumorblutung	2

Blutungsursachen bei n = 300 Notfallpatienten am Frankfurter Universitätsklinikum von 1991–1995

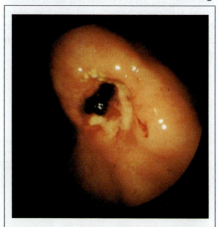

39.10 Ulcus ventriculi nach einer Blutung

Entsprechend dem Forrest-Stadium IIb erkennt man ein großes Koagel (Pfeil) auf dem Ulkusgrund sowie die frischen Blutspuren im Magen. Es besteht eine Indikation zur endoskopischen Therapie, da eine aktive, spritzende Blutung (z. B. nach säurebedingter Andauung des Koagels) jederzeit wieder auftreten kann.

39.10 Klassifizierung der Blutungsquelle nach Forrest

Stadium	Forrest-Typ	Kriterien
Zeichen der aktiven Blutung	I a I b	arterielle (spritzende) Blutung Sickerblutung
Zeichen stattgehabter Blutung	II a II b II c	sichtbarer Gefäßstumpf Koagel aus Läsion hämatinbelegte Läsion
potenzielle Blutungsquelle	III	Läsion ohne o.g. Kriterien

Ätiologie. → 39.9. Die Ösophagusvarizenblutung wird im Kapitel „Leberzirrhose und ihre Komplikationen" auf S. 835ff besprochen.

Symptomatik. Bluterbrechen (Hämatemesis; Magensäure bewirkt die typische kaffeesatzartige Färbung des Blutes), Teerstuhl (Meläna), bei massiver Blutung auch blutiger Stuhl („Hämatochezie") und Zeichen eines hypovolämischen Schocks. Eine leichte, aber chronische Blutung kann sich evtl. nur durch eine Anämie bemerkbar machen.

Diagnostisches und therapeutisches Vorgehen.

Kreislaufstabilisierung. Legen eines intravenösen Zugangs, Infusion eines Plasmaexpanders, Blutgruppenbestimmung, Legen einer Magensonde zur permanenten Kontrolle der Blutungsintensität. Sofort danach:

Ösophagogastroduodenoskopie.
- Feststellung der Blutungsquelle (Ulkus, Varize etc.) sowie der Blutungsintensität und -lokalisation (39.10). Der Zustand der Blutungsquelle wird endoskopisch nach Forrest klassifiziert (39.10), um das weitere therapeutische Vorgehen zu entscheiden.

39.11 Endoskopische Blutstillung bei Ulkus duodeni

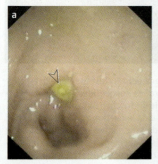
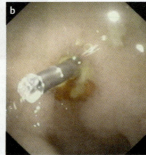

a Ulcus duodeni mit zentralem Gefäßstumpf, Forrest-Stadium IIb.
b Durch Applikation eines Metallklipps Verschluss des Gefäßstumpfes.

39.11 Differenzialdiagnose zwischen oberer und unterer Gastrointestinalblutung

	obere Gastrointestinalblutung	untere Gastrointestinalblutung
Symptomatik Aspirat aus Magensonde Darmgeräusche	Hämatemesis und/oder Meläna blutig lebhaft	Hämatochezie klar normal
weiterführende diagnostische Maßnahmen	Gastroskopie	Koloskopie, ggf. Angiographie, Röntgen nach Sellink, Szintigraphie

- Blutstillung:
  - Im Stadium Forrest I oder II wird die Läsion mit Adrenalin 1 : 10000 (z. B. 1 ml Suprarenin auf 10 ml verdünnt) oder mit Fibrinkleber (teuer!) umspritzt (◉ 39.11). Bei sichtbarem Gefäßstumpf ist die Klipp-Applikation Methode der Wahl, bei Angiodysplasien wird häufig eine Elektrokoagulation durchgeführt.
  - Stadium Forrest III: Es ist keine spezifische Therapie zur Blutstillung erforderlich.
- Eine evtl. vorliegende Infektion mit Helicobacter pylori sollte im Anschluss an die Akutversorgung medikamentös saniert werden (→ 39.3, S. 682), um spätere Ulkusrezidive zu verhindern.

Operation. Im Stadium Forrest I bei erfolgloser initialer endoskopischer Blutstillung sofortige Operation anstreben! Es wird meist eine Ulkusumstechung, alternativ auch Resektion nach Billroth II, durchgeführt.

Differenzialdiagnose. → 39.11

Prognose. Die Letalität der Ulkusblutung liegt zwischen 10 und 15 % und ist abhängig von Blutungsintensität, Ulkuslokalisation, Alter und Begleiterkrankungen.

Literatur

Ell C, Hagenmüller F, Schmitt W, et al. Multizentrische prospektive Untersuchung zum aktuellen Stand der Therapie der Ulkusblutung in Deutschland. Dtsch. Med. Wschr. 1995; 120: 3–9.
Guter Überblick zum aktuellen Vorgehen und den Resultaten bei peptischer Ulkusblutung.
Forrest JA, Finlayson DJ, Scherman C. Endoscopy in gastrointestinal bleeding. Lancet. 1974; II: 394–7.
Erstmalige Beschreibung der Forrest-Klassifikation und ihrer Bedeutung zum weiteren Management bei Ulkusblutung.
Jensen DM, Kovacs TOG, Jutabha R et al. Randomized trial of medical or endoscopic therapy to prevent recurrent ulcer hemorrhage in patients with adherent clots. Gastroenterology. 2002; 123: 407–413.
Aktuelle Studie zur Verhinderung der Rezidivblutung aus einem peptischen Ulkus.
Lau JYW, Sung JJY, Lee KKC et al. Effect of intravenous omeprazole on recurrent bleeding after endoscopic treatment of bleeding peptic ulcers. New Engl J Med. 2000; 343: 310–316.
Studie über den Stellenwert der Omeprazoltherapie nach endoskopischer Blutstillung von blutenden Ulzera.
Wehrmann T, Fremdling D, Lemcke B, Jung M. Epinephrine plus polidocanol for endoscopic treatment of peptic ulcer haemorrhage: a prospective, randomized trial. Europ J Gastroenterol Hepatol. 1994; 6: 1033–8.
Originalarbeit zur Injektionstherapie bei der Ulkusblutung.

40 Dünn- und Dickdarm

Wolfgang F. Caspary, Till Wehrmann

40.1	Spezielle Untersuchungsmethoden	697
	Kohlenhydratmalabsption und Laktasemangel (oberer Dünndarm)	697
	Vitamin-B_{12}-Mangel	697
	Gallensäureverlustsyndrom	697
	Enteraler Eiweißverlust	699
	Dünndarmbiopsie	699
	Enteroklysma nach Sellink	699
	Dünndarmkapselendoskopie	699
40.2	Akute und chronische Diarrhö	700
40.2.1	Akute Diarrhö	701
40.2.2	Chronische Diarrhö	704
40.3	Malassimilationssyndrom	705
40.4	Sprue/Zöliakie	709
40.5	Tropische Sprue	711
40.6	Morbus Whipple	712
40.7	Eosinophile Gastroenteritis	713
40.8	Enterales Eiweißverlustsyndrom	713
40.8.1	Intestinale Lymphangiektasie.............	715
40.9	Systemische Mastozytose	715
40.10	Immunmangelsyndrom	716
40.10.1	Selektiver IgA-Mangel	716
40.10.2	Hypo- und Agammaglobulinämie	716
40.10.3	Gastrointestinale Störungen bei AIDS	716
40.11	Laktosemangel-Laktose-Intoleranz.....................	719
40.12	Divertikel des Dünndarms	720
40.13	Tumoren des Dünndarms	720
40.13.1	Benigne Tumoren des Dünndarms	720
40.13.2	Maligne Tumoren des Dünndarms	720
40.13.3	Karzinoid	720
40.14	Bakterielle Überbesiedlung des Dünndarms	722
40.15	Folgezustände nach Dünndarmresektion und Kurzdarmsyndrom	723
40.15.1	Kurzdarmsyndrom	724
40.16	Durchblutungsstörungen des Darms	725
40.16.1	Akuter Mesenterialarterienverschluss	725
40.16.2	Thrombose der Mesenterialvenen.........................	726
40.16.3	Chronische Insuffizienz der Mesenterialarterien............	727
40.16.4	Vaskulitis	727
40.16.5	Vaskuläre Darmwandläsionen..	727
40.17	Chronisch entzündliche Darmerkrankungen	728
40.17.1	Morbus Crohn	728
40.17.2	Colitis ulcerosa	735
40.17.3	Mikroskopische Kolitis	739
40.18	Funktionelle gastrointestinale Störungen	741
40.19	Habituelle Obstipation	743
40.20	Mechanischer Ileus, Darmverschluss.................	745
40.21	Divertikulose und Divertikulitis..................	747
40.22	Appendizitis	749
40.23	Intestinale Tuberkulose	751
40.24	Chronische intestinale Pseudoobstruktion (CIPO)......	752
40.25	Tumoren des Dickdarms und Rektums	754

40.25.1	Polypen und Polyposen des Dickdarms	754	40.29	Analfisteln 764
40.25.2	Kolorektales Karzinom	756	40.30	Hämorrhoidalleiden........... 764
40.26	Strahlenschädigungen	763	40.31	Proctalgia fugax 765
40.27	Pruritus ani	763	40.32	Anal- und Rektumprolaps...... 766
40.28	Analfissur.....................	764	40.33	Prokitis und Ponchitis.......... 766
			40.34	Stuhlinkontinenz............... 766

Durchfall und Gewichtsverlust sind Leitsymptome bei Dünndarmkrankheiten.

40.1 Spezielle Untersuchungsmethoden

Kohlenhydratmalabsorption und Laktasemangel (oberer Dünndarm)

D-Xylose-Test. Der Patient erhält 25 g D-Xylose oral mit 500 ml Flüssigkeit. Es wird der Anstieg der D-Xylose-Konzentration im Serum (> 20 mg/100 ml) und/oder die Urinausscheidung von D-Xylose (> 16% der applizierten Menge an D-Xylose innerhalb 5 Stunden) gemessen.

H_2-Atemtest. Im Dünndarm nicht resorbierte Kohlenhydrate werden im Dickdarm durch Bakterien fermentiert. Dabei entstehen im Darmlumen kurzkettige Fettsäuren (Butyrat, Propionat, Azetat, Laktat) sowie Gase (CO_2, H_2, CH_4), von denen in der Atemluft erfassbares H_2 diagnostisch eine Kohlenhydratmalabsorption anzeigt.

Laktosetoleranztest. Der Patient trinkt 50 g Laktose (z. B. Edelweiß Milchzucker) gelöst in 500 ml Flüssigkeit. Blutglucose und/oder Wasserstoff (H_2) in der Atemluft werden zu den Zeitpunkten 0, 30, 60, 90 und 120 Minuten bestimmt. Ein Anstieg der Blutglucose von weniger als 20 mg/100 ml gegenüber dem Nüchternwert sowie ein Anstieg von H_2 in der Atemluft > 20 ppm sind beweisend für eine Laktoseintoleranz.

Vitamin-B12-Mangel

Schilling-Test (Vitamin-B_{12}-Resorptionstest). Vor dem Test sind die Vitamin-B_{12}-Depots durch i.m. Injektion von 1000 µg Vitamin B_{12} aufzusättigen. Unmittelbar danach erhält der Patient oral 1 mg ^{57}Co-markiertes Vitamin B_{12}. Die Urinausscheidung von ^{57}Co dient als Parameter der Resorption. Eine Urinausscheidung von < 6–7% der applizierten Menge innerhalb von 24 Stunden zeigt eine Vitamin-B_{12}-Malabsorption an. Fällt der Test pathologisch aus, kann die Ursache eine Malabsorption von Vitamin B12 im Ileum oder ein Intrinsic-Factor-Mangel sein. Normalisiert sich ein Schilling-Test nach Gabe von Schweine-Intrinsic-Factor, dann liegt ein Intrinsic-Factor-Mangel (Perniziosa) vor. Die Normalisierung eines Schilling-Tests nach Antibiotikatherapie ist beweisend für eine bakterielle Überwucherung des Dünndarms.

Gallensäureverlustsyndrom

^{75}Se-HCAT-Test (Test zur Erfassung eines enteralen Gallensäurenverlustes). Dem Patienten wird die mit ^{75}Selen markierte synthetische Gallensäure Homotaurocholsäure oral verabreicht. Normalerweise erfolgt durch den enterohepatischen Kreislauf eine Aufnahme der applizierten Radioaktivität. Diese Retention wird nuklearmedizinisch durch Ganzkörperzählung oder mithilfe einer Gammakamera bestimmt. Eine verminderte Retention der Radioaktivität zeigt einen erhöhten enteralen Verlust der Gallensäure an.

T 40.1 Diagnostische Bedeutung der Dünndarmbiopsie

zugrunde liegende Erkrankung	pathologische Veränderungen
diagnostisch beweisend (diffuser Befall)	
Abetalipoproteinämie	normale Zotten, Fettvakuolen in Epithelzellen, keine zellulären Infiltrate
Agammaglobulinämie/ Hypogammaglobulinämie	flache oder fehlende Zotten, mit Lymphozyten infiltriert, wenige/ fehlende Plasmazellen, oft Lamblienbefall
Morbus Whipple	Zotten oft deformiert, Lamina propria angefüllt mit schaumförmigen PAS-positiven Makrophagen, die Bakterien enthalten. Nachweis von Trophyrema whippelii (mittels PCR)
diagnostisch hilfreich (umschriebener Befall)	
AIDS-Enteropathie	wechselnde Zottenatrophie und Kryptenhyperplasie, leichte Lymphozyteninfiltrate, häufig werden Parasiten gesehen: Cryptosporidien, Mikrosporidien (elektronenoptisch), Lamblien, in der Lamina propria große PAS-positive Makrophagen mit säurefesten Mycobacterium aviumintracellulare
Amyloidose	Mukosa normal, mit Kongorot anfärbbare Ablagerungen in Blutgefäßen und Muskeln
Morbus Crohn	Mukosa normal bis zu Ulzerationen, entzündliche Infiltrate, nichtverkäsende Granulome
eosinophile Enteritis	Zotten normal bis plump, eosinophile und neutrophile Infiltrate der Mukosa
Lambliasis	Zotten normal bis flach; unterschiedliche Entzündungsreaktion der Lamina propria; Trophozyten an der Epitheloberfläche
intestinale Lymphangiektasie	Zotten deformiert, dilatierte Lymphgefäße
intestinales Lymphom	Infiltration der Submukosa und der Lamina propria mit malignen Lymphozyten; häufig flache Zotten
Mastozytose	Zotten normal bis flach; Lamina propria mit Mastzellen, eosinophilen und neutrophilen Granulozyten infiltriert
pathologisch, aber nicht diagnostisch beweisend	
Sprue/Zöliakie	Zotten flach/fehlend; hyperplastische und elongierte Krypten: Oberflächenepithel pathologisch; Lymphozyten intraepithelial vermehrt; entzündliche Veränderungen in der Lamina propria
Kollagensprue	wie bei Sprue; zusätzlich subepitheliale Kollagenablagerungen
tropische Sprue	wie bei Sprue; meist weniger ausgeprägt flache Zotten; weniger ausgeprägte Oberflächenschädigung der Epithelzellen

40.1 Diagnostische Bedeutung der Dünndarmbiopsie (Fortsetzung)

zugrunde liegende Erkrankung	pathologische Veränderungen
pathologisch, aber nicht diagnostisch beweisend (Fortsetzung)	
Folsäure- und Vitamin-B_{12}-Mangel	Schädigung der Epithelzellen; verkürzte Zotten; verminderte Mitoserate in der Kryptenregion; megaloblastäre Kryptenzellen
bakterielle Überbesiedlung	Zotten können geschädigt sein; gelegentlich Kryptenhyperplasie; chronische Entzündungszellen in der Lamina propria
Strahlenenteritis	akute Läsionen mit verplumpten Zotten und megaloblastären Kryptenzellen mit reduzierter Mitoserate; später Fibroblasten und Gefäße mit Intima-Zellproliferationen
Medikamente (Colchizin, Neomycin, Zytostatika)	Zotten verkürzt, abnorme Epithelzellen, Sistieren der Kryptzellreifung

Enteraler Eiweißverlust

$α_1$-Antitrypsin-Clearance. Man ermittelt entsprechend der Clearance-Formel aus der $α_1$-Antitrypsin-Konzentration im Serum und der Stuhlausscheidung (3 Tage) den fäkalen Eiweißverlust.

^{51}Chrom-Albumin-Test. Dem Patienten wird ^{51}Cr-markiertes Albumin injiziert. Danach wird der Stuhl 4 Tage lang gesammelt. Ein erhöhter enteraler Eiweißverlust besteht, wenn > 1% der applizierten Radioaktivität im Stuhl erscheint.

Dünndarmbiopsie

Sie kann bei Verdacht auf diffusen Dünndarmbefall (Sprue, Morbus Whipple) endoskopisch unter Sicht aus dem distalen Duodenum erfolgen, bei diskontinuierlichem Befall und Befall der unteren Dünndarmabschnitte wird die Enteroskopie (langes, ca. 250 cm langes Endoskop) oder die Saugbiopsie aus verschiedenen „Etagen" des Dünndarmes (z. B. bei Verdacht auf intestinale Lymphangiektasie) durchgeführt. Für zahlreiche Krankheiten kann die Dünndarmbiopsie diagnostisch spezifisch (z. B. bei Morbus Whipple) sein, bei anderen ergibt sich ein charakteristischer, aber nichtpathognomonischer Befund (40.1).

Enteroklysma nach Sellink

Hierbei handelt es sich um die pumpengesteuerte Applikation eines verdünnten bariumsulfathaltigen Kontrastmittels über eine Duodenalsonde. Der Doppelkontrast wird durch die Gabe von Methylzellulose erreicht. Unter Durchleuchtung wird die Darmpassage beobachtet und dokumentiert.

Dünndarmkapselendoskopie

Der nüchterne Patient schluckt eine 11 mm große Kapsel mit einer eingebauten Viedeokamera, deren Bilder über ca. 8 Stunden zu einem am Körper angebrachten Empfänger gesendet und gespeichert werden. Die Kapsel wird später auf natürlichem Wege mit dem Stuhl ausgeschieden. Durch Analyse der gesendeten Bilder lassen sich vorwiegend Blutungsquellen im Dünndarmbereich (z. B. Angiodysplasien, Entzündungen und Tumore) nachweisen. Eine genaue Analyse von Magen und Dickdarm ist (bisher) nicht möglich.

Literatur

Stein J, Lembcke B. Funtionsdiagnostik. In: Caspary WF, Stein J, Hrsg. Darmkrankheiten. Berlin: Springer 1999: 163–180.
Übersicht über Funktionsdiagnostik bei Dünndarmkrankheiten

Caspary WF. Maldigestion und Malabsorption. In: Caspary WF, Stein J, Hrsg. Darmkrankheiten. Berlin: Springer 1999: 107–124.
Lehrbuchartikel mit neuester und ausführlicher Darstellung des Malabsorptionssyndroms.

40.2 Akute und chronische Diarrhö

Eine Vielzahl von Erregern – Bakterien, Viren und Potozoen – können Enteritiden verursachen. Die Übertragung der Erreger erfolgt fast ausschließlich durch kontaminierte Nahrungsmittel, in seltenen Fällen von Mensch zu Mensch.

Die häufigsten Erreger der infektiösen Darmerkrankungen und ihre Übertragungswege sind in ⊤ 40.2 dargestellt. In diesem Abschnitt soll auf die wichtigsten Durchfallerkrankungen eingegangen werden. Die wichtigsten infektiösen Durchfallerkrankungen

⊤ 40.2 Ursachen infektiöser Durchfälle

Infektionsmedium/-ort	klassische Pathogene
Wasser (einschließlich mit Wasser gewaschene Nahrung)	Vibrio cholerae, Noroviren (früher: Norwalk Virus genannt), Lamblien, Cryptosporidien
Nahrung	
• Geflügel	Salmonellen, Campylobacter, Shigellen
• Rindfleisch, nicht pasteurisierter Fruchtsaft	enterohämorrhagische Escherichia coli (EHEC)
• Schweinefleisch	Bandwurm
• Fisch, Schellfisch (rohe Sushi)	Vibrio cholerae, V. parahaemolyticus, V. vulnificus, Salmonellen, Bandwurm, Anisakia
• Käse, Milch	Listerien
• Eier	Salmonellen
• Mayonnaise, Sahnetorten	Staphylokokken und Clostridien (Nahrungsmittelvergiftung)
• ungekochter Reis	Bacillus cereus
• frische Beeren	Cyclospora
• Dosengemüse, -früchte	Clostridien
Tier-zu-Mensch (Haustiere)	Salmonellen, Campylobacter, Cryptosporidien, Lamblien
Mensch-zu-Mensch (einschl. Sexualkontakt)	alle enteralen Bakterien, Viren und Parasiten
Heime, Kindergärten	Shigellen, Campylobacter, Cryptosporidien, Lamblien, Viren, Clostridium difficile
Krankenhaus, Antibiotika, Chemotherapie	Clostridium difficile
Schwimmbad	E. coli verschiedener Typen, Salmonellen, Shigellen, Lamblien, Cryptosporidien, Entamoeba histolytica

40.3 Differenzialdiagnose häufiger akuter Gastroenteritiden des Erwachsenen

Ursache	Erreger	Leitsymptome bzw. diagnostische Hinweise
Infektion	*Bakterien:* Salmonellen, Shigellen, Escherichia coli, Yersinien, Campylobacter	häufig, Durchfall in Verbindung mit Fieber, Übelkeit und Erbrechen
	Clostridium difficile	Diarrhö tritt im Krankenhaus besonders unter Antibiotikatherapie auf
	Viren: Noroviren (früher Norwalk Virus genannt), Rotavirus *Protozoen:* Entamoeba histolytica, Lamblien	
Intoxikationen	*Bakterien:* z. B. Staphylococcus aureus	Symptome treten in weniger als 4 Stunden, z. B. nach Genuss von Kartoffelsalat mit Mayonnaise auf; Durchfallbeginn mit Blähungen, Übelkeit, Erbrechen; zunächst großvolumiger, dünnflüssiger Stuhl bis hin zu Reiswasserstuhl (sog. chollereiformes Syndrom)
	Medikamente: Antibiotika, Diuretika, Digitalis, Chinidin, Colchizin, Zytostatika, Laxanzien, Laktulose	Durchfall tritt nur nach Einnahme dieser Medikamente auf und verschwindet nach Absetzen der Pharmaka
	Schwermetalle: Quecksilber	Hypersalivation, Stomatitis, Erbrechen, Koliken

werden auf S. 969ff besprochen. Zur Differenzialdiagnose der Durchfallerkrankungen → 40.3.

40.2.1 Akute Diarrhö

engl.: acute diarrhoea
US-engl.: acute diarrhea

Definition. Die akute Diarrhö ist durch plötzlich einsetzende häufige (>3 Stühle/Tag) Entleerung eines groß volumigen ($>200–250$ g/d) und dünnflüssigen Stuhls gekennzeichnet.

Epidemiologie und Pathogenese. Mehr als 4 Mio. Kinder im Alter <5 Jahren sterben jährlich weltweit an infektiösen Durchfällen, d. h. 10000 Kinder pro Tag oder 7 Kinder pro Minute! Bei Kindern in der sog. „Dritten Welt" treten im Durchschnitt 50–60 Tage Durchfälle/Jahr auf, dabei führen ca. 10 % der Durchfallepisoden zur Dehydratation.

Ätiologie und Pathogenese. Akute Diarrhöen sind überwiegend durch Bakterien und Viren hervorgerufen. Die häufigsten Ursachen der Durchfälle sind:
- bei der akuten Reisediarrhö ein **hitzelabiles Toxin** von E. coli (→ S. 974ff u. 1036f) sowie
- andere häufige **pathogene Keime** wie z. B. Yersinien, Salmonellen, Shigellen, Clostridien (s. u.).

Die akuten Durchfälle können induziert werden durch:

- die *pathogenen Keime* selbst, z. B.:
  - invasive Organismen: Rotavirus, Norovirus, Shigellen, Salmonellen, enteroinvasive E. coli (EIEC), Yersinia enterocolitica, Entamoeba histolytica,
  - Penetration in die Mukosa mit Vermehrung in der Lamina propria und Entzündung: Campylobacter, Salmonella, Mycobacterium avium intrazellulare (MAI),
- *Enteroadhärenz:* Enteropathogene und enteroadhärente E. coli (EPEC, EAEC),
- *Enterotoxine:* Vibrio cholerae, enterotoxigene E. coli (ETEC),
- *lokale Zytotoxinfreisetzung:* Shigellen, Clostridium difficile, enterohämorrhagische E. coli (EHEC) O157:h7, enteropathogene E. coli (EPEC), Lamblien, Cryptosporidien,
- *Medikamente:* Antibiotika, Digitalis, Chinidin, Colhizin, Zytostatika,
- *Intoxikation* mit Quecksilber; zusätzliche Symptome: Hypersalivation, Stomatitis, Erbrechen und Koliken.

Alter, Veränderungen des immunologischen Status, Proteinmangelernährung und mangelnde Hygiene bestimmen die Infektionsrate und die Komplikationen. Protektive Faktoren gegen eine enterale Infektion sind ein saures Magenmilieu, sekretorisches IgA und IgM im Dünndarm sowie die physiologische Mukosabarriere des Dünndarms.

Symptomatik. Bei immunkompetenten Personen verläuft die Infektion symptomarm, oft selbst limitiert und benötigt keine antibiotische Therapie. Im Vordergrund steht wässriger Stuhl, häufig kombiniert mit Bauchkrämpfen, Übelkeit und Erbrechen. Blutiger Stuhl kommt bei der akuten Shigellen- oder Amöbeninfektion vor. Der akute Verlust von Wasser und Elektrolyten führt bei Kindern und alten Menschen schnell zur Dehydratation (**40.4**).

Bei rascher Gewichtsabnahme von <3% ist Durst alleiniges Zeichen; Verluste von 3-10% führen zu trockenen Schleimhäuten, leichter Tachykardie und Oligurie; bei noch stärkeren Flüssigkeitsverlusten kommt es zu weiteren Austrocknungserscheinungen mit Verlust der Hautelastizität und des Turgors, eingesunkenen Augäpfeln, Zentralisation des Kreislaufs, Apathie und Somnolenz.

Diagnostik. Die **akute Diarrhö** dauert meist nur 2-4 Tage; deshalb ist eine besondere Diagnostik häufig nicht notwendig, zumal die Durchfälle oft schon vor dem Eintreffen der bakteriologischen Ergebnisse sistieren. Zusätzliche Symptome, die zum Arzt führen sollten, sind hohes Fieber, Benommenheit, blutige Durchfälle und schwerer Abdominalschmerz. Immunsupprimierte Patienten bedürfen ebenfalls einer diagnostischen Abklärung. Bei **länger anhaltenden Durchfällen** ist die Stuhluntersuchung auf pathogene Keime

40.4 WHO-Klassifikation akuter Diarrhöen

Grad	Anzahl wässriger Stühle/Tag	Symptomatik
0	normal	keine Symptome
1	2-3	keine Symptome
2	4-6	nächtliche Stühle, mäßige Krämpfe
3	7-9	Inkontinenz, schwere Krämpfe
4	>9	großvolumige blutige Stühle, parenterale Flüssigkeitszufuhr erforderlich

erforderlich sowie die Rektoskopie mit Biopsieentnahme für Histologie und Bakteriologie, insbesondere bei blutigen Stühlen.

Allgemeine Diagnostik. Bei den allgemeinen Blutuntersuchungen fallen bei den bakteriellen Enteritiden je nach Schwere der Erkrankung als Zeichen einer **Exsikkose** die Erhöhung des Hämatokrits und die Erniedrigung der Elektrolyte auf.
Meist liegt eine **Leukozytose** (außer bei Typhus und Paratyphus) mit Linksverschiebung, BSG-Beschleunigung und CRP-Erhöhung vor.

Erregerdiagnostik.
- Die Mikroskopie von Stuhlproben kann erste Hinweise liefern (→ 🕮 **40.5**); bei Amöben- und Wurmbefall sichert sie in der Regel die Diagnose,
- Stuhlkulturen bei bakteriellen Erregern,
- Toxinnachweis im Stuhl (wichtig für den Nachweis von Clostridium difficile; Toxinnachweis bei Verdacht auf pseudomembranöse Enterokolitis!),
- Serologie bei Amöben und Viren.

Die meisten Krankheiten hinterlassen nur eine passagere Immunität.

⚖→§ Die infektiösen Enteritiden spielen seuchenhygienisch eine große Rolle und sind bereits **im Verdachtsfall meldepflichtig.**

Therapie. Die Therapie hat sich nach der Grunderkrankung und der Schwere des Krankheitsbildes zu richten. In den meisten Fällen sind akute Durchfälle von kurzer Dauer und selbst limitierend. Ist die Dehydratation gravierend, handelt es sich um ein Kind oder einen alten Menschen, ist die Krankenhausaufnahme zu erwägen.

Symptomatische Therapie. Sie erfolgt mit oraler Flüssigkeitsgabe und ist meist ausreichend, eine kulturelle Diagnostik sowie eine Antibiotikatherapie sind nicht erforderlich. Die symptomatische Therapie kann zusätzlich mit Loperamid oder Saccharomyces boulardii (z. B. Perenterol 3 × 2 Kapseln) erfolgen.

Rehydratation. Bei schwereren Krankheitssymptomen (Fieber >39°C, Krankheitsgefühl, Tenesmen, blutige Durchfälle, längerer Verlauf, Dehydratation, → 🕮 **40.4**) und drohender Dehydratation sollte die Rehydratation durch orale Gabe einer **Glucose-Salz-Lösung** erfolgen. Am besten bewährt hat sich hierbei die sog. WHO-Lösung (z. B. Elotrans) bewährt. Mit dieser Lösung lassen sich die enteralen Flüssigkeitsverluste am besten ausgleichen. Zusammensetzung der WHO-Lösung (g/l):
- NaCl 3,5 g (ca. 1/2 Teelöffel),
- KCl 1,5 g (ca. 1/4 Teelöffel),
- $NaHCO_3$ 2,5 g (ca. 1/4 Teelöffel),
- Glucose 20 g oder Saccharose 40 g (ca. 2 bzw. 4 Esslöffel).

Der Therapieeffekt der WHO-Lösung beruht darauf, dass Glucose und Natrium am besten bei einem stöchiometrischen Verhältnis von 1 : 2 aus dem Dünndarm resorbiert werden.

🕮 40.5 Mikroskopische Stuhluntersuchung bei akuter Enteritis

Erreger	Erythrozyten	Leukozyten	Nativ- oder Grampräparat
Shigellen	+++	++++	unauffällig
Salmonellen	++	–	unauffällig
Cholera	–	–	Vibrionen
Amöben	++	(+)	Trophozoiten

Bei anhaltendem Erbrechen muss die Flüssigkeits- und Elektrolytsubstitution **parenteral** erfolgen.

Wenn die von der WHO empfohlene Lösung nicht zur Hand ist, können als vorläufige Maßnahme auch folgende „Rezepte" verwendet werden:
- Kochsalz (1 Teelöffel) + Cola 200 ml oder 1 Glas (200 ml) Orangensaft auf 1 Liter abgekochtes Wasser oder
- Salzstangen, gesalzene Nüsse und Cola-Getränk.

Antibiotische Therapie. Erst an zweiter Stelle kommen **antimikrobielle Substanzen** zum Einsatz. Risikopatienten (z. B. Immunsupprimierte) sollten mit Antibiotika (Gyrasehemmer, z. B. Ciprofloxacin, Norfloxacin) unverzüglich behandelt werden.

Bei jeder Diarrhö folgende Punkte beachten:
- Auslandsaufenthalte?
- Mahlzeiten in Restaurants, Kantinen usw. in den letzten Tagen vor der Erkrankung?
- Medikamentenanamnese, vor allem: Antibiotikaeinnahme?
- Meldepflicht beachten!

40.2.2 Chronische Diarrhö

engl.: chronic diarrhoea
US-engl.: chronic diarrhea

Definition. Bei der chronischen Diarrhö handelt es sich um eine Durchfallerkrankung, die mehr als 3 Wochen anhält.

Ätiologie und Pathogenese. Unterschiedlichste Ursachen können der chronischen Diarrhö, die lediglich ein Symptom darstellt, zugrunde liegen. Pathogenetisch kann eine Diarrhö
- osmotisch,
- sekretorisch,
- durch Fehlen spezifischer Transportmechanismen (Chloridorrhö) oder
- durch Motilitätsstörungen

bedingt sein. Häufig hat jedoch die Störung eines der o.g. auch sekundär eine Fehlfunktion anderer Mechanismen zur Folge. Zwischen osmotischer und sekretorischer Diarrhö kann durch Bestimmung der Stuhlosmolarität unterschieden werden. Der Stuhl ist praktisch immer isoosmolar (290 mOsm/l) zum Blutplasma. Die Osmolarität wird überwiegend durch die Elektrolyte Na^+, K^+ und Cl^- determiniert. Bei der osmotischen Diarrhö entsteht eine sog. osmotische Lücke („Osmotic Gap"), da im Stuhl dann andere osmotisch wirksame Substanzen vorhanden sind, z.B. nicht resorbierte Kohlenhydrate und kurzkettige Fettsäuren.

Wichtigste klassische Unterscheidungsmerkmale zwischen osmotisch bedingter Störung und sekretorischer Diarrhö sind:
- Eine osmotische Diarrhö sistiert, wenn die Nahrungszufuhr oder Einnahme einer osmotisch wirksamen Substanz eingestellt wird.
- Die sekretorische Diarrhö persistiert auch unter Nahrungskarenz.

Literatur

Caspary WF. Diarrhö. In: Caspary WF, Stein J, Hrsg. Darmkrankheiten. Berlin: Springer 1999: 87–106.
Ursachen und Diagnostik der Diarrhö.
Fine KD, Kreis GJ, Fordtran JS. Diarrhea. In: Gastrointestinal Disease, Sleisenger MV, Fordtran JS. eds. Philadelphia: WB Saunders 1994: 1043–1072.
Wie entsteht eine Diarrhö? Welche Folgen, welche Ursachen?
Powell DW. Approach to the patient with diarrhea. In: Yamada T, Alpers DH, Laine L, Owyang C, Powell DW, Hrsg. Textbook of Gastroenterology. Philadelphia: Lippincott Williams & Wilkins 1999: 858–909.
Ausführliche Diskussion über die verschiedensten Mechanismen als Ursache einer Diarrhö: osmotisch, sekretorisch, motilitätsbedingt, Entzündungsreaktionen und gegenseitige Wechselwirkungen.

40.3 Malassimilationssyndrome

engl.: malabsorption syndromes

Definitionen.

Malassimilation. Gestörte Nahrungsaufnahme im Dünndarm durch Maldigestion oder Malabsorption. Man unterscheidet
- *globales Malassimilationssyndrom:* Verwertungsstörung aller Nahrungsbestandteile durch Dünndarmerkrankungen mit diffusen morphologischen Mukosaveränderungen (z. B. Sprue) oder reduzierter Resorptionsfläche (z. B. Kurzdarmsyndrom),
- *partielles/isoliertes Malassimilationssyndrom:* es sind nur einzelne Nahrungsbestandteile betroffen, wie z. B. Gallensäurenverlust-Syndrom, isolierte Vitamin-B12-Malabsorption, intestinales Eiweißverlust-Syndrom, bakterielle Überbesiedlung des Dünndarms.

Maldigestion. Störung der Verdauung durch erniedrigte oder fehlende pankreatische Verdauungsenzyme, digestive Dünndarmenzyme oder Gallensäurenkonzentration. Eine Maldigestion hat in der Regel eine Malabsorption zur Folge (Ausnahme: monomere Substanzen wie freie Zucker, Aminosäuren).

Malabsorption. Mangelhafte Resorption der Nahrungsendprodukte:
- *primäre Malabsorption:* Störung der Transportvorgänge in der Dünndarmschleimhaut ohne morphologische Veränderungen.
- *sekundäre Malabsorption:* Verminderung des Resorptionsepithels bei gleichzeitigen morphologischen Veränderungen der Mukosa oder Abflussbehinderung aus den Epithelzellen. Es steht somit zu wenig Resorptionsoberfläche zur Verfügung.

Epidemiologie. Bei etwa 5% der Patienten mit chronischen Durchfällen (Stuhlgewicht > 200 g/d) von mehr als 1 Monat Dauer besteht ein Malabsorptionssyndrom. Geben Patienten zusätzlich Gewichtsverlust, Auftreten flüssiger, voluminöser, nichtblutiger Stühle ohne Fieber und Schmerzen an, liegt in etwa 50% der Fälle ein Malabsorptionssyndrom vor. Die häufigste Form einer leichten Malabsorption weltweit ist die Laktoseintoleranz (→ S. 719f).

Ätiologie und Pathogenese. Störungen der Digestion und Resorption kommen bei zahlreichen Krankheiten des Magen-Darm-Trakts, der Galle, der Leber, des Pankreas und im Verlaufe anderer Grunderkrankungen vor (T 40.6). Ein Malabsorptionssyndrom findet sich gelegentlich auch bei Hyperthyreose, Hypothyreose, Hypoparathyreoidismus und Nebennierenrindeninsuffizienz sowie als unerwünschte Wirkung einiger Medikamente und Therapieformen. Fructose wird im Dünndarm nur sehr langsam resorbiert und gelangt bei einer Zufuhr von > 25–35 g/Mahlzeit in den Dickdarm, um dort fermentiert zu werden (= physiologische Fructosemalabsorption).

Symptomatik. Leitsymptome des Malabsorptionssyndroms sind chronische Durchfälle, voluminöse, übel riechende Fettstühle und Gewichtsverlust. Der Gewichtsverlust ist bedingt durch enteralen Kalorienverlust sowie verminderte Nahrungsaufnahme zur Vermeidung osmotischer Durchfälle und Übelkeit. Bei einem länger bestehenden Malabsorptionssyndrom können Mangelzustände auftreten, die teils klinisch, teils nur laborchemisch erfassbar sind (T 40.7).

Diagnostisches Vorgehen.

Diagnosestellung. Häufig kommt die Verdachtsdiagnose auf, wenn entweder die typische Symptomatik vorliegt oder in der Routinediagnostik entsprechende Veränderungen der Laborwerte festgestellt werden (T 40.6), ohne dass Hinweise auf eine mangelnde Zufuhr der Substanzen vorliegen. Der

40.6 Mögliche Ursachen eines Malassimilationssyndroms

Mangel/Reduktion/Störung	zugrunde liegende Erkrankung	Nahrungsfette	Kohlenhydrate	Proteine
Lipase α-Amylase Proteasen	exokrine Pankreasinsuffizienz durch • chronische Pankreatitis • Mukoviszidose • Pankreasresektion	D	D	D
Lipase α-Amylase Proteasen (die Enzyme werden zwar in ausreichender Menge sezerniert, „laufen" aber durch die Koordinationsstörung der Speise „hinterher")	Magenresektion nach Billroth II > Billroth I	D+R	D+R	D+R
Gallensäuren	Verschlussikterus, Gallensäurenverlustsyndrom • ausgedehnte Ileumresektion bei Morbus Crohn, • bakterielle Fehlbesiedlung des Dünndarms (Blind-loop-Syndrom)	D+R		
Lymphabfluss	Morbus Whipple, intestinale Lymphangiektasie	R		
Laktase, Saccharase, Disaccharidasen, Glucose-Carrier der Dünndarmmukosa	primäre Malabsorption ohne morphologische Veränderungen		D+R	
Resorptionsfläche	Dünndarmresektion, Kurzdarmsyndrom, Zottenschwund (z. B. Sprue), Dünndarm-Dickdarm-Fisteln	D+R	D+R	D+R
sekretorische Diarrhö	Hyperthyreose, Zollinger-Ellison-Syndrom (Gastrinom), Verner-Morrison-Syndrom (VIPom)	D		

D: gestörte Digestion
R: gestörte Resorption

40.7 Symptome und Laborbefunde bei Maldigestion und Malabsorption

Maldigestion und Malabsorption von	klinische Manifestation	Laborbefunde erniedrigt	erhöht
Kalorien	Gewichtsverlust bei gutem Appetit		
Fett	Stuhl hell, vermehrt, übel riechend, Diarrhö ohne gebläht es Abdomen, ohne Flatulenz	Cholesterin Calcium i.S. β-Carotin	Steatorrhö: Stuhlfett > 7 g/d, Oxalsäure im Urin
Protein	Ödem, Muskelatrophie	Serum: Gesamteiweiß und Albumin	Stickstoffausscheidung im Stuhl
Kohlenhydrate	wässrige, schwimmende Stühle, starke Flatulenz, Meteorismus, Laktoseintoleranz	saurer Stuhl-pH, osmotische Lücke	H_2-Exhalation in der Atemluft nach oraler Gabe von Kohlenhydraten
Vitamin B_{12}	makrozytäre Anämie, neurologische Symptome	Panzytopenie, Vitamin B_{12} i.S., pathologischer Schilling-Test	MCV>95 fl, MCH>34 pg
Folsäure	makrozytäre Anämie	Panzytopenie, Folsäure i.S.	MCV>95 fl, MCH>34 pg
B-Vitamine	Cheilosis, schmerzlose Glossitis, Akrodermatitis	Vitamin B_1 und B_6	
Eisen	schmerzhafte Glossitis, hypochrome (normozytäre) Anämie	Eisen, Ferritin i.S., Hämoglobin, Hämatokrit, MCH<28 pg, MCV<80 fl	
Calcium und Vitamin D	Knochenschmerzen oder Frakturen, positives Chvostek- oder Trousseau-Zeichen, Parästhesien, Tetanie	Calcium i.S. Vitamin-D-Hormone 25-Hydroxycholecalciferol, 1,25-Dihydroxycholecalciferol	alkalische Phosphatase
Vitamin A	Nachtblindheit, follikuläre Hyperkeratose	β-Carotin i.S.	
Vitamin K	Blutungsneigung, Hämatome	Vitamin-K-abhängige Gerinnungsfaktoren	Prothrombinzeit

wichtigste Globaltest ist die quantitative Stuhlfettbestimmung, der bei Verdacht auf ein Malabsorptionssyndrom immer indiziert ist. Der Patient muss 3 Tage lang den gesamten Stuhl unter einer Fettzufuhr von mindestens 70 g/Tag sammeln. Eine Fettausscheidung von >7 g/Tag ist pathologisch.

Suche nach der Ursache. Hinweise auf die Ätiologie lassen sich durch die *Anamnese* gewinnen:
- Bauchoperationen, Dünndarmresektion: Kurzdarmsyndrom (→ S. 723f),
- Fieberzustände, Auslandsaufenthalte: Lambliasis (→ S. 1040f), tropische Sprue (→ S. 711),
- umschriebene Schmerzen im Abdomen: Morbus Crohn,
- Gelenkbeschwerden: Morbus Whipple,
- Lymphome: Sprue (→ S. 709ff), Morbus Whipple (→ S. 712f),
- Analfisteln: Morbus Crohn (→ S. 728ff),
- Milchintoleranz: Laktasemangel,
- pankreatitische Schübe: exokrine Pankreasinsuffizienz (→ S. 855f u. 862ff),
- Magenresektion: bakterielle Fehlbesiedlung der zuführenden Schlinge oder Mangel an Endopeptidasen, zu schnelle Darmpassage, Asynchronie zwischen Pankreassekretion und Bedürfnis der Digestion der Nahrung,
- Diabetes mellitus: diabetische Neurogastroenteropathie (→ S. 614),
- Medikamentenanamnese.

Zunächst ist eine Pankreasinsuffizienz (→„Chronische Pankreatitis", s.o.) als Ursache auszuschließen. Ist eine exokrine Pankreasinsuffizienz ausgeschlossen, wird man eine topographische Dünndarmdiagnostik anschließen (T **40.8** und S. 697ff).

Schwierig ist die Diagnostik der bakteriellen Überbesiedlung des Dünndarms. Als nichtinvasiver Test hat sich der *Glucose-H_2-Atemtest* (frühzeitiger H_2-Anstieg nach Gabe von 70 g Glucose um >20 ppm) bewährt.

Die *Röntgendiagnostik* liefert Informationen über die Art der Krankheit durch Enteroklysma nach Sellink. Der Nachweis von Divertikeln, Fisteln und Tumoren ist so möglich. Das röntgenologische Erscheinungsbild einer Malabsorption ist jedoch weitgehend unspezifisch (reduzierte Faltenanzahl pro cm Darm).

Differenzialdiagnose. Klinisch von größerer Bedeutung als die Malabsorption von Proteinen ist ein gesteigerter enteraler Verlust von Protein aus dem Darm mit Entwicklung einer Hypoproteinämie und Ödemen (→ S. 713ff).

T 40.8 Malabsorption: topographische Diagnostik bei Verdacht auf Dünndarmerkrankungen

Lokalisation	Diagnostik
oberer Dünndarm	• D-Xylose-Test (Serum und Urin) • Laktosetoleranztest • H_2-Atemtest nach Laktosegabe
unterer Dünndarm	• Schilling-Test • Se-HCAT-Test
Spezialfragen (Proteinverlust)	• $α_1$-Antitrypsin-Clearance • Chromalbumintest • Gammakamerauntersuchung nach Gabe Tc-markierten Albumins
Globaltest	• quantitative Stuhlfettbestimmung

Therapie. Eine spezifische Therapie existiert nicht. Sie hat sich an der vorliegenden Grunderkrankung zu orientieren. Deshalb ist eine exakte Diagnostik notwendig, wobei die Biopsie aus dem Dünndarm wichtige Informationen über die Art der Grunderkrankung gibt.

Literatur

Caspary WF, Maldigestion und Malabsorption. In: Caspary WF, Stein J, Hrsg. Darmkrankheiten. Berlin: Springer 1999: 107–124.
Lehrbuchartikel mit neuester und ausführlicher Darstellung des Malabsorptionssyndroms.

40.4 Sprue/Zöliakie

Synonym: glutenindizierte Enteropathie, einheimische Sprue
engl.: coeliac disease, glutensensitive enteropathy, USA: celiac disease

Definition. Die Sprue (im Kindesalter als Zöliakie bezeichnet) ist eine Erkrankung, die durch eine Überempfindlichkeit auf Gluten (Protein in Weizenprodukten) charakterisiert ist und in deren Folge eine Malabsorption mit einer abnormen Zottenarchitektur der Dünndarmschleimhaut einhergeht.

Epidemiologie. Die Prävalenz beträgt in den meisten europäischen Ländern 1/3000–1/300 Einwohner. Ein gehäuftes Vorkommen wird bei Zwillingen und diabetischen Kindern beobachtet. 70% der Patienten sind Frauen. Die Sprue kommt gehäuft bei HLAB8 vor.

Ätiologie und Pathogenese. Die Dünndarmmukosa reagiert durch eine inadäquate T-Zell-vermittelte Immunreaktion auf Gluten und Gliadin (in Getreide enthaltene großmolekulare Proteine) bei genetisch prädisponierten Patienten mit einer hyperregeneratorischen Schleimhautumformung, die als Zottenschwund imponiert.

Symptomatik. Typisches Malabsorptionssyndrom mit massivem Durchfall, Steatorrhö, aufgeblähtem Abdomen (Meteorismus) und Gewichtsverlust. Immer häufiger werden oligosymptomatische Formen der Sprue entdeckt. Dabei besteht noch nicht das Vollbild der globalen Malabsorption, es stehen vielmehr nur Folgen einzelner Resorptionsdefekte im Vordergrund: Eisenmangelanämie, Knochenschmerzen mit Kompressionsfrakturen oder sog. Milkman-Frakturen durch eine Osteomalazie.

Diagnostisches Vorgehen.

Dünndarmfunktionstest. Falls nicht schon Laborparameter der Routinediagnostik (▼ **40.7**) auf eine Malabsorption hinweisen, kann diese anhand des D-Xylose-, Laktosetoleranz- oder H_2-Atemtests (→ S. 697) nachgewiesen werden. Die Resorptionstests können einen unterschiedlichen Grad der Funktionseinschränkung aufweisen.

Serologie. Die Antikörperdiagnostik auf Gewebs-Transglutaminase (IgA-t-TG) sowie Gliadin (IgA-Gliadin-Ak) haben einen diagnostischen Stellenwert. Bei gleichzeitig bestehendem IgA-Mangel versagen die serologischen Tests, evtl. noch Aussage möglich mit IgG-t-TG oder IgG-Gliadin-Ak.

Histologie. Die Diagnose muss histologisch durch eine Biopsie aus dem unteren Duodenum oder oberen Jejunum (→ S. 656f u. insb. S. 699) gesichert werden.
Die Dünndarmschleimhaut zeigt ein charakteristisches Aussehen. Die Zotten sind kaum oder überhaupt nicht mehr nachweisbar und die Krypten elongiert (👁 **40.1c**). Die Schleimhaut des Jejunums ähnelt der des Kolons (= Kolonisation der Dünndarmmukosa). Die Epithelzellen sind verplumpt. Bei bloßer Betrachtung mit der Lupe ist der Zottenschwund schon im Bioptat erkennbar (Stereomikroskopie). Die Schleimhautveränderungen sind im proximalen Dünndarm ausgeprägter als im Ileum.

40.1 Einheimische Sprue

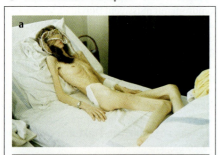

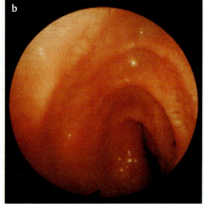

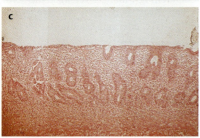

a Als Folge der verminderten Resorptionsfähigkeit deutlich kachektische Patientin. Ursache ist ein vollständiger Zottenverlust der Jejunalschleimhaut:
b endoskopischer Aspekt und **c** histologischer Befund mit totaler Zottenreduktion und Kryptenelongation.

Eine Sonderform der Sprue ist die *Kollagensprue*, bei der Verdickungen der Basalmembran und Kollagenablagerungen in der Lamina propria bestehen. Sie zeichnet sich durch Therapieresistenz gegenüber einer glutenfreien Diät aus und hat eine ungünstige Prognose.

3 Kriterien sollten für die Diagnostik der **Sprue** erfüllt sein:
1. Nachweis einer Malabsorption,
2. abnorme Dünndarmmukosa mit Zottenschwund und Kryptenhyperplasie,
3. klinische, biochemische und histologische Besserung nach Einhalten einer strikten glutenfreien Diät.

Therapie. Entsprechend dem Verursacherprinzip besteht die Therapie in der Einhaltung einer lebenslänglichen strikt glutenfreien Diät.

Keine Produkte aus Weizen, Gerste und Roggen. Erlaubt sind: **Mais, Reis** und **Hirse**.
Hafer kann evtl. erlaubt werden, wenn sichergestellt ist, dass dieser während des Mahlvorgangs nicht mit anderen Mehlen kontaminiert worden ist.

Bei erheblichen Vitamin- und Mineralmangelzuständen kann im Initialstadium eine Substitution von fettlöslichen Vitaminen (A, D, E, K), wasserlöslichen Vitaminen, Calcium und Eisen auf parenteralem Wege erfolgen. Beim Vollbild der Sprue besteht fast immer ein Laktasemangel, so dass auch Milch und Milchprodukte zu eliminieren sind. Später werden nach Wiederaufbau der Zottenarchitektur Milchprodukte vertragen. Therapieerfolge stellen sich meist schon innerhalb 1 Woche ein, können aber selten auch erst nach Wochen oder Monaten sichtbar werden. Veränderungen der Dünndarmmukosa persistieren oft länger als die Einschränkung der Resorptionsparameter. Die strikte Einhaltung einer glutenfreien Diät reduziert das Ri-

40.2 Sprueverlaufsformen

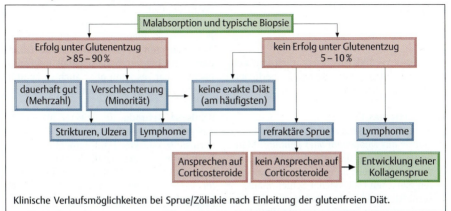

Klinische Verlaufsmöglichkeiten bei Sprue/Zöliakie nach Einleitung der glutenfreien Diät.

siko der Entwicklung maligner Lymphome, das bei Patienten mit Sprue 40fach erhöht ist. Die Hautkrankheit *Dermatitis herpetiformis Duhring* geht häufig mit einem Spruesyndrom einher. Glutenfreie Diät bessert nicht nur die intestinale Symptomatik, sondern auch die Hautsymptome und hilft, Medikamente bei der Behandlung der Hautsymptome einzusparen.

Verlaufsmöglichkeiten. → 40.2

Selbsthilfeorganisation. Patienten sollten sich der Deutschen Zöliakie-Gesellschaft (DZG; Filderhauptstraße 61, 70180 Stuttgart) anschließen. Von dort erhalten sie aktuelle Informationen zur Diät und Bezugsquellen für glutenfreie Produkte.

Literatur

Caspary WF. Dünndarmkrankheiten. Dt. Ärztebl. 1995; 92: A-2991–A-2999.
Übersicht über Diagnostik und Therapie wichtiger Dünndarmkrankheiten.
Ciclitira PJ. Celiac disease. In: Yamada T, Alpers DH, Laine L, Owyang C, Powell DW, Hrsg. Textbook of Gastroenterology. Philadelphia: Lippincott Williams & Wilkins 1999: 1660–1676.
Aktueller ausführlicher Lehrbuchartikel über Sprue/Zöliakie.
Farrell RJ, Kelley CO. Celiac diesease. New Engl J Med. 2002; 346: 180–188.
Neueste umfassende Übersicht über die Zöliakie/Sprue.
Fasano A., Catassi C. Current approaches to diagnosis and treatment of celiac disease: an enveloping spectrum. Gastroenterology 2001; 120: 636-651.
Ausführliche Darstellung des weiten klinischen Spektrums der Sprue und der Therapieoptionen.

40.5 Tropische Sprue

engl.: tropical sprue

Definition. Die tropische Sprue ist ein Malabsorptionssyndrom, das bei Bewohnern tropischer Regionen sowie bei Personen, die diese Gegenden besuchen oder besucht haben, klinisch manifest wird.

Ätiologie. Die Ursache ist unbekannt. Man nimmt jedoch an, dass der Dünndarm mit enteropathogenen Keimen chronisch kontaminiert ist.

Symptomatik. Im Vordergrund stehen
- Durchfälle,
- Blähungen,

- Anorexie,
- abdominelle Distension („Blähbauch"),
- Übelkeit,
- Erbrechen und
- Fieber.

Das klinische Bild wird wesentlich von der Dauer der Störung und von den körperlichen Reserven der Betroffenen bestimmt.

Diagnostisches Vorgehen.
- *Anamnese* (Auslandsaufenthalt),
- *Biopsie aus Duodenum oder Jejunum:* Man findet meist nur diskrete Veränderungen des Zottenreliefs. Befunde können variieren zwischen total flacher Schleimhaut, verdickten und plumpen Zotten und breiten Blattformen mit gyriformem Relief. Unter der Therapie bessert oder normalisiert sich der histologische Befund.

Therapie. Diese beinhaltet die Gabe von Folsäure (z. B. Folsan 5–15 mg/d) und Vitamin B_{12} (z. B. Cytobion 1000 µg/Woche i.m. über 6–8 Wochen), worunter sich sowohl die megaloblastäre Anämie als auch die gastrointestinalen Störungen prompt bessern. Zusätzlich empfiehlt sich die Einnahme von Tetracyclin (z. B. Tetracyclin Wolff 4×250 mg/d p.o. über 6 Monate).

Prognose. Unbehandelt verläuft die Erkrankung progredient.

40.6 Morbus Whipple

Synonym: intestinale Lipodystrophie
engl.: Whipple's disease

Definition. Infektionskrankheit, die sich klinisch mit Arthralgien, abdominellen Schmerzen, Durchfällen, progressivem Gewichtsverlust und Fieber manifestieren kann.

Epidemiologie. Der Morbus Whipple kommt fast nur bei Männern im mittleren Lebensalter vor und ist sehr selten.

Ätiologie und Pathogenese. Die Erkrankung wird durch ein Bakterium *(Tropheryma whippelii)* hervorgerufen, das erst 1992 mittels PCR-Technik identifiziert werden konnte. Am häufigsten ist das Bakterium im Dünndarm und bei zerebralem Befall im Liquor nachweisbar; es kann aber auch in Lymphknoten oder Ergüssen gefunden werden.

Klinische Befunde. Reduzierter Allgemeinzustand, subfebrile Temperaturen, Gewichtsverlust, verstärkte Hautpigmentation und Lymphadenopathie sind häufige klinische Befunde. Arthralgien, Aszites sowie ein zerebraler Befall mit neurologischen Symptomen kommen nicht selten vor.

Bei Patienten mit unklarem Fieber, Gewichtsverlust und Arthralgien sollte immer an einen Morbus Whipple gedacht werden.

Diagnostisches Vorgehen.

Laboruntersuchungen. Steatorrhö, verminderte D-Xylose-Resorption ($\rightarrow$ S. 697), Hypalbuminämie und Anämie, Verminderung des Serum-Calciums, -Eisens und -Cholesterins.

Sonographie. Abdominelle Lymphome können nachweisbar sein.

Röntgen. Das Enteroklysma nach Sellink kann pathologische Veränderungen des Dünndarms zeigen.

Biopsie und Liquorpunktion. Die Diagnose wird durch die Entnahme einer Dünndarmbiopsie gestellt. Es steht eine PCR-Technik zum Nachweis der bakteriellen DNA des Erregers zur Verfügung. Beweisend ist der Nachweis von Makrophagen mit großen zytoplasmatischen Granula, die sich mit der PAS-Färbung rot anfärben lassen (SPC-[= **S**ickle-**P**article-**C**ontaining-]Zellen, ◉ 40.3). Elektronenoptisch lassen sich im Biopsiematerial (und bei zerebralem Befall im Liquor) bakteriforme Erreger finden. Diese Untersuchung eignet sich insbesondere zur Kontrolle des Thera-

40.3 Morbus Whipple

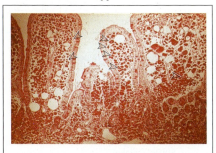

In der Jejunalschleimhaut sind zahlreiche PAS-positive Makrophagen zu erkennen (SPC-Zellen).

pieerfolgs, da die scholligen PAS-positiven Ablagerungen in den Makrophagen noch lange persistieren können, auch wenn keine Bakterien mehr vorhanden sind.

Differenzialdiagnose. Malassimilationssyndrom (→ S. 705ff) und Arthritiden anderer Genese (z.B. Yersiniose); histologisch können eine Mykobakteriose oder auch ein malignes Lymphom ähnlich aussehen.

Therapie. Früher verlief die Krankheit tödlich. Unter einer Antibiotikatherapie über 12 Monate mit Tetrazyklinen (Doxycyclin, z.B. Vibramycin 100 mg/d) oder Co-trimoxazol (z.B. Bactrim forte, Eusaprim forte 2 × 1 Tbl./Tag) lassen sich bei fast allen Patienten Vollremissionen erreichen. Bei zerebralem Befall eines Morbus Whipple sind liquorgängige Antibiotika (z.B. Minocyclin, Klinomycin 2 × 100 mg) einzusetzen.

Literatur

Dobbins WOI. Whipple's disease. Springfield Ill., Charles C. Thomas: 1987.
Standardwerk des Mannes, der die meisten Fälle von Morbus Whipple auf der Welt gesammelt hat.

Relman DA, Schmidt T M, Mac Dermott RP, Falkow S. Identification of the uncultered bacillus of Whipple's disease. New Engl J Med. 1992; 327: 293-301.
Meilenstein – nach über 50 Jahren wird Tropheryma whippeli mit PCR identifiziert.

40.7 Eosinophile Gastroenteritis

engl.: eosinophilic gastroenteropathy

Diese seltene Krankheit geht mit einer Bluteosinophilie in Kombination mit eosinophilen Infiltraten des Magens und Dünndarms einher. Die Ursache ist unklar. Systemische allergische Symptome, erhöhtes IgE und Ansprechen auf Steroide sprechen für eine Hypersensitivitätsreaktion.

Klinisch kommt es zu Übelkeit, Erbrechen, Bauchschmerzen, Asthma bronchiale, allergischer Rhinitis, Diarrhö, Gewichtsverlust und Eisenmangelanämie. Das Labor zeigt eine periphere Eosinophilie und Hinweise auf ein Malabsorptionssyndrom (→ S. 705f), in der Biopsie aus Magen und/oder distalem Duodenum finden sich eosinophile Infiltrate der Mukosa, teils mit erheblicher Zottenreduktion (→ 40.1, S. 699). Die Therapie besteht in einer Eliminationsdiät (hypoallergene Diät), Prednison (40–60 mg/d) führt in der Regel zum Erfolg, häufig ist eine Erhaltungstherapie mit ca. 5–10 mg Prednison/Tag nötig.

40.8 Enterales Eiweißverlustsyndrom

Synonym: exsudative Enteropathie
engl.: protein-loosing gastroenteropathy

Definition. Pathologisch gesteigerter Verlust von Plasmaproteinen über den Darm unterschiedlicher Ätiologie.

Ätiologie und Pathogenese. Ca. 10–20 % des normalen Albuminumsatzes erfolgen durch Verlust über den Darm. Bei verschiedenen gastrointestinalen Krankheiten kann es zu einem gesteigerten enteralen Verlust von

T 40.9 Mögliche Grunderkrankungen bei intestinalem Proteinverlust

Histologie	Pathomechanismus	Erkrankung
Mukosaerkrankungen ohne Ulzerationen	erhöhte Permeabilität mit Schädigung und Verlust der Zellen	Morbus Ménétrier hypertrophische hypersekretorische Gastropathie akute Virusinfektionen parasitäre Infektionen Morbus Whipple allergische Enteropathie eosinophile Gastroenteritis Sprue/Zöliakie tropische Sprue Lupus erythematodes
mukosale Erosionen oder Ulzerationen	entzündliche Exsudation	erosive Gastritis oder multiple Ulzera Magenkarzinom oder Lymphom Morbus Crohn idiopathische Jejunoileitis Colitis ulcerosa pseudomembranöse Enterokolitis villöses Adenom des Dickdarms
lymphatische Abflussstörung	direkter intestinaler Verlust von Lymphe	intestinale Lymphangiektasie enterale Lymphfisteln mesenteriale Tuberkulose und Sarkoidose intestinale Lymphome chronische Pankreatitis mit Pseudozyste Perikarditis constrictiva Herzinsuffizienz Morbus Whipple Morbus Crohn

Proteinen meist aller Fraktionen (aber insbesondere von Albumin) kommen (T 40.9), der durch Steigerung der Syntheseleistung nicht mehr kompensiert werden kann.

Symptomatik. Meist leiden die Patienten unter den gleichen Symptomen wie beim Malassimilationssyndrom (→ S. 705). Bei einer Hypalbuminämie < 2,5 g/dl bilden sich Ödeme. Durch den Verlust von Immunglobulinen kann es zu einer verstärkten Infektanfälligkeit kommen. Hinzu kommen u.U. die Symptome der zugrunde liegenden Erkrankung (T 40.9).

Diagnostisches Vorgehen.
Labor.
- Protein und Albumin im Serum (erniedrigt),

- Serumelektrophorese: Erniedrigung meist aller Fraktionen, besonders des Albumins,
- quantitative Bestimmung der Immunglobuline (IgA, IgG, IgM),
- Coeruloplasmin, Cholesterin und Serum-Calcium: erniedrigt,
- Differenzialblutbild: Lymphozytopenie,
- erhöhter Stuhlfettgehalt,
- Urinstatus: *keine* Proteinurie.

Diagnosesicherung.
- ^{51}Chrom-Albumin-Test (→ S. 699) oder
- α_1-Antitrypsin-Clearance (→ S. 699).

Lokalisationsdiagnostik.
- Sonographie: Lymphome, Darmwandödem, Aszites,
- Computertomographie: Lymphome, Darmwandödem, Aszites,
- Enteroklysma nach Sellink: Faltenschwellung,
- Lymphangiographie bei Verdacht auf intestinale Lymphangiektasie,

◁ **40.4 Intestinale Lymphangiektasie**

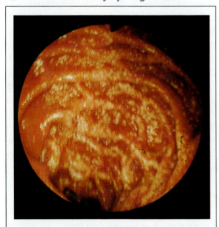

Duodenalschleimhaut bei einem Patienten mit einem intestinalen Eiweißverlustsyndrom. Man beachte die deutlich dilatierten „weißlichen" Lymphgefäße im Duodenum.

- Jejunoskopie oder Etagenbiopsie aus dem Dünndarm mit einer Saugkapsel, Koloskopie mit Biopsie (◁ **40.4**) bei Verdacht auf eine intestinale Lymphangiektasie oder
- nuklearmedizinisch durch i.v. Gabe technetiummarkierten Albumins und Erfassung des erhöhten Austritts im Darm mit der γ-Kamera.

Therapie. Sie besteht in der Behandlung der Grunderkrankung.

40.8.1 Intestinale Lymphangiektasie

Die intestinale Lymphangiektasie geht mit einem enteralen Proteinverlust, Hypoproteinämie, Ödemen, Lymphozytopenie, Malabsorption und abnorm erweiterten Lymphgefäßen des Dünndarms einher. Sie betrifft meist Kinder und junge Erwachsene. Die wichtigsten *Laborbefunde* sind: Hypoproteinämie, Hypoalbuminämie, Verminderung von IgG, IgA und IgM, des Transferrins und Coeruloplasmins, Lymphozytopenie.

Therapie. Sie besteht in der Reduktion der Fettzufuhr zur Entlastung der Lymphwege und Gabe von mittelkettigen Triglyceriden (MCT) sowie in einer forcierten oralen Proteinzufuhr oder 20%igem Humanalbumin intravenös. Bei nachgewiesenem isolierten Befall von Dünndarmsegmenten ist die Resektion anzustreben.

Literatur

Stein J, Milovie V. Enterales Eiweißverlustsyndrom. In: Caspary WF, Stein J, Hrsg. Darmkrankheiten. Berlin: Springer 1999: 125–130.
Neuester Lehrbuchartikel zum enteralen Eiweißverlustsyndrom.

40.9 Systemische Mastozytose

engl.: systemic mastocytosis

Definition. Hierbei handelt es sich um eine Erkrankung mit Mastzellproliferation in der

Haut, in den Knochen, den Lymphknoten und parenchymalen Organen.

Klinische Befunde und Symptome. Klassisch ist eine *Urticaria pigmentosa*. Typische Symptome sind Pruritus, Flush, Tachykardie, Durchfälle, Asthma bronchiale und Kopfschmerzen, die durch vermehrte Histaminfreisetzung aus den Mastzellen bedingt sind. Prostaglandine und Thromboxane spielen möglicherweise ebenfalls eine Rolle für die klinische Symptomatik. Die Symptome können durch Alkohol ausgelöst werden. Steatorrhö, Hypokalzämie, verminderte D-Xylose- und Vitamin-B_{12}-Resorption bestehen häufig bei Patienten mit intestinaler Symptomatik.

Therapie. Histamin-(H_2-)Rezeptoren-Blocker (z. B. Cimetidin, Ranitidin) wie auch Cromoglicinsäure (z. B. Colimune 4×200 mg/Tag) haben sich als wirksam erwiesen.

40.10 Immunmangelsyndrome

→ auch „Immunologie", S. 1066ff

40.10.1 Selektiver IgA-Mangel

Der zu den Antikörpermangelsyndromen zählende selektive IgA-Mangel zeichnet sich durch Serum-IgA-Werte $<0,05$ g/l aus. Die zelluläre Immunität ist ungestört. Etwa 15% der betroffenen Patienten leiden an rezidivierenden oder chronischen Durchfällen. Es findet sich eine gehäufte Assoziation zwischen IgA-Mangel und Zöliakie/Sprue, der sog. nodulären lymphatischen Hyperplasie (NLH), chronisch entzündlichen Darmerkrankungen (Colitis ulcerosa, Morbus Crohn) sowie Disaccharidasendefekten.

Der IgA-Mangel prädisponiert zu einer bakteriellen Überbesiedlung des Dünndarms sowie zu einer Lambliasis, die wohl am ehesten für die bei IgA-Mangel beobachtete Steatorrhö verantwortlich sind.

40.10.2 Hypo- und Agammaglobulinämie

Die **X-chromosomal vererbte Agammaglobulinämie** (Typ Bruton), die durch ein Fehlen von B-Lymphozyten und Plasmazellen im peripheren Blut und Knochenmark gekennzeichnet ist, tritt klinisch schon während des Säuglingsalters in Erscheinung. Gehäuft treten Infekte, Symptome der Malassimilation mit Laktoseintoleranz und Disaccharidasenmangel sowie Infektionen mit Lamblien auf. Von der X-chromosomal vererbten Agammaglobulinämie ist die **erworbene Hypogammaglobulinämie** (*engl.:* common variable immunodeficiency, VID) zu unterscheiden, die in jedem Alter auftreten kann. Erniedrigung der Serum-IgG-Spiegel unter 0,5 g/l bei gleichzeitiger Reduktion der IgA-Spiegel sind immer zu finden. *Klinisch* finden sich – ausgeprägter als beim selektiven IgA-Mangel – Zeichen der Malassimilation mit Steatorrhö und Lamblieninfektionen sowie sinopulmonale Infekte wie Pneumonie, Sinusitis, Otitis und Bronchiektasen.

Isolierte Defekte der T-Lymphozyten wie beim „Acquired Immune Deficiency Syndrome" (AIDS), das durch das HI-Virus verursacht wird, sowie kombinierte B- und T-Lymphozyten-Defekte können zu schweren Schädigungen des Darms mit bakterieller und parasitärer Fehlbesiedlung führen. Ob das sog. „Wasting Syndrome" (s. u.) im Rahmen der AIDS-Erkrankung durch eine vom HIV selbst hervorgerufene Enteropathie bedingt ist oder vielmehr durch die dadurch begünstigte bakterielle und parasitäre Fehlbesiedlung des Darms, ist momentan noch unklar.

40.10.3 Gastrointestinale Störungen bei AIDS

50–60% der Patienten mit AIDS (→ S. 1002ff) haben im Verlauf ihrer Erkrankung Durchfälle, die häufig auch mit Gewichtsverlust einhergehen (Wasting-Syndrom; *engl.:* slim disease).

Immunmangelsyndrome

T 40.10 Ursachen von Durchfällen und „Wasting" bei AIDS

Erregergruppen	Dünndarmbefall mit Malabsorption	Enterokolitis
Bakterien	Mycobacterium avium intrazellulare (MAI)	
	bakterielle Überbesiedlung	Mycobacterium tuberculosis
	Isosporiasis	Salmonellen
		Shigellen
		Campylobacter sp.
		Clostridium-difficile-assoziierte Kolitis
Viren		Zytomegalievirus (CMV; amhäufigsten)
		Adenoviren
		HIV?
Protozoen	Kryptosporodien (Prävalenz: USA = 4–16%, Afrika, Haiti = bis 50%)	
	Mikrosporodien (10–30% bei Patienten mit AIDS und Diarrhö)	andere Pilzinfektionen
	Lamblien	

T 40.11 Klinische Unterscheidung zwischen Malabsorption und Kolondiarrhö

Klinik	Malabsorption	Kolondiarrhö
Stuhlfrequenz (pro Tag)	3–10	3–30
Stuhlvolumen (ml/Tag)	750–10 000	250–1000
Stuhlvolumen (pro Stuhl)	meist groß	klein
Stuhlregelmäßigkeit	variabel	regelmäßig
geformte Stühle	selten	nie
okkultes Blut im Stuhl	–	+
Leukozyten im Stuhl	–	+
Stuhldrang	+	+
Inkontinenz	nein	häufig
Tenesmen	–	+
Fieber	–	+/–
Befinden	reduziert	reduziert/schlecht
Appetit	mäßig/gut	mäßig/schlecht
Gewichtsverlust	rapide	rapide

Pathogenese. 50–85 % der Durchfälle sind infektiös bedingt. Davon können etwa 50 % erfolgreich behandelt werden. Auch Medikamente (Didesoxyinosin, Antibiotika) können diese Symptomatik auslösen. Die Symptome Diarrhö und Gewichtsverlust können mit einer morphologisch erkennbaren Schädigung der Dünndarmmukosa und (z. T. schwerer) Malabsorption oder auch mit einer Enterokolitis einhergehen. Mögliche Erreger sind in ▼ 40.10 aufgeführt. Am häufigsten kommt die **Zytomegalie-Virus-(CMV-)Kolitis** vor. Es wird auch vermutet, dass das AIDS-Virus selbst eine Enteropathie bewirken kann.

Symptome. Bei Befall des **Dünndarms** stehen Durchfälle mit hohen Stuhlvolumina und ein Malabsorptionssyndrom mit Gewichtsverlust im Vordergrund, bei Befall des **Dickdarms** sind die Stühle zwar häufig, aber eher kleinvolumig und oft blutig (▼ **40.11**).

Diagnostik. Zur Diagnosestellung werden Stuhlkulturen auf Bakterien und Parasiten und Biopsien aus distalem Duodenum oder Kolon herangezogen. Die Diagnostik wird aus Kostengründen kontrovers diskutiert. Amerikanische Autoren sind nach Kosten-Nutzen-Analyse der Meinung, dass HIV-positive Patienten mit Diarrhö nur eine Minimaldiagnostik erhalten sollten (Stuhlkultur); erst nach Nichtansprechen auf eine unspezifische Durchfalltherapie (Loperamid, z. B. Imodium, Lopedium; Antibiotika, z.B Ciprofloxacin) sollte eine exakte Diagnostik erfolgen: Gastroduodenoskopie mit Biopsie, Koloskopie mit Biopsie, Blutkultur, Untersuchung auf Parasiten und Eier im Stuhl. Diese umfangreiche Diagnostik ist durchzuführen, wenn Durchfälle, Gewichtsverlust, Malabsorption, Fieber, Abdominalschmerzen, Nausea, Erbrechen, Tenesmen und blutige Stühle auftreten.

Die Diagnostik **bei Verdacht auf CMV-Kolitis** erfolgt endoskopisch mit Biopsie. Das endoskopische Bild der CMV-Kolitis kann sehr unterschiedlich sein. Die Mukosa kann normal erscheinen oder verteilte Gruppen von Bläschen, Erosionen oder gar tiefen Ulzera aufweisen. Meist besteht eine Pankolitis, die aber in den einzelnen Dickdarmabschnitten unterschiedlich ausgeprägt sein kann. Histologisch finden sich große intranukleäre und intrazytoplasmatische CMV-Einschlüsse in den Histiozyten der Lamina propria (sog. *Eulenaugenzellen*).

Bei zahlreichen Patienten (15–50 %) mit Diarrhö lässt sich trotz eingehender Diagnostik kein pathogenes Agens finden. Ein Teil der Patienten mit AIDS und Diarrhö haben eine schwere Malabsorption mit histologisch erfassbaren morphologischen Veränderungen der Dünndarmmukosa. Klinische Unterscheidungen zwischen Dünn- und Dickdarmdiarrhö sind in ▼ **40.11** aufgeführt.

Therapie. Die Behandlung hat sich nach der Art der opportunistischen Infektion zu richten, ggf. ist eine antiretrovirale Therapie (→ S. 1007) einzuleiten oder zu optimieren. Ist die Ursache unklar, sollte eine symptomatische Therapie (→ Diagnostik) durchgeführt werden. Bei sehr massiven langanhaltenden Durchfällen ist ein Therapieversuch mit Octreotid (Sandostatin) 100–200 µg/alle 8 Stunden s.c. indiziert. Die CMV-Kolitis wird behandelt mit:
- Ganciclovir 5 mg/kgKG i.v. alle 12 Stunden über 14–28 Tage oder mit
- Foscarnet 60 mg/kgKG i.v. über 1 Stunde alle 8 Stunden 14–28 Tage lang.

Literatur

Shah JB, Kotler DP. Gastrointestinal infections in the immunocompromised host. Current Opinion Gastroenterol. 1995; 11: 83–86.
  Ausgezeichnete Übersicht über intestinale Infektionen und Durchfälle bei Patienten mit AIDS.
Simon D, Brandt LJ. Diarrhea in patients with the acquired immunodeficiency syndrome. Gastroenterology. 1993; 106: 1238–1242.
  Übersicht über Ursache, Diagnostik und Therapie der Durchfälle bei AIDS-Patienten.

40.11 Laktasemangel – Laktoseintoleranz

engl.: lactase deficiency-lactose intolerance

Epidemiologie. Die weltweit häufigste Ursache einer Kohlenhydratmalabsorption stellt ein Laktasemangel dar. Es gibt auf der Welt mehr Menschen mit Laktoseintoleranz als mit Laktosetoleranz. Die Häufigkeit in den verschiedenen Volksgruppen ist in T 40.12 aufgeführt.
Bei ca. 10–20% aller Patienten mit Symptomen einer funktionellen Dyspepsie (→ S. 685) oder eines irritablen Darmsyndroms (→ S. 741ff) lässt sich eine Laktoseintoleranz feststellen.

Ätiologie. Ursache des primären Laktasemangels ist ein genetisch determinierter isolierter Verlust des Bürstensaumenzyms Laktase im Adoleszentenalter. Selten kommt auch ein genetisch bedingter Mangel der Enzyme Saccharase (Saccharose-Isomaltose-Intoleranz) und Trehalase vor. Ein sekundärer Enzymmangel kommt bei zahlreichen Dünndarmerkrankungen mit Veränderungen der Mukosaarchitektur (z. B. Sprue) und bei infektiösen Dünndarmerkrankungen vor. Laktase ist das vulnerabelste Enzym der Mukosa.

Symptome. Der Patient leidet unter Meteorismus, Flatulenz, Durchfällen und Bauchkrämpfen nach dem Genuss von Milch oder milchhaltigen Produkten. Die gleichen Symptome treten nach Rohrzuckergenuss bei Saccharose-Isomaltose-Intoleranz auf.

Diagnostisches Vorgehen. Laktosetoleranztest, evtl. kombiniert mit H_2-Atemtest (→ S. 697); bei Verdacht auf Verminderung mehrerer Disaccharidasen können zusätzlich Belastungstest oder H_2-Atemtest nach Gabe von Saccharose oder Trehalose erfolgen.

Therapie. Beratung des Patienten Milch oder milchhaltige Produkte zu meiden. In Ländern mit hoher Prävalenz des Laktasemangels stehen Laktasepräparate zur Substitution (z. B. Lactrase, Lact-AID) zur Verfügung. Jogurt wird von vielen Patienten vertragen, da Jogurt selbst Laktase enthält.

Literatur

Caspary WF. Angeborene Dünndarmkrankheiten und Kohlenhydratintoleranzen. In: Caspary WF, Stein J, Hrsg. Darmkrankheiten. Berlin: Springer 1999: 275–282.
Übersicht über Laktose- und andere Kohlenhydratintoleranzen.
Newcomer AD, Mc Gill DB. Clinical importance of lactase deficiency. New Engl J Med. 1984; 310: 12–13.
Klassische Publikation über Ursache und klinische Manifestation des Laktasemangels.

T 40.12 Ethnisches Vorkommen des Laktasemangels

Population	Häufigkeit (%)
Nordeuropäer	5–15
weiße Nordamerikaner	10–25
Mexikaner in Nordamerika	40–75
schwarze Nordamerikaner	45–80
Bewohner der Mittelmeerregion	60–85
Indianer in Nordamerika	50–95
schwarze Afrikaner	85–100
Asiaten	90–100

40.12 Divertikel des Dünndarms

engl.: small intestinal diverticula

Divertikel des Dünndarms sind in der Regel Herniationen der Mukosa und Submukosa durch die Muskelschicht des Darms und liegen noch unterhalb der Serosa *(Pseudodivertikel).* 2/3 der Divertikel liegen peripapillär im Duodenum, 1/3 in der Pars inferior. Das Vorkommen im Jejunum und Ileum ist seltener als im Duodenum. Divertikel des Dünndarms machen in der Regel keine Beschwerden. Besonders bei älteren Patienten können sie gelegentlich perforieren. Sind mehrere Divertikel vorhanden, kann es zu einer bakteriellen Überbesiedlung des Dünndarms mit Durchfällen und Malabsorption (→ S. 705f) kommen.

40.13 Tumoren des Dünndarms

Dünndarmtumoren sind selten und finden sich bei 3–6 % aller gastrointestinalen Neoplasien. Wegen der Seltenheit bereitet ihre Diagnose oft Schwierigkeiten. Abdominelle Symptome sind oft uncharakteristisch und häufig nur ein Zufallsbefund. An einen Dünndarmtumor sollte man denken, wenn folgende **Symptome** auftreten:
- rezidivierende krampfartige Abdominalschmerzen,
- rezidivierendes Auftreten eines mechanischen Ileus bei fehlenden Voroperationen und chronisch-entzündlichen Darmerkrankungen,
- Invagination beim Erwachsenen,
- chronische intestinale Blutungen,
- Flush-Syndrom (Karzinoid).

40.13.1 Benigne Tumoren des Dünndarms

Klinisch und radiologisch ist die Dignität der Tumoren in der Regel nicht zu unterscheiden. Sie kommen meist im 5. und 6. Lebensjahrzehnt vor und sind häufiger im distalen als im proximalen Dünndarm lokalisiert. Am häufigsten sind Adenome, Leiomyome, Lipome und Angiome.
Jeder 4. benigne Dünndarmtumor ist ein **Adenom**. Adenome entsprechen in Histologie und maligner Entartungstendenz den Kolonadenomen (→ S. 754f). Zu den Adenomen werden sowohl Inselzell- als auch Brunnerome gezählt.
Leiomyome wachsen submukös und subserös, häufigstes Symptom ist die Blutung durch zentralen nekrotischen Zerfall. Jeder Dünndarmtumor muss zur Klärung der Dignität operiert werden. Polypoide Veränderungen der Mukosa im Duodenum können alternativ auch endoskopisch abgetragen werden (Polypektomie).

40.13.2 Maligne Tumoren des Dünndarms

Nur 1–2,5 % aller malignen Gastrointestinaltumoren sind im Dünndarm lokalisiert. Sie kommen häufiger bei Patienten mit langdauerndem Morbus Crohn (→ S. 728ff) und Sprue (→ S. 709ff) vor. Am häufigsten sind Adenokarzinome, Lymphome, Leiomyomsarkome (⊤ **40.13**) und Karzinoide.
Alle histologisch bekannten Lymphome können primär oder sekundär im Dünndarm vorkommen. 5–15 % der Non-Hodgkin-Lymphome manifestieren sich primär im Bereich des Gastrointestinaltraktes, wobei der Dünndarm in 30 % der Fälle betroffen ist.

40.13.3 Karzinoid

Definition. Benigner oder maligner, meist endokrin aktiver Tumor, der aus den APUD Zellen hervorgeht und hauptsächlich Serotonin produziert.

Verteilung.
- Gastrointestinaltrakt: 85 % (Lokalisation: mittleres Duodenum bis Colon transversum, meist in der Appendix; häufigste epithelialer Tumor des Dünndarms!),

40.13 Maligne Tumoren des Dünndarms

Tumortyp	Vorkommen	Symptomatik	Diagnostik	Therapie	Prognose
Adenokarzinom	am häufigsten im Duodenum	Blutung mechanischer Illeus	endoskopisch mit Biopsie oder radiologisch	Operation	schlecht
Leiomyosarkom	meist im Jejunum oder Ileum	Blutung Obstruktion	klinische Untersuchung: Leiomyosarkome werden oft sehr groß und sind schon durch die Bauchwand palpabel, Endoskopie, Sonographie, CT, Enteroklysma	Operation	schlecht
Lymphom	im Jejunum und Ileum häufiger als im Duodenum, intramural, intraluminal polypoid, Befall des Mesenteriums und der angrenzenden Lymphknoten, diffuser Befall	Malabsorptionssyndrom bei diffusem Befall (→ auch S. 705f.)	radiologisch mittels Enteroklysma und sonographisch, bei Verdacht Laparotomie und Resektion der befallenen Darmabschnitte	im Anschluss an die Operation: Strahlentherapie oder Chemotherapie (je nach Resektabilität und Histologie)	stadienabhängig

- Lunge und Bronchien: 10 %,
- Thymus, Larynx, Haut, Nieren, Prostata, Ovarien, Pankreas: 5 %.

Symptomatik. Das Karzinoidsyndrom mit Flush, wässrigen Durchfällen, Ödemen, Asthma bronchiale, Tachykardie, präsynkopaler Symptomatik, Endokardfibrose (Hedinger-Syndrom) und pellagraähnlichen Hautveränderungen tritt erst bei Metastasierung in die Leber auf, da Serotonin in der Leber durch Monoaminooxidasen abgebaut wird. Das Dünndarmkarzinoid bildet im Gegensatz zum Appendixkarzinoid häufig Metastasen in der Leber. Bei Dünndarmileus, Blutungen aus dem Dünndarm, abdominellen, hepatischen, aber auch Fernmetastasen sowie Bronchialasthma ist an ein Karzinoid zu denken.

Diagnostisches Vorgehen.
Labor.
- Serotonin im Serum,
- 5-Hydroxyindolessigsäure im Urin (pathologisch: > 10 mg/24 h).

Bild gebende Diagnostik.
- Sonographie (Metastasen der Leber?),
- Angiocomputertomographie,
- Endoskopie (Koloileoskopie),
- Enteroklysma nach Sellink,
- Angiographie der Mesenterialarterien,
- Somatostatinrezeptorszintigraphie.

Nicht selten wird die Diagnose erst **intraoperativ** bei Verdacht auf „Appendizitis" oder Ileus gestellt. Auch bei Vorliegen von Lebermetastasen ist der Primärtumor bei der Operation häufig nicht zu finden.

Therapie.

Tumorentfernung bzw. -reduktion. Die Therapie ist primär chirurgisch. Es erfolgt eine Resektion des Primärtumors (bei Appendixbefall reicht die Appendektomie aus, bei gastroduodenalem Befall unter 1 cm Ausdehnung kann eine lokale Exzision erfolgen) und eventuell eine Resektion von isolierten Metastasen aus der Leber (meist liegt jedoch eine diffuse Metastasierung vor). Zytostatika sind beim metastasierenden Karzinoid wenig effektiv. Es wird heute eine Dauertherapie mit Depotsomatostatin (Octreotid, z.B. Sandostatin 100–400 µg s.c. 3 × täglich) durchgeführt. Unter dieser Therapie bessert sich die Symptomatik der meisten Patienten erheblich, bei wenigen Patienten ist eine Tumorregression beschrieben. Alternativ kann auch eine Kombinationstherapie mit Octreotid plus α-Interferon (Octreotid 3 × 150–250 µg/Tag, ggf. Depotpräparat; α-Interferon 3 × 5 Mill. IE/Woche) versucht werden. Bei Lebermetastasen kann die Chemoembolisation erfolgen oder eine Chemotherapie mit Streptozotocin plus Fluorouracil und Folinsäure (T 40.14).

Symptomatische Therapie. Parachlorphenylalanin (Serotoninsynthesehemmer, z.B. 2–4 g Fenclonine/Tag) sowie Methysergidmaleat und Cyproheptadin (Serotoninantagonisten, z.B. Deseril, 6–24 mg/d) vermindern die Durchfälle.
Phenoxybenzamin (z.B. Dibenzyran), α-Methyl-Dopa (z.B. Presinol) oder Octreotid können die Flushanfälle mindern.

Literatur

Creutzfeldt W, Stöckmann F. Carcinoids and carcinoid syndrome. Am J Med. 1987; 82: 4–16.
  Klassische Publikation der besten Kenner auf dem Gebiet endokrin aktiver Tumoren des GI-Trakts.
Raedle J, Zeuzem S. Tumoren des Dünndarms (einschließlich Hormon produzierender Tumoren). In: Caspary WF, Stein J, Hrsg. Darmkrankheiten. Berlin: Springer 1999: 371–382.
Sahm S, Caspary WF. Gastroenterologische Onkologie. 2. Auflage, Stuttgart: Schattauer-Verlag 2003.

40.14 Bakterielle Überbesiedlung des Dünndarms

Ätiologie. Normalerweise ist der Dünndarm im Vergleich zum Dickdarm nur in einem

T 40.14 Chemotherapie bei neuroendokrinen Tumoren

Streptozotocin	500 mg/m² KOF	i.v.	Tage 1–5
Doxorubicin	50 mg/m² KOF	i.v.	Tage 1–22
Wiederholung Tag 43 (Moertel et al., 1992)			
Streptozotocin	500 mg/m² KOF	i.v.	Tage 1–5
Fluorouracil	400 mg/m² KOF	i.v.	Tage 1–5 und 36–40
Calciumfolinat	200 mg/m² KOF	i.v.	Tage 1–5 und 36–40
Wiederholung Tag 71 (Moertel et al., 1992)			

ganz geringen Ausmaß von einer Bakterienflora besiedelt. Eine bakterielle Überwucherung des Dünndarms kann jedoch entstehen durch:
- **anatomische Veränderungen** des Dünndarms (Billroth-II-Resektion, Divertikel, Fisteln, Stenosen, Strikturen),
- **Motilitätsstörungen** (diabetische Neurogastroenteropathie, Sklerodermie, chronische intestinale Pseudoobstruktion) wie auch
- **fehlende Defensivmechanismen** (Hypogammaglobulinämie, selektiver IgA-Mangel, Fehlen oder Dysfunktion der Ileozökalklappe).

Symptome. Durchfälle und Steatorrhö (als Folge vorzeitiger Dekonjugation von Gallensäuren sowie Fermentation von Kohlenhydraten), Vitamin-B_{12}-Malabsorption (Bakterien metabolisieren Vitamin B_{12} zu unwirksamen Cobamiden), Gewichtsverlust, Schwäche und Flatulenz.

Diagnostisches Vorgehen. Normalisiert sich eine Steatorrhö, ein pathologischer Glukose-H_2-Atemtest, D-Xylose- und/oder Schilling-Test nach einer Therapie mit Antibiotika, kann mit großer Sicherheit eine bakterielle Überbesiedlung vermutet werden.

Therapie. Doxycyclin (z.B. Vibramycin oder Mespafin 2 × 100 mg am 1. Tag, dann 100 mg/d) oder Metronidazol (z.B. Clont 400 oder Flagyl 400, 2 × 400 mg/d) jeweils über 7 Tage.

40.15 Folgezustände nach Dünndarmresektion und Kurzdarmsyndrom

Eine proximale Dünndarmresektion wirkt sich beim Patienten mit weniger Komplikationen aus als eine distale Resektion. Dies liegt an der höheren Adaptationspotenz des distalen Dünndarms, der sämtliche Funktionen des proximalen Dünndarms übernehmen kann. Der proximale Dünndarm ist jedoch nicht in der Lage, die Funktionen des distalen Dünndarms (Gallensäurenrückresorption, Vitamin-B_{12}-Resorption) adaptativ zu übernehmen.

Bei **Resektionen des Ileums** – meist von < 100 cm – kommt es zu wässrigen Durchfällen (chologene Diarrhö), die durch ein **kompensiertes Gallensäurenverlustsyndrom** bedingt sind. Außerdem beobachtet man eine **enterale Hyperoxalurie** mit möglichem Auftreten von Nierensteinen (Oxalatsteine).

Die Hyperoxalurie entsteht durch zwei Mechanismen:
- verstärkte Resorption von Oxalsäure im Kolon durch die permeabilitätssteigernde Wirkung von Gallensäuren,
- bei Steatorrhö (Fettsäuren + Ca^{2+} → Kalkseifen) durch Hyperabsorption von Oxalsäure bei erniedrigtem intraluminalem Calcium.

Die *Therapie* der Wahl sind Colestyramin (z.B. Quantalan, Lipo-Merz 4 × 2–4 g/d) oder Colestipol (z.B. Cholestabyl 4 × 2–4 g/d), die Gallensäuren effektiv zu binden vermögen. Wurden > 100 cm Ileum reseziert, tritt zu den Durchfällen auch noch eine erhöhte Stuhlfettausscheidung (Steatorrhö) hinzu (= **dekompensierte chologene Diarrhö**). Ziel der Therapie ist es, den fäkalen Fettverlust durch Optimierung der Resorption zu reduzieren. Hierzu dient eine Pankreasenzymsubstitution (z.B. Kreon Granulat 4 × 2 Beutel) und die Zufuhr von mittelkettigen Triglyceriden (MCT-Fette, Ceres-Speiseöl und Ceres-Margarine).

Colestyramin ist das Medikament der Wahl bei kompensierter chologener Diarrhö, es verschlimmert jedoch eine dekompensiert echologene Diarrhö.

40.15.1 Kurzdarmsyndrom

engl.: short bowel syndrome

Definition. Metabolische und nutritive Konsequenzen einer ausgedehnten Darmresektion.

Ätiologie und Pathogenese. Ohne schwerwiegende Konsequenzen können aus etwa bis zu 50% des mittleren Dünndarms entfernt werden. Ein intaktes Duodenum mit mindestens 20–40 cm Jejunum ist jedoch unabdingbar für ein Überleben ohne langfristige parenterale Ernährung.
Am häufigsten kommt das Kurzdarmsyndrom nach ausgedehnter Resektion des Dünndarms bei Mesenterialarterienverschluss oder –venenthrombose (→ S. 725ff), aber auch nach Darmresektion wegen eines Morbus Crohn (→ S. 728ff) vor.

Klinik. Bei ausgedehnten Resektionen tritt eine globale Malabsorption mit starken osmotisch bedingten Durchfällen auf, wobei die drohende Exsikkose oft im Vordergrund steht. Wenn nicht behandelt wird, kommt es zu rapidem Gewichtsverlust, später zu Schwäche, Fett- und Muskelschwund. Später treten andere Folgen der Malabsorption wie Tetanie, Anämie, Blutungsneigung, Vitaminmangelsyndrome und Hypalbuminämie auf. 10 oder gar 20 wässrige Entleerungen/Tag führen häufig zu sekundären Reizungen und entzündlichen Veränderungen am Anus und an der perianalen Haut. Die Hyperchlorhydrie kann zur Inaktivierung der Lipase mit zusätzlicher Steatorrhö führen.

Therapie. Voraussetzung einer erfolgreichen Bilanzierung sind die regelmäßige Feststellung des zentralen Venendrucks, des Körpergewichts, der Urinmenge, des enteralen Flüssigkeitsverlustes, der Elektrolytausscheidung und der Serumwerte von Elektrolyten, pH, Albumin und von Gerinnungsparametern.

Therapiephase 1. In der ersten Woche nach ausgedehnter Resektion ist eine totale parenterale Substitution (zentraler Zugang) mit Flüssigkeit, Glukose, Aminosäuren, Fetten und Elektrolyten notwendig.

Therapiephase 2. Zusätzlich erfolgt eine orale Ernährung. Die enterale Ernährung sollte überlappend bereits frühzeitig entweder oral oder kontinuierlich über eine dünnlumige Duodenalsonde mit niederosmolaren Elementardiäten (z. B. Survimed OPD, Salvipeptid) unter Zusatz mittelkettiger Triglyceride (MCT) und Glutamin durchgeführt werden. Höher konzentrierte Lösungen bewirken eine osmotische Diarrhö. Sinn der frühzeitigen enteralen Ernährung liegt darin, die Adaptation der Dünndarmmukosa zu bewirken bzw. eine Mukosaatrophie zu verhindern. Die enterale Ernährung ist sehr langsam entsprechend dem Ausmaß der Stuhlvolumina zu steigern.

Therapiephase 3. Absetzen der parenteralen Ernährung. Die Diarrhö kann durch Loperamid (z. B. Imodium) reduziert werden. Ein Urinvolumen von 2 l sollte gewährleistet sein. Der Genuss von Milch ist zu vermeiden, da fast immer ein sekundärer Laktasemangel vorliegt. Laktosefreie Elementardiäten sind zu bevorzugen. Die Substitution von Vitaminen (A, D, E, K, B_{12} und Folsäure), Calcium, Magnesium, Eisen, Zink, Phosphat und essenziellen Fettsäuren, wenn der Patient ausschließlich mittelkettige Triglyceride einnimmt sowie auf lange Sicht weitere Spurenelemente, darf nicht versäumt werden. Meist kann in der Phase der Adaptation im Laufe von Wochen langsam einschleichend eine normale Kost verabreicht werden. Zur Optimierung der Pankreasfunktion ist die Gabe von pankreatinhaltigen Präparaten in Granulatform sowie die Gabe von H_2-Rezeptoren-Blockern oder Omeprazol angezeigt. Sinnvoll kann der Einsatz von Colestyramin (z. B. Quantalan 3–4 × 4 g/d, Lipocol-Merz 4 × 2 g/d) oder Colestipol (z. B. Cholestabyl 3 × 5 g/d) zur Reduktion der Diarrhö sein. Bei hohen Stuhlvolumina ist ein Therapieversuch mit Octreotid (z. B. Sandostatin 50–100 µg alle 8 Stunden s. c.) oft erfolgreich. Besondere Aufmerksamkeit erfordert die *sekundäre enterale Hyperoxalurie*, die als Folge der Dünndarmresektion auftritt, wenn das Kolon noch erhalten ist (→ S. 723). Die Therapie und die Prophylaxe der zum Auftreten von Nierensteinen führenden Hyperoxalurie besteht in der Gabe einer oxalatarmen Diät (Meiden von Kakao, Schokolade, Cola-Getränken, Rhabarber, rote Beete etc.), Gabe von Colestyramin (s. o.) und Calcium (z. B. Calcium Sandoz forte 4 × 500–1000 mg Ca^{2+}/Tag), das Oxalat im Darm durch Bildung von Calciumoxalat bindet.

Literatur

Booth IW. Enteral nutrition as primary therapy in short bowel syndrome. Gut. 1994 (suppl.1): 69–72.
Über die Bedeutung der Ernährungstherapie beim Kurzdarmsyndrom.

Feodorak RN. Short bowel syndrome. In: Yamada T, Alpers DH, Laine L, Owyang C, Powell DW, Hrsg. Textbook of Gastroenterology. Philadelphia: Lippincott Williams & Wilkins 1999: 1704–1721.
Aktuelle Übersicht über Komplikationen und Therapie des Kurzdarmsyndroms.

40.16 Durchblutungsstörungen des Darms

Man unterscheidet zwischen:
- arteriellem Verschluss,
- Mesenterialvenenthrombose und
- chronisch arterieller Insuffizienz/vaskulärer Insuffizienz, die einer akuten Ischämie vorausgehen kann und als *Angina abdominalis* imponiert.

Anatomie. Die A. mesenterica superior versorgt den Dünndarm sowie den Dickdarm bis zur Flexura coli sinistra. Distal der Flexur wird das Kolon über die A. mesenterica inferior durchblutet. Ein dichtes Netz von Anastomosen und Kollateralen existiert im Stromgebiet der beiden Arterienstämme.

40.16.1 Akuter Mesenterialarterienverschluss

Definition. Dieser ist gekennzeichnet durch einen plötzlichen embolischen oder thrombotischen Verschluss der Mesenterialgefäße, der zur Darminfarzierung führt.

Ätiologie. Die folgenden Grunderkrankungen prädisponieren zu einem akuten Verschluss der Mesenterialarterien, wobei weitaus häufiger die A. mesenterica superior mit ihren Ästen betroffen ist:
- Vorhofflimmern bei rheumatischer oder arteriosklerotischer Herzkrankheit (Emboliequelle),
- ausgeprägte Arteriosklerose,
- Aortendissektion,
- Störungen der Gewebsperfusion wie bei Herzinsuffizienz, Hypoxie oder Schock,
- vorbestehende Angina abdominalis als Ausdruck einer chronischen arteriellen Insuffizienz (s. u.).

Phasen und Symptome. Die akute Ischämie verläuft häufig in 3 Phasen, die durch eine jeweils unterschiedliche Symptomatik gekennzeichnet sind:

Initialstadium (bis ca. 12 Stunden). Leitsymptom ist ein fulminanter Abdominalschmerz mit schlechter Lokalisierbarkeit; die Bauchdecken sind weich, das Abdomen nicht wesentlich druckempfindlich, die Peristaltik ist unverändert lebhaft nachweisbar. Viszeroviszerale Reflexmechanismen führen zu Schock, Übelkeit und Erbrechen.

Intermediärstadium (12–24 Stunden). Die Schmerzsymptomatik lässt nach (stilles Intervall). Die einsetzende Darmatonie weist auf Fortschreiten des Krankheitsprozesses hin. Nachweis von Blutbeimengungen im Stuhl.

Manifestes Stadium. Nach 24 Stunden wird die Schwere der Erkrankung in vollem Ausmaß erkennbar. Es entwickelt sich das Bild

DD des akuten Mesenterialarterienverschlusses

Erkrankung	Bedeutung	Kommentar
Perforation eines Hohlorgans	+++	kein beschwerdefreies Intervall, Bauchdecken von Anfang an gespannt, freie Luft im Abdomen
akute Pankreatitis	+++	gürtelförmige Schmerzen, Gummibauch; Lipase und Amylase i.S. erhöht, anamnestisch Alkoholabusus, Gallensteine
Strangulationsileus	++	dramatischerer Verlauf, stärkere Schmerzen

des akuten Abdomens (meist diffuse Peritonitis) mit paralytischem Ileus, Verlust der Darmgeräusche, Sepsis und Schock.

Diagnostisches Vorgehen. Eine mesenteriale Ischämie sollte vermutet werden, wenn akute Abdominalschmerzen bei den oben genannten Risikofaktoren auftreten.

Die Frühdiagnose ist entscheidend für die Prognose, jedoch schwierig, da kein Test diagnostisch beweisend ist.

- **Abdomenübersichtsaufnahme:** Im Stehen oder in Seitenlage: evtl. Spiegelbildung als Zeichen des Ileus.
- **Sonographie:** Verdickungen der Darmwand können einen diagnostischen Hinweis geben.
- **Kontrastmittel-Darmpassage:** Ausschluss anderer Ursachen.

Entscheidend ist die frühzeitige Durchführung einer Mesenterikographie oder – wenn nicht verfügbar – eines Spiral-CTs oder einer diagnostischen Laparoskopie.

Therapie. Diese besteht in der Durchführung einer Laparotomie und dem Versuch der Embolektomie, wenn die Aussicht auf Erhalt des Dünndarms besteht (Symptomatik meist <6 Stunden). Meist erfolgt die Laparotomie in einem fortgeschrittenen Stadium der Erkrankung, in dem der Darm bereits in Gangrän übergegangen ist; die Entfernung des gangränösen Darms ist dann unumgänglich.

Prognose. Die Letalität liegt bei 60–80%.

40.16.2 Thrombose der Mesenterialvenen

Definition. Thrombose der Mesenterialvenen oder der Pfortader mit hämorrhagischem Darminfarkt. Sie tritt nach entzündlichen Darmerkrankungen, Hyperkoagulopathie oder länger dauernder Einnahme von Antikonzeptiva auf.

Symptomatik. Schleichend einsetzende diffuse Bauchschmerzen, Übelkeit, Erbrechen, Fieber.

Diagnostisches Vorgehen. Sie erfolgt wie beim arteriellen Verschluss.

Differenzialdiagnose. → „akuter arterieller Verschluss", S. 725f.

Therapie. Laparotomie mit Resektion des nekrotischen Darmanteils; selten ist eine Fibrinolyse oder Thrombektomie mit Venenpatch möglich.

Prognose. Die Letalität liegt zwischen 60 und 90%.

40.16.3 Chronische Insuffizienz der Mesenterialarterien

Definition. Chronische arterielle Minderdurchblutung (oft auch Mikrozirkulationsstörungen) im Bereich der Mesenterialgefäße.

Ursachen. Digitalisüberdosierung, Exsikkose und reduziertes Herzminutenvolumen bei bestehender Arteriosklerose.

Symptome. Analog zur Angina pectoris treten als Zeichen der vaskulären Insuffizienz bei Situationen des erhöhten Blutflusses im Splanchnikusgebiet Schmerzen auf, die als *Angina abdominalis* bezeichnet werden. Als intermittierende dumpfe oder krampfartige Schmerzen können sie postprandial mehrere Stunden anhalten. Typisch ist die Trias:
- postprandialer Bauchschmerz (typischerweise 15–30 Minuten nach einer größeren Mahlzeit),
- Malabsorption,
- abdominelle Gefäßgeräusche.

Ein Gewichtsverlust resultiert einerseits aus der verminderten Nahrungsaufnahme (Patient möchte Beschwerden vermeiden), andererseits aus der Malabsorption, die durch eine chronische vaskuläre Insuffizienz des Dünndarmes entstehen kann.

Diagnostik. Die Mesenterikographie zeigt Gefäßengstellungen mit oft perlschnurartigen Veränderungen.

Differenzialdiagnose. Akute Pankreatitis, Mesenterialinfarkt, Mesenterialvenenthrombose, Dünndarmileus.

Therapie. Volumensubstitution, Therapie der Herzinsuffizienz, evtl. Therapieversuch mit Nitraten und/oder Calciumantagonisten; bei ausgeprägten Beschwerden Versuch der Katheterdilatation oder operativen Revaskularisierung.

Prognose. Die Letalität ist hoch (>80%).

40.16.4 Vaskulitis

Zahlreiche *Systemkrankheiten* gehen mit einer Vaskulitis der großen und kleinen Darmgefäße einher:
- Polyarteriitis nodosa (→ S. 1133f),
- Lupus erythematodes (→ S. 1127ff),
- Dermatomyositis (→ S. 1144f),
- Schoenlein-Henoch-Purpura (→ S. 219f),
- Amyloidose (→ S. 251f),
- rheumatoide Vaskulitis.

Bei Befall großer Gefäße kann das klinische Bild der akuten Ischämie auftreten, sind kleinere Gefäße betroffen, führen intramurale Blutungen und Ödem zu abdominellen Schmerzen, Obstruktion und Blutungen. Die Abdomenübersicht kann Zeichen des *„Thumbprinting"* (= Daumenabdruck, Eindellung der Wandkonturen des Dickdarms) als morphologisches Substrat eines lokalisierten Ödems, Blutung und Ulzeration zeigen. Intramurale Dünndarmblutungen können bei Vaskulitis, nach Trauma und Blutgerinnungsstörungen auftreten. Die Operation ist meist nur dann indiziert, wenn Zeichen des akuten Abdomens auftreten.

40.16.5 Vaskuläre Darmwandläsionen

Definition. Vaskuläre Darmwandläsionen sind Gefäßkonvolute aus Arteriolen und Venolen, meist multipel auftretend.

Formen.

Hereditäre hämorrhagische Teleangiektasie (Morbus Osler). → S. 337f

Angiodysplasie. Lokalisierte arteriovenöse Malformationen, die bei älteren Patienten hauptsächlich im Caecum und Colon ascendens, bei jüngeren Patienten aber auch im ganzen Gastrointestinaltrakt vorkommen. Es besteht keine Assoziation mit Gefäßveränderungen der Haut, des ZNS, der Lungen; keine familiäre Häufung. Die Veränderungen sind nicht von den Teleangiektasien beim Morbus Osler zu unterscheiden.

Angiodysplasien führen häufig zu intestinalen Blutungen. Die Diagnostik erfolgt mit Endoskopie (Gastroduodenoskopie, Enteroskopie oder Kolo-Ileo-Skopie) oder Angiographie. Sind die Angiodysplasien endoskopisch einsehbar, erfolgt die endoskopische Therapie durch Unterspritzung des Gefäßkonvoluts. Liegen multiple Angiodysplasien vor, kann ein medikamentöser Versuch mit Östrogenen (Dauertherapie) erfolgen.

40.17 Chronisch-entzündliche Darmerkrankungen

40.17.1 Morbus Crohn

Synonym: Enteritis regionali
engl.: Crohn's disease, regional enteritis

Definition. Beim Morbus Crohn handelt es sich um eine chronisch-entzündliche Darmerkrankung, bei der alle Wandschichten betroffen sind, und welche diskontinuierlich segmental den gesamten Gastrointestinaltrakt betreffen kann. Häufig ist das terminale Ileum mitbefallen. Der M. Crohn ist operativ nicht heilbar. Die Erkrankung wurde nach einem der Erstbeschreiber (Crohn, Ginzberg und Oppenheimer) benannt, die den Morbus Crohn im terminalen Ileum fanden (Ileitis regionalis).

Epidemiologie. → 40.15

Ätiologie und Pathogenese. Die Ursache der Krankheit ist noch unklar. Als mögliche ätiologische Faktoren kommen eine familiäre Disposition, genetisch bedingte, infektiöse oder immunologische Ursachen in Betracht. HLA-B27 ist bei 75 % der Patienten mit Morbus Crohn und begleitender ankylosierender Spondylitis positiv im Vergleich zu nur 8 % bei der Normalbevölkerung. In ähnlich hohem Prozentsatz kommt HLA-B27 bei Patienten mit Morbus Bechterew ohne Morbus Crohn vor. Sichere Beweise für eine bakterielle Genese fehlen. Für eine Immungenese mag das gute therapeutische Ansprechen auf Corticoide und auch Azathioprin sowie die häufig eindrucksvolle Remission unter Nahrungskarenz (Allergenkarenz?) sprechen. Mutationen eines Gens (NOD2/CARD15) auf dem Chromosom 16 scheinen mit einem fibrostenosierenden M. Crohn einherzugehen. Bei heterozygoten bzw. homozygoten Mutationen des NOD2-Gens war das Risiko für einen M. Crohn 2,6- bzw. 42,1fach erhöht.

Pathologie. Der Morbus Crohn kann den gesamten Verdauungstrakt befallen. Wie häufig die einzelnen Abschnitte betroffen sind, ist 40.5 zu entnehmen.

40.15 Epidemiologie chronisch entzündlicher Darmkrankheiten

	Colitis ulcerosa	Morbus Crohn
Inzidenz (pro 100 000 Einw.)	3 – 15	1 – 10
	hohe Inzidenz bei Weißen, insb. in der jüdischen Bevölkerung	
Prävalenz (pro 100 000 Einw.)	50 – 80	20 – 100
Geschlecht	etwas häufiger bei Frauen	
Alter bei Beginn	5 – 30	50 – 80
Rauchen	weniger Raucher	mehr Raucher

40.5 Morbus Crohn: Befallsmuster

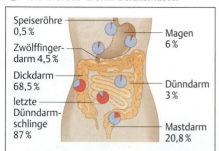

Häufigkeit des Befalls durch einen Morbus Crohn bezogen auf den gesamten Magen-Darm-Trakt.

Die Krankheit ist charakterisiert durch eine chronische Entzündungsreaktion, die alle Schichten der Darmwand, das Mesenterium und die benachbarten Lymphknoten der Organe betrifft. Vor allem die akute Form ist meist im terminalen Ileum lokalisiert und ist gekennzeichnet durch Hyperämie, Schwellung des Darmes, Mesenteriums und der Lymphknoten. In späteren Stadien nimmt die Dicke der Darmwand zu, erreicht eine starre, lederartige Konsistenz und kann zu Einengungen des Lumens führen. Fissurale tiefe Ulzerationen, die in die Submukosa und transmural reichen, können zu Abszessen und Fisteln führen. Die Ausbreitung der Erkrankung im Dünn- und Dickdarm ist meist diskontinuierlich (sog. „Skip Lesions"). Häufig zeigt die Mukosa durch Pseudopolypenbildung ein sog. Pflastersteinrelief.

Typisch ist die Granulombildung, die in Bioptaten aber oft nur in 25–30% der Fälle nachweisbar ist.

Symptomatik. Die unterschiedlichen Stadien sowie die zahlreichen möglichen Manifestationen führen auch zu unterschiedlichen klinischen Erscheinungsbildern. Lokalisation des Entzündungsprozesses, Ausdehnung, Aktivität und Beziehung zu den Nachbarorganen bedingen die Symptome. Typischerweise beginnt der Morbus Crohn beim jungen Erwachsenen mit Müdigkeit, Gewichtsverlust, Schmerzen im rechten Unterbauch und Durchfällen (meist ohne Blut). Fieber, Anorexie, Übelkeit und Erbrechen können ebenfalls bestehen. Nicht selten manifestiert sich die Erkrankung auch ohne Durchfälle. Häufig besteht ein Malabsorptionssyndrom.

Der Morbus Crohn darf aufgrund dieser Symptomatik nicht mit einer Appendizitis verwechselt werden.

Extraintestinale Manifestationen. Sie sind ähnlich wie bei der Colitis ulcerosa:
- Augen: Iridozyklitis, Uveitis,
- Haut: Erythema nodosum, Pyoderma gangraenosum,
- Gelenke: Monarthritis, Oligoarthritis, Spondylitis enteropathica, ankylosierende Spondylitis,
- Leber: primär sklerosierende Cholangitis, Pericholangitis und andere Leberveränderungen,
- Trommelschlägelfinger,
- Gallensteinbildung (durch Gallensäureverlust; Risiko um den Faktor 5 erhöht),
- Urogenitaltrakt: Harnwegsinfekte durch enterovesikale Fistelbildungen, Ureterabflussstörungen mit Hydronephrose durch die entzündliche Reaktion, Oxalatsteine durch enterale Hyperoxalurie.

Komplikationen.

Mechanischer Ileus. Im Initialstadium ist die Einengung des Dünndarmsegments durch den entzündlichen Prozess bedingt, in späteren Stadien durch fibröse Strikturen; tritt bei ca. 20–30% der Patienten im Verlauf der Krankheit mindestens einmal auf.

Fisteln (häufig). kutan, enteroenterisch, enterovesikal, enterovaginal, perianal, rektal. Perforationen in die freie Bauchhöhle sind selten,

40.6 Diagnostik bei Morbus Crohn

a Sonographie	b Kolo-Ileoskopie	c Röntgenuntersuchung in Doppelkontrasttechnik

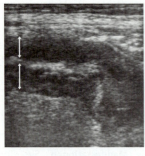 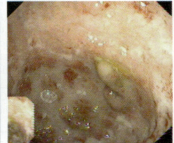 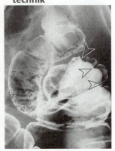

a Im sonographischen Bild ist die verdickte Darmwand echoarm (= dunkel; durch Pfeile gekennzeichnet) zu erkennen.
b Die Endoskopie zeigt ein typisches Pflastersteinrelief mit Ulzera und hämorrhagischen Läsionen.
c Durch die lederartige Verdickung der Darmwand wirkt das terminale Ileum (große Pfeile) wie ein glatter Schlauch. Die dunklen Kontrastmittelaussparungen entsprechen den Pseudopolypen (kleine Pfeile).

da die Umgebung des Darmes meist stark verwachsen ist.

Blutabgänge mit dem Stuhl. Sie treten bei alleinigem Dünndarmbefall selten auf und lassen an einen gleichzeitigen Befall des Kolons oder Rektums denken.

Toxisches Megakolon (selten). → „Colitis ulcerosa", S. 736ff.

DD des Morbus Crohn

Erkrankung	Bedeutung	Kommentar
Divertikulitis	+++	meist linksseitiger Unterbauchschmerz mit tastbarer Resistenz (Linksseitenappendizitis)
Appendizitis	+++	meist rechtsseitiger Unterbauchschmerz mit rascherer Entwicklung des Schmerzes
Colitis ulcerosa	+++	→ 40.17, 40.18 und S. 735ff
Yersiniose	++	Histologie und Symptomatik ähnlich wie bei Morbus Crohn, Erregernachweis aus Stuhl oder Biopsiematerial, Titeranstieg der Antikörper, Lokalisation im terminalen Ileum (Sonographie)
Darmtuberkulose	+	*verkäsende* epitheloidzellige Granulome, häufig pulmonale Manifestation

Perforation. Nachweis freier Luft in der Röntgen-Abdomenübersicht in Linksseitenlage, Sonographie.

Abszess. Nachweis durch Sonographie, Computertomographie, Kernspintomographie, Leukozytenszintigraphie.

Malignom. Das Malignomrisiko ist für Dünndarmkarzinome eindeutig erhöht, für Dickdarmkarzinome jedoch kaum.

Diagnostisches Vorgehen.

Körperliche Untersuchung. Schmerzempfindlichkeit im rechten Unterbauch, tastbare walzenförmige Resistenz.

Auskultation des Abdomens. Pressstrahlgeräusche und „klingende" Darmgeräusche als Hinweis auf einen mechanischen Ileus.

Sonographie. Darmwandverdickungen (40.6a), Stenosen, prästenotische Darmdilatation, Abszesse und Fisteln sind häufig erkennbar.

Koloileoskopie (40.6b). Pflastersteinrelief, Fisteln, Ulzera, Strikturen, kleinste hämorrhagische Läsionen. Aus den befallenen Arealen des Darms sind multiple Biopsien zu entnehmen, um den wichtigen Granulomnachweis zu führen.

Makroskopischer Befund und klinische Symptomatik sind diagnoseweisend.

Enteroklysma n. Sellink. Indiziert, wenn die Koloileoskopie keine Veränderungen im Kolon und terminalen Ileum zeigt, evtl „Kapselendoskopie" (40.6c).

Bei dem geringsten Verdacht auf Perforation oder Fisteln grundsätzlich wasserlösliches Kontrastmittel verwenden. Zur Feststellung der Ausdehnung (Staging) der Krankheit sind Koloileoskopie, Gastroduodenoskopie, Enteroklysma und Sonographie erforderlich.

Labor.
- *Ausmaß der Entzündung:* BSG-Beschleunigung, Blutbild (Leukozytose, Anämie, Thrombozytose), Erhöhung des C-reaktiven Proteins (CRP) sowie der α_2-Globulinein der Elektrophorese.
- *Zeichen der Mangelsymptome* infolge der gestörten Darmfunktion sind: Anämie (erhöhter intestinaler Blutverlust und Vitamin-B_{12}- oder Folsäuremalabsorption), erniedrigte Serumkonzentrationen von Vitamin B_{12}, Folsäure, Calcium, Magnesium, Kalium, Eisen, Ferritin, Zink, Vitamin A und Vitamin D.

Aktivitätsindizes. Sie sind hilfreich für die Bestimmung des klinischen Schweregrades (40.16).

Therapie. Ziel der Therapie ist die Linderung der Symptome und eine Verringerung der Anzahl der akuten Schübe, da der Morbus Crohn häufig rezidiviert (40.19).

Akuter Schub (CDAI >150) mit alleinigem Ileumbefall. *Steroide:*
- Prednisolon (z. B. Decortin H), beginnend mit 60 mg/d, absteigend in 10 mg-Schritten pro Woche über 6 Wochen auf 10 mg/d für 3 Monate, danach 10 mg jeden 2. Tag über weitere 3 Monate zur Vermeidung von Frührezidiven
- 6-Methylprednisolon (z. B. Urbason) beginnend mit 48 mg/d, absteigend über 6 Wochen auf 8 mg/d; Rezidivprophylaxe analog zu Prednisolon.
- Budesonid (Budenofalk, Entocort) ist ein Glukokortikoid mit hoher Affinität für den Glukokortikoidrezeptor, aber geringer systemischer Wirkung bedingt durch einen hohen first-pass Metabolismus in der Leber (dadurch geringere Glukotikoid-Nebenwirkungen). Dosierung: 9 mg/Tag.

Nebenwirkungen: Diabetes, Hyperglykämien, insbesondere, wenn zusätzlich parenteral ernährt werden muss.

40.16 Crohns Disease Activity Index (CDAI) nach Best

Kriterium	Wert	Multiplikation	Punktzahl
1 Anzahl der weichen Stühle in der letzten Woche	☐	× 2 =	☐
2 Grad der Bauchschmerzen keine = 0, leicht = 1, mäßig = 2, stark = 3	☐	× 5 =	☐
3 Allgemeinbefinden über 1 Woche im Allgemeinen gut = 0, nicht ganz gut = 1, schlecht = 2, sehr schlecht = 3, unerträglich = 4	☐	× 7 =	☐
4 Andere mit Morbus Crohn assoziierte Symptome (je 1 Punkt) Gelenkschmerzen, Arthritis Erythema nodosum Stomatitis aphthosa andere Fisteln Temperaturen > 37,5°C in der letzten Woche Iritis, Uveitis Pyoderma gangraenosum Analfissur, -fisteln Abszesse Summe:	☐	× 20 =	☐
5 symptomatische Durchfallbehandlung in der letzten Woche ja = 1, nein = 0	☐	× 20 =	☐
6 tastbare Resistenz im Abdomen sicher = 2, fraglich = 1, nein = 0	☐	× 10 =	☐
7 Hämatokrit (Hkt.) Frauen: 42 – Hkt., Männer: 47 – Hkt.	☐	× 6 =	☐
8 Gewicht: Standardgewicht: (1 – [Gewicht/Standardgewicht])	☐	× 100 =	☐
Aktivitätsindex		Summe:	☐

Bewertung: CDAI > 150 = akuter behandlungsbedürftiger Schub

Akuter Schub (CDAI > 150) mit Befall des Kolons oder bei Ileokolitis Crohn. Steroide plus Salazosulfapyridin oder 5-Aminosalicylsäure:
- Steroide wie oben,
- Salazosulfapyridin (SASP; z.B. Azulfidine, Colo-Pleon: 5–6 g/d); *galenisches Wirkprinzip:* Im Kolon wird durch Bakterien aus SASP die wirksame Komponente 5-Aminosalicylsäure freigesetzt, die Sulfonamidkomponente des SASP-Moleküls ist für die Nebenwirkungen (u. a. Hautreaktionen, reversible Leukopenie) verantwortlich.

40.17 Frühsymptome bei chronisch entzündlichen Darmerkrankungen (CED)

Symptome	Colitis ulcerosa	Morbus Crohn
Stuhl	Schleim- und Blutbeimengung, Diarrhö	normal oder Diarrhö, evtl. Blutbeimengung
Abdominalschmerz	selten	häufig
Analläsionen, Fisteln	selten	häufig
Fieber	selten	häufig
Resistenz im Abdomen	selten	häufig
Gewichtsverlust	mäßig	verstärkt
Entzündungszeichen	weniger ausgeprägt	ausgeprägt

- 5-Aminosalicylsäure (5-ASA; z.B. Salofalk, Claversal, Asacolithin, Pentasa, Dipentum 4 g/d); *galenisches Wirkprinzip:* 5-ASA wird im Dünndarm resorbiert. Damit es überhaupt in den Dickdarm gelangt, wird die Wirksubstanz mit Eudralgit (Salofalk, Cla-

40.18 Differenzialdiagnose chronisch entzündlicher Darmerkrankungen (CED)

Zeichen	Colitis ulcerosa	Morbus Crohn
klinisch:		
Rektalblutung	häufig	selten
Fistelbildungen	selten	häufig
Abszesse, perianal, perirektal	gelegentlich	häufig
toxisches Megakolon	gelegentlich	selten
Sigmoido-/Koloskopie:		
Rektum betroffen	95 %	50 %
Kontaktempfindlichkeit der Mukosa	häufig	selten
Röntgen:		
Art des Befalls	kontinuierlich	diskontinuierlich
rechtes Kolon befallen	gelegentlich	häufig
terminales Ileum	weit	eng, steif
Dünndarm	normal	oft befallen
Pathologie:		
Tiefe des Befalls	Mukosa und Submukosa	transmural
Granulome	selten	häufig
Fissuren, Fisteln	selten	häufig
mesenteriale Lymphknoten	nicht befallen	ödematös, hyperplastisch
Malignome	gelegentlich (Dickdarm)	selten (Dünndarm)

versal, Asacolitin) oder Äthylzellulose (Pentasa) überzogen, die sich nach der Darmpassage im unteren Ileum und Kolon auflöst und 5-ASA freisetzt. Dipentum ist eine inerte Schleppersubstanz, die im Kolon 2 Moleküle 5-ASA freisetzt. *Nebenwirkungen:* erhöhte Methämoglobinbindung, akute Pankreatitis, interstitielle Nephritis.
- Der therapeutische Wert einer Rezidivprophylaxe mit 5-ASA (3–4 × 500 mg/Tag) erscheint nicht eindeutig gesichert. Zur Rezidivprophylaxe bei immer wiederkehrenden Schüben: Azathioprin 1,5–2,5 mg/kg KG/Tag (Azafalk, Imurek, Azathioprin ratiopharm).

Bei schweren und therapierefraktären Verläufen. Azathioprin (z. B. Azafalk, Imurek, Azathioprin ratiopharm) oder Infusion von TNF-α-Antikörpern (Infliximab, z. B. Remicade); *Indikation:* bei Nichtansprechen der Standardtherapie, zum Einsparen der Steroide; *Dosierung* TNF-α-Antikörper: 5 mg/kgKG in den Wochen 0, 2 und 6; *Azathioprin:* 2–2,5 mg/kgKG/Tag; *Nebenwirkungen:* Übelkeit, Erbrechen, Anorexie, Knochenmarkdepression, Pankreatitis, intrahepatische Cholestase, allergischeReaktionen (sehr selten); *Rezidivprophylaxe:* Azathioprin (Dosierung s. o.) oder Methotrexat (25 mg i.m./Woche); *Kontraindikation:* Schwangerschaft.

Therapie in der Schwangerschaft nicht ändern! Ausnahme: Azathioprin und Metronidazol. Überwachung intensivieren (alle 4 Wochen).

Parenterale oder enterale Ernährungstherapie. Bei erheblich reduziertem Allgemeinzustand und Unterernährung kann eine enterale pumpengesteuerte Sondenernährung mit einer chemisch definierten laktosefreien Diät („Astronautenkost") die Remission beschleunigen. Bei drohender Ileussymptomatik oder bei sehr schwerem klinischen Verlauf ist eine parenterale hyperkalorische Ernährung erforderlich.

Therapie enterokutaner Fisteln.
- **Medikamentös:** Metronidazol (z. B. Clont, Flagyl) 3 × 400 mg oral, Ansprechrate nach 6–8 Wochen 60%; *Indikation:* Nichtansprechen auf Standardtherapie, insbesondere wenn Fisteln und Abszesse vorliegen; *Nebenwirkungen:* Exanthem, Urtikaria, periphere Neuropathien, Leukopenie, gastrointestinale Störungen (bitterer Geschmack, Übelkeit, Erbrechen); *Kontraindikationen:* im 1. Trimenon der Schwangerschaft und Stillzeit. In sehr schweren Fällen Infusion von TNFα-Antikörpern (Infliximab, z. B. Remicade); *Dosierung:* 5–10 mg/kgKG alle 8 Wochen; *Nebenwirkungen:* allergische Reaktion, Infektneigung, Aktivierung einer Tuberkulose. Vor Beginn einer Infliximab-Therapie muss eine Thorax-Röntgenaufnahme erfolgen.
- **Chirurgisch:**
  – bei Versagen der konservativen Therapie über 3–6 Monate,
  – initial bei Vorliegen von fixierten Stenosen oder sog. „High-Output"-Fisteln (>500 ml Sekret/Tag).

Symptomatische Durchfallbehandlung.
- Loperamid (z. B. Imodium). *Dosierung:* bis zu 4 × 2 mg/d; *Nebenwirkungen/Komplikationen:* Vorsicht bei Ileussymptomatik, da Loperamid die Darmperistaltik unterdrückt.
- Colestyramin (z. B. Quantalan, Lipocol Merz) oder Colestipol (z. B. Cholestabyl) bei Ileumbefall oder Zustand nach Ileumresektion. *Dosierung:* 3–4 × 4–5 g/d.

Substitution. Bei Befall des terminalen Ileums oder nach Ileumresektion erfolgt die Substitution von fettlöslichen Vitaminen (Vitamine A, D, E, K), Spurenelementen (Zink, Eisen, Magnesium, Calcium je nach Laboranalyse) und von Vitamin B_{12} (1000 µg alle 2–3 Monate, Serumspiegelkontrolle).

Prävention der Oxalatsteinnephrolithiasis. (→ auch S. 245)

T 40.19 Therapie des Morbus Crohn in Abhängigkeit vom Schweregrad und Befallsmuster

Medikament	aktive Krankheit			Remissionserhaltung	
	Fisteln	geringe Aktivität	hohe Aktivität	medikamentöse Remission	chirurgische Remission
5-ASA:					
Klysmen	–	+	–	–	–
oral	–	+	–	±	+
Antibiotika	+	+	+	?–	–
Glucocorticoide: (systemisch/topisch)					
Klysmen (Schaum)	–	+	–	–	–
oral	–	+	+	–	–
intravenös	–	–	+	–	–
Azathioprin/ 6-Mercaptopurin	+	–	+	+	+
Methotrexat	?	–	+	?	?
Cyclosporin	+	–	+	–	–
Infliximab	+	–	+	–	–

- Oxalatarme Diät,
- Cholestyramin 4 × 4 g/d,
- mittelkettige Triglyceride (Ceres-Speiseöl, Ceres-Margarine) anstatt üblicher Nahrungsfette,
- orale Gabe von Calcium oder aluminiumhydroxidhaltigen Antazida (z. B. Aludrox).

Operative Therapie. Sie ist **dringlich** indiziert bei Ileus, Perforation, intraabdominellem Abszess und toxischem Megakolon, **elektiv** bei symptomatischen Stenosen, Fisteln und Therapieresistenz. *Strategie:* möglichst sparsame Resektion, Strikturoplastik bei Stenosen (Rezidive der Erkrankung können durch eine Operation nicht verhindert werden).
Von einer Operation profitiert der Patien am ehesten, wenn rezidivierende Schübe mit Ileus bei Befall des terminalen Ileums auftreten.

Psychotherapie. In einzelnen Fällen kann eine unterstützende psychotherapeutische Behandlung den Krankheitsverlauf positiv beeinflussen.

Literatur
→ S. 741

40.17.2 Colitis ulcerosa

engl.: ulcerative colitis

Definition. Chronische, mit Ulzerationen einhergehende Entzündung der Mukosa oder Submukosa des Kolons oder Rektums. Der Befall ist bei der Colitis ulcerosa im Unterschied zum Befall bei Morbus Crohn in aller Regel kontinuierlich und vom Rektum ausgehend.

Epidemiologie.
- Inzidenz: 3–15/100000 Einwohner.
- Prävalenz: 50–80/100000 Einwohner.
- Altersgipfel: 15.–30. Lebensjahr.

Ätiologie und Pathogenese. Die Ursache ist unbekannt. Es wird eine genetische Bereitschaft zur Erkrankung diskutiert (familiäre Häufung), wobei Faktoren wie Viren, Bakterien, Ernährung und eine abnorme Immunreaktion die Erkrankung möglicherweise auslösen.

Pathologie. Die Entzündungsreaktion breitet sich meist kontinuierlich vom Rektum nach proximal in das Kolon aus, kann das gesamte Kolon *(Pankolitis)*, das distale Kolon *(Linksseitenkolitis)* oder nur das Rektum *(Proktitis)* betreffen (⊙ **40.7**). Die entzündliche Infiltration betrifft hauptsächlich die Mukosa, seltener die Submukosa und geht mit kleinen Kryptenabszessen oder oberflächlichen Ulzerationen einher. Makroskopisch stehen ein Ödem, eine gefäßreiche Infiltration, Ulzerationen sowie Narbenbildungen mit Verkürzung und Stenosierung chronisch erkrankter Darmabschnitte im Vordergrund. Typisch ist das Auftreten von **Pseudopolypen**, die ein charakteristisches Zeichen einer länger bestehenden Erkrankung sind.

Symptomatik. Unspezifische Symptome sind Fieber, Anorexie und Gewichtsverlust. Extraintestinale Manifestationen können wie beim Morbus Crohn bestehen (→ S. 729).

Der Beginn. Er ist oft schleichend mit Durchfall und blutig-schleimigen Stuhlbeimengungen, kann jedoch auch subakut oder akut verlaufen. Die klinischen Symptome sind von der Schwere und der Ausdehnung der Erkrankung abhängig.

Leichtere Fälle. Insbesondere bei alleinigem Befall des Rektums, stehen häufige kleinvolumige schmerzhafte Stuhlentleerungen (Tenesmen) mit Schleim- und Blutbeimengungen im Vordergrund (⊤ **40.17**, S. 733).

Ausgedehnter Kolonbefall. Hier treten wässrig-schleimig-blutige Durchfälle mit Darmtenesmen auf. Die Stuhlfrequenz kann bis zu 30 Entleerungen/Tag betragen. Die abdominellen Beschwerden lassen häufig nach der Defäkation nach.

Fulminant-toxische Verlaufsform. Sie ist durch eine große Zahl an blutig-schleimigen Durchfällen, hohes Fieber mit septischem Krankheitsbild, Dehydratation, Distension und Druckschmerzhaftigkeit des Abdomens gekennzeichnet. Es kann sich eine Dilatation des Kolons mit hoher Perforationsgefahr entwickeln (**toxisches Megakolon**). Diese Patienten sind durch einen septischen Schock sehr gefährdet. Als weitere Komplikation kann es zu einer ausgeprägten analen Blutung kommen. Der Verlauf ist nicht vorhersehbar. Es kann zu kurz- oder langfristigen Remissionen, zum Übergang in eine chronische Form oder zu einem erneuten akuten Schub kommen.

Diagnostisches Vorgehen.

Anamnese. Frage nach Stuhlfrequenz sowie nach Blut- und Schleimbeimengung, Familienanamnese.

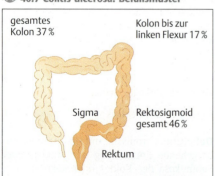

⊙ **40.7 Colitis ulcerosa: Befallsmuster**

gesamtes Kolon 37 %
Kolon bis zur linken Flexur 17 %
Sigma
Rektosigmoid gesamt 46 %
Rektum

Die Erkrankung breitet sich kontinuierlich von distal nach proximal aus. Der Dünndarm ist nicht betroffen.

40.8 Endoskopie bei Colitis ulcerosa

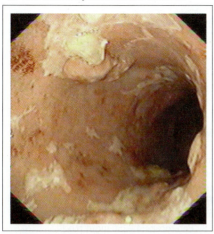

40.9 Pseudomembranöse Enterokolitis

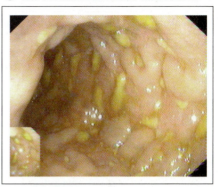

Labordiagnostik. Erhöhte BSG, Leukozytose, Thrombozytose, hypochrome Anämie, Hypoproteinämie und Hypokaliämie sowie CRP-Erhöhung. Bei der toxischen Verlaufsform sind die Veränderungen besonders stark ausgeprägt.

Rekto-/Koloskopie. *In leichten Fällen* findet sich endoskopisch eine geschwollene, hyperämische, bei Berührung leicht blutende Schleimhaut von samtartigem Aussehen (● 40.8). *Bei schwerem Verlauf* ist die Schleimhaut hämorrhagisch infiltriert mit unregelmäßig konfluierenden Ulzerationen. *Bei chronischem Verlauf* sind Verengungen und Verkürzungen eines starren und röhrenförmigen Dickdarmes mit Pseudopolypen zu finden.

Röntgen. Im Kolonkontrasteinlauf stellt sich das Kolon durch den Verlust der Haustren als langes glattes Rohr („Fahrradschlauch") dar. Die Pseudopolypen sind durch die Kontrastmittelaussparungen sichtbar.

Wegen der Perforationsgefahr sind Koloskopie und Kolonkontrasteinlauf bei toxischem Megakolon kontraindiziert.

Sonographie. Hat sich ein toxisches Megakolon entwickelt, kann man eine Erweiterung des Kolons >6 cm, eine verdickte Darmwand sowie evtl. Darmwandimpressionen erkennen.

Abdomenübersichtsaufnahme. Falls Koloskopie und Kolonkontrasteinlauf kontraindiziert sind.

Therapie. Die Therapie ist abhängig vom Schweregrad und der Ausdehnung der Erkrankung (T 40.20).
Zur **rektalen Therapie** werden Suppositorien mit 5-ASA (z.B. Salofalk 500 mg) oder Steroidschäume (z.B. Colifoam Rektalschaum) besser vertragen als Klysmen (z.B. Salofalk Klysmen, Betnesol). Kommt es trotz konsequenter medikamentöser Therapie zu schweren rezidivierenden Schüben, ist eine elektive Kontinenz erhaltende **Proktokolektomie** (Letalitätca. 3%) mit einem ileoanalen Pouch zu erwägen, bevor der Patient in einen zu schlechten Allgemeinzustand gerät.

Durch die Proktokolektomie ist die Colitis ulcerosa heilbar.

Parenterale oder enterale **künstliche Ernährung** (→ S. 734f) und besondere Diätformen

DD der Colitis ulcerosa

Erkrankung	Bedeutung	Kommentar
Morbus Crohn des Dickdarms	+++	differenzialdiagnostische Unterscheidungsmerkmale sind in 🔲 40.17 und 🔲 40.18 zusammengefasst
virale, bakterielle und parasitäre Kolitiden (Salmonellen, Shigellen, Amöben)	++	Stuhldiagnostik auf Bakterien und Parasiten (z. B. Amöben)
antibiotikainduzierte pseudomembranöse Enterokolitis (👁 40.9)	++	wird durch *Toxine* von *Clostridium difficile* hervorgerufen; Nachweis des Toxins oder des Keimes im Stuhl, die Rekto- oder Koloskopie zeigt oft ein typisches Erscheinungsbild mit weißlichen membranösen Schleimauflagerungen. *Therapie:* Metronidazol (z. B. Clont 400 3×400 mg p.o.) oder Vancomycin (z. B. Vancomycin Lilly Enterocaps 4×250 mg/d p.o.)
ischämische Kolitis	++	die *ischämische Kolitis* ist durch eine arterielle Minderperfusion der A. mesenterica inferior verschiedenster Ursachen bedingt. Der größte Teil der Patienten ist über 50 Jahre. Die *Hauptlokalisation* ist die „Wasserscheide" zwischen A. mesenterica superior und inferior *(linke Kolonflexur)* und zwischen A. mesenterica inferior und A. iliaca interna (Rektosigmoid). Die Ischämie führt zunächst zu entzündlicher Infiltration der Darmwand und dann zu Ulzerationen. Die Ausheilung erfolgt narbig mit Stenosenbildung. Bauchschmerzen, rektale Blutungen, lokale oder diffuse Peritonitis mit Abwehrspannung, fehlende Darmgeräusche und Erbrechen sind charakteristisch
Strahlenkolitis	+	Anamnese

sind nicht wirksam, gelegentlich aber zur Verbesserung des Ernährungszustands sinnvoll. Bei schweren Schüben ist die Hypalbuminämie durch Gabe von **Humanalbumin**, die Anämie durch **Transfusionen** zu behandeln.

Therapie der fulminanten Kolitis und des toxischen Megakolons.

- Maximale *konservative Therapie:* Nahrungskarenz, parenterale Ernährung, 100 mg Prednisolon/Tag i.v. für 5 Tage, bei toxischem Megakolon für 2–3 Tage, evtl. Antibiotikabehandlung (Cefotaxim, z. B. Claforan sowie Metronidazol, z. B. Clont, Vagimid) bei schwerem toxischen Verlauf.
- Täglich *internistisch-chirurgisches Konsil:* Bei Befundverschlechterung oder fehlen-

Tab. 40.20 Therapie des Colitis ulcerosa in Abhängigkeit vom Schweregrad und Befallsmuster

Medikament	aktive Krankheit distale Kolitis	Pankolitis geringe Aktivität	Pankolitis hohe Aktivität	Remissionserhaltung
5-ASA:				
Klysmen	+	+	–	+
oral	+	+	–	+
Antibiotika	–	–	–	–
Glucocorticoide: (systemisch/topisch)				
Klysmen (Schaum)	+	+	–	–
oral	+	–	+	–
intravenös	+	–	+	–
Azathioprin/ 6-Mercaptopurin	+	–	+	+
Methotrexat	–	–	–	–
Cyclosporin	+	–	+	–

der Rückbildung der Symptomatik nach 5 bzw. 3 Tagen ist die **Operation** indiziert: subtotale Kolektomie mit endständiger Ileostomie, Blindverschluss des Rektumstumpfes (Letalität ca. 30%); sekundär Kontinenz erhaltender ileoanaler Pouch oder ileorektale Anastomose.

Verlauf. Die Colitis ulcerosa neigt zu Rezidiven, so dass nach Abklingen des akuten Schubes eine *Rezidivprophylaxe* (Tab. **40.20**) sinnvoll erscheint. Die Rezidivprophylaxe ist in der Regel mit der Therapie von 5-ASA (Mesalazin) in der Dosierung von 4–5 g wirksam. Bei Patienten, die trotz Therapie mit 5-ASA rezidivierende Schübe erleiden, ist eine Therapie mit Azathioprin (2,0–2,5 g/d) indiziert. Nach langem Verlauf (8–10 Jahre bei Pankolitis, 12–15 Jahre nach Linksseitenkolitis) besteht ein *erhöhtes Risiko für ein kolorektales Karzinom*. Eine effektive konservative Therapie scheint das Karzinomrisiko zu senken. Deshalb sollten Patienten mit längerem Verlauf einer Colitis ulcerosa nachuntersucht werden (👁 **40.10**). Treten bei koloskopischen Kontrolluntersuchungen mittel- bis hochgradige Dysplasien in Stufenbiopsien aus dem Kolon auf, ist die Kolektomie erforderlich, um ein Karzinom zu verhindern. Durch eine Kontrastfärbung mittels Methylenblau (sog. Chromoendoskopie) kann die Detektionsrate solcher dysplastischer Veränderungen bei der Koloskopie gesteigert werden.

40.17.3 Mikroskopische Kolitis

engl.: microscopic colitis

Definition. Die mikroskopische Kolitis ist eine chronische Durchfallkrankheit, die nur durch Stufenbiopsien aus dem Dickdarm,

40.10 Colitis ulcerosa: Algorithmus für Kontrolluntersuchungen

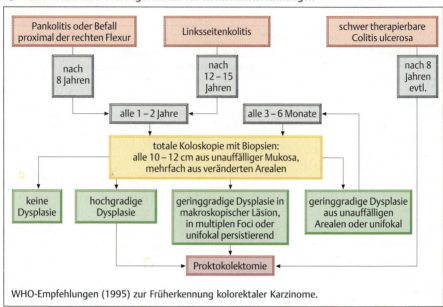

WHO-Empfehlungen (1995) zur Früherkennung kolorektaler Karzinome.

nicht aber durch Endoskopie diagnostiziert werden kann.

Einteilung. Die Erkrankung wird eingeteilt in:
- **Lymphozytäre Kolitis** (Anstieg der intraepithelialen Lymphozyten – IEL) und
- **Kollagenkolitis** (Verdickung der subepithelialen Kollagenschicht auf >7–100 µm, normal 1–7 µm).

Es existiert außerdem eine Mischform mit verdickter Kollagenschicht und lymphozytärer Infiltration.

Pathogenese. Häufig findet sich eine mikroskopische Kolitis bei Patienten unter Therapie mit NSAR. Zudem ist eine mikroskopische Kolitis nicht selten mit einer Sprue assoziiert.

Epidemiologie. In Skandinavien ist die Erkrankung inzwischen häufiger als die Colitis ulcerosa. ♀ : ♂ = 15 : 1.

Klinik. Chronische wässrige (sekretorische) Durchfälle (bis 2 l/Tag). Meist chronisch intermittierend (85%), aber auch kontinuierlich (13%); häufig assoziiert mit Gewichtsverlust, Bauchschmerzen und Müdigkeit.

Diagnostik. Laboruntersuchungen geben keine diagnostischen Hinweise, die Stuhluntersuchung (Bestimmung der Elektrolyte Na^+ und K^+) zeigt eine *sekretorische Diarrhö* (d. h. die osmotische Lücke liegt unter 50 mosmol/Kg). Die *Koloskopie* zeigt einen normalen makroskopischen Befund der Schleimhaut, nur die Biopsien aus verschiedenen Abschnitten des Kolons (Stufenbiopsien) zeigen ein verbreitertes subepitheliales Kollagenband (>7–100 µm, Kollagenkolitis) oder eine Vermehrung intraepithelialer Lymphozyten in der Lamina propria (IEL). Eine Sprue sollte durch Antikörpertests (Gliadin-AK, Transglutaminase-AK) oder Duodenalbiopsie ausgeschlossen werden.

Bei jeder chronischen Durchfallkrankheit sollten auch endoskopisch normal erscheinender Schleimhaut Stufenbiopsien aus verschiedenen Abschnitten des Dickdarms entnommen werden.

Therapie. NSAR sind abzusetzen. Die lymphozytäre Kolitis führt häufig zur Spontanremission, weniger die Kollagenkolitis. Am wirksamsten ist die Therapie mit *Budesonid* (Budenofalk, Entocort), 9 mg/Tag. Wirksam sind auch Wismut-Präparate (Bismuth Subsalicylat), 3 × 750 mg/Tag als Kautabletten oder Colestyramin (Quantalan, Lipocol KT Merz).

Literatur

Bonen DK, Cho JH. The genetics of inflammatory bowel disease. Gastroenterology. 2003; 124: 521–536.
Ausgezeichnete neueste Übersicht über die genetische Disposition bei der Pathogenese von M. Crohn und Colitis ulcerosa.

Caspary WF, Stein J, Hrsg. Darmkrankheiten. Berlin: Springer 1999.
Enthält ausführliche und aktuelle Beiträge zum Morbus Crohn und Colitis ulcerosa in Deutsch.

Dietrich CF, Caspary WF. Atypische Kolitiden. In: Therapie gastroenterolischer Kranheiten. Caspary WF, Mössner J, Stein J, Hrsg. Heidelberg: Springer 2005: 288–296.
Neuester Lehrbuchartikel über atypische Kolitiden, insbesondere über die mikroskopische Kolitis.

Hanauer SB, Feagan BG, Lichtenstein GR et al. Maintenance infliximab for Crohn's disease: the ACCENT I randomized trial. Lancet. 2002; 359: 1541–1549.

Herrlinger K, Stange EF, Schröder O, Stein J, Buhr HJ, Kroesen AJ. Chronisch entzündliche Darmerkrankungen. In: Therapie gastroenterologischer Krankheiten. Caspary WF, Mössner J, Stein J, Hrsg. Heidelberg: Springer 2005: 249–282.
Ausführliche Lehrbuchübersicht über die medikamentöse und operative Therapie von M. Crohn und Colitis ulcerosa.

Podolsky DK. Inflammatory bowel disease. New Engl J Med. 2002; 347: 417–429.
Ausgezeichnete Übersicht über die Pathogenese, Diagnostik und Therapie von chronisch entzündlichen Darmkrankheiten.

Stange EF, Riemann JF, Herbay von A. et al. Diagnostik und Therapie der Colitis ulcerosa – Ergebnisse einer evidenzbasierten Konsensus-Konferenz der Deutschen Gesellschaft für Verdauungs- und Stoffwechselkrankheiten. Z Gastroenterologie. 2001; 39: 19–39.
Leitlinien der deutschen Gastroenterologen und Chirurgen zur Therapie der Colitis ulcerosa.

Stange EF, Schreiber S, Fölsch U, et al. Diagnostik und Therapie des M. Crohn – Ergebnisse der evidenzbasierten Konsensus-Konferenz der Deutschen Gesellschaft für Verdauungs- und Stoffwechselkrankheiten. Z Gastroenterologie. 2003; 41(1): 19–20.
Leitlinien der deutschen Gastroenterologen und Chirurgen zur Therapie des M. Crohn.

40.18 Funktionelle gastrointestinale Störungen

Synonym: Reizdarmsyndrom, Reizkolon, spastisches oder irritables Kolon, Colon irritabile
engl.: irritable bowel syndrome (IBS)

Definition. Hierunter versteht man eine variable Kombination chronischer oder rezidivierender gastrointestinaler Symptome, die nicht durch strukturelle oder biochemische Veränderungen erklärbar sind. Es kann sich dabei um Symptome handeln, die sich auf den Ösophagus, den Magen, das biliäre System, Dünn- oder Dickdarm oder den Anus beziehen. Unter dem irritablen Darmsyndrom (IDS) verstehen wir eine Funktionsstörung, die den Darm betrifft.

Epidemiologie. Funktionelle gastrointestinale Symptome werden bei ca. 30 % der Bevölkerung der westlichen Hemisphäre angegeben, ca. 8–19 % weisen Symptome eines irritablen Darmsyndroms (IDS) auf. Die meisten Patienten gehen nicht zum Arzt. Ca. 20–50 % der Patienten des Gastroenterologen haben Beschwerden bedingt durch das IDS. Soziale und kulturelle Faktoren mögen die Prävalenz des IDS beeinflussen. Frauen konsultieren den Arzt häufiger als Männer.

DD der funktionellen gastrointestinalen Störungen

Erkrankung	Bedeutung	Kommentar
habituelle Obstipation	++	kein Wechsel zwischen Obstipation und Diarrhö
Divertikulose	++	oft asymptomatisch, gelegentlich Anlass für gastrointestinale Blutung
Divertikulitis	+	Fieber, Schmerzen im linken Unterbauch („Linksseitenappendizitis") bis hin zum akuten Abdomen
kolorektales Karzinom	+	neu aufgetretene Stuhlunregelmäßigkeit und Blut im Stuhl, rechtsseitige Unterbauchschmerzen bei Lokalisation im Colon ascendens

Psychische Faktoren. Stresssituationen wirken sich auf die Darmfunktion aus und gehen einem IDS häufig voraus. Auf Stresssituationen reagiert der Darm des IDS-Patienten heftiger und symptomreicher als der einer nicht betroffenen Person. Gemüts- und Persönlichkeitsstörungen, psychiatrische Erkrankungen und verstärktes Krankheitsempfinden kommen bei Patienten mit IDS häufiger vor. Im Urlaub sowie oft bei anstrengenden Tätigkeiten verschwinden die Symptome häufig (Ablenkung). Unklar ist, in welchem Ausmaß IDS-Symptome durch eine normale Perzeption bei abnormer Darmfunktion oder durch eine abnorme Perzeption bei normaler Funktion zu erklären ist.

Symptomatik.
- Abdominelle Schmerzen, die durch Defäkation erleichtert werden,
- Störungen der Defäkation, z.B. Veränderung der:
  - Stuhlfrequenz,
  - Stuhlkonsistenz: hart (evtl. schafskotartig) oder weich bis wässrig,
  - Stuhlpassage (Pressen, Stuhldrang, Gefühl der inkompletten Entleerung),
  - Absetzen von Schleim mit dem Stuhl,
- Völlegefühl und geblähtes Abdomen.

Häufig bestehen auch andere Symptome des oberen Gastrointestinaltraktes sowie somatische und psychische Symptome.

Diagnostisches Vorgehen. Eine ausführliche Anamnese und eine komplette klinische Untersuchung sind notwendig, um andere organische Erkrankungen auszuschließen und das Vertrauen des Patienten zu gewinnen. Es gibt keine sicheren klinischen Hinweise beim IDS. Da das IDS eine häufige und gutartige Erkrankung ist, sollte die Diagnostik im Wesentlichen durch die Anamnese erfolgen. Unnötige Untersuchungen sollten unterbleiben. Durchgeführt werden sollten:
- Test auf okkultes Blut im Stuhl,
- Blutbild, BSG,
- Sigmoidoskopie, um eine Entzündung des Rektums auszuschließen oder eine Pseudomelanosis recti als Hinweis auf Laxantienabusus nachzuweisen.

Der Hinweis auf das Absetzen schafskotförmigen Stuhls *(Skyballa)* mit Schleimauflagerungen lässt die Diagnose fast sicher erscheinen.

Fieber, Anämie, Leukozytose, Blutungen und Gewichtsverlust müssen zu einer eingehenden Diagnostik führen.

Therapie. Die wichtigste therapeutische Maßnahme besteht in der Aufklärung des Patienten über die harmlose Art seiner jedoch stets ernst zu nehmenden Beschwerden. **Ballaststoffe** wie Weizenkleie oder Muzilaginosa (z. B. Mucofalk, Metamucil), **Prokinetika** (z. B. 5-HT-4-Antagonist Tegaserod, zur Zeit in Zulassung) und **Anticholinergika** wie Mebeverin (z. B. Duspatal 3 × 2 Dragees) haben sich als (mäßig) wirksam erwiesen,
Psychopharmaka sind nur in den seltensten Fällen indiziert. Manche Patienten profitieren von autogenem Training, in seltenen Fällen kann eine Psychotherapie indiziert sein.

Prognose. Die Lebenserwartung von Patienten mit IDS ist nicht verkürzt, die meisten Patienten haben jedoch oft lebenslang Beschwerden. Ein Wechsel der Symptome sollte jedoch immer Anlass zu intensiver Diagnostik sein, da andere Erkrankungen nicht übersehen werden dürfen.

40.19 Habituelle Obstipation

Synonym: Stuhlverstopfung, Obstipation
engl.: constipation

Definition.

Obstipation. Zu harter, zu seltener (<3 Entleerungen/Woche) und/oder zu klein volumiger Stuhl (<35–225 g/d). Die Obstipation ist lediglich ein Syndrom, keine Krankheit sui generis.

Habituelle Obstipation. chronische Obstruktion, bei der sich kein morphologisches Korrelat (z. B. Stenose oder neurologische Störung) finden lässt. Die Kolontransitzeit ist in der Regel normal.

Epidemiologie. Die habituelle Obstipation ist eine typische Zivilisationskrankheit. In Ländern mit einem hohen Verzehr von Rohfasern (Ballaststoffen) sind Beschwerden der Obstipation und auch der damit assoziierten Begleiterkrankungen (Hämorrhoidalleiden, Divertikulose) fast unbekannt.

Ätiologie und Pathogenese. Ballaststoffarme Ernährung und Bewegungsmangel sind die häufigsten Ursachen. Die Meinung vieler Patienten, täglich Stuhlgang haben zu müssen, ist nicht richtig und verleitet bei eigentlich normaler Darmfunktion zum Missbrauch von Laxantien, welche bei langfristiger Einnahme die Obstipationsneigung verstärken. Auch andere Medikamente wie z. B. Sedativa, Psychopharmaka, Opiate, Anticholinergika oder aluminiumhydroxidhaltige Antazida können eine Obstipation hervorrufen (normale oder verzögerte Kolontransitzeit).

Symptome. Die Obstipation ist oft mit dem Gefühl der inkompletten Entleerung nach Defäkation verbunden. Der Stuhl kann häufig nur mit Mühe und Anstrengung abgesetzt werden. Vom Patienten wird häufig die Notwendigkeit zum Pressen oder das Gefühl der unvollständigen Entleerung bei der Defäkation als „Obstipation" angesehen, weniger die Veränderung der Stuhlfrequenz.

Diagnostisches Vorgehen.

Minimalprogramm.
- *Anamnese:* Medikamente, Ernährungs- und Bewegungsgewohnheiten, Erkrankungen, Dauer der Obstipation (besonders wichtig für das Ausmaß der Diagnostik),

---

Bei jeder plötzlich oder erst kurzfristig aufgetretenen Obstipation ist in erster Linie an ein Karzinom des Dickdarms oder Rektums zu denken.

- *Labor:* BSG, Blutbild, Kalium, Blutglukose, periphere Schilddrüsenwerte (T_3/T_4-Test),
- *klinische Untersuchung:* rektale Digitaluntersuchung,
- *Proktoskopie, Rektoskopie.*

40.11 Bestimmung der Kolontransitzeit

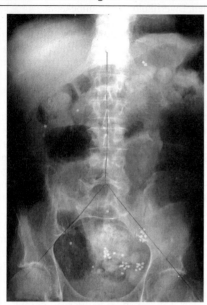

6 Tage lang wurden jeden Tag zur gleichen Zeit 20 röntgendichte Marker eingenommen. Am 7. Tag wurde diese Abdomenübersichtsaufnahme angefertigt. Es sind noch Marker sichtbar, was einer verlängerten Kolontransitzeit entspricht.

Bei ausgeprägter Symptomatik. *Abdomenleeraufnahme* im Stehen oder in Seitenlage zum Ausschluss eines Ileus.

Bei Verdacht auf verlangsamte Stuhlpassage (Slow Transit). *Bestimmung der Kolontransitzeit:* Über einen Zeitraum von 6 Tagen nimmt der Patient täglich 20 röntgendichte Marker ein. Am 7. Tag wird eine Abdomenübersichtsaufnahme angefertigt (**40.11**). Die Anzahl der noch sichtbaren Marker lässt Rückschlüsse auf die Kolontransitzeit zu: Kolontransitzeit = Zahl der Pellets mal 2,4 (normal: <60 Stunden).

Ausschluss einer funktionellen Obstruktion des Analkanals (sog. Outlet Obstruction).
- *Defäkographie* oder
- *anorektale Manometrie.*

Therapie. Sie besteht in erster Linie aus einer eingehenden Beratung und Aufklärung des Patienten mit dem Ziel, Änderungen falscher Gewohnheiten beim Essen und der täglichen Lebensführung zu erzielen. Die wichtigsten Maßnahmen sind:
- erhöhte körperliche Aktivität,
- ausreichende Flüssigkeitszufuhr,
- ballaststoffhaltige Kost.

Normale Kolontransitzeit. Weizenkleie (3 × 2 Esslöffel/Tag) mit ausreichender Flüssigkeitszufuhr ist die Basismedikation. Führt diese Maßnahme nicht zum Erfolg, können Muzilaginosa (z. B. Agiocur, Mucofalk 3–6 × 1 Teelöffel/Tag) eingesetzt werden. Auch die Gabe von Lactulose (z. B. Bifiteral G 2–3 × 10 g/d) oder Lactitol (z. B. Importal Neda 3 × 10 g/d) ist als unschädlich anzusehen, führt aber häufig zu Blähungen und Meteorismus.

Verlängerte Kolontransitzeit. Häufig ist eine dauerhafte Laxantiengabe (Polyethylenglykol-Lösung, z. B. 2 × 1 Beutel Movicol pro Tag) erforderlich.

Funktionelle Obstruktion. Es bietet sich eine Biofeedback-Behandlung an. Anthrachinonhaltige oder synthetische Abführmittel werden heute nur noch zum drastischen Abführen im Rahmen der Vorbereitung zur Koloskopie bzw. zum Kontrasteinlauf eingesetzt. Anthrachinone wie Senna-Präparate, Cascara salix und Cortex Frangulae führen nach jahrelangem Gebrauch zum sog. *Laxantienkolon*, das sich endoskopisch als getigerte bis schwarze Schleimhaut im Kolon darstellt und histologisch als sog. *Pseudomelanosis coli* auffällt.

Literatur

Johanson JF, Sonnenberg A. The prevalence of hemorrhoids and chronic constipation. Gastroenterology. 1990; 98: 380–386.

Schindlbeck NE, Klauser AG, Müller-Lissner SA. Messung der Kolontransitzeit. Z. Gastroenterologie. 1990; 28: 399–404.
Artikel über die Bedeutung und Durchführung der Bestimmung der Kolontransitzeit bei der Obstipation.

Wald A. Constipation. In: Management of gastrointestinal diseases. Winawer, S. J., eds. New York, London: Gower Medical 1992; 33.1–33.2.
Umfassender, gut verständlicher Lehrbuchartikel über Ursache, Diagnostik und Therapie der Obstipation.

40.20 Mechanischer Ileus, Darmverschluss

engl.: mechanic ileus, intestinal obstruction

Definition. Eine komplette Unterbrechung der normalen Darmpassage wird als Darmverschluss oder als mechanischer Ileus bezeichnet.

Ätiologie und Pathogenese. Verschiedene Ursachen können zu mechanischen Hindernissen der Darmpassage führen (→ 40.12):

- **Verschluss des Lumens von innen:** Tumor (z. B. Peutz-Jeghers Polyp im Dünndarm, Kolonkarzinom oder Divertikulitis im Dickdarm), Stenose (z. B. entzündliche Darmstriktur bei M. Crohn), Fremdkörper

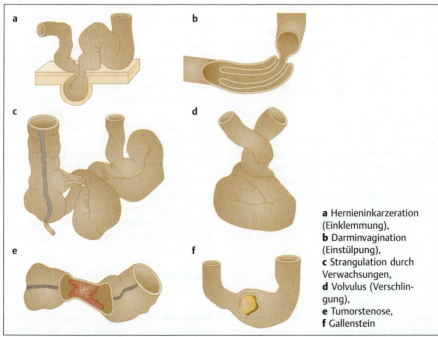

40.12 Beispiele für den mechanischen Ileus

a Hernieninkarzeration (Einklemmung),
b Darminvagination (Einstülpung),
c Strangulation durch Verwachsungen,
d Volvulus (Verschlingung),
e Tumorstenose,
f Gallenstein

(z. B. Bezoar), Gallenstein (der Gallenstein ist vorher aus der Gallenblase direkt in den Dünndarm penetriert,
- **Verschluss durch Druck von außen:** z. B. Tumor,
- **Strangulationsileus:** durch Abschnürung der Gefäße im Mesenterium kommt es zur Unterbrechung der arteriellen und venösen Blutversorgung des Darmes, was innerhalb weniger Stunden zur Darmnekrose führen kann. Häufigste Ursachen sind Verwachsungen, die nach Operationen auftreten können. Lücken im Mesenterium wie auch andere Blutpforten bedingt durch Lücken in der Muskulatur der Bauchdecken (z. B. eingeklemmte Leistenhernie) sind weitere mögliche Stellen, in die sich der Darm einklemmen kann. Auch durch die Drehung des Darmes um die eigene Achse können Gefäße abgeschnürt werden (sog. Volvulus).

In 50% der Fälle sind vorausgegangene Operationen, ein Morbus Crohn sowie Hernien verantwortlich für einen Dünndarmileus. Ein mechanischer Ileus des Dickdarms kann durch ein Karzinom, eine Stenose bei Divertikulitis oder Morbus Crohn oder auch durch eingedickten Stuhl (Koprostase) bedingt sein.

Klinik. Symptome, die auf einen mechanischen Ileus hindeuten können, sind Übelkeit, Aufstoßen, kolikartige Schmerzen, Stuhl- und Windverhalt, Blähungen (Meteorismus) und evtl. Erbrechen. Je höher der Darmverschluss liegt, um so eher tritt Erbrechen auf. Beim tiefsitzenden Dünndarmverschluss setzt das Erbrechen erst später ein und ist dann meist braun und übelriechend. Beim mechanischen Ileus sind die Darmgeräusche initial laut, klingend und spitzend (Hyperperistaltik). Der Ileus des Dickdarms verursacht weniger starke Schmerzen, die aber langsam zunehmen. Da weder Stuhl noch Gas weiterbefördert werden, entwickelt sich bald ein starker Meteorismus. Erbrechen tritt in diesem Fall jedoch erst später auf.

Bei der *Inspektion* fallen häufig ein Trommelbauch und Darmsteifungen auf. Bei der *Palpation* können Druckschmerz, eine tastbare Invaginationswalze und schmerzhafte Bruchpforten festgestellt werden.

Diagnostik. Wichtig ist die Abdomenübersicht im Stehen oder Linksseitenlage mit dem Nachweis von Spiegelbildungen. Auch die Sonographie als orientierende Erstuntersuchung kann den Verdacht bestätigen. Bariumkontrastmittel sind bei dringendem Verdacht auf einen Darmverschluss kontraindiziert, da sie bei drohender Perforation oder nachfolgender Operation zur Bariumperitonitis führen können.

Therapie. Sie richtet sich entscheidend nach Art und Ursache des Ileus. Ebenso spielt der Ort des Darmverschluss eine wichtige Rolle für die Entscheidung zur Operation oder einer zunächst konservativen Therapie. Die Entscheidung trifft der Internist gemeinsam mit dem Chirurgen (bei mechanischem Ileus immer chirurgisches Konsil!). In der Regel ist die Operation erforderlich, um das Passagehindernis zu beseitigen. Ein Strangulationsileus sollte innerhalb einer Stunde operiert werden, um die Komplikationen der Ischämie zu verhindern (Nekrose, Perforation, Peritonitis, Sepsis). Je nach Ursache wird eine Darmresektion, Lösung der Invagination oder Adhäsion, Bridendurchtrennung, Bruchpfortenverschluss oder die Enterotomie mit Fremdkörperentfernung durchgeführt.
Bei der konservativen Therapie (z. B. Stenose bei fortgeschrittenem Tumorleiden) wird der Darmtrakt vorübergehend durch eine Magensonde entlastet, der Patient erhält parenteral Flüssigkeit.

Komplikationen. Perforation, Schock, Sepsis, Peritonitis.

Prognose. Mit einer Gesamtsterblichkeit von 10–25% ist die Prognose ernst. Jede Stunde ohne therapeutische Maßnahmen läßt das Risiko um ca. 1 % ansteigen. Die günstigste Prognose hat ein mechanischer Ileus mit einer gutartigen Ursache. Jeder mechanische Ileus geht bei fortdauerndem Bestehen in einen paralytischen Ileus über.

40.21 Divertikulose und Divertikulitis

engl.: diverticulosis, diverticulitis

Definition. Ausstülpungen der Mukosa und der Submukosa durch die Ringmuskulatur des Dickdarms. Bei angeborenen (echten) Divertikeln stülpt sich die gesamte Darmwand aus, bei erworbenen (falschen) Divertikeln stülpt sich die Darmschleimhaut durch Lücken in der Muskelschicht.
- **Divertikulose:** Kolondivertikel ohne klinische Symptome,
- **Divertikulitis:** entzündliche Veränderungen der Divertikel mit Übergreifen der Entzündung lokal als Peridivertikulitis oder fortschreitend auf angrenzende Strukturen mit konsekutiven Komplikationen.

Epidemiologie. Im jungen Lebensalter selten, die Prävalenz steigt jedoch konstant mit dem Alter an (>80 Jahre 50–60 %).

Pathogenese. Die Entstehung der Divertikel wird auf eine **Wandschwäche** des Dickdarms an der Durchtrittstelle der Gefäße und auf eine **Erhöhung des intraluminalen Druckes** (ballastarme Kost, spastische Obstipation) zurückgeführt. Die Hauptlokalisation ist im Sigma.

Klinische Befunde. Die *Divertikulose* des Dickdarmes bereitet keine Beschwerden. Häufig besteht anamnestisch eine habituelle chronische Obstipation mit schafskotähnlichen Stühlen und Schleimabgängen. Die *Divertikulitis* kann sich als hoch akutes Krankheitsbild mit umschriebener Peritonitis, heftigen Schmerzen im linken Unterbauch, Abwehrspannung, walzenförmiger Resistenz, Fieber und Leukozytose präsentieren. Da eine Divertikulitis meist am Übergang vom Colon descendens zum Colon sigmoideum auftritt, spricht man auch von der *„Linksseitenappendizitis"*.

Diagnostisches Vorgehen. Die *Divertikulose* ist häufig nur ein Zufallsbefund im Rahmen einer Koloskopie oder eines Kontrasteinlaufes.

Akute Divertikulitis (👁 40.13).
- *Sonographie:* Wandverdickungen, dilatierter prästenotischer Dickdarm, Abszedierung,
- *Labor:* deutliche Leukozytose mit Linksverschiebung, CRP-Erhöhung und BSG Beschleunigung.

Alle invasiven diagnostischen Maßnahmen dürfen wegen der Perforationsgefahr nur unter größter Vorsicht und nach gründlicher Risikoabwägung erfolgen.

- *Kontrasteinlauf* mit wasserlöslichem Kontrastmittel (Gastrografin) bei mildem klinischen Verlauf.

Eine Bariumapplikation ist kontraindiziert (Bariumperitonitis).

- *Koloskopie.*

Komplikationen. Perforation, Abszedierung, Sepsis, Stenosierung des befallenen Darmabschnittes, Blutung.

Therapie.

Konservative Therapie.
- Bei *asymptomatischer Divertikulose:* zur Stuhlregulation und Verhinderung von Komplikationen ballaststofffreie Kost unter Zusatz von Weizenkleie (3 × 2 Ess-

DD der Divertikulose und Divertikulitis

Erkrankung	Bedeutung	Kommentar
Morbus Crohn	+++	→ S. 728ff
Adnexitis,	+++	gynäkologische Untersuchung;
rupturierte Ovarialzyste,	++	Anamnese, plötzliches Ereignis;
Endometriose	++	Anamnese
Colitis ulcerosa	++	Schmerzen seltener, weniger akute Symptome
Colon irritabile	++	Anamnese, kein Fieber, selten Resistenz im linken Unterbauch
Appendizitis	+	Schmerzen im rechten Unterbauch

löffel/Tag) oder Quellmittel (Mucofalk, Agiocur),
- bei *Schmerzen:* lokale Wärme und Spasmolytika,
- bei *akuter Divertikulitis:* beim ersten Schub wird entsprechend dem klinischen Schweregrad unter Konsultation des Chirurgen zunächst meist konservativ behandelt: Bettruhe, Nahrungskarenz, parenterale Flüssigkeitszufuhr; Antibiotika.

Operative Therapie. Sie ist indiziert bei
- fehlendem Ansprechen auf die konservative Therapie,
- häufigen Rezidiven,
- Perforation in die freie Bauchhöhle oder in ein benachbartes Hohlorgan,
- Fistel- und Abszessbildung,
- massiver, nichtsistierenden und nichtstillbaren Blutung,
- komplettem Ileus sowie bei Ausbildung einer Ileussymptomatik mit Stenosierung des Dickdarmes.

Patienten mit rezidivierenden divertikulitischen Schüben sollten im beschwerdefreien Intervall operiert werden. Dabei wird das Divertikel tragende Segment des Kolons (meist das Colon sigmoideum) entfernt.

◄ 40.13 Sigmadivertikulitis

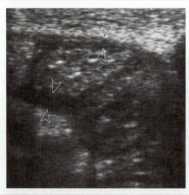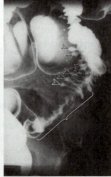

a Der sonographische Befund zeigt eine echoarme Wandverdickung des Colon sigmoideum (Pfeile).
b Im Kolonkontrasteinlauf erkennt man die kontrastmittelgefüllten Divertikel (Pfeile) sowie die langstreckige entzündungsbedingte Stenose des Sigmas (Klammer).

Literatur

Caspary WF, Hanisch E. Divertikulose und Divertikulitis. In: Darmkrankheiten. Caspary WF, Stein J, Hrsg. Berlin: Springer 1999: 499–505.
Neuester Lehrbuchartikel über die Divertikelkrankheit aus internistischer und chirurgischer Sicht.

Wald A. Colonic diverticulosis. In: Management of gastrointestinal diseases. Winawer SJ, eds. NewYork: Gower Medical 1992: 33.1–33.24.
Ausgezeichneter und gut verständlicher Lehrbuchartikel über die Divertikulose und Divertikulitis.

40.22 Appendizitis

Synonym: Blinddarmentzündung
engl.: appendicitis

Definition. Akute oder chronische Entzündung des Wurmfortsatzes des Zökums.

Epidemiologie. Die Appendizitis ist auch heute noch eine der häufigsten Indikationen für Abdominaloperationen. Über 5% der Bevölkerung in Deutschland werden im Laufe ihres Lebens wegen einer akuten Appendizitis operiert.

Ätiologie und Pathogenese. Wahrscheinlich führt eine Verlegung des Wurmfortsatzlumens durch Darminhalt (z. B. Kotstein) zur sekundären bakteriellen Entzündung der Darmwand.

Symptome. Leitsymptom ist der **Abdominalschmerz**, der oft primär einen diffusen Charakter hat oder in die Magengegend lokalisiert wird und innerhalb von Stunden in den rechten Unterbauch wandert (lokale Peritonitis). Der ziehende oder krampfartige Schmerz (Spontan-, Druck-, Loslassschmerz) tritt dann typischerweise am McBurney-Punkt (lateraler Drittelpunkt auf der Verbindungslinie zwischen Nabel und rechter Spina iliaca anterior) oder am Lanz-Punkt (rechter Drittelpunkt auf der Verbindungslinie zwischen beiden Spinaeiliacae anterior) auf. Weitere Symptome sind:

- Appetitlosigkeit, Übelkeit, Brechreiz,
- Diarrhö oder Obstipation,
- Fieber (meist >38,5° C, häufig rektal-axilläreTemperaturdifferenz >0,8° C),
- allgemeines Krankheitsgefühl,
- in schweren Fällen bietet sich ein septisch-toxisches Bild bei akutem Abdomen mit diffuser Abwehrspannung und paralytischem Ileus.

Bei Diabetikern kann die Appendizitis trotz ausgeprägter Entzündungsreaktion und selbst bei schon erfolgter Perforation oder Penetration symptomarm verlaufen.

Diagnostisches Vorgehen.

Palpation des Abdomens.
- Lokale oder generalisierte Abwehrspannung als Hinweis auf lokale Peritonitis; bei retrozökaler Lage der Appendix kann die Abwehrspannung fehlen;
- Druckschmerz am McBurney-Punkt,
- Loslassschmerz bei kontralateraler Prüfung (Blumenberg-Zeichen),
- Dehnungsschmerz bei retrogradem Ausstreichen des Kolons (Rovsing-Zeichen),
- Psoasschmerz: Der Patient empfindet bei aktiver Anhebung des gestreckten Beines oberhalb der rechten Leiste Schmerzen.

Rektaluntersuchung. Ausgeprägte Schmerzhaftigkeit des Douglas-Raumes (besonders bei kaudaler Lage der Appendix).

Labor. Die BSG kann erhöht sein, meist findet sich eine Leukozytose.

Sonographie. Die verdickte Wand der Appendix ist sonographisch erkennbar, evtl. durch Abszedierung in die Umgebung.

Therapie. Die Behandlung besteht in der frühen *Appendektomie*. Die Mortalitätsrate beträgt weniger als 0,2%, im hohen Alter jedoch liegt sie bei 7%.
Auch bei komplizierten Fällen ist im Prinzip die laparoskopische Appendektomie möglich

DD der Appendizitis

Erkrankung	Bedeutung	Kommentar
Erkrankungen im rechten Unterbauch		
Morbus Crohn	+++	Anamnese, Sonographie, Befallmuster, Fisteln, Resistenz im Abdomen
Divertikulitis des rechten Kolons oder Sigmas	++	meist nicht zu unterscheiden, evtl. Sonographie; Fieber
Enteritis (z. B. Yersiniose)	++	Stuhlkultur, Serologie, Arthritis, Biopsie aus dem Ileum
Ileozökaltuberkulose	+	weniger akute Schmerzsymptomatik, Fieber, Nachtschweiß, Inkompetenz der Ileozökalklappe, Lungenbefund
Meckel-Divertikel	+	Blutung, Szintigraphie
Invagination und Volvulus	+	selten bei Erwachsenen, Sonographie, Enteroklysma nach Sellink
gynäkologische Ursachen:		
Adnexitis	+++	gynäkologischer Befund, Sonographie
Extrauteringravidität	++	Anamnese, Schwangerschaftstest
stielgedrehte Ovarialzyste	++	Sonographie, sehr plötzlich einsetzender Schmerz
Erkrankungen im Oberbauch:		
Cholezystitis	++	heftiger rechtsseitiger Oberbauchschmerz, Gallensteine sonographisch erkennbar, positives sonographisches Murphy-Zeichen
Ulkuspenetration oder -perforation	++	akutes Abdomen, freie Luft im Abdomen bei Perforation, Gastroskopie: Ulkus
Pankreatitis	++	Amylase, Lipase erhöht, Sonographie, CT können Hinweise liefern, Cullen-Gray-Turner-Zeichen: periumbilikale Zyanose und Gitterzyanose der übrigen Bauchhaut, Oberbauchschmerz mit Ausstrahlung in den Rücken, Gummibauch
retroperitoneale Ursachen:		
Psoasabszess	++	sonographisch erkennbar
Urolithiasis	+	kolikartige Schmerzen, Blut im Urin

DD der Appendizitis (Fortsetzung)

Erkrankung	Bedeutung	Kommentar
Pyelitis	+	Urinbefund: Leukozyturie, Bakteriurie
Zystitis	+	Schmerzen im mittleren Unterbauch, Urinbefund
metabolische Ursachen:		
Diabetes mellitus	+	Anamnese, Blutzuckeruntersuchung
akute intermittierende Porphyrie	+	kolikartige abdominelle Schmerzen, auffälliges neurologisch-psychiatrisches Verhalten, Obstipation; Porphobilinogen und δ-Aminolävulinsäure im 24-Stunden-Urin erhöht

(hierbei wird die Laparoskopie auch differenzialdiagnostisch zur Inspektion des gesamten Abdomens genutzt).

Bei Diabetikern verläuft die Appendizitis trotz ausgeprägter Entzündungsreaktion und selbst bei Perforation oft sehr symptomarm.

40.23 Intestinale Tuberkulose

→ auch „Infektionskrankheiten", S. 985ff

Definition. Infektion des Gastrointestinaltrakts mit Mycobacterium tuberculosis.

Epidemiologie. In Mitteleuropa selten, aber mit deutlich zunehmender Tendenz bei Einwanderern aus Endemiegebieten sowie bei abwehrgeschwächten Patienten (z. B. unter Chemotherapie, Immunsuppression, AIDS). Die Häufigkeit korreliert mit der Schwere des Befalls der Lunge: 1 % bei minimalem, 4,5 % bei mäßigem und 25 % bei ausgedehntem Lungenbefall. Bei 50 % der Patienten finden sich jedoch keine Hinweise für einen Befall der Lunge.

Übertragung. Durch Verschlucken infizierten Sputums bei Tuberkulose des Respirationstrakts (→ S. 985ff), durch hämatogene Ausbreitung, über infizierte Galle oder per continuitatem von Nachbarorganen. Der Befall des Gastrointestinaltraktes durch infizierte Milch (Mycobacterium bovis) ist selten.

Pathologie. Es kommen 3 Formen vor:
1. *ulzeröse Form (60 %):* Multiple oberflächliche Ulzerationen, die meist auf das Epithel beschränkt sind; sie zeichnet sich als besonders virulent aus;
2. *hypertrophische Form (10 %):* Narben und Fibrosierungen, die oft wie ein Karzinom imponieren;
3. *ulzerös-hypertrophische Form (30 %):* Mischform mit Schleimhautulzera sowie narbigen Veränderungen.
Häufig besteht eine Inkompetenz der Ileozökalklappe, was als Unterscheidung zum Morbus Crohn zu werten ist.

Lokalisation. In allen Abschnitten des Gastrointestinaltrakts ist der Befall mit Tuberkelbakterien möglich, am häufigsten ist mit 85–90 % die Ileozökalregion betroffen. In abnehmender Häufigkeit werden befallen: Colon ascendens, Jejunum, Appendix, Duodenum, Magen, Ösophagus, Colon sigmoideum und Rektum.

Symptome. Nur wenige Patienten haben spezifische Symptome. Am häufigsten ist der chronische Abdominalschmerz (80–90%) sowie Durchfall und Blut im Stuhl; auch Gewichtsabnahme, Fieber, Übelkeit, Erbrechen, Nachtschweiß sowie ein Malabsorptionssyndrom können vorkommen.

Befunde. Laborbefunde sind unspezifisch: Häufig Anämie, die Leukozyten sind meist normal.

Diagnostisches Vorgehen.
Klinische Untersuchung: Bei 2/3 der Patienten ist im rechten Unterbauch eine Resistenz palpabel.
Endoskopie mit Biopsie: Makroskopisch zeigen sich Ulzera und polypoide Strukturen, die oft tumorartig aussehen (👁 **40.14**); die Histologie der befallenen Schleimhaut zeigt nur selten typische Veränderungen (z. B. verkäsende Granulome).
Mikroskopische und kulturelle Untersuchung von Biopsiematerial oder Stuhlproben: Säurefeste Stäbchen sind bei 1/3 der Patienten nachweisbar; das Ergebnis ist jedoch bei gleichzeitig bestehender offener Lungentuberkulose diagnostisch nicht zu verwerten.

Bild gebende Untersuchungen.
- Sonographie: Wandverdickung, Lymphknoten, evtl. Fisteln im Ileozökalbereich,
- Röntgen-Leeraufnahme im Stehen oder in Linksseitenlage: ein (Sub-) Ileus stellt sich durch Dünn- oder Dickdarmspiegel dar,
- Röntgen-Kontrastmitteluntersuchung des Dickdarms: Ulzera, polypoide Strukturen, narbige Stenosen,
- Computertomographie: Lymphknoten, Konglomerattumor im rechten Unterbauch.

Therapie. Tuberkulostatika wie bei Lungentuberkulose (→ 📖 **48.19**, S. 987 und 📖 **48.20**, S. 988).

Differenzialdiagnose. Morbus Crohn, Yersiniose, kolorektales Karzinom.

Komplikationen. Blutung, Perforation, Obstruktion, Fistelbildung, Malabsorption. Wenn mesenteriale Lymphknoten befallen sind („Tabes mesenterica"), entsteht eine Steatorrhö, da Fette dann nicht mehr über die Lymphe abtransportiert werden können.

40.24 Chronische intestinale Pseudoobstruktion (CIPO)

engl.: chronic intestinal pseudoobstruction

Definition. Obstipation als Folge von Grunderkrankungen oder Medikamenteneinnahme, die zu Motilitätsstörungen, nicht aber zu Stenosen im Gastrointestinaltrakt führt. Die CIPO geht häufig mit einer Verlängerung der Kolontransitzeit einher.

Ätiologie und Pathogenese.
- **Myopathische Ursachen:**
  - Sklerodermie,
  - Amyloidose,
- **metabolische Ursachen:**
  - Hypothyreose,

👁 **40.14 Ileozökaltuberkulose**

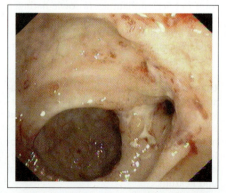

- **neuropathische Ursachen** (Plexus myentericus):
  - infiltrativ: Amyloidose, Sklerodermie,
  - Störungen der Entleerung bei gestörtem Defäkationsreflex und unzureichender Erschlaffung des Sphincter ani (erworben: Anismus; angeboren: Morbus Hirschsprung),
  - familiäre viszerale Neuropathie,
  - Diabetes mellitus,
- **infektiöse Ursachen:**
  - Chagas-Krankheit,
- **medikamentöse Ursachen:**
  - trizyklische Antidepressiva,
  - Vincristin,
- **paraneoplatische Ursachen:**
  - kleinzelliges Bronchialkarzinom,
- **idiopathische, unklare Ursachen** (betrifft ca. die Hälfte aller Fälle!).

Symptome. Die CIPO kann zusätzlich zu der Obstipation mit Übelkeit, Erbrechen, Blähungen, Bauchschmerzen und Gewichtsverlust einhergehen. Die Obstipation kann sich mit einer Diarrhö abwechseln.

Diagnostisches Vorgehen.

Es sollte an die Erkrankung gedacht werden.

- *Koloskopie* oder *Röntgen-Kontrastuntersuchung:* Dünn- und Dickdarm sind erheblich aufgeweitet, der Dickdarm zeigt einen Haustrenverlust,
- *Manometrie:* Reduktion der Nüchtern- und postprandialen Motilität des Dünndarms sowie Hypomotilität des Ösophagus,
- die Histologie (am Resektat nach Operation) kann zwischen neuropathischer und myopathischer Form unterscheiden.

Es handelt sich um eine systemische Erkrankung des gesamten Gastrointestinaltrakts, so dass bei subtiler Diagnostik Veränderungen am Ösophagus, Magen, Duodenum, Dünndarm, Sphincter Oddi, Kolon und Rektum nachzuweisen sind, auch wenn sich klinisch eine Prädominanz im Dünn- und Dickdarmbereich zeigt.

Therapie.

- Häufig ist eine parenterale Dauerernährung nicht zu umgehen. Gelegentlich ist auch eine kontinuierliche enterale Sondenernährung mit „Astronautenkost" (= chemisch definierte Diät, laktose- und ballaststoffarm) hilfreich.
- Eine bakterielle Überbesiedlung wird mit Breitbandantibiotika (Doxycyclin, Metronidazol) behandelt.
- Bei neuropathischen Formen ist der Motilinagonist Erythromycin (z. B. Erythrocin 3 × 200 mg/Tag über jeweils 7–10 Tage) zur Motilitätssteigerung sinnvoll.
- Opiatantagonisten wie Naloxon und Trimebutamin sind gelegentlich erfolgreich.
- Experimentell werden elektrisches „Pacing" und Dünndarmtransplantation (myopathische Form) erprobt.

Prognose. Die Prognose der CIPO ist schlecht. Patienten mit dauerhafter zentralvenöser Heimernährung sterben häufig an septischen Komplikationen.

Literatur

Gerl A. Chronische intestinale Pseudoobstruktion. Dtsch med Wschr. 1992; 117: 1492–1498.
Deutsche Übersicht über Pathogenese und Klinik der CIPO.
Schuster MM. Chronic intestinal pseudo-obstruction. In: Winawer SJ, eds.: Management of gastrointestinal diseases. New York: Gower Medical: 1992: 35.1–35.18.
Exzellenter Lehrbuchartikel des besten Kenners der CIPO.

40.25 Tumoren des Dickdarms und Rektums

40.25.1 Polypen und Polyposen des Dickdarms

Definition. Polypen sind Darmtumoren, die aus Vorwölbungen der Darmwand in das Darmlumen bestehen. Der Begriff sagt nichts über den histologischen Befund aus. Polyposen sind angeborene Erkrankungen, die mit *zahlreichen Polypen* einhergehen. Häufig sind auch andere Organsysteme von Neubildungen betroffen. Bei Polypen im Kolon sollten Bezeichnungen wie „Carcinoma in situ" und „intramuköses Karzinom" vermieden werden. Ein besserer Ausdruck ist „High-Grade-Dysplasie".

Einteilung. Die WHO teilt die kolorektalen Polypen nach Dignität und Gewebetyp ein (T 40.21).

Epitheliale Polypen. Sie können in hyperplastische (ca. 25% aller Polypen) und neoplastische (50–70% aller Polypen, z.B. Adenome) unterteilt werden.

Neoplastische Adenome. Sie sind histologisch durch eine vermehrte Anzahl von Drüsen gekennzeichnet und haben maligne Entartungstendenz.

Morphologische Klassifikation der Adenome: tubulär, tubulovillös, villös. Das Entartungsrisiko der einzelnen Adenome ist unterschiedlich hoch (→ auch T 40.22, S. 757):

Große Polypen entarten häufiger als kleine. Villöse Adenome entarten häufiger als tubuläre Adenome.

Histologische Klassifikation der Adenome: Das Ausmaß der Epitheldysplasie (früher: -atypie) wird in 3 Grade eingeteilt:
- Grad 1 = leichte Zelldysplasie (70–80% der Adenome),
- Grad 2 = mäßige Zelldysplasie (18–20% der Adenome),
- Grad 3 = schwere Zelldysplasie (5–10% der Adenome).

Als *malignen Polypen* bezeichnet man ein Adenom, indem das Karzinom durch die Tunica muscularis mucosae in die Submukosa eingedrungen ist.

Lokalisation. *Lipome* kommen im Zökum, rechten Kolon und selten im Rektum vor. *Lymphome* und *Leiomyome* sind vorwiegend im Rektum lokalisiert.

T 40.21 Klassifikation kolorektaler Polypen

in der Mukosa neoplastisch	nicht neoplastisch	in der Submukosa
gutartig (Adenome): – tubuläres Adenom, – tubulovillöses Adenom,	hyperplastische Polypen juveniler Polyp Peutz-Jeghers-Polyp	Colitis cystica profunda Pneumatosis cystoides lymphoide Polypen (gut- oder bösartig)
– villöses Adenom	entzündlicher Polyp	Lipom und Fibrom
bösartig (Karzinome): – nichtinvasives Karzinom, – Carcinoma in situ, – intramuköses Karzinom		Leiomyom, -fibrom Neurinom/Neurofibrom Hämangiom Karzinoide metastatische Neoplasien

Symptome. Kleine Polypen verursachen keine Symptome und werden oft durch Zufall entdeckt. Größere Polypen sind gelegentlich Ursachen von Mikro- oder Makroblutungen (insbesondere Hämangiome). Bei villösen Adenomen – insbesondere bei breitflächiger Ausbreitung im Rektum – kommt es zu Schleimabgängen sowie Protein- und Kaliumverlust.

Diagnostisches Vorgehen und Therapie. Da die verschiedenen Polypen makroskopisch nicht unterschieden werden können, gilt:

Jeder Polyp muss komplett entfernt und histologisch untersucht werden.

Bei Verdacht auf Polypen im Dickdarm (◁ **40.15**) ist die totale Koloskopie die Standardmethode, da sie neben der Feststellung der Polypen auch gleich die histologische Sicherung durch Polypektomie und damit auch eine Therapie erlaubt. Immer ist eine totale und vollständige Koloskopie erforderlich, da häufig mehrere Polypen an den unterschiedlichsten Stellen des Dickdarmes zu finden sind. Polypen von über 5 mm Größe sollten immer vollständig abgetragen werden. Die alleinige Biopsie ist unsicher, da ein fokales Karzinom im Polypen verfehlt werden kann. Große (>3 cm) oder breitbasig wachsende Polypen können endoskopisch nach vorheriger Unterspritzung mit Kochsalzlösung unter Umständen in mehreren Portionen reseziert werden (sog. endokopische Mukosaresektion). Das Perforationsrisiko liegt bei der einfachen Koloskopie bei 0,1 %, nach zusätzlicher Polypektomie bei 1 %. Die endoskopische Lokalisation von Hämangiomen ist im blutungsfreien Intervall schwierig. Nichtepitheliale (= mesenchymale) Polypen sind meist ein Zufallsbefund bei Laparotomie.
Vorgehen: → ◁ **40.16**. *Nachsorge:* Eine Nachsorge ist notwendig, da neue Polypen entstehen können. Die Frequenz der Nachsorge (totale Koloskopie) richtet sich nach der Größe und der Art der entfernten Polypen.

◁ **40.15 Gestielter Polyp im Kolon**

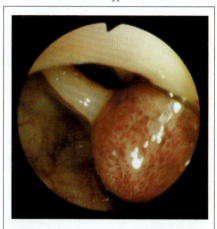

Durch eine Stieldrehung kann es zu einer hämorrhagischen Infarzierung kommen.

Bei Polypen <1 cm Größe reicht eine Nachsorge nach 3 Jahren aus. Wurden villöse Adenome entfernt, wird die Nachsorge kurzfristiger erfolgen als bei tubulären Adenomen.

Literatur

Bazzoli F, Fossi S, Scottili S, Pozzato P, Zagari RM, Morelli MC, et al. The risk of adenomatous polyps in asymptomatic first-degree relatives of persons with colon cancer. Gastroenterology. 1995; 109: 783–788.
Polypenrisiko bei Patienten aus Familien mit einem kolorektalen Karzinom.
O'Brien M, Winawer SJ, Waye JD: Colorectal polyps. In: Winawer, SJ, eds. Management of gastrointestinal diseases. New York: Gower Medical; 1992: 26.1–26.45.
Ausgezeichneter sehr praktisch orientierter Lehrbuchartikel über Polypen und Polyposen des Kolons.
O'Brien MJ, Winawer SJ, Zauber AG, Gottlieb LS, Sternberg SS, Diaz B, et al. The National Polyp Study. Patient and polyp characteristics associated with highgrade dysplasia in colorectal adenomas. Gastroenterology. 1990; 98: 371–379.
Wegweisender Artikel aus der amerikanischen Polypenstudie über die Bedeutung der Dysplasie.

40.16 Therapie von Polypen und Nachsorge nach Polypektomie

```
                          Polypen
                             │
                         jede Größe
                             │
                             ▼
                        komplette
                        Koloskopie
         ┌───────────────┬───┴────┬────────────────┐
         │               │        │                │
   engmaschig,      Polyp < 5 mm  Polyp ≥ 5 mm   alle 3 Jahre
   nach 6 Monaten,       │        │
   dann jährlich         ▼        ▼
                      Biopsie   komplette
                         │      Abtragung
                         │        │
                         ▼        ▼              singuläres
                      Histologie nach  ─────▶    tubuläres
                      WHO-Kriterien              Adenom
         ┌───────────────┬────────────────┬──────────────┐
         ▼               ▼                ▼              ▼
  Polyp mit invasivem  komplett entfernte  undifferenziertes   rektale Polypen
  Karzinom,            Adenome mit „high   Karzinom,           mit invasivem
  großes sessiles      grade" Dysplasie    Befall der Lymph-   Karzinom
  Adenom,                                  und Blutgefäße,
  mehrere Adenome                          über Polyp-
                                           ektomiegrenze reichend
         │               │                 │              │
         ▼               ▼                 ▼              ▼
                      ausreichend        Operation    transanale
                      behandelt                       lokale Exzision
```

Nach Empfehlungen der WHO 1995; die erste Kontrollkoloskopie sollte 3 Jahre nach Polypektomie durchgeführt werden, um belassene synchrone Polypen oder neue (metachrone) Adenome zu erfassen. Wenn die erste Kontrolle negativ war, werden die Folgeuntersuchungen in 5-Jahres-Abständen durchgeführt.

Winawer SJ, Zauber AG, Gerdes H, O'Brien MJ, Gottlieb LS, Sternberg SS, et al. Risk of colorectal cancer in the families of patients with adenomatous polyps. New Engl J Med. 1996; 334: 82–87.
Neueste Originalpublikation der führenden amerikanischen Experten über das Karzinomrisiko bei Patienten mit adenomatösen Polypen.

Winawer SJ, Zauber AG, O'Brien MJ, Ho MN, Gottlieb L, Sternberg SS, et al. Randomized comparison of surveillance intervals after colonoscopic removal of newly diagnosed adenomatous polyps. New Engl J Med. 1993; 328: 901–906.
Wichtige Originalpublikation über die Nachsorge nach Entfernung von kolorektalen Polypen.

40.25.2 Kolorektales Karzinom (KRK)

engl.: colorectal cancer, colorectal carcinoma

Definition. Adenokarzinome sind für 95 % aller malignen Dickdarmtumoren verantwortlich. Nur selten finden sich im Dickdarm Lymphome, Sarkome oder Karzinoide.

Epidemiologie. Das Dickdarmkarzinom ist ein Malignom des höheren Lebensalters und der Zivilisation. Die Inzidenz steigt in

40.22 Gastrointestinale Polyposissyndrome

	Entartungs-risiko	Besonderheiten
vererbt		
familiäre adenomatöse Polyposis (FAP = familiäre Polyposis coli)	obligate Präkanzerose 100 %	Prävalenz: 1 : 10000 Einwohner, > 100 bis oft > 1000 Polypen; bei der FAP liegt der genetische Defekt am langen Arm des Chromosoms 5 (5q21 – q22). Über 300 verschiedene Mutationen wurden bislang festgestellt
Gardner-Syndrom	100 %	phänotypische Variante der FAP, die durch spezifische Mutationen im APC-Gen bedingt ist; hereditäre Kolonpolypose mit gleichzeitigen Knochen- und Weichteiltumoren: Osteome im Schädel- und Kieferbereich, Epidermoidzysten, Weichteiltumoren der Haut, Desmoide, Zahnanomalien, periampulläre Karzinome, Schilddrüsenkarzinome
Turcot-Syndrom	100 %	kolorektale Karzinome sowie Glio- oder Medulloblastome: Es finden sich ebenfalls genetische Veränderungen des FAP-Gens
Peutz-Jeghers-Syndrom	50 % bis zum 60. Lebensjahr	Trias: Lippen- und Gesichtspigmentierung, intestinale Polypose (Dünndarm: 64 %, Dickdarm: 64 %, Magen: 49 %, Rektum: 32 %) mit nichtneoplastischen hamartösen Polypen; familiäres Vorkommen; häufigste Komplikation: mechanischer Ileus durch Polypen und Invagination sowie intestinale Blutung
familiäre juvenile Polyposis	8–47 %	zu unterscheiden von der familiären adenomatösen Polyposis; multiple (> 10) Polypen im Kolon und Rektum bei Patienten im Jugendalter
Cowden-Syndrom	0 %	hereditäre, autosomal-dominant vererbbare Polypose durch gastrointestinale (Ösophagus bis Kolon) und extraintestinale (Haut-) Hamartome; die Hamartome können einen Darmverschluss oder eine intestinale Blutung verursachen
nicht vererbt		
Cronkhite-Canada-Syndrom	ca. 5 %	seltene Polypose mit zystischer Degeneration der Mukosa vom Magen bis zum Dickdarm; zusätzlich zu der generalisierten Polypose bräunliche Hautverfärbung, Alopezie, Nagelveränderungen, schwere Diarrhöen, Steatorrhö
hyperplastische Polypen	0 %	kommen früher als Adenome vor (10. – 40. Lebensjahr); selten größer als 5 – 10 mm
benigne lymphoide Polypose	0 %	oft beetartiger Befall von Dünn- und/oder Dickdarm, kann physiologisch sein, oft stark ausgeprägt bei Lambliasis
entzündliche Polypen	0 %	kleine Polypen, die auf den Spitzen der Falten sitzen, häufig bei Patienten mit Colitis ulcerosa und Morbus Crohn (Pseudopolypen)

den westlichen Zivilisationsländern ab dem 50. Lebensjahr deutlich an und beträgt im 4. Lebensjahrzehnt 10/100000 Einwohner, im 8. Lebensjahrzehnt ca. 400/100000 Einwohner. Die Häufigkeit nimmt weiterhin zu. Bei Frauen ist es das zweithäufigste (nach Mammakarzinom), bei Männern das dritthäufigste Karzinom (nach Bronchial- und Prostatakarzinom). Etwa 15 % aller Krebstodesfälle sind auf das KRK zurückzuführen. Man geht davon aus, dass 90 % der KRK sporadisch auftreten, während 10 % durch eine meist vererbte Keimbahnmutation bedingt sind (**f**amiliäre **a**denomatöse **P**olyposis = FAP und **h**ereditäres **n**on-**p**olyposis **c**olorectal **C**arcinoma = HNPCC). Die Häufigkeit synchroner kolorektaler Zweitkarzinome beträgt 4–8 %.

Von den KRK entfallen 40 % auf das Rektum und 60 % auf das Kolon.

Ätiologie. Es wird angenommen, dass die meisten KRK aus Adenomen entstehen *(Adenom-Karzinom-Sequenz).* Der Adenomgipfel tritt ca. 10 Jahre vor Ausbruch eines Karzinoms auf. Beim KRK finden sich häufig Adenomreste. Das Risiko eines invasiven Karzinoms nimmt mit zunehmender Größe des Adenoms zu, es kann jedoch durch prophylaktische koloskopische Polypektomie gesenkt werden. De-novo-Karzinome treten möglicherweise häufiger bei Colitis ulcerosa sowie bei HNPCC auf. Die Ursache ist unbekannt. Zahlreiche Hypothesen existieren: Änderung der Ernährung (zu viel Fett, zu wenig Ballaststoffe), karzinoge Eigenschaften von Gallensäuren.

Besonders gefährdet sind Patienten mit Polyposen (→ 40.22). Ein erhöhtes Karzinomrisiko besteht außerdem bei Sprue und Zustand nach Mammakarzinom. Langjährige Einnahme von ASS (Aspirin) senkt das Risiko für ein KRK – möglicherweise über eine Hemmung des Enzyms Zyklooxygenase 2 (COX 2) des Arachidonsäurestoffwechsels. Wir müssen annehmen, dass das KRK über mehrfache genetische Schritte mit Veränderungen der chromosomalen DNA entsteht (40.23 und 40.24).

Früherkennung. → 40.25

Pathologie.

Makroskopisches Wachstum des KRK.
- Polypös (blumenkohlartig),
- schüsselförmig ulzerierend,
- ringförmig stenosierend,
- diffus infiltrierend.

40.23 Genetische Defekte und entsprechende phänotypische Veränderungen beim kolorektalen Karzinom

genetische Veränderung	phänotypische Veränderungen
	normales Epithel
APC-(5q-)Mutation/Verlust	→ hyperproliferierendes Epithel
DNA-Hypomethylierung	→ **Adenom I** (< 1 cm), tubulär, geringgradige Dysplasie
k-ras-(12p-)Mutationen	→ **Adenom II** (1–2 cm), tubulovillös, mittelgradige Dysplasie
DCC-(18q-)Verlust	→ **Adenom III** (> 2 cm), villös, hochgradige Dysplasie
p53-(17p-)Verlust	→ **Karzinom**
weitere genetische Alterationen	→ **metastasiertes Karzinom**

T 40.24 Vorsorgeempfehlungen beim Syndrom der Krebsfamilie (HNPCC) nach den Empfehlungen der HNPCC-Studiengruppe

16.–18. Lebensjahr	Beratungsgespräch
20. Lebensjahr	bei weiblichen Betroffenen: Gynäkologische Krebsvorsorge, vaginale Sonographie, jeweils jährlich
25. Lebensjahr	klinische Untersuchung jährlich Oberbauchsonographie jährlich Urinzytologie jährlich Koloskopie – wenn Adenome vorliegen, jährlich – wenn keine Adenome vorliegen: alle 2 Jahre obere Intestinoskopie alle 2 Jahre

Histologische Beurteilung des KRK.
- 95% sind Adenokarzinome, der Rest sind Schleim bildende Adenokarzinome (Gallert-Karzinome) und Siegelringzell-Karzinome.
- 4 verschiedene Differenzierungsgrade (Grading) werden unterschieden:
  - 1. gut differenziert,
  - 2. mäßig differenziert,
  - 3. schlecht differenziert,
  - 4. entdifferenziert.

Klinik. Die Beschwerden beginnen oft schleichend unter dem Bild einer Obstipation oder dem Wechsel zwischen Obstipation und Diarrhö. Bei 75% der Patienten bestehen Blutbeimengungen im Stuhl (makro- oder mikroskopisch), die häufig als Hämorrhoidalblutungen missdeutet werden. Rektumkarzinome verursachen häufig schmerzhaften Stuhldrang (Tenesmen) mit Abgang von Blut und Schleim, Stenosebeschwerden mit „Bleistiftstuhl" und unwillkürlichem Stuhl- und Windabgang („falscher Freund"). Bei Tumoren des Zökums bestehen häufig Schmerzen im rechten Unterbauch. Größere Kolontumoren können durch die Bauchwand als walzenförmige Resistenz tastbar und auch sonographisch erfassbar werden. KRK beim genetisch bedingten HNPCC sind im Gegen-

T 40.25 Screening auf kolorektales Karzinom bei asymptomatischen Patienten

- *Risikoanamnese erfassen:*
- – erbliche Syndrome (FAP, HNPCC)
- – Colitis ulcerosa
- – Adenome oder kolorektales Karzinom

- *ab dem 45. Lebensjahr:*
- – Test auf okkultes Blut im Stuhl (z. B. Hämokkult)
- – Rektaluntersuchung (digital) jährlich

- *ab dem 55. Lebensjahr:*
- – Vorsorge-Koloskopie (bei unauffälligem Befund erneut alle 10 Jahre)
- bei Nachweis von okkultem Blut im Stuhl → totale Koloskopie

40.17 Kolonkarzinom

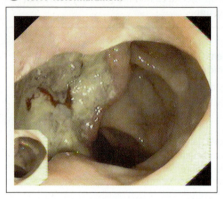

satz zu den sporadisch auftretenden KRK zu >75% im rechten Kolon lokalisiert.

Zu den **Komplikationen** zählen Obstruktion, Blutungen, Perforation mit Abszess- und Fistelbildung sowie Ausbreitung des Karzinoms durch infiltratives Wachstum in die Nachbarorgane (Blase, weibliche Geschlechtsorgane), in Lymph- und Blutwege sowie durch Implantation von Tumorzellen in die Bauchhöhle bei Durchbruch der Serosa. Lokale Lymphknoten und die Leber, seltener Skelett und Lunge, sind die bevorzugten Zielorgane einer Metastasierung.

Diagnostisches Vorgehen. Wichtig sind die Suche nach *Blut im Stuhl* und die digitale *Austastung* des Rektums. Die Diagnose wird *endoskopisch* (Rektoskopie/Koloskopie, 40.17) mit gleichzeitiger bioptischer Sicherung gestellt. Die *Röntgenuntersuchung* (Kontrasteinlauf) ist nur notwendig zum Aus-

40.26 Synopsis der Stadieneinteilung des kolorektalen Karzinoms

UICC-Stadium	T	N	M	Dukes	Astler/Coller
0	Tis	N0	M0	A	A
I	T1	N0	M0	A	A
	T2	N0	M0	A	B1
II	T3	N0	M0	B	B2
	T4	N0	M0	B	B3
III	T1–2	N1–2	M0	C	C1
	T3	N1–2	M0	C	C2
	T4	N1–2	M0	C	C3
IV	jedes T	jedes N	M1	D	D

Tis Tumor in situ – nichtinvasives Karzinom
T1 Tumor infiltriert Lamina propria mucosae und Tela submucosae
T2 Tumor infiltriert Tunica muscularis
T3 Tumor infiltriert Tunica adventitia oder nicht peritonealisiertes perikolisches/perirektales Gewebe
T4 Tumor infiltriert Nachbarstrukturen bzw. Penetration des viszeralen Peritoneums
N0 keine regionalen Lymphknotenmetastasen
N1 1–3 regionale Lymphknotenmetastasen
N2 > 3 regionäre Lymphknoten befallen
M0 keine Fernmetastasen
M1 Fernmetastasen vorhanden
Häufigste Lokalisation der Fernmetastasen: Kolonkarzinom: Leber > Lunge; Rektumkarzinom: Leber = Lunge

schluss eines Zweitkarzinoms, wenn die Tumorstenose nicht mit dem Koloskop passierbar war. **Tumormarker** (karzinoembryonales Antigen = CEA) spielen nur bei der Verlaufskontrolle nach Operation (Rezidivsuche) eine diagnostische Rolle.

Staging. Der Londoner Pathologe Dukes entwickelte 1932 eine erste Stadieneinteilung des KRK (Dukes-Stadien A–D, ▼ 40.26). Die Einteilung wurde später im C-Stadium modifiziert: C_1 = Lymphknoten ohne komplette Darmwandpenetration, C_2 = Lymphknotenmetastasen und Darmwandpenetration (Astler-Coller). Des Weiteren wird die TNM Klassifikation verwandt (▼ 40.26).

Therapie. Die **chirurgische Therapie** (Resektion des Tumor tragenden Darmabschnitts nach den Prinzipien der Karzinomchirurgie mit oder ohne künstlichen Darmausgang beim Rektumkarzinom) wird vom Allgemeinzustand des Patienten, dem Lokalbefund und dem Nachweis von Metastasen bestimmt:
- En-bloc-Resektion des Primärtumors unter Mitnahme der regionären Lymphknoten und der infiltrierten Nachbarorgane,
- Vermeidung einer perioperativen lokalen und systemischen Tumorzellverschleppung,
- Standardisierung der Resektionsgrenzen, abhängig von arterieller Versorgung und Lymphabflussgebiet,
- Sicherheitsabstand vom Tumor mindestens 5 cm,
- typische Resektionen:
  - Hemikolektomie rechts: bei Tumor des Caecum und des Colon ascendens,
  - Transversumresektion: bei Tumor des Colon transversum,
  - Hemikolektomie links: bei Tumor der linken Flexur und des Colon descendens,
  - Sigmaresektion: bei Tumor im proximalen und mittleren Drittel des Colon sigmoideum.

Treten isolierte Lebermetastasen auf, sollte die chirurgische Entfernung der Metastase angestrebt werden.

Eine **adjuvante Chemotherapie** ist nach Operation eines KRK im Stadium III indiziert, möglicherweise auch schon im Stadium II sinnvoll. Dazu hat sich die Behandlung nach dem Mayo-Schema (5-Fluorouracil + Folinsäure) durchgesetzt (▼ 40.27). Alternativ kann 5-FU und Folinsäure auch durch Dauerinfusion an einem Tag/Woche verabreicht werden. Dazu ist die Portanlage notwendig. Nach neuesten Empfehlungen wird bei der ajuvanten Chemotherapie auch das Folfox-Schema eingesetzt: 5-FU, Folinsäure, Oxaliplatin.

Die **palliative chemotherapeutische Standardtherapie** des metastasierten Kolonkarzinoms wird ebenfalls mit Folinsäure und 5-FU in Kombination mit Oxaliplatin (FOLFOX 4) oder mit Irinotecan durchgeführt (▼ 40.28).

Vorsicht bei Erhöhung der Cholestaseparameter!

Bei schwerer Diarrhö: Octretid (Sandostatin 3 × 50 µg/d s.c.).

▼ 40.27 Therapieschema zur adjuvanten Chemotherapie des Kolonkarzinoms (Mayo-Schema)

Calciumfolinat	20(–100) mg/m² KOF	i.v. Bolus	Tage 1–5
Fluorouracil	400 mg/m² KOF	i.v. Bolus	Tage 1–5

Wiederholung alle 28 Tage, 6 Zyklen (12 Zyklen?)
Ab dem 2. Zyklus wird die Dosis des Fluorouracils auf 450 mg/m²KOF erhöht, sofern keine Toxizität vorliegt.

40.28 Therapieschema zur palliativen Chemotherapie des Kolonkarzinoms

mit Oxaliplatin/Calciumfolinat/Fluorouracil (FOLFOX 4)

Oxaliplatin	85 mg/m² KOF	über 2(–6) Std. Tag 1
Calciumfolinat	200 mg/m² KOF	über 2 Std.: Tag 1 (parallel zu Oxaliplatin und Tag 2)
Fluorouracil	400 mg/m² KOF	als Bolus Tage 1 und 2 (jeweils nach Folinsäure)
Fluorouracil	600 mg/m² KOF	über 24 Std.; Tage 1 und 2
Wiederholung Tag 15		

mit Irinotecan/Calciumfolinat/Fluorouracil (FOLFIRI Köhne et al., 2002)

Irinotecan	80 mg/m² KOF	über 60–90 Min; Tage 1, 8, 15, 22, 29, 36
Calciumfolinat	500 mg/m² KOF	über 2 Std.; Tage 1, 8, 15, 22, 29, 36
Fluorouracil	2000 mg/m² KOF	über 24 Std.; Tage 1, 8, 15, 22, 29, 36
Wiederholung Tag 49		

Verlauf und Prognose. Die Prognose des KRK ist weitgehend davon abhängig, in welchem Stadium der Erkrankung der Tumor erkannt und entfernt wird. Beim Dukes-Stadium A (Infiltration bis zur Lamina muscularis propria) beträgt die 5-Jahres-Überlebensrate 90–100 %, bei Dukes B (Infiltration über Lamina muscularis propria) 60–85 % und bei Dukes C (Lymphknotenmetastasen) 25–60 %. Bestehen Fernmetastasen, sinkt die 5-Jahres-Überlebensrate auf 0–5 %. Eine *Frühdiagnose* ist deshalb *dringend notwendig!* Zur Früherkennung dient der Test auf okkultes Blut im Stuhl und die Sigmoido- und Koloskopie.

Nachsorge. Wegen der hohen Rezidivrate und der Möglichkeit von Zweittumoren (3 %) ist eine regelmäßige Nachsorge notwendig. Im 1. Jahr sollten erfolgen:
- vierteljährlich:
  - körperliche Untersuchung,
  - Hämokkult-Test,
  - Labor (BSG, Blutbild, Leberwerte, CEA),
- halbjährlich:
  - Sonographie,
  - Rektoskopie (bei Anastomose mit Rektum),
  - Koloskopie,
  - Röntgenaufnahme des Thorax,
  - Computertomographie des kleinen Beckens (bei Rektumkarzinom).

Ab dem 2. Jahr werden die Untersuchungsabstände größer. Ob die zahlreichen starren Nachsorgeschemata sinnvoll sind, ist fraglich.

Eine sinnvolle Früherkennung ist wichtiger als eine übertriebene, teure und den Patienten belastende Nachsorge.

Literatur

Boland CR. Malignant tumors of the colon. In: Yamada T, Alpers DH, Laine L, Owyang C, Powell DW, Hrsg. Textbook of Gastroenterology. 3rd ed. Philadelphia: Lippincott Williams & Wilkins 1999: 2023–2082.
Neuester ausgezeichneter Lehrbuchartikel über das kolorektale Karzinom.

Caspary WF, Sahm S, Hanisch E, Raedle J, Zeuzem S. Kolorektales Karzinom und HNPCC. In: Caspary WF, Stein J, Hrsg. Darmkrankheiten. Berlin: Springer 1999: 545–575.
Ausführliche Darstellung der Diagnostik, Therapie (einschließlich Operation und Chemotherapie) des kolorektalen Karzinoms.

Gill S, Thomas RB, Goldberg RM. Review article: colorectal cancer chemotherapy. Aliment Pharmacol Therap. 2003; 18: 683–692.
Sehr gute Übersicht über die Chemotherapie des kolorektalen Karzinoms.

Lynch HAT, de la Chapelle A. Hereditary colorectal cancer. New Engl J Med. 2003; 348: 891–899.

Aktuelle Übersicht über genetische Faktoren bei der Entstehung des kolorektalen Karzinoms.
Rex DK, Cummings OW, Helper DJ, Nowak TV, McGill JM, Chiao GZ, et al. 5-year incidence of adenomas after negative colonoscopy in asymptomatic average-risk persons. Gastroenterology. 1996; 111: 1178–1181.
Wichtige Arbeit über das Wiederauftreten von kolorektalen Polypen und Konsequenzen für die Überwachungsstrategie.
Sahm S, Caspary WF, Hrsg. Gastroenterologische Onkologie – Klinischer Leitfaden für Diagnostik und Therapie. Stuttgart: Schattauer Verlag 2003.
Praktischer Leitfaden der gastroenterologischen Onkologie: Strategien der Chemotherapie beim kolorektalem Karzinom.
Saltz LB, Cox JV, Blanke C et al. Irinotecan plus fluorouracil and leucovorin for metastatic colorectal cancer. New Engl J Med. 2000; 343: 905–914.
Erste Publikation über die Therapieerfolge mit Irinotecan bei der Chemotherapie des Kolonkarzinoms.
Winawer S, Fletcher R, Rex D et al. Colorectal cancer screening and surveillance: Clinical Guidelines and rationale – updated based on evidence. Gastroenterology. 2003; 124: 544–560.
Richtlinien der amerikanischen Gastroenterologen und Chirurgen für die Früherkennung des kolorektalen Karzinoms.

40.26 Strahlenschädigungen

Eine Strahlentherapie im Bereich des Abdomens und des Beckens kann zu einer Schädigung des Dickdarms (Strahlenkolitis) und auch des Dünndarms (Enteritis) führen. Die Häufigkeit der Strahlenkolitis und Schädigung des Dünndarms hängt vom Ort und der Gesamtdosis der Bestrahlung ab. Ab einer Gesamtdosis von 40–50 Gy muss mit einer stärkeren Erkrankungshäufigkeit gerechnet werden. Man unterscheidet zwischen einer sog. Strahlenfrüh- und -spätreaktion.

Strahlenfrühreaktion. Sie geht meist mit Brechreiz, Erbrechen, krampfartigen Durchfällen mit Blut- und Schleimbeimengungen einher und ähnelt klinisch der Colitis ulcerosa (→ S. 736f). Rektoskopie und Koloskopie erbringen den Nachweis der entzündlichen Veränderungen. Die Therapie ist unbefriedigend. Loperamid wird symptomatisch bei Strahlenenteritis eingesetzt; eine rektale Applikation von Klysmen mit 5-ASS (z. B. Salofalk) oder SASP (z. B. Azulfidine) und/oder Hydrocortison ist sinnvoll. Manche Patienten sprechen auch gut auf Acetylsalicylsäure (Aspirin) an, da ASS in das Zyklooxygenasesystem eingreift und damit die Entzündungsreaktion hemmt.

Strahlenspätreaktion. Sie ist durch eine Fibrosierung kleiner und mittlerer Gefäße des Darms bedingt und kann Monate oder erst bis zu 15 Jahre nach einer Strahlentherapie symptomatisch werden. Es finden sich dann Strikturen, Stenosen, Wandstarre und Fistelbildungen. Konservative Behandlungsmaßnahmen sind weitgehend erfolglos. Entsprechend der Symptomatik ist häufig ein chirurgisches Vorgehen erforderlich.

40.27 Pruritus ani

Häufigstes Symptom in der Proktologie ist der Pruritus ani, der meist als Folge eines Hämorrhoidalleidens entsteht. Er ist anatomisch begünstigt durch Trichteranus und verstärkte Behaarung mit Neigung zu vermehrtem Schwitzen und Akne oder durch eine unqualifizierte Lokalbehandlung mit einem der zahlreichen Hämorrhoidaltherapeutika. Diese enthalten häufig allergisierende Substanzen und/oder Kortison mit der Gefahr der Hautatrophie und zusätzlicher Candidainfektion. Weitere Ursachen eines Pruritus ani sind:
- Ekzeme:
  - mikrobielles Ekzem,
  - intertriginöses Ekzem,
- Kontaktdermatitis,
- Urtikaria,
- Candidiasis,
- Tinea,
- Herpes simplex,
- Lichen ruber,
- Psoriasis vulgaris,

- Neurodermitis,
- Condylomata acuminata,
- Condylomata lata (Lues),
- Pruritis sine materia.

Die Therapie hat sich nach der Grunderkrankung zu richten. Symptomatisch helfen Sitzbäder mit Kamillosan oder Tannolact.

40.28 Analfissur

engl.: anal fissure

Bei der Analfissur, die überwiegend (90%) als schmerzhafter längs ovaler Einriss des Anoderms in der posterioren Kommissur imponiert, besteht meist ein stark erhöhter Analsphinktertonus. Die Analfissur wird durch kräftiges Spreizen der Gesäßbacken und des Afters von außen sichtbar. Die frische Analfissur bewirkt heftige Schmerzen und Blutungen bei der Defäkation sowie Afternässen. Die Ränder sind bei der frischen Fissur glatt, bei der meist nicht schmerzhaften chronischen Analfissur finden sich stumpfe und unterminierte Ränder. Die akute Analfissur wird konservativ behandelt:
- Stuhlregulation,
- Unterspritzung mit 1%igem Lokalanästhetikum ohne Adrenalinzusatz oder lokale Applikation von Nitrosalbe (halberbsengroße Menge von 0,2% Glyceryltrinitratsalbe, vom Apotheker herzustellen, da nicht als Fertigarzneimittel im Handel) zur Sphinkterrelaxation oder Injektion von Botulinumtoxin (0,4 ml, 20 Einheiten) an beiden Seiten der Fissur mit einer 27-G-Injektionskanüle.
- Sitzbäder 3 ×/Tag mit Kamillosan oder Tannolact,
- corticoidfreie Salbe,
- Analdehnung bei ausgeprägter Sphinkterhypertonie. Die Dehnungsbehandlung wird vom Patienten selbst zu Hause durchgeführt.

Beim Scheitern der konservativen Therapie ist die Operation mit Durchführung einer lateralen Sphinkterotomie und/oder Fissurektomie anzustreben.

40.29 Analfisteln

engl.: anal fistula

Anorektale Fisteln entstehen als Folge eines Abszesses, der von der Kryptenregion ausgeht. Das Fistelleiden ist typisch für den Morbus Crohn (→ S. 728ff), kann jedoch auch ohne Vorliegen dieser Erkrankung auftreten. Im Einzelnen wird auf Lehrbücher der Chirurgie verwiesen.

40.30 Hämorrhoidalleiden

engl.: haemorrhoids

Definition. Beim Hämorrhoidalleiden liegt eine Vergrößerung des arteriell versorgten inneren Hämorrhoidalplexus (Corpus cavernosum recti) vor.

Ätiologie. Die Erkrankung ist meist auf sozioökonomische Einflüsse (Bewegungsmangel, falsche Ernährungsgewohnheiten mit Obstipation und Laxantienabusus, starkem Pressen bei der Defäkation) zurückzuführen.

Symptome. Es treten peranale Blutungen, Pruritus ani, Sekretion (Nässen), Stuhlschmieren und Kontinenzstörungen auf. Man unterteilt das Hämorrhoidalleiden in 4 Schweregrade:
1. Nur proktoskopisch sichtbare submuköse Polster,
2. bei Bauchpresse in den unteren Analkanal oder vor den Anus prolabierende Knoten mit spontaner Retraktion,
3. prolabierende Knoten ohne spontane Retraktion, jedoch manuell reponierbar,
4. äußere, nicht reponierbare Knoten.

Blutungen können bei allen Schweregraden auftreten. Typisch für eine Hämorrhoidalblutung ist das Auftreten frischen, hellroten Blu-

◉ 40.18 Hämorrhoiden II. Grades

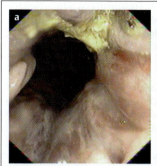
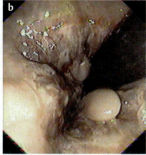

a Prograde Ansicht der Hämorrhoiden bei flexibler Endoskopie,
b retrograder Blick vom Rektum in Richtung Anus.

tes, das dem Stuhl aufgelagert ist, oder bei der Reinigung des Afters am Toilettenpapier sichtbar wird.

Diagnostisches Vorgehen. Die Diagnose lässt sich nur durch die Proktoskopie (◉ **40.18**) stellen, wobei man zur Feststellung des Schweregrades den Patienten pressen lassen muss. Außen sichtbare, schmerzhafte Schwellungen sind meist auf perianale Thrombosen (intravasale Thromben im Plexus haemorrhoidalis inferior) oder deren Folgezustände – die fibrosierten vergrößerten Hautfalten (Marisken) – zurückzuführen. Diese Zustände werden fälschlicherweise als „äußere Hämorrhoiden" bezeichnet. Bei peranalem Blutabgang (Hämatochezie) darf sich die Untersuchung nicht auf die Proktoskopie beschränken; es muss zum Ausschluss einer Blutungsquelle aus dem oberen Dickdarm eine totale Koloskopie durchgeführt werden.

Therapie. Die symptomfreie Vergrößerung des Plexus hämorrhoidalis wird nicht therapiert. Im Vordergrund steht eine genaue Aufklärung des Patienten hinsichtlich einer Änderung der Lebens- und Essgewohnheiten: Bewegung, Steigerung der Flüssigkeitszufuhr, ballaststoffreiche Ernährung (3 × 2 Esslöffel Weizenkleie). Am verbreitetsten ist die *Sklerosierungstherapie* mit 1%igem Äthoxysklerol. Am wirksamsten (beste Dauerergebnisse) bei Hämorrhoiden 2. Grades ist die *Gummibandligatur*. Hierbei kann es nicht selten zu Nachblutungen kommen. Nur in seltenen Fällen ist ein operatives Vorgehen (Technik nach Milligan-Morgan oder modifizierte plastische Verfahren) notwendig.

Literatur

Johanson JF, Sonnenberg A. The prevalence of hemorrhoids and chronic constipation. Gastroenterology. 1990; 98: 380–386.
Zusammenhang von Obstipation und Hämorrhoiden.

40.31 Proctalgia fugax

Es besteht ein schmerzhafter, lokalisierter Spasmus im Analbereich, der einige Minuten dauert und dann spontan abklingt. Organveränderungen liegen nicht vor. Diagnostisch ist der Ausschluss einer zugrunde liegenden Analerkrankung erforderlich.

Therapie. Wärmeapplikation (heißes Sitzbad), allgemein sedativ-spasmolytische Behandlung, Beseitigung einer begleitenden Obstipation und lokale Applikation von Nitraten (Glyceroltrinitrat-Salbenzubereitung aus der Apotheke).

40.32 Anal- und Rektumprolaps

Analprolaps. Durch jahrelanges vermehrtes Pressen bei der Defäkation – z. B. bei chronischer Obstipation – kann es durch eine Insuffizienz des muskulären Halteapparates der Beckenbodenmuskulatur und des M. canalis ani zu einem Tiefertreten des Analkanals kommen. Hieraus kann dann ein partieller oder totaler Analprolaps entstehen, der zunächst nur beim Pressvorgang selbst, später auch allein in aufrechter Körperhaltung auftritt. Es resultiert zumeist eine relative Inkontinenz mit Pruritus ani.

Die *Diagnose* wird klinisch gestellt, indem der Patient zum Pressen aufgefordert wird. Man erkennt dann das Tiefertreten des gesamten Analkanals, das prolabierende Gewebe weist eine radiäre Schleimhautfältelung auf. Die *Therapie* ist zumeist operativ.

Rektumprolaps. Er entsteht dadurch, dass bei tiefer peritonealer Umschlagsfalte während der Defäkation eine Invagination der Rektum- bzw. auch der Sigmaschleimhaut in den Analkanal und durch ihn hindurch erfolgt. Es tritt dann Rektumschleimhaut nach außen hervor. Dies lässt sich klinisch einfach nachweisen und grenzt den Befund vom Analprolaps ab.

Therapie: Im Akutfall sollte ein Versuch der manuellen Reposition unternommen werden. Langfristig ist ausschließlich die chirurgische abdominelle Rektopexie Erfolg versprechend.

40.33 Proktitis und Pouchitis

Die häufigsten entzündlichen Veränderungen des Rektums entstehen im Rahmen **chronisch entzündlicher Darmerkrankungen** (→ S. 728ff). Jedoch können auch andere Ursachen zu einer Proktitis führen:

- **Strahlenproktitis:** nach Strahlentherapie des kleinen Beckens, z. B. bei gynäkologischen Tumoren; tritt häufig erst nach langer Latenz auf,
- **infektiöse Proktitis:** durch verschiedene Erreger wie Treponema pallidum, Neisseria gonorrhoeae, Zytomegalie-, Herpesviren, Chlamydien oder Mykoplasmen bedingt; insbesondere bei Patienten mit AIDS zu erwarten
- **Pouchitis:** Entzündung des Neorektums nach ileoanaler Pouchoperation (z. B. bei Colitis ulcerosa), die bei ca. 30 % aller Patienten postoperativ zu erwarten ist; die Genese ist unklar.

Symptome. Eine Proktitis führt zu häufigem Stuhldrang, der als fäkale Inkontinenz imponieren kann. Der Stuhlgang ist häufig mit Blut- und Schleimabgängen sowie krampfartigen Schmerzen (Tenesmen) verbunden.

Diagnose. Sie wird endoskopisch und bioptisch gesichert.

Therapie. Symptomatisch haben sich bei allen Proktitisformen (einschließlich Pouchitis) Glucocorticoid- oder Mesalazinsuppositorien oder -klysmen (Salofalk) bewährt. Die infektiöse Proktitis wird entsprechend den nachgewiesenen Erregern behandelt.

40.34 Stuhlinkontinenz

engl.: fecal incontinence

Definition. Unfähigkeit den Stuhl- und/oder Windabgang willkürlich zu kontrollieren. Man kann prinzipiell zwischen einer Grob- (Unfähigkeit festen Stuhl zu halten) und einer Feininkontinenz (Unfähigkeit breiig-flüssigen Stuhl zu halten) unterscheiden.

Epidemiologie. Die Prävalenz bei Berufstätigen ist mit ca. 4 : 1000 sehr gering. Bei über 65-Jährigen steigt sie jedoch sprunghaft auf 5 % an. Bei pflegebedürftigen Patienten und Heimbewohnern ist in bis zu 50 % der Fälle mit einer analen Inkontinenzproblematik zu rechnen (hohe Dunkelziffer).

Pathophysiologie. Insbesondere im Hinblick auf die therapeutische Option ist es unerlässlich, die unterschiedlichen Ursachen aufzuzeigen.

Muskuläre Inkontinenz. Direkte traumatische Schädigung der Sphinktermuskulatur, z. B. postoperativ, nach Pfählungsverletzung, durch Analfisteln oder durch Denervierung der Muskulatur durch Dehnungsschaden des N. pudendus nach vaginalen Geburten.

Sensorische Inkontinenz. Im Rahmen einer Polyneuropathie (z. B. Diabetes mellitus) oder nach Entfernung der sensiblen Analschleimhaut durch Hämorrhoidenoperation.

Neurogene Inkontinenz. Bei Schädigung des Sakralmarks, z. B. traumatisch oder bei Spina bifida, zerebralen Läsionen im frontalen Kortex oder ZNS-Systemerkrankungen wie multiple Sklerose.

Eingeschränkte Reservoirfunktion. Nach operativer Verkleinerung des Rektums (anteriore Rektumresektion) sowie bei verminderter Wandelastizität des Rektums im Rahmen einer Proktitis.

Diagnostisches Vorgehen. Nach ausführlicher Anamnese kann der Infusionsretentionstest (normalerweise können >0,8 l Wasser eingehalten werden) das Ausmaß der Inkontinenz grob quantifizieren. Die anorektale Manometrie sowie das Analsphinkter-EMG dienen zur differenzierten Ursachenklärung. Die anale Endosonographie kann lokalisierte Sphinkterdefekte nachweisen.

Therapie. Bei diffuser muskulärer sowie sensorischer Inkontinenz sollte ein Biofeedback-Training versucht werden. Umschriebene Sphinkterdefekte können operativ rekonstruiert werden. Alternativ kann ein operativer Aufbau eines künstlichen Verschlussapparates („Post Anal Repair") versucht werden. Störungen der rektalen Reservoirfunktion werden kausal behandelt – meist antiinflammatorisch. Bei neurogener Inkontinenz bleibt als Ultima Ratio oft nur die Anlage eines Kolostomas.

Literatur

Jorge JMN, Wexner SD. Etiology and management of fecal incontinence. Dis Colon Rectum. 1993; 37: 77–97.
Umfassende und aktuelle Übersicht zur Diagnostik und Therapie analer Funktionsstörungen.
Miner Jr, P. Management of fecal incontinence. In: Winawer SJ, ed.: Management of gastrointestinal diseases. New York: Gower Medical 1992: 36.1–36.20.
Praxisnahe Übersicht über anale Funktionsstörungen.

Leber, Gallenwege, Pankreas

41 **Leber und intrahepatische Gallenwege** 770

42 **Extrahepatische Gallenwege** 842

43 **Bauchspeicheldrüse** 855

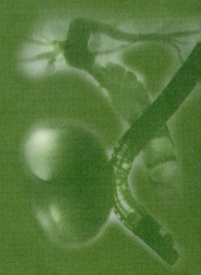

41 Leber und intrahepatische Gallenwege

Michael P. Manns, Johannes Hadem, Martin Caselitz

41.1	Diagnostik	771
41.1.1	Anamnese	771
41.1.2	Klinische Zeichen der Lebererkrankung	771
41.1.3	Untersuchungsverfahren bei Lebererkrankungen	771
41.2	Leitsymptome	774
41.2.1	Ikterus	774
41.2.2	Cholestase	775
41.3	Hepatitis	776
41.3.1	Akute Hepatitis	776
	Akute Hepatitis A	781
	Akute Hepatitis B	781
	Akute Hepatitis C	785
	Akute Hepatitis D	786
	Akute Hepatitis E	787
41.3.2	Chronische Hepatitis	788
	Chronische Hepatitis B	789
	Chronische Hepatitis C	792
	Chronische Hepatitis D	793
	Autoimmunhepatitis	794
41.4	Nichteitrige Cholangitiden	796
41.4.1	Primär biliäre Zirrhose (PBC)	796
41.4.2	Primär slerosierende Cholangitis (PSC)	798
41.5	Genetisch bedingte Stoffwechselerkrankungen der Leber	800
41.5.1	Morbus Wilson	800
41.5.2	Hämochromatose	801
41.5.3	α_1-Antitrypsin-Mangelsyndrom	803
41.6	Nichtalkoholische Fettleber-Erkrankung	804
41.7	Alkoholtoxische Leberschäden	806
41.8	Arzneimittelinduzierte Leberschäden	807
41.9	Gefäßerkrankungen der Leber	809
41.9.1	Budd-Chiari-Syndrom	809
41.9.2	Pfortaderthrombose	810
41.10	Tumorerkrankungen der Leber	811
41.10.1	Benigne Lebertumoren	811
	Leberadenom	811
	Hämangiom	812
	Fokale noduläre Hyperplasie (FNH)	813
41.10.2	Maligne Lebertumoren	813
	Hepatozelluläres Karzinom (HCC)	813
	Lebermetastasen	816
	Cholangiozelluläres Karzinom (CCC)	816
41.11	Nichtneoplastische Raumforderungen der Leber	818
41.11.1	Pyogene Leberabszesse	818
41.11.2	Echinokokkose der Leber	819
41.11.3	Leberzysten	821
41.11.4	Zystenleber	821
41.12	Schwangerschaftsspezifische Lebererkrankungen	822
41.12.1	Akute Schwangerschaftsfettleber	822
41.12.2	Intrahepatische Schwangerschaftscholestase	823
41.12.3	Leberbeteiligung bei Gestationshypertension	824
41.13	Akutes Leberversagen	824
41.14	Leberzirrhose und ihre Komplikationen	826
41.14.1	Leberzirrhose	826

41.14.2 Komplikationen der Leberzirrhose 830
Leberzellinsuffizienz............. 830
Portale Hypertension
(Pfortaderhochdruck) 830
Aszites 832
Spontan-bakterielle Peritonitis... 834
Gastrointestinale Blutungen 835
Hepatorenales Syndrom (HRS)... 837
Hepatische Enzephalopathie (HE) 838
Hepatozelluläres Karzinom 839

41.15 Lebertransplantation........... 839

41.1 Diagnostik

41.1.1 Anamnese

Die hepatologische Anamnese sollte folgende Symptome berücksichtigen:
- Bewusstseinsstörung, Müdigkeit, Schlaflosigkeit, Schwäche,
- Appetitlosigkeit, Übelkeit, Erbrechen,
- Bluterbrechen, Teerstuhl,
- Schmerzen, Völlegefühl,
- Ikterus, Entfärbung des Stuhls, Dunkelfärbung des Urins, Juckreiz,
- Zunahme des Bauchumfangs, Nabelhernie, Luftnot, Beinödeme,
- Durchfall, Obstipation,
- Fieber, Gewichtsverlust, Nachtschweiß,
- Bluttransfusionen, Piercing, Tattoos, Nadelstichverletzungen, Drogenkonsum, Ikterus bei Lebenspartnern, Auslandsaufenthalte,
- Alkoholkonsum, Medikamente, berufliche Exposition,
- Lebererkrankungen in der Familie.

41.1.2 Klinische Zeichen der Lebererkrankung

Die klinischen Zeichen (→ 41.1) besitzen unterschiedliche Signifikanz in Bezug auf die Erkennung einer Lebererkrankung. Beispiel für einen Befund mit hoher Spezifität ist der Kayser-Fleischer-Kornealring, wohingegen die Spider-Teleangiektasie recht unspezifisch ist.

41.1.3 Untersuchungsverfahren bei Lebererkrankungen

Nachdem Anamnese und klinische Untersuchung des Patienten abgeschlossen sind, wird über die Notwendigkeit spezieller Untersuchungsverfahren entschieden.

Biochemische Laborparameter zur Beantwortung grundlegender Fragen
Entzündliche Aktivität? Leberzellnekrose?
- Aminotransferasen: Glutamat-Pyruvat-Transaminase (GPT, Synonym: Alanin-Aminotransferase, ALT), Glutamat-Oxalacetat-Transaminase (GOT, Synonym: Aspartat-Aminotransferase, AST),
- Glutamat-Dehydrogenase (GLDH),
- Gamma-Glutamyl-Transferase (γ-GT).

Anhand der Konstellation der o.g. Enzyme lässt sich häufig das Ausmaß des Leberzellschadens ablesen. Bei leichteren Schäden sind vor allem die membrangebundenen Enzyme (γ-GT) und die intrazellulären Enzyme (GPT, GOT) im Serum erhöht. Bei schweren Parenchymschäden sind zusätzlich die mitochondrialen Enzyme (GLDH) erhöht im Serum zu messen. Der Quotient GPT/GOT beträgt bei viraler Hepatitis häufig > 1, bei (Alkohol-)Toxizität hingegen oft < 1. Eine isoliert erhöhte γ-GT kann Ausdruck eines toxischen Geschehens oder einer Fettleber (-hepatitis) sein.

Cholestase?
- γ-GT,
- alkalische Phosphatase (AP),
- Bilirubin (konjugiert/unkonjugiert).

T 41.1 Klinische Zeichen bei Lebererkrankungen

Klinische Zeichen	Hinweis auf...
muskuläre Hypotrophie, Fettgewebsschwund	Malnutrition
Adipositas	nicht-alkoholische Steatohepatitis
(sub-)febrile Temperaturen	spontan-bakterielle Peritonitis, Sepsis, dekompensierte Leberzirrhose
subkonjunktivale Einblutung	akutes Leberversagen
Xanthelasmen	chronische Cholestase
Kayser-Fleischer-Kornealring	Morbus Wilson
süßlicher, leicht fäkaler Geruch (Foetor hepaticus)	portosystemische Kollateralen bei Leberzirrhose
(Skleren-)Ikterus, heller Stuhl, dunkler Urin	Cholestase
Hyperpigmentation	primär biliäre Zirrhose, Hämochromatose („Bronzediabetes")
Vitiligo	primär biliäre Zirrhose, chronische Hepatitis
Kratzspuren	Juckreiz bei chronischer Cholestase
Lichen planus	primär biliäre Zirrhose, Autoimmunhepatitis, Hepatitis C
Purpura, Hämatome	Thrombozytopenie bei Hypersplenismus
Exanthem	Herpersvirusinfektion
Spider-Teleangiektasien	Leberzirrhose, portale Hypertension
CREST-Syndrom	primär biliäre Zirrhose
Striae und gerötete Fazies	Autoimmunhepatitis
Porphyria cutanea tarda	Hepatitis C
Palmarerythem, Weißnägel (Leukonychie)	Leberzirrhose
Dupuytren-Kontraktur	(alkoholische) Leberzirrhose
warme Peripherie, Tachykardie, Hypotension	Sepsis, akutes Leberversagen
Emphysem	alpha-1-Antitrypsin-Mangel
abgeschwächter Klopfschall (abhängig von der Lagerung des Patienten, sog. „shifting dullness")	Aszites (evtl. mit Pleuraerguss) bei dekompensierter Leberzirrhose
paraumbilikale superfizielle Venen (falls ausgeprägt „Caput medusae")	portosystemische Kollateralen bei portaler Hypertension
Hepatomegalie	portale Hypertension, Hepatitis, Herzinsuffizienz, Lebervenenokklusion, Tumor
Splenomegalie	Leberzirrhose, Verschluss von Lebervenen oder Pfortader, Hepatitis, chronische Hämolyse, Lymphom, Myeloproliferation
Testikuläre Atrophie, weibliche Körperhaarverteilung, Gynäkomastie	Leberzirrhose
Enzephalopathie, Asterixis (sog. „Flapping tremor" im überstreckten Handgelenk bei ausgestrecktem Arm)	akutes oder chronisches Leberversagen
neurologische Herdzeichen, Pupillendifferenz (v.a. bei zurückliegendem Trauma)	intrakranielle Blutung
Ataxie, Tremor, Abfall der schulischen Leistung	Erstmanifestation eines Morbus Wilson

Zu beachten ist, dass die AP im Serum die Summe der Aktivitäten unterschiedlicher AP-Isoenzyme (Gallengangs-, Knochen-, Dünndarm-, Leber-AP) reflektiert.

Lebersynthesefunktion?
- INR (auch Quick-Wert),
- Vitamin-K-abhängige Gerinnungsfaktoren (II, VII, IX, X – Merkzahl „1972"),
- Protein C und S,
- Serum-Albumin,
- Cholinesterase (CHE).

Serumalbumin, CHE und die INR werden routinemäßig zur Beurteilung der Lebersynthesefunktion herangezogen. Falls Katabolie und Albuminverlust (intestinal oder renal) ausgeschlossen werden können, korreliert das Serumalbumin gut mit der Leberfunktion. Ist es erniedrigt, signalisiert dies eine chronische Lebererkrankung und ist prognostisch ungünstig. INR und die Vitamin-K-abhängigen Gerinnungsfaktoren bleiben bei eingeschränkter Lebersynthesefunktion trotz Vitamin-K-Gabe erniedrigt. Auch andere Faktoren (V, XI, XII, XIII, Antithrombin und Fibrinogen) werden bei schweren Leberschäden nur eingeschränkt synthetisiert. Die genannten Parameter können ebenso wie die CHE nach Gabe von Fresh Frozen Plasma artifiziell erhöht gemessen werden. Personen mit „CHE-Minusvariante" exprimieren das Enzym trotz intakter Lebersyntheseleistung nicht.

Leberentgiftungsfunktion?
- Bilirubin,
- Ammoniak (im Plasma).

Erhöhte Ammoniakwerte finden sich auch bei gleichbleibender Leberleistung bei starker portosystemischer Kollateralisierung (so auch nach Anlage eines TIPSS, s. u.). Bei bekannter (intrahepatischer) Cholestase ist ein erhöhtes Bilirubin bezüglich der Entgiftungsfunktion auf zellulärer Ebene nicht aussagekräftig.

Spezielle Laborbestimmungen

Nachdem die allgemeinen Laboruntersuchungen eine Beurteilung des Schädigungsmusters und eine erste differenzialdiagnostische Einschätzung erlauben, gilt es nachfolgend, die Erkrankung mittels spezieller Laboruntersuchungen ätiologisch einzuordnen.

Virologische Untersuchungen.
- Hepatitis-A-, -B-, -C-, -D-, und -E-Serologie (→ S. 779),
- Herpesviren: HSV-IgM, HSV-IgG, CMV-IgM, CMV-IgG, VZV-IgM, VZV-IgG, EBV-IgM, EBV-IgG, HHV-6-IgM, HHV-6-IgG, Adenovirus-KBR,
- ggf. Suche nach Arboviren wie z. B. Gelbfieber, Arenaviren, Ebolavirus, Marburg-Virus.

Mikrobiologische Untersuchungen.
- **Parasiten:** Malariaplasmodien, Amöben, Echinokokken, Schistosoma (Bilharziose?),
- **Bakterien:** Leptospiren, Brucellen, Rickettsien, Salmonellen (Typhus?).

Immunologische Untersuchungen.
(→ auch "Autoimmunhepatitiden", S. 794ff)

Autoantikörper.
- AMA = mitochondriale Antikörper,
- ANA = antinukleäre Antikörper,
- ANCA = antineutrophile zytoplasmatische Antikörper.
- LKM = mikrosomale Antikörper (Leber/Niere),
- SLA = Antikörper gegen lösliches Leberantigen,
- SMA = Antikörper gegen glatte Muskulatur.

Tumormarker.
- α-Fetoprotein (Leberzellkarzinom?): Dieser Parameter ist aussagekräftig: 1. bei ansteigenden Werten im Verlauf und 2. bei Werten >500 µg/l plus Nachweis einer hepatischen Raumforderung. Kommt es kurz nach einem akuten Leberversagen zu

einem deutlichen Anstieg, so signalisiert dies ein gesteigertes Potenzial zur Regeneration und besitzt möglicherweise prognostische Aussagekraft.
- **CA 19-9** (cholangiozelluläres Karzinom?): dieser Parameter ist auch bei anderen cholestatischen Erkrankungen und der Fettleberhepatitis erhöht.

Bildgebende Verfahren

Sonographie (evtl. Kontrastmittel-Sonographie, Duplexsonographie, Doppler, Tissue Harmonic Imaging). Sie eignet sich
- zu Nachweis und Einordnung umschriebener Leberparenchymveränderungen (z. B. Zyste, Hämangiom, hepatozelluläres oder cholangiozelluläres Karzinom),
- zur Beurteilung extra- und intrahepatischer Gallenwege (z. B. Cholangitis, Konkremente) und der Gallenblase,
- zur Beurteilung der hepatischen Gefäße (z. B. Verlauf der Lebervenen, Budd-Chiari-Syndrom, Pfortaderthrombose),
- zum Nachweis von Leberumbauzeichen (höckrige Oberfläche) und
- zur Erkennung von Folgen der portalen Hypertension (z. B. Kollateralen, Splenomegalie, Aszites).

Computertomographie (evtl. Spiral-CT, Angio-CT). Die Indikation besteht bei unklarem Sonographiebefund, zur OP-Vorbereitung, zum Staging bei Tumoren und zur Beurteilung der Ausdehnung einer Pfortaderthrombose vor einer Lebertransplantation.

Cave: Kontrastmittelgabe bei Niereninsuffizienz.

Magnetresonanz-Imaging. Diese Methode ist bei unklarem CT-Befund indiziert. Außerdem wird dieses Verfahren als Magnetic Resonance Cholangiopancreaticography (MRCP) zur nicht-invasiven Darstellung des Gallengangssystems (Aufstau? Stenosen?) – v.a. nach Roux-Y-Anastomose (hier ist eine ERCP häufig unmöglich) – eingesetzt.

Endoskopische Verfahren

Ösophagogastroskopie. Sie erlaubt die Beurteilung von Ösophagus- und Magenfundusvarizen und einer portalen Gastropathie.

Endoskopische retrograde Cholangiopancreaticographie (ERCP). Evtl. mit intraduktalem Ultraschall und Probenentnahme. Sie wird zur Darstellung des Gallenwegssystems verwendet und liefert Hinweise auf:
- primär biliäre Zirrhose,
- primär sklerosierende Cholangitis,
- cholangiozelluläres Karzinom,
- Konkremente,
- Anastomosenstenose nach Lebertransplantation.

Leberbiopsie. Sie wird als Stanz- oder Aspirationsbiopsie, evtl. im Rahmen einer Laparoskopie oder transjugulär über die Lebervenen) angewandt
- bei chronischer Hepatitis zu Beurteilung des Fibrosestadiums,
- bei fraglicher Leberzirrhose (bei Aszites kontraindiziert wegen deutlich erhöhtem Blutungsrisiko!),
- zur Abklärung einer intrahepatischen Cholestase,
- als ultraschallgesteuerte Punktion zur Abklärung hepatischer Raumforderungen,
- bei unklaren Leberwerterhöhungen,
- zur Diagnose von Stoffwechselerkrankungen.

41.2 Leitsymptome

41.2.1 Ikterus

Synonym: Gelbsucht
engl.: jaundice

Ikterus entsteht durch einen erhöhten Bilirubingehalt (Abbauprodukt des Hämoglobins) im Blut. Erhöhtes Angebot, verminderter Abbau oder eine reduzierte Sekretion in die ableitenden Gallenwege führen zu einer Kon-

41.2 Differenzialdiagnose der funktionellen Hyperbilirubinämien

	Morbus Gilbert-Meulengracht	Crigler-Najjar-Syndrom Typ I	Crigler-Najjar-Syndrom Typ II	Dubin-Johnson-Syndrom	Rotor-Syndrom
Vererbungsmodus	autosomal-dominant	autosomal-rezessiv	autosomal-rezessiv	autosomal-rezessiv	autosomal-rezessiv
Bilirubin im Blut	2–4 mg/dl indirekt	sehr hoch: >20 mg/dl indirekt	hoch: 6–20 mg/dl indirekt	leicht erhöht: 2–5 mg/dl direkt	leicht erhöht: 2–5 mg/dl direkt
Alter bei Auftreten des Ikterus	oft zufällig im Jugendalter, bei Stress	erste Tage nach Geburt	erstes Lebensjahr bis 2. Dekade	sehr variabel, 2. Dekade	variabel, Kindesalter
spezielle diagnostische Befunde	Abfall des Bilirubins nach Phenobarbital, direktes Bilirubin kaum nachweisbar	Phenobarbital ohne Effekt auf Bilirubinkonzentration	Phenobarbital senkt Bilirubinkonzentration	Pigmentation der Leber	

zentrationserhöhung und zur Ablagerung in der Haut. Der Sklerenikterus ist ab einem Gesamtbilirubin >1,2 mg/dl, der Hautikterus ab einem Gesamtbilirubin >2,0 mg/dl erkennbar. Ikterus entsteht auch durch extrahepatische Ursachen, vor allem durch vermehrten Hämoglobinabbau. Hauptursache ist die Hämolyse. Neben dem Gesamtbilirubin kann man **direktes** (durch die Leber konjugiertes) und **indirektes** (nichtkonjugiertes) **Bilirubin** messen.

Unter den **funktionellen Hyperbilirubinämien** wird eine Gruppe genetischer Defekte des Bilirubinstoffwechsels zusammengefasst, die mit Ikterus einhergehen. Andere Leberwerte und die Leberhistologie sind unauffällig (T 41.2). Häufig ist der Morbus Gilbert-Meulengracht mit einer Prävalenz von über 2% in der Gesamtbevölkerung.

Morbus Gilbert-Meulengracht ist eine harmlose angeborene Bilirubinstoffwechselstörung: Weder Leberpunktion noch Therapie sind erforderlich; gute Prognose.

41.2.2 Cholestase

Cholestase bedeutet **Störung der Gallebildung oder Gallesekretion**. Leitsymptome der Cholestase sind *Ikterus* und *Juckreiz*, verbunden mit einer Erhöhung der cholestasespezifischen Enzyme *alkalische Phosphatase* und *γ-GT* im Blut.

Ikterus ist nicht gleich Cholestase.

Juckreiz entsteht durch Ablagerung von Gallensäuren in der Haut, bedingt durch verminderte Gallensäureausscheidung. In allen Bereichen der Gallenwege, von der Leberzelle über Gallenkanälchen, intra- und extrahepa-

41.1 Untersuchungsgang bei Cholestase

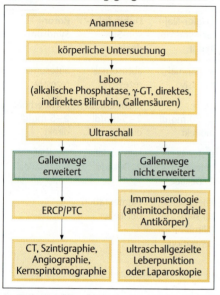

tische Gallenwege bis zur Papilla Vateri kann die Ursache einer Cholestase liegen. Die klinisch bedeutsame Unterscheidung zwischen intra- und extrahepatischer Cholestase erfolgt heute, neben Anamnese und körperlicher Untersuchung, vor allem durch Ultraschall (41.1).

41.3 Hepatitis

41.3.1 Akute Hepatitis

engl.: acute hepatitis

⊞→§ Arztmeldung an das Gesundheitsamt bei Verdacht, Erkrankung oder Tod!

♂→§ Labormeldung an das Gesundheitsamt bei Nachweis einer akuten Infektion!

Definition. Unter einer akuten Hepatitis versteht man eine innerhalb von Tagen bis wenigen Wochen auftretende Inflammation des Leberparenchyms mit deutlicher Aminotransferasenaktivität und fehlendem Hinweis für eine vorbestehende Lebererkrankung. Davon abgegrenzt werden sollte die sog. „acute-on-chronic hepatitis" (z. B. eine auf dem Boden einer chronischen Hepatitis B neu auftretende Hepatitis A).

DD der akuten Hepatitis

Erkrankung	Bedeutung	Kommentar
Autoimmunhepatitis	++	verläuft normalerweise chronisch, typische Autoantikörperbefunde
alkoholischer Leberschaden	++	verläuft als Zieve-Syndrom (Hämolyse, Hypertriglyzeridämie, Hepatitis)
Morbus Wilson	++	häufig mit Hämolyse
Medikamentenintoxikation (z. B. Halothan, Paracetamol)	++	Medikamentenanamnese
Kontrazeptiva	+	verläuft häufig als Budd-Chiari-Syndrom, Sonographie!
α_1-Antitrypsinmangel	+	fehlende α_1-Zacke in Serum-Elektrophorese
Hämochromatose	+	Eisen und Ferritin i. S., Eisengehalt in der Leber

41.3 Vergleich der Hepatitis A, B, C, D und E

	Hepatitis A	Hepatitis B	Hepatitis C	Hepatitis D	Hepatitis E
Virus	Picornavirus (RNA, 28 nm)	Hepadnavirus (DNA, 42 nm)	Flavivirus (RNA, 50 nm)	Defektes Virion (RNA, 36 nm)	unklassifiziert (RNA, 30 nm)
bevorzugte Jahreszeit	Herbst/Winter	keine	keine	keine	„Regenzeit"
Inkubationszeit (Tage)	14–45	30–180	15–160	30–180	20–75
Beginn	akut	akut/schleichend	schleichend	akut/schleichend	akut
Übertragungsweg:					
fäkal/oral	+++	–	–	–	+++
sexuell/perinatal	–	+++	+	+	–
parenteral	–	++	++	++	–
Schwere der Erkrankung	Kindesalter: mild Erwachsene: oft schwer	oft schwer	oft mild	schwerer als Hepatitis B	oft mild
Prognose	Kindesalter: gut, mit zunehmendem Alter schlechter	mit zunehmendem Alter schlechter	mäßig	oft schlecht	gut (Ausnahme: Infektion Schwangerer)
chronischer Verlauf	keiner	Erwachsene: 5–10%, perinatal: über 90%	50–90%	Koinfektion: 5%, Superinfektion: über 90%	keiner
fulminanter Verlauf	0,2%	1%	sehr selten	2–20%	unbekannt (Ausnahme bei Infektion Schwangerer): Letalität 20%
Therapie	symptomatisch	Interferon-α, Lamivudin, Adefovir	PEG-Interferon-α plus Ribavirin	Interferon (?)	symptomatisch

41.4 Diagnostisches Vorgehen bei Verdacht auf akute Virushepatitis

	A	E	B	D	C
Risikogruppen	Personal in Kinderkliniken, -gärten und -tagesstätten, Endoskopie, Kanalarbeiter, Küchenpersonal, Urlauber in (sub)tropischen Ländern, Homosexuelle, Kinder in Endemiegebieten	Urlauber/Einwohner der Endemiegebiete	medizinisches Personal, Dialysepatienten, Drogenabhängige, Homosexuelle, promiskuitive Personen, Neugeborene infizierter Mütter		Personen, die vor 1990 Bluttransfusionen erhielten
			Personen, die mit HBsAg-positiven Personen in einem Haushalt wohnen (auch Heime und Behindertagesstätten)		
Endemiegebiete	(Sub-)Tropen	indischer Subkontinent, Tropen	Tropen, Subtropen, Mittelmeerraum	Mittelmeerraum, arabische Halbinsel, Südafrika	
Serologie	anti-HAV IgM + IgG	anti-HEV IgM + IgG	HBsAg anti-HBs anti-HBc HBeAg anti-HBe	anti-HDV IgM + IgG (HDV-AG)	anti-HCV (mittels ELISA, Bestätigung durch RIBA [Recombinant Immunoblot Assay]) HCV-RNA: (qualitativ, mittels Polymerase-Kettenreaktion, Marker der Virusreplikation)
weiterführende Serologie bei positivem Befund	Bei Nachweis einer Virushepatitis muss immer die Koinfektion mit einem anderen Hepatitisvirus ausgeschlossen werden		HBV-DNA: (quantitativ): Indikator für Infektiosität, Therapieverlauf	HDV-RNA	HCV-RNA (quantitativ) und Bestimmung des HCV-Genotyps (unterschiedliches Therapieansprechen)
Leberbiopsie	bei akuter Hepatitis nur im Ausnahmefall indiziert				

Hepatitis

Ätiologie und Pathogenese. Die akute Hepatitis wird meist durch eine Infektion der Leber mit hepatotropen Viren hervorgerufen. Hier kommen neben den Hepatitisviren A–E auch das Herpes-simplex-Virus, Zytomegalievirus, Epstein-Barr-Virus und möglicherweise auch das Humane Herpes-Virus-6, Adenoviren und Marburg-Virus in Frage. Etwa 49 % aller Patienten mit Autoimmunhepatitis zeigen Zeichen der akuten Hepatitis, die selten bis zum akuten Leberversagen führen kann. Weiterhin zu berücksichtigen sind die alkohol- bzw. medikamententoxische Hepatitis und die Exazerbation eines vorbestehenden Morbus Wilson.

Symptomatik. Die Symptomatik der akuten Hepatitis lässt anfangs keinen Rückschluss auf die Ätiologie zu, obgleich sowohl der Verlauf als auch die Prognose je nach Genese sehr variabel sind (z. B. selbstausheilende Hepatitis A vs. akuter Schub eines Morbus Wilson), 41.3, S. 777. Während des Prodromalstadiums kommt es zu Abgeschlagenheit, Müdigkeit, Muskelschmerzen und Schwäche. In der Folge können Ikterus und Cholestase auftreten. Außerdem kann der Patient über uncharakteristische Symptome, wie z. B. Übelkeit oder Gelenkschmerzen klagen.

Diagnostisches Vorgehen (→ auch 41.4).

Anamnese. Beruf, Urlaub (Mittelmeer/Tropen/indischer Subkontinent), Bluttransfusionen vor 1990, Drogenabusus, Sexualpartner (-Wechsel), Arthralgien, Appetitlosigkeit,

Klinische Untersuchung. Ikterus, (schmerzhafte) Lebervergrößerung, subfebrile Temperaturen, flüchtiges Exanthem.

Labor. → 41.5

Leberbiopsie. Bei Verdacht auf akute Exazerbation einer chronischen Lebererkrankung (z. B. Morbus Wilson, Autoimmunhepatitis, Sonderfall: bei Z. n. Lebertransplantation zur Klärung der Frage virale Hepatitis oder Transplantatabstoßung).

Therapie. Bis heute erfolgt die Therapie der akuten viralen Hepatitis in vielen Fällen rein symptomatisch und umfasst:
- die stationäre Aufnahme bei Aminotransferasen >500 U/l und/oder klinischer Beeinträchtigung,
- Ausschaltung eventueller toxischer Ursachen (Medikamentenanamnese!),
- symptomatische Therapie des Pruritus (z. B. mit Antihistaminika),
- fettarme Ernährung bei Cholestase,
- **Überweisung in ein hepatologisches Zentrum,** falls Aminotransferasen >2000 U/l, bei deutlicher Einschränkung der Lebersynthesefunktion (Quick <50%, Cave: CHE

41.5 Allgemeine Laboruntersuchungen bei akuter Hepatitis

Untersuchung	erwarteter Befund
Transaminasen GOT, GPT, γ-GT alkalische Phosphatase (AP), Bilirubin, BSG	erhöht
Syntheseleistung der Leber: Cholinesterase (CHE), INR → (S. 332), Serum-Albumin	erniedrigt
Antikörper	→ 41.4

T 41.6 Immunisierung gegen Hepatitis A und B

	Hepatitis A	Hepatitis B (D)
passive Immunisierung		nur als Simultanimpfung, aktiv + passiv
Indikation/ Zielgruppe	kurzfristiger Reiseantritt in Endemiegebiete, postexpositionelle Gabe (Patienten und Familienmitglieder) innerhalb von 14 Tagen	Dialysepatienten, postexpositionell nach 6 (48) Stunden bei antiHBs-negativen Personen, Neugeborene infizierter Mütter
Substanz/ Dosierung	5 ml normales Immunglobulin i.m.	10 I.E. (= 0,2 ml) pro kg KG Hepatitis-B-Immunglobulin (z. B. Hepatect) i.v.
Schutz	*relativer* Schutz für 3 Monate, bei postexpositioneller Gabe wird zu 80 % eine Infektion verhindert	Schutz wahrscheinlich, aber nicht absolut sicher
aktive Immunisierung		
Indikation/ Zielgruppe	Risikogruppen (T 41.4) *und bei allen chronischen Lebererkrankungen:* Personen 2–40 Jahre ohne Antikörpervortestung (anti-HAV-IgG), Personen > 40 J. nach Antikörpervortestung.	Risikogruppen (T 41.4), alle Kleinkinder und Jugendliche bereits vor der Pubertät, *alle Patienten mit chronischer Lebererkrankung,* alle Medizinstudenten
Substanz/ Dosierung	HAVRIX (formalininaktivierte Vakzine)	Gen-HB-Vax (gentechnologisch hergestellter Impfstoff aus HBsAg), Engerix
normales Schema bei raschem Reiseantritt	1 × Havrix 1440 i.m. zunächst ausreichend, 2. Impfung nach 6–12 Monaten	0–1.–6. Monat 1 ml i.m. evtl. akzeleriertes Schema: Tag 0, 7, 21 + Monat 12 1 ml i.m.
Schutz	länger als 5–10 Jahre, Serokonversion in > 99 % der Fälle	Serokonversion in 75–90 % der Fälle, daher Titerkontrolle (anti-HBs) erforderlich: < 10 IU/ml sofortige Wiederholung der Impfung < 100 IU/ml: erneute Impfung nach 6–12 Monaten > 100 IU/ml: erneute Impfung nach 5 Jahren Schutz bei HBsAg-negativen Personen vor HBV-Infektion und HDV-Simultaninfektion
Twinrix	Twinrix = Kombinationsimpfstoff gegen Hepatitis A und B	

und Albumin können noch normal sein), bei tendenzieller klinischer Verschlechterung, spätestens jedoch beim Auftreten einer hepatischen Enzephalopathie und immer bei akutem Anstieg der Leberwerte auf dem Boden eines Morbus Wilson.
Zusätzlich sind in letzten Jahren einige **neue Therapieansätze** diskutiert worden:
- Bei der akuten Hepatitis B ist die frühzeitige Gabe von Lamivudin möglicherweise sinnvoll (s. 783f).
- Bei der akuten Hepatitis C können durch frühzeitigen Einsatz von Interferon-α i.R. einer klinischen Studie hohe Ausheilungsraten erzielt werden (s. 786).
- Bei Herpesviren kommen in schweren Fällen Aciclovir, Ganciclovir und selten auch Foscarnet zur Anwendung.
- Bei der alkoholtoxischen Hepatitis kann die Gabe von Pentoxifyllin (in ausgewählten Fällen auch Steroiden) sinnvoll sein.
- Bei der nicht-alkoholischen Steatohepatitis sollten Ursodeoxycholsäure, Gemfibrozil oder Metformin diskutiert werden.

Prophylaxe. Eine Immunisierung ist gegen Hepatitis A und B möglich (→ 41.6). Eine erfolgreiche Impfung gegen Hepatitis B schützt auch gegen Hepatitis D.

Akute Hepatitis A

⊞→§ Arztmeldung an das Gesundheitsamt bei Verdacht, Erkrankung oder Tod!

☖→§ Labormeldung an das Gesundheitsamt bei Nachweis einer akuten Infektion!

Definition. Die Hepatitis A wird durch das zu den Picornaviren gehörende Hepatitis-A-Virus (HAV) verursacht (→ 41.3, S. 777).

Epidemiologie. HAV wird fast ausschließlich durch fäkal-orale Transmission übertragen. Schlechte hygienische Verhältnisse und enge Gemeinschaftsunterkünfte prädisponieren zur Kontamination von Speisen durch HAV. Risikogruppen sind in 41.4 aufgeführt. 5% der gegen Hepatitis A ungeschützten Reisenden kehren aus tropischen Ländern mit einer Hepatitis-A-Infektion zurück. Insgesamt rückt die Infektion in das Erwachsenenalter, wobei sie dann schwerer verläuft. In tropischen Regionen erfolgt die Durchseuchung zu nahezu 100% in der Kleinkindphase bis zum 10. Lebensjahr. In der Regel wird Immunität ohne klinisch manifeste Erkrankung erworben (stille Feiung), die dann lebenslang anhält.

Diagnostisches Vorgehen. Wegweisend ist die Serologie (41.4, S. 778). Ein isolierter Nachweis von IgG-anti-HAV bei negativem IgM-anti-HAV schließt eine akute Hepatitis-A-Infektion aus. Eine Bestimmung des Virus im Stuhl ist nicht notwendig, außerdem sinkt die Ausscheidung von Hepatitis-A-Virus im Stuhl rasch nach Krankheitsausbruch ab (41.4, S. 778).

Verlauf. → auch 41.2. Etwa 30 Tage nach Infektion entwickeln sich die unspezifischen Prodromalsymptome der akuten Hepatitis A, bevor es nach 1–2 Wochen zur ikterischen Phase kommt. Nach 1–2 Monaten sollten sich Klinik und biochemische Veränderungen normalisiert haben. Die Hepatitis A heilt aus. Alter >50 Jahre und vorbestehende Lebererkrankungen können jedoch zu protrahierten Verläufen führen und das Risiko eines akuten Leberversagens von normalerweise 0,1–1% um den Faktor 30–60 erhöhen.

Prophylaxe. → 41.6.

Akute Hepatitis B

⊞→§ Arztmeldung an das Gesundheitsamt bei Verdacht, Erkrankung oder Tod!

41.2 Hepatitis A

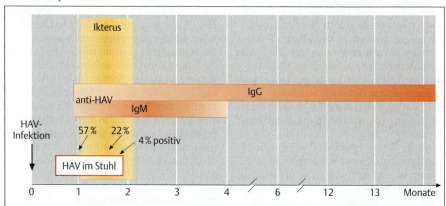

Verlauf einer Hepatitis-A-Virus-Infektion. Die Farbintensität deutet den Antikörper-Titerverlauf sowie die Intensität des Ikterus an.

☝→§ Labormeldung an das Gesundheitsamt bei Nachweis einer akuten Infektion!

Definition. Die akute Hepatitis B entsteht durch Neuinfektion mit dem Hepatitis-B-Virus (HBV). Das Virus gehört zur Gruppe der Hepadnaviren und existiert in mind. 7 Serotypen, die möglicherweise Einfluss auf Krankheitsverlauf und Therapieansprechen haben.

Epidemiologie. Zur Prävalenz der chronischen Hepatitis B s. S. 789. HBV wird parenteral durch Exposition gegenüber infiziertem Blut oder anderen Körperflüssigkeiten übertragen. Nach Stichverletzung mit kontaminierter Nadel kann das Infektionsrisiko grob nach der sog. *Dreierregel* abgeschätzt werden: 30% bei Hepatitis B, 3% bei Hepatitis C und 0,3% bei HIV. Während in Regionen hoher HBV-Prävalenz die vertikale (perinatal, Mutter – Kind) Transmission bedeutsam ist, breitet sich das Virus in Mitteleuropa vorwiegend horizontal in Risikogruppen aus. Bis zu 50% der Neuinfektionen werden sexuell übertragen.

Ätiopathogenese und Pathophysiologie. Das Hepatitis-B-Virus zählt zur Familie der Hepadnaviren und besteht aus einer 42 nm messenden Hülle, die das Nukleokapsid mit dem HBV-Genom enthält. Letzteres ist kompakt angeordnet und kodiert für drei Hüllproteine, die das HBsAg (früher „Australia-Antigen") bilden. Die intakte Hüllstruktur wurde früher elektronenmikroskopisch als Dane-Partikel bezeichnet. Aus dem Core-Gen leiten sich das Kapsidprotein (trägt das HBcAg) und das HBeAg (ein Marker der aktiven Virusreplikation) ab. Schließlich enthält das Virion die HBV-Polymerase. Die Hepatitis mit allen klinischen Erscheinungen wird nicht durch HBV selbst, sondern erst durch die Immunantwort verursacht. CD8-zytotoxische T-Zellen sind wesentlich an der Viruskontrolle beteiligt. Sie erkennen bestimmte HBV-Epitope und führen dann über zytopathische und nichtzytopathische Mechanismen (TNF-α, IFN-γ) zur Viruselimination. Das Zusammenspiel der zellulären Immunkomponenten entscheidet so darüber, ob die akute Hepatitis B ausheilt oder chronifiziert.

Hepatitis

Merkhilfe für die zeitliche Abfolge nachweisbarer HBV-Partikel und -Antikörper: **secces**: HB**s**Ag, HB**e**Ag, HB**c**-Ag, anti-HB**c**, anti-HB**e**, anti-HB**s**.

Laborbefunde (☞ 41.4, S. 778).
- Aminotransferasen regelmäßig erhöht,
- bei Abfall der Syntheseparameter (Quick) → Cave: akutes Leberversagen,
- HBsAg bereits 2–6 Wochen vor klinischen Symptomen positiv,
- HBeAg (signalisiert hohe Replikation) und anti-HBc-IgM (erster Indikator einer Immunantwort, diagnostisch hilfreich im sog. „diagnostischen Fenster" zwischen HBsAg-Elimination und anti-HBs-Ak-Nachweis) bald nach HBsAg positiv,
- HBV-DNA als sensitivster Replikationsmarker über mindestens 6 Wochen positiv, häufig bereits vor HBsAg, persistiert nicht selten trotz klinischer Ausheilung und negativem HbsAg,
- anti-HBe-Ak signalisieren sog. „partielle Serokonversion", meist mit deutlichem Rückgang der Virusreplikation,
- anti-HBs-Ak signalisieren Ausheilung und Immunität.

In vielen Fällen wird die Hepatitis B heute durch sog. *HBeAg-Minus-Mutanten* verursacht. Hier beobachtet man eine hochpositive HBV-DNA bei negativem HBeAg.

Verlauf und Komplikationen. → auch ◉ 41.3, S. 777. Die akute Hepatitis B verläuft klinisch variabel von der asymptomatischen Infektion (etwa 65 %) bis hin zur fulminanten Hepatitis mit Leberversagen (0,1–1 %). Die perinatal erworbene HBV-Infektion persistiert in 90 %, wohingegen eine Neuinfektion im Erwachsenenalter nur in 5 % der Fälle in eine chronische Hepatitis B übergeht.

Therapie. Die Therapie ist primär symptomatisch, da in den allermeisten Fällen eine spon-

◉ 41.3 HBe AG-positive akute Hepatitis B

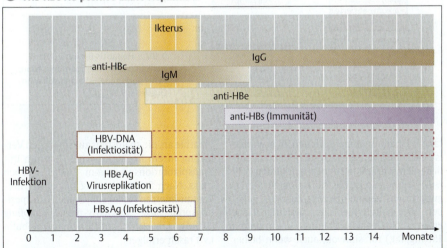

Serologischer Verlauf der akuten HBe-Ag-positiven Hepatitis B. Die Farbverläufe deuten die Titerverläufe der Antikörper an.

◉ 41.4 Verlauf und Therapie der HBV-Infektion

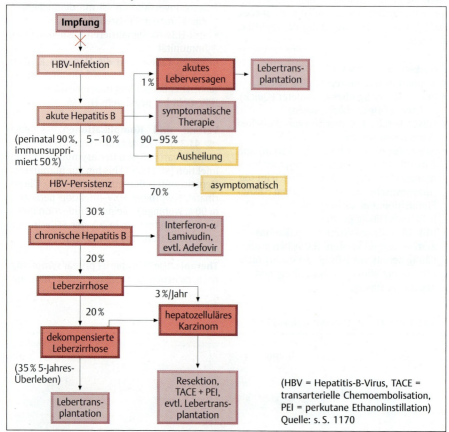

tane Ausheilung ohne Residuen zu erwarten ist. Geht die akute Hepatitis B mit einer deutlichen Einschränkung der Leberfunktion (INR >1,5) einher, so ist die Indikation zur Verlegung in ein hepatologisches Zentrum gegeben. Wir halten hier die frühzeitige Gabe eines Nukleosidanalogons (Lamivudin 150 mg/Tag) für sinnvoll, auch wenn bisher nur präliminäre Daten bzgl. der Abwendung eines Leberversagens vorliegen. Letzteres kündigt sich mit einer hepatischen Enzephalopathie an, die spätestens zur sofortigen Verlegung in ein hepatologisches Zentrum mit Transplantationsprogramm Anlass geben muss. Nach Stichverletzung mit einer HBV-kontaminierten Nadel sollte eine *Postexpositionsprophylaxe* als *aktiv-passive Impfung* (HBsAg i.m. plus antiHbs-Immunglobulin i.v.) rasch erfolgen.

Akute Hepatitis C

⊞→§ Arztmeldung an das Gesundheitsamt bei Verdacht, Erkrankung oder Tod!

⚗→§ Labormeldung an das Gesundheitsamt bei Nachweis einer akuten Infektion!

Definition. Die akute Hepatitis C wird durch Neuinfektion mit dem parenteral übertragenen Hepatitis-C-Virus (HCV) aus der Gruppe der Flaviviren verursacht.

Epidemiologie. Die akute Hepatitis-C-Infektion ist nach Einführung der anti-HCV-Ak-Testung vor etwa 10 Jahren relativ selten geworden. Heute ist die HCV-Kontamination von Blutprodukten durch PCR-Screeninguntersuchungen praktisch ausgeschlossen. Als Infektionsursachen kommen heute v.a. der intravenöse Drogenabusus, akzidentelle Nadelstichverletzungen und relativ selten die sexuelle Übertragung in Frage.

Ätiopathogenese und Pathophysiologie. Bisher sind 6 separate, aber verwandte HCV-Genotypen identifiziert worden. In Deutschland ist der Genotyp 1b (50–80% der Fälle) am häufigsten, Genotyp 3a findet sich nicht selten bei ehemals Drogenabhängigen. Zur Elimination von HCV ist eine ausreichend starke und persistierende spezifische Immunantwort von CD4- und CD8-Lymphozyten erforderlich. In 50–90% kommt es aber zur persistierenden Virusreplikation. Die hohe Chronifizierungrate der Hepatitis C könnte durch das rasche Auftreten von sog. HCV-Quasispezies bedingt sein. Diese HCV-Mutanten entkommen durch leicht veränderte Oberflächenstruktur möglicherweise immer wieder der spezifischen Immunantwort.

Laborbefunde.
- Anstieg der Aminotransferasen auf etwa 500 U/l 2-8 Wochen nach Exposition,
- HCV-RNA (etwa 1–3 Wochen nach HCV-Exposition nachweisbar),
- anti-HCV-Ak (4–10 Wochen nach Exposition nachweisbar, positiv in 50–70% bei Symptombeginn und in 90% 3 Monate nach Exposition).

Verlauf. → auch 👁 41.5 u. 👁 41.6. Die akute Hepatitis-C-Infektion kann asymptomatisch (85%) verlaufen, oder als akute Hepatitis C (15%) mit Abgeschlagenheit, Schwäche und Ikterus einhergehen. Fulminante Verläufe werden praktisch nicht beobachtet.

👁 41.5 Akute Hepatitis C

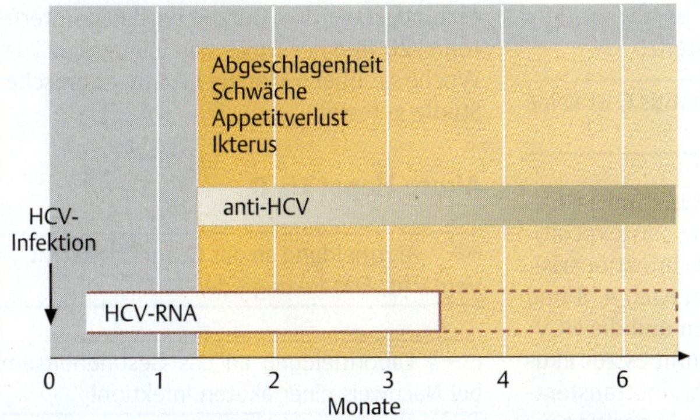

Serologischer Verlauf der akuten Hepatitis C.

◐ **41.6 Natürlicher Verlauf der Hepatitis-C-Infektion**

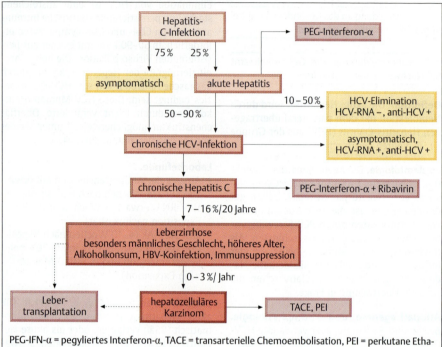

PEG-IFN-α = pegyliertes Interferon-α, TACE = transarterielle Chemoembolisation, PEI = perkutane Ethanolinstillation, LTx = Lebertransplantation

Niedriges Alter, weibliches Geschlecht und bestimmte HLA-Konstellationen sind Faktoren, die eine spontane Ausheilung begünstigen. Wahrscheinlich kommt es aber in 50–90 % der Fälle zur Viruspersistenz.

Eine unkomplizierte akute Hepatitis C ist keine Indikation zur Leberbiopsie.

Therapie. Nach Stichverletzung mit HCV-kontaminierter Nadel ist eine Postexpositionsprophylaxe nicht indiziert (Infektionsrisiko etwa 3 %). Vielmehr sollten nach 4, 8 und 12 Wochen Aminotransferasen und die HCV-RNA kontrolliert werden. Kommt es zur akuten Hepatitis C mit erhöhten Aminotransferasen und wahrscheinlicher HCV-Exposition innerhalb der letzten 4 Monate, so kann durch frühzeitige Gabe von Interferon-α die Chronifizierung bei vermutlich fast allen Patienten verhindert werden. Derzeit wird PEG-Interferon-α-2b in einer Dosis von 1,5 µg/kgKG 1×/Woche s.c. über 6 Monate i.R. einer klinischen Studie getestet.

Akute Hepatitis D

⊞→§ Arztmeldung an das Gesundheitsamt bei Verdacht, Erkrankung oder Tod!

♂→§ Labormeldung an das Gesundheitsamt bei Nachweis einer akuten Infektion!

Definition. Die akute Hepatitis D wird verursacht durch Infektion mit dem Hepatitis-D-Viroid bei schon bestehender oder zeitgleicher Infektion mit HBV.

Epidemiologie. Bis zu 5% aller Patienten mit chronischer Hepatitis B erfahren auch eine Hepatitis-D-Infektion (hierzulande v.a. Patienten aus dem Mittelmeerraum und Drogenabhängige). Der Transmissionsmodus entspricht dem bei Hepatitis B.

Ätiopathogenese und Pathophysiologie. → auch 41.7. Das Hepatitis-D-Virus ist ein Viroid, welches immer einer Koinfektion mit Hepatitis B bedarf, wobei HBsAg die Hülle für das Hepatitis-D-Virus bildet. Prinzipiell kann eine akute Hepatitis D durch Superinfektion eines chronischen Hepatitis-B-Virusträgers oder durch gleichzeitige Infektion mit Hepatitis D und B erfolgen (41.7).

Diagnostik. → 41.4, S. 778.
- Anti-HDV-Ak (IgM und IgG),
- HDV-RNA.

Akute Hepatitis E

⊞→§ Arztmeldung an das Gesundheitsamt bei Verdacht, Erkrankung oder Tod!

♂→§ Labormeldung an das Gesundheitsamt bei Nachweis einer akuten Infektion!

Definition. Eine Infektion mit dem Hepatitis-E-Virus, einem RNA-Virus aus der Gruppe der Caliciviren (→ 41.3, S. 777), führt zur Hepatitis E.

Epidemiologie und Verlauf. Das Hepatitis-E-Virus ist endemisch auf dem indischen Subkontinent und dort verantwortlich für schwerste Epidemien der fäkal/oral übertragenen akuten Virushepatitis in der Erwachsenenbevölkerung. In gemäßigten Regionen

◆ **41.7 Hepatitis D**

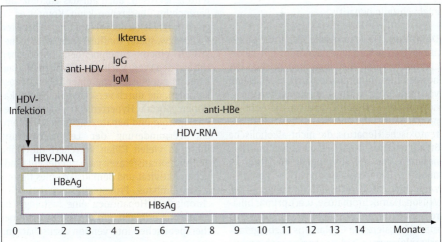

Verlauf einer Superinfektion mit Hepatitis-D-Virus. Die Farbintensität deutet die Höhe des Antikörpertiters sowie den Ikterusverlauf an.

Mitteleuropas werden sporadisch Hepatitis-E-Fälle beschrieben, vor allem bei Rückkehr aus endemischen Tropengebieten. Bei Schwangeren kommt es gehäuft zu fulminanten Verläufen mit akutem Leberversagen. Chronische Verläufe sind nicht bekannt.

Diagnostisches Vorgehen. → 🕂 41.4, S. 778.
- Anti-HEV-IgM-Ak (maximaler Titer zeitgleich mit erhöhten Aminotransferasen, 4–5 Monate nachweisbar),
- anti-HEV-IgG-Ak (niedrigere Sensitivität).

Bei unklarer akuter Lebererkrankung nach Rückkehr aus den Tropen an akute Hepatitis E denken.

Therapie. Die Therapie der akuten Hepatitis E erfolgt primär symptomatisch. Bei Zeichen des akuten Leberversagens (Enzephalopathie, Synthesestörung) erfolgt die Verlegung in ein Transplantationszentrum.

41.3.2 Chronische Hepatitis

engl.: chronic hepatitis

Definition. Die chronische Hepatitis ist ein ätiologisch heterogenes Syndrom mit laborchemischen und histologischen Zeichen der hepatischen Inflammation und einer Dauer von mindestens 6 Monaten. Neben den Virushepatitiden B, D und C sind v.a. die Autoimmunhepatitis, die alkohol- und medikamententoxische Hepatitis, die nicht-alkoholische Steatohepatitis (NASH), Infektionen mit Herpesviren und die kryptogene Hepatitis zu nennen. Differenzialdiagnostisch kommen weiterhin Stoffwechselerkrankungen (M. Wilson, Hämochromatose, u.a.), primär biliäre Erkrankungen (primär biliäre Zirrhose, primär sklerosierende Cholangitis), Lebergefäßerkrankungen (z.B. die Lebervenenobstruktion) und verschiedene Systemerkrankungen (Amyloidose, Sarkoidose, u.a.) in Betracht.

Epidemiologie. Während die viralen Hepatitiden B (Prävalenz 1% in Nordamerika, 10–20% in China) und C (Prävalenz 0,5% in den USA, 15% in Ostafrika) den Hauptanteil aller chronischen Hepatitiden ausmachen, zeigt sich die Autoimmunhepatitis mit einer Prävalenz von etwa 0,02% v.a. in den Industrienationen. Sehr viel bedeutender ist der Alkoholabusus, der in einigen Ländern für 40–80% aller Leberzirrhosen verantwortlich gemacht wird. Gerade erst bekannt wird das Ausmaß der nicht-alkoholbedingten Fettleberhepatitis. Sie dürfte in einigen Industrienationen 3% der normalgewichtigen, jedoch bis zu 19% der übergewichtigen Bevölkerung betreffen und verdient daher besondere Aufmerksamkeit. Sie stellt nicht selten die Ursache unklarer Leberwerterhöhungen dar.

Ätiopathogenese und Pathophysiologie. Chronische virale Hepatitiden können durch die lang anhaltende entzündliche Aktivität die Struktur des Leberparenchyms verändern. Zunächst kommt es zu einer lymphozytären Infiltration der Portalfelder, die als sog. „Mottenfraßnekrosen" auch auf das angrenzende Parenchym übergreifen kann. Kommt es zu einer Progression der Erkrankung, so bereiten fokale bzw. später konfluierende Leberzellnekrosen einem zunehmenden fibrotischen Umbau den Weg. Nach mehrjährigem Verlauf kann es zur Ausbildung einer Leberzirrhose kommen, die durch verschiedene Komplikationen (portale Hypertension, Aszites, Enzephalopathie und hepatozelluläres Karzinom) zur Verminderung der Lebenserwartung führt. In vielen Fällen korreliert die Höhe der Aminotransferasen grob mit der entzündlichen Aktivität und dem Risiko eines fibrotischen Umbaus. Prinzipiell sollte bei allen chronischen Hepatitiden eine histologische Abklärung erfolgen, um die Indikation einer therapeutischen Intervention abzuschätzen.

Symptomatik. Die Symptomatik der chronischen Hepatitis ist zumeist unabhängig von

der Ätiologie, unspezifisch und sehr variabel. Sie umfasst:
- Müdigkeit und Abgeschlagenheit,
- Druckgefühl im rechten Oberbauch,
- Gelenk- und Muskelschmerzen,
- Juckreiz,
- evtl. Symptome einer Leberzirrhose (s.u.).

Histologie. Neben den anfangs erwähnten Laboruntersuchungen und der Sonographie ist die Leberpunktion von besonderer Bedeutung. Sie erfolgt unter Beachtung der o.g. Kontraindikationen bei ätiologisch unklarer Erkrankung sowie zur Stellung der Therapieindikation. Histologisch beurteilt (◉ **41.8**) werden die entzündliche Aktivität (Grading) und der fibrotische Umbau (Staging, Stadieneinteilung nach Ishak: F0 = keine Fibrose bis F6 = zirrhotischer Umbau). Durch Spezialfärbungen lassen sich wichtige Differenzialdiagnosen beurteilen.

Therapie → nachfolgende Abschnitte.

Chronische Hepatitis B

Epidemiologie.
- Weltweit gehört die chronische Hepatitis B mit etwa 300 Mio. HBV-Trägern zu den wichtigsten Virusinfektionen überhaupt,
- Deutschland: Prävalenz der HBsAg-Träger ca. 0,1 %,
- Tropen: Prävalenz der HBsAg-Träger ca. 20 %,
- chronischer Verlauf bei 5–10 % der erwachsenen und >90 % der neugeborenen HBsAg-Träger.

Verlauf. Nach einer HBV-Infektion entscheidet die Spezifität und Stärke der Immunantwort des infizierten Organismus über den Verlauf der Hepatitis B (◉ **41.4**, S. 778 und ◉ **41.9**). In der frühen Phase handelt es sich in aller Regel um eine aktive Erkrankung mit hoher Virusreplikation und somit hohen HBV-DNA-Spiegeln im Serum. Nach

◉ **41.8 Histopathologie der chronischen viralen Hepatitis**

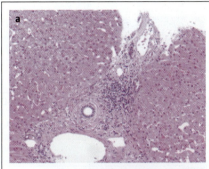

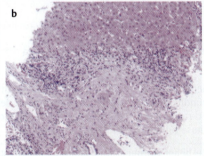

a Lymphozytäres Infiltrat im Portalfeld mit follikulärer Aggregation (Hematoxylin-Eosin, etwa 40-fach).
b „Interface-Hepatitis" mit Übergreifen der Lymphozyten auf das periportale Parenchym und fibröser Expansion der Portalfelder mit porto-portaler Brückenbildung (Hematoxylin-Eosin, etwa 20-fach) Aufnahmen von: PD Länger, Medizinische Hochschule Hannover.

mehreren Jahren kommt es, oft verbunden mit einem entzündlichen Schub, bei einigen Patienten zur Inaktivierung der Erkrankung mit Entwicklung normaler Transaminasen, Besserung der Histologie, fehlendem Nachweis von HBV-DNA im Serum und Serokonversion von HBeAg nach anti-HBe bei weiterhin bestehendem HBsAg-Trägerstatus. Gerade bei Patienten mit ausbleibender partieller

41.9 Chronische Hepatitis B

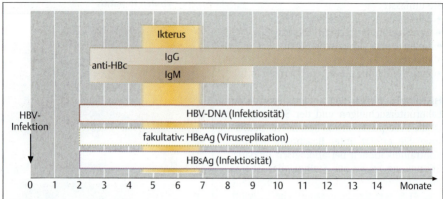

Verlauf einer chronischen Hepatitis-B-Virus-Infektion. Die Farbintensität deutet die Höhe des Antikörpertiters sowie den Ikterusverlauf an.

Serokonversion kann die anhaltende entzündliche Aktivität aber zur Progression der Erkrankung und Ausbildung einer Leberzirrhose führen (41.7).

Bei hoher Virusreplikation und/oder hoher entzündlicher Aktivität (GPT >60 U/l), aber gleichzeitigem Nachweis von anti-HBe muss vor allem an eine Superinfektion mit HDV, HCV oder eine Infektion mit der HBeAg-Minusmutante gedacht werden.

Symptomatik. Die chronische Hepatitis B kann asymptomatisch verlaufen, oder – bei hoher entzündlicher Aktivität – mit Schwäche, Inappetenz, Oberbauchschmerzen, Arthralgien, Juckreiz und Ikterus einhergehen.

Laborbefunde. → S. 783

Differenzialdiagnose. → 41.7

Die Panarteriitis nodosa wird in bis zu 25 % der Fälle durch eine chronische Infektion mit dem Hepatitis-B-Virus bedingt. Analoge Beobachtungen wurden in seltenen Fällen auch bei der Kryoglobulinämie und Glomerulonephritis gemacht.

Therapie. Die Indikation zur antiviralen Therapie einer chronischen Hepatitis B besteht bei erhöhten Aminotransferasen und histologischem Nachweis einer entzündlichen Infiltration mit beginnender Leberfibrose. Derzeit stehen 4 Behandlungsoptionen zur Verfügung:
- Interferon-α-2a oder -2b in einer Dosierung von 5 Mio IE tgl. oder 3 × 10 Mio IE / Woche s.c. über 4–6 Monate führt in 30–40 % zur HBeAg-Serokonversion und in 10 % zur HBsAg-Serokonversion, was mit einer mittelfristigen Reduktion von Hepatitis-B-Komplikationen assoziiert ist. Wahrscheinlich werden auch länger wirksame, pegylierte Interferon demnächst in Deutschland zugelassen. Interferon-α ist besonders erfolgversprechend bei niedriger HBV-DNA und hoher entzündlicher Aktivität. Problematisch ist die hohe Rate an Nebenwirkungen (s. 41.9). Patienten bis zum Stadium Child

41.7 Differenzialdiagnose der chronischen Hepatitis

Einteilung	Ursache	Nachweis/Ausschluss durch
viral	Hepatitis B, C, D	→ 41.4, S. 778
	Zytomegalievirus (CMV)	CMV-pp65-early-antigen, anti-CMV-IgM und CMV-DNA (Plasma und ggf. auch aus dem Leberbiopsat)
	Epstein-Barr-Virus (EBV)	Blutausstrich, Paul-Bunnell-Test, anti-VCA, anti-EBNA, EBV-DNA (Plasma und ggf. auch aus dem Leberbiopsat)
	Herpes-simplex-Virus (HSV)	HSV-IgM, Antigennachweis
bakteriell	sekundär bakterielle Cholangitis	Kultur der Galle
	Leptospirose	IgM-Antikörpernachweis, Berufs-Freizeit-Anamnese
	Bruzellose	Brucellenantikörper (KBR)
	Rickettsiose	Antikörper (KBR)
	Tuberkulose	Ziehl-Nehlson-Färbung, PCR, Kultur
toxisch	Alkohol	Anamnese, γGT, CDT, MCV
	Medikamente	Anamnese
autoimmun	Autoimmunhepatitis (AIH)	Autoantikörper (s. 41.9, S. 794) und Berechnung des Alvarez-Scores
	primär sklerosierende Cholangitis (PSC)	ERCP (Leberbiopsie)
	primär biliäre Zirrhose (PBC)	serologisch: AMA (Leberbiospie)
metabolisch	NASH (nicht-alkoholische Steatohepatitis	Blutzucker, Cholesterin und Triglyceride im Serum, Leberbiopsie
	Morbus Wilson	Kayser-Fleischer-Kornealring, 24h-Urin-Kupferausscheidung, Kupfer im Leberbiopsat
	alpha-1-Antitrypsinmangel	Serumelektrophorese, alpha-1-Antitrypsin
	Hämochromatose	Ferritin, Transferrinsättigung, Eisen im Leberbiopsat
kryptogene Hepatitis		Ausschlussdiagnose

Abkürzungen: **anti-EBNA:** EBV-nukleäres Antigen, **anti-VCA:** virales Capsid-Antigen (IgG, IgM), **AMA:** antimitochondriale Antikörper, **CDT:** kohlenhydratdefizientes Transferrin, **ERCP:** endoskopisch-retrograde Cholangio-Pankreatikographie, γ**GT:** Gamma-Glutamyltransferase, **KBR:** Komplementbindungsreaktion, **MCV:** mittleres korpuskuläres Erythrozytenvolumen, **PCR:** Polymerase-Kettenreaktion.

41.8 Interferon-α: Indikationen, Kontraindikationen und Nebenwirkungen

Indikationen	Kontraindikationen	Nebenwirkungen
• serologischer Nachweis einer chronischen Hepatitis B oder C • erhöhte Aminotransferasen über > 6 Monate • histologischer Nachweis von entzündlicher Infiltration und beginnender Fibrose • akute Hepatitis C	• akute Virushepatitis B • Autoimmunhepatitis • weitere Autoimmunerkrankungen (z. B. Thyreoiditis) • dekompensierte Leberzirrhose • dekompensierte kardiopulmonale Erkrankungen • ausgeprägte Leukopenie, Thrombopenie • Schwangerschaft • Kinder < 6 Jahre • Depressionen	• häufig Muskel-, Gelenkschmerzen, Schwäche, Fieber (symptomatisch Paracetamol 500–1000 mg) • Leuko- und Thrombopenie • Haarausfall, reversibel • Depressionen • Manifestation von Autoimmunerkrankungen (Immunthyreoiditis, -hepatitis, Diabetes mellitus und Polyarthritis)

A können mit Interferon behandelt werden.
- Lamivudin (3TC) ist ein oral verfügbares Nuleosidanalogon, das nach dreijähriger Therapie (100 mg/Tag) zu HBeAg-Serokonversionsraten um 40% führt. Es ist v.a. bei hoher HBV-DNA wirksam, sehr gut verträglich und daher im Stadium der dekompensierten Zirrhose unverzichtbar. Bei vielen Patienten kommt es nach Absetzen von Lamivudin zur einer wiederkehrenden, hohen HBV-Replikation. Weiterhin problematisch ist die zunehmend auftretende Resistenzentwicklung durch Mutationen im sog. YMDD-Motiv des HBV-Polymerasegens.
- Adefovir-Dipivoxil (10 mg/Tag, Cave: Anpassung an Nierenfkt.) ist als weiteres Nukleosidanalogon erst kürzlich in Deutschland zugelassen worden. Bei günstigem Nebenwirkungsspektrum kommt Adefovir v.a. bei bestehender Lamivudinresistenz zur Anwendung.
- An eine Lebertransplantation sollte bei beginnender hepatischer Dekompensation (Child B) gedacht werden.

Prophylaxe. Wichtiger als alle o.g. Therapiemaßnahmen ist die rechtzeitige Hepatitis-B-Impfung, die empfohlen wird für: *alle Kinder und Jugendlichen*, Angehörige von chronischen HBsAg-Trägern, Personen in Pflege- und Heilberufen (*alle Medizinstudenten!!*), Reisende in Länder mit hoher HBV-Prävalenz und Patienten mit chronischer Lebererkrankung (s. 41.6, S. 780). Weiterhin prophylaktisch bedeutsam ist die Verwendung von Kondomen, die öffentliche Vergabe steriler Spritzen an Drogenabhängige und die Vermeidung von Piercings und Tattoos unter unsicheren hygienischen Verhältnissen. Nach erfolgter Exposition sollte eine aktiv-passive Simultanimpfung erfolgen.

Chronische Hepatitis C

Ätiopathogenese und Pathophysiologie. Es werden mehr als 6 verschiedene Genotypen des Hepatitis-C-Virus unterschieden, von denen der Genotyp 1b in Deutschland dominiert. Er ist durch eine ungünstige Prognose und ein schlechteres Ansprechen auf Interferon gekennzeichnet. Eine frühe, ausreichend starke und multispezifische Immunantwort gegen HCV-infizierte Hepatozyten mit Ausschüttung antiviraler Interleukine (z. B. IFN-γ) entscheidet über die mögliche Ausheilung der HCV-Infektion. ◈ **41.7** zeigt den natürlichen Verlauf der Hepatitis C. Gleichzeitiges Vorliegen mehrerer Quasi-Spezies des Hepatitis-C-Virus bei infizierten Patienten ist für die hohe Zahl der chronischen Virusträger mitverantwortlich.

Die Symptomatik der Hepatitis C. Sie ist vergleichbar mit der der chronischen Hepatitis B. Bei der Hepatitis C scheinen jedoch extrahepatische Manifestationen (gemischte Kryoglobulinämie, membranoproliferative Glomerulonephritis, Panarteriitis nodosa, Non-Hodgkin-Lymphom, Immunthyreopathie) häufiger vorzukommen als bei Hepatitis B.

Laborbefunde.
- Aminotransferasen normwertig oder moderat erhöht,
- anti-HCV-Ak positiv,
- HCV-RNA positiv,
- Bestimmung des HCV-Genotyps (hat therapeutische Relevanz).

Therapie. Eine antivirale Behandlung wird für alle Patienten empfohlen, bei denen eine Progression der Lebererkrankung zur Zirrhose droht. Die Indikation besteht damit beim Nachweis von HCV-RNA und zumindest moderater nekroinflammatorischer Aktivität und portaler Fibrose in der Leberhistologie. Die Behandlung erfolgt als Kombinationstherapie aus pegyliertem (PEG-)IFN-α-2a (180 μg/Woche s.c.) oder -2b (1,5 μg/kgKG/Woche s.c.) plus Ribavirin (800–1200 mg/Tag p.o.) und dauert 24–48 Wochen. Die Raten eines dauerhaften Ansprechens (HCV-RNA negativ) liegen unter dieser Therapie zwischen 42 und 90%. Ist es nach 12-wöchiger Therapie nicht zu einer Unterdrückung der HCV-Replikation gekommen (HCV-RNA negativ), sollte die Therapie abgebrochen werden. Auf Nebenwirkungen und Kontraindikationen (s. ▼ **41.8**) ist zu achten, da Ribavirin teratogen ist (suffiziente Kontrazeption!). Bei Zytopenie sind Dosisreduktionen erforderlich. Depressive Störungen und Immunthyreoitiden können zum Abbruch der Therapie zwingen. An eine Lebertransplantation sollte bei beginnender hepatischer Dekompensation (Child B) gedacht werden.

Prophylaxe. Eine Impfung gegen Hepatitis C steht nicht zur Verfügung. Ansonsten gelten die unter Hepatitis B genannten allgemeinen prophylaktischen Maßnahmen.

Besonders häufig führt die Therapie einer Hepatitis C mit Interferon zur Immunthyreoiditis (bis 10%). Hiervon sind insbesondere HLA-DR3-positive Frauen betroffen, bei denen vor der Therapie schon Schilddrüsenantikörper nachweisbar sind. Deshalb müssen vor der Hepatitis-C-Therapie mit Interferon die Schilddrüsenantikörper (Thyreoglobulinantikörper und anti-TPO; → S. 499) bestimmt werden.

Chronische Hepatitis D

Epidemiologie. → "Akute Hepatitis D", S. 787

Verlauf. Das Hepatitis-D-Virus wird als Koinfektion mit Hepatitis B oder als Superinfektion eines chronischen Hepatitis-B-Trägers erworben. Bei einer Koinfektion treten in etwa 5–10% chronische Verläufe auf, bei Superinfektion in über 90% der Fälle. Die chronische Hepatitis B nimmt dann einen ungünstigen (rasch progredienten) Verlauf. Das mittlere Lebensalter der Patienten bei Auftreten einer HDV-bedingten Leberzirrhose liegt um 10 Jahre niedriger als bei reinen Hepatitis-B-bedingten Zirrhosen.

Diagnostisches Vorgehen.

Serologie. → ▼ **41.4**, S. 778

Leberbiopsie. Staging, Grading, Erfolgskontrolle der Therapie.

Therapie und Prophylaxe. Eine Impfung gegen Hepatitis B verhindert die Hepatitis-D-Virus-Infektion und hat daher auch hier oberste Priorität. Die Gabe von Interferon-α reduziert die entzündliche Aktivität, erzielt aber häufig kein langfristiges Ansprechen. An eine Lebertransplantation sollte bei beginnender hepatischer Dekompensation (Child B) gedacht werden.

α-Interferon ist bei chronischer Hepatitis D nicht sicher wirksam.

Autoimmunhepatitis

Definition. Die Autoimmunhepatitis (AIH) ist eine chronische, periportal-betonte Hepatitis mit Hypergammagloblinämie, zirkulierenden Autoantikörpern und extrahepatischen Syndromen, die bevorzugt bei Frauen auftritt und auf Immunsuppression anspricht. Die Diagnose ist eine Ausschlussdiagnose und wird durch Berechnung eines international einheitlichen Scores bestätigt. (T 41.7, S. 791 und T 41.9).

Epidemiologie.
- Die Autoimmunhepatitis ist in gemäßigten Regionen für etwa 10–20 % der chronischen Hepatitiden verantwortlich,
- 90 % der Patienten sind weiblich.

Ätiopathogenese und Pathophysiologie. Obwohl der genaue Trigger der Erkrankung (hepatotrope Viren?) unklar bleibt, so ist doch unzweifelhaft, dass der Autoimmunhe-

T 41.9 Autoantikörper bei Leberkrankheiten

Antikörper	Abkürzung	Vorkommen
antinukleäre Antikörper	ANA	Autoimmunhepatitis Typ 1 (primär biliäre Zirrhose, primär sklerosierende Cholangitis, Hepatitis-C-Virusinfektion)
Leber-/Niere-Mikrosomen-Antikörper Typ 1–3	LKM-1	Autoimmunhepatitis Typ 2 (HCV)
	LKM-2	Arzneimittelhepatitis
	LKM-3	Hepatitis D, Autoimmunhepatitis Typ 2
Leber-Mikrosomen-Antikörper	LM	Arzneimittelhepatitis (Dihydralazin), autoimmunes polyendokrines Syndrom Typ 1 (APS 1)
Antikörper gegen lösliches Leberantigen	SLA	Autoimmunhepatitis Typ 3
Antikörper gegen Leber-Pankreas-Antigen	LP	Autoimmunhepatitis Typ 3
antimitochondriale Antikörper	AMA	primär biliäre Zirrhose
Antikörper gegen Asialoglykoproteinrezeptor	ASGPR	Autoimmunhepatitis (primär biliäre Zirrhose, Virushepatitis)
antineutrophile zytoplasmatische Antikörper	p-ANCA	primär sklerosierende Cholangitis, Autoimmunhepatitis

patitis ein Verlust an Selbsttoleranz des Immunsystems zugrundeliegt. Die bisher beschriebenen Autoantikörper (T 41.9) sind Ausdruck der Dysregulation des humoralen und zellulären Immunsystems und machen deutlich, dass die AIH eine heterogene Gruppe von Krankheitsentitäten darstellt. Auffällig ist eine genetische Assoziation mit dem HLA-A1-B8-DR3-Phänotyp bzw. dem DR4-Haplotyp.

Symptomatik. In 25% der Fälle erfolgt die Erstmanifestation der AIH unter dem Bild einer akuten Hepatitis. Ansonsten unterscheidet sich die Symptomatik der AIH nicht von der chronischer viraler Hepatitiden. Auffällig ist allerdings das häufige Auftreten extrahepatischer Manifestationen (Vitiligo, Alopezie, Thyreoiditis, entzündl. Darmerkrankungen, rheumatoide Arthritis, Myasthenia gravis, Vaskulitiden, hämolytische Anämie und Sjögren-Syndrom).

Diagnostisches Vorgehen. Die Diagnose der AIH ist eine Ausschlussdiagnose (s. T 41.7) und wird durch Berechnung eines internationalen einheitlichen Scores (Alvarez 1999) bestätigt, in den klinische, serologische, laborchemische und histologische Kriterien eingehen.

Befunde, die eine AIH unterstützen, sind demnach:
- weibliches Geschlecht,
- deutlich erhöhte gamma-Globulinfraktion,
- Nachweis von ANA, SMA oder LKM-1-Antikörpern (können auch bei Hepatitis C nachweisbar sein),
- HLA-DR3 oder -DR4,
- Ansprechen auf immunsuppressive Therapie,
- periportale Hepatitis mit Infiltration von Lymphozyten und Plasmazellen.

Manchmal findet man bei Patienten sog. Overlapsyndrome mit Charakteristika sowohl einer AIH als auch einer primär sklerosierenden Cholangitis oder primär biliären Zirrhose - Entitäten, die dann auch als Autoimmuncholangitis bezeichnet werden.

Bei der Hepatitis C können auch Autoantikörper nachgewiesen werden, vor allem antinukleäre Antikörper (ANA) und mikrosomale Antikörper (LKM-1). Die Autoimmunhepatitis kann auch in Kombination mit primär biliärer Zirrhose oder primär sklerosierender Cholangitis vorkommen.

Therapie. Ein Schema immunsuppressiver Induktions- und Erhaltungstherapie mit

T 41.10 Therapie der Autoimmunhepatitis

Induktionstherapie (bis zum Erreichen einer Remission)	Erhaltungstherapie
Monotherapie 50 mg Prednison/Tag	Monotherapie 10–20 mg Prednison/Tag oder 2 mg/kg KG Azathioprin/Tag
Kombinationstherapie 50 mg Prednison/Tag + 50–100 mg Azathioprin/Tag (ca. 1 mg/kg KG)	Kombinationstherapie 5–10 mg Prednison/Tag + 50–100 mg Azathioprin/Tag (ca. 1 mg/kg KG)

Prednisolon und Azathioprin ist in ⌶ **41.10** widergegeben. Generell wird zur Remissionserhaltung die Kombinationstherapie bevorzugt, um Steroidnebenwirkungen (Osteoporose, Diabetes, Psychose) zu minimieren. Alternativ zu Prednisolon kann daher auch Budesonid angewandt werden. Die Erhaltungstherapie sollte zumindest 24 Monate gegeben werden. Falls unter Azathioprin Nebenwirkungen (Panzytopenie, Pankreatitis, Cholestase, möglicherweise Teratogenität) auftreten oder Schwangerschaftswunsch besteht, muss auf eine Prednisolon-Monotherapie ausgewichen werden. Ältere Patienten mit niedriger Inflammation können evtl. unbehandelt bleiben. Falls auch mit erhöhten Dosen eine Remission nicht zu erzielen ist, kommen (versuchsweise) Ursodeoxycholsäure, Ciclosporin A, Mycophenolatmofetil oder Cyclophosphamid zur Anwendung. An eine Lebertransplantation sollte bei beginnender hepatischer Dekompensation (Child B) gedacht werden.

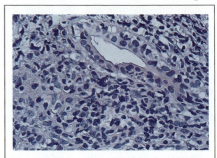

◉ **41.10 Primär biliäre Zirrhose: Histologie**

Typische Histologie einer primär biliären Zirrhose im Stadium I mit entzündlichem Infiltrat am Gallengang. HE, 400fache Vergrößerung. Quelle: Maschek, → S. 1170.

41.4 Nichteitrige Cholangitiden

41.4.1 Primär biliäre Zirrhose (PBC)

Synonym: chronische nichteitrige destruierende Cholangitis
engl.: primary biliary cirrhosis

Definition. Bei der primär biliären Zirrhose handelt es sich um eine chronische nichteitrige destruierende Cholangitis (◉ **41.10**).

Epidemiologie. Die PBC hat eine Prävalenz von 60 : 100000 bei Frauen und von 0,7 : 100000 bei Männern. Damit betrifft die Erkrankung in über 90 % der Fälle Frauen, und zwar bevorzugt im Alter zwischen 40 und 59 Jahren.

Ätiopathogenese und Pathophysiologie. Die PBC ist eine chronische cholestatische Lebererkrankung, die Charakteristika einer Autoimmunerkrankung trägt. Nach heutiger Vorstellung initiiert ein noch unbekannter Umweltfaktor oder infektiöses Agens einen dann nicht mehr umkehrbaren, persistierenden T-Zell-mediierten Angriff auf die Epithelzellen der intralobulären Gallengänge. Es kommt zu einem progressiven Verlust funktionierender Gallengänge mit Aufstau von Gallensäuren und Schädigung von Zellmembranen. Als Autoantigen der T-Zell-Antwort und pathognomonischen antimitochondrialen Antikörper (AMA) konnte ein Peptid der E2-Untereinheit der Pyruvatdehydrogenase (PDH) identifiziert werden. Die Erkrankung wird nach dem histologischen Bild in 4 Stadien unterteilt. Es findet sich eine schwache Assoziation mit HLA-DR8.

Symptomatik. Neben unspezifischen Beschwerden wie Druckgefühl im Oberbauch und Abgeschlagenheit deuten Juckreiz (früh), Ikterus (spät), Hautpigmentierungen und Xanthelasmen auf die andauernde Cholestase hin. Selten stellt eine Ösophagusvarizenblutung als Komplikation einer bereits eingetretenen Zirrhose die erste klinische Manifestation dar. Werden die Patienten symptomatisch, so sinkt das 5-Jahres-Überleben von 90 auf 50%. In 84% bestehen zusätzlich andere Immunerkrankungen (Sjögren-Syndrom, Autoimmunthyreoiditis, u.a.)

Diagnostisches Vorgehen. Wird zufällig eine Erhöhung der antimitochondrialen Antikörper (AMA) und der alkalischen Phosphatase festgestellt, sollte eine Leberbiopsie die Diagnose und das Stadium einer primär biliären Zirrhose sichern. Treten Ikterus und Juckreiz als erste Symptome auf, sollte ebenfalls unbedingt die Bestimmung der antimitochondrialen Antikörper erfolgen, vor allem als Bestätigung auch der Nachweis ihrer PBC-spezifischen Subtypen gegen die E2-Untereinheit der Pyruvatdehydrogenase. Die folgenden typischen Merkmale sollten an eine PBC denken lassen:
- weibliches Geschlecht, mittleres Alter, typische Symptomatik
- Erhöhung von AP, γGT, Bilirubin und IgM. Der Grad der Bilirubinerhöhung korreliert mit dem mittleren Überleben (34 µmol/l → 4 J., 170 µmol/l → 1,4 J.!).
- Ausschluss einer extrahepatischen Cholestase mittels Ultraschall,

- **AMA (= antimitochondriale Antikörper)**, in 95% gegen das Zielantigen E2 der Pyruvatdehydrogenase (praktisch alle Patienten entwickeln eine PBC!),
- Leberbiopsie notwendig bei AMA-Negativität (zelluläre Gallenwegsinfiltration? Granulome?),
- ANA (19% der Patienten haben zusätzlich Zeichen einer AIH, sog. „Overlap Syndrome"),
- TSH (Immunthyreoiditis?).

Patienten mit PBC haben häufig begleitend Gallensteine.

Therapie.
Ursodeoxycholsäure (UDCA): 15 mg/kgKG/d p.o. verbessert biochemische Parameter, verzögert die portale Hypertension, fraglicher Effekt auf das Überleben (wichtig: früher Therapiebeginn und ausreichende Therapiedauer!),
Immunsuppressiva: nicht empfohlen (Ausnahme: PBC-AIH-Overlap-Syndrom),
Osteoporosebehandlung: Calcium, Vitamin D, körperliche Aktivität, ggf. Alendronat,
Substitution der Vitamine A, D, E und K,

DD der primär biliären Zirrhose

Erkrankung	Bedeutung	Kommentar
primär sklerosierende Cholangitis	+++	ERCP: **41.11**, S. 799 keine AMA nachweisbar, männliches Geschlecht dominierend
cholestatische Verlaufsform einer Virushepatitis	++	Serologie
extrahepatische Cholestase (Tumoren, Choledocholithiasis)	++	Sonographie
medikamentös-toxische Cholestase	+	Anamnese, Auslassversuch
Sarkoidose der Leber	+	histologisch schwer abgrenzbar; keine AMA nachweisbar

bei Pruritus: Cholestyramin (zeitversetzt zur UDCA-Einnahme) oder Naltrexon,
Lebertransplantation: falls Bilirubin >100 μmol/l; das 10-Jahres-Überleben beträgt dann etwa 78%.

Prognose. Die mittlere Lebenserwartung unter der Therapie wird auf etwa 11 Jahre geschätzt. Die primär biliäre Zirrhose im Endstadium gehört heute zu den wesentlichen Indikationen für eine Lebertransplantation

41.4.2 Primär sklerosierende Cholangitis (PSC)

engl.: primary sclerosing cholangitis

Definition. Die primär sklerosierende Cholangitis (PSC) ist eine chronische, mit Strikturen und Dilatationen einhergehende diskontinuierliche Fibrosierung der intra- und extrahepatischen Gallenwege.

Epidemiologie. Die Häufigkeit der primär sklerosierenden Cholangitis wird auf 1–5 pro 100000 Einwohner geschätzt. Über 75% der Fälle mit PSC haben gleichzeitig eine Colitis ulcerosa, das Alter bei Diagnosestellung liegt zwischen 25 und 40 Jahren. Männer sind etwa doppelt so häufig wie Frauen betroffen.

Ätiopathogenese und Pathophysiologie. Die Ätiologie der PSC ist unklar. Allerdings legen die häufig zu beobachtenden antineutrophilen Autoantikörper (pANCA), die Assoziation mit den HLA-Haplotypen B8 und DR3 und andere begleitende Autoimmunphänomene eine Immunpathogenese nahe. Diese könnte durch Strukturähnlichkeiten zwischen bakteriellen und körpereigenen Antigenen ausgelöst werden. Dennoch kann die PSC – anders als die PBC – nicht als reine Autoimmunerkrankung betrachtet werden. Auch die Stadieneinteilung der PSC folgt histologischen Kriterien, die die zunehmende Ausdehnung der vom Portalfeld ausgehenden Fibrose bis zur Ausbildung der biliären Zirrhose berücksichtigt (Stadium 1–4).

Symptomatik.
- Cholestase mit Ikterus und Juckreiz,
- klinische Zeichen der eitrigen Cholangitis (Charcot-Trias): Fieber, rechtsseitige Oberbauchschmerzen und Ikterus (bakterielle Superinfektion durch Strikturen),
- evtl. Symptome einer gleichzeitigen entzündlichen Darmerkrankung,
- evtl. extrahepatische Begleiterkrankungen wie die retroperitoneale Fibrose (Morbus Ormond) oder Sicca-Syndrom.

Auch bei der PSC handelt es sich um eine progressive Erkrankung mit einer mittleren Überlebenszeit von 12 Jahren nach Diagnosestellung. Problematisch sind bei der PSC nicht nur die Entwicklung einer Zirrhose und die komplizierende bakterielle Cholangitis, sondern vor allem das deutlich erhöhte Risiko eines cholangiozellulären (bis zu 20% der Patienten) und kolorektalen Karzinoms. Die PSC ist damit als Präkanzerose zu betrachten.

Diagnostisches Vorgehen.
- Typische Symptomatik, evtl. männliches Geschlecht, etwa 40. Lebensjahr,
- zweifache Erhöhung der Alkalischen Phosphatase über mind. 6 Monate,
- sonographisch lokal dilatierte Gallenwege und verdickte Gallengangswände,
- Zeichen einer chronisch-entzündlichen Darmerkrankung (→ immer Koloskopie),
- endoskopische retrograde Cholangiographie (ERC, s. **41.11a** und **b**), Cholangioskopie und ggf. Bürstenzytologie: Strikturen im Gallenwegssystem („Perlschnurphänomen")? Cholangiozelluläres Karzinom?
- Leberbiopsie: fibroobliterative Gallengangsläsion, Duktopenie, biliäre Zirrhose (**41.11c**).
- pANCA (unspezifisch).

41.11 Primär sklerosierende Cholangitis

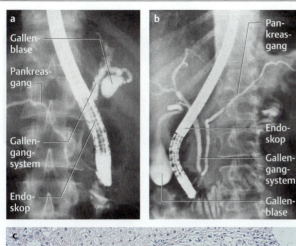

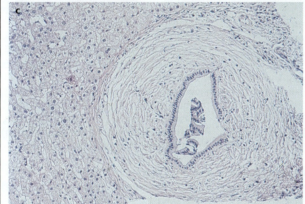

Typisches Bild der primär sklerosierenden Cholangitis **a** in der endoskopischen retrograden Cholangiopankreatikographie (ERCP) im Vergleich zum Normalbefund **b**; **c** histologisches Bild. Dieses typische Biopsieergebnis wird oft nicht gesehen, da die Erkrankung herdförmig ist. Quelle: Maschek,
→ S. 1170.

Differenzialdiagnose. Es müssen alle anderen Formen cholestatischer Lebererkrankungen abgegrenzt werden (→ "primär biliäre Zirrhose", S. 796f).

Therapie. Eine ätiologische Therapie der primär sklerosierenden Cholangitis gibt es nicht.
Ursodeoxycholsäure (UDCA): 15–20 mg/kgKG/d p.o. (fragliche Verbesserung des histologischen Progresses und Senkung der Inzidenz eines kolorektalen Karzinoms),

Osteoporosebehandlung: Calcium, Vitamin D, körperliche Aktivität, ggf. Alendronat,
bei Fettmalabsorption: Substitution der Vitamine A, D, E und K,
bei Pruritus: Cholestyramin (zeitversetzt zur UDCA-Einnahme) oder Naltrexon,
Behandlung bakterieller Cholangitiden (z.B. Mezlocillin oder Ciprofloxacin plus Metronidazol),

endoskopische Dilatation (ggf. plus Stenting) oder perkutane transhepatische Cholangiodrainage (PTCD) bei Strikturen mit Cholestase
Lebertransplantation: 75% 10-Jahres-Überleben, frühzeitig (vor Entwicklung eines cholangiozellulären Karzinoms !),
ggf. Behandlung einer begleitenden Colitis ulcerosa.

41.5 Genetisch bedingte Stoffwechselerkrankungen der Leber

41.5.1 Morbus Wilson

Synonym: hepatolentikuläre Degeneration, Kupferspeicherkrankheit
engl.: Wilson disease

Definition. Der Morbus Wilson ist eine autosomal-rezessiv vererbte Erkrankung des Kupferstoffwechsels.

Epidemiologie. Die Erkrankung kommt mit einer Prävalenz homozygoter Patienten von 1 : 30000 vor. Heterozygote Träger (1 : 200) sind klinisch gesund. Die Erstdiagnose erfolgt meist zwischen dem 5. und 35. Lebensjahr.

Ätiopathogenese und Pathophysiologie. Ursache des Morbus Wilson sind Mutationen im Wilson-Gen ATP7B auf Chromosom 13, das für ein Metalltransportprotein kodiert. Die daraus resultierende eingeschränkte Funktion des ATP7B-Proteins führt zur Abnahme der biliären Kupferexkretion mit der Folge einer erhöhten Kupferkonzentration im Blut und Kupfereinlagerung in verschiedenen Organen mit der Folge einer unterschiedlich rasch fortschreitenden Organdysfunktion. Der Coeruloplasminspiegel sinkt reaktiv als Folge einer gestörten Kupferbindung.

Symptomatik. Bei einem Morbus Wilson kann man je nach klinischem Erscheinungs-

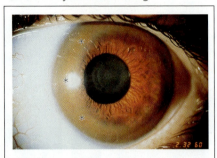

▸ **41.12 Kayser-Fleischer-Ring**

Kupferablagerungen in der Kornea bei Morbus Wilson verdecken die Zeichnung der Iris (Sternchen).

bild eine hepatische, neurologische und akute Verlaufsform unterscheiden.
- **Leber:** asymptomatische Hepatosplenomegalie, erhöhte Aminotransferasen, Zirrhose, akute Hepatitis bis zum fulminanten Leberversagen
- **zentrales Nervensystem:** Ataxie, Rigor, grobschlägiger Tremor, Dysarthrie (verwaschene Sprache), Verhaltensstörungen,
- **Blut:** Hämolyse (z. T. hämolytische Krisen), Leuko-, Thrombopenie, Blutungs- oder Thromboseneigung,
- **Niere:** Glukosurie, Nierensteine,
- **Kayser-Fleischer-Kornealring** (s. ▸ **41.12**),
- **Herzrhythmusstörungen,**
- **Osteomalazie.**

Diagnostisches Vorgehen.
- Hepatische Manifestation im 10.–15. Lebensjahr, neurologische Manifestation in 3. Lebensdekade,
- Aminotransferasen variabel erhöht, AP vergleichsweise niedrig, evtl. Leberfunktion reduziert,
- neurologische und (in 10%) psychiatrische Symptome,
- Coeruloplasmin erniedrigt (besonders signifikant, falls <50 mg/l),

- 24-h-Kupferausscheidung im Urin (typischerweise >100 µg, Werte >40 µg abklärungsbedürftig),
- Spaltlampenuntersuchung auf Kayser-Fleischer-Kornealring (falls positiv und erniedrigtes Coeruloplasmin ist die Diagnose gestellt),
- Leberbiopsie (>250 µg Cu/g Trockengewicht, Bild wie AIH, evtl. Fibrose) sichert die Diagnose,
- MRT: erhöhte Signalintensität in Stammganglien und Hirnstamm in der T2-Wichtung,
- Screening erstgradiger Angehöriger mittels Haplotypanalyse.

Therapie.
- *Kupferrestriktion* (keine Schokolade, u. a.),
- *D-Penicillamin:* anfangs 250 mg/d später 1000–1500 mg/d in 3 Dosen (Erhaltungstherapie 750–1000 mg/d in 2 Dosen). Erhöht als Chelatbildner die Cu-Ausscheidung. Nebenwirkungen: Fieber, Exantheme, aplastische Anämie, Leukopenie, nephrot. Syndrom, Lupus-ähnliche Syndrome,
- *Trientine:* 750–1000 mg/d in 2 oder 3 Dosen. Chelatbildner. NW: Gastritis, aplast. Anämie. Zur initialen und Erhaltungstherapie,
- *Zink:* 150 mg elementares Zink/d in 3 Dosen für asymptomatische Patienten oder als Erhaltungstherapie,
- *Lebertransplantation:* bei Progression unter medizinischer Therapie und fulminantem Leberversagen,
- *bei Schwangeren:* Fortführung der Therapie in reduzierter Dosis (sonst Gefahr des Leberversagens),
- *Therapiemonitoring* anhand der 24-h-Kupfer-Ausscheidung im Urin.

Prognose. Bei früher Diagnose und konsequenter D-Penicillamin-Therapie ist eine konservative Therapie oft ausreichend und eine Lebertransplantation sollte nicht erforderlich sein.

41.5.2 Hämochromatose

Synonyme: Bronzediabetes, Eisenspeicherkrankheit
engl.: genetic haemochromatosis

Definition. Die genetische Hämochromatose ist eine autosomal-rezessiv vererbte Störung (Chromosom 6) der intestinalen Eisenresorption mit der Folge von Ablagerung von Eisen im gesamten Organismus.

Epidemiologie.
- Manifestationsalter: meist zwischen dem 40. und 60. Lebensjahr,
- Prävalenz: 1,5–3/1000 Personen zwischen 18 und 70 Jahren,
- 10–13 % der Nordeuropäer sind Genträger.

Ätiologie und Pathogenese. Die genetische Hämochromatose wird in den meisten Fällen durch einen Gendefekt im sog. HFE-Gen auf Chromosom 6 hervorgerufen. Eine Homozygotie für die Missense-Mutation C282Y (90 %) oder seltener eine Heterozygotie für die Mutationen C282Y und H63D (sog. Compound-Mutation) oder sehr selten auch andere Mutationen bewirken die Expression eines defekten HFE-Genproduktes, das die intestinale Eisenresorption mitreguliert. Normalerweise werden täglich nur 1–1,5 mg Eisen intestinal resorbiert. Bei der Hämochromatose wird das im Darm vorhandene Eisen (10–20 mg) jedoch fast vollständig aufgenommen und in Leber, Pankreas, Herzmuskel, Milz, Magen, Intestinum, endokrinen Organen und Nervengewebe abgelagert. So kann das Gesamtkörpereisen von normalerweise 4 g auf bis zu 60 g ansteigen und wird nach Absättigung des Ferritins als freies zelltoxisches Eisen im Parenchym deponiert.

Symptomatik.
- *Typischer Fall:* gebräunter männlicher Patient mittleren Alters mit Müdigkeit,

Arthralgien, Oberbauchbeschwerden und Potenzstörungen,
- *endokrine Organe:* Diabetes mellitus, Hypothyreose, Hypogonadismus,
- *Herz:* Kardiomyopathie mit Herzinsuffizienz und Rhythmusstörungen
- *Leber:* Hepatomegalie, Leberzirrhose (200-fach erhöhtes Risiko für ein hepatozelluläres Karzinom)
- *Gelenke:* Arthropathie mit gelenknahen Zysten und, fehlendem Gelenkspalt im MCP der Digiti II und III (schmerzhafter Händedruck!), Chondrokalzinose.

Diagnostisches Vorgehen.
- Typische Symptomatik und Berücksichtigung der Ursachen sekundärer Siderosen,
- erhöhte Aminotransferasen,
- Transferrinsättigung (= Sereumeisen/totale Eisenbindungskapazität) >50% bei Frauen und >60% bei Männern nach nächtlicher Nahrungskarenz,
- Ferritin >200 µg/l (Frauen) bzw. >300 µg/l (Männer),
- Sonographie: Zirrhose? hepatozelluläres Karzinom?
- Genotypisierung bzgl. HFE-Gen-Mutation (auch zum Screening bei erstgradigen Verwandten),
- Leberbiopsie bei HFE-Gen-Mutation und Ferritin >1000 µg/l oder erhöhten Aminotransferasen, besonders >40. Lj. Quantitative Eisenbestimmung >1800 µg/g Trockengewicht. Hepatischer Eisenindex (= Eisengehalt/Lebensjahre) >1,9 µmol/g/Lj.

Therapie.
- Frühzeitiger Beginn von dauerhaften **Aderlässen** (anfangs alle 1–2 Wochen 500 ml Blut = 250 mg Eisen) → Hämatokritabfall um <20%/Sitzung, Ziel-Ferritin 25–50 µg/l, erneuter Anstieg der Transferrinsättigung signalisiert Notwendigkeit häufigerer Aderlässe,
- keine Vitamin-C-Substitution,
- Behandlung von Komplikationen einer Leberzirrhose (Screening auf hepatozelluläres Karzinom!),
- Lebertransplantation (Letalität erhöht durch Kardiomyopathie und Sepsis),
- symptomatische Behandlung sekundärer Organschäden (Diabetes mellitus, Kardio-

DD der Hämochromatose

Erkrankung	Bedeutung	Kommentar
sekundäre Hämosiderosen		
Alkoholabusus	+++	häufigste Differenzialdiagnose, ebenfalls erhöhte Ferritinwerte, hepatischer Eisenindex jedoch <2, Eisen wird in Kupffer-Zellen und nicht in Hepatozyten abgelagert
Bluttransfusionen	++	Umgehung der Darmmukosa bei aplastischer Anämie und Myelofibrose (Knochenmarkspunktion!)
hämolytische Anämie	+	erhöhtes Eisenangebot durch anfallendes Eisen (LDH erhöht!)
iatrogene Eisenüberladung des Organismus durch i.v. Eisentherapie	(+)	Anamnese

myopathie, Hypogonadismus, Arthritis, usw.).

Mit 500 ml Blut können 250 mg Eisen pro Woche entfernt werden.

Prognose. Werden Leberzirrhose und Diabetes mellitus durch frühzeitige Aderlasstherapie verhindert, so beträgt das 20-Jahres-Überleben etwa 70%. Entscheidend sind also Familien-Screening und früher Therapiebeginn. Dennoch sterben 30% der Patienten mit genetischer Hämochromatose am hepatozellulären Karzinom und weitere 20% an den Komplikationen der Leberzirrhose. Weiterhin sind die Patienten durch kardiale Komplikationen gefährdet.

41.5.3 α_1-Antitrypsin-Mangelsyndrom

engl.: α_1-antitrypsin deficiency

Definition. Bei dem α_1-Antitrypsin-Mangel-Syndrom handelt es sich um einen autosomal-rezessiv vererbten Stoffwechseldefekt, der zu einer Zerstörung des Lungen- und (seltener) des Lebergewebes führt.

Epidemiologie. Der α_1-Antitrypsin-Mangel hat eine Häufigkeit von 1 : 2000 entsprechend einer Prävalenz von 0,05%. Es handelt sich primär um eine Erkrankung des Kindesalters (dort zweithäufigste Ursache einer neonatalen Cholestase).

Ätiologie und Pathophysiologie. Bei α_1-Antitrypsin-Konzentrationen unter 10% des Normalwertes im Serum kommt es zur unbehinderten Aktivität von Trypsin und anderen Proteasen. Dies führt zu Lungenveränderungen im Sinne eines Lungenemphysems. Bei 20% der Fälle mit dem Genotyp PiZZ kommt es zur Akkumulation von defekten α_1-Antitrypsin in der Leberzelle und schließlich zur Leberzirrhose. Über 75 verschiedene Allele des Gens auf Chromosom 14 sind bekannt. 20 verschiedene Mutationen können in verschiedenen Stufen der α_1-Antitrypsin-Bildung und -Sekretion zu verminderten Serumspiegeln führen.

Nur Genotypen, die mit Ablagerung von pathologischem α_1-Antitrypsin in der Leberzelle einhergehen, führen zur Leberzirrhose.

Symptomatik. Von den homozygot erkrankten Patienten (PiZZ) werden 2/3 im Erwachsenenalter symptomatisch, aber nur 10% entwickeln ein fortgeschrittenes Lungenemphysem oder eine Leberzirrhose. Pulmonale Obstruktion, Leberwerterhöhungen oder Komplikationen der Leberzirrhose (hepatozelluläres Karzinom) stehen klinisch im Vordergrund. Die heterozygoten Formen (PiMZ oder PiMS) prädisponieren bei Leberzirrhose anderer Genese zu einem signifikant schwereren Verlauf.

Diagnostisches Vorgehen.
- Serum-Elektrophorese: fehlender α_1-Peak,
- Leberbiopsie (**41.13**): Ablagerung PAS-positiver Granula im Lebergewebe,
- Bestimmung des α_1-Antitrypsin-Phänotyps in der isoelektrischen Fokussierung und PCR-(Polymerase-Kettenreaktion-)Analyse der spezifischen Mutationen.

41.13 α_1-Antitrypsin-Mangelsyndrom

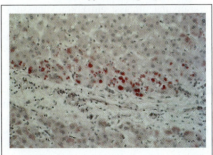

Die PAS-positiven Granula in der Leberbiopsie sind als dunkelrote Punkte zu erkennen. Quelle: Maschek, → S. 1170.

Therapie.
- Verzicht auf Nikotinkonsum,
- ausreichende Ernährung und Supplementation fettlöslicher Vitamine,
- Ursodeoxycholsäure (fraglicher Nutzen),
- Lebertransplantation (häufig bereits im Kindesalter, 5-JÜR 80%),
- Therapie der Zirrhose-Komplikationen,
- möglicherweise inhalatives α_1-Antitrypsin bei Emphysem.

Prognose und Verlauf. Patienten mit >10% des normalen α_1-Antitrypsin-Spiegels haben eine normale Lebenserwartung. Bei den 10% der Patienten vom Typ PiZZ, die eine Leberzirrhose entwickeln, bestehen bei rechtzeitiger Lebertransplantation recht gute Überlebensraten. Erreichen Patienten mit α_1-Antitrypsin-Mangel das Erwachsenenalter, so dürfte die mittlere Lebenserwartung um 60 Jahre liegen.

41.6 Nichtalkoholische Fettleber-Erkrankung

engl.: nonalcoholic fatty liver disease (NAFLD), nonalcoholic steatohepatitis (NASH)

Definition. Die nicht-alkoholische Fettlebererkrankung umfasst ein Erkrankungsspektrum von der einfachen meist makrovesikulären Steatosis hepatis über die Steatohepatitis bis zur Fibrose und schließlich Leberzirrhose (👁 **41.14**).

Epidemiologie. Die Fettleber ist in den Industrieländern die häufigste Leberkrankheit überhaupt. Die Prävalenz der Steatosis hepatis beträgt >60% bei übergewichtigen Personen (BMI >25 kg/m^2). Die Steatohepatitis betrifft 3% der Gesamtbevölkerung und 19% der übergewichtigen Bevölkerung in den USA. Bei vielen der bisher als unklar klassifizierten Hepatopathien dürfte es sich nach neueren Erkenntnissen um eine nicht-alkoholische Fettlebererkrankung handeln.

Ätiopathogenese und Pathophysiologie. Die häufigsten Erkrankungen, die mit einer Steatohepatitis assoziiert sind, fasst 🔻 **41.11** zusammen. Insgesamt ist die Pathogenese der Steatohepatitis noch nicht gut verstanden. Bisher geht man jedoch davon aus, dass die Insulinresistenz wesentlich an der hepatozytären Fettakkumulation beteiligt ist. Die erhöhte Konzentration freier Fettsäuren dürfte dann als Substrat für die Produktion reaktiver Sauerstoffspezies in den Mitochondrien dienen und über Lipidperoxidation, Induktion von Zytokinen und eine Induktion von Fas-Ligand zur Hepatitis führen. Zu einer solchen Progression dürfte es in etwa 30% der Patienten mit Steatosis hepatis kommen.

🔻 **41.11 Ursachen der Steatohepatitis**

Alkoholismus

Insulinresistenz
- Metabolisches Syndrom (Übergewicht, Diabetes mellitus, Hypertriglyzeridämie und arterielle Hypertonie)
- Lipoatrophie

Fettstoffwechselstörungen
- Hypobetalipoproteinämie
- Andersen-Erkrankung

totale parenterale Ernährung

starker Gewichtsverlust
- jejunoilealer Bypass und Kurzdarmsyndrom
- Unterernährung

medikamentöse Ursachen (Amiodaron, Diltiazem, Tamoxifen, Steroide, antiretrovirale Therapie)

andere Hepatotoxine (Pilze, Petrochemikalien, organische Lösungsmittel)

akute Schwangerschaftsfettleber

41.14 Fettleber

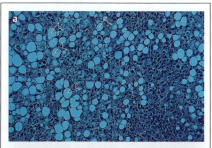
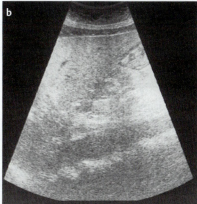
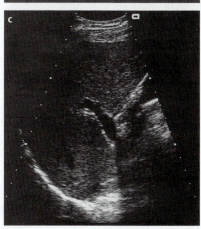

Symptomatik. Die meisten Patienten sind symptomfrei, andere klagen über Abgeschlagenheit, Druckgefühl im rechten Oberbauch oder Symptome einer bereits bestehenden Leberzirrhose.

Diagnostisches Vorgehen.
- Zeichen des metabolischen Syndroms, Medikamentenanamnese,
- Ausschluss anderer Lebererkrankungen (insbesondere eines Alkoholismus),
- evtl. Erhöhung von Aminotransferasen (GPT > GOT i. Ggs. zur alkoholischen Steatohepatitis) und γGT,
- Sonographie: Hepatomegalie und vermehrtes Echomuster („weiße Leber"),
- **Leberbiopsie** (notwendig zum definitiven Nachweis des Entzündungsgrades).

Differenzialdiagnose. Alle parenchymatösen Lebererkrankungen im weiteren Sinne.

Therapie.
- Gewichtsreduktion, falls BMI >25 kg/m² (Reduktion der Nahrungsfette auf <30% der Gesamtkalorienaufnahme, regelmäßige sportliche Betätigung, evtl. Roux-Y-Magen-Bypass-OP, falls BMI >40 kg/m²),
- Behandlung eines Diabetes mellitus mit Ziel-HbA1c <7%,
- kein erwiesener Benefit medikamentöser Maßnahmen (UDCA, Vitamin E, Gemfibrozil, Metformin),
- evtl. Lebertransplantation.

a Es sind die durch Paraffineinbettung herausgelösten Fetteinlagerungen, die sich als nichtangefärbte Vakuolen darstellen („Löcher", Pfeile). HE, 100fache Vergrößerung. Quelle: Maschek, → S. 1170. **b** Typisches sonographisches Bild einer Fettleber im Vergleich zum Normalbefund **c**. Charakteristisch ist die vermehrte Echodichte des Parenchymmusters.

41.7 Alkoholtoxische Leberschäden

Synonym: alkoholtoxische Leberkrankheit
engl.: alcoholic liver disease

Definition. Progrediente Leberzellschädigung durch chronische Einnahme von Alkohol. Dabei können klinisch 3 alkoholinduzierte Leberschäden abgegrenzt werden:
1. alkoholbedingte Fettleber (Sonderform: Zieve-Syndrom),
2. Alkoholhepatitis,
3. alkoholinduzierte Leberzirrhose (mit einem erhöhten Risiko für ein hepatozelluläres Karzinom).

Epidemiologie. Alkoholtoxische Lebererkrankungen sind häufig. Mindestens 10 von 100000 Personen sterben in Westeuropa jährlich an den Folgen einer alkoholinduzierten Leberzirrhose.

Ätiopathogenese und Pathophysiologie. Als Schwellendosis für die Auslösung einer alkoholinduzierten Leberkrankheit gilt die kontinuierliche Einnahme von 60 g Alkohol bei Männern und 30 g bei Frauen pro Tag (entspricht 0,6 bzw. 0,3 l Wein bzw. 1,5 bzw. 0,75 l Bier). Individuell schwankt diese Toleranzgrenze. Ab einem Konsum von 40 Gläsern Wein oder 20 Flaschen Bier/Woche entwickeln 70% der Patienten eine Fettleber und 30% eine Leberzirrhose. Die Metabolisierung von Alkohol erfolgt über die Alkoholdehydrogenase und das mikrosomale Oxidationssystem mit Bildung von Azetaldehyd und freien Radikalen. Histologisch imponieren intrazelluläre Verfettung, Mallory-Hyalin, Neutrophileninfiltration und perizelluläre Fibrose. Wahrscheinlich wird der Progress der Erkrankung häufig durch Kofaktoren beschleunigt: etwa 15% symptomatischer Alkoholiker wiesen in einer Untersuchung eine begleitende Hepatitis C auf. Wichtig ist, dass bereits geringgradiger Alkoholkonsum bei Lebererkrankungen anderer Genese eine deutliche Progredienz bewirken kann (**41.15**).

Symptomatik. Die alkoholinduzierte **Fettleber** ist in der Regel symptomfrei. Führt die Fettleber zu deutlicher Volumenvermehrung der Leber, kann ein Druckgefühl im rechten Oberbauch auftreten. Eine Sonderform ist das **Zieve-Syndrom**: Fettleber mit Hyperlipoproteinämie Typ V (→ **34.1**, S. 620 u. S. 619f), hämolytischer Anämie mit Ikterus und fakultativer Pankreatitis. Die **Alkoholhepatitis** kann asymptomatisch verlaufen, jedoch auch unter dem Bild eines akuten Leberversagens zum Tod des Patienten führen. Die Letalität der schweren Alkoholhepatitis liegt bei etwa 50%. Bei der alkoholbedingten **Leberzirrhose** können bis zum Auftreten von Komplikationen (Aszites, Ösophagusvarizenblutung, Ikterus) Symptome völlig fehlen.

Diagnostisches Vorgehen.

Alkoholanamnese.

Klinische Untersuchung. Symptome wie Oberbauchschmerzen, Ikterus, Ödemneigung, Hepatomegalie.

Labor. Leitenzym alkoholtoxischer Lebererkrankungen ist die Erhöhung der γ-Glutamyl-

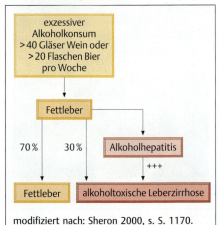

◁ **41.15 Folgen des exzessiven Alkoholkonsums**

modifiziert nach: Sheron 2000, s. S. 1170.

transferase (γ-GT). Typischerweise ist GOT > GPT. Weitere Hinweise liefern Makrozytose und Hyperchromasie im Blutbild sowie erhöhte CDT-(Carbohydrate-Deficient-Transferrin)-Werte ("Alkoholgedächtnis"). Bei Leberzirrhose sind CDT-Erhöhungen jedoch nicht aussagekräftig.

Sonographie. Typische Vermehrung des Echomusters und inhomogene Musterverteilung bei Fettleberhepatitis; Umgehungskreisläufe und andere Zeichen der portalen Hypertension bei Leberzirrhose.

Leberbiopsie. Sie ist nur bei differenzialdiagnostischen Problemen indiziert.

Differenzialdiagnose. Für die alkoholtoxische Fettleber kommen alle anderen Ursachen der Fettleber infrage (d. h. alle parenchymatösen Lebererkrankungen i.w.S.).

Therapie.
- Psychotherapie zur Erzielung einer **Alkoholabstinenz**,
- adäquate Nutrition (mit Supplementation von Thiamin und Folsäure),
- Behandlung von Komplikationen einer Leberzirrhose (s. u.),
- Lebertransplantation erwägen bei dekompensierter Leberzirrhose und glaubhafter Abstinenz über mind. 6 Monate,
- experimentell bei schwerer Alkoholhepatitis: TNF-α-Inhibitoren (z. B. Pentoxifyllin 3 • 400 mg), der Einsatz von Steroiden ist umstritten (möglicherweise bei zus. hepatischer Enzephalopathie).

41.8 Arzneimittelinduzierte Leberschäden

Definition. Durch Medikamente ausgelöste akute oder chronische Leberschädigung.

Epidemiologie. Es liegen keine verlässlichen Daten über die Epidemiologie arzneimittelinduzierter Leberschäden vor. In bis zu 25 % der Fälle wird das akute Leberversagen auf Arzneimittelschäden zurückgeführt. Passagere Transaminasenerhöhungen werden bei zahlreichen Medikamenten während der Langzeittherapie beobachtet.

Ätiopathogenese und Pathophysiologie. Die meisten lipophilen Arzneimittel werden in der Leber im Rahmen der Biotransformation in hydrophile Substanzen metabolisiert und dann entweder im Urin oder mit der Galle ausgeschieden. Mikrosomale Enzyme aus den Membranen des endoplasmatischen Retikulums sind für diese Metabolisation verantwortlich. Als Folge der Biotransformation werden die Arzneimittel nicht nur entgiftet, sondern es können auch sog. reaktive Metabolite entstehen, die selbst für toxische Arzneimittelreaktionen verantwortlich sind. Arzneimittel können nahezu alle Formen akuter und chronischer Lebererkrankungen einschließlich Lebertumoren auslösen und unterhalten (🕮 **41.12**). Sie können dosisabhängig zur direkten Hepatotoxizität führen oder aber dosisunabhängig immunallergische Reaktionen auslösen.

Symptomatik. Arzneimittelinduzierte Leberschäden können sich hinter jeder Art von Lebererkrankung verbergen. Erste Warnzeichen können Abgeschlagenheit, Ikterus und eine Veränderung der Leberwerte sein. Die Symptome können allen akuten und chronischen Lebererkrankungen gleichen.

Diagnostisches Vorgehen.
- Sorgfältige Medikamentenanamnese,
- Auslassversuch des verdächtigen Medikaments,
- Ausschluss anderer Lebererkrankungen,
- Leberbiopsie.

Therapie.
- Sofortiges Absetzen der verdächtigen Medikamente,

T 41.12 Arzneimittelinduzierte Leberschäden

Erkrankung	Arzneimittel	Kommentar
Leberzellnekrose	Halothan, Isoniazid, Paracetamol, Amiodaron, Marcumar (?)	immunallergisch (dosisunabhängig) oder direkt zytotoxisch (dosisabhängig)
intrahepatische Cholestase	anabole Steroide, orale Kontrazeptiva, Chlorpromazin, Antiarrhythmika (Ajmalin), Erythromycin	dosisabhängig, reversibel, sehr gute Prognose
chronische Leberparenchymveränderungen		
chronische Hepatitis, biliäre Zirrhose, sklerosierende Cholangitis	Isoniazid, α-Methyldopa, Laxanzien (Oxyphenytoin), Amiodaron, Diclofenac, Aspirin	ähnlich dem Befund bei Autoimmunhepatitis (Klinik, Histologie, Biochemie); bei α-Methyldopa noch Jahre nach Start der Therapie möglich
zirrhoseähnliches Bild (durch länger andauernde Cholestase)	Chlorpromazin	nur bei Einnahme über einen längeren Zeitraum
vaskuläre Arzneimittelschäden		
fokale sinusoidale Dilatation, Peliosis hepatitis (starke Erweiterung der Sinusoide), Venooclusive Disease (VOD)	orale Kontrazeptiva, zytotoxische Substanzen	Schmerz, Transaminasenanstieg, Hepatomegalie als klinische Zeichen
Budd-Chiari-Syndrom, Pfortaderthrombose	2,5fach erhöhtes Risiko bei Kontrazeptiva	Arzneimittel sind meist nicht der einzige Risikofaktor
arzneimittelinduzierte Lebertumoren		
fokale noduläre Hyperplasie, Adenome, Karzinome	Steroidhormone	Adenome vor allem bei Langzeiteinnahme (> 48 Monate) Enzyminduktion kann ab 8-jähriger Einnahme zur Karzinogenese beitragen

- akutes Leberversagen: Verlegung in ein Transplantationszentrum,
- Cholestase: symptomatische Therapie (→ S. 797),
- Adenome mit Malignitätsverdacht und hepatozelluläres Karzinom: → S. 814f.

41.9 Gefäßerkrankungen der Leber

41.9.1 Budd-Chiari-Syndrom

Definition. Beim Budd-Chiari-Syndrom (BCS) handelt es sich um eine komplette oder inkomplette Thrombosierung der Lebervenen, die akut oder subakut auftreten kann.

Epidemiologie. Das BCS ist eine seltene Erkrankung. Oft sind Frauen um das 35. Lebensjahr betroffen.

Ätiopathogenese und Pathophysiologie. Folgende Erkrankungen sind mit dem BCS assoziiert: myeloproliferatives Syndrome (40–50% der Fälle), Faktor-V-Leiden- (25%) und Faktor-II-Mutation (5%), anti-Kardiolipin-Antikörper (25%), Protein-C- und –S-Mangel, paroxysmale nächtliche Hämoglobinurie, M. Behcet, Tumore. Die Thrombose der Lebervenen führt zur Kongestion, portalen Hypertension, ischämischen Nekrose mit progredienter Fibrose oder akutem Leberversagen.

Symptomatik. Die häufigere chronische Verlaufsform ist charakterisiert durch indolenten Aszites, obere GI-Blutung, mild erhöhte Aminotransferasen und leicht reduzierte Lebersynthesefunktion. Die akute Verlaufsform ist gekennzeichnet durch Bauchschmerz, Fieber, Aszites, starke Aminotransferasenerhöhung und deutlichen Abfall der Synthesefunktion. In 20% entwickelt sich zusätzlich eine Pfortaderthrombose.

Diagnostisches Vorgehen.
- Anamnese und körperliche Untersuchung,
- Farbduplex- und Dopplersonographie (◉ 41.16) der Lebervenen (fehlender oder retrograder Fluss + Nachweis intrahepatischer Kollateralvenen + vergrößerter Lobus caudatus), ggf. alternativ MR-Untersuchung oder auch direkte Venographie,
- Blutbild, evtl. KM-Punktion, Diagnostik der o.g. Koagulopathien,
- evtl. (transjuguläre) Leberbiopsie,

Differenzialdiagnose. Andere Lebererkrankungen, Herzinsuffizienz, Perikarditis, sog. Venoocclusive Disease (Verschluss der kleinen Lebervenen nach Chemotherapie).

Therapie.
- Verlegung in ein Transplantationszentrum,
- Antikoagulanzientherapie: Beginn mit (niedermolekularem) Heparin und überlappende orale Antikoagulation (Cave: erhöhte Blutungsneigung aus Ösophagusvarizen!),

◉ 41.16 Budd-Chiari-Syndrom

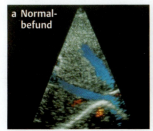
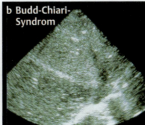

a Die offenen Lebervenen sind farb-doppler-sonographisch gut erkennbar (blau).
b Obliterierte Gefäße lassen sich dagegen nicht darstellen.

- Therapie von Komplikationen der portalen Hypertension (s. Kap. „Leberzirrhose"),
- bei Persistenz von Aszites, Nierenversagen, gastrointestinaler Blutung, Leberversagen oder allgemeiner klinischer Verschlechterung → Angioplastie, evtl. mit in-situ-Thrombolyse oder mit Stenting (= transjugulärer intrahepatischer portosystemischer Shunt, TIPS) oder gleich
- Lebertransplantation und Antikoagulanzientherapie (10-JÜR 75 %),
- Behandlung der Grundkrankheit.

41.9.2 Pfortaderthrombose

Synonym: Pylethrombose
engl.: portal vein thrombosis

Definition. Eine Thrombose kann in jedem Bereich des portalen Gefäßsystems von den Mesentarialvenen bis zu den intrahepatischen Verästelungen der V. portae auftreten.

Ätiopathogenese und Pathophysiologie. Prädisponierende Faktoren für die Entstehung einer Pfortaderthrombose bei Erwachsenen sind intrabdominelle Entzündungsprozesse oder Tumoren, Thrombophilie (→ Ätiopathogenese des Budd-Chiari-Syndroms) und das Abdominaltrauma. Des Weiteren kann die Pfortaderthrombose sekundär bei fortgeschrittenem zirrhotischem Leberumbau, i.R. einer Schwangerschaft, unter der Einnahme oraler Kontrazeptiva, bei Pankreatitis und möglicherweise auch nach früherer Nabelveneninfektion auftreten. In der Folge kommt es zur portalen Hypertension, evtl. mit oberer GI-Blutung, Aszites oder intestinaler Ischämie.

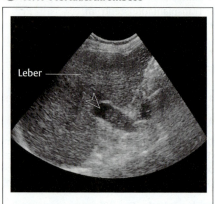

41.17 Pfortaderthrombose

Sonographisches Bild einer Pfortaderthrombose. Der Pfeil bezeichnet intraluminäres Material in der Pfortader.

Symptomatik. Bei akuter Pfortaderthrombose kommt es zu plötzlichem Bauchschmerz evtl. begleitet von Durchfall, Aszites und den Symptomen begleitender Pankreatitis bzw. Darmischämie. Die chronische Verlaufsform äußert sich hauptsächlich durch (rezidivierende) obere gastrointestinale Blutungen und im Falle einer begleitenden Zirrhose evtl. auch durch Aszites und hepatische Enzephalopathie.

Diagnostisches Vorgehen.
- Anamnese und körperliche Untersuchung,
- Farbduplex- und Pulsdopplersonographie (41.17) der V. portae (fehlender oder

DD der Pfortaderthrombose

Erkrankung	Bedeutung	Kommentar
Leberzirrhose	+++	Leberbiopsie
Budd-Chiari-Syndrom	++	Sonographie, Leberbiopsie
Bilharziose	(+)	Serologie

retrograder Fluss + Nachweis von Kollateralvenenkonvoluten („kavernöse Transformation"), ggf. auch Nachweis von Pankreatitis, Zirrhose und/oder Tumoren), ggf. alternativ Angio-CT, MR-Untersuchung oder auch direkte Venographie,
- obere Intestinoskopie zur Erkennung von Varizen,
- Blutbild (häufig Leuko- und Thrombozytopenie durch Hypersplenismus), Infektparameter (septische Pylephlebitis?), evtl. KM-Punktion und Diagnostik der beim Budd-Chiari-Syndrom genannten Koagulopathien.

Therapie. Generell gilt, dass eine Therapie der Pfortaderthrombose erst beim Eintritt von Komplikationen indiziert ist. Hierzu zählen die Therapie der Grunderkrankung und die adäquate endoskopische und medikamentöse (prophylaktische) Behandlung von Varizen in Ösophagus und Magen. Die Anlage eines TIPS ist bei distal gelegener, umschriebener Pfortaderthrombose teilweise möglich, bei der organisierten proximalen Thrombose oder kavernösen Transformation ist sie kontraindiziert. Die Datenlage zur Lysetherapie ist unzureichend. Aufgrund des Re-Thrombose-Risikos wird eine Antikoagulation (Heparin, überlappende Umstellung auf Marcumar) bei zugrunde liegender Thrombophilie nach adäquater Behandlung von Ösophagusvarizen empfohlen. Die Lebertransplantation ist generell nur bei offenem V.-portae-Konfluens möglich.

41.10 Tumorerkrankungen der Leber

41.10.1 Benigne Lebertumoren

Seltene gutartige Lebertumoren sind Gallengangsadenome, adenomatöse Hyperplasien, mesenchymale Hamartome und kindliche Hämangioendotheliome.

Leberadenom

Synonym: hepatozelluläres Adenom
engl.: liver adenoma

Definition. Leberadenome sind gutartige Geschwülste, die von Hepatozyten ausgehen.

Epidemiologie und Ätiopathogenese. Gutartige Leberzelladenome sind relativ selten und treten bei Frauen häufiger auf als bei Männern. Ihr Auftreten ist mit der langfristigen Einnahme oraler Kontrazeptiva assoziiert. Die maligne Entartung wird kontrovers diskutiert.

Symptomatik. In der Regel treten keine Symptome auf. Multiple oder große Adenome über 20 cm Durchmesser oder nah an der Leberkapsel lokalisierte Adenome können ein Druckgefühl im rechten Oberbauch oder Übelkeit auslösen. Bei Rupturen besteht die Gefahr der Blutung in die freie Bauchhöhle. Dann imponieren die Symptome eines akuten Abdomens.

Diagnostik (→ auch 🕮 41.13).
- Anamnese: junge Frauen, typischerweise nach Einnahme oraler Kontrazepativa,
- Sonographie: zumeist echoarme Läsion mit venösen Signalen,
- CT/MRT: hypo- bzw. (nach Einblutung) isodense Läsion mit früher, irregulärer KM-Anreicherung (DD: fokale noduläre Hyperplasie),
- α-Fetoprotein + Biopsie: Ausschluss eines Malignoms.

Vor allem bei großen Adenomen schließt eine gutartige Zytologie einen malignen Befund nicht aus.

Therapie. Die Einnahme oraler Kontrazeptiva sollte gestoppt werden, eine Resektion ist indiziert bei Symptomen, persistierender Größenzunahme nach Aussetzen der oralen

41.13 Differenzialdiagnose benigner Lebertumoren

	Hämangiom	Fokale noduläre Hyperplasie	Adenom	Zyste
Häufung bei Frauen	+	+	+	–
Entartungsrisiko	–	–	+	–
Assoziation mit oralen Kontrazeptiva	–	+	+	–
Sonographiebefund (Farbdoppler)	echoreich	echoarm (Gefäßstern)	echoarm	echofrei
CT-Befund	„Irisblende"	hypodens, Anreicherung	hypodens, Anreicherung	hypodens
α-Fetoprotein	normal	normal	normal	normal

Kontrazeptiva und falls ein hepatozelluläres Karzinom nicht sicher ausgeschlossen werden kann.

Hämangiom

Synonym: Blutschwamm
engl.: haemangioma

Definition. Gutartiger Gefäßtumor.

Epidemiologie. Hämangiome sind die häufigsten Lebertumoren überhaupt. Sie werden in der Regel bei der Sonographie als Zufallsbefund entdeckt. Die Häufigkeit bei Autopsien liegt zwischen 0,4–7,4 %. Frauen sind 6-mal häufiger betroffen als Männer. In 10 % der Fälle treten Hämangiome multipel auf.

Ätiopathogenese. Hämangiome sind oft als Fehlbildung angelegt, Wachstum tritt erst mit zunehmendem Alter, in der Schwangerschaft oder bei Einnahme von Östrogenen auf. Im Erwachsenenalter kommt es häufig zum Wachstumsstillstand über Jahre. Es besteht keine Entartungsgefahr.

Symptomatik. In der Regel bleiben die Hämangiome unbemerkt. Bei oberflächlicher Lage besteht Rupturgefahr.

Diagnostisches Vorgehen.
- Anamnese: gehäuft bei Frauen,
- (Kontrastmittel-)Sonographie (41.18): echoreiche Läsion, Binnenstruktur homo-

41.18 Hämangiom

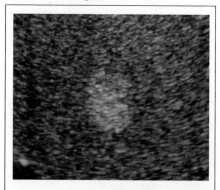

Die Sonographie zeigt eine gut abgrenzbare, echoreiche Raumforderung.

gen, selten irregulär, zentripetale KM-Anreicherung,
- ggf. CT (hypodense Läsion mit früher, zentripetaler KM-Anreicherung = „Irisblendenphänomen"), MRT oder Blutpool-Szintigraphie,
- Cave: keine Punktion!

Eine Biopsie ist wegen der Blutungsgefahr kontraindiziert.

Therapie. Hämangiome bedürfen keiner Therapie. Lediglich wachsende Hämangiome bedürfen der Resektion. Daher ist eine sonographische Kontrolle in ca. 6 Monaten nach Erstdiagnose erforderlich.

Fokale noduläre Hyperplasie (FNH)

engl.: focal nodular hyperplasia

Definition. Die fokale noduläre Hyperplasie ist eine primär benigne Erkrankung der Leber ohne Entartungstendenz.

Epidemiologie. Die Erkrankung tritt 4–5-mal häufiger bei Frauen als bei Männern auf. In 20 % der Fälle beginnt sie im Kindesalter.

Ätiopathogenese und Pathophysiologie. Die fokale noduläre Hyperplasie ist eine Proliferation von Hepatozyten und Gallengangskapillaren. Orale Kontrazeptiva können das Größenwachstum begünstigen. Maligne Entartung wurde nicht beobachtet.

Symptomatik. In 90 % der Fälle bestehen keine Symptome, gelegentlich können bei größeren Herden über 15 cm Durchmesser ein Druckgefühl im rechten Oberbauch und Appetitlosigkeit auftreten. Rupturgefahr besteht selten.

Diagnostisches Vorgehen.
- Anamnese: Frauen, 30.–50. Lebensjahr., orale Kontrazepativa?
- Sonographie: variable, echoarme Läsion, Nachweis einer zentralen Arterie im Power-Doppler bzw. in der KM-Sonographie,
- CT/MRT: hypo- bis isodense Läsion mit kurzer, massiver KM-Anreicherung und hypodenser Narbe,
- Schwefel-Kolloid-Szintigraphie: Speicherung,
- α-Fetoprotein und (selten) Biopsie zum Ausschluss eines Malignoms.

Differenzialdiagnose. → 🕆 41.13

Therapie. Absetzen oraler Kontrazeptiva reicht bei fehlenden Symptomen meist als Therapie aus, eine Resektion ist in der Regel nicht erforderlich.

41.10.2 Maligne Lebertumoren

Hepatozelluläres Karzinom (HCC)

Synonym: primäres Leberzellkarzinom
engl.: hepatozellular carcinoma

Definition. Das hepatozelluläre Karzinom (HCC) ist eine maligne Entartung der Hepatozyten. Es entsteht in der Regel auf dem Boden einer Leberzirrhose.

Epidemiologie. Das HCC gehört in Südostasien und Afrika mit einer Inzidenz von bis zu 30 Fällen/100000 Einwohner zu den häufigsten Malignomen. Dahingegen beträgt die Inzidenz in Europa und den USA etwa 5–10 Fälle/100000 Einwohner mit allerdings steigender Tendenz. Männer sind häufiger betroffen als Frauen. Das Haupterkrankungsalter liegt bei 50–60 Jahren.

Ätiopathogenese. Risikofaktoren für die Entstehung eines HCC sind die virale Hepatitis B und C und die Leberzirrhose unterschiedlicher Ätiologie, die mit einem 35–120-fach erhöhten HCC-Risiko einhergehen. Das HCC tritt ebenfalls häufig bei Hämochromatose und alkoholischer Leberzirrhose auf, während es bei Patienten mit PBC, Autoimmunhepatitis oder M. Wilson nur selten vorkommt. Überwiegend handelt es sich um Adenokarzinome, etwa 20 % sind fibrolamelläre HCCs.

Symptome. Uncharakteristische Beschwerden wie Gewichtsverlust, Druck im rechten Oberbauch, Appetitlosigkeit, Abgeschlagenheit und selten Fieber treten auf. Ebenso Symptome der Leberzirrhose und ihrer Dekompensation.

Diagnostisches Vorgehen.
- **Anamnese:** B-Symptomatik? Oberbauchschmerz? chronische Lebererkrankung bekannt? Allgemeinzustand?
- **α-Fetoprotein:** erhöht?
- **Sonographie** (41.19): Initial echoarm, mit zunehmender Größe und nach Einblutung zentral echovermehrt, im Farbdoppler hypervaskularisiert und evtl. mit Pfortaderinvasion (ggf. KM-Sonographie).
- **CT (nativ):** Hypodens, unregelmäßiger Rand,
- **CT (Kontrastmittel):** Rasche heterogene Anreicherung. Wichtig zur Erfassung der Tumorausdehnung (Fernmetastasierung?) und Gefäßinvasion des Tumors vor geplanter OP und zur Verlaufsbeobachtung nach interventioneller Therapie.
- **MRT (nativ):** T1 hypointens und T2 hyperintens,
- **MRT (KM):** Arterielle Anreicherung,
- **(Lipiodol-)Angiographie:** Hypervaskulär,
- **weitere Verfahren:** (Mini-)Laparoskopie, sonographisch gesteuerte Zytopunktion und Histologie.
- **Stadieneinteilung:** Sie erfolgt nach der TNM- bzw. UICC-Klassifikation (s. 41.14).
- **Screening bei Risikopatienten:** Halbjährliche Sonographie und AFP-Bestimmung werden empfohlen. Falls Herd > 1 cm oder AFP erhöht → Punktion. Falls Punktion positiv oder Herd > 2 cm mit typischer Bildgebung und AFP > 500 kU/l → Diagnose „hepatozelluläres Karzinom".

Differenzialdiagnose. Benigne Lebertumoren, → 41.13, S. 812

Therapie. In Abhängigkeit von *Allgemeinzustand*, *Leberrestfunktion*, *anatomischer Lage* und *Metastasierung* sollten heute selbst fortgeschrittene HCCs einer Behandlung zugeführt werden. Die Auswahl des Therapieverfahrens erfolgt individuell. Hierfür stehen zur Verfügung:
- *Leberresektion:* bei 1 Knoten < 5 cm und Leberfunktion Child A,
- *Lebertransplantation:* bei 1 Knoten < 5 cm oder 3 Knoten < 3 cm und fehlenden Kontraindikationen,

41.19 Sonographischer Aspekt eines hepatozellulären Karzinoms

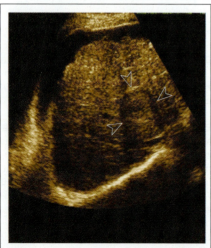

Die höckrige Leberoberfläche ist Ausdruck der bestehenden Zirrhose. Der dunkle Flüssigkeitssaum am oberen Bildrand entspricht Aszites. Im rechten Leberlappen demarkiert sich das hepatozelluläre Karzinom (Pfeile). Quelle: s. S. 1170

Tumorerkrankungen der Leber

T 41.14 Stadieneinteilung des hepatozellulären Karzinoms nach der TNM-/UICC-Klassifikation

TNM-Klassifikation	
T – Primärtumor	
T1	solitärer Tumor ohne Gefäßinvasion
T2	solitärer Tumor mit Gefäßinvasion oder multiple Tumoren, keiner mehr als 5 cm in größter Ausdehnung
T3	multiple Tumoren mehr als 5 cm in größter Ausdehnung oder Tumoren mit Befall eines größeren Astes der V. portae oder der Vv. hepaticae
T4	Tumor(en) mit direkter Invasion von Nachbarorganen, ausgenommen Gallenblase oder Tumor(en) mit Perforation des viszeralen Peritoneums
N – regionale Lymphknoten (Lk)	
N0	keine regionären Lk-Metastasen
N1	regionäre Lk-Metastasen
M – Fernmetastasen	
M0	keine Fernmetastasen
M1	Fernmetastasen
UICC-Stadiengruppierung	
Stadium I	T1, N0, M0
Stadium II	T2, N0, M0
Stadium IIIA	T3, N0, M0
Stadium IIIB	T4, N0, M0
Stadium IIIC	jedes T, N1, M0
Stadium IV	jedes T, jedes N, M1

- *PEI (Perkutane Alkoholinstillation):* bei 1 Knoten <5 cm oder 3 Knoten <3 cm und wenn LTx nicht möglich oder als Überbrückungsmaßnahme bis zur LTx,
- *Radiofrequenzablation:* multiple Herde bis 5 cm,
- *TACE* (transarterielle Chemoembolisation mit Doxorubicin und Lipiodol): Reservemethode bei multiplen großen Herden und Child A,
- *Octreotid:* bei multilokulärem HCC und eingeschränkter Leberfunktion.

Prognose. Die Lebenserwartung korreliert mit dem Tumorstadium, dem Grad der Leberinsuffizienz und den möglichen Therapieoptionen. Das mittlere Überleben behandelter Patienten beträgt bei UICC-Stadium I → 34, bei Stadium II → 25, bei Stadium III → 20 und bei Stadium IV → 14 Monate.
Nach LTx ist die 5-Jahres-Überlebensrate 75 %, nach interventioneller Therapie (PEI, TACE) bis zu 50 %.

Lebermetastasen

Epidemiologie. Die häufigsten malignen Lebertumoren in Mitteleuropa sind Lebermetastasen, vor allem von Kolorektal- und Pankreaskarzinomen (→ S. 756ff und S. 866ff).

Symptomatik. Nur bei großen Metastasen treten Druck und Schmerz im rechten Oberbauch auf, selten Ruptur.

Diagnostisches Vorgehen. Die Diagnose erfolgt sonographisch z.B. durch einen typischen Randsaum ("Halo"), die Bestätigung durch ultraschallgezielte Zytopunktion. Unterstützung der Diagnose und Bestimmung der Ausdehnung sowie Resektabilität durch Computertomographie oder MRT mit Kontrastmittelgabe, in neuerer Zeit auch Kernspintomographie (MRT).

Differenzialdiagnose. Alle primären Lebertumoren und Metastasen.

Therapie und Prognose. Im Falle des *metastasierten kolorektalen Karzinoms* stehen an therapeutischen Optionen zur Verfügung:
- primäre oder sekundäre Resektion der Metastase (nach systemischer Chemotherapie) in ausgewählten Fällen → 5-JÜR von etwa 25%,
- 5-Fluorouracil/Folinsäure + Irinotecan oder Oxaliplatin → medianes Überleben 14–20 Monate,
- 5-Fluorouracil/Folinsäure → medianes Überleben 6–14 Monate.

Cholangiozelluläres Karzinom (CCC)

Synonym: Gallengangskarzinom
engl.: cholangiocarcinoma

Definition. Vom Gallengangsepithel ausgehendes Adenokarzinom, wobei die desmoplastische *duktale* Form von der *intrahepatischen* Form abgegrenzt werden kann. Eine besondere Form ist die Manifestation im Bereich der Hepatikusgabel (Klatskin-Tumor).

Epidemiologie. In den USA beträgt die Inzidenz etwa 8/1000000 Einwohner. Ein Drittel der CCC wachsen als intrahepatische Raumforderung, zwei Drittel sind duktale CCC.

Ätiopathogenese und Pathophysiologie. Risikofaktoren des CCC sind:
- PSC (Lebenszeitrisiko 1,5%/Erkrankungsjahr, v.a. junge Männer mit cholangitischen Schüben betroffen),
- Caroli-Syndrom,
- angeborene Choledochuszysten,
- chronische Choledocholithiasis und
- außerhalb Europas Parasitosen wie *Clonorchis sinensis*.

Fraglich assoziiert sind Hepatitis C und biliodigestive Anastomosen. An der Entstehung des CCC sind dann proinflammatorische Zytokine, NO, als Wachstumsfaktoren wirkende Gallensäuren sowie K-*ras*- und *p53*-Mutationen beteiligt.

Symptomatik.
- Beim *intrahepatischen* CCC: Bauchschmerz, Anorexie, B-Symptomatik, abdominelle Raumforderung
- Beim *duktalen* CCC: Ikterus, entfärbter Stuhl, dunkler Urin, Pruritus, selten Cholangitis mit Fieber, Schüttelfrost und Bauchschmerz

Diagnostisches Vorgehen.
- Typische Anamnese (PSC mit rascher Cholestaseentwicklung) und o.g. Symptomatik,
- AP erhöht, evtl. Bilirubin erhöht, CA 19-9 >100 U/l ohne Zeichen der Cholangitis,
- (Doppler-) Sonographie: intrahepatische Raumforderung, (segmentale) Cholestase, reduzierter Fluss in der A. hepatica oder portalvenöse Striktur,
- CT/MRT: intrahepatische Raumforderung, Atrophie der betroffenen Lebersegmente,

41.20 ERCP bei Cholangiokarzinom

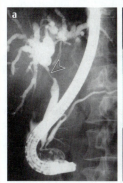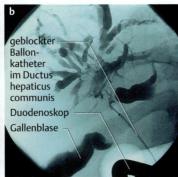

a Cholangiokarzinom mit hochgradiger Stenose im proximalen Ductus choledochus (Pfeil). Quelle: Schmiegel, → S. 1170.
b Klatskin-Tumor im Bereich der Hepatikusgabel mit Aufstau der intrahepatischen Gallenwege.

41.15 Stadieneinteilung des cholangiolären Karzinoms nach der TNM-/UICC-Klassifikation

TNM-Klassifikation

T – Primärtumor

T1a	Beschränkung auf Gallengangsmukosa
T1b	Invasion der L. muscularis
T2	Invasion des periduktalen Bindegewebes
T3	Gefäßinvasion

N – regionale Lymphknoten (Lk)

N0	keine regionären Lk-Metastasen
N1a	Lk-Metastasierung in Lig. hepatoduodenale, Leber, Gallenblase
N1b	Lk-Metastasierung in weiter entfernte Lk-Stationen

M – Fernmetastasen

M0	keine Fernmetastasen
M1	Fernmetastasen (Leber, Peritoneum)

UICC-Stadiengruppierung

Stadium I	T1, N0, M0
Stadium II	T2, N0, M0
Stadium III	T1/2, N1, M0
Stadium IVA	T3, jedes N, M0
Stadium IVB	jedes T, jedes N, M1

- MRCP (Magnetic Resonance Cholangiography): Cholestase,
- ERCP: Gallenwegsstenosen (s. 👁 **41.20**, Abgrenzung von entzündlichen PSC-Stenosen oftmals unmöglich),
- Bürstenzytologie: nur in 40–70% der Fälle positiv -- daher bei Risikopatienten regelmäßig wiederholen,
- intraduktaler Ultraschall und Cholangioskopie: zottige Wucherungen von Konkrementen abgrenzbar,
- PET mit [^{18}F]2-Deoxy-D-Glukose: Anreicherung,
- Staging (s. ⊤ **41.15**).

Therapie und Prognose. Die therapeutischen Möglichkeiten beim CCC sind aufgrund des häufig fortgeschrittenen Stadiums bei Erstdiagnose begrenzt. Zur Verfügung stehen:

Chirurgische Resektion. In kurativer Absicht: beim intrahepatischen CCC 3-JÜR von 50%, beim duktalen CCC 5-JÜR von 30%, beim CCC i.R. der PSC 5-JÜR <10%.

Lebertransplantation. Sie ist meist bei gesichertem CCC nicht indiziert (kombinierte Radiochemotherapie + LTx bei sehr frühem CCC als experimenteller Ansatz).

Weitere Optionen. Palliative Dilatation stenosierter Gallenwege und „Schienung" mittels Stent, evtl. auch als PTCD (perkutane transhepatische Cholangiodrainage); photodynamische Therapie oder 5-FU bzw. Gemcitabine in palliativer Absicht.

41.11 Nichtneoplastische Raumforderungen der Leber

41.11.1 Pyogene Leberabszesse

Definition. Eitrige Einschmelzung des Lebergewebes.

Epidemiologie. Pyogene Leberabszesse sind in gemäßigten Zonen bei gleicher Geschlechtsverteilung selten.

Ätiologie. Die Erregereinschwemmung geschieht über die Blutwege (Pfortader, A. hepatica), Lymphbahnen oder retrograd durch das Gallenwegssystem. Typische Erreger sind *Enterobacteriaceae, Bacteroides,* Enterokokken und seltener *Entamoeba histolytica* sowie (bei Hämochromatose) *Yersinia enterocolitica*.

Symptomatik. Fieber, Schüttelfrost, Druckgefühl im rechten Oberbauch und manchmal Gelbsucht.

Diagnostisches Vorgehen.

Klinische Untersuchung. Fieber, Schüttelfrost, Druckschmerz im rechten Oberbauch, gelegentlich Ikterus.

Sonographie. Echoarme Raumforderung mit unscharfer Begrenzung, die unter sonographischer Sichtkontrolle zur Keimidentifizierung (einschließlich Antibiogramm!) punktiert werden sollte.

Labor. Beschleunigte BKS, Leukozytose, Anämie, Leberenzymveränderungen, Amöbenserologie.

Röntgenaufnahme des Thorax. Oft rechtsseitiger Zwerchfellhochstand.

ERCP. Kann Anschluss an das Gallenwegssystem klären.

Computertomographie. Oft nur ergänzend erforderlich.

Therapie. Antibiotika zur "blinden" Anbehandlung Ceftriaxon (z.B. Rocephin) 1 × 2 g/d i.v. plus Metronidazol (z.B. Clont) 3 × 500 mg/d i.v. Im Anschluss an die sonographische Untersuchung kann bei großen Abszessen gezielt eine Drainage (ggf. Spüldrainage) gelegt werden.

Prognose/Verlauf. Bei verschleppter Diagnose ist eine Letalität von bis zu 80% zu verzeichnen, nach Einführung der Computerto-

DD pyogener Leberabszesse

Erkrankung	Bedeutung	Kommentar
Cholezystitis	+++	Sonographie, Murphy-Zeichen
sekundär infizierte nekrotische Lebermetastasen (vor allem beim Pankreaskarzinom)	+	Sonographie, Zytopunktion der Raumforderung
Amöbenabszess	+	Serologie, Stuhlprobe, Erregernachweis
Echinokokkuszysten	+	Serologie

mographie und der Sonographie liegt sie heute zwischen 10 und 40 %.

41.11.2 Echinokokkose der Leber

Synonyme: Echinococcus cysticus: E. unilocularis, E. granulosus, Hundebandwurm; *E. multilocularis:* E. alveolaris, Fuchsbandwurm *engl.:* echinococcus cyst

☣→RKI Der Erregernachweis (Labormeldepflicht) ist an das Robert-Koch-Institut zu melden!

Definition. Parasitäre Infektion mit *Echinococcus cysticus* (Hundebandwurm) oder *Echinococcus multilocularis* (Fuchsbandwurm). Die Echinokokkuszyste stellt einen Befall der Leber mit E. cysticus dar.

Epidemiologie. *Echinococcus cysticus* ist weltweit verbreitet, *E. multilocularis* trifft man in der nördlichen Hemisphäre, in bestimmten Gebieten auch endemisch an (u. a. Süddeutschland, Schweiz, Österreich!), → 🌡 41.16.

Ätiopathogenese und Pathophysiologie → auch **41.16**. Der Mensch infiziert sich durch Aufnahme von Echinokokkuseiern. Die Eier reifen im menschlichen Darm zu Onkosphären. Diese dringen über Darmgefäße in die Pfortader der Leber ein. Erst wenn der Leberfilter überwunden wird, ist eine Ansammlung in anderen Organen wie der Lunge möglich. Onkosphären in Organen können dreiwändige Zysten bilden, welche ebenso wie die Larven (Skolizes) sonographisch erkennbar sind. *E. cysticus* führt zu zystischen Leberveränderungen, für die Kapseln und Septen durch intrazystale Hydatiden typisch sind. *E. multilocularis* bildet diffuse (infiltrative) Raumforderungen innerhalb der Leber oder anderer Organe.

Symptome. Die Symptomatik ist abhängig vom Organbefall. Uncharakteristische Beschwerden wie dumpfes Druckgefühl im Oberbauch, Ikterus, Schüttelfrost und Fieber treten vor allem bei Anschluss an das Gallengangsystem auf. Bei einer Ruptur der Zysten kann es zu allergischen Reaktionen bis hin zum anaphylaktischen Schock kommen.

Diagnostisches Vorgehen.

Klinische Untersuchung. Oftmals Hepatomegalie mit höckriger Leberoberfläche.

Sonographie (👁 **41.21**). Abbildung eines isolierten (E. cysticus) oder multipel-infiltrativ wachsenden (E. multilocularis) flüssigkeitsgefüllten Hohlraums.

Computertomographie. Alternativ oder als Ergänzung zur Sonographie.

Labor. In 10 % der Fälle Nachweis einer Eosinophilie, in 80 % Hypergammaglobulinämie,

41.16 Echinokokkose

Parasit	Echinococcus cysticus (Hundebandwurm)	Echinococcus multilocularis (Fuchsbandwurm)
Epidemiologie	weltweit, besonders Südamerika, Ost- und Nordafrika	gemäßigte Regionen der Nordhemisphäre, Mitteleuropa, Süddeutschland, China, Japan, Alaska, Kanada, GUS
Endwirt	Hund	Fuchs
Übertragung	Mensch als Zwischenwirt der Larvenstadien; orale Aufnahme von Eiern	
	aus dem kotverschmutzten Fell und Staub	durch Verzehr von Waldbeeren
natürlicher Zyklus	Hund → Schaf → Hund (Schlachtabfälle)	Fuchs → Nagetier → Fuchs
Ätiopathogenese, Pathophysiologie	meist in Leber, seltener in Lunge oder anderen Organen abgekapselte, isolierte Zysten	primär fast ausschließlich in der Leber, infiltrativ wachsende Zysten, Ausbreitung gelegentlich per continuitatem oder durch hämatogene oder lymphogene Streuung
Symptomatik	raumfordernder Prozess, abhängig von der Organlokalisation; bei Zystenruptur: Gefahr der allergischen Reaktion bis hin zum anaphylaktischen Schock	
Diagnostik	Sonographie, Serologie (ELISA, IFT), CT, Ratiologie. Diagnostische Punktionen sind aufgrund der Gefahr der anaphylaktischen Reaktion kontraindiziert	
Differenzialdiagnose	andere raumfordernde Prozesse	

modifiziert nach Prof. Diesfeld

bei 50 % Nachweis von erhöhtem Gesamt-IgG oder spezifischen IgG-Antikörpern gegen Echinokokken, wobei Kreuzreaktionen zwischen E. multilocularis und E. cysticus beobachtet werden.

Cave: peritoneale Aussaat bei diagnostischen Punktionen!

Therapie. Die Behandlung der zystischen/alveolären Echinokokkose erfolgt typischerweise mit Albendazol. Bei E. cysticus kann die Zyste chirurgisch exzidiert werden. Eine Lebertransplantation ist selten erforderlich. Eine weitere Therapieoption scheint die Zystenpunktion mit Injektion von Ethanol oder hypertoner NaCl-Lösung zu sein.

41.21 Echinokokkose der Leber

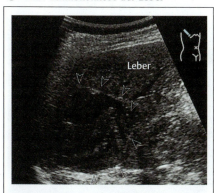

In der Sonographie sind Zystenwand (Pfeile) und -inhalt deutlich zu erkennen.

41.11.3 Leberzysten

→ auch "Nierenzysten", S. 232.
engl.: hepatic cysts

Definition. Leberzysten sind meist einzelne, gelegentlich auch mehrere isolierte, flüssigkeitsgefüllte Hohlräume der Leber.

Epidemiologie. Isolierte Leberzysten sind sehr häufig als Zufallsbefund bei einer sonographischen Untersuchung nachweisbar. Die Prävalenz liegt um 5%.

Ätiopathogenese und Pathophysiologie. Wahrscheinlich entstehen die Zysten aus einer angeborenen Missbildung.

Symptomatik. In der Regel keine.

Diagnostik. Oft ist die Sonographie allein ausreichend, bei Zweifeln erfolgt der Ausschluss einer Echinokokkuszyste serologisch.

Therapie. In der Regel keine. Bei großen symptomatischen Zysten perkutane Sklerosierungstherapie. In Einzelfällen kommt eine chirurgische Resektion infrage.

41.11.4 Zystenleber

→ auch "Zystennieren", S. 231f.
Synonym: Hepar cysticum congenitum
engl.: Adult polycystic liver disease (APLD)

Definition. Die polyzystische Lebererkrankung wird autosomal-dominant vererbt und tritt bei 0,6 % der Bevölkerung auf. Bei etwa 50 % dieser Patienten manifestiert sich auch eine polyzystische Nierenerkrankung (APKD). Zudem können Zysten in Pankreas und Darm auftreten.

Ätiopathogenese und Pathophysiologie. Für die autosomal-dominant vererbte APLD + APKD sind Mutationen in den PKD-1- und PKD-2-Genen auf Chromosom 16 und 4 beschrieben.

Symptomatik. In der Regel klagen die Patienten über Druckgefühl und Schmerzen im rechten Oberbauch, die das ganze Abdomen durchsetzen können. Es kommt mit zunehmender Größe des Organs (41.22) wegen unzureichender Nahrungsaufnahme durch mechanische Behinderung zu Gewichtsabnahme und Kachexie. Die Leberfunktion selbst bleibt oft lange erhalten. Bei Nierenbeteiligung kommt es zudem zu arterieller Hypertonie, Hämaturie, Flankenschmerz und Harnwegsinfekten.

Diagnostisches Vorgehen. Eine Ultraschalluntersuchung ist oft allein ausreichend, vor allem bei familiärem Vorliegen.

Therapie. Bei größeren Zysten kann eine perkutane Sklerosierungstherapie Linderung bringen. Eine Lebertransplantation ist indiziert, wenn wegen der Größe und Schwere des Organs Ernährungsprobleme bis hin zur Kachexie auftreten.

◉ 41.22 Zystenleber

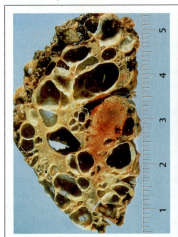
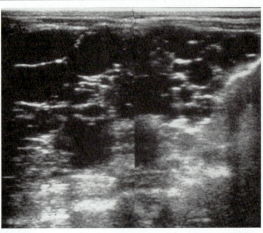

DD der Zystenleber

Erkrankung	Bedeutung	Kommentar
Echinokokkose und	++	serologische Untersuchung, falls der
Amöbenbefall der Leber	+	sonographische Befund nicht eindeutig ist

41.12 Schwangerschaftsspezifische Lebererkrankungen

Zu den schwangerschaftsspezifischen Erkrankungen werden die intrahepatische Schwangerschaftscholestase, die akute Schwangerschaftsfettleber und die Lebermanifestation einer Schwangerschaftstoxikose gerechnet. Unabhängig hiervon können alle anderen Lebererkrankungen in der Schwangerschaft auftreten, wie z. B. akute oder chronische Virushepatitis sowie primärbiliäre Zirrhose. Für einige Erkrankungen prädisponiert die Schwangerschaft, wie z. B. das Budd-Chiari-Syndrom. Zu den physiologischen Veränderungen in der Schwangerschaft → Lehrbücher der Gynäkologie und Geburtshilfe.

41.12.1 Akute Schwangerschaftsfettleber

engl.: fatty liver of pregnancy

Definition. Die akute Schwangerschaftsfettleber ist eine mit der Schwangerschaft spezifisch assoziierte mikrovesikuläre Verfettung unter Betonung des Läppchenzentrums.

Epidemiologie. Die Erkrankung tritt in den USA mit einer Prävalenz von 1 : 14000 Schwangerschaften auf und zeigt eine erhöhte Inzidenz bei Mehrlingsschwangerschaften und männlichen Feten. Der Manifestationsgipfel liegt zwischen der 30. und 40. Schwangerschaftswoche.

DD der akuten Schwangerschaftsleber

Erkrankung	Bedeutung	Kommentar
fulminante Virushepatitis	+++	Serologie: HBsAg, anti-HBc, anti-HCV, anti-HAV IgM
andere schwangerschaftsspezifische Lebererkrankungen	++	
toxischer Leberschaden	+	Anamnese, Auslassversuch, Biopsie
Gallensteinleiden	(+)	Ultraschalluntersuchung

Ätiologie. Die akute Schwangerschaftsfettleber gehört wahrscheinlich zur Gruppe der mitochondrialen Zytopathien. Genetisch bedingte Enzymdefekte führen dabei entweder zur inadäquaten Fettsäureoxidation oder zum sekundären Carnithinmangel.

Symptomatik. Unspezifische Allgemeinsymptome wie Oberbauchbeschwerden, Appetitlosigkeit, Übelkeit, Erbrechen und zunehmender Ikterus.

Diagnostisches Vorgehen. Wie bei anderen mitochondrialen Störungen kommt es neben den o.g. Symptomen zu Hypoglykämie, Laktatazidose und mikrovesikulärer Leberverfettung.

Therapie. Die einzige kurative Maßnahme ist die sofortige Entbindung. Es besteht kein erhöhtes Wiederholungsrisiko bei erneuter Schwangerschaft.

Prognose und Komplikationen. Die Prognose der Erkrankung ist ernst mit einer Letalität zwischen 8 und 33 % für die Mutter bzw. zwischen 14 und 66 % für das Kind.

41.12.2 Intrahepatische Schwangerschaftscholestase

Synonym: rezidivierender idiopathischer Schwangerschaftsikterus
engl.: recurrent idiopathic jaundice of pregnancy

Definition. Die rezidivierende intrahepatische Schwangerschaftscholestase ist eine mit der Schwangerschaft spezifisch assoziierte Cholestase, die obligat mit Pruritus im 3. Trimenon assoziiert ist. 2–4 Wochen nach dem Auftritt des Juckreizes manifestiert sich der Ikterus.

Epidemiologie. Die Erkrankung tritt bei 0,5–1 % aller Schwangerschaften auf.

Ätiologie. Die Ursache der Erkrankung scheint in der Hemmung der gallensäureunabhängigen kanalikulären Gallensekretion zu liegen.

Symptomatik. Das erste, gleichzeitig obligate und kontinuierliche Symptom ist der Pruritus, ohne Beeinträchtigung des Allgemeinbefindens.

Diagnostisches Vorgehen.

Anamnese. Familiäre Häufung, Juckreiz, Ikterus?

Labor. Konjugiertes Bilirubin selten über 5 mg/dl, Transaminasen gering erhöht, Erhöhung der alkalischen Phosphatase bei normwertiger γGT.

Leberbiopsie. Sie ist bei dem charakteristischen Ablauf der Symptome und den genannten Befunden selten erforderlich.

Differenzialdiagnose. → „DD der akuten Schwangerschaftsfettleber".

Therapie.
- Cholestyramin 3 × 4 g/d,
- Ursodeoxycholsäure 14 mg/kg/d,
- Substitution von Vitamin K.

Prognose. Die mütterliche Prognose ist gut, die kindliche Prognose beinhaltet ein um 20 % erhöhtes Frühgeburtsrisiko und eine 10 %ige perinatale Mortalität, daher: Risikoschwangerschaft.

41.12.3 Leberbeteiligung bei Gestationshypertension

Synonym: (Prä-)Eklampsie, EPH-Gestose (früher)
engl.: hypertension related liver disease of pregnancy

Definition. Der Begriff der Gestationshypertension beinhaltet eine Gruppe von schwangerschaftsassoziierten Erkrankungen, deren gemeinsames Merkmal die arterielle Hypertonie ist. Bei der *Präklampsie* (10 % aller Schwangerschaften) findet man zusätzlich Proteinurie und Ödeme. Bei der *Eklampsie* treten Konvulsionen oder Koma hinzu. Beim *HELLP-Syndrom* findet man erhöhte Aminotransferasen, Thrombozytopenie und Hämolyse. Eine weitere Manifestationsform ist der Leberinfarkt (s. auch „Spätgestose").

Ätiopathogenese. Nach heutiger Auffassung kommt es als Folge der hypertensiven Entgleisung zu Vasokonstriktion, Endothelschädigung, Thrombozytenaggregation und ggf. zur hepatischen Ischämie.

Symptomatik. Oberbauchschmerz, Erbrechen, Ikterus sowie die o.g. Symptome der (Prä-)Eklampsie und ggf. des HELLP-Syndroms.

Diagnostisches Vorgehen. Die Erhöhung der Aminotransferasen korreliert mit dem Grad der arteriellen Hypertonie. Sonographisch erkennt man ggf. einen hepatischen Infarkt mit Hämatombildung.

Differenzialdiagnose. → "Akute Schwangerschaftsfettleber", S. 822f.

Therapie.
- Therapie der Eklampsie,
- frühzeitige Geburt anstreben, ggf. Sectio caesarea,
- Schwangerschaftsabbruch erwägen,
- Lebertransplantation bei massiver hepatischer Infarzierung oder Ruptur.

Prognose. Kindliche Letalität 30–60 %. Mütterliche Letalität 3–60 % je nach Art der Manifestation.

41.13 Akutes Leberversagen

engl.: acute liver failure (ALF)

Definition. Das akute Leberversagen ist definiert als akute Entwicklung einer schweren Leberfunktionsstörung mit hepatischer Enzephalopathie und Ausschluss einer vorbestehenden Lebererkrankung. Je nach Verlauf der Symptome unterscheidet man das hyperakute (Symptombeginn innerhalb von 7 Tagen), das akute (8–28 Tage) und das subakute (> 28 Tage) Leberversagen. Abzugrenzen ist das häufigere „akut-auf-chronische Leberversagen" bei Exazerbation einer vorbestehenden Lebererkrankung.

41.17 Ursachen des akuten Leberversagens

Einteilung	Ursachen
viral	Hepatitis A, B, D, E, CMV, EBV, HSV, VZV, HHV-6, Parvovirus B19, Adenoviren, Paramyxoviren, hämorrhagische Fieber, unbekannte hepatotrope Viren
Stoffwechselerkrankungen	Morbus Wilson, nicht-alkaholische Steatohepatitis
toxisch-idiosynkratisch	Paracetamol (> 10 g), Ecstasy, Knollenblätterpilztoxin, Ethanol + Paracetamol, Amoxicillin + Clavulansäure, Halothan, Kumarine, Phenytoin, Carbamazepin, antiretrovirale Therapeutika, Glitazone, Kava-Kava, u.a.
vaskulär	Budd-Chiari-Syndrom, Venenverschlusskrankheit (VOD)
Diverses	akute Schwangerschaftsfettleber, Autoimmunhepatitis, Leukämie, Sepsis, Schockleber, *kryptogen*

Epidemiologie. Das akute Leberversagen ist eine relativ seltene Erkrankung jeden Alters. Die jährliche Inzidenz dürfte in Deutschland bei etwa 3 Erkrankungen pro 1 Mio. Einwohner liegen.

Ätiopathogenese und Pathophysiologie. Die Ätiologie des akuten Leberversagens ist vielgestaltig (s. 41.17). Zu den häufigeren Ursachen zählen in Deutschland die akute virale Hepatitis B und Intoxikationen z.B. mit Paracetamol oder dem Amanitatoxin. In mindestens 20% der Fälle bleibt die Ursache unklar (idiosynkratische Reaktionen? unbekannte hepatotrope Viren?). Vermittelt durch immunologische Mechanismen oder direkt toxische Schädigung kommt es durch den Untergang von Hepatozyten zu den u.g. Symptomen der Leberinsuffizienz. Die häufigste Todesursache ist das vermutlich durch Schwellung der Astroglia ausgelöste Hirnödem mit fatalem Hirndruckanstieg.

Symptomatik. Das akute Leberversagen beginnt meist mit unspezifischen Symptomen wie Unwohlsein, Schwäche, Übelkeit und Völlegefühl, die begleitet werden von Zeichen der Leberinsuffizienz wie Ikterus, Müdigkeit und Desorientiertheit bis hin zum Koma i.S. der hepatischen Enzephalopathie, Blutungen (subkonjunktival, dermal und mukosal), Zeichen der Sepsis oder neurologischen Herdzeichen bei zunehmendem Hirndruck.

Diagnostik.
- Anamnese: Risikofaktoren für akute virale Hepatitis? Intoxikation mit Medikamenten oder pflanzlichen Hepatotoxinen (Amanitatoxin, o.a.)? Schwangerschaft?
- Typische Symptomatik mit Zeichen der hepatischen Enzephalopathie,
- Nachweis der Leberfunktionsstörung: INR $\geq 1{,}5$, Faktor V erniedrigt, Bilirubin erhöht, α-Fetoprotein evtl. erhöht, Abfall von Albumin und CHE erst mit zeitlicher Verzögerung,
- Differenzial-Blutbild (Leukämie?),
- Toxikologie (Paracetamol? Amanitatoxin?),
- Hepatitis-Serologie (HBsAg, anti-HAV-IgM, HCV-RNA, anti-HEV-IgM bzw. Serologie der Herpesviren),

- (Doppler-)Sonographie: Budd-Chiari-Syndrom?
- Augenärztliche Untersuchung bzw. Leberpunktion: Morbus Wilson?
- Neurologische Untersuchung: Enzephalopathiegrad? Hirndruckzeichen?
- Evtl. kranielle CT und invasive Hirndruckmessung.

Therapie.
- Stets frühzeitige Verlegung in ein Transplantationszentrum,
- Paracetamolintoxikation: N-Acetylcystein (wahrscheinlich immer günstig),
- Knollenblätterpilzintoxikation: Silibinin, Penicillin G, ggf. Plasmapherese,
- Hepatitis B: frühzeitige Lamivudintherapie wird gerade geprüft,
- im Falle von Blutungen: Fresh Frozen Plasma, Antithrombin,
- parenterale Ernährung mit Glukosesubstitution,
- ggf. Katecholamintherapie zum Erhalt eines ausreichenden kraniellen Perfusionsdrucks, ggf. Mannitol,
- wahrscheinlich sinnvoll: prophylaktisch Antibiotika und Antimykotika,
- ggf. Nierenersatztherapie,
- extrakorporale Leberunterstützungsverfahren bislang ohne gesicherten Nutzen,
- einzige kurative Therapie ist die Lebertransplantation (5-JÜR 60 %).

Prognose. Die Prognose des ALF ist zunächst abhängig von der Ätiologie (s. 41.18). Generell gilt, dass die Prognose umso besser ist, je kürzer das zeitliche Intervall zwischen Beginn des Ikterus und Beginn der Enzephalopathie ist. Die *King's College Kriterien* erleichtern die Einschätzung der Prognose und damit der Dringlichkeit einer Lebertransplantation. Sie berücksichtigen die Parameter pH, Quick, Ätiologie des akuten L., Alter, Ikterus, Enzephalopathie und Bilirubin und unterscheiden das Paracetamol-induzierte ALF von anderen Ursachen.

41.14 Leberzirrhose und ihre Komplikationen

41.14.1 Leberzirrhose

engl.: liver cirrhosis

Definition. Als Leberzirrhose bezeichnet man die fortgeschrittene Zerstörung der Leberarchitektur mit Ausbildung von Regeneratknoten und Bindegewebssepten sowie der Entwicklung intra- und extrahepatischer portokavaler Shunts. Die Leberzirrhose ist die gemeinsame Endstrecke unterschiedlichster Lebererkrankungen und stellt eine Präkanzerose dar.

Epidemiologie und Ätiopathogenese. → auch 41.19. Die Leberzirrhose stellte im

41.18 Transplantatfreies Überleben beim akuten Leberversagen in Abhängigkeit von der Ätiologie

Ursachen	Anteil der überlebenden Patienten ohne Transplantation
Paracetamolintoxikation	70 %
Hepatitis A	65 %
schwangerschaftsassoziierte Hepatopathie	50 %
akute Hepatitis B	25 %
Budd-Chiari-Syndrom	20 %
unklares akutes Leberversagen	18 %

41.19 Ursachen der Leberzirrhose

Ursachen		Anteil in Westeuropa
viral	Hepatitis B, Hepatitis C, Hepatitis D	ca. 40 %
toxisch	Alkohol (→ S. 806 f.)	ca. 50 %
autoimmun	Autoimmunhepatitis, primär biliäre Zirrhose, sekundär sklerosierende Cholangitis	bis zu 15 pro 100 000 Einwohner
bakteriell entzündlich	sekundär biliäre Zirrhose	selten
metabolisch*	Hämochromatose, Morbus Wilson, α_1-Antitrypsin-Mangelsyndrom	bis zu 100 pro 100 000 Einwohner
	nicht-alkoholische Steatohepatitis (NASH)	bis zu 3 % der Bevölkerung
vaskulär	chronische Herzinsuffizienz, chronisches Budd-Chiari-Syndrom	selten

* Dies sind die genetisch bedingten, metabolischen Lebererkrankungen im Erwachsenenalter. Zahlreiche genetisch bedingte Lebererkrankungen führen zur Lebertransplantation bereits im Kindesalter. Diese sind hier nicht aufgeführt.

Jahr 2000 in den USA mit über 25 000 Todesfällen die zwölfthäufigste Todesursache dar. Hier und in Europa geht sie meist auf Alkoholismus oder virale Hepatitiden zurück. In vielen Fällen dürfte auch die nicht-alkoholische Steatohepatitis (NASH) im Sinne eines multifaktoriellen Geschehens an der Entstehung einer Leberzirrhose beteiligt sein. Trotz intensiver Diagnostik bleibt die Ursache in etwa 10 % der Fälle unklar („kryptogene Leberzirrhose"). Zusammengefasst führt die chronische Inflammation zur Ausbildung

41.20 Subjektive Beschwerden und Untersuchungsbefunde bei Leberzirrhose (nach Bahr, 1999)

Symptom	Häufigkeit in %
Abgeschlagenheit, Leistungsknick	60 – 80
Dyspepsie, Meteorismus	50 – 70
Splenomegalie	50 – 75
Müdigkeit, Schlafstörungen, Reizbarkeit	50
Libidoverlust	25 – 70
Anorexie, Gewichtsverlust	30 – 40
Blutungsneigung	10 – 20
Ikterus, Juckreiz, Aszites, Ödeme	Spätzeichen

von Regeneratknoten und Bindegewebssepten mit Zerstörung der Läppchenstruktur. Dies bedingt einen fortschreitenden Leberfunktionsverlust (S. 830f), eine zunehmende portale Hypertension (S. 830ff) und ein erhöhtes Risiko eines hepatozellulären Karzinoms (S. 813ff).

Symptomatik. Einen Überblick über die häufig unspezifische Symptomatik gibt 🕮 41.20.

Diagnostisches Vorgehen. (s. auch Anamnese, klinische Zeichen und Untersuchungsverfahren bei Lebererkrankungen)

Klinische Untersuchung.
- *Leberhautzeichen:* Spider Naevi, Caput medusae, Dollar- oder Geldscheinhaut (dünne Haut mit Verlust des subkutanen Fettgewebes, starker Fältelung und feinen Teleangiektasien), Bauchglatze, Palmarerythem, Gynäkomastie, Kratzspuren (Pruritus bei Cholestase), Xanthelasmen (primär biliäre Zirrhose), Braunverfärbung der Haut (Hämochromatose, primär biliäre Zirrhose), Purpura (Hepatitis C, selten Hepatitis B), Dupuytren-Kontraktur (Alkoholzirrhose)
- beim *Palpationsbefund* erscheint die Leber initial (insbesondere bei Alkoholabusus) vergrößert; im weiteren Verlauf kann es zur Schrumpfung der Leber kommen. Die Regenerationsknoten sind als höckrige Oberfläche tastbar (◉ **41.23**). Eine Splenomegalie ist meist Ausdruck einer portalen Hypertension.

Labor. Hier sind die oben unter „Untersuchungsverfahren bei Lebererkrankungen" angegebenen Laboruntersuchungen durchzuführen. Nach Bestimmung der Lebersynthese- und -entgiftungsfunktion erfolgt die Berechnung des prognostisch und therapeutisch bedeutsamen **Child-Pugh-Scores** (s. 🕮 **41.21**). Ein erhöhter Ammoniakspiegel ist Ausdruck einer reduzierten Entgiftungsfunktion mit portokavalen Shunts und geht nicht selten mit einer hepatischen Enzephalopathie einher.

◉ **41.23 Leberzirrhose**

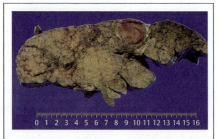

Pathologisch-anatomisches Bild einer Leberzirrhose mit einem hepatozellulären Karzinom nach perkutaner Ethanolinjektion.

Weiterführende Diagnostik.
Sonographie (evtl. Kontrastmittel-Sonographie, Duplexsonographie, Doppler, Tissue Harmonic Imaging):
- Nachweis und Einordnung umschriebener Leberparenchymveränderungen (hepatozelluläres oder cholangiozelluläres Karzinom?)
- Beurteilung der hepatischen Gefäße (typischerweise Rarefizierung und ungeradliniger Verlauf der Lebervenen, Budd-Chiari-Syndrom?, Pfortaderthrombose?)
- Nachweis von Leberumbauzeichen (höckrige Oberfläche)
- Erkennung von Folgen der portalen Hypertension (z. B. portosystemische Kollateralen, Splenomegalie [DD hämatologische Erkrankungen], Aszites)

Computertomographie (evtl. Spiral-CT, Angio-CT):
- Indikation bei unklarem Sonographiebefund, Staging bei Tumoren, zur Beurteilung der Ausdehnung einer Pfortaderthrombose vor Lebertransplantation

Ösophagogastroskopie:
- Beurteilung von Ösophagus- und Magenfundusvarizen und der portalen Gastropathie

T 41.21 Child-Pugh-Klassifikation der Leberzirrhose

Parameter	Punkte 1	2	3
Aszites	keiner	wenig	moderat
Enzephalopathie (Stadien → S. 838)	keine	I–II	III–IV
Serum-Bilirubin in mg/dl (µmol/l)	<2 (36)	2–3 (36–54)	>3 (54)
bei primär biliärer Zirrhose	<4 (72)	4–10 (72–180)	>10 (180)
Quick (%)	>70	40–70	<40
Albumin im Serum (g/dl)	>3,5	2,8–3,5	<2,8

Auswertung:
 ≤ 6 Punkte: Stadium A
 7–9 Punkte: Stadium B
 10–15 Punkte: Stadium C

Leberbiopsie (s. auch ◆ 41.8, porto-portale Brückenfibrose als Vorstadium einer Leberzirrhose):
- Sicherung der Leberzirrhose (bei Aszites kontraindiziert wegen deutlich erhöhtem Blutungsrisiko!)
- Beurteilung der entzündlichen Aktivität und Abklärung metabolischer Erkrankungen (Hämochromatose?)
- als ultraschallgesteuerte Punktion zur Abklärung hepatischer Raumforderungen

Therapie. Ist es trotz prophylaktischer und therapeutischer Maßnahmen (Meidung von Alkohol und Medikamenten, Impfung gegen Hepatitis B, antivirale Therapie, u. a.) zur Leberzirrhose gekommen, so steht zunächst die Therapie der Komplikationen Aszites, Ösophagusvarizen, hepatorenales Syndrom, spontan bakterielle Peritonitis, hepatische Enzephalopathie und hepatozelluläres Karzinom im Vordergrund (s. u.). Auf eine ausreichende Kalorienzufuhr ist zu achten. Ab Stadium Child B sollte eine Vorstellung in einem hepatologischen Zentrum hinsichtlich einer Lebertransplantation erfolgen, wenn der Patient hierfür geeignet erscheint (Alter? Alkoholabstinenz? s. „Lebertransplantation").

Prognose. Die o.g. Komplikationen bestimmen das Überleben des Patienten. Seit langem wird der Child-Pugh- und in letzter Zeit auch der MELD-Score zur Beurteilung der Überlebenswahrscheinlichkeit eingesetzt (s. T 41.22).

T 41.22 Überleben bei chronischer Lebererkrankung in Abhängigkeit vom Child-Stadium (nach Christensen, 1984)

Child-Stadium	nach 1 Jahr (%)	nach 5 Jahren (%)	nach 10 Jahren (%)
A	84	44	27
B	62	20	10
C	42	21	0

41.14.2 Komplikationen der Leberzirrhose

Leberzellinsuffizienz

Störungen des Aminosäurenstoffwechsels (→ auch „Hepatische Enzephalopathie", S. 838ff). Bei der Leberzirrhose sind im peripheren Blut aromatische Aminosäuren (z. B. Tyrosin) erhöht und verzweigtkettige (z. B. Valin, Leucin) erniedrigt. Die Ursache für diese Veränderungen sind multifaktoriell (Enzymverschiebungen, Ernährung u. a.) und noch nicht abschließend geklärt. Die Bedeutung dieser Verschiebungen liegt in der Begünstigung der Entstehung einer hepatischen Enzephalopathie.

Störungen des Eiweißstoffwechsels. Da die Leber der wichtigste Eiweißproduzent ist, kommt es bei der fortgeschrittenen Leberzirrhose zur herabgesetzten Proteinsynthese. Die Folge ist eine Abnahme der Gerinnungsfaktoren mit erhöhter Blutungsneigung (Quick-Test und Konzentration der Gerinnungsfaktoren erniedrigt). Die Beeinträchtigung des Eiweißstoffwechsels äußert sich auch in der Entstehung von Ödemen und Aszites (Cholinesterase und Albumin im Serum erniedrigt), wenngleich hier verschiedene pathophysiologische Faktoren eine Rolle spielen. Therapeutisch wird zur Besserung der Blutungsneigung Vitamin K substituiert, alternativ Fresh Frozen Plasma (FFP).

Störungen des Kohlenhydratstoffwechsels. Die im Rahmen der Leberzirrhose nicht selten zu beobachtende diabetische Stoffwechsellage ist gekennzeichnet durch verminderte hepatische Insulinmetabolisierung, Hyperinsulinämie und Down-Regulation des Insulinrezeptors. Dies kann verstärkt werden durch die pankreatische Siderose bei Hämochromatose oder eine chronische Pankreatitis bei andauerndem Alkoholabusus. Erst im Endstadium beobachtet man Hypoglykämien bei unzureichender Glukoneogenese auf dem Boden einer Kachexie.

Störungen des Gallensäurestoffwechsels. Die Gallensäurekonzentration im peripheren Blut ist durch eine geringere Aufnahme in der Leber bei portosystemischen Shunts und verringerter Leberzellmasse erhöht. Dennoch ist der Gallensäure-Pool aufgrund der verminderten Cholsäureproduktion erniedrigt.

Störungen des Knochenstoffwechsels (→ „Nichteitrige Cholangitiden", S. 796ff). Durch eine verminderte Resorption fettlöslicher Vitamine (Vitamin D) wird eine Osteoporose begünstigt.

Portale Hypertension (Pfortaderhochdruck)

Synonym: Pfortaderhochdruck
engl.: portal hypertension

Definition. Der Druck der Pfortader beträgt normalerweise 3–6 mmHg. Ab einer Erhöhung auf 12 mmHg und mehr spricht man von portaler Hypertension.

Ätiopathogenese und Pathophysiologie. → auch 41.23 und 41.24. Verschiedene Ursachen können der portalen Hypertension zugrunde liegen: ein Beispiel für eine prähepatische Läsion ist die Pfortaderthrombose, ein Beispiel für eine posthepatische Läsion stellt das Budd-Chiari-Syndrom dar. Wie bei der Bilharziose und der Lebervenenverschlusserkrankung besteht bei der häufig vorkommenden Leberzirrhose eine intrahepatisch bedingte *portale Widerstandserhöhung*. Sie führt zur Ausbildung von *portosystemischen Kollateralgefäßen* und *Shunting* von Blut in die systemische Zirkulation. Die lokale Produktion von Vasodilatatoren (hauptsächlich Stickstoffmonoxid, NO) bewirkt dann eine *splanchnische arterielle Vasodilatation*. Diese ist im Falle der fortgeschrittenen Leberzirrhose so ausgeprägt, dass es zu einem deutlichen *Abfall des effektiven arteriellen Blutvolumens* mit Blutdruckabfall kommt. In der Folge findet eine homöosta-

Leberzirrhose und ihre Komplikationen

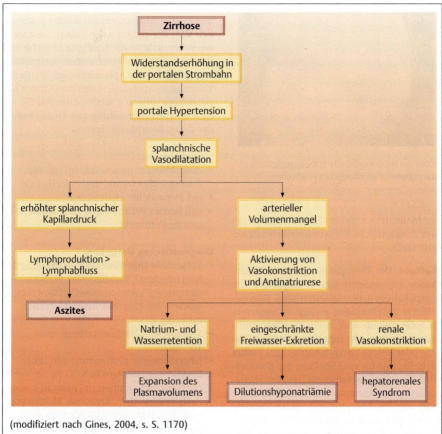

41.24 Pathogenese von portaler Hypertension, Aszites und hepatorenalem Syndrom

(modifiziert nach Gines, 2004, s. S. 1170)

sche *Aktivierung* von *Vasokonstriktoren* (Noradrenalin, Angiotensin II) und *antinatriuretischen Faktoren* (Aldosteron, antidiuretisches Hormon, ADH) statt.

Diagnostisches Vorgehen. Als klinische Manifestationen der portalen Hypertension sind zu nennen:
- portosystemische Kollateralvenen (Caput medusae, erkennbar bei der Inspektion im Bereich der Bauchwand [→ 41.25] und während der oberen Intestinoskopie als Ösophagus- und Magenfundusvarizen),
- eine sonographisch erkennbare Erweiterung und erschwerte Komprimierbarkeit der portalen Gefäße,
- der Aszites – ggf. mit spontan bakterieller Peritonitis,
- das hepatorenale Syndrom und
- die hepatische Enzephalopathie.

Nach diesen Komplikationen der Leberzirrhose muss gezielt gesucht werden, um präven-

41.25 Caput medusae

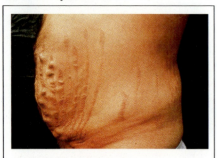

Über die wieder eröffnete Nabelvene kommt es zu periumbilikal dilatierten Hautvenen.

tive Maßnahmen treffen zu können. Das genaue diagnostische Vorgehen ist im Weiteren dargestellt.

Therapie. Die Therapie der portalen Hypertension ist zunächst eine Therapie der o.g. Komplikationen der Leberzirrhose. Ihre detaillierte Beschreibung erfolgt im weiteren. Im Falle anhaltender, nicht medikamentös oder endoskopisch angehbarer Varizenblutung oder kompliziertem Aszites (s.u.) sollte die Indikation für eine Senkung des portalvenösen Druckes via transjugulärem intrahepatischem portosystemischem Shunt (TIPS) geprüft werden. Die einzige kausale Therapie der intrahepatischen portalen Hypertension ist indes die Lebertransplantation, weshalb alle Patienten im Stadium Child B in einem Transplantationszentrum vorzustellen sind.

Aszites

Synonym: Bauchwasser
engl.: ascites

Definition. Ansammlung von Flüssigkeit in der freien Bauchhöhle.

Aszites ist ein Symptom und keine eigenständige Erkrankung!

Ätiopathogenese und Pathophysiologie. Neben der Neoplasie, der Herzinsuffizienz und Entzündungsprozessen wie der Pankreatitis oder der abdominalen Tuberkulose stellt die Leberzirrhose die häufigste Ursache von Aszites dar. Die o.g. Kombination von portaler Hypertension und splanchnischer arterieller Vasodilatation verändert den intestinalen Kapillardruck und die Gefäßpermeabilität so, dass es zur Ansammlung von Flüssigkeit in der freien Bauchhöhle kommt.

Symptomatik.
- Zunehmender Bauchumfang, ggf. mit Zwerchfellhochstand und Nabelhernie,
- ggf. hepatischer Hydrothorax,
- ggf. bereits Peritonismus (s. spontan bakterielle Peritonitis).

Diagnostisches Vorgehen.
- *Körperliche Untersuchung:* Vorwölbung der Bauchdecken?, Nabelhernie? Flankendämpfung/Fluktuationswelle/Dämpfungswechsel bei Lageänderung? Blutdruckmessung,
- *Sonographie* (Nachweisgrenze etwa 100 ml),
- *laborchemische Bestimmung* von Leberfunktionsparametern (s. S. 773), Entzündungsparametern (spontan bakterielle Peritonitis?), Kreatinin, Elektrolyten und Urinelektrolyten (U-Natrium typischerweise < 10 mmol/l) und –protein im 24-h-Sammelurin
- **Aszitespunktion** mit folgenden Untersuchungen:
  - Zellzahl (>250 neutrophile Granulozyten/µl bzw. >500 Leukozyten/µl → spontan bakterielle Peritonitis),
  - mikrobiologische Kultur (positiv nur in 50–80% der Fälle),
  - Gesamtprotein (<3 g/dl → Transsudat, ggf. auch Albumin (Serum-Aszites-Albumin-Gradient $>1,1$ g/dl → portale Hypertension),
  - Amylase (Pankreatitis?),

- Glukose, Untersuchung auf säurefeste Stäbchen (Tuberkulose?),
- LDH, zytologische Untersuchung (Peritonealkarzinose? Lymphom?).

Therapie. Stufentherapie des Aszites:
- Behandlung der Grunderkrankung,
- negative Natriumbilanz → Kochsalzrestriktion (60–90 mEq Natrium/Tag bzw. 1–2 g Salz/Tag),
- Flüssigkeitsrestriktion auf 1000 ml/Tag (nur bei Dilutionshyponatriämie mit Na <130 mmol/l und Ödemen),
- Spironolakton 50–200 (–400) mg/Tag oder Amilorid (5–10 mg/Tag),
- Furosemid 20–40 (–160) mg/Tag oder Torasemid (länger wirksam) 10–50 (–100) mg/Tag oder Xipamid 10–40 mg/Tag (*Cave: prärenales Nierenversagen*). Ziel: Gewichtsverlust 500 bis max. 1000 g/Tag.
- Bei therapierefraktärem, groß-volumigem Aszites: *großvolumige Parazentese* (5 l und mehr, unter sonographischer Kontrolle und *Albuminsubstitution* – 6–8 g/l Aszitespunktat) besser als exzessive Diuretikatherapie, oftmals ambulant möglich, ggf. Wiederholung alle 2–4 Wochen, das Risiko lokaler Blutungen ist gering.
- Bei kompliziertem therapierefraktärem Aszites: Option des **transjugulären intrahepatischen portosystemischen Shunt** (TIPS, s. 41.26):
  - Indikation: hochfrequente Parazentesen, spontan bakterielle Peritonitis, hepatorenales Syndrom, Hydrothorax, rezidivierende Varizenblutung,
  - Kontraindikation: manifeste hepatische Enzephalopathie, organisierte Thrombose der V. portae oder Bilirubin >3 mg/dl,
  - Cave: Shuntstenose, Blutungen, Verschlechterung der Enzephalopathie,
  - keine sichere Verbesserung des transplantatfreien Überlebens.

41.26 Transjugulärer intrahepatischer portosystemischer Stent-Shunt (TIPS)

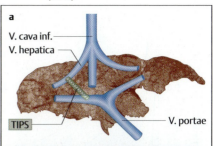

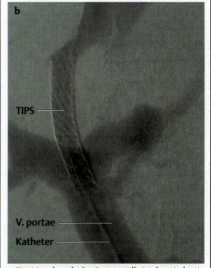

a Ein Maschendraht-Stent stellt in der zirrhotischen Leber einen Kurzschluss zwischen rechter Lebervene und rechtem Portalast her.
b Auf der Röntgenaufnahme ist zu erkennen, wie das über einen Katheter in den Pfortaderast eingebrachte Kontrastmittel über den Stent in die Lebervene abfließt.

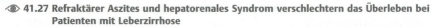

41.27 Refraktärer Aszites und hepatorenales Syndrom verschlechtern das Überleben bei Patienten mit Leberzirrhose

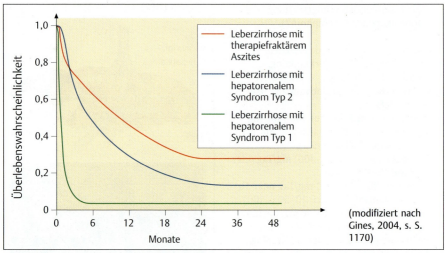

(modifiziert nach Gines, 2004, s. S. 1170)

- Therapie einer spontan bakteriellen Peritonitis (s. u.) – prophylaktische Antibiotikagabe noch umstritten,
- Lebertransplantation (etwa 75% 10-Jahres-Überleben)

Prognose. 41.27 veranschaulicht das Überleben von Patienten mit therapierefraktärem Aszites.

Spontan-bakterielle Peritonitis

Definition. Aszitesinfektion ohne intestinale Läsion.

Pathophysiologie. In etwa 10–30% der Patienten mit Aszites kommt es zur Translokation von Bakterien aus dem intestinalen Lumen in die Lymphknotenstationen und nachfolgend zur Bakteriämie mit Infektion des Aszites. Am häufigsten lassen sich fakultativ aerobe, gram-negative (v.a. E. coli) und gram-negative Bakterien isolieren. In etwa 30% kommt es zur Ausbildung eines hepatorenalen Syndroms mit hoher Mortalität. Die Rezidivrate der SBP beträgt 70% innerhalb des ersten Jahres.

Symptomatik. Klinisch stehen bei den Patienten eine plötzliche Verschlechterung des Allgemeinzustandes, Fieber, abdominelle Schmerzen und verminderte Darmgeräusche im Vordergrund. Häufig finden sich auch Befunde, die mit einer eingeschränkten Nierenfunktion im Sinne eines hepatorenalen Syndroms einhergehen.

Diagnostik.
- Körperliche Untersuchung: verschlechterter Allgemeinzustand, druckschmerzhaftes Abdomen, Fieber, evtl. Verschlechterung der Nierenfunktion,
- laborchemische Bestimmung von Entzündungsparametern, Kreatinin, Elektrolyten und Urinelektrolyten im 24-h-Sammelurin,

DD der spontan bakteriellen Peritonitis

Erkrankung	Bedeutung	Kommentar
sekundär bakterielle Peritonitis	+++	eindeutige Infektionsquelle (oft Mehrfachinfektionen) Gesamtprotein >1 g/dl im Aszites Glucose >50 mg/dl im Aszites LDH im Aszites >Serum
maligner Aszites	++	Zytologie Fibronektin >7,5 mg/dl Cholesterin >45 mg/dl oft hämorrhagisch
pankreatogener Aszites	+	Amylase und Lipase im Aszites

- Blutbild,
- **Aszitespunktion** mit folgenden Untersuchungen:
  - Zellzahl (>250 neutrophile Granulozyten/µl bzw. >500 Leukozyten/µl → spontan bakterielle Peritonitis),
  - mikrobiologische Kultur (positiv in 50–80% der Fälle).

Therapie.
- Großvolumige Parazentese, ggf. Aszitesdrainage und kontinuierliche Spülung der Bauchhöhle mit NaCl,
- Ceftriaxon 2 g/Tag i.v. oder Ciprofloxacin 2 × 250–500 mg/Tag i.v. plus Metronidazol 3 × 500 mg/Tag i.v.,
- Albumin i.v. (1,5 g/kgKG initial und 1 g/kgKG nach 48 h) senkt Risiko des hepatorenalen Syndroms und verlängert das Überleben,
- Optimierung der diuretischen Therapie,
- ggf. TIPS (s.o.),
- wahrscheinlich sinnvoll: antibiotische Langzeitprophylaxe (Chinolone oder Trimethoprim-Sulfamethoxazol).

Prophylaxe. Aufgrund der hohen Rezidivwahrscheinlichkeit (>40% nach 6 Monaten) und Letalität ist die wichtigste Prophylaxe die konsequente Aszitestherapie, sowie eine Antibiotikatherapie (Gyrasehemmer) vor endoskopischen Eingriffen und bei Risikopatienten.

Prognose. Die Prognose ist ungünstig. Die Hospitalletalität wird mit 50–90% angegeben.

Gastrointestinale Blutungen

Definition. Die obere gastrointestinale Blutung als Komplikation einer Leberzirrhose ist Folge von Ösophagus- oder Magenfundusvarizen, einer hypertensiven Gastropathie (Schwellung der Magenschleimhaut bei portaler Hypertension) oder eines Ulcus im Gastroduodenalbereich (s. Abschnitt „Magen und Zwölffingerdarm").

Ätiopathogenese und Pathophysiologie. Die Ausbildung von portosystemischen Kollateralvenen bei portaler Hypertension äußert sich typischerweise durch Varizen im Bereich von Ösophagus und Magenfundus (👁 41.28a und b). Kommt es zum Einriss dieser Gefäße, resultiert eine potenziell lebensbedrohliche Blutung. Das Risiko einer erstmaligen Ösophagusvarizenblutung korreliert mit dem Varizendruck, der Varizengröße, Dünnstellen auf Varizen und der Leberfunktion.

Behandlungsstrategien der akuten Varizenblutung bei portaler Hypertension.
Die Behandlung von Ösophagusvarizen erfolgt in Abhängigkeit vom Stadium der Erkrankung.

Primärprophylaxe. Ziel der Primärprophylaxe ist die Senkung der portalen Hypertension, um eine erstmalige obere gastrointestinale Blutung zu verhindern. Folgende Maßnahmen kommen zum Einsatz:
- Nichtselektive Betablocker (z.B. Propranolol 10–80 mg/Tag oder Nadolol 30–90 mg/Tag): schrittweise Steigerung der Dosis bis Herzfrequenz um 25 % bzw. auf 55/min abfällt. Reduktion des Blutungsrisikos um 50 % und der Letalität um 25 %, wenn portosystemischer Druckgradient um 20 % gesenkt wird.
- Nitrate (Isorbitmononitrat) senken die portale Hypertension in Kombination mit Betablockern, es gibt aber keinen gesicherten Einfluss auf das Überleben.
- Ösophagusvarizenligatur (s. 41.27c): Reduktion der Blutungsrate, aber kein gesicherter Einfluss auf das Überleben.

Akute Varizenblutung. Von einer akuten Varizenblutung spricht man bei endoskopischem Nachweis einer akuten Blutung, dem Vorliegen von Blut im Magen, Hämatemesis oder Meläna bei bekannten Varizen und Ausschluss anderer Ursachen. Therapeutisch geht man folgendermaßen vor:
1. Stabilisierung des Kreislaufs: Anlage zweier großlumiger peripherer Zugänge oder ggf. eines Shaldonkatheters in die V. femoralis, Volumengabe, Abnahme von Kreuzblut, Hb-Bestimmung und Bestellung von Erythrozytenkonzentraten (Faustregel: 14 – Hb (g/dl) = Anzahl der benötigten Eks) – notfalls auch ungekreuzt transfundieren.
2. Bei massiver Blutung und Aspirationsgefahr: tracheale Intubation und Beatmung.
3. Zunächst Terlipressin 1–2 mg Bolus, dann 1 mg alle 4–6h i.v. (Kontraindikationen: Hypertonie, schwere KHK, Schwangerschaft, Epilepsie) oder Octreotid (250 μg Bolus, dann 50 μg/h i.v.).
4. Nach Stabilisierung: Endoskopische Therapie (Gummibandligatur oder Sklerothe-

41.28 Varizen bei portaler Hypertension

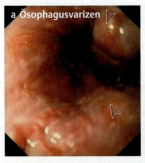 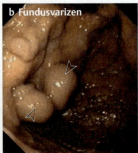 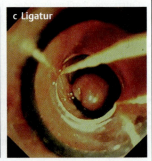

a Endoskopischer Befund von Ösophagusvarizen (Grad 2) und **b** von Fundusvarizen vor Therapie (Pfeile). **c** Anlegen einer Ligatur über das Endoskop.

rapie der blutenden Ösophagusvarize bzw. Obliteration von Fundusvarizen mit Histoacryl).
5. Antibiotikaprophylaxe (2 × 500 mg Ciprofloxacin/Tag über 4–10 Tage).

Bei Therapieversagen. In 10 % der fälle persistiert die Blutung trotz der o.g. Maßnahmen. Dann:
6. Notfallmäßige TIPS-Anlage (falls verfügbar) oder
7. Ballontamponade (über max. 24 h als Ultima ratio).
8. Kontaktaufnahme mit dem Transplantationszentrum.

Sekundärprophylaxe. Nach der ersten Blutung tritt mit 80 % Wahrscheinlichkeit eine Rezidivblutung innerhalb von zwei Jahren mit einer Letalität von etwa 30 % auf. Um ein solches Ereignis zu verhindern, kommen folgende Optionen in Betracht:
- Nichtselektive Betablocker (z. B. Propranolol 10–80 mg/Tag oder Nadolol 30–90 mg/Tag): schrittweise Steigerung der Dosis bis die Herzfrequenz um 25 % bzw. auf 55/min abfällt → Reduktion des Blutungsrisikos um 20 % und der Letalität um 10 %,
- evtl. Kombinationstherapie mit Nitraten (z. B. Isorbitmononitrat),
- Ösophagusvarizligatur bei hohem Blutungsrisiko (Kriterien s. o.),
- nach der zweiten Rezidivblutung unter o.g. Prophylaxe TIPS-Anlage erwägen (s. o.),
- Kontaktaufnahme mit dem Transplantationszentrum.

Hepatorenales Syndrom (HRS)

engl.: hepatorenal syndrome (HRS)

Definition. Funktionelle, prinzipiell reversible Niereninsuffizienz durch eine renale Vasokonstriktion bei fortgeschrittener Lebererkrankung, ohne dass andere Ursachen der Nierenfunktionseinschränkung vorliegen.

Ätiopathogenese und Pathophysiologie. Bei 10 % der Patienten mit fortgeschrittener Zirrhose und Aszites folgt auf die splanchnische Vasodilatation mit unzureichender Füllung des arteriellen Stromgebiets und konsekutiver Ausschüttung von Vasokonstriktoren eine so ausgeprägte renale Vasokonstriktion, dass es zum Nierenversagen i.S. eines HRS kommt (s. ◉ 41.25, S. 832). Häufig wird das HRS durch eine spontan bakterielle Peritonitis getriggert. Beim HRS Typ 1 kommt es zum raschen Kreatininanstieg auf über 2,5 mg/dl innerhalb von 2 Wochen mit progredienter Oligurie (mittleres Überleben < 1 Monat), beim HRS Typ 2 beobachtet man einen nur moderaten Anstieg des Kreatinins.

Symptomatik. Klinisch steht bei den Patienten die Grunderkrankung der Leber im Vordergrund. Anzeichen der Funktionseinschränkung der Nieren können Ödeme oder verringerte Urinausscheidung sein. Im fortgeschrittenen Stadium können dann Zeichen einer Urämie (→ **T** 10.6, S. 224) auftreten.

Diagnostisches Vorgehen. Folgende Diagnosekriterien sind hilfreich zur Abgrenzung des HRS von anderen Ursachen des Nierenversagens (v.a. vom prärenalen Nierenversagen unter Diuretikatherapie):
- Serumkreatinin > 1,5 mg/dl oder Kreatinin-Clearance < 40 ml/min,
- Ausschluss von Schock, bakterieller Infektion, Hypovolämie, nephrotoxischen Medikamenten,
- fehlendes Ansprechen auf Absetzen der Diuretika und Flüssigkeitsgabe (definiert als Kreatininabfall auf < 1,5 mg/dl),
- Ausschluss einer Proteinurie (< 500 mg/Tag) oder Hämaturie (< 50 Erythrozyten/Blickfeld),
- sonographischer Ausschluss einer obstruktiven Uropathie und parenchymatösen Nierenerkrankung,
- Urin-Natrium < 10 mmol/l (fakultativ)

Therapie.
- Noradrenalin (0,5–3,0 mg/h i.v.) oder Terlipressin (0,5–2,0 mg alle 4–12 h i.v.) *in Kombination mit*
- Albumin (1 g/kgKG am ersten Tag, dann 20–40 g/Tag i.v. über 5–15 Tage.
Diese Therapie ist bei 2/3 aller Patienten effektiv, d.h. es kommt zu einem Kreatininabfall auf <1,5 mg/dl.
- alternativ: TIPS-Anlage (Datenlage bisher noch unzureichend),
- Hämodialyse (keine Verbesserung des Outcome, höchstens als Überbrückung bis zur Lebertransplantation),
- in allen Fällen: rasche Lebertransplantation anstreben.

Prognose. Trotz vielversprechender Ergebnisse beim Einsatz von Vasokonstriktoren plus Albumin ist die Prognose ohne Lebertransplantation ungünstig (s. 👁 41.27, S. 834).

Hepatische Enzephalopathie (HE)

Synonym: portosystemische Enzephalopathie
engl.: hepatic encephalopathy

Definition. Funktionsstörungen des zentralen Nervensystems im Gefolge schwerer oder fortgeschrittener Lebererkrankungen, die durch eine Reihe charakteristischer, jedoch nichtspezifischer neurologischer und psychiatrischer Auffälligkeiten gekennzeichnet sind. Diese Funktionsstörungen umfassen ein Spektrum von subklinischen Veränderungen bis hin zum Coma hepaticum.

Ätiopathogenese und Pathophysiologie. Die Pathogenese der HE ist multifaktoriell. In 80% der Fälle treten als präzipitierende Faktoren auf: diätetische Eiweißbelastung, gastrointestinale Blutung, Infektionen, Obstipation, Dehydratation, sedierende Medikamente, Hypokaliämie und Hypoxie. Nach wie vor gilt die **Hyperammonämie** als die wichtigste Störung, die die Funktion des Gehirns bei Leberinsuffizienz beeinträchtigt. Ammoniak führt zur Schwellung der Astrozyten, zur Erhöhung des intrakraniellen Drucks und schließlich zum Hirnödem. Zudem scheinen Veränderungen in der glutamatergen und serotoninergen Neurotransmission vorzuliegen.

T 41.23 Stadien der hepatischen Enzephalopathie

Stadium	Klinik
0	keine klinische Symptomatik
1	Konzentrationsstörungen, Fehler bei einfachen Rechenaufgaben, Stimmungsschwankungen
2	Schläfrigkeit, fehlende zeitliche Orientierung
3	schlafender Zustand, jedoch erweckbar, Sprache unzusammenhängend
4	Coma hepaticum

Symptomatik. Die Symptome umfassen Stimmungsschwankungen, Konzentrationsstörungen, Reaktionszeitverlängerung, Störungen des Schlaf-Wach-Rhythmus, Veränderungen des Schriftbildes, Flapping-Tremor bis hin zu Somnolenz oder Bewusstseinsverlust. T 41.23 gibt die Stadieneinteilung der HE wieder.

Die Fahrtüchtigkeit der Patienten im Straßenverkehr kann eingeschränkt sein.

Diagnostisches Vorgehen. Die Diagnose einer manifesten HE wird klinisch gestellt und bedarf für die Routine keiner technischen Hilfsmittel. Folgende Untersuchungen sind dennoch im Einzelfall sinnvoll:
- *Glukosebestimmung:* Ausschluss einer Hypoglykämie bei fortgeschrittener Leberinsuffizienz,

DD der hepatischen Enzephalopathie

Erkrankung	Bedeutung	Kommentar
Benzodiazepinüberdosis	+	Bestimmung der Metabolite im Urin, (Fremd-)Anamnese
Hirnblutung	++	Computertomographie, Pupillendifferenz
Hypo-/Hyperglykämie	++	Blutzuckerbestimmung
Exsikkose	+++	Elektrolytverschiebungen, Hautturgor, Venenfüllung, zentraler Venendruck

- *Ammoniakbestimmung:* bei 10% aller HE unauffällig,
- *kraniale CT oder MRT:* immer beim komatösen Patienten zum Ausschluss einer Blutung durchzuführen,
- *psychometrische Tests:* zur Erkennung der sog. (minimalen) HE,
- *Elektroenzephalographie.*

Therapie. Trotz verschiedener Therapieansätze gibt es kein etabliertes Therapiekonzept für die HE. Die aktuellen Therapieempfehlungen für die **akute HE-Episode** sind:
- Ausschluss und Behandlung anderer Ursachen der Bewusstseinsminderung (v.a. Hypoglykämie, intrakranielle Blutung),
- Behandlung präzipitierender Faktoren (v.a. Behandlung von oberer GI-Blutung, Obstipation, Dehydratation),
- Ornithin-Aspartat (z.B. 20 g/Tag i.v.),
- Einlauf mit 1–2 l 20% Laktulose,
- Antibiotika (umstritten, kein Neomycin wegen Nephrotoxizität, evtl. Gyrasehemmer, Vancomycin, Metronidazol oder Paromomycin),
- bei bestehendem TIPS: TIPS-Durchmesser reduzieren,
- Lebertransplantation.

Bei Patienten mit **chronischer HE** zusätzlich:
- ovolaktovegetabile Diät, ggf. Eiweißreduktion auf max. 70 g/Tag,
- Laktulose (z.B. 3 × 20 ml p.o.),
- Ornithin-Aspartat p.o.,
- bei nachgewiesener Proteinintoleranz: Supplemente mit verzweigtkettigen Aminosäuren (20–40 g/Tag p.o.), 150 mg Zinkacetat/Tag p.o.

Hepatozelluläres Karzinom

Das hepatozelluläre Karzinom (HCC) ist eine prognostisch ungünstige Komplikation der Zirrhose. Das Risiko für die Entwicklung eines HCC ist besonders hoch bei Hepatitis B, Hepatitis C, alkoholischer Leberzirrhose und Hämochromatose (→ "Maligne Lebertumoren", S. 813f).

41.15 Lebertransplantation

→ auch "Grundzüge der Transplantationsimmunologie", S. 1103ff.
Synonym: orthotope Lebertransplantation
engl.: liver transplantation

Definition. Die Lebertransplantation (LTx) wird derzeit etwa 700 mal pro Jahr in Deutschland durchgeführt. Sie erfolgt als orthotope Implantation eines kompletten Kadaverorgans oder als Implantation des erweiterten rechten Leberlappens (Segmente IV-VIII) im Rahmen einer Kadaver-Splitleber-Transplantation. Hier werden die verbleibenden Segmente II und III dann für eine pädiatrische LTx verwandt. Ausnahmsweise kann im Rahmen einer Leberlebendspende auch eine Transplantation des rechten Leberlappens (Segmente V–VIII) erfolgen.

Indikationen zur Lebertransplantation. Die Indikation zur Lebertransplantation besteht bei den meisten Formen des akuten oder chronischen Leberversagens, wenn dadurch eine Lebensverlängerung *und* eine Verbesserung der Lebensqualität erfolgt. Anzustreben ist die frühzeitige Vorstellung im Tx-Zentrum (etwa ab dem Stadium Child B). Voraussetzung zur LTx ist die Ausschöpfung aller konservativen Therapiemaßnahmen, der Ausschluss von Kontraindikationen und die Möglichkeit einer adäquaten Kommunikation mit dem Patienten. Jenseits des 65. Lebensjahres treten regelmäßig Begleiterkrankungen auf, die den Erfolg einer LTx gefährden können. Die häufigsten Indikationen im Erwachsenenalter sind chronische Hepatitis C, alkoholische Lebererkrankung, chronische Hepatitis B, PSC, PBC, kryptogene Lebererkrankung, Autoimmunhepatitis, hepatozelluläres Karzinom und das akute Leberversagen. Im Kindesalter stehen hingegen die verschiedenen Formen der Gallenwegsatresie im Vordergrund.

Kontraindikationen zur Lebertransplantation. → T 41.24

Allokation von Spenderorganen. Da der Bedarf an Spenderorganen das Angebot bei weitem übersteigt, existiert in Europa das sog. „Eurotransplant Liver Allocation System" oder „ELAS" zur möglichst gerechten Allokation der verfügbaren Organe. Hierzu werden die Patienten nach Dringlichkeit der LTx geordnet und zentral registriert. Grundlage der Beurteilung ist der Child-Pugh-Score bzw. in den USA der auf Kreatinin, Bilirubin und INR basierende MELD-Score. Die LTx erfolgt blutgruppenkompatibel. Während Patienten mit akutem Leberversagen meist innerhalb von 48 h ein Organ zur Verfügung steht, müssen Patienten mit chronischer Lebererkrankung oft bis zu 2 Jahre auf ein Organangebot warten. Patienten mit stark reduzierter Lebenserwartung aufgrund zunehmender Leberinsuffizienz können jedoch rascher transplantiert werden. Nur in ausgewählten Fällen wird die Spender-Patient-Konstellation eine Lebendspende ermöglichen (z. B. beim frühen hepatozellulären Karzinom).

Vorgehen vor Lebertransplantation.
- Sicherung der Diagnose und Festlegung der Indikation,
- Einschätzung des individuellen Krankheitsverlaufes und Festlegung des optimalen Transplantationszeitpunktes,
- Ausschluss eventueller Kontraindikationen.

Immunsuppression und Komplikationen nach LTx. Zur immunsuppressiven Therapie nach LTx stehen heute *Ciclosporin A, Tacrolimus,*

T 41.24 Kontraindikationen für eine Lebertransplantation

- Kompensierte Leberzirrhose (Child A) ohne Komplikationen,
- extrahepatische Tumorerkrankung,
- floride Sepsis,
- fortgeschrittene kardiopulmonale Erkrankung,
- fortbestehender Alkoholismus oder andere Substanzabhängigkeit,
- anatomische Abnormalität mit Unmöglichkeit der LTx,
- in den meisten Zentren auch: cholangiozelluläres Karzinom und HIV-Infektion.

nach: Second Consensus Conference, Paris, June 22–23, 1993

Mycophenolat-Mofetil, Prednisolon, Basiliximab, Daclizumab und *Rapamycin* zur Verfügung. Die Schemata variieren, typisch ist aber z. B. die *Kombination* von Basiliximab (initial) + Ciclosporin A oder Tacrolimus (dauerhaft) ± Mycophenolat-Mofetil oder Prednisolon (dauerhaft). An Nebenwirkungen sind v.a. arterielle Hypertonie, Nephrotoxizität, Zytopenie und ein erhöhtes Lymphomrisiko zu nennen. Die Plasmakonzentrationen der Substanzen müssen daher engmaschig kontrolliert werden. Neben den postoperativen Gallenwegsstenosen mit rezidivierenden Cholangitiden und chronischen Abstoßungen stellen virale Infektionen ein Hauptproblem nach LTx dar. Nach Transplantation eines CMV-positiven Organs sollte eine Prophylaxe mit Valganciclovir und ggf. auch die i.v. Therapie mit Ganciclovir erfolgen. EBV-Infektionen werden für die Entstehung von Lymphomen verantwortlich gemacht. Patienten mit chronischer Hepatitis B können heute mit gutem Langzeitergebnis transplantiert werden. Sie erhalten Lamivudin oder Adefovir in Kombination mit anti-HBs-Immunglobulin zur Prophylaxe einer HBV-Reinfektion des Transplantates. Eine Prophylaxe der häufigen Hepatitis-C-Reinfektion existiert derzeit nicht. Akute Abstoßungsepisoden (häufig erkennbar am deutlichen GLDH-Anstieg) werden stets histologisch gesichert (typisch ist eine lymphozytäre Infiltration mit Endothelialitis) und ggf. mit einer Steroidstoßtherapie (3 × 500 mg Methylprednisolon) behandelt.

Prognose. Die Lebertransplantation stellt die einzige kurative Behandlungsoption bei Patienten mit fortgeschrittener Lebererkrankung und vielen Patienten mit akutem Leberversagen dar (zur Lebenserwartung bei natürlichem Erkrankungsverlauf s. ▼ 41.18, S. 826). Die 10-Jahres-Überlebensraten liegen heute bei etwa 75%.

42 Extrahepatische Gallenwege

Wolff-H. Schmiegel, Jan Schmielau

42.1	Diagnostische Verfahren	842	42.2.4 Chronische Cholezystitis	851
42.1.1	Endoskopische Diagnostik	842	42.2.5 Cholangitis	852
42.1.2	Labordiagnostik	842	42.2.6 Dyskinesien der Gallenblase und Gallenwege	853
42.2	Krankheitsbilder	843		
42.2.1	Fehlbildungen	843	42.2.7 Tumoren der Gallenblase und Gallenwege	853
42.2.2	Cholelithiasis	843		
42.2.3	Akute Cholezystitis	849		

42.1 Diagnostische Verfahren

42.1.1 Endoskopische Diagnostik

Mit der endoskopischen retrograden Cholangiopankreatographie (ERCP) können über 90% der Gallen- und Pankreasgänge dargestellt werden. Die mit einem seitlich gerichteten Blickfeld ausgestatteten Endoskope ermöglichen eine Sondierung der Papilla Vateri und Kontrastmittelinjektion unter Röntgenkontrolle. In einem weiter nach kranial gerichteten Winkel wird anschließend in der endoskopischen retrograden Cholangiographie (ERC) Kontrastmittel in den Ductus choledochus injiziert, wobei die Gallengänge einschließlich der Gallenblase erkennbar werden.

Ist ein Gallenstein im Ductus choledochus eingeklemmt oder liegen Strikturen der Papilla Vateri vor, wird eine endoskopische Papillotomie (EPT) vorgenommen. Diese erfolgt mit einem durch die Papille geführten Katheter, der einen dünnen Draht unter gleichzeitiger Elektrokoagulation bogenförmig spannt. Mit einem Ballonkatheter oder einem entfaltbaren Drahtkorb können anschließend Steine geborgen werden.

42.1.2 Labordiagnostik

Alkalischen Phosphatase (AP). Es lassen sich laborchemisch verschiedene Isoenzymgruppen differenzieren. Die AP von *Leber* und *Knochen* gehören zu einer dieser Isoenzymgruppen. Bei einer Erhöhung der Gesamt-AP im Serum sind unter Zuhilfenahme von γ-GT und Transaminasen (→ S. 771f) differenzialdiagnostisch Leber- und Gallenwegserkrankungen von anderen Erkrankungen abzugrenzen. Die AP besitzt eine hohe Sensitivität für cholestatische Erkrankungen.

Leucin-Arylamidase (LAP). Sie ist ein ebenfalls nicht leberspezifisches, mikrosomales Enzym, dessen Analyse jedoch eine Abgrenzung von Knochenerkrankungen erlaubt.

Gamma-Glutamyl-Transferase (γ-GT). Ein überwiegend membrangebundenes Enzym des Glutamatzyklus, welcher die Aufnahme von Aminosäuren regelt, und in größeren Mengen im Wesentlichen in Hepatozyten und Gallenwegsepithelien vorkommt. Eine normale γ-GT schließt eine Leber- oder Gallenwegserkrankung nahezu aus. Eine Enzyminduktion durch Noxen (z.B. Alkohol) kann eine Erhöhung bis zu etwa dem Dreifachen der oberen Norm bewirken. Bei gleichzeitiger Erhöhung der Transaminasen ist jedoch eine Leberschädigung anzunehmen. Transaminasen übertragen Aminogruppen beim Katabolismus von Aminosäuren auf Ketosäuren.

Glutamat-Oxalazetat-Transaminase (GOT; Aspartat-Aminotransferase, ASAT). Sie ist überwiegend in den Mitochondrien lokalisiert, weshalb deutliche Erhöhungen auf einen ausgeprägten Zellschaden hindeuten. Die GOT ist ein nichtleberspezifisches Enzym und kann u. a. bei Herz- und Skelettmuskelschäden erhöht sein.

Glutamat-Pyruvat-Transaminase (GPT, Alanin-Aminotransferase, ALAT). Hierbei handelt es sich um ein leberspezifisches, im Zytoplasma gelöstes Enzym, dessen Erhöhung mit der Anzahl der geschädigten Hepatozyten korreliert. Die Transaminasen erlauben eine Beurteilung der Leberparenchymschädigung.

Bilirubin. Das Bilirubin, ein Abbauprodukt des Hämoglobins sowie anderer hämhaltiger Proteine, ist in seiner unkonjugierten Form kaum wasserlöslich und im Blut an Albumin angelagert. In den Hepatozyten wird Bilirubin durch Glukuronidierung in konjugiertes Bilirubin überführt und in die Gallenkapillaren ausgeschieden. Das Nachweisverfahren teilt das Gesamtbilirubin aufgrund der chemischen Eigenschaften in direktes (konjugiertes) und indirektes (unkonjugiertes) Bilirubin auf. Bei extrahepatischer Cholestase ist vorwiegend das konjugierte Bilirubin erhöht, welches wegen seiner kurzen Halbwertszeit auch bester Verlaufsparameter ist.

42.2 Krankheitsbilder

42.2.1 Fehlbildungen

Gallengangsatresie. *Engl.*: biliary atresia. Eine nicht erbliche Erkrankung mit Obstruktion oder Fehlen der intra- oder extrahepatischen Gallenwege mit einer Inzidenz von 1 : 10000 bis 1 : 15000. Ist eine chirurgische Anlage einer biliodigestiven Anastomose mit Hepatoportoenterostomie und Roux-Y-Schlinge nicht möglich, wird eine Lebertransplantation notwendig. Andernfalls erreichen die Erkrankten bei Ausbildung einer biliären Zirrhose in der Regel nicht das 3. Lebensjahr.

Gallengangszysten. Intra- und extrahepatische Gallengangszysten (*engl.*: choledochal cyst) haben eine Inzidenz von 1 : 13000 bis 1 : 15000 in westlichen Ländern und bis zu 1 : 1000 in Japan. Sie manifestieren sich meist während der ersten Lebensmonate mit Ikterus und acholischen Stühlen und werden später durch Oberbauchschmerzen mit Zeichen der Cholangitis oder Pankreatitis auffällig. Es wird eine chirurgische Rekonstruktion angestrebt, die ggf. durch eine interne endoskopische Drainage ersetzt werden kann.

42.2.2 Cholelithiasis

Synonym: Gallensteinleiden
engl.: cholelithiasis

Definition. Gallensteine (Cholesterin- oder Pigmentgallensteine bzw. deren Mischformen) entstehen durch Veränderungen der Gallenzusammensetzung und sind häufig asymptomatisch. Eine Steineinklemmung im Ductus cysticus oder Ductus choledochus bei *Cholezystolithiasis* bzw. *Choledocholithiasis* führt zu akuten oder chronisch rezidivierenden Gallenkoliken und kann eine Entzündung der Gallenwege auslösen. Eine Choledocholithiasis ist überwiegend auf eine Cholezystolithiasis zurückzuführen. Gallensteine können jedoch auch im Ductus choledochus entstehen.

Epidemiologie.
- 10–15% der Bevölkerung haben Gallensteine, 80% davon haben einen überwiegenden Cholesterinanteil.
- *Geografische und hereditäre Unterschiede:* In Skandinavien und Nordamerika ist die

Inzidenz für Cholesterinsteine hoch, während sie in zentralafrikanischen Regionen niedrig ist. Pima-Indianerinnen in Nordamerika haben eine 70%ige Prävalenz.
- *Alter und Geschlecht:* In der Adoleszenz sind Gallensteine selten. Junge Frauen haben ein mehrfach erhöhtes Risiko gegenüber gleichaltrigen Männern (5-F-Regel: female, fair, fat, forty, fecund). In der Schwangerschaft bildet sich häufig eine vorübergehende Eindickung der Gallenflüssigkeit (Gallenblasensludge). Das Verhältnis Frauen zu Männer beträgt bei zunehmender Prävalenz im Alter 2 : 1.

Ätiopathogenese und Pathophysiologie. Gallensteine sind bei einer Person immer vom gleichen Typ und beruhen auf einer Veränderung der Gallenzusammensetzung. Übergewicht, fettreiche Ernährung, ausgeprägter Gewichtsverlust und parenterale Ernährung begünstigen die Gallensteinbildung. Eine erhöhte Prävalenz bei Diabetes mellitus ist auf eine Adipositas und Hypertriglyzeridämie zurückzuführen. Hohe Serum-Cholesterin-Spiegel haben keinen gesicherten Einfluss auf die Steinbildung.

Cholesterinsteine. Eine ausreichende Cholesterinausscheidung in etwa 500–600 ml Galle/Tag ist gewährleistet, wenn das Cholesterin in Mizellen gebunden werden kann, was wiederum abhängig ist von der zur Verfügung stehenden Menge an Gallensäuren und Phospholipiden. Die Löslichkeit wird weiterhin vom Wassergehalt und der Ionenkonzentrationen der Galle beeinflusst. Unter physiologischen Bedingungen werden teilweise sättigende Cholesterinkonzentrationen erreicht, weshalb eine ausreichende Gallenblasenentleerung sowie ein Gleichgewicht von nukleationshemmenden und -fördernden Substanzen von Bedeutung ist. Mit zunehmender Verweildauer der Galle in der Gallenblase wird Wasser resorbiert und eine weitere Kristallisation gefördert.

Eine **Übersättigung** der Galle mit **Cholesterin** kann folgende Ursachen haben (◆ 42.1):
Erhöhte Sekretion von Cholesterin in die Galle durch
- vermehrte LDL-Aufnahme über Apo-B-, -E-Rezeptoren auf Leberzellen,
- verminderten Einbau von Cholesterin in Lipoproteine über Acyl-CoA-Cholesterin-Acyl-Transferase (ACAT),
- gesteigerte Cholesterinsynthese über HMG-CoA-Reduktase,
- verminderte Gallensäurebildung durch 7α-Hydroxylase.

Verminderte Gallensäurekonzentration in der Galle durch
- verminderte Gallensäuresynthese,
- erhöhten intestinalen Gallensäureverlust bei der enterohepatischen Zirkulation.

Pigmentsteine.
- Hämolyse mit vermehrter Bilirubinausscheidung,
- bakterieller Abbau gut löslicher Bilirubindiglukuronide zu Bilirubinmonoglukuroniden im Gallengangssystem, insbesondere bei Abflussstörungen mit Infektionen.

Symptomatik. Gallensteine sind häufig symptomlos und verursachen erst durch eine Obstruktion oder Entzündung der Gallenwege Beschwerden. Die Gallenkoliken sind gekennzeichnet durch den schweren, über Minuten zunehmenden, teilweise über Stunden anhaltenden und gelegentlich wellenförmigen Schmerz im rechten und mittleren Oberbauch. Häufig wird eine Ausstrahlung in den Rücken und die rechte Schulter beobachtet. Neben einem Druck bzw. Völlegefühl im Oberbauch können zeitgleich Übelkeit und Erbrechen sowie ein Ikterus auftreten. Ein solcher Verschlussikterus kann zu einer grünlichen Verfärbung aufgrund der Umwandlung von Bilirubin in Biliverdin in den Gallengängen führen (Verdinikterus). Bei langsam einsetzender Cholestase stellt sich zunächst oft nur ein Juckreiz ein. Ein episodenhaftes Auftreten bei chronischen Verläufen ist be-

42.1 Gallensäurestoffwechsel: Pathophysiologie

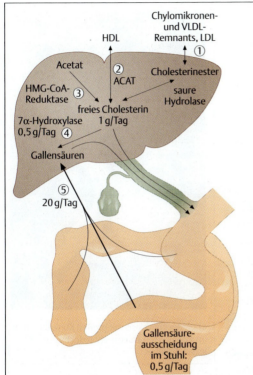

① Stimulierung der LDL-Aufnahme durch Fibrate, insbesondere Clofibrat, und Östrogene,
② verminderte Integration in Lipoproteine durch Fibrate und Östrogene,
③ gesteigerte Cholesterinsynthese bei Hypertriglyzeridämie. HMG-CoA-Reduktase-Hemmer reduzieren die Cholesterinsynthese,
④ verminderte Gallensäuresynthese bei Lebererkrankungen wie Hepatitis, Zirrhose und im Alter,
⑤ Gallensäureverlust bei Dünndarmresektion oder -erkrankungen (Morbus Crohn) sowie Behandlung mit Kationenaustauscherharzen.

gleitet von unspezifischen Zeichen wie Meteorismus und Unverträglichkeit von Fett, Gebratenem, Kaffee oder kalten Getränken. Eine Gallenkolik kann durch eine reichliche, fette Mahlzeit ausgelöst werden. Fieber oder Schüttelfrost deuten auf Komplikationen wie Cholezystitis, Cholangitis oder Pankreatitis hin.

Eine prallelastische, schmerzlos tastbare Gallenblase (Courvoisier-Zeichen) deutet auf einen Tumor mit Abflussstörung hin. In der Regel verliert die Gallenblase bei einer Cholezystolithiasis ihre Ausdehnungsfähigkeit.

Diagnostisches Vorgehen. Wegweisend ist der klinische Befund mit Gallenkoliken und Druckschmerz im rechten Oberbauch. Bei akutem Verschlussikterus steigen zunächst die γ-GT und Transaminasen an, während eine deutliche Erhöhung der AP erst nach etwa einem Tag auftritt. Der Quotient γ-GT/GPT ist > 1. Die Serum-Bilirubin-Werte übersteigen 10 mg/dl i.d.R. erst bei anhaltendem Verschluss. Eine Cholestase kann von einem Anstieg der Amylase und Lipase bei biliärer Pankreatitis begleitet werden. BSG-Erhöhung und Leukozytose deuten auf eine Cholezystitis bzw. Cholangitis hin.

Sonographie. Sie stellt die schnellste und empfindlichste Nachweismethode von Gallensteinen dar. Steine ab 2 mm Durchmesser können erkannt werden und zeigen abhängig vom Kalkgehalt einen Schallschatten. Weiterhin können Wand- und Formveränderungen neben Größe und Kontraktionsfähigkeit der Gallenblase nach einer Mahlzeit sowie gestaute Gallenwege beurteilt werden. Choledochussteine sind oft nur schwer zu erkennen.

ERC bei gestauten intrahepatischen Gallenwegen. Bei Zeichen einer Cholestase ist eine Cholangiographie erforderlich. Mit der ERC lassen sich Gallengangskonkremente ebenso wie Gallenblasenkonkremente nachweisen (**42.2**). Die ERC bietet gleichzeitig nach EPT die Möglichkeit der Konkrementextraktion.

Röntgen. In der *Leeraufnahme* zeigen etwa 10—15% der Cholesterin- und Misch- sowie 50% der Pigmentsteine einen positiven Kontrast aufgrund ihres Kalkanteils. Ferner können die verkalkte Gallenblasenwand einer Porzellangallenblase, Lufteinschlüsse in der Gallenblase oder Gallenblasenwand bei einer emphysematösen Cholezystitis oder einem Gallensteinileus auffallen. Die kalkarmen Steine werden erst durch eine Aussparung nach Kontrastmittelgabe beim *oralen Cholezystogramm* sichtbar. Liegt ein Zystikusstein vor, stellt sich die Gallenblase nicht dar. Wegen der Kontrastmittelnebenwirkungen wird diese Untersuchung jedoch nur durchgeführt, wenn die endoskopische Untersuchung keinen sicheren Befund ergibt.

Therapie.
Analgesie bei Gallenkolik.
- **N-Butylscopolamin:** Spasmolyse durch Parasympatholyse. *Dosierung:* 20 mg i.v., ggf. wiederholte Gaben (z.B. Buscopan). *Nebenwirkungen:* Hypotonie, Tachykardie, Mundtrockenheit, Harnverhalten und Glaukom.

42.2 ERC bei Choledocholithiasis

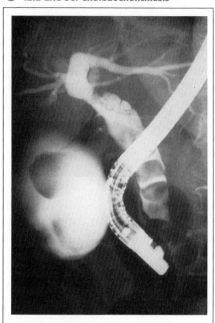

Choledocholithiasis mit großen Konkrementen im erweiterten Ductus choledochus und Cholezystolithiasis.

- **Metamizol:** Analgetikum mit spasmolytischer Wirkung. *Dosierung:* 1–2,5 g i.v. (z.B. Novalgin). *Nebenwirkungen:* Anaphylaxie, Blutdruckabfall, Agranulozytose, aplastische Anämie.

Analgetisch wirken auch Nitrate und Calciumantagonisten wie Nifedipin wegen ihrer spasmolytischen Effekte.

Morphinderivate mit geringer spasmogener Wirkung auf den Sphincter Oddi wie Buprenorphin (z.B. Temgesic 0,3 mg i.v. alle 6–8 Stunden) oder Pethidin (z.B. Dolantin 25–100 mg i.v. alle 3–4 Stunden) sollten nur bei stärksten Schmerzen in Verbindung mit Spasmolytika angewandt werden.

DD des extrahepatischen Verschlussikterus

Erkrankungen	Bedeutung	Kommentar
Tumor	+++	Cholangio-, Pankreas- oder Papillenkarzinom mit überwiegend schmerzlosem Ikterus
Papillenstenose	++	traumatisch-entzündlich (z. B. rezidivierende Gallensteinpassagen) oder hyperplastisch
Cholangiopathie bei AIDS	+	Papillenstenose oder extrahepatische Strikturen
Cholangitis	+	Schmerzen, Fieber; meist steinbedingt
Choledochuszysten	+	Manifestation meist im Säuglings- und Kindesalter
Cholezystolithiasis	+	Mirizzi-Syndrom, Kompression durch Pericholezystitis
Pankreatitis	+	Kompression durch Schwellung, Pankreaspseudozyste

DD der Gallenkolik

Erkrankungen	Bedeutung	Kommentar
akute Appendizitis	+++	im Verlauf meist stärkere Schmerzen mit Verlagerung in den rechten Unterbauch und Abwehrspannung
akute Pankreatitis	+++	evtl. biliäre Pankreatitis mit epigastrischem Druckschmerz bei tiefer Palpation
Myokardinfarkt	+++	epigastrischer Schmerz, EKG- und CK-Kontrolle
Nierenkolik	++	in der Flanke beginnend, in die Leiste ziehend, Dysurie, Hämaturie
peptische Ulzera	++	schwere Symptomatik bei Perforation mit Peritonitis und Schock, Ösophago-Gastro-Duodenoskopie
Mesenterialischämie	++	postprandiale Angina visceralis. Bei Infarkt beschwerdefreies Intervall und paralytischer Ileus, Laktazidose, LDH und CK erhöht, ggf. Angiographie
Lungenembolie	+	atemabhängiger Schmerz, arterielle Blutgasanalyse, Perfusionsszintigraphie
Pleuritis	+	atemabhängiger Schmerz, Auskultationsbefund, Röntgen-Thorax

Choledocholithiasis. Eine Choledocholithiasis bedarf immer sofortiger Behandlung, da sonst eine Cholangitis mit Sepsis oder eine Pankreatitis zu befürchten ist. In etwa 90% der Fälle lassen sich Gallengangssteine nach Papillotomie endoskopisch entfernen. Werden Steine auch nach mechanischer oder Laserlithotripsie nicht geborgen, wird eine Laparotomie erforderlich.

Cholezystolithiasis. Einmal symptomatisch gewordene Patienten sollten behandelt werden.

- **Cholezystektomie.** *Indikationen:* Wegen der geringen Komplikationsrate und der häufigen Rezidive bei konservativer Therapie ist die laparoskopische Cholezystektomie die Therapie der Wahl. Beim Vorliegen einer akuten Cholezystitis oder einem Empyem der Gallenblase muss eine konventionelle Cholezystektomie vorgenommen werden.
- **Litholyse.** Auf Wunsch des Patienten oder bei Kontraindikationen für eine operative Therapie kann eine Litholyse mit und ohne extrakorporale Stoßwellenlithotripsie durchgeführt werden. Der Patient ist jedoch auf das Rezidivsteinrisiko von bis zu 50% in fünf Jahren hinzuweisen. **Medikamentöse Litholyse:** Durch eine Steigerung des Gallensäureanteils wird Cholesterin aus den Gallensteinen gelöst. *Indikation:* kalkfreie Cholesterinsteine, Nachweis der Gallenblasenmotilität und Durchgängigkeit des D. cysticus mit Funktionssonographie oder oralem Cholezystogramm. *Dosierung:* Ursodesoxycholsäure (z.B. Ursofalk) 10–15 mg/kgKG einmal täglich für 6–24 Monate. Die Therapie sollte nach sonographisch nachgewiesener Steinfreiheit noch für drei Monate fortgesetzt werden. Wird nach einem Jahr eine Verkleinerung um ein Drittel nicht erreicht, wird die Behandlung abgebrochen. *Nebenwirkungen:* Diarrhö, Urticaria.
- **Extrakorporale Stoßwellenlithotripsie (ESWL):** Eine Fragmentation der Gallensteine durch die an den Grenzflächen wirksamen Stoßwellen ermöglicht bereits einen spontanen Abgang. Eine medikamentöse Litholyse beginnt 2 Wochen vor der ESWL. *Indikation:* Die ESWL kann bei kalkfreien Cholesterinsteinen, Pigmentsteinen sowie geringgradig verkalkten Gallensteinen mit weniger als 2 Zentimetern Durchmesser angewendet werden. *Kontraindikationen:* Entzündung oder Obstruktion der Gallenwege z.B. bei Choledocholithiasis, eine akute Pankreatitis, Koagulopathie oder Antikoagulation. *Komplikationen:* Koliken bei Steinpassage (33%), passagere Choledochusobstruktion (1–2%) mit biliärer Pankreatitis und ggf. erforderlicher Papillotomie (0,5%) sowie Cholezystitis, die zur Cholezystektomie zwingt (0,2%).

Komplikationen des Gallensteinleidens. Eine Steinwanderung kann passagere Symptome bewirken, aber auch eine rasche Intervention mit ERC bei Choledochussteinen erfordern. Bei Zystikusverschluss mit anhaltenden Gallenkoliken kann ein tastbarer Gallenblasenhydrops auftreten. Komplikationen wie Cholezystitis, Gallenblasenempyem oder -gangrän und evtl. eine Perforation können nun zur Cholezystektomie mit Choledochusrevision zwingen. Eine Choledocholithiasis kann von einer biliären Pankreatitis begleitet sein. Hierbei können rezidivierende Steinpassagen im Rahmen einer Mikrolithiasis ohne Steinnachweis bleiben. Ferner können eine Cholangitis, Leberabszesse oder eine sekundär biliäre Zirrhose entstehen. In bis zu 30% der Fälle können nach Cholezystektomie erneut Beschwerden auftreten, die unter dem Begriff *Postcholezystektomiesyndrom* zusammengefasst werden. In nahezu der Hälfte der Fälle wird dann ein Choledochusstein mit chronisch rezidivierender Cholangitis festgestellt. Weiterhin können entzündliche Papillenstenosen symptomatisch werden, wohingegen operationsbedingte Stenosen selten entstehen. Häufig werden aber auch Erkrankungen anderer Organe bemerkt.

Literatur

Terjung B, Neubrand M, Sauerbruch T. Akute Gallenkolik. Ursachen, Diagnostik und Therapie. Internist. 2003; 44: 570–584.
Übersichtsartikel.

42.2.3 Akute Cholezystitis

Definition. Die akute Cholezystitis ist eine Entzündung der Gallenblasenwand und entsteht überwiegend im Rahmen einer Cholezystolithiasis. Von einer möglicherweise vorausgehenden Gallenkolik unterscheidet sich die akute Cholezystitis durch die genaue Lokalisierung des anhaltenden Schmerzes im rechten Oberbauch.

Ätiopathogenese und Pathophysiologie. Eine mechanische Reizung bei Cholezystolithiasis, häufig durch einen eingeklemmten Stein im Ductus cysticus, oder eine Cholestase begünstigen eine Besiedlung der Gallenblasenwand mit Escherichia coli, Klebsiellen, Enterokokken und Proteus sowie seltener mit Keimen wie Streptokokken und Staphylokokken.
Ursachen einer nichtsteinbedingten Cholezystitis sind eine aufsteigende Cholangitis (z. B. durch Salmonellen) oder Ischämie (hämodynamische Instabilität nach Operation, Trauma oder bei älteren Patienten).

Symptomatik. Die Symptomatik einer akuten Cholezystitis unterscheidet sich zunächst nicht von der einer Gallenkolik. Der Schmerz kann als viszeraler Schmerz zunächst nur unscharf lokalisiert werden und verlagert sich dann mit Einsetzen der Entzündung als Ausdruck eines parietalen Schmerzes vom Epigastrium in den rechten Oberbauch. Bei entsprechender Palpation führt ein schmerzhafter Kontakt mit der entzündeten Gallenblase typischerweise zu einem Innehalten bei tiefer Inspiration (Murphy-Zeichen). Die einsetzende Übelkeit mit Erbrechen ist meist weniger ausgeprägt als bei der akuten Pankreatitis oder einem Ileus. Ein anhaltender Schmerz über 4–6 Stunden hinaus sowie Einsetzen von Fieber, BSG-Beschleunigung und Leukozytose zeigen den Übergang einer Gallenkolik in eine akute Cholezystitis an. Bei einer Leukozytose über 15/nl und Fieber über 39° C mit Schüttelfrost muss ein Gallenblasenempyem oder eine Perforation in Betracht gezogen werden.

Diagnostisches Vorgehen. Bei Patienten mit typischen Schmerzen im rechten Oberbauch stellt die Sonographie das wichtigste Hilfsmittel zur Sicherung von Gallensteinen und Gallenblasenwandveränderungen dar. Abdomenleeraufnahmen sind in der Differenzialdiagnostik im Hinblick auf Ileus und Perforation von Bedeutung, bieten aber bis auf einen gelegentlichen Nachweis von Gallensteinen wenig zusätzliche Information bei akuter Cholezystitis. Die **ERCP** ist hilfreich bei einer Cholestase im Rahmen der Diagnose und Behandlung von Choledochussteinen (→ 42.2, S. 846). Ein **Cholezystogramm** kann ebenfalls den Steinnachweis erbringen. Bei Gallenblasenhydrops oder Empyem kann eine lokale, gedeckte Perforation mit der **Computertomographie** erkannt werden.

Sonographie. Eine Verdickung der Gallenblasenwand über 3 mm ist beim nüchternen Patienten fast immer pathologisch und stellt sich durch die ödematöse Schwellung dreischichtig dar. Die Gallenblasenwand kann von einem pericholezystischen Ödem umgeben sein (42.3). Wichtige Hinweise sind zudem Gallensteine im Gallenblasenhals und Ductus cysticus (können aufgrund der fehlenden umgebenden Galle schwer darstellbar sein) sowie eine Gallenblasenvergrößerung oder ein Sludge.

DD der akuten Cholezystitis

Erkrankungen	Bedeutung	Kommentar
akute Appendizitis	+++	anfängliche epigastrische Schmerzen verlagern sich in den rechten Unterbauch, ggf. Abwehrspannung, höheres Fieber und ausgeprägte Leukozytose, sonographisch evtl. vergrößerte, nicht kompressible Appendix
akute Pankreatitis	+++	möglicherweise biliäre Pankreatitis mit Amylase- und Lipaseerhöhung, neben Sonographie ggf. ERCP oder CT
Myokardinfarkt	+++	evtl. nur epigastrischer Schmerz, EKG- und CK-Kontrollen, GOT meist unter 150 U/l, keine GPT
Nierenerkrankungen	++	Urinanalyse
peptische Ulzera	++	bei Perforation freie Luft in der Röntgenleeraufnahme, ÖGD
Pleuritis	+	atemabhängig, Auskultationsbefund, Röntgenaufnahme des Thorax
Abszess oder Tumor der Leber	+	Sonographie, Pleuraerguss rechts

Therapie. Die **Cholezystektomie** ist bei der akuten Cholezystitis Therapie der Wahl. Sie weist in den ersten 24–48 Stunden nach Krankheitsbeginn eine geringe Letalität auf.

Eine laparoskopische Cholezystektomie bei akuter Cholezystitis ist kontraindiziert.

Bei Patienten mit einer bereits länger bestehenden Symptomatik oder schwer wiegenden Begleiterkrankungen, wie Sepsis oder Myokardinfarkt, wird zunächst konservativ behandelt. Nach Abklingen einer Cholezystitis bei konservativer Therapie sollte eine elektive Cholezystektomie im Intervall von 1–3 Monaten durchgeführt werden.

Die **konservative Therapie** besteht aus:
- *Allgemeinmaßnahmen:* Kreislaufüberwachung, Nahrungskarenz, Magenablaufsonde, parenterale Ernährung über zentralvenösen Katheter mit Volumen- und Elektrolytausgleich sowie Analgesie.
- *Antibiotika:* Behandlung einer bakteriellen Entzündung bzw. deren Prävention. In weniger schweren Fällen beispielsweise mit Cefoxitin (z. B. Mefoxitin) oder einem Breitspektrumpenicillin wie Mezlozillin (z. B. Baypen), die auf gramnegative Darmbakterien wirken. Bei schweren Verläufen eine Kombination z. B. aus Ampicillin (z. B. Binotal) und einem Aminoglykosid (z. B. Gentamycin, Refobacin) oder einem Cephalosporin der 3. Generation (z. B. Ceftriaxon, Rocephin) und Metronidazol (z. B. Clont).

Verlauf und Komplikationen. Unter alleiniger konventioneller Behandlung gesunden etwa 60 % der Patienten. In bis zu 10 % der Fälle zwingen ein Gallenblasenhydrops, Em-

42.3 Sonographischer Befund bei Cholezystitis

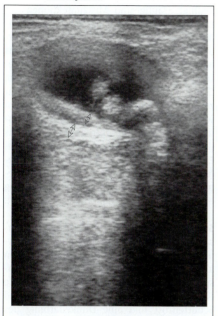

Cholezystitis mit verdickter dreischichtiger Gallenblasenwand (Pfeile), Gallensteinen und dorsalem Schallschatten.

pyem oder eine Perforation zur Cholezystektomie. Eine Fistelbildung von der Gallenblase in den Darm, meist ins Duodenum, wird möglicherweise erst bei einem mechanischen Ileus durch einen Gallenstein bemerkt. Bei dem **Mirizzi-Syndrom** bewirkt ein im Gallenblasenhals oder Ductus cysticus gelegener Gallenstein direkt oder über eine entzündliche Reaktion eine Kompression des Ductus hepaticus communis mit Cholestase.

42.2.4 Chronische Cholezystitis

Synonym: chronische Gallenblasenentzündung
engl.: chronic cholecystitis

Definition. Die chronische Cholezystitis ist ein chronischer Entzündungszustand der Gallenblase, der meist mit Gallensteinen vergesellschaftet ist und rezidivierenden akuten Cholezystitiden folgen kann.

Ätiopathogenese und Pathophysiologie. Die chronische Entzündung der Gallenblase wird auf persistierende oder akut rezidivierende mechanische Reizungen der Gallenblasenwand zurückgeführt. Bakterien können nur maximal bei $1/4$ der Patienten nachgewiesen werden. Selten finden sich Parasiten wie Askariden oder Lamblien.

Symptomatik. In der Regel haben die Patienten zuvor wiederholt Gallenkoliken erlebt, die einerseits nach größeren Mahlzeiten, andererseits nachts oder nach längerer Ruhe auftreten. Die Intervalle können Wochen oder Jahre betragen, wobei sich häufig eine gewisse Regelmäßigkeit einstellt. Dyspeptische Beschwerden sind ein unspezifisches Zeichen. Es finden sich eine Unverträglichkeit, insbesondere von fetten Speisen, Übelkeit, Völlegefühl mit Aufstoßen oder Erbrechen, Meteorismus, rasches Sättigungsgefühl und epigastrisches Brennen.

Diagnostisches Vorgehen. Die Symptomatik ist gegenüber der akuten Cholezystitis geringer ausgeprägt. Bei druckempfindlichem rechten Oberbauch ist die Bauchdecke meist weich. Es können besonders abendliche Temperaturanstiege, intermittierender Ikterus sowie erhöhte laborchemische Entzündungsparameter nachgewiesen werden. Mit der Sonographie erfolgt der Steinnachweis, und evtl. kann eine Wandverdickung mit narbiger Verziehung beobachtet werden. Das Cholezystogramm dient insbesondere dem Ausschluss eines Zystikusverschlusses, während die ERC eine Beurteilung hinsichtlich Choledochussteinen ermöglicht (→ auch Diagnostik „akute Cholezystitis", S. 849).

Therapie. Der akute Schub einer chronischen Cholezystitis wird wie die akute Cholezystitis behandelt. Eine definitive Therapie durch Cholezystektomie sollte nach Abklingen der Symptome im Intervall erfolgen.

42.2.5 Cholangitis

Synonym: Angiocholitis
engl.: cholangitis

Definition. Die Cholangitis ist eine Entzündung der intra- oder extrahepatischen Gallenwege, meist bedingt durch eine sekundäre Keimbesiedlung bei Obstruktion der Gallenwege im Rahmen einer Choledocholithiasis. Sie kann akut oder chronisch bzw. chronisch rezidivierend auftreten.

Ätiopathogenese und Pathophysiologie. Abflusshindernisse der Galle mit nachfolgender Keimbesiedlung und Entzündung der Gallenwege sind in bis zu 90% der Fälle durch Gallensteine, gelegentlich auch durch Gallengangsstrikturen, Pankreatitis, Papillenstenosen, angeborene Gallengangsveränderungen, Tumoren oder Strikturen nach Operationen bedingt. Häufig sind Mischinfektionen mit Escherichia coli, Klebsiella, Pseudomonas, Enterokokken und Proteus, in 15% der Fälle werden auch Anaerobier wie Bacteroides fragilis oder Clostridium perfringens isoliert. Insbesondere bei der rezidivierenden eitrigen Cholangitis der asiatischen Bevölkerung mit zahlreichen intraduktalen Pigmentsteinen werden Parasiten wie Askariden und Lamblien gefunden. Eine iatrogene Cholangitis durch Einschwemmen von Keimen bei ERCP oder durch Einschränkung der Barrierefunktion nach Papillotomie wird im Allgemeinen durch eine rasche Wiederherstellung eines ausreichenden Galleflusses verhindert.

Symptomatik. Die in 70% der Fälle gemeinsam vorkommenden Leitsymptome Oberbauchschmerz, Fieber und Ikterus werden als Charcot-Trias bezeichnet. Neben dem unspezifischen Oberbauchschmerz erleben die Patienten teilweise nur vorübergehend Schüttelfrost und eine Dunkelfärbung des Urins. Bei ikterischen Patienten kann die Leber vergrößert und druckempfindlich sein, und es findet sich evtl. eine Abwehrspannung als Zeichen einer Peritonitis. In schweren Fällen kann eine Sepsis entstehen.

DD der Cholangitis

Erkrankungen	Bedeutung	Kommentar
Cholezystitis	+++	Sonographie, ERC
Hepatitis	++	deutliche Transaminasenerhöhung, keine Sepsis, Hepatitisserologie, Autoantikörper, Morbus Wilson, Hämochromatose
Pankreatitis	+	selten Abwehrspannung, Erhöhung von Amylase und Lipase, evtl. biliäre Pankreatitis
Leberabszess	+	Sonographie

Diagnostisches Vorgehen. Die laborchemischen Untersuchungen weisen allgemeine Entzündungszeichen mit Leukozytose, teilweise jedoch nur ausgeprägter Linksverschiebung sowie eine Erhöhung des Serum-Bilirubins häufig über 2 mg/dl sowie der AP, LAP und γ-GT nach. Bei einer Leberbeteiligung sind die Transaminasen ebenfalls erhöht. Sonographisch fallen evtl. entzündliche Sklerosierungen der Gallengänge als verbreiterte echodichte Wände auf. Gelegentlich können Komplikationen wie Abszesse oder Gasbildung beobachtet werden. Die Diagnose wird mit der ERC gestellt, die neben der Aufklärung von Stenosen mit der EPT auch eine therapeutische Funktion hat. Die Computertomographie gestattet häufig eine bessere Beurteilung bei einer Obstruktion durch Tumoren.

Therapie. Eine ERC ist frühzeitig innerhalb der ersten 24 Stunden vorzunehmen, um ggf. nach EPT eine Konkrementextraktion durchzuführen. Ist die Aufhebung einer Obstruktion nicht möglich, besteht die Gefahr einer Sepsis, die auch mit antibiotischer Therapie nicht beherrschbar ist. In solchen Fällen kann zunächst eine Drainage über eine Kathetereinlage in den Gallengang mit Abfluss in das Darmlumen (Pigtail-Katheter) oder eine nasobiliäre Sonde endoskopisch platziert werden. Ist dies nicht möglich, wird eine operative Entfernung des Abflusshindernisses notwendig. Eine engmaschige Kreislaufüberwachung mit Messung von Blutdruck und ZVD ist zur Erkennung eines septischen Schocks erforderlich. Die weiteren Maßnahmen entsprechen denen der konservativen Behandlung der Cholezystitis (S. 850).

Komplikationen und Verlauf. Es kann eine lebensbedrohliche, chologene Sepsis, meist durch gramnegative Bakterien und Leberabszesse entstehen. Die Letalität einer im Notfall durchgeführten Operation beträgt 20–60 %.

Werden die Ursachen nicht beseitigt, führen redizivierende Schübe einer **chronischen Cholangitis** mit oft milderer Symptomatik meist zu Leberparenchymschäden mit sekundär biliärer Zirrhose. Es können Zeichen einer chronischen Entzündung, wie etwa vermehrte Gammaglobuline, und ein Transaminasenanstieg beobachtet werden.

42.2.6 Dyskinesien der Gallenblase und Gallenwege

Sowohl funktionelle als auch organische Störungen einer koordinierten Entleerung der Galle in das Duodenum gehen vielfach mit abdominellen Schmerzen einher. Nervale Reflexe und endokrine Regelmechanismen bewirken ein Zusammenspiel der Gallenblasenkontraktion und Erschlaffung des Oddi-Sphinkters. Hierbei korreliert die Höhe des Druckes im Oddi-Sphinkter mit dem Auftreten von Beschwerden. Die anhaltende Drucksteigerung einer Papillenstenose kann mittels Gabe von Nitraten oder Calciumantagonisten wie Nifedipin von einer Dyskinesie des Oddi-Sphinkters unterschieden werden. Demzufolge finden sowohl Nitrate als auch Nifedipin Anwendung in der Therapie. Ggf. kann mit einer EPT eine Besserung der funktionellen Beschwerden erreicht werden.

42.2.7 Tumoren der Gallenblase und Gallenwege

Benigne Tumoren

Gutartige Tumoren der Gallenwege, wie **Papillome, Adenome** und **Zystadenome**, sind sehr selten. Papillome können im gesamten Gallengangssystem auftreten und kommen meist multipel vor, während Adenome eher unifokal auftreten. Beide sollten engmaschig kontrolliert und bei Ikterus, Größenzunahme oder in Zweifelsfällen operativ entfernt werden. Papillome besitzen eine hohe Rezidivrate.

Maligne Tumoren

Cholangiokarzinome → S. 816ff.

Literatur

Neubrand M, Sackmann M, Caspary WF, Feussner H, Schild H, Lauchart W, Schildberg FW, Reiser M, Classen M, Paumgartner G, Sauerbruch T. Leitlinien der Deutschen Gesellschaft für Verdauungs- und Stoffwechselkrankheiten zur Behandlung von Gallensteinen. Zeitschrift für Gastroenterologie. 200; 38: 449–468.
Empfehlungen mit Kommentaren.

43 Bauchspeicheldrüse

Wolff-H. Schmiegel, Jan Schmielau

43.1	Physiologie	855	43.3.2	Akute Pankreatitis	857
43.2	Funktionsdiagnostik	855	43.3.3	Chronische Pankreatitis	862
43.3	Krankheitsbilder	856	43.3.4	Pankreaskarzinom	866
43.3.1	Angeborene Erkrankungen	856	43.3.5	Endokrin aktive Pankreastumoren	868
	Pancreas anulare	856		Gastrinom	868
	Pancreas divisum	856		VIPom	869
	Aberrierendes Pankreasgewebe	856		Glukagonom	869
	Mukoviszidose	857		Somatostatinom	869

43.1 Physiologie

Die exokrinen Funktionen des Pankreas mit einer Sekretion von etwa 1–2 l/d werden von Gang- und Drüsenepithel ausgeübt. Das Bicarbonat der Gangzellen neutralisiert den sauren Speisebrei nach Magenentleerung, damit die überwiegend erst im Darmlumen aus Enzymvorläuferstufen (Zymogen) aktivierten Enzyme der Drüsenzellen die Nahrung weiter aufspalten können. Hierzu gehören kohlenhydratspaltende (α-Amylase, Glukosidasen), fettspaltende (Lipase, Phospholipase A und B, Cholesterinesterase), nukleinspaltende (Desoxyribo- und Ribonukleasen) und proteinspaltende Enzyme (Trypsin, Chymotrypsin, Elastase, Kollagenase, Kallikrein, Carboxypeptidase). Sie unterliegen sowohl einer zentralen Stimulation über die Nn. vagi als auch einer endokrinen Regulation durch Zellen des Darmepithels sowie enteropankreatischen vagovagalen Reflexen. Sekretin stimuliert die Bildung eines bicarbonatreichen Pankreassekrets, während Cholezystokinin (CCK, *Synonym:* Pankreozymin) vorwiegend die Freisetzung von Enzymen bewirkt. Eine hemmende Regulierung (Feedback-Mechanismus) wird den intraluminären Proteasen zugeschrieben. Die unterschiedlichen Zellen der Pankreasinseln haben einen Anteil von 1–2% am Gesamtgewicht des Pankreas und geben eine Vielzahl von Hormonen in die Blutbahn ab (z. B. Insulin, Glukagon, Somatostatin, vasoaktives intestinales Polypeptid, pankreatisches Polypeptid, Gastrin), deren Sekretion durch Glucose, Aminosäuren und Fettsäuren beeinflusst wird. Sie besitzen zum Teil hemmende oder stimulierende Wirkungen auf die exokrine Pankreasfunktion.

43.2 Funktionsdiagnostik

Direkte exokrine Pankreasfunktionsprüfung.

Sekretin-Pankreozymin-Test. Aufwändiges, aber sensitivstes Verfahren zur Bestimmung einer exokrinen Pankreasinsuffizienz. Der Duodenal- und Magensaft wird fraktioniert, mittels einer unter Durchleuchtung platzierten doppelläufigen Sonde, gewonnen. Nach intravenöser Injektion von Sekretin wird zunächst die Wasser- und Bicarbonatsekretion über eine Stunde bestimmt. Im Anschluss, nach Injektion von Pankreozymin (CCK) oder Caerulein (CCK-Analogon), werden die Amylase-, Lipase- und Trypsinmenge des Duodenalsaftes ebenfalls über eine Stunde ermittelt.

Indirekte exokrine Pankreasfunktionsprüfung.

Pankreolauryltest. Die mit einer Testmahlzeit eingenommene Fluoreszein-Dilaurinsäure wird durch die pankreasspezifische Cholinesterase gespalten. Die Fluoreszeinresorption wird mit der Ausscheidung im 10-Stunden-Urin am 1. Testtag sowie 2 Tage später nach alleiniger Fluoreszeinaufnahme bestimmt. Eine Pankreasinsuffizienz wird bei einem Quotienten Test/Kontrolle < 30 angenommen. Bei Schwierigkeiten hinsichtlich einer genauen Urinsammlung können auch Serumproben nach $3^{1}/_{2}$ Stunden gewonnen werden.

Chymotrypsin im Stuhl. Enzymbestimmung aus 24-Stunden-Sammelperioden mindestens 3–5 Tage nach Absetzen von Pankreasenzympräparaten. Falsch niedrige Werte bei Diarrhö, totalem Verschlussikterus, stark reduzierter oder eiweißarmer Nahrungsaufnahme. Bei leichter bis mäßiger Pankreasinsuffizienz können noch etwa ein Drittel bis zur Hälfte der Patienten normale Werte haben (> 120 µg/g Stuhl).

Elastase-1 im Stuhl. Darmstabiles, proteolytisches Pankreasenzym, welches durch Substitution von Pankreasenzympräparaten nicht beeinflusst wird (normal > 200 µg/g Stuhl).

Stuhlfettgehalt. Bei einem Mindestnahrungsfettgehalt von 70 g/d sollte die Fettausscheidung weniger als 7 g/d betragen.

Endokrine Pankreasfunktionsprüfung.

Oraler Glucosetoleranztest. Nach Einnahme von 75 g Glucose sind Blutzuckerwerte über 200 mg/dl nach 2 Stunden pathologisch (→ auch "Oraler Glucosetoleranztest", S. 588).

43.3 Krankheitsbilder

43.3.1 Angeborene Erkrankungen

Pancreas anulare

Die zirkuläre Umwachsung des Duodenums durch das ventrale Pankreas während der embryonalen Entwicklung ist die am häufigsten vorkommende Anomalie mit Obstruktion des Duodenums. Sie koinzidiert oft mit einer Duodenalatresie oder der Trisomie 21. Wegen einer häufigen Infiltration der Darmwand durch Pankreasgewebe und der möglichen Verletzung der Pankreasgänge wird bei relevanten Stenosen eine Umgehungsoperation vorgenommen.

Pancreas divisum

Eine fehlende embryonale Verschmelzung der Gänge des ventralen und dorsalen Pankreas führt zu einer Situation, in der die Hauptmenge des Pankreassekretes über die akzessorische Papille des Ductus Santorini abgeleitet wird. Bei einer Inzidenz von bis zu 10% scheint ein vermehrtes Risiko für eine Pankreatitis nur bei gleichzeitiger Stenose der Papille zu bestehen. Eine endoskopische Papillotomie oder operative Sphinkteroplastik sind nur bei rezidivierenden Pankreatitiden indiziert.

Aberrierendes Pankreasgewebe

Akzessorische Pankreata oder ektopes Pankreasgewebe kommen im gesamten Magen-Darm-Trakt vor und werden in bis zu 14% aller Autopsien gefunden. Vorwiegend treten diese jedoch im Magen, Duodenum und proximalen Jejunum auf und initiieren mitunter Entzündungen mit Ulzerationen, Perforationen, Blutungen und Stenosen.

Mukoviszidose

Die Pankreasbeteiligung bei **zystischer Fibrose** (*engl.:* cystic fibrosis) ist eine der Hauptmanifestationen dieser autosomal rezessiv vererbten Erkrankung, die im Kapitel "Erkrankungen der Atemwege", S. 427f, abgehandelt wird. Es handelt sich um Mutationen des CF-Gens, welches für das CFTR-Protein (Cystic Fibrosis Transmembrane Conductance Regulator) kodiert, eine Veränderung der Transportvorgänge der Ionenkanäle mit Bildung eines zähen Sekretes bewirkt. Eine Obstruktion der Pankreasgänge führt zu Zystenbildung sowie Infiltrationen mit fibrotischen Veränderungen. Während die pulmonale Beteiligung wesentlich die Lebenserwartung bestimmt, entwickeln mehr als 85 % der Betroffenen Zeichen der exokrinen Pankreasinsuffizienz mit chronischen Durchfällen und einer Maldigestion. Eine pathologische Glucosetoleranz ist häufig, und 13 % der Patienten über dem 25. Lebensjahr haben einen manifesten Diabetes mellitus. Die Therapie beinhaltet eine Pankreasenzym- und Vitaminsubstitution (→ "Chronische Pankreatitis", S. 862f). Eine Gentherapie mit Substitution eines normalen CF-Gens, wie experimentell gezeigt, wird in Zukunft möglicherweise eine ursächliche Behandlung ermöglichen.

43.3.2 Akute Pankreatitis

engl.: acute pancreatitis

Definition. Die **akute Pankreatitis** ist eine Entzündung der Bauchspeicheldrüse, welche in ihrer milden Form als **ödematöse Pankreatitis** mit Ödem und peripankreatischen Fettgewebsnekrosen nahezu vollständig zu einer Restitutio ad integrum führt. Die schwere Form, als **hämorrhagisch-nekrotisierende Pankreatitis** bezeichnet, ist durch ausgedehnte intra- und peripankreatische Nekrosen, Parenchymnekrosen angrenzender Organe sowie Hämorrhagien gekennzeichnet. Sie kann von schweren systemischen Reaktionen einschließlich Sepsis bei superinfizierten Nekrosen begleitet werden und verläuft nicht selten tödlich.

Epidemiologie.
- Inzidenz 50–100 pro 100000 Einwohner,
- ♀ > ♂,
- Altersgipfel bei Cholelithiasis zwischen 40–60 Jahren, Altersgipfel bei Alkoholabusus zwischen 20–40 Jahren.

Ätiopathogenese und Pathophysiologie (→ auch 43.1). Für die Entzündung des Pankreas werden verschiedene ursächliche Mechanismen diskutiert. Hierzu gehören eine Druckerhöhung durch eingeklemmte Gallensteine, Reflux von Galle und aktivierten Enzymen, Blutzirkulationsstörungen und Stoffwechselstörungen wie Hyperkalzämie und Hypertriglyzeridämie. Die akute Pankreatitis geht mit einer Selbstverdauung (Autodigestion) durch vorzeitig aktivierte Zymogene einher. Die freigesetzten Substanzen unterhalten lokale Parenchymnekrosen und sind für zahlreiche systemische Veränderungen verantwortlich. Ein Schlüsselenzym mit einer Aktivierung weiterer Enzyme ist hierbei das Trypsin (43.2). Die Ansammlung von Exsudat im Retroperitonealraum und Flüssigkeit im paralytischen Darm sowie Erbrechen, Vasodilatation, Gefäßpermeabilität und Blutungen führen zum Schock. Eine ödematöse Pankreatitis liegt in etwa 90 % der Fälle vor, sie kann jedoch auch in eine hämorrhagisch nekrotisierende Pankreatitis übergehen.

Symptomatik. Ein dumpfer und bohrender Dauerschmerz im Epigastrium oder linken Oberbauch erreicht typischerweise sein Maximum innerhalb von 15–60 Minuten. Er wird diffus lokalisiert und strahlt häufig in

43.1 Ätologie der akuten Pankreatitis

Gallenwegserkrankungen (30–50%)	biliäre Pankreatitis bei Steinpassage, Ausbreitung einer Cholangitis auf das Pankreas
Alkoholabusus (30–40%)	akute und chronische Pankreatitis häufig einhergehend mit einer Proteinpräzipitation
idiopathisch (10–30%)	keine Ursache erkennbar
Medikamente (5%)	allergisch, toxisch, hormonell (Diuretika, Sulfonamide, Antimetabolite, Östrogene)
metabolisch	Hyperlipidämie, Hyperkalzämie, terminale Niereninsuffizienz
Infektion	Viren (Mumps, Coxsackie, Echovirus), Bakterien (Salmonellen, Campylobacter jejuni, Mykoplasmen), Parasiten (Askariden)
Vaskulitis	Perfusionsstörungen z. B. bei systemischem Lupus erythematodes
Trauma	Verletzungen, abdominelle Operation, Herz-Lungen-Maschine u.a. mit Hyperkalzämie
ERCP	in 1–5% der Fälle Pankreatitis durch Ödeme bzw. Verletzung der Papilla Vateri, hochosmolare Kontrastmittel
penetrierendes Ulkus	gewöhnlich klinisch nicht manifeste Pankreatitis
Obstruktion	Einengung der Papille durch Morbus Crohn, Duodenaldivertikel, Pankreas anulare, relative Stenose bei Pancreas divisum, Tumor
Organtransplantation	Operation, Medikamente, Virusinfektion, Hyperkalzämie nach Nierentransplantation
familiäre Pankreatitis	Beginn meist in der Kindheit, häufig chronisch-kalzifizierend

den Rücken aus. Schmerzfreiheit ist selten und dann meist mit einem beginnenden Schockgeschehen verbunden. Übelkeit, Brechreiz sowie Meteorismus und Obstipation begleiten bereits leichte Formen. Fieber bis 38,5° C ist häufig. Eine Gesichtsrötung wird gelegentlich durch vasoaktive Substanzen hervorgerufen.

Diagnostisches Vorgehen. Die Diagnose einer akuten Pankreatitis ergibt sich aus Anamnese, Untersuchungsbefund und Pankreasenzymbestimmung. Eine tiefe Palpation löst heftigste Schmerzen aus, wobei eine zunächst nur geringe Spannung der Bauchdecke auffällig ist. Bei einem Ödem der Mesenterialwurzel oder der Entwicklung einer diffusen Peritonitis kann sich ein paralytischer Ileus ausbilden. Enzymhaltige, hämorrhagische Ergüsse imponieren als Aszites oder Pleuraerguss. Septische Temperaturen deuten auf infizierte Nekrosen, Abszesse, Pneumonitis, Cholezystitis oder Cholangitis hin. Innerhalb von Stunden entwickelt sich eine Hypovolämie bis hin zur Schocksymptomatik. Ein Koma kann bei fortgeschrittener Erkrankung auch diabetischen Ursprungs sein.

43.2 Mediatoren bei akuter Pankreatitis

Substanz	Aktivierung durch	Wirkung
Kinine (Bradykinin, Kalidin)	Kallikrein (durch Trypsin)	Schmerzen, erhöhte Gefäßpermeabilität, Vasodilation
Thromboxan	Phospholipase A_2 (durch Trypsin)	Thrombosen
Prostaglandin I_2		Vasodilatation
Lysolezithin		Nekrosen
Plasmin	Trypsin	Thrombolysen
Elastase		Hämorrhagien durch Gefäßverletzungen
Thrombin		Thrombosen, Verbrauchskoagulopathie
Fettsäuren	Lipase	Nekrosen
Zytokine (IL-1, TNF-α)	Sekretion durch Makrophagen	systemische Effekte ähnlich einer Sepsis

Finden sich Zeichen einer Cholestase, erfolgt die ERCP zur Abklärung und Behandlung einer häufig durch Gallensteine ausgelösten, sog. biliären Pankreatitis. Sonographie und Computertomographie dienen der Beurteilung von Ausbreitung und Komplikationen. Wegen einer möglicherweise notwendig werdenden Operation bei fortschreitenden Nekrosen empfiehlt sich von Beginn an ein interdisziplinäres Vorgehen mit internistischer und chirurgischer Betreuung.

Labordiagnostik.
Amylase ↑: 2–12 Stunden nach Symptombeginn bis etwa 3–5 Tage (nur Pankreasisoamylase),
Lipase ↑: pankreasspezifischer Marker mit geringer Sensitivität, nach Ausheilung länger erhöht,
γGT, AP, LAP ↑: biliäre Pankreatitis, Obstruktion bzw. Kompression der Gallenwege bei Pankreaskopfpankreatitis,
Transaminasen ↑: Cholestase, äthyltoxische Leberveränderungen,
Glucose ↑: anfänglicher Glukagonüberschuss durch Zerstörung von Langerhans-Inseln, Insulinmangel bei ausgedehntem Organbefall,
Calcium ↓: Hypalbuminämie, Calciumeinlagerung in Nekrosen,
Kalium ↓: intestinaler Verlust,
P_{O_2} *↓:* bis unter 60 mmHg bei Zerstörung des Surfactantfaktors durch Phospholipase A2 und Fettsäuren mit Ausbildung intrapulmonaler Rechts-Links-Shunts,
Leukozyten ↑: Superinfektion, bei > 15/nl evtl. Zeichen der Sepsis,
Kreatinin, Harnstoff ↑: Nierenfunktionseinschränkungen.

Im Gegensatz zu Amylase und Lipase im Serum, die nicht mit dem Krankheitsverlauf korrelieren müssen, kennzeichnet ein Anstieg sog. Nekroseindikatoren wie CRP und LDH eine zunehmende Ausbreitung auch über die Organgrenzen hinweg.

Sonographie. Obligat ist eine sonographische Beurteilung der Gallenwege und des Pankreasganges, um ggf. die Indikation zur endoskopischen Papillotomie (EPT) zu stellen. Auffallen können weiterhin ein geschwollenes Pankreas mit unscharfer Begrenzung als Zeichen von Exsudat oder Nekrose sowie Abszessformationen, Einblutungen, Pseudozysten, Aszites oder Pleuraergüsse. Bei Darmparalyse kann die Untersuchung des Pankreas durch Luftüberlagerung erschwert oder unmöglich sein.

Computertomographie. Sie findet ihren Einsatz bei schweren Verlaufsformen mit Auftreten von Komplikationen oder wenn die Sonographie keine sichere Aussage erlaubt. Die computertomographische Untersuchung mit Kontrastmittel ist bei der Beurteilung des Pankreas, der Nekroseausbreitung und eventueller Blutungen der Sonographie überlegen.

Röntgen. In der Abdomenübersicht können Motilitätsstörungen mit luftgeblähten Darmschlingen, insbesondere im Mittelbauch und linken Oberbauch, Pankreasverkalkungen oder Gallensteine auffallen. Thoraxaufnahmen weisen Pleuraergüsse, links häufiger als rechts, Plattenatelektasen oder basale Infiltrate nach.

DD der akuten Pankreatitis

Erkrankung	Bedeutung	Kommentar
peptisches Ulkus	+++	perakutes Schmerzereignis, radiologisch subphrenische Luftsichel, endoskopischer Ulkusnachweis, Pankreatitis bei Penetration in das Pankreas
Cholezystitis	+++	Schmerzen im rechten Oberbauch (Murphy-Zeichen), sonographische Gallenblasenwandverdickung
Gallenkolik	+++	Cholestase, evtl. mit Pankreatitis, sonographisch Steinnachweis
Myokardinfarkt	+++	bei Kammerendteilveränderungen im EKG Infarktausschluss mittels EKG-Verlauf und Enzymdiagnostik
Nierenkolik	++	Schmerzausstrahlung in die Leiste, Mikrohämaturie
Mesenterialinfarkt	++	postprandiale Angina visceralis, blutige Diarrhöen, Angiographie
Aneurysma dissecans	++	Strömungsgeräusch, Pulse, Hb-Abfall, Sonographie, Angiographie
Lungenembolie	+	atemabhängige akute Schmerzen
Pneumonie	+	evtl. basale Infiltrate bei Pankreatitis
diabetische Ketoazidose	+	abdominelle Schmerzen mit Erhöhung der Gesamt-, jedoch nicht der Pankreasisoamylase
chronische Pankreatitis	+	rezidivierende Schmerzen mit irreversiblen Strukturveränderungen, permanente exo- und endokrine Pankreasinsuffizienz

ERCP. Bei Cholestasezeichen sollte die Indikation zur ERCP gestellt werden, da schwere Verläufe einer Pankreatitis evtl. durch Gallensteinentfernung oder Desobstruktion verhindert werden können. Eine vermeintliche idiopathische Pankreatitis kann evtl. auf eine Obstruktion durch eine Choledocholithiasis, Striktur, kleinere Pseudozysten, Verkalkung, Pankreasanomalie oder einen Pankreas- oder Papillentumor zurückgeführt werden.

Therapie.

Allgemeine Maßnahmen. Prinzipiell sollten Patienten mit einer akuten Pankreatitis stationär aufgenommen und engmaschig überwacht werden. Hierzu gehören Untersuchungen des Abdomens und der Kreislaufparameter (Blutdruck, Puls, ZVD) mit Flüssigkeitsbilanzierung sowie die Bestimmung von Elektrolyten, Glucose, Kreatinin, Harnstoff, Amylase, Lipase, Nekroseindikatoren (z.B. CRP, LDH), Cholestaseparameter, Gerinnung, Anfertigung eines Blutbildes und regelmäßige Blutgasanalyse. Bei Verdacht auf eine nekrotisierende Pankreatitis ist von Beginn an, wie auch bei einer Verschlechterung des Zustandes des Patienten, eine intensivmedizinische Überwachung obligat. Bei mittelschwerer bis schwerer Pankreatitis mit drohender oder bereits bestehender Darmparalyse ist eine Nahrungskarenz mit Anlage einer Magenablaufsonde erforderlich. Eine parenterale Ernährung beinhaltet Aminosäuren, Glucose und, außer bei ausgeprägter Hyperlipidämie, auch Fettemulsionen sowie eine Elektrolytsubstitution. Die Volumengabe erfolgt unter ZVD-Kontrolle (8–12 cm Wassersäule) mit bis zu 8 l/24 h in den ersten 3 Tagen. Eine frühzeitige enterale Ernährung mit nasojejunaler Sonde hilft eine Darmatonie mit komplizierender Sepsis zu vermeiden.

Analgesie.
- **Procain:** *Indikation:* leichte Schmerzen; *Prinzip:* Lokalanästhetikum, Schmerzlinderung über Hemmung der Phospholipase A_2; *Dosierung:* 20–80 mg/h intravenös mit bis zu 2 g/d (z.B. Novocain); *Nebenwirkungen:* Herzrhythmusstörungen, allergische Reaktion; *Kontraindikationen:* Herzrhythmusstörungen, Herzinsuffizienz, Procainallergie.
- **Nichtsteroidale Antirheumatika:** *Indikation:* leichte Schmerzen; *Prinzip:* Prostaglandinsynthesehemmer; *Dosierung:* z.B. Indometacin (Amuno, Indomet) 2 × 100 mg als Suppositorium; *Nebenwirkungen:* Kopfschmerzen, Nausea, Benommenheit, Schwindel.
- **Buprenorphin:** *Indikation:* schwere Schmerzen; *Prinzip:* Morphinderivat mit geringer spasmogener Wirkung; *Dosierung:* 0,3 mg i.v. alle 6–8 Stunden (z.B. Temgesic); *Nebenwirkungen:* Benommenheit, Schwindel, Nausea, Harnverhalt, Blutdruckabfall, Bradykardie, Atemdepression; *Kontraindikation:* Schwangerschaft und Stillzeit.

Antibiotika. *Indikation:* hämorrhagisch-nekrotisierende Pankreatitis, infizierte Pseudozysten, Sepsis; *Substanzen:* Breitspektrumantibiotika wie Imipenem (z.B. Zienam), Ciprofloxacin (z.B. Ciprobay), Ofloxacin (z.B. Tarivid) oder Metronidazol (z.B. Clont).

Invasive Therapie.
- **ERCP mit EPT:** Beseitigung einer Obstruktion, etwa durch ein eingeklemmtes Konkrement in der Papilla Vateri.
- **Abszesspunktion:** Sonographisch bzw. computertomographisch gesteuerte Drainage zur Beseitigung einer Infektionsquelle und Keimgewinnung vor systemischer Antibiotikatherapie zur Resistenzprüfung.
- **Pseudozystendrainage:** → "chronische Pankreatitis", S. 866f.
- **Nekrosektomie, Bursalavage:** Die chirurgische Intervention ist indiziert bei infizierten Nekrosen oder Zustandsverschlechterung mit ausgedehnten sterilen Nekrosen zur Entfernung von infiziertem und/oder nekrotischem Gewebe sowie

Enzymen, Toxinen und Bakterien unter Erhaltung funktionstüchtigen Gewebes. Bei Kontraindikationen für eine Operation ggf. Peritoneallavage. Nach Sistieren der Schmerzen wird bei Wiederkehren der normalen Darmperistaltik mit einem vorsichtigen Kostaufbau begonnen. Diätetische Maßnahmen nach Ausheilung einer Pankreatitis beinhalten eine fettarme Diät bei Hyperlipidämie und Anpassung an eine mögliche endokrine Insuffizienz mit diabetischer Stoffwechsellage. Weiterhin müssen ursächliche Grunderkrankungen (z. B. Hyperkalzämie, Hyperlipidämie) behandelt werden und begünstigende Noxen (z. B. Alkohol, Medikamente) ausgeschaltet werden.

Komplikationen und Prognose. Die Prognose der Pankreatitis wird bestimmt von dem Ausmaß der Nekrosen und deren bakterieller Besiedlung mit nachfolgendem Abszess, Sepsis und Schock mit Multiorganversagen. Die Letalität beträgt unter stationären Bedingungen etwa 10–15 %. Weitere Komplikationen sind Pfortader- und Milzvenenthrombose mit Abszess, Infarkt oder Blutung sowie Ösophagusvarizenbildung. Selten bilden sich in den Flanken (Grey-Turner-Zeichen) und periumbilikal (Cullen-Zeichen) Einblutungen sowie insbesondere an den Extremitäten subkutane Fettgewebsnekrosen aus.

43.3.3 Chronische Pankreatitis

engl.: chronic pancreatitis

Definition. Die chronische Pankreatitis stellt eine chronische Entzündung der Bauchspeicheldrüse dar, welche zu einer Zerstörung des exokrinen Gewebes mit einer exokrinen Insuffizienz, einer Fibrosierung und schließlich auch einer endokrinen Funktionseinschränkung führt.

Epidemiologie.
- Inzidenz 2–10, Prävalenz 20–70 pro 100000 Einwohner,
- ♂ > ♀, etwa 3 : 1.

Ätiopathogenese und Pathophysiologie. Die genaue Ursache der chronischen Pankreatitis ist unbekannt. Angenommen wird unter anderem ein Funktionsverlust von Proteinen, wie etwa Lithostatin, welche die Kristallisation von Calciumcarbonat verhindern und nachfolgend über eine vermehrte Bildung von Pankreasgangsteinen zu Epithelläsionen führen. Die chronische Pankreatitis ist anfänglich häufig durch rezidivierende akute Schübe charakterisiert, so dass wiederholte lokale Entzündungen möglicherweise in einen chronischen Prozess einmünden. Ebenfalls werden Sauerstoffradikale und ein direkt toxischer Effekt von Alkohol als Auslöser erwogen (T 43.3). Eine zystische Fibrose (→ S. 427f) kann als monosymptomatische Erkrankung auftreten. Dies ist auf Mutationen des Cystic-Fibrosis-Transmembran-Regulator-(CFTR)Gens zurückzuführen, die nur eine moderate Funktionseinschränkung bewirken. Eine Mutation des pankreatisch-sekretorischen Typsininhibitors (PSTI) verhindert eine reversible Hemmung von vorzeitig im Pankreas aktiviertem Trypsin. Als Ursache für die autosomal dominant vererbte hereditäre Pankreatitis wurden Mutationen im Trypsinogen identifiziert, welche eine Bindung des aktivierten Trypsins mit Inhibitoren vermindert.

Symptomatik. Leitsymptom ist ein heftiger, häufig nahrungsabhängiger Schmerz im Epigastrium, der gürtelförmig in den Rücken und die Schultern ausstrahlen und tagelang anhalten kann. Linderung verspüren die Patienten mit angezogenen Knien im Sitzen oder Liegen. Gelegentlich, insbesondere in Spätstadien, kann der Schmerz fehlen. Typischerweise beginnt eine erste Schmerzattacke in einem Alter von 30–40 Jahren, nachdem nicht

43.3 Ätiologie der chronischen Pankreatitis

chronischer Alkoholabusus (60–90 %)	chronisch kalzifizierende Pankreatitis mit irregulärer Läsionsverteilung, intraduktalen Proteinpräzipitaten und Verkalkungen sowie Stenosen des Pankreasganges. Etwa die Hälfte asymptomatischer Alkoholiker haben morphologische Veränderungen bzw. eine Einschränkung der exokrinen Funktion des Pankreas
idiopathische Genese (20 %)	unbekannte Ursache
genetische Veränderungen	Mutationen von CTFR, PSTI, Trypsinogen (hereditäre Pankreatitis)
seltene Ursachen	Hyperkalzämie, z. B. bei Hyperparathyreoidismus, ausgeprägte Hyperlipidämie, sog. tropische Pankreatitis in einigen asiatischen und afrikanischen Ländern durch diätetische Ursachen

selten bei chronischem Alkoholabusus ein Alkoholexzess vorausgegangen ist. Die schmerzfreien Intervalle können Monate bis Jahre andauern. Ein Gewichtsverlust ist einerseits bedingt durch eine Maldigestion bei exokriner Pankreasinsuffizienz mit Diarrhö und Steatorrhö, andererseits durch verminderte Nahrungsaufnahme wegen postprandialer Schmerzen. Beeinträchtigt sind die Patienten ferner durch Völlegefühl und Meteorismus.

Diagnostisches Vorgehen. Der akute Schub einer chronischen Pankreatitis ist bei Erstmanifestation mitunter nicht von einer akuten Pankreatitis zu unterscheiden. Bei fortgeschrittener Organschädigung kann ein Anstieg der Amylase und Lipase ausbleiben und die Diagnose wird durch den Nachweis einer exokrinen Pankreasinsuffizienz und morphologischer Veränderungen gesichert. In seltenen Fällen führt bei schmerzlosen Verläufen die Entwicklung eines Diabetes mellitus bei ausgeprägter Organdestruktion nach Jahren zur Diagnose.

Funktionsdiagnostik. Alle indirekten Funktionstests der exokrinen Pankreasfunktion ergeben erst bei weit fortgeschrittener Insuffizienz pathologische Werte, so dass eine halbjährliche Kontrolle vorgenommen werden sollte. Ein Diabetes mellitus entwickelt sich oft erst, nachdem eine exokrine Insuffizienz manifest geworden ist.

Röntgen. In der Leeraufnahme des Oberbauches zeigen sich teilweise schon Pankreasverkalkungen vor einer Pankreasinsuffizienz.

Computertomographie. Parenchymatrophie, Pankreasgangdilatationen, Kalzifizierungen, Pseudozysten und Pankreasraumforderungen werden mit hoher Sensitivität erkannt. Weiterhin können Komplikationen wie Pfortader- oder Milzvenenthrombose, gastrale Varizen und Cholestase auffallen.

Sonographie. In frühen Stadien ist sie weniger aussagekräftig als die CT. Unter sonographischer Kontrolle können transkutan Flüssigkeitsansammlungen wie Pseudozysten drainiert werden.

Endosonographie. Als Zeichen einer Fibrose lassen sich echodichte Areale oder verstärkte Abgrenzbarkeit der Lobuli erkennen. Weiterhin fallen Kalzifizierung, Gangsteine, Gangdilatation bzw. -unregelmäßigkeiten, Zysten und Atrophie auf.

ERCP. Pankreasgangveränderungen treten häufig mit einer zunehmenden Pankreasinsuffizienz auf. Stenosierungen des Hauptganges wie auch der Seitenäste (**43.1**) und

43.1 ERCP bei chronischer Pankreatitis

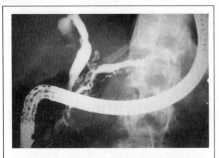

Chronische Pankreatitis mit Aufweitung und Gangunregelmäßigkeiten des Ductus pancreaticus sowie Verplumpung der Äste 1. und 2. Ordnung. Durch Pankreaskopfvergrößerung komprimierter Ductus choledochus mit prästenotischer Dilatation.

Dilatationen bis über 1 cm führen dabei zu perlschnurartigen Veränderungen ("Chain of Lakes"). Gangsteine sind insbesondere häufig bei der alkoholinduzierten chronischen Pankreatitis.

MRCP (Magnetresonanz-Cholangiopankreatographie). Die diagnostische MRCP stellt zunehmend eine Alternative zur ERCP dar.

Differenzialdiagnose der chronischen Pankreatitis. Im akuten Schub einer chronischen Pankreatitis sind die Differenzialdiagnosen einer akuten Pankreatitis vordringlich (→ "Akute Pankreatitis", S. 858ff). Morphologische Veränderungen und Pankreasinsuffizienzzeichen sichern die Diagnose einer chronischen Pankreatitis im Verlauf. Sie ist von Erkrankungen mit Insuffizienz wie Mukoviszidose oder Hämochromatose sowie einer verminderten Enzymstimulation bei entzündlichen Veränderungen des Duodenums wie Sprue abzugrenzen. Gelegentlich kann eine chronische Pankreatitis durch ein Pankreaskarzinom bedingt sein oder ein solches bewirken. Bei anhaltendem Karzinomverdacht ist dann eine Laparotomie erforderlich.

Therapie. Eine kausale Interventionsmöglichkeit besteht derzeit nicht. Ein Sistieren des Schmerzes kann durch Alkoholabstinenz erreicht werden. Dies scheitert jedoch meist an der mangelnden Compliance der Patienten.

Intermittierende Schmerzen mehrmals wöchentlich und gelegentlich über mehrere Monate werden häufig durch Komplikationen der chronischen Pankreatitis wie Pseudozysten oder biliäre Obstruktion (evtl. mit Ikterus) verursacht. Eine konservative oder chirurgische Intervention kann den Patienten Schmerzfreiheit verschaffen.

Konservative Therapie. In der Regel verlaufen die Schübe einer chronischen Pankreatitis eher milde und erfordern bei Einschränkung der oralen Nahrungs- und Flüssigkeitsaufnahme nur wenige Tage Beobachtung. Schwerere Formen werden wie eine akute Pankreatitis behandelt (→ S. 861f).
Schmerztherapie: Die Beseitigung lokaler Komplikationen wie Abflussbehinderungen, Pseudozysten und Magenentleerungsstörungen kann bereits eine Linderung bewirken. Im Weiteren sollte nach einem Stufenschema vorgegangen werden. Wie bei anderen chronischen Schmerzen steht nicht die Gefahr einer Abhängigkeit, sondern eine Schmerzfreiheit des Patienten im Vordergrund. Hierfür wird folgendes Stufenschema empfohlen:
Stufe 1: Alkoholkarenz, mehrere kleine Mahlzeiten mit Fettreduktion, probatorisch Pankreasenzyme auch ohne Pankreasinsuffizienz. Kombination Spasmolytika (Butylscopolamin, z. B. Buscopan), NSAR (Paracetamol z. B. Ben-u-ron).
Stufe 2: Schwach wirksame Opioide (Tramadol, z. B. Tramal) und Stufe 1.

Stufe 3: Stark wirksame Opioide (Pentazocin, z. B. Fortral oder Buprenorphin, z. B. Temgesic) und Stufe 1.
Stufe 4: Blockade der Schmerzleitung im Plexus coeliacus mit computertomographisch gesteuerter Alkoholinjektion, ggf. Wiederholung der Prozedur. Operative Intervention → S. 866.

Therapie der exokrinen Pankreasinsuffizienz: Vorrangig ist eine Substitution der Lipase, die wegen ihrer Säureinstabilität magensaftresistent und zur besseren Durchmischung mikroverkapselt sein sollte. Weitere Bestandteile des Pankreassekretes wie Amylase und Proteasen können teilweise durch eine Bildung im Darm ersetzt werden und sind ebenfalls in Enzympräparaten enthalten. Die Einnahme erfolgt zu den Mahlzeiten und richtet sich nach Abnahme der Stuhlfrequenz und Steatorrhö sowie einer adäquaten Gewichtszunahme. Präparate mit Gallensäuren sollten wegen der chologenen Diarrhö bei erhöhter Dosierung nicht verwendet werden. Indikation: Eine Enzymsubstitution sollte bei einer täglichen Fettausscheidung von mehr als 15 g oder einer Abnahme des Körpergewichtes eingeleitet werden. Eine Linderung von Meteorismus und Diarrhö kann jedoch auch schon bei einer geringeren Pankreasinsuffizienz erreicht werden. Dosierung: Pro Mahlzeit etwa 50000 E und täglich bis zu 200000 E Lipase (z. B. Kreon, Panzytrat).

Therapie der endokrinen Pankreasinsuffizienz: → auch "Glucosestoffwechsel", S. 576ff. Die endokrine Funktionseinschränkung wird meist erst nach Manifestation der exokrinen Insuffizienz auffällig und bedarf längerfristig einer Insulintherapie (→ "Stoffwechsel", S. 592ff). Wegen einer eingeschränkten Gegenregulation bei Hypoglykämie (erniedrigte Glukagonsekretion, unzureichende Nahrungsaufnahme und häufig fortgesetzter Alkoholkonsum) sollte nur bei ausgezeichneter Mitarbeit des Patienten eine normoglykämische Einstellung angestrebt werden.

Diätempfehlung bei chronischer Pankreatitis: Eine spezielle Pankreasschonkost gibt es nicht. Unter der Berücksichtigung einiger Empfehlungen sollte der Patient essen, was ihm bekommt:
- absolute Alkoholkarenz,
- häufige kleine Mahlzeiten (6–8/Tag),
- fettreduzierte Diät mit 100–120 g Fett/Tag und bis zu 50 % mittelkettigen Triglyceriden (MCT), z. B. Ceres-Öl oder -Margarine, unter ausreichender Enzymsubstitution vor jeder Mahlzeit,
- ausreichende Proteinzufuhr von 100–150 g/d,
- faserreiche Kost kann die Aktivität von Pankreasenzymen senken,
- Substitution fettlöslicher Vitamine, bei Gefahr der Überdosierung ggf. monatliche i.m. Injektion.

Endoskopische Therapie.
Pankreassteine und -gangstrikturen: In der Mehrzahl der Fälle lassen sich intraduktale Konkremente nach endoskopischer Papillotomie und evtl. extrakorporaler Stoßwellenlithotripsie (ESWL) extrahieren. Die Hälfte der Patienten wird so langfristig symptomfrei. Ferner können Strikturen entweder bougiert oder mit Stents intermittierend oder endgültig erweitert werden.

Pankreaspseudozysten: Pankreaspseudozysten können im Laufe einer akuten oder chronischen Pankreatitis als Nekrosezysten entstehen. Bei einer Größenzunahme der Pseudozysten durch das Sekret einmündender Drüsengänge besteht die Gefahr einer Kompression des Ductus choledochus oder Ductus pancreaticus sowie einer Ruptur mit Ausbildung einer Peritonitis. Weiterhin können Pankreaspseudozysten Ursache hämodynamisch relevanter Einblutungen sein. Eine Infektion stellt eine Indikation zur Zystendrainage dar. Die meisten Pankreaspseudozysten sind allerdings asymptomatisch, bilden sich wieder zurück und bedürfen keiner Therapie.

Dies rechtfertigt ein zunächst abwartendes Verhalten über etwa 6 Wochen. Häufig ist eine innere, endosonographisch gesteuerte Drainagenanlage mit Pigtail-Katheter durch die Magen- oder Duodenalwand möglich. Anderenfalls kann vor einer Operation evtl. eine perkutane Drainage durchgeführt werden.

Chirurgische Therapie.
Drainageoperation: Mit einer Druckreduktion im Pankreasgewebe wird oftmals eine Linderung der Schmerzen erreicht, während die exokrine Funktion nur eine geringe Verbesserung erfährt. Eine End-zu-Seit-Pankreatojejunostomie mit Roux-Y-Anastomose wird bei einer isolierten Stenose des Pankreasganges durchgeführt, wohingegen eine Seit-zu-Seit-Pankreatojejunostomie bei multiplen Stenosen erforderlich ist. Große Pseudozysten, die einer endoskopischen Katheteranlage nicht zugänglich sind, werden mit einer Zystojejunostomie versorgt.
Pankreasresektion: Ist eine Drainageoperation nicht möglich oder persistieren Schmerzen nach einer solchen Operation, bei Pfortader- oder Milzvenenthrombose, Fistelbildung oder Karzinomverdacht, wird eine Pankreasresektion erforderlich. Sie wird entweder als Pankreaslinks- oder Pankreaskopfresektion, dann duodenumerhaltend, oder als Duodenopankreatektomie (Whipple-Operation) vorgenommen.

Komplikationen und Prognose. Im Regelfall nimmt die Erkrankung einen chronisch fortschreitenden Verlauf. Die Beseitigung von begünstigenden Faktoren oder Noxen kann die Entwicklung einer exogenen und endogenen Pankreasinsuffizienz erheblich verzögern, aber nur selten eine Restitution bewirken. Eine obstruktive chronische Pankreatitis kann nach Beseitigung der Ursache eine dauerhafte Erholung erfahren. Mit einer geringen Inzidenz entstehen lebensbedrohliche Komplikationen wie bei einer akuten Pankreatitis. Etwa 10 % der Patienten mit chronischer Pankreatitis entwickeln Pseudozysten.

43.3.4 Pankreaskarzinom

engl.: pancreatic cancer

Definition. Das Pankreaskarzinom ist ein schnell wachsender Tumor mit hoher Letalität. Etwa 90 % aller Pankreasneoplasien sind duktale Adenokarzinome. Ein Ikterus kennzeichnet häufig eine bereits fortgeschrittene Tumorerkrankung.

Epidemiologie.
- Inzidenz 2–10 pro 100000 Einwohner,
- ♂ > ♀,
- chronische Pankreatitiden, Zigarettenrauchen, diätetische Faktoren wie hoher Fett- und Eiweißkonsum erhöhen das Risiko.

Symptomatik. Zunächst können Oberbauchschmerzen mit Ausstrahlung in den Rücken wie bei einer chronischen Pankreatitis einsetzen. Völlegefühl, Appetitverlust, Übelkeit und Erbrechen sowie Gewichtsverlust sind häufig. Bei Infiltration oder Kompression der Gallenwege entsteht ein Ikterus und die Gallenblase kann prallelastisch tastbar sein (Courvoisier-Zeichen). Nicht pankreaskarzinomspezifische, sog. paraneoplastische Erkrankungen sind Thrombosen oder Thrombophlebitiden, die entweder durch mechanische Abflusshindernisse im Bereich der Milzvene, Pfortader, Mesenterialvenen oder V. cava inferior sowie durch Einwirkungen auf das Gerinnungssystem verursacht werden.

Diagnostisches Vorgehen. Ziel ist es, bereits bei suspekten Befunden ein Pankreaskarzinom in einem frühen Stadium ohne Infiltration der Kapsel zu erkennen, um eine kurative chirurgische Therapie zu ermöglichen. Die Sonographie kann erste Hinweise für ein Pankreaskarzinom erbringen. Kleinere Raumforderungen mit Veränderung des Pankreasganges können in der ERCP auffallen. Bei Verdacht auf ein Pankreaskarzinom ist eine Computertomographie zur Beurteilung der Tumorinfiltration und Metastasierung in Lymphknoten und Leber obligat.

Labordiagnostik. Die AP ist häufig über das 5fache und das Serum-Bilirubin über 15 mg/dl erhöht. Die Transaminasen, LDH und BSG können ebenfalls erhöht und das Serum-Albumin erniedrigt sein. Eine Anämie kann Folge einer Malabsorption oder Tumorblutung sein. Eine diabetische Stoffwechsellage deutet auf eine fortgeschrittene Ausbreitung mit weitgehendem Untergang der Pankreasinseln hin. Im Rahmen einer Begleitpankreatitis sind Lipase und Amylase erhöht. Keiner der Tumormarker ist spezifisch. CA19-9 ist in 80% der Fälle beim Pankreaskarzinom, allerdings auch in 30% bzw. 10% der Fälle bei akuter und chronischer Pankreatitis sowie Gallenwegs- und Lebererkrankungen erhöht. Weitere Tumormarker, die bei einem Pankreaskarzinom positiv sein können, sind CEA, AFP und HCG.

Sonographie. Die Nachweisgrenze der häufig echoarmen Pankreaskarzinome liegt bei 1,5–2 cm Durchmesser. Sie können zu einer Ob-

43.2 Endosonographie bei Pankreaskarzinom

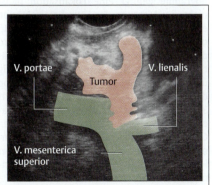

Pankreaskarzinom (→ 43.3) mit fingerförmigem Tumorzapfen und Einbruch in die V. portae.

43.3 ERCP bei Pankreaskarzinom

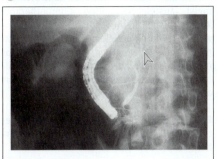

Pankreaskarzinom mit Abbruch des Ductus pancreaticus im Korpusbereich (Pfeil).

struktion von Pankreas- und Gallengang mit prästenotischer Dilatation führen. Der Tumor ist meist unscharf und unregelmäßig begrenzt und infiltriert angrenzende Organe und Gefäße, deren Verlagerung er evtl. bewirkt. Die Endosonographie bietet zudem eine akkurate Untersuchungsmethode von Pankreaskopf und -korpus (43.2).

ERCP. Die ERCP besitzt eine Sensitivität von über 90%. Es können auch kleine Gangunregelmäßigkeiten entdeckt werden, die aus einer unifokalen Stenose mit oder ohne prästenotischer Dilatation, einem abrupten Gangabbruch, Verdrängung des Ductus pancreaticus oder unregelmäßigen Kontrastmittelanreicherungen in Tumornekroseavealen bestehen (43.3). Bei einer chronischen Pankreatitis, die einem Karzinom allerdings auch vorausgehen kann, lassen sich zumeist multiple Gangstenosen finden. Die ERCP bietet weiterhin die Möglichkeit, eine Infiltration der Magen- oder Duodenalwand zu erkennen.

Therapie. Weniger als 20% der Patienten mit Pankreaskarzinom können einer kurativen Operation zugeführt werden. Entsprechend der geforderten geringen Ausdehnung ohne Invasion von Nachbarorganen sind eine Pankreaslinks- oder Pankreaskopfresektion meist ausreichend. Eine Chemotherapie konnte bisher keine sichere lebensverlängernde Wirkung erzielen. Die Strahlentherapie bewirkt gelegentlich eine deutliche Tumorreduktion und bei retroperitonealer Infiltration eine Schmerzlinderung, verändert aber nicht die Überlebensrate.

Prognose. Die 5-Jahres-Überlebensrate beträgt 0,2–0,4 %. Nach kurativer Resektion erhöht sie sich auf 22–37 %.

43.3.5 Endokrin aktive Pankreastumoren

Endokrin aktive Pankreaszellen sind Bestandteil des gastroenteropankreatischen Systems, deren Tumoren (GEP-Tumoren) überwiegend ein malignes Wachstumsverhalten zeigen. Ihre Symptome werden weniger durch lokale Verdrängung oder Infiltration als vielmehr durch die häufig periodenhafte, exzessive Sekretion ihrer Hormone verursacht. Da oft mehrere Hormone, wie etwa bei der familiär gehäuften endokrinen Polyadenomatose (Wermer-Syndrom), von einem Tumor sezerniert werden, besitzen sie kein uniformes Erscheinungsbild. Bei Diagnose eines endokrin aktiven Pankreastumors sollte deshalb jeweils ergänzend auch Gastrin, VIP, Glukagon, Somatostatin, Neurotensin und pankreatisches Polypeptid bestimmt werden. Die Symptome endokrin aktiver Pankreastumoren können ebenfalls durch Hormone einer multiplen endokrinen Neoplasie Typ I mit zusätzlichen Nebenschilddrüsen- und Hypophysenadenomen überlagert werden. Das Karzinoid, welches gelegentlich im Pankreas seinen Ursprung nimmt, wird im Kapitel "Benigne Tumoren des Dünndarms", S. 720ff, das selten maligne wachsende Insulinom im Kapitel "Glucosestoffwechsel", S. 615, beschrieben.

Gastrinom

Synonym: Zollinger-Ellison-Syndrom
engl.: gastrinoma

Definition. Gastrinome sind Tumoren des Pankreas und seltener auch der Duodenalwand, die überwiegend bösartig sind und mit einer autonomen Gastrinsekretion einhergehen. Symptome sind die der peptischen Ulzera und Diarrhö.

Symptomatik. Lang anhaltende Schmerzen im Epigastrium entstehen durch häufige Ulkusrezidive. Die Patienten verspüren oft einen nächtlichen Nüchternschmerz, die Nahrungsaufnahme führt zu einer Linderung der Schmerzen. Diarrhöen, ebenso wie dyspeptische Beschwerden mit Nausea und Völlegefühl, führen zu Gewichtsverlusten.

Diagnostisches Vorgehen. In etwa 70 % der Fälle haben die Patienten therapierefraktäre rezidivierende Ulzera. In mittels Ösophagogastroduodenoskopie gewonnenen Biopsien findet sich eine glanduläre Hyperplasie der Magenkorpusschleimhaut. Mit Bild gebenden Verfahren wie Sonographie und Computersonographie gelingt eine Lokalisation meist nicht. Bei Messung der Säurebasalsekretion ergeben sich typischerweise Werte über 15 mmol HCl pro Stunde. Die Diagnose wird durch Gastrinbestimmung im Serum bestätigt. Die Gastrin-Nüchternwerte liegen häufig über 1 ng/ml und steigen nach Stimulation durch Sekretin oder Glukagon um mehr als 30 % an. Erhöhte Gastrinwerte anderer Ursache wie etwa bei der chronisch atrophischen Gastritis, nach Magenteilresektion oder Hemmung durch Antazida, Anticholinergika oder H_2-Rezeptor-Antagonisten zeigen diese Stimulation nicht.

Therapie. Infolge der geringen Größe oder aber einer bei Diagnose bereits bestehenden Lebermetastasierung können nur wenige

Gastrinome chirurgisch entfernt werden. Chemotherapie und Leberembolisation über die A. hepatica können eine partielle Remission bewirken. Fast immer ist eine dauerhafte medikamentöse Behandlung erforderlich.

Protonenpumpenblocker. *Dosierung:* 60–120 mg und mehr Omeprazol (z. B. Antra); *Nebenwirkungen:* Transaminasenanstieg, Blutbildveränderungen, Diarrhö, Meteorismus, Obstipation, Exanthem.

Prognose. Werden Komplikationen wie Perforation oder Blutung eines Ulkus erfolgreich therapiert, ist die Prognose benigner Gastrinome unter medikamentöser Therapie gut. Bei den zu etwa 60 % auftretenden bösartigen Gastrinomen mit langsamem Wachstum wird der Verlauf durch die lokale Verdrängung und die Lebermetastasierung bestimmt. Die 10-Jahres-Überlebensrate beträgt dann etwa 25 %.

VIPom

Synonym: Verner-Morrison-Syndrom
engl.: VIPoma

Das VIPom ist ein Tumor der D_1-Zellen der Pankreasinseln, welche das vasoaktive intestinale Peptid sezernieren. Leitsymptom sind **w**ässrige **D**iarrhöen, die zusammen mit einer **H**ypokaliämie und **A**nazidität auch als WDHA-Syndrom bezeichnet werden. Das Stuhlvolumen überschreitet meist 3 l/d. Eine metabolische Azidose wird durch einen gesteigerten Bicarbonatverlust verursacht. Weiterhin werden eine Hyperkalzämie, Hypophosphatämie und eine durch Hypokaliämie und gesteigerte Glykogenolyse geförderte Hyperglykämie beobachtet. Bei Diagnose weist der Tumor gelegentlich eine erhebliche lokale Ausdehnung und Lebermetastasen auf, wodurch eine chirurgische Sanierung unmöglich werden kann. Mit der subkutanen Applikation des Somatostatinanalogons Octreotid (z. B. Sandostatin) sind die Diarrhöen in der Regel beherrschbar. Anwendung finden auch Embolisationen der Lebermetastasen sowie systemische Chemotherapien, mit denen häufig partielle Remissionen erzielt werden können.

Glukagonom

engl.: glucagonoma

Das Glukagonom ist ein überwiegend bösartiger Tumor der A_2-Zellen der Pankreasinseln mit einem evtl. nur latenten Diabetes mellitus und erythematösen, blasigen oder schuppenden Hautveränderungen (Epidermolysis acuta toxica). Die Diagnose wird anhand der erhöhten Glukagonspiegel gestellt, die sich nicht mit Glucose unterdrücken oder durch Arginin stimulieren lassen. Wenn der Tumor bemerkt wird, haben sich zumeist schon Leber- und Knochenmetastasen manifestiert. Mit Chemotherapien werden nur geringe Erfolge erzielt, und Operationen dienen mehr einer Tumorreduktion und Beseitigung von Kompressionen durch den langsam wachsenden Tumor.

Somatostatinom

engl.: somatostatinoma

Das Somatostatinom ist ein meist bösartiger Tumor der D-Zellen der Pankreasinseln sowie des Dünndarms. Somatostatin besitzt eine vielfältige hemmende Wirkung, die für die typischen Symptome Diabetes mellitus, Steatorrhö und Cholezystolithiasis verantwortlich ist. Es sind überwiegend große Tumoren, die bei Diagnosestellung bereits eine Metastasierung aufweisen und deren chirurgische Therapie nur eine Tumorreduktion erreichen kann.

Literatur

Mössner J, Adler G, Fölsch UR, Singer MV. Erkrankungen des exokrinen Pankreas. Jena: G. Fischer 1995.
Eine umfassende Monographie der pathophysiologischen Grundlagen, diagnostischen Methoden und Therapie exokriner Pankreaserkrankungen einschließlich Pankreaskarzinom und Mukoviszidose.

Wagner S, Lubbers H, Mahlke R, Muller CH, Lankisch PG. Akute Pankreatitis. Internist. 2003; 44: 557–569.
Übersichtsartikel zu Diagnose und Therapie. Erläuterung von Prognose- und Punktebewertungssystem.

Mitchell RM, Byrne MF, Baillie J. Pancreatitis. Lancet. 2003; 361 (9367): 1447–1455.
Übersichtsartikel zu akuter und chronischer Pankreatitis mit Berücksichtigung genetischer Faktoren.

Hämatologie, Onkologie

44	**Erythropoese**	872
45	**Leukopoetisches System**	897
46	**Milz**	931
47	**Allgemeine internistische Onkologie**	933

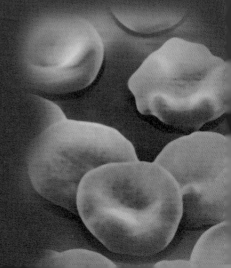

44 Erythropoese

André Tichelli, Richard Herrmann

44.1	Allgemeines zu Anämien	872	44.5	Hämolytische Anämien 888
44.2	Akute und chronische Blutungsanämien	879	44.5.1	Allgemeines 888
44.3	Anämie durch Störungen der Hämoglobinsynthese	880	44.5.2	Korpuskuläre hämolytische Anämien 888
44.3.1	Eisenmangelanämie	880		Hereditäre Sphärozytose 889
44.3.2	Thalassämien	882		Glucose-6-Phosphat-Dehydrogenase-Mangel 890
44.3.3	Andere Hämoglobinopathien	883		Pyruvatkinasemangel 891
	Sichelzellanämie	883		Paroxysmale nächtliche Hämoglobinurie (PNH) 891
	Weitere Beispiele für Hämoglobinopathien	885	44.5.3	Extrakorpuskulär bedingte hämolytische Anämien 892
44.4	Megaloblastäre Anämien	885		Immunhämolytische Anämien ... 892
44.4.1	Allgemeines	885	44.6	Anämien bei chronischen Erkrankungen 895
44.4.2	Perniziöse Anämie	885		
44.4.3	Megaloblastäre Anämie durch Folsäuremangel	888		

44.1. Allgemeines zu Anämien

Synonym: Blutarmut
engl.: anemia

Die Erythrozyten transportieren Sauerstoff durch reversible Bindung an Hämoglobin. Sie garantieren damit die Sauerstoffversorgung der Gewebe. Die Erythropoese erfolgt im Knochenmark. Sie wird durch humorale Regulationsmechanismen (Erythropoetin aus der Niere) stimuliert. Sensor für die Freisetzung des Hormons ist eine erniedrigte Sauerstoffspannung im Gewebe. Die Entwicklungszeit vom Erythroblasten zum kernlosen reifen Erythrozyten beträgt etwa 5 Tage.

Kernhaltige Zellen der Erythropoiese finden sich normalerweise nur im Knochenmark. 1–2 Tage nach der Entkernung enthalten die jüngsten Erythrozyten noch RNA- und Organellenreste und werden deshalb als Retikulozyten bezeichnet. Die Retikulozytenzahl im peripheren Blut ergibt somit Hinweise über die Regenerationskapazität der Erythropoiese im Knochenmark.

Die mittlere Überlebensdauer der Erythrozyten im peripheren Blut beträgt 120 Tage. Danach erfolgt ihr Abbau in den Makrophagen der Milz und des Knochenmarks. Eiweißbestandteile und Eisen werden zur erneuten Biosynthese verwandt (👁 **44.1**), der Porphyrinanteil des Hämoglobins wird zu Bilirubin umgebaut und schließlich als Urobilin ausgeschieden.

Allgemeines zu Anämien

◐ 44.1 Eisenzyklus beim Menschen

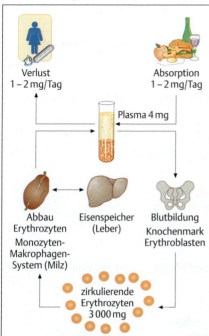

Das im Plasma zirkulierende Eisen wird im Knochenmark für die Bildung der Erythrozyten verwendet. Eisen zirkuliert dann in Form von ausgereiften Erythrozyten im Blutkreislauf. Nach 120 Tagen werden die Erythrozyten im Monozyten-Makrophagen-System (vorwiegend in der Milz) abgebaut. Ein Teil des zurückgewonnenen Eisens wird in Form von Ferritin oder Hämosiderin gespeichert, das restliche Eisen kann erneut für die Bildung von Erythrozyten verwendet werden. Täglich werden 1–2 mg Eisen aus der Nahrung aufgenommen. In der gleichen Menge wird Eisen über den Darm ausgeschieden.

Definition. Die Anämie ist definiert als eine Verminderung der Hämoglobinkonzentration des Blutes.

Ätiopathogenese und Pathophysiologie. Pathophysiologisch werden die Anämien entweder durch peripheren Verbrauch (regenerative Anämien) oder Produktionsstörung im Knochenmark (aregenerative Anämien) hervorgerufen (⊤ 44.1).

Regenerative Anämien sind bei Blutungen, Hämolysen und Hypersplenismus zu finden und durch eine erhöhte Retikulozytenzahl gekennzeichnet.

Aregenerative Anämien sind Folgen einer Stammzellerkrankung, einer Verdrängung der Blutbildung im Knochenmark oder kommen durch den Mangel einer für die Erythropoiese wichtigen Substanz zustande. Die Zahl der Retikulozyten ist im Verhältnis zum Schweregrad der Anämie erniedrigt (inadäquater Anstieg).

Symptomatik. Zwischen dem Schweregrad der Anämie und der Ausprägung der Symptome besteht keine strenge Korrelation. Die klinische Symptomatik wird nicht nur durch den Schweregrad der Anämie allein, sondern auch durch die Geschwindigkeit ihres Auftretens, das Lebensalter und die Kompensationsbreite des kardiopulmonalen Systems bestimmt. Da die typischen Symptome Ausdruck einer Hypoxie des Gewebes sind, treten sie bei allen Formen der Anämie auf und erlauben keine Zuordnung zu einer bestimmten Ursache. Hierfür ist in den meisten Fällen eine Labordiagnostik unerlässlich. Die Anämiezeichen werden häufig als kardiopulmonale Insuffizienz fehlgedeutet.

Die Symptomatik einer Anämie wird durch die Gewebshypoxie und die kompensatorischen kardiopulmonalen Mechanismen hervorgerufen.

- Typisch sind Leistungsminderung, Schwäche, rasche Ermüdbarkeit, Herzklopfen, Dyspnoe bei Belastung, Schwindel, Kopfschmerzen und Ohrensausen.
- Aspekt: Blässe von Haut und sichtbaren Schleimhäuten.

44.1 Einteilung der Anämien nach pathogenetischen Gesichtspunkten

Einteilung	Erkrankung/Befund
regenerative Anämien	akute und chronische Blutungen (*falls* noch kein Eisenmangel besteht), hämolytische Anämien: • korpuskulär: – Defekt der Erythrozytenmembran: hereditäre Sphärozytose, Elliptozytose, – erythrozytärer Enzymmangel: Glucose-6-PDH-Mangel, Pyruvatkinasemangel, – paroxysmale nächtliche Hämoglobinurie, • extrakorpuskulär: – Immunhämolysen, – mechanisch bedingt, – toxisch-medikamentös bedingt, • Hypersplenismus
aregenerative Anämien	Mangelanämien: • Eisenmangel • Vit.-B_{12}-/Folsäuremangel (megaloblastäre Anämien) Hämoglobinopathien Stammzelldefekt • aplastische Anämien • myelodysplastische Syndrome Knochenmerkverdrängung • Tumor • malignes Lymphom, multiples Myelom • Leukämien • Fibrose Anämien bei chronisch entzündlicher Erkrankung • Infekt • Autoimmunerkrankung • Tumor Niereninsuffizienz

- Die akute, durch Blutung oder Hämolyse ausgelöste Anämie ist klinisch je nach Schwere und Schnelligkeit ihres Auftretens durch ein mehr oder weniger ausgeprägtes Schockbild charakterisiert.

Diagnostisches Vorgehen. Die Anämiediagnostik erfolgt immer in Form einer Stufendiagnostik (→ auch 44.4 u. 44.5, S. 878), um einen übermäßigen Laboraufwand zu vermeiden. Sie orientiert sich an differenzialdiagnostischen Erwägungen.

Anamnese.
Ernährung: Strenge Vegetarier können Eisenmangelanämien entwickeln.

Allgemeines zu Anämien

Regelanamnese: Die Menstruationsanamnese ergibt Hinweise auf stärkeren Blutverlust und Eisenmangel.
Vorerkrankungen: Ein Gallensteinleiden kann auf eine Hämolyse hinweisen, Skelettschmerzen können erstes Symptom eines Plasmozytoms oder der Metastasierung eines malignen Tumors sein. Nachtschweiß und Gewichtsverlust sind unspezifische Tumorsymptome und Aktivitätszeichen maligner Lymphome. Eine verstärkte Blutungsneigung weist im Zusammenhang mit einer Anämie auf eine hämatologische Systemerkrankung hin.
Familienanamnese: Gibt Anhalt für Hämoglobinopathien und/oder angeborene Erythrozytendefekte.

Körperliche Untersuchung. Zu achten ist auf die Zeichen der Anämie wie Blässe der Haut und der sichtbaren Schleimhäute, Mundwinkelrhagaden und Längsrillen der Nägel (bei Eisenmangel). Bei chronischer Niereninsuffizienz (mit der Folge eines Erythropoetinmangels) ist das Hautkolorit schmutzig-braun. Ein Ikterus ohne Hautjucken kann auf eine Hämolyse hindeuten (strohgelbliches Hautkolorit). Ikterus und Splenomegalie sind Hinweise auf eine hämolytische Anämie.

Laboruntersuchung.
Blutbild: Erythrozytenzahl, Hämoglobinkonzentration, Hämatokrit, Erythrozytenindizes (MCV [→ S. 876], MCH, MCHC; → 44.2), Erythrozytenverteilungsbreite (EVB), Leukozytenzahl und Thrombozytenzahl.
Retikulozyten (→ 44.3 u. 44.2):
- Bestimmung der Retikulozytenzahl für die Einteilung in regenerative und aregenerative Anämie,
- Messung der Fluoreszenzaktivität für die Unterscheidung in reife und unreife Retikulozyten,

44.2 Definition der Erythrozytenindizes

Parameter	Definition	Aussage
mittleres korpuskuläres Volumen (MCV)	durchschnittliches Volumen der Erythrozyten [fl]	Einteilung der Anämien in normo-, mikro- und makrozytär
mittleres korpuskuläres Hämoglobin (MCH)	durchschnittlicher Hämoglobingehalt der Erythrozyten [pg]	nicht sehr aussagekräftig, da kleine Erythrozyten weniger Hämoglobin und größere Erythrozyten mehr Hämoglobin haben
mittlere korpuskuläre Hämoglobinkonzentration (MCHC)	durchschnittliche Hämoglobinkonzentration des Einzelerythrozyten [g/dl]	Einteilung der Anämien in normo-, hypo- und hyperchrom
Erythrozytenverteilungsbreite (EVB = RDW, **R**ed **B**lood **C**ell **D**istribution **W**idth)	Variabilität des Volumens der gesamten Erythrozytenpopulation	gesteigerte EVB spricht für Anisozytose/Poikilozytose oder eine Doppelpopulation
CHr	Hämoglobingehalt der Retikulozyten	Frühzeitige Erfassung eines Eisenmangels

44.2 Retikulozyten

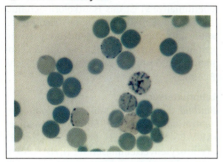

- CHr-Bestimmung für den Hämoglobingehalt der Retikulozyten (→ 44.2).

Blutausstrich: zur Erkennung typischer Veränderungen der Erythrozyten (44.3): Leukozyten und Thrombozyten.

Chemie: je nach Fragestellung, Eisenhaushalt, Vitamin B_{12}, Folsäure, Erythropoetinspiegel usw.

Knochenmarkdiagnostik. Sie ist nur indiziert, wenn die üblichen Untersuchungen keine Klärung bringen. Knochenmark wird dann sowohl durch Aspiration als auch durch Biopsie entnommen. Die Aspiration dient zur Analyse der Zytologie und die Biopsie zur Beurteilung der Histologie des Knochenmarkes. Beide Untersuchungsmethoden können sich in ihren Aussagen ergänzen.

Einteilung der Anämien. Die Anämien werden nach morphologischen und pathophysiologischen Kriterien eingeteilt. Die morphologische Einteilung beruht auf den Erythrozytenindizes (MCV), die pathophysiologische Einteilung auf der Retikulozytenzahl:

Morphologische Einteilung
(44.4 u. 44.5).
- Mikrozytäre Anämien (MCV < 80 fl),
- makrozytäre Anämien (MCV > 100 fl),
- normozytäre Anämien (MCV 80–100 fl).

44.3 Formveränderungen von Erythrozyten

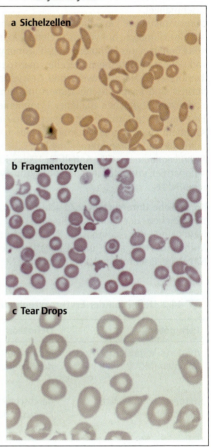

a Sichelzellen

b Fragmentozyten

c Tear Drops

Pathophysiologische Einteilung (44.1).
- Regenerative Anämien (adäquater Anstieg der Retikulozyten),
- aregenerative Anämien (inadäquater Anstieg der Retikulozyten).

Normozytäre, normochrome Anämien werden üblicherweise nach pathophysiologischen Kriterien eingeteilt (44.5).

44.3 Beurteilung der Erythrozyten im Blutausstrich

Befund	Darstellung/Erklärung	Vorkommen
Formveränderung		
– Anisozytose – Poikilozytose	unterschiedliche Größe unterschiedliche Formen	Produktionsstörung
– Makrozyten	> 8 µm	megaloblastäre Anämien, Ethanol, Lebererkrankung
– Mikrozyten	< 6,4 µm	Eisenmangel, Thalassämien
– Sichelzellen		Sichelzellanämie
– Tränenzellen (Synonym: Tear Drops)		Knochenmarkfibrose
– Sphärozyten (Synonym: Kugelzellen)		Kugelzellanämie, immunhämolytische Anämie
– Fragmentozyten (Synonym: Schistozyten)		mechanischer Schaden, Mikroangiopathie
– Targetzellen		Thalassämien, Lebererkrankung
– Stomatozyten		Ethanol
Inklusionen		
– basophile Tüpfelchen		Thalassämien, Bleivergiftung
– Howell-Jolly-Körper (Kerninklusionen)		nach Splenektomie, Asplenie
– Heinz-Körper		instabile Hämoglobine
– Hb-H-Inklusionen		α-Thalassämien, Hb-H-Krankheit

44 Erythropoese

▶ **44.4 Algorithmus zur Abklärung einer mikrozytären Anämie**

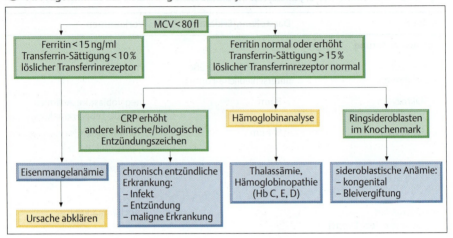

▶ **44.5 Algorithmus zur Abklärung einer nichtmikrozytären Anämie**

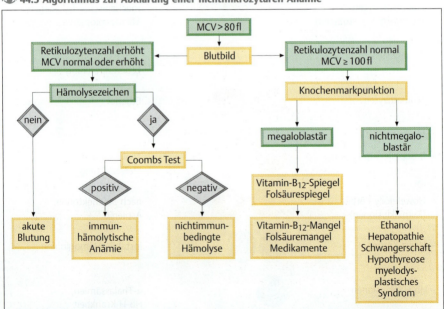

Die Anämie ist keine Krankheit sondern ein Befund, das als Begleitmanifestation verschiedenster Krankheiten auftreten kann. Deshalb ist die Suche der Ursache einer Anämie unerlässlicher Bestandteil einer Anämieabklärung.

44.2 Akute und chronische Blutungsanämien

Definition. Eine akute Blutungsanämie entwickelt sich nach dem plötzlichen Verlust von mehr als 1 l Blut (20% der Gesamtblutmenge). Chronische Blutungen führen erst dann zu einer Anämie, wenn sie durch eine gesteigerte Erythropoiese nicht mehr ausgeglichen werden können.
Chronische Blutungen und Eisenmangelanämie sind außerdem nicht synonym zu verwenden, da es erst dann zu einer Eisenmangelanämie kommt, wenn die Eisenspeicher sich durch den Blutverlust entleert haben.

Ätiopathogenese. Bei Frauen dominieren die chronischen gynäkologischen Blutungen. Sonstige Ursachen sind Blutungen im Gastrointestinaltrakt (Hämatemesis, Teer- oder Blutstuhl, → S. 694f), selten in den ableitenden Harnwegen (Hämaturie, → S. 203ff) und Blutungen bei Gerinnungsstörungen. Bei einem plötzlichen Verlust von mehr als 2 l besteht akute Lebensgefahr. Bei chronischen Blutungen führt nicht nur der direkte Verlust von Erythrozyten, sondern auch die durch den Eisenverlust verminderte Erythropoiese zur (Eisenmangel-)Anämie.

Symptomatik. Die Symptomatik der akuten Blutung wird geprägt durch den Volumenverlust (hämodynamische Störungen mit Blutdruckabfall, Tachykardie, Schweißausbruch) und durch den Verlust an Sauerstoffträgern (Hypoxie). Bei der chronischen Blutung sind die subjektiven Beschwerden häufig diskreter, abhängig vom Ausmaß der Anämie, vom Alter des Patienten und den Begleiterkrankungen.

Diagnostisches Vorgehen.
- Bei Frauen: Menstruationsanamnese und gynäkologische Untersuchung.
- Suche nach Blutungsquellen im Gastrointestinaltrakt (Hämokkult, Endoskopie) und in den ableitenden Harnwegen.
- *Labor:* Bei chronischem Blutverlust kommt es mit der Zeit zu einem Eisenmangel. Das Ferritin und die Transferrinsättigung sind erniedrigt und der lösliche Transferrinrezeptor (sTfR) gesteigert. Die Erythrozyten- und die Retikulozytenindizes verändern sich erst, wenn als Folge der Blutung ein Eisenmangel auftritt. Dann sind die ersten Zeichen das erniedrigte CHr und die erhöhte Zahl der hypochromen Erythrozyten (>5%). Mit der Zeit werden die gesamten Erythrozyten mikrozytär (MCV↓) und hypochrom (MCHC↓). Bei chronischem Blutverlust ist es sinnvoll, eine Gerinnungsabklärung durchzuführen. Zum Beispiel ist ein Von-Willebrand-Mangel keine Seltenheit.

Differenzialdiagnose. Das schrittweise differenzialdiagnostische Vorgehen bei Anämie wird auf S. 874f u. in 👁 44.4 u. 👁 44.5 beschrieben.

Therapie.
- Bei *akuter Blutung:* Blutstillung, Volumenersatz, Kreislaufstabilisation, evtl. Erythrozytentransfusion.
- Bei *chronischem Blutverlust:* Beseitigung der Blutungsquelle,
- Bei *vermindertem Eisenspeicher* (Ferritin) erfolgt eine perorale oder parenterale Eisensubstitution.

44.3 Anämie durch Störungen der Hämoglobinsynthese

Störungen der Hämoglobinsynthese führen zu mikrozytären Anämien (MCV↓). Die wichtigsten Protagonisten sind die Eisenmangelanämien (fehlendes Eisen für die Hämoglobinsynthese), Thalassämien (gestörte Globinproduktion für die Hämoglobinsynthese) und Anämien bei chronisch entzündlichen Erkrankungen (gestörter Eiseneinbau in das Hämoglobin).

44.3.1 Eisenmangelanämie

Definition. Durch Eisenmangel verursachte chronisch verlaufende Anämie mit hypochromen, mikrozytären Erythrozyten, verminderter Transferrinsättigung sowie vermindertem Serum-Ferritin und Sideroblastenanteil im Knochenmarkausstrich. Die Eisenmangelanämie ist stets Ausdruck einer anderen Grunderkrankung und kein eigenständiges Krankheitsbild.

Epidemiologie. Die Eisenmangelanämie ist die häufigste Anämieform in Mitteleuropa. Bei erwachsenen Männern sind gastrointestinale, bei Frauen im gebärfähigen Alter menstruelle Blutverluste und Schwangerschaft die häufigste Ursache des Eisenmangels.

Ätiopathogenese und Pathophysiologie. Das Eisen ist mengenmäßig das bedeutendste und funktionell das wichtigste Metall für den Organismus und wird bei vielen biochemischen Reaktionen essenziell gebraucht. Es ist auf verschiedene Speicher ungleich verteilt.

Eisenverteilung beim gesunden Erwachsenen (gesamtes Körpereisen 3–4 g).
- Erythrozyten (Hämoglobin) 2–2,5 g,
- Myoglobin und Enzyme (Gewebeeisen) 150–300 mg,
- Ferritin und Hämosiderin (MMS-Speichereisen): 1 g (Männer), 100–400 mg (Frauen),
- Transferrin (Transporteisen) 200–400 mg/dl.

Die Resorption beträgt etwa 1–2 mg/d, sie kann bei erhöhtem Bedarf und ausreichendem Angebot auf maximal 40–60 mg gesteigert werden.
Der obligatorische Verlust pro Tag liegt zwischen 1 mg bei Männern und etwa 1,5–2 mg bei Frauen. Eine Eisenmangelanämie entsteht, wenn das Speichereisen aufgebraucht und Eisen nicht mehr ausreichend für die Hämoglobinsynthese verfügbar ist.

Ursachen einer negativen Eisenbilanz.
- Chronischer Verlust (Blutung oder intravaskuläre Hämolyse),
- erhöhter Bedarf (Schwangerschaft, Laktation, Wachstum),
- verminderte Resorption (Dünndarmerkrankung, Malabsorptionssyndrom, Gastrektomie),
- ungenügende Zufuhr durch die Nahrung, z.B. bei streng vegetarischer Diät und bei geriatrischen Patienten.

Symptomatik. Zu den oben genannten kommen andere, speziell durch den Eisenmangel bedingte Symptome hinzu:
- nichthämatologische trophische Störungen, Mundwinkelrhagaden, brüchige Nägel und Haare, Zungenbrennen, Dysphagie durch große Schleimhautfurchen (Plummer-Vinson-Syndrom), Appetitlosigkeit und Obstipation,
- Zeichen der ursächlichen Grunderkrankung.

Diagnostisches Vorgehen (⊤ 44.4).
- Ein Abfall des CHr (<27 pg) ist ein frühzeitiges Zeichen eines Eisenmangels.
- Eine mikrozytäre hypochrome Anämie (MCV <80 fl, MCHC <30 g/dl) sowie Veränderung der Erythrozytenmorphologie (Mikrozyten, Poikilozytose, Anulozyten) erwecken den Verdacht auf eine Eisenmangelanämie.

44.4 Normalwerte der Eisenstoffwechsel-Parameter

Parameter	Normalwert
Ferritin	20–280 ng/ml (Männer), 15–210 ng/ml (Frauen)
Transferrin-Sättigung	20–45 %
Löslicher Transferrinrezeptor (sTfR)	methodenabhängig

- Beweisend ist die verminderte Serum-Ferritin-Konzentration oder das fehlende Speichereisen im Knochenmark.

Tiefes Ferritin ist beweisend für einen Eisenmangel. Ein normales oder sogar erhöhtes Ferritin schließt den Eisenmangel nicht aus. Bei chronischen Erkrankungen kann das Ferritin trotz Eisenmangels als Akutphasenprotein gesteigert sein. Der sTfR und die Transferrinsättigung erlauben dann, den Eisenmangel zu diagnostizieren.

Die Serum-Ferritin-Konzentration korreliert gut mit dem Gesamtspeichereisengehalt des Körpers. Nach der Diagnosestellung einer Eisenmangelanämie muss stets die Ursache abgeklärt werden (gastroenterologische Diagnostik, Hämokkult).

Differenzialdiagnose. Mikrozytäre Anämien bei Thalassämien und bei Anämien im Rahmen einer chronisch entzündlichen Erkrankung. Die Bestimmung des Serum-Eisens, des Serum-Ferritins und des Speichereisens erlaubt eine Differenzierung zu diesen Krankheitsbildern.

Therapie. Erster Schritt ist immer die Beseitigung der zum Eisenverlust führenden Ursache mit Wiederauffüllung der Speicher durch orale Eisensubstitution. Die intravenöse Applikation ist heute eine effektive Behandlungsform und, wenn das Eisen korrekt verabreicht wird, mit einem geringen Risiko verbunden. Die parenterale Eisensubstitution ist indiziert, wenn die orale Behandlung schlecht toleriert wird, die Compliance des Patienten ungenügend ist, der Eisenverlust größer ist als mit einer oralen Behandlung substituiert werden kann, oder bei Resorptionsstörungen.

Orale Eisensubstitution.
Prinzip: Peroral verabreichtes zweiwertiges Eisensulfat ist die einfachste und vorteilhafteste Behandlungsform.
Dosierung: 100–150 mg $Eisen^{2+}$/Tag für mindestens 3 Monate oder bis die Eisenspeicher aufgefüllt sind (intestinale Resorption etwa 5–15 %). Zusätze von Mineralien und Vitaminen können das Behandlungsergebnis nicht verbessern.
Nebenwirkungen: Die Resorption von p.o. zugeführtem Eisen ist besser zwischen den Mahlzeiten. Jedoch haben viele Patienten bei dieser Applikation gastrointestinale Beschwerden, die bei einer Tabletteneinnahme unmittelbar nach dem Essen seltener auftreten.
Misserfolge der Therapie beruhen meist auf zu geringer Dosis und zu kurzer Behandlungsdauer sowie auf dem Weiterbestehen der Blutungsquelle.

Intravenöse Eisensubstitution.
Prinzip: Vor Beginn einer parenteralen Eisensubstitution muss die Gesamtdosis errechnet werden (Cave: Eisenüberladung). Während der Eisentherapie muss eine genaue Bilanz der verabreichten Dosis geführt werden. Das Eisen für die intravenöse Substitution liegt im Saccharose-Komplex vor.

Dosierung: Eisen kann intravenös als Bolus (100-mg-weise) oder durch Kurzinfusionen (200–300 mg pro Dosis) verabreicht werden.
Nebenwirkungen: Die häufigsten Nebenwirkungen wie Hypotonie, Nausea und Erbrechen sind dosisabhängig und auf eine direkte Toxizität des Eisens zurückzuführen. Aus diesem Grund darf nicht die Gesamt-Dosis in einer Applikation verabreicht werden. Die maximale Bolusapplikation beträgt 200 mg, die Maximal-Dosis einer Infusion 500 mg. Andere Nebenwirkungen der intravenösen Applikation sind Phlebitiden, Fieber, Flush, Kopfschmerzen, Adenopathien, Hautausschlag und im Vergleich zu der früheren Applikationsform (Dextran-Komplex) seltener gewordene anaphylaktoide Reaktionen.

44.3.2 Thalassämien

Definition. Heterogene Gruppe autosomal-rezessiv vererbter quantitativer Störungen der Hämoglobinsynthese, bei denen als Leitsymptom ein mikrozytäres Blutbild auftritt.

Epidemiologie. Thalassämien kommen in Europa besonders im Mittelmeerraum vor. Nach dem Eisenmangel stellen sie die wichtigsten Ursachen einer hypochromen Anämie dar. Thalassämien sind zudem häufige Anomalien in Afrika, im Nahen Osten, in Indien, Pakistan und Südostasien.

Ätiopathogenese und Pathophysiologie. Das Hämoglobinmolekül besteht normalerweise aus je zwei α- und β-Polypeptidketten. Den Thalassämien liegt als Ergebnis autosomaler Genmutation eine quantitative Störung dieser Polypeptidkettensynthese zugrunde. Als Folge der verminderten Synthese der α- oder der β-Ketten werden andere Ketten zusammengesetzt, die funktionsfähige, physiologisch jedoch nur in geringen Mengen vorhandene Hämoglobin-Moleküle (HbF >2%, HbA_2 >3,5%, Hb-H, Hb-Bart etc.) bilden. Für die Anämie ist im Wesentlichen eine ineffektive Erythropoiese, die Verminderung der Hämoglobinsynthese sowie in geringerem Maße eine Hämolyse verantwortlich.

Einteilung. Die Thalassämien werden nach klinischen und genetischen Kriterien eingeteilt. Die klinische Einteilung basiert auf dem Schweregrad der Krankheit: Man unterscheidet somit die Thalassaemia minor, intermedia und major. Genetisch werden die Thalassämien je nach Defekt der Globinkette in α-, β- oder γδ-Thalassämien, und nach Vererbungsmuster in homozygote und heterozygote Formen eingeteilt.
Die **Thalassaemia minor** ist meistens eine heterozygote Form (α-, β- oder βδ-Thalassämie), die **Thalassaemia major** immer eine homozygote β-Thalassämie, und die **Thalassaemia intermedia** häufig eine Kombination von zwei verschiedenen Hämoglobinopathien.

Symptomatik.

Thalassaemia minor. Die Patienten sind meist beschwerdefrei und zeigen einen unauffälligen Untersuchungsbefund. Die mikrozytäre Anämie wird oft nur zufällig entdeckt. Eine vollständige Abklärung der Patientin und des Partners ist bei Kinderwunsch wichtig. Eine Heterozygotie beider Partner kann zu einem Nachkommen mit Thalassaemia major führen;

Thalassaemina intermedia. Mittelschwere hypochrome Anämie, Splenomegalie und gelegentlich Knochendeformierungen, Transfusionen sind nur gelegentlich notwendig;

Thalassaemia major. Diese Form manifestiert sich klinisch meist im 1. Lebensjahr mit schwerer Anämiesymptomatik, Wachstumsstörungen, Ikterus, Hepatosplenomegalie und Knochenmarkshyperplasie mit erweiterten Markräumen (Bürstenschädel im Röntgenbild).

Diagnostisches Vorgehen.
- Im peripheren Blutausstrich mikrozytäre hypochrome Anämie. Die Erythrozyten sind dünn und Hb-arm, mit einem ungefärbten blassen Ring zwischen Zentrum und Rand (sog. Schießscheibenzellen = Targetzellen mit basophiler Tüpfelung).
- Bei Thalassämie minor sind MCV und MCH tief, MCHC praktisch normal. Beim Eisenmangel sind alle drei Indizes erniedrigt.
- Erhöhung von Serum-Ferritin und Speichereisen bei Patienten mit Thalassaemia major und gelegentlich Thalassaemia intermedia. Bei der Thalassaemia minor sind die Eisenreserven nicht per se gesteigert. Diese Patienten können aber durchaus auch einen Eisenmangel aufweisen.
- In schweren Fällen Zeichen einer ausgeprägten Hämolyse.
- Diagnose durch charakteristischen Befund in der Analyse der verschiedenen normalen (HbA, HbA$_2$, HbF) und abnormen Hämoglobine (z. B. HbS, HbC, HbE) und der genetischen Untersuchung.

Differenzialdiagnose. Insbesondere die Eisenmangelanämie muss ausgeschlossen werden.

Therapie. Symptomatische Maßnahmen sind möglich, wie die Transfusion von Erythrozytenkonzentraten, um einen Hämoglobinspiegel von 11 g/dl aufrechtzuerhalten. Zur Verzögerung des Auftretens einer Eisenüberladung durch die Erythrozytenkonzentrate ist ein Eisenentzug mit Chelatbildnern (Desferoxamin) indiziert.
Bei Thalassaemia major ist eine allogene Knochenmarktransplantation von einem HLA-identischen gesunden Geschwister (oder einem Geschwister mit einer heterozygoten Thalassämie) die einzig kurative Behandlung.

Prognose. Während die Patienten mit Th. minor eine normale Lebenserwartung haben, leben Patienten mit der Majorform ohne Eisenchelation selten länger als 25 Jahre. Wird eine konsequente Eisenchelation ab dem 10. Lebensjahr durchgeführt, ist die Lebenserwartung wesentlich länger. Todesursachen sind Folgen der Eisenüberladung (Kardiomyopathie) oder Infektionen.

44.3.3 Andere Hämoglobinopathien

Im Gegensatz zu den Thalassämien handelt es sich um qualitative Hämoglobinanomalien mit Veränderungen der Aminosäurensequenz in einer Polypeptidkette des normalen Hämoglobins. Die häufigste Form ist die Sichelzellanämie.

Sichelzellanämie

Definition. Autosomal-rezessiv vererbte qualitative Hb-Veränderung, die zu chronischer mehr oder weniger ausgeprägter Anämie mit sichelartiger Verformung der Erythrozyten führt. Als Folge dieser erythrozytären Verformungen treten typische vasookklusive Phänomene mit multiplen Infarkten verschiedenster Organe auf.
Die *Sichelzellanomalie* ist die heterozygote und die *Sichelzellanämie* die homozygote Form der Krankheit. Unter *Sichelzellkrankheit* versteht man eine Kombination von einer heterozygoten Anomalie mit einer anderen Hämoglobinopathie (z. B. β-Thalassämie, Hämoglobin C).

Epidemiologie. Die höchste Genfrequenz findet sich in Zentral-, West- und Ostafrika. Träger des Sichelzellgens zeigen eine erhöhte Resistenz gegen Malaria: Dies kann die verstärkte Ausbreitung in diesen Gebieten erklären. In Nigeria sind bis zu 30% der einheimischen Bevölkerung Genträger. In Süditalien, Sizilien, Sardinien und anderen Mittelmeergebieten sind Sichelzellkrankheiten vom Typ HbS/β-Thalassämie keine Seltenheit.

Ätiopathogenese und Pathophysiologie. Der Sichelzellanämie liegt ein wasserunlösliches Hämoglobin, das HbS zugrunde, welches sich durch den Austausch der Glutaminsäure gegen Valin in Position 6 der β-Kette vom normalen Hämoglobin unterscheidet. Die Sichelzellenbildung ist abhängig vom HbS-Gehalt der Erythrozyten (heterozygot, homozygot, doppelt heterozygot) und dem Sauerstoffpartialdruck, da die Hb-S enthaltenden Erythrozyten nur dann die Sichelform annehmen, wenn kein Sauerstoff gebunden ist. Alle Faktoren also, welche die Sauerstoffaffinität der Erythrozyten herabsetzen (Azidose, Enzymmangel usw.) oder Maßnahmen, welche die intrazelluläre Hämoglobinkonzentration der Erythrozyten von Sichelzellpatienten erhöhen (Dehydratation), verstärken die irreversible Sichelzellenbildung.

Der Prozentsatz irreversibler Sichelzellenbildung variiert beim Homozygoten beträchtlich. Die ständige Bildung und vorzeitige Destruktion irreversibel geschädigter Sichelzellen führt zur schweren hämolytischen Anämie und zu hämolytischen Krisen.

Symptomatik. Bei homozygoten Merkmalsträgern treten die Symptome bereits nach dem 6. Lebensmonat auf (wenn HbF durch HbS ersetzt wird). Die klinische Symptomatik verläuft schubweise, oft krisenhaft:
- **Infarktkrise:** Die Verstopfung kleiner Blutgefäße durch gesichelte Erythrozyten führt zum Gewebeuntergang mit starken Schmerzen, besonders in Knochen, Thorax und Abdomen. Multiple Milzinfarkte führen zur Schrumpfung der Milz (Autosplenektomie).
- **Aplastische Krise:** Im Rahmen von (besonders viralen) Infekten kommt es zu einer Verminderung der Erythropoese.
- **Sequestrationskrise:** Hier tritt ein plötzliches Pooling der Erythrozyten, besonders in der Milz, auf, was gelegentlich die Todesursache bei Kleinkindern ist.

Sichelzellkrankheiten vom Typ HbS/β-Thalassämien zeigen häufig ähnliche klinische Manifestationen mit Infarktkrisen wie homozygote Sichelzellanämien. Im Gegensatz zur homozygoten Sichelzellanämie ist aber das Blutbild mikrozytär (MCV↓). Der klinische Verlauf ist sehr variabel. Homozygot Erkrankte sterben oft im Kindesalter. Nur die Hälfte erreicht das 30. Lebensjahr. Heterozygote Merkmalsträger können symptomlos sein.

Diagnostisches Vorgehen.
- Bei Patienten mit schwarzer Hautfarbe weisen eine normochrome hämolytische Anämie, Schmerzkrisen, Arthropathie und Knöchelulzera auf die Diagnose einer Sichelzellenanämie hin.
- Im peripheren Blut sind Targetzellen sowie Sichelzellen mit Howell-Jolly-Körperchen zu finden.
- Entscheidend ist der Befund der Hämoglobinelektrophorese. Homozygote haben oft einen HbS-Anteil >70%.
- Die genetische Analyse bestätigt die Diagnose und unterscheidet zwischen einer homozygoten Sichelzellanämie und einer Sichelzellerkrankung.
- Besteht zum HbS gleichzeitig ein mikrozytäres Blutbild (MCV), so liegt eine HbS/β-Thalassämie (HbS >50%) oder eine α-Thalassämie (HbS <34%) vor.

Differenzialdiagnose. Andere Hämoglobinopathien und hämolytische Anämien.

Therapie.
- Mit Ausnahme der hämopoietischen Stammzelltransplantation existiert keine kausale Therapie.
- Bei Schmerzkrisen Analgetika (Opiate).
- Hydroxyharnstoff. *Wirkprinzip:* Erhöht den HbF-Anteil.
- Bei schweren vasookklusiven Krisen oder prophylaktisch vor einem schweren chir-

urgischen Eingriff werden Austauschtransfusionen versucht.
- Zustände von Sauerstoffmangel (Höhenaufenthalte) und schwere körperliche Belastungen sollten vermieden werden.
- Komplikationen drohen bei Pneumonie, Narkose, Azidose, Exsikkose und Dehydratation.

Weitere Beispiele für Hämoglobinopathien

- Hämoglobin C (Abstammung Westafrika), Hämoglobin E (Abstammung Südostasien),
- Hämoglobinopathien mit instabilen Hämoglobinvarianten (Hb Turin, Hb Köln, Hb Zürich usw.),
- Methämoglobinämien.

44.4 Megaloblastäre Anämien

44.4.1 Allgemeines

Definition. Megaloblastäre Anämien sind eine ätiologisch uneinheitliche Krankheitsgruppe, bei der ein Vitamin-B_{12}- oder Folsäuremangel zu einer beeinträchtigten DNA-Synthese der Knochenmarkzellen führt. Es kommt zu typischen hämatologischen Veränderungen mit vergrößerten Erythrozyten (Megalozyten) im peripheren Blut und Megaloblasten im Knochenmark.

Ätiopathogenese und Pathophysiologie. Die häufigsten Ursachen einer megaloblastären Anämie sind in 44.5 dargestellt.

Vitamin B_{12}. Vitamin B_{12} wird vom menschlichen Körper nicht selbst synthetisiert, es wird vor allem durch Fleisch und Milchprodukte zugeführt. Im Magen wird das Vitamin B_{12} an den sog. Intrinsic Factor gebunden, ein von den Belegzellen des Magens sezerniertes Mukoprotein. Nur der Vitamin-B_{12}-Intrinsic-Factor-Komplex wird im distalen Ileum resorbiert und von einem spezifischen Protein, dem Transcobalamin, transportiert. Vitamin B_{12} wird zu über 50% in der Leber gespeichert. Der Tagesbedarf beträgt etwa 2 µg. Der gespeicherte Vorrat an Vitamin B_{12} ist etwa für 3 Jahre ausreichend. Als essenzielles Koenzym greift Vitamin B_{12} in den Folatstoffwechsel ein. Beim Fehlen wird die DNA-Synthese blockiert. Die RNA und Proteinsynthese laufen jedoch unbeeinflusst weiter, wodurch es in allen proliferativen Geweben zu einer Dissoziation zwischen Kern- und Zytoplasmareifung mit den charakteristischen morphologischen Atypien kommt.

Folsäure. Hauptquelle für die Folsäure sind Früchte und Gemüse. Folsäure ist hitzelabil und wird durch Kochen zerstört. Die zugeführte Folsäure wird im proximalen Jejunum resorbiert. Der minimale Tagesbedarf beträgt normalerweise etwa 50 µg. Gesunde können etwa 5–20 mg Folsäure, die Hälfte davon in der Leber, speichern. Folsäure dient als Koenzym der DNA-Synthese. Ihre Hauptfunktion besteht im molekularen Transfer von Monokohlenstoffverbindungen. Als Folge eines Folsäuremangels wird die DNA-Synthese blockiert.

44.4.2 Perniziöse Anämie

Synonym: Morbus Biermer, Perniziosa
engl.: pernicious anemia

Definition. Megaloblastäre Anämie, bei der das Vitamin-B_{12}-Defizit durch einen Mangel an Intrinsic Factor bei chronischer atrophischer Gastritis entstanden ist. Unbehandelt führt die Anämie zum Tode, daher der Name "Perniziosa" (lat. verderblich).

Epidemiologie. Die perniziöse Anämie kommt meist im mittleren und höheren Lebensalter vor. Die Perniziosa ist als Folge einer Autoimmunerkrankung häufig vergesellschaftet mit anderen Erkrankungen, für die Autoimmunphänomene verantwortlich gemacht werden (z.B. Morbus Basedow).

T 44.5 Ursachen der megaloblastären Anämie

	Vitamin-B_{12}-Mangel	Folsäuremangel
verminderte Zufuhr	Vegetarier	chronische Alkoholiker
fehlender Intrinsic Factor	perniziöse Anämie, Zustand nach Gastrektomie	
verminderte Resorption	Sprue Morbus Crohn, Malabsorption, Zustand nach Dünndarmresektion	Sprue Malabsorption
gesteigerter Verbrauch	Fischbandwurmbefall	Schwangerschaft, Laktation, chronische Hämolyse, Tumorkrankheiten, chronische Dialyse
Medikamente		Zytostatika: • Purin- und Pyrimidinanaloga, • Hydroxyurea, Folsäureantagonisten: • Methotrexat, • Pentamidin, • Triamteren, • Trimetoprim, Antikonvulsiva: • Phenytoin, • Primidon, • Phenobarbital

Ätiopathogenese und Pathophysiologie. Den Veränderungen in der Magenschleimhaut liegt ein Autoimmunprozess zugrunde, wobei gegen Parietalzellen und Intrinsic Factor gerichtete Autoantikörper sowie zelluläre Immunphänomene nachweisbar sind. Durch das Fehlen des von den Parietalzellen gebildeten Intrinsic Factors kann Vitamin B_{12} nicht mehr aufgenommen werden, was zu DNA-Synthesedefekten der Schleimhäute, Nervenscheiden und in allen 3 Reihen der Hämatopoese (Panzytopenie) führt.

Symptomatik.
- Ausgeprägte Anämiesymptomatik mit Schwäche, Schwindel, Tachykardie, Luftnot.
- Gastrointestinale Symptome; auch an der Schleimhaut macht sich die DNA-Synthesestörung bemerkbar: brennende Zunge, Geschmacksstörung, atrophische Glossitis, Diarrhö und Gewichtsabnahme.
- Neurologische Symptomatik, die als *funikuläre Myelose* zusammengefasst wird: Parästhesien und Hyperästhesie der Ex-

tremitäten, gestörtes Vibrationsempfinden, Muskelschwäche, Ataxie, Areflexie, Parese; seltener Verwirrtheitszustände und Psychosen. Den neurologischen Symptomen gehen nicht selten mehrere Jahre einer Anämieentwicklung voraus.

Diagnostisches Vorgehen.

Blutbild. Leitbefunde im peripheren Blut sind
- makrozytäre Anämie (MCV > 100 fl),
- Poikilozytose,
- Anisozytose,
- hypersegmentierte Granulozyten,
- bei schweren Formen auch Leukopenie und Thrombopenie;
- die Retikulozytenzahl ist trotz erhöhter Erythroblastenzahl im Knochenmark erniedrigt (ineffektive Erythropoiese).

Knochenmark.
- Erythropoiese: megaloblastär und hyperplastisch,
- Myelopoese: reifungsgestört (Riesenmetamyelozyten),
- Megakaryopoese: reifungsgestört (hypersegmentierte Megakaryozyten).

Diese Veränderungen sind bereits unmittelbar nach Vitamin-B_{12}-Gabe nicht mehr nachweisbar.

Serum.
- Zeichen der intramedullären Hämolyse: LDH erhöht, indirektes Bilirubin gesteigert,
- Vitamin B_{12} ist erniedrigt.

Die weitere Abklärung hängt vom Resultat des Vitamin-B_{12}-Spiegels ab:
- Bei B_{12}-Spiegeln > 300 pg/ml ist ein Vitamin-B_{12}-Mangel unwahrscheinlich – deshalb keine weitere Untersuchung zum Nachweis des B_{12}-Mangels.
- Bei einem B_{12}-Spiegel zwischen 200 und 300 pg/ml ist das Resultat unsicher. Erhöhte Serumspiegel von Methylmalonsäure und Homocystein bestätigen den B_{12}-Mangel. Erhöhte Werte sprechen für einen Vitamin-B_{12}-Mangel, normale Werte schließen ihn praktisch aus. Ist nur das Serum-Homocystein gesteigert, besteht wahrscheinlich ein isolierter Folsäuremangel.
- Bei einem B_{12}-Spiegel < 200 pg/ml ist der B_{12}-Mangel praktisch gesichert.

Bei nachgewiesenem Vitamin-B_{12}-Mangel muss die Ursache abgeklärt werden:
- Anti-Intrinsic-Factor-Antikörper sind sehr spezifisch und erlauben die Diagnose einer perniziösen Anämie. Weitere Abklärungen erübrigen sich dann. Werden diese Antikörper nicht nachgewiesen, muss der Schilling-Test durchgeführt werden.

Schilling-Test (prüft die Resorption von radioaktiv markiertem Vitamin B_{12}, mit und ohne Intrinsic Factor). Interpretation:
- normaler Schilling-Test: *ungenügende Einnahme* von Vitamin B_{12},
- verminderte Resorption mit und ohne Intrinsic Factor: *Resorptionsstörung im Dünndarm*,
- verminderte Resorption ohne Intrinsic Factor, normale mit Intrinsic Factor: *perniziöse Anämie* oder Zustand nach *Gastrektomie*.

Gastroskopie. Diese ist für die Diagnose nicht mehr erforderlich. Patienten mit einer perniziösen Anämie haben jedoch ein erhöhtes Risiko, ein Magenkarzinom zu entwickeln. Ein regelmäßiges Monitoring ist deshalb indiziert.

Differenzialdiagnose. → „Myelodysplastisches Syndrom" S. 910ff, „Akute Leukämie" S. 912ff.

Therapie. Hydroxycobalamin 1000 µg täglich i.m. über 5 Tage, anschließend bis zur Normalisierung der Anämie 500 µg 1 × wöchentlich, danach lebenslange Erhaltungstherapie mit 500 µg alle 3 Monate. Bereits 4 Tage nach Beginn der Behandlung kommt es zu einem Anstieg der Retikulozytenzahl

(Retikulozytenkrise!). Bei regelmäßiger Substitutionsbehandlung ist die Prognose sehr gut. Eine fortgeschrittene neurologische Symptomatik ist dagegen irreversibel. Die Blutbildveränderungen des Vitamin-B_{12}-Mangels können auch durch Folsäure beseitigt werden. Diese Therapie ist jedoch streng kontraindiziert, da sie das Krankheitsbild verschleiert und die neurologische Symptomatik sogar verschlechtern kann. Bei zusätzlichem Eisenmangel erfolgt eine Eisensubstitution (erhöhter Eisenbedarf in der Regeneration).

44.4.3 Megaloblastäre Anämie durch Folsäuremangel

Definition. Durch Folsäuremangel verursachte megaloblastäre Anämie.

Ätiologie. Häufigste Ursache ist Mangelernährung z. B. bei Alkoholabusus.

Symptomatik.
- Häufig reduzierter Ernährungszustand,
- gastrointestinale Manifestationen wie bei Vitamin-B_{12}-Mangel, jedoch häufig klinisch ausgeprägter und schwerer,
- keine neurologische Symptomatik,
- die hämatologischen Veränderungen entsprechen denen des Vitamin-B_{12}-Mangels.

Diagnostisches Vorgehen. Blutbilduntersuchungen wie bei Vitamin-B_{12}-Mangel. Beweis der Diagnose durch erniedrigte Erythrozytenfolsäurekonzentration bei normalem Vitamin-B_{12}-Spiegel. Eine normale Methylmalonsäure mit erniedrigtem Homocysteinspiegel spricht für einen Folsäuremangel. Durch Transfusionen von Erythrozyten normalisiert sich die Erythrozytenfolsäurekonzentration.

Differenzialdiagnose. Wie bei Vitamin-B_{12}-Mangel (→ 44.5).

Therapie. Substitution mit Folsäure 5 mg/d p.o. bis zur Blutbildnormalisierung. Eine akute Retikulozytose ist nach etwa 4 Tagen, eine Normalisierung des Hb-Wertes nach etwa 5 Wochen zu beobachten. Die Therapiedauer hängt von der Ursache des Mangelzustandes ab. Wichtig ist die Ausschaltung aller Faktoren, die zum Folsäuremangel geführt haben.

44.5 Hämolytische Anämien

44.5.1 Allgemeines

Beschleunigter und gesteigerter Abbau der Erythrozyten mit kompensatorisch gesteigerter Erythrozytenneubildung. Hämolytische Anämien werden differenziert
- nach der **Entstehung** in:
  - kongenitale und
  - erworbene,
- nach der **Pathogenese** in:
  - korpuskuläre und
  - extrakorpuskuläre,
- nach dem **Ort des Abbaus** in:
  - extravaskuläre und
  - intravaskuläre hämolytische Anämien.

Die Anämie entsteht, wenn die kompensatorisch gesteigerte Erythropoese die beschleunigte Destruktion nicht mehr ausgleichen kann.
Klinische Symptome einer hämolytischen Anämie sind neben den typischen Zeichen der Anämie auch die der Hämolyse: Ikterus, brauner Urin durch die Urobilinogen-Ausscheidung und Splenomegalie. Die biochemischen Zeichen der gesteigerten Erythrozytendestruktion sind ebenso wie die Zeichen der gesteigerten Erythrozytenneubildung in 44.6 dargestellt.

44.5.2 Korpuskuläre hämolytische Anämien

Zu den korpuskulär bedingten Hämolysen zählt man die hereditäre Sphärozytose und die enzymopenischen hämolytischen An-

44.6 Zeichen gesteigerter Erythrozytendestruktion und -neubildung

Parameter	Normalwert	bei Hämolyse
Plasma/Serum: Indikatoren für gesteigerte Erythrozytendestruktion		
freies Hämoglobin	< 0,5 g/l	erhöht (intravaskuläre Hämolyse)
Haptoglobin	0,9–3,80 g/l	erniedrigt
Bilirubin	< 18 µmol/l (⩽1,2mg/dl)	indirektes Bilirubin erhöht
LDH	140–290 U/l	erhöht
Harn: Indikatoren für gesteigerte Erythrozytendestruktion		
Hämoglobinurie	–	+ (intravaskuläre Hämolyse)
Hämosiderinurie	–	+ (intravaskuläre Hämolyse)
Bilirubin	–	+
Urobilinogen	–	+
Blut: Indikatoren für gesteigerte Erythropoese		
Retikulozyten	5–15 ‰	erhöht
unreife Vorstufen	–	+
Knochenmark: Indikator für gesteigerte Erythropoese		
Erythropoese	normal	gesteigert

ämien (Glucose-6-Phosphat-Dehydrogenase-Mangel, Pyruvatkinasemangel). Sie sind durch einen angeborenen Defekt der Erythrozytenmembran oder des Hämoglobinmoleküls und durch eine verminderte Enzymausstattung der Erythrozyten charakterisiert (→ 44.1 S. 874).
Die paroxysmale nächtliche Hämoglobinurie ist die einzige erworbene Form einer korpuskulären Hämolyse.

Hereditäre Sphärozytose

Synonym: Kugelzellenanämie
engl.: hereditary spherocytosis

Definition. Autosomal-dominant vererbter Membrandefekt der Erythrozyten, der mit Kugelzellen, hämolytischer Anämie, Ikterus und Splenomegalie einhergeht.

Epidemiologie. In Mitteleuropa die am häufigsten vorkommende angeborene korpuskulär bedingte hämolytische Anämie mit 2 Erkrankungen pro 10000 Einwohner.

Ätiopathogenese und Pathophysiologie. Ursache ist eine Störung der Ionenpermeabilität der Erythrozytenmembran. Qualitative und quantitative Defekte der Membranproteine führen zu Vesikelbildung und Membranverlust der Erythrozyten. Defekte der Membranproteine betreffen das Spektrin, den Spektrin/Ankrin-Komplex, die Bande 3 oder das Pallidin. Der Membrandefekt führt zu einer erhöhten Permeabilität für Natrium und Wasser in den Zellen, in deren Folge die bikonkave Scheibenform der Erythrozyten in eine Kugelform übergeht und die Verformbarkeit vermindert. Diese verformten Erythrozyten werden dadurch bei der Milzpassage leichter lysiert.

Klinik. Variabler klinischer Verlauf mit langen Phasen des Wohlbefindens und in Schüben verlaufenden Hämolysen, evtl. hervorgerufen durch interkurrente Erkrankungen, Operationen oder Infekte. Anämiesymptome, Ikterus und eine mehr oder weniger ausgeprägte Splenomegalie können bereits im frühen Kindesalter bestehen. Bei anderen Patienten erfolgt eine Diagnose erst im Erwachsenenalter. Infolge der Hämolyse kommt es zur Bildung von Bilirubin-Gallensteinen.

Diagnostisches Vorgehen. Die Anamnese (insbesondere Familienanamnese), die Splenomegalie, die typischen mikrozytären Kugelzellen im Blutausstrich und das abnorm erhöhte MCHC lassen eine Kugelzellenanämie vermuten. Beweisend ist die Verminderung der osmotischen Resistenz der Erythrozyten, die man durch Zugabe von NaCl messen kann: Normale Erythrozyten platzen erst bei einer 0,46%igen NaCl-Lösung, Kugelzellen bereits bei Konzentrationen über 0,46%.

Differenzialdiagnose. Andere hereditäre, nichtsphärozytäre hämolytische Anämien. Sphärozyten bei autoimmunhämolytischen Anämien, bei Splenomegalie und Leberzirrhose.

Therapie. Durch Splenektomie (möglichst erst mit 5 Jahren und nach Impfung s.u.) kann der Abbau der Kugelzellen verlangsamt werden. So wird die Anämie beseitigt und die Überlebenszeit der Erythrozyten verlängert, auch wenn die Kugelzellen mit ihrem Defekt fortbestehen. Die Indikation für eine Splenektomie ist klar bei symptomatischen Patienten. Bei asymptomatischen Patienten ist das Risiko einer späteren fulminanten Sepsis größer als der Vorteil einer Splenektomie.

Komplikationen. Komplikationen sind schwere hämolytische Krisen und vermehrte Gallensteinbildung. Sie werden durch Splenektomie im asymptomatischen Intervall vermieden.

Wegen des Risikos einer späten fulminanten Sepsis müssen Patienten vor Splenektomie gegen Pneumokokken, Haemophilus und Meningokokken geimpft werden. Eine Prophylaxe mit Penizillinen kann besonders bei Kleinkindern in Betracht gezogen werden. Zudem müssen splenektomierte Patienten über das Risiko einer fulminanten Sepsis instruiert werden.

Prognose. Nach Splenektomie haben die Patienten eine normale Lebenserwartung.

Glucose-6-Phosphat-Dehydrogenase-Mangel

Synonym: G-6-PDH-Mangel
engl.: glucose-6-phosphate-dehydrogenase deficiency

Definition. Der Glucose-6-Phosphat-Dehydrogenase-Mangel ist eine X-chromosomal vererbte Erkrankung, die zu einer enzymatischen Anomalie der Erythrozyten führt. Ihre klinischen Manifestationen sind auf eine Hämolyse zurückzuführen.

Epidemiologie. Die G-6-PDH-Mangelanämie ist bei Afrikanern, Asiaten sowie im Mittelmeerraum weit verbreitet. Betroffen sind Millionen von Menschen auf der ganzen Welt. Es gibt über 250 Enzymvarianten.

Ätiopathogenese und Pathophysiologie. Morphologie und osmotische Resistenz der Erythrozyten sind normal. Ihre Struktur, Funktion und Lebensdauer sind vom Intermediärstoffwechsel (d.h. von der anaeroben Glykolyse, dem Pentosephosphat-Shunt und dem Glutathionstoffwechsel) abhängig.
Es sind zahlreiche unterschiedlich lokalisierte Enzymdefekte beschrieben worden, die sich klinisch nicht oder zum Teil nur diskret unterscheiden.

Die Hämolyse ist abhängig von der Konzentration der Enzymaktivität, ältere Erythrozyten werden eher lysiert als jüngere. Im Mittelpunkt der Pathogenese steht das verminderte intrazelluläre Redoxpotenzial. Hämolysen können ausgelöst werden durch:
- Bohnen (Vicia Faba),
- Medikamente wie z. B.: Acetanilid, Dapson, Methylenblau, Naphtalin und Derivate, Niridazol, Nitrofurantoin, Phenacetin, Primaquin, Pamaquin, Pyramidon, Sulfanilamid, Sulfapyridin, Sulfoxon.

Dabei ist die akute Hämolyse selbst limitierend, da nur die älteren Erythrozyten lysiert werden.

Symptomatik. Mehrheitlich sind Patienten asymptomatisch, haben ein normales Blutbild mit normaler Morphologie der Erythrozyten, entwickeln aber hämolytische Krisen bei Einnahme bestimmter Medikamente, bei Infekt oder metabolischen Anomalien. Ikterus, Anämie und die Symptome der Splenomegalie führen den Patienten zum Arzt. Bei G-6-PDH-Mangel treten 1–2 Tage nach entsprechender Exposition charakteristische abdominelle Schmerzen mit Ikterus, Braunverfärbung des Harns und Anämie auf.

Diagnostisches Vorgehen.
- typische Anamnese, familiäre Häufung,
- nichtsphärozytäre hämolytische Anämie mit normaler osmotischer Resistenz der Erythrozyten und negativem Coombs-Test (→ S. 894).
- bei G-6-PDH-Mangel positiver Heinz-Körper-Nachweis,
- die Bestätigung des biochemischen Defektes beweist die Diagnose (hämatologisches Speziallabor).

Bei jedem Patienten – vor allem bei Männern mit schwarzafrikanischem Ursprung – und intermittierend hämolytischen Episoden muss an diese Diagnose gedacht werden.

Differenzialdiagnose. Andere Formen der nichtsphärozytären hämolytischen Anämie, Hämoglobinopathien.

Therapie. Eine kausale Therapie ist nicht möglich. Die G-6-PDH-Mangelanämie ist selbstlimitierend. Vordergründig ist die Expositionsprophylaxe (→ oben). Transfusionen sind selten indiziert. Bei Auftreten einer hämolytischen Episode muss auf eine ausreichende Urinausscheidung geachtet werden.

Prognose. Die Prognose ist bei konsequenter Expositionsprophylaxe und Vermeidung der Komplikationen günstig.

Pyruvatkinasemangel

Bei diesem autosomal-dominant vererbten Leiden ist die Glykolyse der Erythrozyten betroffen. Dies führt zu einer Energieverarmung des Erythrozyten und zur Anhäufung von Stoffwechselmetaboliten, die den aktiven Membrantransportmechanismus stören und damit eine Hämolyse auslösen. Die Symptomatik gleicht derjenigen des Glucose-6-Phosphat-Dehydrogenase-Mangels. Eine Splenektomie verlängert die Lebenszeit der Erythrozyten und kann die Transfusionshäufigkeit senken.

Paroxysmale nächtliche Hämoglobinurie (PNH)

Definition. Diese erworbene Stammzellerkrankung ist charakterisiert durch eine korpuskulär bedingte Hämolyse und eine Produktion von defekten Thrombozyten und Leukozyten. Die Bezeichnung der Erkrankung weist auf einen zyklischen Verlauf intravaskulärer Hämolysen hin. Der morgendliche Nachweis von Hämoglobinurie ist ein wichtiges Merkmal.

Epidemiologie. Sehr selten, vor allem bei jüngeren Erwachsenen.

Ätiopathogenese und Pathophysiologie.
Der Störung liegt die Mutation einer hämatopoetischen Stammzelle mit einem typischen Membrandefekt zugrunde, durch den Erythrozyten, Granulozyten und Thrombozyten außerordentlich komplementsensibel werden. Die komplementvermittelte Hämolyse steht klinisch im Vordergrund. Die komplementinduzierte Funktionsstörung der Thrombozyten verursacht Thrombosen und Störungen der Mikrozirkulation (Mikrothromben), was zu Kopf-, Rücken- und Abdominalschmerzen führt.
Die PNH ist eng mit der aplastischen Anämie verbunden und wie diese kann die PNH auch in eine akute Leukämie transformieren.

Symptomatik. Die Schwere der klinischen Symptomatik korreliert mit dem Anteil membrandefekter Erythrozyten. Sie reicht von diskreter chronischer **Hämolyse** bis zu kurzfristig rezidivierenden schweren hämolytischen Krisen. Die Hämolyse setzt nachts ein und fällt durch die Braunverfärbung des Morgenurins auf. Oft beginnt sie nach Infektionen, Impfungen, Operationen, Medikamentengabe oder Bluttransfusionen.
Charakteristisch sind schmerzhafte **Abdominalkrisen**, die einem hämolytischen Schub vorangehen können. Häufig treten auch **Venenthrombosen** peripher, abdominal oder zerebral auf.
Es kommt zu Symptomen eines **Eisenmangels** durch chronische intravaskuläre Hämolyse mit Verlust des Eisens im Urin (Hämosiderin im Urin).
Bei gleichzeitiger Knochenmarksaplasie steht die Symptomatik der **Panzytopenie** im Vordergrund.

Diagnostisches Vorgehen. Hinweise auf die Diagnose geben die normochrome hämolytische Anämie mit Hämosiderinurie, Granulozytopenie und Thrombozytopenie sowie Thrombosen. Die alkalische Leukozytenphosphatase ist vermindert. Die flowzytometrische Untersuchung von Ankerproteinen auf den Neutrophilen und Erythrozyten hat heute den Säure-Hämolyse-Test nach Ham weitgehend ersetzt.

Therapie.
- Die hämopoietische Stammzelltransplantation ist die einzige kausale Therapie. Bei klinisch stabiler Situation ist eine symptomatische Behandlung angezeigt.
- Transfusion gewaschener Erythrozytenkonzentrate, kein Vollblut.
- Androgene, evtl. Antikoagulation mit Cumarinderivaten.
- Bei schwerem Verlauf oder nach Übergang in eine aplastische Anämie sind Knochenmarktransplantation oder eine immunsuppressive Therapie mit ATG und Ciclosporin A indiziert.

Prognose. Die mediane Lebenserwartung liegt bei klassischer klinischer Symptomatik unter 10 Jahren. Ein Übergang in eine aplastische Anämie oder akute myeloische Leukämie ist möglich.

44.5.3 Extrakorpuskulär bedingte hämolytische Anämien

Anämien, bei denen normalstrukturierte Erythrozyten vorzeitig durch serogene Faktoren (→ T 44.1, S. 874) hämolysiert werden. Wichtigstes Beispiel sind die immunhämolytischen Anämien.

Immunhämolytische Anämie

Definition. Durch Antikörper hervorgerufene Hämolysen.
- **Alloimmunhämolytische Anämien:**
  - Hämolytische Transfusionsreaktion,
  - Morbus haemolyticus neonatorum.
- **Autoimmunhämolytische Anämien:**
  - Wärmeantikörper (IgG, selten IgA),
  - Kälteantikörper (IgM).
- **Medikamenteninduzierte immunhämolytische Anämien.**

Epidemiologie. Wärmeautoantikörper sind wesentlich häufiger hämolyseauslösend als Kälteautoantikörper. Sie treten in etwa 80% der Fälle bei anderen Grundleiden symptomatisch, in 20% der Fälle idiopathisch auf. Vorkommen in jedem Lebensalter, bevorzugt bei Frauen und älteren Personen. Niedrige Kälteagglutinintiter finden sich auch bei Gesunden. Eine signifikante Erhöhung des Titers kann bei malignen Lymphomen, chronischer idiopathischer Kälteagglutininkrankheit oder vorübergehend bei infektiöser Mononukleose und bei der Mykoplasmenpneumonie auftreten.

Ätiopathogenese und Pathophysiologie.

Wärmeantikörper induzieren eine extravaskuläre Hämolyse. Es handelt sich um inkomplette Antikörper (IgG mit oder ohne Komplement, selten IgA), die sich an die Zelloberfläche der Erythrozyten fixieren, ohne per se eine Hämolyse auszulösen (◉ **44.6a**). Fc-Rezeptoren des MMS-Systems (Monozyten, Makrophagen, Milz) binden das Fc-Fragment des Antikörpers (◉ **44.6b**). Folglich werden die Erythrozyten entweder vollständig phagozytiert oder "angebissen" und ein Teil des Erythrozyten wieder freigelassen. Diese Erythrozytenüberreste bilden Fragmentozyten und Mikrosphärozyten (Abb. **44.6c, d**).

Wärmeautoantikörper werden im Coombs-Test nachgewiesen. Die Immunhämolyse kann zu lebensbedrohlicher Anämie und Verbrauchskoagulopathie führen. Eine Blutgruppenbestimmung ist wegen des Antikörpers, der als Panagglutinin wirkt, gelegentlich nicht sicher möglich. Hauptdestruktionsort der antikörperbeladenen Erythrozyten ist die Milz.

Kälteagglutinine. Komplette Antikörper (IgM), die bei tiefer Temperatur eine Agglutination der Erythrozyten induzieren (◉ **44.7a**).

Die IgM-Antikörper werden bei einer Temperatur im Bereich von 37°C aktiviert und führen zu einer intravaskulären Lyse der Erythrozyten (◉ **44.7b**). Die Ätiologie des Kälteagglutininantikörpers ist nicht bekannt. Bei den meisten Patienten mit der Kälteagglutininkrankheit ist der Antikörpertiter bei

◉ **44.6 Sequenz bei AIHA mit Wärmeantikörpern**

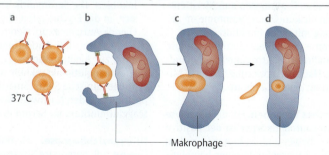

a Erythrozytenspezifische Antikörper (IgG) binden sich mittels ihrem Fab-Fragment an die körpereigenen Erythrozyten. **b** Die Fc-Fragmente erythrozytengebundener Antikörper binden sich an Fc-Rezeptoren von Makrophagen. **c** Der Makrophage phagozytiert den Erythrozyten oder beißt ihn an. **d** Der Rest des Erythrozyten rezirkuliert zuerst als Fragmentozyt und bildet dann einen Mikrosphärozyten. Wärmeantikörper werden inkomplett genannt, weil sie ohne Makrophagensystem keine Hämolyse induzieren.

44.7 Sequenz bei AIHA mit Kälteagglutininen

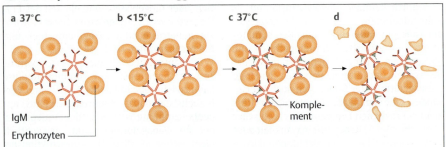

a Bei Körpertemperatur (37 °C) zirkulieren IgM (Pentamer) frei im Blut, ohne sich an die Erythrozyten zu binden. **b** Bei tiefer Temperatur (<15 °C) binden sich die IgM-Antikörper an die Erythrozyten. Es entsteht eine reversible Agglutination der Erythrozyten. **c** Bei Aufwärmen der Erythrozyten wird das Komplement aktiviert. **d** Die Erythrozyten werden intravaskulär hämolysiert.

4 °C sehr hoch (1 : 10000 und mehr), bei 37 °C normal (<1 : 16). Blutentnahme und Ausstriche verursachen Schwierigkeiten. Neben der Hämolyse kommt es zu einer gestörten Mikrozirkulation, insbesondere an den Akren.

Symptomatik. Bei Hämolysen durch Wärmeautoantikörper treten neben den Befunden Anämie, Hämolyse und Splenomegalie Begleitsymptome wie Fieber, Bauchschmerzen und venöse Thrombosen auf. Meist entwickeln sich die klinischen Symptome im Zusammenhang mit einer Infektion.
Die Symptome der Kälteagglutininhämolyse sind kälteinduziert: Akrozyanose, Raynaud-Phänomen, Hautmarmorierung, gestörte Mikrozirkulation; selten Gangrän.

Diagnostisches Vorgehen. Für die **Hämolyse durch Wärmeautoantikörper** ist der positive Coombs-Test beweisend. Es bestehen zudem die typischen Laborbefunde einer hämolytischen Anämie. Der **Coombs-Test** (*Synonym:* Antiglobulintest) ist indiziert zum Nachweis von auf Erythrozyten absorbiertem Immunglobulin oder Komplement (direkter Coombs-Test) z. B. bei Verdacht auf Wärmeautoantikörper oder zum Nachweis von freien Antikörpern im Serum (indirekter Coombs-Test). *Prinzip des Coombs-Test:*

- *direkter Coombs-Test:* Patientenerythrozyten werden mit polyspezifischem (anti-Ig und anti-C3d) Antiserum inkubiert. Agglutination der Erythrozyten bedeutet positives Ergebnis. Spezifizierung durch Verwendung monospezifischer Antiseren;
- *indirekter Coombs-Test:* Ein Panel normaler Erythrozyten wird mit Patientenserum inkubiert. Die Serumantikörper binden sich an die Erythrozyten, die das entsprechende Antigen exprimieren. Durch Zugabe eines anti-IgG-Antiserums kommt es dann zur Agglutination.

Die **Kälteagglutininkrankheit** wird durch die typische klinische Symptomatik bei Kälteexposition und den Nachweis eines hohen Kälteagglutinintiters im Serum diagnostiziert.

Differenzialdiagnose. Hämolyse anderer Genese, z. B. hereditäre Sphärozytose, mikroangiopathische Hämolyse.
Bei Hämolysen durch Wärmeautoantikörper muss eine mögliche Grundkrankheit (malignes Lymphom, Erythematodes visceralis) sowie eine medikamentöse Ursache (Anamnese) ausgeschlossen werden.

Bei der Kälteagglutininkrankheit muss an Akrozyanosen anderer Ursache, Raynaud-Phänomene sowie an eine paroxysmale Kältehämoglobinurie gedacht werden.

Therapie.
- Die Therapie der Wahl der autoimmunhämolytischen Anämie mit **Wärmeantikörpern** ist Prednison 2 mg/kgKG/d bis zum Ansprechen (mindestens 3 Wochen), später langsame Dosisreduktion; Bei ungenügendem Ansprechen zusätzlich Azathioprin 2–3 mg/kgKG/d oder Cyclophosphamid 2–3 mg/kgKG/d bis zum Ansprechen. Bei Cyclophosphamid-Behandlung nach Remission Erhaltungsdosis von 1–2 mg/kgKG/d;
- Splenektomie;
- bei refraktärer, behandlungsbedürftiger Hämolyse stehen folgende Medikamente zur Diskussion: Cyclosporin, Danazol, monoklonale Antikörper vom Typ anti-CD20 (Rituximab) oder anti-CD52 (Alemtuzumab) oder intravenöse Immunglobuline;
- bei therapieresistenten lebensbedrohlichen Formen Plasmapherese oder Austauschtransfusion;
- Zurückhaltung mit Transfusionsbehandlung – nur bei ausgeprägter, symptomatischer Anämie. Notfalls muss inkompatibles Blut gegeben werden.
- Die wichtigsten Maßnahmen bei autoimmunhämolytischer Anämie mit **Kälteagglutininen** ist die Vermeidung von Kälteexposition. Die Behandlung mit Prednison sowie die Splenektomie sind ineffektiv. Wenn die Ursache der Hämolyse ein malignes Lymphom ist, kann die Behandlung mit Cyclophosphamid oder Chlorambucil zur Besserung führen. Präliminäre Daten zeigen, dass Rituximab (anti-CD20-Antikörper) erfolgreich eingesetzt werden kann. Eine Plasmapherese erlaubt, IgM physisch zu entfernen und so Hämolyse zu reduzieren. Wenn Transfusionen indiziert sind, muss das Blut auf Körpertemperatur vorgewärmt werden.

Prognose. Die Prognose ist abhängig vom Grundleiden. Auch nach Sistieren der Hämolyse und Normalisierung der Hämoglobinkonzentration kann der Coombs-Test positiv bleiben.

44.6 Anämien bei chronischen Erkrankungen

Synonym: Infektanämie, Tumoranämie

Definition. Es handelt sich um eine leichte bis mittelschwere, normochrome, hyporegenerative Anämie. Bei einem Teil der Patientent ist die Anämie hypochrom und mikrozytär. Die Anämie tritt bei chronisch-entzündlichen Krankheiten (Autoimmunerkrankungen, rheumatoider Arthritis, Sklerodermie, Lupus erythematodes disseminatus usw.), chronischen Infekten oder malignen Erkrankungen auf.

Ätiopathogenese und Pathophysiologie. Die durch die Entzündung provozierte Zytokinproduktion (IL-1, Tumornekrosefaktor) führt zu einer Hemmung der Erythropoetinbildung und somit zu einer verminderten Produktion von Erythrozyten. Gleichzeitig wird der Eisenhaushalt gestört: Die Clearance des Eisens aus dem Serum ist gesteigert und die Eisenspeicherung in den Makrophagen wird gefördert. Dies führt zu einem sog. funktionellen Eisenmangel, wo zwar das Eisen im Organismus vorhanden ist, nicht aber für die Erythropoiese verwendet werden kann.

Diagnostisches Vorgehen.

Blutbild und Retikulozyten. Leichte bis mittelschwere Anämie mit einem Hämoglobin von 7–12 g/dl, MCV/MCHC normal oder vermindert (bei ca. 20% der Patienten) sowie normale oder verminderte Retikulozytenzahl,

Eisenhaushalt. Serum-Eisen tief, Transferrinsättigung > 15 %, Ferritin normal oder gesteigert, löslicher Transferrin-Rezeptor (sTfR) normal.

Knochenmarkuntersuchung. Erythropoiese morphologisch unauffällig; Eisenspeicherung in den Makrophagen gesteigert.

Differenzialdiagnose. Anämie bei Niereninsuffizienz, bei Malnutrition (besonders bei geriatrischen Patienten) und bei gewissen endokrinen Dysfunktionen wie bei Hypothyreose, Hyperthyreose, Hypopituitarismus, Hypoparathyreoidismus oder Hyperparathyreoidismus. Bei mikrozytären Erythrozyten muss ein Eisenmangel ausgeschlossen werden.

Therapie. Wenn möglich die Ursache der Anämie, d. h. die chronisch-entzündliche Krankheit behandeln. Eine symptomatische Anämie kann mit rekombinantem Erytrhopoietin behandelt werden. Die Behandlung kann in Form von Erythropoietin-α, Erythropoietin-β oder Darbepoetin verabreicht werden. Alle drei Substanzen haben eine vergleichbare klinische Effizienz. Die Halbwertszeit von Darbepoetin ist länger. Ein gutes Ansprechen wird erwartet bei Patienten mit inadäquatem Erythropoietinspiegel und guter Knochenmarkfunktion.

- **Therapieschema mit Erythropoietin** (-α oder -β): 30000 U 1 × pro Woche s.c. Wenn nach 4 Wochen die Hämoglobinkonzentration weniger als 1 g/dl beträgt, sollte die Dosis verdoppelt werden. Wenn nach weiteren 4 Wochen kein adäquater Anstieg zu verzeichnen ist, sollte die Erythropoietin-Behandlung abgebrochen werden.
- **Therapieschema mit Darbepoetin:** Beginn der Therapie mit 2,25 µg/kgKG s.c. 1 × pro Woche. Bei ungenügendem Ansprechen nach 4 Wochen sollte die Dosis auf 4,5 µg/kgKG 1 × pro Woche gesteigert werden. Bei ungenügendem Ansprechen nach weiteren 4 Wochen, ist ein Abbruch der Darbepoetin-Therapie indiziert.
- **Ziel der Behandlung:** Hämoglobin > 12 g/dl. Bei einem Anstieg des Hämoglobins > 14 g/dl muss die Dosis reduziert werden.

Bei der Erythropoietin-Behandlung tritt häufig zu Beginn ein funktioneller Eisenmangel auf. Dies hat ein inadäquates Ansprechen auf Erythropoietin zur Folge. Wenn der funktionelle Eisenmangel rechtzeitig erkannt wird, kann er mittels intravenöser Eisenapplikation aufgehoben werden und somit ein gutes Ansprechen auf Erythropoietin erlauben. Ein funktioneller Eisenmangel ist zu erwarten bei Transferrin-Sättigung < 20 %, einem Serum-Ferritin < 100 ng/ml und/oder einem CHr < 26 pg.

45 Leukopoetisches System

André Tichelli, Richard Herrmann

45.1	Physiologie und Pathophysiologie	897	45.3.3	Polyzythaemia vera	907
45.1.1	Neutrophile Granulozyten	897	45.3.4	Chronische myeloische Lukämie (CML)	908
	Neutropenie	899	45.4	Myelodysplastisches Syndrom	910
	Neutrophilie	901	45.5	Akute Leukämien	912
45.1.2	Basophile Granulozyten	901	45.6	Lymphatische Neoplasien	915
45.1.3	Eosinophile Granulozyten	901	45.6.1	Maligne Lymphome	916
45.1.4	Monozyten	902		Hodgkin-Lymphom	916
45.1.5	Lymphozyten	902		Non-Hodgkin-Lymphome	919
45.2	Aplastische Anämie	903	45.6.2	Monoklonale Gammopathien	925
45.3	Myeloproliferative Erkrankungen	904		Monoklonale Gammopathien unbestimmter Signifikanz (MGUS)	926
45.3.1	Osteomyelofibrose	905			
45.3.2	Essenzielle Thrombozythämie	906		Multiples Myelom	926

45.1 Physiologie und Pathophysiologie

Leukozyten sind die **kernhaltigen** Zellen des Blutes. Sie werden nach ihrer Morphologie und Funktion unterteilt, wobei die Granulozyten nach ihrem Färbeverhalten noch weiter differenziert werden können. Von folgenden Referenzwerten kann ausgegangen werden:
Leukozyten: $3{,}5\text{–}10 \times 10^9/l$. Davon sind
- Granulozyten:
  - neutrophile: $1{,}8\text{–}7 \times 10^9/l$,
  - basophile: $0{,}2 \times 10^9/l$,
  - eosinophile: $0{,}45 \times 10^9/l$,
- Lymphozyten: $1\text{–}3 \times 10^9/l$,
- Monozyten: $0{,}8 \times 10^9/l$.

Absolute und relative Abweichungen von diesem Normbereich können die Folge von Erkrankungen der Stammzelle(n) oder anderen Erkrankungen (sekundär) sein. Qualitative Veränderungen mit Einschränkung der normalen Funktion sind bei den Leukozyten eher selten.

Die im Blut vorkommenden Zellen leiten sich alle von einer multipotenten Stammzelle ab (👁 **45.1**). Spezielle Wachstumsfaktoren (🇹 **45.1**) sind verantwortlich für die Proliferation und Differenzierung (Ausreifung) zu den weiter determinierten Vorläuferzellen und letztlich den peripheren Blutzellen. Bei Erwachsenen erfolgt dies im Wesentlichen im Knochenmark.

Im Folgenden soll auf die einzelnen Zellen und ihre Funktion eingegangen werden.

45.1.1 Neutrophile Granulozyten

Die Funktion der Neutrophilen liegt in der unspezifischen Abwehr von Infektionen mit Bakterien und Pilzen und der Beteiligung an

45.1 Differenzierungsmöglichkeiten der hämatopoetischen Stammzelle

Entzündungsreaktionen. Von den Granulozyten befinden sich 90% im Knochenmark, nur 2–3% zirkulieren im Blut, der Rest befindet sich als "marginaler Pool" an den Gefäßwänden. Bei Entzündungen kommt es zu erhöhtem Verbrauch der Neutrophilen und durch Zytokinausschüttung zu erhöhter Abgabe junger Granulozyten (stabkernige) oder deren Vorstufen. Dieser Vorgang wird als **"Linksverschiebung"** bezeichnet (45.2). Eine **"Rechtsverschiebung"** bezeichnet dagegen das Überwiegen alter (übersegmentierter) Granulozyten im Blut und ist Zeichen einer Proliferationshemmung im Knochenmark (durch Zytostatika oder im Rahmen einer megaloblastären Anämie).

45.1 Die wichtigsten hämatopoetischen Wachstumsfaktoren

Wachstumsfaktor	induzierte Zellen
Erythropoetin (EPO)	Erythrozyten
Thrombopoetin (TPO)	Thrombozyten
Granulozyten-Kolonie-stimulierender Faktor (G-CSF)	neutrophile Granulozyten
Granulozyten-Makrophagen-Kolonie-stimulierender Faktor (GM-CSF)	neutrophile Granulozyten, eosinophile Granulozyten, Monozyten

Physiologie und Pathophysiologie

45.2 Granulozyten: verschiedene Entwicklungsstufen im Blutbild

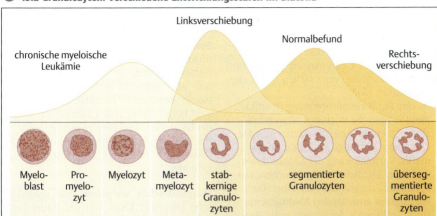

Normalerweise finden sich stabkernige und segmentierte sowie wenige übersegmentierte Granulozyten im peripheren Blut. Das vermehrte Auftreten von älteren (d. h. übersegmentierten) Granulozyten wird als Rechtsverschiebung bezeichnet. Bei Entzündungen werden verstärkt junge (stabkernige) Granulozyten sowie vereinzelt Metamyelozyten ins periphere Blut ausgeschwemmt, man spricht von einer Linksverschiebung. Unreife Vorstufen wie Myeloblasten, Promyelozyten und Myelozyten verlassen das Knochenmark hingegen nur bei einer chronischen myeloischen Leukämie.

Bei den neutrophilen Granulozyten werden qualitative und quantitative Störungen unterschieden, wobei die quantitativen Störungen weitaus häufiger und klinisch von wesentlich größerer Bedeutung sind.
- **Qualitative Störungen:** Myeloperoxidasemangel, Chédiak-Higashi-Syndrom, chronische granulomatöse Erkrankung. *Folge:* rezidivierende, eitrige Infektionen.
- **Quantitative Störungen:** Verminderung (Neutropenie) und Vermehrung (Neutrophilie).

Neutropenie

Die Neutropenie ist definiert als eine absolute Verminderung der Neutrophilenzahl im peripheren Blut ($<1,5 \times 10^9$/l). Von klinischer Bedeutung sind insbesondere schwere Neutropenien mit Zellzahlen von $<0,5 \times 10^9$/l. Dieser Zustand wird als **Agranulozytose** bezeichnet.

Ätiopathogenese und Pathophysiologie.

Isolierte Neutropenie. Sie kann durch vier verschiedene Mechanismen auftreten:
- Verminderte Produktion,
- ineffektive Myelopoiese,
- Marginalisierung der Neutrophilen oder
- gesteigerter peripherer Verbrauch.

Die Neutropenie kann in kongenitale und erworbene Formen unterteilt werden.

Isolierte Agranulozytose. Die häufigsten Ursachen einer isolierten Agranulozytose sind Medikamente. Selten sind die zyklische Neutropenie und der periphere Verbrauch durch Neutrophilenantikörper (Felty-Syndrom, Lupus erythematodes) der Grund. Eine Verminderung der Neutrophilenzahl findet sich auch bei malignen Erkrankungen und der aplastischen Anämie. Die Neutropenie ist dann aber begleitet von einer Anämie und Thrombopenie.

Viele verschiedene Medikamente können einen Abfall der Granulozytenzahl bis hin zur Agranulozytose verursachen. Mögliche Mechanismen sind:

- *Direkte Proliferationshemmung* (medikamentös-toxische Wirkung; "Phenothiazintyp"): chronische, dosisabhängige Medikamentenschädigung des Knochenmarks, Verminderung der Granulozyten und ihrer Vorstufen in der Knochenmarkzytologie. Zumeist voll reversibel. Die wichtigsten auslösenden Medikamente sind: Antibiotika, Antiarrhythmika, Antikonvulsiva, psychotrope Medikamente wie Phenothiazine und Clozapine, Sedativa, Thyreostatika, nichtsteroidale Antiphlogistika und Zytostatika. Während das Ausmaß der Granulozytopenie bei den Zytostatika gut vorhersagbar ist, besteht bei den anderen Medikamentengruppen eine große Variation der individuellen Empfindlichkeit.
- *Medikamentös-allergische Wirkung* ("Pyrazolontyp"): Akute Medikament-Hapten-Antikörper-Reaktion, dosisunabhängig, bei Patienten, die bereits vorher mit der Substanz Kontakt hatten. Zumeist reversibel nach Absetzen der verantwortlichen Substanz. Wichtigste Substanzen: Pyrazolderivate (Metamizol, Phenylbutazon, Oxyphenbutazon, Propyphenazon). Ferner: Diphenylhydantoin, Goldsalze, Methyl- und Prophylthiouracil, Chlorpromazin und verschiedene Sulfonamide. Typisch: perakuter Beginn.
- *Durch Folsäureantagonisten verursachter Typ*: Ausgelöst durch Methotrexat und Trimethoprim, aber auch durch Diphenylhydantoin und Primidon. Abgesehen von Methotrexat kommt es selten zu schweren Granulozytopenien.

Medikamenteninduzierte Agranulozytosen sind häufiger bei Frauen als bei Männern.

Symptomatik. Die Neutropenie verursacht nicht per se Symptome. Sie führt aber zu Infektionen primär an den Mundschleimhäuten, aber auch zu einer Pneumonie oder einem septischen Krankheitsbild. Typisch sind hohes Fieber und Schüttelfrost. Wegen der fehlenden Granulozyten werden keine typischen morphologischen Korrelate einer Infektion wie Infiltration und Abszessbildung gefunden.

Diagnostisches Vorgehen. Das diagnostische Vorgehen hängt von der Dauer (akut versus chronisch) und dem Schweregrad der Neutropenie ab.
- Sorgfältige Medikamentenanamnese einschließlich einer Fremdanamnese;
- Blutbild mit Differenzialblutbild (Blutausstrich);
- Die Knochenmarkzytologie und -histologie zeigt eine Reifungshemmung der Granulozytopoese. Die anderen Zellreihen sind nicht betroffen.
- Versuch eines Erregernachweises (Blutkultur, Abstriche, Urin- und Sputumkultur).

Differenzialdiagnose. Aplastische Anämie, akute Leukämie, myelodysplastisches Syndrom und fulminante Sepsis mit Verbrauch.

Ein hoher Monozytenanteil oder eine Eosinophilie sind ein Hinweis für eine günstige Prognose.

Therapie.
- Absetzen aller für die Auslösung einer Agranulozytose infrage kommenden Medikamente.
- Bei Fieber sofortige Behandlung mit einem Breitspektrumantibiotikum auch ohne Erregernachweis (→ S. 952f und S. 1078), Patienten in keimarme Umgebung bringen.

- Granulozytenwachstumsfaktoren können möglicherweise bei nichtallergischen Ursachen die Dauer der schweren Granulozytopenie verkürzen.
- Bei protrahiertem Krankheitsbild supportive Maßnahmen wie bei akuter Leukämie (spezialisierte Institutionen).

Komplikationen. Gelegentlich werden schwere, nicht beherrschbare Infektionen mit Bakterien und Pilzen beobachtet.

Prognose. Zumeist gut, abhängig von der Dauer und dem Schweregrad der Agranulozytose und der Beherrschung der Komplikationen.

Neutrophilie

Synonym: Granulozytose → 🕂 45.2.

Häufige, meist reaktive Veränderung bei verschiedenen Erkrankungen und nach exogenen Reizen. Benigne Neutrophilien zeigen selten Werte $>20 \times 10^9/l$, in Einzelfällen jedoch bis $>50 \times 10^9/l$ ("leukämoide Reaktion"). Seltener ist die Neutrophilie auch Ausdruck einer primären, malignen Stammzellerkrankung (myeloproliferative Erkrankungen).

45.1.2 Basophile Granulozyten

Basophile Granulozyten sind Vermittler der Hypersensitivitätsreaktionen vom Soforttyp: Asthma, Urtikaria, allergische Rhinitis und Anaphylaxie. Der normale Basophilenanteil im Blut beträgt 0,5 % der kernhaltigen Zellen. Eine **Basophilie** besteht, wenn die Zahl der Basophilen im Blut $>0,2 \times 10^9/l$ beträgt. Eine Basophilie ist eine Seltenheit und wird vorwiegend bei der chronischen myeloischen Leukämie und anderen myeloproliferativen Erkrankungen beobachtet. Vermehrt Basophile oder Mastzellen (Gewebebasophile) werden bei systemischer Mastozytose gefunden.

45.1.3 Eosinophile Granulozyten

Die eosinophilen Granulozyten spielen eine wichtige Rolle bei der *Entzündungsreaktion:*

🕂 **45.2 Häufigste Ursachen für eine Neutrophilie beim Erwachsenen**

Benigne Erkrankungen bzw. Ursachen

- mit Fieber:
  - Infektionen,
  - Entzündungen,
  - Autoimmunerkrankungen,

- ohne Fieber:
  - Nikotinabusus,
  - Stress, Hitze, Kälte,
  - Ovulationshemmer, Heparin, Chlorpropamid, Digitalis, Lithium,
  - hormonelle und metabolische Veränderungen (Schwangerschaft, Stillen, Azidose, Gicht),
  - Glucocorticoide.

Maligne Erkrankungen

  - solide Tumoren: Magen-, Bronchial-, Mamma-, Nierenkarzinom u.a.,
  - maligne Lymphome,
  - myeloproliferative Erkrankungen.

Sie sind zytotoxische Effektorzellen für verschiedene Parasiten. Sie wirken durch Freisetzung des Inhaltes ihrer Granula (lysosomale Enzyme), wodurch auch Gewebsschäden verursacht werden können. Die normale Zahl der Eosinophilen liegt unter $0,35 \times 10^9/l$ Blut. Es bestehen erhebliche zirkadiane Schwankungen, eine Verminderung kann durch systemische Gabe von Glucocorticoiden auftreten.

Ursachen für eine **Eosinophilie** sind Parasiteninfektionen, allergische Erkrankungen, Kollagenosen, maligne Erkrankungen, Dermatitis und hypereosinophile Syndrome (Löffler-Syndrom, Eosinophilenleukämie und idiopathisches hypereosinophiles Syndrom).

Die Definition des hypereosinophilen Syndroms (HES) ist eine Eosinophilenzahl im peripheren Blut von $> 1,5 \times 10^9/l$ über mehr als 6 Monate, ohne offensichtliche Ursache (u. a. keine parasitären Erkrankungen oder Allergie) und mit Zeichen oder Symptomen eines Organschadens (Herz oder Lunge). Man unterscheidet reaktive HES von klonalen Erkrankungen wie die chronische Eosinophilenleukämie, andere myeloproliferative Erkrankungen mit Eosinophilen, die akute Eosinophilenleukämie und die systemische Mastozytose.

Benigne Erkrankungen werden mit Steroiden +/- Hydroxyurea behandelt. Bei aggressiveren HES ist die Prognose ungünstig und deshalb stehen die Chemotherapie, die hämopoietische Stammzelltransplantation und neuerdings auch die Behandlung mit Imatinib zur Diskussion.

45.1.4 Monozyten

Die Monozyten des peripheren Blutes wandern nach einiger Zeit in das Gewebe und werden dort zu Makrophagen. Ihre Funktion besteht in der Antigenpräsentation, Zytokinsekretion und Phagozytose.

Reaktive Ursachen für eine **Monozytose** sind: Tuberkulose, Brucellose, subakute bakterielle Endokarditis, Malaria. Selten tritt eine Monozytose bei soliden Tumoren, Leukämien und granulomatösen Erkrankungen wie Sarkoidose und Morbus Crohn auf. Primäre Stammzellerkrankungen wie myelodysplastische Syndrome vom Typ einer chronischen myelomonozytären Leukämie können zu einer absoluten Monozytose führen.

Ein isolierter Anstieg des Monozytenanteils im peripheren Blut ist häufig der erste Hinweis für eine Regeneration nach schwerer Granulozytopenie

45.1.5 Lymphozyten

Bei den Lymphozyten erfolgt früh eine Differenzierung in die im Thymus heranreifenden T-Lymphozyten und NK-Lymphozyten sowie die aus dem Knochenmark stammenden B-Lymphozyten. Ihre Funktion liegt in der zellulären und humoralen Immunität. Eine Charakterisierung der Lymphozytensubtypen erfolgt durch spezifische Oberflächenstrukturen (Antigene, Rezeptoren; → auch S. 1060ff).

- **T-Zellen:** 80% der Lymphozyten des peripheren Blutes sind T-Zellen (CD3-positive Lymphozyten). Die Mehrheit dieser T-Lymphozyten exprimiert einen T-Zell-Rezeptor (TCR) mit α- und β-Ketten. Die reifen T-Lymphozyten lassen sich einteilen in zytotoxische T-Zellen, die vorwiegend das CD8 exprimieren und regulatorische Lymphozyten, die CD4-positiv sind.
- **B-Zellen:** Ungefähr 10–15% der zirkulierenden Lymphozyten. *Funktion:* Produktion von Antikörpern. Nach Antigenkontakt reifen sie zu Antikörper produzierenden Plasmazellen oder zu sog. Gedächtniszellen heran.
- **NK-Zellen:** Eigenständige Lymphozytensubpopulation (etwa 5% der peripheren Lymphozyten). *Funktion:* noch nicht definitiv geklärt, wahrscheinlich wichtige Funktion für die Virus- und Tumorzellabwehr.

Lymphozytopenie. Bei bestimmten Virusinfektionen (CMV, HIV), hämatologischen Neoplasien, Therapie mit Glucocorticoiden, Bestrahlung oder zytostatischer Therapie. Eine längerfristige Verminderung der CD4-positiven T-Zellen ($<0{,}2 \times 10^9$/l) birgt die Gefahr opportunistischer Infektionen. Eine Prophylaxe gegen PCP-Infekt ist deshalb indiziert.

Lymphozytose. Eine **reaktive Lymphozytose** tritt bei bestimmten Virusinfektionen (Epstein-Barr-Virus, akute CMV-Infektion, Virushepatitis) auf. In der Mehrzahl handelt es sich um eine Vermehrung von T-Zellen. Eine lymphoide Neoplasie als Ursache der Lymphozytose muss durch flowzytometrische Immunphänotypisierung der Lymphozyten ausgeschlossen werden.
Weiterhin tritt eine **Lymphozytose** bei malignen lymphoproliferativen Erkrankungen vom Typ einer chronischen lymphatischen Leukämie und bei Lymphomen mit leukämischer Ausschwemmung auf.

45.2 Aplastische Anämie

engl.: aplastic anemia

Definition. Schwere Hypoplasie oder Aplasie des Knochenmarks mit Verminderung aller Zellreihen (Panzytopenie). Eine **schwere** aplastische Anämie erfüllt zumindest 2 von 3 Kriterien des peripheren Blutes:
- Granulozyten $<0{,}5 \times 10^9$/l,
- Thrombozyten $<20 \times 10^9$/l,
- Retikulozyten $<1\%$ (korrigierte Retikulozyten = gemessener Hämatokrit $\times$ gemessene Retikulozyten) oder 20×10^9/l.

Epidemiologie. Die Erkrankung ist weltweit sehr selten, in Asien häufiger.

Ätiopathogenese und Pathophysiologie. T-Zell-vermittelte Autoimmunerkrankung, die zur Schädigung der pluripotenten Stammzellen und damit Verminderung aller daraus entstehenden Blutzellen führt. Ursache: chemische Substanzen (Benzol, Zytostatika, Chloramphenicol, Gold- bzw. Arsenverbindungen, Insektizide, Phenylbutazon), ionisierende Strahlen, Virusinfektionen (Hepatitis); die Ursache wird zumeist nicht gefunden. Genetische Prädisposition ist möglich (z.B. Fanconi-Anämie). Es besteht eine enge Korrelation zwischen der aplastischen Anämie und Krankheiten wie der paroxysmalen nächtlichen Hämoglobinurie (PNH) und dem hypoplastischen myelodysplastischen Syndrom (MDS).

Symptomatik. Schwäche, Müdigkeit, Adynamie (durch die Anämie); Infektionen (durch die Granulozytopenie); Blutungsneigung (durch Thrombozytopenie).

Diagnostisches Vorgehen. Im Blut gibt eine verminderte Retikulozytenzahl einen Hinweis (→ 45.3), Differenzialblutbild, Knochenmarkhistologie und -zytologie zeigen "leeres Knochenmark" mit Fettgewebe; Hepatitisserologie (→ 41.4, S. 778).

Therapie. Eine Behandlung ist immer bei Patienten mit schwerer aplastischer Anämie oder bei Patienten mit mittelschwerer aber symptomatischer aplastischer Anämie (Infekte, Transfusionsbedürftigkeit) indiziert.
- Patienten mit einem HLA-identischen Geschwister und Alter ≤40 Jahre: allogene Stammzelltransplantation,
- wenn eine Transplantation nicht zur Diskussion steht, immunsuppressive Therapie mittels ATG (Anti-Thymozyten-Globulin) und Cyclosporin A,
- bei allen Patienten supportive Maßnahmen wie Infektbehandlung, Thrombozyten- und Erythrozytensubstitution. Der Stellenwert von Wachstumsfaktoren in Kombination mit der immunsuppressiven Therapie ist noch nicht definitiv geklärt.

45.3 Diagnostisches Vorgehen bei Panzytopenie (u. a. bei aplastischer Anämie)

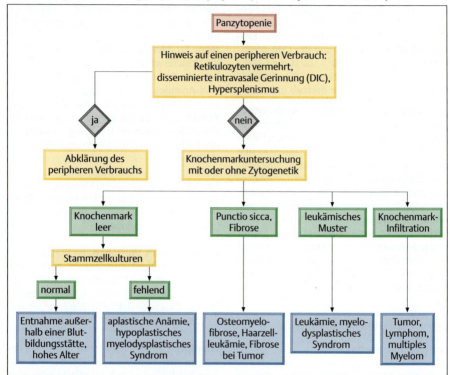

Ist bei „leerem" Knochenmark die Stammzellkultur normal, kann dies daran liegen, dass bei der Knochenmarkpunktion zufällig eine zellfreie Region getroffen wurde. Insbesondere im hohen Alter sind die Blutbildungsstätten nicht mehr über das gesamte Knochenmark verteilt.

Prognose. Unbehandelt erfolgt bei schweren Fällen rasche Verschlechterung und Tod durch Infektion oder Blutung. Die 1-Jahres-Überlebensrate nach allogener Knochenmarktransplantation (KMT) und nach immunsuppressiver Therapie mittels ATG und Cyclosporin liegt zwischen 60 und 80 %.

45.3 Myeloproliferative Erkrankungen

Es handelt sich um eine Gruppe von Erkrankungen mit klonaler neoplastischer Veränderung der hämatopoetischen Stammzelle. Man unterscheidet die **Osteomyelofibrose, essenzielle Thrombozythämie, Polyzythaemia vera** und **chronische myeloische Leukämie**. Eine klare Zuordnung zum Subtyp ist zu Beginn nicht immer möglich. Übergänge von einem in das andere Krankheitsbild werden selten beobachtet.

45.3.1 Osteomyelofibrose

Synonym: chronische idiopathische Myelofibrose
engl.: agnogenic myeloid metaplasia, myelofibrosis

Definition. Erkrankung der hämatopoetischen Stammzellen mit zunehmender Fibrosierung, später auch Sklerosierung des Knochenmarks mit extramedullärem Wachstum und Reifung des malignen Stammzell-Klons.

Epidemiologie. Am häufigsten im mittleren und höheren Lebensalter, selten auftretendes Krankheitsbild.

Ätiopathogenese und Pathophysiologie. Die primäre Erkrankung ist eine klonale Myeloproliferation mit einer atypischen Hyperplasie der Megakaryozyten. Das präfibrotische Stadium ist gekennzeichnet durch eine Thrombozytose mit oder ohne Leukozytose. Der sekundäre Prozess der Myelofibrose ist das Resultat einer nicht klonalen Proliferation von Fibroblasten im Knochenmark, induziert durch von Megakaryozyten produzierten Wachstumsfaktoren. Es kommt zur Metaplasie der Blut bildenden Zellen in Milz, Leber und anderen Organen. Zunehmender Ersatz des normalen Knochenmarks durch faserreiches Bindegewebe, im Verlauf auch Sklerosierung und Verknöcherung der Knochenmarkräume. Die extramedulläre Blutbildung führt zu Hepatomegalie und Splenomegalie, welche exzessiv sein können und ihrerseits die Lebenszeit der zirkulierenden Blutzellen verkürzen (→ "Hypersplenismus", S. 931).

Symptomatik. Zunächst uncharakteristisch: Müdigkeit, Schwäche, Appetitlosigkeit, Druckgefühl im Oberbauch. Später Schmerzen, Völlegefühl und Atemnot durch die massive Splenomegalie.

Diagnostisches Vorgehen. Klinische Untersuchung, Blutbild und Blutausstrich, Knochenmarkaspiration (Punctio sicca), Knochenmarkbiopsie.

Befunde.
Blutausstrich: pathologische Linksverschiebung, Poikilozytose, Tränentropfenerythrozyten, Fragmentozyten, Erythroblasten, Megakaryozytenkernreste.
Blutbild: Leukozytose, später Leukozytopenie, Anämie, Thrombozytose, später Thrombozytopenie.
Knochenmarkhistologie: Markfibrose, Verminderung der Blutbildung.

Differenzialdiagnose.
Sekundäre Myelofibrose: Lymphome, Haarzell-Leukämie, Morbus Paget, ionisierende Strahlung, metastatischer Tumor.
Akute Myelofibrose: → "Akute myeloische Leukämie", S. 912ff.

Therapie. Bei Patienten ≤55 Jahre mit HLA-identischem Geschwister sollte eine **allogene Stammzelltransplantation** diskutiert werden (einzige Behandlung mit kurativer Absicht), ansonsten sind die therapeutischen Maßnahmen limitiert und beschränken sich auf **symptomatische Maßnahmen:**
- *Symptomatische Anämie:* Erythrozytentransfusionen, allenfalls Erythropoietinbehandlung (bei inadäquatem Erythropoietinspiegel).
- *Symptomatische Zytopenie:* Thalidomide, Androgene (Danazol) oder Splenektomie.
- *Thrombozytose:* Hydroxyurea, Anagrelide oder Interferon-α.
- *Symptomatische Splenomegalie* (Schmerzen, Schweregefühl): Hydroxyurea oder Splenektomie.
- *Allgemeinsymptome:* Steroide.
- *Milzbestrahlung* führt bei myeloproliferativen Syndromen zu einer lang dauernden Zytopenie und sollte nur dann durchgeführt werden, wenn bei Patienten mit schmerzhafter Splenomegalie die Splenektomie nicht möglich ist.

Komplikationen. Milzinfarkte (akuter Schmerz im linken Bauch), portale Hypertension, Folgen der Panzytopenie (Blutung, Infektion). Der Übergang in eine akute myeloische Leukämie wird selten beobachtet.

Prognose. Mittlere Lebenserwartung 4–5 Jahre.

45.3.2 Essenzielle Thrombozythämie

Synonym: Thrombozythämie
engl.: primary thrombocythemia

Definition. Chronische myeloproliferative Erkrankung mit anderweitig nicht erklärbarer, anhaltender Thrombozytose von $>600 \times 10^9/l$.

Epidemiologie. Erkrankung des mittleren bis höheren Lebensalters. Inzidenz ca. 0,5 pro 100000 Einwohner/Jahr.

Ätiopathogenese und Pathophysiologie. Die Ätiologie ist unbekannt. Es kommt zu einer Proliferation hämatopoetischer Vorläuferzellen mit gesteigerter Bildung von Megakaryozyten (Knochenmark-Riesenzellen) und Thrombozyten, welche in ihrer Funktion gestört sind und sowohl zu thrombembolischen Komplikationen als auch zu Blutungen Anlass geben können. Im Verlauf entwickelt sich häufig eine Markfibrose.

Symptomatik. Thromboseneigung, Mikrozirkulationsstörungen mit neurologischen Symptomen, seltener Blutungen.

Diagnostisches Vorgehen. Klinische Untersuchung, Blutbild mit Blutausstrich, Knochenmarkaspiration und -biopsie, Blutgerinnungsstatus mit Bestimmung der Blutungszeit, Zytogenetik (Philadelphia-Chromosom) und molekularbiologische Untersuchung (BCR/ABL) zum Ausschluss einer CML, Eisenstatus zum Ausschluss eines Eisenmangels.

Befunde.
Blutbild: Thrombozytose, allenfalls leicht erhöhte Leukozyten, normales rotes Blutbild.
Blutausstrich: Riesenthrombozyten.
Knochenmarkhistologie: Megakaryozytenzahl gesteigert, in Nestern atypische Megakaryozyten (Riesen-Megakaryozyten), Markfibrose erst im fortgeschrittenen Stadium.

Bei ausgeprägter Thrombozytose ist gelegentlich falsch hohes Serum-Kalium (Pseudohyperkaliämie) festzustellen. Im Zweifel sollte das Plasma-Kalium bestimmt werden.

Therapie. Eine *Indikation* zur Therapie stellt sich bei Risikopatienten (Vorgeschichte eines thromboembolischen Ereignisses, Patienten über 60 Jahre), bei Patienten mit kardiovaskulären Risikofaktoren (Hypertonie, Diabetes etc.) und bei starken Blutungen. Bei erhöhter Thrombozytenzahl ($>1500 \times 10^9/l$) wird üb-

DD der essenziellen Thrombozythämie

Erkrankung	Bedeutung	Kommentar
reaktive Thrombozytosen (durch Infektionen, Blutungen, Eisenmangel, paraneoplastisch)	+++	reaktiver Thrombozytenanstieg selten $>1000 \times 10^9/l$, Knochenmarkhistologie und Verlaufsbeobachtungen
andere myeloproliferative Erkrankungen	+	→ 45.5, S. 914

licherweise auch eine zytoreduktive Behandlung gestartet. *Ziel der Behandlung* sind Thrombozytenzahlen $<400 \times 10^9/l$.

Hydroxyharnstoff. Übliche Dosierung 1–1,5 g/d p.o.; meistens gut verträglich, gelegentlich therapierefraktäre Hautulzera.

Junge Patienten (<50 Jahre) sollten besser nicht mit Hydroxyharnstoff behandelt werden, da das Risiko einer sekundären Leukämie nicht ausgeschlossen ist.

Interferon-α. 3 Mio. IE/d s.c.; Nebenwirkungen: Fieber, evtl. grippeähnliche (flue-like) und gastrointestinale Beschwerden, Gewichtsverlust, neurologische Symptome.

Anagrelide. 2 mg/d p.o.; Nebenwirkungen: Kopfschmerzen, gastrointestinale Beschwerden, Anämie.

Hydroxyharnstoff und Anagrelide sind während der Schwangerschaft kontraindiziert. Interferon-α ist möglich.

Aspirin. 100 mg/d p.o. bei allen Patienten; Kontraindikationen: Blutungen oder Antikoagulation.

Prognose. Die mediane Lebenserwartung liegt bei über 10 Jahren. Die meisten Patienten erliegen thromboembolischen Komplikationen.

45.3.3 Polycythaemia vera

engl.: polycythemia vera

Definition. Erkrankung der hämatopoetischen Stammzellen mit Vermehrung aller Zellreihen, insbesondere der Erythrozyten.

Epidemiologie. Auftreten im mittleren und höheren Lebensalter. Mit 0,5–1 pro 100000 Einwohner eine seltene Erkrankung.

Ätiopathogenese und Pathophysiologie. Die Ätiologie ist unbekannt. Es besteht eine klonale Proliferation hämatopoetischer Vorläuferzellen. Bevorzugt werden Erythrozyten produziert. Der Serum-Erythropoetin-Spiegel ist erniedrigt. Die Erythrozytenmasse bezogen auf kgKG ist vermehrt. Für die Symptome ist vor allem die erhöhte Blutviskosität (hoher Hämatokritwert) mit Störung der Mikrozirkulation verantwortlich.

Symptomatik. Blutfülle (Plethora) mit starker Rötung von Haut und Schleimhäuten. Kopfschmerzen, Schwindel, Herzbelastung, arterielle und venöse Thrombosen, Juckreiz, Oberbauchschmerzen (durch die Splenomegalie).

Diagnostisches Vorgehen. Klinische Untersuchung, Blutbild, Blutausstrich, Knochenmarkausstrich und -biopsie, Abdomensonographie, Serum-Erythropoetin sowie Stammzellkulturen mit und ohne Erythropoetin (→ 45.4), Bestimmung der Erythrozytenmasse.

Befunde.
Blutbild: Leichte Leukozytose, ausgeprägte Erythrozytose. Hämatokrit und Hb erhöht, BSG erniedrigt,
Knochenmarkhistologie: Gesteigerte Hämatopoese, insbesondere ausgeprägte Erythropoese, im Verlauf Markfibrose,
Erythropoetinspiegel: deutlich erniedrigt,
In-vitro-Stammzellkulturen: Wachstum der erythroiden Kolonien mit und ohne Zugabe von Erythropoetin.
Bestimmung der Erythrozytenmasse: Bei einem Hämoglobin zwischen 13 und 18,5 g/dl (16,5 g/dl bei der Frau) und einem V.a. ein myeloproliferatives Syndrom, muss die Erythrozytenmasse bestimmt werden. Bei einer Polycythaemia vera kann ein hohes Plasmavolumen eine Plyglobulie maskieren.

45.4 Differenzialdiagnose einer Polyzythämie (Polyglobulie)

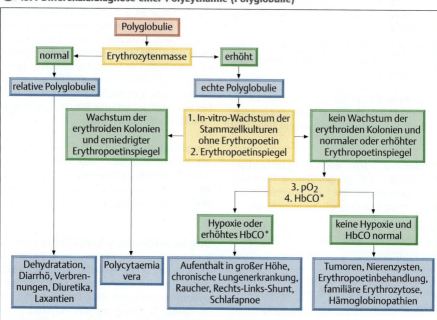

* HbCO hat eine gesteigerte Affinität zum Hämoglobin, verdrängt somit das O_2 und führt zu einer Hypoxie.

Therapie. Aderlassbehandlung zur Senkung des Hämatokrits auf <45%, zu Beginn 2-mal wöchentlich, später nach Bedarf. Bei ausgeprägter Thrombozytose gleiches Vorgehen wie bei der essenziellen Thrombozythämie (→ S. 906f).

Komplikationen und Prognose. Arterielle und venöse Thrombosen sowie Knochenmarkfibrose mit zunehmender Knochenmarkinsuffizienz im späteren Verlauf senken die mittlere Lebenserwartung auf 10–15 Jahre unter Behandlung. Eine Transformation zur akuten Leukämie ist selten.

45.3.4 Chronische myeloische Leukämie (CML)

engl.: chronic myelocytic leukemia

Definition. Maligne Entartung der pluripotenten Stammzellen mit starker Vermehrung von Granulozyten und deren Vorstufen.

Epidemiologie. Die Erkrankung tritt in jedem Lebensalter auf, Gipfel bei 30–40 Jahren. Ca. 1,5 Erkrankungen pro 100000 Einwohner/Jahr.

Ätiopathogenese und Pathophysiologie. Die Ätiologie ist unbekannt. Strahlenexposition erhöht das Risiko (Überlebende einer

Atombombenexplosion, Bestrahlung wegen Morbus Bechterew). In der Entwicklung spielt das Philadelphia-Chromosom, eine reziproke Translokation zwischen Chromosom 9 und 22, eine entscheidende Rolle. Das durch die Translokation auf Chromosom 22 innerhalb einer beschränkten Region entstehende rekombinante Gen heißt BCR-(**b**reak point **c**luster **r**egion)–ABL-(Homolog des **A**belson-Leukämie-**V**irus)-Gen. Der Nachweis erfolgt mit Polymerase-Kettenreaktion.

5–10 % der Patienten mit CML haben kein Philadelphia-Chromosom, jedoch ein bcr-abl-Gen.

Der genetische Defekt findet sich in einer hämatopoetischen Stammzelle und führt zu einer Expansion des betreffenden Klons mit Verdrängung der gesunden Hämatopoese. Betroffen sind Granulozytopoese, Erythrozytopoese und Thrombozytopoese, im Vordergrund steht jedoch die ausgeprägte Zunahme der Granulozyten und ihrer Vorstufen. Die Verdrängung aus dem Knochenmark führt zur extramedullären Blutbildung in Milz und Leber, später auch in anderen Organen. Die Erkrankung verläuft in drei Phasen:

Chronische Phase. Ausgeprägte Granulozytose mit Granulozytenvorstufen im peripheren Blut und noch kompensierter Thrombozytopoese und Erythrozytopoese. Splenomegalie, Allgemeinsymptome wie Müdigkeit, Leistungstief und Nachtschweiß sind wenig ausgeprägt. Die Erkrankung spricht üblicherweise gut auf die Therapie an.

Akzelerierte Phase. Durch genetische Instabilität entstehen zusätzliche Chromosomenveränderungen, zunehmende Milzgröße, Anämie oder Thrombozytopenie mit Allgemeinsymptomen. Dauer wenige Wochen bis Monate. Erkrankung spricht zunehmend schlecht auf Therapie an.

Blastenkrise. Symptomatik wie bei akuter Leukämie. Blasten im Blut und/oder Knochenmark ≥20 %. Der Phänotyp der Blasten ist myeloisch in 2/3 und lymphatisch in 1/3 der Fälle.

Symptomatik. Zu Beginn Druckschmerzen und Völlegefühl durch die Splenomegalie, Abgeschlagenheit und Leistungsschwäche durch Anämie, selten Gelenkschmerzen und Blutungen. Im Übergang zur Blastenkrise Fieber, Nachtschweiß und Gewichtsverlust, Blutungen und Infektionsneigung.

Diagnostisches Vorgehen. Klinische Untersuchung von Milz und Leber. Blutbild mit Blutausstrich, Knochenmarkaspiration und -biopsie. Zytogenetik mit Bestimmung des Philadelphia-Chromosoms und/oder Nachweis des BCR/ABL-Gens. LDH und Harnsäure im Serum.

Befunde.
Blutbild: Leukozytose (Neutrophilie) bis zu mehreren 100×10^9/l, häufig Basophilie, Eosinophilie.
Blutausstrich: Pathologische Linksverschiebung mit reichlich Granulopoese (◉ 45.5).
Genetische Untersuchung: Zytogenetische Translokation t(9; 22)(q34; q11) (entspricht dem Philadelphia Chromosom) nachweisbar. Molekulargenetisch Fusionsgen BCR/ABL, Typ b2a2 oder b3a2, selten e1a2.

Differenzialdiagnose. andere myeloproliferative Erkrankung (→ 45.3, S. 912), andere Ursachen für eine Neutrophilie (→ 45.2, S. 901).

Therapie. Sobald die Diagnose der CML gestellt ist, wird das Therapiekonzept festgelegt und eine Behandlung begonnen:

Allogene Stammzelltransplantation. Therapie der Wahl bei jungen Patienten und Patienten mit einer Hochrisiko-CML.

Imatinib Mesylate (Glivec). Therapie der Wahl bei älteren Patienten und Patienten mit einer guten Prognose. Falls kein gutes

45.5 Chronische myeloische Leukämie

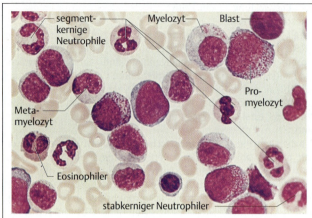

Blutausstrich bei CML in 500facher Vergrößerung.

molekulargenetisches Ansprechen, allogene Stammzelltransplantation planen.

Alternative Behandlungen.
- Hydroxyurea, besonders zu Beginn bei hoher Leukozytenzahl,
- Interferon-α, evtl. Kombination mit Imatinib (Studien),
- Cytosinarabinosid, in Kombination mit Imatinib oder Interferon-α.

Komplikationen. Bei exzessiver Leukozytose kommt es zu kapillärer Leukostase. Tumorartige Manifestationen (Myelosarkome) in der akzelerierten Phase oder in der Blastenkrise werden beobachtet.

Prognose. Die mittlere Lebenserwartung liegt bei 3–4 Jahren. Durch allogene Knochenmarktransplantation kann bei günstigen Voraussetzungen eine Heilungsrate von ca. 60% erreicht werden. Imatinib führt zu gutem genetischen Ansprechen. Langzeitergebnisse sind noch nicht bekannt.

45.4 Myelodysplastisches Syndrom

Synonym (ältere Bezeichnung): sideroachrestische Anämie, sideroblastische Anämie, Präleukämie
engl.: myelodysplastic syndrome

Definition. Erworbener, idiopathischer oder sekundärer Stammzelldefekt mit hyperplastisch und dysplastisch ineffektiver Hämatopoese.

Epidemiologie. Mittleres Erkrankungsalter ca. 70 Jahre. 4 Erkrankungen pro 100 000 Einwohner/Jahr.

Ätiopathogenese und Pathophysiologie. Die Ätiologie ist zumeist nicht eruierbar. Ionisierende Strahlen, insbesondere alkylierende Zytostatika und Benzol können verantwortlich sein. Chromosomale Aberrationen, besonders in den Chromosomen 5, 7, 8, 11 und 20, werden bei der Hälfte der Patienten gefunden. Betroffen sind eine, zwei oder alle drei Reihen der Hämatopoese mit Zytopenien und Funktionsstörungen.

Myelodysplastisches Syndrom

Morphologie und Klassifikation. Entsprechend der WHO-Einteilung werden 6 Subtypen unterschieden:

1. **Refraktäre Anämie (RA).** Makrozytäre Anämie mit hyperplastischem Knochenmark und gesteigerter, dysplastischer Erythropoese. Die anderen Zellreihen sind nicht oder nur diskret betroffen.

2. **Refraktäre Anämie mit Ringsideroblasten (RARS).** Morphologisch wie RA, zusätzlich im Knochenmark >15% der Erythroblasten mit perinukleärer Eisenablagerung (Ringsideroblasten, ⌾ **45.6**).

3. **Refraktäre Zytopenie mit multilineärer Dysplasie (RCMD).** Bizytopenie oder Panzytopenie mit Dysplasie in >10% der Zellen einer Zellreihe, in ≥2 Zellreihen.

4. **Refraktäre Zytopenie mit multilineärer Dysplasie mit Ringsideroblasten (RCMD-RS).** Wie RCMD, zusätzlich im Knochenmark >15% der Erythroblasten mit perinukleärer Eisenablagerung (Ringsideroblasten), Zytopenie und im Knochenmark Dysplasie von ≥2 Zellreihen.

5. **Refraktäre Anämie mit Blastenexzess (RAEB).** Zytopenie und Blastenexzess, >1–19% im peripheren Blut und/oder 5–19% im Knochenmark.

6. MDS assoziiert mit **isolierter zytogenetischer Anomalie.** Typ: Deletion des langen Armes des Chromosoms 5.

Nicht weiter klassifizierbares MDS. MDS-Formen, die sich nicht in eine der 6 Subtypen einordnen lassen.

Chronische myelomonozytäre Leukämie (CMML). Sie wird nicht mehr als eine Form der MDS betrachtet. Die Erkrankung gehört gemäß WHO in die Mischgruppe der myelodysplastischen/myeloproliferativen Syndrome. Bei Blasten im Blut oder Knochenmark ≥20% handelt es sich um eine akute Leukämie.

Symptomatik. Symptome der Anämie, Infektneigung, Blutungsneigung.

Diagnostisches Vorgehen. Klinische Untersuchung. Blutbild und Blutausstrich, Knochenmarkaspiration, Knochenmarkbiopsie und Zytogenetik.

Differenzialdiagnose. Hypersplenismus, hämolytische Anämie und Infiltration des Knochenmarks (bei Tumoren oder Infekten).

Therapie. Die Wahl der Therapiestrategie hängt vom Ziel der Behandlung, dem Alter und allgemeinen Zustand des Patienten und der Prognose des MDS ab.
Die allogene Stammzelltransplantation ist die einzige Behandlung mit kurativer Absicht. Junge Patienten mit hohem Risiko und ohne kompatiblen Stammzellspender können wie bei AML mittels intensiver Chemotherapie behandelt werden. Optionen mit nicht kurativer Absicht (best supportive care) sind:

- Bei *symptomatischer Anämie:* Erythrozytentransfusionen, evtl. Erythropoetinbehandlung,
- bei *transfusioneller Eisenüberladung:* Eisenchelation,

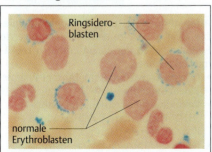

⌾ **45.6 Ringsideroblasten**

Knochenmarkausstrich bei refraktärer Anämie mit Ringsideroblasten (RARS); 1000fache Vergrößerung.

45.3 Scoring System

	Score-Wert			
	0	0,5	1,0	1,5
Blasten (%)	< 5	5–9	–	10–19
Karyotyp	gut	intermediär	schlecht	
Zytopenie	0/1	2/3		

45.4 Risikogruppen

Risikogruppen	Score
niedriges Risiko	0
Intermediär-1-Risiko	0,5–1,0
Intermediär-2-Risiko	1,5–2,0
hohes Risiko	≥ 2,5

- bei *Zytopenie:* immunsuppressive Therapie (ATG ± Ciclosporin; Thalidomid),
- bei *symptomatischer Thrombopenie:* Danazol,
- bei *Blastenexzess:* Decitabine, andere niedrigdosierte Zytostatika.

Komplikationen. Infektionen, Blutung, Eisenüberladung durch häufige Transfusionen. Übergang in akute Leukämie häufig bei RAEB.

Prognose. Die Prognose wird heute mittels dem allgemein anerkannten IPSS-(International Prognostic Scoring System)-Score ermittelt (45.3 und 45.4). Es stützt sich auf das Ausmaß der Zytopenie, den Blastenanteil im Knochenmark und auf die genetischen Anomalien der hämopoietischen Zellen.

45.5 Akute Leukämien

engl.: acute lymphoblastic leukemia, acute myeloblastic leukemia

Definition. Unkontrolliertes Wachstum unreifer Vorläuferformen der Blutzellen. Unterschieden wird zwischen **akuter lymphatischer Leukämie (ALL)** und **akuter nichtlymphatischer** bzw. **myeloischer Leukämie (AML)**.

Epidemiologie. Die ALL tritt häufiger im Kindes- und Jugendalter auf, die AML häufiger bei Erwachsenen. Insgesamt kommt es zu ca. 5 Fällen pro 100000 Einwohner/Jahr. Die beiden Häufigkeitsgipfel für ALL liegen ca. beim 3. Lebensjahr und dem 7. Lebensjahrzehnt, medianes Erkrankungsalter für AML ist 62 Jahre.

Ätiopathogenese und Pathophysiologie. Die Ätiologie ist zumeist unklar. Folgende Faktoren gehen mit einem erhöhten Leukämierisiko einher:
- *Genetik:* Down-Syndrom, Fanconi-Anämie, Bloom-Syndrom.
- *Viren:* human t-cell-leukemia-virus-I (HTLV-I) induzierte T-Zell-Leukämie des Erwachsenen (ATLL).
- *Ionisierende Strahlung:* Das Risiko ist abhängig von Dosis und Bestrahlungsfeld.
- *Chemische Substanzen:* Benzol, aromatische Kohlenwasserstoffe, alkylierende Zytostatika, Etoposid.

Der malignen Transformation durch eine unbekannte Zahl genetischer Ereignisse folgt die klonale Expansion mit Verdrängung der normalen Blutbildung aus dem Knochenmark, in dem keine oder nur noch begrenzte Zellreifung stattfindet. Zum Teil ist dies verbunden mit typischen chromosomalen Veränderungen.

Morphologie und Klassifikation. Aufgrund unterschiedlicher Therapie und Prognose ist es notwendig, die ALL und AML zu unterscheiden. Die Unterscheidung erfolgt nach morphologischen, immunologischen, zytochemischen und molekulargenetischen Charakteristika.

ALL. Die Einteilung erfolgt bevorzugt nach immunologischen Kriterien. Dadurch ist eine Zuordnung zu einem bestimmten Differenzierungsstadium und dem B- bzw. T-Zell-Ursprung möglich. In der Mehrzahl der Fälle handelt es sich um unreife B-ALL mit Nachweis des common ALL-Antigens (CALLA), etwa 20% der ALL zeigen T-Zell-Marker.

AML. Eine Subdifferenzierung wird im Wesentlichen nach morphologischen (45.7a, b) zytochemischen (45.7c) und molekulargenetischen Kriterien vorgenommen (45.5).

Symptomatik. Symptome der Anämie (Blässe und Leistungsschwäche), der Granulozytopenie (Infektionen mit Fieber) und der Thrombozytopenie (Petechien und Hämatom). Extramedulläre leukämische Infiltrate sind in allen Geweben möglich, Haut- und Schleimhautinfiltrate besonders bei M4- und M5-Subtyp. Vergrößerung von Leber, Milz oder Lymphknoten sind möglich, ebenso Knochenschmerzen. Bei Meningeosis leucaemica (häufiger bei ALL) kann es zu Kopfschmerzen, Übelkeit und Augenmuskelparesen kommen.

Diagnostisches Vorgehen. Klinische Untersuchung (→ Symptomatik), Blutbild mit Blutausstrich, Knochenmarkaspiration, Typisierung der Leukämiezellen mit zytochemischen, immunologischen und molekulargenetischen/zytogenetischen Methoden, LDH, Harnsäure, Blutgerinnungsstatus.

45.7 Akute myeloische Leukämie

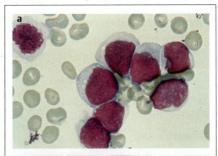
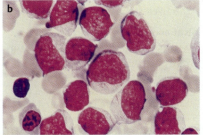
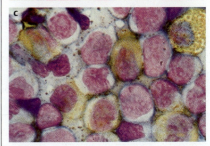

a Blutausstrich einer akuten myeloischen Leukämie vom Typ M5 (monozytär), **b** AML Typ M2 (myeloisch mit Differenzierung) mit Auer-Stäbchen (Knochenmark), **c** Peroxydasereaktion bei AML Typ M4 (myelomonozytär).

T 45.5 Akute Myeloische Leukämie, nach WHO-Klassifikation

AML mit wiederkehrenden genetischen Anomalien (recurrent genetic abnormalities)
- AML mit t(8;21)(q22;q22) und/oder AML1/ETO
- akute Promyelozyten-Leukämie mit t(15;17)(q22;q12) und/oder PML/RARα und Variante
- AML mit inv(16)(p13;q22) oder t(16;16)(p13;q22) und/oder CBFβ/MYH11
- AML mit 11q23 (MLL) Anomalien

AML mit multilineärer Dysplasie
- ohne vorhergehendes MDS, MPD oder MD/MPD

Sekundäre AML
- sekundär nach MDS, MPD oder MD/MPD
- therapieassoziiertes MDS/AML oder nach Kontakt mit einer leukämogenen Substanz

Nicht anderweitig klassifizierte AML
- AML mit minimaler Differenzierung (M0)
- AML ohne Ausreifung (M1)
- AML mit Ausreifung (M2)
- akute myelomonozytäre Leukämie (M4)
- akute monoblastäre und monozytäre Leukämie (M5)
- akute erythroide Leukämie (M6)
- akute megakaryoblastäre Leukämie (M7)
- akute basophile Leukämie
- akute Myelofibrose (acute panmyelosis with myelofibrosis)
- myeloides Sarkom (Chlorom)

Akute Leukämien mit zweideutiger Linienzugehörigkeit (ambiguous lineage)
- akute undifferenzierte Leukämie
- akute biklonale Leukämie (bilineal acute leukemia)
- akute biphänotypische Leukämie

DD der akuten Leukämien

Erkrankung	Bedeutung	Kommentar
leukämisches Non-Hodgkin-Lymphom (NHL)	++	ALL immunphänotypisch Vorläuferzelltyp NHL immunphänotypisch reifer Zelltyp
Myelodysplasie (MDS)	+	Unterscheidung zwischen Endphase MDS und AML häufig schwierig → Zytogenetik und Verlauf
Blastenkrise der CML	+	bei CML BCR/ABL-Nachweis

Befund.
Blutbild: Leukozytose, selten Leukozytopenie, zumeist Thrombozytopenie und Anämie.
Blutausstrich: Blasten und durchreifende Neutrophile mit dem typischen Bild des Hiatus leucaemicus (Fehlen intermediärer Differenzierungsformen wie Myelozyten und Metamyelozyten). In den Blasten einer AML können Auerstäbchen gefunden werden.
Knochenmarkhistologie: dichte Infiltrate von Blasten mit unterschiedlicher Morphologie (→ 🝆 45.5), Verdrängung der normalen Hämatopoese.

Therapie. Die kurative Therapie hat die Ausrottung des leukämischen Zellklons zum Ziel. Die notwendige aggressive Therapie erfordert eine hochspezialisierte Betreuung mit Substitution von Thrombozyten und Erythrozyten sowie kompetentem infektiologischen Management.

ALL.
Behandlungsprinzip: aggressive Kombinationstherapie mit mehreren Substanzen unter Einschluss von Vincristin, Prednison, Anthracyclinen und Cyclophosphamid, zusätzlich evtl. Methotrexat, 6-Thioguanin, 6-Mercaptopurin, Asparaginase. Nach Erreichen der Vollremission ist eine prophylaktische Behandlung des zentralen Nervensystems mit Schädelbestrahlung und intrathekaler Chemotherapie indiziert. Anschließend folgt eine Erhaltungstherapie von bis zu 2 Jahren. Die Behandlungsintensität ist dabei abhängig von prognostischen Faktoren (initiale Leukozytenzahl, Alter, ALL-Subtyp).
Prognose: Eine Vollremission wird bei 70–90%, Langzeitremission bei Kindern um 70%, bei Erwachsenen um 40% der Fälle erreicht.
Eine *allogene Knochenmarktransplantation* sollte bei Hochrisikopatienten in der ersten kompletten Remission erwogen werden, sonst nach Rezidiv in der zweiten kompletten Remission.

AML.
Behandlungsprinzip: aggressive Chemotherapie im Wesentlichen mit Cytosinarabinosid und einem Anthracyclin. Bei Vollremission schließt sich eine konsolidierende Behandlung durch weitere Chemotherapie an.
Prognose: Hier liegt die Vollremissionsrate bei 60–80% der Fälle, bei einer medianen Dauer von ca. 12 Monaten. Langzeitremission sind nur bei 10–30% der Patienten zu erwarten. Ungünstige prognostische Faktoren sind:
- höheres Alter,
- exzessive Leukozytenzahlen,
- schwere Thrombozytopenie und
- hohe LDH.

Wegen der ungünstigen Prognose sollte eine allogene Knochenmarktransplantation bei vorhandenem Spender in der ersten Vollremission vorgenommen werden.
Besonderheit bei Promyelozytenleukämie (M3): eine initiale Behandlung mit all-trans-Retinolsäure induziert eine Zelldifferenzierung, führt also nicht zur Aplasie wie bei einer üblichen Chemotherapie. Anschließend folgt eine konventionelle aggressive Polychemotherapie. Diese haben eine besonders günstige Prognose.

45.6 Lymphatische Neoplasien

Es handelt sich um maligne Erkrankungen, die in den verschiedenen Differenzierungsstufen der lymphatischen Zellen ihren Ursprung nehmen. Die Klassifikation dieser Krankheitsgruppe hat eine stürmische Entwicklung hinter sich. Die jetzt international geltende WHO-Klassifikation basiert auf
- morphologischen,
- immunphänotypischen,
- genetischen und
- klinischen Kriterien.

Sie unterscheidet zwischen B-Zell-Erkrankungen, T-Zell-/NK-(Natural-Killer-)Zell-Erkrankungen und dem Hodgkin-Lymphom.

45.6.1 Maligne Lymphome

Hodgkin-Lymphom

Synonym: Lymphogranulomatose
engl.: Hodgkin's disease

Definition. Monoklonale maligne Erkrankung; charakterisiert durch Hodgkin- und Reed-Sternberg-Zellen. Benannt nach dem Erstbeschreiber.

Epidemiologie. Inzidenz ca. 3 Erkrankungen pro 100000 Einwohner/Jahr. Tritt in jedem Lebensalter auf, bevorzugt zwischen 15 und 35 Jahren; Männer sind etwas häufiger betroffen.

Ätiopathogenese und Pathophysiologie. Die Ätiologie ist unbekannt. Eine Beteiligung von Epstein-Barr-Viren an der Entstehung wird diskutiert. Der Einfluss einer genetischen Prädisposition ist wahrscheinlich: Identische Zwillinge erkranken häufiger beide als zweieiige Zwillinge. Ursprungszelle ist eine lymphatische Zelle. An den Hodgkin-Zellen wurden sowohl Merkmale von B- als auch von T-Zellen festgestellt. Mehrheitlich handelt es sich jedoch um eine B-Zell-Erkrankung und damit eigentlich um ein B-Zell-Lymphom. Histologisch überwiegen reaktive Zellen wie T-Lymphozyten, Makrophagen und eosinophile Granulozyten. Deren Wachstum wird gefördert durch Wachstumsfaktoren (Zytokine), die durch Hodgkin-Zellen freigesetzt werden. Die Erkrankung entsteht in einem Lymphknoten – häufiger oberhalb des Zwerchfells – und breitet sich von dort über das lymphatische System, später auch hämatogen aus.

Bei Patienten mit Morbus Hodgkin ist überwiegend das zelluläre, aber auch das humorale Immunsystem beeinträchtigt. Dadurch besteht ein erhöhtes Risiko, an Infektionen mit Herpes-Zoster-Virus, Zytomegalievirus, Kryptokokken, Pneumocystis carinii und Pilzen zu erkranken.

Histologische Klassifikation des Hodgkin-Lymphoms (WHO-Klassifikation von 1999).
- Nodulär, lymphozytenprädominierend,
- klassisches Hodgkin-Lymphom:
  - noduläre Sklerose (Grad 1 und 2),
  - lymphozytenreich,
  - gemischt zellulär,
  - lymphozytenarm.

Die Prognose verschlechtert sich mit Abnahme des Lymphozytengehaltes. Im Verlauf kann sich die Histologie zu einem prognostisch ungünstigeren Typ entwickeln. Der histologische Subtyp beeinflusst die Therapieentscheidung nicht.

Symptomatik. Die Mehrzahl der Patienten ist zum Zeitpunkt der Diagnosestellung asymptomatisch (Zufallsbefund). Etwa 1/4 klagt über Allgemeinsymptome wie Fieber, Nachtschweiß, Gewichtsverlust, Juckreiz und durch Alkoholkonsum induzierte Schmerzen an Stellen der Krankheitsmanifestation.

Wichtig bei der Anamnese ist die Frage nach den prognostisch ungünstigen sog. **B-Symptomen:**
- Fieber,
- Nachtschweiß,
- Gewichtsverlust (mehr als 10% des Körpergewichts innerhalb von 6 Monaten).

Große Lymphommanifestationen können Schmerzen oder Druck verursachen, bei Lage im Mediastinum kann eine obere Einflussstauung durch Kompression der V. cava superior entstehen.

Diagnostisches Vorgehen. Für die Erstdiagnose muss eine histologische Sicherung durch Biopsie eines befallenen Lymphknotens erfolgen. Nach Diagnosestellung erfolgt das sog. Staging zur genauen Festlegung des Stadiums und der prognostischen Faktoren als Voraussetzung für eine stadiengerechte Therapie (T 45.6).

Lymphatische Neoplasien

45.6 Stadieneinteilung des Morbus Hodgkin (Ann-Arbor-Klassifikation)

Stadium	Definition
I	Beteiligung einer einzelnen Lymphknotenregion (**I**) oder eines einzelnen extralymphatischen Organs (**I E**).
II	Beteiligung von 2 oder mehr Lymphknotenregionen auf einer Seite des Zwerchfells (**II**) oder Beteiligung eines extralymphatischen Organs und einer oder mehrerer Lymphknoten auf einer Seite des Zwerchfells (**II E**)
III	Beteiligung von Lymphknotenregionen auf beiden Seiten des Zwerchfells (**III**), zusätzliche Beteiligung der Milz (**III S**) oder lokalisierte Beteiligung eines extralymphatischen Organs (**III E**)
IV	diffuse Beteiligung eines oder mehrerer extralymphatischer Organe oder Gewebe mit oder ohne Lymphknotenbeteiligung

Jedes Stadium wird ergänzt durch den Buchstaben A oder B. **B** bedeutet Vorhandensein von Fieber, Nachtschweiß und/oder 10 % Gewichtsverlust in den letzten 6 Monaten. **A** bedeutet das Fehlen dieser Symptome.

Obligatorische Untersuchungen.
- Ausführliche *Anamnese* und körperliche Untersuchung einschließlich Beurteilung des Waldeyer-Rachenrings.
- *Labor:* unspezifische Krankheitsparameter. BSG, alkalische Phosphatase, LDH, Blutbild und Differenzialblutbild sowie Leber- und Nierenfunktionsparameter.
- *Bild gebende Verfahren:* Thoraxröntgen, CT Hals, Thorax und Abdomen,
- *Knochenmarkbiopsie.*

Fakultative Untersuchungen.
- Leberbiopsie,
- Positronenemissionstomographie (PET).

Therapie. Das Therapieziel ist grundsätzlich kurativ. Therapieoptionen sind Strahlentherapie und Chemotherapie. Bei der Chemotherapie werden immer Kombinationen mehrerer wirksamer Substanzen verabreicht. Wirksame Substanzen sind u. a. **C**yclophosphamid, **V**incristin (**O**ncovin), **V**inblastin, **P**rocarbazin, **A**driamycin, **B**leomycin, **E**toposid, **P**rednison, **D**acarbacin. Die Auswahl der Kombination richtet sich nach der Wirksamkeit und nach den zu erwartenden akuten und späten Nebenwirkungen. Gängige Kombinationen sind: **ABVD, BEACOPP**. Die Wahl der Therapieoptionen oder ihre Kombinationen richtet

DD des Hodgkin-Lymphoms

Erkrankung	Bedeutung	Kommentar
Non-Hodgkin-Lymphone (NHL)	+++	hoch maligne NHL wachsen schneller, niedrig maligne NHL sind häufig früh disseminiert, Histologie!
benigne Lymphknotenerkrankungen (Virusinfekte)	+++	Verlauf, serologische Untersuchung, Histologie!

sich nach dem Stadium und folgenden Risikofaktoren:
- großer Mediastinaltumor,
- lokalisierter extranodaler Befall (E-Stadium),
- B-Symptome,
- erhöhte BSG,
- massiver Milzbefall,
- 3 oder mehr befallene Lymphknotenareale,
- "Bulky-Disease", Lymphommasse über 5 cm Durchmesser.

Stadien IA und IIA ohne Risikofaktoren. Behandlung mit Megavoltstrahlentherapie. Nach 10 Jahren sind 70–85 % der Patienten rezidivfrei. 80–95 % der Patienten sind 10 Jahre (nach Chemotherapie bei Strahlentherapieversagern) noch am Leben. Aufgrund der beobachteten Spätkomplikationen nach Strahlentherapie werden Dosis und Umfang der Bestrahlung mehr und mehr reduziert zugunsten einer Chemotherapie auch im frühen Stadium.

Intermediärstadien (Stadien I und II mit Risikofaktoren, Stadium IIIA ohne Risikofaktoren). Chemotherapie über ca. 4 Monate, anschließend Bestrahlung der primär betroffenen Areale. Nach 10 Jahren leben 60–70 % der Patienten krankheitsfrei, Gesamtüberleben 70–80 % der Fälle.

Fortgeschrittene Stadien (IIIA mit Risikofaktoren, IIIB und IV). Chemotherapie für ca. 6–8 Monate. Komplette Remission bei ca. 90 % der Patienten; nach 10 Jahren rezidivfreies Überleben von 55–65 %, Gesamtüberleben 65–75 % der Fälle.

Behandlung eines Rezidivs. Die Prognose des Rezidivs ist abhängig von der Vorbehandlung und dem krankheitsfreien Intervall. Nach alleiniger Strahlentherapie besteht im Rezidiv eine kurative Behandlungschance durch konsequente Kombinationschemotherapie. Bei Rezidiv nach Chemotherapie und mehr als einjährigem krankheitsfreien Intervall kann mit konventioneller Chemotherapie eine langfristige Remission erreicht werden. In dieser Situation, aber besonders bei prognostisch ungünstiger Erkrankung, muss eine Hochdosischemotherapie mit Unterstützung peripherer Blutstammzellen erwogen werden.

Komplikationen.
Komplikationen der Erkrankung:
- Kompression der V. cava superior durch große mediastinale Tumoren (obere Einflussstauung),
- epidurale Kompression des Rückenmarks,
- Infektionsneigung (→ S. 949ff und 1066ff).

Komplikationen der Behandlung:
- Sekundärneoplasien durch Bestrahlung und/oder Chemotherapie. Risiko 15 Jahre nach Therapie ca. 15 %, überwiegend solide Tumoren, in den ersten Jahren auch akute Leukämien, seltener Non-Hodgkin-Lymphome und Mammakarzinom sowie Bronchialkarzinom nach Mediastinalbestrahlung.
- Infertilität, das Risiko ist abhängig von Art und Dauer der Chemotherapie. Bei Frauen erholt sich die Gonadenfunktion häufiger als bei Männern.
- Strahlenpneumonitis nach wenigen Monaten, selten Strahlenkarditis, Koronarsklerose.
- Schilddrüsenfunktionsstörungen, Hypothyreose, aber auch Hyperthyreose insgesamt bei mehr als 1/3 der Patienten.

Nachsorgeuntersuchungen. Rezidive sind am häufigsten in den ersten 5 Jahren, sie können jedoch auch nach mehr als 10 Jahren noch auftreten. Ziele der Nachsorge sind:
- frühzeitige Entdeckung eines Rezidivs,
- Entdeckung und Behandlung von Therapiespätfolgen.

Frequenz der Untersuchungen. Im 1. Jahr alle 2 Monate, im 2. und 3. Jahr alle 3 Monate, im 4. und 5. Jahr alle 6 Monate, danach jährlich.

Erforderliche Maßnahmen. Anamnese, körperliche Untersuchung, Labor (Blutbild, BSG, alkalische Phosphatase, LDH, jährlich TSH), Bild gebende Verfahren je nach Primärstadium.

Non-Hodgkin-Lymphome

engl.: Non Hodgkin's lymphoma

Definition. Die neue WHO-Klassifikation von 1999 kennt den Begriff Non-Hodgkin-Lymphome nicht mehr. Dennoch wird aus didaktischen Gründen dieser Begriff hier beibehalten für alle lymphatischen Neoplasien, die nicht die morphologischen Kriterien des Morbus Hodgkin erfüllen. Benignes Pendant der Lymphomzellen sind B-Zellen (selten T-Zellen) in ihren verschiedenen Entwicklungsstadien. Non-Hodgkin-Lymphome treten im lymphatischen Gewebe oder in anderen Organen bzw. Geweben, bevorzugt in Gastrointestinaltrakt, Knochen, Haut oder Gehirn auf. Aus praktischen klinischen Erwägungen erfolgt eine grobe Unterteilung in niedrig maligne und hoch maligne Non-Hodgkin-Lymphome.

Epidemiologie. Die Inzidenz der NHL beträgt ca. 5 Neuerkrankungen pro 100000 Einwohner/Jahr, Tendenz leicht zunehmend. Frauen sind etwas seltener betroffen als Männer. Geografische Häufung sind für Burkitt-Lymphom (Zentralafrika), Schwerkettenkrankheit (Mittelmeerraum) und HTLV-induziertes T-Zell-Lymphom/Leukämie (Japan) bekannt.

Ätiopathogenese und Pathophysiologie. Die Ätiologie ist meist unbekannt. Bei bestimmten Lymphomtypen besteht eine *Assoziation zu Infektionskrankheiten*:
- HTLV-I (Human T-Cell-Leukemia/Lymphoma-Virus): hoch malignes T-Zell-Lymphom,
- Epstein-Barr-Virus: afrikanisches Burkitt-Lymphom,
- Helicobacter pylori: MALT-Lymphome des Magens.

Ein erhöhtes Risiko besteht bei *Beeinträchtigung des Immunsystems* durch:
- immunsuppressive Behandlung nach Organtransplantation, Autoimmunerkrankungen,
- angeborenem Immunmangel,
- HIV-Infektion.

Das Risiko ist durch *Strahlenexposition* leicht gesteigert.
Die Wachstumsgeschwindigkeit der NHL variiert beträchtlich. Lymphozytische oder follikuläre Lymphome können auch über Jahre eine nur geringe Wachstumstendenz zeigen, während hoch maligne NHL ihre Größe innerhalb von Tagen verdoppeln können. Allgemeinsymptome (Fieber, Nachtschweiß, Gewichtsverlust) sind die Folge von Zytokinausschüttung, sie sind seltener als beim Hodgkin-Lymphom und beeinflussen die Prognose ebenfalls ungünstig.
Einige *molekulargenetische Veränderungen*, die bei der Lymphomentstehung eine Rolle spielen, sind:
- Translokation des bcl 2-Gens vom Chromosom 18 auf das Chromosom 14, dadurch kommt es zur Überexpression des bcl 2-Proteins, welches die Apoptose hemmt. Dies ist typisch bei follikulärem Lymphom.
- Eine Translokation des c-myc-Protoonkogens von Chromosom 8 auf Chromosom 14 und eine zusätzlich Punktmutationen im c-myc-Gen führen zur Aktivierung des Protoonkogens; dies ist typisch bei Burkitt-Lymphomen.
- Inaktivierung des p53-Tumorsuppressorgens durch Punktmutationen.
- t(11;14) Translokation mit Überexpression von Cyclin D1 bei der Mehrzahl der Mantelzell-Lymphome.

Pathologie. Die histopathologische Klassifikation der Lymphome (WHO 1999) basiert auf der REAL-Klassifikation (**R**evised **E**uropean **A**merican **L**ymphoma Classification).

45.7 Klassifikation der lymphatischen Neoplasien* (WHO 1999)

Einteilung	Neoplasie
B-Zell-Neoplasien	
Vorläufer-B-Zell-Neoplasien	• Vorläufer-B-lymphoblastisches Lymphom/Vorläufer-B-lymphoblastische Leukämie
reife (periphere) B-Zell-Neoplasien	• lymphozytisches Lymphom (*Immunozytom*)/chronische lymphatische B-Zell-Leukämie (CLL), • Haarzell-Leukämie, • Plasma-Zell-Myelom/Plasmozytom, • extranodales Lymphom vom MALT-Typ, • follikuläres Lymphom (*zentroblastisch-zentrozytisches Lymphom*), • Mantelzell-Lymphom (zentrozytisches Lymphom), • diffuses großzelliges B-Zell-Lymphom (*zentroblastisches/immunoblastisches Lymphom*), • Burkitt-Lymphom/Burkitt-Zell-Leukämie
T-Zell- und NK-Zell-Neoplasien	
Vorläufer-T-Zell-Neoplasien	• Vorläufer T-lymphoblastische(s) Leukämie/Lymphom
reife (periphere) T-Zell-Neoplasien	• Mycosis fungoides/Sézary-Syndrom, • peripheres T-Zell-Lymphom, nicht anderweitig charakterisiert, • angioimmunoblastisches T-Zell-Lymphom, • anaplastisches großzelliges Lymphom, T-/Null-Zell-Typ
Morbus Hodgkin	→ S. 916ff.

* Diese Tabelle enthält nur die häufigeren Entitäten. Bezüglich der seltenen Entitäten wird auf die hämatopathologische Fachliteratur verwiesen. Für die wichtigsten Erkrankungen werden die abweichenden Bezeichnungen der zuvor üblicherweise verwendeten Kiel-Klassifikation *kursiv* angegeben.

Sie schließt das Hodgkin-Lymphom und die Plasma-Zell-Neoplasien ein (45.7).

Symptomatik. Häufig uncharakteristische Allgemeinsymptome: Abgeschlagenheit, Schwäche, Appetitlosigkeit. Je nach Lokalisation sind Schmerzen oder Kompressionssymptome möglich: obere Einflussstauung, untere Einflussstauung, gastrointestinale Obstruktionssymptomatik, neurologische Symptome.

Diagnostisches Vorgehen. Histologische Sicherung mit spezieller histopathologischer Differenzierung. Das Staging erfolgt zur genauen Festlegung des Stadiums und der prognostischen Faktoren als Voraussetzung für eine stadiengerechte Therapie.
Obligatorische Untersuchungen:
- ausführliche *Anamnese* und körperliche Untersuchung,
- *CT* von Abdomen und Thorax,
- *Biopsie* und *Aspiration* des Knochenmarks,
- *Labor:* Blutbild mit Differenzialblutbild, LDH, Leber- und Nierenfunktionsparameter,
- HNO-ärztliche Spiegelung.

Fakultative Untersuchungen: Skelettszintigraphie, Gastroskopie, Lumbalpunktion, Positronenemissionstomographie (PET).

Differenzialdiagnose. Neben den unter Hodgkin-Lymphom erwähnten Erkrankungen müssen undifferenzierte Karzinome ausgeschlossen werden.

Diffuse großzellige oder anaplastische Lymphome sind lichtmikroskopisch manchmal nicht von undifferenzierten oder wenig differenzierten Karzinomen zu unterscheiden. Wegen der erheblichen therapeutischen Konsequenz sollte im Zweifel eine persönliche Rücksprache mit dem Pathologen erfolgen.

Therapie und Prognose. Sie sind abhängig vom histologischen Subtyp; die wichtigsten Typen werden daher im Folgenden einzeln behandelt.

Chronische lymphatische Leukämie (CLL)/ lymphozytisches Lymphom

Definition. Monoklonale Proliferation reifer B-Lymphozyten (selten T-Lymphozyten) in Knochenmark, Lymphknoten, Blut, Leber, Milz u. a.

Epidemiologie.
- Erkrankungsgipfel im 6. und 7. Lebensjahrzehnt,
- ♂ > ♀,
- Inzidenz etwa 3 Fälle pro 100000 Einwohner/Jahr.

Ätiopathogenese und Pathophysiologie. Die Ätiologie ist unbekannt. Familiäre Häufungen sind selten. Verschiedene prognostisch bedeutsame chromosomale Aberrationen sind beschrieben, am häufigsten eine Trisomie 12. Die B-Lymphozyten der B-CLL haben eine einheitliche Leichtkette, entweder Kappa oder Lambda. Dies nennt man Leichtkettenrestriktion, sie ist Beweis der Monoklonalität. Die monoklonale B-Zell-Population

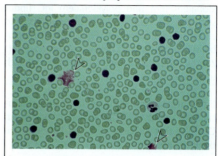

45.8 Chronische lymphatische Leukämie

Im Blutausstrich sind die Gumprecht-Kernschatten (Pfeile) deutlich zu erkennen.

breitet sich in Knochenmark, Lymphknoten, Leber, Milz und Blut aus. Bei zunehmender Proliferation entstehen ubiquitäre Lymphknotenvergrößerungen, Hepatomegalie und zunehmende lymphatische Expansion im Blut (45.8). Es kommt zur Verdrängung der normalen B-Zell-Reifung mit Hypogammaglobulinämie und Antikörpermangel-Syndrom und zu Störungen der T-Zell-Funktionen. Selten, besonders bei plasmozytoider Differenzierung (früher: *Immunozytom*) werden IgM-Paraproteine gebildet. Diese Konstellation und das dazugehörige klinische Bild wurde früher als **Makroglobulinämie Waldenström** bezeichnet. Durch die hohe IgM-Konzentration kommt es zur Steigerung der Blutviskosität mit Hyperviskositätssyndrom (Sehstörungen, ZNS-Symptomatik, periphere Neuropathie und Gerinnungsstörungen).

Therapeutisch gelingt die IgM-Elimination durch Plasmapherese. Bei etwa 10% der Patienten können Kryoglobuline nachgewiesen werden (Ausfallen des IgM-Paraproteins bei Temperaturen unter 37° C).

Monoklonale Kryoglobuline (zumeist IgM oder IgG) kommen vor bei lymphozytischem Lymphom, Plasmozytom und MGUS (→ S. 926ff).

Eine gemischte Kryoglobulinämie mit monoklonalem IgM und polyklonalem IgG findet sich bei Vaskulitis, Glomerulonephritis und chronischen Infektionen. Polyklonale Kryoglobulinämien entstehen bei Infektionen oder entzündlichen Erkrankungen, sind aber klinisch unbedeutend.

Eine Autoimmunhämolyse (überwiegend Antikörper vom Wärmetyp) mit positivem Coombs-Test ist bei ca. 5 % der Patienten zu beobachten.

Symptomatik. Anfangs bestehen oft keine Symptome. Bei fortgeschrittener Erkrankung folgen dann Symptome der Anämie, der Thrombozytopenie, der Splenomegalie und der vergrößerten Lymphknoten, Infektneigung.

Diagnostisches Vorgehen.
- *Blutbild* mit Differenzialblutbild, Immunphänotypisierung.
- Knochenmark und Zytogenetik.
- Ausführliche *klinische Untersuchung:* Sonographie von Leber und Milz, Röntgenaufnahme des Thorax, Eiweißelektrophorese, Immunfixation, Coombs-Test.

Befunde.
Immunphänotyp: Die typische Konstellation: CD19$^+$, CD5$^+$, CD23$^+$, FMC7, CD79b und IgM schwach, CD103 und CD10 negativ. ZAP-70 ist ein Surrogatmarker für den IgV-Hypermutations-Status: ZAP-70-Positivität entspricht einem unmutierten Status (schlechte Prognose), ZAP-70-Negativität einem mutierten Status (gute Prognose).
Zytogenetik: Folgende prognostisch relevante Anomalien können gefunden werden.
- Isolierte Deletion Typ del(13q14): gute Prognose,
- normaler Karyotyp oder Trisomie 12: mittlere Prognose,
- Deletion 11q22.3-q23.1 und Deletion 17p13 (7–10 %): schlechte Prognose.

Stadieneinteilung 🕆 45.8.

Therapie. Eine kurative Therapie existiert nicht. Eine Indikation zur Therapie besteht nur bei:
- Symptomen oder kosmetischen Problemen durch vergrößerte Lymphknoten,
- schnellem Fortschreiten der Erkrankung,
- fortgeschrittenem Krankheitsstadium (Stadium C nach Binet).

Standardtherapie. Chlorambucil. *Prinzip:* Zytostatikum. *Verabreichung:* oral in Intervallen von 2–4 Wochen, seltener täglich. Bei ungenügender Wirkung wird das Nucleosidanalogon Fludarabin eingesetzt, evtl. ein niedrig dosiertes CHOP-Schema. Bei großem Milztumor erfolgt vorsichtige Milzbestrahlung. Der monoklonale Antikörper Campath-1H wird bei refraktärer Erkrankung eingesetzt. Bei jüngeren Patienten mit ungünstiger Prognose ist die allogene Blutstammzelltransplantation indiziert.

🕆 **45.8 Stadieneinteilung der CLL nach Binet**

Stadium	Befund	Lebenserwartung (median)
A	< 3 Lymphknotenstationen betroffen*	> 120 Monate
B	≥ 3 Lymphknotenstationen betroffen*	84 Monate
C	Anämie/Thrombozytopenie	20 Monate

* Leber und Milz gelten als jeweils eine Lymphknotenstation

45.9 Haarzell-Leukämie

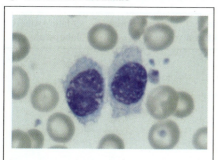

Haarzellen im Blutausstrich.

Haarzell-Leukämie

Klinisch zumeist ausgeprägte Panzytopenie und Milzvergrößerung. Typisch sind haarartige zytoplasmatische Ausziehungen der leukämischen Zellen (45.9). Therapie der ersten Wahl ist 2-Chlorodesoxyadenosin, mit dem bei über 80% der Patienten eine anhaltende komplette Remission erreicht werden kann. Therapie der zweiten Wahl ist α-Interferon.

Follikuläres Lymphom

Häufig t(14;18)-Translokation mit Überexpression des bcl-2-Onkogens. In der Mehrzahl der Fälle bereits im Stadium IV (45.8), häufig ausgeprägte Lymphknotenvergrößerungen, z.T. mit lokalen Komplikationen. Zumeist langsames Wachstum, auch stationärer Verlauf über Jahre möglich.

Therapie. Im Stadium I und II Strahlentherapie mit kurativer Zielsetzung. In den fortgeschrittenen Stadien, die nicht kurativ behandelbar sind, Therapieindikation nur bei progredientem Tumorwachstum oder Auftreten von Symptomen. Chemotherapie mit Chlorambucil und Prednison oder COP Schema (Cyclophosphamid, Vincristin, Prednison) über 6–12 Monate. Ansprechrate über 80%. Verlängerung des progressionsfreien Intervalls durch α-Interferon. Im Rezidiv erneute Chemotherapie. Gute Behandlungsergebnisse mit Rituximab (monoklonaler anti-CD20-Antikörper). Bei lokalen Problemen (Kompressionssymptomatik, ausgeprägte Splenomegalie) gute Erfolge mit Strahlentherapie. Übergang in diffuses großzelliges Lymphom möglich.

Mantelzell-Lymphom

Variabler Krankheitsverlauf, prognostisch jedoch schlechter als das follikuläre Lymphom. Schlechteres Ansprechen auf Chemotherapie, kürzeres progressionsfreies Intervall. Häufig t(11;14)-Translokation.

Therapie. Im Stadium I und II Strahlentherapie mit kurativer Zielsetzung. Im fortgeschrittenen, nicht heilbaren Stadium Therapiebeginn wie bei follikulärem Lymphom erst bei Auftreten von Symptomen oder rascher Progression mit anthracyclinhaltiger Chemotherapie. Allogene Blutstammzelltransplantation erwägen.

Diffuses großzelliges B-Zell-Lymphom

Histologisch große, blastenähnliche Zellen, rasches, aggressives Wachstum. Ca. 1/3 wird im Stadium I oder II (45.6, S. 917) diagnostiziert. Extranodale Manifestationen bei ca. 20% (Gastrointestinaltrakt, Knochen, ZNS und andere) der Fälle. Risikofaktoren sind in Tab. 45.9 aufgelistet. Bei Knochenmarkbefall Liquordiagnostik wegen erhöhten Risikos einer meningealen Beteiligung.

Therapie.
- **Stadium I und II mit wenig Risikofaktoren:** Chemotherapie mit CHOP-Schema (Cyclophosphamid, Adriamycin, Vincristin, Prednison) plus Rituximab (anti-CD20-Antikörper) für ca. 2–3 Monate, dann Bestrahlung der befallenen Areale.
- **Stadium II mit Risikofaktoren, Stadium III und Stadium IV:** Chemotherapie mit CHOP-

45.9 Risikofaktoren und Prognose der großzelligen Lymphome

Risikofaktoren	Anzahl der Risikofaktoren	International Index	5-Jahres-Überlebensrate
• Alter ≥ 60 Jahre,	0–1	low	73 %
• Stadium III oder IV (T 45.6, S. 917)	2	low intermediate	51 %
• erhöhte Serum-LDH,	3	high intermediate	43 %
• schlechter Allgemeinzustand (Aktivitätsstatus > 1; T 47.3, S. 937),	4–5	high	26 %
• > 1 extranodale Manifestation			

Schema plus Rituximab für 8 Zyklen. Evtl. Bestrahlung von ursprünglich großen Tumormanifestationen.
Vollremissionsraten in den frühen Stadien bei 90 % der Fälle, in den fortgeschrittenen Stadien bei 50–70 %. Langfristiges krankheitsfreies Überleben je nach prognostischer Gruppe (T 45.9).
Im Rezidiv und evtl. bei Hochrisikopatienten wird mit dosisintensivierter Chemotherapie und Unterstützung peripherer Blutstammzellen behandelt.

Lymphoblastisches Lymphom

Es besteht ein enger Zusammenhang mit der akuten lymphatischen Leukämie (ALL), häufig ZNS-Befall, zum Teil leukämisch. Die Behandlung erfolgt daher innerhalb von Therapieprotokollen für ALL.

Mycosis fungoides/Sézary-Syndrom

Seltene Erkrankung der CD4$^+$-T-Lymphozyten.

Mycosis fungoides (MF). Prodromalstadium bis zu 10 Jahren mit stark juckenden roten Flecken der Haut. Eine histologische Sicherung ist in diesem Stadium häufig nicht möglich. Später entstehen erythematöse Plaques mit Schuppung der Haut, histologisch imponieren mononukleäre Zellinfiltrate der Epidermis, sog. Pautrier-Mikroabszesse, immunhistologisch CD4$^+$-Zellen (T-Helfer-Zellen). Im Verlauf ist eine Lymphknoten- und Organbeteiligung möglich.

Sézary-Syndrom. Variante der Mycosis fungoides mit leukämischer Aussaat der malignen Zellen (lymphoide Zellen mit zerebriformen Kernen, 45.10). Prognose ungünstiger als bei MF.

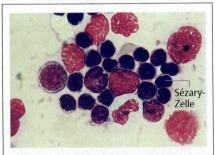

◁ 45.10 Sézary-Syndrom

Die Sézary-Zellen sind im Knochenmarkausstrich als kleine Zellen mit dichtem Chromatin zu erkennen.

Therapie. Für MF unspezifische topische Behandlungen, Photochemotherapie (PUVA = **Psoralen + UVA-Bestrahlung**), symptomatische Behandlung, topische Chemotherapie. Systemische Therapie mit α-Interferon, Purinanaloga (Fludarabin), Vitamin-A-Säure-Derivate. Eine Heilung ist nicht möglich. Mediane Lebenserwartung bei MF ca. 5 Jahre.

Angioimmunoblastisches T-Zell-Lymphom

Synonym: Lymphogranulomatosis X

Histomorphologisch niedrig maligne, klinisch häufig rasch progredient, meist mit schlechter Prognose. Im Verlauf der Erkrankung kommt es zu einer generalisierten Lymphadenopathie, Hepatosplenomegalie und zu Allgemeinsymptomen (Fieber, Nachtschweiß, Gewichtsverlust). Dazu kommt eine polyklonale Hypergammaglobulinämie, zum Teil mit Coombs-positiver hämolytischer Anämie. *Therapie* mit Glucocorticoiden, α-Interferon. Bei Nichtansprechen wird wie bei den großzelligen NHL therapiert (→ S. 923f).

MALT-Lymphom

Lymphom des *Mucosa associated lymphatic Tissue (MALT)*. Gehört zur Gruppe der Marginalzonenlymphome. Überwiegend im Gastrointestinaltrakt. Im Magen besteht eine Assoziation zu Helicobacter-pylori-Besiedelung. Im frühen Stadium behandelbar durch Helicobacter-Eradikationsbehandlung (→ "Lymphome des Magens", S. 692f).

HIV-assoziierte Lymphome

→ auch "Infektionskrankheiten", S. 1006ff, "Antigenspezifische T-Lymphozyten", S. 1062 und "Sekundäre Immundefekte", S. 1066ff.

Sie treten bei etwa 5–10% der HIV-Infizierten auf. Fast immer sind es großzellige B-Zell-Lymphome, häufig mit extranodalem Befall (im ZNS, Gastrointestinaltrakt, Weichgewebe).

Therapie. Bei noch gutem Immunstatus (CD4$^+$-Zellen >200 und Fehlen opportunistischer Infektionen) wird eine konventionelle Chemotherapie mit CHOP-Schema plus Rituximab angewendet. Bei schlechtem Allgemeinzustand wird eine symptomatische Therapie mit Steroiden, Vincristin und Bleomycin empfohlen.

45.6.2 Monoklonale Gammopathien

Definition. Gruppe monoklonaler lymphoproliferativer Erkrankungen mit exzessiver Sekretion identischer Immunglobuline (Ig oder Ig-Fragmente).
Die Bezeichnung *Paraprotein* entstand aus der inzwischen widerlegten Annahme, dass es sich um immunglobulinähnliche Eiweiße handle. Der Nachweis der Paraproteine gelingt in der Eiweißelektrophorese, zumeist in der γ-Fraktion, daher die Bezeichnung *Gammo*pathien. Die Bezeichnung *M-Protein* bzw. *M-Gradient* entstand wegen des typischen Elektrophoresemusters (◉ **45.11**).

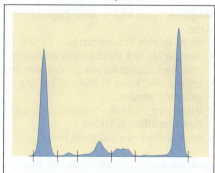

◉ 45.11 M-Gradient in der Eiweißelektrophorese

Die Gammaglobulinfraktion zeigt bei einer **monoklonalen lymphoproliferativen Erkrankung** typischerweise eine schmalbasige Zacke (rechts).

Folgende Krankheitsbilder können einer zufällig entdeckten monoklonalen Gammopathie zugrunde liegen:
- monoklonale Gammopathie unbestimmter Signifikanz (MGUS; 66%),
- Multiples Myelom (13%),
- Amyloidose (9%),
- Non-Hodgkin-Lymphome ohne CLL (6%),
- CLL (2%),
- solitäres oder extramedulläres Plasmozytom (2%),
- Makroglobulinämie (monoklonale IgM Paraproteinämie bei lymphozytischem Lymphom, Morbus Waldenström; 2%).

Monoklonale Gammopathie unbestimmter Signifikanz (MGUS)

Synonym: benigne monoklonale Gammopathie

Der Ausdruck "benigne" ist im Prinzip ungenau, da erst im weiteren Verlauf klar wird, ob es sich tatsächlich um einen benignen Prozess handelt.

Definition. Nachweis eines monoklonalen Proteins (M-Protein) ohne Hinweis für eine ursächliche Erkrankung.

Diagnose. Eine MGUS wird diagnostiziert, wenn
- die M-Protein-Konzentration < 3 g/dl liegt,
- weniger als 10% Plasmazellen im Knochenmark nachgewiesen werden können,
- geringe oder keine M-Proteine im Urin gefunden werden,
- Osteolysen, Anämie, Hyperkalzämie und Niereninsuffizienz fehlen,
- der Krankheitsverlauf stabil bleibt.

Epidemiologie. Die MGUS ist ein häufiger Befund. Prävalenz: 1% bei über 50-Jährigen, 3% bei über 70-Jährigen.

Prognose. Eine maligne Neoplasie entsteht
- nach 10 Jahren bei 17% der MGUS,
- nach 20 Jahren bei 33% der MGUS.

Therapie. Eine Behandlung ist nicht erforderlich. Kontrolle nach 6 Monaten, bei stabilen Verhältnissen dann jährlich.

Multiples Myelom

Synonym: Morbus Kahler
engl.: multiple myeloma

Definition. Maligne Proliferation eines Plasmazellklons mit Produktion eines homogenen Immunglobulins oder von Immunglobulinfragmenten, sehr selten asekretorisch.

Epidemiologie. 2–3 Erkrankungen pro 100000 Einwohner/Jahr. Altersgipfel zwischen 60 und 70 Jahren. Erkrankungen vor dem 40. Lebensjahr sind sehr selten.

Ätiopathogenese und Pathophysiologie. Die Ätiologie ist unbekannt. Im Verlauf kommt es zu herdförmigen, später diffusen Infiltrationen des Knochenmarks durch die neoplastischen Zellen (● 45.12). Der maligne Klon kann auch im peripheren Blut nachgewiesen werden. Eine Monosomie des Chromosoms 13 oder eine Deletion 13q14 ist prognostisch ungünstig. Pathophysiologisch sind im Wesentlichen folgende Bereiche betroffen:

Knochen. Myelomzellen produzieren Faktoren (Interleukin-1 und andere Zytokine), die Osteoklasten aktivieren und Osteoblasten hemmen. Dadurch kommt es zu Osteolysen, diffuser Osteoporose und pathologischen Frakturen sowie Hyperkalzämie.

Nieren. Einschränkung der Nierenfunktion ist eine häufige Komplikation. Meistens sind dafür die monoklonalen Leichtketten ($\gamma > \kappa$) verantwortlich. Sie führen zu cast nephropathy, light chain deposition disease oder pri-

45.12 Plasmozytom

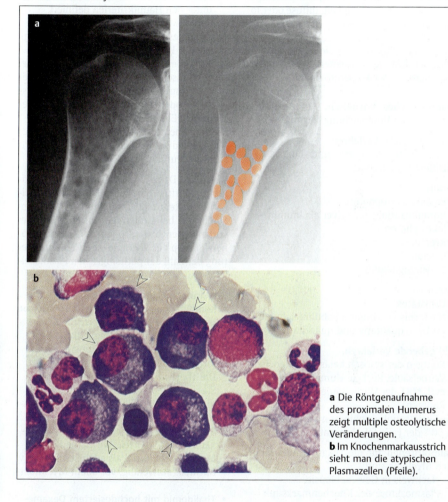

a Die Röntgenaufnahme des proximalen Humerus zeigt multiple osteolytische Veränderungen.
b Im Knochenmarkausstrich sieht man die atypischen Plasmazellen (Pfeile).

märer Amyloidose. Eine zusätzliche Nierenschädigung ist möglich durch Hyperkalzämie und Röntgenkontrastmittel.

Knochenmark. Hemmung und Verdrängung der normalen Hämatopoese.

Immunsystem. Mangel an normalen Immunglobulinen (Antikörpermangelsyndrom) mit ausgeprägter Infektneigung (→ S. 1066ff).

Periphere Nerven. Sensibel-motorische Polyneuropathien.

Symptomatik. Zunächst unspezifisch, eingeschränkte Leistungsfähigkeit, diffuse oder fokale Knochenschmerzen.

Bei oligosymptomatischer Sinterung der Wirbelkörper fällt den Patienten zunächst eine Verminderung der Körpergröße auf.

Diagnostisches Vorgehen. Auf Anamnese und klinische Untersuchung folgen:

Morphologische Verfahren.
- Knochenmarkaspiration und -biopsie,
- Differenzialblutbild.

Serum.
- Eiweißelektrophorese,
- Immunfixation (sensitiver als Immunelektrophorese),
- Kreatinin,
- Calcium,
- β_2-Mikroglobulin.

Urin.
- Urinstatus,
- Nachweis von Immunglobulinleichtketten im Urin, qualitativ und quantitativ.

Bild gebende Verfahren.
- Röntgen der statisch belasteten Knochen; Wirbelsäule, Becken, Humeri, Femora,
- evtl. MRT der Wirbelsäule (sensitiver als Röntgen),

Die Skelettszintigraphie ist nicht indiziert, da in 50 % der Fälle falsch negativ.

Hauptkriterien für die Diagnose des Multiplen Myeloms sind:
I Nachweis in Gewebebiopsie,
II Plasmozytose des Knochenmarks mit >30 % Plasmazellen,
III monoklonaler Gradient in der Serumelektrophorese >3,5 g/dl für IgG oder >2 g/dl für IgA, ≥ 1 g/24 h Leichtkettenausscheidung im Urin.

Als **Nebenkriterien** dienen:
a Plasmozytose des Knochenmarks mit 10–30 % Plasmazellen,
b monoklonale Gammopathie, geringer als unter den Hauptkriterien definiert,
c Osteolysen,
d normales IgM <50 mg/dl, IgA <100 mg/dl oder IgG <600 mg/dl.

Ein Multiples Myelom wird diagnostiziert bei Vorhandensein eines Haupt- und eines Nebenkriteriums (I plus a sind jedoch nicht ausreichend) oder von mindestens 3 Nebenkriterien unter Einschluss von a und b.
Die Stadieneinteilung (**T** 45.10) hilft bei der Therapieindikation und ist von prognostischer Bedeutung.

Therapie. Das Stadium I ist nicht behandlungsbedürftig, eine klare Behandlungsindikation besteht erst im Stadium III sowie im Stadium II bei eindeutiger Progression oder vorhandenen bzw. drohenden Komplikationen. Prinzip der Therapie ist eine Verminderung der Zahl der pathologischen Plasmazellen.

Systemische Therapie.
- **Kombination von Melphalan und Prednison** (bei älteren Patienten). *Vorteil:* einfache Anwendung, gute Verträglichkeit; *Nachteil:* unbefriedigende Wirkung bei weit fortgeschrittenem, aggressiven Myelom. Die Therapie erschwert nachfolgende Stammzellmobilisierung und ist daher nicht geeignet, falls eine Hochdosistherapie erwogen wird.
- **VAD-Schema** (**V**incristin, **A**driamycin, **D**examethason). *Vorteil:* wirksame Behandlung, sowohl initial als auch beim Rezidiv. *Nachteil:* aufwendig, vor allem Myelotoxizität.
- **Thalidomid mit hochdosiertem Dexamethason.**
- **Hochdosiertes Dexamethason.**
- **Bortezomib.**
- **Hochdosischemotherapie mit autologer Blutstammzellunterstützung.** Im Anschluss an eine Induktionschemotherapie z. B. mit VAD, verlängert das progressionsfreie Intervall.

45.10 Stadieneinteilung des Plasmozytoms (nach Durie u. Salmon)

Stadium	Kriterien	
I	*alle Kriterien erfüllt:*	
	Hämoglobin	> 10 g/dl
	Serum-Calcium	normal
	Knochen	keine Osteolysen
	IgG	< 50 g/l
	IgA	< 30 g/l
	Leichtketten im Urin	< 4 g/24 h
II	das Stadium II ist ein Ausschlussstadium; es liegt vor, wenn weder Kriterien für das Stadium I noch für das Stadium III gegeben sind	
III	*eines oder mehrere Kriterien erfüllt:*	
	Hämoglobin	< 8,5 g/dl
	Serum-Calcium	erhöht
	Knochen	multiple Osteolysen
	IgG	> 70 g/l
	IgA	> 30 g/l
	Leichtketten im Urin	> 12 g/24 h

Die Subklassifikation A und B erfasst die Nierenfunktion als besonderen Prognosefaktor:
- **Stadium A:** normale Nierenfunktion (Serum-Kreatinin < 2 mg/dl),
- **Stadium B:** auf mehr als die Hälfte eingeschränkte Nierenfunktion mit Erhöhung des Serum-Kreatinins (2 mg/dl)

- **Allogene hämopoetische Stammzelltransplantation.** Kann bei einem Teil der Patienten zu einem langfristigen krankheitsfreien Überleben führen. Sie ist bei jüngeren Patienten in Erwägung zu ziehen.
- **Behandlungsziele.** Besserung myelombedingter Symptome (Schmerzen, Allgemeinzustand). Besserung der Laborbefunde (Blutbild, M-Gradient).
- **Behandlungsergebnisse.** Objektivierbare Remission bei ca. 60% der Fälle, Remissionsdauer durchschnittlich ca. 11 Monate.

Strahlentherapie. *Indikationen:*
- Solitäres Plasmozytom,
- symptomatische, extramedulläre Lokalisationen,
- Schmerztherapie bei gut lokalisierbaren Schmerzen,
- nach chirurgischer Intervention bei pathologischen Frakturen oder an der Wirbelsäule.

Chirurgische Behandlung. Bei pathologischen Frakturen, zur Stabilisierung der Wirbelsäule sowie bei Kompression des Rückenmarks.

Bei Rückenschmerzen an extradurale Kompression des Rückenmarks durch Plasmazelltumor denken! Rasche Diagnostik (MRT) und Operation mit Bestrahlung verhindern irreversiblen Querschnitt.

Symptomatische Therapie.
- bei Schmerzen: Analgetika, Bestrahlung, Operation, Bisphosphonate,
- rekombinantes Erythropoetin kann myelombedingte Anämie bessern und damit die Lebensqualität steigern,

- bei Hyperkalzämie: → "Onkologische Notfälle", S. 944,
- bei Hyperviskositätssyndrom: Plasmapherese,
- bei Infektneigung: konsequente antibiotische Behandlung, evtl. Immunglobulinsubstitution,
- Bisphosphonate verzögern das Auftreten von Skelettkomplikationen.

46 Milz

Richard Herrmann

Die Milz ist das größte lymphatische Organ. Ihre Funktion betrifft im Wesentlichen 2 Bereiche:
1. zelluläre und humorale Immunantwort auf Infektion und Entzündung (weiße Pulpa),
2. Filterfunktion zur Elimination von alternden Blutzellen und Mikroorganismen (rote Pulpa).

Diese Funktionen werden beeinträchtigt nach Splenektomie oder bei funktionellem Hypersplenismus (T 46.1). Risiko der fehlenden Milzfunktion ist die *Overwhelming Postsplenectomy Infection (OPSI)*, besonders bei Kindern und Jugendlichen durch Infektion mit Pneumokokken, Meningokokken oder Haemophilus influenzae.

Splenomegalie. Die Ursachen einer Splenomegalie sind vielfältig (T 46.2). Sie kann sowohl Hypo- als auch Hypersplenismus zur Folge haben.

Hypersplenismus. Hierunter versteht man die übermäßige Elimination normaler Blutzellen aus der Zirkulation durch eine zu große Milz. Die sich daraus ergebende Panzytopenie kann die einzelnen Blutzellreihen unterschiedlich treffen. Falls die Grundkrankheit nicht behandelbar ist, muss bei schwerer Zytopenie splenektomiert werden.

T 46.1 Gründe für Funktionsstörungen der Milz

zu wenig (Hyposplenismus)	zu viel (Hypersplenismus)
• Zustand nach Splenektomie • Milzinfarkte: z. B. Sichelzellanämie • Verdrängung: Amyloid, multiples Myelom, Lymphom • andere: Colitis ulcerosa, systemischer Lupus erythematodes	• Splenomegalie mit lymphoider Hyperplasie: Infektionen, chronische entzündliche Erkrankungen • Splenomegalie mit phagozytärer Hyperplasie: Sphärozytose, Autoimmunzytopenien • Stauungsmilz: Leberzirrhose, Herzinsuffizienz

46.2 Ursachen für eine Splenomegalie

Einteilung	Ursache
Infektionen	*viral:* EBV, HIV, Hepatitis *bakteriell:* Sepsis, Endokarditis, TBC, Syphilis *parasitär:* Malaria, Histoplasmose
immunologische Erkrankungen	rheumatoide Arthritis = Felty-Syndrom systemischer Lupus erythematodes Immunzytopenien
Zirkulationsstörungen	Leberzirrhose Pfortader- oder Milzvenenverschluss chronische Rechtsherzinsuffizienz
Erkrankungen der Erythrozyten	Sphärozytose Sichelzellanämie Thalassämie
Verdrängung des Milzgewebes	*gutartig:* Amyloidose, Speicherkrankheiten, extramedulläre Blutbildung, gutartige Tumoren *bösartig:* Leukämien, Lymphome, myeloproliferative Erkrankungen, primäre oder sekundäre Tumormanifestationen
verschiedenes	Morbus Boeck Anämie durch Mangel an Eisen oder Vitamin B_{12} Hyperlipidämien

47 Allgemeine internistische Onkologie

Richard Herrmann

47.1	Krebsursachen	933
47.2	Häufigkeiten von Krebs	935
47.3	Krebsdiagnostik und Klassifizierung	935
47.4	Tumormarker	936
47.5	Onkologische Therapien	936
47.5.1	Operation	936
47.5.2	Radiotherapie	937
47.5.3	Chemotherapie	938
	Allgemeines	938
	Hochdosischemotherapie	940
47.5.4	Hormontherapie	940
47.5.5	Immuntherapie	942
47.5.6	Onkologische Therapien im Alter	942
47.5.7	Unterstützende Behandlungen	943
47.6	Onkologische Notfälle	943
47.6.1	Tumorlysesyndrom	943
47.6.2	Tumorhyperkalzämie	944
47.6.3	Drohendes Querschnittssyndrom	944
47.6.4	Obere Einflussstauung (V.-cava-superior-Syndrom)	945
47.6.5	Fieber bei Granulozytopenie	945

In diesem Kapitel werden nur allgemeine Aspekte der Onkologie besprochen. Die Beschreibung der speziellen Tumorerkrankungen findet sich jeweils bei den verschiedenen Organsystemen.

47.1 Krebsursachen

Eine maligne Erkrankung ist die Folge einer Summe genetischer Veränderungen in der betroffenen Zelle. Diese Veränderungen führen zu einem Mehr an Funktion, z.B. durch Aktivierung von Onkogenen, oder zu einer Verminderung der Funktion, z.B. durch Verlust von Suppressorgenen.

Liegen Veränderungen von bestimmten Genen bereits in der Keimbahn, also in jeder Körperzelle vor, dann entsteht eine Krebserkrankung leichter und in der Regel auch früher als bei Transformationen in einzelnen Körperzellen.

Die meisten Krebsgene prädisponieren zu einer bestimmten Krebserkrankung, gehen aber zusätzlich mit einem erhöhten Risiko für andere Krebserkrankungen einher. Krebsgene können einerseits vererbt werden, andererseits auch spontan in der Keimzelle entstanden sein.

Während in früheren Jahren eine genetische Ursache aufgrund gehäuften familiären Vorkommens lediglich vermutet wurde, gelang es bereits, eine große Zahl solcher Krebsgene zu identifizieren, so dass sie in der Zukunft diagnostiziert werden können (T 47.1).

Die meisten bekannten Krebsursachen (T 47.2) wurden durch epidemiologische oder tierexperimentelle Untersuchungen entdeckt.

Individuell kann das Krebsrisiko *deutlich gesenkt werden* durch:
- Verzicht auf Rauchen,
- ausgewogene, ballaststoffreiche Ernährung,
- Vermeidung übermäßiger Sonnenexposition,
- Vermeidung übermäßigen Alkoholkonsums.

47 Allgemeine internistische Onkologie

T 47.1 Die wichtigsten vererbten Krebsgene

defektes Gen	Krebserkrankung	Penetranz einer Tumorerkrankung
BRCA1	Mammakarzinom	je ca. 85% bis zum 85. Lebensjahr
BRCA2	Mammakarzinom Ovarialkarzinom	
FAP	Kolonkarzinom	bis zu 100%
MLH 1, MSH 2	HNPCC (= Hereditary Nonpolyposis Colon Cancer)	85% bis zum 60. Lebensjahr
p53	Li-Fraumeni-Syndrom, verschiedene	bis 100%
Retinoblastomgen	Retinoblastom	bis zu 100%
Neurofibromatosegen (NF 1)	Fibrosarkome	3%

T 47.2 Die häufigsten bekannten Krebsursachen

Einteilung	Ursachen	häufige Manifestationsformen/-orte
chemisch	• Zigaretten	Lunge, Kopf/Hals, Ösophagus, Blase, Zervix, Pankreas
	• Anilin	Blasenkarzinom
	• Benzol	akute myeloische Leukämie
	• Aflatoxin	primäres Leberkarzinom
	• Alkohol	Leber, Ösophagus, Kopf-/Halskarzinome
physikalisch	• ionisierende Strahlen	solide Tumoren, Leukämien
	• UV Strahlen	Hauttumoren
chronische Entzündungen	• Colitis ulcerosa	Kolonkarzinom
Viren	• Hepatitis-B-Virus	Leberzellkarzinom
	• Hepatitis-C-Virus	Leberzellkarzinom
	• Epstein-Barr-Virus	Lymphome
	• humane Papillomviren	Zervixkarzinom
Bakterien	• Helicobacter pylori	Magenlymphom, Magenkarzinom
Immundefekt	• angeboren oder erworben	Lymphome, Hautkarzinome

Nicht alle Krebserkrankungen lassen sich jedoch einer äußeren oder inneren Ursache zuschreiben. Ein Teil entsteht wahrscheinlich aus nicht beeinflussbaren Ursachen.

47.2 Häufigkeiten von Krebs

Epidemiologische Untersuchungen weisen darauf hin, dass Lebens-, Ess- und Genussmittelgewohnheiten die Häufigkeit mehrerer Krebserkrankungen wesentlich beeinflussen. So ist in Entwicklungsländern das bei uns häufige Kolonkarzinom sehr selten, während in Afrika und Asien das bei uns seltene primäre Leberkarzinom die häufigste Tumorerkrankung darstellt. Wegen des Fehlens flächendeckender Krebsregister in Deutschland gibt es keine zuverlässigen Daten der Krebshäufigkeiten. Im Folgenden werden daher die US-amerikanischen Zahlen angegeben, die im Wesentlichen den mitteleuropäischen entsprechen dürften (◐ **47.1**).

47.3 Krebsdiagnostik und Klassifizierung

Voraussetzung für die Diagnose einer Krebserkrankung ist die histologische, ausnahmsweise auch die zytologische Sicherung. Therapie und Prognose werden im Wesentlichen vom Grad der Ausbreitung, dem Tumorstadium, bestimmt. Die für die Stadieneinteilung erforderlichen Maßnahmen sind von der Lokalisation des Primärtumors abhängig. Sie orientieren sich an der lokoregionären Ausbreitungstendenz und an den bevorzugten Metastasenlokalisationen. Ziel dieser Untersuchungen ist die Feststellung von Tumorlokalisationen, soweit dies für die Betreuung des Patienten Konsequenzen hat, nicht die Dokumentation jeder einzelnen Metastase. Bei etwa 10% der Patienten werden initial nur Metastasen, aber kein Primärtumor entdeckt. Die Suche nach dem Primärtumor erstreckt sich hier im Wesentlichen auf solche, bei denen für den Patienten eine sinnvolle Behandlungsmöglichkeit angeboten werden kann, z. B. kolorektales Karzinom, Mamma-

◐ **47.1 Geschätzte Krebshäufigkeit und -todesfälle**

	Häufigkeit	Todesfälle		Todesfälle	Häufigkeit	
malignes Melanom	3%	2%		1%	3%	malignes Melanom
Mundhöhle	3%	2%		1%	2%	Mundhöhle
Lunge	17%	34%		18%	32%	Mamma
Pankreas	2%	4%		22%	12%	Lunge
Magen	3%	3%		5%	2%	Pankreas
Kolon/Rektum	13%	10%		11%	13%	Kolon/Rektum
Prostata	28%	13%		5%	4%	Ovar
Harnwege	9%	5%		4%	8%	Uterus
Leukämie/Lymphome	8%	8%		3%	4%	Harnwege
				8%	6%	Leukämie/Lymphome
andere	14%	19%		22%	14%	andere

karzinom, Ovarialkarzinom, Keimzelltumoren, differenziertes Schilddrüsenkarzinom, Lymphom. Eine persönliche Rücksprache mit der Pathologie ist unverzichtbar. Die soliden Tumoren (Karzinome, Sarkome) werden international nach dem TNM-System (**T**umor/**N**odulus/**M**etastasis) klassifiziert.
- T mit einem Suffix 0–4 steht für Größe und Ausdehnung des Primärtumors,
- N mit einem Suffix 0, 1, 2, (3) steht für das Ausmaß der regionären Lymphknotenbeteiligung,
- M mit dem Suffix 0 oder 1 steht für das Fehlen bzw. Nachweis von Fernmetastasen.

Präfix p bzw. c geben an, ob das Stadium **p**athologisch (z. B. bei einer Operation) oder nur klinisch (**c**linical) gesichert wurde. Mehrere TNM-Kategorien werden dann zusammengefasst in zumeist 4 Stadien (I–IV). Beispiel: Ein pT2pN1M0 Mammakarzinom beschreibt einen chirurgisch entfernten Primärtumor der Größe 2–5 cm, Befall nicht verbackener axillärer Lymphknoten, kein Nachweis von Fernmetastasen.

47.4 Tumormarker

Tumormarker sind tumorspezifische, häufiger aber tumorassoziierte Proteine, die in den Tumorzellen produziert werden und häufig im Blut nachweisbar sind. Für die meisten Tumormarker gibt es eine gewisse Korrelation zwischen der Höhe der Konzentration im Blut und der Tumormasse. Wegen diskontinuierlicher Freisetzung kann der Verlauf der Konzentration jedoch sehr variabel sein. Anwendungen:

Rezidivdiagnostik. Keimzelltumoren (α-Fetoprotein, β-HCG), Ovarialkarzinom (CA 12-5), Prostatakarzinom (PSA), differenziertes Schilddrüsenkarzinom (Thyreoglobulin).

Beurteilung des Therapieeffekts. Keimzelltumoren (α-Fetoprotein, β-HCG), multiples Myelom ($β_2$-Mikroglobulin), Ovarialkarzinom (CA 12-5), Leberzellkarzinom (α-Fetoprotein), Prostatakarzinom (PSA), bei schlecht messbaren Metastasen des Mammakarzinoms (Ca 15-3).

Screening. Nicht geeignet, eventuelle Ausnahme PSA.

Diagnostik. Wegen zu geringer Sensitivität und Spezifität zur Primärtumorsuche nicht geeignet. Ausnahme: PSA (Prostatakarzinom).

47.5 Onkologische Therapien

Als Therapieoptionen stehen zur Verfügung:
- Operation,
- Bestrahlung,
- medikamentöse Behandlungen
  - Chemotherapie,
  - Hormontherapie,
  - Immuntherapie,
- unterstützende Maßnahmen.

Häufig werden diese Verfahren kombiniert oder in Sequenz eingesetzt.

Nicht unwesentlich für die Therapieplanung ist die Einschätzung der Leistungsfähigkeit des Patienten. Hier haben sich verschiedene Skalen als brauchbar erwiesen. 47.3 beschreibt die Skala nach Zubrod und den Karnofsky-Index.

47.5.1 Operation

Die Operation erfolgt mit kurativer Zielsetzung bei der überwiegenden Mehrzahl der lokal oder lokoregionär begrenzten soliden Tumoren, gegebenenfalls unter Mitentfernung der regionären Lymphknoten. Voraussetzung für eine Heilung ist die der Biologie des Tumors entsprechende Radikalität des Eingriffs mit Resektion im Gesunden. In Kombination mit Bestrahlung und/oder Chemotherapie kann bei einzelnen Tumoren die Radikalität eingeschränkt werden zur Erhaltung eines Organs (z. B. brusterhaltende Therapie des Mammakarzinoms) oder einer Funktion (z. B. Extremitätenerhaltung bei Sarkomen).

47.3 Beurteilung der Leistungsfähigkeit

Skala nach Zubrob (WHO)		Skala nach Karnofsky u. Mitarb.	
0	Patient entfaltet normale Aktivität	100%	beschwerdefrei, keine Krankheitszeichen
		90%	fähig zur normalen Aktivität, nur geringe Krankheitszeichen
1	lebt zu Hause mit tolerablen Tumorsymptomen	80%	mit Anstrengung normale Aktivität, mäßige Krankheitszeichen
		70%	Selbstversorgung ist möglich, Patient ist jedoch unfähig zur Entfaltung einer normalen Aktivität oder aktiven Tätigkeit
2	leidet unter behindernden Tumormanifestationen, ist aber weniger als die Hälfte des Tages bettlägerig	60%	benötigt gelegentlich fremde Hilfe
		50%	benötigt erhebliche Hilfeleistungen und häufig medizinische Pflege
3	stark behindert und mehr als die Hälfte des Tages bettlägerig, jedoch fähig aufzustehen	40%	behindert und pflegebedürftig
		30%	stark behindert, Krankenhausaufenthalt ist indiziert
4	schwer krank und vollständig bettlägerig	20%	schwer krank, Krankenhausaufnahme ist zur aktiven unterstützenden Therapie notwendig
		10%	moribund, rasches Fortschreiten der lebensbedrohlichen Erkrankung

Bei geeigneter Auswahl der Tumoren (z. B. Nierenzellkarzinom, Kolonkarzinom) und der Patienten (keine anderen Tumormanifestationen, guter Allgemeinzustand) lassen sich Metastasen aus der Leber, der Lunge oder dem Gehirn mit kurativer Zielsetzung chirurgisch entfernen.

Palliative Operationen können Komplikationen der Krebserkrankung beseitigen, z. B. Dekompression, Umgehungsanastomosen, Osteosynthese bei (drohender) pathologischer Fraktur.

47.5.2 Radiotherapie

Die Strahlentherapie maligner Tumoren, überwiegend mit hochenergetischen Elektronen, wird eingesetzt

- mit kurativer Zielsetzung allein (z. B. Larynxkarzinom, Prostatakarzinom),
- mit kurativer Zielsetzung in Kombination mit Chemotherapie (z. B. Analkarzinom, Ösophaguskarzinom, großzellige Lymphome Stadium I),
- mit palliativer Zielsetzung zur Behandlung tumorbedingter Schmerzen oder Kompressionssymptome und Hirnmetastasen,
- prä- oder postoperativ zur Verbesserung des Operationsergebnisses (z. B. Rektumkarzinom, Brusterhaltung bei Mammakarzinom).

Die Behandlungsergebnisse sind abhängig von der Strahlensensibilität des Tumors und der Strahlentoleranz des mitbestrahlten gesunden Gewebes (47.2). Diese beeinflusst auch die verabreichte Gesamtdosis, die in der Regel in täglichen Fraktionen von 1,8–2 Gray

47.2 Strahlenempfindlichkeit verschiedener maligner Erkrankungen

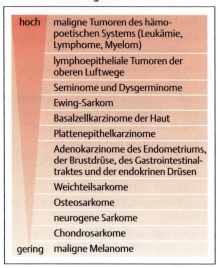

hoch	maligne Tumoren des hämopoetischen Systems (Leukämie, Lymphome, Myelom)
	lymphoepitheliale Tumoren der oberen Luftwege
	Seminome und Dysgerminome
	Ewing-Sarkom
	Basalzellkarzinome der Haut
	Plattenepithelkarzinome
	Adenokarzinome des Endometriums, der Brustdrüse, des Gastrointestinaltraktes und der endokrinen Drüsen
	Weichteilsarkome
	Osteosarkome
	neurogene Sarkome
	Chondrosarkome
gering	maligne Melanome

(Gy) verabreicht wird. Bei der Brachytherapie wird die Strahlenquelle (z. B. ^{192}Iridium) in unmittelbare Nähe des Tumors gebracht, so dass bei geringer Belastung des gesunden Gewebes lokal hohe Dosen verabreicht werden können.

47.5.3 Chemotherapie

Allgemeines

Definition. Die antineoplastische Chemotherapie verwendet chemisch definierte Substanzen mit antiproliferativen Eigenschaften (Zytostatika). Ziel ihrer Verwendung ist die Vernichtung maligner Zellen durch Beeinflussung ihrer vitalen Funktionen. Da sich maligne Tumoren von gesundem Gewebe bezüglich ihrer Empfindlichkeit häufig nur wenig unterscheiden, kommt es meist zu einer Schädigung auch von gesundem Gewebe.

Pharmakologie der Zytostatika. Entsprechend ihrer Herkunft oder ihrem Wirkmechanismus werden die Zytostatika in verschiedene Gruppen eingeteilt. Näheres → Lehrbücher der Pharmakologie oder spezielle onkologische Literatur.

Die Auswahl der Substanzen für die Behandlung bestimmter Erkrankungen erfolgt nach Erfahrungswerten. Häufig werden 2, 3 oder 4 Zytostatika aus verschiedenen Substanzklassen kombiniert (Kombinationschemotherapie), um möglichst die Effekte zu addieren, während sich die substanzklassenspezifischen Nebenwirkungen verteilen. Für die meisten Zytostatika gibt es eine klare Dosis-Wirkungs-Beziehung. Da nach oben die Dosierung jedoch durch die Nebenwirkungen begrenzt ist, wird die Dosis so gewählt, dass die zu erwartenden Nebenwirkungen den Patienten nicht gefährden.

Die Art der Verabreichung (i.v. Bolus, kontinuierliche Infusion, einmalig, an mehreren Tagen) richtet sich nach der Kenntnis des Wirkmechanismus und der Erfahrung. Die Behandlung wird dann wiederholt, wenn die akut dosislimitierenden Nebenwirkungen, zumeist Blutbildveränderungen, wieder abgeklungen sind, in der Regel nach 3–4 Wochen. In manchen Situationen kann eine regionale Verabreichung der Chemotherapie sinnvoll sein:
- intraarteriell (Leber, Extremitäten),
- intrakavitär (Peritoneum bei Peritonealkarzinose),
- intrathekal/intraventrikulär (neoplastischer Befall der Meningen bei Leukämie, Lymphomen, soliden Tumoren).

Indikationen und Ziele für eine Chemotherapie. Die zytostatische Chemotherapie wird eingesetzt
- mit **kurativem Ziel,**
  - allein bei Lymphomen, Leukämien, Keimzelltumoren u. a.,
  - in Kombination mit Strahlentherapie beim Analkarzinom, Ösophaguskarzinom u. a.,
  - zur Verminderung des Rezidivrisikos nach Operation durch Zerstörung von

Mikrometastasen z. B. beim Mammakarzinom, Kolonkarzinom (= adjuvante Chemotherapie),
- zur Verbesserung des Operationsergebnisses präoperativ z. B. beim Osteosarkom oder bei Lebermetastasen des kolorektalen Karzinoms (=neoadjuvante Chemotherapie)
- mit **palliativem Ziel** zur
  - Verlängerung des Lebens,
  - Besserung tumorbedingter Symptome.

Die Chance, ob ein Tumor auf eine Chemotherapie gut reagiert, ist abhängig
- vom Typ des Primärtumors,
- vom Ausbreitungsgrad der Erkrankung,
- von der individuellen Tumorbiologie und
- von patientenspezifischen Faktoren.

Eine exakte Vorhersage ist nicht möglich. Daher müssen vor Einleitung einer Chemotherapie das Behandlungsziel, z. B. kurativ oder palliativ, und die Parameter, z. B. tastbare, zweidimensional gemessene Tumorknoten oder Röntgenbefunde, anhand derer Erfolg oder Nichterfolg der Behandlung dokumentiert werden können, klar festgelegt werden. Kommt es nach 6–8 Wochen Therapiedauer nicht zu einer Besserung, muss die Behandlung abgebrochen werden. Im Übrigen richtet sich die Behandlungsdauer nach der Grundkrankheit und der Verträglichkeit. Sie wird in der Regel vor Behandlungsbeginn festgelegt.

Entsprechend internationaler Konvention wird das Behandlungsergebnis eingeteilt in
- CR = komplette Remission: Verschwinden aller Tumormanifestationen,
- PR = partielle Remission: >50% Verkleinerung des Produkts der beiden größten senkrecht aufeinander stehenden Durchmesser der Tumorläsion,
- NC = *No Change:* Rückbildung weniger als PR, Vergrößerung geringer als PD,
- PD = *Progressive Disease:* >25% Vergrößerung des Produkts (s. o.).

Die vorhandenen Kenntnisse bei der Verabreichung der Chemotherapie basieren im Wesentlichen auf Ergebnissen klinischer Studien. Die Behandlung von Patienten in nationalen oder internationalen Studienprotokollen sichert daher eine weitere Verbesserung des Wissensstandes und bietet den Patienten eine Behandlung, die den neuesten Erkenntnissen entspricht.

Nebenwirkungen. Da Zytostatika nicht spezifisch auf Tumorzellen wirken, ist immer auch mit einer unerwünschten Wirkung auf gesundes Gewebe zu rechnen. Die meisten Nebenwirkungen sind reversibel. Vor jeder Verabreichung von Chemotherapie müssen das Nebenwirkungsrisiko und der potenzielle Nutzen sorgfältig gegeneinander abgewogen werden. Die folgenden *allgemeinen* Nebenwirkungen treten bei verschiedenen Substanzen bzw. Substanzklassen allerdings nicht obligat auf:

Knochenmarktoxizität. Diese ist für die meisten Zytostatika dosislimitierend.
- Granulozytopenie führt zu erhöhter Anfälligkeit für bakterielle und Pilzinfekte, therapeutisch konsequente antimikrobielle Therapie, prophylaktisch eventuell Gabe granulozytenstimulierender Wachstumsfaktoren (z. B. G-CSF).
- Thrombozytopenie führt zu Blutungsneigung (Petechien, Schleimhautblutungen), therapeutisch Thrombozytentransfusion bei Thrombozytenzahl <10000–20000/µl.
- Anämie (erst nach mehrwöchiger Chemotherapie), therapeutisch Erythrozytentransfusion bei symptomatischer Anämie.

Schleimhauttoxizität. Schädigung der Mundschleimhaut (Stomatitis), der Darmschleimhaut (Diarrhö).

Alopezie (Haarausfall). Die Mehrzahl der Zytostatika verursacht partielle oder totale Alopezie, die typischerweise ca. 3 Wochen nach Beginn einsetzt und nach Abschluss der Chemotherapie reversibel ist.

47.4 Organtoxizität verschiedener Zytostatikagruppen

Medikament	Organ
Vinca-Alkaloide, Cisplatin, Taxane, Oxaliplatin	Neurotoxizität (Störungen der Sensibilität, der Motorik sowie des autonomen Nervensystems)
Methotrexat, Cisplatin	Nephrotoxizität
Nitrosoharnstoffe, 6-Mercaptopurin	Lebertoxizität (intrahepatische Cholestase, Leberzellnekrosen)
Anthracyclin-Antibiotika	akute und chronische Kardiomyopathien
Busulfan, Bleomycin, Nitrosoharnstoffe, Mitomycin C	Lungenfibrose
Oxazaphosphorinderivate (Cyclophosphamid, Ifosfamid)	hämorrhagische Urozystitis (Antidot: Mesna)

Übelkeit und Erbrechen. Zentral bedingte Übelkeit und Erbrechen sind je nach Substanz sehr unterschiedlich ausgeprägt. Sie treten innerhalb weniger Stunden nach Therapiebeginn auf und dauern Stunden bis mehrere Tage, variieren jedoch in der Stärke von Patient zu Patient erheblich. Prophylaktisch werden Antiemetika in ausreichender Dosierung und Zeitdauer je nach zu erwartender Stärke verabreicht.

Keimepitheltoxizität. Sekundäre Amenorrhö oder Oligo- bzw. Azoospermie treten in Abhängigkeit vom Alter der Patienten und der Art und Dauer der Chemotherapie auf. Eine Erholung der Gonadenfunktion ist möglich.

Spezifische Nebenwirkungen. Verschiedene Zytostatika verursachen *spezifische* Nebenwirkungen, die häufig von der kumulativ verabreichten Dosis abhängig sind (47.4).

Hochdosis-Chemotherapie

Für mehrere Chemotherapeutika ist die Knochenmarktoxizität dosislimitierend. Dieses Problem kann umgangen werden mit dem Einsatz autologer Blutstammzellen. Diese werden nach Stimulation mit einem Granulozyten-Wachstumsfaktor (G-CSF) durch Leukapherese gesammelt und aufbewahrt. Der Patient erhält dann eine hoch dosierte Chemotherapie gefolgt von der Retransfusion seiner Stammzellen. Etwa nach 2 Wochen hat sich das Blutbild bei den meisten Patienten ausreichend erholt. Bisher ist dieses Verfahren etabliert beim rezidivierten, chemotherapiesensiblen großzelligen Lymphom und Hodgkin Lymphom sowie beim Multiplen Myelom.

47.5.5 Hormontherapie

Das Wachstumsverhalten verschiedener Tumoren ist vom hormonellen Milieu des Patienten abhängig. Für die Therapie ist dies von Bedeutung beim Mammakarzinom, Prostatakarzinom und Endometriumkarzinom. Die hormonelle Beeinflussung des Tumorwachstums erfolgt über spezifische Rezeptoren und die Beeinflussung der Proteinsynthese im Tumor. Von den *ablativen* Hormontherapien spielen heutzutage nur noch die Ovarektomie beim Mammakarzinom und die Orchiektomie beim Prostatakarzinom eine eingeschränkte Rolle. Für die *additive* Hormontherapie stehen mehrere Substanzgruppen zur Verfügung. Androgene und Östrogene sind nur noch in Ausnahmen indiziert (47.5).

47.5 Hormontherapie

Substanzklasse	Wirkmechanismus	Substanzen	Indikationen	Nebenwirkungen
Gonadotropin-releasing-Hormone (GnRH)	Downregulation der GnRH-Rezeptoren in der Hypophyse, dadurch Kastrationseffekt	verschiedene	Prostatakarzinom, Mammakarzinom	initial vorübergehender Hormonanstieg, Hitzewallungen, Potenz- und Libidoverlust
Antiöstrogene	kompetitive Bindung an Östrogenrezeptoren	Tamoxifen, Toremifen	Mammakarzinom	gastrointestinal, Thrombopenie
Antiandrogene	kompetitive Bindung an Androgenrezeptoren	Cyproteronacetat, Flutamid	Prostatakarzinom	Impotenz, Antriebsschwäche
Gestagene	unbekannt	Megestrolacetat, Medroxyprogesteronacetat	Mammakarzinom	Gewichtszunahme, Thromboembolien
Aromatasehemmer	Hemmung der Östrogenbiosynthese im peripheren Gewebe	Anastrozol, Letrozol, Exemestan	Mammakarzinom	Zeichen des Östrogenentzugs
Glucocorticoide	bindet an spezifische Rezeptoren, „lympholytisch"	Prednison, Methylprednisolon, Dexamethason	Lymphome, lymphatische Leukämie, Plasmozytom, Antiemese	bei vorübergehender Gabe gering

47.5.6 Immuntherapie

Wenn ein Krebs klinisch manifest ist, hat das Immunsystem offenbar versagt. Dafür kennt man verschiedene Gründe, z. B. Fehlen spezifischer Antigene, ungenügende Präsentation vorhandener Antigene, vom Tumor produzierte Hemmfaktoren u. a. Bisher gibt es wenige etablierte Immuntherapien zur Krebsbehandlung.

Interferon-α. Es wird bei folgenden Erkrankungen eingesetzt:
- chronische myeloische Leukämie,
- Kaposi-Sarkom,
- malignes Melanom,
- Larynxpapillomatose

Interleukin-2. Es wird eingesetzt bei Nierenzellkarzinom.

Monoklonale Antikörper. Mit der Verabreichung gentechnologisch hergestellter spezifischer monoklonaler Antikörper kann die Funktion von für das Tumorwachstum wichtigen Eiweißstoffen gehemmt werden (T 47.6).

47.5.6 Onkologische Therapien im Alter

Höheres Lebensalter ist nicht prinzipiell ein Ausschlussgrund für eine onkologische Therapie. Operation, Bestrahlung, Hormontherapie und Chemotherapie sind in gleicher Weise zu erwägen wie bei jüngeren Patienten. Allerdings müssen einige Besonderheiten berücksichtigt werden: Menschen in höherem Lebensalter
- leiden häufiger an Begleiterkrankungen mit Einschränkung von Organfunktionen,
- haben eine verminderte Kreatinin-Clearance,
- erhalten häufig verschiedene andere Medikamente, dadurch besteht die Möglichkeit der Interaktion,
- laufen damit insgesamt Gefahr einer veränderten Pharmakokinetik von Zytostatika.

Durch systemische Therapien gut behandelbare oder sogar heilbare Erkrankungen sollten auch in höherem Lebensalter behandelt werden. Dazu gehören
- maligne Lymphome,
- chronische Leukämien,
- Ovarialkarzinom,
- kleinzelliges Bronchialkarzinom,
- Mammakarzinom (bevorzugt hormonell),
- Prostatakarzinom (hormonell).

Die Dosierung der Chemotherapie kann initial leicht reduziert werden. Sie orientiert sich dann an den sorgfältig dokumentierten Nebenwirkungen.

Patient/Patientin und Familie müssen in die Abwägung von Nutzen und Risiko einer Therapie mit einbezogen werden.

T 47.6 Monoklonale Antikörper zur Tumortherapie

Antikörper	Antigen	Anwendung
Rituximab	CD20	CD20-positive Lymphome
Campath-1 H	CD52	CLL
Trastuzumab	HER-2neu	HER2-neu-positive Mammakarzinome
Cetuximab	EGFR *epidermal growth factor receptor*	kolorektales Karzinom Kopf-Hals-Tumoren
Bevacizumab	VEGF *vascular endothelial growth factor*	kolorektales Karzinom

47.5.7 Unterstützende Behandlungen

Ziele der unterstützenden Behandlungen.
- Besserung der krankheitsbedingten Symptome, wie z. B. Schmerzen (s. u.), Störungen der Nahrungsaufnahme (Appetitlosigkeit, Gewichtsverlust, Übelkeit), psychische Belastung. Ihre Behandlung erfordert spezielle Kenntnisse in der Pharmakotherapie, der Ernährungsberatung und der psychosozialen Betreuung.
- Verhinderung, Beseitigung oder Linderung der therapiebedingten Begleiterscheinungen (→ S. 939f).

Schmerztherapie. Besonders fortgeschrittene Tumorerkrankungen gehen häufig mit Schmerzen einher.

Eine der wichtigsten Aufgaben bei der Betreuung von Tumorpatienten ist daher die Schmerzbehandlung.

Handelt es sich um eine Erkrankung, die erfahrungsgemäß gut von einer systemischen Therapie (Chemo- oder Hormontherapie) profitiert, sollte gleichzeitig mit der symptomatischen Therapie eine gezielte antitumoröse Therapie eingeleitet werden. An rein symptomatischen Behandlungsoptionen stehen im Wesentlichen systemisch oder regional verabreichte Analgetika zur Verfügung. Bei lokal oder regional begrenzten Schmerzen, z. B. bei Knochenmetastasen oder Nervenkompression, kommt eine *Bestrahlung* infrage, seltener auch eine *Operation* z. B. zur Stabilisierung von Knochen.

Prinzip der *symptomatischen Tumorschmerzbehandlung* ist die Verordnung eines festen Medikamentenschemas mit dem Ziel der Schmerzfreiheit.

Dieses feste Medikamentenschema muss meist noch durch eine **Bedarfsmedikation** für gelegentlich auftretende Durchbruchschmerzen ergänzt werden. Zum Einsatz kommen:
- bei leichten Schmerzen (Stufe 1 der WHO): Paracetamol, nichtsteroidale Antiphlogistika, Metamizol,
- bei mittelstarken Schmerzen (Stufe 2): *zusätzlich* ein mittelstarkes Opioid (Tramadol, Tilidin, Codein) bevorzugt in retardierter Form.
- bei starken Schmerzen (Stufe 3): Anstelle des mittelstarken Opioids (unter Beibehaltung des peripher wirkenden Mittels) Morphium oder eine ähnlich potente Substanz bevorzugt in retardierter Form oder als transkutane Verabreichung.
- Die Dosierung von Morphium richtet sich nach der Wirkung. Die Dosis wird stufenweise gesteigert bis die erwünschte Wirkung erreicht ist. Die Einmaldosis der Bedarfsmedikation beträgt ca. 1/7 der Tagesdosis.

Begleitmedikation. Als Begleitmedikamente können nützlich sein:
- Laxanzien (immer bei Opioiden oder Opiaten),
- Antiemetika,
- Antidepressiva,
- Sedativa,
- Antikonvulsiva (Carbamazepin bei Nervenschmerzen),
- Glucocorticoide.

Zur **regionalen Schmerztherapie** werden Nervenblockaden oder peridurale bzw. intrathekale Analgesien durchgeführt (→ Lehrbücher der Anästhesie).

47.6 Onkologische Notfälle

47.6.1 Tumorlysesyndrom

Definition. Kann entstehen bei sehr chemotherapieempfindlichen Tumoren (maligne Lymphome, Leukämien, seltener solide Tumoren) unmittelbar im Anschluss an die Einleitung einer Chemotherapie.

Pathophysiologie. Durch raschen Zellzerfall werden Harnsäure, Kalium und Phosphat frei und können zu einer sekundären Niereninsuffizienz führen.

Symptomatik. Schwer kranker Patient.

Prophylaxe und Therapie. Allopurinol 300–900 mg/d (*Prinzip:* Hemmung der Harnsäurebildung), reichlich Flüssigkeitszufuhr, bei manifester Hyperkaliämie Furosemid, evtl. Resoniumeinlauf, bei oligurischem Nierenversagen Hämodialyse.

47.6.2 Tumorhyperkalzämie

Definition. Serum-Calcium albuminkorrigiert > 2,8 mmol/l im Verlauf einer Tumorerkrankung ohne erkennbare andere Ursache.

Vorkommen. Bei Multiplem Myelom, Mammakarzinom, Bronchialkarzinom, seltener bei anderen soliden Tumoren und Lymphomen.

Pathophysiologie. Sekretion von Parathormon-related Protein (PTHrP), selten Calcitriol (Lymphome) durch Tumorzellen; direkte osteolytische Aktivität des Tumors.

Symptomatik. Übelkeit, Erbrechen, Obstipation, Polyurie und Polydipsie. Neuromuskuläre Störungen wie Müdigkeit, Muskelschwäche, Hyperreflexie und psychische Störungen bis zum Koma.

Differenzialdiagnose. Primärer Hyperparathyreoidismus.

Therapie. Bisphosphonat parenteral, reichlich Flüssigkeit oral, Mobilisierung des Patienten (Immobilität steigert die Knochenresorption). Behandlung der Grundkrankheit. Bei höheren Werten (> 3,2 mmol/l korrigiert) parenterale Gabe von NaCl 0,9 % initial 3 l/d, eventuell Furosemid. Wiederholung der Bisphosphonatbehandlung nach 2–4 Wochen bzw. Serumcalciumverlauf.

Bei Hyperkalzämie Absetzen einer Digitalismedikation wegen Gefahr von Rhythmusstörungen.

47.6.3 Drohendes Querschnittssyndrom

Definition. Zumeist durch epidurale Tumormanifestation bedingte Kompression des Myelons mit der Gefahr eines Querschnittsyndroms. Ausgehend von Metastasen der Wirbelsäule oder Durchwachsen von ventralen Tumormanifestationen. Vorkommen besonders bei Mammakarzinom, Prostatakarzinom, Bronchialkarzinom, Multiplem Myelom und malignen Lymphomen.

Symptomatik. Beginnend mit Rückenschmerzen, zum Teil mit radikulärer Ausstrahlung, später motorische und sensible Ausfälle, Blasen- oder Mastdarmlähmung.

Diagnostisches Vorgehen. Wegen der potenziell irreversiblen Veränderung ist eine rasche Diagnostik zwingend erforderlich. MRT ist das sensitivste Verfahren, bei fehlender Verfügbarkeit Myelographie oder Myelocomputertomographie.

Die Läsion entspricht nicht immer der Höhe des klinischen Befundes. Spinale Läsionen können auf mehreren Niveaus vorliegen.

Therapie. Dexamethason-Bolus 24(–100) mg i.v., dann 24 mg 1 × täglich. Bei soliden Tumoren ist die sofortige Operation mit Laminektomie und gegebenenfalls stabilisierenden Maßnahmen die Therapie der Wahl. Ihr schließt sich in der Regel eine Strahlentherapie an. Diese kann auch eingesetzt werden bei allgemeiner Inoperabilität oder bei Vorliegen mehrerer Niveaus. Indikation zur Chemotherapie bei chemotherapieempfindlichen Tumoren und fehlender neurologischer Störung.

47.6.4 Obere Einflussstauung (V.-cava-superior-Syndrom)

Definition. Kompression der V. cava superior durch intrathorakale Tumoren, evtl. sekundär Thrombosen.

Klinik. Stauung der Halsgefäße, Schwellung von Hals und Gesicht, Kopfschmerz, Schwindel.

Diagnostisches Vorgehen. Klinische Prüfung der venösen Abflussverhältnisse der oberen Extremität (Umgehungskreisläufe über subkutane thorakale Venen!), Computertomographie des Thorax, Dopplersonographie, Phlebographie.

Differenzialdiagnose. Thrombose der V. cava superior.

Therapie. Hochlagerung des Patienten. Einlage eines Stents in die V. cava superior. Therapie der Grundkrankheit.

47.6.5 Fieber bei Granulozytopenie

Eine der häufigsten Komplikationen der Chemotherapie maligner Erkrankungen. Wegen ungenügender zellulärer Infiltrate am Ort der Infektion fehlen häufig die üblichen Symptome (→ S. 1069ff). Bei Auftreten von Fieber im Anschluss an eine Chemotherapie (üblicherweise in der 2. Woche nach Verabreichung) muss daher von einem zumeist bakteriellen Infekt ausgegangen werden. Da der Patient nicht in der Lage ist, den Infekt selbständig unter Kontrolle zu bringen, besteht die Gefahr einer raschen Ausbreitung und einer Sepsis mit hoher Letalität.

Diagnostisches Vorgehen. Klinische Untersuchung auf mögliche Infektherde (Haut, Perianalbereich), Rachenabstrich, Urinkultur, Blutkultur, Kultur verdächtiger Haut oder Schleimhautläsionen, Röntgenthorax.

Therapie. Empirische antibiotische Behandlung mit breit wirksamer Antibiotikakombination (z.B. Aminoglykosid und Cephalosporin der 4. Generation). Evtl. Gabe von Knochenmarkwachstumsfaktoren (G-CSF; → 45.1, S. 898). Weitere Behandlung nach Verlauf, → auch "Spezielle antiinfektive Strategien", S. 1078f.

Infektiologie, Immunologie

48 **Infektionskrankheiten** 948
49 **Tropische und kosmopolitisch-parasitäre Erkrankungen** 1009
50 **Immunologie internistischer Erkrankungen** 1055

48 Infektionskrankheiten

Hans-Jürgen Stellbrink, Pramod M. Shah

48.1	Allgemeine Einführung	949
48.2	Infektionskrankheiten des oberen Respirationstraktes	956
48.2.1	Rhinitis	957
48.2.2	Sinusitis	958
48.2.3	Otitis, Mastoiditis	958
48.2.4	Pharyngitis, Tonsillitis	958
48.2.5	Angina Plaut-Vincenti	959
48.2.6	Diphterie	959
48.2.7	Influenza	960
48.2.8	Infektiöse Mononukleose	961
48.3	Infektionskrankheiten mit Hauterscheinungen	961
48.3.1	Exanthematische Virusinfektionen	961
	Ringelröteln	964
48.3.2	Erysipel	965
48.3.3	Toxisches Schocksyndrom (TSS)	965
48.3.4	Herpes zoster	966
48.3.5	Infektionen durch Herpes-simplex-Viren	968
	Herpes labialis	969
	Herpes genitalis	969
48.4	Infektiöse Darmerkrankungen (Durchfallerkrankungen)	969
48.4.1	Norovirus-Enteritis	969
48.4.2	Solmonellen-Enteritis	971
48.4.3	Typhus/Paratyphus	972
48.4.4	Shigellose	973
48.4.5	Yersiniose	973
48.4.7	Infektionen mit darmpathogenen Escherichia coli	974
48.4.8	Nahrungsmittelvergiftungen	974
	Botulismus	976
48.4.9	Pseudomembranöse Kolitis (PMC)	977
48.5	Infektionen des Zentralnervensystems	977
48.5.1	Meningitis	977
48.5.2	Enzephalitis	980
	Rabies	980
48.5.3	Poliomyelitis	982
48.6	Sepsis	982
48.7	Tuberkulose	985
48.7.1	Allgemeines	985
48.7.2	Häufige Organmanifestationen der Tuberkulose	988
	Lungentuberkulose	988
	Lymphknotentuberkulose	988
	Miliartuberkulose	988
	Tuberkulöse Meningitis	989
	Knochen- Wirbelsäulen- und Gelenktuberkulose	989
48.8	Verschiedene Infektionskrankheiten	989
48.8.1	Infektionen durch Borrelien	989
	Lyme-Borreliose	989
	Rückfallfieber	991
48.8.2	Brucellose	992
48.8.3	Leptospirose	992
48.8.4	Listeriose	993
48.8.5	Tetanus	993
48.8.6	Gasbrand	994
48.8.7	Hantavirus-Infektion	995
48.8.8	Nokardiose	996
48.8.9	Aktinomykose	996
48.9	Geschlechtskrankheiten	996
48.9.1	Lues	996
48.9.2	Gonorrhö	998
48.9.3	Ulcus molle	999
48.9.4	Lymphogranuloma venerum	999
48.10	Hygienische Problemkeime	1000
48.11	Erkrankungen durch Pilze	1000
48.11.1	Kandidose	1001
48.11.2	Mukormykose	1002
48.12	Acquired Immune Deficiency Syndrome (AIDS)	1002

48.1 Allgemeine Einführung

engl.: infectious disease

Definition. Unter einer Infektionskrankheit versteht man eine lokale oder systemische Reaktion auf die Gegenwart von Krankheitserregern oder ihr Eindringen in normalerweise sterile Wirtsgewebe (Infektion, Ansteckung durch Krankheitserreger, lat. inficere = anstecken, vergiften). Dabei werden die Begriffe Infektion und Infektionskrankheit oft synonym verwendet. Davon abzugrenzen ist die reine Kolonisation von Körperoberflächen mit saprophytären, nur potenziell pathogenen Erregern, die üblicherweise keiner antibiotischen Behandlung bedarf, jedoch z.T. einer Erkrankung vorausgehen kann. Der Versuch der Eradikation einer Kolonisation mit Antibiotika ist häufig frustran.

Infektion und Immunität. Unspezifische und spezifische Mechanismen sind an der Infektionsabwehr beteiligt:
- Barrierefunktion von Haut und Schleimhaut,
- normale Exkretionsfunktionen und gerichteter Sekretfluss (Bronchialschleimhaut, Galle, Urin),
- physiologische Mikroflora (Haut, Schleimhaut, Dickdarm),
- Azidität des Magensafts,
- unspezifische Serumfaktoren (Komplement, Properdin, β-Lysin, Transferrin, Komplement-aktivierte Mediatoren, Antikörper),
- Defensine,
- Natürliche Killerzellen (NK),
- Phagozyten (Granulozyten, Monzyten, Makrophagen).

Zu Einzelheiten der spezifischen Abwehr → „Immunologie", S. 1059ff. Einflussfaktoren auf Erkrankungsrisiko und Schwere der Infektion sind in 48.1 dargestellt.

Bei vielen Erregern gelingt keine vollständige Elimination, sondern nur eine weitgehende Immunkontrolle (z.B. Herpesviren).

Bei der immer häufiger beobachteten Manifestation von „Kinderkrankheiten" (Infektionserkrankungen mit überwiegendem Erstkontakt im Kindesalter) erst im Erwachsenenalter muss mit schwereren Verläufen gerechnet werden.

Einteilung. Infektionskrankheiten lassen sich einteilen nach:

Lokalisation. (Endokarditis, Pneumonie, Meningitis etc.); für klinische und therapeutische Belange ist diese Einteilung am wichtigsten.

Klinik.
- **Zeitlicher Verlauf:** chronisch, rezidivierend, reaktiviert, akut, foudroyant.
- **Klinische Ausprägung:** Infektion < Bakteriämie < Sepsis < schwere Sepsis < septischer Schock.

Erreger.
- Bakteriell, viral, durch Pilze oder Protozoen verursacht. Mischinfektionen und Superinfektionen (z.B. bakteriell bei initial viraler Infektion) kommen häufig vor.
- Obligat pathogene (z.B. Yersinia pestis) oder fakultativ pathogene bzw. opportunistische Erreger (z.B. Escherichia coli).

Ursprung.
- Endogen (Erreger stammt aus der körpereigenen Flora, z.B. Zystitis),
- exogen (Erreger stammt aus der Umgebung, z.B. nosokomiale Infektion).

Vorgehen bei Verdacht auf eine Infektionskrankheit.

Anamnese. Bei jeder akut auftretenden Erkrankung, vor allem wenn sie mit Fieber einhergeht, muss eine Infektionskrankheit in Erwägung gezogen werden. Es sind u.a. folgende Informationen zu erfragen:
- Möglicher Zeitpunkt einer Infektionsübertragung sowie Beginn und Dauer der Symptomatik: Die Inkubationszeit erlaubt

48.1 Einflussfaktoren auf Erkrankungsrisiko und -schwere einer Infektionskrankheit

	Faktor	Beispiele
Erreger	Größe des Inokulums	Enteritis-Salmonellen
	Art der Inokulation	Inhalation, orale Ingestion, Verletzungen, „spontane" Invasion
	Virulenz, Toxinbildung	enteroinvasive E. coli, Scharlach, Diphtherie
Wirt	Störung der Barrierefunktionen von Haut und Schleimhaut	Wunden, Erosionen, Ekzeme, Koinfektionen, Fremdkörper, gastrale Hypazidität
	gestörter Sekretfluss	Gallenwege, Darm, Harnwege
	Störung der physiologischen Flora	Darm, Vaginalschleimhaut, Mundhöhle
	Mangel-/Fehl-/Unterernährung	Alkohol
	Bradytrophie und Minderdurchblutung von Geweben	Herzklappen, Knorpel, Gangrän
	Immunsuppression	Neutropenie, Antikörpermangel, T-Zell-/NK-Zell-Funktionsstörung, medikamentöse Immunsuppression
	genetische Faktoren	HLA-System, Polymorphismen von Rezeptoren und immunregulatorischen Genen
	Alter	unreife bzw. physiologisch nachlassende Immunfunktionen
	erreger-/toxin-spezifische (Teil-)Immunität	Malaria, Diphtherie, Scharlach
	Begleiterkrankungen	Chron.-obstruktive Atemwegserkrankungen, Z.n. Splenektomie

gewisse Rückschlüsse auf den möglichen Erreger,
- Auftreten ähnlicher Erkrankungen in der Umgebung, Beruf, Auslandsaufenthalte (Malaria!), Insektenstiche, Tierkontakte, Impfungen,
- prädisponierende Faktoren für einen schweren Verlauf (s.o.),
- exakte Beschwerdeanamnese, auch bezüglich des Fieberverlaufs (Höhe, zeitlicher Verlauf, u.a. intermittierender/remittierender Charakter, Schüttelfrost). Diese Angaben lassen Vermutungen hinsichtlich der Art des Erregers oder einer alternativen Fieberursache zu (T **48.2**).

Klinische Untersuchung. Wichtig sind Erfassung und Dokumentation pathologischer Befunde an Haut und Schleimhäuten (z.B. Exanthem, Soor, Blutungen), Leber, Milz und Lymphknoten sowie am Ort der primären Beschwerdelokalisation. Ein getrübtes Sensorium kann auch ohne neurologische Herdzeichen auf Hirnabszess, Meningitis, diffuse Enzephalitis oder Sepsis hinweisen. Bei rezidivierendem Fieber ist immer auch an eine Endokarditis zu denken. Bei hinreichendem Verdacht Diagnostik und sofortige Antibiotikatherapie einleiten (→ Endokarditis S. 124ff).

48.2 Hinweise auf eine virale bzw. bakterielle Infektionskrankheit

Symptome und Befunde	Eher viral	Eher bakteriell
Fieber	ansteigend	primär hoch
Allgemeinzustand	weniger beeinträchtigt	stärker reduziert
eitrige Beläge/Exsudat	selten	häufig
Lymphknotenvergrößerungen	nicht schmerzhaft	schmerzhaft
Myalgien	häufig	selten
Arthralgien	häufig	selten
Leukozytose	mäßig, eher Lymphozytose	ausgeprägt mit Linksverschiebung
C-RP	gering erhöht	deutlich erhöht
Husten	eher trocken	mit eitrigem Auswurf
Auskultationsbefund	gering	deutlich
Perkussionsbefund	gering	erheblich
Röntgenaufnahme der Lunge	„mehr als man hört"	„was man hört"
Röntgen-Verlauf	langsamere Rückbildung	schnelle Änderung unter Therapie

Laborchemische Untersuchungen. In jedem Fall sinnvoll: Blutbild mit Differenzialblutbild incl. Thrombozytenzahl, C-reaktives Protein, BSG, bei schweren Verläufen Blutgasanalyse mit Laktat, Nierenfunktionsparameter. Charakteristisch für Entzündungen verschiedener Genese ist die „Akut-Phase-Reaktion" mit niedrigem Serumeisen, hohem Serumkupfer, Erhöhung der Alpha-1- und Alpha-2-Serumproteine und des C-RP, einer Reihe hormoneller Veränderungen, Proteinkatabolismus und verminderter Albuminsynthese.
Spezifische Tests: Der Nachweis von Nitrit im Urin in der Stix-Untersuchung zeigt eine Harnwegsinfektion mit Enterobacteriaceae an, der Urease-Schnelltest aus der Antrum-Biopsie und der Harnstoff-Atemtest weisen eine Helicobacter-pylori-Infektion nach.

Mikrobiologische und histologische Untersuchungen.
- mikroskopisch (z. B. säurefeste Stäbchen, Stuhlmikroskopie),
- gelegentlich histologisch (z. B. Tuberkulose, Helicobacter pylori),
- kulturell (z. B. Urinkultur),
- serologisch (z. B. HIV),
- molekularbiologisch (z. B. PCR, in-situ-Hybridisierung).

Bei hochsensitiven, aber kostspieligen Nachweisverfahren wie der PCR ist die Indikation zur Diagnostik überlegt zu stellen. Der Vorteil einer hohen Sensitivität kann bei unkritischem Einsatz in einer hohen Zahl falsch positiver Befunde oder dem Nachweis einer klinisch nicht relevanten Kolonisation resultieren, sodass der Plausibilitätskontrolle eine große Bedeutung zukommt.

Rechtliche Aspekte.

Meldepflicht. Das Infektionsschutzgesetz enthält gesetzliche Bestimmungen zum Zwecke der Erkennung von Seuchen und ihrer Eindämmung durch Präventionsmaßnahmen, die bei bestimmten Infektionskrankheiten einzuhalten sind. Verdacht, Nachweis, Erkrankung oder Tod unterliegen unterschiedlichen Graden der Meldepflicht, die strafbewehrt ist. Zu Einzelheiten siehe Homepage des Robert-Koch-Instituts (http://www.rki.-de). Manche Krankheiten müssen direkt an das RKI gemeldet werden, ansonsten erfolgt die Meldung an die örtlichen Gesundheitsbehörden. Auch nicht aufgeführte Erreger sind meldepflichtig, wenn eine Erkrankung ungewöhnlich schwer verläuft, sie bei 2 oder mehr Patienten auftritt und/oder eine Gefahr für die Allgemeinheit besteht. Ein gehäuftes Auftreten nosokomialer Infektionen unterliegt ebenfalls der Meldepflicht.

Information von Patienten und Partnern. Insbesondere bei Geschlechtskrankheiten müssen die Patienten auf die Notwendigkeit einer Mitberatung, des Schutzes von Partner/innen und ggfs. von deren Mitbehandlung hingewiesen werden. Eine entsprechende Aufklärung sollte dokumentiert werden. In speziellen Einzelfällen kann die Abwägung der Rechtsgüter die Information eines Partners, z.B. über eine HIV-Infektion, auch ohne Zustimmung des Patienten erfordern.

Therapie. Die Behandlung von Infektionskrankheiten besteht in der
- Beseitigung von Auslösern wie intravenösen Zugängen, Kathetern oder infizierten Implantaten,
- supportiven Therapie (Flüssigkeitssubstitution, Glucocorticoid-Substitution bei septischem Schock etc.),
- wo möglich: Beseitigung oder Verminderung prädisponierender Faktoren (medikamentöse Immunsuppression, HIV-Infektion),
- antimikrobiellen Therapie:
  - *gezielt:* Bei bekanntem Erreger und bekannter Resistenzlage,
  - *kalkuliert:* unter Berücksichtigung des betroffenen Organs, des zu erwartenden Keimspektrums und der zu erwartenden Resistenzlage (unter Berücksichtigung lokaler und regionaler Besonderheiten).

Die **gezielte Therapie** stellt die prinzipiell beste Form des Einsatzes von Antiinfektiva dar. Klinisch wird allerdings zumeist **kalkuliert** behandelt, wenn
1. der Aufwand der Diagnostik technisch oder ökonomisch zu hoch ist,
2. die Erkrankung akut beginnt und schwerwiegend ist (z.B. Malaria, Sepsis)
3. die Ergebnisse von Resistenztestungen erst später vorliegen (z.B. Tuberkulose),
4. Unsicherheiten bezüglich der Relevanz des Keimnachweises für das klinische Krankheitsbild bestehen (z.B. bei Gewinnung aus Abstrichen, Bronchialabsaugungen, Staph.-epidermidis-Nachweis in Blutkulturen) bzw. die Ergebnisse im Rahmen des Krankheitsbildes nicht plausibel erscheinen.

Jeder **antimikrobiellen Therapie** müssen Überlegungen zu folgenden Problemen zugrunde liegen:
- erfasstes Erregerspektrum und Resistenzlage,
- physikochemische Eigenschaften (z.B. Inkompatibilitäten),
- Wirkweise (mit Synergismen, Antagonismen),
- Gewebeverteilung (z.B. Abszess-Permeation) und Eliminations-Pharmakokinetik (insbes. bei Leber- und Niereninsuffizienz und im Alter),
- pharmakokinetischen Interaktionen,
- unerwünschte Arzneimittelwirkungen,
- Kosten.

Ist die Wirkung einer antimikrobiellen Therapie *unzureichend*, so kann dies folgende Gründe haben:
- andere Fieberursache (Tumor, Kollagenose, Medikamentenfieber) bzw. anderer Erreger,

- nur Kolonisation und keine invasive Erkrankung durch den nachgewiesenen Keim,
- primäre (z. B. Enterokokken auf Cephalosporine und Clindamycin; Tetrazykline bei B-Streptokokken) oder sekundäre Resistenz,
- zu geringe Medikamentenspiegel bei
  - unzureichender Dosis (z. B. Tuberkulostatika, Aminoglykoside) bzw. zu weiten Dosisintervallen (z. B. Penicilline),
  - ungenügender Resorption (z. B. bei hohem Magen-pH unter antigastritischer Therapie),
  - pharmakokinetischen Interaktionen mit beschleunigter Elimination (versch. Virustatika bei HIV-Infektion),
  - unzureichender Gewebepenetration (z. B. in Abszesse, ZNS),
  - pharmakodynamischen Interaktionen (z. B. Chelatbildung Calcium/Fluorchinolone im Urin).

Die Therapieentscheidung muss im Bewusstsein der Möglichkeit einer Entstehung und Verbreitung resistenter Erreger bei leichter Erkrankung (z. B. Bronchitis) zurückhaltend, bei schwerer Erkrankung (Extremfall Sepsis) aber konsequent und hochdosiert, evtl. kombiniert erfolgen.

Antibakterielle Substanzen. → 🕮 48.3; Der Unterschied zwischen bakteriostatischen und bakteriziden Antibiotika spielt klinisch vor allem bei schwerer Erkrankung und immunsupprimierten Patienten eine Rolle, bei denen die Elimination residueller Keime durch das Immunsystem gestört ist. Bakterizide und bakteriostatische Antibiotika lassen sich im Allgemeinen auch kombiniert anwenden (z. B. Kombination aus Makroliden und Beta-Lactam-Antibiotika bei ambulant erworbener Pneumonie).
Beispiele für einen **Synergismus** sind
- die Kombination aus Penicillinen bzw. Cephalosporinen und Aminoglykosiden, die jedoch bei Parallelinfusion eine physikalische Inkompatibilität (Auskristallisieren) aufweist oder
- die Kombination der bakteriostatischen Substanzen Sulfamethoxazol und Trimethoprim, die als Cotrimoxazol bakterizid wirken;

Beispiele für einen **Antagonismus** sind
- die Kombination aus Penicillinen und Tetrazyklinen oder
- aus Erythromycin und Clindamycin.

Die Einstufung eines Erregers als sensibel, intermediär (= mäßig empfindlich) oder resistent erfolgt aufgrund von Sensitivitätstestungen im Agar-Diffusions- oder im Dilutionstest.

Antimykotische Substanzen. → 🕮 48.4; Die neueren Antimykotika Voriconazol und Caspofungin haben Amphotericin B als „Goldstandard" der Therapie systemischer Mykosen abgelöst (s. o.). Hohe Kosten und die Möglichkeit einer Resistenzentwicklung verbieten jedoch einen unkritischen Einsatz.

Antiprotozoale Substanzen. → Kapitel 49 „Tropische und kosmopolitisch-parasitäre Erkrankungen" S. 1019 ff.

Antivirale Substanzen. Zur Prophylaxe bzw. Frühtherapie einiger Virusinfektionen stehen Hyperimmunglobulin-Präparate zur Verfügung (Varicella zoster-Virus [VZV], Hepatitis B, Hepatitis A, CMV), deren Einsatz jedoch nur bei fehlender Vakzinationsmöglichkeit (z. B. nach Nadelstichverletzung, VZV-Kontakt eines Immunsupprimierten VZV-seronegativen Patienten) erfolgen sollte.
Virustatika wirken hingegen auch bei bestehender Infektion durch
- Verhinderung der Bindung an die Rezeptoren der Zielzelle (z. B. Neuraminidase-Inhibitoren bei Influenzaviren),
- Verhinderung der Penetration in die Zielzelle (z. B. Fusionsinhibitoren bei HIV-1),
- Hemmung der intrazellulären Vermehrung (z. B. Aciclovir bei H. simplex),

T 48.3 Empfindlichkeit häufiger bakterieller Erreger gegenüber ausgewählten antibakteriellen Substanzen

Erreger/Antibiotika:	PEN	OXA	AMP	PIP	CEZ	CTX	IMI	GEN	GYR	TET	COT	MAR	MET
Staphylococcus aureus	+	+++	+	+	+++	++	+++	++	++	+	++	++	–
koagulasenegative Staphylokokken	+	++	+	+	++	++	++	++	+	+	++	++	–
hämolysierende Streptokokken	+++	++	++	++	++	++	++	+	+	+	+	+++	–
Streptococcus pneumoniae	+++	+	++	++	++	++	++	–	+	+	++	+++	–
Enterococcus faecalis	–	–	+++	++	–	–	++	+	+	+	++	++	–
Haemophilus influenzae	–	–	+++	++	–	+++	+++	–	+++	+	++	++	–
Escherichia coli	–	–	++	+	++	+++	+++	+++	+++	+	+++	–	–
Klebsiella species	–	–	–	+	++	+++	+++	++	+++	+	++	–	–
Enterobacter species	–	–	–	+	–	+	+++	++	++	+	+	–	–
Salmonella/Shigella species	–	–	++	–	–	++	–	–	++	+	++	–	–
Pseudomonas aeruginosa	–	–	–	+++	–	–	++	++	++	+	+	–	–
non-aeruginosa Pseudomonas	–	–	–	++	–	–	+	++	++	+	+	–	–
anaerobe gramnegative und -positive Stäbchen	++	–	++	++	+	++	+++	–	–	++	+	++	+++
Mycoplasma/Chlamydia species	–	–	–	–	–	–	–	–	++	+++	–	+++	–
Legionella species	–	–	–	–	–	–	–	–	++	+	–	+++	–

– = keine Wirksamkeit, bzw. wird nicht empfohlen, bzw. zu geringe klinische Erfahrung
+ = hohe Resistenzrate, nur gezielter Einsatz
++ = wirksam, nicht Mittel der Wahl
+++ = hohe Wirksamkeit, Resistenz nicht bekannt oder sehr selten

PEN = Penicillin, **OXA** = Oxacillin, **AMP** = Ampicillin/Amoxicillin, **PIP** = Piperacillin, **CEZ** = Cefazolin/Cefazedon, **CTX** = Cefotaxim-Gruppe, **IMI** = Imipenem/Meropenem, **GEN** = Gentamicin/Tobramycin/Amikacin, **GYR** = Gyrasehemmer wie Ciprofloxacin/Levofloxacin, **TET** = Tetracyclin/Doxycyclin, **COT** = Co-trimoxazol, **MAR** = Macrolide wie Erythromycin/Azithromycin/Clarithromycin/Roxithromycin, **MET** = Metronidazol

48.4 Therapiemöglichkeiten bei Mykosen

Klinische Situation	Reihenfolge entsprechend der Präferenz	Kommentar
Candidämie, keine Neutropenie	Amphotericin B Fluconazol Caspofungin	Fluconazol bei mildem Verlauf und fehlender Azol-Exposition in der Vorgeschichte möglich
Candidämie, Neutropenie	Amphotericin B Caspofungin	Fluconazol-Resistenz häufig bei Azol-Exposition
Nachweis von C. albicans C. tropicalis C. parapsilosis	Amphotericin B Fluconazol Caspofungin	
Nachweis von C. krusei	Caspofungin	Azole und Amphotericin B vermindert wirksam
Nachweis von C. glabrata	Amphotericin B Voriconazol	
Nachweis von C. lusitaniae	Fluconazol	Voriconazol und Caspofungin wahrscheinlich aktiv
mukokutane Candidose	lokal: Nystatin, Amphotericin B system. Fluconazol	Systemische Therapie erst bei Versagen der Lokaltherapie. Der asymptomatische Nachweis ist nicht behandlungsbedürftig!
invasive Aspergillose	Voriconazol Amphotericin B Caspofungin Itraconazol	Itraconazol nur bei leichteren Fällen (cave: Resorption pH-abhängig), Caspofungin als Salvage-Therapie
Aspergillom der Lunge	Resektion Itraconazol Amphotericin B Voriconazol	Itraconazol nur bei Inoperabilität
Kryptokokkose, nicht ZNS	Fluconazol Itraconazol Amphotericin B	Therapie 6–12 Monate; bei Immunsuppression wie ZNS-Kryptokokkose behandeln
Kryptokokkose, ZNS	Amphotericin B + Flucytosin Fluconazol	verschiedene Schemata (z.B. AmB → Fluconazol)
Mucormykose	Amphotericin B	

- Hemmung von Maturation oder Freisetzung aus der Zielzelle (z. B. Proteaseinhibitoren bei HIV).

Auch bei Virustatika ist die Resistenzentwicklung häufig. Zum Nachweis einer Resistenz werden molekularbiologische (Nachweis von Resistenz-assoziierten Mutationen mittels PCR, Sequenzierung oder Hybridisierung) oder kulturelle Verfahren verwendet.

48.2 Infektionskrankheiten des oberen Respirationstraktes

Synonym: Erkältungskrankheit
engl.: common cold

Der folgende Abschnitt stellt die häufigsten Infektionen des oberen Respirationstraktes dar. Infektionen des unteren Respirationstraktes werden im Kapitel „Pneumonologie" besprochen: Bronchitis → S. 411ff, Pneumonie → S. 429ff.

Definition. Oberbegriff für Entzündungen der Schleimhäute des Nasenrachenraumes, die meist (>90%) viral bedingt sind. Hinweise auf eine bakterielle Beteiligung geben das Vorhandensein von eitrigem Sekret bzw. Belägen. Der Verlauf ist meist selbstlimitierend.

Symptomatik. Häufigste Symptome sind: Husten, Schnupfen, Heiserkeit und Halsschmerzen. Fieber kann vorhanden sein.

Diagnostik und Therapie. Laboruntersuchungen oder mikrobiologische Diagnostik sind nur bei protrahiertem Verlauf sinnvoll. Die Behandlung erfolgt symptomatisch; Antibiotika sind nur bei bakteriellen Sekundärkomplikationen angezeigt. (s. u.).

DD der Infektionen des oberen Respirationstraktes

Erkrankung	Bedeutung	Kommentar
Rhinitis		
allergische Rhinitis	+++	bei unklarem Befund kann durch Provokationstests eine allergische Genese ausgeschlossen werden
vasomotorische Rhinitis	+	in der Anamnese nach der Einnahme von Reserpin oder abschwellenden Nasentropfen (Privinismus) fragen
Kinderkrankheiten	+	Varizellen, Scharlach und Masern gehen häufig mit einer Rhinitis einher
Sinusitis		
Migräne	+++	rezidivierend, häufig Flimmerskotom zu Beginn, oft mit Licht- oder Geruchsempfindlichkeit
Meningitis	+++	auf Meningismus und andere neurologische Zeichen achten
Arteriitis temporalis Horton	+	Verhärtung der A. temporalis, häufig mit rheumatischen Beschwerden kombiniert

DD der Infektionen des oberen Respirationstraktes (Fortsetzung)

Erkrankung	Bedeutung	Kommentar
Tonsillitis, Pharyngitis		
infektiöse Mononukleose	++	bei Verdacht können die virusspezifischen IgM-Antikörper nachgewiesen werden
Diphtherie	+	bakteriologischer Nachweis mit Klinik
Angina Plaut-Vincenti		
Streptokokkenangina	+++	bei diesen 3 Erkrankungen klagen die Patienten auch über allgemeines Krankheitsgefühl und Fieber, die Befunde sind meist beidseitig
Diphtherie	+	
infektiöse Mononukleose	++	
Diphtherie		
infektiöse Mononukleose	+++	monozytäres Blutbild
Streptokokkenangina	+++	die Streptokokkenangina zeigt keine Pseudomembranen
Angina Plaut-Vincenti	++	meist einseitig und nekrotisch
Mumps	+	ohne Beläge im Rachen
infektiöse Mononukleose		
Toxoplasmose	+++	wichtige Differenzialdiagnose! Nachweis mit dem Sabin-Feldmann-Test (spezifisch für Toxoplasmose)
Anfangsstadium der HIV-Infektion	++	Risikofaktoren sind häufig wechselnde Geschlechtspartner, i.v. Drogenabusus, Sexualkontakte zu Prostituierten
Listeriose	+	immer bedenken bei Monozytose im Blutbild und negativer Paul-Bunnell-Reaktion bzw. EBV-Serologie

48.2.1 Rhinitis

Synonym: Schnupfen, Koryza
engl.: rhinitis

Die Rhinitis äußert sich durch eine vermehrte initial seröse, später eitrige Sekretion. Die Übertragung der ursächlich meist viralen Infektion erfolgt häufig über die Hände oder aerogen per Tröpfcheninfektion. Die Behandlung erfolgt symptomatisch. Bei chronischer Rhinitis oder eitrigem Sekret können bakterielle Erreger (z.B. Pneumokokken, Haemophilus influenzae) beteiligt sein.

Bei chronischem Verlauf einer Rhinitis sollte das Nasensekret bakteriologisch untersucht werden. Dabei differenzialdiagnostisch an Lues, allergische Genese, Kokainkonsum und M. Wegener denken.

48.2.2 Sinusitis

Synonym: Nebenhöhlenentzündung
engl.: sinusitis

Die virale Begleitentzündung der Nebenhöhlen im Rahmen grippaler Infekte bedarf keiner antibiotischen Therapie. Eine bakterielle (Super-)Infektion (*Symptome:* Kopfschmerzen, eitriges Nasensekret, bei akutem Verlauf auch Fieber,) ist klinisch nicht leicht davon zu differenzieren. Häufige bakterielle Erreger sind Pneumokokken, H. influenzae, M. catarrhalis, S. aureus; aerobe/anaerobe Mischinfektionen sind möglich. Die Therapie kann mit Amoxicillin 3 × 750 mg oral, Doxycyclin, Cotrimoxazol oder Erythromycin über 7–10 Tage erfolgen.
Komplikationen: Blutung, Hirnabszess, Gesichtsphlegmone, Sepsis.
Die nosokomiale Sinusitis durch S. aureus und gramnegative Erreger tritt als Komplikation von Intubationen auf und wird nach Resistenztestung behandelt. Selten ist ein Pilzbefall (z. B. durch Aspergillus).

Bei lokalisierten Kopfschmerzen immer an Sinusitis denken.

48.2.3 Otitis, Mastoiditis

Otitis externa. Die Entzündung des äußeren Gehörgangs vorwiegend durch Keime der Standortflora (S. aureus, P. aeruginosa) bedarf einer Reinigung des Gehörgangs; topische Corticosteroide und Antibiotika (Aminoglykoside, Chinolone), in schweren Fällen systemische Antibiotikagabe.

Otitis media. Die akute Mittelohrentzündung zumeist in Folge viraler Infekte wird hauptsächlich durch S. pneumoniae, H. influenzae und M. catarrhalis verursacht. In chronischen Fällen kommen andere Erreger (P. aeruginosa, Anaerobier) in Frage. Die Therapie erfolgt symptomatisch, in schweren Fällen und bei fehlender Besserung binnen 3 Tagen mit Amoxicillin (2–3 × 500–875 mg) für 10 Tage.
Als Komplikationen können eine Mastoiditis, Labyrinthitis, Meninigitis, extradurale Abszesse, subdurale Empyeme und eine Lateralsinusthrombose auftreten.

48.2.4 Pharyngitis, Tonsillitis

Synonym: Angina tonsillaris
engl.: tonsillitis, sore throat, pharyngitis

Bakterielle Erreger der eitrigen Tonsillitis sind: Hämolysierende Streptokokken der Gruppe A, selten N. gonorrhoeae, M. pneumoniae, C. pneumoniae.

Symptomatik. Kratzen bzw. Schmerzen im Rachen, evtl. verbunden mit Schluckbeschwerden. Streptokokkeninfektionen lassen sich anhand der Kriterien eitriges Tonsillenexsudat, cervikale Lymphknotenschwellungen, Fieber, fehlender Husten hinreichend wahrscheinlich machen. Bei der Influenza sind das Auftreten im Rahmen einer Epidemie, Fieber und Myalgien hinweisend (s. u.).

Diagnostik. Die Diagnosestellung erfolgt klinisch, eventuell kulturelle Bestätigung im Abstrich. Die Differenzialdiagnosen Gonorrhö, Diphtherie, Mononukleose, primäre HIV-Infektion und Influenza sind zu beachten.

Therapie. Die Therapie erfolgt für 10 Tage mit Penicillin V 3 × 1,2 Mega). Orale Cephalosporine weisen bei Gruppe-A-Streptokokken eine höhere Eradikationsrate, aber auch erheblich höhere Kosten auf und sind daher nur bei Allergie gegen Penicillin und Makrolid-Resistenz angezeigt. Alternativ: 3–5 Tage mit Makroliden (Clarithromycin 3 × 250 mg oder Azithromycin 1200 mg; Cave: In D zunehmende Resistenzen!). Als Komplikationen können ca. 10–20 Tage nach einer Tonsillitis akut rheumatisches Fieber mit Polyarthritis, Erythema nodosum, Erythema anulare, Peri-, Myo- und Endokarditis, Glomerulonephritis oder eine Chorea minor auftreten. Cave: Keine Überbehandlung der viralen Pharyngitis mit Antibiotika!

Um rheumatische Komplikationen und Glomerulonephritis zu verhindern, muss die antibiotische Therapie über mindestens 10 Tage durchgeführt werden. Zu beachten ist, dass bei Scharlach-Geimpften Infektionen unter dem Bild einer eitrigen Tonsillitis verlaufen und nichtgeimpfte Kontaktpersonen an Scharlach erkranken können.

48.2.5 Angina Plaut-Vincenti

Meist kommt es zu einseitigem Befall der Tonsillen zunächst mit grau-weißen Belägen, später mit tiefen Nekrosen und schmierigen Pseudomembranen und starkem unangenehmem Mundgeruch. Die Patienten verspüren ein nur geringes Krankheitsgefühl. Mikroskopisch können im Sekret Fusobakterien und Spirochäten nachgewiesen werden. Die Therapie erfolgt mit Penicillin V 3 × 1,2 Mega. Differenzialdiagnostisch an Lues und Diphtherie denken!

48.2.6 Diphtherie

engl.: diphtheria

⊞→§ Arztmeldung an das Gesundheitsamt bei Verdacht, Erkrankung oder Tod!

⚥→§ Labormeldung an das Gesundheitsamt bei Nachweis einer akuten Infektion!

Die Diphtherie wird durch das Exotoxin toxigener Stämme des Corynebacterium diphtheriae verursacht, das auf die quer gestreifte Muskulatur wirkt.

Symptomatik. Am häufigsten ist die Rachendiphtherie, die mit akuten Schluckbeschwerden, Kopfschmerzen und schwerer Beeinträchtigung des Allgemeinzustandes bei geringem Fieber beginnt. Die vergrößerten Tonsillen haben dicke, fest haftende grau-weiße pseudomembranöse Beläge, die auf die Umgebung der Tonsillen übergreifen können und beim Versuch des Abwischens leicht bluten. Die regionären Lymphknoten sind stark vergrößert. Die Patienten haben einen auffällig süßlichen Mundgeruch und eine nasale Sprache. Ist der Kehlkopf beteiligt, kommt es zu schwerem Husten ohne Auswurf, dem rasch die Zeichen der Stenose mit Stridor und Dyspnoe folgen. Unbehandelt kommt es zur gefürchteten Komplikation mit Gaumensegel-, Augenmuskel- und Zwerchfellparese und zur toxischen Myokarditis.

Diagnostik.
- Mikroskopischer und kultureller Nachweis,
- Toxinnachweis,
- PCR.

Therapie. Sofortige Isolation bei Verdacht! Hyperimmunglobulin (50000–120000 E Pferdeserum langsam i.v.; Cave: Allergien, Serumkrankheit), Wiederholung nach 2 Tagen, in Kombination mit Penicillin G mindestens 2 × 1,2 Mega i.v. (später u.U. Umsetzen auf 3 × 1,2 MU Penicillin V oral) für 14 Tage. Alternative: Erythromycin 2 × 500 mg. Strikte Überwachung (EKG)! Kontaktpersonen: Kultur, dann einmalig i.m.-Penicillin oder Erythromycin für 7–10 Tage.

Prophylaxe. Aktive Impfung im Kindesalter und Boosterung im Erwachsenenalter. Zu beachten ist, dass geimpfte Personen den Erreger übertragen können, ohne selbst schwer zu erkranken.

Bei schwerer Tonsillitis mit weißlichen, nicht abwischbaren Belägen Rachenabstrich sofort mikroskopisch auf Diphtheriebakterien untersuchen und den Patienten isolieren!

48.2.7 Influenza

Synonym: Grippe
engl: flu

☡→§ Labormeldung an das Gesundheitsamt bei Nachweis einer akuten Infektion!

Erreger sind Influenza-Viren (A und B). Insbesondere Influenza-A-Viren unterliegen einer periodischen Veränderung ihrer Oberflächenantigene Hämagglutinin (H) und Neuraminidase (N), nach denen die zirkulierenden Stämme klassifiziert werden (humanpathogen: H1-3N1-2). Geringere Veränderungen werden als Antigen-"Drift", stärkere als Antigen-"Shift" bezeichnet. Diese Veränderungen unterlaufen die (Teil)-Immunität der Bevölkerung. Epidemiologisch relevant ist der Befall von Hausschweinen in Südostasien. Gelegentlich gelingt der Sprung von anderen Spezies auf den Menschen („Vogelgrippe" H5N1, s. S. 1052).

Die Grippe führt im Rahmen der alljährlichen pandemischen Ausbreitung zu schweren Erkrankungen besonders bei Kindern und älteren Menschen und verursacht vor allem in den Hochrisikogruppen (s. u.) eine signifikante Morbidität und Mortalität.

Symptomatik. Hauptsymptome sind abrupt einsetzende katarrhalische Symptome des oberen Respirationstrakts wie beim Schnupfen (s. o.), schweres Krankheitsgefühl, Fieber, Myalgien, Kopfschmerzen. Der Überwindung der Virusinfektion folgen häufig bakterielle Sekundärkomplikationen. Der klinische Schweregrad ist sehr variabel. Hochrisikogruppen sind Patienten mit
- kardiovaskulären und pulmonalen Erkrankungen,
- Diabetes mellitus,
- Nierenerkrankungen,
- Hämoglobinopathien,
- Immunsuppression,
- Alter über 65 Jahre.

Hauptkomplikationen sind die Grippepneumonie (primär viral oder sekundär bakteriell), Myositis und Rhabdomyolyse, Reye-Syndrom (bei Kindern), neurologische Komplikationen, Peri/Myokarditis.

Diagnostik. Die Diagnosestellung erfolgt primär klinisch aufgrund des epidemischen Auftretens und Fiebers in Verbindung mit Husten binnen 48 Stunden nach Symptombeginn. Die Diagnose sollte durch eine Viruskultur in Rachenspülwasser, Nasensekret, Sputum oder Bronchiallavage gesichert werden. Schnelltests (Immunfluoreszenz, Enzymimmunoassays, PCR) werden zunehmend verfügbar, sind jedoch nur sinnvoll, wenn keine Epidemie vorliegt.

Therapie. → 48.5. Eine Prophylaxe ist im Rahmen von Epidemien bei Influenza-exponierten ungeimpften Hochrisikopersonen, evtl. bis zum Eintreten der Wirkung einer Impfung, zu erwägen. Eine Therapie ist nur bis zu 48 Stunden nach Symptombeginn sinnvoll (vorzugsweise mit Neuramidose-Inhibitor). Die Indikation muss wegen möglicher Resistenzentwicklung zurückhaltend gestellt werden.

Prophylaxe. Die jährlich wiederholte, prophylaktische Influenza-Vakzinierung ist bei über 50-Jährigen, Bewohnern von Pflegeheimen, bei Hochrisikopersonen, bei Personal im Gesundheitswesen sowie anderen, selteneren Indikationen sinnvoll. Es ist ein den zirkulierenden Stämmen entsprechender inaktivierter Impfstoff verfügbar. Im Einzelfall Chemoprophylaxe zur Überbrückung der Zeit bis zur Wirksamkeit der Impfung.

48.5 Substanzen, die gegen Influenza zum Einsatz gelangen

Substanz	Wirkweise	wirksam gegen	Indikation	Applikation/Dosis
Amantadin	unklar	Influenza A	Prophylaxe/Therapie	2 × 100 mg oral für 3–5 Tage*
Rimantadin**	unklar	Influenza A	Prophylaxe/Therapie	2 × 100 mg oral für 3–5 Tage*
Oseltamivir	Neuraminidase-Inhibitor	Influenza A + B	Prophylaxe (P)/Therapie (T)	1 × (P) bzw. 2 × (T) 75 mg oral für 5 Tage*
Zanamivir	Neuraminidase-Inhibitor	Influenza A + B	Therapie	2 × 10 mg per inhal. für 5 Tage*

* zur Prophylaxe evtl. länger; ** in D nicht zugelassen

48.2.8 Infektiöse Mononukleose

Synonyme: Pfeiffer'sches Drüsenfieber, Morbus Pfeiffer
engl.: infectious mononucleosis, glandular fever, kissing disease

Erreger ist das Epstein-Barr-Virus (EBV, 2 Serotypen, Herpesvirus-Gruppe); die Übertragung erfolgt über infektiösen Speichel mit einer Inkubationszeit von 10–50 Tagen. Betroffen sind vor allem Jugendliche zwischen dem 15. und 19. Lebensjahr. Nach dem 30. Lebensjahr ist die Durchseuchung nahezu 100 %. Das Virus persistiert lebenslang und kann intermittierend reaktiviert werden.

Symptomatik. Fieber, tonsilläre Pharyngitis, Lymphknotenvergrößerungen, evtl. Hepatosplenomegalie, Hautausschlag und Ikterus. Die *Prognose* ist gut. Seltene *Komplikationen* sind: Myo- und Perikarditis, Enzephalitis, Guillain-Barré-Syndrom und Hepatitis, hämolytische Anämie, Thrombozytopenie, aplastische Anämie, hämolytisch-urämisches Syndrom, Verbrauchskoagulopathie, u.U. tödliche Milzruptur (1–2/1000, Cave: vorsichtige Milzpalpation, besser Sonographie !), Atemwegsobstruktion, hämophagozytisches Syndrom (s. auch 48.7, S. 968). Das Chronische Müdigkeitssyndrom (CFS) zeigt keine eindeutige Assoziation mit der EBV-Infektion.

Diagnostik. Durch das typische lympho-monozytäre Reizbild im Blutausstrich in Verbindung mit der typischen Klinik sowie durch den Paul-Bunell-Test (Schnelltest) und/oder den serologischen Nachweis von Antikörpern. Eine akute Cytomegalie-(CMV)-, HHV-6-, Toxoplasmose-, Hepatitis B- und HIV-Infektion können ein ähnliches Krankheitsbild verursachen!

Therapie. Körperliche Schonung. Eine spezifische Therapie ist nicht möglich. Die Gabe von Ampicillin bzw. Amoxicillin (aber auch anderer Antibiotika) ist wegen der Gefahr eines pseudoallergischen Exanthems (ca. 40–90 %) kontraindiziert.

48.3 Infektionskrankheiten mit Hauterscheinungen

48.3.1 Exanthematische Virusinfektionen

Diese überwiegend im Kindesalter epidemisch auftretenden akuten Erkrankungen verlaufen überwiegend mit Allgemeinsymptomen wie reduziertem Allgemeinzustand,

T 48.6 Häufige exanthematische Infektionskrankheiten

Krankheit	Erreger und Diagnostik	Inkubationszeit Behandlung	Symptome	Komplikationen	Meldepflicht
Erysipel *engl.:* erysipelas	Streptokokken der Gruppe A, selten der Gruppe B, C oder G	Penicillin i.v.	akutes Fieber, Schüttelfrost, reduzierter Allgemeinzustand Prädilektionsstellen: Gesicht oder Unterschenkel (⦿ 48.1)	septischer Verlauf	–
Erythema infectiosum *Synonym:* Ringelröteln *engl.:* erythema infectiosum, fifth disease	Parvovirus-B-19 serologisch: Antikörper	4–12 Tage symptomatisch	leichtes Fieber und Unwohlsein, konfluierendes Exanthem, Beginn an Wangen, symmetrische Ausbreitung an Armen, Beinen und Stamm. Aussparung der Hand- und Fußflächen	schwere Anämie bei Immunsupprimierten. Embryopathie, Totgeburt.	–
Exanthema subitum *Synonyme:* Roseola infantum, Dreitagefieber *engl.:* roseola	humanes Herpesvirus Typ 6 serologisch: Antikörper	5–15 Tage symptomatisch	akutes Fieber bis 40°C, das für 3–4 Tage anhält (Dreitagefieber!), am 4. Tag akute Entfieberung und gleichzeitiges Auftreten von stammbetontem makulopapulösem Exanthem	Krampfanfälle bei hohem Fieber	–
Masern *Synonym:* Morbilli *engl.:* measles	Masernvirus (= Morbillivirus) serologisch: Antikörper	8–12 Tage symptomatisch	Prodromalstadium mit Fieber, Hals- und Kopfschmerzen, Konjunktivitis, Rhinitis. *Koplik-Flecken*, makulopapulösem Exanthem (⦿ 48.2), hinter dem Ohr beginnend, Lymphadenopathie	Otitis media, Pneumonie, Aktivierung von Tuberkulose, Enzephalitis, subakute sklerosierende Panenzephalitis	Tod

T 48.6 Häufige exanthematische Infektionskrankheiten (Fortsetzung)

Krankheit	Erreger und Diagnostik	Inkubationszeit Behandlung	Symptome	Komplikationen	Meldepflicht
Röteln *Synonym:* Rubella, Rubeola *engl.:* German measles, rubella	Rötelnvirus (= Rubellavirus) serologisch: Antikörper	14–21 Tage symptomatisch	Prodromalstadium sehr diskret, subfebrile Temperatur, grippeähnliche Symptome. Makulopapulöses Exanthem, am Gesicht beginnend	Embryonalschädigung bei Infektionen in den ersten Schwangerschaftsmonaten	Embryopathie (Gregg-Syndrom), konnatale Erkrankung und Tod
Scharlach *Synonym:* Scarlatina *engl.:* scarlet fever	Streptococcus pyogenes (Streptokokken der Gruppe A) kulturell oder Schnelltest	Oral-Penicillin	akutes Fieber, reduzierter Allgemeinzustand, Enanthem, am Brustkorb beginnendes kleinfleckiges Exanthem (Mundpartie ausgespart!), groblamelläre Schuppung der Hände und Füße in der Rekonvaleszenzphase	u.a. rheumatische Erkrankungen → Tonsillitis	Tod
Windpocken *Synonym:* Varizellen *engl.:* chicken pox	Varizella-Zoster-Virus serologisch: Antikörper oder direkter Nachweis im Bläscheninhalt	14–16 Tage symptomatisch	schubweises Auftreten von juckenden Hautbläschen (◆ 48.3), zunächst am Kopf, dann kaudalwärts wandernd	Pneumonie, Enzephalitis	–

48.1 Masern

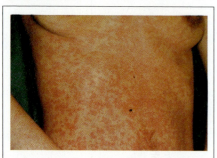

Ausgeprägtes morbilliformes (makulopapulöses) Exanthem bei einer erwachsenen Frau. Quelle: Kreusch, → S. 1170

Fieber, Lymphadenopathie, Haut- und Schleimhautbeteiligung (T 48.6).
Etliche Erkrankungen können durch aktive Impfung im Kindesalter (Masern, Röteln) verhindert werden. Bei ungeschützten Personen kann nach einer Infektion eine manifeste Erkrankung durch Hyperimmunglobulin (z. B. Röteln, Windpocken, Hepatitis A und B) oder normales Immunglobulin (z. B. Masern) verhindert werden.

Ringelröteln

Synonyme: Erythema infectiosum, „fünfte Erkrankung"

⌖→RKI Labormeldung an das Robert-Koch-Institut bei Nachweis einer konnatalen Infektion!

Definition. Akute exanthematische Infektion mit Parvovirus B19.

Symptomatik. Selbstlimitierende exanthematische Virusinfektion mit Infektion vorwiegend von erythrozytären Progenitor-Zellen. Sie kann zu Arthralgien/Arthritis (seltener Myokarditis, Vaskulitis, Nephritis), bei Infektion während der Schwangerschaft evtl. zu Hydrops fetalis führen. Bei Personen mit pathologisch gesteigerter Erythropoese kann eine aplastische Krise, bei Immunsupprimierten eine persistierende Erythroblastenphthise (PRCA = pure red cell aplasia) auftreten.

Diagnostik. Serologie, evtl. PCR (oft unspezifisch positiv) aus Knochenmark, Serum, Synovialflüssigkeit.

48.2 Windpocken

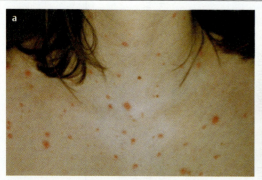
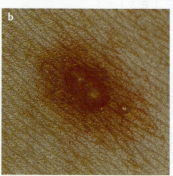

a Typischer „Sternenhimmel" der Effloreszenzen,
b Detailaufnahme der nichtgekammerten Bläschen.
Quelle: Kreusch, → S. 1170

Therapie. Bei nachgewiesener Viruspersistenz polyvalente Immunglobuline.

48.3.2 Erysipel

Das Erysipel ist als Infektion der Haut und des Unterhautgewebes mit scharfer Demarkation zum umgebenden gesunden Gewebe vorwiegend durch β-hämolysierende Streptokokken der Gruppe A definiert, im Gegensatz zur weniger klar demarkierten phlegmonösen Entzündung.

Symptomatik. Akut auftretende, scharf begrenzte, sehr druckschmerzhafte Rötung und Schwellung vorwiegend der oberen Hautschichten („peau d'orange"), oft mit erkennbarer Eintrittsstelle. Die Phlemone ist weniger stark druckschmerzhaft (◉ **48.3**).

Diagnostik. Die Diagnosestellung erfolgt klinisch, retrospektiv über den Anstieg des Antistreptolysin-Titers im Verlauf.

Therapie. Penicillin G (3 × 5–10 MU/Tag) intravenös, in leichten Fällen Penicillin V oral, alternativ Cephalosporine oder Vancomycin, Dauer 10–14 Tage. Bei häufigen Rezidiven evtl. Langzeittherapie mit Penicillin V oral. In atypischen Fällen Clindamycin, Dicloxacillin oder Flucloxacillin, da häufiger durch S. aureus verursacht.

48.3.3 Toxisches Schocksyndrom (TSS)

Das TSS wird nach Infektionen durch Toxin (TSST-1 oder Enterotoxine A, C, D, E, H) bildende Staphylococcus aureus (gehäuftes Auftreten von TSS bei tamponbenutzenden Frauen während der Menstruationszeit) bzw. seltener auch durch hämolysierende Streptokokken beobachtet.

Symptomatik. Akuter Beginn mit septischem Fieber (39–40 °C), Hypotension bis Schock, Diarrhö, Muskelschmerzen, Pharyngitis, Erythrodermie mit Enanthem (Erdbeerzunge) und Konjunktivitis. Die Patienten sind

◉ **48.3 Erysipel**

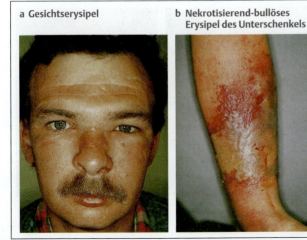

a Gesichtserysipel
b Nekrotisierend-bullöses Erysipel des Unterschenkels

Quelle: Kreusch, → S. 1170

schwerstkrank. Mit Fortschreiten der Erkrankung kommt es als Folge des Schocks zu einer Multiorgandysfunktion. In der initialen Phase tritt ein diffuses, erythematöses Exanthem auf.

In der Rekonvaleszenzphase kommt es zu einer großflächigen Desquamation der Handflächen und Fußsohlen sowie Haar- und Nagelausfall. Bei Streptokokken oft Schmerz am Inokulationsort (Fasziitis, Myositis) und Konfusion.

Diagnostik. Anzucht von Staphylococcus aureus bzw. Streptokokken und anschließender Nachweis des Toxins.

Therapie. Lokaltherapie (chirurgisch, Fremdkörperentfernung) und Clindamycin 3 × 600 mg i.v., alternativ Cefazolin (2–3 × 2 g) oder Oxacillin (6 × 2 g) i.v. und intravenöse Immunglobulingabe. Bei Streptokokken Clindamycin (3 × 900 mg) intravenös, eventuell zusätzlich Penicillin G (3 × 10 MU) intravenös; supportive Sepsis-Therapie (Katecholamine, Volumengabe etc.).

48.3.4 Herpes zoster

Synonym: Gürtelrose
engl.: shingles

Der Erreger (Varicella zoster-Virus) bleibt nach der Erstinfektion unter dem Bild der Windpocken latent (in Ganglionzellen) und kann nach vielen Jahren reaktiviert werden. Begünstigende Faktoren sind Stress, schwere abwehrmindernde Erkrankungen, Alter > 60 Jahre.

Symptomatik. Prodromi mit leichtem Frösteln und Fieber sowie Unwohlsein können vorhanden sein. Gleichzeitig verspürt der Patient an der später betroffenen Stelle Brennen und Schmerzen, denen innerhalb von 4–5 Tagen eine Rötung mit Bläschenbildung folgt (48.4). Die Effloreszenzen sind meist einseitig, entsprechend den Dermatomen der befallenen sensorischen Nervenwurzeln oder Ganglien. Die Bläschen vertrocknen und verkrusten allmählich.

48.4 Herpes zoster

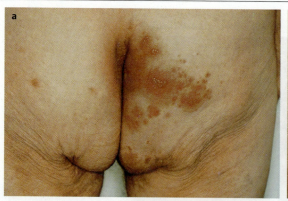
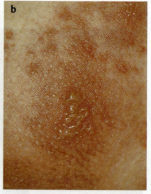

a Herpes zoster der Segmente S 2–3 rechts.
b Detailaufnahme der herpetiform gruppierten Bläschen.

Quelle: Kreusch, → S. 1170

Besondere Manifestationsformen.
Zoster oticus (Ramsay-Hunt-Syndrom, bzw. Zoster geniculatus): bei Befall des Ganglion geniculi mit Schmerzen im Ohr, Bläschenbildung und einer Gesichtsparese auf der betroffenen Seite,
Zoster ophthalmicus: bei Befall des V. Hirnnerven. Herpes zoster-Angiitis als Differenzialdiagnose des Schlaganfalls.

Diagnostik. Die Diagnosestellung erfolgt klinisch, in unklaren Fällen über den direkten Nachweis im Bläscheninhalt oder serologisch durch Nachweis von Antikörpern (spezifisches IgM oder Titeranstieg im Verlauf).

Therapie und Prophylaxe.
- Lokaltherapie mit eintrocknenden Lotionen,
- innerhalb von 48–72 Stunden nach Beginn der Erkrankung für 7 Tage Aciclovir 5 × 800 mg oral oder Valaciclovir 3 × 1000 mg, Famciclovir 3 × 250 mg oral für 7 Tage oder Brivudin 4 × 125 mg. In schweren Fällen, bei Immunsuppression und Zoster oticus und ophthalmicus Therapie intravenös,
- passive Immunisierung mit Hyperimmunglobulin innerhalb von < 72 Stunden nach Exposition bei gefährdeten seronegativen Personen (z. B. bekannte Abwehrschwäche) möglich. Wenn eine passive

DD exanthematischer Infektionskrankheiten

Erkrankung	Bedeutung	Bemerkung
Scharlach	+++	gehäuftes Auftreten, Tonsillitis, Pharyngitis, Schuppung in der Rekonvaleszenz
Erysipel	+++	scharf begrenztes, lokales, hyperthermes Exanthem, das sich allmählich ausbreitet
allergisches (Arznei-mittel-)Exanthem	++	Medikamentenanamnese, Eosinophilie im Blutbild, selten Fieber, keine Hinweise auf Epidemie
Masern	++	Hinweise auf Epidemie, „Kinderkrankheit", Koplik-Flecken, Lichtempfindlichkeit, Granulozytopenie
Röteln	++	Hinweise auf Epidemie, „Kinderkrankheit", schmerzhafte postaurikuläre und okzipitale Lymphadenopathie, Gelenkbeteiligung
Exanthema subitum	++	Auftreten des Exanthems mit Verschwinden des Fiebers, Granulozytopenie
Erythema infectiosum	++	Exanthem beginnt an Wangen und breitet sich auf Arme, Stamm und Beine aus, Leukozytose mit Eosinophilie
Mononukleose	++	Lymphadenopathie, Splenomegalie, geringes Krankheitsgefühl, Monozyten im Differenzialblutbild
Eczema herpeticatum	++	Unterscheidung durch den virologischen Nachweis
toxisches Schocksyndrom	++	schwerer Verlauf; Tamponbenutzung in der Menstruation; Schuppung in der Rekonvaleszenz
Herpes zoster	++	Segmentale Anordnung der Effloreszenzen

Impfung nicht möglich ist, virustatische Therapie.

Bei Herpes zoster muss die Therapie bei den ersten Symptomen eingeleitet werden, um die Krankheitsdauer abzukürzen. Ein Einsatz später als 72 Stunden nach Beginn der Erkrankung hat kaum noch Einfluss auf den Verlauf. Postherpetische Schmerzen in der befallenen Region können länger persistieren, daher muss frühzeitig eine Schmerztherapie erfolgen. Bei gesunden älteren Patienten mit starken Schmerzen kann eine adjuvante Prednison-Therapie sinnvoll sein (60 mg/Tag für 7 Tage, dann 7 Tage 30 mg und 7 Tage 15 mg).

48.3.5 Infektionen durch Herpes-simplex-Viren

→ auch ⊤ 48.7

Bekannt sind Herpes-simplex-Virus Typ 1 und 2. Sie verursachen latente Infektionen, die jederzeit exazerbieren können. Die Viren sind gegen Umwelteinflüsse sehr empfindlich, daher ist eine Übertragung nur durch engen körperlichen Kontakt möglich. Eine aktive oder passive Impfung ist nicht möglich.

⊤ 48.7 Herpesviren: Typische Erkrankungen und ihre Behandlung

Erreger	Typische Erkrankung	Therapie
Herpes-simplex-Virus Typ 1	Herpes labialis, Enzephalitis	Aciclovir, Valaciclovir, Famciclovir**, Vidarabin, Brivudin***, Foscarnet****
Herpes-simplex-Virus Typ 2	Herpes genitalis, Enzephalitis	Aciclovir, Valaciclovir, Famciclovir, Foscarnet****
Varicella-zoster-Virus	Windpocken, Herpes zoster, Enzephalitis	Aciclovir, Valaciclovir, Famciclovir, Brivudin, Foscarnet****
Epstein-Barr-Virus	Mononukleose, lymphoproliferative Erkrankungen*, endemisches Burkitt-Lymphom, Nasopharynx-Karzinom, seltenere Tumoren	(Aciclovir) ?
Cytomegalievirus	CMV-Mononukleose, Retinitis*, Kolitis*, Hepatitis*	Ganciclovir, Valganciclovir, Foscarnet, Cidofovir
Humanes Herpesvirus Typ 6	Exanthema subitum (Roseola infantum), „Mononukleose"	keine
Humanes Herpesvirus Typ 7	Exanthema subitum	keine
Humanes Herpesvirus Typ 8	Kaposi-Sarkom*, Körperhöhlen-Lymphom*, Castleman-Syndrom, (Multiples Myelom?)	(Interferon alpha ?)

* überwiegend bei Immunsuppression, ** Prodrug von Penciclovir, das auch topisch einsetzbar ist, *** keine Zulassung für Immunsupprimierte, **** bei Resistenz

Herpes labialis

Synonym: Fieberbläschen
engl.: herpes labialis

Der Erreger ist das Herpes simplex-Virus Typ 1, die Inkubationszeit beträgt 1–26 Tage.

Symptomatik. Die Primärinfektion (meist im Kindesalter) ist oft blande und manifestiert sich mit Gingivostomatitis oder Stomatitis aphthosa. Selten sind Fieber mit zahlreichen Bläschenbildungen im gesamten Mund- und Rachenbereich. Durch Ulzerationen können leichte Blutungen entstehen. Meist erfolgt die Spontanheilung nach 5–7 Tagen, eine Reaktivierung im Rahmen einer Immunsuppression ist möglich. Gefürchtete Komplikationen sind Herpes-Keratokonjunktivitis und Herpes-Enzephalitis.

Diagnostik und Therapie.
- Die **Diagnose** erfolgt klinisch, in Zweifelsfällen durch direkten Antigennachweis im Bläscheninhalt. Auch eine Kultivierung ist möglich. Die Serologie spielt eine untergeordnete Rolle.
- **Therapie:** Bei schwerem Verlauf Aciclovir lokal (4–5-mal pro Tag) oder systemisch 5 × 200–400 mg oder Valaciclovir 2 × 500–1000 mg oder Famciclovir 3 × 250 mg über 5–7 Tage. Bei Aciclovir-Resistenz auch Cidofovir-Gel oder Foscarnet intravenös.

Herpes genitalis

Synonym: Herpes genitalis
engl.: genital herpes

Der Erreger ist das Herpes simplex-Virus Typ 2, die Übertragung erfolgt sexuell.

Symptomatik. Die schmerzhaften Ulzera können an Penis, Vulva, Vagina, Zervix oder anal lokalisiert sein, ausgedehnte Effloreszenzen sieht man bei immunsupprimierten Patienten (z. B. bei AIDS). Die Rezidive sind in der Regel endogen; gefürchtet ist die Herpes-Sepsis bei Neugeborenen, weshalb bei bekannter aktiver genitaler Infektion der Mutter die Geburt durch Kaiserschnitt empfohlen wird.

Diagnostik. → Herpes labialis

Therapie. Aciclovir lokal (4–5-mal pro Tag) und systemisch (s. o.), alternativ Valaciclovir 2 × 500–1000 mg oder Famciclovir (2 × 250 mg für 5 Tage).

48.4 Infektiöse Darmerkrankungen (Durchfallerkrankungen)

Infektiöse Enteritiden sind bei Verdacht, Erkrankung und Tod immer meldepflichtig, wenn der Patient im lebensmittelverarbeitenden Gewerbe und der Gastronomie tätig ist.

Akute und chronische Durchfallerkrankungen werden im Kapitel Dünn- und Dickdarm (→ S. 701ff) besprochen. An dieser Stelle soll nur auf wichtige, durch Mikroorganismen verursachte Durchfallerkrankungen eingegangen werden. Die wichtigsten *Ursachen der akuten Diarrhö* sind zumeist infektiöser Natur und daher in 48.8 zusammengefasst. 48.9 zeigt die Pathogenitätsmechanismen bakterieller Erreger und 48.10 informiert über den Hauptlokalisationsort verschiedener Erreger.

48.4.1 Norovirus-Enteritis

Labormeldung an das Gesundheitsamt bei Nachweis einer akuten Infektion!

Definition. Durch Noroviren hervorgerufener akuter epidemischer Brechdurchfall.

Epidemiologie. Noroviren (früher: Norwalk-like-Virus) sind die häufigsten Erreger epidemischer Gastroenteritiden im Erwachsenen-

48.8 Ursachen der akuten Diarrhö (<2–3 Wochen Dauer)

Einteilung	Ursachen
Infektionen (einschließlich Reisediarrhö)	
• Bakterien	Campylobacter species, Clostridium difficile, Escherichia coli (ET, EI, EH O157:H7), Salmonella enteritidis, Shigella species
• Parasiten/Protozoen	Entamoeba histolytica, Lamblien, Cryptosporidien, Cyclospora
• Viren	Adenoviren, Norovirus, Rotavirus, andere
Nahrungsmittel-Vergiftung	Bacillus cereus, Clostridium perfringens, Salmonella species, Staphylococcus aureus, Vibrionen, Shigellen, Campylobacter jejuni, E. coli, Yersinia enterocolitica, Listeria monocytogenes
andere Ursachen	Medikamente, nichtresorbierbare Zucker, intestinale Ischämie

Quelle: nach Fine KD 1998, → S. 1170

48.9 Einteilung enteropathogener Bakterien nach Pathogenitätsmechanismen

Pathogenitätsmechanismus	Erreger
invasiv	Shigellen, Salmonellen, Campylobacter jejuni, Yersinia enterocolitica, Vibrio parahaemolyticus, enteroinvasive Escherichia coli (EIEC)
zytotoxisch	Shigellen, enteropathogene E. coli (EPEC), enterohämorrhagische E. coli (EHEC), Staphylococcus aureus, Clostridium difficile
enterotoxisch	Vibrio cholerae, enterotoxigene E. coli (ETEC), Staphylococcus aureus, Yersinia enterocolitica, Aeromonas
enteroadhäsiv	enteropathogene E. coli (EPEC)

alter (2003 in Deutschland 41701 Fälle gemeldet) und in der westlichen Welt deutlich häufiger als bakterielle Erreger.

Klinik. Die Erkrankung ist hoch infektiös (bei Erbrechen wahrscheinlich auch aerogen als Tröpfcheninfektion). Die Inkubationszeit beträgt im allgemeinen weniger als 48 Stunden. Die Infektiosität dauert bis ca. 48 Stunden nach Abklingen der Symptomatik an, die Virusausscheidung bis zu 2 Wochen. Die Infektion hinterlässt keine anhaltende Immunität. Der Verdacht auf eine akute Gastroenteritis erfordert in Krankenhäusern, Pflegeheimen und anderen Gemeinschaftseinrichtungen die sofortige Isolation der Betroffenen und die Verwendung von Desinfektionsmitteln mit verbesserter Wirkung auf unbekapselte Viren. Symptomatik. Akut einsetzendes Erbrechen und Durchfall, nach 2–3 Tagen selbstlimitierend.

T 48.10 Infektiöse Pathogene im Dünndarm und Dickdarm

Pathogen	Dünndarm (nicht entzündlich)	Dickdarm (entzündlich)
Bakterien	Salmonella* Escherichia coli** Clostridium perfringens Staphylococcus aureus Aeromonas hydrophila Bacillus cereus Vibrio cholerae	Campylobacter* Shigella Clostridium difficile Yersinia Vibrio parahaemolyticus enteroinvasive E. coli (EIEC) Plesiomonas shigelloides
Viren	Rotavirus Norovirus	Zytomegalievirus* Adenovirus Herpes-simplex-Virus
Protozoen	Cryptosporidium* Microsporidium* Isospora Cyclospora Giardia lamblia	Entamoeba histolytica

* können sowohl Dünn- als Dickdarm befallen, angegeben ist die Hauptlokalisation
** EPEC, EAggEC, EHEC, ETEC

Diagnostik. Die Diagnosestellung muss klinisch erfolgen, Bestätigung bei epidemischem Auftreten mittels PCR, die auf Grund der hohen Kosten nicht bei allen Betroffenen einer Epidemie eingesetzt werden muss. Therapie. Symptomatisch, hygienische Maßnahmen (s. o.).
Im Kindesalter sind **Rotavirus-Enteritiden** häufig (endemisch), die auf Grund der ebenfalls hohen Infektiosität ähnlich behandelt werden müssen. *Diagnostik:* Antigentest im Stuhl. Differenzialdiagnostisch kommen weiterhin enterale Adenoviren und Astroviren in Betracht.

48.4.2 Salmonellen-Enteritis

☿→§ Labormeldung an das Gesundheitsamt bei Nachweis einer akuten Infektion!

Durch Enteritis-Salmonellen verursachte Infektionen, die vor allem nach dem Konsum kontaminierter Lebensmittel auftreten.

Enteritis-Salmonellen sind im Tierreich weit verbreitet. Bei Unterbrechung der Kühlkette von kontaminierten Lebensmitteln (Geflügelprodukte!) können sich Salmonellen vermehren. Infektionen treten überwiegend in den Sommermonaten auf. Risiko und Schwere der Erkrankung sind höher bei höherer Infektionsdosis (100 % der exponierten Personen erkranken bei $> 10^6$ Bakterien), höherem Magen-pH und bei Antibiotikatherapie (Schutzwirkung der Darmflora). *Inzidenz:* 60–170/ 100000 Einwohner: 2003 wurden in Deutschland 63044 Fälle gemeldet. Die *Inkubationszeit* beträgt je nach Infektionsdosis 12–48 Stunden.

Symptomatik. Wichtigste Symptome sind Fieber, Erbrechen, Tenesmen und wässrige Durchfälle. Septikämische Verläufe sind bei geriatrischen Patienten, Säuglingen, Kleinkindern, Patienten mit Anazidität und HIV-infizierten Patienten bekannt; bei gesunden

Personen kommen eher selbstlimitierende Diarrhöen mit Abdominalschmerzen vor.

Diagnostik. Kultureller Nachweis in der Stuhl- und evtl. der Blutkultur.

Therapie. Symptomatisch; eine antibiotische Therapie ist nur bei schwerem Verlauf oder bei gefährdeten Patienten indiziert. Antibiotika der Wahl sind Gyrasehemmer (z. B. oral Ciprofloxacin 2 × 500 mg für 3–7 Tage). Die Therapie beeinflusst die Keimausscheidung nicht.

Verlauf. Nach einer überstandenen Salmonellose scheiden <5% der Patienten in den ersten 3 Monaten Salmonellen im Stuhl aus. Nach 6 Monaten sind es <1%. Daher ist eine Überwachung bis zum Negativwerden der Stuhlproben erforderlich.

Prophylaxe. Engmaschige Kontrolle von Ausscheidern und ihre antibiotische Sanierung (s. o.).

48.4.3 Typhus/Paratyphus

engl.: typhoid fever

⊞→§ Arztmeldung an das Gesundheitsamt bei Verdacht, Erkrankung oder Tod!

♂→§ Labormeldung an das Gesundheitsamt bei Nachweis einer akuten Infektion!

Erreger sind Salmonella typhi (einziges Reservoir: Mensch) bzw. Salmonella paratyphi A, B oder C (Hauptreservoir: Mensch). Nach der Schleimhaut-Penetration im terminalen Ileum kommt es zunächst zu einer Schwellung der Peyer-Plaques, von wo aus die Erreger über die mesenterialen Lymphknoten die Blutbahn erreichen und zur Sepsis führen. Typhus bzw. Paratyphus sind in der Regel importierte Infektionen. 2003 wurden in Deutschland 65 Typhus- und 72 Paratyphusfälle gemeldet. Die Inkubationszeit beträgt 7–14 Tage, je nach Inokulum.

Symptomatik.
- Allmählicher Fieberanstieg in den ersten 72 Stunden bis 40 °C, später Fieber vom Continua-Typ, das bei unbehandelten Patienten 3–4 Wochen anhalten kann und dann lytisch abfällt;
- Kopfschmerzen, Benommenheit *(typhöser Zustand)*, Abdominalschmerzen; zuerst eher Obstipation, später Diarrhö; Splenomegalie;
- in den ersten Tagen makulopapulöses Exanthem am Stamm *(Roseolen)*, relative Bradykardie.

Komplikationen sind Darmblutung, Darmperforation, Hepatitis und Cholezystitis. 1–3% der Patienten werden zu Dauerausscheidern, die überwacht und medikamentös saniert werden müssen.

Diagnostik. Ein kultureller Nachweis kann in der 1. Woche in Blut- und evtl. Knochenmarkskulturen und in der 2. Woche im Stuhl versucht werden. Ab der 3. Woche ist ein serologischer Nachweis (Widal) möglich. Im Blutbild fällt eher eine Leukopenie mit Linksverschiebung auf.

Therapie.
- Symptomatischer Flüssigkeits- und Elektrolytersatz,
- Gyrasehemmer (z. B. Ciprofloxacin 2 × 500 mg) für 10–14 Tage.

Prognose. Sie ist bei rechtzeitiger antibiotischer Behandlung sehr gut, als Prophylaxe wird bei Auslandsreisen eine aktive Impfung empfohlen. Bei Persistenz in den Gallenwegen kann eine Cholezystektomie sinnvoll sein.

48.4.4 Shigellose

Synonym: bakterielle Ruhr
engl.: bacillary dysentery

Labormeldung an das Gesundheitsamt bei Nachweis einer akuten Infektion!

Hauptsächlich den Dickdarm befallende Infektionskrankheit, verursacht durch Bakterien der Spezies Shigella, die fast ausschließlich im Ausland erworben werden. Nach Eindringen in die Epithelzellen des terminalen Ileums und des Kolons entstehen ulzeröse Läsionen, wodurch es zu blutigen Diarrhöen kommt. Bei Shigella dysenteriae wird durch das Shiga-Toxin eine hämorrhagische Kolitis hervorgerufen. Die Inkubationszeit beträgt 1–7 Tage. 2003 wurden 793 Fälle gemeldet.

Symptome.
- Akutes Fieber bis 40°C,
- Tenesmen mit Stuhldrang,
- initial profuse, später blutige Durchfälle.

Diagnostik. kultureller Nachweis im Stuhl, selten auch im Blut; ein serologischer Nachweis ist nicht möglich.

Therapie. Symptomatischer Flüssigkeits- und Elektrolytersatz. Gyrasehemmer (z.B. oral Ciprogloxacin 2 × 500 mg) für 3–5 Tage. Evtl. ist bei frühzeitigem Einsatz auch eine einzige Gabe ausreichend.
Komplikationen sind toxisches Megakolon, Darmperforation und selten eine Sepsis. Eine prophylaktische Impfung ist nicht möglich.

48.4.5 Campylobacter-Enteritis

Labormeldung an das Gesundheitsamt bei Nachweis einer akuten Infektion!

Diese Darminfektion wird am häufigsten durch Campylobacter jejuni und Campylobacter coli verursacht.
Das natürliche Reservoir bilden Geflügel (bei 50–70% aller Epidemien), verschiedene Haustiere und Vogelarten. Die Übertragung erfolgt z.B. über ungenügend gegartes Fleisch, rohe Austern oder über Ziegenmilchprodukte. Fäkal-orale Übertragungen von Mensch zu Mensch sind bekannt. Die Inkubationszeit beträgt 1–7 Tage.

Symptomatik. Akute Enterokolitis mit Bauchkrämpfen, Fieber, Übelkeit, Erbrechen und Durchfällen, die gelegentlich blutig sein können. Die Krankheit ist bei Immunkompetenten selbstlimitierend und heilt innerhalb von 2–7 Tagen ab.

Diagnostik. Kultureller Nachweis in Stuhl und Blutkulturen; der serologische Nachweis ist nicht üblich.

Therapie.
- Flüssigkeits- und Elektrolytersatz,
- bei schwerer Erkrankung und/oder hohem Allgemeinrisiko (z.B. hohes Alter):
  - Makrolide (z.B. Erythromycin 3 × 500 mg) oder
  - Ciprofloxacin (2 × 500 mg) für 5–7 Tage.

48.4.6 Yersiniose

engl.: yersiniosis

Labormeldung an das Gesundheitsamt bei Nachweis einer akuten Infektion!

Erreger sind Yersinia pseudotuberculosis und Yersinia enterocolitica, die im Tierreich weit verbreitet vorkommen. Die Inkubationszeit dieser Durchfallerkrankung beträgt 2–7 Tage.

Symptomatik.
- Fieber mit Diarrhöen und Bauchschmerzen (Enterokolitis),
- bei Infektion durch Yersinia pseudotuberculosis Symptome einer Pseudo-Appendi-

zitis mit Lymphadenitis mesenterica und Ileitis terminalis,
- bei Patienten mit bestimmten HLA-Antigenen (z. B. HLA-B27) können Wochen nach einer Infektion Arthritiden auftreten (z. B. Sakroileitis),
- bei älteren Patienten können septikämische Verläufe vorkommen.

Diagnostik. Kultureller Nachweis im Stuhl und serologischer Nachweis von Antikörpern.

Therapie.
- Flüssigkeits- und Elektrolytersatz.
- Tetrazykline (z. B. Doxycyclin 2 × 100 mg) oder
- Ciprofloxacin (2 × 500–750 mg) für 2–3 Wochen.

48.4.7 Infektionen mit darmpathogenen Escherichia coli

⚗→§ Labormeldung an das Gesundheitsamt bei Nachweis einer akuten EHEC-Infektion!

Einteilung. Man kennt heute fünf Gruppen darmpathogener Kolibakterien (→ auch ⊤ 48.11):
- enteroinvasive E. coli (EIEC),
- Enterotoxin bildende E. coli (ETEC),
- enteropathogene E. coli (EPEC) und diffus adhärierende E. coli (DAEC),
- enterohämorrhagische E. coli (EHEC),
- enteroaggressive E. coli (EAEC).

Die unterschiedlichen Pathogenitätsgruppen verursachen spezifische Krankheitsbilder und haben eine unterschiedliche Epidemiologie sowie Virulenz. In Deutschland kommen EAEC und EHEC als Erreger akuter Durchfälle häufig vor. ETEC, EPEC und EIEC sind vor allem in Ländern der warmen Klimazonen endemisch. Alle darmpathogenen Kolibakterien unterscheiden sich von den verwandten apathogenen E. coli durch die Präsenz von Pathogenitätsgenen. Es konnte gezeigt werden, dass spezifische Gene, deren Produkte für die Toxinbildung, Adhärenz oder Invasivität verantwortlich sind, durch einen Gentransfer erworben werden.

Symptomatik. Die schwerwiegendsten Komplikationen kann eine EHEC-Infektion verursachen: Der zunächst wässrige Durchfall kann bei 15–20 % der Erkrankten als Ausdruck einer schweren Infektion in eine hämorrhagische Kolitis übergehen. Eine gefürchtete Komplikation ist das hämolytisch-urämische Syndrom (HUS), insbesondere beim Shiga-Toxin-bildenden Serotyp O157:H7. Das klassische HUS ist die häufigste Ursache des akuten Nierenversagens im Kindesalter und ist durch einen biphasischen Verlauf gekennzeichnet:
- Durchfall,
- kurzes Intervall,
- Erbrechen, Bauchkrämpfe, Lethargie, Blässe, Ikterus, Petechien, akutes Nierenversagen.

Diagnostik. Stuhlkultur, serologischer Toxinnachweis im Stuhl.

Therapie. Symptomatisch, Antiperistaltika sind kontraindiziert, Antibiotika möglicherweise nachteilig (Erhöhung der Virulenz und Förderung der Toxinbildung, erhöhtes Risiko eines HUS, daher: Vor Antibiotikatherapie einer blutigen Durchfallserkrankung EHEC ausschließen!).

48.4.8 Nahrungsmittelvergiftungen

engl.: food poisoning

Wichtigste Erreger von Nahrungsmittelvergiftungen sind Staphylococcus aureus, Clostridium perfringens Typ A, Bacillus cereus, Clostridium botulinum. Häufig sind mehrere Personen gleichzeitig betroffen, die sorgfältige Anamnese deckt die Quelle oft auf.

48.11 Darmpathogene Escherichia coli: Epidemiologie, Pathogenitätsmechanismen, Diagnostik und Therapie

	EIEC	ETEC	EPEC	EHEC	EAEC
Epidemiologie	Lebensmittel, Trinkwasser, Reiserückkehrer aus warmen Ländern	Lebensmittel, Trinkwasser, für 50 % aller Reisediarrhöen verantwortlich	auf Säuglingsstationen; in Entwicklungsländern für 20 % der Todesfälle durch Durchfall bei Säuglingen verantwortlich	rohe Lebensmittel, kontaminiertes Trinkwasser, hohe Infektiosität, von Mensch zu Mensch, alle Altersgruppen in Deutschland	häufig in Deutschland bei Kleinkindern, Kontaktinfektion von Mensch zu Mensch
Pathogenitätsmechanismen	Invasion in die Mukosa, dort Vermehrung, Virulenz wie Shigellen	hitzelabiles (LT) und hitzestabiles (ST) Enterotoxin	lokalisierte Adhärenz, Signaltransduktion, Veränderungen der Enterozyten	Shigatoxine, Epithelzellen verlieren Mikrovilli	Anheftung an Mukosa, zytotoxische Zerstörung der Mikrovilli
Diagnostik	Stuhl: Serogruppe, PCR	Stuhl (ELISA), PCR	Stuhl: Serogruppe, Hep-2-Zelen-Adhärenztest, PCR	Stuhl: Nachweis der Shigatoxine	
Symptome	Durchfälle	wässrige Durchfälle 7–14 Tage lang, Übelkeit, Abdominalkrämpfe	wässrig-blutige Durchfälle bei Säuglingen	wässrig-blutige Durchfälle, hämorrhagische Kolitis	
Komplikationen			Toxikose	hämolytisch-urämisches Syndrom (HUS)	
Therapie	Rehydratation, Ciprofloxacin	Rehydratation, Loperamid, ggf. Ciprofloxacin	Rehydratation, Antibiotika nach Antibiogramm, da oft Antibiotikaresistenz	Rehydratation Antibiotika und Loperamid sind kontraindiziert	Rehydratation, evtl. Antibiotika, dann Ciprofloxacin

T 48.12 Häufige toxinvermittelte Enteritiden

Erreger	Inkubationszeit	Erbrechen	Diarrhö	Krämpfe
Staphylococcus aureus	1–12 Stunden	+++	+	+++
Clostridium perfringens Typ A	6–24 Stunden	+	+++	+++
Clostridium difficile	Tage–Wochen	–	+++	++
Bacillus cereus	2–24 Stunden	+	+++	+++
Vibrio cholerae	12–72 Stunden	(+)	++++	–
Clostridium botulinum	6 Stunden–wenige Tage	(+)	+	+
Escherichia coli (Toxin bildende)	12–120 Stunden	(+)	+++	+++

Symptomatik. Im Vordergrund stehen gastrointestinale Beschwerden, vor allem schweres Erbrechen mit Bauchkrämpfen, gefolgt von Durchfällen. Fieber ist häufig, kann aber auch fehlen. Die Krankheiten sind meist akut und selbstlimitierend, die typischen Inkubationszeiten sind der T 48.12 zu entnehmen.

Diagnostik. Nachweis von Toxin in Speiseresten, Erbrochenem bzw. im Stuhl.

Therapie. Im Vordergrund stehen Elektrolyt- und Flüssigkeitsersatz.

Botulismus

engl.: botulism

⊞→§ Arztmeldung an das Gesundheitsamt bei Verdacht, Erkrankung oder Tod!

→§ Labormeldung an das Gesundheitsamt bei Nachweis einer akuten Infektion!

Die sehr seltene Erkrankung (2003: 8 Fälle in Deutschland) wird durch ein von Clostridium botulinum produziertes Neurotoxin ausgelöst und steht im Zusammenhang mit dem Verzehr von ungenügend sterilisierten, meist selbst hergestellten Konserven, z.B. Bohnen, Wurst oder ungenügend geräuchertem Fleisch (*lat.:* botulus = Wurst). Vereinzelt ist von Botulismus ausgehend von Wundinfektionen bzw. Darmbesiedlung (bei Kindern) berichtet worden. Botulinustoxin ist ein möglicher Kampfstoff der biologischen Kriegsführung. Es findet medizinische Anwendung bei muskulären Spasmen und neuerdings in der kosmetischen Chirurgie.

Symptomatik. Die häufigsten Symptome sind allgemeine Muskelschwäche, Sehstörung (Doppelbilder), Dysphagie, Trockenheit im Mund, Bauchschmerzen mit Diarrhö, die beim Fortschreiten in Obstipation übergehen können, und absteigende Lähmungen mit entsprechender Klinik, vor allem respiratorischer Insuffizienz.

Diagnostik. Nachweis von Toxin im Serum oder Stuhl des Patienten; am einfachsten und sichersten gelingt der Nachweis in Speiseresten, wobei gelegentlich nur der verzehrte Anteil einer Konserve kontaminiert sein kann. Die Abgrenzung anderer Infektionskrankheiten bereitet kaum Probleme. Schwieriger kann die Unterscheidung von neurologischen Erkrankungen sein.

Therapie. Frühzeitige Gabe von Antitoxin.

48.4.9 Pseudomembranöse Kolitis (PMC)

Entzündliche Erkrankung des Dickdarms durch Clostridium-difficile-Toxin bei Fehlbesiedelung mit C. difficile. Die Erreger kommen ubiquitär vor und können Teil der Standortflora des Darms sein. Da sie resistent gegen fast alle Breitspektrumantibiotika sind, kann es unter jeder antibiotischen Therapie zu einer Vermehrung von Clostridium difficile und Verdrängung der Standortflora kommen. Risikofaktoren sind hohes Alter, vorausgegangene Breitspektrumantibiotikatherapie und Abdominaloperationen. Häufig erfolgt eine Kolonisation im Krankenhaus.

Symptomatik. Fieber bis 40°C mit blutig-schleimigen Diarrhöen und kolikartigen Bauchschmerzen.

Diagnostik. Endoskopisch: Pseudomembranen; Mikrobiologisch: Nachweis des Toxins, kultureller Nachweis toxinbildener C.-difficile-Stämme; gelegentlich histologisch in endoskopisch entnommenen Proben.

Therapie. Möglichst Absetzen der Antibiotikatherapie. Oral Metronidazol (Clont 3 × 250–500 mg). Orales Vancomycin (4 × 125 mg) wird wegen der Begünstigung der Entstehung von Vancomycin-resistenten Enterokokken (VRE) nur ungern verwendet. Metronidazol ist intravenös wirksam, Vancomycin hingegen unwirksam.

Komplikationen. Als Komplikationen sind Megakolon, Ileus und Kolonperforation gefürchtet. Bei jeder Antibiotika-assoziierten Abdominalsymptomatik an PMC denken!

48.5 Infektionen des Zentralnervensystems

48.5.1 Meningitis

Synonym: Hirnhautentzündung
engl.: meningitis

⊞→§ Arztmeldung an das Gesundheitsamt bei Verdacht auf Meningokokken-Meningitis, Erkrankung oder Tod!

♂→§ Labormeldung an das Gesundheitsamt bei Nachweis einer akuten Meningokokken-Infektion!

Entzündung der Hirnhaut mit Erhöhung der Zellzahl und des Eiweißgehaltes im Liquor. Meist durch Bakterien, seltener durch Viren, Pilze oder Parasiten bedingt.

Einteilung. Der Verlauf der Entzündung erlaubt folgende Einteilung:

Akute eitrige Meningitis. Mit meist bakteriellem Erreger und einem akuten, schweren Verlauf. Im Erwachsenenalter sind Pneumokokken (Streptococcus pneumoniae) oder Mengingokokken (Neisseria meningitidis) die häufigsten Erreger. Seltener und meist bei bestimmten Vorerkrankungen (Leberzirrhose, Organtransplantation) werden Listerien gefunden. Der Liquor ist makroskopisch trüb. Bei schleichendem Verlauf, Lähmung des N. abducens bzw. der basalen Hirnnerven und/oder eher lymphozytärer Zellzahlerhöhung muss eine Infektion mit Mycobacterium tuberculosis erwogen werden. In ⊤ 48.13 sind die häufigsten Erreger mit den typischen Symptomen und der gängigen Therapie aufgeführt.

Subakute nichteitrige Meningitis. Der lymphozytenreiche Liquor ist makroskopisch klarer als bei bakteriellen Entzündungen. Hier kommen Tuberkulose, Lues, Borreliose und eine virale Infektion infrage. Häufige vi-

48.13 Häufigste Erreger der akuten Meningitis

Konstellation	Erreger	Therapie
Jugendliche und jüngere Patienten mit Exanthem, akuter Beginn	Neisseria meningitidis	Penicillin G oder Cefotaxim oder Ceftriaxon
Jugendliche oder ältere Patienten, akuter Beginn, Läsionen im Kopfbereich bekannt	Streptococcus pneumoniae	Cefotaxim oder Ceftriaxon oder Penicillin G
Immunsuppression, Leberzirrhose, Dialysepatient	N. meningitidis Streptococcus pneumoniae Listeria monocytogenes	Cefotaxim allein oder in Kombination mit Ampicillin
HIV-Infektion	Cryptococcus neoformans	Amphotericin B + Flucytosin + Fluconazol
Zeckenbiss vorausgegangen, Erythema chronicum migrans	Borrelia species	Penicillin G oder Cefotaximoder Ceftriaxon
Zeckenbiss vorausgegangen, Symptome einer Enzephalitis	Flavivirus (Frühsommermeningoenzephalitis = FSME)	innerhalb < 48 Stunden nach Biss Hyperimmunglobulin

rale Erreger sind ECHO-, Coxsackie- und Mumpsviren.

Symptomatik.

Akute eitrige Meningitis.
- Starke **Kopfschmerzen:** meist diffus über den ganzen Kopf verteilt,
- **Nackensteifigkeit:** der Patient ist unfähig, seinen Kopf auf die Brust zu beugen,
- **Fieber:** die Temperatur steigt häufig innerhalb weniger Stunden auf über 39 °C,
- **Allgemeinsymptome:** Schwäche, Erbrechen und Bewusstseinseintrübung, Licht- und Geräuschempfindlichkeit,
- **petechiale Hautherde** weisen auf Meningokokken hin (Waterhouse-Friderichsen-Syndrom, → auch S. 362).

Subakute nichteitrige Meningitis. Schleichender Beginn mit geringem Krankheitsgefühl, die o.g. Symptome sind schwächer ausgeprägt. Meist leiden die Patienten erst unter einer fieberhaften Infektion, zu der einige Tage später Kopfschmerzen, Übelkeit und Erbrechen hinzukommen. Bewusstseinsstörungen werden eher selten beobachtet.

Kryptokokkenmeningitis. Im Vordergrund steht Fieber mit leichten Kopfschmerzen, die bereits mehrere Tage bestehen. Der Meningismus ist am Anfang nur leicht ausgeprägt (→ „AIDS", S. 1002ff; S. 1006f) und der Liquor makroskopisch wenig auffällig.

Komplikationen. Eine Fülle von Komplikationen können bei der Meningitis auftreten. Unbehandelt verläuft die Entzündung fast immer tödlich, doch auch unter Therapie muss mit einer Letalität von 5–30 % gerechnet werden.

Diagnostik.
Liquor: Eine Lumbalpunktion steht immer an erster Stelle. Liquor sofort untersuchen auf Zell-, Eiweiß- und Glucosegehalt; gezielter Erregernachweis (Gram-Färbung, Latex-Test,

48.14 Liquorbefunde in der Meningitisdiagnostik

Erkrankung	Zellen	Eiweiß	Glucose
bakterielle Meningitis	segmentkernige Pleozytose	↑	↓
Virusmeningitis	lymphomonozytäre Pleozytose	↑	normal
tuberkulöse Meningitis	gemischtzellige Pleozytose	↑	↓
Meningitis durch Pilze	lymphomonozytäre Pleozytose	↑	↓
Hirntumor	normal oder vermehrt	↑ (Albumin)	normal

↑ = erhöht / ↓ = erniedrigt

Kultur), bei V.a. Kryptokokkose Tusche-Präparat und/oder Antigen-ELISA in Liquor und Serum. Gleichzeitige Bestimmung des Blutzuckers. Diese Untersuchungen weisen schon häufig auf den Erreger oder auch auf andere neurologische Erkrankungen hin (48.14). Bei Nachweis gramnegativer Diplokokken (Meningokokken) sofortige Therapie von Kontaktpersonen (s. u.).
Blut: Blutbild, Differenzialblutbild, CRP, Liquor- und Blutkulturen, Serum-Kreatinin und -Elektrolyte.

Therapie. Die beiden häufigsten Erreger, Pneumokokken und Meningokokken, sind in der Regel hoch empfindlich gegen Penicillin G (Megacillin, 5 Mio. IE alle 8 Stunden als Infusion). Aus dem Ausland, v.a. aus Frankreich, Spanien und Ungarn sind penicillinresistente Stämme bekannt. In solchen Fällen wird Cefotaxim (3 × 2–4 g) in hoher Dosierung empfohlen. Cefotaxim ist auch bei Haemophilus influenzae Typ B (kommt bei Kindern vor) als Mittel der Wahl anzusehen.

Bei starkem Verdacht auf Meningitis und Vorliegen von Hautbefunden schon vor Krankenhauseinweisung ohne einen Erregernachweis sofort eine Therapie mit Penicillin G beginnen!

Prophylaxe. Die Impfung ist gegenüber der in Deutschland häufigsten Serogruppe A nicht wirksam. Sie wird bei der Pilgerreise nach Mekka von den Behörden vorgeschrieben. Exponierte Personen erhalten eine Chemoprophylaxe (2 Tage Rifampicin oder Einmaldosis Ceftriaxon i.m. bzw. Ciprofloxacin 500 mg).
Durch die aktive Impfung mit Haemophilus-influenzae-(HIB)-Impfstoff ist es zu einem sehr starken Rückgang der Meningitis durch Haemophilus influenzae im Kindesalter gekommen.

DD der Meningitis

Erkrankung	Bedeutung	Kommentar
Subarachnoidalblutung	+	Beginn schlagartig, kein Fieber, makroskopisch blutiger Liquor
intrakranielle Tumoren	+	langsamer Beginn, Übelkeit, Erbrechen, Sehstörungen, Liquor makroskopisch und mikroskopisch unauffällig

48.5.2 Enzephalitis

engl.: encephalitis

♂→§ Labormeldung an das Gesundheitsamt bei Nachweis einer akuten FSME-Infektion!

Infektion des Hirnparenchyms meist durch Viren, selten durch Bakterien oder Protozoen. Eine Vielzahl von Viren kann eine Enzephalitis auslösen (⊤ 48.15). Selten kommen Enzephalitiden im Rahmen einer hämatogenen Streuung bei bakteriellen Infektionen vor. In Mitteleuropa ist die Frühsommermeningoenzephalitis (FSME) nach der Borreliose die zweitwichtigste durch Zecken übertragene Infektionskrankheit. Endemiegebiete für die FSME sind vor allem Österreich, Ost- und Süddeutschland, Elsass, Tschechien, Slowakei, Polen, Westrussland und Finnland.

Symptomatik. Die Zeichen der Enzephalitis sind oft sehr diskret, häufige Symptome sind
- Fieber,
- Wesensveränderungen mit Sprachstörungen, Bewusstseinsstörungen, Benommenheit bis zum Koma,
- neurologische Herdsymptome und Krampfanfälle.

Diagnostik. Der Charakter als diffuse Enzephalitis (Viren, Spirochäten, post-/parainfektiös) bzw. fokale Enzephalitis (Hirnabszesse bei bakteriellen, mykotischen und protozoalen Infektionen, z.B. Toxoplasmose) ist diagnostisch wegweisend.
- **Liquor:** Zellzahl und Eiweiß nur mäßig erhöht, meist Lymphozytose; Kultur und Serologie;
- **Labor:** Bei viraler Genese nur geringe Leukozytose, im Differenzialblutbild eher eine Lymphozytose, nur mäßige CRP-Erhöhung;
- nach der **Erregerdiagnostik** werden unterschieden:
  - **Primäre Enzephalitis:** Erreger kann angezüchtet bzw. mittels PCR oder histologisch nachgewiesen werden.
  - **Post- oder parainfektiöse Enzephalitis:** Erreger kann nicht angezüchtet, mittels PCR oder histologisch nachgewiesen werden.

Therapie. Meist nur symptomatisch, da bei viraler Genese eine gezielte Therapie nur bei der Herpes-simplex- oder Varicella-zoster-Enzephalitis mit Aciclovir (z.B. Zovirax 3 × 10 mg/kgKG/d) möglich ist. Bei der FSME muss das Hyperimmunglobulin innerhalb von 48 Stunden nach Zeckenbiss gegeben werden, um eine Erkrankung zu verhindern. Dies gelingt sehr selten. Außerdem sind deletäre Verläufe nach Gabe von Hyperimmunglobulin beschrieben worden.

Prophylaxe. Die Schutzimpfung gegen FSME wird bei Reisen in Endemiegebiete und für gefährdete Personen (z.B. Waldarbeiter) empfohlen.

Rabies

Synonym: Tollwut
engl.: Rabies

⊞→§ Arztmeldung an das Gesundheitsamt bei Verdacht, Erkrankung oder Tod!

♂→§ Labormeldung an das Gesundheitsamt bei Nachweis einer akuten Infektion!

Die Tollwut ist unbehandelt eine praktisch unweigerlich tödliche Enzephalomyelitis durch das Rabies-Virus, das über Speichel oder einen Biss durch ein erkranktes Tier übertragen wird. Übertragungen über Cornea-Transplantate sind beschrieben.

Diagnostik. Anamnese (Bissverletzung, Verhalten des Tiers, Endemiegebiet), wenn mög-

48.15 Viren, die das zentrale Nervensystem infizieren können

Erregertyp	Serotypen	Inkubationszeit (in Tagen)		
Adenoviren	47	(2)	5–7	(10)
Coxsackie-A-Viren	23		2–6	
Coxsackie-B-Viren	6		2–6	
ECHO-Viren	31		2–6	
Enteroviren	4		2–6	
Epstein-Barr-Virus	1		7–14	(28)
FSME[1]-Virus	1		4–14	
Herpes-simplex-Viren	2	(2)	3–9	(20)
HI[2]-Viren	2	Monate bis Jahre		
Influenza-A-, -B-, -C-Virus	3		0,7–3	
LCM[3]-Virus	1		6–13	
Masernvirus	1	(8)	9–12	(18)
Masernvirus: SSPE[4]	1		Jahre	
Mumpsvirus	1	(12)	16–20	(26)
Parainfluenzaviren	4		2–3	
Polioviren	3	(6)	9–14	(>21)
Polyomavirus: PML[5]	1		Jahre	
Rabiesvirus (Tollwut)	1	(6)	20–100	(>300)
Respiratory-Synzytial-Virus	1		3–5	(7)
Rötelnvirus: PRP[6]	1		Jahre	
Varizella-Zoster-Virus	1	(9)	14–21	(28)
Zytomegalievirus	1		30–50	

(in Klammern = zeitliche Extremvarianten)
[1] FSME = Frühsommermeningoenzephalitis
[2] HI = Human immunodeficiency
[3] LCM = lymphozytäre Choriomeningitis
[4] SSPE = subakut sklerosierende Panenzephalitis
[5] PML = progressive multifokale Leukenzephalopathie
[6] PRP = progressive Rötelnpanenzephalitis
Quelle: nach Selb B, → S. 1170

lich Untersuchung des Tieres, Serologie sofort und im Verlauf.

Therapie. Wundbehandlung. Bei passender Anamnese sind aktive und passive Immunisierung dringlich, aber nicht notfallmäßig erforderlich.

Prophylaxe. Primärprophylaxe (Vakzination) bei zu erwartender Exposition.

48.5.3 Poliomyelitis

Synonym: Kinderlähmung
engl.: poliomyelitis

⊞→§ Arztmeldung an das Gesundheitsamt bei Verdacht, Erkrankung oder Tod!

♁→§ Labormeldung an das Gesundheitsamt bei Nachweis einer akuten Infektion!

Enterovirusinfektion (3 Serotypen) mit Befall des Zentralnervensystems. Die Infektion ist hochgradig kontagiös (fäkal-oral) und weist häufig einen biphasischen Verlauf auf. Einer unspezifischen fieberhaften Erkrankung 3–5 Tage nach Exposition folgt eine Besserung. 9–12 Tage nach Exposition tritt eine erneute fieberhafte Phase mit neurologischen Symptomen auf (aseptische Meningitis und Myelitis, Paralyse einer oder mehrerer Extremitäten). Die Letalität beträgt ca. 8%, in ca. 37% verbleiben Lähmungen. Aufgrund unzureichenden Impfschutzes ist die Poliomyelitis in Teilen Afrikas und Asiens weiterhin endemisch.

Diagnostik. Diagnosestellung klinisch, Virusnachweis in Stuhl, Rachensekret, Liquor.

Therapie. Supportiv, bisher ist keine kausale Therapie bekannt. Der Stellenwert von Pleconaril (bei anderen Enterovirus-Infektionen wirksam) ist unklar.

Prophylaxe. Vakzination mit inaktivierter Vakzine. Bei der oralen Lebendvakzine kann es durch Rückmutation des Virus zu Vakzine-assoziierten Erkrankungen kommen.

48.6 Sepsis

engl.: septicaemia

Lebensbedrohliche Komplikation schwerer Infektionen mit systemischen Entzündungszeichen und Gewebeschäden in verschiedenen Organen.

Von einem **systemischen Entzündungssyndrom SIRS** spricht man, wenn zwei oder mehr der folgenden Zeichen einer systemischen Entzündungsreaktion vorhanden sind:
- Fieber >38°C oder Hypothermie <36°C,
- Leukozytose >12/nl oder Leukopenie <4/nl oder >10% Stabkernige,
- Tachykardie >90/min.,
- Tachypnoe >20/min. oder Pa_{CO_2} <32 mmHg.

Die Sepsis wird eingestuft als
- *„einfache" Sepsis:* klinische Hinweise auf eine Infektion plus oben erwähnte Symptome,
- *schwere Sepsis:* zusätzlich Zeichen einer Organdysfunktion, -hypoperfusion oder Hypotension
- *septischer Schock:* zusätzlich Kreislaufschock trotz Flüssigkeitssubstitution.

Bei passagerem Vorhandensein von Erregern im Blut (z.B. bei Zahnextraktionen) ohne klassische Symptome einer Sepsis spricht man von **Bakteriämie** (*engl.:* bacteraemia). Klinisch fehlen die typischen Zeichen einer Allgemeininfektion.

Epidemiologie. In 📊 **48.16** sind die typischen Erreger der Sepsis nach Häufigkeit ihres Auftretens und mit den häufigsten Eintrittspforten wiedergegeben. Bei 95% der Patienten verursacht ein einziger Erreger die Sepsis (Monoinfektion). In Blutkulturen, die bei Verdacht auf Sepsis vor Gabe eines Antibiotikums beimpft werden, gelingt es in ca.

T 48.16 Häufigste Erreger der Sepsis
(die Zahlen stammen aus einer multizentrischen Studie)

Erreger	Häufigkeit [%]	typische Eintrittspforten
Escherichia coli	23,9	Harnwege, Gastrointestinaltrakt
Staphylococcus aureus	20,4	Hautinfektionen, intravasale Fremdkörper
Staphylokokken (Koagulase negativ)	9,3	intravasale Fremdkörper
Klebsiella species	5,4	Harnwege
Pseudomonas aeruginosa	4,2	Beatmung, Verbrennungswunden
Proteus mirabilis	2,3	Harnwege

Quelle: Rosenthal, → S. 1170

60% der Fälle, einen pathogenetisch relevanten Erreger nachzuweisen.

Ätiologie und Pathogenese. Besonders gefährdet sind stationäre Patienten in hohem Alter und solche mit schweren Allgemeinerkrankungen (Diabetes, Tumoren). Auch nach Verbrennungen, großen Operationen, invasiver Diagnostik, unter immunsuppressiver Therapie und nach Splenektomie (Pneumokokken, H. influenzae) ist das Risiko erhöht. Das Krankheitsbild und die Folgen der Sepsis werden durch 4 Faktoren bestimmt:
1. den in den Körper eingedrungenen Erreger,
2. die gebildeten Produkte (Toxine),
3. die Abwehrreaktion des Organismus und
4. Art und Ausmaß des Organversagens.

Vor allem die Freisetzung körpereigener Mediatoren (Zytokine, z.B. Tumor-Nekrose-Faktor, Interleukine) wird für zahlreiche Symptome verantwortlich gemacht. Je nach Abwehrlage des Organismus führt die Streuung der Erreger zu einzelnen oder zahlreichen Metastasen in anderen Organen, z.B. Nieren, Lunge, Leber und Meningen. Dabei kann die schwere Form zum septischen Schock mit Multiorganfunktionsstörung führen.

Symptomatik. Bei folgenden Symptomen besteht Verdacht auf eine Sepsis:
- Fieber >38°C oder Untertemperatur (<36,5°C),
- Schüttelfrost,
- Tachykardie (wenn keine Herzerkrankung vorliegt),
- Tachypnoe (wenn keine Lungenerkrankung vorliegt),
- Benommenheit, Verwirrtheit,
- Durchfall (wenn keine gastrointestinale Erkrankung vorliegt),
- Schock unklarer Genese,
- metabolische Entgleisung (z.B. bei Diabetes mellitus),
- Thrombozytopenie und Blutungsneigung durch Verbrauchskoagulopathie,
- Niereninsuffizienz, Multiorgandysfunktion.

Diese Symptome können auch fehlen, so dass bei jedem schweren, unklaren Krankheitsbild differenzialdiagnostisch an eine Sepsis gedacht werden muss. Häufig kann schon durch sorgfältige Anamnese und körperliche Untersuchung eine Sepsis erkannt werden. Oft deuten die Befunde bereits auf einen bestimmten Erreger hin (**T 48.17**).

48.17 Erregerspektrum bei klinischen Formen der Sepsis

Klinische Form	Haupterreger
subakute bakterielle Endokarditis	vergrünende Streptokokken, Enterokokken
septische/postoperative Endokarditis	Staphylokokken
hämatogene Osteomyelitis	Staphylococcus aureus
hämatogene Meningitis	Meningokokken, Pneumokokken, Haemophilus influenzae
Neugeborenensepsis	Enterobakterien, Streptokokken der Gruppe B, Pseudomonas species
Fremdkörpersepsis	Staphylokokken, Streptokokken, Sprosspilze, Pseudomonas species
Infusionssepsis	Nonfermenter, kryophile Keime
Urosepsis	Enterobakterien, Pseudomonas species
Sepsis von der Galle ausgehend	Escherichia coli, Enterokokken, andere Enterobakterien, Pseudomonas
Sepsis vom Darm ausgehend	Enterobakterien, Bacteroides fragilis, anaerobe Streptokokken, Clostridien
Sepsis vom weiblichen Genitale ausgehend	E. coli, Bacteroides spezies, anaerobe Streptokokken, hämolysierende Streptokokken, Gonokokken
Sepsis bei immunsupprimierten Patienten	Enterobakterien, Pseudomonas species, Staphylokokken, Streptokokken, Sprosspilze

Diagnostisches Vorgehen.
- Um eine gezielte antibiotische Therapie zu ermöglichen, müssen vor Therapiebeginn Blutkulturen entnommen werden. Diese müssen nach Beimpfung sofort im Brutschrank bei 37 °C bebrütet werden;
- Bestimmung von Blutbild, Differenzialblutbild und Elektrolyten,
- Harnstoff und Kreatininwert können Hinweise auf eine Nierenbeteiligung geben,
- das CRP ist bei Sepsis deutlich erhöht.

Der Nachweis des Erregers ist am häufigsten ½ Stunde vor bis 2 Stunden nach einer Fieberspitze erfolgreich. Dennoch kann man im klinischen Alltag nur selten auf eine Fieberspitze mit Schüttelfrost warten. Vor Antibiotikatherapie müssen mindestens 2 Paar Blutkulturen (je aerob und anaerob) im Abstand von 10–30 Minuten entnommen werden. Hierbei gilt: lieber viele zu viel als eine zu wenig.

Therapie. Patienten mit Sepsis müssen engmaschig überwacht werden, ggfs. supportive Therapie (Katecholamine, Nierenersatztherapie, evtl. Hydrocortison).
- **Herdsanierung:** Die Entfernung des Sepsisherdes (Drainage, operativ) ist, sofern der Herd bekannt ist, unerlässlich.
- **Antibiotikatherapie:** Bis zum Eintreffen der Kulturergebnisse richtet sich die Therapie nach dem zu erwartenden Erreger, wobei lokale und epidemiologische Faktoren einbezogen werden müssen. Die antibio-

tische Therapie beginnt hoch dosiert parenteral, geeignet sind *Cephalosporine* oder *Carbapeneme*, die bei Vorliegen von Schock-Zeichen mit Aminoglykosiden kombiniert werden. Die weitere Therapie richtet sich nach dem Ergebnis der kulturellen Diagnostik.
- **Supportive Therapie:** Sie spielt bei der Sepsis eine große Rolle (Volumengabe, Katecholamine, Nebennierenhormon-Substitution, Gabe von aktiviertem Protein C).

Prognose. Trotz korrekter antimikrobieller Therapie kann die Letalität je nach Grundkrankheit und vor allem beim Vorliegen eines septischen Schocks 20–40 % betragen.

Bei jeder unerklärlichen klinischen Verschlechterung anderer Krankheitsbilder muss eine Sepsis differenzialdiagnostisch in Erwägung gezogen werden.

48.7 Tuberkulose

48.7.1 Allgemeines

Synonym: Morbus Koch
engl.: tuberculosis

⊞→§ Arztmeldung an das Gesundheitsamt bei Verdacht, Erkrankung oder Tod!

☌→§ Labormeldung an das Gesundheitsamt bei Nachweis einer akuten Infektion!

Definition. Die Infektion durch Mycobacterium tuberculosis, M. bovis oder M. africanum kann die verschiedensten Organe betreffen (T 48.18), so dass die Symptomatik unterschiedlich geprägt ist. Während Symptomatik und Befund der Tuberkulose in den jeweiligen Kapiteln behandelt werden, soll hier grundsätzlich auf die Erkrankung und vor allem auf die therapeutischen Möglichkeiten eingegangen werden.

Ätiologie. Der Erreger wird in der Regel aerogen (Tröpfcheninfektion) übertragen und führt bei empfänglichen Personen zu einer Primärinfektion. An der Eintrittsstelle bildet sich der sog. Primärherd, aus dem die Erreger über die Lymphbahnen (lymphogene Streuung) zu den regionären Lymphknoten (meist Lungenhilus) gestreut werden und zusammen mit dem Primärherd den Primärkomplex bilden. Diese Phase der Infektion ist meist ohne klinische Symptome. Die Erreger überleben latent für viele Jahre intrazellulär, und je nach Disposition des Infizierten kann sich aus dem Primärkomplex eine klinisch manifeste progrediente Tuberkulose mit entsprechender Klinik entwickeln (Lebenszeit-Risiko ca. 7 %).

T 48.18 Häufigste Organmanifestationen der Tuberkulose

Organmanifestation	Material für Diagnostik	→
Pleuritis tuberculosa	Pleuraexsudat, Pleurabiopsie	S. 474
Lungentuberkulose	Sputum, bronchoskopisch abgesaugtes Sekret	S. 435ff.
Lymphknotentuberkulose	Biopsat oder Punktat	S. 988
Urogenitaltuberkulose	Urin	S. 248f
Miliartuberkulose	Blut oder Knochenmark	S. 988f.
Meningitis	Liquor	S. 977f
Knochen, Wirbelsäule, Gelenk	Punktat oder Biopsat	S. 1120f

Allgemeine Symptomatik. Das jeweilig befallene Organ prägt die Klinik und die Symptome. Diese können in den ersten Monaten sehr diskret sein: Subfebrile Temperatur, reduzierter Allgemeinzustand, Leistungsminderung, Nachtschweiß, Gewichtsverlust.

Diagnostik.
- **Mikroskopisch:** Direktnachweis von säurefesten Stäbchen im klinischen Material. Die Sensitivität ist je nach Material gering; hohe Spezifität.
- **Kultureller Erregernachweis** in Sputum, Magensaft, Pleuraexsudat, Liquor, Urin, Biopsiematerial, gelegentlich auch im Blut. Die Sensitivität und Spezifität der kulturellen Untersuchung ist besser als die der mikroskopischen Untersuchung. Der früher übliche Tierversuch ist heute obsolet. *Nachteil:* Dauer bis zum Erhalt des Ergebnisses ca. 4–8 Wochen. Die Sensitivität der mikroskopischen und kulturellen Untersuchung bei Lungentuberkulose ist für Sputum 44%, für bronchoskopisch abgesaugtes Material 74% und bei Magensaft 36%. Sie ist am höchsten bei kavernösen Lungentuberkulosen.
- **Molekularbiologischer Nachweis** mittels Polymerasekettenreaktion (PCR) in sterilen Körpersekreten wie Liquor, Aszites, Pleurapunktat (hoch sensitiv, gelegentlich falsch positiv).
- **Histologischer Nachweis** von Granulomen mit verkäsenden Nekrosen im Biopsiematerial ist beweisend.
- **intrakutane Testung** mit definierter Menge Tuberkulin (PPD=protein purified derivative): 5 IE PPD werden mit Hilfe eines Stempels (weniger präzise) oder vorzugsweise intradermal (Mendel-Mantoux) appliziert. Die Interpretation erfolgt nach 48–72 Stunden. Jede tastbare Infiltration über 2 × 2 mm gilt als positiv, wobei die American Thoracic Society ein Minimum von 10 mm für den Mendel-Mantoux-Test als positiv definiert (ATS guidelines 7/ 1999). Ein negativer Tuberkulintest schließt eine Tuberkulose nicht aus, und auch nach BCG-Impfung bleibt der Test jahrelang positiv. Neuere immunologische Verfahren (ELISPOT) erlauben den Ausschluss einer falsch positiven Reaktion auf dem Boden einer BCG-Vakzination.
- **Röntgenaufnahme** des Thorax.
- **Labor:** Die BSG ist stark beschleunigt, CRP ist mäßig erhöht.

Therapie. Die Behandlung der Tuberkulose kann weitgehend ambulant erfolgen. Häufig wird sie (insbesondere bei mikroskopisch offener Tuberkulose) stationär eingeleitet und nach Sputumkonversion ambulant fortgeführt. Indikationen für stationäre Therapie sind:
- Nachweis großer Mengen säurefester Stäbchen in Sputum oder Bronchiallavage,
- Nachweis säurefester Stäbchen in Sputum oder Bronchiallavage und Herkunft aus einem Gebiet mit hoher Prävalenz der multiresistenten Tbc,
- beidseitig ausgedehnte (d. h. bakterienreiche), fortgeschrittene Lungentuberkulose, komplizierende Begleiterkrankung (Leber-, Nierenerkrankungen, Diabetes mellitus, Alkoholkrankheit),
- reaktivierte Tuberkulose, insbesondere mit bekannter Antituberkulotikaresistenz,
- Verdacht auf unzureichende Mitarbeit des Patienten.

Die antituberkulotische Behandlung erfordert immer eine **Kombinationstherapie** (→ ▼ 48.19). Eine Monotherapie führt zur Selektion resistenter Keime. In Deutschland sollte die Behandlung wegen der Rate von Isoniazid-(INH)-Resistenzen von über 4% primär vierfach kombiniert erfolgen.

Da INH, Rifampicin (RMP) und Pyrazinamid (PZA) synergistisch sterilisierend auf alle Bakterienpopulationen (auch ruhende Mykobakterien) wirken, sollten die Behandlungsregime während der gesamten Behandlungszeit INH und RMP enthalten (Cave: INH-He-

T 48.19 Gebräuchliche Antituberkulotika

Medikamentenname (Kurzform)	Tagesdosis mg/kg KG	max. Tagesdosis	Kontraindikationen	Nebenwirkungen	Interaktion mit
Rifampicin (RMP)	10	0,75 g	schwere Lebererkrankungen, Thrombozytopathie	Nausea, cholestatische Hepatopathie, Thrombopenie, Überempfindlichkeitsreaktion	Corticosteroiden, Antikoagulanzien, Ovulationshemmern, (Aufklären!) Alkohol, Proteaseinhibitoren, Ketoconazol
Isoniazid (INH)	5	0,4 g	schwere Lebererkrankungen, Psychosen	Nausea, Hepatopathie, Polyneuropathie, epileptiforme Krämpfe, allergische Reaktionen	Hydantoinen, Barbituraten, Cumarinen, Alkohol
Pyrazinamid (PZA)	30–35	2,5 g	Niereninsuffizienz, Gicht	Nausea, Hautexanthem, Harnsäureretention, Arthralgie, Photosensibilisierung	Acetylsalicylsäure, jodhaltigen Kontrastmitteln, Probenecid
Streptomycin (SM)	15	1,0 g	Schaden des N. vestibularis, Niereninsuffizienz	allergische Reaktionen, Ototoxizität, Nephrotoxizität	Aminoglykosiden
Ethambutol (EMB)	20–25	2,0 g	Optikusneuritis, Niereninsuffizienz	Einschränkung von Gesichtsfeld, Sehvermögen und Farbsehen, Nausea	Antazida

nach: Empfehlung des Deutschen Zentralkomitees zur Bekämpfung der Tuberkulose, Pneumologie 1995

patotoxizität!), in der Initialphase ergänzt durch PZA und Streptomycin (SM, Maximaldosis beachten!) und/oder Ethambutol (EMB). Ein Behandlungszeitraum von 6 Monaten (2 Monate vierfach, 4 Monate zweifach) kann bereits ausreichend sein, eine 9-monatige Behandlung hat eine niedrigere Rate an Therapieversagen. (T 48.20). Die Therapiekontrolle erfolgt über die Sputumkonversion, Besserung der Symptomatik, Kulturnegativierung und die Rückbildung von Organveränderungen. Z.T. fistulierende Lymphadenitiden können über Monate persistieren. Zu beachten ist die lokal hohe Rate an multiresistenten Erregern, insbesondere bei Patienten aus Ländern der früheren Sowjetunion. Cave: Rasche und konsequente Isolation („lieber zu früh und zu oft")!

48.20 Zwei gebräuchliche Therapieregime bei Tuberkulose

Therapieschema	Initialphase 2–3 Monate	Stabilisierungsphase
Kurztherapie Gesamtdauer 6–7 Monate	Isoniazid + Rifampicin + Pyrazinamid	3–4 Monate Isoniazid + Rifampicin
Standardtherapie Gesamtdauer 9 Monate	Isoniazid + Rifampicin + Pyrazinamid + Streptomycin	6–7 Monate Isoniazid + Rifampicin

Die Medikamenteneinnahme erfolgt in täglicher Einzeldosis gleichzeitig, weil so Spitzenkonzentrationen von Antituberkulotika mit unterschiedlichem Angriffspunkt gesichert sind. Keine verteilten Tagesdosen, sondern alles morgens oder alles abends.

Prophylaxe. Die Impfung mit BCG-Impfstoff bietet keinen absoluten Schutz (Schutzwirkung ca. 50%) vor einer Erkrankung. Es gibt jedoch Hinweise, dass die Impfung einen 75–86%igen Schutz vor der schweren disseminierten Form der Tuberkulose gewährt.

48.7.2 Häufigste Organmanifestationen der Tuberkulose

→ auch 48.18.

Lungentuberkulose

Die klassische Lungentuberkulose wird in „Infektionskrankheiten der Lungen", S. 435ff behandelt.

Lymphknotentuberkulose

Leitsymptom ist die Schwellung der Lymphknoten, vor allem im Halsbereich. Bei Abdominaltuberkulose können auch die Abdominallymphknoten vergrößert sein. Die Patienten klagen über subfebrile bis febrile Temperaturerhöhung, Nachtschweiß, Gewichtsverlust, Müdigkeit und Abgeschlagenheit.

Diagnostik. Bei Laboruntersuchungen fällt eine beschleunigte BSG auf. Die Röntgenuntersuchung des Thorax zeigt vergrößerte, z. T. verkalkte Lymphknoten. Sonographisch können bei einer Abdominaltuberkulose Lymphadenopathien und Aszites nachgewiesen werden. Die Diagnose muss oft bioptisch gesichert werden.

Differenzialdiagnose. Mononukleose, Toxoplasmose, Lymphome.

Die Lymphknotentuberkulose gilt als eine geschlossene Tuberkulose.

Miliartuberkulose

Sie ist die generalisierte Form der Tuberkulose, die im Rahmen einer hämatogenen Streuung entsteht. Gefährdet sind Patienten mit massiver Abwehrschwäche oder schweren Grundkrankheiten.

Symptome. Reduzierter Allgemeinzustand, hohes Fieber, schweres Krankheitsgefühl mit Benommenheit; bei meningealer Beteiligung Zeichen einer basalen Meningitis mit Hirnnervenbeteiligung (s. u.).

Diagnostik. Im Röntgenbild der Lungen sieht man feine, diffuse, kleine Knötchen, im Augenhintergrund chorioidale Tuberkel.

Tuberkulöse Meningitis

Schleichender Beginn mit subfebrilen Temperaturen, Kopfschmerzen, Benommenheit und allgemeinem Krankheitsgefühl und anderen oben beschriebenen Symptomen für mehrere Wochen, bevor die Symptome einer basalen Meningitis (Nackensteifigkeit, Läsionen der Hirnnerven II, III, IV, VI, VII und VIII) manifest werden.

Diagnostik. Liquordruck erhöht, makroskopisch klarer Liquor (Zellzahl ca. 500/µl), nach längerem Stehenlassen entsteht bei Zimmertemperatur ein Spinnwebgerinnsel.

Therapie. Initial 4-fach-Kombination (→ 48.19, S. 987). Die Gesamttherapiedauer beträgt 12–24 Monate. Adjuvant Dexamethason (12 mg/Tag).

Differenzialdiagnose. Virusmeningitis.

BCG-Impfung von Tuberkulin-negativen Personen wird bei Tätigkeit im Gesundheitswesen im Ausland (z. B. AiP-Tätigkeit in GB) oft verlangt. An Tuberkulose denken:
- bei jeder unklaren, subfebrilen Temperaturerhöhung, die länger anhält,
- bei jeder BSG-Erhöhung,
- bei asymptomatischer Leukozyturie (Urogenitaltuberkulose).

Knochen-, Wirbelsäulen- und Gelenktuberkulose

→ „Gelenke", S. 1120

48.8 Verschiedene Infektionskrankheiten

48.8.1 Infektionen durch Borrelien

Ätiologie und Pathogenese. Borrelien sind mikroaerophile, gramnegative, bewegliche Bakterien, die weltweit sowohl bei wild lebenden als auch bei Haustieren vorkommen.

Die Übertragung der klinisch wichtigen Spezies Borrelia recurrentis (Erreger des epidemischen Rückfallfiebers) erfolgt durch Läuse (Pediculus humanus), der Spezies Borrelia duttoni (Erreger des tropischen endemischen Rückfallfiebers) durch Lederzecken (Ornithodorus Spp.) und von Borrelia burgdorferi (Erreger der Lyme-Borreliose) durch Schildzecken (Ixodes ricinus oder Ixodes dammini). Der kulturelle Nachweis ist schwierig. Die Diagnostik basiert überwiegend auf serologischen Methoden, die jedoch ebenfalls unbefriedigend sind.

Lyme-Borreliose

Erreger ist Borrelia burgdorferi mit weltweitem Vorkommen. Das Reservoir sind Tiere, die Übertragung erfolgt durch infizierte Zecken.
→ auch „Herz", S. 136 und „Gelenke", S. 1123.

Symptomatik. Die Krankheit wird in 3 Stadien eingeteilt (T 48.21). Diese Einteilung impliziert einen Übergang von einem anfangs eher lokalen Geschehen zu einer mehr systemischen Beteiligung. Das Erythema (chronicum) migrans ist in 👁 48.5 dargestellt.

Diagnostik. In der Regel erfolgt ein serologischer Nachweis mit Antikörpern. IgM-Antikörper sind erst ab der 3. Woche positiv. Wiederholung der Untersuchung nach 3–4 Wochen. Gelegentlich ist auch ein kultureller Nachweis im Biopsiematerial oder durch PCR möglich.

Therapie.
- Frühzeitige (innerhalb von Stunden) Entfernung der Zecke(n) schützt vor einer Infektion.
- **Stadium I:** Doxycyclin (2 × 100 mg) oder Amoxicillin 3 × 500 mg, evtl. Cefuroximaxetil 2 × 500 mg für 14–21 Tage. Alternativ: Erythromycin 4 × 500 mg oder 2 ×

T 48.21 Stadieneinteilung und Zuordnung klinischer Symptome der Lyme-Borreliose

	Stadium I	Stadium II	Stadium III
Ausbreitung	lokale Infektion	Generalisierung mit Befall von verschiedenen Organen	chronisches generalisiertes Stadium
Allgemeinsymptome	Müdigkeit, Kopfschmerzen, Fieber		
Haut	Erythema chronicum migrans: breitet sich aus, heilt zentral ab und kann über Monate als wandernder Ring fortbestehen. Spontaner Rückgang der Effloreszenzen		Acrodermatitis atrophicans: gelenknahe blau-rote Verfärbung, ödematöse Schwellung der Haut
Bewegungsapparat	Arthralgien, Myalgien		Gelenkschmerzen hauptsächlich an den großen Gelenken
Nervensystem		subakute Meningitis: Kopfschmerzen, Photophobie, Nackensteifigkeit, Meningoradikulitis: Bannwarth-Syndrom mit lymphozytärer Pleozytose im Liquor, starken, vor allem nächtlichen Zeichen einer Radikulitis, kraniale Neuritis: Beteiligung des N. facialis	chronisch progrediente Enzephalomyelitis
Herz		Myokarditis, Perikarditis mit Herzklopfen, Rhythmusstörungen, AV-Block	
Zeitraum des Auftretens	3 Tage – 16 (median 1,5) Wochen nach Infektion	Wochen bis Monate nach dem Stadium I	Monate bis Jahre später

500 mg für 14–21 Tage oder Azithromycin 1 × 500 mg für 7–10 Tage. Bei früher neurologischer Beteiligung oder atrioventrikulärem Blockbild Ceftriaxon 2 × 2 g für 14–28 Tage oder Penicillin G 3 × 10 Mio E, bei Allergie Doxycyclin.

- **Stadium II und III:** Ceftriaxon oder Penicillin G (s. o.).

Bei einer „sterilen" Meningitis nach Zeckenbiss an Borreliose denken. Bei Rezidiven sind – vor allem im Stadium II und III – wiederholte Behandlungen erforderlich.

48.5 Erythema (chronicum) migrans

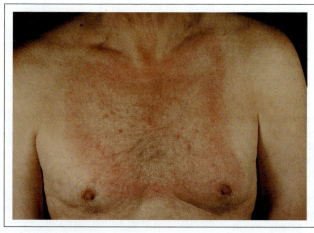

Das Erythema (chronicum) migrans breitet sich zentrifugal aus. Da die Effloreszenzen zentral abblassen, entsteht ein wandernder Ring.

Rückfallfieber

engl.: relapsing fever

Arztmeldung an das Gesundheitsamt bei Verdacht, Erkrankung oder Tod!

Labormeldung an das Gesundheitsamt bei Nachweis einer akuten Infektion!

Definition. Erreger des Rückfallfiebers in Europa ist Borrelia recurrentis (in den Tropen auch Borrelia duttoni).

Epidemiologie.
- Übertragung durch Läuse von Mensch zu Mensch bei Unterbringung in beengten Verhältnissen und mangelnder Hygiene;
- epidemisches Auftreten in der kalten Jahreszeit;
- Inkubationszeit 4–18 Tage.

Symptomatik.
- Die Patienten sind schwer krank: akuter Beginn mit Zeichen einer Sepsis, Hepatosplenomegalie und diffusen petechialen Blutungen;
- am Ende der ersten Fieberperiode, die 3–6 Tage dauert, tritt ein petechiales oder makulöses Exanthem am Stamm auf; rasche Entfieberung zwischen dem 3. und 6. Tag;
- nach 7–10 Tagen erneutes Auftreten der Symptome; mehrere Attacken folgen, die jedes Mal milder ablaufen.

Komplikationen.
- Bei ca. 30% der Patienten Koma, Krampfanfälle oder Hemiplegie;
- tödliche Komplikationen sind ZNS-Blutungen, Myokarditis mit Arrhythmie und Leberversagen.

Diagnostik. Die Erreger können in der Dunkelfeldmikroskopie im peripheren Blut direkt nachgewiesen werden. Die serologische Diagnostik ist unzuverlässig.

Therapie. Doxycyclin (2 × 100 mg) oder Makrolide (Erythromycin 3 × 500 mg) für 7 Tage. Unter antibiotischer Therapie ist eine Jarisch-Herxheimer-Reaktion (Fieber, Übelkeit, Tachykardie und Leukozytose; vermutlich durch Zerfall und Freisetzung von Endotoxin nach Gabe eines Antibiotikums) möglich.

48.8.2 Brucellose

Synonym: Morbus Bang (für Rinderbrucellose)
engl.: brucellosis

☝→§ Labormeldung an das Gesundheitsamt bei Nachweis einer akuten Infektion!

Definition. Subakute, systemische Infektion durch Brucella species, die weltweit vorkommen. Das Reservoir bilden infizierte Rinder (Brucella abortus), Schafe und Ziegen (Brucella melitensis), Schweine (Brucella suis) und Hunde (Brucella canis). Die Inkubationszeit beträgt 10–21 (–100) Tage.

Ätiologie und Pathogenese. Durch Sanierung des Rinderbestandes gelang es in Deutschland, die Brucellose zu eliminieren. Sie kommt heute nur als Importinfektion nach Aufenthalt vor allem in den Mittelmeerländern vor. Die Übertragung erfolgt durch kontaminierte Milch oder Milchprodukte oder durch Aerosol. 2003 wurden in Deutschland 27 Fälle gemeldet. Erkrankung und Tod sind meldepflichtig.

Symptomatik. Prodromalstadium mit Kopf- und Gliederschmerzen, langsam ansteigendes Fieber bis 39,5 °C, das oft intermittierend ist (undulierendes Fieber). Der Allgemeinzustand ist nur wenig beeinträchtigt. Häufig kommt es zu einer Hepatosplenomegalie. Bei chronischem Verlauf kommt es vor allem zu Osteomyelitis und Endokarditis.

Diagnostik.
- Im Blutbild initial Leukozytose, später eher eine Leukozytopenie, geringe Beschleunigung der BSG.
- Erreger kann aus Blut- und Knochenmarkskulturen bei langer Bebrütung angezüchtet werden. Die Verdachtsdiagnose muss dem Labor mitgeteilt werden!
- Die Diagnose wird meist serologisch gestellt.

Therapie. Doxycyclin (2 × 100 mg) in Kombination mit Rifampicin (1 × 450–600 mg) für 3–4 Wochen.

Prophylaxe. Sanierung des Tierbestandes und aktive Impfung der Tiere.

Bei chronischem Fieber mit Hepatosplenomegalie nach Auslandsaufenthalt an Brucellose denken.

48.8.3 Leptospirose

engl.: leptospirosis

☝→§ Labormeldung an das Gesundheitsamt bei Nachweis einer akuten Infektion!

Definition. Generalisierte Erkrankung nach einer Infektion mit Leptospira interrogans.

Allgemeines. Wichtigste Serotypen sind: Leptospira icterohaemorrhagiae (Morbus Weil), Leptospira grippotyphosa (Feldfieber) und Leptospira canicola. Sie sind im Tierreich (Nagetiere, Hund etc.) weit verbreitet und werden im Urin ausgeschieden. Die Übertragung erfolgt über kontaminiertes Wasser (Schwimmen in Kiesgruben im Sommer!). Die Inkubationszeit beträgt 4–19 Tage. 2003 wurden in Deutschland 38 Erkrankungen gemeldet.

Symptomatik. Akuter Beginn mit hohem Fieber, Gliederschmerzen, unproduktiver Husten, Übelkeit, Erbrechen, Diarrhoe, Bauchschmerzen, Hautausschlag, Halsschmerzen, Ikterus, Petechien, Hämorrhagien, konjunktivale Suffusionen. Die Patienten sind schwer krank. Bei fortschreitender Erkrankung kommt es zu Schock mit Nierenversagen sowie einer hämorrhagischen Pneumonitis.

Diagnostik.
- Blutbild (initial Leukopenie, später Leukozytose mit Linksverschiebung), BSG (stark beschleunigt), Transaminasen (leicht erhöht), Bilirubin (bei der ikterischen Form erhöht); in 50 % Erhöhung der Creatinkinase!
- Blutkultur, Urinkultur, Serologie, evtl. PCR.

Therapie. Sofort Penicillin G (3 × 5 Mega i.v.) oder Doxycyclin (2 × 100 mg i.v.) für 7 Tage.

Prophylaxe.
- Eine Impfung beim Menschen ist nicht möglich (bei Hunden möglich).
- Bei Arbeiten in stehenden Gewässern (z. B. Kanalarbeitern) sollte stets Schutzkleidung (z. B. Stiefel) getragen werden!

Bei schwerer Erkrankung mit Ikterus und hohem Fieber nach dem Baden in Kiesgruben etc. an Leptospirose denken und sofort mit Penicillin behandeln.

48.8.4 Listeriose

☿→§ Labormeldung an das Gesundheitsamt bei Nachweis einer akuten Infektion!

Definition. Infektionen durch Listeria monocytogenes, deren natürlicher Standort Erdboden, Staub, Wasser, fast alle Tiere und der Mensch ist. Ca. 1 % der Bevölkerung scheidet Listerien im Stuhl aus. Bei Schlachthausarbeitern findet man ca. 5 % Dauerausscheider.

Ätiologie und Pathogenese. Die Infektion erfolgt durch kontaminierte Nahrungsmittel, auch eine diaplazentare Übertragung auf den Fetus ist möglich. Gefährdet sind alle abwehrgeschwächten Menschen, vor allem Patienten mit hämatologisch-onkologischen Grunderkrankungen oder Leberzirrhose sowie Organtransplantierte und Patienten mit AIDS.

Symptomatik. Die wichtigsten Krankheiten sind die Sepsis ohne Organlokalisation und die Meningitis (eher subakuter Verlauf, Liquorzellzahl zwischen 1000–12000/mm^3).
Bei Schwangeren sind eher „grippeartige" Symptome mit Fieber, Myalgie und gelegentlich Zeichen einer Infektion des Gastrointestinaltraktes vorhanden.

Diagnostik.
- Kultureller Nachweis in Blut- und Liquorkultur; die Serologie ist unzuverlässig.
- Im Grampräparat des Liquors fallen grampositive Stäbchen auf.
- Im Differenzialblutbild kann eine Monozytose vorhanden sein.

Differenzialdiagnose. Bei Monozytose und Lymphadenopathie Mononukleose ausschließen. Bei subakuter Meningitis an Tuberkulose denken.

Therapie. Ampicillin (3 × 5 g i.v.) in Kombination mit einem Aminoglykosid. Cephalosporine sind unwirksam!.

Bei „subakuter" Meningitis des abwehrgeschwächten Patienten an Listerien denken! Bei mehreren Erkrankungen nach gemeinsamer Quelle (meist Lebensmittel, z. B. Käse) suchen.

48.8.5 Tetanus

Definition. In mit Erdreich verschmutzten Wunden kann sich Clostridium tetani unter anaeroben Bedingungen vermehren und das Neurotoxin Tetanospasmin bilden, das für die Erkrankung verantwortlich ist.

Pathogenese. Das Neurotoxin breitet sich hämatogen oder retrograd entlang der Nervenaxone in Richtung ZNS aus und führt zur Blockierung der normalen Hemmung der motorischen Endneurone. Hierdurch kommt es zur Steigerung der Erregbarkeit der Muskulatur. Zum Zeitpunkt der klinischen Manifestation kann die Wunde bereits abgeheilt sein. Inkubationszeit: 7–21 Tage, sehr selten mehrere Wochen.

Symptomatik.
- Beginn mit allgemeinem Schwächegefühl, Schwierigkeiten beim Schlucken (Wasserphobie) oder Kauen mit allmählich zunehmenden generalisierten Muskelkrämpfen, die bei geringstem Reiz, wie z. B. Licht, Berührung usw. auftreten. Im fortgeschrittenen Stadium Opisthotonus.
- Auffällig ist der tonische Krampf der Kaumuskeln (Trismus bei 75 % der Patienten) und der Krampf der Gesichtsmuskeln, der so genannte „Risus sardonicus".

Trotz schwerer neurologischer Symptomatik sind die Patienten bei vollem Bewusstsein.

Diagnostik. Die genaue Anamnese über Verletzungen und infizierte Wunden sowie den Tetanusimpfstatus liefert wichtigste Hinweise. Ein kultureller Nachweis ist oft schwierig. Eine serologische Untersuchung ist nicht möglich.

Therapie. Humanes Tetanushyperimmunglobulin (initial 5000–10000 IE), Wiederholung der Applikation an den folgenden Tagen mit je 3000 IE, je nach klinischem Verlauf und zusätzlich Penicillin G (3 × 5 Mega). Sedierung des Patienten und Unterbringung in einem abgedunkelten Zimmer, um Lichtreize auszuschalten. Gleichzeitig die aktive Impfung mit Tetanus-Toxoid einleiten.

Prophylaxe. Aktive Impfung und Boosterung alle 10 Jahre. Auch bei kleineren Verletzungen sollte man den Patienten immer nach der letzten Impfung befragen!

48.8.6 Gasbrand

Synonym: Clostridienmyonekrose
engl.: gas gangrene, clostridial myonecrosis

Definition. Durch Exotoxine von Clostridium perfringens Typ A (über 80 % der Fälle, selten C. novyi oder C. septicum) hervorgerufene Infektion.

Pathogenese. Sporen von C. perfringens kommen ubiquitär im Erdreich vor. In Gewebsnekrosen nach ausgedehnten Traumen,

DD des Tetanus

Erkrankung	Bedeutung	Kommentar
Vergiftungen	+++	in suizidaler Absicht eingenommene Medikamente (z. B. trizyklische Antidepressiva), Insektizide (z. B. DDT) oder Herbizide (häufig akzidentell, vor allem in den Tropen) und andere Toxine: (Fremd-)Anamnese wichtig, oft stehen Erbrechen und Übelkeit im Vordergrund
Meningitis, Enzephalitis	++	Kopfschmerzen, Nackensteifigkeit und Fieber weisen auf eine Meningitis oder Enzephalitis hin, auf Zeckenbiss achten
Tollwut	+	häufige Differenzialdiagnose in tropischen Ländern, Tierbiss in der Anamnese

arterieller Minderdurchblutung (z. B. bei Arteriosklerose, diabetischer Gangrän) usw. kann es zur Bildung und Vermehrung von C. perfringens aus Sporen kommen. Durch die Exotoxine (v. a. durch das α-Toxin Phospholipase C) kommt es lokal zu Nekrosen mit Gasbildung und hämorrhagischem, übel riechendem Sekret (Clostridien-Zellulitis, Synonym: Gasödem) und bei systemischer Streuung (Clostridien-Sepsis, z. B. nach septischem Abort, Abdominaloperation) zu Hämolyse und septischem Schock.

Symptome. Neben den Zeichen einer Wundinfektion (Schwellung, Rötung, Schmerzen) entleert sich hämorrhagisches Sekret. Bei vorsichtiger Palpation kann man Gasknistern feststellen. Beim Fortschreiten der Infektion treten hohe Temperaturen mit allen Zeichen einer septischen Infektion sowie ein septischer Schock auf.

Diagnostik. Punktat oder Eitermaterial muss unter anaeroben Bedingungen (Transportmedium verwenden) sofort ins Laboratorium eingeschickt werden. Schon der mikroskopische Nachweis von grampositiven Stäbchen erhärtet die Verdachtsdiagnose. Im Blutbild fallen Leukozytose mit Linksverschiebung und Hämoglobinverminderung (durch Hämolyse) auf.

Therapie. Neben chirurgischen Maßnahmen (Herdsanierung, Amputation) sofortige Gabe von 3 × 5 Mio. IE Penicillin G/Tag. Die Sauerstoffüberdruckbehandlung erscheint vorteilhaft.

Rasches Handeln und sofortige Gabe von Penicillin auch bei Verdacht. Die Letalität beträgt auch heute noch bis zu 25%.

48.8.7 Hantavirus-Infektion

engl.: haemorrhagic fever with renal syndrome, Hanta virus pulmonary syndrome

⊞→§ Arztmeldung an das Gesundheitsamt bei Verdacht, Erkrankung oder Tod!

♂→§ Labormeldung an das Gesundheitsamt bei Nachweis einer akuten Infektion!

Erreger sind Hantaviren aus der Familie der Bunyaviridae, die vor allem bei Nagetieren in vielen Ländern der Welt vorkommen. Die Übertragung erfolgt durch Aerosole, Speichel, Urin, Fäzes oder direkten Kontakt mit den Nagern. In Europa werden vor allem das hämorrhagische Fieber mit renalem Syndrom (HFRS, meist im Alter zwischen dem 20. und 40. Lebensjahr, bei Männern häufiger) und die Nephropathia epidemica beobachtet. Im Mai 1993 wurden erstmalig pulmonale Manifestationen (HPS) aus den USA berichtet. Die Antikörperprävalenz in Deutschland liegt bei ca. 2%. Die Inkubationszeit beträgt 5–35 Tage.

Symptomatik.
- Akut hohes Fieber, das über 3–4 Tage anhält und mit Allgemeinsymptomen wie Schüttelfrost, Photophobie, Enanthem, Husten und Konjuktivits einhergeht,
- nach 3–6 Tagen Lumbalgien, abdominale Schmerzen mit Übelkeit und Erbrechen,
- eine Erhöhung der Nierenretentionswerte kann bereits in den ersten Tagen vorliegen und allmählich ansteigen,
- Oligurie, die sich bei HFRS zur dialysepflichtigen Niereninsuffizienz entwickeln kann,
- bei HPS kommt es zu subakuter respiratorischer Insuffizienz mit peribronchialen Infiltraten im Röntgenbild,
- im Laborbefund fallen eine Kreatininerhöhung, Thrombozytopenie (bei 50% der Patienten) und eine Leukozytose (bei 80% der Patienten) auf.

Diagnostik. Bestätigung der Verdachtsdiagnose durch Antikörpernachweis.

Therapie. Meist nur symptomatisch; bei frühzeitiger Gabe ist Ribavirin wirksam.

48.8.8 Nokardiose

Definition. Seltene Infektion durch aerobe Actinomyceten der Gattung Nocardia.

Symptomatik. Ähnlich der Tuberkulose und invasiven Mykosen: Befall der Lunge, häufig von einem kutanen oder pulmonalen Herd per continuitatem oder metastatisch Ausbreitung in praktisch alle Organe, auch das Zentralnervensystem. Gelegentlich Zufallsdiagnose bei Abklärung eines Hirntumorverdachts.

Diagnostik. Mikroskopisch (schwach grampositiv, variabel säurefest), kulturell.

Therapie. Abszessdrainage, Cotrimoxazol, Sulfadiazin (bei schwerem Verlauf kombiniert mit Aminoglykosid), alternativ Imipenem/Cilastatin, Ampicillin/Amoxicillin, Cephalosporine.

48.8.9 Aktinomykose

Definition. Subakute bis chronische bakterielle Infektion durch Actinomyceten, oft als Mischinfektion mit anderen Keimen der oropharyngealen Standortflora.

Symptomatik. Befall zervikofazial, thorakal (als Abszess oder Pneumonie) oder abdominell und im Becken als Abszedierung, Tumor (z. B. ileozökal).

Diagnostik. Mikroskopisch (grampositive Stäbchen), kulturell.

Therapie. $3 \times 5\text{--}10$ MU Penicillin G für 1–2 Wochen, dann oral Penicillin V $3 \times 1{,}2$ MU für 6–12 Monate. Alternativ Doxycyclin 2×100 mg oder Clindamycin 3×600 mg oder Ceftriaxon 2 g/Tag.

48.9 Geschlechtskrankheiten

engl.: venereal diseases, sexually transmitted diseases (STD)

Obwohl viele Infektionen, wie z. B. Hepatitis, Herpes genitalis, HIV etc., auch durch den Geschlechtsverkehr übertragen werden können, werden als Geschlechtskrankheiten im engeren Sinne Lues, Gonorrhö, Ulcus molle und Lymphogranuloma inguinale verstanden. Da sich diese Erkrankungen mit Veränderungen an Haut und Schleimhaut manifestieren, werden sie traditionell in der Dermatologie behandelt. Bei allen Geschlechtskrankheiten besteht **Melde- und Behandlungspflicht.** Eine namentliche Meldung hat zu erfolgen, wenn der Erkrankte sich einer Therapie entzieht. Wichtig ist, den Geschlechtspartner (Ansteckungsquelle) zu eruieren und diesen mitzubehandeln.

48.9.1 Lues

Synonym: Syphilis
engl.: syphilis, lues

→RKI Labormeldung an das Robert-Koch-Institut bei Nachweis einer akuten Infektion!

Definition. Erreger der Lues ist Treponema pallidum subspecies pallidum. Die Übertragung erfolgt in der Regel beim Geschlechtsverkehr oder durch direkten Kontakt der Haut oder Schleimhaut mit erregerhaltigem Sekret. Eine Übertragung kann auch kongenital über die Plazenta (Lues connata), durch Bluttransfusion oder bei Verletzungen mit kontaminierten Gegenständen erfolgen. Die Inkubationszeit beträgt normalerweise 14–21 Tage.

Verlauf und Symptomatik. Die Lues wird in 3 Stadien eingeteilt:

Primärstadium (Lues I). Der sog. Primäraffekt (harter Schanker), eine derbe, nicht schmerzhafte Infiltration, zerfällt später geschwürig. Er ist meist an der Eintrittspforte, d. h. an den Geschlechtsorganen oder an der Mundschleimhaut lokalisiert. Zusammen mit den nicht schmerzhaft vergrößerten Lymphknoten bildet der Primäraffekt den sog. Primärkomplex. Dieser verschwindet innerhalb von 3–8 Wochen, auch ohne Behandlung. Weitere Symptome bestehen nicht, die Patienten sind jedoch weiterhin infektiös.

Sekundärstadium (Lues II). Ca. 4–10 Wochen nach dem Primärstadium beginnt durch hämatogene Streuung des Erregers das systemische Sekundärstadium: allgemeines Krankheitsgefühl, Hals-, Glieder- und Kopfschmerzen, Gewichtsverlust und subfebrile Temperaturen sowie ein makulöses Exanthem. Ein paar Tage später erscheinen symmetrische, rot bis rot-braune, leicht erhabene Papeln am Stamm (**48.6**), an den Extremitäten, Handflächen und Fußsohlen. In den feuchtwarmen Körperregionen (Axilla, Leistenregion) können breite, grauweiße, breitflächige Kondylome (Condylomata lata), die oft nahe des Primäraffekts lokalisiert sind, auftreten. Weiterhin können Arthritis, Uveitis, Iritis, Glomerulonephritis oder nephrotisches Syndrom vorliegen. Nur wenige Patienten (1–2 %) haben neurologische Symptome, aber im Liquor findet man fast immer eine Pleozytose und eine Eiweißvermehrung (seröse, abakterielle Meningitis). Eine allgemeine Lymphadenopathie ist vorhanden. Auch ohne Behandlung verschwinden alle Symptome der Lues II spontan innerhalb von 3–12 Wochen.

Tertiärstadium (Lues III oder Lues latens). Nach einer unterschiedlich langen Latenzzeit, die im Allgemeinen mehr als 2 Jahre beträgt, treten die ersten Symptome auf: Sog. Gummen (echte epitheloidzellige Granulome

48.6 Lues II

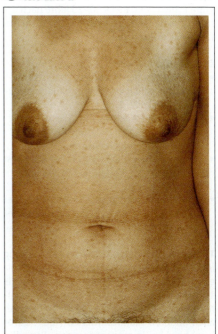

Makulopapulöses Exanthem.
Quelle: Kreusch, → S. 1170

mit Riesenzellen und zentraler Nekrose) an Haut, Schleimhaut, Knochen (überwiegend Tibia, Fibula, Klavikula oder Schädel), Knorpel und anderen Organen wie Leber oder Hoden. Bei einer Beteiligung des Periosts klagen die Patienten über Knochenschmerzen. Weitere gefürchtete Manifestationen sind die syphilitische Aortitis mit Medianekrose (Mesaortitis luetica) und die Neurosyphilis (Tabes dorsalis oder progressive Paralyse), mit Paresen, Ataxie, Argyll-Robertson-Zeichen (reflektorische Pupillenstarre oder -trägheit mit Anisokorie), Augenmuskellähmungen, sensiblen Störungen mit diffusen, sog. lanzinierenden Schmerzen, Hyp- und Parästhesien, Inkontinenz, Impotenz, Demenz, manisch-depressivem Verhalten und expansiv-maniforme Psychose mit Wahnideen. Die Neurosyphilis beginnt schleichend meist 10–20 Jahre nach der Infektion, und die Symptome können am Anfang sehr diskret sein.

Diagnostik.
- Mikroskopischer Nachweis von Treponemen im Exsudat oder Lymphknotenpunktat im Dunkelfeld,
- serologischer Nachweis im Treponema pallidum-Hämagglutinationstest (TPHA-Test) als Screeningverfahren,
- Venereal Disease Research Laboratory Test (VDRL-Test) zur Verlaufskontrolle unter Therapie,
- Immunfluoreszenztest (FTA-Abs-Test). Bei Verdacht auf Neurosyphilis auch Antikörpernachweis im Liquor.

Therapie. Bei dokumentierter Ansteckung innerhalb des letzten Jahres: Benzathin-Penicillin 2,4 Mega i.m. einmalig, anderenfalls 1 ×/Woche über 3 Wochen. Clemizol-Penicillin G 1 × 1,2 Mega i.m. pro Tag für 14 Tage. Bei allen anderen Manifestationen (u. a. Neurolues) bzw. bei Immunsuppression: Penicillin G (3 × 5–10 Mega i.v.). Bei der Neurolues sind evtl. wiederholte Gaben (sog. Penicillinkur) erforderlich. Bei Penicillinunverträglichkeit Tetrazykline, Erythromycin oder Cephalosporine.

Der TPHA-Test bleibt lebenslang auch nach einer ausgeheilten Syphilis, positiv. Quantitativer VDRL-Test zur Beurteilung des Therapieerfolgs. Gyrasehemmer sind gegen Treponema pallidum nicht wirksam.

48.9.2 Gonorrhö

Synonym: Tripper
engl.: gonorrhea, clap

Definition. Erreger der Gonorrhö ist Neisseria gonorrhoeae (Gonokokken). Einziges Reservoir ist der Mensch. Die Übertragung erfolgt beim Geschlechtsverkehr, die Inkubationszeit beträgt 3–5 Tage. Das asymptomatische Trägertum kann je nach Risikogruppe bei Frauen bis zu 50% und bei Männern bis zu 15% betragen.

Symptomatik. Klinische Manifestationen in der Reihenfolge der Häufigkeit: Urethritis (mit Dysurie und eitrigem Ausfluss), Zervizitis (mit eitrigem Ausfluss und Bartholinitis), Salpingitis (akute Bauchschmerzen mit Fieber), Proktitis, Prostatitis, Epididymitis, Pharyngitis, Konjunktivitis, selten auch Sepsis, in deren Rahmen eitrige einseitige Arthritiden nicht selten sind. Auch bei Pharyngitis an Gonorrhö denken!

Diagnostik.
- Bei Verdacht mikroskopischer Nachweis von typischen gramnegativen intrazellulären (oder extrazellulären) Diplokokken im eitrigen Exsudat,
- beweisend ist der kulturelle oder DNA-Nachweis (PCR, Hybridisierung mit Gensonde).

Differenzialdiagnostik. Wichtigste Differenzialdiagnose ist die Chlamydieninfektion (unspezifische oder nichtgonorrhoische Urethritis), deren Symptomatik der Gonorrhö sehr ähnlich ist. Bei der nichtgonorrhoischen Urethritis ist das Urethralsekret klarer. Die Symptomatik ist durch chronisches Brennen in der Urethra gekennzeichnet.

Therapie. Wegen der zunehmenden Penicillin-, Tetrazyklin- und Ciprofloxacinresistenz sind Ceftriaxon 125–250 mg i.m. oder Spectinomycin (2 g i.m.) bzw. Cefixim oral bei der Urethritis oder Zervizitis angezeigt. Bei septikämischen Verläufen oder Adnexitis Ceftriaxon 2 g i.v. oder Cefotaxim 3 × 1 g für 7 Tage. Eine Behandlung mit einem Gyrasehemmer oder Spectinomycin verschleiert eine Syphilis nicht. Azithromycin (2000 mg) wirkt simultan gegen Begleitinfektionen mit Chlamydien, wird jedoch wegen höherer Kosten seltener eingesetzt

- Die Infektion hinterlässt keine Immunität,
- Lues als Zweitinfektion serologisch ausschließen,
- bei jeder Gonorrhö zusätzlich an Chlamydien (unspezifische Urethritis) denken.

48.9.3 Ulcus molle

Synonym: weicher Schanker
engl.: chancroid, soft chancre, ulcer molle

Definition. Erreger ist Haemophilus ducreyi, die Übertragung erfolgt durch Geschlechtsverkehr. Die Erkrankung ist in Asien, Afrika sowie Lateinamerika endemisch. Die Inkubationszeit beträgt 3–5 Tage.

Symptomatik. Bei klinischer Manifestation entsteht an der Eintrittspforte eine Papel, die innerhalb von 2–3 Tagen ulzeriert (weicher Schanker). Die Ulzera beim Mann sind schmerzhaft (Unterschied zu Syphilis!). Zusätzlich besteht eine inguinale Lymphadenopathie.

Diagnostik. Kultureller Nachweis im Ulkussekret, evtl. PCR

Therapie. Einmaldosis Azithromycin (1 g), Ciprofloxacin (500 mg) Ceftriaxon (250 mg i.m.). Behandlung mit einem Gyrasehemmer oder Spectinomycin verschleiert eine Syphilis nicht.

- Syphilis ausschließen.
- Verwechslung mit bei uns häufigeren Herpesinfektion möglich.

48.9.4 Lymphogranuloma venereum

Synonyme: Nicolas-Durand-Favre-Krankheit, 4. Geschlechtskrankheit, klimatischer Bubo
engl.: lymphogranuloma venereum, Nicolas-Favre disease, fourth venereal disease, climatic bubo, bubo

Definition. Der Erreger ist Chlamydia trachomatis (Serovare L1, L2 und L3). Die Übertragung erfolgt durch Geschlechtsverkehr auch mit asymptomatischen Trägern. Die Krankheit ist in Asien, Afrika sowie Lateinamerika endemisch. Die Inkubationszeit beträgt 3–20 Tage.

Symptomatik. An der Eintrittspforte bildet sich ein schmerzloses Bläschen, das sich zu einem flachen, kleinen Geschwür entwickelt und sich rasch zurückbildet. 2–6 Wochen später kommt es zur Vergrößerung der lokalen Lymphknoten, die sich spontan unter Fistelbildung entleeren. Durch die entstehenden Strikturen kann eine Behinderung der Lymphdrainage mit Elephantiasis von Skrotum, Penis oder Vulva auftreten. Im Spätstadium können Allgemeinsymptome wie Fieber, Schüttelfrost, Kopfschmerzen, Myalgie, Arthralgie sowie Meningismus vorhanden sein.

Diagnostik. Züchtung des Erregers in der Zellkultur und/oder serologischer Nachweis von Antikörpern.

Therapie. Doxycyclin (2 × 100 mg) oder Erythromycin (2 × 500 mg) für 3 Wochen. Bei großen Abszessen Entlastung durch wiederholte Feinnadelpunktionen.

- Vor Beginn der Therapie Untersuchung auf Syphilis.
- Das Lymphogranuloma venereum (inguinale) wird häufig mit dem Granuloma venereum (fünfte Geschlechtskrankheit, Donovanosis; Erreger: Calymmatobacterium granulomatis) verwechselt.

48.10 Hygienische Problemkeime

Die Entwicklung breiter Antibiotikaresistenzen und ihre Weitergabe insbesondere unter Enterobakterien (z. B. über Plasmide) stellt ein zunehmendes therapeutisches und vor allem hygienisches Problem dar. Eine besondere Bedeutung hat im klinischen Alltag die Kolonisation mit hochgradig antibiotikaresistenten Staphylococcus aureus-, Enterokokken-, Escherichia coli- und Pseudomonas-aeruginosa-Stämmen.

Die Infektion bzw. Kolonisation durch multiresistente Erreger ist mit einer erhöhten Mortalität, aufgrund der im allgemeinen nicht veränderten Pathogenität der Erreger, jedoch nicht mit einer erhöhten Morbidität vergesellschaftet. Die Weitergabe erfolgt häufig, aber nicht ausschließlich in Gemeinschaftsinstitutionen wie Alten- und Pflegeheimen oder Krankenhäusern.

Der Nachweis oder die anamnestische Angabe einer Kolonisation erfordert eine sofortige Isolation der Patienten (evtl. als Kohortenisolation). Bei MRSA wegen der nasalen Kolonisation Personal mit Mundschutz versehen! Bei MRSA kann mit Mupirocin-Nasensalbe und desinfizierenden Seifen eine „Eradikation" bzw. eine Reduktion der Kolonisation zugunsten sensibler Stämme versucht werden. Eradikationsversuche mit systemischer Gabe von Vancomycin oder Linezolid sind üblicherweise frustran und mit dem Risiko einer weiteren Resistenzentwicklung behaftet. Die Indikation zur systemischen Antibiotikatherapie sollte bei aktuellen und früheren MRSA-Trägern zurückhaltend gestellt werden, um das Überwuchern der resistenten Keimpopulation zu verhindern. Nur der Nachweis eines hochresistenten Erregers in einem sonst sterilen Körperkompartiment oder – sekret in Verbindung mit der passenden Klinik bedarf einer antibiotischen Therapie (vorzugsweise nach Resistenztestung).

48.11 Erkrankungen durch Pilze

Synonym: Mykosen
engl.: fungal infection, mycosis

Definition. In Mitteleuropa kommen ausschließlich Infektionen durch opportunistisch pathogene Pilze vor.

Ätiologie und Pathogenese. Risikofaktoren sind: Abwehrmindernde Grunderkrankungen, immunsuppressive Therapie sowie die Therapie mit einem Breitspektrumantibiotikum, unter der es zu einer Selektion von Pilzen kommen kann.

T 48.22 Häufigste hygienische Problemkeime

Keim	Kürzel	Wirksame Antibiotika
Methicillin-resistenter S. aureus	MRSA	Vancomycin, Teicoplanin, Linezolid, Daptomycin; gel.: Cotrimoxazol, Quinupristin/Dalfopristin, Clindamycin, Minocyclin, Rifampicin (nur in Kombination)
Vancomycin-resistente Enterokokken	VRE	Tetrazykline, Chloramphenicol, Linezolid; gel.: Ampicillin/Sulbactam, Teicoplanin (VanB- und VanC-Stämme), Quinupristin/Dalfopristin
Extended-spectrum-Beta-Lactamase-bildende Enterobacteriaceae	ESBL	Carbapenem, ansonsten nach Resistenztestung

Im Ausland sind auch obligatorisch pathogene Pilze wie Histoplasma, Coccidioides, Blastomyces und Paracoccidioides species bekannt. Sie können als Importinfektionen von Bedeutung sein und sind gelegentlich bei HIV-infizierten Patienten auch in Deutschland diagnostiziert worden. Die sehr häufigen, oberflächlichen (topischen) Mykosen sind eine Domäne der Dermatologie, spielen aber im Rahmen der o.g. Risikofaktoren auch in der Allgemeinmedizin eine große Rolle.

48.11.1 Kandidose

Synonym: Soor, Moniliasis
engl.: thrush, candidosis

Einteilung. Unterschieden werden oberflächliche (Haut), tiefe (Schleimhaut) und systemische (generalisierte) Formen der Infektionen durch Candida species. Am häufigsten wird Candida albicans nachgewiesen. Durch die breite Anwendung von Azolderivaten (z. B. Fluconazol) kann es zur Selektion resistenter Spezies wie Candida glabrata oder Candida krusei mit anschließender Superinfektion kommen. Unterschieden werden die folgenden Formen der Kandidose:

Kandidose der Haut. Typisch ist der Befall der Hautfalten (interdigital, anogenital, submammär 48.7a) mit Rhagadenbildung, leichter Rötung, Schuppung und geringer Nässung. Diagnostik: Nachweis von Candida im Abstrichmaterial. Therapie: Topische Anwendung von Clotrimazol oder Nystatin.

Schleimhautkandidose (Soor). Befall der Schleimhaut (Oropharynx, 48.7b, Ösophagus, Vagina) mit Juckreiz, Brennen, Schluckstörungen oder Ausfluss (bei Vaginalmykosen). Klinisch fallen initial weiße Stippchen auf, die später zu ausgedehnten, weißen, abwischbaren Belägen konfluieren. Diagnostik: Inspektion, Zytologie (Gram, KOH). Therapie: Lokale Anwendung von Amphotericin B, Nystatin oder bei schwerem Befall systemische Therapie mit Fluconazol (1–2 × 100 mg).

Systemische Kandidose. Lebensbedrohliche, septische Erkrankung vor allem bei intensivmedizinisch betreuten Patienten oder bei Patienten mit Venenkathetern und bei Patienten mit Granulozytopenie. Die Erreger sind in der Regel endogenen Ursprungs. Klinisch steht Fieber, das trotz antibakterieller Thera-

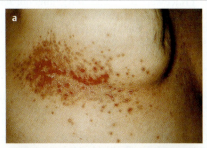
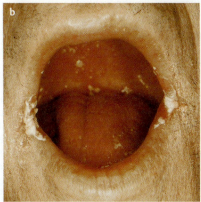

48.7 Kandidose

a Intertriginöse, submammäre Kandidose mit typischen Satellitenherden. **b** Mundsoor (Stomatitis candidomycetica) mit Pilzkolonien in den Mundwinkeln, auf der Zunge und am weichen Gaumen bei einem Diabetiker. Quelle: Kreusch, → S. 1170

pie fortbesteht, im Vordergrund. Diagnostik: Der Nachweis in Blutkulturen gelingt nur selten. Die Serologie (Antikörper- oder Antigennachweis) ist unzuverlässig. Therapie:
- *leichtere Erkrankung:* Fluconazol 400–800 mg/Tag,
- *in schweren Fällen* Amphotericin B (>0,6 mg/kg KG) bzw. liposomale Präparation, evtl. in Kombination mit Flucytosin (3 × 2,5 g) für 3–4 Wochen. Alternative: Caspofungin 70–50 mg/Tag i.v.

Cave: Non-albicans-Species mit verminderter Fluconazol-Empfindlichkeit!

48.11.2 Mukormykose

Synonym: Zygomykose
engl.: mucormycosis, zygomycosis

Definition. Infektionen durch eine Reihe von Pilzen der Ordnung Mucorales bzw. Entomophthorales, die ubiquitär vorkommen. Betroffen sind überwiegend Patienten mit Diabetes mellitus, Organtransplantation, malignen Erkrankungen oder Deferoxamin-Therapie bei Eisenüberladung.

Einteilung.
- **Rhinozerebrale Mukormykose:** häufigste Form (75%). Sie kommt fast ausschließlich bei Diabetikern mit Ketoazidose vor. Fulminanter Verlauf mit einseitigen Kopf- und Orbitalschmerzen, Sehstörungen, Schwellung des betroffenen Auges und mukosanguinolenter Nasensekretion. *Diagnostisch* sieht man im Nasennebenhöhlen-Röntgenbild eine Verschattung der befallenen Seite. *Komplikation:* Der Pilz wächst invasiv in die Tiefe, wobei es zu Gefäßperforation und zerebraler Beteiligung kommen kann.
- **Lungenmukormykose** bzw. **disseminierte Mukormykose** können im Rahmen einer hämatogenen Streuung nach rhinozerebraler Mukormykose vorkommen. Klinisch stehen septische Temperaturen mit progredienten pulmonalen Infiltrationen im Vordergrund. Bei der **gastrointestinalen Mukormykose** sind Tenesmen, Diarrhö, Hämatemesis oder Meläna vorhanden.
- Selten ist eine **akute Mukormykose** nach Abdominaloperationen oder bei ausgedehnten Verbrennungen. Die Läsionen erscheinen als Follikulitiden, erythematöse Plaques, Erosionen oder Ulzerationen.

Diagnostik. Obwohl der Erreger auf allen üblichen Nährmedien gut wächst, gelingt der kulturelle Nachweis nur in 15% der Fälle, eine Serologie ist nicht möglich.

Bei Diabetikern mit einseitigen Kopfschmerzen und Sinusitis an Mukormykose denken.

Therapie. Einzige Therapiemöglichkeit stellt Amphotericin in maximaler Dosierung i.v. dar. Azolderivate sind unwirksam.

48.12 Acquired Immune Deficiency Syndrome (AIDS)

engl.: acquired immune deficiency syndrome

☝→RKI Labormeldung an das Robert-Koch-Institut bei Nachweis einer Infektion!

Definition. AIDS ist das Endstadium einer häufig über Jahrzehnte verlaufenden, persistierenden, chronischen Infektion mit dem HIV-1 oder HIV-2 (Human Immunodeficiency Virus), die nach einer unterschiedlich langen Zeitspanne (unbehandelt im Mittel 9–10 Jahre) zu einer zellulären Immunschwäche mit rezidivierenden opportunistischen Infektionen und Tumoren führt („Vollbild AIDS").

Ätiologie und Pathogenese. Der Erreger ist ein lympho- und neurotropes Retrovirus, das im Infektionsverlauf eine Verminderung der T-Helferzellen (CD4-Zellen) verursacht. Sind diese <200/µl, so steigt das Risiko von Erkrankungen durch opportunistische Erreger und bestimmte Tumoren deutlich an. HIV befällt aber nicht nur CD4-Zellen, sondern auch akzessorische Zellen sowie weitere Körperzellen. HIV-Infizierte bilden Antikörper, die nicht zu einer Viruselimination führen. HIV-2 ist weniger pathogen als HIV-1 und vorwiegend in Westafrika und Teilen Asiens (in Europa Portugal) verbreitet.

Häufige Übertragungswege.

Sexualverkehr. Dieser ist der häufigste Übertragungsweg. Sexualpraktiken, Infektiosität des Sexualpartners sowie Anzahl und Virulenz der aufgenommenen Erreger spielen eine Rolle. Zu einer Übertragung vom Mann auf die Frau kommt es häufiger als umgekehrt. Die Wahrscheinlichkeit, sich beim ungeschützten Geschlechtsverkehr mit einer infizierten Person anzustecken, wird auf 0,11 % pro Kontakt geschätzt und hängt von der Höhe der Virämie ab. Aufklärung über die Gefahren und Benutzung von Kondomen sind die wichtigsten Präventionsmaßnahmen. Bei eindeutiger HIV-Exposition im Rahmen eines ungeschützten Sexualkontakts muss über die Möglichkeit der prophylaktischen Einnahme einer antiretroviralen Kombinationstherapie informiert werden. Diese sollte bei Zustimmung des Betroffenen binnen maximal 72 Stunden nach dem Ereignis eingeleitet werden (aktuelle Empfehlungen unter http://www.rki.de). Cave: Keine Zulassung der Medikamente für diese Indikation!

Vertikale Übertragung. Das Kind wird von der Mutter intrauterin vorwiegend im letzten Trimenon, unter der Geburt oder durch Stillen infiziert. Die Wahrscheinlichkeit dafür beträgt 15–30 %. Durch eine effektive antivirale Behandlung der Mutter im letzten Trimenon (s. Konsensusempfehlungen unter http://www.rki.de), eine Entbindung über Sectio caesarea und eine postnatale prophylaktische Therapie des Kindes wird das Risiko einer Übertragung auf ca. 1 % gesenkt.

Übertragung durch Blutprodukte. Die Gefahr einer Infektion durch infizierte Blutprodukte oder Organtransplantationen ist bei Beachtung der Vorschriften zur Spenderuntersuchung sehr gering.

Übertragung durch Drogengebrauch. Die gemeinsame Benutzung von Injektionsnadeln ist der wichtigste Übertragungsweg.

Andere Übertragungswege. Tränen, Schweiß und Speichel sind als Übertragungsmedium praktisch ausgeschlossen, und Übertragungen durch Insektenstiche oder durch Tröpfcheninfektion wurden bisher nicht beobachtet. Bei normalen pflegerischen oder ärztlichen Tätigkeiten besteht daher keine Ansteckungsgefahr. Im Falle einer akzidentellen Nadelstichverletzung mit eindeutiger HIV-Exposition sollte binnen 24 Stunden eine antiretrovirale Postexpositionsprophylaxe eingeleitet werden (s. obige Hinweise unter Sexualverkehr).

Stadieneinteilung und Symptomatik. Nach der 1993 revidierten WHO-/CDC-Klassifikation (T 48.21 und T 48.22) erfolgt die Einteilung in 3 klinische und 3 CD4-Zellzahl-Kategorien.

- **Kategorie A:** akute Infektion, asymptomatisches Latenzstadium
- **Kategorie B:** Krankheiten, die nicht in die AIDS-definierende Kategorie C fallen, aber bei HIV-Infizierten häufig auftreten und Hinweis für eine Störung der zellulären Abwehr sind.
- **Kategorie C:** AIDS-definierende Erkrankungen.

Kategorie A. Nach einer Inkubationszeit von 1–3 Wochen kommt es in 60–90 % zur akuten Erkrankung mit unspezifischer grippeähnlicher Symptomatik: Fieber, Schwitzen, Glieder- und Muskelschmerzen, Erbrechen, Durchfälle, Kopfschmerzen und ein stammbetonter makulöser, leicht juckender Hautausschlag. Lymphknotenschwellungen und Pharyngitis können an eine Mononukleose erinnern. Die Symptome klingen innerhalb von 1–2 Wochen wieder ab. Neurologische Komplikationen können auftreten (z. B. Meningoenzephalitis, Guillain-Barré-Syndrom) und haben eine gute Prognose.

Der HIV-Antikörper-Test ist in dieser Phase häufig noch negativ. HIV-Antikörper können erst 2–3 Wochen nach einer Übertragung nachgewiesen werden (→ „Diagnostik", S. 1007).

Der Phase der akuten Infektion folgt eine oft jahre- gelegentlich jahrzehntelange Phase ohne klinische Symptomatik, z. T. einhergehend mit generalisierten Lymphknotenschwellungen.

Kategorie B. Dieses Stadium ist geprägt von „minderen" opportunistischen Erkrankungen wie oropharyngeale oder vulvovaginale Kandidose, anhaltendes Fieber, Diarrhö, orale „Hairy"-Leukoplakie etc. Die gastrointestinalen Störungen werden auf S. 716ff besprochen.

Kategorie C. Die Kategorie C beinhaltet die klassischen AIDS-definierenden Erkrankungen.

AIDS-definierende Erkrankungen.

Pneumocystis-jiroveci- (früher: carinii-)Pneumonie (PCP). Bis heute die häufigste Erstmanifestation von AIDS mit einer ca. 10 %igen Letalität. Unter Primärprophylaxe (Cotrimoxazol oder inhalatives Pentamidin) bei CD4-Zell-Zahlen <200/µl und vor allem durch die moderne antiretrovirale Therapie ist die Inzidenz deutlich zurückgegangen. Hauptsymptome sind Fieber, trockener Husten und progrediente Belastungsdyspnoe. Der Nachweis des Erregers gelingt mikroskopisch aus provoziertem Sputum oder Bronchialsekret (kultureller Nachweis nicht möglich). Mittel der Wahl ist Cotrimoxazol (120 mg/kgKG auf 3–4 Tagesdosen verteilt) über 21 Tage, alternativ Pentamidin-Isethionat (4 mg/kgKG 1 ×/ Tag). Atovaquone und die Kombination von Clindamycin und Primaquin (in Deutschland nicht zugelassen) sind bei milder PCP wirksam. Eine adjuvante Corticosteroid-Therapie vermindert das Risiko einer Beatmungspflichtigkeit.

Toxoplasmose-Enzephalitis. In der Regel handelt es sich um die Reaktivierung einer latenten Infektion (IgG-Antikörper im Serum positiv). Ein fokaler ZNS-Befall mit hirnorganischem Psychosyndrom, Paresen, Krampfanfällen bei fehlendem Fieber sind die häufigsten Manifestationen. Die Therapie erfolgt mit Sulfonamid (Sulfadiazin 4 × 1–2 g), alternativ Clindamycin (4 × 600 mg), beides in Kombination mit Pyrimethamin (100 mg/Tag) und zusätzlich 15 mg Folinsäure für mindestens 14 Tage, gefolgt von einer Rezidivprophylaxe, die mit Cotrimoxazol 960 mg/Tag durchgeführt werden kann. Cave: Folsäure antagonisiert die Pyrimethamin-Wirkung!

Soor-Ösophagitis. Die durch Candida albicans verursachte oberflächliche Schleimhautinfektion gehört zu den häufigsten opportunistischen Infektionen bei HIV-Patienten. Retrosternale Schmerzen und Dysphagie sind hinweisend. Therapeutisch kommen systemisch Fluconazol (200 mg) bzw. Itraconazol (100 mg) zum Einsatz.

Rezidivierende bakterielle Pneumonien. Pneumonien sind bei Patienten mit CD4-Zell-zahlen <300/µl häufig. Dabei unterscheidet sich die Symptomatik kaum von der nicht HIV-Infizierter. Eine Beteiligung mehrerer Lappen und eine hämatogene Streuung werden häufiger beobachtet. Das Ansprechen auf eine antibiotische Therapie ist gut.

Kryptosporidien-Enteritis. Meist sich mit schwerem, wässrigem Durchfall manifestierende Krankheit Infektion mit Cryptosporidium parvum, das mikroskopisch im Stuhl und/oder mit Antigen-EIA nachgewiesen wird. Die Therapie ist symptomatisch, es sind nur experimentelle Therapien verfügbar. Paromomycin ist marginal wirksam, Nitazoxanid (2 × 200 mg/Tag für 3 Tage) nur für Kinder erprobt und nicht in Europa zugelassen. Eine antiretrovirale Therapie führt oft zur Ausheilung.

Isosporiasis. Erreger ist Isospora belli oder I. hominis. Die Symptomatik entspricht derjenigen bei Kryptosporidiose. Die Diagnose kann durch mikroskopischen Nachweis im Stuhl gesichert werden. Therapie mit Cotrimoxazol (3 × 960 mg täglich) über 10 Tage, dann 3 Wochen lang täglich 2 × 960 mg. Bei Therapieversagen evtl. Pyrimethamin plus Sulfadiazin. Bei Rezidiven Suppressionstherapie mit täglich 960 mg Cotrimoxazol. Die Infektion ist in Europa sehr selten.

Rezidivierende Enteritissalmonellen-Sepsis. Hämatogene, rezidivierende Streuung von Salmonellen aus dem Darm. Diese sprechen auf eine antibakterielle Therapie (z. B. mit Ciprofloxacin 2 × 500 mg oral) gut an.

Wasting-Syndrom. Oft mit Fieber unklarer Genese einhergehender Gewichtsverlust von mehr als 10% bzw. mind. 6 kg, mit mehr als 2 wässrigen Durchfällen/Tag über mindestens einen Monat und Kachexie, ohne Sicherung eines Erregers.

AIDS-Enzephalopathie. Anfangs nur diskrete Symptomatik mit Störung des Kurzzeitgedächtnisses, Konzentrationsstörung. Ohne ART Fortschreiten zur AIDS-Demenz.

Tuberkulose. Bei CD4-Zellzahlen $>300/\mu l$ verläuft die Tuberkulose auch bei AIDS wie auf S. 985ff beschrieben. Bei Patienten mit CD4-Zellen $<100/\mu l$ kommt es oft zu einer raschen hämatogenen Streuung in alle Organe (Landouzy-Sepsis). Die therapeutischen Erfolge unter der üblichen tuberkulostatischen Therapie sind im frühen Stadium gut. Eine Rezidivprophylaxe ist nicht erforderlich. Bei der Therapie sind Interaktionen von Rifampicin bzw. Rifabutin mit der antiretroviralen Therapie zu beachten.

Atypische Mykobakteriose. Die disseminierte atypische Mykobakteriose wird am häufigsten durch Mycobacterium-avium/intracellulare verursacht. M. kansasii, M. fortuitum und lokalisierte, vorwiegend abdominelle Lymphknotenabszesse durch M. genavense sind seltener. Der Nachweis gelingt zytologisch (Ziehl-Neelsen-Färbung) in Knochenmark, Lymphknoten und anderen Organen sowie kulturell in Blut oder Organpunktaten. Der Nachweis in Stuhl und Bronchialsekret entspricht oft einer Kolonisation ohne invasive Erkrankung und ist nicht *per se* therapiebedürftig. Die Symptomatik (Fieber, Anämie, Abdominalschmerzen und Diarrhö) ist eher diskret und uncharakteristisch. Die Therapie erfolgt mit Rifabutin in Kombination mit Clarithromycin und Ethambutol.

Zytomegalie-Virus-Erkrankung. Neben der unbehandelt zur Erblindung führenden Retinitis (mit ca. 25% die häufigste Manifestation) kommen Ösophagitiden, Kolitiden, Pneumonien und Hepatitiden vor. Die Behandlung wird entweder intravenös mit Ganciclovir (2 × 5 mg/kgKG), Foscarnet (3 × 60 oder 2 × 90 mg/kgKG), Cidofovir (5 mg/kgKG für 2 Wochen) oder oral mit Valganciclovir 2 × 900 mg durchgeführt. Eine Erhaltungstherapie in halber Dosis ist bis zu einer ausreichenden Immunrekonstitution notwendig. Zur Lokaltherapie stehen ein Ganciclovir-Implantat mit verzögerter Substanzfreisetzung und ein Antisense-Oligonukleotid (Fomivirsen) zur Verfügung, jedoch zu sehr hohen Kosten und mit begrenztem Effekt.

Herpes-simplex-Virus-Erkrankung. Die rezidivierende HSV-Infektion verläuft bei HIV-Erkrankten schwerer und ist häufiger von Komplikationen mit ausgedehnten Ulzerationen (z. B. perianal) begleitet. Die Therapie mit Aciclovir (5 × 800 mg oral) oder Valaciclovir ist erfolgreich. Rezidive sind häufig, und es kann zur Resistenzentwicklung kommen.

Multisegmentaler Herpes zoster. Im Gegensatz zum monosegmentalen Auftreten beim klassischen Verlauf verläuft der H. zoster bei fortgeschrittener HIV-Infektion oft multisegmental. Eine intravenöse Therapie ist im Allgemeinen erforderlich (s. o.).

Kryptokokkose. Nach Inhalation von Cryptococcus-neoformans-haltigem Staub, einer symptomarmen Pneumonie und hämatogener Streuung kommt es zu einer subakuten Meningitis mit Kopfschmerzen, Fieber und geringer Nackensteifigkeit, die jedoch vollkommen fehlen kann. Im Liquor findet sich eine Eiweißerhöhung bei nur mäßig erhöhter Zellzahl. Der Erreger kann mikroskopisch im Tuschepräparat des Liquors, kulturell im Liquor oder durch Antigennachweis in Serum, Urin und Liquor nachgewiesen werden. Therapie mit Amphotericin B (langsame Dosissteigerung auf 0,5 mg/kgKG/d) mit Flucytosin (3 × 50 mg/kgKG) oder Fluconazol (2 × 200 mg). Rezidivprophylaxe mit 200 mg Fluconazol. Auch Itraconazol ist wirksam.

Kaposi-Sarkom (KS). Multifokaler Tumor von Haut- und Schleimhaut, in späteren Stadien auch innerer Organe, verursacht durch das Humane Herpesvirus Typ 8 (HHV-8), welches auch an der Entstehung von hochmalignen Non-Hodgkin-Lymphomen der Körperhöhlen beteiligt ist. Weitere Formen sind:
- sporadisches (klassisches) KS,
- endemisches KS in Afrika,
- epidemisches KS ohne AIDS.

Die Therapie erfolgt lokal (Exzision, Laser, Radiotherapie, lokale Chemotherapie), mit hochdosiertem Interferon-alpha oder einer systemischen Chemotherapie, vorzugsweise mit liposomalem Doxorubicin. Häufig erfolgt eine Rückbildung nach Einleitung einer ART.

Malignes Lymphom. Hochmaligne Non-Hodgkin-Lymphome (NHL) vom B-Zelltyp verlaufen bei AIDS oft mit ZNS-Beteiligung, wobei diese Tumoren häufig EBV-assoziiert und polyklonal sind. Die Therapie besteht in einer klassischen Polychemotherapie (möglichst intensiv), beim primär zerebralen NHL aus der Bestrahlung des ZNS und Corticosteroiden in Verbindung mit einer ART. Darunter ist die Prognose quoad vitam deutlich verbessert.

Progressive multifokale Leukenzephalopathie (PML). Erreger ist das JC-Virus, ein Poliomavirus (Seroprävalenz: bis zu 76 % der gesunden Erwachsenen). Schleichender Beginn mit, je nach Lokalisation, Sprach- und Sehstörungen und Einschränkungen der intellektuellen Fähigkeiten. Im fortgeschrittenen Stadium Paresen und Erblindung. Fieber und Kopfschmerzen fehlen. Die Diagnose kann mittels PCR aus dem Liquor bestätigt werden. Eine kurative Therapie ist nicht bekannt. Cidofovir weist eine fragliche Wirksamkeit auf. Eine ART führt oft zur Abheilung mit z. T. erheblichen Residualschäden.

Invasives Zervixkarzinom. Erreger sind humane Papillomviren, insbes. HPV-16 und -18. Die Erkrankung ist AIDS-definierend. Sie tritt bei HIV-Infizierten zehnmal häufiger als bei Nichtinfizierten auf. HIV-infizierte Frauen müssen in 6-monatigen Intervallen gezielt auf diese Komplikation hin untersucht werden.

Histoplasmose. Erreger ist das obligat pathogene Histoplasma capsulatum, das v.a. im amerikanischen Mittelwesten, in der Karibik, in Süd- und Mittelamerika und in Äquatorial-Afrika auftritt. Nach Inhalation kommt es in der Regel zu einem inapparenten Verlauf, mit Hinterlassung einer lebenslangen zellulären Immunität. Bei Patienten mit Grunderkrankungen (HIV-Infektion, hämatologischen Grundleiden oder immunsuppressiver Therapie) kann es zu der disseminierten Histoplasmose kommen. Leitsymptome sind Fieber und Gewichtsverlust. Diagnostik: Beim Röntgen-Thorax fallen interstitielle oder noduläre Infiltrate und hiläre Lymphknotenvergrößerung auf. $1/4$ der Patienten hat eine Hepato- oder Splenomegalie. Der Erreger kann kulturell aus Blut, Knochenmark oder Urin angezüchtet werden. Auch die histologische Untersuchung von Knochenmark, Lymphknoten- oder Lungengewebe bestätigt die Diagnose. Serologische Untersuchungen sind in Referenzlaboratorien möglich. Differenzialdiagnostisch muss an eine Tuberkulose gedacht werden. Therapie: Mittel der Wahl ist Amphotericin B (für 10–14 Tage) oder Itraconazol (2 × 200 mg täglich) über mindestens zehn Wochen.

Kokzidioidomykose. In Europa seltene, im trockenen Südwesten der USA endemische Mykose durch Coccicioides immitis. Die Infektion bei Immunkompetenten erfolgt meistens asymptomatisch. Therapie mit Fluconazol, Itraconazol oder Amphotericin B.

Nokardiose (s. o.).

Opportunistische Infektionen. Die bazilläre Angiomatose (Erreger: Bartonella henselae, B. quintana), die Mikrosporidien-Enteritis (Erreger: Enterocytozoon bieneusi, Encephalitozoon intestinalis und hellem) und die Infektion mit Rhodococcus equi stellen opportunistische Infektionen ausserhalb der AIDS-Falldefinition dar, ebenso die invasive Aspergillose (Erreger: A. fumigatus, A. flavus): Diese nicht AIDS-definierende Komplikation tritt im weit fortgeschrittenen AIDS-Stadium auf; meist sind andere Lungeninfektionen vorausgegangen. Hauptsymptome sind Fieber, Husten mit blutigem Auswurf und Dyspnoe. Kopfschmerzen, Schwindel, Krampfanfälle und Benommenheit sind Zeichen einer Hirnbeteiligung. In der Endphase sind metastatische Absiedlungen in anderen Organen häufig. Diagnostik und Therapie (Voriconazol 2 × 6 → > 2 × 4 mg/kgKG oder Amphotericin B 1–1,5 mg/kgKG) sind schwierig. Alle opportunistischen Infektionen zeigen eine beinahe 100%ige Rezidivrate, solange der Grad der Immunsuppression weiterbesteht. Nach ausreichender Erholung der $CD4^+$-Lymphozytenzahlen unter einer ART kann die Prophylaxe häufig abgesetzt werden.

Diagnostik. Eine HIV-Infektion kann durch PCR innerhalb von wenigen Tagen nach der Infektion nachgewiesen werden. Beweisend ist auch der Antikörpernachweis mit Western-Blot-Technik nach einem positiven Suchtest (ELISA-Verfahren), welcher selten unspezifisch positiv sein kann. Unter antiretroviraler Therapie kann durch Quantifikation der HIV-RNA im Plasma („Viruslast") der therapeutische Erfolg gemessen werden.

Therapie. Die HIV-Infektion ist nicht heilbar. Mit einer Kombination von antiretroviralen Substanzen (hochaktive antiretrovirale Therapie = HAART) kann jedoch die HIV-Replikation bis unter die Nachweisgrenze hochsensitiver Nachweisverfahren reduziert, eine Rekonstitution des Immunsystems ermöglicht und eine Resistenzentwicklung verzögert werden. Regelmäßige Kontrollen der Viruslast und der $CD4^+$-Lymphozytenzahl sind erforderlich. Substanzen und Wirkmechanismen → 🠖 48.23. Aktuelle Therapieempfehlungen finden sich auf der Homepage des Robert-Koch-Instituts (http://www.rki.de). Die Therapie wird von kurzfristigen (Allergien, ZNS-Nebenwirkungen, Hepatotoxizität) und langfristigen Nebenwirkungen (Körperfettumverteilung, Hyperlipoproteinämie, Diabetes mellitus, Laktatazidose) kompliziert. Es kann zur Resistenzentwicklung kommen, die den Einsatz komplexer Kombinationen erfordert. Einige Substanzen weisen erhebliche Wechselwirkungen untereinander und mit einer etwaigen Begleitmedikation auf, die unbedingt beachtet werden müssen.

Prognose. Die Lebenserwartung eines Patienten mit dem Vollbild von AIDS beträgt ohne ART nur wenige Jahre. Mit einer ART ist die Mortalität um mindestens 80% reduziert.

Bei unklarem Krankheitsbild mit Fieber, reduziertem Allgemeinzustand, Lymphadenopathie und bekannten Risikofaktoren (häufig wechselnde Geschlechtspartner, i.v. Drogenkonsum) an HIV-Infektion denken.

48.23 HIV-wirksame Substanzen

Substanz	Wirkmechanismus	Dosis	Anmerkungen
Zidovudin (ZDV, AZT)	nukleosidischer Reverse-Transkriptase-Inhibitor (NRTI)	2 × 250–300 mg	
Stavudin (d4T)	NRTI	2 × 30–40 mg	
Didanosin (ddI)	NRTI	250–400 mg/Tag	
Zalcitabin (ddC)	NRTI	3 × 0,75 mg	
Lamivudin (3TC)	NRTI	2 × 150 mg	Wirkung auf Hepatitis-B-Virus
Emtricitabin (FTC)	NRTI	1 × 200 mg	Wirkung auf Hepatitis-B-Virus
Tenofovir (TDF)	nukleotidischer Reverse-Transkriptase-Inhibitor	1 × 245 mg	Wirkung auf Hepatitis-B-Virus
Efavirenz (EFV)	nichtnukleosidischer Reverse-Transkriptase-Inhibitor (NNRTI)	1 × 600 mg	unwirksam gegen HIV-2
Nevirapin (NVP)	NNRTI	1 × 200 mg Tag 1–14, dann 2 × 200 mg	unwirksam gegen HIV-2
Delavirdin (DLV)	NNRTI	3 × 400 mg	unwirksam gegen HIV-2; in Europa nicht zugelassen
Saquinavir* (SQV)	Proteaseinhibitor (PI)	unterschiedlich*	
Indinavir (IDV)	PI	3 × 800 mg	
Ritonavir (RTV)	PI	unterschiedlich	in Kombination mit anderen PI*
Nelfinavir (NFV)	PI	2 × 1250 mg	
Lopinavir* (LPV)	PI	2 × 3 Kaps.	
Amprenavir (APV)	PI	unterschiedlich	unwirksam gegen HIV-2
Fosamprenavir* (FOS)	PI	unterschiedlich	unwirksam gegen HIV-2
Atazanavir* (AZV)	PI	300 mg	
Enfuvirtide (ENF, T-20)	Fusionsinhibitor	2 × 90 mg s.c.	unwirksam gegen HIV-2

* Einsatz in Kombination mit Ritonavir als pharmakokinetischer „Booster"

Cave: Sofern Substanzen und Dosierungen genannt werden, beziehen sich diese auf ansonsten gesunde Erwachsene. Für Kinder, ältere Menschen und Patienten mit Nieren- und Leberfunktionseinschränkungen sowie bei interagierender Begleitmedikation können davon abweichende Indikationseinschränkungen oder Dosisempfehlungen gelten!

Literatur

Robert Koch-Institut. Infektionsepidemiologisches Jahrbuch für 2003. Berlin 2004.

49 Tropische und kosmopolitisch-parasitäre Erkrankungen

Hans Jochen Diesfeld, Gérard Krause

49.1	Einleitung	1010
49.1.1	Tropenklima und Tropentauglichkeit	1010
49.1.2	Impfungen für Tropenreisende	1010
49.2	Durch Arthropoden übertragene Erkrankungen	1011
49.2.1	Viruserkrankungen	1011
	Dengue-Fieber und hämorrhagisches Dengue-Fieber (DHF)	1011
	Gelbfieber	1013
	Japanische Enzephalitis	1015
49.2.2	Bakterielle Infektionen	1016
	Pest	1016
	Tropische Borreliose	1017
49.2.3	Protozoonosen	1019
	Malaria	1019
	Leishmaniasen	1026
	Trypanosomiasen	1028
	Helminthiasen (Filariasen)	1029
49.3	Oral erworbene Infektionskrankheiten	1031
49.3.1	Bakterielle und virale Infektionen	1033
	Poliomyelitis	1033
	Hepatitis A und E	1034
	Cholera	1034
	Reisediarrhö	1036
	Tropische Enteropathien	1037
49.3.2	Protozoeninfektionen	1037
	Amöbiasis	1037
	Giardiasis	1040
49.3.3	Oral erworbene Helminthiasen	1042
	Nematodiasen: Askariasis, Enterobiasis, Trichuriasis	1042
	Trichinose (Nematodiase)	1042
	Drakunkulose (Nematodiase)	1042
	Zestodiasen	1043
	Trematodiasen	1043
49.4	Perkutan erworbene Infektionen	1044
49.4.1	Helmintheninfektionen	1044
	Nematodiasen	1044
	Trematodiasen: Schistosomiasis	1044
49.4.2	Ektoparasitosen der Haut	1046
49.5	Kontaktinfektionen	1046
49.5.1	AIDS in den Tropen	1047
49.5.2	Tuberkulose in den Tropen	1049
49.5.3	Lepra	1049
49.5.4	Tropische Treponematosen	1050
49.6	Von Nagetieren übertragene hämorrhagische Zooanthroponosen	1050
49.7	SARS	1051
49.8	Aviäre Influenza	1052
49.9	Tollwut	1053
49.10	Tropische Gifttiere	1053
49.10.1	Vergiftungen durch Schlangen, Spinnen und Skorpione	1053
49.10.2	Fischvergiftungen	1053
49.11	Differenzialdiagnose tropischer Erkrankungen	1053

49.1 Einleitung

Tropenkrankheiten im engeren Sinne sind Krankheiten, deren Erreger oder Überträger an bestimmte, lokal oder zonal begrenzte, tropische oder subtropische, makro- oder mikroklimatische Bedingungen gebunden sind und deshalb meist ausschließlich in den Tropen bzw. Subtropen vorkommen. Infolge des umfangreichen Wanderarbeiter- und Touristenverkehrs sowie durch Flüchtlinge und Asylanten können diese Krankheiten heute vermehrt mitgebracht werden. Sie konfrontieren den Arzt häufig mit unbekannten diagnostischen und therapeutischen Problemen. Unter Tropenkrankheiten versteht man jedoch nicht nur Infektionskrankheiten, sondern auch andere toxische, degenerative, onkologische, ernährungs- oder genetisch bedingte Erkrankungen, die im Wesentlichen auf die "Tropenzonen" und ihre Bewohner beschränkt sind.

Tropenkrankheiten im weiteren Sinne des Wortes sind demnach auch die ubiquitären Infektionskrankheiten, die besonders unter sozial- und umwelthygienisch sowie wirtschaftlich ungünstigen Lebensbedingungen, meist in Verbindung mit schlechter präventiv- und kurativmedizinischer Versorgung oder unter Katastrophenbedingungen gehäuft auftreten.

In diesem Kapitel wird eine Auswahl der Krankheiten getroffen, die auch für Studierende und Mediziner außerhalb der Tropen wichtig sind. Die Krankheitsbilder sind hierbei nach dem Übertragungsmodus gegliedert. Diese Zusammenstellung erhebt keinen Anspruch auf Vollständigkeit und ist als tropenmedizinischer Ratgeber für den praktizierenden Arzt nicht ausreichend. Hierzu muss auf weiterführende Literatur verwiesen werden.

Heute muss jede Anamnese die Frage nach einem Aufenthalt in oder der Herkunft aus warmen oder hygienisch ungünstigen Regionen enthalten, auch wenn der Aufenthalt schon längere Zeit zurückliegt.

49.1.1 Tropenklima und Tropentauglichkeit

Als Tropen im klimatologischen Sinn werden Zonen zu beiden Seiten des Äquators innerhalb der 20°C-Jahresisotherme bezeichnet oder Gebiete, in denen der Tagesgang der Temperatur größere Schwankungen aufweist als der Jahresgang. Regenzeit und Trockenzeit beherrschen in den Tropen die Natur so, wie dies Winter und Sommer in den gemäßigten Zonen tun. In Bezug auf die Verträglichkeit und die Akklimatisation unterscheidet man:

- **Tropisch-humides Klima:** Subjektives Schwüleempfinden, geringe Tag-Nacht- und jahreszeitliche Temperaturschwankungen, hoher sichtbarer Schweißverlust.
- **Tropisch-arides Klima:** Belastung durch hohe Sonneneinstrahlung, Lufttrockenheit und große Tag-Nacht-Temperaturschwankungen, hoher unsichtbarer Schweißverlust.
- **Tropisches Höhenklima:** In den Tropen werden Höhenlagen bis über 4000 m ü.M. bewohnt. Kurzzeitreisende können Höhenadaptationsstörungen ab 2000 m, vor allem im Herz-Kreislauf-Bereich bekommen.

In der Regel erfolgt die **Akklimatisation** innerhalb von 4–6 Wochen problemlos. Jeder Tropenreisende nimmt jedoch sein persönliches Gesundheitsrisiko mit auf die Reise. Tropenreisen mit Kindern bedürfen einer besonders sorgfältigen Risiko-Nutzen-Abwägung und tropenpädiatrische Beratung.

49.1.2 Impfungen für Tropenreisende

Es kann zwischen **Pflichtimpfungen** und **empfohlenen Basis- und Indikationsimpfungen** unterschieden werden. Gelbfieber- und Meningokokken-Impfungen sind die einzigen, die aufgrund internationaler Bestimmungen bei Einreise in endemische oder potenziell endemische Gebiete vorgeschrieben sind. Je nach Exposition und Reiseland wer-

den zusätzlich folgende Impfungen empfohlen, die in Basisimpfungen und Indikationsimpfungen unterteilt werden können:
- **Basisimpfungen** sind jene Impfungen die auch in Europa indiziert sind, wie Polio (Salk), Tetanus, Diphterie. Falls nötig, sollten diese Impfungen aufgefrischt werden.
- **Indikationsimpfungen** sind jene Impfungen, deren Indikation je nach Reiseland und Exposition gestellt wird:
  – *Hepatitis A und Typhus:* bei Reisen in Endemiegebiete, insb. dann, wenn mit verminderter Trinkwasser- und Lebensmittelhygiene zu rechnen ist,
  – *Hepatitis B:* wenn ein längerfristiger Aufenthalt in einem Endemiegebiet bevorsteht oder ein enger Kontakt zur einheimischen Bevölkerung erwartet wird,
  – *Meningokokkenmeningitis (A, C, W135, Y), Japanische Enzephalitis:* bei Reisen in Endemiegebiete,
  – *Tollwut:* bei längeren Aufenthalten oder sog. Abenteuerreisen in Ländern mit hoher Tollwutinzidenz.

Impfungen gegen *Tuberkulose* sind nicht, Impfungen gegen *Cholera* nur in sehr seltenen Fällen indiziert.

Zu Anwendung, Wirksamkeit, Indikation, Kontraindikation und möglichen unerwünschten Wirkungen dieser Impfungen sind die Fachliteratur bzw. die regelmäßig aktualisierten Empfehlungen der Deutschen Tropenmedizinischen Gesellschaft (DTG) oder der Ständigen Impfkommission (STIKO) zu konsultieren (s. Literatur S. 1054).

49.2 Durch Arthropoden übertragene Erkrankungen

Arthropoden (Insekten und Spinnentiere) sind sowohl Erreger von Krankheiten als auch Zwischenwirte, Reservoir und Überträger von human- und tierpathogenen Organismen (T 49.1).

49.2.1 Viruserkrankungen

Zurzeit sind etwa 535 Viren bekannt, die durch Arthropoden übertragen werden (Arboviren; Arbo = arthropode-born). 71 dieser Arboviren sind menschenpathogen, von diesen sind 25 für gefährliche Erkrankungen verantwortlich. Sie werden in der Regel von Stechmücken oder Zecken übertragen, einige können auch durch Milch, Exkrete oder Aerosol übertragen werden. Die meisten haben ein *tierisches Reservoir*. Vielfach verlaufen die menschlichen Infektionen stumm, uncharakteristisch oder benigne, mit den für Viruserkrankungen typischen klinischen Erscheinungen; sie können aber z. B. auch einen enzephalitischen oder hämorrhagischen Verlauf nehmen.

Dengue-Fieber und hämorrhagisches Dengue-Fieber (DHF)

Synonym: Sieben-Tage-Fieber
engl.: dengue fever, dengue haemorrhagic fever, breakbone fever

T 49.1 Durch Arthropoden übertragene Erkrankungen

Viren	Bakterien	Protozoen	Helminthen
Dengue-Fieber	Pest	Malaria	Filariasen
Gelbfieber	Rickettsiosen	Leishmaniasen,	(Onchozerkose,
japanische Enzephalitis	Spirochätosen	Trypanosomiasen	Wucheria bancrofti,
Rifttal-Fieber	(z. B. Borreliose,	(Schlafkrankheit,	Loa Loa u. a.)
u. a. Arbovirosen	Rückfallfieber)	Chagas-Krankheit)	

49 Tropische und kosmopolitisch-parasitäre Erkrankungen

⊞→§ Arztmeldung an das Gesundheitsamt bei Verdacht, Erkrankung oder Tod!
⌛→§ Labormeldung an das Gesundheitsamt bei Nachweis einer akuten Infektion!

Definition. Dengue-Fieber: Akute fieberhafte Erkrankung mit starken Myalgien, die durch das Dengue-Virus (Flavivirus) hervorgerufen wird. Die Überträger sind Stechmücken (Aedesarten).

Epidemiologie. Die Krankheit kommt in den Tropen und Subtropen häufig epidemisch vor, in letzter Zeit vermehrt in Lateinamerika, der Karibik und dem Pazifik. 1997 wurden z. B. in Vietnam > 100000, in Brasilien > 250000 Fälle gemeldet. Neben der Zunahme und Verdichtung der urbanen Bevölkerungen in tropischen Megastädten bei Verschlechterung der sanitären und gesundheitlichen Infrastrukturen werden auch die Klimaschwankungen durch "El Niño" hierfür verantwortlich gemacht (→ 49.1).
In Südostasien, insbesondere in Thailand, ist der Verlauf als hämorrhagisches Fieber oder Schocksyndrom besonders häufig.
In Deutschland werden jährlich ca. 200 Fälle bei Tropenrückkehrern gemeldet. Die Zahl der tatsächlich auftretenden Infektionen ist wahrscheinlich höher.

Ätiopathogenese und Pathophysiologie. Das Dengue-Virus wird durch den Stich der infizierten *Aedes aegypti* und andere Aedesarten übertragen. 4 verschiedene Serotypen sind geografisch unterschiedlich verbreitet. Der Mensch dient als Reservoir, wobei die ersten Krankheitserscheinungen nach einer Inkubationszeit von 2–8 Tagen auftreten.

DHF (hämorrhagisches Dengue-Fieber). Vermutlich führen Infektionen bei Individuen mit präexistierenden Antikörpern eines an-

49.1 Verbreitungsgebiet von Aedes aegypti und Dengue-Fieber

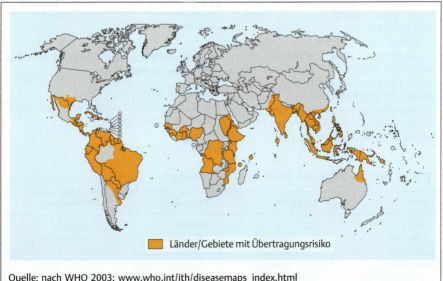

Länder/Gebiete mit Übertragungsrisiko

Quelle: nach WHO 2003; www.who.int/ith/diseasemaps_index.html

deren Serotyps (bei Kindern z.B. durch mütterliche AK, bei Erwachsenen durch vorangegangene Infektionen) zu diesem Krankheitsverlauf. Die präexistierenden Antikörper sind nicht virusneutralisierend, sondern infektionsverstärkend und aktivieren eine immunologische Kaskade. Diese führt zu einer generalisierten Störung der Gefäßpermeabilität mit Blutungen aufgrund von Thrombozytopenie und Verbrauchskoagulopathie (DHF) und/oder zum Schocksyndrom (DSS) aufgrund einer ausgeprägten Hypovolämie durch Flüssigkeits-, Protein- und Elektrolytverlust.

Symptomatik.
- **Klassisches Dengue-Fieber:** kurz dauernde, heftige Erkrankung mit zweigipfligem Fieber, starken Kopf-, Glieder- und Muskelschmerzen und flüchtigem Exanthem;
- **Dengue-hämorrhagisches Fieber und Dengue-Schock-Syndrom:** schweres Krankheitsbild mit Hämorrhagien und hypovolämischem Schock.

Diagnostisches Vorgehen. Während Epidemien ist die Diagnose klinisch gut möglich. *Serologie:* Antikörper sind ca. ab dem 4. Krankheitstag nachweisbar. Der Virusnachweis erfolgt durch Anzucht auf speziellen Zellkulturen. Viruspartikel werden mittels Reverse-Transkriptase-Polymerase-Kettenreaktion (RT-PCR) nachgewiesen.

Therapie. *Symptomatisch:* Schmerzlinderung und Fieber senkende Maßnahmen; bei *DHF:* Schock- und Blutungsbekämpfung (Volumenersatz, Vollblut).

Prognose.
- **Klassisches Dengue-Fieber:** verzögerte Rekonvaleszenz, aber gute Prognose;
- **hämorrhagisches Dengue-Fieber:** je nach Schweregrad bei Therapiebeginn und Möglichkeiten der Schockbehandlung verlaufen bis zu 50% der Fälle letal.

Prophylaxe. Brutplätze in Städten und Siedlungen vermeiden (z.B. wassergefüllte Autoreifen, Abfälle u.a.). Weitere Schutzmaßnahmen vor Mückenstichen sind Moskitonetz und Repellentien. Einen Impfstoff gibt es nicht.

Gelbfieber

engl.: yellow fever

⊞→§ Bei hämorrhagischem Verlauf Arztmeldung an das Gesundheitsamt bei Verdacht, Erkrankung oder Tod!

DD des klassischen Dengue-Fiebers

Erkrankung	Bedeutung	Kommentar
Malaria	+++	Nachweis im Dicken Tropfen, Blutausstrich
andere Arbovirosen	+++	z.T. sehr ähnliche Symptomatik, ausgeprägte Lymphadenopathie, epidemiologische Abgrenzung, Serologie
Typhus abdominalis	++	Blutkultur, Kopf- und Gliederschmerzen weniger ausgeprägt
Influenza	+	geringere Gliederschmerzen
Masern	+	typisches Exanthem

☝→§ Labormeldung an das Gesundheitsamt bei Nachweis einer akuten Infektion!

Definition. Akute lebensbedrohliche, fieberhafte Erkrankung, die durch das von **Aedes aegypti** und anderen Aedesmücken übertragene Gelbfiebervirus (Flavivirus) hervorgerufen wird. Sie kann zu akutem Leber- und Nierenversagen führen.

Epidemiologie. Das Gelbfieber ist primär eine Affenseuche. Durch fakultativ anthropophile Aedesarten kann sie jedoch auch auf den Menschen übertragen werden und zu Epidemien führen.
Das Gelbfieber kommt in Afrika zwischen 15° N und 15° S vor sowie in der nördlichen Hälfte Südamerikas.
Aktuelle Endemiegebiete sind in Südamerika: Bolivien, Brasilien, Ecuador, Kolumbien und Peru; in Afrika: Burkina Faso, Ghana, Liberia und Nigeria. Weltweit kommt es jährlich zu etwa 200000 Fälle, davon sind 30000 tödlich.

Ätiopathogenese und Pathophysiologie. Nach einer Inkubationszeit von 3–6 Tagen werden beim Menschen vor allem Leber und Nieren befallen, wobei ausgedehnte Organnekrosen entstehen können.

Symptomatik. Schlagartiger Beginn mit Fieber, Schüttelfrost, generalisierten Schmerzen, Erbrechen. Übergang in eine Phase mit Oligurie, Albuminurie, Ikterus gefolgt von Zeichen des Leber- und Nierenversagens.

Diagnostisches Vorgehen. Die Diagnose ist selbst in Endemiegebieten schwierig. Erst ab dem 5. Krankheitstag ist der serologische Nachweis (ELISA, KBR, HHT) möglich, der Virusdirektnachweis durch Tierversuch oder Anzüchtung auf Zellkulturen bleibt Speziallabors vorbehalten.

Therapie. Sie erfolgt symptomatisch, einschließlich intensivmedizinischer Maßnahmen.

Prophylaxe. Die *Lebendimpfung* mit 17-D-Impfstoff ist hoch wirksam und die entscheidende Prophylaxe, sowohl individuell als auch zur akuten Eindämmung von Epidemien (nationale und internationale Impfbestimmungen beachten). Personen, die in Ende-

DD des Gelbfiebers

Erkrankung	Bedeutung	Kommentar
Malaria tropica	+++	vor allem bei Krankheitsbeginn. Parasitennachweis im Blut
Virushepatitiden	+++	Serologie, weniger akuter Beginn
Rückfallfieber	+	typische Epidemiologie
Leptospirose	+	typische Epidemiologie
andere Arbovirosen	+	in Endemiegebieten schwer abgrenzbar, bei Gelbfiebergeimpften eher wahrscheinlich als Gelbfieber
akutes Leber- und Nierenversagen anderer Ursachen, z. B. Vergiftungen	+	Anamnese

miegebiete reisen, müssen deshalb unbedingt geimpft werden, selbst wenn die nationalen oder internationalen Impfvorschriften dies nicht nachdrücklich fordern.
Die *Vektorbekämpfung* mit Insektiziden und durch Beseitigung von Brutplätzen ist nur in urbanen Regionen erfolgreich.

Prognose. Die Mehrzahl der Infektionen verläuft inapparent oder führt nach längerer Rekonvaleszenzphase zur völligen Heilung. Die Letalität schwankt zwischen 10 und 50%.

Japanische Enzephalitis

Synonym: japanische B-Enzephalitis
engl.: Japanese encephalitis

Definition. Meist inapparente, selten enzephalitische Erkrankung mit JE-Virus (Flavivirus).

Epidemiologie. Die japanische Enzephalitis kommt in Ostasien von Sibirien, Japan, den Philippinen, Indonesien, China, Korea und Nordthailand bis Indien und Sri Lanka in Regionen mit Reisfeldern vor. Jährlich werden weltweit etwa 50000 Fälle gemeldet.
In gemäßigten Zonen erfolgt die Übertragung hauptsächlich von Spätsommer bis Frühherbst; in den Tropen während der Regenzeit.

Ätiopathogenese und Pathophysiologie. Als **Reservoir** dienen dem Virus Mensch, Schweine, Pferde und Vögel. **Überträger** sind Stechmücken, z.B. Culexarten, die in Reisfeldern brüten. Die Inkubationszeit beträgt 5–15 Tage. Das Virus führt zu kleinen perivaskulären hämorrhagischen Nekrosen des Gehirns.

Symptomatik. Meist verläuft die Krankheit inapparent. Bei 0,2% der Infektionen äußert sie sich in akuter Meningoenzephalitis, Stupor, Rigor und Parese mit einer Letalität von bis zu 50%.

Diagnostisches Vorgehen.
- Liquorpunktion: lymphozytäre Pleozytose, mäßig erhöhtes Protein,
- Serologie, KBR,
- Virusnachweis aus dem Liquor mittels Kultur oder PCR-Verfahren (nur in Speziallabors).

Therapie. Sie erfolgt symptomatisch.

Prognose. Bei schwerem Verlauf beträgt die Letalität ca. 30%.

Prophylaxe. Es steht ein *Totimpfstoff* zur Verfügung, der jedoch in Deutschland nicht zugelassen ist. Der Impfstoff ist in tropenmedizinischen Impfzentren vorrätig oder über internationale Apotheken zu beziehen.
Eine weitere Möglichkeit ist die *Expositionsprophylaxe* gegen Mücken.

DD der japanischen Enzephalitis

Erkrankung	Bedeutung	Kommentar
zerebrale Malaria	+++	Erregernachweis im Blutausstrich und im Dicken Tropfen
andere enzephalitische Arbovirosen	+++	seltener lokalisierte Paresen
bakterielle Meningitis	++	Liquorbefund: Glucose ↓, Protein ↑, Leukozyten ↑

49.2.2 Bakterielle Infektionen

Zu den tropischen vektorübertragenen bakteriellen Infektionen gehören z. B. die Pest sowie Borreliosen und Rickettsiosen.

Pest

engl.: plague

⊞→§ Arztmeldung an das Gesundheitsamt bei Verdacht, Erkrankung oder Tod!
☿→§ Labormeldung an das Gesundheitsamt bei Nachweis einer akuten Infektion!

Definition. Nagetierseuche, hervorgerufen durch Yersinia pestis, gramnegative anaerobe Stäbchen, die durch Nagetier- und Menschenfloh oder bei Pestpneumonie durch Tröpfcheninfektion auf den Menschen übertragen werden. Klinisch tritt die Erkrankung als Lymphadenitis, Pneumonie oder Sepsis auf.

Epidemiologie (→ 👁 49.2). Enzootie, die gelegentlich sporadisch oder in kleinen herdförmigen Epidemien auf den Menschen überspringt. Derzeitiges Vorkommen in
Afrika: Madagaskar, Tansania, Zaire,
Amerika: Brasilien, Peru, USA,
Asien: China, Kasachstan, Mongolei, Myanmar, Vietnam.
Jährlich werden 1000–3000 Fälle gemeldet, die Dunkelziffer dürfte sehr hoch sein. Eine Einschleppung abgesehen von Einzelfällen nach Europa ist extrem unwahrscheinlich.

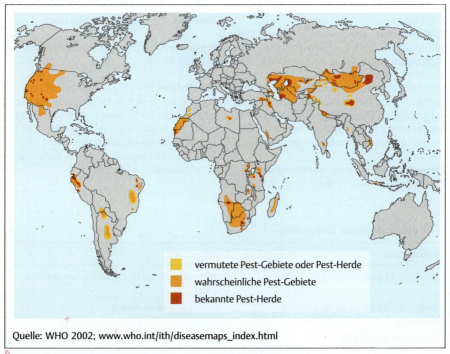

👁 49.2 Verbreitung der Pest

- vermutete Pest-Gebiete oder Pest-Herde
- wahrscheinliche Pest-Gebiete
- bekannte Pest-Herde

Quelle: WHO 2002; www.who.int/ith/diseasemaps_index.html

Ätiologie. Der Erreger *Yersinia pestis*, ein gramnegatives anaerobes Stäbchen, wird durch den Stich vom infizierten Nagetier- und Menschenfloh oder bei Pestpneumonie durch Tröpfcheninfektion übertragen.

Symptomatik. Im Lymphabflussbereich des infizierenden Flohstichs kommt es zu einer spezifischen Lymphadenitis (Beulenpest). Hämatogene Aussaat führt zu Sepsis und Organbefall, aerogene Übertragung zur Lungenpest.

Diagnostik. Epidemiologischer Verdacht, typische Symptomatik, Kultur aus Eiter, Blut oder Sputum, Serologie.

Differenzialdiagnose. Es kommen Malaria, Typhus, bakterielle Sepsis und Lymphadenitis anderer Genese in Betracht.

Therapie. Tetracyclin, Steptomycin, Chloramphenicol. Bei ausreichendem epidemiologischen und klinischem Verdacht muss die Therapie vor dem Erregernachweis eingeleitet werden.

Prognose. Die Gesamtletalität liegt bei 10%, bei un- oder zu spät behandelter Pestpneumonie und Pestsepsis nahe 100%!

Prophylaxe. Ratten- und Flohbekämpfung, Meldung von Nagetiersterben. Isolation von Erkrankten, Chemoprophylaxe von Pflegepersonal. Totimpfstoff mit hohen Nebenwirkungen, nur in besonderen Fällen (Laborpersonal) indiziert.

Tropische Borreliosen

Definition. Akute, fieberhafte Infektionen durch Borrelien. *Borrelia recurrentis* wird durch Läuse (Pediculus humanus, var. corporis) übertragen, *Borrelia duttoni* durch Lederzecken (Ornithodorus spp.).

Die Lyme-Borreliose (→ S. 989ff) tritt in den Tropen nicht auf.

Ätiologie, Pathogenese. Nach Durchdringung der Haut erfolgt die hämatogene und lymphogene Ausbreitung der Erreger in inneren Organen. Sie vermehren sich in den Kapillaren und Blutsinus. Es kommt zur Nekrose von Endothelzellen.

Symptomatik. Die Inkubationszeit beträgt 2–14 Tage. Nach einem akutern Fieberanstieg für 5–7 Tage erfolgt ein kritischer Abfall mit anschließendem Wiederanstieg nach 5–9 Tagen. Petechiale Blutungen, Hämorrhagien und Gliederschmerzen treten auf. Pneumonie, Nephritis und Meningoenzephalitis sind mögliche Komplikationen.

Diagnostik. Geografische Anamnese, Suche nach Läusebefall und Zeckenbissen; Blutausstrich, dicker Tropfen, Dunkelfeldmikroskopie: Borrelien sind 5–20 µm lang und gewunden; Serologie.

Differenzialdiagnose. Malaria, hämorrhagische Virusinfektionen.

Therapie. Tetracyclin, Erythromycin (Cave: Jarisch-Herxheimer-Reaktion).

Prognose. Bei frühzeitiger Behandlung gut, ansonsten beträgt die Letalität 2–10%.

Prophylaxe. Läuse- und Zeckenbekämpfung.

Rickettsiosen

Synonym: Fleckfieber, Flecktyphus
engl.: rickettsial diseases, typhus fevers

⊞→§ Arztmeldung an das Gesundheitsamt bei Verdacht, Erkrankung oder Tod!
⚥→§ Labormeldung an das Gesundheitsamt bei Nachweis einer akuten Infektion!

DD der Rickettsiosen

Erkrankung	Bedeutung	Kommentar
Typhus abdominalis	+++	ähnliches klinisches Bild (typhoid)
Malaria	+++	kein Exanthem
Masern	+++	rasch konfluierende Exantheme (Kinder)
Meningitis mit Purpura	+++	Rötung entwickelt sich schnell und früh

Definition. Infektion mit verschiedenen Rikkettsienarten, obligat intrazellulären Bakterien, die alle mit Fieber und (abgesehen vom Q-Fieber) mit Exanthem einhergehen. Sie werden von Läusen, Flöhen, Zecken oder Milben übertragen.

Epidemiologie. Vorkommen teils ubiquitär, teils regional begrenzt, endemisch oder epidemisch; insgesamt abnehmende Inzidenz.
- *Läusefleckfieber:* weltweit,
- *Flohfleckfieber:* Tropen, Subtropen,
- *Zeckenfleckfieber* (Rocky Mountains Fever): Nord- und Südamerika,
- *Queensland Fever:* Australien,
- *Fièvre boutonneuse:* Mittelmeerraum, Afrika, Asien,
- *Q-Fieber* (Query Fever): weltweit, auch große Ausbrüche in Deutschland,
- *Milbenfleckfieber* (Rickettsial Pox): Nordamerika, Afrika,
- *Tsutsugamushi-Fieber:* Asien, Pazifik, Australien.

Ätiopathogenese und Pathophysiologie. Die Übertragung erfolgt durch Arthropoden: bei Läusen, Flöhen und Milben über deren Fäzes, bei Zecken über deren Speichel. Eine Ausnahme bildet das Q-Fieber (Zoonose), meist ausgehend von hochkontaminierten Plazenten von Schafen auf den Menschen übertragen wird.
Die Basisläsion entsteht durch Befall der Endothelzellen der kleinen Blutgefäße. Diese werden zerstört, wobei weitere Rikettsien frei werden. Es bilden sich lokale Entzündungen und Nekrosen, die das klinische Bild bestimmen.

Symptomatik. Akuter Beginn mit hohem Fieber (Continua), starken Kopf- und Gliederschmerzen. Je nach Schwere der Infektion stehen außer bei Q-Fieber petechial exanthemische oder enzephalitische Symptome im Vordergrund.

Diagnostisches Vorgehen.
- Expositionsanamnese (Zeckenbiss, Floh oder Läusestich?),
- klinischer Verdacht bei Fieber und Exanthem oder Zeckenreaktion,
- Antikörpernachweis im Serum: spezifische IgG- u. IgM-Antikörper und Mikroimmunfluoreszenz.

Therapie. Doxycyclin 200 mg für 3–5 Tage. Bei Fièvre boutonneuse ist eine Therapie nicht unbedingt notwendig.

Prognose. Durch Antibiotikabehandlung sinkt die Letalität auf <1%. Bisweilen dauert die Rekonvaleszenz Monate. Rückfälle sind bei ungenügender Therapie möglich.

Prophylaxe. Repellentien, Kontaktinsektizide sowie Inspektion des Körpers nach Zecken und deren vorsichtiges Entfernen.

Bei Tropenreisenden aus Afrika sind eine nekrotische Zeckenbissstelle, Fieber sowie ein flüchtiges Exanthem charakteristisch für Zeckenfleckfieber.

49.2.3 Protozoonosen

Malaria

engl.: malaria

♂→RKI Der Erregernachweis (Labormeldepflicht) ist an das Robert-Koch-Institut zu melden!

Definition. Wichtigste Tropenkrankheit in den Endemiegebieten der Tropen und wichtigste importierte Tropenkrankheit. Fieberhaftes Krankheitsbild durch erythrozytären Befall mit Protozoen der Gattung **Plasmodium:**
- *P. falciparum:* Erreger der lebensbedrohlichen Malaria tropica,
- *P. vivax* und *P. ovale:* Erreger der Malaria tertiana,
- *P. malariae:* Erreger der Malaria quartana.

Epidemiologie. Hauptverbreitungsgebiete sind *Afrika* (südlich der Sahara), das *Amazonasgebiet* sowie *Süd-* und *Südostasien*. In Südostasien und Afrika wird P. falciparum, der Erreger der *Malaria tropica* zunehmend therapieresistent.

40 % (2,4 Mrd.) der Weltbevölkerung leben in Malariaregionen. In diesen Regionen rechnet man mit ca. 300–500 Mio. Erkrankungen pro Jahr; 90 % davon treten in Afrika auf. Die Malaria verursacht in Endemiegebieten ca. 1,5–3 Mio. Todesfälle pro Jahr; ungefähr 1 Mio. dieser Toten sind Kinder unter 5 Jahren.

In *Deutschland* werden jährlich ca. 800–1000 Fälle gemeldet (zu 65 % Malaria tropica).

Entwicklungszyklus der Malariaplasmodien in Mücken und Mensch (→ 49.3): Plasmodien sind intrazelluläre, Pigment bildende Protozoen (Sporozoen), deren 4 menschenpathogene Arten 3 verschiedene Krankheitsbilder verursachen (→ 49.2). Hauptwirt und Überträger der Plasmodien sind weibliche Stechmücken (60 Arten der Gattung *Anopheles*), die zur Eireifung menschliches Blut benötigen. Ihr spezifisches Biotop bestimmt das Vorkommen und die Verbreitung der Malaria.

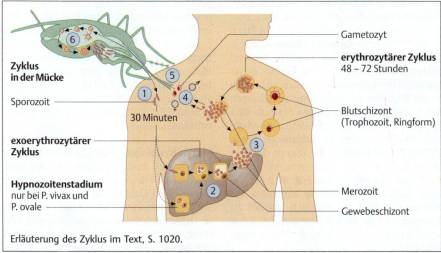

49.3 Entwicklungszyklus der Malariaplasmodien in Mücke und Mensch

Erläuterung des Zyklus im Text, S. 1020.

49.2 Parasitologische und klinische Merkmale der Malaria

Erkrankung	Erreger	exoerythrozytäre Phase (entspricht der Inkubationszeit)	erythrozytäre Phase	klinische Merkmale
Malaria tropica	Plasmodium falciparum	7–15 Tage, bildet keine Leberhypnozoiten	48 h, periodisches Fieber jedoch selten	potenziell tödlicher Verlauf, Medikamentenresistenz verbreitet
Malaria tertiana	P. vivax	12–18 Tage, bildet Leberhypnozoiten	48 h	benigne Verlaufsform, Rezidive bis 2 Jahre nach Infektion,
	P. ovale			benigne Verlaufsform, Rezidive bis 5 Jahre
Malaria quartana	P. malariae	18–40 Tage, bildet keine Leberhypnozoiten	72 h	benigne Verlaufsform, Rezidive bis 50 Jahre nach Infektion möglich

Während des Mückenstichs werden aus dem Speichel der Mücke **Sporozoiten** in die Blutbahn des Menschen inokuliert (49.3 ①) Sie dringen innerhalb von 30 Minuten in Leberparenchymzellen ein (49.3 ②). Dort entwickeln sie sich innerhalb von 5–14 Tagen durch Teilung zu **Gewebsschizonten**, die je nach Plasmodienspezies mehrere tausend **Merozoiten** enthalten. Nach Ruptur dieser parasitierten Leberzelle ergießen sich diese in die Blutbahn des Lebersinus und dringen unverzüglich in **Erythrozyten** ein (49.3 ③). Dort reifen sie je nach Spezies innerhalb von 48–72 Stunden zu **Schizonten** heran (49.2). Die Folge ist die Ruptur der Erythrozytenmembran. Nach einigen Zyklen führt dies zu **Gametozyten** (49.3 ④), die beim Blutsaugen der Mücke aufgenommen werden (49.3 ⑤) und sich letztlich zu **Sporozoiten** (49.3 ⑥) entwickeln. Diese werden in der Speicheldrüse der Mücke angereichert.

Bei *Plasmodium vivax* und *ovale* verbleiben einige Leberschizonten als einzellige **Hypnozoiten** in einer mehrmonatigen oder mehrjährigen Ruhephase. Aus dieser können sich jederzeit Merozoiten entwickeln, die wiederum Erythrozyten befallen, so dass es zu den bekannten Rezidiven kommt. Bei *Plasmodium falciparum* kommen keine Hypnozoiten vor. *Plasmodium malariae* kann vermutlich lebenslang in geringer Zahl in inneren Organen als erythrozytäres Stadium persistieren, aus dem sich Rückfälle einer klinischen Malaria entwickeln können.

Pathophysiologie. Das klinische Bild der Malaria wird durch die Dichte und den Stoffwechsel der Plasmodien bestimmt. Ausdruck hiervon sind Destruktion von Erythrozyten, Sequestration, Zytoadhärenz und verminderte Deformierbarkeit von parasitierten Erythrozyten mit folgender Gewebshypoxie in den betroffenen Strombahnen, insb. im Ge-

DD der Malaria

Erkrankung	Bedeutung	Kommentar
grippaler Infekt	+++	mit leichten Formen bzw. beginnender Malaria zu verwechseln, vor allem nach Rückkehr aus den Tropen
Typhus abdominalis	+++	anfangs ähnlich wie Malaria, Erregernachweis in Blutkultur
bakterielle Sepsis	++	Herdsuche, Blutkultur
Hitzschlag	++	Anamnese, Malariaausschluss
Meningitis, Meningoenzephalitis	++	Nachweis durch Liquorpunktion
fulminante Hepatitiden	+	die Lebertransaminasen sind pathologisch erhöht (→ Leber, S. 771ff.)
Koma anderer Genese	+	z. B. hypoglykämischer Schock, intrakranielle Blutung, zerebraler Infarkt

hirn. Bewohner in Endemiegebieten erwerben im Verlauf mehrerer Jahre eine Teilimmunität, die bei Erwachsenen ein abgeschwächtes Krankheitsbild bewirkt, nicht jedoch die Infektion verhindert. **Angeborene Schutzfaktoren** sind:
- Hämoglobinopathien (z. B. G-6-PDH Mangel, Thalassämie, Heterozygotie des Sichelzellgens; → S.882ff u. S.890ff) schützen durch verminderte Erythrozytenresistenz gegenüber oxydativem Stress vor massiven Parasitämien und vermindern somit die Letalität an Malaria;
- fehlendes Duffy-Blutgruppenantigen (gegen P. vivax).

Symptomatik.

Malaria tropica. Die Symptomatik ist insgesamt uncharakteristisch: Fieberverlauf >38,5°C ohne erkennbaren Rhythmus, Kopf- und Gliederschmerzen, Abgeschlagenheit, Erbrechen, Abdominalschmerzen, Durchfall, Oligurie. Symptome einer Hypoglykämie und Laktazidose.

Malaria tertiana und quartana. Die Symptomatik ist insgesamt schwächer; das Fieber neigt zu rhythmischem Verlauf (48 bzw. 72 Stunden).

Malaria in der Schwangerschaft. Schwangere, vor allem Primigravidae, haben ein erhöhtes Risiko, an Malaria zu erkranken und für einen schweren Verlauf; es kann zu lebensbedrohlichen Anämien kommen. Eine Malaria der Schwangeren führt zu verringertem Geburtsgewicht des Kindes und beinhaltet die Gefahr der Früh- und Fehlgeburt. Eine transplazentare Übertragung der Malaria ist möglich, aber selten.

Malaria bei Kindern. Sie zieht eine hohe Letalität infolge zerebraler Malaria (Koma), Anämie oder Pneumonie nach sich.

Diagnostisches Vorgehen. → auch 👁 **49.5**

Immer an die Möglichkeit einer Malaria denken!

49.4 Differenzialdiagnose der Malariaplasmodien im Blutausstrich

	Mikrogametozyt reif	Makrogametozyt reif	reifer Schizont	halberwachsener Trophozoit	junger Trophozoit
Plasmodium falciparum					
Plasmodium vivax					
Plasmodium ovale					
Plasmodium malariae					

Typische morphologische Eigenschaften und Entwicklungsweise der Plasmodien während der erythrozytären Phase im Menschen ermöglichen die Differenzierung und Diagnose.

Tropenanamnese. Malaria ist die wichtigste, akut lebensbedrohliche importierte Tropenkrankheit außerhalb der Endemiegebiete.

Dicker Tropfen. Bluttropfen zirkulär auf dem Objektträger ausstreichen und antrocknen lassen, hämolysieren, Anfärbung mit Giemsa. Dieses Verfahren erzielt gegenüber dem Ausstrich (s. u.) eine Anreicherung um den Faktor 20–40 und ist zur *Diagnose bei niedriger Parasitämie* (0,1 ‰) unverzichtbar.

Blutausstrich. Zur Differenzierung der unterschiedlichen Plasmodien (→ 49.4).

Bei schwerer Malaria tropica kann es durch kapillare Stase zu niedriger peripherer Parasitämie kommen, die nach Therapiebeginn zunächst ansteigen kann.

QBC (quantitative buffy coat). Ähnliche Sensibilität wie Dicker Tropfen, rascheres Ergebnis, jedoch teuer, da ein Fluoreszenzmikroskop benötigt wird.

Immuno-chromatographische Schnelltests mit Teststreifen. Sie dienen dem Nachweis von plasmodienspezifischen Antigenen (z. B. Parasight F, MalaQuick, ICT Malaria P.f.) und stellen eine Ergänzung des diagnostischen Spektrums dar. Der mikroskopische Erregernachweis wird dadurch *nicht* ersetzt.

Serologie (IFAT, ELISA). Sie spielt in der Diagnostik der akuten Infektion keine Rolle. Sie hat anamnestische und epidemiologische Bedeutung.

Jedes Fieber nach Tropenaufenthalt ist malariaverdächtig, die frühe Diagnose ist daher entscheidend für das Leben des Patienten. Dicke Tropfen und Ausstriche sollten bei bestehendem Verdacht mehrfach wiederholt werden. **Nicht erst auf den nächsten Fieberschub warten!**

Therapie.

Malaria tropica. Die Therapie muss im Zweifelsfall auch vor bzw. ohne Parasitennachweis erfolgen. Auch nach Therapiebeginn muss mit kurzfristiger Verschlechterung und Auftreten von Komplikationen gerechnet werden. Durch Ausbildung von Medikamentenresistenz wird die Therapie der Malaria tropica zunehmend erschwert, sie sollte stets stationär erfolgen (→ 49.5).

Die Malaria tropica beim Nichtimmunen ist stets ein Notfall.

Die Wahl der Therapeutika (→ 49.3) richtet sich nach der Schwere der Erkrankung.

Malaria tertiana und quartana. *Plasmodium ovale* und *Plasmodium malariae* sind chloroquinempfindlich. Nur bei *Plasmodium vivax* wird vereinzelt vor allem in Papua Neuguinea eine Resistenz beobachtet, Malaria tertiana und quartana können daher in der Regel gut mit Chloroquin und meist ambulant behandelt werden. Bei *Malaria tertiana* sollte zudem nach der Therapie eine zweiwöchige Einnahme von Primaquin zur Rezidivprophylaxe erfolgen (→ 49.5).

Neue Medikamente. Quinghaosu ist eine pflanzliche Substanz mit schizontizider Wirkung. Ihre Derivate Artemisinin, Artesunate und Artemeter stehen heute in Endemiegebieten zur Routinebehandlung noch nicht zur Verfügung.

◉ **49.5 Vorgehen bei Verdacht auf Malaria**

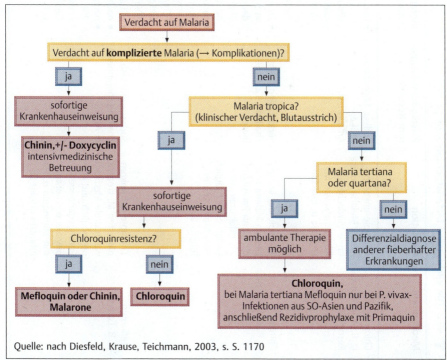

Quelle: nach Diesfeld, Krause, Teichmann, 2003, s. S. 1170

49.3 Die wichtigsten Malariatherapeutika

Medikament	Indikation	Plasmodium-falciparum-Resistenz	therapeutische Dosierung	unerwünschte Wirkungen (UW), Wechselwirkungen (WW), Kontraindikation (KI)
Chloroquin (z. B. Weimerquin, Resochin)	Therapie unkomplizierter Malaria tropica ohne Verdacht auf Resistenz sowie M. tertiana u. quartana	Süd- u. Südostasien, Afrika, Amazonasbecken	• initial 600 mg Base, entspricht 4 × 250 mg Chloroquinphosphat • nach 6 h 300 mg (5 mg/kgKG) • am 2. und 3. Tag je 300 mg (5 mg/kgKG)	**UW:** Übelkeit, Kopfschmerzen, Blutdruckabfall
Chinin (z. B. Chininum)	Therapie der komplizierten Malaria tropica, wenn Parasitämie 2 % oder orale Medikation nicht möglich oder Mefloquin erfolglos war	Südostasien, insb. Thailand, Grenzgebiete	• 20 mg/kgKG über 4 h in 5 % Glucose (Auflagedosis), nicht wenn Therapie mit Mefloquin od. Chinin vorausging • nach 8 h 10 mg/kgKG über 4 h alle 8 h • Umstellung auf orale (Chininsulf.) Gesamtdauer der Therapie 7–10 Tage	**UW:** Hypotonie, Hypoglykämie, Tinnitus, Seh- u. Hörstörungen, myokardiale Überleitungsstörung, **WW:** Mefloquin u. Halofantrin, Digoxin u. a.
Mefloquin (z. B. Lariam)	Therapie der unkomplizierten M. tropica, wenn orale Medikation möglich und keine vorangegangene Prophylaxe o. Therapie mit Mefloquin o. Halofantrin erfolgt ist	Südostasien, insb. Thailand, beginnend in Afrika	• initial 750 mg • nach 8 h 500 mg • nach weiteren 8 h 250 mg (letzte Gabe entfällt bei KG < 60 kg) Gesamtdosis 25 mg/kgKG	**UW:** Übelkeit, Erbrechen, Schwindel, Konvulsionen, psychopathologische Erscheinungen, Bradykardie, **KI:** Schwangere im 1. Trimenon u. Kinder < 5 kg **WW:** Ca-Antagonisten, β-Blocker, Chinin, Halofantrin ($t_{1/2}$ von Mefloquin 21 d!)

T 49.3 Die wichtigsten Malariatherapeutika (Fortsetzung)

Medikament	Indikation	Plasmodium-falciparum-Resistenz	therapeutische Dosierung	unerwünschte Wirkungen (UW), Wechselwirkungen (WW), Kontraindikation (KI)
Atovaquon/Proguanil (z. B. Malarone)	unkomplizierte Malaria tropica (evtl. Standby)	noch nicht bekannt	1000 mg/400 mg (= 4 Tabl.) tägl. für 3 Tage	**UW:** Kopfschmerzen, Verdauungsbeschwerden **WW:** Tetrazyklin **KI:** strenge Indikationsstellung bei Schwangerschaft und Stillzeit
Artemether/Lumefantrin (Riamet)	Therapie der unkomplizierten M. tropica einschließlich notfallmäßiger Selbstbehandlung. Kein Prophylaktikum		1 Tbl. = 20 mg/120 mg 1. Initial 4 Tbl. 2. nach 8 Std. weitere 4 Tbl. 3. 2 × tägl. je 4 Tbl. an Tag 2 und 3 Entspricht insgesamt 24 Tbl.	**UW:** Kopfschmerzen, Schwindel, Verdauungsstörungen **KI:** Herzerkrankungen Anwendung beschränkt auf Personen von mindestens 12 Jahren und >35 kgKG
Primaquin	Rezidivprophylaxe nach Therapie einer Malaria tertiana		15 mg/d für 14 Tage	**UW:** gastrointestinale Beschwerden **KI:** G-6-PDH-Mangel (Gefahr der MetHb-Bildung und Hämolyse)
Proguanil (z. B. Paludrine)	Prophylaxe in Regionen mit Chloroquinresistenz, nur in Kombination mit Chloroquin wirksam		nicht zur Therapie	**UW:** Magen-Darm-Beschwerden, Haarausfall
Doxycyclin	Therapie und Prophylaxe bei mefloquin- und chininresistenter Malaria		200 mg täglich zusätzlich zur Chinintherapie	**UW:** phototoxische Wirkung, Störung der Zahnentwicklung, Fetopathien **KI:** Schwangerschaft, Kinder <8 Jahren

Komplikationen. Eine komplizierte Malaria tritt nur bei Malaria tropica auf (eines oder mehrere der folgenden Zeichen):
- Koma Grad II: zerebrale Malaria,
- wiederholte generalisierte Konvulsionen,
- schwere normozytäre (hämolytische) Anämie,
- Niereninsuffizienz (Diurese <12 ml/kgKG/d),
- Lungenödem (ARDS),
- Hypoglykämie (<40 mg/dl),
- Kreislaufkollaps (Blutdruck systolisch <70 mmHg),
- DIC (= disseminierte intravasale Gerinnung),
- massive Hämoglobinurie,
- Azidose (arterieller pH <7,25).

Cave: paradox niedrige Parasitämie bei kapillarer Stase in befallenen Blutstromgebieten.

Weitere Hinweise sind: Eintrübung ohne Koma, Hyperparasitämie (>5% bei Nichtimmunen ist akut lebensbedrohlich), Ikterus und Hyperthermie.

Prognose. Beim nichtimmunen Patienten ist die Malaria tropica oft eine schnell progrediente Erkrankung, die bei zu spät einsetzender Therapie tödlich verlaufen kann. Parasitämie >5%: Beginn eines lebensgefährlichen Verlaufs!
Malaria tertiana und quartana heilen, allenfalls auch unbehandelt, nach einigen Rückfällen spontan aus.

Prophylaxe.

Individuelle Expositionsprophylaxe.
- Nach Sonnenuntergang mückenabweisende Mittel, lange Kleidung und Räucherstäbchen,
- Mückengitter vor Fenster und Türen, Versprühen von Kontaktinsektiziden,
- permethrinimprägnierte Moskitonetze um die Betten spannen,
- Vermeidung bzw. Beseitigung von Mückenbrutplätzen im Wohnbereich.

Individuelle Chemoprophylaxe. Je nach Vorkommen der Plasmodienarten, ihrer Chemoresistenz und ihrer Übertragungsdynamik muss zusätzlich während der Übertragungsperiode bzw. 1 Woche vor Exposition bis 4 Wochen nach Exposition regelmäßig eine Chemoprophylaxe unter Berücksichtigung individueller Verträglichkeit oder der Kontraindikationen durchgeführt werden.
Hauptsächliche Gebiete mit teilweiser Resistenz (vor allem bei *Plasmodium falciparum*) gegen mehrere Medikamente sind Afrika, vor allem Ostafrika, Südostasien, Neuguinea und das Amazonasbecken. Bei den übrigen Plasmodienarten bestehen bisher noch kaum Resistenzprobleme. Aktuelle Informationen werden jährlich von der WHO und der Deutschen Tropenmedizinischen Gesellschaft (http://www.dtg.mwn.de) veröffentlicht (→ 49.6).

Leishmaniasen

Synonyme: → 49.4
engl.: leishmaniasis

Definition. Durch Leishmanien hervorgerufene Protozoenerkrankung, die sich als Haut- oder Schleimhautleishmaniase bzw. viszerale Leishmaniase äußert.

Epidemiologie. Viszerale Leishmaniase 400000, kutane und mukokutane Leishmaniase 11–12 Mio. neue Fälle pro Jahr.

Ätiopathogenese und Pathophysiologie. Die Leishmanien werden von Sandmücken (Phlebotomus, Lutzomyia) in die Haut inokuliert und von Makrophagen aufgenommen. Je nach Leishmanien-Spezies und Wirtsimmunität verursachen sie regionale Hautläsionen, befallen die Schleimhäute oder innere Organe. Nach Vorkommen werden die Leishma-

49.6 Malariaprophylaxe, 2003

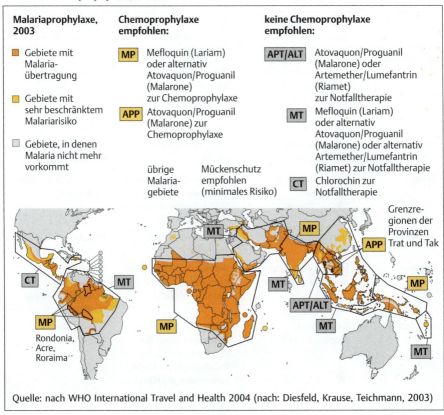

Quelle: nach WHO International Travel and Health 2004 (nach: Diesfeld, Krause, Teichmann, 2003)

niasen der sog. "Neuen Welt" (NW) in Mittel- und Südamerika von denen der "Alten Welt" (AW) in Asien, Afrika und Europa getrennt, da sie sich regional bezüglich des Reservoirs und auch im klinischen Bild unterscheiden. Viszerale Leishmaniase und HIV-Infektion verstärken sich wechselseitig im Sinne der Immunsuppression.

Symptomatik.
- **Kutane Leishmaniase (CL):** meist ulzerierende, z. T. nekrotisierende Hautläsion mit schlechter oder später Spontanheilung,
- **mukokutane Leishmaniase (MCL):** oft massiv entstellende, z. T. lebensbedrohliche Affektion der Haut-/Schleimhautregionen des Gesichts,
- **diffus kutane Leishmaniase (DCL):** bei immungeschwächten Patienten (z. B. HIV-Infizierten), lepromatoide, sich ausbreitende Hautläsion mit schlechter Prognose,
- **viszerale Leishmaniase (VL):** schwere Allgemeinerkrankung mit rezidivierendem Fieber, Gewichtsverlust und Hepatosplenomegalie,

T 49.4 Klinisches Bild, Diagnose und Therapie der Leishmaniasen

	viszerale Leishmaniase (Kala-Azar)	kutane Leishmaniase	mukokutane Leishmaniase
Verbreitung	AW: Indien, Pakistan, China, vorderer Orient, Mittelmeerraum (Spanien!) NW: Mittel- u. Südamerika	AW: Asien, vorderer Orient, Ostafrika, Mittelmeerraum NW: Mittel- u. Südamerika	Mittel- u. Südamerika
spezielle Verlaufsformen	kann sich äußern als: VL, PKDL, (CL)	kann sich äußern als: CL, DCL	kann sich äußern als: CL, MCL
Erreger	AW: L. donovani, L. infantum NW: L. chagasi	AW: Leishmania tropica, L. aethiopica, L. major NW: Leishmania-mexicana-Komplex	Leishmania-braziliensis-Komplex
Reservoir	Hunde, Nagetiere, Menschen	Hunde, Nagetiere, Menschen	Nagetiere
Diagnose	Milz- u. Knochenmarkspunktion, Serologie	Biopsie o. Punktat aus Wundrand, oft nur klinisch möglich	Biopsie o. Punktat aus Wundrand, Serologie teilweise positiv
Therapie	liposomales Amphotericin B	Bei CL der AW oft frühe Spontanheilung. Bei verzögerter Heilung Paramomycin + Methylbenzethoniumchlorid als Salbe. Bei DCL liposomales Amphotericin B	liposomales Amphotericin B

AW = Alte Welt; NW = Neue Welt; CL, MCL, DCL, VL, PKDL → Symptomatik.

- **dermales Post-Kala-Azar-Leishmanoid (PKDL):** diffuse erythematöse, später noduläre Hautläsionen, meist nach vorangegangener viszeraler Leishmaniase (Infektionsquelle für Überträgermücke).

Klinisches Bild, Diagnose und Therapie. → T 49.4.

Trypanosomiasen

Synonym: Schlafkrankheit
engl.: sleeping sickness, nur für afrikanische Form, sonst: trypanosomiasis

Trypanosomiasen werden durch begeißelte Protozoen (Trypanosomen) hervorgerufen, die morphologisch ähnlich sind, jedoch völlig verschiedene Krankheitsbilder verursachen: Man unterscheidet eine **südamerikanische**

DD der Leishmaniasen

Erkrankung	Bedeutung	Kommentar
viszerale Leishmaniase		
Tuberkulose	+++	Sputum, Röntgen-Thorax
Malaria	++	vor allem in Endemieregionen, Erregernachweis im Blut
Brucellose	+	Berufsanamnese, Blutkultur
kutane und mukokutane Leishmaniase		
Frambösie – Syphilis	+++	Wundabstrich, KBR.IFT
tropisches Ulkus	+++	Wundabstrich (bakterielle Untersuchungen), Biopsie
Mykosen	++	Wundabstrich (nativ, Anreicherungskulturen)
Lepra-Tuberkulose	+	vor allem bei DCL

Trypanosomiase (Chagas-Krankheit) von 2 hiervon sehr verschiedenen, unter sich jedoch ähnlichen **afrikanischen Trypanosomiasen**. Zu Epidemiologie, Klinik, Diagnose und Therapie → 🕮 49.5 u. 49.6.

Helminthiasen (Filariasen)

Synonym: → 🕮 49.7
engl.: filariasis

Definition. Befall mit Nematoden (Fadenwürmern) der Gattung Filarioidea, die das lymphatische System, das oberflächliche oder tiefe Bindegewebe parasitieren und durch Insekten übertragen werden.

Epidemiologie und Symptomatik.
→ 🕮 49.7

Ätiopathogenese und Pathophysiologie.
Die fadenförmigen adulten Würmer sind getrenntgeschlechtlich; die Weibchen gebären Larven (Mikrofilarien), die von verschiedenen Blut saugenden Insekten, welche gleichzeitig als Zwischenwirte dienen, übertragen werden. Die Mikrofilarien einiger Arten zirkulieren im Blut und sind dort nachweisbar (🕮 49.7). Andere Mikrofilarienarten treten in der Haut auf. Die Krankheitserscheinungen sind zum einen durch die mechanische Verlegung der Lymphbahnen und zum anderen durch bakterielle Begleitinfektionen und die Entzündungsreaktion des Wirtes auf die Würmer bedingt.

Diagnostisches Vorgehen.
- Zunächst **geografische Anamnese** und typisches klinisches Bild (→ 🕮 49.7),
- darüber hinaus **Blutuntersuchung:** Eosinophilie, Serologie (speziesunspezifisch), Parasitennachweis im Blut nach Anreicherung nach Fülleborn oder Provokation mit Diäthylcarbamazin (cave: allergische Reaktion!),
- **Hautbiopsie** zum Nachweis von *Onchocerca volvulus*.

Therapie.
- *Wuchereria, Brugia:* Albendazol, Ivermectin,
- *Loa-Loa:* Diäthylcarbamazin unter Corticoidschutz,

T 49.5 Afrikanische Trypanosomiase

	westafrikanische Schlafkrankheit	ostafrikanische Schlafkrankheit
Epidemiologie	20 000 – 30 000 Neuerkrankungen/Jahr	
Vorkommen	herdförmig in West- u. Zentralafrika (an Flussufern)	herdförmig in Ost- u. Südafrika (in Savannen)
Erreger	Trypanosoma brucei gambiense	Trypanosoma brucei rhodesiense
Vektor	Glossina-palpalis-Gruppe (Tsetse-Fliege)	Glossina-morsitans-Gruppe
Reservoir	Mensch, Hausschwein, Rind	Antilopen, Rind, Mensch
klinisches Bild	*Trypanosomenschanker:* schmerzhafte Primärläsion an Inokulationsstelle (2–3 Wochen) mit Schwellung der regionalen Lymphknoten; *I. hämolymphatisches Stadium:* periodische fieberhafte Phasen (Dauer ca. 1 Woche), Kopf- u. Gliederschmerzen, Lymphadenopathie, Ödeme, Aszites; *II. meningoenzephalitisches Stadium:* gestörter Schlafrhythmus, Somnolenz, Verhaltensstörung, Meningoenzephalitis, Koma	
Besonderheiten	langsam progredient; Stadium II ersts nach 4–6 Monaten, häufig Tod infolge Mangelernährung und Sekundärinfektion	schneller Verlauf, akut, fieberhaft, Primärläsion in 80% der Fälle, häufig Herztod noch vor Stadium II, Stadium II nach einigen Wochen
Diagnose	Parasitennachweis im Primärschanker und im Blut (rhodesiense); Lymphknoten- u. Liquorpunktion (gambiense); Serologie	
Therapie	*Stadium I:* Suramin (hohe Toxizität) oder (nur gambiense) Pentamidin. *Stadium II:* (Liquor positiv): Vorbehandlung mit Suramin, dann Melarsoprol i.v., Eflornithine	
Prognose	unbehandelt immer tödlich, bei frühzeitiger Behandlung im Stadium I: 90% Heilung, z.T. Defektheilung, Melarsoproltherapie in 2–5% tödlich	
Kontrolle	Vektorbekämpfung (Insektizide, Tsetse-Fallen), aktive Fallsuche, Chemoprophylaxe mit Pentamidin selten indiziert	

DD der Filariasen

Erkrankung	Bedeutung	Kommentar
andere Parasitosen mit Eosinophilie	+++	parasitologische Stuhluntersuchungen
Pruritus anderer Ursachen	++	z.B. Allergensuche
Lymphödeme anderer Ursachen	+	z.B. chronisch entzündliche Prozesse oder Tumoren

T 49.6 Amerikanische Trypanosomiase

	Chagas-Krankheit
Epidemiologie	16–18 Mio. infiziert, ca. 2 Mio. erkrankt
Vorkommen	Mittel u. Südamerika, vor allem in Slumregionen
Erreger	Trypanosoma cruzi
Vektor	Raubwanze (Triatoma)
Reservoir	Mensch, Haustier, Opossum, Gürteltier
klinisches Bild	Übertragung durch den Kot der Raubwanze, Blutspenden und kongenital, Chagom an Inokulationsstelle, befällt intrazellulär die glatte Muskulatur. *Akute Phase:* 2–4 Wochen nach Infektion: Fieber, Atemnot, Kardiomegalie, meist im Kindesalter; *Chronische Phase:* oft jahrzehntelang Latenz, chronische Myokarditis, Megakolon, Megaösophagus, Meningoenzephalitis
Diagnose	*Akute Phase:* Blutausstrich, Dicker Tropfen u. a. Anreicherungen, Blutkultur, Xenodiagnose (Laborwanzen auf die Haut ansetzen und Blut saugen lassen), Herzmuskelbiopsie, ELISA, KBR, IFT
Therapie	Nifurtimox oder Benznidazol (toxisch)
Prognose	Tod durch Herzversagen (bereits vorhandene Organschäden werden von Therapie nicht beeinflusst)
Kontrolle	Verbesserung der Wohnverhältnisse, Vektorbekämpfung mit Insektiziden, Screening von Blut- und Organspendern

Cave: eosinophile Enzephalitis!

- *Onchozerkose:* Ivermectin (Einmaldosis, jährlich wiederholen), cave: in Loiasis-Endemiegebieten (s. Loiasis, T 49.7),
- Therapie der entzündlichen Ödeme der lymphatischen Filariasis mit Antibiotika.

Prophylaxe. Die Bekämpfung der Flussblindheit (*Onchozerkose*) hat durch konsequente Insektizidapplikation in Flüssen beachtliche Erfolge erzielt. Daneben wird durch jährliche Behandlung der betroffenen Bevölkerung mit Ivermectin das menschliche Reservoir an Mikrofilarien reduziert. Die Expositionsprophylaxe besteht aus bedeckender Kleidung und Repellentien.

Bei europäischen Reisenden kommen gelegentlich flüchtige Schwellungen der Haut vor; eine Reise in Endemiegebiete liegt 9–12 Monate zurück: Bei typischer Anamnese und Symptomatik muss an Loiasis gedacht werden.

49.3 Oral erworbene Infektionskrankheiten

Oral erworbene Infektionskrankheiten sind in der Regel mit niedrigem Standard der Wasserversorgung, Lebensmittelhygiene und Abwasserbeseitigung assoziiert und werden somit mittelbar oder unmittelbar fäkal-oral übertragen. Die meisten dieser Erkrankungen sind weltweit verbreitet (→ "Infektiöse Darmerkrankungen", S. 969ff). Hier werden

T 49.7 Die wichtigsten Filariasen des Menschen

Erreger	Wuchereria bancrofti	Brugia malayi, Brugia timori	Loa-Loa	Onchocerca volvulus
Vorkommen	Asien, Pazifik, Afrika, Mittel- u. Südamerika	Süd-, Südost- u. Ostasien	afrikanischer Regenwald	Afrika, Mittel- u. Südamerika (ca. 20 Mio. Erkrankte)
Krankheits-bezeichnung	lymphatische Filariasis, Elephantiasis		Loiasis, Augenwurm	Onchozerkose (Flussblindheit)
Überträger	Mücken: Culex, Aedes, Anopheles	Mücken: Anopheles, Aedes, Mansonia	Fliegen: Chrysops	Kriebelmücken: Simulium
Lokalisation des adulten Wurmes	Lymphsystem		(sub)kutanes Bindegewebe	
Auftreten der Mikrofilarien	Blut (nachtperiodisch)		Blut (tagperiodisch)	Haut (aperoidisch)
Inkubationszeit	3–16 Monate	8–16 Monate	> 6 Monate	> 1 Jahr
klinisches Bild	Lymphangiitis, Lymphadenitis, remittierendes Fieber, Funikulitis, Orchitis, Chylurie, Hydrozele, Elephantiasis, bei Brugia meist auf untere Extremitäten beschränkt		oft symptomlos, juckende, entzündliche Kalabarschwellungen, flüchtige Filarie in der Konjunktiva	Hautknoten (Onchozerkom), umschriebener Pruritus, Dermatitis, Lymphadenopathie (Adenolymphozelen), Augenbefall mit Erblindung

49.8 Oral erworbene Infektionskrankheiten

Viren	Bakterien	Protozoen	Helminthen
Poliomyelitis SARS-Coronavirus Hepatitiden (→ S. 776ff.) Enteroviren (→ S.969ff)	Salmonellose (→ S.971ff.) Shigellosen (→ S.973) Cholera (s. u.) Campylobacter-Enteritis (→ S.973f.) Escherichia-coli-Enteritis (→ S.974)	Amöbiasis (→ S.1037ff.) Giardiasis (→ S.1040ff.) Kokzidosen Toxoplasmose (→ S.1004) primäre Amöben- Meningoenzephalitis	**Nematodiasen** (Ascaris, Trichuris, Oxyuren, Toxocara, Drakunkulus u. a.) **Zestodiasen** (Taenia, Echinokokken u. a.) **Trematodiasen** (Opisthorchis, Paragonimus u. a.)

exemplarisch nur die wichtigsten, außerhalb Europas vorkommenden bzw. erworbenen Infektionskrankheiten besprochen (49.8).

49.3.1 Bakterielle und virale Infektionen

Poliomyelitis

Synonym: Kinderlähmung
engl.: poliomyelitis

⊞→§ Arztmeldung an das Gesundheitsamt bei Verdacht, Erkrankung oder Tod!
♂→§ Labormeldung an das Gesundheitsamt bei Nachweis einer akuten Infektion!

Definition. Der Erreger der Kinderlähmung ist das Poliovirus, ein Picornavirus.

Epidemiologie. Seit 1988 strebt die Weltgesundheitsorganisation die globale Eradikation der Kinderlähmung an. In Europa ist seit 1999 kein autochthoner Fall mehr gemeldet worden. Für Süd- und Mittelamerika gilt dies seit 1996. Poliomyelitis ist jedoch weiterhin endemisch in einzelnen Ländern Afrikas und Asiens.

Entgegen der irreführenden Bezeichnung „Kinderlähmung" kann Poliomyelitis sehr wohl im Erwachsenenalter auftreten; sie verläuft dann sogar schwerer als in der Kindheit.

Pathophysiologie. Nach oraler Infektion vermehren sich die Viren im Gastrointestinaltrakt und passieren nach einer Virämie die Blut-Hirn-Schranke. Im ZNS werden vorwiegend die Vorderhornzellen geschädigt und bewirken so die bekannten Lähmungserscheinungen. Daneben kann es zur aseptischen Meningitis kommen.

Symptomatik. Über 90% der Infektionen verlaufen inapparent („stille Feiung"). Sichtbare Krankheitszeichen treten nach einer Inkubationszeit von 1–2 Wochen auf. Es werden drei Krankheitsbilder unterschieden:

Abortive Poliomyelitis. 2–3-tägige, unspezifische, fieberhafte Grippesymptomatik mit Spontanheilung. Nach kurzzeitiger Besserung kann sich jedoch auch die paralytische Poliomyelitis einstellen.

Meningitische Poliomyelitis. Aseptische Meningitis mit rascher und vollständiger Heilung innerhalb weniger Tage.

Paralytische Poliomyelitis. Einige Tage nach der „abgeheilten" abortiven Poliomyelitis tritt erneut Fieber auf, begleitet von meningealen Reizsymptomen, schlaffer Lähmung, allgemeiner Muskelschwäche sowie Spasmen. In der Folge kommt es zu Atemstörungen, Myokarditis, Lungenödem, Atmwegs- und Harnwegsinfektionen. Die Lähmungen sind zum Teil reversibel, können aber auch einen progredienten Verlauf haben.

Diagnostisches Vorgehen.
- Lähmungserscheinungen mit mononukleär-lymphozytärer Pleozytose bei normalen Glukose- und Proteinwerten im Liquor,
- Virusnachweis in Stuhlproben, Liquor und ggf. Rachenabstrich,
- Polymerase-Kettenreaktion,
- Serologie (KBR, ELISA).

Prophylaxe. Eine gut wirksame Impfung mit einer inaktivierten Totvakzine (IPV, Salk) steht zur Verfügung. Die orale Lebendimpfung (OPV, Sabin) wird in Deutschland nicht mehr empfohlen.

Hepatitis A und E

Die Hepatitis ist eine der häufigsten oral übertragenen Tropenkrankheiten. Hepatitis A und E werden fast ausschließlich fäkal-oral übertragen. Für sie gelten die bereits oben erwähnten prophylaktischen Maßnahmen bei der Zubereitung von Getränken und Speisen.

Cholera

engl.: cholera

⊞→§ Arztmeldung an das Gesundheitsamt bei Verdacht, Erkrankung oder Tod!
♂→§ Labormeldung an das Gesundheitsamt bei Nachweis einer akuten Infektion!

Definition. Akute enterotoxische, potenziell lebensbedrohliche Dünndarmerkrankung mit profusen "reiswasserartigen" Durchfällen, Erbrechen, Muskelkrämpfen, Oligurie und Schock, hervorgerufen durch *Vibrio cholerae 01* oder *0139* oder *Vibrio cholerae Biotyp El Tor.*

Epidemiologie. *Vibrio cholerae Biotyp El Tor* ist der Hauptkeim der aktuellen weltweiten Cholerapandemie, er zeigt erhöhte Tendenz zu Endemien, geringere Pathogenität und längeres Überleben in der Umgebung als der klassische Choleraerreger *Vibrio cholerae*. 2003 wurden aus Afrika 97% aller bekannt gewordenen Cholerafälle gemeldet (ca. 108.000), 33 aus Südamerika und 3463 aus Asien (Cave: hohe Dunkelziffer). In Europa wurden 2003 13 importierte Fälle gemeldet (◉ **49.7**).

Ätiopathogenese und Pathophysiologie. Die Übertragung erfolgt fäkal-oral durch fäkal kontaminiertes Wasser, Meeresfrüchte, Fische, und andere roh genossene Nahrungsmittel. Der Mensch ist Wirt und Reservoir zugleich. Die Infektionsrate ist sehr hoch, die Erkrankungsrate beträgt 1 : 2 bis 1 : 4 bei *Vibrio cholerae*, 1 : 30 bis 1 : 100 bei *Vibrio cholerae El Tor.* Das Cholera-Enterotoxin führt zu einer typischen Schädigung der Enterozyten mit Resorptions- und Sekretionsstörungen im Dünndarm.

Symptomatik und klinisches Bild. Die Inkubationszeit kann wenige Stunden bis 1–3 Tage betragen. Häufig ist ein subklinischer oder milder Verlauf:
- akuter Beginn mit "reiswasserartigen" Durchfällen von bis zu 5 l/d, unter Rehydratation bis zu 25 l/d,
- Leibschmerzen, Erbrechen, rasche Entwicklung eines schweren Krankheitsbildes,
- Exsikkose: Hautfalten, eingefallene Augäpfel, Waschfrauenfinger,

49.7 Choleraverbreitung

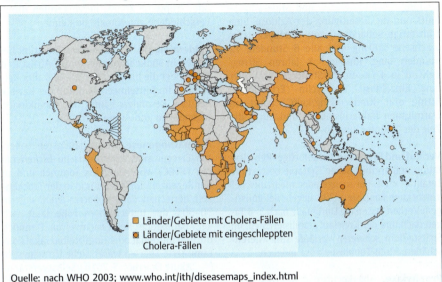

Länder/Gebiete mit Cholera-Fällen
Länder/Gebiete mit eingeschleppten Cholera-Fällen

Quelle: nach WHO 2003; www.who.int/ith/diseasemaps_index.html

- Hyponatriämie, Hypokaliämie, Azidose, hypovolämischer Schock,
- Oligo- bis Anurie, Hypothermie, Unruhe, Benommenheit, Muskelkrämpfe.

Diagnostisches Vorgehen. Anamnese und klinisches Bild geben Verdachtshinweise. Der Erregernachweis erfolgt im Stuhl (Rektalabstrich) und im Erbrochenen. *Vibrio cholerae* kann in Kulturmedien transportiert und kultiviert werden.

DD der Cholera

Erkrankung	Bedeutung	Kommentar
enterotoxische Escherichia-coli-Enteritis	+++	das Risiko europäischer Reisender in Choleraendemiegebieten ist bei guter persönlicher Ernährungshygiene extrem gering (1 : 500 000)
Salmonellenenteritis	+++	
Shigellenruhr	++	
Campylobacter-jejuni-Enteritis	+	
Nicht-01/0139-Vibrionen- (70 Serotypen) Nicht-Cholera-Vibrionen-Infektionen	+	das Risiko, an einer anderen Darminfektion als an Cholera zu erkranken, ist um ein Vielfaches höher

Therapie. Wesentlich sind die Wiederherstellung des Flüssigkeits- und Mineralhaushalts und die Beseitigung der Azidose. Eine frühzeitige Behandlung mit **Tetrazyklin** (Erwachsene 500 mg oral alle 6 Stunden, 72 Stunden lang, Kinder <8 Jahren 50 mg/kgKG/d in 4 Dosen, 72 Stunden lang) oder eine Einzeldosis Doxicyclin (Erwachsene 30 mg oral, Kinder 6 mg/kgKG) wirkt im Darmlumen bakteriostatisch und kürzt die Zeit der Toxinbildung ab.

Verlauf und Prognose. Bei sofortiger Rehydratation und antibiotischer Therapie beträgt die Letalität <1%, bei mangelnder medizinischer Versorgung kann sie >20% liegen. Bei günstigem Verlauf lassen die Durchfälle nach 3–6 Tagen nach und der Kreislauf stabilisiert sich. Im Spätstadium schwerer Verläufe sind Nierenschäden durch Tubulusnekrose möglich.

Prophylaxe. Abgekochtes, gefiltertes, oder chemisch behandeltes Trinkwasser sowie klare Trennung von Trink- und Abwasser sind die wichtigsten prophylaktischen Maßnahmen. Die bislang verfügbaren Impfstoffe gegen Cholera vor allem die orale Choleravaccine zur individuellen Prophylaxe und zur Eindämmung von Epidemien bedürfen nach der Bewährung.

Reisediarrhö

Synonym: zahlreiche lokale Bezeichnungen: "Montezumas Rache", Tourista etc.
engl.: traveller's diarrhoea

⊞→§ Arztmeldung an das Gesundheitsamt bei Personen, die im Lebensmittelbereich tätig sind oder wenn zwei und mehr Fälle vorliegen! ☒→§ Labormeldung an das Gesundheitsamt bei Nachweis einer akuten E.-coli-Enteritis-Infektion!

Definition. Meist harmlose, kurzfristige Gesundheitsstörung im Zusammenhang mit Reisen in fremde, vorwiegend subtropische oder tropische Zonen, hervorgerufen durch verschiedene enterotoxische Keime.

Epidemiologie. Die Reisediarrhö kommt bei Reisen in südliche Länder vor. In Afrika und Asien liegt die Inzidenz bei 30–40% aller Reisenden, im Mittelmeerraum und der Karibik bei 15%. Besonders häufig sind Kleinkinder, Jugendliche und Ältere betroffen.

Ätiopathogenese. Die am häufigsten isolierten Erreger sind enterotoxische *Escherichia coli* (ETEC), vor allem im Sommer und in der Regenzeit. Im Winter und in der Trockenzeit herrschen *Campylobacter jejuni* vor. In 30–50% der untersuchten Fälle lässt sich kein pathogener Keim nachweisen. Dennoch dürften mittelbar oder unmittelbar fäkal kontaminierte Speisen wesentliche Ursache sein (→ "Akute Diarrhö", S. 701 ff). Selbstverständlich kann sich hinter einer akuten Reisediarrhö auch eine akute Salmonellenenteritis, eine Lebensmittelintoxikation oder eine andere bakterielle Darminfektion verbergen. Zu Symptomatik, diagnostischem Vorgehen, Differenzialdiagnose und Therapie → "Akute Diarrhö", S. 701 ff.

Prognose. Sie ist gut.

Prophylaxe. "Cook it, peel it or forget it." Keine Chemoprophylaxe, ein Impfstoff gegen enterotoxische Escherichia coli wird klinisch geprüft.

Therapie.
- Bei *unkomplizierter Reisediarrhö Erwachsener:* normal weiter essen und vermehrt trinken, insbesondere zuckerhaltige Getränke, dazu Salzgebäck.
- *Motilitätshemmer* (z. B. Loperamid). Als Monotherapie bei dysenterischen Verläufen (Fieber und blutig-schleimige Stühle) sind Motilitätshemmer allerdings kontraindiziert.

- Bei *Kindern und Älteren* mit starkem Flüssigkeitsverlust ist eine orale Rehydrierungstherapie angezeigt.
- *Antibiotika:* nur bei schwerem oder persistierendem Durchfall, bei Fieber mit blutig-schleimigen Durchfällen (z. B. Chinolone).
- Eine *medikamentöse Prophylaxe* der Reisediarrhö könnte, wenn indiziert, mit Chinolonen oder ggf. mit Wismutsubsalicylat durchgeführt werden.

Alle anderen angeblichen Durchfallmedikamente haben eine fragliche Wirksamkeit.
Bei Persistenz der Erkrankung nach Reiserückkehr sollte der Erregernachweis vor Therapie angestrebt werden (auch parasitologische Stuhldiagnostik bedenken!).

Tropische Enteropathien

engl.: tropical sprue

Ätiologie. Die Ursache ist unbekannt. Man nimmt jedoch an, dass der Dünndarm mit enteropathogenen Keimen chronisch kontaminiert ist.

Symptomatik. Im Vordergrund stehen: Durchfälle, Blähungen, Anorexie, abdominelle Distension ("Blähbauch"), Übelkeit, Erbrechen und Fieber. Das klinische Bild wird wesentlich von der Dauer der Störung und von den körperlichen Reserven der Betroffenen bestimmt.

Diagnostisches Vorgehen. Anamnese (Auslandsaufenthalt). Biopsie aus Duodenum oder Jejunum: Man findet meist nur diskrete Veränderungen des Zottenreliefs. Befunde können variieren zwischen total flacher Schleimhaut, verdickten und plumpen Zotten, breiten Blattformen mit gyriformem Relief. Unter der Therapie bessert oder normalisiert sich der histologische Befund.

Therapie. Gabe von Folsäure (z. B. Folsan 5–15 mg/d) und Vitamin B_{12} (z. B. Cytobion 1000 µg/Woche i.m. über 6–8 Wochen), worunter sich sowohl die megaloblastäre Anämie als auch die gastrointestinalen Störungen prompt bessern, zusätzlich Tetracyclin (z. B. Vibramycin 4×250 mg/d p.o. über 1–6 Monate).

Prognose. Unbehandelt verläuft die Erkrankung progredient.

49.3.2 Protozoeninfektionen

Amöbiasis

Synonym: Amöbenruhr
engl.: amoebiasis

Definition. Intestinaler oder extraintestinaler Befall des Menschen mit der pathogenen *Entamoeba histolytica*.

Epidemiologie. Weltweit sind (vorwiegend in den Tropen und Subtropen) über 500 Mio. Menschen infiziert. Die Erkrankungsrate beträgt etwa 8%, wobei die Krankheit bei homosexuellen Männern gehäuft vorkommt. Jährlich sterben 40000–100000 Menschen an der Amöbiasis. Die Prävalenz in der europäischen Bevölkerung liegt bei 3%.
Amöbenabszesse können Jahre nach einem Tropenaufenthalt auftreten. Meist tritt die Krankheit sporadisch, jahreszeitlich gehäuft auf. Sie ist nach der Malaria die wichtigste mitgebrachte Protozoeninfektion und wird oft fehldiagnostiziert. Weniger als 1% der Reisediarrhöen sind auf Amöben zurückzuführen.

Ätiopathogenese und Pathophysiologie. Die Krankheit wird fäkal-oral über verunreinigte Lebensmittel und fäkal kontaminiertes Wasser übertragen. Die oral aufgenommene Amöbenzyste kann sich über mehrere Stadien im Intestinum zu gewebeinvasiven häma-

49.8 Entwicklungszyklus von Entamöba histolytica

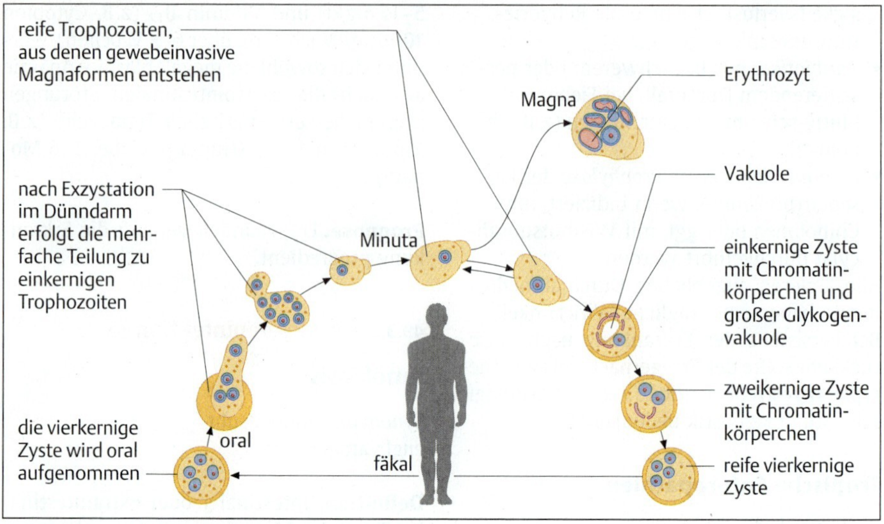
reife Trophozoiten, aus denen gewebeinvasive Magnaformen entstehen
Magna
Erythrozyt
Vakuole
nach Exzystation im Dünndarm erfolgt die mehrfache Teilung zu einkernigen Trophozoiten
Minuta
einkernige Zyste mit Chromatinkörperchen und großer Glykogenvakuole
zweikernige Zyste mit Chromatinkörperchen
die vierkernige Zyste wird oral aufgenommen
oral
fäkal
reife vierkernige Zyste

tophagen Trophozoiten entwickeln (49.8). Es kommt dann zur **Amöbenruhr** (Amöbenkolitis) mit Ulzerationen der Kolonmukosa, blutigschleimigen Entleerungen und evtl. Blutungen und Perforation. Infolge hämatogener Verschleppung kann eine **extraintestinale Amöbiasis** entstehen, die häufig in der Leber zu einer scharf umrandeten Nekrose (Amöbenleber"abszess" führt, die aber auch andere Organe betreffen kann.

Symptomatik.

Amöbendurchfall, Amöbendysenterie. Inkubationszeit: 1 Woche bis mehrere Monate. Die Krankheit beginnt schleichend mit breiigem, teils blutig-schleimigem Stuhlgang. Meistens ist der Patient schmerz- und fieberfrei und hat nur ein geringes Krankheitsgefühl. Die Symptomatik kann sich zur Dysenterie mit starken blutigen Durchfällen und Tenesmen steigern. Unbehandelt bessern sich die Symptome bei unproblematischen Fällen innerhalb von 6 Wochen.

Amöbenleberabszess. Zeitlich unabhängig vom Amöbendurchfall (auch nach klinisch stummer Amöbiasis) kann es unter Fieber, Übelkeit und rechts subkostalen oder interkostalen Schmerzen zur Entwicklung eines "Leberabszesses" kommen.

Diagnostisches Vorgehen.

Amöbendurchfall.

- Reiseanamnese, Risikofaktoren,
- Untersuchung frischen, körperwarmen Stuhls zur Identifikation von Trophozoiten,
- Untersuchung konservierter Stuhlproben (SAF=Sodiumacetat-Acetic Acid-Formaldehyd-Konzentrationsmethode) zum Nachweis von Zysten,
- Nachweis des Amöbenantigens durch direkten EIA im Stuhl,
- Differenzialdiagnose: *Entamoeba histolytica* kann anhand des Enzymmusters (Zymodeme) in pathogene und apathogene (E. dispar, ca. 90% aller E.-histolytica-Befunde) Formen differenziert werden. Mikroskopisch lassen sich darüber hinaus 5 apa-

DD der Amöbiasis

Erkrankung	Bedeutung	Kommentar
Amöbendurchfall, -dysenterie		
bakterieller Durchfall	+++	akuter Beginn, Erbrechen, schmerzhafte, wässrige Durchfälle, Spontanheilung innerhalb einiger Tage, keine Rückfälle
Shigellose	+++	blutige Durchfälle, Fieber, Stuhlkultur
Colitis ulcerosa, Morbus Crohn	++	Cave: Therapieunterschied: Corticosteroide bei Amöben: Behandlungsfehler
Kolonkarzinom	+	meist Patienten > 50 J., Leistungsminderung, Müdigkeit, Gewichtsverlust
Amöbenleberabszess		
bakterieller Leberabszess	+	ältere Patienten, vorangegangene Darmerkrankung oder -operation
Gallenblasenempyem	+	sonographisch differenzierbar
Echinokokkenzysten	+	Echinokokkenserologie, sonographisch differenzierbar
Typhus abdominalis	+	Splenomegalie, Roseolen, Benommenheit, Typhuszunge, Fieber, Bradykardie, Leukopenie

thogene Darmamöben-Spezies abgrenzen.

Amöbenleberabszess.
- Palpation des Abdomens (Hepatomegalie, subkostale oder interkostale Spannung, Klopf- und Druckschmerz),
- Oberbauch-Sonographie: echoarme, gut abgegrenzte Zone,
- bei sonographischem Verdacht serologische Diagnostik mit Nachweis von Antikörpern (IFT, ELISA, IHA). Amöben im Stuhl lassen sich dagegen nur bei 10% der Patienten mit Leberabszessen nachweisen.

Es sollten mindestens 3 Stuhlproben untersucht werden.

- Der parasitologische Stuhlbefund "E. coli" bezeichnet in der Regel den Befall mit der apathogenen Entamoeba coli und sollte nicht mit Escherichia coli verwechselt werden.
- Beim Amöbenabszess sind die Stuhlproben häufig negativ! Abszesspunktion hat keine diagnostische und nur bei Gefahr der Ruptur unter Metronidazol i.v. eine enge therapeutische Indikation!

Therapie.

Amöbendurchfall (Amöbendysenterie, Amöbenruhr).
- **Asymptomatische** Ausscheider von *Entamoeba histolytica* (*E. dispar*): Solange im Einzelfall die Pathogenität von Entamoeba

histolytica nicht geklärt werden kann, ist eine Sicherheitsbehandlung angezeigt:
- Diloxanide furoat (Furamide) 500 mg 3 × täglich für 10 Tage (Kinder <12 J. 10 mg/kgKG 3 × täglich für 5 Tage).
- **Amöbendysenterie** (mit Ausscheidung von Entamoeba-histolytica-Magnaformen):
- Metronidazol (z. B. Clont, Flagyl), 500 mg 3 × täglich oral für 5–10 Tage, (Kinder <12 J. 10 mg/kgKG 2 × täglich) oder
- Tinidazol (Simplotan) 1 g 2 × täglich für 5 Tage (Kinder <12 J. 10 mg/kgKG 2 × täglich für 5 Tage).
- Grundsätzlich Nachbehandlung mit Diloxanide furoat wie oben beschrieben.

Es empfiehlt sich, 4 Wochen nach Therapie jeweils eine Stuhlprobe zur Therapiekontrolle zu untersuchen.

Amöbenleberabszess.
- Metronidazol (Clont) erste Dosis 1000 mg, dann 500 mg 3 × täglich über 30 min i.v. 3–5 Tage, gefolgt von Metronidazol 1500 mg täglich oral für 5 Tage. Kinder <12 J.: 25–50 mg/kgKG verteilt auf 3 Dosen.

Der Therapieerfolg beim Amöbenleberabszess sollte nach klinischen Kriterien einschließlich BSG und Leukozytenzahl beurteilt werden, da die Besserung des sonographischen und serologischen Befundes verzögert ist.

Prophylaxe.
- Trinkwasser filtern oder abkochen; eine Chlorierung des Trinkwassers ist nicht effektiv,
- kopfgedüngtes Gemüse (auch außerhalb der Tropen) gründlich waschen.

Empfehlung für Reisende zur Prophylaxe oral erworbener Infektionen: "Cook it, peel it or forget it!"

Giardiasis

Synonym: Lambliasis
engl.: giardiasis

☝→§ Labormeldung an das Gesundheitsamt bei Nachweis einer akuten Infektion!

Definition. Infektion des menschlichen Dünndarms mit Giardia lamblia.

Epidemiologie. In Ländern mit schlechten hygienischen und sanitären Bedingungen tritt die Krankheit endemisch auf. Vor allem mangelernährte Kinder und Kleinkinder nach dem Abstillen sind betroffen (in manchen Regionen zu annähernd 100%).
In Industrieländern sind Erwachsene und Kinder gleich häufig, jedoch selten betroffen. Eine Infektion mit Giardia führt hier seltener zu Krankheitserscheinungen. Homosexuelle Männer haben ein erhöhtes Infektionsrisiko. Bei Tropenrückkehrern ist die Giardiasis die am häufigsten diagnostizierte Protozoeninfektion.

Ätiopathogenese und Pathophysiologie. Die Infektion erfolgt fäkal-oral durch Schmierinfektion, kontaminiertes Wasser und kontaminierte Nahrungsmittel über Giardiazysten (<10 Zysten sind ausreichend). Sie entwickeln sich im Dünndarm zu begeißelten Trophozoiten, die an der Darmmukosa anhaften und sich vermehren. Beim Verlassen der Darmwand verwandeln sie sich wieder in Zysten. Die Besiedelung der Mukosa führt zur Atrophie des Bürstensaumes und zur Verminderung der Disaccharidasen und alkalischen Phosphatasen. Die Folge sind Laktoseintoleranz und Durchfall.

Symptomatik. Die häufigsten Symptome sind geblähtes Abdomen, periumbilikaler Druckschmerz, Flatulenz und Aufstoßen mit charakteristisch fauligem Geruch. Aber auch chronisch breiige Durchfälle, Gewichtsver-

DD der Giardiasis

Erkrankung	Bedeutung	Kommentar
Giardiasis ist eine oft opportunistische Besiedelung bei anderen gastrointestinalen Störungen, z. B.:		
Malabsorptionssyndrom/ tropischer Sprue	++	Fettstühle, Eiweißmangelerscheinungen (z. B. Ödeme), Anämie
chronischer Pankrekatitis	+	häufig in Afrika! Oberbauchschmerzen, Diabetes
Divertikulose	+	Beschwerden meist schon vor Giardiabefall („Dünn- und Dickdarm", S.747ff.)

lust und Malabsorptionserscheinungen kommen vor und nehmen zum Teil bedrohliche Formen an.
In Endemiegebieten treten häufig keine bis geringe Verdauungsbeschwerden auf.

Diagnostisches Vorgehen. Die Diagnose der Giardiasis kann sehr schwierig sein:
- zunächst: Tropenanamnese und Durchfallanamnese, dann
- mindestens 3 mikroskopische Stuhluntersuchungen sowie
- Giardiaantigennachweis im Stuhl (ELISA) und direkter Immunfluoreszenztest.

Bei anhaltendem klinischen Verdacht ohne Nachweis von Giardia im Stuhl kann eine Therapie ex juvantibus einen indirekten diagnostischen Hinweis bringen und eine deutliche Besserung bewirken.

Therapie. Sie ist nur bei symptomatischen Fällen angezeigt:
- Metronidazol oral, 0,8–1 g (Kinder 15–20 mg/kgKG) 2 × täglich für 3 Tage oder
- Tinidazol oral, 2 g (Kinder 50 mg/kgKG) einmalig.

Unerwünschte Wirkungen, Wechselwirkungen und Kontraindikationen → T 49.9.

Prophylaxe. Nahrungs- und Trinkwasserhygiene. Die infektiösen Zysten können außerhalb des Wirts 3 Monate überleben und werden auch durch Chlorierung des Wassers nicht abgetötet.

T 49.9 Eigenschaften der Nitroimidazole (Metronidazol, Tinidazol)

unerwünschte Wirkung:	zentralnervöse Störungen bis zu Krampfanfällen u. Ataxie, gastrointestinale Störungen, metallischer Geschmack
Wechselwirkung:	verstärkte Unverträglichkeit und Wirkungsminderung mit Alkohol, bei Barbiturateinnahme, Cumarin!
Kontraindikation:	1. Trimenon, strenge Indikationsstellung im 2. u. 3. Trimenon

49.3.3 Oral erworbene Helminthiasen

Synonym: Wurminfektion
engl.: helminthiasis

Definition. Unter oral erworbenen Helminthiasen werden Infektionen mit parasitischen Würmern zusammengefasst, die in allen Klimazonen vorkommen, insbesondere jedoch in den Subtropen und Tropen, wobei unhygienische sanitäre Wasser- und Lebensmittelversorgung ihre Verbreitung begünstigen. Man unterscheidet 3 wichtige humanpathologische Gattungen, **Nematoden, Zestoden** und **Trematoden**, die jeweils charakteristische Entwicklungszyklen und somit auch epidemiologische und ätiopathologische Besonderheiten aufweisen. Eine Auswahl der wichtigsten wird hier vorgestellt.

Nematodiasen: Askariasis, Enterobiasis, Trichuriasis

Oral erworbene Nematodiasen werden durch **Nematoden** (= Rund- oder Fadenwürmer) verursacht, deren Eier ohne Zwischenwirt aus dem Darm des Menschen durch Kotverschmutzung der Umwelt über geeignete Vehikel wie Hände, Staub, Wasser, Gemüse usw. per os wieder aufgenommen werden. Die **wichtigsten Arten** weltweit vorkommender Nematoden sind:
- Ascaris lumbricoides (Spulwurm),
- Enterobius vermicularis (Madenwurm, Oxyuren) und
- Trichuris trichiura (Peitschenwurm).

Befallen sind vorwiegend Krabbelkinder. Jede Art hat bestimmte Übertragungswege und epidemiologische Charakteristika. Die Präpatenzzeit beträgt 1–3 Monate. Die oral aufgenommenen embryonierten Eier durchlaufen bei *Ascaris lumbricoides* einen komplizierten Weg vom Darm über Lunge, Pharynx, Ösophagus zum Darm. Bei stärkerem Befall kommt es zu heftigen Beschwerden mit Eosinophilie. *Trichuris trichiura* und *Enterobius vermicularis* sind in ihrer Entwicklung symptomarm. *Enterobius vermicularis* führt durch Eiablage am After zu Pruritus und durch Kratzen zu fäkal-oraler Autoinfektion.

Diagnostisches Vorgehen. Mikroskopische Stuhluntersuchung auf Wurmeier. *Ascaris lumbricoides* ist zwischen 20 und 30 cm lang und wird als Adultwurm oft sichtbar spontan ausgeschieden.

Therapie. Breitbandanthelminthika: Mebendazol (Vermox) oder Albendazol (Zentel). Bei *Enterobius vermicularis* auch Pyrvinium (Molevac) oder Pyrantel (Helmex), da oft eine Medikamentenresistenz besteht.

Prophylaxe. Fäkale Kontamination der Umgebung vermeiden.

Trichinose (Nematodiase)

⚕→§ Labormeldung an das Gesundheitsamt bei Nachweis einer akuten Infektion!

Die durch *Trichinella spiralis* hervorgerufene Zoonose kommt weltweit vor allem bei Wild- und Hausschweinen, Bären und Farmpelztieren vor. Beim Menschen tritt sie gelegentlich nach dem Verzehr rohen Fleisches auf, meist in Form lokaler Ausbrüche (auch in Europa). Das Krankheitsbild ist schwer aufgrund des Befalls der Muskulatur mit Larven. Es kommt zu Hypereosinophilie, Urtikaria und Koma. Die Trichinose ist therapeutisch (mit Tiabendazol) kaum zu beeinflussen und verläuft oft tödlich. Die Prophylaxe besteht in entsprechender Fleischhygiene.

Drakunkulose (Nematodiase)

Die durch *Dracunculus medinensis* (Medinawurm) verursachte Drakunkulose kommt in wasserarmen Zonen Afrikas und Asiens vor. Wasserstellen und Brunnen sind mit larvenhaltigen Cyclopsarten kontaminiert, die beim

Trinken mitverschluckt werden. Die Larven entwickeln sich im Menschen innerhalb von 9 Monaten zu bis 1 m langen Fadenwürmern im Bindegewebe, vorwiegend der Extremitäten. Aus Hautgeschwüren entleeren sich die lebenden Larven aus der Vulva des weiblichen Wurms bei Kontakt mit Wasser. So werden Wasserstellen kontaminiert. Die Ulzerationen führen zu wochenlanger schwerer körperlicher Behinderung, bis der Wurm abstirbt. Es gibt keine spezifische Therapie. Die Prophylaxe besteht in der Sanierung von Wasserstellen und im Filtern des Trinkwassers (sehr erfolgreiche WHO Bekämpfungsprogramme, starker Rückgang der Drakunkulose).

Zestodiasen

☼→RKI Bei Echinokokkose ist der Erregernachweis (Labormeldepflicht) an das Robert-Koch-Institut zu melden!

Zestoden- oder Bandwurminfektionen kommen weltweit, vor allem auch auf der nördlichen Hemisphäre vor.
Rinder- (*Taenia saginata*) und **Schweinebandwürmer** (*Taenia solium*) gibt es weltweit überall dort, wo rohes oder ungenügend gegartes Fleisch verzehrt wird und keine ordnungsgemäße Fleischinspektion erfolgt. Die Präpatenzzeit beträgt 6 Monate.
Die **Echinokokkose** (→ "Leber", S. 819ff) ist eine weltweit, vor allem auch in Europa vorkommende Infektion mit dem **Hunde-** und **Fuchsbandwurm** (*Echinococcus*). Wegen des chronischen und schweren Verlaufs der Erkrankung ist der Fuchsbandwurm in Deutschland die wichtigste Helmintheninfektion.
Bandwürmer haben einen End- und einen oder zwei Zwischenwirte. Der Mensch ist Endwirt von *Taenia saginata* (Zwischenwirt: Rind), von *Taenia solium* (Zwischenwirt: Schwein) und von *Diphyllobothrium latum* (Zwischenwirt: Zyklops und Fisch). Bei Schweinebandwurmbefall kann der Mensch Fehlzwischenwirt sein. Es sind vorwiegend Gehirn und Auge von Larven befallen (Zystizerkose). Dies ist mit Herdsymptomen (Krämpfen) verbunden. Bei *Hymenolepis nana* ist der Mensch Endwirt ohne Zwischenwirt.
Neben den hier erwähnten Parasiten gibt es in den Tropen eine Reihe weiterer, seltenerer, oral aufgenommener Parasiten.
Die **Diagnose des Befalls mit Rinder- und Schweinebandwurm** erfolgt durch den Einachweis im Stuhl. Bei *Taenia saginata*, *Taeniasolium* und *Diphylobothrium latum* gehen einzelne Bandwurmglieder ab, der Adultwurm ist mehrere Meter lang.
Zu **Diagnose und Therapie der Echinokokkose,** → "Leber", S. 819ff.

Trematodiasen

Trematoden (Leber- und Lungenegel) werden durch Genuss parasitierter roher Süßwasserfische, Krebse, Krabben oder Wassergemüsearten aufgenommen. Für den Menschen wichtig sind z. B.:
- Leberegel: Opisthorchis viverini und Clonorchis sinensis oder
- Lungenegel: Paragonimusarten

Trematoden sind in Eurasien, China und Südostasien herdförmig, z. T. auch weit verbreitet. Paragonimus auch in Afrika. **Opisthorchis-** und **Clonorchisarten** können zu Leber- und Gallenwegserkrankungen bis hin zu Leberzirrhose und Gallengangskarzinom, **Paragonimusarten** zu Lungenabszessen führen.
Diagnostisch ist der Nachweis von Eiern im Stuhl bzw. Sputum beweisend. Therapie mit Praziquantel. Die Prognose ist bei Frühbehandlung günstig.

Prophylaxe. Reisende in Endemiegebiete sollen unbedingt rohe Süßwasserfische, Krabben usw. meiden.

49.4 Perkutan erworbene Infektionen

(→ T 49.10)

49.4.1 Helmintheninfektionen

Synonym: Wurminfektion
engl.: helminthiasis

Perkutane Helmintheninfektionen werden mittelbar durch Kontamination der Umgebung mit menschlichen Ausscheidungen übertragen. Im Falle der Hakenwürmer und anderer Nematoden entwickeln sich aus den mit Fäzes ausgeschiedenen Eiern Infektionslarven. Im Fall der Schistosomenarten werden embryonierte Eier durch Urin (Blasenbilharziose) oder durch Stuhl (Darmbilharziose) im Wasser abgesetzt. Sie entwickeln sich über Schnecken als Zwischenwirte zu perkutan penetrierenden Larvenstadien. Auch die durch Insektenstich übertragenen Filarien (→ T 49.7, S. 1032) gehören streng genommen zu den perkutan übertragenen Helminthen. Während Bilharziose bei europäischen Reisenden häufiger auftritt, sind die übrigen perkutan erworbenen Nematodeninfektionen vergleichsweise selten.

Nematodiasen

Hakenwurminfektionen. Sie sind in feucht-warmen Tropenzonen eine wichtige Ursache von Anämien. Eine individuelle Therapie z. B. mit Mebendazol hat ohne Verbesserung der sanitären und allgemeinen Lebensbedingungen keinen großen Effekt.

Strongyloidesinfektionen. Sie können wegen ihrer Tendenz zur Endoautoinfektion durch infektionstüchtige Larven zu einem Circulus vitiosus vor allem bei Immunsuppression oder in der Schwangerschaft führen. *Therapie:* mit Albendazol oder Ivermectin.

Trematodiasen: Schistosomiasis

Synonym: Bilharziose
engl.: schistosomiasis, bilharziasis

Definition. Parasitischer Befall mit jeglicher Spezies von 5 humanpathogenen Trematodenarten (Saugwürmern) der Gattung Schistosoma (Pärchenleberegel), eine der wichtigsten tropischen Parasitosen, von der weltweit 250 Mio. Menschen befallen sind. Nach der **bevorzugten Lokalisation der Adultwürmer** in urogenitalen oder mesenterialen Venenkomplexen unterscheidet man eine *urogenitale* von einer *intestinalen* Schistosomiasis, vom **klinischen Bild** her darüber hinaus noch eine *dermale* und eine *hepatolienale* Schistosomiasis.

Epidemiologie. Die Schistosomiasis ist an tropische Zonen und stehende bzw. langsam fließende Gewässer mit Schneckenhabitat gebunden. Dammbauten, Bewässerungsanlagen, Ausdehnung der Landwirtschaft und Bevölkerungszunahme in diesen Gebieten führen zur ständigen Ausdehnung der Schistosomiasisherde.
In Afrika sowie auf Madagaskar und der arabischen Halbinsel gibt es ausgedehnte Herde

T 49.10 Perkutan erworbene Infektionen

Helminthen	Endoparasiten
Nematoden (Hakenwurmerkrankungen u. a.) Trematoden (Schistosomiasis)	Myiasis Tungiasis Askariasis (Skabies) Larva migrans cutanea u. a.

von *Schistosoma mansoni* und *Schistosoma haematobium*; *Schistosoma intercalatum* kommt herdförmig in Zentralafrika vor; in Süd- und Mittelamerika gibt es nur *Schistosoma mansoni*, in China und den Philippinen (Leyte, Mindanao) *Schistosoma japonicum*; *Schistosoma mekongi* gibt es in Laos, Kambodscha, Thailand und am Unterlauf des Mekong.

Erreger. Beim Menschen kommen 3 Gruppen von Schistosomen vor:
- der *Schistosoma-haematobium*-Komplex, die Erreger der Blasen-(Urogenital-)Bilharziose;
- der *Schistosoma-mansoni*-Komplex, die Erreger der Darm- und Leberbilharziose;
- die *Schistosoma-japonicum*-Gruppe, die Erreger der fernöstlichen Darm- und Leberbilharziose.

Zwischenwirte sind verschiedene erregerspezifische Süßwasserschnecken, aus denen nach einer Entwicklungsphase infektionstüchtige Gabelschwanzzerkarien ins Wasser gelangen. Wenn diese innerhalb von 36 Stunden in Kontakt mit menschlicher Haut kommen, können sie durch diese in den Menschen eindringen.

Ätiopathogenese und Pathophysiologie. Die verschiedenen Entwicklungsstadien und vor allem die unterschiedlich zahlreich abgelegten Eier bestimmen die Pathologie im Endwirt. *Schistosoma japonicum* legt pro Tag und weiblichem Wurm 1500–3000 Eier ab, *Schistosoma haematobium* 500–1000 und *Schistosoma mansoni* 250–500 Eier.

Entwicklungsstadien. Die Durchdringung der Haut durch die Zerkarien kann zu einer vorübergehenden Dermatitis führen. Bei nicht humanpathogenen Arten, z.B. Vogel-Zerkarien kann diese Reaktion sehr heftig sein. Über Blut- und Lymphbahnen gelangen die Zerkarien (jetzt Schistosomulum genannt) über die Lunge (= eosinophile Pneumonitis) in das hepatische Pfortadersystem, wo sie sich ungestört von wesentlichen Wirtsreaktionen zu adulten Würmern (Pärchenleberegel) entwickeln.

Akute Schistosomiasis. Frühestens 4 Wochen (30–90 Tage) nach der Zerkarieninvasion sind die Adulten geschlechtsreif, und das Stadium der Eiablage beginnt, das bis zu 10 Jahre bestehen kann und zu einer chronischen Überschwemmung des Wirts mit Eiern führt. Hierbei kommt es zu mehr oder weniger heftigen Allgemeinreaktionen, Fieber, Kopf- und Gliederschmerzen, bis hin zu schweren allergischen Reaktionen (Katayama-Syndrom). Die Eier werden in den Venolen der Pfortader- und Mesenterialvenen, des Plexus venosus rectalis oder vesicalis je nach Schistosomen-Spezies abgelegt und wandern mithilfe des Dorns und enzymatischer Aktivität durch das Gewebe in Richtung Dickdarm bzw. Harnblase, durch die sie ausgeschieden werden. Auf ihrem Weg kommt es zu charakteristischen Gewebsreaktionen und granulomatösen Veränderungen.

Symptomatik. Je nach hauptsächlicher Lokalisation der Gewebsreaktionen unterscheidet man urogenitale, intestinale und hepatolienale Symptomatik. Schistosomeneier können jedoch auch andere Organe befallen (insbesondere ZNS, Lunge und Herzmuskel).

Diagnostik. Einachweis im Stuhl bzw. Urin (Anreicherungsverfahren). Eosinophilie. Die Serologie ist schon vor Einachweis oder bei zu geringer Eiausscheidung positiv.

Therapie. Praziquantel (Biltricide) ist heute Mittel der Wahl. Dosierung: 40–60 mg/kgKG als Einmaldosis bei *Schistosoma haematobium*. *Schistosoma mansoni:* 2 × 20 mg/kgKG und *Schistosoma intercalatum:* 3 × täglich 20 mg/kgKG über 1 Tag. Alternative Präparate Metrifonat oder Oxamniquin.

DD je nach Lokalisation der Schistosomiasis

Parasit/Differenzialdiagnose	Bedeutung	Kommentar
S. haematobium:		eine Hämaturie muss differenzialdiagnostisch
Tumoren	+++	eine Schistosomiasis immer mit einschließen
Urogenitaltuberkulose	++	
S. mansoni:	++	bei Blut im Stuhl muss immer auch an eine
Kolitis anderer Ursachen		Schistosomiasis gedacht werden
S. japonicum:		als importierte Tropenkrankheit ohne
Leberzirrhose	+	Bedeutung
portale Hypertonie	+	

Prognose. Sie ist bei rechtzeitiger Behandlung sehr gut.

Individuelle Prophylaxe. Expositionsprophylaxe, Vermeidung von auch nur flüchtigem Kontakt mit kontaminiertem Süßwasser, Seen, Bächen, Flüssen, Bewässerungssystemen in den Tropen (inkl. Trinken, Waschen). Wasser ist nach 36 Stunden, Chlorieren, Filtern oder Erhitzen nicht mehr infektiös.

Bei Tropenreisenden, die beruflich in Endemiegebieten tätig waren, oder bei "Abenteuerreisenden" werden nicht selten Schistosomeninfektionen beobachtet. Ein erhöhter Antikörpertiter ist bei diesen von großem Wert und rechtfertigt eine Therapie, weil bei relativ schwachem Befall der Einachweis oft nicht gelingt.

49.4.2 Ektoparasitosen der Haut

Ektoparasitosen werden durch Parasiten verursacht, die einige Zeit in der Haut leben und dort einen Teil ihrer Entwicklung durchlaufen. Sie kommen relativ häufig bei Tropenreisen vor und lassen sich in der Regel gut diagnostizieren und therapieren (→ hierzu Lehrbücher der Dermatologie). Unterschieden werden folgende Parasitosen:
- *Tungiasis* (Tunga penetrans, Sandfloh),
- *Akariasis* (Skabies, Sarcoptes scabiei, Krätzmilbe),
- *Myiasis* (Larven der Fleischfliegen, Diptera),
- *Larva migrans cutanea* (Ancylostoma brasiliense und Larven anderer Nematoden).

49.5 Kontaktinfektionen

Virale und bakterielle Kontaktinfektionen kommen in den Tropen vor allem unter ungünstigen Hygienebedingungen vor. Eintrittspforte sind in der Regel die Haut oder die Schleimhäute des Respirations- oder Urogenitaltrakts. Hierzu gehören demnach vor allem die sexuell übertragenen Erkrankungen, insbesondere HIV/AIDS (→ "Infektionskrankheiten", S.1002ff), aber auch Tuberkulose (→ S.435ff und S.985ff), bakterielle epidemische Meningitis (→ S.977ff) und die Chlamydieninfektionen. Als Tropenkrankheiten im engeren Sinne werden **Lepra** und die **tropischen Treponematosen** (Frambösie, endemische nichtvenerische Syphilis und Pinta) bezeichnet und hier behandelt. Im Falle von HIV/AIDS und Tuberkulose bestimmen die sozioökonomischen Rahmenbedingungen sowie die diagnostischen, therapeutischen und pflegerischen Möglichkeiten entscheidend die Epidemiologie, den individuellen Krankheitsverlauf und die Präventions- und Kontrollmöglichkeiten.

49.5.1 AIDS in den Tropen

⚕→RKI Der Erregernachweis (Labormeldepflicht) ist an das Robert-Koch-Institut zu melden!

Das klinische und epidemiologische Bild von AIDS unterscheidet sich in den Tropen zum Teil erheblich von den in Industrieländern bekannten Erscheinungsformen. Diese Unterschiede sind auf Armut, Mangelernährung und z.T. fehlende medizinische Versorgung zurückzuführen. Die sozialen und ökonomischen Auswirkungen dieser Epidemie sind in zahlreichen afrikanischen Ländern bereits verheerend. In Indien ist aufgrund der gegenwärtigen Entwicklung ein weitaus schlimmeres Szenario zu befürchten.

Epidemiologische Besonderheiten.
- Die wichtigsten Übertragungswege in den Tropen sind die sexuelle Übertragung (heterosexuell), infizierte Blutkonserven, vertikale Übertragung (transplazentar, perinatal und durch Muttermilch),
- Hauptaltersgruppe 20–40 Jahre, wobei Frauen und Männer gleichermaßen betroffen sind,
- hoher Anteil infizierter Kinder (10–20%, in Europa nur 4%).
- Die weltweite Verteilung der Erkrankung ist in ◉ 49.9 dargestellt.

Symptomatik (Besonderheiten). Das klinische Bild der HIV-Patienten in den Entwicklungsländern wird vor allem durch opportunistische Infektionen geprägt, vor allem durch

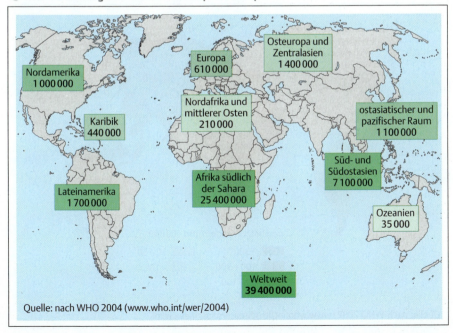

◉ 49.9 Verbreitung von HIV-Infektionen (Ende 2004)

Quelle: nach WHO 2004 (www.who.int/wer/2004)

- orale Kandidose,
- Herpes zoster,
- Pneumokokkenpneumonie,
- Tuberkulose (oft extrapulmonal),
- Salmonellosen,
- Staphylokokkeninfektionen.

Die massive Exposition mit den entsprechenden Erregern sowie fehlende medizinische Versorgung verkürzt die Überlebenszeit der Patienten derart, dass es nicht immer zum eigentlichen Krankheitsbild AIDS kommt.

Therapie und Kontrolle von AIDS in den Tropen.
- Übliche Standardtherapeutika für nicht-opportunistische Infektionen sind in der Regel wirksam (falls vorhanden).
- Medikamente zur antiretroviralen Therapie sowie zur Prophylaxe einer vertikalen Übertragung von Mutter zu Kind (reverse-Transkriptase-Hemmer, Proteasehemmer) stehen aus finanziellen Gründen meist nicht zur Verfügung.
- Präventive Maßnahmen wie Gesundheits- und Sexualerziehung, zur Verfügung Stellen von Kondomen etc.,
- Prävention und Therapie von sexuell übertragenen Krankheiten,
- Screening der Blutkonserven.

Bei geplanter medizinischer oder pflegerischer Tätigkeit (z. B. Famulaturen) in Entwicklungsländern sei daran erinnert, dass Handschuhe oftmals nicht zur Verfügung stehen. Hauptrisiko einer HIV-Infektion ist jedoch auch für in Heilberufen Tätige nach wie vor der ungeschützte Geschlechtsverkehr.

◉ **49.10 Verbreitung der Tuberkulose (Ende 2001)**

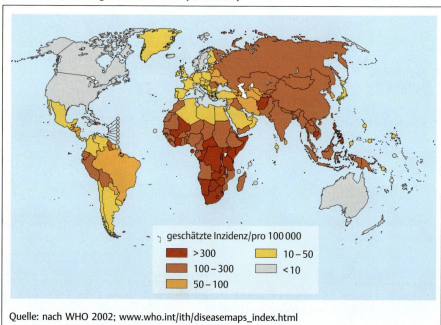

geschätzte Inzidenz/pro 100 000
- >300
- 100–300
- 50–100
- 10–50
- <10

Quelle: nach WHO 2002; www.who.int/ith/diseasemaps_index.html

49.5.2 Tuberkulose in den Tropen

⊞→§ Arztmeldung an das Gesundheitsamt bei Verdacht, Erkrankung oder Tod!
⚲→§ Labormeldung an das Gesundheitsamt bei Nachweis einer akuten Infektion!

90% der Tuberkulosefälle weltweit kommen in den sog. Entwicklungsländern vor (👁 **49.10**). Das Risiko, sich mit M. tuberculosis zu infizieren ist etwa 100-mal höher als in Mitteleuropa. Das gemeinsame Auftreten von Tuberkulose und HIV/AIDS ist häufig.

Bei unklaren fieberhaften Erkrankungen bei Tropenbewohnern, aber auch bei Rückkehrern von Tropenaufenthalten unbedingt auch an Tuberkulose denken.

49.5.3 Lepra

Synonym: Aussatz
engl.: leprosy

⚲→§ Labormeldung an das Gesundheitsamt bei Nachweis einer akuten Infektion!

Definition. Chronische, verhältnismäßig wenig kontagiöse Infektionskrankheit der Haut und der peripheren Nerven, die zu Anästhesien, trophischen Veränderungen und Verstümmelungen führt, hervorgerufen durch *Mycobacterium leprae*, ein säurefestes Stäbchen.

Epidemiologie. Lepra kann als aussterbende Krankheit bezeichnet werden. Seit Einführung der Mehrfachtherapie 1980 ist die Prävalenz von ca. 10 Mio. auf 100000 Fälle im Jahr 2000 zurückgegangen. Die höchste Prävalenz und die größten Fallzahlen finden sich in Asien, gefolgt von Südamerika und Afrika. Sporadisch kommt die Lepra auch noch im Mittelmeerraum und in den Südstaaten der USA vor.

Ätiopathogenese und Pathophysiologie. Als Übertragungsweg wird Tröpfcheninfektion infektiösen Nasensekrets vermutet. Die Inkubationszeit beträgt 2 bis über 7 Jahre. Das Mykobakterium besiedelt die Makrophagen der Haut und die Schwann-Zellen peripherer Nerven. Je nach Immunitätslage kommt es infolge der Erregervermehrung zu Fremdkörpergranulomen.

Symptomatik. Das klinische Bild variiert zwischen zwei Fronten, der lepromatösen und der tuberkuloiden Lepra und kann sich bei veränderter Immunitätslage oder im Therapieverlauf verändern. Eine Assoziation mit HIV/AIDS wurde bisher nicht festgestellt.

Patienten suchen erstmals oft wegen Verbrennungen ärztliche Hilfe auf (als Folge mangelnder Schmerzempfindlichkeit).

DD der Lepra

Erkrankung	Bedeutung	Kommentar
Hautmykosen	+++	Juckreiz, kein Sensibilitätsausfall
Pigmentstörungen z. B. bei Onchozerkose, Pinta	+++	kein Sensibilitätsausfall
Granuloma anulare	++	kein Sensibilitätsausfall
periphere Neuropathie	+	keine Hautläsionen

Diagnostisches Vorgehen. Neben den Hautläsionen muss mindestens einer der folgenden Befunde vorliegen:
- verdickte Nervenstränge,
- Sensibilitätsverlust im Bereich der Läsion,
- Nachweis von säurefesten Stäbchen aus Gewebesaft (nach Hautinzision), Hautbiopsie oder Nasensekret.

Differenzialdiagnostisch ist stets auf den peripheren Nervenbefall und die Hautläsionen mit Störung der Sensibilität zu achten.

Therapie. "Multi-Drug-Therapy" (MTD) mit Rifampizin, Chlofazimine und Dapson nach unterschiedlichen Schemata, je nach bakteriologischem Status.

Prognose. Lepra ist bei frühzeitiger Therapie, also vor Einsetzen der neurologischen und trophischen Schäden, mit guter Compliance des Patienten heilbar. Ohne ausreichende Therapie kommt es zu Folgeschäden durch Gefühllosigkeit und Lähmungen (z. B. Verbrennungen, Fußverletzungen).

Prophylaxe. Ein effektiver Impfstoff steht noch nicht zur Verfügung. Wichtig ist die frühzeitige Diagnose (Untersuchung der Patientenumgebung) und Therapie.

49.5.4 Tropische Treponematosen

⚤→RKI Der Erregernachweis (Labormeldepflicht) ist an das Robert-Koch-Institut zu melden!

Neben der weltweit verbreiteten venerischen Treponematose Syphilis (*Treponema pallidum*) kommen in den Tropen 3 weitere Treponematosen vor, deren Erreger sich morphologisch, immunologisch oder kulturell nicht von dem der Syphilis unterscheiden, jedoch klinisch und epidemiologisch klar voneinander zu trennen sind: Frambösie (*Treponema pallidum*, Subsp. *pertenue*), endemische Syphilis (*Treponema pallidum*, Subsp. *endemicum*) und Pinta (*Treponema pallidum*, Subsp. *carateum*). Es handelt sich um Kontaktinfektionen, die in der frühen Kindheit erworben werden. Die Erreger sind an feuchtwarmes Milieu gebunden, so siedeln sie sich entweder in feuchtwarmen Gebieten der Haut oder in trockenen Gebieten der Schleimhäute und angrenzenden Hautpartien an. Gemeinsam ist ihnen, dass sie im primären Stadium unbehandelt (ähnlich wie venerische Syphilis) sekundäre und tertiäre Läsionen der Haut, Knochen und Knorpel und damit Verstümmelungen verursachen können. Sie sprechen gut auf Penicillin an und sind in weiten Teilen der Tropen stark im Rückgang begriffen.

Allgemeine Körperhygiene, Wasser und Seife, Hebung des Lebensstandards über das bare Minimum und primäre medizinische Versorgung lassen tropische Dermatosen rasch aus einer Bevölkerung verschwinden, bei Zusammenbruch dieser Minima aber auch wieder zurückkehren (z. B. in Flüchtlingslagern).

49.6 Von Nagetieren übertragene hämorrhagische Zooanthroponosen

⚤→§ Arztmeldung an das Gesundheitsamt bei Verdacht, Erkrankung oder Tod!
⚤→§ Labormeldung an das Gesundheitsamt bei Nachweis einer akuten Infektion!

Neben den durch Arthropoden übertragenen Infektionen (→ S.1011ff) gibt es eine Reihe von Virusinfektionen bei Nagetieren, die mittelbar durch Körpersekrete auf den Menschen und dann nosokomial von Mensch zu Mensch, meist bei der Krankenpflege oder bei Totenzeremonien übertragen werden können. Die Durchseuchung kann herdförmig relativ hoch, die Erkrankungsrate und Letalität beim Menschen, in Abhängigkeit vom Infektionsmodus, gering oder sehr hoch sein.

Die bekanntesten, durch Nagetiere übertragenen Virusinfektionen sind das **Lassa-Fieber** in Westafrika, das **Ebola-Fieber** im Südsudan, Nordzaire, Uganda und Kenia, das **Junin-Fieber** und das **Machupo-Fieber** in Südamerika sowie das **Hanta-Fieber** in Korea und China, was sich auch weiter westwärts bis nach Europa (z. B. nach Jugoslawien während des Bürgerkrieges) ausgebreitet hat.

49.7 SARS

engl.: SARS (severe acute respiratory syndrome)

⊞→§ Arztmeldung an das Gesundheitsamt bei Verdacht, Erkrankung oder Tod!
♂→§ Labormeldung an das Gesundheitsamt bei Nachweis einer akuten Infektion!

Definition. Bei SARS handelt es sich um eine schwere, infektiöse Atemwegserkrankung, die sich klinisch und radiologisch entweder als atypische Pneumonie oder als akutes Atemnotsyndrom (engl. adult respiratory distress syndrome, ARDS) manifestiert. Als Erreger wurde im März 2003 das SARS-Coronarvirus (SARS-CoV) identifiziert.

Epidemiologie. SARS trat erstmals im November 2002 in den südlichen Provinzen Chinas auf, wurde im Februar 2003 von dort u. a. nach Hongkong, Vietnam und Kanada exportiert.
Die Weltgesundheitsorganisation (WHO) hat für das Jahr 2003 weltweit 8098 wahrscheinliche Fälle in 29 Ländern registriert, davon sind 774 verstorben. In Deutschland wurden 9 wahrscheinliche Fälle bekannt, die sich alle in betroffenen Ländern infiziert hatten.

Ätiopathogenese und Pathophysiologie. SARS wird im Wesentlichen durch Tröpfcheninfektion und/oder Schmierinfektion übertragen. Die Inkubationszeit beträgt 2–10 Tage. Das Erregerreservoir ist noch nicht eindeutig geklärt, ein tierisches Reservoir wird jedoch angenommen.

Symptomatik. Die klinische Symptomatik beginnt mit Influenza-ähnlichen Symptomen mit meist hohem Fieber; später kommen Husten und eine rasch fortschreitende Atemnot sowie häufig auch Durchfälle hinzu. Bei schwerem Verlauf manifestiert sich die Erkrankung klinisch und radiologisch entweder als atypische Pneumonie oder als akutes Atemnotsyndrom.

Diagnostisches Vorgehen. Die Verdachtsdiagnose erfolgt initial aufgrund klinischer und reiseanamnestischer Kriterien, die gemäß der Risikoabschätzung der WHO aktualisiert werden.
Für die frühe Diagnostik steht die Polymerase-Kettenreaktion (PCR) zum Nachweis von SARS-CoV in respiratorischen Sekreten und im Stuhl zur Verfügung. Dabei muss allerdings beachtet werden, dass ein negativer Befund auch in der akuten Erkrankungsphase eine Infektion mit SARS-CoV nicht ausschließt. Ein indirekter Immunfluoreszenztest zum serologischen Nachweis von IgM- und IgG-Antikörpern gegen das Virus und ein ELISA bieten sich insbesondere für epidemiologische Fragestellungen an, da entsprechende Nachweise erst mehrere Wochen nach Infektion zu erwarten sind.

Therapie. Sie erfolgt symptomatisch.

Prophylaxe. Diese besteht zum einen in der frühzeitigen Identifizierung von Kontaktpersonen und gegebenenfalls in der Absonderung von Personen durch den öffentlichen Gesundheitsdienst. Beim Umgang mit Patienten sind Maßnahmen zur Vermeidung von Tröpfcheninfektionen einzuhalten.

Prognose. Die Letalität liegt bei etwa 13 %.

49.8 Aviäre Influenza

engl.: avian flu
Synonym: Vogelgrippe

☝→§ Labormeldung an das Gesundheitsamt bei Nachweis einer akuten Infektion!

Definition. Erkrankung, die primär Geflügel und nur in Ausnahmefällen Menschen befällt und durch Influenza-A-Viren der Subtypen H5 und H7 verursacht werden. Das Reservoir dieser Erreger stellen vermutlich Wildvögel (insbesondere Wasservögel) dar, deren Infektion in der Regel asymptomatisch verläuft.

Epidemiologie. Zwischen 1959 und 2003 sind 21 Ausbrüche bei Geflügel bekannt geworden. Eine schwere Erkrankung beim Menschen wurde erstmals 1997 in Hongkong beobachtet. Seitdem wurden 6 Situationen bekannt, in denen hochpathogene aviäre Influenzaviren (HPAI) auf Menschen übertragen wurden. Im Frühjahr 2003 trat ein großer Ausbruch mit H7 bei Geflügel in über 1000 Geflügelbetrieben in den Niederlanden auf. Dabei kam es bei über 300 Personen, die zumeist engen Kontakt zu erkrankten Tieren hatten, zu einer grippeähnlichen Erkrankung und/oder Konjunktivitis.
Mitte Dezember 2003 begann ein Ausbruch von aviärer Influenza, der Geflügel in 8 asiatischen Ländern betraf und in dessen Verlauf bis Mitte März 2004 in Vietnam und Thailand insgesamt 34 Menschen erkrankten.

Ätiopathogenese und Pathophysiologie.
HPAI werden von infiziertem Geflügel respiratorisch und über Schmierinfektion auf den Menschen übertragen. Diese Infektionen verlaufen vermutlich beim Menschen zumeist asymptomatisch. Übertragungen von Influenza Typ A, Subtyp H5N1 von Mensch zu Mensch sind bislang noch nicht nachgewiesen worden.

Symptomatik. Das klinische Bild beginnt ähnlich wie bei anderen Influenza-Subtypen mit grippeähnlichen Beschwerden, die jedoch zur Pneumonie fortschreiten können. Als weitere Komplikation kann ein Multiorganversagen auftreten.

Diagnostisches Vorgehen. Rachenabstriche und Untersuchung mittels Influenza-A-Schnelltest unter adäquaten Schutzmaßnahmen und ggf. weiterführende Diagnostik in einem nationalen Referenzlabor (www.rki.de).

Therapie.
- Neben der symptomatischen Therapie kann der Einsatz von Oseltamivir und Zanamivir versucht werden. Die Wirksamkeit ist jedoch nicht belegt.
- Antibiotische Therapie bakterieller Begleitinfektionen.

Prophylaxe. Ein Impfstoff für Menschen gegen Influenza-A-H5N1 ist derzeit nicht zugelassen. Die herkömmliche Influenzaimpfung kann jedoch das Risiko einer Neukombination herkömmlicher Influenzaviren mit den aviären Influenzaviren reduzieren, weshalb eine Influenzaimpfung für Personen empfohlen wird, die sich in Regionen aufhalten, die von aviärer Influenza betroffen sind.
Bei Kontakt mit Patienten, die in Verdacht stehen an aviärer Influenza erkrankt zu sein, sind Maßnahmen zur Vermeidung aerogener Übertragung empfohlen.

Prognose. Von 34 Menschen, die beim Ausbruch 2003/2004 durch Influenza-A-H5N1 erkrankten, verstarben 23.

49.9 Tollwut

⊞→§ Arztmeldung an das Gesundheitsamt bei Verdacht, Erkrankung oder Tod!
☙→§ Labormeldung an das Gesundheitsamt bei Nachweis einer akuten Infektion!

siehe auch S.980f
Tollwut spielt in einer Reihe von Tropenländern eine große Rolle. Daher sollte gegebenenfalls eine Impfung (s. S. 1010) nach entsprechender Beratung erfolgen.

49.10 Tropische Gifttiere

49.10.1 Vergiftungen durch Schlangen, Spinnen und Skorpione

Das Risiko für Reisende, in den Tropen von Giftschlangen gebissen zu werden, ist gering. Darüber hinaus wird bei nur ca. 50% der Bisse Gift injiziert. Vergiftungen durch Spinnen (Biss) oder Skorpione (Stich) sind dagegen häufiger, da diese sich auch in menschlichen Behausungen aufhalten. Insgesamt variiert die Symptomatik je nach Art und Menge des aufgenommenen Giftes erheblich. Angst bis Todesangst mit entsprechenden vegetativen Erscheinungen beherrschen das Bild oft vor den eigentlichen Vergiftungserscheinungen.

49.10.2 Fischvergiftungen

Vergiftungen durch den Verzehr von Meerestieren treten in der Regel innerhalb weniger Stunden akut mit den typischen Symptomen einer Lebensmittelvergiftung mit nachfolgenden oder gleichzeitigen neurologischen, kardialen oder vaskulären Erscheinungen auf. Eine spezifische antitoxische Therapie gibt es nicht. Prophylaxe ist die Vermeidung von Fischgerichten in Endemiegebieten, vor allem in der Karibik und am Pazifik.

In letzter Zeit häufen sich bei Karibikurlaubern Symptome, die auf Ciguatera-Vergiftung hinweisen. Eine symptomatische Behandlung zum Zeitpunkt der Rückkehr ist kaum wirksam.

49.11 Differenzialdiagnose tropischer Erkrankungen

1. Jede Anamnese muss heute die Frage nach vorausgegangenen Aufenthalten in **warmen Ländern** enthalten (geografische Anamnese: wo? wann? wie lange? wann zurückgekehrt? Tätigkeitsmerkmale und Umweltverhältnisse im Ausland, Impfanamnese).
2. Welche **Krankheiten** kommen in Betracht?
- *Malaria* ist immer noch die am häufigsten erworbene spezifische Tropenkrankheit. Bei Rückkehrern ist auch bei einer mehr oder weniger kompletten Malariaprophylaxe in allen Fällen von Fieber an Malaria zu denken, auch wenn die sonstigen Symptome und Befunde nicht dafür zu sprechen scheinen.
- *Spezifischen Tropenkrankheiten* (mit Ausnahme von Malaria und Amöbiasis) sind die europäischen Reisenden meist sehr viel weniger ausgesetzt als die einheimische Bevölkerung. Vielfach ist eine längere Exposition und ein enger Kontakt mit dem Erreger notwendig, bevor es zur klinischen Manifestation kommt.
- *Ubiquitär vorkommende infektiöse und parasitäre Krankheiten* wie z.B. Hepatitis A, Typhus abdominalis u.a. Salmonellosen, Poliomyelitis, Tuberkulose, inkl. AIDS und Hepatitis B, infektiöse Mononukleose, Brucellose u.a. Zoonosen werden in den Tropen häufiger erworben als spezifische Tropenkrankheiten.
- Die *Inkubations- oder Präpatenzzeit* (Zeit bis zum Auftreten von nachweisbaren Geschlechtsprodukten von Parasiten) beträgt oft Wochen bis Monate, weshalb eine einmalige Rückkehruntersuchung, selbst

wenn keine Beschwerden vorliegen, nicht ausreichend ist. Der Rückkehrer muss sich noch mehrere Monate seiner Tropenanamnese bewusst bleiben, damit wichtige Frühsymptome richtig gedeutet werden können.
- *Eosinophilie* ist bei Rückkehrern indikatorisch für einen Parasitenbefall, insbesondere für Helmintheninfektionen, wobei Filariasen, Schistosomiasis oder nichtmenschenpathogene Parasitosen eine besonders hohe Eosinophilie verursachen können. Die "tropische Eosinophilie" ist keine selbstständige Krankheit, sondern Symptom für das Vorliegen einer Parasitose.
3. **Geografische Einengung** der Skala der möglichen Tropenkrankheiten durch Kenntnis der geografischen Verbreitung von zonal und lokal begrenzt vorkommenden Tropenkrankheiten.
4. Der **individuelle Reisestil** und das **Hygieneverhalten** des Einzelnen bestimmen heute mehr das Gesundheitsrisiko als die objektiven tropischen Gesundheitsgefahren.

Literatur

Bell DR. Lecture Notes on Tropical Medicine, 5th ed., Oxford: Blackwell Science: 2004.
Das Beste aller kurz gefassten Taschenbücher der Tropenmedizin im engeren Sinne, nur die wichtigsten Erkrankungen werden äußerst kompetent behandelt.
Deutsche Gesellschaft für Tropenmedizin und Internationale Gesundheit DTG: www.dtg.mwn.de/index.htm und www.fit-for-travel.de
- *Empfehlungen zur Malariavorbeugung,*
- *Empfehlungen zu Reiseimpfungen,*
- *Leitlinien zur Diagnostik und Therapie der Malaria, der Amöbenruhr, des Amöbenleberabszesses und der viszeralen Leishmaniasis (Kala Azar) in Zusammenarbeit mit der Arbeitsgemeinschaft der Wissenschaftlichen Medizinischen Fachgesellschaften (MWMF),*
- *Liste der Tropenmedizinischen Institutionen in Deutschland, der Gelbfieber-Impfstellen, der Ärzte mit DTG-Zertifikat „Reisemedizin in Deutschland", der reisemedizinisch fortgebildeten Ärzte,*
- *Tropenmedizinische Weiterbildung und Kurse.*

Diesfeld JH, Krause G, Teichmann D. Praktische Tropen- und Reisemedizin, Patientenberatung und Empfehlungen zur Diagnose und Therapie von Tropenkrankheiten. 2. vollständig überarbeitete Aufl. Stuttgart: Thieme: 2003.
Untersuchung vor der Reise und Reisevorbereitung, Untersuchung von Tropenrückkehrern und Einreisenden aus den Tropen, Differenzialdiagnose tropischer Infektionskrankheiten, Systematik der Tropenkrankheiten nach Übertragungswegen, häufige Fragen aus der tropenmedizinischen Sprechstunde, meldepflichtige Erkrankungen, Adressen tropenmedizinischer Einrichtungen, Vorkommen ausgewählter Krankheiten mit spezifischen Endemiegebieten.
Eddelston M, Pirini S. Oxford Handbook of Tropical Medicine. Oxford: Oxford University Press: 2002.
Ein umfassendes Handbuch der allgemeinen und Tropenmedizin mit WHO-Richtlinien zur Therapie nach rationalen preiswerten Standards. Die wichtigsten Krankheiten, Fieber, Kardiologie, Pneumologie, Nephrologie, Gastroenterologie, Neurologie, Dermatologie, Endokrinologie, Hämatologie, Ernährung, Verletzungen, Impfungen.
Kayser FH, Bienz KA, Eckert J, Lindemann J. Medizinische Mikrobiologie, 10. Aufl. Stuttgart: Thieme: 2004.
Ein außerordentlich nützliches Kompendium, das die tropenmedizinisch relevanten Krankheitserreger, ihre systematische Einordnung und ihren Entwicklungszyklus vorzüglich darstellt.
Lang W, Loescher Th, Hrsg.: Tropenmedizin in Klinik und Praxis, 3. Aufl. Stuttgart: Thieme: 1999.
Über 50 Einzelautoren, 61 Kapitel über tropische und kosmopolitische Infektionskrankheiten mit besonderer Bedeutung für die Tropen, einschließlich fachbezogener Aspekte der Chirurgie, Geburtshilfe und Gynäkologie, Pädiatrie, Neurologie und Psychiatrie, Pharmakologie, Hämatologie, Reise- und Arbeitsmedizin, Ernährungsstörungen, Entwicklungszusammenarbeit, Aus- und Weiterbildung, Dermatologie, Venerologie, Ophthalmologie, Onkologie, Tropentauglichkeit und Rückkehrerfragen, prophylaktischer Medizin.
Cook G, Zumla A, Hrsg. Manson's Tropical Diseases, 21. Aufl. London: W. B. Saunders: 2003.
Das erste Lehrbuch der Tropenmedizin, begründet 1898. Klassisches Handbuch einschließlich medizinischer Protozoologie, Helminthologie und Entomologie, repräsentiert die "britische Tradition der Tropenmedizin".
Junghanss T, Bodio M. Notfall-Handbuch Gifttiere. Stuttgart: Thieme: 1996.

50 Immunologie internistischer Erkrankungen

Gerhard Eger, Joachim Kalden

50.1	Aufbau und Organisation der Immunabwehr	1056	50.2.3	Diagnostisches Vorgehen bei Defektimmunopathien	1076
50.1.1	Allgemeine Grundlagen	1056	50.2.4	Grundzüge der Therapie bei Defektimmunopathien	1077
50.1.2	Lymphorgane	1058	50.3	Überempfindlichkeit der antigenselektiven Immunabwehr/Allergie	1078
50.1.3	Komponenten der angeborenen Immunabwehr	1058			
	Zelluläre Komponenten	1058			
	Humorale Komponenten	1059	50.4	Selbstzerstörung/ Autoimmunopathie	1091
50.1.4	Komponenten der antigenselektiven Immunabwehr	1059	50.5	Immunologische Prinzipien von Transfusion und Transplantation	1101
	Zelluläre Komponenten	1060			
	Humorale Komponenten	1064			
50.2	Erhöhte Infektanfälligkeit – primäre und sekundäre Immundefekte	1066	50.5.1	Grundzüge der Transfusionsimmunologie	1101
				Blutgruppenantigene	1101
50.2.1	Allgemeine Grundlagen	1066		Symptomatologie der Transfusionsreaktionen	1102
50.2.2	Spezielle Klinik der Immundefekte	1072	50.5.2	Grundzüge der Transplantationsimmunologie	1103
	Humorale Defektimmunopathien	1072		Transplantationsantigene	1103
	T-zelluläre und kombinierte (T- und B-zelluläre) Defektimmunopathien	1074		Bedeutung der Gewebetypisierung	1103
	Phagozytendefekte	1075		Transplantatabstoßungsreaktion	1104
	Komplementdefekte	1075		Graft-versus-Host-Erkrankung	1105

Das immunologische System ist direkt und indirekt an einer Vielzahl von Krankheitsprozessen beteiligt. Teile des Systems sind aber ebenso im Einsatz, wenn es darum geht, Krankheiten zu verhindern oder unmittelbar in ihrer Entstehung zu unterdrücken. Dies gilt nicht nur bei der **Immunabwehr** infektiöser Organismen, die oft ohne unser Wissen lautlos beseitigt werden, sondern auch bei der Korrektur ständig anfallender maligner Veränderungen. Umgekehrt ist auch die **immunologische Toleranz** ein aktiver Vorgang. Ihre korrekte Funktion gegenüber körpereigenen und unschädlichen fremden Strukturen (Darmflora, Nahrungsmittel, Schwangerschaft) dient wie die Immunabwehr dem Erhalt der stofflichen Integrität des menschlichen Körpers bzw. ist überhaupt notwendig

zum Erhalt der menschlichen Art. Das immunologische System muss also zwischen
- „selbst" und „fremd" sowie weiter zwischen
- „fremd-harmlos" und „fremd-gefährlich" unterscheiden können.

Fehlleistungen lösen Erkrankungen aus, die entweder als Folge eines Mangels oder einer Überreaktion einzelner Komponenten der Immunabwehr aufzufassen sind, oder durch unkontrollierte Proliferation von Immunzellen zustande kommen. Aus pathophysiologischer Sicht unterscheidet man demnach vier wesentliche Gruppen immunologischer Erkrankungen:
- **Immundefizienz**,
- **Hypersensitivität**,
- **Autoaggresssivität** und
- **maligne Immunproliferation**.

In den folgenden Kapiteln werden Aufbau und Organisation der menschlichen Immunabwehr dargestellt und versucht, mithilfe der bekannten pathophysiologischen Zusammenhänge Diagnostik und Therapie der verschiedenen Immunkrankheiten systematisch zu verstehen und anzuwenden.

50.1 Aufbau und Organisation der Immunabwehr

50.1.1 Allgemeine Grundlagen

Das immunologische System ist als kooperatives Netzwerk angelegt (👁 **50.1**) und besteht aus einem antigenselektiven Teil, der erst bei Wirbeltieren zur Verfügung steht und aus Abwehrprinzipien, die in der Evolution schon frühzeitig verfügbar waren und heute unter dem Begriff der angeborenen Immunabwehr summiert werden. Der wesentliche Unterschied zwischen antigenselektiver und angeborener Immunabwehr ist die unterschiedliche Art der Erkennung pathogener Mikroorganismen.

Angeborene Immunabwehr. (*Synonym:* unspezifische Immunabwehr) Antigenerkennung mithilfe **keimbahnkodierter Rezeptoren**, die lediglich molekulare Grundmuster pathogener Organismen erkennen (Pathogen Associated Molecular Patterns = PAMP, z. B. LPS, Peptidoglykane, Doppelstrang-RNA). Diese Mustererkennungsrezeptoren (Pattern Recognition Receptors = **PRR**, z. B. LPS-Rezeptor, CRP, Komplement) binden molekulare Strukturen, die essenzielle Bedeutung bei den jeweiligen Krankheitserregern haben, so dass eine Selektion resistenter Keime erst gar nicht möglich wird. Die Bindung von PAMP an PRR enthält dabei die wichtige Information „fremd-gefährlich", so dass Abwehrmaßnahmen aktiviert werden, die schließlich auch die antigenselektive Immunabwehr einbeziehen.

Antigenselektive Immunabwehr. (*Synonym:* adaptive Immunabwehr) Antigenerkennung mithilfe von Antigenrezeptoren des lymphatischen Systems **(T- und B-Zell-Rezeptor)**, die erst im Laufe der Individualentwicklung durch **somatisches Genrearrangement** gebildet werden. So repräsentiert jeder Lymphozyt eine eigene Antigenspezifität. Bei Antigenkontakt im Rahmen einer Infektion oder einer Impfung werden die jeweils benötigten Zellklone selektiv stimuliert und expandiert und sichern bei erneutem Kontakt eine effektivere Erregerabwehr. Demnach gewährleisten die Komponenten der angeborenen Immunabwehr zwar schon für sich allein einen Schutz gegenüber Infektionserkrankungen, wie viele Beispiele aus dem Tier- und Pflanzenreich verdeutlichen. Die Überlegenheit der antigenselektiven Immunabwehr, wie sie sich in Wirbeltieren entwickelt hat, besteht jedoch in der Gedächtnisfunktion, die vor allem den langlebigen Organismen entscheidende Überlebensvorteile sichert. In bestimmten Fällen kann das immunologische Gedächtnis schon nach einem einmaligen Erregerkontakt einen lebenslang anhaltenden Schutz aufbauen.

Aufbau und Organisation der Immunabwehr

◉ 50.1 Kooperation im immunologischen Netzwerk

angeborene Immunabwehr
humorale Elemente:
– **Monokine:** IL1, IL6, TNFα, IL8, IFNα
– **Komplementfaktoren**
– **Entzündungsmediatoren:** Amine, Anaphylatoxine, Eicosanoide
– **sonstige Faktoren:** Akutphaseproteine, antibiotische Proteine, CRP, Chemotaxine

zelluläre Elemente:
– **Phagozyten**
 sessil: Makrophagen (in Milz, Leber, Niere, Peritoneum, Lunge, Pleura, Synovia), Mikroglia (im ZNS), Osteoklasten
 mobil: neutrophile Granulozyten, Monozyten, dentritische Zellen, Langerhans-Zellen
– **inflammatorische Zellen**
 sessil: Mastzellen, Endothelzellen
 mobil: basophile Granulozyten, eosinophile Granulozyten, Thrombozyten
– **Killerzellen:** NK-Zellen, Granulozyten

↓ ↓ ↓ ↓ ↓ ↓

Typ 1: Soforttypreaktion
(IgE, Mastzellen/basophile Granulozyten, Entzündungsmediatoren, Chemotaxine, weitere inflammatorische Zellen)

Typ 2: zytotoxische Reaktion
(Lyse: IgG/IgM, Komplement, Immunphagozytose: IgG/IgM, Phagozyten, ADCC-Reaktion: IgG/IgM, Killerzellen)

Typ 3: Immunkomplexreaktion
(IgG/IgM, Komplement, Phagozyten, inflammatorische Zellen)

Typ 4: zelluläre Reaktion
(DTH-Reaktion: APZ, DTH-Lymphozyten, Lymphokine, inflammatorische Zellen, Phagozyten, zytotoxische Reaktion: CTL, Lymphotoxin, Perforine)

nicht definierte Immunreaktionen
(eosinophile Gewebsreaktion, Granulomreaktion, GVH-Reaktion, Transplantatabstoßung)

↑ ↑ ↑ ↑ ↑

antigenselektive Immunabwehr
humorale Elemente:
– **Lymphokine:** IL2, IL4, IL5, IL13, TGFβ, IFNγ
– **Immunoglobuline:** IgA, (IgD), IgE, IgG, IgM
– **Entzündungsmediatoren:** Lymphotoxin, Eicosanoide
– **sonstige Faktoren:** Chemotaxine, Perforine

zelluläre Elemente:
– **antigenspezifische T-Lymphozyten:**
 immunregulierende T-Zellen: Helferzellen, Suppressorzellen
 Effektor-T-Zellen: DTH-Lymphozyten, zytotoxische T-Lymphozyten (CTL), antigenspezifische Killerzellen
 T-Gedächtniszellen
– **B-Lymphozyten:** Plasmazellen, B-Gedächtniszellen
– **antigenpräsentierende Zellen (APZ):** professionelle APZ, induzierte APZ

Immunologische Reaktionsformen nach Gell & Coombs, Kooperation angeborener und antigenselektiver Immunabwehr innerhalb des Netzwerks.

Die Komponenten der immunologischen Abwehr müssen im Bedarfsfall unmittelbar zur Verfügung stehen und eindringendes körperfremdes Material rasch unschädlich machen können, bei Schonung körpereigener Strukturen. Zelluläre und humorale (lösliche) Komponenten des immunologischen Netzwerks sind deshalb in fast allen Regionen des menschlichen Körpers präsent. Sämtliche Körpersäfte enthalten humorale Abwehrstoffe und mobile Immunzellen zirkulieren permanent in Lymphbahnen und Blutgefäßen. Gemeinsam mit Stromazellen und sessilen (ortsständigen) Immunzellen sind sie auch an der Bildung von Lymphgeweben und -organen beteiligt.

50.1.2 Lymphorgane

Zu ihren wichtigsten Aufgaben gehören:
- die Reproduktion und Differenzierung (Reifung) der Immunzellen,
- die Expansion antigenspezifischer Zellen und die Induktion von Toleranz gegenüber körpereigenen Strukturen (Prägung der Immunabwehr bzw. Festlegung des immunologischen Repertoirs) und
- der Informationsaustausch zwischen zirkulierenden und sessilen Zellen der Immunabwehr.

Man unterscheidet:
primäre Lymphorgane, in denen **T-** (**T**hymus) und **B**-Lymphozyten (Knochenmark, engl.: **B**one Marrow, ältere Literatur: **B**ursa fabricii für das B-Zell-Reifungsorgan, das man bei Vögeln identifiziert hat) zu immunkompetenten (= antigenerkennenden) Zellen heranreifen, und
sekundäre Lymphorgane (Reaktionsorgane bzw. Wachstationen des Immunsystems), die vorzugsweise an Erregereintrittspforten lokalisiert sind. Dazu zählen Lymphozytenansammlungen in Haut und Schleimhäuten, Lymphfollikel in Ileum und Appendix vermiformis (Peyer-Plaques), Lymphknoten und Tonsillen. Reife T- und B-Lymphozyten besiedeln die sekundären Lymphorgane, vermehren sich dort und setzen bei Antigenkontakt spezifische Immunreaktionen in Gang.

50.1.3 Komponenten der angeborenen Immunabwehr

Zelluläre Komponenten

Makrophagen. „Fresszellen" kommen als mobile (Granulozyten, Monozyten) und sessile Zellen (Makrophagen) im Blutkreislauf und fast allen Geweben vor. Bereits aufgrund einfacher Erkennungsmerkmale (PAMP, → S. 1056ff) können sie körperfremdes Material erkennen, nehmen es auf und bauen es intrazellulär ab. Die quantitative Verstärkung der Phagozyteseleistung durch humorale Faktoren (CRP, Collectine, Komplement, Antikörper) wird als Opsonisierung bezeichnet. Diese Faktoren binden das körperfremde Material und werden dann von den Phagozyten aufgenommen, die hierzu spezielle Rezeptoren auf ihrer Zelloberfläche tragen (z. B. Fc-Rezeptoren für Antikörper, Komplementrezeptoren usw.). Die Gesamtheit aller phagozytierenden Zellen nennt man Monozyten-Makrophagen-System (MMS, früher RHS = retikulohistiozytäres System). Quantitative und qualitative Störungen der Phagozyten verursachen eine Abwehrschwäche gegenüber gewöhnlich apathogenen Bakterien (→ S. 1075f).

Inflammatorische Zellen. Hierzu zählen Mastzellen, basophile und eosinophile Granulozyten, Endothelzellen und Thrombozyten. Sie werden in die efferente Phase spezifischer Immunreaktionen eingebunden und dienen dabei der Verstärkung von Abwehrvorgängen. Bei krankhaften Immunreaktionen, insbesondere autoreaktiven (→ S. 1091ff) und allergischen Vorgängen (→ S. 1078ff), sind sie von größter Bedeutung.

Natürliche Killerzellen. NK-Zellen sind granuläre zytotoxische T-Lymphozyten. Sie werden der angeborenen Immunabwehr zugeordnet.

Noch weitgehend unbekannt sind die Erkennungsmechanismen zum Aufspüren von Tumor- bzw. virusinfizierten Zellen, den primären Zielen der NK-Zellen. Killerinhibitorische Rezeptoren (KIR) der NK-Zellen binden an polymorphe Domänen von MHC-Klasse-I-Molekülen (→ S.1063f) und hemmen dabei die zytotoxische Aktivität. Veränderte oder fehlende MHC-I-Motive führen hingegen zur Lyse durch NK-Zellen. Deren zytotoxische Effizienz wird durch Zytokine (IFNγ, IL2) aus gleichzeitig aktivierten T-Lymphozyten der antigenselektiven Immunabwehr potenziert. Aus dieser Beobachtung wurde die erfolgreiche Immuntherapie des malignen Hypernephroms abgeleitet, bei der ex vivo stimulierte NK-Zellen des Patienten eingesetzt werden (sog. **l**ymphokin **a**ktivierte **K**illerzellen = **LAK-Zellen**). Zur antigenspezifischen zytotoxischen Reaktion werden NK-Zellen durch Antikörper befähigt, die via Fc-Rezeptoren an ihre Zelloberfläche koppeln (sog. **ADCC**-Reaktion = **A**ntibody **D**ependent **C**ellular **C**ytotoxicity).

Humorale Komponenten

Zytokine und Chemokine

Sie sind die Signalproteine der Zellen der angeborenen Immunabwehr. Sie wirken auto- und parakrin und sind deshalb unter physiologischen Bedingungen im Serum nur in geringsten Konzentrationen zu finden. Die wichtigsten Zytokine sind Tumornekrosefaktor α (TNFα), Interleukin 1 und 6 (IL1, IL6) und die Typ-1-Interferone (IFN). IFNα hat therapeutische Bedeutung bei Hepatitis C und chronischer Hepatitis B (→ „Leber", S. 786f u. 790ff), bei chronisch myeloischer Leukämie (CML), bei Haarzell-Leukämie, bei kutanem T-Zell-Lymphom und beim Kaposi-Sarkom. IFNβ wird in der Therapie der multiplen Sklerose angewendet.

Komplementsystem. Sammelbezeichnung für mehr als 25 Proteine (u. a. C 1–9), die im Serum und auf Zelloberflächen vorkommen und in einer kaskadenartigen Reaktion zur Lyse fremder Zellen, zur Opsonisierung und zur Aktivierung von Phagozyten, Lymphozyten, Mastzellen und anderen inflammtorischen Zellen führen können. Das Komplementsystem kann auf verschiedenen Wegen aktiviert werden: Beim klassischen (zuerst entdeckten) Reaktionsweg wird die Reaktionskette durch Antigen-Antikörper-Komplexe des IgG- oder IgM-Isotyps ausgelöst (Beginn mit Aktivierung von C1q). Auf den (später entdeckten) alternativen Reaktionswegen wird die Kaskade entweder durch Lektine (Lektinweg), durch andere Antigene oder auch durch Antigen-Antikörper-Komplexe des IgA- und IgE-Isotyps aktiviert (Beginn mit Aktivierung von C3). Darüber hinaus sind proteolytische Enzyme aus inflammatorischen Zellen in der Lage, Spaltprodukte des Komplementsystems (Anaphylatoxine) freizusetzen. Sie haben u.a. Bedeutung bei der Entwicklung höhergradiger anaphylaktischer Reaktionen (→ S. 1082ff und 🕇 **50.5**, S. 1090). Der **hereditäre Mangel** bestimmter Komplementfaktoren verursacht Abwehrstörungen gegenüber bakteriellen Erregern oder löst autoreaktive Prozesse oder allergieähnliche Krankheitsbilder aus (→ 🕇 **50.1**, S. 1068). Von gleicher Vielfalt ist das klinische Spektrum bei **erworbenem Mangel** einzelner Faktoren im Rahmen von Infektionen oder Autoimmunerkrankungen.

50.1.4 Komponenten der antigenselektiven Immunabwehr

An der antigenselektiven Immunabwehr wirken zelluläre und humorale Mechanismen mit, wobei nahezu jede spezifische immunologische Reaktion Elemente der angeborenen Immunabwehr einbezieht (→ 👁 **50.1**, S. 1057). Humorale Reaktionen dienen der Abwehr bzw. Neutralisation von extrazellulär lokalisierten Antigenen, vor allem von extrazellulär proliferierenden Bakterien und von Toxinen und Viren, bevor sie in Zielzellen eindringen können. Zelluläre Immunreaktionen

50.2 Humorale Immunantwort

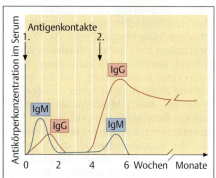

Immunglobulinklassen bei primärer und sekundärer Immunantwort.

sind wichtig zur Abwehr vorwiegend intrazellulär lokalisierter Erreger wie Viren, Pilze, Protozoen und intrazellulär proliferierende Bakterien (z. B. Listerien, Mykobakterien). Man unterscheidet die zytotoxische zelluläre Reaktion durch $CD8^+$-T-Lymphozyten (CTL) von der zellulärvermittelten Spätreaktion durch $CD4^+$-DTH Lymphozyten (engl.: **d**elayed **t**ype **h**ypersensitivity).

Die antigenselektive Immunabwehr verfügt über eine spezifische Gedächtnisleistung, die gegenüber manchen Erregern schon nach einmaligem Kontakt lebenslangen Schutz verleiht. Sie wird besonders anschaulich, wenn man die primäre und sekundäre humorale Immunantwort vergleicht (◉ **50.2**). Bei erstmaligem Kontakt mit einem fremden Antigen bilden die B-Lymphozyten nach einer Sensibilisierungsphase von 8–10 Tagen spezifische IgM-Antikörper (Primärantwort). Während dieser Zeit werden auch antigenspezifische T-Helferzellen sensibilisiert (◉ **50.3**). Sie unterstützen (verstärken) die B-zelluläre Immunantwort und verändern sie qualitativ (Isotyp-Switch von IgM- auf IgG-Produktion), wenn das Antigen persistiert oder zu einem späteren Zeitpunkt (Wochen bis Jahre) erneut in den Organismus eindringt. Bedingt durch die Gedächtnisleistung der T-Lymphozyten ist die Latenz der sekundären humoralen Immunantwort deutlich kürzer (3–7 Tage).

Zelluläre Komponenten

Die Zellen der antigenselektiven Immunabwehr sind die T- und B-Lymphozyten. Wie alle anderen Zellen des hämopoetischen Systems entstammen sie der pluripotenten Knochenmarkstammzelle und gehören entwicklungsgeschichtlich zum **Mesoderm**. Ein angeborener Stammzelldefekt, der als retikuläre Dysgenesie bezeichnet wird, ist die schwerste bekannte Form eines primären Immundefekts mit Fehlen von Lymphozyten und Granulozyten. Die Situation ist mit dem Leben nicht vereinbar und erfordert die umgehende Transplantation hämopoetischer Stammzellen („HSC-Transplantation", → „Hämatologie und Onkologie").

Der reife Organismus des Erwachsenen verfügt über etwa 10^{12} Lymphozyten (= ca. 1 kg Zellmasse), die sich vorwiegend in den Lymphbahnen und Lymphorganen (→ S. 1058) aufhalten. Nur etwa 2 % aller Lymphozyten befinden sich im Blut. Davon sind etwa 75 % T-Lymphozyten und 15 % B-Lymphozyten.

B-Lymphozyten. Sie sind als Vorläufer der antikörpersezernierenden Plasmazellen die Träger der spezifischen **humoralen Immunität**. Aufgabe der B-Lymphozyten ist die Erkennung extrazellulär lokalisierter Antigene und die daran anschließende Produktion und Sekretion spezifischer Antikörper (→ „Immunglobuline", S. 1064f). Jede immunkompetente B-Zelle produziert Antikörperkopien einer definierten Spezifität, die bereits bei der Reifung durch genetische Rekombination der Immunglobulin-Keimbahngene festgelegt wird. Zur Antigenerkennung dient der B-Zell-Rezeptor (BZR, engl.: surface immunoglobulin = sIg), ein in der Zellmembran veran-

50.3 Immunantwort auf extrazelluläre Antigene

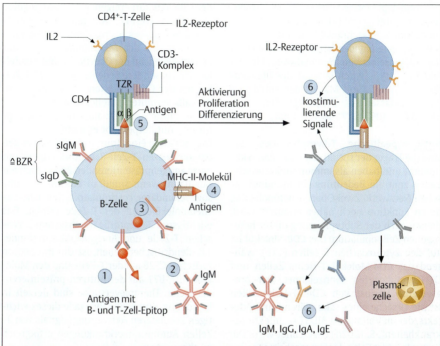

Antigenerkennung, primäre und sekundäre humorale Immunantwort. Die Zahlen beziehen sich auf die Beschreibung im Text.

kerter Antikörperisotyp, der mit signalübermittelnden Proteinen (Igα- und -β-Ketten, CD19, CD20, CD21) in unmittelbarer Verbindung steht.

Antigenerkennung durch B-Lymphozyten. Wenn ein extrazelluläres Antigen mit dem passenden B-Zell-Epitop (= molekulare Struktur, die mit BZR bzw. Antikörpern reagiert) an den BZR bindet, wird die B-Zelle aktiviert (● 50.3 ①). Sie beginnt mit der Produktion und Sekretion löslicher IgM-Antikörper ②. Gleichzeitig wird das gebundene Antigen in die Zelle aufgenommen und dort „analysiert" (Antigenprozessierung, ③, → S. 1062f). Handelt es sich um ein Proteinantigen, werden T-Lymphozyten in die Immunantwort einbezogen, indem die B-Zelle Peptidfragmente des aufgenommenen Antigens mittels MHC-Klasse-II-Molekülen (→ S. 1064f) auf ihrer Zelloberfläche reexponiert (Antigenpräsentation, ④). Die Antigenbruchstücke werden von spezifischen T-Zellen erkannt, die dabei in unmittelbaren Kontakt mit der B-Zelle kommen ⑤. Je nach Prägung der spezifischen T-Lymphozyten stimulieren oder hemmen sie die Antikörperproduktion. Von besonderer Bedeutung ist die T-zellulär induzierte Umschaltung der IgM-Produktion auf andere Isotypen (IgG, IgA, IgE) gleicher Spezifität (Isotyp-Switch, ⑥), wodurch das Spektrum möglicher Immuneffektorfunktionen enorm erweitert wird. Die B-Zell-Reaktion auf Saccharid- und Lipidantigene ohne T-Zell-aktivierenden Proteinanteil (TI-Antigene = Thymus Independent) beschränkt sich auf die IgM-Antwort, eine phylogenetisch primitive Form der antigenselektiven Immunabwehr. Ein Defekt im Isotyp-Switch bewirkt die Überproduktion von IgM mit Mangel der Antikörper anderer Klassen (→ „Hyper-IgM-Syndrom", 👁 50.6, S. 1067 u. 🌡 50.1, S. 1068).

Antigenspezifische T-Lymphozyten. Sie sind die Träger der spezifischen **zellulären Immunität** und haben als **immunregulatorische Zellen** zentrale Bedeutung im immunologischen Netzwerk. Zwei Oberflächenmoleküle, deren Funktion noch näher erläutert wird, dienen auch der Subtypisierung dieser heterogenen Zellpopulation. Das **CD8-Molekül** ist auf den zytotoxischen T-Zellen (CTL), während das **CD4-Molekül** T-Helfer-Zellen und DTH-Lymphozyten kennzeichnet. Der progrediente Verlust von $CD4^+$-T-Helferzellen ist die Ursache eines sekundären Immundefekts, der im Vollbild als AIDS (→ „Infektionskrankheiten", S. 1002ff) bezeichnet wird. Die Erkrankung ist Folge der fortgeschrittenen Infektion mit dem humanen Immundefizienzvirus (HIV), das via CD4-Rezeptorprotein in die T-Helferzellen gelangt. Ein ähnlicher Immundefekt besteht bei idiopathischer CD4-Lymphopenie und nach CD4-Zellen-depletierender immunsuppressiver Therapie. Jeder antigenspezifische T-Lymphozyt exprimiert einen zellspezifischen Antigenrezeptor (T-Zell-Rezeptor, TZR), dessen Spezifität bei der Reifung durch Rekombination der TZR-Keimbahngene festgelegt wird. Er steht in Verbindung mit den als CD3-Komplex bezeichneten Signalübertragungsmolekülen, die an der Aktivierung der T-Zelle beim Antigenkontakt unmittelbar beteiligt sind und auf allen antigenspezifischen T-Zellen zu finden sind. Der TZR ist ein Heterodimer und kommt in zwei Isoformen vor, die exklusiv exprimiert werden. Der vorherrschende Rezeptortyp (auf über 90% aller T-Zellen) hat α/β-Konformation und reagiert nur mit Antigenpeptiden, die von körpereigenen MHC-Molekülen präsentiert werden. Antigenspezifische T-Zellen des γ/δ-Isotyps reagieren dagegen unabhängig von der MHC-Konformation mit Zielantigenen auf der Oberfläche anderer Zellen. Eine besondere Bedeutung von γ/δ-T-Zellen bei der GVH-Reaktion (→ S. 1105) wird deshalb vermutet. Stabile, lösliche Derivate des T-Zell-Rezeptors analog zu B-Zell-Rezeptor und Antikörper gibt es nicht.

Die Induktion einer Immunreaktion über den trimolekularen T-Zell-Rezeptorkomplex mit einer antigenpräsentierenden Zelle geschieht nur dann, wenn simultan eine Aktivierung sog. sekundärer costimulatorischer Oberflächenmoleküle auf der T-Zelle erfolgt. Das wichtigste Rezeptorligandensystem zwischen T-Zelle und Antigen-präsentierender z.B. dendritischer Zellen, ist die Interaktion zwischen CS28 auf der T-Zelle und den Molekülen B7, B71 auf der Antigen-präsentierenden Zelle. Therapieversuche sind derzeit in Erprobung, durch eine Blockade dieses wichtigen sekundären Aktivierungssignals von T-Zellen Autoimmunerkrankungen erfolgreich zu therapieren.

Antigenerkennung durch T-Lymphozyten. T-Lymphozyten sind im Unterschied zu B-Lymphozyten nicht in der Lage, native Antigene zu erkennen. Sie können aber mit modifizierten Proteinantigenen reagieren, die auf der Oberfläche anderer körpereigener Zellen mithilfe von MHC-Molekülen präsentiert werden. Diese besondere Organisationsform der Antigenerkennung ermöglicht einen vielfältigen Informationsaustausch zwischen antigenpräsentierender Zelle und T-Lymphozyt auf der Basis des antigenspezifischen Zell-Zell-Kontakts.

Antigenprozessierung und –präsentation. Die intrazelluläre Proteolyse von Proteinantigenen zur Herstellung von Peptiden wird als Antigenprozessierung bezeichnet. Alle kernhaltigen Zellen prozessieren intrazellulär anfallende Proteine, seien es Genprodukte der zelleigenen Erbsubstanz oder eingedrungener Organismen. Zur Prozessierung von primär extrazellulärem Material sind nur spezialisierte Zellen befähigt, die als antigenpräsentierende Zellen (APZ) bezeichnet werden. Die entstehenden Antigenbruchstücke assoziieren mit MHC-Molekülen, translozieren mit deren Hilfe an die Zelloberfläche und werden als MHC-gebundene Peptide exponiert (Antigenpräsentation). MHC-Moleküle sind neben BZR und TZR eine dritte Rezeptorgruppe zur Erkennung von Antigen. Da ihre Spezifität vergleichsweise gering ist, treffen sie nur eine Vorauswahl potenzieller T-Zell-Antigene (Determinant Selection). Während jedes Individuum über eine unüberschaubare Vielfalt antigenspezifischer B- und T-Zell-Rezeptoren verfügt, ist die intraindividuelle Variabilität der MHC-Moleküle gering. Jedes gesunde Individuum ist mit mindestens 3 (Homozygotie), maximal 6 unterschiedlichen Allelen in beiden MHC-Klassen (I und II) ausgestattet. Das besondere Kennzeichen dieser Genabschnitte ist ihr hochgradiger *inter*individueller (genetischer) Polymorphismus. Deshalb wurde zunächst die Bedeutung der MHC-Moleküle als Transplantationsantigene (→ S. 1103) bekannt. Der kodierende Abschnitt der MHC-Moleküle auf dem Chromosom 6 erhielt die Bezeichnung Haupthistokompatibilitätskomplex (**M**ajor **H**istocompatibility **C**omplex), die Genprodukte nennt man MHC-Moleküle. In der Transplantationsmedizin werden sie auch als HLA-Antigene (**H**uman **L**eukocyte **A**ntigens) bezeichnet, da sie auf Leukozyten zu finden sind.

MHC-Klasse-I-Moleküle. Sie assoziieren mit Antigenpeptiden **intrazellulärer Herkunft**, die im endogenen Prozessierungspfad entstehen (◉ **50.4**, ①). Alle kernhaltigen Zellen des menschlichen Organismus verfügen über diese intrazellulären Antigenrezeptoren, die nach Bindung eines Antigenpeptids an die Zelloberfläche translozieren ②. Die Präsentation zelleigener Antigenpeptide dient dazu, immunologische Toleranz zu induzieren (→ S. 1091). Eine weitere Bedeutung hat die Präsentation endogener Antigene bei Infektionen durch intrazellulär persistierende Erreger (Viren, Mykoplasmen, Protozoen, manche Bakterien). Deren Genprodukte werden auf

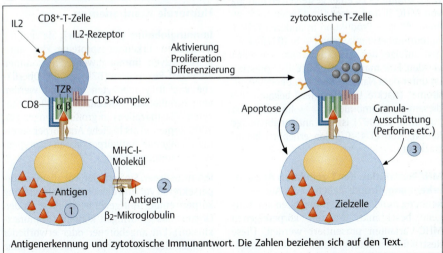

◉ **50.4 Immunantwort auf intrazelluläre Antigene**
Antigenerkennung und zytotoxische Immunantwort. Die Zahlen beziehen sich auf den Text.

gleiche Weise präsentiert und sprechen reaktive T-Zell-Klone vom Typ der CD8⁺ zytotoxischen T-Zellen (CTL) an. Sie provozieren dabei eine vernichtende Immunreaktion ③, gekennzeichnet durch Freisetzung zytotoxischer Mediatoren (inflammatorische Reaktion) oder apoptoseinduzierender Signalmoleküle (nichtinflammatorische Reaktion). Erreger und Wirtszelle werden gleichermaßen ausgelöscht. Typ-1-Interferone, die im Rahmen von Virusinfektionen produziert werden, steigern die MHC-I-Expression infizierter und benachbarter Zellen und verstärken so die Effizienz der T-zellulären Zytotoxizität.

MHC-Klasse-II-Moleküle. Diese assoziieren mit Antigenpeptiden **extrazellulärer Herkunft**, die bei Prozessierung im endosomalen Pfad anfallen, und translozieren ebenfalls an die Zelloberfläche. Zu dieser Leistung sind nur die Zellen befähigt, die MHC-II-Moleküle konstitutiv exprimieren (antigenpräsentierende Zellen). Hierzu gehören Thymusepithelzellen, dentritische Zellen und B-Lymphozyten, unter bestimmten Voraussetzungen auch Makrophagen und Endothelzellen. Durch Typ-2-Interferon (IFNγ), das ebenfalls im Rahmen von Virusinfekten freigesetzt wird, kommt es zu einer gesteigerten Bildung von MHC II und unter Umständen auch zu einer ektopen Produktion in anderen Zellen. Autoimmunerkrankungen (→ S. 1091ff) können infolge der MHC-II-Ektopie ausgelöst werden. Eine mangelhafte MHC-II-Expression ist unter dem Namen „Bare Lymphocyte Syndrome" (nackte Lymphozyten) bekannt. Bei diesem kombinierten Immundefekt (◉ 50.6, S. 1067) ist die antigenabhängige Reifung von CD4⁺-T-Zellen erheblich beeinträchtigt.

MHC-Restriktion der T-zellulären Antigenerkennung. Grundsätzlich ist die Antigenerkennung durch α/β-T-Lymphozyten auf Antigene beschränkt, die mit körpereigenen MHC-Varianten präsentiert werden. Diese Restriktion ist bedingt durch die Konformation des TZR, der nicht allein das präsentierte Antigenpeptid, sondern auch dessen unmittelbare Umgebung, die variable Region des präsentierenden MHC-Moleküls erkennt. Der Stabilisierung der T-zellulären Antigenbindung und der Festigung des Zell-Zell-Kontakts dienen weitere Membranproteine, insbesondere die CD4- und CD8-Moleküle der T-Lymphozyten. Die Korezeptorproteine assoziieren mit komplementären konstanten Regionen der MHC-Moleküle, sobald das präsentierte Antigen durch den TZR erkannt und gebunden wird. Auf reifen immunkompetenten T-Zellen wird der CD4- oder der CD8-Korezeptor exprimiert. CD4 bindet spezifisch an MHC-II- und CD8 an MHC-I-Moleküle. Daraus ergibt sich eine weitere Restriktion der T-zellulären Reaktivität (Antigenrestriktion), wie sie in ◉ 50.5 zusammengefasst ist. CD4⁺-T-Lymphozyten reagieren auf Antigene primär extrazellulärer Herkunft, da nur die mit MHC-II-assoziierte Antigenerkennung des TZR ausreichend stabilisiert werden kann. CD8⁺-T-Lymphozyten reagieren analog auf Antigene intrazellulärer Herkunft. Seltene Ausnahmen dieser Aufgabenteilung werden unter besonderen Bedingungen beobachtet.

Humorale Komponenten

Immunglobuline (Antikörper). Sie sind die humoralen Erkennungsproteine der antigenselektiven Immunabwehr. Sie kommen als B-Zell-Rezeptoren (BZR) auf der Oberfläche von B-Lymphozyten vor und werden von stimulierten, differenzierten B-Lymphozyten (Plasmazellen) in großen Mengen (ca. 2000 Kopien/s) als lösliche Antikörper sezerniert. Folgende Antikörperklassen (Isotypen) werden unterschieden:

IgA-Antikörper. Sie kommen vor allem in Körpersekreten vor und dienen der Inaktivierung körperfremder Antigene, bevor diese in den Organismus eindringen können (Immunexklusion). Ein angeborener oder erworbener Mangel dieser Antikörper bleibt meist ohne

50.5 Antigenrestriktion der T-Lymphozyten

antigenpräsentierende Zellen	Herkunft des Antigens	Prozessierungspfad	Präsentation durch	bindender Rezeptor/ Korezeptor	T-Zell-Population
professionelle/ induzierte APZ	extrazellulär →	endosomal →	MHC II →	← TZR/CD4	Helferzellen DTH-Lymphozyten
alle somatischen Zellen	intrazellulär →	endogen →	MHC I →	← TZR/CD8	Suppressorzellen zytotoxische T-Zellen

Restriktion der T-Subpopulationen auf Antigene extra- bzw. intrazellulärer Herkunft, bedingt durch unterschiedliche Prozessierungs- und Präsentationswege.

klinische Folgen (→ S. 1073), da ein Teil der Funktion durch sezernierte IgM-Monomere kompensiert werden kann.

IgM-Antikörper. Sie sind die Immunglobuline der Primärantwort. Sie zeichnen sich durch eine hohe Bindungsstärke an Makromoleküle mit repetitiven Epitopen aus, da sie als Pentamere über 10 identische Antigenbindungsstellen verfügen.

IgG-Antikörper. Diese machen etwa 75% der zirkulierenden Immunglobuline aus. Sie sind auch qualitativ die wichtigsten und langfristig schützenden Antikörper. Es handelt sich um Immunglobuline der sekundären Immunantwort, d.h. sie werden bei wiederholter oder anhaltender Antigenstimulation gebildet und sind dauerhaft im Serum nachzuweisen („Seronarbe" als Hinweis auf früheren Antigenkontakt). Ein quantitativer oder qualitativer Mangel dieses Antikörperisotyps resultiert in einer erhöhten Anfälligkeit, vorwiegend für bakterielle Infektionen und Infektionen mit Viren der Herpesgruppe (→ S. 1072f).

IgE-Antikörper. Sie haben pathophysiologische Bedeutung im Rahmen der allergischen Sofortreaktion und sind bei atopisch veranlagten Individuen gelegentlich mehr als 10–100fach erhöht im Serum zu finden. Über spezifische IgE-Rezeptoren (FcƐ-RI) werden sie an die Zellmembran von Mastzellen und basophilen Leukozyten gebunden und aktivieren diese Zellen bei Antigenkontakt.

IgD-Antikörper. Sie sind an Differenzierungsvorgängen von B-Lymphozyten beteiligt und bereits auf der Oberfläche von unreifen B-Lymphozyten nachweisbar (Surface IgG = sIg = BZR). Im Serum sind sie nur von geringer Bedeutung.

Zytokine. Hierbei handelt es sich um interzelluläre Signalproteine und Wachstumsfaktoren der antigenselektiven Immunabwehr. Die wichtigsten sind Interleukin 2 und 4 (IL2, IL4), das Typ-2-Interferon IFNγ und Transforming Growth Factor β (TGF β). Sie werden vorwiegend von T-Lymphozyten sezerniert, haben immunregulatorische und pro- oder antiinflammatorische Wirkungen. Lymphokine, Monokine und hämopoetische Wachstumsfaktoren (→ „Hämatologie und Onkologie", 45.1, S. 898) werden häufig unter der Bezeichnung Zytokine zusammengefasst. Angeborene Defekte von Zytokinen und Zytokinrezeptoren sind Ursache schwerer kombinierter Defekte der zellulären und humoralen Immunität (→ S. 1072ff).

50.2 Erhöhte Infektanfälligkeit – primäre und sekundäre Immundefekte

50.2.1 Allgemeine Grundlagen

Definition. Man unterscheidet die **primären** Immundefekte (angeboren oder erworben), die als eigentliche Immundefekterkrankungen gelten, von den **sekundären** Immundefekten, die im Rahmen anderer Erkrankungen auftreten. Während den Immundefekterkrankungen Störungen in der Zelldifferenzierung zugrunde liegen (siehe 50.6), sind sekundäre Defekte durch den Verlust humoraler oder zellulärer Elemente des Immunsystems gekennzeichnet.

Epidemiologie.
Primäre Immundefekte. Die Gesamthäufigkeit klinisch relevanter primärer Immundefekte ist insgesamt niedrig (1 : 10000). Im Einzelnen beträgt die Häufigkeit für
- B-zelluläre (humorale) Immundefekte: 1 : 20000,
- T-zelluläre Immundefekte: 1 : 100000,
- kombinierte (T- und B-zelluläre) Immundefekte: 1 : 50000,
- Defekte des unspezifischen zellulären Systems (Phagozyten, natürliche Killer- (NK-) Zellen): 1 : 50000,
- Komplementdefekte: 1 : 500000.

Der häufigste primäre Immundefekt ist der selektive IgA-Mangel (1 : 700), der aber in der Regel symptomlos bleibt.

Sekundäre Immundefekte. Sie sind häufiger als primäre Immundefekterkrankungen. Nicht immer steht die Abwehrstörung wie bei der symptomatischen HIV-Infektion und beim erworbenen Immundefektsyndrom (AIDS) im Vordergrund. In Deutschland beträgt die Prävalenz von AIDS ca. 1 : 8000 (HIV-Infektion: ca. 1 : 2000), mit Prädominanz des männlichen Geschlechts (unter 80%). Die Rate der Neuinfektionen in Deutschland wird mit 1600–1800/Jahr, die Rate der Neuerkrankungen (AIDS) wird aktuell mit 636/Jahr (2004) angegeben (AIDS-Zentrum, Robert-Koch-Institut). Immundefekte bei malignen und autoreaktiven Erkrankungen, bei chronischen Infekten und infolge therapeutischer Maßnahmen (Glucocorticoide, Immunsuppressiva, Plasmapherese, Zytostatika, Radiatio, immunablative Operationen) sind wesentlich häufiger. Weltweit stehen Abwehrstörungen durch Mangel- oder Unterernährung an erster Stelle.

Ätiologie und Pathogenese. Das intakte und ausgereifte Immunsystem verfügt über ein umfangreiches Arsenal zur effektiven Abwehr infektiöser Organismen und zur Elimination ihrer toxischen Produkte. Es gehört damit zu den lebensnotwendigen Voraussetzungen der Existenz des Individuums. Angeborene und erworbene Immundefekte prädisponieren zu rezidivierenden, häufig lebensbedrohlichen Infektionen. Darüber hinaus sind sie mit einer gesteigerten Anfälligkeit für Malignome und Autoimmunerkrankungen verbunden. Infektrezidive, bedingt durch gleiche Erreger, sind typisch bei primären und sekundären Immundefekten. Die Keime werden als opportunistisch bezeichnet, da sie sich nicht aufgrund besonderer Virulenzfaktoren, sondern aufgrund der geschwächten Abwehr des Wirtsorganismus ausbreiten. Bei physiologischer Immunabwehr rufen sie in der Regel keine Infektionszeichen hervor (primär apathogene Mikroorganismen). Die Identifikation opportunistischer Keime als Krankheitserreger begründet deshalb schon allein den Verdacht auf einen zugrunde liegenden Immundefekt. Umgekehrt gelingt bei bekanntem Immundefekt häufig die Voraussage möglicherweise involvierter Erreger. Eine kalkulierte antiinfektive Behandlung kann deshalb schon vor der sicheren Erregeridentifikation eingeleitet werden. Die Abnahme der Immunreaktivität im Alter ist neben anderen Ursachen häufig Folge eines unzureichenden Ernährungszu-

50.6 Störungen der Zelldifferenzierung als Ursache von Immundefekterkrankungen

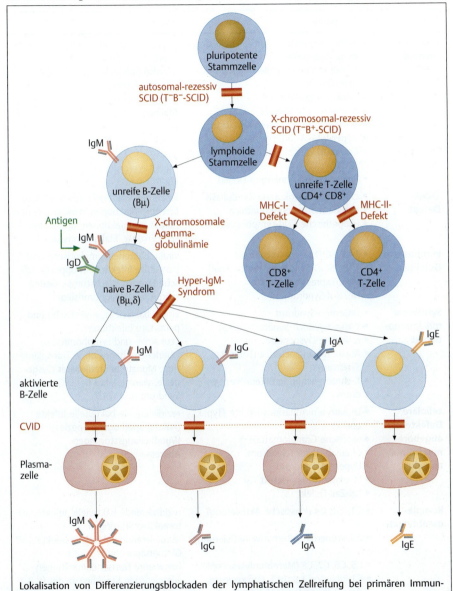

Lokalisation von Differenzierungsblockaden der lymphatischen Zellreifung bei primären Immundefekten.

T 50.1 Einteilung und Klinik der Immundefekterkrankungen

Defektart	Erkrankung	Klinik
Antikörpermangel	• X-chromosomale infantile Hypogammaglobulinämie • transitorische infantile Hypogammaglobulinämie • selektiver IgA-Mangel • selektiver IgM-Mangel • selektiver IgG-Subklassen-Mangel • Hyper-IgM-Syndrom • Common Variable Immune Deficiency (CVID) • Polysaccharid-Antikörper-Defekt	rezidivierende bakterielle Infektionen, septische und sterile Arthritis, Diarrhö (infektiös/noninfektiös), Autoimmunopathie, Allergieneigung, Malignomrisiko
T-Zell-Defekt	• chronisch mukokutane Kandidiasis • Acrodermatitis enteropathica • idiopathische CD4-Lymphopenie	virale und bakterielle (intrazelluläre Erreger) Infektionen, mykotische und parasitäre Infektionen, opportunistische Erreger, Malignomrisiko
kombinierte Defekte	• T⁻B⁺-SCID (X-chromosomal) • T⁻B⁻-SCID-Syndrome (autosomal) • MHC-Expressionsdefekte • Nezelof-Syndrom	virale, bakterielle, mykotische und parasitäre Erreger, opportunistische Erreger, Wachstums-, Gedeihstörungen, Malignomrisiko
Syndrome mit Immundefekt	• DiGeorge-Syndrom • Wiskott-Aldrich-Syndrom (WAS) • retikuläre Dysgenesie • Ataxia teleangiectatica (Louis-Bar-Syndrom) • X-chrom.-lymphoproliferatives Syndrom	virale, bakterielle, mykotische und parasitäre Infektionen, Leukämie- und Lymphomrisiko, Überlebenschance ohne Transplantation: Monate bei retikulärer Dysgenesie, wenige Jahre bei DiGeorge-Syndrom und WAS
zelluläre Defekte der angeborenen Immunabwehr	• Leukozyten-Adhäsionsdefekte (Typ 1 und 2) • septische Granulomatose • Chediak-Higashi-Syndrom • Hyper-IgE-Syndrom • Myeloperoxidasedefekt • NK-Zell-Defekt	rezidivierende bakterielle Infekte (häufig apathogene Spezies) Wundheilungsstörungen Abszesse
Komplementdefekte	• C1, C2, C4 (klassische Aktivierung) • C3, Properdin (alternative Aktivierung) • C5, C6, C7, C8 (Membranlysekomplex) • C1-Inhibitor, Faktor I, Carboxypeptidase B (Komplementinhibitoren)	rezidivierende bakterielle Infekte, autoreaktive Störungen rezidivierende bakterielle Infekte und Glomerulonephritis fulminante Neisserieninfektionen allergieartige Krankheitsbilder (z. B. Urtikaria)

stands. Eine vermehrte Suszeptibilität gegenüber Infektionskrankheiten kann auch allein durch Störungen physikalischer (Darmperistaltik, Zilienmotilität), chemischer (Tränen, Magensäure, Schweiß) und mikrobieller Schutzfaktoren (natürliche Flora von Haut, Respirationstrakt und Magendarmtrakt) hervorgerufen werden. Wenn die Keimelimination an den Grenzflächen des Organismus gestört ist, wie bei der chronischen Bronchitis (zerstörtes Flimmerepithel) oder der Mukoviszidose (zäher Mukus), kommt es zur Kolonisation mit pathologischen Erregern, die im Verlauf eine Reihe von Antibiotikaresistenzen entwickeln und Ausgangsherde multipler Rezidive bilden. Die angeführten Situationen werden nicht zu den Defektimmunopathien gezählt.

Symptomatik. Klinisches Spektrum, Schweregrad, Verlauf und therapeutische Beeinflussbarkeit von Immundefekterkrankungen weisen untereinander und innerhalb einer Entität erhebliche Unterschiede auf. Selbst subtile antigenspezifische Defekte mit normaler Antikörperkonzentration und regelrechter Lymphozytenzahl können schwerste rezidivierende Infektionen bedingen. Ein B-zellulärer Defekt wird erst Monate nach der Geburt symptomatisch, da der Säugling durch diaplazentar und via Laktation übertragene Antikörper mütterlicher Leihimmunität erhält. Bald nach der Geburt fallen Gedeihstörung und Wachstumsverzögerung auf, wenn die T-zelluläre Immunität betroffen ist. Entsprechende Allgemeinsymptome bei Immundefekten des Erwachsenen sind Gewichtsverlust, Appetitlosigkeit, Abgeschlagenheit und Antriebsminderung. Diese Symptomatologie, die auch in infektionsfreien Intervallen vorherrschen kann, ist oft Ausdruck der anhaltenden Auseinandersetzung des Organismus mit gewöhnlich harmlosen Keimen der physiologischen Flora äußerer und innerer Körperoberflächen. ▼ **50.1** zeigt die Symptomatik der wichtigsten Immundefekterkrankungen. In ▼ **50.2** sind die sekundären Immundefekte bei den verschiedenen Grunderkrankungen zusammengefasst.

Anhaltspunkte der Verdachtsdiagnose Immundefekt.
- Rezidivierende Infekte, oft mit gleichen Erregern,
- opportunistische Infektionen,
- ungewöhnliche Infektmanifestationen,
- unzureichender oder verzögerter Erfolg einer üblicherweise adäquaten antibiotischen Therapie,
- ungewöhnliche und häufige Infektkomplikationen,
- Hypoplasie lymphatischer Organe,
- ausbleibende Reaktionen lymphatischer und/oder hämopoetischer Organe (Lymphknotenschwellung, Splenomegalie, Leukozytose und Linksverschiebung können fehlen),
- ausbleibende Impfreaktion auf inaktivierte Vakzine,
- fatale Infektionen durch Lebendvakzine,
- Infektneigung mit Malignom (→ ▼ **50.3**), untypische Verläufe und außergewöhnliche Lokalisationen maligner Prozesse,
- Infektneigung mit assoziierter (Auto-)Immunopathie.

Symptomatik von Infektmanifestationen. Selbst bei weit fortgeschrittener Erregerinvasion ist die klinische Symptomatik der Patienten mit Immundefekt primär nur von milder Ausprägung. Die folgenden Beispiele verdeutlichen, weshalb die Brisanz einer Infektion bei diesen Patienten oft unterschätzt werden kann:
- **Pneumonie** (→ S. 429ff): leichtgradige Dyspnoe, nichtproduktiver Husten,
- **Septikämie** (→ S. 982ff): low grade Fieber (<39° C), evtl. Blutdruckabfall,
- **beginnender septischer Schock:** Blutdruckabfall um >20 mmHg, Tachykardie,

50 Immunologie internistischer Erkrankungen

T 50.2 Erkrankungen mit sekundären Abwehrstörungen

Grunderkrankung		gestörte Abwehrfunktionen
Infektion	HIV-Infektion	CD4⁺-T-Lymphozyten ↓, Antikörper zunächst ↑, später ↓
	EBV-Infektion	B-Lymphozyten ↓
	Maserninfektion	T- und B-Lymphozyten ↓ („Killervirus")
	Septikämie (Superantigene)	T-Lymphozyten ↓
Malignität	akute Leukämie	Granulozyten ↓↓
	Non-Hodgkin-Lymphome allgemein	Antikörper ↓, T-Zellen ↓, Granulozyten ↓
	speziell bei B-CLL und Plasmozytom	funktionsfähige Antikörper ↓↓
	Morbus Hodgkin	T-zelluläre Immunität ↓↓
	solide Tumoren	Immunparese (TGFβ), Verdrängung der Hämopoese
Immuno- pathie	Allergie (Atopie)	Suppressorzellaktivität ↓, TH1-Aktivität ↓
	Sarkoidose	DTH-Aktivität: peripher ↓, intraläsional ↑
	MGUS (nichtmaligne Gammopathie)	Paraprotein ↑, funktionsfähige Antikörper ↓
	rheumatoide Arthritis	Lymphozyten ↓, neutrophile Granulozyten ↓, Komplement ↓
	systemischer Lupus erythematodes	Lymphozyten ↓, neutrophile Granulozyten ↓, Komplement ↓
	Komplementmangel durch Autoantikörper	Komplementfaktoren ↓
	Kryoglobulinämie	Komplementfaktoren ↓, Antikörper ↓
therapie- bedingt	Zytostatika	Granulozyten ↓, Antikörper ↓
	Immunsuppressiva	T-zelluläre Immunität ↓, sekundär: Antikörper ↓
	Plasmaseparation	Antikörper ↓, Komplementfaktoren ↓
	Lymphapherese	T-Zellen ↓, B-Zellen ↓
	Strahlentherapie	T-Zellen ↓↓, B-Zellen ↓, Knochenmarkschädigung
	Splenektomie	Blutfilterfunktion ↓, IgM-Produktion ↓, Properdin ↓
	Tonsillektomie	lokale Abwehr ↓

50.2 Erkrankungen mit sekundären Abwehrstörungen (Fortsetzung)

Grunderkrankung		gestörte Abwehrfunktionen
sonstige Erkrankungen	Diabetes mellitus	Phagozytose ↓, Chemotaxis ↓, Bakterizidie ↓
	Nierenversagen	Neutrophilenbeweglichkeit ↓
	Leberzirrhose	Leukozytenmobilität ↓, Pfortaderfilter ↓
	Alkoholkrankheit	Leukozytenproliferation ↓, Knochenmarkschädigung
	nephrotisches Syndrom	Antikörper ↓, Komplementfaktoren ↓
	exsudative Enteropathie	Antikörper ↓, Komplementfaktoren ↓
	intestinale Lymphangiektasie	Antikörper ↓, Lymphozyten ↓
	Sichelzellanämie	funktionelle Hypo-/Asplenie (rezidivierende Milzinfarkte)
	Unterernährung	$CD4^+$-T-Lymphozyten ↓, Antikörper zunächst ↑, später ↓
	Vitamin-D-Mangel	Granulozytenfunktion ↓
	Zinkmangel	$CD4^+$-T-Lymphozyten ↓, NK-Aktivität ↓
	Verbrennungstrauma	Antikörper ↓, $CD4^+$-T-Lymphozyten ↓

- **bakterielle Meningitis** (→ S. 977ff): Bewusstseinsstörung, kein Meningismus, kein eitriger Liquor,
- **Hepatitis-B-Infektion** (→ S. 776ff): symptomlos bei massiver Virämie.

Immundefekt und Malignität. Das erhöhte Malignomrisiko primärer und sekundärer Immundefekte ist in 50.3 zusammengefasst. Untypische Manifestationen sind häufig anzutreffen, wie z. B. das ZNS-Lymphom bei

50.3 Malignomrisiko bei Immundefekt

Immundefekte (primär/sekundär)	Malignom	Gesamthäufigkeit
Common Variable Immunodeficiency (CVID)	Non-Hodgkin-Lymphom (NHL) Magenkarzinom	10 %
Wiskott-Aldrich-Syndrom	NHL, akute myeloische Leukämie, Morbus Hodgkin	30 %
X-chrom.-lymphoproliferatives Syndrom	NHL	35 %
erworbener Immundefekt AIDS	NHL, Kaposi-Sarkom	20–40 %
nach allogener Transplantation	NHL, Kaposi-Sarkom, Hautkrebs	10–20 %

◐ **50.7 Tumormanifestation bei CVID**

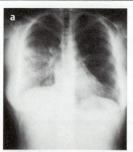
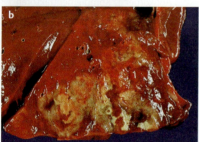
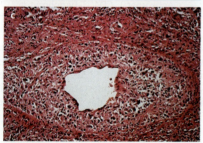
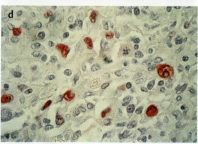

AIDS oder das extralymphatische B-NHL bei CVID (s. u.). Eine sichere Abgrenzung von Infekt und Malignom gelingt oft nur durch eine Gewebebiopsie, die dringend angezeigt ist, wenn der Erfolg der antiinfektiven Behandlung ausbleibt. ◐ **50.7** zeigt das Beispiel eines EBV-induzierten B-Zell-Lymphoms bei CVID.

50.2.2 Spezielle Klinik der Immundefekte

Humorale Defektimmunopathien

X-chromosomale infantile Hypogammaglobulinämie. (*Synonym:* Bruton-Typ der Agammaglobulinämie; *engl.:* X-linked Agammaglobulinämia, XAG) Sie ist der Prototyp einer humoralen Immundefekterkrankung. Prä-B-Zellen differenzieren nicht in antikörperproduzierende B-Zellen (→ ◐ **50.6**, S. 1067). Die betroffenen männlichen Kinder werden ab dem 2. Lebenshalbjahr symptomatisch (Differenzialdiagnose: transitorische Hypogammaglobulinämie).

Common Variable Immune Deficiency (CVID). Diese humorale Immundefekterkrankung wird erst im frühen Erwachsenenalter

---

EBV-assoziiertes, hoch malignes angiozentrisches B-Zell-Lymphom bei CVID
a Thorax-Röntgenübersicht: pulmonales Infiltrat im rechten Mittel- und Unterfeld,
b makroskopisch ausgedehnte landkartenartige Lymphominfiltration der Lunge mit Nekrosen,
c mikroskopisch hochmalignes angiozentrisches Lymphom mit massiver Tumorinfiltration der Gefäßwand,
d Nachweis der EBV-Assoziation durch Detektion von EBV-kodierten kleinen RNA (EBER) in den Lymphozyten mittels nichtradioaktiver In-situ-Hybridisierung.
Bildmaterial **b–d**: Kirchner, → S. 1170

(2.–3. Dekade) manifest. Der Pathomechanismus der Erkrankung ist bis heute unbekannt. Sie ist gekennzeichnet durch progredienten Antikörpermangel, rezidivierende bakterielle Infekte und weitere immunologische Störungen, wie z. B. eingeschränkte T-zelluläre Immunität mit Autoimmunopathie und erhöhtem Malignomrisiko (→ 50.3 und 50.7, vergleichbare Situation unter Ciclosporintherapie, → S. 1099). Sämtliche Antikörperklassen sind vermindert, Plasmazellen fehlen, während die B-Zell-Areale der Lymphorgane hyperplastisch sind (→ 50.6). Zu IgG-Subklassendefekten (meist IgG2-Mangel), die mit IgA-Mangel kombiniert sein können, bestehen fließende Übergänge. Eine Häufung humoraler Defekte wurde in Familien von CVID-Patienten dokumentiert.

Selektiver IgA-Mangel. (*engl.*: selective IgA-deficiency) Er ist der häufigste primäre humorale Immundefekt (1 : 700) und ist durch Fehlen des IgA in Serum (<5 mg/dl) und Körpersekreten charakterisiert. Er kann angeboren oder als unerwünschte Wirkung einer Therapie z.B. mit Captopril, Chloroquin, Goldsalzen oder Phenytoin auftreten. Selten jedoch äußert sich dieser Defekt mit Krankheitssymptomen wie respiratorischen und gastrointestinalen Infekten mit mildem Verlauf, da die meisten Funktionen der fehlenden IgA-Antikörper (→ S. 1064) von anderen Immunglobulinen kompensiert werden. Als Immundefekterkrankung manifestiert sich der selektive IgA-Mangel frühzeitig.

Sekundäre humorale Defekte. Hier steht das Antikörpermangelsyndrom bei CLL (→ S. 921f), Plasmozytom und Morbus Waldenström (→ „Hämatologie und Onkologie", S. 925ff) im Vordergrund, selten wird es bei Sarkoidose (→ „Lunge", S. 456ff) beobachtet. Eine vorübergehende oder dauerhafte humorale Defizienz tritt unter Therapie mit Glucocorticoiden, Endoxan und anderen Immunsuppressiva ein sowie nach Plasmaseparation und Immunapherese. Bei Schädigung der T-zellulären Abwehr ist das humorale System mitbetroffen.

Klinik humoraler Defekte. Disseminierte Infekte mit kapseltragenden Bakterien stehen im Vordergrund. Ein weiteres Problem humoraler Defekte ist die beeinträchtigte Fähigkeit zur Neutralisation bakterieller Toxine. Rezidivierende bakterielle Infekte an Haut- und Schleimhäuten, Atemwegen und Magendarmtrakt sind bei allen Formen humoraler Immundefekte anzutreffen. Während bei Kindern die Manifestation an den oberen Luftwegen vorherrscht (eitrige Rhinitis, Otitis, Mastoiditis, Tympanonperforation) stehen bei erwachsenen Patienten sinupulmonale Infekte und deren Komplikationen (Pansinusitis, Bronchiektasie, Lungenfibrose) im Vordergrund. Gefürchtet ist die bakterielle Meningitis. Systemische Infekte und septische Organkomplikationen treten rascher ein als bei Immungesunden. Durchfallerkrankungen sind meist durch Infekte mit Lamblien oder Enteroviren verursacht. Durch attenuierte Polioviren (SABIN) erleiden Patienten mit humoralen Defekten eine unter Umständen tödlich verlaufende Impfpoliomyelitis. Auffällig ist die erhöhte Suszeptibilität gegenüber Herpesviren (CMV, HSV, EBV und VZV). Varizella-Zoster-Reaktivierungen werden in 20% aller CVID-Patienten dokumentiert. Weitere immunpathologische Auffälligkeiten humoraler Immundefekterkrankungen sind die aseptische Arthritis (Differenzialdiagnose: juvenile Arthritis, septische Arthritis durch Mykoplasmen), die nichtinfektiöse Diarrhö aufgrund der Hyperplasie intestinaler Lymphgewebe, die Bildung nichtverkäsender Granulome (Differenzialdiagnose: Sarkoidose) und die erhöhte Malignomrate. Beim selektiven IgA-Mangel sind Allergien und gastrointestinale Störungen (Zöliakie, Disaccharidasemangel, Morbus Crohn und Colitis ulcerosa) assoziiert, auch wenn keine Immundefekterkrankung vorliegt.

T-zelluläre und kombinierte (T- und B-zelluläre) Defektimmunopathien

DiGeorge-Syndrom. (engl.: DiGeorge anomaly) Es gilt als klassische Manifestation eines T-zellulären Immundefekts, bedingt durch quantitativen Mangel immunkompetenter T-Zellen. Die Embryopathie ist durch die Trias von typischer Morphologie (Missbildungen an Herz, großen Gefäßen und fazial), Tetanie ($Ca^{2+}\downarrow$ durch Fehlanlage der Parathyreoidea) und T-Lymphozytopenie (Thymusfehlanlage) definiert.

SCID-Syndrom. (engl.: severe combined immune deficiency) Unter dieser Bezeichnung wird eine Reihe schwerster kombinierter Immundefektsyndrome unterschiedlicher Ursache summiert. Etwa 1/3 aller Fälle wird X-chromosomal-rezessiv vererbt (T-B+SCID), bedingt durch die Deletion der gemeinsamen γC-Kette mehrerer Zytokinrezeptoren (u. a. IL2-R). In den übrigen Fällen sind nahezu 50 % durch Mangel der Adenosindeaminase (ADA-Mangel, *Synonym:* Agammaglobulinämie vom Schweizer Typ, T-B-SCID) verursacht. Das „Bare Lymphocyte Syndrome" ist durch mangelhafte Expression von MHC-I- oder -II-Molekülen gekennzeichnet.

Wiskott-Aldrich-Syndrom (WAS). Es handelt sich um ein progredient verlaufendes Immundefektsyndrom (absoluter oder funktioneller Defekt des Wiskott-Aldrich-Syndrom-Proteins WASP), es wird X-chromosomal-rezessiv vererbt. Bei Manifestation in den ersten Lebensjahren ist zunächst nur die B-zelluläre Antwort auf TI-Antigene („Thymus Independent Antigens", → S. 1062) gestört (fehlende natürliche Antikörper, innerhalb weniger Jahre zeigt sich dann ein zunehmender Verlust der T-zellulären Immunität. Das Syndrom wird durch die Trias Immundefekt, Thrombozytopenie und Ekzem charakterisiert (Differenzialdiagnose: Neurodermitis, Hyper-IgE-Syndrom, → S. 1075).

Sekundäre T-zelluläre Defekte. Sie sind quantitativer oder qualitativer Art: HIV-Infektion, andere virale Infekte (Masernvirus, HTLV1), Malignität (T-NHL, T-ALL, Morbus Hodgkin) und Medikamente (Glucocorticoide, CD4-Antikörper, Zytostatika, insbesondere 2-CDA und Fludarabin) sind die häufigsten Ursachen. Selten sind umwelttoxische Einflüsse von Bedeutung (z. B. Dioxine: 2,3,7,8 TCDD).

Klinik T-zellulärer und kombinierter Defekte. Bei T-zellulären Defekten ist die Abwehr gegenüber viralen Erregern, bestimmten Pilzspezies und Protozoen eingeschränkt. Die häufigsten Infekte werden durch Pneumocystis carinii (interstitielle und alveoläre Pneumonie), Candida (Soor, invasive Mykose, Candidasepsis) und Zytomegalievirus (Retinitis, Enteritis, Pneumonie, Enzephalitis) verursacht. Die zahlreichen Infektmanifestationen entsprechen im Wesentlichen dem Erregerspektrum beim erworbenen Immundefektsyndrom AIDS (→ „Infektionskrankheiten", S. 1002ff). Patienten, die zusätzliche humorale Defekte aufweisen (kombinierte Immundefekte), können Infekte durch nahezu jegliche Art von Mikroorganismus erleiden. Aufgrund der eingeschränkten T-zellulären Immunität kann sich eine GVH-Erkrankung (→ S. 1105f) aufpfropfen, wenn fremde T-Lymphozyten in den Organismus eindringen (perinatale Übertragung, transfusions- und transplantationsbedingt) und wegen der eingeschränkten T-zellulären Abwehr nicht vernichtet werden können. Beim erworbenen T-Zell-Defekt infolge der HIV-Infektion ist die Gefahr allerdings gering, da auch die fremden Lymphozyten durch die HIV-Infektion zugrunde gehen. Beim Wiskott-Aldrich-Syndrom stehen zunächst Infektmanifestationen durch kapseltragende Bakterien (Otitis, Sinusitis, Pneumonie, Meningitis) im Vordergrund, später sind es die opportunistischen Infekte (Pneumocystis carinii, Varizella-Zoster-Virus).

Phagozytendefekte

Septische Granulomatose. (*engl.*: chronic granulomatous disease, CGD) Hier ist die intrazelluläre Keimabtötung in Phagozyten gestört. Die Abwehrschwäche betrifft besonders katalasepositive Erreger wie Staphylococcus aureus, Serratien und Aspergillen. Konduktorinnen des X-chromosomalen Defekts werden selten als Erwachsene symptomatisch, wenn eine klonale Verschiebung zwischen defektbehafteten (mütterliches X) und gesunden (väterliches X) Phagozyten eintritt. In der Regel manifestiert sich die Erkrankung frühzeitig nach der Geburt.

Leukozyten-Adhärenzdefekt (LAD). Er betrifft sämtliche adhäsionsabhängigen Funktionen der Phagozyten, wie Endotheladhärenz, Chemotaxis, Phagozytose und zelluläre Zytotoxizität. Bei deutlich erhöhter Neutrophilenzahl im peripheren Blut ist die Eiterbildung in den Infektionsherden auffallend gering. In der Vorgeschichte ist die verzögerte Abheilung der Nabelschnur (>3 Wochen) charakteristisch.

Hyper-IgE-Syndrom. Es handelt sich um eine Immundefekterkrankung der neutrophilen Granulozyten mit Störungen von Chemotaxis und T-zellulärer Immunregulation. Bei verminderter IgG-Synthese ist die Bildung von staphylokokkenspezifischem IgE exzessiv erhöht (>5000 IU/ml). Lokalisierte und systemische Infekte mit Staphylokokken (Abszesse), Candida und Aspergillen stehen im Vordergrund. Die Kinder leiden an stark juckenden Ekzemen (Differenzialdiagnose: atopisches Ekzem).

Zyklische Neutropenie. Sie ist ein seltener quantitativer Phagozytendefekt, der durch reversible neutropenische Phasen in Intervallen von 2–3 Wochen auffällt. Durch Gabe von GCSF (ein Wachstumsfaktor für Granulozyten, → ▼ 45.1, S. 898) kann die Infekthäufigkeit erheblich reduziert werden.

Sekundäre Phagozytendefekte. Unter diesen ist die therapieinduzierte Neutropenie durch chemo- und strahlentherapeutische Behandlung neoplastischer Erkrankungen am häufigsten. Sie ist weiter von (vorübergehender) Bedeutung bei Transplantation hämopoetischer Stammzellen („HSC-Transplantation" → „Hämatologie und Onkologie"). Im Rahmen akuter und chronischer Leukämien sowie anderer Malignome mit primärer oder sekundärer Knochenmarkbeteiligung steht die neutropenische Abwehrschwäche ebenfalls im Vordergrund. Bei akuten viralen und manchen bakteriellen Infektionskrankheiten, bei Autoimmunerkrankungen, insbesondere der Perniziosa, und durch Medikamente kann eine (reversible) Neutropenie auftreten.

Klinik der Phagozytendefekte. Fieber, Abgeschlagenheit, Stomatitis, Pharyngitis und assoziierte Lymphknotenschwellungen sind häufige klinische Zeichen schwerer Phagozytendefekte. Neutropenische Patienten mit einer Granulozytenzahl <1000/μl sind durch bakterielle Septikämie (Staphylokokken, Pseudomonaden, andere gramnegative Keime) und invasive Mykosen (Candida, Aspergillen) hochgradig gefährdet. Üblicherweise apathogene Erreger endogener Herkunft (z. B. Staphylococcus epidermidis, Keime der intestinalen Flora) können ebenfalls schwerste systemische Infektionen verursachen. Die Klinik der Infektmanifestation ist zunächst nur mäßig ausgeprägt, Hinweise auf eine Organlokalisation fehlen. Das fortgeschrittene Stadium der Infektion wird oft unterschätzt, wenn Fieber das einzig fassbare Zeichen bleibt. Unbehandelt ist das Risiko des Patienten, einen fatal verlaufenden septischen Schock zu erleiden, extrem hoch.

Komplementdefekte

Infektmanifestationen bei Defekten des alternativen Aktivierungsweges ähneln denen bei

Phagozytendefekten. Die homozygoten Mangelzustände sind aber extrem selten. Während Defekte des klassischen Aktivierungsweges weniger durch Abwehrschwäche, als durch autoreaktive Störungen gekennzeichnet sind, kommt es insbesondere bei Defizienz der Faktoren des lytischen Komplexes C5, C6, C7 oder C8 zu einer fulminanten Meningitis oder Sepsis durch kapseltragende, gramnegative Neisserien.

50.2.3 Diagnostisches Vorgehen bei Defektimmunopathien

Die Diagnose einer Immundefekterkrankung wird anhand Klinik, Verlauf und besonderer laborchemischer, histologischer oder molekulargenetischer Charakteristika gestellt. Sekundäre Immundefekte leiten sich aus der jeweiligen Grunderkrankung ab.

Die Erhebung des Immunstatus erfordert
- gesicherte anamnestische Angaben (u.a. Infektionsart, Häufigkeit, evtl. Erregerart),
- die Charakterisierung aktueller infektiöser Herde, von Infektresiduen bzw. -komplikationen (Lungenfibrose, Bronchiektasie, chronische Sinusitis usw., Schweregrad der Infektion),
- die klinische, ggf. Bild gebende Beurteilung der Lymphorgane (Hypo- bzw. Hyperplasie),
- die quantitative und qualitative Erfassung humoraler und zellulärer Elemente des Immunsystems.

Basisdiagnostik bei Verdacht auf Immundefekt.

Blutbild mit Differenzierung. Knochenmarkleistung?, Neutropenie?, Lymphopenie?

Lymphozytentypisierung. Quantitative Bestimmung von B-Zellen, T-Zellen, NK-Zellen, T-Helferzellen, T-Suppressorzellen, CD4/CD8-Ratio: erniedrigt bei AIDS, erhöht bei Allergie und (Auto-)Immunopathie.

Quantitative Bestimmung aller Immunglobulinklassen und -subklassen, einschließlich IgE. Mangel bei humoralen Defekten, erhöhtes IgE bei Atopie, Hyper-IgE-Syndrom und T-Zell-Defekten, erhöhtes IgM beim Hyper-IgM-Syndrom.

Phagozytenfunktionsdiagnostik. Phagozytoseleistung, Chemotaxis, Bildung reaktiver Sauerstoffmetabolite.

Komplementfaktoren C3 und C4. Quantitative Bestimmung der repräsentativen Schlüsselfaktoren des klassischen und alternativen Aktivierungswegs, Verbrauch?, hereditärer Mangel?, erhöht bei akuten inflammatorischen Prozessen.

Gesamthämolytische Aktivität CH50 und AP50. Funktionelle Beurteilung der Gesamtaktivität des klassischen und alternativen Komplementaktivierungsweges.

In-vivo-Reaktivität auf Recall-Antigene. Z.B. Tine-Test oder Multitest immignost, Hauttestung zur Bestimmung der DTH-Reaktivität, Voraussetzung: früherer Antigenkontakt, sonst ohne Bedeutung.

In-vivo-Reaktivität auf B-Zell-Antigene einschließlich TI-Antigene. → S. 1061f: Titerverlauf nach Impfungen, für TI-Antigene erst ab 3. Lebensjahr sinnvoll.

HIV-Serologie (ELISA und Immunblot). → auch S. 1007: Erfasst die Grunderkrankung des sekundären Immundefekts AIDS, bei frischer HIV-Infektion (typisches Krankheitsbild: HIV-induzierte Mononukleose; cave: nicht zu verwechseln mit infektiöser Mononukleose bei EBV-Infektion) evtl. negativ; in diesem Fall Antigennachweis führen (p24) oder besser auf provirale DNA untersuchen!

Röntgen von Thorax und Nasennebenhöhlen. Loci minores resistentiae bei Verdacht auf Immundefekt grundsätzlich untersuchen, auch bei unauffälliger Klinik.

Bei vollständiger Durchführung der genannten Untersuchungen werden mehr als 95 % aller bekannten Immundefekte erfasst. Sie dienen zur Eingrenzung der Defektlokalisation, als Voraussetzung weiterer aufwendiger Spezialuntersuchungen, die in immunologischen Zentren verfügbar sind. Altersabhängige Normwerte und die physiologisch verminderte Immunreaktivität bei Säuglingen, Kleinkindern und im Alter, vor allem bei der Anwendung der in-vivo-Verfahren, ist zu berücksichtigen.

Diagnostik im akuten Infekt. Laborchemische Zeichen einer akuten Infektion wie Leukozytose (bei Neutropenie!) oder beschleunigte Blutsenkung (bei Agammaglobulinämie) können bei Immundefizienz fehlen, ebenso der Nachweis von spezifischen IgM-Antikörpern oder Titerbewegungen als Hinweis auf eine frische Infektion oder auf die Art des Erregers. Serologische Untersuchungen zur Erregeridentifikation haben nach Immunglobulinsubstitution keine diagnostische Bedeutung mehr, da infundierte Antikörper miterfasst werden. Lege artis gewonnenes Untersuchungsmaterial (Blutkulturen, Urin, Sputum, Trachealsekret, Bronchiallavage, Sekrete, Ergusspunktat, Abstriche usw.) für Direktnachweis, Erregeranzucht und zur molekularen Diagnostik (z. B. PCR) sind von vitaler Bedeutung. Die Erregerdiagnostik darf den Beginn einer antiinfektiven Therapie, die alle potenziellen Erreger des jeweiligen Defekts abdecken muss, nicht verzögern.

50.2.4 Grundzüge der Therapie bei Defektimmunopathien

Kurative und supportive Maßnahmen.

Antikörpermangel. Der selektive IgA-Mangel bedarf in der Regel keiner Therapie. Die spezifische Behandlung der anderen humoralen Defekte ist die Immunglobulingabe (0,2–0,4 g 7S-Immunglobulin/kgKG/2–3 Wochen). Eine antibiotische Infektprophylaxe ist nicht erforderlich; im akuten Infekt IgG-Spiegel auf 1000 mg/dl, bei Verbrennungstrauma auf > 1000 mg/dl anheben.

Vorsicht mit Immunglobulinsubstitution bei
– IgA-Mangel: Gefahr der anaphylaktischen Reaktion (IgA-armes Ig bei IgG2/IgA-Mangel geben)!
– Hochtitrigen Rheumafaktoren (= Anti-IgG): Gefahr der Immunkomplexnephritis (→ „Glomerulonephritis", S. 214)!

T-zelluläre Defekte. Einzig kurativer Ansatz ist die Transplantation von Thymuszellen (→ DiGeorge-Syndrom) oder hämopoetischen Stammzellen (HSC), die bei einer ganzen Reihe primärer T-zellulärer Defekte, kombinierter Immundefekte und Phagozytendefekte mit Erfolg angewendet wird. Blutkonserven müssen zur Prophylaxe einer GVH-Reaktion (→ S. 1105f) bestrahlt werden. Zur Pneumozystisprophylaxe wird Co-trimoxazol oder Pentamidin, zur Pilzprophylaxe Ketokonazol oder Fluconazol gegeben.

Phagozytendefekte. Kommt eine HSC-Transplantation nicht in Frage (transiente oder intermittierende Defekte, fehlender Spender), ist die wichtigste Maßnahme die antibiotische Infektprophylaxe und die parenterale Gabe von Granulozytenwachstumsfaktoren wie GCSF (Dosierung: 200–400 µg/d, bei Infekt steigern) und GMCSF (→ „Hämatologie und Onkologie", 45.1, S. 898), um Zahl und Aktivierungsgrad zu erhöhen. Eine Pilzprophylaxe, systemisch mit Fluconazol oder lokal im Bereich innerer und äußerer Schleimhäute mit Amphotericin B, sollte bei Neutropenie < 1000/µl und bei vergleichbaren Phagozytendefekten verabreicht werden. Patienten mit septischer Granulomatose können von einer Behandlung mit Interferon (IFNγ) profitieren, das die NADPH-Expression und hierdurch die intrazelluläre Keimabtötung steigert.

Spezielle antiinfektive Strategien.
- Infektprophylaxe je nach Gefährdungspotenzial und erwartetem Erregerspektrum: intestinale Darmdekontamination bei Neutropenie (z. B. mit Co-trimoxazol/Colistin oder Gyrasehemmer), Pneumozystisprophylaxe (oral Co-trimoxazol, inhalativ Pentamidin) bei T-Zell-Defekten und Marasmus,
- umgehender Behandlungsbeginn bei Infektionsverdacht, Dokumentation aller Befallsherde, vorher Materialasservation zur Erregerdiagnostik, ohne die Therapie zu verzögern!
- Meningitisverdacht: Liquorpunktion nach Ausschluss von Hirndruckzeichen! Unmittelbar danach Behandlungsbeginn mit einem Breitbandantibiotikum,
- Fieber bei Phagozytendefekt:
  - Breitspektrumpenicillin mit β-Lactamase-Inhibitor oder Penempräparat, kein Ansprechen nach 48 Stunden: zusätzlich Vancomycin oder Teicoplanin (Staphylokokken?), ggf. Linezolid,
  - kein Ansprechen nach weiteren 48 Stunden: zusätzlich Azolderivat (Fluconazol, Voriconazol), Caspofungine oder Amphotericin B (systemische Mykose?), ggf. auch Kombinationstherapie,
- phagozytengängige Antibiotika bei Störung der intrazellulären Keimabtötung (z. B. Co-trimoxazol, Rifampicin, Fosfomycin, Makrolide, insbes. Azithromycin, in Ausnahmen Chloramphenicol),
- T-zelluläre Defekte:
  - Verdacht auf pulmonalen Infekt: pneumozystisspezifische Behandlung (Co-trimoxazol oder Pentamidin i.v., zur Suppression der inflammatorischen Reaktion begleitend Glucocorticoide!);
  - Verdacht auf CMV-Retinopathie: sofortige CMV-spezifische Behandlung (Gancyclovir und Foscavir, ggf. zusätzlich CMV-Hyperimmunglobulin),
- Hyperimmunglobulin, nicht nur beim *quantitativen* Antikörpermangel (CMV, VZV, Echovirus),
- Intensivierung der supportiven Maßnahmen bei Infektmanifestation.

50.3 Überempfindlichkeit der antigenselektiven Immunabwehr/Allergie

Definitionen

Allergie. Individuelle Änderung der immunologischen Reaktionsbereitschaft im Sinne einer übersteigerten, krankmachenden Immunantwort (Hypersensitivität) gegen körperfremde Antigene (Allergene), die bei physiologischer Immunitätslage apathogen sind, also von sich aus keine Schädigung hervorrufen würden.

Allergene. Körperfremde Vollantigene oder niedermolekulare Haptene, die in sensibilisierten, reaktionsbereiten Individuen eine allergische Reaktion auslösen. Im Unterschied zum Vollantigen, das aufgrund seiner Größe und der Zahl seiner Valenzen (Epitope) eine Immunreaktion auslösen kann, benötigen (monovalente) Haptene zusätzlich Trägermoleküle (Carrier), mit denen sie sich zum Vollantigen verbinden.

Sensibilisierung. Zwingende Voraussetzung einer allergischen Reaktion, jedoch nicht gleichzusetzen mit **allergischer Reaktionsbereitschaft**. Der Vorgang erfordert den mindestens einmaligen Kontakt des Organismus mit dem Allergen oder einer molekularähnlich konfigurierten „kreuzreaktiven" Substanz. Dabei werden allergenspezifische B- und T-Lymphozyten aktiviert. Ein erneuter Allergenkontakt verstärkt in der Regel den Grad der Sensibilisierung (Booster-Effekt), wie bei Impfungen.

Atopie. Familiäre, gesteigerte Sensibilisierbarkeit gegen Umweltallergene, gekennzeichnet durch Aktivierung allergenspezifischer T-Helferzellen des TH2-Typs (→ S. 1062) und Bildung allergenspezifischer IgE-Antikörper. Diese spezielle Form einer allgemein erhöhten Allergiebereitschaft ist zwar genetisch determiniert (Chromosom 5 und 11), wird aber durch Umwelteinflüsse in erheblichem Umfang moduliert.

Anaphylaktische Reaktion. Vital bedrohliche allergische Akutreaktion.

Ätiologie und Pathogenese

Wichtigster Risikofaktor für die Entwicklung einer allergischen Erkrankung ist die Allergenexposition, insbesondere Menge und Dauer des Allergenkontakts. Langsamacetylierer (engl.: slow acetylator, 40–60% aller Kaukasier), Patienten mit Niereninsuffizienz sowie Träger des genetischen Polymorphismus CYP2D6 der Zytochrom-P450-Monooxygenasen (engl.: poor metabolizier, 5–10% aller Kaukasier) sind im besonderen Maße gefährdet, Allergien auf Arzneimittel zu entwickeln. In diesen Situationen kommt es bei Medikamenteneinnahme zur Akkumulation reaktiver Haptene. Das genetisch-familiäre Risiko, eine Soforttypallergie des atopischen Formenkreises zu erwerben, ist zumindest in der Bundesrepublik von erheblicher Bedeutung. Für das Neugeborene beträgt es in unauffälligen Familien etwa 15%, steigt aber über 40% bei atopischer Erkrankung eines Elternteils und auf 70% bei Erkrankung beider Eltern. Hingegen bedarf es offenbar keiner besonderen familiär-erblichen Voraussetzung, um anaphylaktisch zu reagieren, wie es die Familienanamnese der meisten Insektengiftallergiker belegt. Die Sensibilisierbarkeit gegenüber einem definierten Allergen wird vorwiegend durch Gene des MHC, des TZR- und BZR-Rezeptors (→ S. 1060f) und bestimmter Zytokine determiniert. Sie beeinflussen das individuelle immunologische Repertoire (Spektrum potenzieller Zielantigene). Molekulare Eigenschaften des Allergens (z.B. Wasserlöslichkeit), Substanzmenge und Expositionswege sind exogene Faktoren, die wie der Zeitpunkt der Allergenexposition während einer bestimmten Entwicklungsphase des Immunsystems die Sensibilisierbarkeit beeinflussen. Soforttypallergene rufen besonders während der immunologischen Reifung im Säuglings- und Kleinkindalter eine IgE-Antwort hervor. Virale Infekte während dieser Phase wurden dagegen in jüngsten epidemiologischen Studien als protektive Faktoren identifiziert.

Epidemiologie

Soforttyp. Bis zu 20% der bundesdeutschen Bevölkerung (mit steigender Tendenz) leiden an Allergien vom **Soforttyp**, 15% an allergischer Rhinitis und fast 5% an allergischem Asthma. Die Unterschiede in der Prävalenz (1989) in Ost- (3–5%) und Westdeutschland (>15%) wurden durch höhere Steigerungsraten in den neuen Bundesländern einander angeglichen. Angaben zur Prävalenz allergischer Erkrankungen aus den USA bewegen sich zwischen 19 und 34%. Damit gehören Allergien zu den häufigsten Erkrankungen in Ländern mit hohem Lebensstandard. Ihre Bedeutung in ärmeren Regionen und in Entwicklungsländern ist hingegen gering (→ „Pathogenese").

In Mitteleuropa werden etwa 60% aller Soforttypallergien durch Pollenallergene, jeweils 15% durch Milben- und Tierhaarallergene und jeweils weniger als 5% durch Nahrungsmittel (vorwiegend pflanzlicher Herkunft) und Medikamente ausgelöst. Die ubiquitäre Verbreitung der Soforttypallergene erklärt die Häufigkeit von Soforttypallergien. Allein Latexprodukte haben durch ihren Einsatz in der Medizin (z.B. Kathetermaterial, Handschuhe) bereits bei über 10% des Personals, aber auch bei vielen Langzeitpatienten eine Sensibilisierung hervorgerufen.

Spättyp. An Spättypallergien (vorwiegend Kontaktekzem) leiden ca. 0,5% der allgemeinen Bevölkerung. Nur scheinbar ist hier die Neigung des menschlichen Immunsystems, allergisch zu reagieren, geringer als bei den

Soforttypallergien. Bezogen auf die allergenexponierte Population ist sie sogar wesentlich höher (z. B. bei über 70 % aller Patienten mit Ulcus cruris, die Externa anwenden!).

Typ 2 und Typ 3. Die Prävalenz von Typ-2- und Typ-3-Allergien sowie sonstiger, bislang nicht klassifizierter allergischer Erkrankungen (z. B. Granulomreaktion, eosinophile Gewebsreaktion), hat ebenfalls größere Bedeutung in den allergenexponierten Populationen, z. B.:
- exogen allergische Pneumonitis (Typ-3/4-Reaktion): 10–15 % der chronisch exponierten Population (organisches Staubmaterial),
- heparininduzierte Thrombozytopenie Typ II (Typ-2/3-Reaktion): 0,5–3 % bei Heparingabe >5 Tage.

Pseudoallergische Reaktionen. Über die Häufigkeit pseudoallergischer Reaktionen ist wenig bekannt. Weit verbreitet ist die Lactoseintoleranz (bis 30 % der Erwachsenen, Differenzialdiagnose: Nahrungsmittelallergie), über 15 % der Bevölkerung erleiden mindestens einmal eine generalisierte Urtikaria (Differenzialdiagnose: Anaphylaxie Stadium I) und etwa 10 % aller Asthmatiker reagieren auf Aspirin und nichtsteroidale antiinflammatorische Substanzen (NSAID) mit akuter Bronchokonstriktion (Analgetikaasthma).

Pathophysiologie und Klinik der allergischen Reaktionen

Krankheitsbild und Verlauf allergischer Reaktionen werden schon während der Sensibilisierungsphase durch die Art der aktivierten Komponenten der antigenselektiven Immunabwehr definiert (🞂 50.1, S. 1068). Im efferenten Schenkel der allergischen Reaktion stehen dagegen die Effektorfunktionen der angeborenen Immunabwehr ganz im Vordergrund. In 🞂 50.4 sind die häufigsten allergischen Krankheitserscheinungen mit potenziellen Auslösern und Pathomechanismen zusammengefasst. Man unterscheidet dabei die folgenden allergischen Reaktionsformen auf der Basis ihrer Immunpathologie:

Typ-1-Allergie (Soforttypallergie). Die allergische Sofortreaktion wird durch IgE-Antikörper vermittelt. Allergenspezifisches IgE wird von B-Lymphozyten und Plasmazellen gebildet und sezerniert, die dabei von T-Helferzellen des Typs TH2 unterstützt werden. Durch Fixation des IgE auf der Zelloberfläche von Mastzellen und basophilen Granulozyten via eines membranbeständigen Rezeptors (FcεRI) werden diese primär unspezifischen Effektorzellen gegenüber den IgE-definierten Zielallergenen (passiv) sensibilisiert. Bei Kontakt mit mindestens bivalenten Allergenen vernetzen die membranständigen IgE-Antikörper (*engl.:* bridging), destabilisieren dabei die Zellmembran und verursachen, falls eine kritische Schwelle erreicht wird, die „Degranulation" der Effektorzellen. Dieser Vorgang umfasst sowohl die Freisetzung präformierter Mediatoren aus Speichergranula (v. a. Histamin, Peptidleukotriene, plättchenaktivierender Faktor PAF, Heparin, Bradykinin, Proteasen u. a.), als auch die unmittelbar einsetzende Neusynthese und Sekretion von Mediatoren und Zytokinen. Die Symptome der Akutphase der Sofortreaktion (s. u. und „Anaphylaxie", 🞂 50.5, S. 1090), die auch als **Frühphase** (*Synonym:* Mediatorphase) bezeichnet wird, leiten sich aus den pleiotropen Mediatorwirkungen ab.

Nach deren Rückbildung setzt mit unterschiedlicher Latenz (bis zu mehreren Stunden) die **Spätphase** der Sofortreaktion (*Synonym:* zelluläre Phase) ein. Sie resultiert primär aus chemotaktischen Mediator- und Zytokinwirkungen (Interleukin 4 und 5, Peptidleukotriene, PAF). Die in die allergische Reaktion einbezogenen Gewebe werden von T-Helferzellen des Typs TH2 sowie neutro- und eosinophilen Granulozyten infiltriert. Unter Einfluss der TH2-Zytokine geben sie weitere Mediatoren wie Prostaglandine, Leu-

T 50.4 Allergiesyndrome, Pathomechanismen, klinische Manifestationen und auslösende (Pseudo-)Allergene

Allergiesyndrome	Pathomechanismen	Manifestationsformen	(Pseudo-)Allergene
inhalative Allergie Insektengiftallergie, Arzneimittelallergie, Nahrungsmittelallergie orales allergisches Syndrom und andere Formen der Kontaktallergie	• Typ-1- • Reaktion • (Sofortreaktion)	Urtikaria Angioödem Dermatitis Rhinitis Konjunktivitis Laryngitis/Larynxödem Asthma Gastroenteritis Anaphylaxie	Pollen Milben Schimmelpilze Tierhaare, -epithelien Insektenproteine Nahrungsallergene Latexproteine Medikamente Chemikalien*
	• Typ-2-Reaktion (zytotoxische Reaktion)	Thrombopenie hämolytische Anämie Neutropenie Agranulozytose Nephritis	Medikamente Nahrungsallergene* Insektenproteine*
	• Typ-3- • Reaktion (Immunkomplexreaktion)	kutane Arthusreaktion Serumkrankheit Vasculitis allergica Pneumonitis Arzneimittelfieber Anaphylaxie Nephritis Arthritis	Schimmelpilze Bakterien tierische Eiweiße Insektenproteine Milben Chemikalien Arzneimittel organische Stäube Nahrungsallergene*
	• Typ-4- • Reaktion • (zelluläre Reaktion)	Dermatitis Exanthem Pneumonitis Hepatitis Nephritis Arzneimittelfieber	Kosmetika Desinfektionsmittel Metallverbindungen Gummiprodukte Phytoallergene Harze Medikamente Nahrungsallergene*
	• pseudo- • allergische • Reaktion	Urtikaria Angioödem Konjunktivitis Rhinitis Laryngitis/Larynxödem Asthma Gastroenteritis Thrombopenie Kreislaufschock und andere allergieartige Krankheitsbilder	Konservierungsstoffe Antioxidanzien Farbstoffe Glutamat, Nitrit, Sulfit hyperosmolare Lösungen Acetylsalicylsäure, NSAID Aminosäuren und Alkine (Histamin, Tyramin usw.) Laktose, Alkohol Insektengifte (* selten)

kotriene, Thromboxan und zytotoxische Proteine (ECP, EDNT) ab, die einen intensiven chronischen Entzündungsprozess unterhalten. Die zelluläre Phase hält über Stunden, z.T. bis zu Tagen an. Bei rezidivierender oder chronischer Allergenexposition steht sie ganz im Vordergrund der allergischen Soforttypreaktion.

Anaphylaktische Reaktion. Sie kann organbezogen (lokalisiert) oder generalisiert (systemisch) unter Beteiligung mehrerer Organsysteme ablaufen und in ihrer maximalen Ausprägung zum (irreversiblen) anaphylaktischen Schock führen (**50.8**). Die IgE-vermittelte anaphylaktische Reaktion ist eine Soforttypallergie mit vorherrschender Frühphasereaktion. Differenzialdiagnostisch ist auch an die Immunkomplexanaphylaxie (→ Typ-3-Reaktion) und die ähnlich verlaufenden anaphylaktoiden Reaktionen zu denken, an denen die antigenselektive Immunabwehr nicht beteiligt ist (keine Antigen-Antikörper-Reaktion). Nach enteraler oder parenteraler Zufuhr unverträglicher Substanzen kommt es bei allen genannten Formen zur Freisetzung von Mediatoren aus Effektorzellen der angeborenen Immunabwehr. Das erklärt die oft gleichartige Symptomatologie anaphylaktischer und anaphylaktoider Reaktionen, die sich aus den Mediatorwirkungen an Herz und Gefäßen, glatter Muskulatur, Drüsengeweben und Gerinnungssystem (Proteasen) ableitet.

T-Helferzellen des Typs TH2. Diese nehmen bei den allergischen Soforttyperkrankungen eine zentrale Stellung ein. Sie unterstützen in der afferenten Phase der Immunreaktion die Bildung von IgE (T-zellulär induzierter Isotyp-Switch in B-Lymphozyten) und sind in der efferenten Phase an den zellulären Entzündungsvorgängen der Spätphase beteiligt. Dieser Helferzelltyp wird durch die Sekretion proallergisch wirksamer Zytokine definiert (**50.9**), wie z.B. Interleukin 4 (IL4), 5 (IL5) und 13 (IL13). Die Eosinophilie, die man häufig bei allergischen Reaktionen beobachtet, ist eine Wirkung von IL5. Interleukin 4 stimuliert die IgE-Bildung in B-Lymphozyten und aktiviert Mastzellen und basophile Granulozyten. Dagegen hemmt es Aktivität und Expansion der **TH1**-Zellen, die Abwehrvorgänge gegenüber infektiösen Krankheitserre-

 50.8 Pathophysiologie der anaphylaktischen Reaktionen

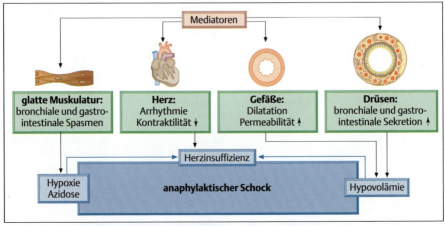

50.9 Regulation der Immunantwort durch T-Helferzellen

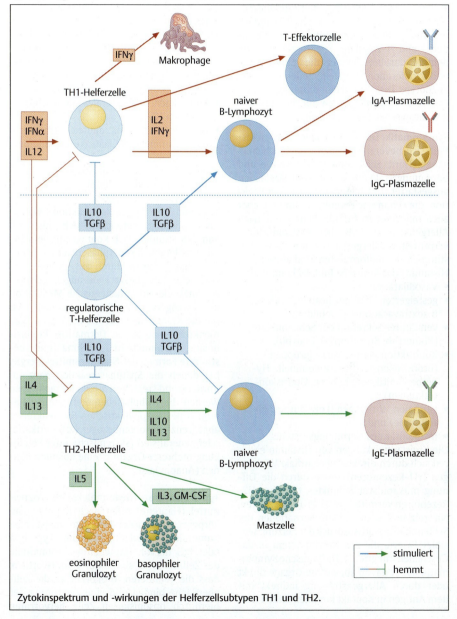

Zytokinspektrum und -wirkungen der Helferzellsubtypen TH1 und TH2.

gern auf zellulärer und humoraler Ebene regulieren. Die charakteristischen Zytokine dieses Helferzelltyps, Interleukin 2 (IL2) und Interferon γ (IFNγ), unterstützen die IgG-Bildung und T-zelluläre Effektorzellen. IFNγ hemmt darüber hinaus die Entwicklung und Proliferation von Helferzellen des TH2-Phänotyps. Dies erklärt den suppressiven Einfluss von Virusinfektionen auf die Entwicklung atopischer Erkrankungen.

Symptomatik. Die Soforttypallergie manifestiert sich bevorzugt an den Grenzflächenorganen (Haut, Schleimhäute, Atemwege und Verdauungstrakt), da sie reich mit Mastzellen ausgestattet sind. In der Frühphase der Reaktion, die schon nach wenigen Minuten, aber auch mit einer mehrstündigen Latenz nach Allergenkontakt (z. B. bei gastrointestinal vermittelter Allergie) einsetzen kann, bestimmen die präformierten Mediatoren (v. a. Histamin) das klinische Bild. Es kommt zu
- Vasodilatation,
- gesteigerter Gefäßpermeabilität (Plasmaextravasation, Ödembildung),
- verstärkter Sekretion der Schleimhäute (Rhinorrhö, Bronchorrhö, Diarrhö),
- Kontraktion glatter Muskelgruppen (Bronchokonstriktion, abdominelle Hyperperistaltik und Koliken, Uteruskontraktionen),
- kardialen Wirkungen (Low Output, Arrhythmie) und
- Instabilität des Gerinnungssystems.

Die Kreislaufwirkungen von Histamin erklären sich durch direkte myokardiale Wirkungen (H1-Rezeptoren) sowie durch die Öffnung präkapillärer Sphinkter, die über H2-Rezeptoren vermittelt wird. Pruritus, Husten, Niesreiz und schmerzhafte Sensationen der Schleimhäute sind Ausdruck der Reizung sensibler Fasern, die das Nervensystem in das Geschehen integrieren. Die klinische Symptomatik hängt davon ab, welche Organe direkt oder durch Allergenstreuung indirekt mit dem Antigen in Kontakt kommen und in welchem Umfang freigesetzte Mediatoren lokal oder systemisch wirksam werden:
- Haut: Erythem, Urtikaria, Angioödem,
- oberer Respirationstrakt und Augen: Rhinitis, Konjunktivitis, Pharyngitis, Laryngitis;
- unterer Respirationstrakt: Tracheitis, Asthma bronchiale, Lungenödem;
- Mund/Rachenraum: orales allergisches Syndrom (OAS);
- Gastrointestinaltrakt: akute Gastroenteritis, abdominelle Koliken, akutes Abdomen, Aszites;
- Herz-Kreislauf-System: Arrhythmie, Tachykardie, Bradykardie, Hypotension, anaphylaktischer Schock.

Während die Frühphasereaktion wieder rasch abklingt, entwickelt sich innerhalb von 2–8 Stunden nach Kontakt mit dem Soforttypallergen die Spätphasereaktion (zelluläre Phase). Sie ist durch ausgeprägte entzündliche Gewebesveränderungen gekennzeichnet, die auf antiallergische Medikation nur verzögert ansprechen. Es handelt sich um die Krankheitsbilder des atopischen Formenkreises, atopische Dermatitis, Rhinosinusitis, Konjunktivitis, Asthma und bestimmte Formen der Nahrungsmittelallergie, bei denen die Spätphasereaktion ganz im Vordergrund steht. Von diesen Erkrankungen werden die frühphasebetonten Soforttypallergien des anaphylaktischen Formenkreises abgegrenzt, die organbezogen (z. B. Urtikaria) oder generalisiert (systemisch) unter Beteiligung mehrerer Organsysteme ablaufen können (Anaphylaxie).

Typ-2-Allergie. Niedermolekulare Arzneimittel (Haptene) rufen nach Kopplung an körpereigene Carrier-Moleküle meist eine humorale Immunantwort vom Typ IgM oder IgG hervor. Haptenaffine Bestandteile der Zellmembran sind dafür verantwortlich, dass die gebildeten Antikörper an die Zelloberfläche binden und eine Zerstörung der hierdurch opsonisierten Zelle hervorrufen (durch Komplementlyse, Immunphagozytose oder ADCC-Reaktion, → 👁 **50.1**, S. 1057). Lösliche Immunkomplexe, die sich bei einer Typ-3-Reaktion bilden, können an Zellmembranen adsorbieren und dann prinzipiell ähnliche Reaktionen in Gang setzen. In diesem Fall werden die Zellen als „Innocent Bystander" bezeichnet.

Symptomatik. Die Typ-2-Allergien manifestieren sich als Hämozytopenie, selten als interstitielle Nephritis. Die klinischen Folgen ergeben sich aus dem Verlust funktionsfähiger Zellen: Immundefekt (Agranulozytose), hämolytische Anämie, thrombozytopenische Purpura oder Niereninsuffizienz.

Typ-3-Allergie. Allergenspezifische IgM oder IgG-Antikörper stehen in einem quantitativen Missverhältnis zur Menge eingedrungener Allergene (z. b. inhalierte Stäube, eingenommene Medikamente, applizierte Seren). Signifikante Allergenmengen verbleiben deshalb im Organismus und aktivieren als Immunkomplexe die Effektormechanismen der angeborenen Immunabwehr, (z. B. Komplementaktivierung → Anaphylatoxinfreisetzung C3a, C4a, C5a → Mastzelldegranulation → Rekrutierung inflammatorischer Zellen). Allergische Immunkomplexreaktionen sind als arzneimittelinduzierte kutane und systemische Vasculitis allergica, als Glomerulonephritis (→ „Erkrankungen der Niere", S. 210ff), Serumkrankheit (Lymphadenopathie, Arthralgien, Myalgien, Fieber, Nephritis, Neuritis und Dermatitis), Arzneimittelfieber, exogen allergische Pneumonitis (→ „Lunge", S. 454ff) und Immunkomplexanaphylaxie bekannt. Im Zusammenhang mit Antigenen infektiöser Organismen, die „Zweiterkrankungen" im Anschluss oder noch während der akuten Infektion induzieren, spricht man von infektallergischen Vorgängen (→ „Periinfektiöse/postinfektiöse GN", S. 213ff). Die IgM- oder IgG-vermittelte Entzündungsreaktion, die erst mit Verzögerung nach mehreren Stunden evident wird oder bei Allergenpersistenz im Anschluss an die Sensibilisierungsphase auftritt, geht grundsätzlich mit Gewebsschädigung einher. Dies ist bedingt durch Aktivierung von Phagozyten, die reaktive Sauerstoffmetabolite und proteolytische Enzyme freisetzen. Selbst bei absoluter Allergenkarenz können sich diese Vorgänge weiter fortsetzen, sodass sich nicht selten aus einer Pneumonitis eine Lungenfibrose entwickelt.

Typ-4-Allergie (Spättypallergie). Die Spättypreaktion (DTH, *engl.:* delayed type hypersensitivity) entwickelt sich im sensibilisierten Organismus innerhalb von 24–72 Stunden. Sensibilisierte DTH-Lymphozyten kommen via Antigenpräsentation durch antigenpräsentierende Zellen (APZ, → S. 1062) in Kontakt mit dem Allergen und werden dabei aktiviert. Durch Abgabe von Zytokinen, Entzündungsmediatoren und chemotaktischen Substanzen, wie Interleukin 2 (IL2), Interferon γ (IFNγ), makrophagenaktivierender Faktor (MAF), migrationinhibierender Faktor (MIF) und Lymphotoxin (TNFβ) wird ein Entzündungsvorgang eingeleitet, der vorwiegend durch Makrophagen und Monozyten weiter unterhalten wird. Von den 4 Formen der T-zellulären Hypersensitivität, Tuberkulintyp, Ekzemtyp, basophile Hypersensitivität (Jones-Mote) und granulomatöse Reaktion, hat in der Allergologie vor allem der Ekzemtyp große Bedeutung. Neuere Forschungen zeigen, dass an diesen allergischen T-Zell-Reaktionen, insbesondere bei Arzneimittel, nicht nur $CD4^+$-Lymphozyten, sondern auch $CD8^+$-Lymphozyten und γ/δ-T-Zellen beteiligt sind. Die klinischen Manifestationen umfassen kutane, aerogene und hämatogene Kontaktdermatitis, das Arzneimittelexanthem und Reaktionen im Rahmen der exogen allergischen Pneumonitis (→ „Lunge", S. 454ff). Arzneimittelexantheme sind häufig mit einer arzneimittelallergischen Begleithepatitis bzw. -nephritis assoziiert. Bedingt durch hämato- und lymphogene Allergenverschleppung werden fern des initialen Allergenkontakts oft weitere Entzündungsherde beobachtet.

Klinisch-allergologische Parameter und Begriffe.

Reaktionskinetik. Typisch für jede allergische Reaktion ist ein symptomfreies Intervall zwischen Allergenexposition und Krankheitsmanifestation. Anhand der Reaktionskinetik wird die Soforttypreaktion **(Typ1: Minuten)** von der verzögerten Reaktion **(Typ 3: Stunden)** und der Spättypreaktion **(Typ 4: Tage)** unterschieden. Ausnahmen von dieser schematisierten Einteilung sind häufig:
- Bei atopischen Erkrankungen (Soforttypallergie!) treten schwerwiegende Spätphasereaktionen auf, oft erst Stunden nach Abklingen der initialen Soforttypsymptomatik.
- Nahrungsmittelallergien verlaufen oft protrahiert, bedingt durch verzögerte Allergenresorption aus dem Gastrointestinaltrakt oder durch vorgeschaltete Verdauungsvorgänge, bei denen das wirksame Allergen erst demaskiert wird (erwartete „Sofortreaktion" innerhalb von mehreren Stunden).
- Verzögerte anaphylaktische Reaktionen und rezidivierende Symptomatik nach mehreren Stunden (ohne erkennbare erneute Allergenexposition) sind Folge der Allergenspeicherung im MMS (→ S. 1058).
- Zytotoxische Immunreaktionen (bei Typ-2-Allergie) fallen meist erst dann auf, wenn der Verlust funktionsfähiger Zellen einen Schwellenwert überschreitet. Die Klinik dieser Reaktionen wird durch die Folgen des Zelluntergangs (z.B. Immundefekt bei Neutropenie) definiert.

Sensibilisierung. Die immunologische Sensibilisierung verläuft in aller Regel unerkannt. Eine Penicillinallergie kann in utero, bei Verzehr penicillinhaltiger Lebensmittel oder durch eine frühere antibiotische Behandlung erworben werden. Bei Reexposition kommt es dann überraschend zur Krankheitsmanifestation. Allgemein beträgt die Dauer der Sensibilisierungsphase bei der
- humoralen Reaktion (Typ 1, 2, 3) mindestens 7–10 Tage,
- bei der zellulären Reaktion (z.B. Typ 4) mindestens 14–20 Tage.

Bei Allergenpersistenz geht die Sensibilisierungsphase schleichend in die Manifestationsphase der allergischen Erkrankung über. Verlauf und Symptomatik sind dann untypisch, vor allem bei der Soforttypallergie. Die entstehenden IgE-sensibilisierten Effektorzellen werden in diesen Fällen kontinuierlich degranuliert. Statt vital bedrohlicher anaphylaktischer Akutreaktionen steht die chronische Entzündung im Vordergrund (z.B. wenn bei Insektengiftallergikern die Schwellung am Einstichort über Tage zunimmt und z.T. groteske Ausmaße erreicht).

Kreuzallergie. Allergene weisen untereinander häufig Epitopverwandtschaften auf, z.B. die Pollen vieler Gräser- und Getreidearten, so dass der allergische Patient schon zu Beginn auf ein ganzes Spektrum von Allergenen unterschiedlicher Herkunft reagiert. Von besonderem klinischen Interesse sind Kreuzreaktionen zwischen inhalativen und nutritiven Allergenen. Vegetabile Lebensmittel, insbesondere Stein- und Kernobstarten, Wurzelgemüse, Getreide und Nüsse enthalten eine Reihe von Allergenen, die mit Pollenallergenen kreuzreagieren. Im Rahmen der Sensibilisierung des oberen Respirationstrakts ist meist auch die Mundschleimhaut betroffen und mit reaktionsbereiten Mastzellen ausgestattet. Patienten mit Pollenallergie leiden deshalb neben der Rhinokonjunktivitis oder dem Pollenasthma häufig zusätzlich an einem oralen allergischen Syndrom (OAS) bei Verzehr solcher Lebensmittel. Ähnlich ist die Situation bei der Milchallergie von Rinderhaltern, beim Vogel/Ei-Syndrom (Eiallergie bei Vogelhaltern) und bei der Latexallergie (Kreuzreaktionen mit Bananen, Avocado, Kastanien und Buchweizen).

Rebound-Phänomen. Neuerliche Allergenexposition nach länger dauernder Karenz provoziert eine perakut einsetzende allergische Reaktion. Dies hat Bedeutung bei der Rückkehr an den allergenbelasteten Arbeitsplatz nach dem Urlaub oder bei Allergenprovokation nach Eliminationsdiät. Die intensive Reaktion erklärt sich durch Anhäufung spezifischer IgE-Antikörper bei fehlendem Verbrauch durch allergische Reaktionen. Gelegentlich wird in solchen Fällen eine Notfallbehandlung erforderlich.

Etagenwechsel. Wenn innerhalb von Monaten bis wenigen Jahren die allergische Reaktionsbereitschaft von den sinunasalen und konjunktivalen Schleimhäuten auf Pharynx, Larynx, Trachea und Bronchialschleimhaut übergreift, spricht man vom Etagenwechsel. Ähnlich verläuft die Entwicklung des oralen allergischen Syndroms (OAS) zur intestinalen Nahrungsmittelallergie. Frühzeichen des Etagenwechsels ist die unspezifische Überempfindlichkeit der tiefer liegenden Schleimhäute.

Unspezifische Überempfindlichkeit. Allergenexposition und allergische Reaktion sind bei den Soforttypallergien meist ohne Schwierigkeiten einander zuzuordnen. Bei Meidung des ursächlichen Allergens bessern sich die Symptome oder verschwinden gänzlich. Bedingt durch chronische Entzündungsvorgänge, vor allem infolge rezidivierender Allergenbelastung, entwickelt sich eventuell eine unspezifische Überempfindlichkeit der Schleimhäute (unspezifische Rhinitis, bronchiale Hyperreaktivität, unspezifische Enteritis), die sich selbst bei absoluter Allergenkarenz erst nach Monaten zurückbildet. Die Identifikation des ursächlichen Allergens ist in diesen Fällen erschwert.
Als Hinweis für eine eventuelle unspezifische Überempfindlichkeit der Atemwege gilt die Reagibilität auf ein breites Spektrum physikochemischer Noxen, wie z. B. kalte oder trockene Atemluft, Zigarettenrauch, Autoabgase, Lösungsmittel und körperliche Anstrengung (Hyperventilation → endobronchiale Luftfeuchtigkeit↓). Klinisch sind die Reaktionen von allergischen Vorgängen nicht zu unterscheiden. Während die unspezifischen Reaktionen der oberen Luftwege erhebliches Krankheitsgefühl verursachen, ist die bronchiale Hyperreagibilität prognostisch von größter Bedeutung als Vorstadium eines Asthma bronchiale und späteren Lungenemphysems. Bei hinreichendem Verdacht muss eine standardisierte bronchiale Provokationstestung (mit Carbachol, Histamin, Metacholin oder Kaltluft) durchgeführt und bei Bestätigung eine topische antiinflammatorische Dauerbehandlung mit DNCG, ggf. auch Glucocorticoiden verordnet werden.

Pseudoallergien. Die klinischen Erscheinungen allergischer und pseudoallergischer Reaktionen sind vielgestaltig und gleichen einander in vielerlei Hinsicht. Zwei wesentliche Charakteristika erlauben die Abgrenzung immunologischer und nichtimmunologischer Überempfindlichkeitsreaktionen (◂ **50.10**):
1. Jeder immunologischen Reaktion geht eine Sensibilisierungsphase voraus, pseudoallergische Reaktionen manifestieren sich hingegen oft schon beim Erstkontakt.

◂ **50.10 Einteilung der Unverträglichkeitsreaktionen**

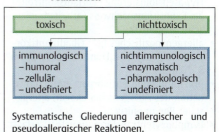

Systematische Gliederung allergischer und pseudoallergischer Reaktionen.

2. Der Schweregrad pseudoallergischer Reaktionen ist dosisabhängig. Allergische Reaktionen erfolgen oberhalb der Schwellendosis nach dem „Alles-oder-Nichts-Prinzip".

Diagnostisches Vorgehen. Die allergologische Diagnostik stützt sich auf Anamnese, Klinik, Hauttest und Laboranalyse und, falls erforderlich, auf Provokationstestungen unter realistischen Bedingungen.

Fundierte Anamnese. Art der Beschwerden, betroffene Organsysteme, zeitlicher Zusammenhang mit äußeren Gegebenheiten (saisonal, perennial, berufsbezogen, abhängig von Nahrungs- und Arzneimitteln), Einfluss antiallergischer Medikamente, aktuelle Medikation, spezifische und unspezifische Auslöser, Latenz zwischen Exposition und Symptomatologie, assoziierte Störungen wie orale, intestinale oder kutane Nahrungsmittelallergie bei respiratorischen Allergien oder asthmatische und rhinitische Erscheinungen bei Nahrungsmittelallergien sind gezielt abzufragen.

Labor.
- Differenzialblutbild: Eosinophilie?, arzneimittelinduzierte Mononukleose?
- Gesamt-IgE: erhöht bei Atopikern, aber ein normaler Wert schließt eine Soforttypallergie nicht aus!
- Allergenspezifisches IgE: RAST-, CAP-Verfahren, andere Immunoassays,
- allergenspezifisches IgG: Gliadinantikörper, allergenspezifische Antikörper bei Hyposensibilisierung (Verlaufskontrolle), als Expositionsnachweis (arbeitsmedizinische Diagnostik),
- allergenspezifisches IgA: Gliadinantikörper bei Zöliakie (→ „Dünn- und Dickdarm", S. 709ff),
- präzipitierende Antikörper: evtl. Identifikation des Allergens bei exogen allergischer Pneumonitis,
- Lymphozytentransformationstest: erfasst die Beteiligung von T-Lymphozyten bei allergischen Reaktionen; in der Praxis wird er meist bei Typ-4-Reaktionen durchgeführt,
- Histamin-Release-Test (HRT), zellulärer Antigen-Stimulationstest (*engl.*: CAST) und andere Mediatorfreisetzungstests (bei Typ-1-Reaktionen),
- Basophilenstimulationstest (FACS-Analyse nach Allergenstimulation),
- Serum-ECP: Aktivierungsparameter bei exogen allergischem Asthma und Neurodermitis.

Hauttestungen. Das verdächtige Allergen wird mit den in der Haut angesiedelten, möglicherweise sensibilisierten Effektorzellen in Kontakt gebracht. Liegt eine Sensibilisierung vor, kommt es zu einer charakteristischen Hautreaktion (Typ 1: Erythem und Urtika, Typ 3: Rötung, Induration, evtl. Nekrose, Typ 4: Ekzemreaktion). Das Ergebnis kann nach 15–30 Minuten (bei Typ 1), 6–10 Stunden (bei Typ 3) bzw. 48–72 Stunden (bei Typ 4) abgelesen werden.

Ein positives Testergebnis gibt noch keine Auskunft über die klinische Relevanz des Allergens, ein negatives Ergebnis kann durch antiallergische Medikamente bedingt sein.

- **Pricktest** (Typ-1-Allergene): Ein Tropfen der standardisierten Testlösung wird auf die Haut aufgebracht (bestes Testareal: Rücken) und mit einer Pricklanzette in die obere Hautschicht eingebracht. Prick to Prick mit frischen Lebensmitteln: die Lanzette wird zuerst in das Testpräparat, dann in die Haut eingestochen.
- **Intrakutantest** (Typ-1- und Typ-3-Allergene): Die standardisierte Testlösung wird streng intrakutan injiziert.
- **Reibetest** (Typ-1-Allergene): Das native Allergen (z. B. ein Stück Apfel) wird auf der Haut gerieben.
- **Scratchtest** (Typ-1-Allergene): Vor Einreiben des Allergens wird das Testareal mit

einer Pricklanzette oberflächlich skarifiziert.
- **Epikutantest** (Typ-4-Allergene): In Vaseline gemischtes Allergen wird unter dicht abschließenden Pflastern (Finn Chambers) auf der Haut befestigt (bestes Testareal: Rücken).
- **Atopiepatchtest** (Typ-1-Allergene): Prinzip wie bei Epikutantest, aber mit Soforttypallergenen.

Provokationstestungen.
- Unspezifische Provokation (z. B. mit Histamin, Carbachol, Metacholin, Kaltluft), dient dem Nachweis einer chronischen Entzündungsreaktion der Atemwege und erklärt im positiven Fall eine polyvalente Überempfindlichkeit, die eine allergische Reaktion überlagern oder vortäuschen kann,
- Allergenelimination (Symptombesserung?),
- Allergenprovokation (nach erfolgreicher Elimination!),
- Provokation mit pseudoallergisch wirksamen Substanzen.

Haut- und Provokationstestungen dürfen nur unter ärztlicher Aufsicht durchgeführt werden. Die Einleitung umgehender Notfallmaßnahmen und die unmittelbare intensivmedizinische Behandlung müssen gewährleistet sein, wenn bei diesen Untersuchungen eine anaphylaktische Reaktion auftritt.

Grundzüge der Therapie

Allergenkarenz. Diese setzt die Identifikation der allergen wirksamen Substanz voraus. Sie beinhaltet Maßnahmen wie allergenfreie Diät, Hochgebirgsaufenthalte, Wohnraumsanierung, Abgabe von Haustieren und Berufsaufgabe bzw. Umschulung.

Hyposensibilisierung. Die Methode ist etabliert bei Typ-1-Allergie der Atemwege und bei Typ-1-Insektengiftallergie. Bereits bei allergischer Rhinokonjunktivitis sollte die Behandlungsmethode zur Vermeidung des Etagenwechsels bzw. zur Rückbildung der bronchialen Hyperreagibilität (bessere Ergebnisse als bei der inhalativen Steroidtherapie) eingesetzt werden. Die Hyposensibilisierung bei allergischem Asthma ist möglich, wenn parallel Allergenkarenz gewährleistet und FEV1 unter Dauermedikation >70 % ist. Zwei unterschiedliche Präparationen werden angewendet: Vollantigenlösungen und Allergoide (chemisch modifizierte Vollantigene). Das denaturierte Allergen löst keine IgE-vermittelte Reaktion aus und ist deshalb oft besser verträglich (Einsatz bei Asthma), wirkt aber weiter als T-Zell-Antigen. Kontraindikationen: floride infektiöse und noninfektiöse entzündliche Prozesse, aktuelle Medikation mit β-Blocker (erschwerte Notfalltherapie!), aktuelle Medikation mit ACE-Hemmer (verzögerter Bradykininmetabolismus und damit verstärkte allergische Reaktionsbereitschaft).

Medikamentöse Therapie. → auch „Therapie des Asthma bronchiale", S. 420ff. Die wichtigsten Substanzen wirken mastzellstabilisierend (lokal anwendbar: Cromoglicin = DNCG, Nedocromil; systemisch: Ketotifen, gleichzeitig H_1-Antagonist), antihistaminerg (sedierende, aber besser: nichtsedierende H_1-Antagonisten, z.B. Cetirizin) und *antiinflammatorisch* und *immunsuppressiv* (Glucocorticoide, topisch und systemisch anwendbar), in schwersten Fällen evtl. Ciclosporin, Tacrolimus). Zur antiinflammatorischen und antiasthmatischen Therapie steht außerdem ein Leukotrienrezeptorantagonist zur Verfügung (Montelukast = Singulair antagonisiert die Wirkung von Leukotrien durch Bindung an den Cys-LT-Rezepor 1 auf Mastzellen, eosinophilen Granulozyten und glatter Muskulatur der Bronchien).

Mit der FDA-Zulassung des Anti-IgE-Antikörpers Omalizumab (Xolair) steht für das schwer therapierbare allergische Asthma eine zusätzliche Option zur Verfügung. Der

50.5 Notfalltherapie der anaphylaktischen Reaktion

Stadium	Krankheitsmanifestation	Therapie
1 = **leichte Allgemeinreaktion**	• disseminierte kutane Reaktion (Pruritus, Flush, generalisierte Urtikaria, Angioödeme) • Schleimhautreaktion (oral/nasal/konjunktival) • Allgemeinreaktion (Unruhe/Kopfschmerz)	H_1-Antagonist i.v. (z. B. 4 mg Clemastin), Steroide i.v. (z. B. 125 mg Prednisolon) fakultativ H_2-Antagonist
2 = **ausgeprägte Allgemeinreaktion**	• Kreislaufdysregulation (Blutdruck- und Pulsveränderungen) • Dyspnoe (leichtgradig, beginnender Bronchospasmus) • Stuhl- und Urindrang	**pulmonale Reaktion:** β_2-Mimetika inhalativ (z. B. Salbutamol), Steroide i.v. (z. B. bis 500 mg Prednisolon) **kardiovaskuläre Reaktion:** Volumen: kristalloid (>500 ml), ggf. kolloidal
3 = **schwere Allgemeinreaktion**	• Schock (Hypotension, Blässe) • ausgeprägte Dyspnoe und Bronchospasmus • Bewusstseinstrübung/-verlust • Stuhl-/Urinabgang	**pulmonale Reaktion:** β_2-Minemetika inhalativ (z. B. Salbutamol), Steroide i.v. (z. B. 1000 mg Prednisolon) Theophyllin (initial 5 mg/kgKG, dann als Dauerinfusion) **kardiovaskuläre Reaktion:** Volumen: kristalloid >2000 ml, kolloidal >1000 ml, Katecholamine (Adrenalin i.v. 0,1 mg/min oder Dopamin i.v. 2,5–5 mg/min)
4 = **vitales Organversagen**	• Herz-Kreislauf-Stillstand • Atemstillstand	Reanimationsmaßnahmen

Antikörper blockiert die Bindung von IgE an den Fcɛ-Rezeptor auf Mastzellen und basophilen Granulozyten. Die Dosierung erfolgt nach Gesamt-IgE und Körpergewicht. Monoklonale Antikörper gegen IL4 bzw. IL5 wurden in Studien erprobt, haben jedoch bislang keine Zulassungsreife.

Notfalltherapie der anaphylaktischen Reaktion. Stadienadaptierte Behandlung mit Antihistaminika, Glucocorticoiden, Volumenersatzmitteln, inhalativen β_2-Adrenergika, Theophyllin und Katecholaminen (50.5). Bei Progredienz H_1- und H_2-Antagonisten und Glucocorticoide nachgeben (sofern nicht bereits verabreicht), im therapieresistenten Kreislaufschock Noradrenalin, bei β-Blockade Höherdosierung der Katecholamine, ggf. Versuch mit Glukagon.

Patienten-Notfallapotheke (bei rez. anaphylaktischer Reaktion). Corticoidsaft mit ca. 250 mg Prednisonäquivalent, 4 mg Clemastinoral, Adrenalin-Spray oder Adrenalin-Injektionsset.

50.4 Selbstzerstörung/Autoimmunopathie

Definitionen.

Autoimmunität. Sie entsteht, wenn die Fähigkeit der antigenselektiven Immunabwehr zur Unterscheidung von „selbst" und „fremd" und die davon abhängige Toleranz gegenüber körpereigenen Antigenen verloren geht. Dieser Zustand kann sich permanent etablieren und zur Manifestation von Autoimmunerkrankungen führen, als vorübergehende Erscheinung auftreten, z. B. im Zusammenhang mit Infektionen, oder ohne klinische Folgen bleiben.

Autoimmunopathien. Diese sind gekennzeichnet durch Zerstörung körpereigener Gewebe im Rahmen von Autoimmunreaktionen. Pathologische Zustände, die mit Autoimmunphänomenen einhergehen, werden als primäre Autoimmunkrankheiten bezeichnet, wenn andere Grundleiden wie z. B. Infektion oder Malignom auszuschließen sind. Die Untergliederung in organspezifische und systemische Autoimmunerkrankungen weist fließende Übergänge auf (→ 🕮 50.6) und ist davon abhängig, ob die an der Immunreaktion beteiligten Autoantigene nur in bestimmten Organen oder ubiquitär im gesamten Organismus vorkommen (z. B. DNA, andere Kern- und Zytoplasmasubstanzen).

Toleranz. Wenn die Reaktion auf einen antigenen Stimulus unterbleibt, spricht man von Nichtreaktivität oder immunologischer Toleranz. Die Entwicklung von Autotoleranz beginnt schon vor der Geburt, wenn unausgereifte **T-Lymphozyten** erstmals mit Autoantigenen in Kontakt kommen.

Zentrale Toleranz: Autoreaktive T-Lymphozyten werden im Thymus eliminiert (sie erhalten Signale, die Apoptose induzieren, d. h., einen programmierten Zelluntergang auslösen).

Periphere Toleranz: Gelangen dennoch autoreaktive T-Lymphozyten in die Körperperipherie, stellen sie eine ständige Gefahr für die jeweiligen Zielstrukturen dar. Sie müssen deshalb mit speziellen Mechanismen in einen Zustand der Anergie überführt und gehalten werden.

B-Lymphozyten müssen „selbst" und „nicht selbst" in der Regel nicht unterscheiden können. Die Produktion von Autoantikörpern erfordert ohnehin fast immer den Einfluss aktivierter autoantigenspezifischer T-Helferzellen. Man kennt darüber hinaus aber auch „natürliche Autoantikörper" des IgM-Isotyps, die von T-Zell-unabhängigen $CD5^+$-B-Lymphozyten gebildet werden.

Abgeschirmte Autoantigene. Eine besondere Situation der Nichtreaktivität liegt vor, wenn Autoantigene eine privilegierte Stellung einnehmen und den Immunzellen unter normalen Bedingungen nicht zugänglich sind (Augenlinse, Herzgewebe, Spermien usw.). Gegenüber diesen Autoantigenen kann keine immunologische Toleranz aufgebaut werden. Bei Verletzung der natürlichen Schranken reagiert das Immunsystem wie auf das Eindringen von Xenoantigenen.

Epidemiologie. Autoimmunreaktionen zählen nach den allergischen Reaktionen mit zu den häufigsten Erkrankungsursachen in den entwickelten Ländern (z. B. Diabetes mellitus Typ 1, rheumatoide Arthritis). In 🕮 50.6 sind die epidemiologischen Daten der wichtigsten Autoimmunopathien zusammengefasst.

50.6 Epidemiologische Daten der wichtigsten Autoimmunopathien

	Autoimmunopathie	Prävalenz	Manifestationsalter	w : m
organspezifisch	Hashimoto-Thyreoiditis	+++	40–60	9:1
	Basedow-Thyreoiditis (Morbus Basedow)	+++	20–40	6:1
	Diabetes mellitus Typ 1	+++	12–20	1:1
	Morbus Addison	+	20–40	2:1
	Glutenenteropathie (Zöliakie)	++	0,5–2, um 50	1:1
	Typ-A-Gastritis (Perniziosa)	+++	60–70	3:2
	Autoimmunhepatitis Ty 1, 2, 3	++	10–25, 50–60	3:1
	primär biliäre Zirrhose (PBZ)	+	>35	9:1
	Myasthenia gravis	+	20–30	3:1
	multiple Sklerose (MS)	+++	um 30	3:2
	Dermatitis herpetiformis Duhring (DHD)	++	20–40	1:1
	Pemphigus vulgaris	+	40–60	1:1
	chronisch diskoider Lupus (CDL)	+++	20–30	3:1
	hämolytische Anämie	+	>50	3:2
	idiopathische Thrombopenie	+	20–40	4:1
	Goodpasture-Syndrom	+	20–30, >60	2:1
	Sjögren-Syndrom (SS)	++	um 50	9:1
	Spondylitis ankylosans (Morbus Bechterew)	+++	15–35	1:3
	Riesenzellarteriitis (RZA)	++	>50	1:1
	Takayasu-Arteriitis (RA)	+	15–30	9:1
	rheumatoide Arthritis (RA)	+++	35–50	3:1
	progressive systemische Sklerose (PSS)	+	45–65	3:1
	Polymyositis/Dermatomyositis (PM/DM)	+	45–65	2:1
	systemischer Lupus erythematodes (SLE)	++	20–40	9:1
	Churg-Strauss-Vaskulitis	+	40–60	1:1
systemisch	Wegener-Granulomatose (Morbus Wegener)	+	30–50	1:1

Prävalenz: +++ = >1:1000, ++ = <1:1000, + = <1:10 000

Genetische und konstitutive Risikofaktoren.

Positive Familienanamnese. Es wird die erhöhte Neigung, auf Autoantigene zu reagieren vererbt, nicht das Risiko einer speziellen Autoimmunopathie.

Geschlecht. Bei fast allen Autoimmunopathien haben Frauen ein höheres Erkrankungsrisiko als Männer (bis 10-mal höher), es gibt jedoch Ausnahmen (z. B. Morbus Bechterew):

Alter. Das alternde Immunsystem macht Fehler. Die Abwehr infektiöser Organismen und maligner Zellen zeigt zunehmende Ausfälle.

50.7 HLA-assoziiertes Erkrankungsrisiko

Autoimmunopathie	HLA-Assoziation	relatives Risiko
Myasthenia gravis	HLA-B8	4×
Spondylitis ankylosans	HLA-B27	87×
infektreaktive Arthritiden		14–37×
multiple Sklerose	HLA-DR2	5×
Goodpasture-Syndrom		13×
Dermatitis herpetiformis	HLA-DR3	56×
rheumatoide Arthritis	HLA-DR4	6×
Hashimoto-Thyreoiditis	HLA-DR5	3×

Gleichzeitig sind die Kontrollmechanismen über autoreaktive Lymphozyten geschwächt.

Immundefekte. Diese sind häufig mit Autoimmunreaktionen assoziiert (z. B. Hämozytopenie beim Hyper-IgM-Syndrom, Perniziosa bei CVID, Zöliakie bei selektivem IgA-Mangel). Der angeborene Defekt der intrathymischen Apoptose autoreaktiver T-Zellen (Fas-Defekt) ist durch multiple Autoimmunphänomene gekennzeichnet.

Krankheitsassoziierte Gene. Bestimmte Allele polymorpher Gene verursachen eine Abweichung des Genprodukts in Aufbau und Funktion im Vergleich zum Wildtyp. 50.7 listet für einige Autoimmunkrankheiten Allele des MHC (immunologische Nomenklatur: HLA-Antigene) mit erhöhtem Risiko auf. Weitere krankheitsassoziierte Allele wurden in den Genloci der Immunglobuline, der T-Zell-Rezeptoren und einiger polymorpher Komplementfaktoren und Zytokine identifiziert.

Umweltfaktoren.

Chemisch/pharmakologische Noxen. Pemphiguskrankheiten (nach Captopril, Penicillamin), SLE-Syndrome (→ S. 1127ff; nach Azulfidine, Dihydralazin, Procainamid, Isoniazid, α-Methyldopa, Phenothiazine) und kutane wie systemische Sklerose (→ S. 1130f; nach Vinylchlorid, Silikaten, Tryptophan, Carbidopa, Bleomycin) können durch derartige Einwirkungen induziert werden.

Physikalische Noxen. Von größerer Bedeutung ist die Exposition mit UV-Licht, die zur Exazerbation kutaner Lupussyndrome beitragen kann.

Infektiöse Noxen. Akute und chronische Infekte gehen mit vielfältigen Autoimmunphänomenen einher. Beispiele sind das Auftreten von Rheumafaktoren und organspezifischen Autoantikörpern bei Tuberkulose oder infektiöser Mononukleose (EBV). Die wesentlichen Theorien zur Erklärung para- und postinfektiöser Autoimmunphänomene sind:

- **Polyklonale Lymphozytenaktivierung:**
  - **lymphotrope Viren** der Herpesgruppe (Zytomegalie- und Epstein-Barr-Virus) induzieren eine polyklonale Stimulation der infizierten Lymphozyten und aktivieren dabei auch autoreaktive Zellen. Eine fehlerhafte T-zelluläre Immunantwort auf EBV wurde beim Sjögren-Syndrom (→ S. 1131f) beschrieben.
  - **bakterielle Superantigene:** Es handelt sich um hochaffine bivalente Proteine, die ohne den üblichen Weg der Anti-

genprozessierung bis zu 20% aller T-Zellen gleichzeitig aktivieren können (normale T-Zell-Antigene reagieren nur etwa mit einer von 100000 Zellen). Durch Zytokine (IFNγ, TNF und IL2) werden weitere Immunzellen aktiviert

- **Kreuzreaktivität** (*engl.: molecular mimikry*): Strukturell ähnliche Antigene lösen ähnliche Immunreaktionen aus, vorausgesetzt, sie werden auf gleiche Weise prozessiert und präsentiert (MHC I bzw. MHC II). Im Rahmen von Infektionen wird das Immunsystem mit Xenoantigenen konfrontiert, die mit Autoantigenen gemeinsame Epitope aufweisen (d. h. kreuzreagieren). Werden diese Antigenstrukturen nun von APZ mittels MHC-II-Molekülen präsentiert (z. B. bei bakteriellen Infektionen), kann die bisherige periphere Toleranz gegenüber dem kreuzreaktiven Autoantigen aufgehoben werden. Beispiele: Poststreptokokkenkarditis, Antikörperbildung gegen die Blutgruppensubstanz I bei Mykoplasmeninfektion, postinfektiöse HLA-B27-assoziierte Arthritis.
- **Ektope MHC-II-Expression:** MHC-II-Moleküle werden von antigenpräsentierenden Zellen konstitutiv exprimiert, andere Zellen sind hierzu nur unter bestimmten Bedingungen befähigt, z. B. bei Einwirkung von IFNγ. Aktivierte T-Lymphozyten geben das Zytokin bei Virusinfektionen an die Umgebung ab. Organspezifische Autoimmunkrankheiten, die nach Virusinfektionen auftreten, stehen sehr wahrscheinlich mit der verstärkten MHC-II-assoziierten Präsentation lokaler Autoantigene im Zusammenhang.

Symptomatik. Wie bei anderen konsumierenden Prozessen findet man Allgemeinsymptome wie Fieber, Abgeschlagenheit, unfreiwilligen Gewichtsverlust und Nachtschweiß. Die spezielle Symptomatologie hängt von der Art betroffener Organsysteme ab. Endokrine und hämatopoetische Insuffizienz, Hepatitis und andere hepatobiliäre Störungen, entzündliche Reaktionen der Haut, der Bewegungsorgane, des Gastrointestinaltrakts, der Nieren, der Lungen, des Herzens und des ZNS können Autoimmunopathien darstellen. Die Erkrankungen des rheumatischen Formenkreises und die primären Vaskulitiden werden als systemische Autoimmunopathien bezeichnet. Insbesondere wenn die klinischen Befunde nicht in ein typisches Schema passen, weil „offenbar unsystematisch" unterschiedliche Organsysteme in den Erkrankungsprozess involviert sind, sollte man an eine systemische Autoimmunkrankheit denken. Gar nicht selten sind sekundäre Autoimmunphänomene im Rahmen anderer Grundleiden zu finden, zum Beispiel bei Immundefekt und Neoplasie sowie bei medikamentösen, toxischen und infektiösen Einwirkungen. Auf die Beschreibung der einzelnen Krankheitsbilder wird an dieser Stelle verzichtet. Sie sind in den nach Organsystemen gegliederten Fachkapiteln zu finden.

Diagnostisches Vorgehen. Wegen der Heterogenität der unter pathophysiologischen Gesichtspunkten zusammengefassten Erkrankungen ist es nicht möglich, allgemeine Regeln zum diagnostischen Vorgehen aufzustellen. Zufallsbefunde oder bestimmte Symptomkonstellationen geben Anlass zu einer Verdachtsdiagnose. Im Zusammenhang mit direkten oder indirekten Autoimmunphänomenen (intravitale Zeichen, Autoantikörper, autoreaktive T-Lymphozyten, histologische bzw. immunhistochemische Zeichen, immungenetische Merkmale) wird die Diagnose gestellt. Vor allem der Nachweis von Autoantikörpern hat durch den Einsatz zuverlässiger moderner Techniken und umfangreicher epidemiologischer Untersuchungen einen hohen Stellenwert in der Diagnostik von Autoimmunkrankheiten erlangt. Als Markerantikörper (hohe Spezifität und Sensitivität) sind sie Bestandteil etablierter Diagnosekriterien (→ 50.8 und 50.9). Dabei ist es unerheb-

Selbstzerstörung/Autoimmunopathie

T 50.8 Immunfluoreszenzdiagnostik antinukleärer Antikörper bei systemischen Autoimmunopathien (→ S. 1127ff.)

	ANA	homogen	grob-granulär	nukleolär	Zentromer	nativ-DNA pos. Chrit.
ANA-Screening (Testsubstrat: Rattenleber) ANA-Differenzierung (Testsubstrate: HEp₂, Chrit.)			fein-granulär			neg. Chrit.
rheumatoide Arthritis (RA)	80–90 %	häufig	häufig	selten		
Sjögren-Syndrom (SS)	80–90 %	selten	häufig	selten		
arzneimittelinduzierter Lupus (drug-LE)	100 %	häufig	selten			
systemischer Lupus erythematodes (SLE)	95 %	häufig	häufig	selten	selten	60 %
MCTD (Sharp-Syndrom)	95 %	selten	häufig		selten	
progressive Systemsklerose (PSS)	98 %	häufig	selten	häufig	10–15 %	
CREST-Syndrom (limitierte Sklerose)	60–90 %				80–90 %	
Poly-/Dermatomyositis (PM/DM)	70–80 %	selten	selten	selten		
erfassbare Autoantigene:	nukleäre Antigene	ss-, ds-DNA, Histonproteine	grob: Sm, U1-RNP, SS-A fein: SS-B	Scl70, PM-Scl RNA-Pol. I	Zentromerproteine A-E	Nativ-ds-DNA

Häufigkeit positiver Testergebnisse bei indirekter Immunfluoreszenztestung von Patientenseren; möglicherweise zugrunde liegende Autoantikörperspezifitäten. Die Testsubstrate (Rattenleber, HEp₂ = humane Epithelzellen, Chrit. = Chritidia lucilliae) werden auf Objektträgern mit Serum inkubiert und gebundene Antikörper mit fluoreszenzmarkiertem Anti-Human-Antikörper detektiert. Auswertung durch Fluoreszenzmikroskopie. Bei Chritidia lucilliae färbt sich bei Vorliegen von Nativ-ds-DNA-Antikörpern das mit Pfeil markierte Riesenmitochondrium an. Darunter zum Vergleich negativer Befund.

lich, ob sie kausal am Krankheitsgeschehen beteiligt oder nur typisch für das Krankheitsbild sind. Unspezifische Antikörperphänomene (z. B. niedrig titrige antinukleäre Faktoren, niedrigtitrige Rheumafaktoren) werden bei Rauchern, bei Einnahme von Ovulationshemmern, bei Infektionen und im Alter nachweisbar. Die Bestimmung der Krankheitsaktivität ist für das diagnostische und therapeutische Vorgehen von grundsätzlicher Bedeutung. Bei niedriger Aktivität kann die Diagnose meist nicht mit hinreichender Sicherheit

50 Immunologie internistischer Erkrankungen

T 50.9 Markerautoantikörper systemischer und organspezifischer Autoimmunopathien

Autoimmunopathie	Markerantikörper (Antigen)
rheumatoide Arthritis (RA) → S. 1109ff.	Rheumafaktor (IgG-Fc)
	Anti-CCP (zyklisches citrulliniertes Peptid)
Sjögren-Syndrom (SS) → S. 1131	Anti-SS-A (= Ro), Anti-SS-B (= La) Ribonukleoproteine
arzneimittelinduzierter Lupus (drug-LE) → S. 1129	Anti-Histon H1–H4 (Histonproteine)
systemischer Lupus erythematodes (SLE) → S. 1127ff.	+ Anti-ds-DNA, Anti-Sm (Smith-Antigen-Ribonukleoprotein)
MCTD (Sharp-Syndrom) → S. 1129	Anti-U1-RNP (Ribonukleoprotein)
progressive Systemsklerose (PSS) → S. 1130f.	(+) Anti-Scl70 (DNA-Topoisomerase)
CREST-Syndrom → S. 1130	Anti-CEN P-B (Kinetochorprotein B)
Poly-/Dermatomyositis (PM/DM) → S. 1144	Anti-Jo1 (Histidyl-Synthetase)
Goodpasture-Syndrom → S. 220, 461	+ Anti-Typ-IV-Kollagen
Morbus Wegener → S. 220f.	+ Anti-Proteinase 3
Phospholipidsyndrom	(+) Phospholipidantikörper
hypokomplementämische MPGN I → S. 217.	(+) Anti-C4b2a (= C4-Nephritisfaktor)
hypokomplementämische MPGN II → S. 217.	(+) Anti-C3bBb (= C3-Nephritisfaktor)
hypokomplementämische Urtikariavaskulitis	(+) Anti-C1q (Komplementfaktor C1q)
Hemmkörperhämophilie → S. 350	+ Anti-VIII, IX, XI, XII, V (Gerinnungsfaktoren)
Morbus Addison → S. 551ff.	Nebennierenrinden-Antikörper
Typ-1-Diabetes mellitus → S. 576ff.	Inselzell-Antikörper, Anti-Glutamatdecarboxylase
Myasthenia gravis	Anti-Acetylcholinrezeptor
Autoimmunhepatitis Typ 1 → S. 794ff.	glatte Muskelzellantikörper
Autoimmunhepatitis Typ 2 → S. 794ff.	Anti-LKM (Leber-Nieren-Mikrosomen)
primär biliäre Zirrhose → S. 796f.	Anti-M2 (Mitochondrienantigen)
Pemphigus vulgaris	(+) Anti-Epithelzellen
Morbus Basedow → S. 509ff.	(+) Anti-TSH-Rezeptor
Hashimoto-Thyreoiditis → S. 510ff.	Anti-Thyreoideaperoxidase
Typ-A-Gastritis → S. 678ff.	(+) Parietalzellantikörper
idiopathische Thrombozytopenie → S. 326ff.	(+) Anti-IIIa (Thrombozytenmembranglykoprotein)

+ kausal am Krankheitsgeschehen beteiligt, (+) wahrscheinlich kausal beteiligt

Selbstzerstörung/Autoimmunopathie

gestellt werden (Fehlen klinischer Zeichen, negative Autoimmunphänomene usw.). Zur Aktivitätsbestimmung dienen in erster Linie serologische Parameter wie Blutsenkung, CRP und Serumelektrophorese (α_2 und γ erhöht), die das Ausmaß der entzündlichen Aktivität erfassen, sowie typische klinische Zeichen und Autoantikörpertiter, sofern die Diagnose bereits bekannt ist.

Die **systematische Suche nach einer Autoimmunerkrankung** umfasst folgende Punkte:

- Suche nach den **primär am Krankheitsprozess beteiligten Organen**. Auch bei den organspezifischen Autoimmunopathien können weitere Organe betroffen sein, z. B. Morbus Basedow mit endokriner Orbitopathie (→ S. 509ff) oder das thyreogastrische Syndrom (Thyreoiditis mit Perniziosa). *Vorgehen:* Dokumentation aller geschilderten Beschwerden, internistischer, dermatologischer, neuropsychiatrischer, augenärztlicher Status, Basislabor, gezielte Autoantikörperdiagnostik, Aktivitätsmarker (BKS, CRP, Elektrophorese, Komplementverbrauch), Röntgenaufnahme des Thorax, EKG, Sonographie/Doppler-Sonographie von Abdomen, Herz und Gefäßen.
- Suche nach **sekundären Schäden**, bedingt durch zirkulierende Immunkomplexe. Sie manifestieren sich bevorzugt in Gefäßprovinzen mit inhomogener Blutströmung. Sekundäre Vaskulitiden und Glomerulonephritiden kommen vor allem im Rahmen systemischer Autoimmunopathien mit hoher Krankheitsaktivität vor, insbesondere bei rheumatoider Arthritis (RA) und systemischem Lupus erythematodes (SLE). *Vorgehen:* Zirkulierende Immunkomplexe im Serum, Kryoglobuline, Urinsediment, Kreatinin-Clearance und Proteinurie (24-Stunden-Urin), Augenhintergrund, Kapillarmikroskopie, ggf. Nierenbiopsie, ggf. weitere Gewebsproben und Angiographie.
- Suche nach einer **sekundären Defektimmunopathie**. *Vorgehen:* Infektmanifestation, Erregerart, Differenzialblutbild, Lymphozytentypisierung, Immunglobuline quantitativ, Komplementdiagnostik (C3, C4, CH50 und AP50).
- Suche nach einem **sekundären Malignom** (hohes Risiko! **T 50.10**). *Vorgehen:* engmaschige Verlaufskontrolle mit risikoorientierter Tumordiagnostik (→ „Krebsdiagnostik und Klassifizierung", S. 935f).

Insbesondere muss überprüft werden, ob
- sekundäre paraneoplastische (nicht selten!),
- sekundäre parainfektiöse und
- sekundäre Autoimmunphänomene im Rahmen einer anderen Immunopathie vorliegen.

T 50.10 Malignomrisiko von Autoimmunopathien

Autoimmunopathie	Malignom	relatives Risiko
Sjögren-Syndrom	(Speicheldrüsen-) NHL	44×
Hashimoto-Thyreoiditis	(Schilddrüsen-) NHL	67×
rheumatoide Arthritis	NHL	10×
Typ-A-Gastritis	Magenkarzinom	4×
Sklerodermie (PSS)	Lungenkarzinom	4×
Glutenenteropathie	(intestinales) NHL	40×

NHL = Non-Hodgkin-Lymphom

Die Diagnose der primären Autoimmunopathie wird schließlich durch Vergleich der Befundkonstellation mit etablierten Diagnosekriterien mit höchster Wahrscheinlichkeit gestellt (→ Krankheitsbilder).

Therapie. Die Behandlung der Autoimmunendokrinopathien orientiert sich an der Ersetzbarkeit der ausfallenden Organleistungen und beschränkt sich deshalb meist auf die gezielte Substitutionsbehandlung (Insulin, Schilddrüsenhormone etc.) und ggf. die Gabe entzündungshemmender Medikamente (NSAID; s. u.). Selten werden im Beginn der Erkrankung immunsuppressive Medikamente eingesetzt, um die Organleistung zu erhalten (z. B. bei Tpy-1-Diabetes mellitus). Dagegen erfordern die autoimmunologisch vermittelten Hämozytopenien aufgrund der vitalen Bedrohung eine umgehende immunsuppressive Behandlung, eventuell kombiniert mit Transfusionen. Patienten mit systemischen Autoimmunkrankheiten erhalten frühzeitig eine kombinierte entzündungshemmende und immunsuppressive Therapie. Diese Erkrankungen sind potenziell lebensbedrohlich. Bei allen Autoimmunopathien ist zu berücksichtigen, dass Spontanremissionen und wellenförmige Verläufe mit Remission und Exazerbation die Beurteilbarkeit des angewendeten Therapieprinzips erheblich einschränken.

Verlaufsmodifizierende Medikamente. Die beiden Substanzen, die heute bevorzugt unterhalb der Schwelle einer immunsuppressiven bzw. zytostatischen Behandlung bei systemischen Autoimmunkrankheiten zum Einsatz kommen, sind
- Chloroquinderivate (Malariamittel) bei geringer Krankheitsaktivität von SLE, RA und juveniler RA, Dosierung: z. B. Resochin 250 mg/d.

Cave: Retinopathie!

- Azulfidine bei beginnender RA, Psoriasisarthritis und Spondylarthropathie mit peripherer Gelenkbeteiligung, Dosierung: einschleichend bis 3 × 1000 mg/d.

Cave: azulfidininduzierter SLE!

Goldsalze und D-Penicillamin wurden bei beginnender rheumatoider Arthritis eingesetzt und wegen Nebenwirkungen und verfügbarer Alternativen weitgehend verlassen.

Entzündungshemmende Medikamente. Therapeutika, die in das Entzündungsgeschehen eingreifen, werden als antiinflammatorische Medikamente bezeichnet und in **steroidale** (Glucocorticoide, → „Therapie mit Glucocorticosteroiden", S. 559ff) und **nichtsteroidale** Substanzen (NSAID) unterschieden.

- **Glucocorticoide** werden als
  - hoch dosierte Akutbehandlung über wenige Tage (z. B. 500 mg/d über 3–5 Tage),
  - als mittelhoch dosierte Behandlung über Wochen mit sukzessiver Dosisreduktion („ausschleichend") und
  - als möglichst niedrig dosierte Dauertherapie (6–12 mg/d) eingesetzt, ergänzt durch steroidsparende (verlaufsmodifizierende, immunsuppressive, zytostatische) Medikamente.
- **NSAID** (nichtsteroidale antiinflammatorische Medikamente) greifen weiter distal in das Entzündungsgeschehen ein und haben deshalb im Vergleich zu Glucocorticoiden eine geringere antiinflammatorische Potenz. Als Hemmstoffe der Zyklooxygenasen (COX1, COX2) verhindern sie die Produktion von Prostaglandinen, wodurch sich antipyretische, analgetische, thrombozytenaggregationshemmende und schleimhautschädigende Wirkungen erklären. Die antiinflammatorische Wirkung tritt erst bei höherer Dosierung ein und wird überwiegend durch Hemmung des COX2-Isoenzyms vermittelt, das im Rahmen auto-

reaktiver Entzündungsprozesse durch Zytokine und andere Mediatoren aktiviert und vermehrt wird. Hoch selektive Hemmstoffe der COX2 (Coxibe) vermitteln eine gezielte entzündungshemmende Wirkung. In einer ersten Langzeitstudie zeigte sich jedoch eine erhebliche Herzkreislauftoxizität (Rofecoxib wurde deshalb vom Markt genommen). Die unerwünschten Wirkungen von Substanzen wie Ibuprofen und Diclofenac auf Thrombozyten und gastrale Mukosa (Ulkusrisiko) sind Folgen der COX1-Hemmung. NSAID sind in der Altersgruppe über 65 die am häufigsten verordneten Medikamente. *Dosierungen:* Ibuprofen 2 × 200 mg/d bis 3 × 800 mg/d, Diclofenac 3 × 50 mg/d bis 3 × 100 mg/d, Naproxen 3 × 20 mg/d bis 3 × 40 mg/d, Dauertherapie in Verbindung mit Magenschutzpräparat, vor allem wenn mit Glucocorticoiden kombiniert behandelt wird. *Dosierungen der selektiven COX2-Inhibitoren* (derzeitige Empfehlungen): Celecoxib 200–400 mg/d, Valdecoxib 10–20 mg/d, Parecoxib 40–80 mg/d, Etoricoxib 60–90 mg/d (120 mg/d bei akuter Gichtarthritis).

Cave mit NSAID bei Nieren- und Leberschäden. Herz-Kreislauf-Prophylaxe bei Dauertherapie mit COX2-Inhibitoren!

Immunsuppressive Medikamente. Die Monotherapie mit Immunsuppressiva in Verbindung mit niedrig dosierten Glucocorticoiden wird bei den systemischen Autoimmunkrankheiten am häufigsten angewendet. Kombinationsbehandlungen verschiedener Immunsuppressiva werden in klinischen Studien erprobt.
- **Klassische Immunsuppressiva:** Ciclosporin A (CsA), Tacrolimus (FK506) und Leflunomid greifen durch Synthesehemmung von IL2 und IL2-Rezeptor in die autokrine und parakrine T-Zell-Aktivierung ein. Die Expansion antigenspezifischer T-Zell-Klone wird unterdrückt. Die Medikamente werden eingesetzt bei RA, SLE und anderen systemischen Autoimmunkrankheiten, außerdem zur Prophylaxe einer GVH-Reaktion (→ S. 1105f). *Dosierung CsA:* 1–3 mg/kgKG/d (Kontrolle von Blutdruck und Nierenfunktion, Gefahr eines EBV-induzierten B-NHL (→ S. 1071f) durch Suppression der T-Zell-Immunität).
- **Antimetabolite:** Methotrexat (MTX) und Azathioprin (Imurek) haben indirekte immunsuppressive Wirkungen durch Inhibition der Zellproliferation (Lymphozyten proliferieren rasch!). *Dosierungen:* 7,5–25 mg MTX/Woche als Einmaldosis bei RA und Psoriasisarthritis, 1–2 mg/kgKG/d Azathioprin

Azathioprin nicht mit Allopurinol kombinieren (→ schwere Knochenmarkdepression.)

- **Zytostatika:** Cyclophosphamid wird bei aggressiven Krankheitsverläufen (SLE, Morbus Wegener, Mittel der Wahl bei sympathischer Ophthalmie) entweder als Stoßtherapie oder orale Dauertherapie verabreicht. In therapierefraktären Situationen wird auch Chlorambucil gegeben. *Dosierungen:* 500–1000 mg Endoxan als Kurzinfusion im Abstand von 2–4 Wochen (parallel Uromitexan zur Prophylaxe der hämorrhagischen Zystitis, 3 × 20% der Endoxandosis), Dauertherapie 1–2 mg/kgKG/d, engmaschige Blutbildkontrollen!

Immunmodulierende Medikamente. Hierzu gehört die Behandlung mit Immunglobulinen, Zytokinagonisten und -antagonisten sowie gentechnologisch hergestellten mehrfunktionellen Hybridmolekülen. Gemeinsames Kennzeichen dieser Therapieformen gegenüber den oben beschriebenen Methoden ist die selektive Manipulation einzelner Regelkreise des immunologischen Netzwerks. Die Substanzen werden unter dem Begriff der „Biologicals" bzw. „Biological Response Modifiers – BRM" zusammengefasst.

- Die erfolgreiche Gabe von gepooltem, polyvalenten 7S-Humanimmunglobulin ist bei autoimmunologisch bedingter Hämozytopenie gesichert, insbesondere beim Morbus Werlhof (→ „Idiopathische thrombozytopenische Purpura", S. 326ff). Die hoch dosierten Antikörper binden an freie Fc-Immunglobulinrezeptoren der Phagozyten und blockieren hierdurch die Immunphagozytose opsonisierter Blutzellen (Blockade des MMS, → S. 1058). Gepooltes Immunglobulin wird auch beim Kawasaki-Syndrom (eine primäre Vaskulitis mittelgroßer Gefäße) sowie beim Guillain-Barré-Syndrom (GBS) mit Erfolg eingesetzt. Für die Anwendung bei anderen Autoimmunopathien gibt es keine kontrollierten Therapiestudien. *Dosierung bei ITP:* 20–40 g p.i./d (über 5 Tage).
- Spezifische Immunseren (Anti-Lymphozyten-Globulin, Anti-Thymozyten-Globulin), die zu einer Depletion von T-Zellen führen, werden unter anderem bei der aplastischen Anämie eingesetzt, wobei sich die Gabe von T-Zell-spezifischen Antikörpern bei Autoimmunopathien bislang nicht als klinisch erfolgreich gezeigt hat. Antikörper oder TNF-Rezeptor-Fusionsproteine gegen den Tumornekrosefaktor α (Remicade, HUMIRA und Enbrel) sind für die Therapie der rheumatoiden Arthritis, für die ankylosierende Spondylitis zugelassen. Anti-TNF-blockierende Prinzipien haben sich zusätzlich bei einer Reihe weiterer Erkrankungen in der Therapie bewährt, z.B. bei Morbus Crohn, der juvenilen Arthritis, der Psoriasis-Arthritis sowie dem Adulten Morbus Still Syndrom. Besonders auffallende klinische Erbfolge werden in einer Kombination der TNF-blockierenden Substanzen mit MTX erzielt. Studien laufen derzeit, um die klinische Effizienz TNF-α blockierende Medikamente bei weiteren autoimmunologischen Erkrankungen wie der Sarcoidose und der Polimyositis auszutesten.
- Weitere neue Therapieprinzipien, die sich bei der rheumatoiden Arthritis erfolgreich in Studien gezeigt haben, ist ein monoklonaler Antikörper gegen den Interleukin-6 Rezeptor, sowie ein Fusionsprotein CTLA4, das die Interaktion zwischen antigen-präsentierenden Zellen und T-Zellen unterbindet. Mit beiden neuen biologisch wirksamen Substanzen wurde sowohl bei der rheumatoiden Arthritis als auch bei dem systemischen Lupus eine signifikante Besserung erzielt. Da nur etwa 60% der Patienten auf die neuen Biologicals reagieren, sind weitere Entwicklungen neuer Therapieprinzipien notwendig. So sind derzeit monoklonale Antikörper oder Rezeptorfusionsproteine gegen Interleukin-15, Interleukin-18 und Inerleukin-12 sowie Interleukin-21 in Phase-I- und Phase-II-Studien.
- Die Gabe von Zytokinen, so die Medikation mit β-IF, ist bei einer schubförmigen und sekundären progredienten Sklerose zugelassen. Unter den Zytokinen ist das β-Interferon (→ Typ-1-Interferon) bei schubförmiger und sekundär progredienter multipler Sklerose verfügbar. Dosierung: 8 Mio. IE jeden 2. Tag, Nebenwirkung: grippeartige Symptome, deshalb zusätzlich Paracetamol geben.

Sonstige Behandlungsverfahren.
Physikalische Maßnahmen: Die Plasmapherese ist ein Verfahren zum unspezifischen Austausch von Plasmaeiweiß. Etwa 20% davon entspricht der Immunglobulinfraktion, die auch die krankheitsrelevanten Autoantikörper enthält. Die entzogene Eiweißfraktion wird mit Albumin oder Fresh Frozen Plasma (FFP) ersetzt. Eine zeitgleiche hochdosierte Glucocorticoidbehandlung und die Einleitung einer immunsuppressiven Behandlung sichert den Langzeiterfolg. Die Gabe von 7S-Immunglobulin nach Abschluss der „Blutwäsche" kann ein Rebound-Phänomen mit gesteigerter Autoantikörperbildung eventuell

verhindern. Das Verfahren wird bei kausaler Beteiligung von Autoantikörpern am medikamentös nicht beherrschbaren Krankheitsgeschehen eingesetzt. Gesicherte Indikationen: Goodpasture-Syndrom, Typ IVa und IVb der Lupusnephritis (WHO-Klassifikation), vital bedrohliche autoreaktiv bedingte Hämozytopenien, Hyperviskositätssyndrom (→ S. 921) und Guillain-Barré-Syndrom.

Operative Behandlungsverfahren: Thymektomie bei thymomassoziierter Myasthenia gravis, Splenektomie bei therapierefraktärer Thrombozytopenie und autoimmunhämolytischer Anämie.

Substitutive Behandlungsverfahren: Hierzu zählt die Gabe von Hormonen bei Insuffizienz endokriner Drüsen, die Substitution von Blutbestandteilen und die Organersatztherapie. Dialyse bei terminaler Niereninsuffizienz, Nierentransplantation (z. B. nach Lupusnephritis), HSC-Transplantation (bei aplastischer Anämie) und die Lebertransplantation (bei akutem Leberversagen im Rahmen einer Autoimmunhepatitis) sind die wichtigsten Organersatzmaßnahmen bei Autoimmunkrankheiten.

50.5 Immunologische Prinzipien von Transfusion und Transplantation

Definition. Die Übertragung vitaler Zellen, Gewebe und Organe dient in der Regel dazu, ausfallende oder extrem eingeschränkte Vitalfunktionen zu verbessern. Werden nicht regenerationsfähige Blutzellen auf ein anderes Individuum übertragen, spricht man von einer **Transfusion**. Die Übertragung von teilungsfähigen Zellen, Gewebsverbände oder Organen bezeichnet man als **Transplantation**. Dabei ergeben sich immunologische Probleme aufgrund individuell unterschiedlicher Gewebsantigene (Alloantigene). Bei der Abwehr inkompatibler Blutzellen (Transfusionsreaktion) stehen Antikörperwirkungen im Vordergrund, während die Abstoßung transplantierter Gewebe (Host versus-Graft-Reaktion) vorwiegend durch alloreaktive T-Lymphozyten (DTH- und zytotoxische T-Zellen) vermittelt wird. Die Graft-versus-Host-Reaktion als Immunreaktion transplantierter Zellen gegen den Wirt wird auf S. 1105 beschrieben.

T 50.11 Antigene und Antikörper des AB0-Blutgruppensystems

Genotyp	Phänotyp	Antikörper
AA	A	Anti-B
A0	A	Anti-B
BB	B	Anti-A
B0	B	Anti-A
AB	AB	keine Antikörper
00	0	Anti-A, Anti-B
A_1A_1, A_10	A_1 (hohe A-Dichte)	Anti-B
A_1A_2	A_1 (hohe A-Dichte)	Anti-B
A_2A_2, A_20	A_2 (niedrige A-Dichte)	Anti-B, Anti-A,
A_1B	A_1B (hohe A-Dichte)	keine Antikörper
A_2B	A_2B (niedrige A-Dichte)	Anti-A_1

50.5.1 Grundzüge der Transfusionsimmunologie

Blutgruppenantigene

Major-Antigene.
AB0-System: Die Antigene A, B und H sind Glykolipide auf Erythrozyten, Epithel- und Endothelzellen und bei über 80 % der Bevölkerung in Körpersekreten (z. B. Speichel) zu finden. Grundbaustein des AB0-Blutgruppensystems ist die H-Substanz, die durch Glykotransferase (A oder B) weiter modifiziert wird. Gegen im eigenen Organismus nicht gebildetes A- oder B-Antigen entwickeln T-Zell-unabhängige B-Lymphozyten im Lauf des ersten Lebensjahres Antikörper des IgM-Isotyps (🕮 50.11), ohne jemals mit dem Zielantigen in Kontakt zu kommen (sog. „natürliche Antikörper"). Kommt das Immunsystem später bei inkompatibler Transfusion tatsächlich in Kontakt mit der allogenen Blutgruppensubstanz, werden IgG-Antikörper gebildet.
Die A-Eigenschaft wird weiter unterteilt in A_1 (hohe Dichte des A-Antigens) und A_2 (niedrige Dichte, bei 20 % aller A-Individuen). Die Eigenschaft A_1 ist dominant gegenüber A_2 und verfügt über zusätzliche Epitope, die sich aufgrund der hohen Dichte in unmittelbarer Umgebung des A-Antigens ergeben. Individuen mit der phänotypischen Eigenschaft A_2 haben deshalb gelegentlich natürliche Antikörper gegen A_1.
Rhesusantigene: Sie sind nur auf Erythrozyten zu finden (über 30 verschiedene Allelvarianten). Die aktuelle Nomenklatur nach Fisher-Race enthält die Eigenschaften c, d, e, C, D, E. Das D-Antigen wird dominant vererbt und ist von allen Spezifitäten das stärkste Immunogen und deshalb bei Bluttransfusionen von größter Bedeutung. Die Eigenschaft D ist schon für sich allein gleichbedeutend mit „Rhesus positiv", fehlt sie (= d), lautet die Rhesusgesamtformel „Rhesus negativ". Etwa 15 % der Bevölkerung sind „Rhesus negativ". Natürliche Antikörper gegen Rhesusantigene analog zum AB0-System sind nicht bekannt. Zur Sensibilisierung gegen Rh-Antigene (Bildung von IgG-Antikörpern) kommt es im Zusammenhang mit rhesusinkompatibler Transfusion, bei freiwilligen Impfungen von Männern zur Gewinnung von Rhesusseren oder bei Geburt eines Rh^+-Kindes einer Rh^--Mutter, wenn fetale Erythrozyten in den mütterlichen Blutkreislauf übertreten. Bei erneuter Schwangerschaft mit einem Rh^+-Kind kommt es zu einer intrauterinen hämolytischen Anämie wegen des transplazentaren Übertritts der mütterlichen IgG-Antikörper.

Minor-Antigene. Sie haben bezüglich Transfusionsinkompatibilität nur eine untergeordnete Bedeutung. Gegen sie werden, abgesehen von den Lewis-Antigenen, keine natürlichen Antikörper gebildet. Die Sensibilisierung erfolgt entweder bei Transfusionen oder in der Schwangerschaft. Selten kommt es bei Inkompatibilitäten folgender Systeme zu Transfusionsreaktionen:
Lewis-System: Le_a und Le_b (kodominant),
MN-System: M und N (kodominant),
Ss-System: S und s,
Kell-System: K und k,
Duffy-System: Fy_a und Fy_b (kodominant).

Während im Labor Blutgruppenbestimmung und Kreuzprobe durchgeführt werden können, erfolgt im sog. Bedside-Test lediglich die nochmalige Überprüfung der Übereinstimmung des AB0-Systems von Blutkonserve und Empfänger. Bedside-Test und Gabe von Blutkonserven ist eine ärztliche Aufgabe, die nicht an Dritte delegierbar ist.

Symptomatologie der Transfusionsreaktionen

Transfundierte inkompatible Blutzellen werden entweder intravasal hämolysiert oder beschleunigt phagozytiert (Opsonisierung). Folgende immunologische Reaktionen sind von klinischer Bedeutung:

Hämolytische Reaktion. Schwer wiegendste Folge einer Bluttransfusion, entweder durch AB0-Inkompatibilität, Rh-Inkompatibilität (D-Antigen ist stärkstes BG-Antigen überhaupt) oder einer Minor-Inkompatibilität des Kell- oder Duffy-Faktors. Innerhalb weniger Minuten nach Beginn der Transfusion kommt es zu Kopfschmerzen, Übelkeit, Erbrechen, generalisierten Muskelschmerzen und Anstieg der Körpertemperatur mit Schüttelfrost. Akuter Kreislaufschock mit Nierenversagen und Verbrauchskoagulopathie kennzeichnen den weiteren Verlauf. Die Transfusion muss sofort abgebrochen und eine Schockbehandlung eingeleitet werden.

Febrile Transfusionsreaktion. Meist Folge der Antikörperbildung gegen Minor-Blutgruppen, deshalb sollten wiederholte Transfusionen mit Minor-Inkompatibilitäten vermieden werden. Wird auch nach Thrombozytengabe beobachtet, hat bei einer HLA Sensibilisierung ebenfalls Bedeutung.

Allergische Reaktionen. Sämtliche Schweregrade einer Anaphylaxie (→ ⊤ 50.5, S. 1090) von leichtgradiger Quaddelbildung bis zum Kreislaufschock wurden bei Transfusionen beobachtet. Die Ursache können entweder mitübertragene Antigene sein, gegen die der Patient sensibilisiert ist, oder übertragene Spender-IgE-Antikörper, die mit Antigenen im Organismus des Empfängers reagieren. Ein geläufiges Phänomen ist die reversible, antransfundierte Pollenallergie.

Besonderheiten bei Thrombozytentransfusionen. → auch „Richtlinien zu Thrombozytenkonzentrat-Transfusionen", S. 366f. Thrombozyten exprimieren zwar die Major-Antigene A, B und H (= Blutgruppe 0), dennoch werden sie bei AB0-inkompatibler Transfusion weder zerstört noch in ihrer Funktion beeinträchtigt. Die Ursache ist unbekannt. Rhesusantigene kommen auf Thrombozyten nicht vor, ebenso MHC-Klasse-II-Moleküle. Dagegen sind MHC-Klasse-I-Moleküle auf Thrombozyten konstitutiv. Hauptprobleme bei der Thrombozytensubstitution ist das Risiko der HLA-Sensibilisierung (→ S. 1104). Spätere Transfusionen von Thrombozyten sind dann weniger effektiv, und falls eine Transplantation ansteht, ist das Risiko einer Abstoßungsreaktion erhöht. Aufgrund der üblichen Kontamination der Präparate mit Leukozyten sind auch Sensibilisierungen gegen MHC-Klasse-II-Moleküle zu erwarten.

50.5.2 Grundzüge der Transplantationsimmunologie

→ auch „Herz" S. 106, „Niere" S. 228f und „Leber" S. 839ff.

Man unterscheidet die immunologisch unproblematische Transplantation im autologen und syngenen System, von der allogenen Transplantation zwischen genetisch verschiedenen Individuen.

Transplantationsantigene

Die Major-Antigene der Transplantation. Es handelt sich um die HLA-Antigene (engl.: **h**uman **l**eucocyte **a**ntigens), die auch als MHC-Moleküle (→ S. 1063ff) bezeichnet werden. Ihr Polymorphismus in der Bevölkerung wird von keinem anderen menschlichen Gen übertroffen. Die Moleküle beider MHC-Klassen sind Heterodimere, jeweils drei Isoformen werden in beiden Klassen kodiert und kodominant exprimiert. Die Isoformen der Klasse I werden mit A, B und C bezeichnet, die der Klasse-II-Moleküle mit DP, DQ und DR. Jedes Individuum exprimiert zwischen 3 und maximal 6 unterschiedliche Klasse-I- und –II-Heterodimere. Aufgrund der gekoppelten Vererbung des gesamten MHC-I- und -II-Locus werden sog. HLA-Haplotypen en bloc vererbt, das sind die auf einem Chromosom in enger Nachbarschaft kodierten Sequenzen aller MHC-Moleküle (Rekombinationsfrequenz mit dem Schwesterchromosom < 1 %). Mit Kenntnis des HLA-Typs der Eltern ist es deshalb möglich, die Haplotypen eines Individuums anzugeben.

Die Minor-Antigene der Transplantation. Es gibt offenbar auch außerhalb des MHC Histokompatibilitätsantigene, da auch bei Transplantation zwischen voll HLA-kompatiblen Individuen GVH-Reaktionen (→ S. 1105f) vorkommen.

Bedeutung der Gewebetypisierung

Bei Transplantation solider Organe ist die AB0-Kompatibilität wichtiger als die Übereinstimmung der HLA-Antigene (AB0-System auch auf Endothelzellen). Unter den HLA-Antigenen ist das Klasse-II-DR-Antigen am wichtigsten. Seit der Verfügbarkeit wirkungsvoller Immunsuppressiva zur Verhinderung der Transplantatabstoßung werden auch hämatopoetische Stammzellen über HLA-Grenzen hinweg transplantiert. Die Chance, in den derzeit verfügbaren Spenderdateien einen zumindest haploidentischen Fremdspender zu finden, liegt heute zwischen 30 und 50 %. Unter Geschwistern beträgt die Wahrscheinlichkeit eines vollkompatiblen Spenders 25 %. Drei unterschiedliche Verfahren der HLA-Typisierung sind gebräuchlich:

Serologische Gewebetypisierung. Mithilfe menschlicher Antiseren (von HLA-sensibilisierten Multipara) oder mit monoklonalen Antikörpern. Die Zahl erfassbarer Spezifitäten ist durch die limitierte Zahl verfügbarer Seren begrenzt.

PCR-gestützte molekulargenetische Typisierung. Erfolgt durch Sequenzierung amplifizierter Genabschnitte des MHC. Mit dieser Methode können Abweichungen der MHC-Moleküle in einer einzigen Aminosäure nachgewiesen werden.

Gemischte Lymphozytenkultur (MLR, *engl.*: mixed lymphocyte reaction). Globaltest zur Gewebeverträglichkeit, da derzeit nicht alle theoretisch möglichen HLA-Spezifitäten im Rahmen der HLA-Typisierung erfasst werden können. Zur Beurteilung des Abstoßungsrisikos wird die Proliferation der Empfängerlymphozyten durch Zugabe bestrahlter oder Mitomycin-C-behandelter Spenderlymphozyten gemessen. Will man das GVH-Risiko erfassen (z. B. vor Transplantation von humanen Stammzellen), wird der Ansatz umgekehrt und die Proliferation der Spenderlymphozyten gemessen. Die MLR hat nur bei Lebendspendern Bedeutung, da sie mehrere Tage in Anspruch nimmt.

Transplantatabstoßungsreaktion

Pathogenese. Drei immunologische Mechanismen werden unterschieden:
- Etwa 5 % aller verfügbaren T-Lymphozyten werden durch die körperfremden MHC-Moleküle des Transplantats direkt aktiviert. Sie reagieren mit Freisetzung von Zytokinen und unmittelbarer Zytotoxizität, einschließlich der Induktion von Apoptose.
- Die MHC-Moleküle des Transplantats werden regulär in den antigenpräsentierenden Zellen des Empfängers prozessiert und präsentiert. DTH-Lymphozyten werden aktiviert und setzen IL2, IFNγ und TNFα frei, die weitere Effektorzellen der angeborenen Immunabwehr aktivieren (Typ-4-Reaktion).
- Zytotoxische HLA-Antikörper (infolge einer HLA-Sensibilisierung) bewirken eine komplementvermittelte Lyse transplantierter Zellen (Typ-2-Reaktion).

Die Transplantatabstoßungsreaktion wird durch antiinflammatorische und immunsuppressive Behandlung wirksam unterdrückt. Bei Verminderung der Immunsuppression kann es zur akuten Abstoßungsreaktion kommen. Herz-, Nieren- und Lebertransplantate verursachen seltener eine Abstoßungsreaktion als Haut- und Knochenmarktransplantate.

Klinischer Verlauf. Drei Formen werden unterschieden:

Hyperakute Transplantatabstoßung durch zytotoxische Antikörper. Sie manifestiert sich innerhalb weniger Stunden. Häufig ist diese Form nach Polytransfusion (leukozytenkontaminierte Konzentrate, HLA-Klasse-I auf Thrombozyten), nach Mehrfachschwangerschaft oder vorausgegangener Transplantation anzutreffen. Konsequenz: möglichst wenig Bluttransfusionen, dabei Verwendung von Leukozytenfiltern, auf keinen Fall Konserven von verwandten Spendern. *Therapieoptionen:* keine.

Akute Transplantatabstoßung. Bei HLA-Inkompatibilität und unzureichender immunsuppressiver Therapie. Sie tritt wenige Tage nach Transplantation auf. *Therapieoptionen:* Glucocorticoide, Anti-Lymphozyten-Globulin, Anti-CD3-Antikörper (pan-T), Anti-CD25-Antikörper (gegen IL2-Rezeptor), Azathioprin, Cyclophosphamid, Ciclosporin A, Tacrolimus (FK506).

Chronische Transplantatabstoßung. Sekundärer, progredienter Verlust der Organleistung, Wochen bis Monate nach zunächst erfolgreicher Transplantation. Da bereits irreversible postentzündliche Veränderungen vorliegen, ist eine immunsuppressive Behandlung nicht indiziert. *Therapieoptionen:* Retransplantation.

Graft-versus-Host-Erkrankung

engl.: graft versus host disease, **GVHD**

Pathogenese. Die allogene Transplantation hämopoetischer Stammzellen unterscheidet sich von anderen Gewebeverpflanzungen durch die massive Immunsuppression des Empfängers (z. B. Immundefekte, Knochenmarkaplasie, Leukämie). Es besteht deshalb ein erhebliches Risiko, dass immunkompetente T-Lymphozyten des Transplantats vom Empfänger nicht abgewehrt werden können und sich im Empfängerorganismus etablieren und ausbreiten. Analog zur Transplantatabstoßung entwickelt sich die Transplantat-gegen-Wirt-Reaktion. Die GVH-Erkrankung wird auch in folgenden Situationen erworben:

- Übertragung vitaler Lymphozyten bei Bluttransfusion auf Patienten mit T-zellulärem Immundefekt (Konsequenz: bestrahlte Konserven geben, nicht erforderlich bei AIDS, da das HI-Virus auch die allogenen T-Zellen zerstört).
- Maternofetale, peripartale Übertragung vitaler Lymphozyten auf Kinder mit Immundefekterkrankung (*Therapieoptionen:* keine, Verlauf infaust).
- Übertragung vitaler Lymphozyten bei Gabe von Blutkonserven von Verwandten mit sehr ähnlichem HLA-Typ. Aufgrund zu geringer HLA-Unterschiede werden die Spenderlymphozyten nicht ausreichend abgewehrt (Konsequenz: keine Konserven von Verwandten, *Therapieoption:* immunsuppressive Therapie).

Die immunologischen Reaktionsmechanismen der GVHD sind bislang ungeklärt. Es wird vermutet, dass die Reaktion hauptsächlich durch nicht MHC-restringierte γ/δ-T-Lymphozyten vermittelt wird.

Klinischer Verlauf. Man unterscheidet die hyperakute, die akute und die chronische GVHD. Die Erkrankung tritt meist als akute GVHD etwa 7–30 Tage nach Übertragung der fremden Lymphozyten klinisch in Erscheinung (Hepatitis, Dermatitis, Enteritis, Karditis, Pneumonitis und ZNS-Manifestationen). Das Immunsystem selbst ist Ziel der GVH-Reaktion, so dass eine massive Immunsuppression eintritt, die sich weiter durch die notwendige immunsuppressive Behandlung verschärft. Meist versterben die Patienten an einer nicht beherrschbaren Sepsis.

Therapieoptionen. Glucocorticoide, Ciclosporin A, Tacrolimus, Denileukin Difitox (Ontak, ein Konjugat von Interleukin-2 und Diphterietoxin), anti-CD25-Antikörper (CD25 = Interleukin-2-Rezeptor): chimär: Basiliximab (Simulect), humanisiert: Daclizumab (Zenupax), anti-CD20-Antikörper: Rifuximab (MabThera), Anti-Lymphozyten-Globulin, Thallidomid, Mycophenolat motefil, bei Darm-GVH auch anti-TNF-Antikörper: Infliximab (Remicade), Photopharese.

Rheumatologie

51 **Gelenke** 1108
52 **Rheumatologisch-immuno-
   logische Systemerkrankungen** 1127
53 **Knochen** 1136
54 **Entzündliche Muskelerkrankungen** 1144
55 **Weichteilrheumatismus** 1146

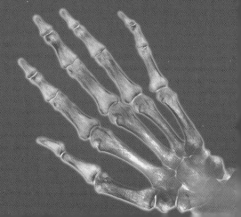

51 Gelenke

Knut Grasedyck

51.1	**Entzündliche Gelenkerkrankungen**	1109		Lyme-Borreliose	1123
				Virale Infekte	1123
51.1.1	Monarthritis	1109	**51.2**	**Degenerative Wirbelsäulen- und Gelenkerkrankungen**	1123
51.1.2	Rheumatoide Arthritis	1109			
51.1.3	Seronegative Spondylarthritiden	1115	51.2.1	Degenerative Wirbelsäulensyndrom	1124
	Spondylitis ankylosans (SPA)	1115	51.2.2	Arthrose	1124
	Arthritis psoriatica	1118	51.2.3	Arthropathien bei verschiedenen Grundleiden	1125
51.1.4	Infektarthritis	1120			
	Akute infektiöse Arthritis	1120		Arthropathien bei Stoffwechselerkrankungen	1125
	Tuberkulose	1120			
	Reaktive Arthritis	1121		Arthropathien bei endokrinen Störungen	1126
	Rheumatisches Fieber	1121			
	Yersinien-Arthritis	1122		Immunologische und hämatologische Erkrankungen	1126
	Chlamydienarthritis	1122			
	Reiter-Syndrom	1123		Neurologische Erkrankungen	1126

Ätiologie und Pathogenese. Nur bei infektiösen und parainfektiösen (reaktiven) Arthritiden ist die Ätiologie bekannt. Bei allen übrigen Formen kennt man lediglich ätiologische Faktoren und Vorgänge im pathogenetischen Ablauf.

Bei der rheumatoiden Arthritis besteht eine gewisse genetische Disposition, ein infektiöser Auslöser wird diskutiert, im weiteren Verlauf kommt es zu einer schubweise verlaufenden chronischen Entzündung, die verschiedene Organsysteme einbeziehen kann. Eine gewisse Entität stellen die seronegativen Spondylarthritiden dar, bei denen die genetische Disposition in Form des HLA-B27 von besonderer Bedeutung ist. Hier befällt der Entzündungsprozess vorwiegend das Achsenskelett (Wirbelsäule und Iliosakralgelen-

ke), seltener periphere Gelenke. Rheumatologisch-immunologische Systemerkrankungen wie der systemische Lupus erythematodes oder verschiedene Immunvaskulitisformen sind Autoimmunerkrankungen, bei denen im Rahmen einer gestörten Immuntoleranz Entzündungsmediatoren, Autoantikörper und Immunkomplexe gebildet werden, die zu charakteristischen Entzündungsreaktionen und Organmanifestationen führen.

Gemeinsames Merkmal der entzündlich rheumatischen Erkrankungen ist die Synovitis mit Einbeziehung der gelenknahen Weichteile und oft ausgeprägten systemischen Entzündungszeichen. Diese fehlen meist bei den degenerativen Gelenkerkrankungen. Hier sind Fehlbelastung, Übergewicht, Stoffwechselstörungen die entscheidenden Risikofaktoren. Pathologisch-anatomisch findet man vorwiegend Abbauvorgänge, begleitet von sklerosierenden und proliferativen Reaktionen, seltener von entzündlicher Aktivierung.

51.1 Entzündliche Gelenkerkrankungen

51.1.1 Monarthritis

Die Monarthritis (→ 👁 51.1) stellt insofern eine Herausforderung dar, als bei ihr praktisch die gesamte Differenzialdiagnose der rheumatischen Erkrankungen in Betracht gezogen werden muss. Es kann sich dabei um einen bakteriellen oder parainfektiösen Prozess handeln, um eine beginnende chronische rheumatische Erkrankung, eine Stoffwechselstörung, um degenerative Veränderungen und in seltenen Fällen auch einmal um eine Neoplasie. Wenn eine Zuordnung noch nicht möglich ist, spricht man von einer undifferenzierten Arthritis. Die Behandlung beschränkt sich dann zunächst auf eine symptomatische Therapie (→ S. 1113).

51.1.2 Rheumatoide Arthritis (RA)

Synonym: chronische Polyarthritis
engl.: rheumatoid arthritis

Definition. Die rheumatoide Arthritis ist eine meist **schubweise** verlaufende **systemische Entzündung** mit vorwiegendem Befall von Hand- und Fingergelenken, **Morgensteifigkeit** und Neigung zur Gelenkdestruktion. Eine Beteiligung von Sehnenscheiden, paraartikulären Weichteilen und verschiedenen Organen ist möglich.

Epidemiologie. Frauen erkranken häufiger als Männer, etwa 50 von 100000 mit einem Maximum um das 40. Lebensjahr, eine familiäre Häufung gibt es bei der seropositiven Form.

Ätiopathogenese. Die Ätiologie ist nicht bekannt, lediglich eine **genetische Disposition:** 65–80% der Patienten sind HLA-DR4-positiv (gesunde Kontrollpersonen zu 25%). Auslöser dieser Autoimmunerkrankung sind möglicherweise virale Infekte, z.B. durch Epstein-Barr-Viren (EBV). Der entzündliche Prozess beginnt in der Gelenkkapsel mit einer Synovialisproliferation (Pannus), die zur Zerstörung von Gelenkknorpel und Knochen neigt (→ 👁 51.5).

Symptomatik und Befunde.
- Neben unspezifischen Allgemeinsymptomen (Abgeschlagenheit, gelegentlich erhöhten Temperaturen) bestehen als typische Symptome Morgensteifigkeit, symmetrische Anschwellung überwiegend von Hand-, Fingergrund- und -mittelgelenken (👁 **51.2** u. 👁 **51.3**), Schmerzen in Ruhe, bei Druck und unter Belastung, Funktionseinschränkungen sowie der schubweise Verlauf.
- Im Erguss findet man Phagozyten (phagozytierende Granulozyten), in der Histologie lymphozytär-monozytäre Infiltrate, Lymphfollikel, fibrinoide Nekrosen;

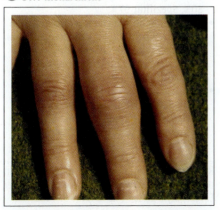

👁 51.1 Monarthritis

51.2 Typisches Befallsmuster bei rheumatoider Arthritis

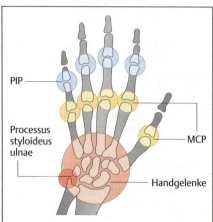

Bei der rheumatoiden Arthritis sind meist symmetrisch (d. h. rechts und links) die proximalen Interphalangeal-(PIP-) und Metakarpophalangeal-(MCP-)Gelenke, die Handgelenke sowie der Processus styloideus ulnae betroffen.

51.4 Rheumaknötchen bei rheumatoider Arthritis

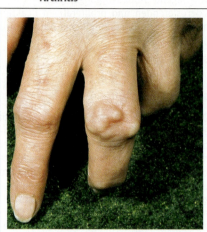

Über der Streckseite des proximalen Interphalangealgelenks 3 links erkennt man mehrere Rheumaknötchen, die meist subkutan verschieblich und oft schmerzhaft sind.

- Auftreten von **Rheumafaktoren** (meist IgM-Autoantikörper gegen den Fc-Teil von Immunglobulinen), anderen Autoantikörpern und Immunkomplexen. Bei 70–80 % der Betroffenen sind Rheumafaktoren nachweisbar (seropositive rheumatoide Arthritis). Rheumafaktoren findet man aber auch bei anderen chronischen Erkrankungen. Spezifischer ist das citrullinierte zyklische Peptid (CCP), Sensitivität 80 %, Spezifität 97 %.
- Verschiebliche, weiche **Rheumaknötchen** finden sich bei 20 % der Patienten, meist an der Streckseite der Gelenke, histologisch entzündliches Granulationsgewebe (→ 51.4);
- Im Spätstadium: Atrophie der Fingermuskulatur, Deformierungen und **ulnare Deviation** der Finger, Destruktion von Gelenken (→ 51.5) und **Ankylosen** (knöcherner Durchbau).

51.3 Rheumatoide Arthritis

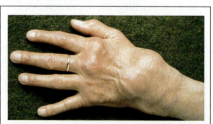

Die Schwellungen sind Ausdruck einer ausgeprägten Synovitis der Hand- und Metakarpophalangealgelenke.

Rheumaknötchen sind nicht zu verwechseln mit den harten Knochenproliferationen der Fingerpolyarthrose (51.11, S. 1125).

51.5 Radiologische Stadien der rheumatoiden Arthritis

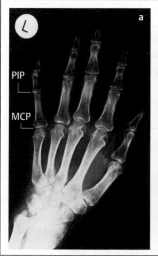 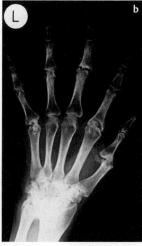

a Gelenkspaltverschmälerung der proximalen Interphalangeal-(PIP-)Gelenke und zystische Erosionen am Kapselansatz der Metakarpophalangeal-(MCP-)Gelenke; **b** fortgeschrittene Destruktionen in Hand-, MCP- und PIP-Gelenken.

Sonderformen.

Juvenile chronische Arthritis. Meist nur Oligoarthritis und zu Beginn häufig noch nicht definitiv einzuordnen.

Still-Syndrom. Akute juvenile Form mit schweren Allgemeinsymptomen, Lymphknotenschwellung, Beteiligung verschiedener Organe, ausgeprägten Entzündungsparametern und erhöhtem Ferritin.

Palindromer Rheumatismus. rezidivierende, meist nur kurz anhaltende Gelenkentzündungen ohne Destruktion, u.U. als Vorstadium einer rheumatoiden Arthritis.

Caplan-Syndrom. Pneumokoniose (meist bei Silikose), die mit peripheren granulomatösen Lungenrundherden und rheumatischen Beschwerden einhergeht (DD Churg-Strauss-Syndrom, → S. 1133f).

Pfropf-Arthritis. Rheumatoide Arthritis bei älteren Menschen auf dem Boden degenerativer Veränderungen.

Alters-CP. Eine erst im Alter auftretende, meist milde Verlaufsform der rheumatoiden Arthritis.

Felty-Syndrom. Schwere Verlaufsform der rheumatoiden Arthritis bei älteren Patienten mit Splenomegalie, Rheumaknötchen und hohen Titern von Rheumafaktoren (obligat).

Diagnostisches Vorgehen.

Laboruntersuchungen.
- BSG, Blutbild, CRP, Elektrophorese (zur Frage der entzündlichen Aktivität),
- Rheumafaktoren (diagnostisches Kriterium), CCP (→ S. 1110),
- Eisen, Ferritin (bei hypochromer Anämie),
- ANA (→ 52.1, S. 1128 u. 50.8, S. 1095), evtl. spezielle serologische Untersuchungen (→ Differenzialdiagnose).

Röntgen. Konventionelle Röntgenaufnahmen der vorwiegend betroffenen Gelenke, d.h. in erster Linie der Hände und Vorfüße (Frage nach arthritischen Direktzeichen, einem diagnostischen Kriterium, 51.1).

T 51.1 Radiologische Befunde bei rheumatoider Arthritis nach Dihlmann

Einteilung	Befund
Weichteilzeichen	entzündliche Volumenvermehrung, intraartikuläre Ergussbildung;
Kollateralphänomene	gelenknahe Demineralisation, unscharfe Spongiosastruktur;
Direktzeichen	Destruktion der Grenzlamelle, subchondrale zystische Osteolysen (Erosionen ◐ **51.5a**);
Spätzeichen	Gelenkdestruktion, Mutilation, arthrotische Reaktionen, Ankylose (◐ **51.5b**).

Szintigraphie. Bei entzündlich-rheumatischen Erkrankungen von untergeordneter Bedeutung, nur bei unklaren entzündlichen oder tumorösen Prozessen.

CT und MRT. Nur bei speziellen Fragestellungen, wobei im MRT ein entzündliches Ödem und früheste Destruktionen nachgewiesen werden können.

Histologie. Als Zusatzinformation, z.B. bei Synovektomie oder Gelenkersatz, nicht als diagnostische Methode.

ACR-Kriterien für die rheumatoide Arthritis (vom **A**merican **C**ollege of **R**heumatology, revidiert 1987).
- Morgensteifigkeit mindestens 1 Stunde,
- schmerzhafte Anschwellung in mindestens 3 Gelenkregionen,
- Arthritis von Hand-, Fingergrund- und Mittelgelenken,
- symmetrischer Gelenkbefall,
- Rheumaknötchen,
- Nachweis von Rheumafaktoren,
- typische radiologische Veränderungen.

Fazit für die Praxis. Zur Diagnosesicherung müssen mindestens 4 Kriterien über 6 Wochen bestanden haben. Der Rheumafaktor ist nur eines dieser Kriterien.

Aktivitätskriterien. Zahl der druckschmerzhaften und geschwollenen Gelenke, Dauer der Morgensteifigkeit, BSG-Beschleunigung, CRP, Anämie, Thrombozytose.

Fazit für die Praxis. Trotz sorgfältiger Anamnese, Untersuchung und der ergänzenden Labor- und Bild gebenden Untersuchungen

DD der rheumatoiden Arthritis

Erkrankung	Bedeutung	Kommentar
reaktive Arthritiden	+++	Anamnese, plötzlicher Beginn, serologische Untersuchungen
Arthritis psoriatica	++	Hautmanifestation, Verteilungsmuster (strahlenartiger und tranversaler Gelenkbefall, → ◐ **51.8**)
Spondylitis ankylosans	++	Achsenskelettbefall, Iliosakralgelenke, Enthesiopathien
Kristallarthropathien	+	Nachweis von Kristallen im Gelenkpunktat
septische Arthritis	+	Erregernachweis im Punktat

ist oft eine definitive Einordnung bei Erkrankungsbeginn nicht möglich. Dann spricht man zunächst von undifferenzierter Arthritis.

Therapie. Eine kausale Therapie ist bisher nicht möglich.

Symptomatische Therapie mit nichtsteroidalen Antirheumatika (NSAR).
Wirkprinzip: Hemmung der Prostaglandinsynthese und damit wesentlicher Entzündungsmediatoren. Sie wirken antiphlogistisch und analgetisch (→ „Immunologie internistischer Erkrankungen", S. 1098f).
Dosierung: z. B. 2 × 50 mg Diclofenac, 2 × 50 mg Indometacin, 15 mg Meloxicam oder 20 mg Piroxicam/Tag.
Patienten mit Magenerkrankungen in der Anamnese erhalten einen COX2-Hemmer (Celecoxib u.a.), ein Kombinationspräparat (Diclofenac, Misoprostol) oder Protonenpumpenhemmer und NSAR.
Nebenwirkungen: in erster Linie Allergien, Magenerosionen und -ulzera, Flüssigkeitsretention und Störungen der Blutbildung; zentralnervöse Symptome speziell bei Acetylsalicylsäure und Indometacin.

Therapie mit Glucocorticoiden. → auch S. 559ff
Wirkprinzip: entzündungshemmend, immunsuppressiv.
Indikation und Dosierung: in akut exsudativen Phasen kurzfristig morgens z.B. 20–30 mg mit 5–7-tägiger Dosisreduktion, zur Behandlung viszeraler Komplikationen höher dosiert über längere Zeit. Oft ist eine niedrige Dosis (5–7,5 mg Prednisolon) erforderlich, wenn die symptomatische Therapie nicht ausreicht.
Nebenwirkungen: bei längerer Anwendung von über 7,5 mg Prednisolonäquivalent/Tag Cushing-Symptomatik, speziell Osteoporose. In diesem Fall bereits Osteoporoseprophylaxe bzw. -therapie (wenn die Knochendichte niedrig ist).

Langzeittherapie. *Synonym:* Basistherapie; *engl.:* **d**isease **m**odifying **a**ntirheumatic **d**rug, **DMARD**. Eingesetzt werden Medikamente, die den Krankheitsprozess selbst in erster Linie über Entzündungsmediatoren, Makrophagen und Lymphozytenfunktionen, zum anderen über die Hemmung proinflammatorischer Zytokine beeinflussen. Generell können sie Allergien, Störungen von Blutbild, Leber- und Nierenfunktion verursachen; daher sind regelmäßige Laborkontrollen erforderlich. Die Wirksamkeit ist bei Sulfasalazin nach 2–3 Monaten, bei Methotrexat nach 4–6 Wochen zu beurteilen. Nur bei der Gabe von Biologicals (→ S. 1114) ist ein schneller Effekt zu beobachten. Folgende Substanzen stehen für diese Therapieform zur Verfügung:
Hydroxychloroquin: (z. B. Quensyl, 2 × 200 mg/d) bei leichteren Fällen.

Auch bei Hydroxychloroquin augenärztliche Kontrollen durchführen (Ablagerungen in Kornea und Netzhaut möglich, wenn auch sehr viel seltener als bei Chloroquin).

Auranofin: (z. B. Ridaura) wird wegen geringerer Effektivität nur noch selten für leichte Formen eingesetzt, ebenso das parenterale Goldpräparat Aurothiomalat (Tauredon), das wirksam ist, aber mit u.U. gravierenden unerwünschten Wirkungen einhergehen kann.
D-Penicillamin: (z. B. Metalcaptase, Trolovol) wird wegen geringerer Wirksamkeit und häufiger Nebenwirkungen (Geschmacksverlust, Immunkomplexnephritis, Myasthenie, Polymyositis u. a.) aus dieser Indikation praktisch nicht mehr verwandt.
Sulfasalazin: (z. B. Azulfidine-RA) 500 mg/d mit wöchentlicher Dosissteigerung bis 2000 (evtl. bis 3000) mg, relativ gut verträglich, bei milden, nicht erosiven Formen, reaktiver Arthritis oder undifferenzierter Arthritis (→ S. 1121).
Methotrexat: (z. B. MTX, Lantarel u. a.), Folsäureantagonist, wöchentlich 1 × 15 mg i.v., s.c., i.m. oder p.o., Folinsäure (z. B. Lederfolat) 1 × 5 mg einen Tag später, bei Besserung Reduktion der MTX-Dosis auf 7,5 mg/Woche, bei

ungenügender Wirkung Steigerung bis max. 25 mg/Woche.
Die häufigsten Nebenwirkungen sind Haarausfall, Blutbildungsstörungen, Stomatitis, Leberschädigung, Pneumonitis. MTX sollte nicht mit Co-trimoxazol oder Triamteren kombiniert werden.

Bei einem Kreatininwert >1,5 mg/dl oder einer Kreatinin-Clearance <50–60 ml/min ist MTX kontraindiziert

Leflunomid:(z. B. Arava), Pyrimidinsynthesehemmer; 100 mg über 3 Tage, dann 20 mg tgl. als Alternative zur Methotrexat-(MTX-) Therapie.
Azathioprin: (z. B. Imurek u. a.), Immunsuppressivum, wenn mit den vorgenannten Substanzen keine Besserung zu erzielen war; 1–2 mg/kgKG/d p.o.

Bei gleichzeitiger Gabe von Allopurinol Dosis auf $1/4$ reduzieren, Reduktion ebenfalls bei eingeschränkter Nierenfunktion.

Cyclophosphamid: (z. B. Endoxan), Zytostatikum, bei schwerer Verlaufsform mit Vaskulitis oder Organkomplikationen. Als Stoßtherapie per infusionem 0,5–1 g/m^{2}KO (mit anschließender Gabe von Mesna, z. B. Uromitexan) in 4-wöchentlichen Abständen oder 100–200 mg/d p.o.

Schwere Blutbildungsstörungen sind möglich. Einer hämorrhagischen Zystitis kann durch gesteigerten Flüssigkeitsumsatz und Mesna vorgebeugt werden.

Ciclosporin: (z. B. Immunosporin), Immunsuppressivum, für schwere Verlaufsformen.

Kombinationstherapien. In erster Linie Methotrexat mit Sulfasalazin, Hydroxychloroquin oder anderen Langzeittherapeutika, wenn die Monotherapie nicht ausreicht.

Biologicals. *Synonym:* Biologica, Zytokininhibitoren; *engl.:* biologicals. Biologicals hemmen entzündungsspezifische Zytokine, so TNFα: Etanercept (Enbrel), ein TNFsR-IgG1-Fusionsprotein, 2 × wöchentlich 25 mg s. c., Infliximab (Remicade), ein chimärer TNFα-AK, 3 mg/kgKG in Wochen 0 – 2 – 6, dann zweimonatlich als Infusion in Kombination mit Methotrexat, Adalimumab (Humira), ein humaner TNFα-AK, 40 mg jede zweite Woche s.c. allein oder kombiniert mit MTX u. a., sowie der Interleukin-1-Antagonist Anakinra (Kineret), ein rekombinanter humaner IL1-Rezeptor-Antagonist, 100 mg/d s.c. in Kombination mit Methotrexat.
Voraussetzung für diese Therapieformen sind eine gesicherte rheumatoide Arthritis, eine hohe Aktivität nach MTX und einer weiteren Basistherapie (evtl. Kombination), die Mitbetreuung durch einen internistischen Rheumatologen und eine entsprechende Dokumentation.
Kontraindikationen sind Infektionen, eine aktive Tuberkulose, eine manifeste Herzinsuffizienz (Infliximab), lymphoproliferative Erkrankungen, Gravidität und Stillen.

Physikalische Therapie. Im akuten Stadium Kälteanwendungen, vorübergehende Ruhigstellung, vorsichtige krankengymnastische Mobilisation. Nach Abklingen der akuten Symptomatik Wärmeanwendungen, Bewegungsübungen, z. B. individuell abgestimmte krankengymnastische Übungen im Bewegungsbad, Ergotherapie, Rehabilitationsmaßnahmen.

Synoviorthesen. Intraartikuläre Injektionen von Glucocorticoiden oder Isotopen (Radiosynoviorthese) mit ^{90}Y, ^{186}Re oder ^{169}Er je nach Gelenkgröße.

Operative Verfahren. Synovektomie bei ausgeprägter proliferativer Entzündung, die nicht auf die medikamentöse Therapie anspricht, Korrekturoperationen, Gelenkversteifungen (Arthrodesen) und Gelenkersatz.

Begleittherapie. Psychosomatische, arbeitsmedizinische und soziale Betreuung, unterstützt durch Selbsthilfegruppen wie die Rheuma-Liga.

In der Schwangerschaft. Hier verläuft die rheumatoide Arthritis meist milder, hier reicht häufig eine niedrige Prednisolon-Dosis. Langzeittherapien sind überwiegend (wie auch in der Stillphase) kontraindiziert.

Fazit für die Praxis. Bei jeder entzündlich aktiven rheumatoiden Arthritis ist eine Langzeittherapie indiziert. Bei Nachweis erosiver Veränderungen ist diese möglichst aggressiv zu gestalten.

Prognose, Komplikationen und Verlauf. Die Prognose ist bei hohen Titern von Rheumafaktoren, frühen Erosionen und progressivem Verlauf ungünstiger, die Lebenserwartung verkürzt.

Begleiterscheinungen. Hypochrome Anämie durch Verbrauch des Eisens im Entzündungsprozess. Einbeziehung von Sehnen, Sehnenscheiden und Bändern in den entzündlichen Vorgang.

Komplikationen. Organbeteiligung (Herz, Lunge, Niere u. a.) im Rahmen einer generalisierten Vaskulitis, Fehlstellungen, Destruktionen und Ankylose (knöcherner Durchbau) von Gelenken. Dadurch Funktionsstörungen, Einschränkung der Erwerbsfähigkeit und u.U. Hilfsbedürftigkeit. Nach langjähriger entzündlicher Aktivität Risiko einer Amyloidose (→ S. 251).

51.1.3 Seronegative Spondylarthritiden

Die seronegativen Spondylarthritiden befallen das **Achsenskelett** einschließlich der Iliosakral-(IS-) und peripheren Gelenke. Es handelt sich dabei um die Spondylitis ankylosans, die Arthritis psoriatica, die Arthritis bei chronisch-entzündlichen Darmerkrankungen (→ S. 1135) und die reaktiven Arthritiden nach verschiedenen bakteriellen Infektionen einschließlich des Reiter-Syndroms (Arthritis, Urethritis und Konjunktivitis). Sie sind zu einem hohen Prozentsatz mit dem HLA-B27 assoziiert.

Spondylitis ankylosans (SPA)

Synonym: Morbus Bechterew
engl.: ankylosing spondylitis

Epidemiologie. Die Krankheit ist relativ häufig. Es sind etwa 0,1 % der Bevölkerung betroffen, bei familiärer Belastung liegt die Prävalenz bei 4 %, Männer erkranken wesentlich häufiger als Frauen (m : w = 10 : 1), meist im Alter zwischen 15 und 40 Jahren.

Ätiopathogenese.
- **Genetische Disposition:** 95 % der Patienten sind HLA-B27-positiv (Normalbevölkerung 7 %);
- **Infekte:** sie werden als auslösende Faktoren diskutiert, ebenso die Frage der Autoimmunerkrankung, zumal übereinstimmende Sequenzen von bakteriellen Antigenen und HLA-B27 bekannt sind.
- **Schwere körperliche Belastungen** können das Krankheitsbild verschlimmern,
- **Einflüsse von Klima und Traumen** sind nicht nachgewiesen.

Klinische Symptomatik.
Als **Frühsymptome** gelten allgemeine Schwäche, Morgensteifigkeit, Mon- oder Oligoarthritis, *(nächtliche) Rückenschmerzen* in der Iliosakralregion, Tietze-Syndrom (Chondritis im Rippenansatz), Thorax-, Achillessehnen- und Fersenschmerz.
Zu den **Hauptsymptomen** zählen Rückenschmerz nach Ruhe, **nächtliches Erwachen**, atemabhängiger *Thoraxschmerz*, Arthritis vorwiegend in den unteren Extremitäten, *Iritis*, seltener AV-Block und Aorteninsuffizienz.

DD zur Spondylitis ankylosans

Erkrankung	Bedeutung	Kommentar
degenerative Wirbelsäulensyndrome	+++	ausgeprägte, meist unregelmäßig angeordnete Spangenbildung der Wirbelsäule bei Morbus Forestier, Osteochondrose der WS und Sklerosierung in den Iliosakralgelenken mit zunehmendem Alter (fehlende Entzündungszeichen)
rheumatoide Arthritis	++	symmetrisches Verteilungsmuster, Rheumafaktoren, fehlender Achsenskelettbefall
Arthritis psoriatica	++	Haut- und Nagelmanifestation (familiäre Belastung)
bakterielle Spondylitis und Sakroiliitis (selten)	+	bakterielle Infektionen, Tbc (Erregernachweis, Histologie)

Spätsymptome sind *Bewegungseinschränkung, Versteifung* der Wirbelsäule und verringerte Atemexkursionen.

Diagnostik. BSG-Beschleunigung, CRP- und α2-Globulin-Vermehrung dienen als Hinweis für eine systemische Entzündungsaktivität.

Das HLA-B27 ist bei 95% der Betroffenen positiv. Röntgendiagnostik (→ 51.2 u. 51.3 u. 51.6 u. 51.7), evtl. bei bestimmten Fragestellungen MRT (entzündliche Reaktionen?) oder CT (knöcherne Veränderungen?). Die Szintigraphie bringt meistens keine zusätzliche Information.

51.2 Untersuchungsmethoden zur Spondylitis ankylosans

Untersuchungsbereich	Befunde
kleine Wirbelgelenke	Schmerzen bei passiver Beugung, Drehung
HWS	Abstand Hinterkopf–Wand und Kinn–Manubrium (Angabe in cm)
BWS	*Ott-Zeichen:* Aufdehnung von 30 cm kaudal von Dornfortsatz C7 bei maximaler Beugung (normal 30/35 cm)
LWS	*Schober-Zeichen:* Aufdehnung von 10 cm kranial von Dornfortsatz S1 beim Bücken (normal 10/15 cm)
Iliosakralgelenke	*Mennell-Handgriff:* Dehnung der Iliosakralgelenke in Bauchlage durch Anheben des Beines und Fixieren des Sakrums mit der anderen Hand; positiv bei Schmerzauslösung
gesamte Wirbelsäule	*Finger-Boden-Abstand* bei maximalem Beugen (normal: 0 cm)
Thorax	*Atembreite:* Thoraxumfang bei In- und Exspiration (Differenz normal ca. 5 cm)

Entzündliche Gelenkerkrankungen

T 51.3 Röntgenbefunde bei Spondylitis ankylosans nach Dihlmann

Untersuchungsbereich	Befunde
Iliosakralgelenke	zystische und bogige Resorptionszonen unregelmäßige Brückenbildung, Sklerosierungszonen, Durchbau (Ankylose)
Intervertebralgelenke	Spondylarthritis
Wirbelsäule	Syndesmophyten[1] Spondylodiszitis[2] Spondylitis anterior[3] (speziell der HWS) Ossifikation von Dornfortsätzen Destruktion des Dens axis
Sehnen- und Bandansätze	Enthesiopathien (Fersensporn u. a.)
periphere Arthritis	exsudativ, destruktiv, ankylosierend

[1] vom Wirbelkörper in Längsrichtung wachsende Verknöcherungen
[2] Entzündung der Bandscheibe (DD bakterielle Diszitis, z. B. Tbc)
[3] entzündliche Destruktion an Wirbelvorderkanten

Therapie. In der Reihenfolge ihrer Bedeutung:

Physikalische Therapie. Haltungs- und Bewegungsübungen, Atemgymnastik, nächtliche Flachlagerung (Ziel: Funktionserhalt, Funktionsverbesserung, Vorbeugung von Verkrümmung und Versteifungen), sportliche Betätigung, z. B. gymnastische Übungen, Schwimmen, Vermeiden von Überlastungen.

Nichtsteroidale Antirheumatika. Symptomatische Therapie bei Schmerzen und Entzündungszeichen.

51.6 Sakroiliitis

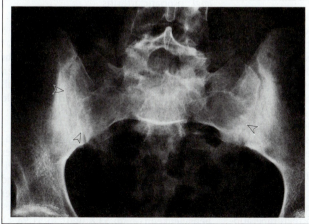

Der Röntgenbefund zeigt eine unregelmäßige Sklerosierung und eine partielle Ankylosierung (Pfeile) der Iliosakralgelenke.

51.7 Ankylosierung der Wirbelsäule

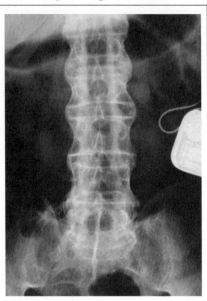

Typisches Endstadium mit knöchernem Durchbau (Ankylosierung) im Sinne der Bambusstab-Wirbelsäule.

nen, Gelenkersatz, Kolumnotomie (Aufrichtung der Wirbelsäule bei extremer Verkrümmung).

Prognose, Komplikationen und Verlauf. Die **Lebenserwartung** ist wahrscheinlich nur nach Bestrahlungsmaßnahmen reduziert. **Organkomplikationen** sind Iritis (bis 20%), seltener AV-Blockierung oder Aortenklappeninsuffizienz, restriktive Ventilationsstörungen und Amyloidose. Akute neurologische Probleme können durch Rückenmarkkompression oder atlantookzipitale Lockerung auftreten.

Der **Verlauf** ist in einzelnen Fällen sehr leicht, in extremen Fällen kann die ausgeprägte Verkrümmung der Wirbelsäule mit Einschränkung von Beweglichkeit und Atemexkursion die Leistungsbreite und die Lebensqualität erheblich herabsetzen.

Fazit für die Praxis. Bei der SPA steht die physikalische Therapie im Vordergrund. Sie sollte schon begonnen werden, wenn noch keine Funktionseinschränkungen vorliegen.

Glucocorticoide. Kurzfristig im akuten Schub.

Basistherapie. Ihre Wirksamkeit auf den Achsenskelettbefall ist bisher nicht gesichert, allenfalls unter Sulfasalazin ist ein positiver Effekt möglich. Behandlung der **peripheren Gelenkmanifestation** wie bei rheumatoider Arthritis (→ S. 1109f). Bei schweren Fällen hat die Therapie mit Biologicals (→ S. 1114) eine schnelle und überzeugende Wirkung. Der Stellenwert einer Behandlung mit [^{224}Ra]-Radiumchlorid muss noch in klinischen Studien geklärt werden.

Bestrahlung der Iliosakralregion. Nur im Ausnahmefall.

Operative Verfahren. Synovektomie (wie bei rheumatoider Arthritis), Korrekturoperatio-

Arthritis psoriatica

Synonym: Psoriasisarthropathie
engl.: psoriatic arthritis

Epidemiologie und Ätiopathogenese. 10% der Psoriasispatienten entwickeln Gelenkmanifestationen unabhängig vom Geschlecht mit einem Erkrankungsmaximum zwischen 20 und 40 Jahren. Bei Spondylitis und Befall der Iliosakralgelenke ist in 70% der Fälle das HLA-B27 positiv.

Symptomatik. Asymmetrische, unregelmäßige Einbeziehung einzelner oder mehrerer Gelenke einschließlich Kiefer-, Sternoklavikular-, distale Interphalangeal-(DIP-) und Iliosakralgelenke, mit transversalem oder strahlenartigem Befall von Finger- oder Zehengelenken (→ 51.8 und 51.9a–c),

Entzündliche Gelenkerkrankungen

▶ 51.8 Arthritis psoriatica

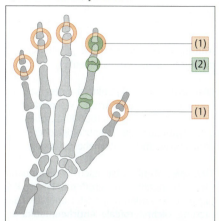

Die Gelenke können transversal (1) und strahlenartig (2) oder mit unregelmäßigem Verteilungsmuster befallen sein.

▶ 51.9 Arthritis psoriatica

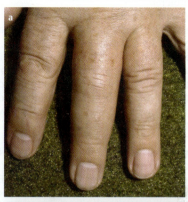

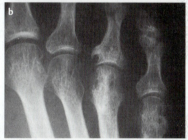

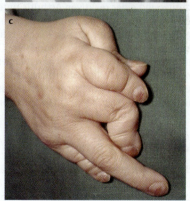

a Daktylitis, strahlenartiger Befall einzelner Finger bzw. Zehen
b erosive Prozesse an den MTP-Gelenken
c mutilierende Gelenkdestruktion

Daktylitis (Entzündung einzelner Finger oder Zehen), Sehnenscheidenentzündungen und Enthesiopathien (→ 🝰 51.3, S. 1117).
Begleitend können Parasyndesmophyten (Verknöcherungen im paravertebralen Bindegewebe ohne Verbindung zu den Wirbelkörpern) und Enthesiopathien (schmerzhafte Entzündungen in Sehnen- und Bandansätzen mit Neigung zur Ossifikation) auftreten. Die DIP-Arthritis findet man gehäuft bei Nagelbeteiligung (Tüpfelnägel, Ölflecken), bei 5 % der Fälle kommt es zu einer Manifestation der Arthritis vor der Psoriasis.

Diagnostisches Vorgehen. Oft bestehen nur geringe und unspezifische Entzündungszeichen, die Harnsäure ist häufig erhöht. Die Histologie ist ähnlich wie bei der rheumatoiden Arthritis (nur ohne fibrinoide Nekrosen).

Therapie. Praktisch wie bei der rheumatoiden Arthritis (→ S. 1109ff). Unter einer Langzeittherapie z. B. mit **Sulfasalazin** oder **Chloro-**

quinderivaten kann die Psoriasis vulgaris exazerbieren.
Retinoide (zur Behandlung der Psoriasis vulgaris) haben auch einen positiven Effekt auf die Gelenkmanifestation.
Methotrexat (→ S. 1113) ist eine effektive Therapie bei ausgeprägterer Synovitis, erosiven Veränderungen und gleichzeitig auch der Psoriasis vulgaris. In schweren Fällen ist der Einsatz von Biologicals (→ S. 1114) zu erwägen.

Prognose, Komplikationen und Verlauf. Die Lebenserwartung ist nur durch mögliche Therapiekomplikationen (in erster Linie Beeinträchtigung der Blutbildung und Leberfunktion) eingeschränkt. Ausgesprochen milde Formen können subklinisch verlaufen, es gibt aber auch aggressive Arthritiden mit Neigung zu Gelenkdestruktion und Mutilationen.

51.1.4 Infektarthritis

Definition. Bei der Infektarthritis muss zwischen **akuter infektiöser** (eitriger, septischer) Arthritis und einer **reaktiven Arthritis** unterschieden werden. Die akute infektiöse Arthritis trifft man meist als Monarthritis an, es finden sich Erreger im eitrig entzündeten Gelenk. Die reaktive Arthritis ist überwiegend eine parainfektiöse Oligoarthritis als Infektionsfolge, meist mit gutartigem Verlauf und ohne Gelenkdestruktionen. Eine Sonderform ist das rheumatische Fieber (→ S. 1121f).

Akute infektiöse Arthritis

Ätiopathogenese. Infektionsweg am häufigsten durch Inokulation *(intraartikuläre Injektionen)*, aber auch hämatogen oder lymphogen mit Staphylokokken, Streptokokken, N. gonorrhoeae und H. influenzae. **Risikofaktoren** sind intravenöser Drogenabusus, immunsuppressive Therapie, Immunmangelsyndrom und allgemeine Abwehrschwäche bei systemischem Lupuserythematodes, Diabetes mellitus, Niereninsuffizienz, malignen Erkrankungen und zunehmendem Alter.

Klinik. Meist Monarthritis, angeschwollenes, gerötetes, überwärmtes Gelenk.

Diagnostik. Gelenkpunktion unter sterilen Bedingungen (Erguss trübe, Viskosität vermindert, Zellzahl bis $>100000/\mu l$, überwiegend Granulozyten, bakteriologischer Erregernachweis mit Resistenzbestimmung).

Therapie. Antibiotika nach Nativpräparat und Antibiogramm, bei großen Gelenken Ruhigstellung, Spüldrainage oder operative Sanierung, **nichtsteroidale Antirheumatika** als symptomatische Begleittherapie.

Prognose, Komplikationen und Verlauf. Es handelt sich um einen destruktiven Entzündungsprozess, der sich nur durch frühzeitig einsetzende Therapie limitieren lässt. Folgeschäden sind partielle bis vollständige Gelenkdestruktionen.

Bei Verdacht auf eine akute bakterielle Arthritis ist eine sofortige diagnostische Punktion erforderlich.

Tuberkulose

→ auch „Lunge", S. 435ff und „Infektionskrankheiten", S. 985ff.

⊞→§ Arztmeldung an das Gesundheitsamt bei Verdacht, Erkrankung oder Tod!

👌→§ Labormeldung an das Gesundheitsamt bei Nachweis einer akuten Infektion!

Die Knochen-, Wirbelsäulen- und Gelenktuberkulosen stellen ein diagnostisches Problem dar, da sie sich häufig in schwer zugänglichen Regionen manifestieren.

Diagnostik. Radiologisch charakteristische Veränderungen mit Einschmelzung von Gewebestrukturen, Übergreifen auf Nachbargewebe und Verkalkungen. Zur Diagnosesicherung dienen der **histologische Befund** und der **Erregernachweis** in Biopsiepräparat oder Punktat.

Therapie (→ S. 986ff). In Abhängigkeit von Lokalisation und Ausdehnung mit 3fach-Kombination über 6 Monate (z. B. Rifampicin, Isoniacid und Pyrazinamid), evtl. im 1. Monat zusätzlich Streptomycin, dann weitere 6 Monate 2fach-Kombination.

Prognose, Komplikationen und Verlauf.
Bei frühzeitigem Therapiebeginn Ausheilung. In Abhängigkeit von Lokalisation Abszedierung, Fistelbildung, Instabilitäten, Kompressionssyndrome, Ankylosen.

Reaktive Arthritis

Synonym: postinfektiöse Arthritis
engl.: reactive arthritis

Epidemiologie und Ätiopathogenese.
- Die reaktiven Arthritiden sind relativ häufig. Es besteht keine Alters- oder Geschlechtsbevorzugung.
- Auftreten etwa 10 Tage nach pharyngealen, enteralen oder urogenitalen Infekten (→ ⊤ 51.4),
- genetische Disposition: Bis zu 50 % der Patienten sind HLA-B27 positiv,
- Immunkomplexe bewirken den lokalen Entzündungsreiz mit nachfolgender zellulärer Infiltration und Zellproliferation.

Diagnostik. Wegweisend sind Entzündungsparameter (→ „Rheumatoide Arthritis", S. 1109ff) sowie spezifische serologische Tests.

Differenzialdiagnose. Beginnende chronisch-entzündliche rheumatische Erkrankungen.

Therapie. Nichtsteroidale Antirheumatika, bei ausgeprägter Synovitis vorübergehend Glucocorticoide, bei protrahierten Verlaufsformen evtl. Basistherapie wie bei rheumatoider Arthritis (→ S. 1113f), in erster Linie mit Sulfasalazin.

Prognose, Komplikationen und Verlauf.
Mit wenigen Ausnahmen günstig, selbst terminierend innerhalb einiger Wochen bis Monate, Gelenkdestruktionen selten. Nachfolgend die wichtigsten Beispiele mit ihren Besonderheiten:

Rheumatisches Fieber

engl.: rheumatic fever

Epidemiologie. Die Erkrankung ist seit der Einführung des Penicillins zur Behandlung von Anginen drastisch zurückgegangen. Es

⊤ 51.4 Infektionsmodus und häufigste Erreger reaktiver Arthritiden

Modus	Erreger
kutan	Borrelien
respiratorisch	Streptokokken, Mykoplasmen
enteral	Yersinien, Salmonellen, Shigellen, Campylobacter jejuni, Toxoplasmen, Brucellen
urogenital	Chlamydien, Gonokokken, Ureaplasmen

erkranken überwiegend Kinder und Jugendliche, meist zwischen 6 und 14 Jahren. Die Inzidenz beträgt etwa 1 : 10000, in Entwicklungsländern ist sie höher.

Ätiopathogenese. Ähnlich wie bei der Herzbeteiligung (→ S. 122f) können 2–3 Wochen nach einer Infektion mit hämolysierenden Streptokokken der Gruppe A Kreuzreaktionen von Streptokokken-Antikörpern mit anderen menschlichen Geweben (Haut, Gelenke, ZNS) auftreten.

Klinik. Fieber, exsudative Arthritis vor allem in den unteren Extremitäten, Polyserositis, Herzbeteiligung (→ „Herz", S. 122f), Erythema anulare, marginatum oder nodosum als typische Hautmanifestation, selten ZNS-Beteiligung i.s. der Chorea Sydenham.

Diagnostik.
- Im Rachenabstrich lassen sich oft noch hämolysierende Streptokokken der Gruppe A nachweisen.
- Ansteigende **Antistreptolysintiter** und andere Streptokokken-Antikörper geben einen Hinweis auf den Krankheitsbeginn.
- Unspezifische Entzündungsparameter und das C-reaktive Protein dienen als Parameter für die Aktivität.

Therapie des akuten rheumatischen Fiebers.
- **Nichtsteroidale Antirheumatika** als symptomatische Therapie.
- **Penicillin**, zur Akutbehandlung i.v. oder p.o.
- **Glucocorticoide**, z.B. *Prednisolon* nur bei Beteiligung von Herz, serösen Häuten oder ZNS, anfangs 50–100 mg mit langsamer Dosisreduktion über Wochen.
- **Langzeitprophylaxe mit Penicillin** über wenigstens 2–3 Jahre: Phenoxymethylpenicillin 3 × 600000 IE/d p.o. (z.B. Isocillin) oder Benzathin-Penicillin 4-wöchentlich 1,2 Mio. IE i.m. (z.B. Tardocillin), bei Herzbeteiligung muss diese Prophylaxe bis zum jugendlichen Erwachsenenalter fortgesetzt werden.

Prognose, Komplikationen und Verlauf. Sie hängen entscheidend von der möglichen kardialen Beteiligung ab (→ „Herz", S. 122f). Zu destruktiven oder deformierenden Gelenkveränderungen kommt es nur selten.

Fazit für die Praxis. Nur die Langzeitprophylaxe mit Penicillin kann beim rheumatischen Fieber vor Rezidiven schützen.

Yersinien-Arthritis

Bezüglich der Yersinien-Infektion → „Infektionskrankheiten", → S. 973. Die Yersinien-Arthritis ist eine der häufigsten reaktiven Arthritisformen. Diagnostisch bedeutsam ist der Nachweis spezifischer Antikörper im Serum.

Therapie. Bei Hinweisen für eine Erregerpersistenz antibiotische Therapie (Ciprofloxacin oder Ofloxacin) über mehrere Wochen, bei ausgeprägter Synovitis ggf. vorübergehend Glucocorticoide, symptomatisch nichtsteroidale Antirheumatika und ggf. als sog. Basistherapie Sulfasalazin (→ S. 1113).

Prognose, Komplikationen und Verlauf. Gelegentlich protrahierter Verlauf, selten Erosionen und Gelenkdestruktionen.

Chlamydienarthritis

Nach Infektion mit Chlamydia trachomatis Urethritis mit nachfolgender Gelenkentzündungen.

Diagnostik. Erregernachweis im Harnröhrenabstrich, Nachweis spezifischer IgA- und IgG-Antikörper.

Therapie. Nichtsteroidale Antirheumatika, Doxycyclin (200 mg/d p.o.) über mindestens

4 Wochen, bei protrahiert verlaufender Synovitis vorübergehend Glucocorticoide und als sog. Basistherapie Sulfasalazin.

Prognose, Komplikationen und Verlauf. Erosionen und Gelenkdestruktionen treten selten auf, Reaktivierungen und Reinfektionen sind möglich, deshalb Partneruntersuchung und ggf. -behandlung.

Reiter-Syndrom

Synonym: Fiessinger-Leroy-Reiter-Syndrom
engl.: Reiter's syndrome

Das Reiter-Syndrom besteht aus der Trias Arthritis, Konjunktivitis und Urethritis, bei Haut- oder Schleimhautbeteiligung spricht man von Reiter-Tetrade.

Ätiopathogenese. Es handelt sich um eine meist **posturethritisch** (Chlamydien, Ureaplasmen) auftretende Arthritis. Als Hinweis für eine genetische Disposition sind 80% der Patienten HLA-B27 positiv.

Diagnostik. Harnröhrenabstrich, serologische Untersuchungen.

Therapie. Bei Nachweis einer bakteriellen Genese Antibiotika, evtl. zusätzlich Glucocorticoide, bei persistierender Synovitis sog. Basistherapie wie bei rheumatoider Arthritis (→ S. 1113f), insbesondere mit Sulfasalazin.

Verlauf, Komplikationen und Prognose. Gelenkdestruktionen und zusätzlicher Augenbefall (Iritis, interstitielle Keratitis) sind möglich. Über die Hälfte der Patienten ist spätestens nach 2 Jahren in einer kompletten Remission.

Lyme-Borreliose

Ätiopathogenese. Erreger der Lyme-Borreliose sind Borrelien, eine Spirochätenart, die durch Zecken (Ixodes rhizini, I. dammini), seltener durch Stechfliegen übertragen werden. Erreger können in den betroffenen Organen nachgewiesen werden, insofern handelt es sich streng genommen nicht um eine reaktive Arthritis.

Klinik. (→ „Lyme-Borreliose", S. 989). Im Stadium I können Arthralgien auftreten, in späteren Stadien eine Mon- oder Oligoarthritis.

Diagnostik. IgM- und IgG-Antikörper, Immunoblot mit spezifischen Banden (noch nicht standardisiert), Erregernachweis oder PCR im Biopsiepräparat.

Therapie. → „Infektionen durch Borrelien", S. 989f; bei Arthritis: z.B. Doxycyclin oral (30 Tage 200 mg/d) oder Ceftriaxon (2–3 Wochen 2 g/d i.v.) und symptomatische Behandlung der Gelenkbeschwerden.

Prognose, Komplikationen und Verlauf. Hemmung einer Infektionsausbreitung durch frühzeitige antibiotische Therapie. Gelenkdestruktionen sind möglich.

Virale Infekte

Nach viralen Infekten und Impfungen (z.B. Röteln, Hepatitis) werden passager Arthralgien beobachtet, selten synoviale Reizzustände oder Synovitiden. Sie bedürfen nur im Ausnahmefall einer symptomatischen Therapie mit nichtsteroidalen Antirheumatika.

51.2 Degenerative Wirbelsäulen- und Gelenkerkrankungen

Definition. Als Gegenüberstellung zu den *entzündlichen* Formen sind die *degenerativen* Erkrankungen der Oberbegriff für Veränderungen an Wirbelsäule und peripheren Gelenken durch **Überlastung**, als **Folge von Traumen oder Entzündungen** sowie durch **Umbauvorgänge** mit zunehmendem Alter.

51.2.1 Degenerative Wirbelsäulensyndrome

Synonyme: verschiedene Syndrome entsprechend der Lokalisation, z. B. HWS-Syndrom, LWS-Syndrom
engl.: cervical syndromes, low back pain

Ätiopathogenese. Ursächlich spielen verschiedene Faktoren für die Entstehung degenerativer Wirbelsäulensyndrome eine Rolle. In erster Linie sind dies angeborene Fehlstellungen, Fehlbelastungen, Überlastungen (z. B. Übergewicht, Beruf), Traumafolgen, abgelaufene entzündliche Prozesse, Stoffwechselstörungen und Umbauvorgänge mit zunehmendem Alter. Unzureichende Reparationsvorgänge führen zu proliferativen Veränderungen (Sklerosierung, Osteophytenbildung).

Symptomatik. Lokale oder radikulär ausstrahlende Schmerzen, Funktionseinschränkung.

Diagnostisches Vorgehen. Wichtig ist der klinische Untersuchungsbefund. Die Laborbefunde können unauffällig sein. Entscheidend für die Diagnosesicherung ist der **Röntgenbefund**. Differenzialdiagnostisch müssen eine Spondylitis oder Spondylodiszitis bei Tuberkulose, anderen bakteriellen oder mykotischen Infektionen, ein multiples Myelom, Knochenmetastasen und Knochentumoren ausgeschlossen werden.

Therapie. Physikalische Therapie, unterstützt durch Analgetika, nichtsteroidale Antirheumatika und evtl. Muskelrelaxanzien.

51.2.2 Arthrose

Synonyme: entsprechend der Lokalisation Fingerpolyarthrose, Coxarthrose, Gonarthrose u. a.
engl.: Osteoarthritis

Ätiopathogenese. Ursächlich kommen dieselben Faktoren wie bei den degenerativen Wirbelsäulensyndromen in Betracht. Abgesehen von Fehlstellungen, Trauma- und Entzündungsfolgen gibt es einen kontinuierlichen Anstieg mit dem Alter, so dass dann die degenerativen Erkrankungen zahlenmäßig absolut im Vordergrund stehen.

Symptomatik. Start- und Ermüdungsschmerz, Anschwellen der betroffenen Gelenke (oft mit Ergussbildung) und gestörte Funktion. Eine Sonderform ist die Fingerpolyarthrose, die isoliert die Fingerend- (Typ Heberden) und/oder -mittelgelenke (Typ Bouchard) und die Daumensattelgelenke (Rhizarthrose) befällt (→ 51.10 und 51.11).

Diagnose.
- Röntgenbefund: Gelenkspaltverschmälerung, Resorptions- und Geröllzysten, Sklerosierung und osteophytäre Knochenneubildung,

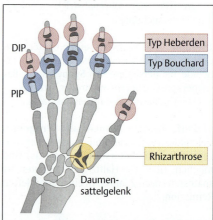

51.10 Fingerpolyarthrose

Sind isoliert die DIP-Gelenke befallen, spricht man vom Typ Heberden, bei isoliertem Befall der PIP-Gelenke vom Typ Bouchard der Fingerpolyarthrose.

◆ **51.11 Fingerpolyarthrose der DIP- (Typ Heberden) und PIP-Gelenke (Typ Bouchard)**

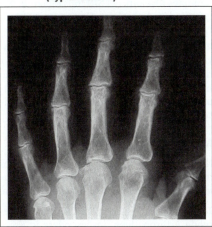

- laborchemisch Entzündungsparameter bei aktivierter Arthrose.

Therapie. Ausschaltung von Risikofaktoren (Fehlbelastung, Stoffwechselstörungen), medikamentös Analgetika, nichtsteroidale Antirheumatika (die Bedeutung von Chondroprotektiva ist noch nicht endgültig geklärt), bei aktivierten Formen evtl. eine intraartikuläre Injektion eines Glucocorticoids, physikalische Therapie.

Bei der i.a. Injektion muss auf steriles Vorgehen geachtet werden, da die Gelenkinfektion eine gefürchtete Komplikation darstellt.

51.2.3 Arthropathien bei verschiedenen Grundleiden

Stoffwechselerkrankungen, endokrine Störungen, hämatologische und neurologische Erkrankungen können Arthropathien verursachen, die mit Ausnahme der Gicht selten zu ausgeprägten Gelenkentzündungen, gelegentlich aber zu Deformierungen und Destruktionen führen. Im Folgenden sind nur die charakteristischen Gelenkmanifestationen stichwortartig aufgezählt:

Arthropathien bei Stoffwechselerkrankungen

→ auch „Stoffwechselkrankheiten", S. 576ff.

Gicht. → „Hyperurikämie und Gicht", S. 637ff.

Chondrokalzinose. Primäre (idiopathische oder hereditäre) oder sekundäre Formen (bei Hyperparathyreoidismus, Hämochromatose, Gicht u.a.) führen zu gichtähnlichen („Pseudogicht") akuten Gelenkbeschwerden durch Ablagerung von Pyrophosphatkristallen im Knorpel. Die Kristalle können im Punktat nachgewiesen werden.

Diabetes mellitus. Kortikale Osteolysen, mutilierende Akropathien speziell der Vorfüße, schmerzhafte Gelenkschwellungen, Verplumpung der Füße (bei diabetischer Neuropathie).

Hyperlipoproteinämien. Xanthomatöse Arthropathie, schubweiser Befall einzelner Gelenke, Tendopathien (z.B. Achillessehne), paraartikuläre Knochenzysten, Osteonekrosen.

Hämochromatose. Arthralgien vorwiegend der Metakarpophalangeal- (MCP-) und Handgelenke, Knorpelverkalkungen (→ ◆ **51.12**).

Morbus Wilson. Arthropathie mit dissoziierender, zystischer und proliferativer Osteochondropathie.

Alkaptonurie. Ochronose (schwarze Knorpelverfärbung durch Homogentisinsäure-Ablagerung), Kalkablagerungen, Knorpelabbau und Osteolysen, Tendopathien.

Amyloidose. Synoviale Ablagerungen, Karpaltunnelsyndrom.

Niereninsuffizienz. Hyperparathyreoidismus, Gelenkeinblutungen, Amyloidose.

◄ 51.12 Hämochromatose, frühe Arthrose in MCP2 und 3

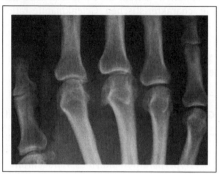

Arthropathien bei endokrinen Störungen

Akromegalie. (→ S. 491ff) Größenzunahme der Akren, Gelenkschwellungen, Arthralgien, Karpaltunnelsyndrom.

Hypothyreose. (→ S. 501ff) Arthralgien, degenerative Knorpelveränderungen.

Hyperparathyreoidismus. (→ S. 524ff) Demineralisation, braune Tumoren, extraartikuläre Verkalkungen.

Cushing-Syndrom. (→ S. 546ff) Osteoporose, uncharakteristische Gelenkbeschwerden.

Immunologische und hämatologische Erkrankungen

Immundefekte. (→ S. 1066ff) Arthralgien und verschiedene reaktive Arthritisformen bei Hypo- und Agammaglobulinämie sowie erworbenen Immundefekten.

Hämophilien. (→ S. 329ff) Pigmentierte Synovitis durch rezidivierende Gelenkeinblutungen, Knorpeldestruktion.

Sichelzellanämie. (→ S. 883f) Arthralgien, Daktylitis im Rahmen hämolytischer Krisen, aseptische Knochennekrosen.

Leukämien. (→ S. 908ff, 921ff) Osteoporose, Osteolysen, periostale Reaktionen.

Multiples Myelom. (→ S. 926ff) Mono- u. oligoartikuläre Arthralgien, Osteoporose, Osteolysen.

Retikulohistiozytose. Knoten über den Gelenken (Histiozyten, vielkernige Riesenzellen), destruierende Arthritis peripherer Gelenke und der Wirbelsäule. Es besteht kein Zusammenhang mit den verschiedenen systemischen Histiozytosen.

Neurologische Erkrankungen

Neuropathien. Charcot-Gelenk bei Diabetes mellitus (→ S. 614) mit überwiegend destruierenden und deformierenden Veränderungen.

Tabes dorsalis. (→ „Lues III", S. 997) deformierende Arthropathien, insbesondere in Knie- und Hüftgelenken.

Syringomyelie. Schwellungen, Deformierungen und Fehlstellungen der oberen Extremitäten, speziell der Schultergelenke mit trophischen Ulzera und Mutilationen der Hände.

Literatur

Dihlmann W. Gelenke -- Wirbelverbindungen. 5. Aufl. Stuttgart: Thieme 2004.
Übersichtliches Nachschlagewerk zu radiologischen Fragen auf dem Gebiet der Rheumatologie.

Jäger M, Wirth CJ. Praxis der Orthopädie. 3. Aufl. Stuttgart: Thieme 2001.
Übersichtliches Standardwerk zu Fragen überschneidender orthopädischer Probleme und operativer Verfahren.

Schaun R et al. Kelley Textbook of rheumatology. Philadelphia: Saunders 2001.
Umfangreiches aktuelles Standardwerk der Rheumatologie zu Grundlagen, Diagnostik und Therapie.

Koopman WJ, Moreland LW. Arthritis and allied conditions. 15th ed. Philadelphia: Lippincott 2004.
Eins der ständig aktualisierten, nicht zu umfangreichen Standardwerke der Rheumatologie.

Schmidt KL. Checkliste Rheumatologie. Stuttgart: Thieme 2000.
Kleines Nachschlagewerk zur Differenzialdiagnose mit stichwortartig aufgeführten Möglichkeiten der physikalischen Therapie.

52 Rheumatologisch-immunologische Systemerkrankungen

Knut Grasedyck

52.1	Systemischer Lupus erythematodes	1127
52.2	Antiphospholipid-Syndrom....	1130
52.3	Progressive systemische Sklerose	1130
52.4	Sjörgen Syndrom	1131
52.5	Immunvaskulitis	1132
52.5.1	Riesenzellarteriitis	1132
52.5.2	Polyarteriitis nodosa	1133
52.5.3	Kawasaki-Syndrom	1133
52.5.4	Allergisch-granulomatöse Vaskulitis	1133
52.5.5	Granulomatöse Angiitis	1134
52.5.6	Thrombangiitis obliterans.....	1134
52.5.7	Morbus Behcet	1134
52.6	Arthralgien und Arthritiden bei anderen Systemerkrankungen	1135
52.6.1	Arthritis bei Morbus Crohn und Colitis ulcerosa..........	1135
52.6.2	Arthritis bei Morbus Whipple .	1135
52.6.3	Arthritis nach intestinaler Bypass-Operation	1135
52.6.4	Arthritis bei Sarkoidose.......	1135

Das Synonym „Kollagenosen" ist nur historisch zu verstehen. Es handelt sich um rheumatologisch-immunologische Systemerkrankungen, für die bestimmte Autoimmunphänomene charakteristisch sind (→ ▼ 52.1, die diagnostisch Wichtigsten sind hervorgehoben). Bezüglich der pathophysiologischen Grundlagen → „Immunologie", S. 1091ff.

52.1 Systemischer Lupus erythematodes (SLE)

Synonym: Lupus erythematodes disseminatus
engl.: systemic lupus erythematosus

Epidemiologie. Der SLE ist mit 50/100000 Einwohner relativ häufig, es erkranken überwiegend Frauen im Alter von 20–40 Jahren.

Ätiopathogenese. Die genaue Ätiologie ist nicht bekannt. Diskutiert werden Virusinfektionen als auslösender Faktor, wobei als Hinweis für eine genetische Disposition gehäuft das HLA-DR2 und 3 angetroffen werden. Eine gestörte T-Zellfunktion mit Aktivierung der B-Zellen führt zur Bildung charakteristischer Auto-AK (→ ▼ 52.1), Immunkomplexe und deren Ablagerung in bestimmten Geweben, speziell in Haut, ZNS, Herz und Niere (→ „Niere", S. 210ff und S. 218f).

Symptomatik. Neben Allgemeinsymptomen wie Fieber, Müdigkeit und Leistungsminderung manifestiert sich der SLE mit schmetterlingsförmigem Gesichtserythem (👁 52.1a), Lupus discoides (👁 52.1b), Photosensibilität, Raynaud-Symptomatik, Schleimhautulzera, Haarausfall, Arthralgien, Gelenkentzündungen und Organbefall (ZNS, Herz, Niere u.a.).

Diagnostisches Vorgehen. Neben den klinischen Symptomen können BSG-Beschleunigung, Leuko- und Thrombopenie den Ver-

52 Rheumatologisch-immunologische Systemerkrankungen

T 52.1 In der Rheumatologie bedeutsame Antikörper gegen Zellbestandteile

Erkrankungen	Antikörper (AK)	Antigen (AG)
rheumatoide Arthritis	Rheumafaktor	Fc-Teil von Immunglobulinen
systemischer Lupus erythematodes	**ANA**, ss/ds **DNS-AK**	nukleäre Antigene, Einzel-/Doppelstrang-DNS
Antiphospholipid-Syndrom	**Cardiolipin-AK**, Lupusantikoagulans	Cardiolipin, Phospholipide
arzneimittelinduziertes LE-Syndrom	ANA, **Histon-AK**	Histone H1-4
MCTD (Sharp-Syndrom)	ANA, ENA, speziell **nRNP**	extrahierbares nukleäres AG, Ribonukleoproteine
Sjögren-Syndrom	ANA, **SS-A** (anti-Ro), **SS-B** (anti-La)	RNP-Proteine
Sklerodermie	ANA, **Scl-70**	DNS-Topoisomerase I
CREST-Syndrom	**Zentromer-AK**	Zentromerproteine CENP A-C
Wegener-Granulomatose	**cANCA**	Proteinase 3
Polymyositis	**PM/Scl, Jo-1**	Polypeptide, Histidyl-tRNA-Synthetase

52.1 Systemischer Lupus erythematodes

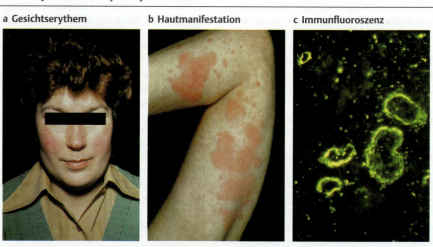

a Gesichtserythem b Hautmanifestation c Immunfluoroszenz

a Typisches „schmetterlingsförmiges" Gesichtserythem, **b** Hautinfiltrat (Lupus discoides), **c** charakteristische Immunfluoreszenz von Immunkomplexablagerungen an der Basalmembran.

dacht auf eine immunologische Systemerkrankung lenken. Richtungweisend sind ANA, DNS-Antikörper und andere (T 52.1 u. T 50.8, S. 1095), wobei Komplementverbrauch (C3, C4) und zirkulierende Immunkomplexe weitere Informationen bezüglich der Aktivität liefern. Die Diagnose gilt als gesichert, wenn mindestens 4 der folgenden 11 ACR-Kriterien (American College of Rheumatology) vorliegen:
- Gesichtserythem,
- Lupus discoides,
- Photosensibilität,
- orale Ulzera,
- Arthralgien,
- Proteinurie,
- Krampfanfälle,
- Pleuritis, Perikarditis,
- hämolytische Anämie, Leuko- oder Thrombozytopenie,
- DNS-Antikörper,
- ANA (antinukleäre Antikörper).

LE-Zellen sind unspezifisch und wenig sensitiv und haben daher nur noch historische Bedeutung.
Eine Biopsie aus Haut oder Niere, die die charakteristische Immunhistologie aufweist (● 52.1c u. ● 10.15, S. 218), verschafft weitere Klarheit.

Therapie. Bei Photosensibilität sollten die Patienten UV-Licht meiden und einen effektiven Lichtschutz betreiben.
- **Nichtsteroidale Antirheumatika:** symptomatisch, insbesondere bei Arthralgien oder Arthritiden.
- **Chloroquin-Derivate:** in leichteren Fällen, z. B. 2 × 200 mg Quensyl oder 250 mg Resochin/Tag.
- **Glucocorticoide**, z. B. 30 mg Prednisolon mit langsamer Dosisreduktion, bei schwereren Verlaufsformen, speziell mit Organbeteiligung in höherer Anfangsdosierung, dann kombiniert mit **Immunsuppressiva**, Azathioprin (z. B. Imurek, Zytrim) 1,5–2 mg/kgKG/d, Cyclophosphamid (z. B.

Endoxan, Cyclostin) bei Immunvaskulitis oder LE-Nephritis (→ „Niere", S. 219).

Prognose, Komplikationen und Verlauf. Es gibt leichte Verlaufsformen und Spontanremissionen.
Bei der **Gelenkbeteiligung** handelt es sich häufig nur um Arthralgien, seltener um eine Synovitis mit Ergussbildung.
Zahlreiche **Organmanifestationen** sind möglich (→ S. 1127ff, „Niere", S. 218f und „Herz", S. 134ff).
Die **Überlebensrate** hat sich in den letzten Jahrzehnten deutlich verbessert, die **Prognose** ist determiniert durch Infektanfälligkeit, Nierenbeteiligung und vaskuläre Komplikationen. In der **Gravidität** ist eine akute Exazerbation möglich, Cardiolipin-Antikörper (→ „Antiphospholipid-Syndrom", S. 1130) sind ein Risikofaktor für Aborte. Beim Kind beobachtet man selten einen neonatalen Lupus und angeborene AV-Blockierungen, insbesondere bei SS-A-positiven Müttern.

Sonderformen. Das arzneimittelinduzierte LE-Syndrom kann durch zahlreiche Medikamente ausgelöst werden, in erster Linie durch Antihypertensiva (Dihydralazin u. a.), Antiarrhythmika (Procainamid u. a.), Antikonvulsiva, Antibiotika und Tuberkulostatika, aber auch durch viele andere Medikamente, so auch durch Antirheumatika. Der Verlauf ist milder als beim SLE, die klinische Symptomatik bessert sich nach Absetzen des betreffenden Medikaments. *Führende Laborparameter:* ANA und Histon-AK (→ T 52.1 u. T 50.8, S. 1095).
Das **Sharp-Syndrom** (*Synonym:* Mischkollagenose; *engl.:* MCTD, mixed connective tissue disease) ist dem SLE klinisch sehr ähnlich. Charakteristisch ist der Nachweis von Antikörpern gegen nRNP (→ T 52.1 u. T 50.8, S. 1095).

Literatur

→ S. 1135

52.2 Antiphospholipid-Syndrom (APS)

→ auch S. 381

Einteilung. Man unterscheidet ein eigenständiges, primäres APS, eine sekundäre Form bei systemischem Lupus erythematodes, Vaskulitis oder rheumatoider Arthritis und ein katastrophales APS mit multiplen schweren Organmanifestationen.

Symptomatik und Diagnostik. Das Antiphospholipid-Syndrom ist charakterisiert durch arterielle und venöse Thrombosen, Plazentainsuffizienz und Spontanaborte sowie den Nachweis von IgG- und/oder IgM-Cardiolipin-Antikörpern in signifikanten Titern oder dem Lupus antikoagulans. Bei positivem Lupus antikoagulans fällt im orientierenden Gerinnungsstatus eine Verlängerung der aktivierten partiellen Thromboplastinzeit (APTT) auf (→ „Hämostasestörungen" S. 318). Das APS kann u. a. begleitet sein von Livedo reticularis, Thrombozytopenie, hämolytischer Anämie, passagerer zerebraler Ischämie und transverser Myelitis.

Therapie. Sie orientiert sich an der Grundkrankheit und symptomatisch an der Manifestationsform. Bei einer erneuten Gravidität mit vorangegangenen Aborten wird eine Therapie mit 75–100 mg ASS empfohlen, bei Thromboseanamnese zusätzlich Heparin bis zur 34. Woche, evtl. kombiniert mit Prednisolon.

52.3 Progressive systemische Sklerose (PSS)

Synonym: Sklerodermie
engl.: systemic sclerosis

Definition. Die progressiv systemische Sklerose ist eine Systemerkrankung des Bindegewebes und des Gefäßsystems, die zu einer lokalisierten oder diffusen Fibrosierung der Haut und zu Organschädigungen führen kann.

Epidemiologie. Frauen sind 3-mal häufiger betroffen als Männer und bei Erstmanifestation meist 40–50 Jahre alt.

Symptomatik. Die Erkrankung beginnt häufig mit strammen Händen, einer Raynaud-Symptomatik (→ „Funktionelle Durchblutungsstörungen", S. 289ff) und Arthralgien. Die anfangs ödematöse Haut induriert im weiteren Verlauf (Sklerodaktylie) und atrophiert an den Akren, an denen sog. Mottenfraßnekrosen auftreten können. Durch die straff gespannte Haut kommt es zu einer mimischen Starre, einer Einschränkung der Mundöffnung (Mikrostomie) mit der typischen radiären Faltenbildung (Tabakbeutelmund) und zu Funktionseinschränkungen der Gelenke. Außerdem können innere Organsysteme betroffen sein:

- **Gastrointestinaltrakt:** Sklerosierung des Zungenbändchens, Schluckstörungen, Diarrhöen,
- **Lunge und Herz:** restriktive Ventilationsstörung, Pneumonien, Cor pulmonale, Herzinsuffizienz,
- **Nieren:** renale Hypertonie, Niereninsuffizienz.

Sonderformen.
- **CREST-Syndrom:** **C**alcinosis cutis (subkutane Mikroverkalkungen, → 👁 52.2), **R**aynaud-Syndrom, **Ö**sophagusbeteiligung (*engl.:* **e**sophagus), **S**klerodaktylie, **T**eleangiektasien.
- **Eosinophile Fasziitis:** (*Synonym:* Shulman-Syndrom) Umschriebene schmerzhafte Anschwellungen an den Extremitäten, ausgeprägte Eosinophilie und typische Histologie (mit entzündlichen eosinophilen Infiltraten subkutan und im Bereich der Faszien).
- **Sklerodermieähnliche Erkrankungen:** sie können durch Vinylchlorid, Kunstharze,

52.2 CREST-Syndrom

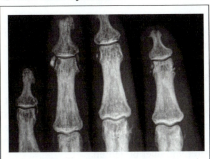

Charakteristische subkutane akrale Kalkablagerungen.

Siliconimplantate, verunreinigtes Speiseöl (*engl.*: toxic oil syndrome) u. a. verursacht werden.
- **Eosinophile-Myalgie-Syndrom.** Es wird durch die Einnahme von verunreinigtem L-Tryptophan hervorgerufen. Tryptphan wurde u. a. bei Schlafstörungen eingenommen.

Diagnostisches Vorgehen. Die Verdachtsdiagnose, die sich aus dem klinischen Erscheinungsbild ergibt, wird durch den Nachweis der in ☞ 52.1 aufgeführten Antikörper und ggf. durch den histologischen Befund gesichert (→ auch ☞ 50.8, S. 1095).

Therapie. Da eine kausale Therapie fehlt, muss sich die Behandlung auf symptomatische Maßnahmen beschränken: physikalische Therapie zur Vermeidung von Bewegungseinschränkungen, Atemübungen, Kälteschutz. Einstellung einer arteriellen Hypertonie. Bei Raynaud-Symptomatik Nifedipin, evtl. Prostazykline. Bei Schluckstörungen häufiger kleine Mahlzeiten mit reichlich Flüssigkeit. Im akuten Schub können Prednisolon (z. B. 30–50 mg/d initial), nichtsteroidale Antirheumatika und evtl. Immunsuppressiva oder Zytostatika indiziert sein.

Prognose. Die Überlebensrate hängt entscheidend vom Grad des Organbefalls ab, die Angaben schwanken zwischen 30 und 70% nach 5 Jahren.

Literatur

→ S. 1135

52.4 Sjögren-Syndrom

engl.: Sjögren's syndrome

Epidemiologie und Ätiopathogenese. Über 90% der Erkrankten sind Frauen um 50 Jahre. Als auslösender Faktor werden virale Infekte (EBV, HIV, HCV) diskutiert, das gehäufte Auftreten bei positivem HLA-DR3 und -B8 spricht für eine genetische Disposition. Histologisch findet man charakteristische lymphozytäre Infiltrate in den Speicheldrüsen.

Klinische Symptomatik. Schmerzhafte Anschwellung von Parotis und anderen Speicheldrüsen, Keratoconjunctivitis sicca und Mundtrockenheit (Xerostomie) durch eine verminderte Tränen- und Schleimproduktion, Raynaud-Symptomatik und Arthralgien.

Diagnostik. Im Schirmer-Test ist die Tränenproduktion auf <5 mm (normal 15 mm) in 5 Minuten vermindert. Charakteristische Laborbefunde sind positive ANA, selten DNS-AK, SS-A, SS-B (→ ☞ 52.1 u. ☞ 50.8, S. 1095), Kryoglobuline, unspezifisch Leukopenie, Thrombopenie, Rheumafaktoren, γ-Globulinämie, Antikörper gegen Speicheldrüsengänge. Die geeignetste Methode für die Histologie ist die Lippenschleimhaut-Biopsie.

Sonderformen.
- **Sekundäres Sjögren-Syndrom** bei 10–15% der Patienten mit rheumatoider Arthritis, seltener beim systemischen Lupus erythematodes oder bei der Sklerodermie,
- **Sicca-Syndrom**, welches nur die Trockenheit von Augen und Schleimhäuten be-

schreibt und nicht die o.a. Immunphänomene aufweist.

Therapie. Ersatz von Tränenflüssigkeit (z. B. Methylzellulose-Präparate), **nichtsteroidale Antirheumatika** bei schmerzhafter Drüsenschwellung oder Arthralgien, Therapieversuch mit **Pilocarpin** (Salagen), **Glucocorticoide** nur im akuten Schub, bei Organkomplikationen oder Vaskulitis kombiniert mit **Immunsuppressiva**.

Prognose, Komplikationen und Verlauf. Über eine Vaskulitis sind zahlreiche Organkomplikationen möglich. Auffällig ist ein 40-fach erhöhtes Lymphomrisiko.
Arthralgien und Arthritis bei **Polymyositis/ Dermatomyositis** → S. 1144f.

Überlappungssyndrome. Überlappungen von praktisch allen hier erwähnten Autoimmunerkrankungen u. a. (z. B. Autoimmunhepatitiden) sind möglich. Die Therapie richtet sich dann nach der im Vordergrund stehenden Erkrankung.

Literatur

→ S. 1135

52.5 Immunvaskulitis

Die aktuelle Einteilung der Immunvaskulitisformen orientiert sich an der Größe der befallenen Gefäße (T 52.2).

52.5.1 Riesenzellarteriitis

Dem Krankheitsbild liegt eine typische Entzündung der Arterien zugrunde, ausgelöst möglicherweise durch eine Infektion. Männer und Frauen erkranken gleich häufig, meist im Alter von über 60 Jahren.

Klinik. Im Vordergrund stehen meist schwere Allgemeinsymptome mit Müdigkeit, Fieber, Myalgien mit ausgeprägter Muskelschwäche im Schulter- und Beckengürtel. Gelegentlich leiden die Patienten unter depressiven Reaktionen.

Diagnostik. Die A. temporalis ist bei Befall verhärtet und druckempfindlich. Meist findet man eine stark beschleunigte BSG und ein erhöhtes CRP, die übrigen Laborparameter sind im Normbereich. Die Dopplersonographie zeigt u.U. charakteristische Veränderungen. Eine exaktere Aussage zum Ausmaß des Gefäßbefalls erlaubt das allerdings sehr aufwändige PET mit ^{18}F-Fluorodeoxyglukose. Histo-

T 52.2 Formen der Immunvaskulitis

betroffene Gefäßregion	Erkrankung
große Gefäße	Riesenzellarteriitis, Takayasu-Arteriitis
mittlere Gefäße	Polyarteriitis nodosa, Kawasaki-Syndrom
kleine Gefäße	granulomatöse Angiitis (Wegener), allergische Granulomatose (Churg-Strauss), mikroskopische Polyangiitis, Purpura Schoenlein-Henoch, essenzielle Kryoglobulinämie, kutane leukozytoklastische Vaskulitis

logisch sieht man eine nekrotisierende Arteriitis mit mononukleären Infiltraten und Granulome mit vielkernigen Riesenzellen.

Therapie. Glucocorticoide in Abhängigkeit von der Aktivität, z.B. 30 mg Prednisolon/Tag mit langsamer Dosisreduktion, **nichtsteroidale Antirheumatika** bei stärkeren Myalgien oder Arthralgien. Bei Organkomplikationen (z.B. Augenbeteiligung) sind höhere Prednisolondosen erforderlich.

Komplikationen und Prognose. Gefäßstenosen, Gefäßverschlüsse, Sehstörungen (bis 15%) und Amaurose (bis 9%) werden beobachtet. Ein sofortiges Ansprechen auf Glucocorticoide gilt als Bestätigung der Diagnose.

Sonderformen.
- **Polymyalgia rheumatica** ohne Arteriitis temporalis, klinisch sonst identisch, kann als paraneoplastisches Syndrom auftreten.
- **Takayasu-Arteriitis** (→ „Arterien", S. 292f): Erkrankungsbeginn meist unter 40 Jahren. Befall der Aortenbogenabgänge mit entsprechender Minderdurchblutung.

Langsame Reduktion der Prednisolondosis in Abhängigkeit von Klinik und Laborwerten. Die durchschnittliche Behandlungsdauer beträgt ein Jahr. Bei zu schnellem Absetzen kommt es zu Rezidiven.

52.5.2 Polyarteriitis nodosa

Synonym: Panarteriitis nodosa
engl.: Polyarteriitis nodosa

Es handelt sich um eine systemische Erkrankung, Männer sind doppelt so häufig betroffen wie Frauen und bei Erkrankungsbeginn meist älter als 50 Jahre. Möglicherweise steht die Erkrankung im Zusammenhang mit einem Infekt; häufig wird ein positives HBs-Antigen angetroffen.

Klinische Symptomatik. Fieber, Gewichtsverlust, Hodenschmerz, Myalgien, Mono-/Polyneuropathie, Niereninsuffizienz.

Diagnostik. Hepatitis-B-Serologie (→ **41.4**, S. 778), arteriographischer Befund, histologisch granulomatöse/gemischte Arterienwandinfiltrationen.

Therapie. In Abhängigkeit vom Aktivitätsgrad nichtsteroidale Antirheumatika, Glucocorticoide, Immunsuppressiva.

Komplikationen. Arterielle Hypertonie, Nierenversagen, arterielle Infarkte, mit gebesserter Prognose unter Steroidtherapie, Überlebensrate >50% nach 3 Jahren.

52.5.3 Kawasaki-Syndrom

Synonym: mukokutanes Lymphknotensyndrom
engl.: Kawasaki's disease

Definition. Überwiegend bei Kindern auftretende fieberhafte Erkrankungen mit Vaskulitis großer und kleiner Gefäße, Exanthem, Beteiligung von Schleimhäuten und Lymphknoten.

Risiko. Kardiale Komplikationen.

52.5.4 Allergisch-granulomatöse Vaskulitis

Synonym: Churg-Strauss-Syndrom
engl.: Churg-Strauss syndrome
→ auch „Lunge", S. 460.

Klinische Symptomatik. Allergisches Asthma bronchiale, granulomatöse Lungeninfiltrate, Arthralgien/Arthritiden, Myalgien, Mono- und Polyneuropathien. Gelegentlich Befall von Koronar-, Nieren- und Mesenterialarterien.

Diagnostik. Eosinophilie, IgE-Erhöhung, Nachweis von IgE-Rheumafaktoren und -Immunkomplexen, pANCA, in der Histologie granulomatöse Gefäßentzündung und extravasale Eosionophilie.

Therapie. Glucocorticoide, evtl. Immunsuppressiva oder Zytostatika.

Sonderformen.
- **Immunkomplexvaskulitis** bei Autoimmunerkrankungen wie rheumatoider Arthritis, systemischem Lupus erythematodes;
- **mikroskopische Polyangiitis,** nekrotisierende Vaskulitis kleiner Gefäße, Kapillaren, Venolen, Arteriolen, häufig mit Fieber, Gewichtsverlust, nekrotisierender Glomerulonephritis, pulmonaler und kardialer Beteiligung;
- **Purpura Schoenlein-Henoch** (*Synonym:* hyperergische Vaskulitis, anaphylaktische Purpura, *engl.:* Henoch-Schoenlein purpura); → S. 219f;
- **virusassoziierte Vaskulitiden,** insb. bei Hepatitis B (→ Polyarteriitis nodosa), Hepatitis C (→ gemischte Kryoglobulinämie), HIV-, Parvovirus-B19- und Zytomegalieinfektionen;
- **gemischte Kryoglobulinämie** (→ „Hämatologie" 👁 44.7, S. 894), Nachweis von Kryoglobulinen und Ablagerungen in kleinen Gefäßen, z. B. von Haut und Nieren, insb. Hepatitis C (→ „Leber", S. 792f);
- **hypokomplementämische Vaskulitis,** urtikariaähnliche Hautveränderungen, Angioödem und Arthralgien;
- **kutane leukozytoklastische Angiitis,** häufig durch Medikamente (z. B. Penicillin, Sulfonamide) ausgelöste immunkomplexvermittelte Vaskulitis, die nach Absetzen der Noxe langsam abklingt.

52.5.5 Granulomatöse Angiitis

Synonym: Wegener-Granulomatose

Bezüglich Systematik und Therapie → „Niere", S. 220f.
Polyarthralgien und **Synovitiden** bedürfen einer zusätzlichen Therapie mit nichtsteroidalen Antirheumatika.
Seltener kommt es zu **erosiven Arthritiden**.

52.5.6 Thrombangiitis obliterans

→ „Gefäßkrankheiten", S. 281f.

52.5.7 Morbus Behçet

engl.: Behçet's disease/syndrome

Klinik. Die klinische Symptomatik besteht aus schmerzhaften **Mundulzera** (obligat), **Genitalulzera**, einer möglichen **Augenbeteiligung** (Uveitis, Iritis, Optikusneuritis, Zentralvenenverschluss), arteriellen Verschlüssen, **Thrombosen,** Erythema nodosum, Epididymitis, Arthralgien, asymmetrischen Oligoarthritiden und gelegentlich einer ZNS-Manifestation.

Epidemiologie. Männer und Frauen erkranken gleich häufig, meist im Alter zwischen 20 und 30 Jahren. Ein gehäuftes Auftreten findet man in Israel, der Türkei, Italien, Großbritannien und Japan. Als Hinweis für eine genetische Disposition sind bis zu 60% der Patienten HLA-B51-positiv.

Diagnosesicherung. Sie erfolgt durch die klinische Konstellation (Mundulzera und 2 weitere Kriterien) und einen positiven Pathergietest (Quaddelbildung nach intrakutanem Nadelstich).

Therapie. Bei Schleimhautulzerationen *Glucocorticoide,* bei systemischer Manifestation (Augenmanifestation, Vaskulitis u. a.) zusätzlich *Immunsuppressiva,* u.U. Ciclosporin A bzw. Zytostatika, *nichtsteroidale Antirheumatika* bei Gelenkbeschwerden.

Prognose. Die Prognose hängt entscheidend von einer möglichen systemischen Vaskulitis mit Organbeteiligung und von medikamentösen Nebenwirkungen ab.

52.6 Arthralgien und Arthritiden bei anderen Systemerkrankungen

52.6.1 Arthritis bei Morbus Crohn und Colitis ulcerosa

Klinik. Bei Morbus Crohn und Colitis ulcerosa kommt es bei 10 bzw. 20% der Patienten zu einer Gelenkbeteiligung, überwiegend der Knie- und Sprunggelenke. In 10–15% ist das Stammskelett beteiligt (kleine Wirbelgelenke, Iliosakralgelenke), bei diesen Fällen ist das HLA-B27 in über 60% positiv.

Therapie. Die Therapie des Grundleidens mit Glucocorticoiden, Sulfasalazin, Azathioprin wirkt sich auch positiv auf die Gelenksymptomatik aus. Die zusätzliche Gabe nichtsteroidaler Antirheumatika kann zu einer Aktivierung der Darmerkrankung führen.

Prognose. Die Gelenkbeteiligung lässt sich gut behandeln, selten treten Destruktionen auf.

52.6.2 Arthritis bei Morbus Whipple

Synonym: intestinale Lipodystrophie
engl.: Whipple's disease
→ auch „Darmerkrankungen", S. 712f.

Flüchtige, wandernde Arthralgien, Oligo- oder Polyarthritiden und Befall des Achsenskeletts können die Erstsymptomatik eines Morbus Whipple sein.

Therapie. Neben der Behandlung des Grundleidens bei Bedarf mit nichtsteroidalen Antirheumatika.

52.6.3 Arthritis nach intestinaler Bypass-Operation

Bei partieller Ausschaltung des Darmes zur Behandlung einer Adipositas traten bei bis zu 80% der Patienten symmetrische, wandernde Synovitiden auf, selten mit destruktiven Veränderungen. Wahrscheinlich handelte es sich um eine Reaktion auf eine pathologische Darmbesiedlung in den ausgeschalteten Darmschlingen.

52.6.4 Arthritis bei Sarkoidose

Synonym: Morbus Boeck
engl.: sarcoidosis
→ auch „Sarkoidose", S. 456ff.

Bei etwa 1/3 der Patienten mit Sarkoidose treten Arthralgien, Arthritiden vorwiegend der unteren Extremitäten und Myalgien auf. Gelenkdeformierungen oder Destruktionen sind selten.

Therapie. Nichtsteroidale Antirheumatika, in schweren Fällen zusätzlich Glucocorticoide.

Literatur

Braun-Falco O et al. Dermatologie und Venerologie. 4. Aufl. Berlin: Springer 2002.
Dermatologisches Standardwerk.
Jennette JC et al. Chapel Hill Conference. Arthritis Rheumatism. 1994; 37: 187–192.
Einteilung der Immunvaskulitisformen.
Schaun R. Kelley Textbook of rheumatology. Philadelphia: Saunders 2001.
Umfangreiches aktuelles Standardwerk der Rheumatologie zu Grundlagen, Diagnostik und Therapie.
Wallace DJ, Hahn BH. Dubois' Lupus erythematosus. 6th ed. Philadelphia: Lippincott 2001.
Standardwerk zum systemischen Lupus erythematodes und verwandten Krankheitsbildern.

53 Knochen

Hans-Peter Kruse

53.1 Ostitis deformans Paget 1136
53.2 Konstitutionelle Knochenkrankheiten 1139
53.3 Knochentumoren und tumorähnliche Knochenläsionen 1141

Die generalisierten metabolischen und endokrinen Osteopathien Osteoporose, Osteomalazie und Ostitis fibrosa generalisata sind im Kapitel „Metabolische Osteopathien", S. 533ff dargestellt.

53.1 Ostitis deformans Paget

Synonym: Osteodystrophia deformans, Morbus Paget (des Knochens)
engl.: Paget's disease (of bone)
Erstbeschreibung: Sir James Paget, 1876

Definition. Die Ostitis deformans Paget ist eine benigne lokalisierte Skeletterkrankung, die einen oder mehrere Knochen betreffen kann und die sich durch einen lokal gesteigerten Knochenumbau auszeichnet.

Epidemiologie.
- Prävalenz mit steigendem Lebensalter zunehmend, vor dem 40. Lebensjahr sehr gering, zwischen dem 40. und 90. Lebensjahr in Mitteleuropa durchschnittlich etwa 2–3%,
- hohe Prävalenz in England, Australien und Neuseeland, niedrige in Skandinavien und Asien.

Ätiopathogenese und Pathophysiologie.
- Slow-Virus-Infektion denkbar, virale Strukturen wurden in den Zellkernen der Osteoklasten nachgewiesen,
- knochenhistologisch gesteigerter Knochenumbau mit Riesenosteoklasten, Osteoidvermehrung, Geflechtknochen und Markfibrose.

Folge des gesteigerten Knochenumbaus und der Geflechtknochenbildung ist eine geringe Festigkeit des Knochens, die zu Deformierungen und seltener zu Frakturen führen kann. Der gesteigerte Knochenumbau hat laborchemisch eine Erhöhung der Knochenumbauparameter, wie der knochenspezifischen alkalischen Phosphatase im Serum und der Desoxypyridinolin-Cross-Links im Urin, zur Folge.

Symptomatik. Ein hoher Prozentsatz der Erkrankungen verläuft symptomlos und wird als Zufallsbefund bei Röntgenuntersuchungen entdeckt. Symptome des Morbus Paget sind:
- Schmerzen von brennendem oder stechendem Charakter wechselnder Intensität. Die Lokalisation entspricht der Häufigkeit der Manifestation befallener Skelettabschnitte: Becken, Femur, Tibia, Kreuzbein, Wirbel, mit abnehmender Häufigkeit von kaudal nach kranial sowie Schädel.

Ostitis deformans Paget

53.1 Morbus Paget

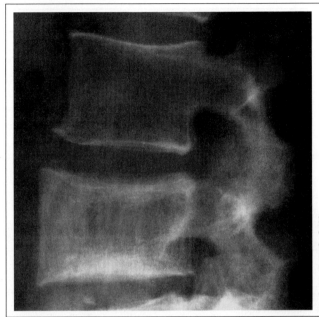

Seitliche Röntgenaufnahme des 3. und 4. Lendenwirbels eines 69-jährigen Patienten mit Morbus Paget. Der betroffene 4. LW ist im Durchmesser vergrößert, die Spongiosa vergröbert und verdichtet.

- Umfangsvermehrung und Deformierung, insbesondere der Extremitätenknochen, z. B. die sog. Säbelscheidentibia,
- pathologische Frakturen,
- lokale Überwärmung,
- neurologische Symptome durch Nerven- oder Rückenmarkskompression, z. B. Schwerhörigkeit bei Befall der Schädelbasis oder Querschnittssyndrom bei Befall von Wirbeln,
- Schmerzen in den großen Gelenken durch Sekundärarthrosen.

Diagnostisches Vorgehen und Differenzialdiagnose.

Röntgenuntersuchung. Oft ist bei lokaler Skelettsymptomatik das Röntgenbild so charakteristisch, dass die Diagnose gesichert ist (53.1).

Skelettszintigraphie. Sie ergibt eine herdförmige Aktivitätsmehrbelegung, so dass diese Untersuchung auch als Suchmethode zum Nachweis aller befallenen Skelettabschnitte bei polyostotischer Manifestation geeignet ist.

Computertomographie. Bei unklarem Röntgenbefund insbesondere des Schädels oder im Bereich der Wirbelsäule.

Histologische Knochenuntersuchung. Bei radiologisch zweifelhaftem Befund Probeexzision.

Labor. Laborchemischer Nachweis der gesteigerten Knochenumbauaktivität: z. B. für die Knochenneubildung Knochenisoenzym der alkalischen Phosphatase im Serum, für die Knochenresorption Desoxypyridinolin-Cross-Links im Urin.

DD des Morbus Paget

Erkrankung	Bedeutung	Kommentar
nach Röntgenbefund		
– Osteomyelitis	++	meist posttraumatisch, erhöhte BSG
– primäre Knochentumoren	+	häufiger im jüngeren Lebensalter, nicht polyostotisch
– Knochenmetastasen	+	bevorzugt am Stammskelett, Allgemeinsymptomatik
bei erhöhten Laborparametern des Knochenumbaus		
– Knochenmetastasen	++	Primärtumor, Allgemeinsymptomatik
– Hyperparathyreoidismus	+	Parathormon erhöht, Hyper- oder Hypokalzämie
– Osteomalazie	+	diffuse Skelettschmerzen, häufig Vitamin-D-Mangel

Die Knochenumbauparameter reflektieren Ausdehnung und Aktivität des Morbus Paget. Bei monostotischer Manifestation in einem kleinen Knochenbezirk schließen normale Laborwerte eine Ostitis deformans nicht zwangsläufig aus.

Therapie. Die Indikation für eine Therapie ist von mehreren Faktoren abhängig: Intensität der Schmerzen, Lebensalter, Lokalisation, Ausdehnung und Aktivität des Knochenprozesses, pathologische Frakturen, Herz-Kreislauf- und neurologisch manifeste oder potenzielle Komplikationen. Im Falle eines symptomfreien monostotischen Morbus Paget des peripheren Skeletts besteht nur eine relative Behandlungsindikation. Da die Bisphosphonattherapie im Allgemeinen jedoch sehr effektiv ist und oft lange Remissionszeiten erzielt werden, wird heute in fast allen Fällen eine Therapie angestrebt. Bislang nicht hinreichend geklärt ist die Frage, ob unter einer Dauertherapie das Risiko der Entwicklung eines sekundären malignen Knochentumors gesenkt wird.

Zur symptomatischen, das heißt schmerzlindernden Therapie kommen Analgetika und nichtsteroidale Antirheumatika infrage. Die Hemmung des gesteigerten Knochenumbaus im Sinne einer pathogenetischen Therapie kann durch Calcitonin oder Bisphosphonate in Intervallen erfolgen:

- **Bisphosphonate:** Tiludronat 400 mg/d für 3 Monate, oder Risedronat 30 mg/d für 8 Wochen. Etidronat 5 mg/kgKG/d (1–2 Tabletten à 200 mg) für 6 Monate. Im indirekten Vergleich erscheint Risedronat das effektivste der oralen Bisphosphonate. Pamidronat (15–45 mg) als i.v. Infusion in 500 ml 0,9%iger NaCl-Lösung über 2 h an mehreren Tagen. Die Dauer des behandlungsfreien Intervalls ist abhängig vom Therapieeffekt. *Nebenwirkungen*: gelegentliche Oberbauchbeschwerden, kontraindiziert bei Niereninsuffizienz.
- **Calcitonin** wird als Medikament der 2. Wahl eingesetzt, wenn Bisphosphonate

nicht vertragen werden oder eine Kontraindikation besteht.
Der Therapieeffekt wird durch laborchemische Kontrollen der Knochenumbauparameter überprüft. Positives Ansprechen liegt vor, wenn die Ausgangswerte um mehr als 50 % reduziert werden konnten. Nach Bisphosphonattherapie kommt es zu Remissionszeiten von mehreren Monaten bis über 1 Jahr. Nach Calcitonin-Gabe wird der Knochenprozess meist kurzfristig reaktiviert.

Bisphosphonate werden oral nur zu 1–3 % resorbiert und müssen nach Vorschrift auf nüchternen Magen eingenommen werden.

Komplikationen und Prognose. Schwerhörigkeit bei Befall der Schädelbasis, Transversalsyndrom bei Wirbelkompression, Extremitätenfrakturen, erhöhtes Herzzeitvolumen bei polyostotischer Manifestation, Sekundärarthrosen angrenzender Gelenke. Selten (< 2 %) Entwicklung maligner Knochentumoren (Osteosarkom, maligner Riesenzelltumor). Eine Ausheilung der Erkrankung ist nicht möglich.

Literatur

Grauer A, Abendroth K, Heller M, Kruse HP, Minne W, Ringe JD, Sabo D, Schulz A, Semler J. Der Morbus Paget des Knochens. Epidemiologie, Diagnostik und Vorschläge für die Therapie. Dt. Ärztebl. 1998; 95 (A) 2021–2026.
Übersichtsarbeit zum Morbus Paget.
Kanis JA. Pathophysiology and treatment of Paget's disease of bone. 2nd ed. London: Dunitz 1998.
Eine umfassende Monografie über alle Aspekte des Morbus Paget.

53.2 Konstitutionelle Knochenkrankheiten

Synonym: Knochendysplasien und Dysostosen
engl.: bone dysplasias, genetic bone diseases

Definition. Bei den konstitutionellen Knochenkrankheiten liegen pathologische Abweichungen von der Körperbauform vor, an denen das Skelett maßgeblich beteiligt ist. Es handelt sich überwiegend um genetisch bedingte oder intrauterin erworbene Störungen.
- **Dysplasien:** Generalisierte Defektbildung des Knorpel- und Knochengewebes, überwiegend Epi-, Meta- und Diaphysen der langen Röhrenknochen oder der Wirbelsäule.
- **Dysostosen:** Lokalisierte Fehlbildung einzelner Knochen.

Epidemiologie. Bei den konstitutionellen Knochenkrankheiten handelt es sich um eine Vielzahl sehr heterogener Störungen von unterschiedlicher Häufigkeit. Einige Krankheitsbilder sind bislang nur in wenigen Einzelfällen beschrieben. *Frequenz insgesamt:* etwa 20–40/10000 Geburten.

Symptomatik. Klinisches Leitsymptom der Knochendysplasien ist ein dysproportionierter Minderwuchs, bei dem Deformierungen der Extremitäten und der Wirbelsäule vorliegen können. Die Einteilung ist in 🔍 53.1 dargestellt. Die primären Stoffwechselstörungen werden teilweise auch den metabolischen Osteopathien (→ „Metabolische Osteopathien", S. 533ff) oder den Stoffwechselkrankheiten zugeordnet.

Diagnostik. Die Diagnosestellung erfolgt bei der Mehrzahl der Krankheitsbilder kurz nach der Geburt oder im Kindesalter. Wichtig ist die Differenzierung von Osteochondrodysplasien und Dysostosen.

53 Knochen

T 53.1 Kurzfassung der internationalen Nomenklatur konstitutioneller Knochenkrankheiten. Berücksichtigt sind vorzugsweise die Krankheitsbilder, die auch im Erwachsenenalter von Bedeutung sein können.

Einteilung	Befunde	Beispiele
Osteochondrodysplasien	Wachstumsstörungen von Röhrenknochen und/oder Wirbelsäule	**identifizierbar bei Geburt:** Achondroplasie, kleidokraniale Dysplasie **identifizierbar im späteren Leben:** Hypochondroplasie, multiple epiphysäre Dysplasie, spondylo-epi-metaphysäre Dysplasie
	desorganisierte Entwicklung von knorpeligen und fibrösen Skelettanteilen	multiple kartilaginäre Exostosen, Enchondromatose (Ollier), fibröse Dysplasie (Jaffé-Lichtenstein), fibröse Dysplasie mit Hautpigmentierung und Pubertas praecox (McCune-Albright)
	Anomalien der Knochendichte, der diaphysären Kortikalis und/oder der metaphysären Modellierung	Osteogenesis imperfecta, juvenile idiopathische Osteoporose, Osteopetrose (Albers-Schönberg), Pyknodysostose, Osteopoikilie, Melorheostose, diaphysäre Dysplasie (Camurati-Engelmann)
Dysostosen	mit kraniofazialer Beteiligung	kraniofaziale Dysostose (Crouzon)
	mit vorwiegender Beteiligung des Achsenskeletts	Klippel-Feil-Syndrom
	mit vorwiegender Beteiligung der Extremitäten	Brachy-, Poly- und Syndaktylie
idiopathische Osteolysen	phalangeal tarsokarpal multizentrisch	
verschiedene Störungen mit zusätzlicher ossärer Beteiligung		Marfan-Syndrom Neurofibromatose

Tab. 53.1 Konstitutionelle Knochenkrankheiten (Fortsetzung)

Einteilung	Befunde	Beispiele
primäre Stoffwechselstörungen	Calcium und/oder Phosphor	hypophosphatämische Rachitis, Pseudo-Vitamin-D-Mangel-Rachitis, idiopathische Hyperkalzurie, Hypophosphatasie, Pseudohypoparathyreoidismus
	komplexe Kohlenhydrate	Mukopolysaccharidose Typ I–VII, Gangliosidose, Neuraminidasemangel, Phosphotransferasemangel
	Lipide	Morbus Niemann-Pick, Morbus Gaucher
	Nukleinsäuren	Adenosin-Desaminase-Mangel
	Aminosäuren	Homozystinurie
	Metalle	Menkes-Syndrom

Therapie. Nur die Stoffwechselstörungen, insbesondere die des Calcium- und Phosphatstoffwechsels, bieten teilweise Möglichkeiten einer medikamentösen Therapie. Die Dysplasien und Dysostosen sind dagegen zum Teil korrigierenden oder funktionsverbessernden orthopädischen oder chirurgischen Maßnahmen zugänglich.

Literatur

Freyschmidt J. Skeletterkrankungen. Berlin: Springer 1997.
Radiologie und Klinik der Skeletterkrankungen mit dem Schwerpunkt der radiologischen Diagnose und Differenzialdiagnose.
Kozlowski K, Beighton P. Gamut Index of Skeletal Dysplasias. 3rd ed. New York: Springer 2001.

53.3 Knochentumoren und tumorähnliche Knochenläsionen

engl.: bone tumor, tumor like bone lesions

Definition. Knochentumoren sind primäre benigne und maligne Geschwülste unterschiedlicher Histogenese sowie sekundäre Geschwülste im Sinne von Metastasen maligner Tumoren anderer Organsysteme.

Epidemiologie.
- Maligne primäre Knochentumoren machen etwa 1% aller bösartigen Geschwülste aus. Nach dem Plasmozytom kommt das Osteosarkom am häufigsten vor.
- Knochenmetastasen in der Reihenfolge der Häufigkeit des zugrunde liegenden Tumors eines anderen Organs: Brustdrüse, Prostata, Lunge, Schilddrüse, Nieren, Dickdarm, Magen. Andere Malignome verursachen jeweils weniger als 1% der im Skelett vorkommenden Metastasen.

T 53.2 WHO-Klassifikation der Knochentumoren

Die Gegenüberstellung von benignen und malignen Tumoren bedeutet nicht, dass Letztere die maligne Entartung der benignen Form darstellen müssen.

Ursprungsgewebe	benigne	maligne
1. Knorpel	*Osteochondrom* • solitär • multipel *Chondrom* • solitär • multipel *Chondroblastom* *Chondromyxoidfibrom*	*Chondrosarkom* • primär • sekundär • dedifferenziert • mesenchymal • juxtakortikal • klarzellig
2. Knochen	*Osteom* *Osteoidosteom* *Osteoblastom*	*Osteosarkom* • zentral • periossal • parossal • multizentrisch
3. Bindegewebe	*Myxom* *Fibrom* • desmoplastisch • ossifizierend *Histiozytom* • benigne fibrosierend	*Fibrosarkom* *Histiozytom* • maligne fibrosierend
4. Knochenmark		*Ewing-Sarkom* *Plasmozytom* *Lymphom* • primär maligne
5. Gefäße	*Hämangiom* *Hämangioperizytom* *Lymphangiom*	*Hämangioendotheliom* *Hämangioperizytom* • maligne
6. glatte Muskulatur		*Leiomyosarkom*
7. Fett	*Lipom*	*Liposarkom*
8. Nerven	*Neurinom*	*neurogenes Sarkom*
9. Chorda		*Chordom*
10. unbekannt	*Riesenzelltumor* • benigne	*Riesenzelltumor* • maligne *Adamantinom*

Symptomatik und Klassifikation. Lokalisierte Schmerzen, Schwellung und Funktionseinschränkung; Osteosarkom am häufigsten im distalen Femur und in der proximalen Tibia, WHO-Klassifikation der Knochentumoren nach dem Ursprungsgewebe (→ 🝿 53.2).

Diagnostisches Vorgehen.
- Röntgenuntersuchung,
- Skelettszintigraphie,
- fakultativ Computertomographie und/oder Kernspintomographie,
- evtl. Angiographie vor geplantem operativen Eingriff,
- Primärtumorsuche bei Verdacht auf Knochenmetastase,
- Probeexzision im Einzelfall nach vorheriger interdisziplinärer Festlegung des diagnostischen und therapeutischen Konzeptes.

Diagnostik des Plasmozytoms → S. 928.
Typische laborchemische Parameter zur Diagnostik der primären Knochentumoren gibt es nicht.

Differenzialdiagnose. Tumorähnliche Knochenläsionen, Osteomyelitis, Arthritis und Morbus Paget.
Für die Differenzialdiagnose der Knochentumoren sind in erster Linie wegweisend: Röntgenbefund, Lokalisation, Lebensalter.

Therapie. Die verschiedenen Tumoren werden unterschiedlich therapiert. Die primären malignen Knochentumoren erfordern oft eine kombinierte chemotherapeutische, radiologische und chirurgische Therapie, die interdisziplinär geplant werden sollte. In Einzelfällen kann die korrekte Tumordiagnose erst histopathologisch im Rahmen eines chirurgischen Eingriffs gestellt werden. Dieser sollte in Absprache mit dem Pathologen erfolgen und evtl. gleichzeitig als therapeutische Maßnahme geplant werden.

Literatur

Freyschmidt J, Ostertag H, Jundt G. Knochentumoren. Klinik, Radiologie, Pathologie. Berlin: Springer 1998.

54 Entzündliche Muskelerkrankungen

Knut Grasedyck

54.1 Polymyositis und Dermatomyositis 1144
54.2 Herdmyositis bei rheumatologisch-immunologischen Systemerkrankungen 1145
54.3 Erregerbedingte Myositis 1145

Bei den entzündlichen Muskelerkrankungen stehen klinisch neben allgemeiner Abgeschlagenheit muskelkaterähnliche Schmerzen und Muskelschwäche im Vordergrund. Die erhöhte CK ist ein Hinweis für die Aktivität. Histologisch finden sich charakteristische entzündliche Infiltrate und Myolysen.

54.1 Polymyositis und Dermatomyositis

engl.: polymyositis, dermatomyositis

Epidemiologie. Die Erkrankung ist relativ selten, Frauen sind doppelt so häufig betroffen wie Männer. Als Hinweis für eine genetische Disposition tritt sie gehäuft in Kombination mit HLA-B8 und -DR3 auf. Auslösende Faktoren sind möglicherweise virale Infekte, Impfungen, Medikamente (D-Penicillamin, Sulfonamide u. a.).

Symptomatik. Es handelt sich um eine generalisierte Muskelentzündung mit allgemeinem Krankheitsgefühl, Fieber und Arthralgien. Bei der Dermatomyositis bestehen vorwiegend im Gesicht zusätzlich ein livides Exanthem und Schwellungen (Lidödem).

Diagnose. CK, LDH und Aldolase sind erhöht, häufig lassen sich PM-1 und Jo-1-Antikörper nachweisen (→ 52.1, S. 1128 u. 50.8, S. 1096)

Sonderform. Anti-Jo-1-Syndrom (*Synonym:* Anti-Synthetase-Syndrom, *engl.:* Antisynthetase syndrome) mit Myositis, interstitieller Lungenerkrankung und nicht erosiver Synovitis. **Diagnostischer Marker:** Anti-Jo-1-AK.

Differenzialdiagnose. Die Abgrenzung zu nichtentzündlichen Muskelerkrankungen wie primären (hereditären) und sekundären (erworbenen) Myopathien (z. B. bei endokrinen Erkrankungen, Stoffwechselstörungen oder medikamentös induziert) sowie neurogenen und neuromuskulären Störungen ist erforderlich (→ neurologische Fachbücher) ferner zu Traumen oder tumorösen Muskelerkrankungen (Fibrom, Rhabdomyom, Rhabdomyosarkom u. a.).

Therapie. Glucocorticoide, z. B. 50 mg Prednisolon/Tag mit langsamer Dosisreduktion, evtl. zusätzlich Azathioprin oder hoch dosiert Immunglobuline i. v., in schweren Fällen Ciclosporin A oder Zytostatika.

Verlauf, Komplikationen und Prognose.
Die Krankheiten verlaufen meist schubweise. Komplikationen können durch Befall von Augen-, Schluck-, Atemmuskulatur und Myokard auftreten. Die Prognose hat sich mit den intensiveren therapeutischen Möglichkeiten deutlich gebessert, bleibende Muskelschädigungen sind aber möglich. Insbesondere bei älteren Patienten muss an ein paraneoplastisches Syndrom gedacht werden, bei 10–20 % der Patienten findet man ein Malignom (vorwiegend Bronchialkarzinome).

54.2 Herdmyositis bei rheumatologisch-immunologischen Systemerkrankungen

Bei den rheumatologisch-immunologischen Systemerkrankungen, speziell bei den verschiedenen Immunvaskulitiden (→ S. 1132ff) können begleitende entzündliche Infiltrationen, herdförmige oder generalisierte Myositiden und nachfolgend Muskelatrophien auftreten.

54.3 Erregerbedingte Myositis

Zahlreiche Erreger können herdförmige oder generalisierte Myositisformen oder Muskelnekrosen verursachen mit lokalisiertem Schmerz oder generalisierten Myalgien und Muskelschwäche.

- **Bakterien:** Borrelien, Clostridien (Gasbrand), Yersinien u. a.,
- **Viren:** Coxsackie-(Bornholm-Krankheit), Influenzaviren, Adenoviren u. a.,
- **Protozoen:** Toxoplasmose u. a.,
- **Parasiten:** Trichinose, Zystizerkose, Bilharziose u. a.

Literatur

Berlit P. Klinische Neurologie. Berlin, Heidelberg, New York: Springer 1999.
Übersichtliches Nachschlagewerk für überschneidende neurologische Fragestellungen.
Mumenthaler M, Mattle H. Neurologie. 11. Aufl. Stuttgart: Thieme 2002.
Taschenbuch zum Nachschlagen neurologischer Störungen.

55 Weichteilrheumatismus

Knut Grasedyck

Synonym: extraartikuläre rheumatische Erkrankungen
engl.: extraarticular/soft-tissue rheumatism

Der Weichteilrheumatismus ist kein einheitlicher Begriff. Bezüglich der lokalisierten weichteilrheumatischen Beschwerden muss auf die orthopädische Literatur verwiesen werden. Oft bestehen Tendomyopathien, extraartikuläre Beschwerden mit charakteristischen Schmerzpunkten im Bereich von Muskulatur und Sehnenansätzen („Tender Points") ohne Hinweise für eine systemische Entzündung.

Fibromyalgiesyndrom

Synonym: Tendomyopathie
engl.: fibrositis, fibromyalgia, myofascial pain syndrom

Ätiopathogenese. Betroffen sind überwiegend Frauen um das 50. Lebensjahr. Die Ursachen für eine generell gesteigerte Schmerzempfindlichkeit sind bisher nicht bekannt, diskutiert werden Störungen in der Reizleitung und im Neurotransmittersystem. Charakteristische morphologische Veränderungen lassen sich nicht nachweisen.

Symptomatik. Im Vordergrund steht eine allgemeine Schmerzsymptomatik. Zur Diagnosesicherung müssen mindestens 11 von 18 Punkten auf einen Druck von 4 kp reagieren (Hinterkopf, untere Halswirbelsäule lateral, Trapezius, Supraspinatus, 2. sternaler Rippenansatz, Epicondylus lateralis, Trochanter major, Kniegelenkspalt jeweils rechts und links). Die Unterscheidung eines primären FMS (bei Stress, Konflikten, psychosomatischen Störungen, Depressionen, Schlafentzug) von einer sekundären Form (meist bei chronischen Wirbelsäulensyndromen) ist oft nicht möglich.

Differenzialdiagnose. Lokalisierte Beschwerden entsprechend bestimmten anatomischen Strukturen wie Tendo- und Periarthropathien, Bursitis, Enthesiopathien (z. B. Epicondylitis lateralis, dem „Tennisellenbogen"); → orthopädische Literatur.
Von generalisierter Tendomyopathie spricht man, wenn auch Kontrollpunkte (Stirn, Daumennagel, Unterarm) druckempfindlich sind. Dabei findet sich in der Regel eine depressive Symptomatik.

Therapie. Es handelt sich um eine komplexe Behandlung unter Einbeziehung der psychischen Komponente mit physikalischer Therapie, lokalen Maßnahmen, Analgetika, evtl. Schlafmitteln, Antidepressiva.

Prognose. Die Prognose ist unter Ausnutzung sämtlicher Therapiemaßnahmen heute besser als bisher angenommen wurde. Relativ häufig resultiert aber eine Arbeitsunfähigkeit mit vorzeitiger Berentung.

Literatur

Jäger M, Wirth CJ. Praxis der Orthopädie. 3. Aufl. Stuttgart: Thieme 2001.
  Übersichtliches Standardwerk zu Fragen überschneidender orthopädischer Probleme.
Wolfe F. et al. The ACR 1990 criteria for the classification of fibromyalgia. Arthritis Rheumatism. 1990; 33:160–172.

Toxikologie

56 Vergiftungen 1148

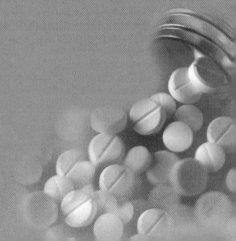

56 Vergiftungen

Detlef Barckow

56.1	Allgemeine Aspekte von Vergiftungen	1148	56.2.3 Paracetamol	1158
56.1.1	Ätiopathogenese und Pathophysiologie	1148	56.2.4 Opiate	1159
			56.2.5 Synthetische (Designer-) Drogen	1160
56.1.2	Vergiftungssymptome	1149	56.2.6 Kardial wirksame Medikamente	1160
56.1.3	Diagnostisches Vorgehen	1150	Antiarrhythmika	1160
56.1.4	Differenzialdiagnose	1152	β-Rezeptoren-Blocker	1161
56.1.5	Therapie	1152	56.2.7 Pflanzenschutzmittel	1161
	Notfallmaßnahmen bei bedrohlichen Vergiftungen	1152	56.2.8 Reizgase	1163
	Detoxikation	1153	56.2.9 Reinigungsmittel	1164
	Antidote	1156	56.2.10 Petroleum, Lampenöle	1164
56.2	Spezielle Vergiftungen	1156	56.2.11 Kohlemonoxid	1165
56.2.1	Hypnotika und Sedativa	1156	56.2.12 Blausäurevergiftung	1166
56.2.2	Psychopharmaka	1157	56.2.13 Säuren und Laugen	1666

56.1 Allgemeine Aspekte von Vergiftungen

Definition. Akute Vergiftungen sind unmittelbare Schädigungen eines komplexen biologischen Systems durch exogen zugeführte Substanzen. Das Ausmaß des Schadens ist abhängig von der chemischen Eigenschaft, der Dosis, dem Aufnahmeweg und der Einwirkdauer der Substanz.

Bei therapeutisch genutzten Substanzen entscheidet die Dosis, ob die Substanz nützlich oder toxisch ist. „Die Dosis macht das Gift."

Epidemiologie.
- Im Bereich der Bundesrepublik Deutschland werden etwa 300000 Patienten/Jahr stationär wegen einer akuten Vergiftung behandelt.
- 2/3 aller Vergiftungen beruhen auf suizidaler Absicht und werden durch Medikamente verursacht, 1/3 sind akzidentell durch Industrie- und Haushaltschemikalien.
- Das Statistische Bundesamt Wiesbaden verzeichnete 2002 34296 Todesfälle als Folge von Verletzungen und Vergiftungen. 15–20% beträgt der Anteil der Vergiftungen.

56.1.1 Ätiopathogenese und Pathophysiologie

Giftaufnahmeweg. Wegen der Häufigkeit suizidaler Intoxikationen dominiert die perorale Giftaufnahme mit etwa 80%. 10% entfallen auf inhalative Schädigungen durch Reizgase, wie Kohlenmonoxid oder Metalldämpfe. Perkutane oder parenterale Giftapplikationen sind dagegen selten (z. B. Heroinintoxikation).

Toxikokinetik. Resorption, Verteilung und Elimination eines Medikaments werden nach den traditionellen Regeln der Pharmakokinetik meist anhand eines angenommenen *Zweikompartimentmodells* des Organismus beschrieben. Bei massivem Anfluten, auch einer pharmakologischen Substanz, kann es zu folgenden erheblichen Änderungen dieser Gesetzmäßigkeiten kommen:

Verzögerung der Resorption.
- Durch Hemmung der Magen-Darm-Peristaltik unter dem Einfluss z. B. anticholinerger Substanzen oder Hypnotika,
- durch Überschreiten der Kapazität aktiver Transportvorgänge mit sog. „Sättigungsphänomenen",
- durch Bildung schwer löslicher Substanzkonglomerate (Carbamazepin, Salicylsäure), die die Resorption verzögern,
- durch pH-Verschiebungen im Magen oder Änderungen seines Füllungszustandes, die unter Umständen eine erhebliche Verlangsamung der Substanzaufnahme bedeuten.

Störung der Verteilung.
- Eine bei vielen Vergiftungen einsetzende Kreislaufdepression kann die Verteilungsphase einer Substanz beeinflussen,
- die „First-Pass"-Metabolisierung einer toxischen Substanz in der Leber kann wegen Überschreitens ihrer Kapazität unterbleiben.

Abnahme der Elimination.
- Durch direkten toxischen Einfluss eines Giftes vermindert sich die hepatische und renale Elimination eines Giftes,
- eine Hypothermie in Folge der Intoxikation verzögert Stoffwechselvorgänge auch in der Leber mit Auswirkung auf die Metabolisierung und Ausscheidung von Toxinen.

Resorptions-, Verteilungs- und Eliminationsphasen überlappen in der Regel bei einer Intoxikation in starkem Maße. Die Kenntnis dieser sog. Toxikokinetik ist wichtig für die Auswahl geeigneter Detoxikationsverfahren.

56.1.2 Vergiftungssymptome

Alle Versuche, eine bestimmte Vergiftung nur anhand der klinischen Symptomatik zu erkennen, sind bisher gescheitert. Der Grund dafür ist, dass viele Gifte systemisch wirken und deshalb auch *unterschiedliche* Noxen eine *völlig uniforme* Symptomatik hervorrufen können, die sog. toxischen Syndrome (T 56.1). Bei mehr als 90 % aller Vergiftungen finden sich:
- zentralnervöse Störungen,
- Beeinflussung von Atmung und Kreislauf,
- gastrointestinale Störungen,
- Störungen der Leber- und Nierenfunktion.

Klassifikation der Funktionseinschränkung des ZNS nach dem Edinburgh-Schema.
0	keine Funktionseinschränkung,
I	somnolent, erweckbar,
II	bewusstlos, reagiert auf leichte Schmerzreize,
III	bewusstlos, reagiert nur auf starke Schmerzreize,
IV	bewusstlos, reagiert nicht auf Schmerzreize.

Einschränkung der Vitalfunktionen bei Vergiftungen. Akut lebensbedrohlich wird eine Intoxikation durch Beeinflussung der Vitalfunktionen Atmung und Kreislauf.

Atmung. Durch eine Intoxikation ist die Beeinflussung aller Abschnitte der äußeren (Ventilation, Diffusion, Perfusion) und inneren Atmung möglich. Alle sedierenden Substanzen vermindern den Atemantrieb.

Die Ventilation ist durch Intoxikationen besonders häufig gestört.

56.1 Toxische Syndrome

Syndrom	Symptome	Ursache
cholinergisch	Miosis, Bradykardie, Bronchorrhö, Hyperperistalik, Diarrhö, Muskelfibrillieren	Pflanzenschutzmittel, Pilztoxine, Acetylcholin
anticholinergisch	trockene Haut, Hyperthermie, Mydriasis, Tachykardie, Halluzinationen	Belladonna-Alkaloide, Pilztoxine, Antidepressiva
sympathikomimetisch	Exzitation, Tachykardie, Hypertonie, Krämpfe	Theophyllin, Coffein, LSD, Amphetamin, Cocain
narkotisch	Somnolenz, Hypoventilation, Miosis, Hypotonie	Hypnotika, Narkotika, Heroin, Codein, Alkohol

Kreislauf. Ursachen einer akuten Kreislaufdepression nach Vergiftungen sind:
- Volumenmangel (Hypnotika, Verätzungen),
- kardiale Depression (β-Blocker, Antiarrhythmika),
- Fehlfunktion der Kreislaufperipherie (Hypnotika, Calciumantagonisten).

Eine gleichzeitig bestehende Hypoxie durch respiratorische Insuffizienz verstärkt die Kreislaufeffekte jeder Vergiftung.

56.1.3 Diagnostisches Vorgehen
→ 👁 56.1

Die Diagnose einer Vergiftung stützt sich auf:
- Eigenanamnese,
- Fremdanamnese,
- Indizien in der Auffindungssituation (z. B. Abschiedsbrief, leere Tablettenschachteln),
- klinische Symptomatik sowie
- toxikologische Untersuchung von Blut, Urin und Mageninhalt.

Von besonderer Bedeutung ist die systematische Befragung des Patienten selbst oder seiner Umgebung. „Goldstandard" für die Diagnose einer Vergiftung ist die **toxikologische Untersuchung**. Zur Giftanalyse werden Dünnschichtchromatographie, Gaschromatographie, Hochdruckflüssigkeitschromatographie, Massenspektrometrie und radioimmunologische sowie enzymimmunologische Tests verwendet. Hiermit lassen sich qualitativ und quantitativ auch geringste Giftspuren nachweisen. Viel benutzt ist das *EMIT-Testsystem* (**E**nzyme-**M**ultiplied-**I**mmuno-**t**echnique). Mit diesem System lassen sich folgende Medikamentengruppen rasch nachweisen:
- Äthanol,
- Antiepileptika,
- Barbiturate,
- Benzodiazepine,
- Cannabis,
- Methaqualon,
- Opiate,
- Phencyclidin,
- Weckamphetamine.

Eine solche Diagnosesicherung ist aus forensischen Gründen wichtig (Ausschluss von Fremdverschulden, z. B. „K.-o.-Tropfen").

Körperliche Untersuchung. Die Deutung der relativ uniformen klinischen Befunde wird durch die Vielzahl der in Frage kommenden Noxen erschwert. Die besonders häufig vorhandene Bewusstseinstrübung kann durch

Allgemeine Aspekte von Vergiftungen

56.1 Vorgehen nach Vergiftung

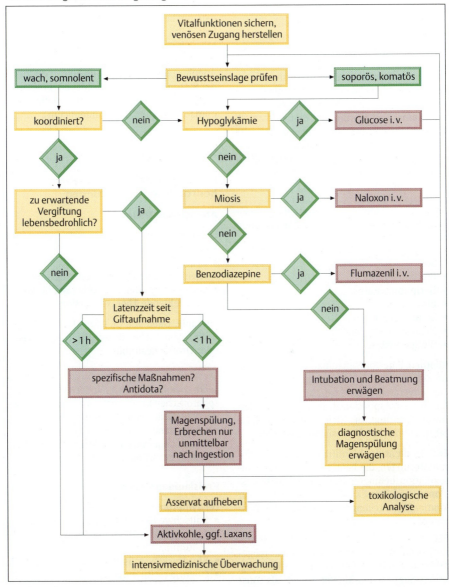

sehr verschiedene Substanzen verursacht sein. Hautveränderungen mit typischen Druckläsionen (Blasenbildung) weisen lediglich auf die Dauer der Liegezeit des Patienten nach Eintritt der Vergiftung hin. Von großer Wichtigkeit ist die schnelle Überprüfung der Vitalfunktionen, deren Einschränkung einfach erfasst werden kann. Leitsymptome sind Atemnot, Zyanose, Bewusstseinsstörungen und Koma, Tachykardie und Blutdruckabfall. *Immer* sollte eine orientierende neurologische Untersuchung erfolgen mit exakter Prüfung der Bewusstseinslage, Erfassung der Pupillengröße und -reaktion sowie der typischen Muskeldehnungsreflexe (→ 👁 56.1).

Schon von weitem weist eine aschfahle, bläuliche Haut auf die kritische Kreislaufsituation hin.

Labor.
- Blutbild,
- Gerinnungsstatus,
- Blutzucker,
- Serum-Elektrolyte,
- Kreatinin und Harnstoff,
- Blutgasanalyse.

Röntgen. Eine Röntgenaufnahme der Lunge ist unerlässlich zur Früherfassung interstitieller Lungenveränderungen, z. B. nach Reizgasinhalation oder Aspiration in Folge einer Schlafmittelvergiftung, die sich in der Frühphase oft der klinischen Untersuchung entzieht.

EKG. Es dient der Identifizierung von Rhythmusstörungen, die häufig Ursache akuter intoxikationsbedingter Herz-Kreislauf-Depressionen sind. Das EKG-Monitoring gehört zur *Routineüberwachung* jedes intoxikierten Patienten.

EEG. Dieses wird zur Abschätzung der Komatiefe nach Hypnotikaintoxikationen durchgeführt. Isoelektrische Abschnitte im EEG, sog. „Burst-Suppression-Muster", sind als Ausdruck einer extremen Komatiefe die Indikation zur extrakorporalen Detoxikation.

56.1.4 Differenzialdiagnose

Jede unklare, akut auftretende Bewusstlosigkeit sollte an eine Vergiftung denken lassen. Mögliche andere Ursachen sind neurologische Erkrankungen (Meningitis, Enzephalitis, Apoplex) oder die massiven Folgen endokriner Störungen (Addison-Koma) oder metabolischer Entgleisungen (Coma diabeticum, Coma hepaticum, Coma uraemicum).

56.1.5 Therapie

Notfallmaßnahmen bei lebensbedrohlichen Vergiftungen

Atemeinschränkung.

Leitsymptome.
- Dyspnoe,
- Zyanose,
- Atemfrequenz ≥30/min oder ≤5/min.
- verminderte Atemtiefe (eingeschränkte oder fehlende Thoraxexkursion).

Therapie. Gabe von O_2 über Maske oder O_2-Brille, künstliche Beatmung über Maske oder Orotrachealtubus.

Die Indikation zur Intubation und Beatmung sollte sowohl zur Behebung der manifesten respiratorischen Insuffizienz als auch zur Vermeidung zusätzlicher, im Gefolge einer Intoxikation auftretender pulmonaler Komplikationen (akutes Lungenversagen, Aspiration nach Erbrechen) großzügig gestellt werden.

Kreislaufdepression.

Leitsymptome
- Kaltschweißigkeit, Unruhe, Luftnot,
- Tachykardie >100/min oder Bradykardie <40/min,
- Blutdruck systolisch <90 mmHg,
- Oligurie (<30 ml/h).

Therapie. Volumenersatz nach Sicherung eines zentralen Venenzuganges über die V.

basilica, V. jugularis oder V. subclavia in Form von:
- 1000–1500 ml Ringer-Laktat-Lösung,
- 500–1000 ml Plasmaexpander (z. B. Hydroxyaethylstärke-HAES)

oder Stabilisierung des Kreislaufs durch Katecholamine:
- Dopamin 5–20 mg/h = 80–200 µg/min (dosisabhängig vasodilatatorisch, frequenzsteigernd und vasokonstriktorisch),
- Noradrenalin 0,5–10 mg/h = 8–150 µg/min (überwiegend vasokonstriktorisch),
- Adrenalin 0,5–10 mg/h = 8–200 µg/min (positiv inotrop, vasokonstriktorisch, Blutzucker steigernd).

Die eingeschlagene Therapie muss der zugrundeliegenden Störung Rechnung tragen.

Jeder intoxikierte Patient gehört wegen der möglichen vitalen Bedrohung auf eine Intensivstation. Beim tief komatösen Patienten ist präklinisch die stabile Seitenlagerung oft die einzig sinnvolle Maßnahme bis zum Eintreffen des Notarztwagens.

Akuter Herz-Kreislauf-Stillstand.

Indikationszeichen für die kardiopulmonale Reanimation.
- Bewusstlosigkeit,
- Atemstillstand,
- kein tastbarer Puls,
- blass-graue, kalte Haut,
- maximal weite, lichtstarre, entrundete Pupillen.

Die **kardiopulmonale Reanimation** richtet sich nach fest etablierten Regeln (→ ▼ 56.2, S. 1156 und „Herz", S. 72ff).

Detoxikation

Primäre Giftbindung. Besonders organische, etwas weniger gut anorganische giftige Substanzen werden adsorptiv durch Aktiv- oder Medizinalkohle gebunden. Die Bindungskapazität der Aktivkohle wird von der Affinität der Gifte zur Kohle und der wirksamen Kohleoberfläche bestimmt.

Um eine wirksame Resorptionsverminderung oral aufgenommener Gifte zu erreichen, sollte so früh wie möglich eine ausreichende Menge Aktivkohle instilliert werden. Die derzeitige Dosisempfehlung geht von einer wirksamen Giftbindung durch eine Kohlemenge von 0,5–1 g/kgKG aus. Dadurch können auch bereits resorbierte und später in den Darm ausgeschiedene Gifte oder ihre aktiven Metabolite noch wirksam gebunden werden. Außer bei dem Herbizid Paraquat hat sich die Aktivkohle allen anderen Adsorbenzien als überlegen gezeigt. Paraquat wird auch durch das Kieselgurpräparat Bentonit wirksam gebunden. In der Aktivkohle steht somit ein praktisch universelles Antidot zur Verfügung, das wegen seiner Ungiftigkeit bei jeder peroral erfolgten Vergiftung gegeben werden sollte.

Auch bei der Kohlegabe ist für einen sicheren Aspirationsschutz zu sorgen, da aspirierte Kohle Lungenschäden verursachen kann.

Primäre Giftelimination. Unter primärer Giftelimination versteht man die Entfernung einer toxischen Substanz vor ihrer Resorption. Sie sollte nach Sicherung der Vitalfunktionen nur nach Aufnahme lebensbedrohlicher Giftmengen innerhalb der ersten Stunde nach Ingestion unter Umständen schon präklinisch erfolgen.

Die Induktion von Erbrechen darf nur unmittelbar nach der Giftaufnahme und nur bei voll erhaltenem Bewusstsein und intakten Schutzreflexen eingeleitet werden. Bei Verdacht auf Vergiftung mit folgenden Substanzen ist provoziertes Erbrechen zu unterlassen:
- organische Lösungsmittel (Aspirationsgefahr),
- ätzende Flüssigkeiten (erneute Verätzung),
- Schaumbildner (Aspirationsgefahr).

Magenentleerung. Da ein Großteil der Gifte peroral aufgenommen wird, erfolgt die primäre Giftelimination am häufigsten durch Magenentleerung. Hierzu gibt es zwei Möglichkeiten:
- *Induktion von Erbrechen* durch Gabe von Ipecacuanha-Sirup DAB 8 (Deutsches Arzneimittelbuch, Ausgabe 8), einem pflanzlichen Extrakt, der Erbrechen auslöst.
  - Dosis für Erwachsene 30 ml, für Kinder 15 ml p.o.
  - Das Erbrechen tritt nach ca. 20–30 Minuten ein.
- *Magenspülung:* Voraussetzung dafür ist die Möglichkeit zur oralen Intubation, mit der bei bewusstlosen Patienten eine Aspiration verhindert werden muss. Die Magenspülung muss mit physiologischer Kochsalzlösung erfolgen und sollte fortgesetzt werden, bis die Spüllösung klar bleibt.

Mögliche Komplikationen sind:
- Magenbluten,
- Ösophagusperforation,
- Störung des Elektrolythaushaltes bei Verwendung elektrolytfreier Spülflüssigkeit (z. B. Leitungswasser),
- eine Zunahme der Vergiftungssymptomatik durch kurzfristige Steigerung der Giftresorption.

Immer muss nach provoziertem Erbrechen oder einer Magenspülung Aktivkohle als Giftadsorbens in der Größenordnung von 1 g/kgKG zusammen mit einem salinischen Abführmittel (z. B. Glaubersalz) gegeben werden.

Therapeutische Bewertung:
- *Vorteile:*
  - Kurz nach Giftaufnahme können große Giftmengen entfernt werden,
  - bei exakter Durchführung sind Nebenwirkungen selten.
- *Nachteile:*
  - Vorübergehende Steigerung der Giftresorption ist möglich,
  - entgiftender Effekt der Magenspülung ist nicht in jedem Fall beweisbar.

Eine Magenentleerung darf nicht erzwungen werden. Die ausreichend dosierte Gabe von Aktivkohle ist oft genauso effektiv.

Sekundäre Giftelimination. Wenn das Gift bereits resorbiert ist, besteht nur noch die Möglichkeit, seine Wiederausscheidung über die Niere (forcierte Diurese) oder die Entfernung aus dem Blut zu beschleunigen (extrakorporale Detoxikation durch Hämodialyse, Hämoperfusion und Plasmaseparation).

Forcierte Diurese. Die meisten Toxine werden renal eliminiert. Bei gut nierengängigen Substanzen, die zudem nicht tubulär rückresorbiert werden, gelingt durch Diuresesteigerung eine Vergrößerung der renalen Elimination. Voraussetzung dafür ist eine Diurese in der Größenordnung von 12 l/d, die durch Infusion von elektrolythaltiger Flüssigkeit unter exakter Flüssigkeitsbilanzierung zu erreichen ist.

Therapeutische Bewertung:
- *Vorteil:* ohne technischen Aufwand lange anwendbar,
- *Nachteil:* geringe Effektivität.

Hämoperfusion. Bei schweren Intoxikationen mit kritischer Beeinflussung der Vitalfunktionen sind oft körpereigene Eliminationsvorgänge (Metabolisierung, renale Ausscheidung) stark eingeschränkt. Derzeit wirksamstes extrakorporales Eliminationsverfahren für die meisten toxischen Substanzen ist die Hämoperfusion. *Prinzip* (56.2): Das Blut wird in einem extrakorporalen Kreislauf über Aktivkohle oder Adsorberharze geleitet. Die hohe Adsorptionsleistung beider Adsorbenzien übertrifft die Effektivität der Hämodialyse bei weitem. Ihre Indikation wird bestimmt durch die Vergiftungsschwere (Koma Stadium IV, beeinträchtigte Vitalfunktion Atmung und Kreislauf, schwerste EEG-Veränderungen).

Allgemeine Aspekte von Vergiftungen

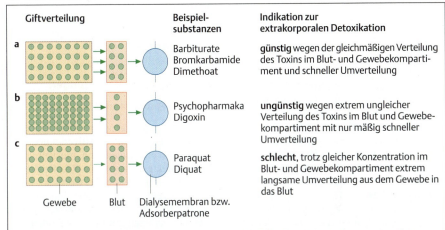

◀ 56.2 Extrakorporale Detoxikationsverfahren bei unterschiedlicher Substanzkinetik

Giftverteilung	Beispielsubstanzen	Indikation zur extrakorporalen Detoxikation
a	Barbiturate, Bromkarbamide, Dimethoat	**günstig** wegen der gleichmäßigen Verteilung des Toxins im Blut- und Gewebekompartiment und schneller Umverteilung
b	Psychopharmaka, Digoxin	**ungünstig** wegen extrem ungleicher Verteilung des Toxins im Blut und Gewebekompartiment mit nur mäßig schneller Umverteilung
c	Paraquat, Diquat	**schlecht**, trotz gleicher Konzentration im Blut- und Gewebekompartiment extrem langsame Umverteilung aus dem Gewebe in das Blut

Gewebe — Blut — Dialysemembran bzw. Adsorberpatrone

Bei der extrakorporalen Detoxikation muss die unterschiedliche Kinetik der Substanzen beachtet werden. Nach der Hämoperfusions- bzw. Dialysebehandlung strömt das Toxin erneut vom Gewebe in das Blutkompartiment. Nach einem Intervall wird dann ggf. eine erneute Behandlung notwendig.

Ausnahmen sind Vergiftungen durch Methylalkohol, Thallium und Salicylsäure wegen der Gefahr des Auftretens später irreversibler Intoxikationsfolgen nach einem freien Intervall (z. B. Erblindung nach Methanolintoxikation).

Therapeutische Bewertung.

- **Vorteil:** hohe Effektivität bei den meisten Intoxikationen,
- **Nachteile:**
  - großer apparativer Aufwand,
  - intensive Antikoagulation erforderlich (Blutungskomplikationen!).

Hämodialyse (→ „Niere", S. 227f). Die extrakorporale Hämodialyse kann durch Elimination gut dialysabler, also gut wasserlöslicher Substanzen, die Vergiftungsdauer stark verkürzen. Sehr effektiv ist die Hämodialyse bei Vergiftungen durch Äthylalkohol, Methylalkohol, Salicylsäure, Lithium, Chinin, Äthylenglykol, Ameisensäure und Thallium, da diese Substanzen gut wasserlöslich sind.

Durch die Dialyse besteht gleichzeitig die Möglichkeit zur Korrektur des Wasser- und Elektrolythaushaltes, z.B. bei nachweisbarer Niereninsuffizienz. Die Indikation zur Dialyse entspricht der zur Hämoperfusion.

Therapeutische Bewertung:

- **Vorteil:** auch bei Niereninsuffizienz Einfluss auf Wasser- und Elektrolythaushalt,
- **Nachteile:**
  - großer apparativer Aufwand,
  - nur wenige Gifte sind wasserlöslich und damit gut dialysabel.

Plasmaseparation. Das Prinzip besteht in der Trennung zellulärer und plasmatischer Blutbestandteile durch entsprechend großporige Filter, um stark eiweißgebundene Toxine wie Psychopharmaka oder Zytostatika zu eliminieren.

Therapeutische Bewertung:

- **Vorteil:** Elimination auch groß molekularer oder stark eiweißgebundener Toxine möglich,

- *Nachteil:* hoher materieller und apparativer Aufwand (Ersatz des entzogenen Plasmas nötig).

Antidote

Einige Vergiftungen (z. B. Pflanzenschutzmittel- oder Blausäurevergiftungen) verlaufen tödlich, wenn nicht umgehend ein Antidot (Gegengift) eingesetzt wird. In 🕂 56.2 sind die wichtigsten Antidote und ihre Dosierungen aufgeführt. ◁▷ 56.3 veranschaulicht die möglichen Angriffspunkte für ein Antidot. Für die meisten Gifte gibt es kein spezifisches Antidot. In diesen Fällen und wenn das Gift primär nicht bekannt ist, setzt man als unspezifisches Antidot Aktivkohle ein, die die meisten Gifte im Gastrointestinaltrakt bindet. Ihre Adsorptionsleistung wird von keiner anderen Substanz übertroffen.

Ausreichend dosiert ist Aktivkohle erst in einer Größenordnung von 1 g/kgKG.

56.2 Spezielle Vergiftungen

56.2.1 Hypnotika und Sedativa

Zu dieser Gruppe zählen im weitesten Sinne alle Substanzen mit sedativen, anxiolytischen, antikonvulsiven und muskelrelaxierenden Effekten. Sie sind für 60 % der Arzneimittelintoxikationen verantwortlich. Wichtigste Vertreter dieser Gruppe sind Benzodiazepine, Histaminrezeptorenblocker (wegen ihrer ausgeprägten zentral dämpfenden Wir-

🕂 56.2 Liste wichtiger Antidote

Vergiftung	Antidote	Dosis	Wirkort**
Opiate	Naloxon (Narcanti)*	5 µg/kgKG i.v.	E
Benzodiazepine	Flumazenil (Anexate)*	0,2–1 mg i.v.	E
Blausäure	4-DMAP (**D**imethyla**m**ino**p**henon)*	3 mg/kgKG i.v.	D
	Hydroxycobalamin (Cyanokit)	4000–8000 mg über 30 min. i.v.	
	Natriumthiosulfat*	50 mg/kgKG i.v.	D
Alkylphosphate	Atropin*	1–5 mg i.v.	
	Obidoxim (Toxogonin)*	250 mg i.v.	E
Atropin, trizykl. Antidepressiva	Physostigmin (Anticholium)*	2 mg i.v.	E
Paracetamol	Acetylcystein (Fluimucil)	150 mg/kgKG i.v.	E
Methylalkohol	Äthanol	Serumspiegel 1 ‰	E
	Fomepizole OPI (Fomepizol)	15 mg/kgKG über 45 min. i.v.	
Digitalis	Digitalisantikörper	80–160 mg i.v.	E
universal	Aktivkohle*	1 g/kgKG p.o.	A
Thallium	Berliner Blau (Antidotum Thalli)	6 g p.o.	A

* Wichtige Antidote, die in jeder gut sortierten Notfalltasche sein sollten.
** Die Buchstaben beziehen sich auf ◁▷ 56.3.

Spezielle Vergiftungen 1157

56.3 Giftaufnahmewege

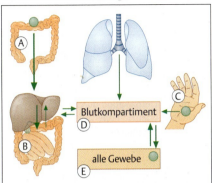

Ein Antidot kann in verschiedenen Phasen der Giftaufnahme angreifen: Das Toxin wird vor seiner Aufnahme in den Organismus gebunden (**A, B, C**), das Toxin wird nach erfolgter Resorption, aber vor Erreichen des Wirkortes neutralisiert (**D**), das Toxin wird am Wirkort durch das Antidot vom Rezeptor verdrängt (**E**). Beispiele sind in ▼ 56.2 aufgeführt.

Richtlinien sind in ▼ 56.3 enthalten. Eine extrakorporale Detoxikation ist indiziert bei folgender Vergiftungstiefe:
- Koma Stadium IV,
- Kreislaufinsuffizienz (systolischer Blutdruck <90 mmHg),
- Urinausscheidung <25 ml/h,
- respiratorische Insuffizienz (Pa_{O_2} <60 mmHg, P_{CO_2} >50 mmHg),
- Hypothermie (<35° C rektal) und
- schwere Funktionseinschränkung im EEG (Burst-Suppression-Muster).

Anticholinerge Symptome bei Antihistaminikavergiftung mit agitierter Psychose können durch Physostigmin (2 mg langsam i.v.) günstig beeinflusst werden. Kontraindikation bei Asthma bronchiale oder AV-Blockierung.

Diagnostisches Vorgehen. Fremdanamnese und äußere Umstände beim Auffinden (leere Tablettenschachteln, Abschiedsbrief etc.) des Patienten weisen auf die Diagnose Vergiftung hin, der Giftnachweis ist in der Regel einfach.

kung werden sie auch als Sedativum genutzt) und Barbiturate.

Pathophysiologie.
- **Benzodiazepine** binden an einen spezifischen Benzodiazepinrezeptor, die Wirkung ist anxiolytisch, sedierend, antikonvulsiv und muskelrelaxierend.
- **Barbiturate** binden am GABA-Rezeptor und führen zu einer allgemeinen Depression der Formatio reticularis.

Klinik und Therapie. Das gemeinsame Hauptsymptom ist die je nach Vergiftungstiefe auftretende Störung des Bewusstseins. Die Klassifizierung der Komatiefe erfolgt nach dem Edinburgh-Schema (→ S. 1149). Bei sehr schweren Vergiftungen sind immer auch Atmung und Kreislauf erheblich beeinträchtigt. Die für die einzelnen Substanzen typische Symptomatik und therapeutischen

Prognose und Verlauf. Prognose und Verlauf der Vergiftung werden im Wesentlichen durch *individuelle Faktoren des Patienten* (Vorerkrankungen, Alter) bedingt. Die Letalität stationär behandelter Patienten liegt unter 1 %.

56.2.2 Psychopharmaka

Unter diese Gruppe fallen Neuroleptika und Antidepressiva.

Pathophysiologie. Psychopharmaka wirken stark anticholinerg. Trizyklische Antidepressiva hemmen zusätzlich den schnellen Natriumeinstrom am Myokard mit der Gefahr von Herzrhythmusstörungen.

Klinik. Die klinische Symptomatik ist im Gegensatz zur Hypnotikavergiftung charakterisiert durch besonders vielfältige Störungen

56.3 Typische Symptomatik und Therapie bei Schlafmittelvergiftungen

Schlafmittel	Symptome	Therapie
Benzodiazepine	Koma, Atemdepression, mäßige Kreislaufdepression	primäre Detoxikation, Gabe von Flumazenil als Antidot, danach Überwachung, forcierte Diurese nicht sinnvoll
Barbiturate	Koma, Miosis, Drucknekrosen, Atemstillstand, Hypothermie, Kreislaufdepression	primäre Detoxikation durch forcierte Diurese oder Hämoperfusion; symptomatische Therapie
Antihistaminika	Koma, Mydriasis, Tachyarrhythmieneigung, „katatone Psychose", Krämpfe, Rhabdomyolyse	primäre Detoxikation; bei schwerer Vergiftung mit anticholinergen Zeichen Physostigmin; symptomatische Therapie
Chloralhydrat	Koma, tachykarde Rhythmusstörungen, Hypotension	primäre Detoxikation durch Gabe von Aktivkohle, keine Magenspülung, da Substanz extrem gut löslich

des zentralen Nervensystems. Müdigkeit, Somnolenz, aber auch hochgradige Erregungszustände und Krämpfe können vorkommen. Bei Vergiftungen mit trizyklischen Antidepressiva entstehende tachykarde Herzrhythmusstörungen sind unter Umständen therapeutisch schwer beeinflussbar.

Diagnostik. Fast nie erlaubt die Klinik allein die Diagnose, Fremdangaben sind besonders wichtig, da der direkte Giftnachweis wegen der geringen Plasmakonzentration (großes fiktives Verteilungsvolumen) nur durch aufwendige toxikologische Analysen möglich ist.

Therapie. Neben der effektiven Elementarhilfe sind Maßnahmen der primären Giftelimination einschließlich *Adsorption durch Aktivkohle* entscheidend. Alle sekundären Detoxikationsverfahren sind limitiert durch die hohe Eiweißbindung und den Umstand, dass sich eine erheblich höhere Konzentration der Substanz im Gewebe als im Blut befindet. Das häufige anticholinerge Syndrom und zerebrale Krampfanfälle können durch Physostigmin günstig beeinflusst werden. Eine Sonderstellung haben Lithiumsalze, die eine sehr schmale therapeutische Breite haben, aber wasserlöslich sind und über die Nieren ausgeschieden werden. Bei schweren Intoxikationen sind forcierte Diurese und Hämodialyse effektiv.

56.2.3 Paracetamol

Neben Opiaten wird mit Paracetamol am häufigsten ein Abusus betrieben. Beide Substanzgruppen werden selten für einen Suizidversuch benutzt, aber in der Drogenszene oft unbeabsichtigt überdosiert. Paracetamol ist derzeit Hauptwirksubstanz der meisten rezeptfreien Analgetika; bei hohen Dosen (über 15 g für den normalgewichtigen Erwachsenen) können bedrohliche Vergiftungsfolgen eintreten.

👁 **56.4 Kritische Plasma-Paracetamol-Konzentrationen**

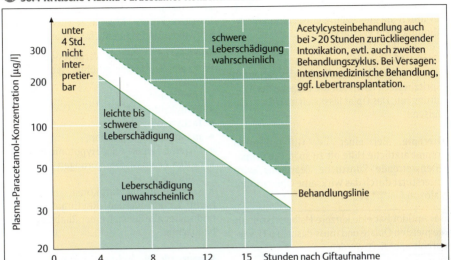

Oberhalb der Behandlungslinie sollte N-Acetylcystein verabreicht werden, um die Entgiftungskapazität der Leber zu steigern. Liegt die Paracetamolaufnahme länger als 20 Stunden zurück, kann man nur noch die intensivmedizinischen Möglichkeiten einschließlich einer Lebertransplantation ausschöpfen.

Pathophysiologie. Die Kapazität der Leber zur Metabolisierung von Paracetamol durch Bindung an Glutathion ist begrenzt. Bei zu hoher Dosierung (> 15 g) kommt es zum Anfall zelltoxischer Zwischenprodukte, die ein akutes Leberversagen auslösen können (→ auch „Arzneimittelinduzierte Leberschäden", S. 807ff). Das Nomogramm in 👁 **56.4** zeigt die dafür kritischen Plasmaspiegel.

Klinik. Typische Vergiftungssymptome fehlen oft in den ersten 2 Tagen nach Vergiftungseintritt, später ist das klinische Bild von der schweren Leberparenchymschädigung geprägt (Ikterus, Gerinnungsstörungen, Bewusstseinseintrübung).

Diagnostik. Bei fehlenden anamnestischen Angaben ist der Giftnachweis im Blut beweisend. Kritische Plasmaspiegel → 👁 **56.4**.

Therapie. N-Acetylcystein erhöht den Glutathiongehalt der Leber und vergrößert so ihre Entgiftungskapazität. Bei Paracetamolingestion oberhalb von 15 g oder bei Nachweis kritischer Paracetamolspiegel ist eine N-Acetylcystein-Gabe indiziert.

Bei oraler Fluimucilapplikation muss auf Aktivkohle verzichtet werden, da sonst die Resorption des Antidotes behindert wird.

56.2.4 Opiate

Pathophysiologie. Bei einer Überdosierung ist die akut einsetzende Atemdepression toxikologisch wichtig. In Einzelfällen entwickelt sich ein interstitielles Lungenödem, dessen Pathogenese nicht geklärt ist.

Klinik. Die Überdosierung führt zu einem schnell einsetzenden Bewusstseinsverlust, der durch die gleichzeitig einsetzende Atemlähmung noch verstärkt wird.

Diagnostik. Fast immer weisen typische äußere Umstände beim Auffinden des Patienten (Spritzbesteck usw.) auf die Ursache der Vergiftung hin. Das Opiat lässt sich im Urin nachweisen.

Therapie. Bei einer i.v. Giftapplikation kommt ärztliche Hilfe oft zu spät. Die primär lebensrettende künstliche Beatmung wird unterstützt durch das wirksame Opiatantidot Naloxon (→ 56.2).

Das Antidot hat eine kürzere Halbwertszeit als die meisten Opiate und muss deshalb u.U. wiederholt appliziert werden.

56.2.5 Synthetische (Designer-)Drogen

Die meisten dieser Substanzen werden illegal hergestellt und vertrieben. Es handelt sich zumeist um Amphetaminabkömmlinge, sie werden heute meistens von Jugendlichen in der Vorstellung einer praktisch unbegrenzten Leistungssteigerung konsumiert. Wichtige Stellvertreter dieser Gruppe sind:
- Amphetamin („Speed"),
- MDMA (3,4-Methylendioxymetamphetamin: „Ecstasy"),
- MDE (3,4-Methylendioxyethylamphetamin: „Eve").

Pathophysiologie. Alle diese Stoffe wirken über die Steigerung des Symphahikotonus erregend. Die Gefahr besteht in einer Überschreitung physiologischer Leistungsgrenzen. Verbunden mit exzessivem Flüssigkeitsverlust durch hohe körperliche Aktivität über viele Stunden, der unzureichend oder gar nicht ersetzt wird, kann es zu bedrohlichen Kreislaufreaktionen kommen.

Klinik. Eine **leichte Überdosierung** ist gekennzeichnet von Unruhe, Rededrang, Schlaflosigkeit, Zittern, Mydriasis, Flush, starkem Schwitzen und schließlich Übelkeit.

Mittlere und schwere Vergiftungen bieten dann alle Symptome erhöhter Sympathikusaktivität mit
- Hypertonie,
- Tachykardie,
- Tachypnoe,
- später oft Panikreaktion,
- extreme Hyper- oder Hypotonie mit deliranten Bewusstseinsstörungen und schließlich
- Krämpfe bis hin zum Koma.

Nicht selten werden Rhythmusstörungen und später alle Zeichen einer Rhabdomyolyse beobachtet.

Diagnostik. Die äußeren Umstände des Auftretens einer solchen Intoxikation und fremdanamnestische Hinweise werden schnell an das Vorliegen einer derartigen Vergiftung denken lassen. Die Sicherung erfolgt durch die Giftanalyse.

Therapie. Eine primäre Entgiftung kommt fast immer zu spät, die Therapie wird sich auf die Beeinflussung des erhöhten Sympathikotonus richten, verbunden mit ausreichendem Flüssigkeitsersatz.

56.2.6 Kardial wirksame Medikamente

Antiarrhythmika

→ auch „Herz", S. 61

Bedrohliche Vergiftungen gibt es vor allem mit Antiarrhythmika und Digitalis. Tödliche Verläufe sind nach Überdosierung besonders von Antiarrhythmika beschrieben worden.

Pathophysiologie. Substanzen dieser Gruppe beeinflussen die für die spezifische Funktion des Herzmuskels wichtigen Austauschvorgänge von Kalium, Natrium und Calcium an den Zellmembranen des Myokards.

Klinik. Die Vergiftung ist geprägt von u.U. akut lebensbedrohlichen Herzrhythmusstörungen (Kammerflimmern/AV-Blockierung) und/oder schweren kardialen Insuffizienzerscheinungen durch die stark negativ inotrope Wirkung vieler Antiarrhythmika.

Diagnostik. Der Verdacht ergibt sich aus der Klinik und typischen elektrokardiographischen Veränderungen. Die Diagnosesicherung erfolgt durch den toxikologischen Giftnachweis.

Therapie. Nur bei Überdosierung von Digitalis gibt es ein spezifisches Antidot (Digitalisantidot), das nur bei sonst nicht beherrschbaren komplexen Herzrhythmusstörungen eingesetzt werden sollte. Zur Therapie gehören bei extremer Bradykardie die Applikation eines passageren Schrittmachers und Maßnahmen zur Verhinderung weiterer Giftresorption.

Unter Magenspülung ohne vorherige Kohleinstillation ist wiederholt ein akuter Herzstillstand beschrieben worden, der am ehesten durch eine Verbesserung der Giftresorption verursacht worden ist. Die primäre Giftelimination muss deshalb ausschließlich durch Gabe von Aktivkohle in Kombination mit einem Abführmittel vorgenommen werden. Die Wertigkeit extrakorporaler Detoxikationsmaßnahmen wie Hämoperfusion oder Plasmaseparation ist wegen der ungünstigen Giftverteilung im Organismus umstritten.

β-Rezeptoren-Blocker

→ auch „Herz", S. 101f.

Pathophysiologie. Sie wirken kardiodepressiv durch Hemmung des Natrium- und Calciumeinstromes in die Herzmuskelzelle und die Reduzierung des β_1-Rezeptor-vermittelten cAMP-Gehaltes in der Herzmuskelzelle. Bei guter Lipidlöslichkeit sind zentralnervöse Symptome mit Krämpfen und Atemlähmung beschrieben worden.

Klinik. Führend sind die Symptome der gestörten Herzfunktion.
- Überleitungsstörungen,
- Blutdruckabfall,
- QRS-Verbreiterung,
- Bradykardie.

Diagnostik. Der Vergiftungsverdacht wird sich aus der kardialen Symptomatik ergeben, wenn der Patient vorher kardial gesund gewesen ist. Hinweise aus der Umgebung sind besonders wichtig (u.U. schon präklinische Gabe von Katecholaminen). Der Giftnachweis ist wegen der geringen Plasmakonzentration aufwendig.

Therapie. Neben der primären Giftelimination unter den beschriebenen Vorsichtsmaßnahmen muss versucht werden, die Vergiftungssymptomatik durch Gabe von Katecholaminen zu bessern. Bei ausbleibendem Effekt ist ein Versuch mit Glukagon indiziert, einer Substanz, die β_1-Rezeptor-unabhängig positiv inotrop wirkt (Dosis 50–100 µg/kgKG i.v., Kontrolle des Blutzuckers).

Prognose. Bei extremen Überdosierungen (mehr als hundertfache therapeutische Dosis) ist das Myokard u.U. pharmakologisch und elektrisch nicht mehr stimulierbar. Extrakorporale Detoxikationsmaßnahmen haben sich bisher nicht als effektiv erwiesen.

56.2.7 Pflanzenschutzmittel

Hierzu zählen alle chemischen Substanzen, mit denen unsere Kulturpflanzen vor Insekten, Nagern und Unkraut geschützt werden. Toxikologisch besonders wichtig sind die Insektizide.

56.5 Pathophysiologie der „Acetylcholinvergiftung"

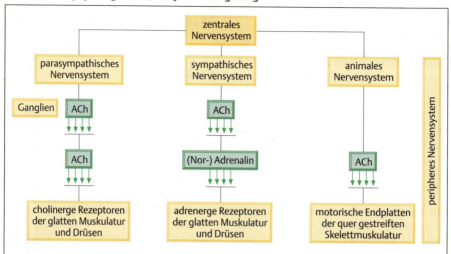

Man unterscheidet: muscarinartige Wirkung durch Aktivierung parasympathischer Nervenendigungen sowie nikotinartige Wirkung durch Aktivierung vegetativer Ganglien und der motorischen Endplatten.

Pathophysiologie. Das Wirkprinzip der meisten Insektizide ist die Hemmung der Cholinesterase mit der Folge eines Überangebotes von Acetylcholin an den verschiedensten neurogenen Synapsen. Derivate der Carbaminsäure (Carbamate wie Dimetan) unterscheiden sich von Phosphorsäureverbindungen (Alkylphosphate wie E605 oder Metasystox) durch eine kürzere Halbwertszeit und sind daher toxikologisch weniger bedeutsam.

Klinik. Die Symptome ergeben sich aus der Bedeutung des Acetylcholins als Überträgersubstanz an neurogenen Synapsen (56.5). Auffallendste Symptome sind Miosis, Bronchorrhö, gastrointestinale Hyperperistaltik, evtl. Bradykardie und das generalisierte Fibrillieren quer gestreifter Muskulatur, Bewusstlosigkeit und u.U. zentrale Atemlähmung.

Diagnostik. Die typische Klinik und die meist charakteristischen äußeren Umstände (Gärtnerei, Landwirtschaft) geben entscheidende diagnostische Hinweise. Der Magensaft hat oft die vorgeschriebene charakteristische Warnfarbe aller alkylphosphathaltigen Mittel (blau) und einen typisch stechenden aromatischen Geruch. Die stark reduzierte Aktivität der Serum-Cholinesterase (unter 200 U/l) sichert den Verdacht. Die toxikologische Analytik ist wegen der geringen Serumkonzentration aufwendig.

Therapie. Sie besteht nach erfolgter Sicherung der Vitalfunktionen in der Gabe von Atropin (bis 25 mg in 24 h). Damit wird die Wirkung von Acetylcholin an den vegetativen Nervenendigungen aufgehoben. Darmperistaltik und Bronchialsekretion sollen unter der Atropinmedikation noch eben nachweisbar sein. Durch Gabe von Toxogonin kann in den ersten 24 Stunden nach der Vergiftung die Reaktivierung der blockierten Esterase versucht werden.

Prognose. Wenn der Patient das Krankenhaus lebend erreicht, ist die Prognose gut.

56.2.8 Reizgase

→ auch „Lunge", S. 454.
Akute und chronische Vergiftungen durch Inhalation giftiger Reizgase sind häufig. Sie kommen bei Unfällen in der chemischen Industrie und bei jeder Art von Schadensfeuer vor. Bei Brandereignissen wird fast immer Kunststoff mit verbrannt, aus dem eine Vielzahl stark reizender Substanzen freigesetzt wird, die das Epithel des Respirationstraktes stark schädigen können.

Pathophysiologie. Je nach Wasser- oder Lipidlöslichkeit der inhalierten Substanz liegt der Hauptschädigungsort im oberen, mittleren oder unteren Abschnitt des Respirationstraktes (T 56.4). Von besonderer Bedeutung sind:

- Ammoniak,
- Chlorgas,
- Nitrogase,
- Phosgen,
- Schwefelwasserstoff und
- Brandgase, die noch andere toxische Substanzen, unter anderem Blausäure, enthalten können.

Klinik. In der Frühphase äußert sich die Vergiftung durch starken Husten, tränende Augen und Atemnot. Nach kurzem, aber auch Stunden dauerndem Intervall kann ein toxisches Lungenödem mit gleichzeitig starken retrosternalen Schmerzen auftreten in Verbindung mit den Zeichen extremer respiratorischer Insuffizienz.

In der Frühphase fehlt häufig ein pathologischer Auskultationsbefund der Lunge, dagegen sind oft schon pathologische Veränderungen im Röntgenbild erkennbar.

Diagnostik. Die Identifizierung unbekannter Reizgase wird besonders im Brandfall durch

T 56.4 Inhalationsintoxikationen

	oberer Respirationstrakt	mittlerer Respirationstrakt	terminaler Respirationstrakt
Ort der Schädigung	Pharynx Larynx Trachea	Bronchien Bronchiolen	Bronchien Bronchiolen
Latenz bis Wirkungseintritt	Kratzen im Pharynx Husten Glottisödem inspiratorischer Stridor	Husten, schleimiger Auswurf Bronchokonstriktion, Bronchospasmus Bronchopneumonie	Atemnot, Zyanose, Husten, schaumiger Auswurf Lungenödem
Löslichkeit der Reizgase	Wasserlöslichkeit		Lipidlöslichkeit
Beispiele von Reizgasen	Ammoniak (NH_3) Chlorwasserstoff (HCl) Formaldehyd (HCHO)	Schwefeldioxid (SO_2) Chlorgas (Cl_2) Isocyanata	Stickstoffdioxid (NO_2) Phosgen ($COCl_2$) Ozon (O_3)

Gasspürröhrchen am Unfallort vorgenommen. Durch Chlorgase oder Blausäure wären Retter extrem gefährdet.

Therapie. Zur Prophylaxe schwerer Lungenparenchymschäden wird die möglichst schnelle Applikation lokal wirksamer Corticoide in Form eines Dosieraerosols empfohlen. Die systemische Applikation von Glucocorticoiden ist umstritten. Nach längerer Reizgasexposition sollen Patienten mindestens 24 h überwacht werden, um mit einer Latenz auftretende Lungenschäden nicht zu übersehen. Bei auftretender respiratorischer Insuffizienz muss frühzeitig intubiert und beatmet werden.

56.2.9 Reinigungsmittel

Haushaltsübliche Reinigungsmittel enthalten meistens Tenside, oftmals Säuren oder sauer reagierende Salze bzw. Alkali. Manche enthalten bleichaktive Stoffe, Lösungsmittel und geringe Mengen von Parfümölen und Farbstoffen. Es gibt anionaktive, kationaktive, amphotere und nichtionische waschaktive Tenside. Bei oraler Aufnahme werden nichtionische Tenside gut, kationaktive sehr schlecht resorbiert.

Vergiftungen beruhen meistens auf der versehentlichen Einnahme von Reinigungsmitteln, die nicht in dafür vorgesehenen Behältnissen aufbewahrt wurden.

Pathophysiologie. Wegen der meist geringen Menge aufgenommener Reinigungsmittel kommt es selten zu resorptiver Wirkung in Form von Hämolyse durch z.B. nichtionische Tenside, die größere Gefahr besteht in der Aspiration kleinster Mengen des Reinigungsmittels bzw. beim Trinken entstandenen Schaums. Dadurch kann sehr rasch der oberflächenaktive Film der Alveolen zerstört werden mit entsprechenden Auswirkungen auf die Lungenfunktion.

Klinik. Hauptsymptome sind nach oraler Aufnahme zunächst lokale Beschwerden wie Brennen auf den Schleimhäuten, Übelkeit und Brechreiz, evtl. starke abdominelle Schmerzen. Nach Aspiration können alle Zeichen einer respiratorischen Insuffizienz mit entsprechender Symptomatik auftreten.

Diagnostik. Fast immer gibt die Anamnese den richtigen Hinweis. Die genaue Zusammensetzung muss unter Umständen beim Hersteller oder einer Giftinformationszentrale erfragt werden.

Therapie. Meistens genügt die Zufuhr von Flüssigkeit in Verbindung mit Entschäumern (z.B. Sabsimplex), um Schaumbildung mit gesteigerter Aspirationsgefahr durch das Reinigungsmittel zu verhindern. Bei stärker ätzenden Substanzen muss sinngemäß wie bei Vergiftungen durch Säuren und Laugen verfahren werden.

Cave: Keine Induktion von Erbrechen wegen der Aspirationsgefahr.

56.2.10 Petroleum, Lampenöle

Lampenöle werden besonders für Zierleuchter mit Farb- und angenehmen Geruchsstoffen versetzt. Dadurch werden oft besonders Kleinkinder verführt, dieses Öl zu trinken. Beim Erwachsenen sind Vergiftungen selten und dann meistens eine akzidentelle Aufnahme nach Versuchen, z.B. „Feuer zu speien".

Pathophysiologie. Petroleum ist ein Gemisch von Paraffin mit unterschiedlicher Kettenlänge. Nach Ingestion kann es zur Aspiration in das Bronchialsystem kommen. Hier verteilt sich das Petroleum entsprechend seinen physikalisch-chemischen Eigenschaften auf der feuchten Schleimhaut rasch bis in die Alveolen und kann dort das für die Funktion der Lunge wichtige Surfactant-(**surface active agent**)-System inaktivieren. Große Alveolarbereiche kollabieren und stehen für den Gasaustausch nicht mehr zur Verfügung. Ein starker Funktionsverlust der Lunge ist die Folge.

Klinik. Husten, Übelkeit und leichte Luftnot sind Frühsymptome. Später entsteht unter Umständen starke Atemnot und ausgeprägte Zyanose. Bei schweren Vergiftungen mit massiver Aspiration sind sehr bald über beiden Lungen Rasselgeräusche auskultierbar. Im Röntgenbild finden sich die Zeichen eines beginnenden Lungenödems.

Diagnostik. Die Anamnese und der oft typische Geruch der Atemluft sind sichere diagnostische Hinweise auf die Art der Vergiftung.

Therapie. Bei fehlenden Symptomen genügt die Gabe von Aktivkohle und die sorgfältige klinische Beobachtung für einige Stunden, um mögliche pulmonale Komplikationen nicht zu übersehen. Nach Aufnahme größerer Mengen kann unter Aspirationsschutz durch Intubation die Magenentleerung mit anschließender Applikation von Aktivkohle erwogen werden. Auftretende pulmonale Störungen müssen symptomatisch evtl. mit künstlicher Beatmung behandelt werden, unterstützt von intensivmedizinischer Überwachung.

Cave: Keine Induktion von Erbrechen wegen der Aspirationsgefahr.

56.2.11 Kohlenmonoxid

Nach weitgehender Entfernung von Kohlenmonoxid aus dem Stadtgas sind CO-Vergiftungen selten. Die Ursachen heute sind defekte Öfen mit unvollständiger Verbrennung, Schwelbrände und Suizidversuche mit Autoabgasen.

Pathophysiologie. Kohlenmonoxid besitzt eine mehr als 300fach stärkere Affinität zum Hämoglobin als Sauerstoff. Wird nach Inhalation von Kohlenmonoxid mehr als 50% des normalen Hämoglobins blockiert, entsteht eine kritische Einschränkung des Sauerstofftransportes. Ersthelfer übersehen diese gefährliche Situation nicht selten, da die Zyanose als Leitsymptom der Hypoxämie

T 56.5 Symptome nach Kohlenmonoxidintoxikation

Hb-CO (%)	Symptome
5–10	leichte, eben messbare Einschränkung des Visus (Schwelle der Verschmelzungsfrequenz gesenkt)
10–20	leichter Kopfschmerz, Mattigkeit, Unwohlsein, Kurzatmigkeit bei Anstrengung, Herzklopfen
20–30	Schwindel, Bewusstseinseinschränkung, Gliederschlaffheit und -lähmung
30–40	Haut rosafarben, Bewusstseinsschwund, Atmung verflacht, Schock, Haut blasslivide
40–60	tiefe Bewusstlosigkeit, Lähmung, Cheyne-Stokes-Atmung, Sinken der Körpertemperatur
60–70	tödlich in 10 Minuten bis 1 Stunde
70	tödlich in wenigen Minuten

hier fehlt (die kirschrote Farbe des Hb-CO-Komplexes verhindert Zyanose von Haut und Schleimhäuten).

Klinik. Die typischen Symptome einer Kohlenmonoxidvergiftung sind Kopfschmerzen, Übelkeit, zunehmende Luftnot und schließlich Bewusstseinsverlust (☛ 56.5).

Diagnostik. Die äußeren Umstände beim Auffinden des Patienten (PKW mit eingeleiteten Abgasen etc.) sind wegweisend. Hb-CO ist im Labor schnell und ohne Schwierigkeiten nachweisbar. Falsch positive Messwerte können durch mangelhaften Luftabschluss der Blutprobe entstehen.

Verwendung eines Vakutainers (Entnahmeröhrchen mit Vakuum) zur Blutentnahme bei Verdacht auf Kohlenmonoxidvergiftung.

Therapie. Sinnvolle Erstmaßnahme ist die unverzügliche Frischluftzufuhr, in Fällen mit bereits eingetretenem Bewusstseinsverlust die Beatmung mit reinem Sauerstoff. Die metabolische Azidose muss durch Bicarbonatinfusion korrigiert werden.

56.1.12 Blausäurevergiftung

Obwohl blausäurehaltige Verbindungen in großem Umfang in der Metall verarbeitenden Industrie verwendet werden sowie in vielen Obstkernen und Bittermandeln vorkommen, sind Vergiftungen selten.

Pathophysiologie. 50 mg Blausäure können durch Blockade des Atmungsfermentes Cytochrom A in wenigen Minuten tödlich wirken.

Klinik. Akute Störungen des zentralen Nervensystems durch die schnell einsetzende zelluläre Hypoxie bestimmen das klinische Bild. Übelkeit, Erbrechen und Unruhe sowie später Krämpfe sind typisch. Sehr bald wird der Patient tief komatös. Anfängliche Tachykardie geht schnell über in Bradykardie und Asystolie, die Spontanatmung sistiert.

Diagnostik. Führend ist der typische Geruch nach Bittermandeln, dazu die hohe Sauerstoffsättigung des venösen Blutes (mehr als 80%) als Ausdruck der fehlenden Sauerstoffaufnahme durch die Zellen. Gasförmige Blausäure kann mit einem Gasspürröhrchen leicht nachgewiesen werden. Der toxikologische Giftnachweis im Labor ist unproblematisch.

Therapie. Bei Vergiftung durch Blausäure bleibt zur Therapie wegen des schnellen Wirkungseintrittes wenig Zeit. Neben Beatmung mit reinem Sauerstoff muss schon außerhalb der Klinik das hoch wirksame Antidot **4-DMAP** (4-**Di**methyl**a**mino**p**henon, ein Methämoglobinbildner) in einer Dosierung von 3 mg/kgKG i.v. gegeben werden. Dadurch wird 1/3 des normalen Hämoglobins in Methämoglobin überführt. Diese Menge kann eine mehrfach tödliche Blausäuredosis binden, auch wenn sie schon am Cytochromeisen fixiert war. Durch zusätzliche Gabe von Natriumthiosulfat wird die körpereigene Bildung weitgehend ungiftiger Thiozyanate gefördert. Bei Verdacht auf inhalative Blausäurevergiftung (Brandgase) mit Bewusstseinsverlust ist die Applikation von Hydroxycobalamin (Cyanokit) indiziert. Wegen der respiratorischen Gefährdung der Patienten ist die Induktion einer Methämoglobinämie gefährlich.

56.1.13 Säuren und Laugen

Vergiftungen mit konzentrierten Säuren und Laugen sind selten und führen immer zu schweren Zerstörungen der betroffenen Organe.

Pathophysiologie. Nach Kontakt kommt es zu möglicherweise tief greifenden Gewebezerstörungen mit starker reaktiver Entzündungsreaktion in der Umgebeung der Nekrosen.

Klinik. Ganz im Vordergrund stehen starke subjektive Beschwerden des Patienten durch die Ätzwirkung. Nach einem Intervall bis zu einigen Stunden kommt es zu den Symptomen der schweren lokalen Entzündung mit Entwicklung eines Schockzustandes. Bei Ingestion großer Mengen kann es zur Perforation von Ösophagus und Magen kommen mit Ausbildung einer Mediastinitis oder Peritonitis.

Diagnostik. Neben der typischen Symptomatik nach peroraler Aufnahme von Säuren und Laugen finden sich Ätzspuren im Mund- und Rachenraum. Die Diagnose wird durch Angaben des Patienten erleichtert, die fast immer noch möglich sind. Einfaches Lackmuspapier erlaubt schnell die Differenzierung von Laugen oder Säuren.

Therapie. Bei dieser Vergiftung ist die Provokation von Erbrechen *kontraindiziert*. Im Frühstadium (bis 2 Stunden nach Ingestion) ist durch Magenspülung eine Herabsetzung der Ätzwirkung zu erreichen. Später muss diese Maßnahme wegen der zunehmenden Perforationsgefahr ausschließlich nach gastroskopischer Inspektion erfolgen. Schweregrad der Verätzung:
I Schwellung und Rötung,
II flache Schleimhautulzeration und Fibrinbeläge,
III Nekrose der gesamten Schleimhaut.
Bei drittgradiger Schleimhautschädigung im Gastrointestinaltrakt sollte die Indikation für eine chirurgische Intervention diskutiert werden. Durch Laparotomie muss die Nekrose aller Wandschichten von Ösophagus, Magen bzw. Darm ausgeschlossen werden, um durch Resektion dieser Abschnitte einer unausweichlichen Perforation zuvorzukommen.

Wichtig ist ein ausreichender Volumenersatz zur Kompensation der immer großen Volumenverluste.

Literatur

Eckert KG, Eyer P, Zilker T. Aktivkohle – Sofortmaßnahme bei oralen Vergiftungen. Deutsches Ärzteblatt. 1999; 96: 2274–2276.
Aktuelle Übersicht wirksamer Therapie nach oraler Giftaufnahme.
Ellenhorn MJ, Barceloux DG. eds.: Medical Toxicology, Diagnosis and Treatment of Human Poisoning. 2nd ed. New York: Elsevier 1997.
Umfangreiche Übersicht derzeit diskutierter Vergiftungsmechanismen.
Krienke G, Mühlendahl KE, Oberdisse U, Hrsg.: Vergiftungen im Kindesalter. Stuttgart: Enke 1995.
Zusammenstellung besonders im Kindesalter vorkommender überwiegend akzidenteller Vergiftungen.
Ludewig R, Lohs K. Hrsg.: Akute Vergiftungen. Stuttgart: Fischer 1991.
Knappe und übersichtliche Darstellung möglicher Vergiftungen beim Erwachsenen.
Marquardt H, Schäfer SG. Lehrbuch der Toxikologie. Mannheim: BI-Wissenschaftsverlag 1994.
Ausführliche und aktuelle Darstellung akuter und chronischer Vergiftungsmechanismen.
Müller S. Hrsg.: Memorix spezial. Notfallmedizin. Weinheim: VCH 1993.
Notfallmedizinische Maßnahmen im Taschenbuchformat.
National Conference on Cardiopulmonary Resuscitation and Emergency Cardiac Care. JAMA 1993:268: 2171–2302.
Grundlagen zu den heute gültigen Empfehlungen für die Wiederbelebung.
Tomaszewski C. Activated Charcoal – Treatment or Toxin? J Toxicol Clin Toxicol. 1993; 37: 17–18.
Interessante Aspekte zur Effektivität von Aktivkohle bei Vergiftungen.

Anhang

Quellenverzeichnis 1170

Sachverzeichnis 1172

**Referenzbereiche klinisch wichtiger
Laborparameter** 1220

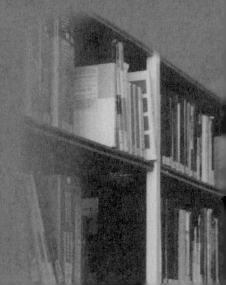

Quellenverzeichnis

2.1 Task Force Prevention of Coronary Heart disease. Eur Heart J. 1998; 19: 1434-1503

2.8 Eur. Heart. J. 1996 ; 17 : 43-63 oder www.escardio. org/scinfo/guidelines/96acute.pdf

3.5 aus Breithardt G, Borggrefe M. Praxis der Intensivbehandlung. Stuttgart: Lawin, Peter 1994

10.10–10.15 von Prof. Dr. R. Waldherr, Universität Heidelberg

10.21, 10.23 Koeppen-Hagemann I, Ritz E. Nierensonographie. Stuttgart: Thieme 1992

21.1 Siegenthaler W, Deuel W, Müller A, Medici T, Siegenthaler G. Synopsis infektiöser Pneumonien. Dtsch. Med. Wochenschr. 1988 Sep 2; 113(35): 1368-74

21.5 nach Grosser KD. Dt. Ärzteblatt. 1988; 85: B 590

21.4 von Prof. Dr. Weiss, Radiologische Klinik Lübeck

21.8 nach Mountain CF. Revisions in the International System of Staging Lung Cancer. Chest. 1997; 111: 1710-1717

21.10a nach Harrisons's Principles of Internal Medicine. 11. Aufl. New York: McGraw Hill 1987

21.12 nach Delbrück H. Lungenkrebs. Stuttgart: Kohlhammer 1993: S. 142

21.15 nach Mountain CF. Revisions in the International System of Staging Lung Cancer. Chest. 1997; 111: 1710-1717

27.3 von Prof. Dr. P. Emmrich, Institut für Pathologie, Universität Leipzig

29.8 von L. Nieman, National Institute of Health, Bethesda, Maryland

30.2, 30.3 von Prof. Dr. P. Emmrich, Institut für Pathologie, Universität Leipzig

30.4 von Prof. Dr. L. Otto, Institut für Nuklearmedizin, Universität Leipzig

33.1, 33.6 nach Standl E. In: Mehnert H, Standl E, Usadel KH. Diabetologie in Klinik und Praxis. 3. Aufl. Thieme 1994

33.5 modifiziert nach Fajans SS, Bell GI, Polonsky KS. Molecular mechanisms and clinical pathophysiology of maturity-onset diabetes of the young. N Engl J Med. 2001; Sep 27; 345(13): 971-80

41.4 nach Hadern J, Wedemeyer H, Manns MP. Hepatitis als Reisekrankheit. Internist. 2004; 45: 655-668

41.10, 41.11c, 41.13, 41.14 von Prof. Dr. H. Maschek, Institut für Pathologie der Medizinischen Hochschule Hannover

41.15 modifiziert nach Sheron N. Alcoholic liver disease. In: Grady JG, Lake JR, Howdle PD Comprehensive Clinical Hepatology Mosby London 2000.

41.19 von Prof. Gebel, Medizinische Hochschule Hannover

👁 41.20a	Prof. Dr. Schmiegel, Dr. Schmielau, Bochum	
👁 41.23	von Dr. Flemming, Institut für Pathologie der Medizinischen Hochschule Hannover	
👁 41.24, 41.27	Gines P, Cabrera J, Guevara M, Morillas R, Ruiz del Arbol L, Solae R, Soriano G. Consensus document on the treatment of ascites, dilutional hyponatremia and hepatorenal syndrome in liver cirrhosis. Gastroenterol Hepatol. 2004 Nov; 27(9): 535-44	
👁 48.1– 48.7	von Dr. Dr. J. Kreusch, Lübeck	
⊤ 48.8	Fine KD. Diarrhea. In: Feldman, M, Scharschmidt, BF, Sleisenger, MH. Gastrointestinal and Liver Disease. Philadelphia: WB Saunders; 1998: 128-152.	
⊤ 48.15	nach Selb B. Medizinische Virusdiagnostik. Umschau. 1992	
⊤ 48.16	Rosenthal EJK. Epidemiologie von Septikämie-Erregern. Blutkulturstudie der Paul-Ehrlich-Gesellschaft für Chemotherapie e.V. Dtsch. Med. Wochenschr. 1993. Sep 10; 118 (36): 1269-1275	
👁 49.5	Diesfeld H-J, Krause G, Teichmann D. Praktische Tropen- und Reisemedizin. 2. Aufl. Stuttgart: Thieme 2003	
👁 50.7b-d	von Prof. Kirchner, Institut für Pathologie, Universität Erlangen	

Kapitelblockzwischenseiten

Arterielle Hypertonie:
Blutdruckmessung aus Kellnhauser E, et al. Thiemes Pflege. Stuttgart: Thieme 1978

Pneumologie:
normales Bronchogramm, s. Abb. **20.4a**

Leber, Gallenwege, Pankreas:
ERC (endoskopische retrograde Cholangiographie) bei Choledocholithiasis, s. Abb. **42.3**

Hämatologie und Onkologie:
Aufnahme normaler Erythrozyten aus Ohnsorge J, Holm R. Rasterelektronenmikroskopie. 2. Aufl. Stuttgart: Thieme 1978

Infektiologie und Immunologie:
Streptokokken aus Kellnhauser E, et al. Thiemes Pflege. 9. Aufl. Stuttgart: Thieme 2000

Rheumatologie:
Röntgenaufnahme fortgeschrittener Knochendestruktionen bei rheumatoider Arthritis, s. Abb. **51.5**

Sachverzeichnis

A

AA-Amyloidose 251
AAI (Vorhofschrittmacher) 67
AB0-Blutgruppensystem **1101**
Abdomen
- akutes
- – Appendizitis 749
- – Leberadenomruptur 811
- – Mesenterialarterienverschluss, akuter 726
- – Porphyrie, intermittierende, akute 648
- geblähtes 1037, 1040
Abdomensonographie 284
Abdominalkrise 892
Abdominalschmerzen s. Bauchschmerzen
Abetalipoproteinämie 698
Abort, rezidivierender 383
Abscheidungsthrombus 369
Abszess 996, 1037
Abwehrspannung, abdominelle 749
Abwehrstörung s. auch Immundefekt
- sekundäre **1070f**
- therapiebedingte 1070
ACE-Hemmer **101**, 104, 186
Acetylcholinvergiftung **1162**
Acetylsalicylsäure **392**
- bei akutem Koronarsyndrom 42
- Myokardinfarktbehandlung 46
- nach Stentimplantation 52
Achalasie **657ff**
- Manometriebefund 659
Achlorhydrie 679
Acquired Immune Deficiency Syndrome s. AIDS
Acrodermatitis atrophicans 990
ACS s. Koronarsyndrom, akutes
ACTH 481
ACTH-Kurztest 553, 561
ACTH-Mangel 487

ACTH-Sekretion
- ektope 548, 550
- vermehrte 546
- verminderte 551
ACVB (aortokoronarer Venenbypass) **53f**
Adams-Stokes-Anfall 59, 66
ADCC-Reaktion (Antibody Dependent Cellular Cytotoxicity) 1059
Addison, Morbus 543, **551ff**
- autoimmuner 567
Addison-Krise 552, 554
Additionsazidose 269
Adefovir-Dipivoxil 792
Adenokarzinom, intestinales 721
Adenom
- hepatozelluläres **811f**
- neoplastisches 754
Adenomatose, endokrine, multiple s. MEN (multiple endokrine Neoplasie)
Adenom-Karzinom-Sequenz 758
Aderlass 158
- Hämochromatose 802f
- Polycythaemia vera 908
- Porphyria cutanea tarda 647
- unblutiger 103
ADH (antidiuretisches Hormon) 253ff, 480 f, 481
- fehlendes 480
ADH-Resistenz 258, 483
ADH-Rezeptoren-Defekt 482f
ADH-Sekretion 253f
- inadäquate **485f**
Adipositas **633ff**
- abdominale 633
- Begleiterkrankungen 633f
- Bewegungstherapie 635
- Ernährungstherapie **634f**
- syndromale 633
- Therapie 635f
- Verhaltensmodifikation 635
Adiuretin s. ADH

Adrenalektomie 545, 550
Adrenogenitales Syndrom 543, **555**
Adventitiadegeneration, zystische 279
AED (automatischer externer Defibrillator) **69**
Aedes aegypti 1012, 1014
Afibrinogenämie 331, **336**
Afterload s. Nachlast
Agammaglobulinämie
- Bruton-Typ **1072**
- Dünndarmbiopsie 698
- Schweizer Typ 1074
- X-chromosomal vererbte **716**, 1067
Agranulozytose 899
- medikamentenbedingte 900
AGS (adrenogenitales Syndrom) 543, **555**
AIDS (Acquired Immune Deficiency Syndrome) **1002ff**
- Darmschädigung 698, 716
- Enzephalopathie 1005
- Herzbeteiligung 136
- Ösophaguserkrankung 667
- in den Tropen **1047f**
AIDS-definierende Erkrankungen **1004ff**
Ajmalin 63
Akariasis 1046
Akroasphyxie, vasomotorische **289ff**, 1130f
Akromegalie **491ff**
- Arthropathie 1126
- therapeutisches Vorgehen 493
Akromegaloid 492
Akroosteolyse 527
Akrozyanose **291**
Aktinomykose **996**
Aktivkohle 1154, 1156
Akutphase-Proteine 335
AL-Amyloidose 251
Alanin-Aminotransferase 771, **843**

Sachverzeichnis

ALAT (Alanin-Aminotransferase) 771, **843**
Albright-Syndrom 530
Albuminsubstitution bei Aszites 833
Albuminurie **199f**
- Diabetes mellitus 229
- Messung 203
Aldosteron 254, 265, 542f
Aldosteron-Antagonisten **102**, 104, 186, 545
Alkalisierende Substanz 539
Alkalose
- metabolische 266 f, **270f**
- - Cushing-Syndrom 548
- - Hyperaldosteronismus, primärer 543f
- respiratorische 266 f, **268**, 405
Alkaptonurie, Arthropathie 1125
Alkoholabusus
- Folsäuremangel 888
- Hepatitis, chronische 788
- Leberschaden **806f**
- Pankreatitis, chronische 862f
Alkoholhepatitis 806
Alkoholinstillation, perkutane, bei hepatozellulärem Karzinom 815
ALL (akute lymphatische Leukämie) **912ff**
Allergen **1078**, 1081
- Sensibilisierbarkeit 1079
Allergenexposition 1079
Allergenkarenz 1089
Allergie **1078**
- Anamnese 1088
- Diagnostik 419, **1088f**
- Laboruntersuchungen 1088
- Provokationstestung 1089
- - inhalative 419, 455
- Rebound-Phänomen 1087
- Soforttyp s. Soforttypallergie
- Spättyp **1079f**, 1085
- Therapie **1089ff**
Allergische Reaktion
- Etagenwechsel 1087
- Kinetik 1086
Alloantigen 1101
Alopezie, chemotherapiebedingte 939
Alport-Syndrom **218**
Alters-cP 1111
Alveolitis **449ff**, 460

- exogen-allergische **454ff**
- hämorrhagische 220
AMA (antimitochondriale Antikörper) 794, **797**
Amaurose 1133
Amaurosis fugax 288
Amenorrhö 494
Aminoazidurie 221
δ-Aminolaevulinsäure-Dehydratase-Defekt-Porphyrie 645, **649**
δ-Aminolaevulinsäure-Konzentration im Urin, erhöhte 648
5-Aminosalicylsäure 733f
Aminosäurestoffwechselstörung 830
Aminotransferasen 771, **843**
- erhöhte 788, 809
Amiodaron 64
AML (akute myeloische Leukämie) **912ff**
Ammoniak 838f
Amöbenabszess 1037
Amöbendurchfall **1038ff**
Amöbendysenterie **1038ff**
Amöbenleberabszess **1038ff**
Amöbenruhr **1037ff**
Amöbiasis **1037ff**
- Differenzialdiagnose 1039
- extraintestinale 1038
Amphetamin-Intoxikation 1160
Amputation 281, 283
Amyloid A 251
Amyloid L 251
Amyloidniere 251
Amyloidose **251**
- Arthropathie 1125
- Dünndarmbiopsie 698
- heredofamiliäre 251
Anagrelide 907
Analfissur **764**
Analfistel **764**
Analgetikaabusus 233
Analgetikaasthma **418**, 1080
Analgetikanephropathie **233**
Analphalipoproteinämie **630**
Analprolaps **766**
Anämie **872ff**
- alloimmunhämolytische 892
- aplastische **903f**
- aregenerative 873 f, 876
- autoimmunhämolytische **892ff**
- bei chronischer Erkrankung **895f**

- hämolytische **888ff**
- - extrakorpuskulär **892ff**
- - korpuskuläre **888ff**
- immunhämolytische **892ff**
- Knochenmarkdiagnostik 876
- Labordiagnostik 875f
- makrozytäre 707, 876
- megaloblastäre **885ff**
- mikrozytäre 876
- - Abklärung **878**
- nichtmikrozytäre, Abklärung **878**
- normozytäre 876
- perniziöse **885ff**
- - Knochenmarkbefund 887
- refraktäre **911**
- - mit Blastenexzess **911**
- - mit Ringsideroblasten **911**
- regenerative 873 f, 876
- sideroachrestische **910ff**
- sideroblastische **910ff**
Anaphylaktische Reaktion **1079**, **1082**
- Notfalltherapie **1090f**
- bei Transfusion 1103
- verzögerte 1086
Anasarka 7, 257
Anastomose
- atriopulmonale 168
- kavopulmonale 168
Anazidität 680
ANCA (Antineutrophil Cytoplasmatic Antibodies) 211, 220
Androgenbildung, vermehrte, bei der Frau 557
Androgene, adrenale 551
Androgenmangel
- postpubertaler 569
- präpubertaler 569
Androgensubstitution 571
Androgenwirkung, verminderte 572
Aneurysma
- dissecans 283
- verum 283
ANF (antinukleäre Faktoren) 219
Angiitis
- granulomatöse s. Wegener-Granulomatose
- leukozytoklastische, kutane 1134
Angina
- abdominalis 725, **727**

Sachverzeichnis

- pectoris 4
- – Aortenklappenstenose 141
- – atypische 37
- – unter Belastung 47
- – Infarktrisiko 50
- – instabile **35ff**
- – Schmerzcharakter 36
- – stabile **47ff**
- – vasospastische 50
- Plaut-Vincenti 957, **959**
- tonsillaris 958
- Angiodysplasie, Darmwand 727f
- Angiographie 278
- – zerebrale 288
- Angiokardiographie **24ff**
- Angiomatose, bazilläre 1007
- Angioplastie, transluminale, perkutane 279
- – Nierenarterie 192
- Angiotensin I 188
- Angiotensin II 188, 191
- Angiotensin-Converting-Enzym-Hemmer **101**, 104, 186
- Angiotensin-Rezeptor-Blocker **101, 184ff**
- Anionenlücke 269
- Ankylose 1110, 1115
- Ann-Arbor-Klassifikation, Hodgkin-Lymphom 917
- Anomalie, zytogenetische, isolierte **911**
- Anschlussheilbehandlung 47
- Anstrengungsasthma 418
- Antazida **4, 676**
- Antiandrogene, Tumorbehandlung 941
- Antianginöse Substanzen 48f
- Antiarrhythmika **61ff**
- – Myokardinfarktbehandlung 44
- – proarrhythmischer Effekt 65
- – Synkope 95
- Antiarrhythmikavergiftung **1160f**
- Antibakterielle Substanzen **953f**
- Anti-Basalmembran-Antikörper 220
- Antibasalmembran-Antikörper-Glomerulonephritis **211**
- Antibiotika **953f**
- – phagozytengängige 1078
- Antibiotikaresistenz 1000
- Antibiotikatherapie
- – pseudomembranöse Kolitis 977

- Vitamin-K-Mangel 350
- Anticholinergisches Syndrom **1150, 1157f**
- Antidiabetika 602, **603ff**
- – orale **603ff**
- Antidiuretisches Hormon s. ADH
- Anti-DNS-Antikörper 1128f
- Antidot **1156**
- Anti-dsDNS-Antikörper (Antikörper gegen doppelsträngige DNS) 219
- Anti-Faktor-VIII-Antikörper 350
- Anti-FXa-Test 320
- Antigen
- – extrazelluläres, Immunantwort **1060ff**, 1064
- – intrazelluläres, Immunantwort **1063f**
- – karzinoembryonales 761
- – prostataspezifisches 936
- Antigenerkennung
- – B-zelluläre **1060ff**
- – T-zelluläre **1062**
- – – MHC-Restriktion 1064
- Antigenpräsentation **1062f**
- Antigenprozessierung **1062f**
- Antigenrestriktion, T-lymphozytäre **1064f**
- Antiglobulintest 893f
- Anti-GPIa/IIa-Autoantikörper 327
- Anti-GPIb/IX/V-Autoantikörper 327
- Anti-GPIIb/IIIa-Autoantikörper 327
- Anti-HAV-Antikörper 778, **782**
- Anti-HBc-Antikörper 778, **783**, 790
- Anti-HBe-Antikörper 778, **783**, 787
- Anti-HBs-Antikörper 778
- Anti-HCV-Antikörper 785f
- Anti-HCV-Antikörper-Testung 778
- Anti-HDV-Antikörper 778, **787**
- Anti-HEV-Antikörper 778, **788**
- Antihistaminikavergiftung 1157f
- Antihypertensiva 186f
- – Einnahmetreue 190
- – Indikation 183
- – Nebenwirkungen 190
- Anti-IgE-Antikörper 422, 1089f
- Anti-Jo-1-Syndrom 1144
- Antikoagulanzien, orale **389ff**

- Nebenwirkung **391f**
- Überdosierung 348
- Antikoagulation 46, 109, **389ff**
- Antikörper (s. auch Immunglobuline) **1064f**
- – ABO-Blutgruppensystem 1101
- – antimitochondriale 794, 797
- – antinukleäre **1128**
- – arzneimittelinduzierte 329
- – gegen doppelsträngige DNS 219
- – gegen Heparin/Plättchenfaktor-4-Komplex 383
- – bei Leberkrankheit **794**
- – monoklonale
- – – bei Autoimmunopathie 1100
- – – Tumorbehandlung 942
- – gegen plasmatische Gerinnungsfaktoren 350f
- – gegen Thrombozytenmembranbestandteile 367
- – thrombozytenspezifische 328
- Antikörpermangel 1068
- – Therapie 1077
- Antikörpermangelsyndrom 716, 1073
- – multiples Myelom 927
- Antileukotriene 422
- Antimetabolite 1099
- Antimykotika 955
- Antineutrophil Cytoplasmatic Antibodies 211, **220**
- Antinukleäre Faktoren 219
- Antiöstrogene, Tumorbehandlung 941
- Antiphospholipid-Antikörper-Syndrom **381ff, 1130**
- α_2-Antiplasmin 316
- α_2-Antiplasmin-Mangel, hereditärer **337**
- Antiprotozoale Substanzen 953
- Antiretrovirale Substanzen **1007f**
- Antirheumatika, nichtsteroidale **1113**
- – Kolitis, mikroskopische 740f
- – Zehner-Regel 680
- Anti-Synthetase-Syndrom 1144
- Anti-TG-Antikörper 509
- Antithrombinkonzentrat 347, 361, 377
- Antithrombinmangel 373, **377**, 379
- – Diagnostik 376
- – Heparindosierung 386

Sachverzeichnis

- homozygoter **379 ff**
Anti-Thyreoglobulin-Antikörper **499, 509, 793**
Anti-TPO-Antikörper **499, 509, 793**
$α_1$-Antitrypsin-Ablagerung, hepatozelluläre 803
$α_1$-Antitrypsin-Mangelsyndrom **803 f**
Antituberkulotika **987**
Antivirale Substanzen **953,** 961
Antoniusfeuer 291
Anurie 224, 236, 239
ANV s. Nierenversagen, akutes
Aorta
- ascendens, Erweiterung 19, 163
- reitende 167
Aortenaneurysma **283 ff**
- abdominelles 284 f
- thorakales 285
Aortenaneurysmaruptur 283 ff
- Schmerz 4 f
Aortenbogendilatation 19
- poststenostische 143 f
Aortenbogensyndrom **292**
Aortenerkrankung, Echokardiographie 15
Aortenisthmusstenose 157, **161 f,** 179, 194
- postduktale 161
- präduktale 162
Aortenklappe
- bikuspidale 159, 161
- unikuspidale 159
Aortenklappenersatz 145, 147
Aortenklappenfehler, Untersuchungsmethoden 139
Aortenklappeninsuffizienz 137 ff, **145 ff**
- Auskultationsbefund **142,** 146
- Hypertonie 194
Aortenklappenöffnungsfläche 143
- Bestimmung 18
Aortenklappenrekonstruktion, operative 144
Aortenklappenring 20
Aortenklappenschluss 3 f
Aortenklappenstenose 137 ff, **141 ff**
- angeborene 157, **159**
- Auskultationsbefund 142 f
Aortenprothese 285

Aortenstenose, supravalvuläre, angeborene 159
APC (aktiviertes Protein C) 314
APC-Resistenz 373, **377 ff,** 378
- homozygote 380r
Apnoe **469 ff**
Apolipoprotein **617**
Apolipoprotein-B-Defekt, familiärer 620, **623 ff**
Apolipoprotein-C-II-Mangel, familiärer 620, 628 f
Apoplex s. Schlaganfall
Apoplexia cerebri s. Schlaganfall
Appendektomie 749
Appendizitis **749 ff**
- Differenzialdiagnose **750 f,** 850
APS (Antiphospholipid-Antikörper-Syndrom) **381 ff, 1130**
APSAC 393 f
APTT (aktivierte partielle Thromboplastinzeit) **318,** 334 f, 386
Arcus lipoides corneae 624
ARDS (Adult respiratory Distress Syndrome) **448 f**
Argininurie 221
Arginin-Vasopressin s. ADH
Argyll-Robertson-Zeichen 997
Armlymphödem 308
Aromatasehemmer 941
Arousals 469
Arrhythmie (s. auch Herzrhythmusstörung) **55 ff**
- hochfrequente, fokal entstehende 83
- Prävention 60, 116
- Therapie 60 ff
ART s. Therapie, antiretrovirale
Artemeter/Lumefantrin **1025,** 1027
Arteria
- mesenterica
- - inferior 725
- - superior 725
- temporalis, verhärtete 1132
- vertebralis, Strömungsumkehr 286
Arteria-mammaria-interna-Bypass **53 f**
Arteriendilatation, transluminale, perkutane 279
- Nierenarterie 192
Arterienpuls 7

- periphere 275
Arterien-Switch-Operation 167
Arterienverschluss
- akuter **280 f**
- digitaler 290
- peripherer 274
- - Prädilektionsstellen 277
- supraaortischer **286 ff**
Arteriitis, infektiöse **293**
Arteriosklerose
- koronare 31
- Plasma-Cholesterinspiegel 619
Arthralgie **990,** 1123, 1134
Arthritis **1108 ff**
- aseptische 1073
- chronische, juvenile 1111
- bei Gonorrhö 998
- infektiöse, akute **1120 f**
- postinfektiöse **1121**
- psoriatica **1118 ff**
- - Befallsmuster 1119
- reaktive **1121**
- rheumatoide **1108 ff**
- - ACR-Kriterien 1112
- - Aktivitätskriterien 1112
- - Basistherapie **1113 f**
- - Befallsmuster 1110
- - Begleittherapie 1115
- - Direktzeichen, radiologische 1112
- - genetische Disposition 1109
- - Kollateralphänomene 1112
- - Kombinationstherapie 1114
- - Organbeteiligung 1115
- - radiologische Stadien 1111 f
- - Spätzeichen, radiologische 1112
- - Therapie 1113 ff
- - Weichteilzeichen 1112
- urica s. Gicht
- Wegener-Granulomatose 1134
Arthropoden, Krankheitsübertragung **1011 ff**
Arthrose **1124 f**
Arzneimittel, Leberschädigung **807 f**
Arzneimittelallergie 1081
Arzneimittelexanthem 1085
ASAT (Aspartat-Aminotransferase) 771, **843**
- Myokardinfarkt 41
Asbestexposition **451 f,** 474

Sachverzeichnis

Asbestkörperchen 452 f
Asbestose **451 ff**
Asbestpleuritis, beninge 452
Ascaris lumbricoides **1042**
ASD s. Vorhofseptumdefekt
Askariasis **1042**
Aspartat-Aminotransferase 771, 843
Aspergillom 440
Aspergillose
– bronchopulmonale, allergische 441
– invasive 441
– – bei AIDS 1007
– saprophytäre 440
Aspergillus assoziierte Erkrankung **440 f**
Aspirations-Embolektomie 279
ASS s. Acetylsalicylsäure
Asthenurie 480
Asthma
– bronchiale **417 ff**
– – allergisches 1079
– – berufsbedingtes 418
– – Differenzialdiagnose 420
– – exogen-allergisches 417 f
– – bei gastroösophagealem Reflux 418
– – nichtallergisches 417 f
– – Patientenschulung 422 f
– – Therapie 420 ff
– cardiale 148, 420
Asthmaanfall 419
Aszites 772, **832 ff**
– Budd-Chiari-Syndrom 809
– maligner 835
– Pathogenese 831
– Pfortaderthrombose 810
– Punktion 832, 835
– refraktärer 834
– Stufentherapie 833
– Zellzahl **832**, 835
Atembewegungen **399 f**
Atembreite 1116
Atemdepression
– intoxikationsbedingte 1152
– Opiatvergiftung 1159
Atemgeräusch
– abgeschwächtes 419
– stridoröses 402
Atemmuskelfunktionsdiagnostik 406
Atemnot s. Dyspnoe

Atemwegserkrankung, chronisch-obstruktive **412 ff**
– Röntgenbild 414
Atemwegsinstabilität 426
Atemwegsschienung, innere 426
Atemwegsstenose 426
Atemzentrumsstimulation 268
Ateplase 393, **395**
Atmungsstörung, schlafbezogene **469 ff**
Atopie **1078**, 1086
Atovaquon/Proguanil **1025**, 1027
Atrioseptostomie 111
Atrophie blanche 305
Attacke, ischämische, transitorische 195, 287 ff
Auer-Stäbchen 913, 915
Augenfundusuntersuchung
– Diabetes mellitus 613
– Hypertonie, arterielle 176
Ausflusstraktobstruktion, subaortale 116 f
Auskultation, thorakale 401
Aussatz **1049 f**
Austin-Flint-Geräusch 146
Austrittsblock, kardialer 57
Auswurffraktion, linksventrikuläre 100
Auswurfton 4, **8**
Autoantigen, abgeschirmtes **1091**
Autoantikörper **1096**
– antinukleäre, Immunfluoreszenzdiagnostik 1095
– Autoimmunhepatitis 794 f
– inhibitorischer 320
– gegen Intrinsic Factor 886
– Lebererkrankung 773
– Nachweis **1094 f**
– natürliche 1091
– gegen Parietalzellen 886
– Purpura, thrombozytopenische, idiopathische 326
– rheumatologisch-immunologische Systemerkrankung **1128**
Autoimmundiabetes s. Typ-1-Diabetes mellitus
Autoimmunendokrinopathie 1098
Autoimmunerkrankung 1108
– schilddrüsenspezifische 503, **509**
– Überlappungssyndrom 1132
Autoimmunhämolyse 922

Autoimmunhepatitis 776, 779, 791, **794 ff**
– extrahepatische Manifestation 795
– HLA-Assoziation 795
– Overlapsyndrom 795
Autoimmunität **1091**
Autoimmunopathie **1091 ff**
– assoziierte Gene 1093
– Diagnostik 1094 ff
– Entzündungshemmung, medikamentöse 1098 f
– HLA-Assoziation 1093
– Malignomrisiko 1097
– Risikofaktoren 1092 f
– substitutive Behandlung 1101
– Symptomatik 1094
– systemische Suche 1097
– Therapie **1098 ff**
– Umweltfaktoren 1093
– Verlaufsmodifizierung 1098
Autoimmunphänomen, infektionsbedingtes 1093 f
Autoimmunsyndrom, polyglanduläres **567 f**
Automatie 57
AV-Block 9, 56
– I. Grades **76**
– II. Grades **76 f**
– – Syncope 94
– – Typ I (Wenckebach) **76 f**
– – Typ II (Mobitz) **76 f**
– III. Grades **76 f**, 194
AV-Dissoziation 9
AV-Fistel s. Fistel, arteriovenöse
AV-Kanal, kompletter 160
AV-Knoten 2
– Längsdissoziation 85
– AV-Knoten-Ablation 70
– palliative 85
AV-Knoten-Reentry-Tachykardie **85 ff**
– Katheterablation 71
AV-Knoten-Überleitung, Modulation 70
AV-Reentry-Tachykardie 88
– Katheterablation 71
AV-Überleitung, Störung 9, **76 f**
Axillar-Subklavia-Venenthrombose **303 f**
Azidose
– hypokaliämische, hyperchlorämische 222

Sachverzeichnis

- metabolische 266 f, **268 ff**
- renal-tubuläre **221 f**
- respiratorische **266 ff**, 405

Azotämie 222

B

Bakteriämie 982
- konstante 124 f
- Peritonitis, spontan-bakterielle 8349

Bakterien, enteropathogene 970
Bakteriurie **207**
- asymptomatische 241
- ohne Leukozyturie 242

BAL s. Lavage, bronchoalveoläre
B-ALL 913
Ballaststoffe 622 f
Ballon-Gegenpulsation, intraaortale 105
Ballon-Valvotomie, perkutane 139
- Aortenklappe 145
- Mitralklappe 150 f

Bang, Morbus **992**
Bannwarth-Syndrom 990
Barbituratintoxikation **1157 f**
Bare Lymphocyte Syndrome 1074
Bariumsulfat 675
Barlow-Syndrom s. Mitralklappenprolaps
Barorezeptorreflex 173
Barrett-Ösophagus 664
Bartholinitis, Gonorrhö 998
Basalmembran
- glomeruläre
- – Doppelkonturierung 218
- – Verdickung 217
- kapilläre, Verdickung 613

Base Excess 405
Basedow, Morbus 503, **509**
Basilaristhrombose 289
Basis-Bolus-Insulintherapie **597 ff**
Basisreanimationsmaßnahmen 72
Basophilie 901
Bauchschmerzen
- akute, bei Aszites 834
- Appendizitis 749
- Budd-Chiari-Syndrom 809
- Hämolyse durch Wärmeautoantikörper 894
- Hantavirus-Infektion 995
- intermittierende 648

- Karzinom, cholangiozelluläres 816
- Mesenterialarterienverschluss, akuter 725
- Peritonitis, spontan-bakterielle 834
- Pfortaderthrombose 810
- Porphyrie, intermittierende, akute 648
- postprandiale 727
- Pseudoobstruktion, intestinale, chronische 753
- Tuberkulose, intestinale 752
- Zystenleber 821

Bayes-Theorem 12, 23
BCG-Impfung 989
B-CLL 921
BCR-ABL-Gen 909
BE (Broteinheit) 590
Beatmung, nichtinvasive 415
Bechterew, Morbus s. Spondylitis ankylosans
Becken-Bein-Angiographie 278
Beckenkammbiopsie 536, 540
Beckenvenenthrombose 302
Bedarfsschrittmacher 67
Bedside-Test 1102
Befeuchterlunge 454
Begleit-Glomerulonephritis **211**, 218 f
Begleitmyokarditis 134
Behçet, Morbus 298, **1134 f**
Beinvenenthrombose
- komplette 303
- tiefe
- – Antikoagulation, orale 390
- – Druckpunkte 300

Belastung, submaximale 24
Belastungsdyspnoe 5 f
Belastungs-EKG **10 ff**
- Abbruchkriterien 11

Belastungstest 489
Belastungsuntersuchung, pneumonologische 405 f
Benzodiazepinintoxikation **1157 f**
Bernard-Soulier-Syndrom 330
Bernoulli-Gleichung 16
Besenreiservarizen 295 f
Beulenpest 1007
Bewegungstherapie bei Adipositas 635
Bewusstseinsverlust, Opiatvergiftung 1160

Bicarbonat 404
Bicarbonatkonzentration 267
Bicarbonatverlust 269
Biermer, Morbus s. Anämie perniziöse
Bigeminus 56
Biguanid **603**
Bilharziose **1044 ff**
Bilirubin 843
- direktes 843
- indirektes 843

Bindegewebserkrankung, hereditäre, Blutungsneigung 338
Biologicals bei rheumatoider Arthritis 1114
Biopsie
- thorakoskopische 473
- transbronchiale, bei Tuberkuloseverdacht 438

Biot-Atmung 400
Bisgaard-Zeichen 299
Bisphosphonate **521**, **538**, 1138 f
Blähbauch 1037, 1040
Blasenbilharziose 1045
Blasenpunktionsharn, Keimnachweis 242
Blastenexzess **911**
Blastenkrise 909
Blausäurevergiftung **1166**
- inhalative 1166

Block
- bifasikulärer 79
- faszikulärer 79
- trifasikulärer 79

2:1-Block 76
β-Blocker s. β-Rezeptoren-Blocker
Blockierung
- atrioventrikuläre s. AV-Block
- intraventrikuläre **78 f**
- sinuatriale 75

Blumenberg-Zeichen 749
Blutabgang mit dem Stuhl 730
Blutbildung, extramedulläre 905
Blutdruck
- Mineralokortikoidexzess 260
- Monitoring, ambulantes 179 f
- Regelkreisstörung 173
- Zielwert 183

Blutdruckanstieg, peripartaler 193
Blutdruckbereiche 171
Blutdruckdifferenz zwischen oberer und unterer Extremität 194

Sachverzeichnis

Blutdruckeintellung, medikamentöse 184
Blutdruckmessung 171, **178f**
Blutdruck-Natriurese-Beziehung 173f
Blutdrucksenkung **183ff**
Blutfluss, renaler 174
Blutgasanalyse **266, 404f**
Blutgruppenantigene **1101f**
Blutkultur bei Endokarditis 126f
Blutplasmabefund bei Chylomikronämie 628
Blutstillung, endoskopische 695
Blutströmungsstörung 369 f, 374 f
Blutung
– akute **879**
– chronische **879**
– gastrointestinale
– – bei Leberzirrhose **835ff**
– – obere **693ff**
– – – Budd-Chiari-Syndrom 809
– – – Pfortaderthrombose 810
– – untere 695
– unter Heparintherapie 386
– hyperfibrinolytische 363
– intestinale 728
– konfluierende 325
– lebensbedrohliche 324
– – Marcumarüberdosierung 392
– petechiale s. Petechien
– postoperative 332
– therapiepflichtige, bei DIC 362
– bei Thrombozytopenie, Lupus-Antikoagulanzien 383
Blutungsanämie 879
Blutungsneigung s. Hämorrhagische Diathese
Blutungsquelle, gastrointestinale, Forrest-Klassifikation 694
Blutungszeit 319
Blutzuckerbestimmung **585f**
B-Lymphozyten **902**, 1058, **1060ff**
BMI (Body Mass Index; Körpermasseindex) 633
Bocksbeutelform, Herz 131
Body Mass Index (Körpermasseindex) **633**
Boeck, Morbus s. Sarkoidose
Boerhave-Syndrom **671**
Bohrkopf, Rotablation 53
BOOP (Bronchiolitis obliterans mit organisierender Pneumonie) **460f**

Borrelia
– burgdorferi 989
– duttoni 989, 10017
– recurrentis 989, 991, 1001
Borreliose 136, **989ff**
– tropische **10017**
Botulinustoxininjektion, endoskopische 659
Botulismus **976**
Bouchard-Fingerpolyarthrose **1124f**
Bradykardie 55 f, **72ff**
– Akuttherapie 80f
– Myokardinfarkt 37, 46
Bradykardie-Tachykardie-Syndrom **75**
BRCA 934
Broad Beta Disease 626
Bronchialatmen 401
Bronchialkarzinom **461ff**
– asbestinduziertes 452
– kleinzelliges 462, **466f**
– Nachbarorganinfiltration 463
– nichtkleinzelliges 462 f, **466f**
– – Stadien 464
– Röntgenaufnahme 464f
Bronchialsekretmobilisierung 425
Bronchialverengung, chronische 413
Bronchiektasen **423**, **425**
Bronchiolitis 412
– obliterans **412**
– – idiopathische **460f**
– – medikamentös bedingte 453
Bronchitis
– akute **411f**
– chronisch obstruktive **412ff**
– chronische 412
– hypersekretorische 411 f
Bronchodilatatoren 415
Bronchokonstriktion 417
Bronchophonie 401
Bronchopneumogramm, positives 448
Bronchopneumonie 412
Bronchoskopie 409f
Bronchospasmus
– hypokalzämiebedingter 522
– medikamentös bedingter 453
Bronzediabetes s. Hämochromatose
Bronzehaut 552, 554
Broteinheit 590

Brucellose **992**
Brückenfibrose, porto-portale **789**, 829
Brugada-Syndrom 92, **93f**
Brugia 1029, **1032**
Brustwandableitungen, Elektrokardiogramm 9f
B-Symptomatik 916
Budd-Chiari-Syndrom **809f**
Buerger-Syndrom **281ff**
Büffelnacken 547
Bullektomie 417
Burkitt-Lymphom **919f**, 968
Burning Feet 614
Bursalavage 861
Bürstenschädel 882
Butler-Albright-Lightwood-Syndrom **221f**
Bypass-Operation 279
– intestinale, Arthritis 1135
B-Zell-Defekt 1069
B-Zell-Lymphom
– bei CVID 1072
– großzelliges
– – diffuses **923f**
– – HIV-assoziiertes 925
B-Zell-Neoplasie 920
B-Zell-Rezeptor 1060

C

CA 12-5 936
CA 15-3 936
CA 19-9 774, 867
Calcitonin 517, 521
Calcitriol 516
Calcium, ionisiertes, im Serum 516, 519
Calciumantagonisten 48 f, 62, 186 f, 546
– Myokardinfarktbehandlung 44
Calciumausscheidung, renale 519
Calciumbedarf 537
Calciumhomöostase **516f**, 535
Calciummangel 522
Calcium-Oxalat-Stein 245
Calcium-Phosphat-Produkt 518
Calciumresorption, verminderte 526
Calciumsubstitution 523, 527 f, 541
Campylobacter jejuni 973
– Reisediarrhö 1036

Sachverzeichnis

Campylobacter-Enteritis **973**
c-ANCA 220
Candida albicans 1001
CAPD (kontinuierliche ambulante Peritonealdialyse) 227
Caplan-Syndrom 450, **1111**
Captopriltest 544
Capture Beats 91
Caput medusae 831 f
Carbohydrate-Deficient-Transferrin 807
Cardio-CT **22**
Cardiolipin-Antikörper 1128, 1130
Carpenter-Syndrom **567**
Carpentier-Ring 139 f
CD117-Antigen 687
CD4$^+$-DTH-Lymphozyten 1060
CD4$^+$-Lymphopenie, idiopathische 1062
CD4$^+$-T-Helferzellen, Verlust 1062
CD4$^+$-T-Lymphozyten **1061 f**
CD8$^+$-T-Lymphozyten 1060, **1062 f**
CDAI (Crohns Disease Activity Index) 732
CDT (Carbohydrate-Deficient-Transferrin) 807
CEA (karzinoembryonales Antigen) 761
CEAP-Klassifikation der CVI 305
CETP (Cholesterin-Transferprotein) 618 f
CFTR-Gen **427**, 857, 862 f
CFU (Colony Forming Units) im Mittelstrahlurin 242
Chagas-Krankheit 134, 1028, **1031**
Charcot-Trias 798, 852
^{13}C-Harnstoff-Atemtest **675**, 681
Cheilosis 707
Chemoembolisation, transarterielle, bei hepatozellulärem Karzinom 815
Chemokine **1059**
Chemotherapie, zytostatische **938 ff**
– im Alter 942
– Hyperurikämie 642
– Nebenwirkungen 939
– Toxizität 939 f
Cheyne-Stokes-Atmung **400**
Child-Pugh-Klassifikation, Leberzirrhose 828
Chinin **1024**
Chiragra 639

Chlamydia trachomatis 999, 1122
Chlamydienarthritis **1122 f**
Chlamydieninfektion 998
Chlamydienpneumonie **435**
Chloralhydratvergiftung **1158**
Chloridorrhö 704
Chloroquin **1024**
Cholangiographie, endoskopische retrograde **842**, 853
Cholangiokarzinom s. Karzinom, cholangiozelluläres
Cholangiopankreatikographie, endoskopische retrograde s. ERCP
Cholangitis **852 f**
– chronische 853
– eitrige, rezidivierende 852
– iatrogene 852
– nichteitrige **796 ff**
– – destruierende, chronische **796 ff**
– primär sklerosierende **798 ff**
– – Karzinomrisiko 798, 816
– – Overlapsyndrom 795
Cholecalciferol 516, 518
Choledocholithiasis 843, **848**
– ERC 846
Cholelithiasis **843 ff**
– Komplikation 848
Cholera **1034 ff**
Cholestase **775 f**
– intrahepatische
– – arzneimittelinduzierte 808
– – schwangerschaftsspezifische 823 f
– Laborparameter 771
– neonatale 803
– Untersuchungsgang **776**
Cholesterin **617**
Cholesterinester-Speicherkrankheit 651 f
Cholesterinkonzentration im Plasma 619
Cholesterinkristalle 32
Cholesterin-Transferprotein 618 f
Cholezystektomie 848, 850, 852
Cholezystitis
– akute **849 ff**
– chronische **851 f**
– Differenzialdiagnose 850
– emphysematöse 846
– Sonographiebefund **849**, 851

Cholezystogramm, orales 846
Cholezystokinin 855
Cholezystolithiasis 843, **848**
Cholinergisches Syndrom **1150**
Cholsterinsteine **844**
Chondrokalzinose **1125**
Chorion-Gonadotropin, humanes 571
Chromoendoskopie 739
Chromosomenaberration, myelodysplastisches Syndrom 910
Chronisch venöse Insuffizienz **304 f**
– CEAP-Klassifikation 305
Churg-Strauss-Syndrom 460, **1133 f**
Chvostek-Zeichen 523
Chylomikronämie 627 ff
Chylomikronen **617 f**
Chylomikronen-Remnants **617 f**
Chymotrypsin im Stuhl **856**
CK, Myokardinfarkt 41
CK-MB, Myokardinfarkt 41
C3-Komplementfaktor-Bestimmung 1076
C4-Komplementfaktor-Bestimmung 1076
Claudicatio intermittens 275, 283
Clearance, muköziliäre, gestörte 423
Clearance-Messung **199**, **201**
CLL (chronische lymphatische Leukämie) **921 ff**
Clonidin-Test 489, **558**
Clonorchis sinensis 1043
Clopidogrel 42
Clostridien-Myonekrose **994 f**
Clostridien-Sepsis 995
Clostridien-Zellulitis 995
Clostridium
– botulinum 976
– perfringens 994 f
– tetani 993
Clostridium-difficile-Toxin **976 f**
CMV (Zytomegalie-Virus) 718, 968
CMV-Erkrankung, AIDS 1005
CMV-Kolitis bei AIDS 718, 1005
CMV-Retinitis bei AIDS 1005
C3-Nephritis-Faktor 217
CNI s. Niereninsuffizienz, chronische

Coeruloplasminspiegel, niedriger 800
CO_2/HCO_3^--System 265
Colchizin 642
COLD (Chronic obstructive Lung Disease; chronisch-obstruktive Atemwegserkrankung) **412 ff**
Colestyramin 723
Colitis ulcerosa 728, **735 ff**
- Arthritis 1135
- Befallsmuster 736
- Differenzialdiagnose 738
- - zum Morbus Crohn 733
- Endoskopiebefund 737
- Frühsymptome 733
- fulminant-toxische 736, 738
- Karzinomrisiko 739
- Kontrolluntersuchungen 739 f
- Rezidivprophylaxe 739
- Therapie **737 ff**
- - schweregradabhängige 739
Colon irritabile **741 ff**
Coma
- diabeticum 579, **607 f**
- hepaticum 825, **838**
Common ALL-Antigen 913
Common Variable Immune Deficiency s. CVID
Complex Lesion 32
Computertomographie
- kardiologische **22**
- thorakale 406
Condylomata lata 997
Conn-Syndrom **542 ff**
Continuous-Wave-Doppler 15
Coombs-Test 893 f
Coproporphyrin 645
Coproporphyrinausscheidung 649
Cor pulmonale **108 ff**
- akutes 443
- dekompensiertes 413
Corona phlebectatica paraplantaris 304
Cortisolentzugssyndrom 550
Cortison-Pass 555
Couplet 57
Courvoisier-Zeichen 845, 866
Cowden-Syndrom 757
C-Peptid-Bestimmung 587
Crescendo-Angina 36
CREST-Syndrom **1130**
CRH-Stimulationstest 489, **548 f**

Crigler-Najjar-Syndrom 775
Crohn, Morbus **728 ff**
- Aktivitätsindex 732
- akuter Schub 731 ff
- Arthritis 1135
- Befallsmuster 729
- Differenzialdiagnose 730
- - zur Colitis ulcerosa 733
- Dünndarmbiopsie 698
- Ernährungstherapie 734
- extraintestinale Manifestation 729
- Frühsymptome 733
- Therapie **731 ff**
- - schweregradabhängige 735
- therapierefraktärer 734
Crohns Disease Activity Index 732
Cronkhite-Canada-Syndrom 757
CRT (kadiale Resynchronisationstherapie) **105**, 115
Cryptococcus neoformans 1006
CT-Angiographie 22
Cullen-Zeichen 862
Cumarinderivate, Wechselwirkung 389
Cumarinintoxikation 344, **348 f**
Cumarinnekrose 389, **391**
Cumarintherapie nach Herzklappenersatz 140 f
Cushing, Morbus 546
Cushing-Syndrom 543, **546 ff**
- ACTH-abhängiges 546
- ACTH-unabhängiges 546
- Arthropathie 1126
- Differenzialdiagnose 550
- Glucocorticoid-induziertes 560
- Screening 548 f
Cushing-Schwellendosis 560
CVI (chronisch venöse Insuffizienz) **304 f**
CVID (Common Variable Immune Deficiency) 1067, **1072 f**
- Tumormanifestation 1072 f
CW-Doppler (Continuous-Wave-Doppler) 15
Cyclooxygenasehemmstoffe 392, **1098 f**
C-Zell-Hyperplasie 564
C-Zell-Karzinom 513

D

Daktylitis 1119
Dalrymple-Phänomen 510
Danaparoid 384 f
Darbepoetin 896
Darm, Strahlenschädigung **763**
Darmatonie 725
Darmbilharziose 1045
Darmdurchblutungsstörung 725 f
Darmerkrankung
- chronisch-entzündliche **728 ff**
- - Frühsymptome 733
- infektiöse **969 ff**
Darmgangrän 726
Darminfarkt 725 f
Darminvagination 745
Darmstenose, tumorbedingte 745
Darmstrangulation 745
Darmsyndrom, irritables **741 ff**
Darmverschluss s. Ileus
Darmwand 672 f
Darmwandläsion, vaskuläre **727 f**
DCM (dilatative Kardiomyopathie) **114 ff**
DDAVP 333, 335
- Diagnose des Diabetes insipidus centralis 484
o'p'-DDD 550 f
DDD-Herzschrittmacher 68
- HOCM 118 f
DDD-R-Stimulation 67
D-Dimere 315, **320**, 370 f
- Lungenembolie 444
2D-Echokardiographie 13
Decrescendo-Diastolikum 146
Defäkation, schmerzhafte 759
Defäkationsstörung 742
Defektimmunopathie
- Diagnostik **1076 f**
- humorale **1072 f**
- kombinierte **1074**
- sekundäre, Suche 1097
- Therapie **1077 ff**
- T-zelluläre **1074**
Defibrillation 66
- externe **68 f**
Defibrillator, externer, automatischer **69**
Defizit, neurologisches 287
Degeneration, hepatolentikuläre **800 f**

Sachverzeichnis

- Arthropathie 1125
Dehydratation 255f
Dehydratationssyndrom 609
Demand-Herzschrittmacher 67
Dengue-Fieber 1011ff
- hämorrhagisches 1011ff
Dermatomyositis 1144f
Designer-Drogen-Intoxikation 1160
Desoxypyridinolin-Cross-Links im Urin 1136f
Detoxikation 1153ff
- extrakorporales Verfahren 1154f
Dexamethason-Hemmtest 548f
Diabetes insipidus 480, 482ff
- centralis 258, 480, 482f
- renalis 258, 482f
Diabetes mellitus 576ff, 863
- arterielle Hypertonie 187ff
- Arthropathie 1125
- Autoimmunsyndrom, polyglanduläres 567
- Diagnosekriterien 585f
- diagnostisches Vorgehen 585ff
- Ernährung 590ff
- früh manifester 581
- Hypoglykämie 611f
- Immundiagnostik 587
- insulinabhängiger s. Typ-1-Diabetes mellitus
- Insulintherapie s. Insulintherapie
- juveniler s. Typ-1-Diabetes mellitus
- Klassifikation 576f
- Komplikation
- - akute 607ff
- - chronische 612ff
- manifester, OGTT-Befund 589
- bei Mukoviszidose 857
- Nephropathie s. Nephropathie, diabetische
- Therapie 589ff
- - Kontrolle 589
- - Ziele 590
Diabetiker-Notfallausweis 612
Diabetikerschulung 606f
Dialyse 226f
- Komplikation 227f
Diarrhö
- bei AIDS 716ff
- akute 701ff

- - Anamnese 704
- - Erregerdiagnostik 703
- - Ursache 701f, 969f
- - WHO-Klassifikation 702
- chronische 704
- infektiöse 700f
- Morbus Crohn 734
- osmotische 704
- reiswasserartige 1034
- sekretorische 704, 740
- wässrige 721, 869, 971
- - bei AIDS 1005
- - EHEC-Infektion 974
Diät
- gewichtsreduzierende 634f
- bei Gicht 642
Diathese
- hämorrhagische s. Hämorrhagische Diathese
- thrombotische s. Thrombotische Diathese
DIC s. Gerinnung, intravasale, disseminierte
Dickdarmileus 746
Dickdarmkarzinom s. Karzinom, kolorektales
Dickdarmpolypen 754f
Dickdarmpolypose 754f
Dicker Tropfen 1022
Diffusionskapazität, alveolokapilläre 404
Diffusionsstörung, alveolokapilläre 405
DiGeorge-Syndrom 1074
Digitalis 102f
Digitalisglykoside 62
Digitalisüberdosierung 1161
Digitaliswirkung bei Hypokaliämie 261
1,25-Dihydroxycholecalciferol 516, 518
- Substitution 528
- verminderte Bildung 526
Dilutionshyponatriämie 831
Dinatriumcromoglicinsäure 420
Diphtherie 957, 959
- Myokarditis 135
Diphyllobothrium latum 1043
Dip-Plateau-Phänomen 131, 133
Dirty Chest 423
Diurese
- forcierte 521, 1154
- osmotische 258

Diuretika 305f
- bei arterieller Hypertonie 186f
- bei Herzinsuffizienz 102, 104
Divertikel, intestinale 720
Divertikulitis 742, 747f
Divertikulose 742, 747f
DNCG (Dinatriumcromoglicinsäure) 420
Donovanosis 999
Dopamin 103
Dopaminagonisten 493ff
Doppelkontrastverfahren 675
Doppler-Echokardiographie 13, 15
- farbkodierte 15
Doppler-Sonographie 277
Doss-Porphyrie (delta-Aminolaevulinsäure-Dehydratase-Defekt-Porphyrie) 645, 649
Doxycyclin 1025
D-Penicillamin 801
Dracunculus medinensis 1042
Drahtschlingen, glomeruläre 218
Drakunkulose 1042f
Dreigläserprobe 204
Dreischicht-Sputum 423
Dreitagefieber 962
Droge, synthetische, Intoxikation 1160
Druck, exspiratorischer, positiver 415
Druckbelastung
- linksventrikuläre 141
- rechtsventrikuläre 152
Druckgradient
- Aortenklappe 143ff
- intraventrikulärer 117
- Mitralklappe 149
- Pulmonalklappe 159
Druckhalbwertszeitmethode, Bestimmung der Mitralklappenöffnungsfläche 18
Druckmessung, intrakardiale 25
Druckschmerz
- epigastrischer 677
- periumbilikaler 1040
- plantarer 299f
Drüsen, exokrine, Dysfunktion 427
DTH-Lymphozyten 1085
Dubin-Johnson-Syndrom 775
Ductus
- arteriosus, persistierender 157, 164

– – Auskultationsbefund 8, 160, 164
– Botalli s. Ductus arteriosus
Dünndarm, Medikamentenwirkung, Biopsie 699
Dünndarmbiopsie **699**
– diagnostische Bedeutung 698f
Dünndarmdivertikel 720
Dünndarmfunktionstest 709
Dünndarm-Kapselendoskopie **699**
Dünndarmkarzinoid **720ff**
– Metastasierung 721
Dünndarmkarzinom 721
Dünndarmkrankheit, Leitsymptome 697
Dünndarmleiomyom 720
Dünndarmleiomyosarkom 721
Dünndarmlymphom 720f
Dünndarmmukosa, Kolonisation 709
Dünndarmresektion
– Ernährungsaufbau 724f
– Folgezustand **723ff**
Dünndarmtumor **720ff**
– maligner **720ff**
Dünndarmüberbesiedlung, bakterielle **722f**
– bei AIDS 717
– bei Divertikeln 720
– Dünndarmbiopsie 699
– IgA-Mangel, selektiver 716
– Nachweis 708
Dünndarmzottenschwund 709f
Duodenalerkrankung, Leitsymptome 672
Duodenopankreatektomie 866
Duodenumwandperforation, ulkusbedingte 684
Duplexsonographie 277, 301
Durchblutungsmessung 278
Durchblutungsstörung
– funktionelle **289ff**
– zerebrale **287f**
– – Stadien 288
Durst-ADH-System **253f**
Durstversuch 484
D-Xylose-Test 697
Dysbetalipoproteinämie, familiäre 620, **625f**
Dysfibrinogenämie 331, **336**
– hereditäre 379f

– Lebererkrankung 344, 346
Dysfunktion, sexuelle, des Mannes 569
Dysgenesie, retikuläre 1060
Dysostose **1139f**
Dyspepsie, funktionelle **684f**
Dysphagie 656
– Eisenmangel 880
– Ösophaguskarzinom 669
– schmerzhafte 656
Dysplasie, fibromuskuläre, Nierenarterie 191f
Dyspnoe **5**, **398**
– Differenzialdiagnose 447
Dysproteinämie 209
– hämorrhagische Diathese 341f
Dystrophie, muskuläre, Herzbeteiligung 120
Dysurie 242

EAEC (enteroaggressive Escherichia coli) 974
EAEC-Infektion **975**
Ebola-Fieber 1051
Ebstein, Morbus **163**
Echinococcus
– cysticus 819f
– multilocularis 819f
Echinokokkose **1043**
– der Leber **819ff**
Echokardiographie **13ff**
– Cor-pulmonale-Zeichen 109
– Herzfehlerdiagnostik 157
– bei Herzinsuffizienzzeichen 100
– Infarktdiagnostik 42
– Mitralklappenprolapsnachweis 154
– bei Myokarditisverdacht 135
– transösophageale **16f**, 84, 127
ECMO (extrakorporale Membranoxygenierung) 106
Edinburgh-Klassifikationsschema, ZNS-Funktionseinschränkung 1149
Effektorzellen, zytotoxische 902
Effektorzellendegranulation 1080
EHEC (enterohämorrhagische Escherichia coli) 970, **974f**
EIEC (enteroinvasive Escherichia coli) 970, **974f**

EIEC-Infektion **975**
Eierschalenhilus 451
Einflussstauung, obere **7**, 464
– Mediastinaltumor 477
– tumorbedingte 918, 920, **945**
Einkammerschrittmacher 67
Einrollatelektase 452f
Einschwemmkatheter **23f**, 98
Einsekundenkapazität
– absolute 403
– relative 403
Einthoven-Ableitungen, Elektrokardiogramm 9f
Eintrittsblock, kardialer 57
Einzelfaktorenkonzentrat 366
Einzelniere, dystope 248
Eisenbilanz, negative 880
Eisenmangel
– durch Aderlasstherapie 158
– blutverlustbedingter 879ff
– bei Erythropoetin-Behandlung 896
Eisenmangelanämie **880ff**
Eisenresorption, erhöhte 801
Eisenspeicherkrankheit **801ff**, 1125f
Eisenstoffwechsel, Parameter 881
Eisensubstitution 158, **881f**
Eisensulfat 158, **881**
Eisenverteilung 880
Eisenzyklus 873
Eiweiß s. auch Protein
Eiweißelektrophorese, M-Gradient 925f
Eiweißverlustsyndrom, enterales **713f**
Ejakulatuntersuchung 570
Ejection Click **4**, **8**
Ejektionsfraktion, linksventrikuläre, eingeschränkte 70
EKG s. Elektrokardiogramm
Eklampsie 234, **824**
Ektoparasitose **1046**
ELAS (Eurotransplant Liver Allocation System) 840
Elastase-1 im Stuhl **856**
Electric Remodeling 83
Elektrokardiogramm **9ff**
– Aortenklappenstenose 143
– Delta-Welle 87f
– bei Hyperkaliämie 261
– Hypertrophiezeichen 9
– bei Hypokaliämie 261

Sachverzeichnis

- Lagetyp 9
- Linksherzhypertrophie-Zeichen 180
- Linksschenkelblock 79
- Linkstyp 78
- monophasische Deformierung 39
- Myokardinfarktkriterien 39f
- Normalwerte 3
- Ostium-secundum-Defekt 165
- bei pulmonaler Hypertonie 110
- Rechtsschenkelblock 78
- Rechtstyp 109
- Vorhofflattern 80
- WPW-Syndrom 89

Elektrokonversion, externe **68f**
Elektrolythaushalt **253ff**
Elektrolytstörung 225
Elephantiasis 1032
- genitale 999

Embolektomie 281, 445
Embolie
- arterielle
- - akute 280
- - Differenzialdiagnose 283
- arterio-arterielle 287
- gekreuzte 27
- kardiogene 46
- septische 124f
- zerebralarterielle 287

Emboliequelle
- Echokardiographie 15
- Herz **27f**

EMIT-Testsystem 1150
Endangiitis obliterans **281ff**
Endobrachyösophagus 664
Endocarditis
- fibroplastica Löffler 119
- verrucosa rheumatica 122

Endokarditis
- bakterielle, subakute 984
- Blutkultur 126f
- Echokardiographie 127
- Embolie 27
- infektiöse **124ff**
- - bei angeborenem Herzfehler 158
- Prophylaxe 128f
- septische 984
- thrombotische, nichtbakterielle 136

Endomyokardbiopsie 135

Endomyokardfibrose 119
Endomyokardresektion 119
Endosonographie 692
- transösophageale 406

Endothelfunktion
- Gefäßtonus 317
- Hämostase **316**

Endothelläsion, koronararterielle 32
Endothelzelle, antikoagulatorische Aktivität 314, 316
Entamoeba histolytica 1037f
- Ausscheider 1039f

Enteritis
- eosinophile 698
- infektiöse **969ff**
- toxinvermittelte **976**
- Salmonellensepsis 1005

Enteritiserreger 700f
- Diagnostik 703

Enteroadhärenz 702
Enterobiase **1042**
Enterobius vermicularis 1042
Enteroklysma **699**, 731
Enterokokken, Vancomycin-resistente 1000

Enterokolitis
- pseudomembranöse 737
- Yersiniose 973

Enteropathie
- exsudative **713ff**
- gluteninduzierte s. Sprue; s. Zöliakie
- tropische **1037**

Enterotoxin 702
Enthesiopathie 1117, 1119
Entrapment-Syndrom, popliteales 279
Entzündungshemmung, medikamentöse, bei Autoimmunopathie 1098f

Entzündungsreaktion
- Granulozyten
- - eosinophile 901f
- - neutrophile 898
- Spättypallergie 1085
- systemische 982

Enzephalitis **980ff**
- japanische **1015**
- parainfektiöse 980
- postinfektiöse 980

Enzephalopathie
- AIDS 1005

- hepatische 772, 824 f, **838f**
- - Differenzialdiagnose 839
- hypertensive 176, 195

Enzymdiagnostik, Myokardinfarkt 40f
Eosinophile-Myalgie-Syndrom **1131**
Eosinophilie **902**, 1082
- Churg-Strauss-Syndrom 1134
- bei Gastroenteritis 713
- Nematodiase 1042
- Tropenkrankheit 1054

EPEC (enteropathogene Escherichia coli) 970, **974f**
EPEC-Infektion **975**
EPH-Gestose **234f**
Epistaxis 339
Epithelzylinder 206
Epstein-Barr-Virus 961, 968
EPU (elektrophysiologische Untersuchung) 59f

Erbrechen
- Alkalose 270
- bei mechanischem Ileus 746
- induziertes 1154

ERC (endoskopische retrograde Cholangiographie) **842**, 853
ERCP (endoskopische retrograde Cholangiopankreatikographie) 774, 798 f, **842**
- cholangiozelluläres Karzinom 817
- Pankreaskarzinomdiagnostik 867
- Pankreatitis
- - akute 861
- - chronische 863f

Erfrierung **292**
Ergotismus **291**
Erkältungskrankheit **956ff**
Erkältungssymptome 411
Ernährungstherapie bei Adipositas **634f**
Erregbarkeit, neuromuskuläre 268
- Kaliumspiegel 260

Erregungsausbreitung, kardiale, Vorhofflattern 81
Erregungsbildung, kardiale, Störung 57
Erregungsleitung, kardiale **2f**
- Störung 57, 59
- - intraventrikuläre 9

Erstickungs-T 39
Erwachsenendiabetes s. Typ-2-
  Diabetes mellitus
Erysipel 962, **965**
Erythema
– chronicum migrans **989 ff**
– infectiosum 962, **964**
– nodosum 456
Erythroblastenphthise, persistie-
  rende 964
Erythrodontie 650
Erythropoetin 872, 898
Erythropoetin-Behandlung 896
Erythropoetinsynthese
– Hemmung 895
– verminderte 224
Erythrozyten **872 f**
– Formveränderung **876 f**
– hypochrome 879
– – mikrozytäre 880
– Inklusionen 877
– ^{99m}Tc-markierte 23
– im Urinsediment 204
Erythrozytenabbau 872 f
– gesteigerter **888 f**
Erythrozytenindizes **875**
Erythrozytenkonzentrat 883
Erythrozytenmasse, vermehrte
  907
Erythrozytenneubildung, gestei-
  gerter **888 f**
Erythrozytenresistenz, osmoti-
  sche, verminderte 890
Erythrozytentüpfelung, basophile
  877, 883
Erythrozytenverteilungsbreite 875
Erythrozytenzylinder 206 f
Escape-Phänomen 255
Escherichia coli 353
– darmpathogene 970, **974 f**
– Harnwegsbesiedelung 241
Essstörung 633
ESWL (extrakorporale Stoßwel-
  lenlithotripsie) 848
Etagenwechsel der allergischen
  Reaktionsbereitschaft 1087
ETEC (Enterotoxin bildende
  Escherichia coli) 970, **974 f**
ETEC-Infektion **975**
– Reisediarrhö 1036
Ethambutol 987
Euler-Liljestrand-Reflex 109
Eunuchismus 569 f

Eurotransplant Liver Allocation
  System 840
Exanthem, Lues II 997
Exanthema subitum 962
Exophthalmus 510
Exsikkose
– Cholera 1034
– bei Diarrhö 703
– Ketoazidose, diabetische 607
– Koma, hyperosmolares 609
– Typ-1-Diabetes mellitus 579
Exspiration, forcierte, verlängerte
  402
Exsudat, Pleuraerguss 473
Extrasystolen 6, **55 ff**
– supraventrikuläre 56
– ventrikuläre 56 f
Extrazellulärvolumen 253
Extremitätenableitungen, Elek-
  trokardiogramm 9 f
Extremitätenfraktur, osteoporo-
  sebedingte 535
Extremitätenödem 7

Fahrradschlauch-Dickdarm 737
Faktor-VIII-Aktivität
– erhöhte 343
– erniedrigte 331 f
Faktor-VIII-Konzentrat 333
Faktor-IX-Konzentrat 333
Faktor-V-Leiden **378 f**
– Budd-Chiari-Syndrom 809
– Diagnostik 376
Faktor-VII-Mangel 331
Faktor-IX-Mangel **333 f**
Faktor-XII-Mangel 331
Faktor-XIII-Mangel 331
Fallot-Tetralogie 157, 167
Falscher Freund 759
FAP (familiäre adenomatöse Po-
  lyposis) **757 ff**
FAP-Gen 934
Farmerlunge 454
Fasten, totales 635
Fasziitis, eosinophile **1130**
Fatty Streak 32
FDP (Fibrindegradationsproduk-
  te; D-Dimere) 315, **320**, 370 ff,
  444
Feinnadelaspirationszytologie,
  Schilddrüse 499

Felty-Syndrom 1111
Ferritin 873, 880 f
Ferritinkonzentration im Serum
  802
– verminderte 881
Fersenschmerz 1115
Fertilisation, assistierte 571
α-Fetoprotein 773 f, 936
Fette
– gesättigte 622 f
– ungesättigte 622 f
Fettleber 804 f
– alkoholinduzierte 806
– schwangerschaftsspezifische
  822 f
Fettleberhepatitis, nicht-alkoholi-
  sche 788, 791, **804 f**
Fettstoffwechsel **617 ff**
– Zielwerte 622
Fettstoffwechselstörung
– hereditäre **620**
– kardiovaskuläres Risiko 622 f
– sekundäre **621**, 631
Fettstuhl 705
Fettsucht, stammbetonte 547
Fettverteilungsmuster 633 f
FEV_1 (forciertes exspiratorisches
  Volumen) 403
Fibrate 623
Fibrin 313
– lösliches 313, **321**
Fibrindegradationsprodukte 315,
  320, 370 ff, 444
Fibrinogen 313
– Bestimmung 319
Fibrinogenmangel, angeborener
  336
Fibrinogenolyse s. Hyperfibrino-
  lyse
Fibrinogenrezeptor, Autoantikör-
  per 327
Fibrinogensubstitution 336,
  365
Fibrinolyseaktivierung 315
Fibrinolyseaktivität, posttrauma-
  tische Reduktion 316
Fibrinolysefaktoren 315
Fibrinolysehemmung 374, 378
Fibrinolyseinhibitoren 347
– synthetische 364 f
Fibrinolysesystem **315 f**
– Störung 373 ff
– Untersuchung **319**

Sachverzeichnis

Fibrinolysetherapie s. Thrombolysetherapie
Fibromyalgiesyndrom **1146**
Fick-Prinzip 26
Fieber
- chronisches 992
- bei Granulozytopenie 945
- hämorrhagisches, mit renalem Syndrom 995
- bei Phagozytendefekt 1078
- rheumatisches 122 f, **1121 f**
- – Penicillin-Prophylaxe 124
- nach Tropenaufenthalt 1022
- undulierendes 992
Fieberbläschen 969
Fiessinger-Leroy-Reiter-Syndrom 1123
Filariase **1029 ff**
Finger-Boden-Abstand 1116
Fingerdeviation, ulnare 1110
Fingerhämatom, paroxysmales **292**
Fingerpolyarthrose **1124 f**
Fireman's Cramps 258
Fischvergiftung 1053
Fistel
- anorektale **764**
- arteriovenöse **447 f**
- – Nierenersatztherapie 226
- enterokutane 734
Fistelbildung, Morbus Crohn 729
Fisteln, arteriovenöse, pulmonale 338
Flankenschmerz 242, 250
Flapping Tremor 772, 838
Flecainid 63
Fleckfieber **1017 f**
Flush 721
Flussblindheit 1031 f
Flüssigkeitsbilanz **255**
Flüssigkeitsverlust bei Diarrhö 702
Flüssigkeitsvolumen, extrazelluläres, Aldosteroneinfluss 542
Fluss-Volumen-Diagramm, Spirometrie 402, 404
Flutter-Ventil 415, 425
FNH (fokale noduläre Hyperplasie der Leber) 813
Foetor hepaticus 772
Folsäure **885**
Folsäureantagonisten, Neutropenie 900

Folsäuremangel 885, **888**
- Dünndarmbiopsie 699
Folsäuresubstitution 888
Fontan-Operation 168
Foramen ovale, offenes 27
Formula-Diät 635
Forrest-Klassifikation, Blutungsquelle, gastrointestinale 694
Fötus
- hepatischer 772
- urämischer 224
Fragmentozyten 353, **876 f**, 893, 905
Fraktur, osteoporosebedingte 533, 535
Frakturrisiko
- erhöhtes 533, 535
- Postmenopause 535
Frambösie 1050
Frank-Starling-Mechanismus 2
Fremdkörper, aspirierter 431
Fremdkörpersepsis 984
Friedewald-Formel 621
Frischplasma, gefrorenes 336 f, 346 f, 361, 366
Frostbeule **292**
Fructosaminkonzentration im Plasma 589
Fructoseintoleranz, hereditäre **653**
Fructosemalabsorption, physiologische 705
Frühendokarditis 129
Frühsommermeningoenzephalitis 978, **980**
FSH (follikelstimulierendes Hormon) 481
- Serumspiegelbestimmung 570
FSME (Frühsommermeningoenzephalitis) 978, **980**
Fuchsbandwurm **820**, 1043
Fundoplicatio 666
Funktionelle Beschwerden, thorakale 5
Fußsohlen-Claudicatio 282
Fußsyndrom, diabetisches **614 f**
- Prophylaxe 615

G

Galaktorrhö 494
Galledrainage 853
Gallenblase, schmerzlos tastbare 845, 866

Gallenblasendyskinesie 853
Gallenblasenempyem 848 f
Gallenblasenhydrops 848
Gallenblasenwand
- dreischichtige 849, 851
- verdickte 848
Gallengangsadenom 853
Gallengangsatresie **843**
Gallengangskarzinom s. Karzinom, cholangiozelluläres
Gallengangspapillom 853
Gallengangsverschluss, extrahepatischer 847
Gallengangszyste **843**
Gallenkolik **844 f**
- Analgesie 846
- Differenzialdiagnose 847
Gallensäurestoffwechsel 845
- Störung 830
Gallensäureverlustsyndrom
- Diagnostik 697
- nach Ileumresektion 723
Gallensteine **843 ff**, 851
- Litholyse, medikamentöse 848
- Sonographiebefund 846
- Stoßwellenlithotripsie, extrakorporale 848
Gallensteinextraktion, endoskopische 842
Gallensteinileus 745
Gallenwegsdyskinesie 853
Gallenwegstumor **853**
Galopp
- atrialer 37
- ventrikulärer 37
Gamma-Glutamyl-Transferase 771, 806, **842 f**
Gammopathie, monoklonale **925 ff**
- Grunderkrankung 926
Ganzkörperplethymographie **404**
Gardner-Syndrom 757
Gasbrand **994 f**
Gase, toxische, Lungenschädigung 454
Gasödem 995
Gasser-Syndrom 353 f, 974
Gastrektomie 690
Gastrinom **868 f**
- MEN 1 562
Gastritis
- akute **677 f**
- autoimmune, chronische 679

Sachverzeichnis

- bakteriell bedingte, chronische 679
- chemisch bedingte, chronische 679
- chronische **678f**
- – ABC-Schema 678f
- – Ulkusentstehung 680f
- erosive, akute 678
- Gastroduodenoskopie 681
- Gastroenteritis
- akute 701
- – in Gemeinschaftseinrichtung 970
- eosinophile **713**
- Gastrointestinalblutung s. Blutung, gastrointestinale
- Gastrointestinale Störung, funktionelle **741ff**
- Gastroknemiuspunkt 297
- Gastropathie, hypertensive 835
- Gastroplastik, vertikale 636
- Gastroskopie 677, 689, 692, 887
- Gaucher, Morbus 651
- Gaucher-Zellen im Knochenmark 651
- G-CSF (Granulozyten-Kolonie-stimulierender Faktor) 898
- Gefäßersatz, Endokarditisprophylaxe 128
- Gefäßprothese, aortale 285
- Gefäßtonus 317
- Gefäßverkalkung 527
- Gefäßwand-Lumen-Relation 173
- Gefäßwandschädigung 369f, 374f
- Gefäßwandverletzung 310f
- Gehstrecke, schmerzfreie 275
- Gehtest 278
- Gelbfieber **1013ff**
- Impfung 1014
- Gelegenheitsblutdruck 179
- Gelenkerguss
- Arthritis, rheumatoide 1109
- Erregernachweis 1120
- Gelenktuberkulose 1120f
- Genitalulzera 1134
- Gerinnung intravasale, disseminierte **356ff**
- Auslösefaktoren 358
- Basistherapie 361
- Differenzialdiagnose 361
- Grunderkrankungen 356
- Laborbefunde 355, **360**
- bei Lebererkrankung 343
- Reaktionsfolge 357, 359
- Stadien 359f
- Gerinnungsfaktoren, plasmatische **312f**
- Inhibitoren 350f
- Mangel 330ff
- Synthesestörung 343
- Gerinnungssystem
- plasmatisches **312ff**
- – Globaltests 316ff
- – negative Rückkopplungsmechanismen 314
- – Plasmainhibitoren 314
- – Störung 374
- thrombozytäres **311f**
- – Störung 374f
- – Untersuchung **318f**
- Geruchssinnstörung 570
- Gesamtbilirubin 843
- Gesamtcalcium im Serum 519
- Gesamtcholesterin, Zielwerte 622
- Gesamthämolytische Aktivität 1076
- Gesamtprotein im Aszites 832
- Geschlechtskrankheit **996ff**
- Gesichtserythem, schmetterlingsförmiges 1127f
- Gesichtsexanthem, livides 1144
- Gesichtsmuskelkrampf 994
- Gestagene, Tumorbehandlung 941
- Gestationsdiabetes mellitus **583**
- Gestationshypertension, Leberbeteiligung **824**
- Gewebebasophilie 901
- Gewebe-Doppler 15
- Gewebeeisen 880
- Gewebehypoxie, anämiebedingte 873
- Gewebeplasminogenaktivator 315
- Gewebetypisierung **1104**
- Gewichtsreduktion **634ff**
- GFR (Glomeruläre Filtrationsrate) **199f**
- Abfall 223
- GHRH-Test 489
- Giardiasis **1040f**
- Dünndarmbiopsie 698
- Gicht **637ff**
- Diätempfehlungen 642
- Differenzialdiagnose 641
- Nierenbeteiligung 641
- Gichtanfall **639ff**
- Auslösefaktoren 640
- Behandlung 642
- Differenzialdiagnose 641
- Gichtniere 248
- Von-Gierke-Erkrankung 652
- Giftanalyse 1150
- Giftaufnahmeweg 1148f
- Antidotangriffspunkt 1156f
- Giftbindung, primäre 1153
- Giftelimination
- Abnahme 1149
- primäre 1153
- sekundäre 1154f
- Giftresorption, Verzögerung 1149
- Giftschlange 1053
- Gifttiere, tropische **1053**
- Giftverteilungsstörung 1149
- Gigantismus, hypophysärer **491ff**
- Gilbert-Meulengracht, Morbus 775
- Gingivostomatitis 969
- GIST (gastrointestinaler Stromatumor) **687**
- Glcuosidasehemmer 602, **603**
- GLDH (Glutamat-Dehydrogenase) 771
- Gleithernie, axiale 660
- Gliadin 709
- Glinide **605f**
- Glitazone 602, **604f**
- Globalinsuffizienz, respiratorische 405, 448
- Globulin, Thyroxin-bindendes 497
- Globus hystericus 656
- Glomeruläre Filtrationsrate **199f**
- Abfall 223
- Glomerulonephritis 208f, **210ff**
- Befallsmuster 211
- endokapilläre 213f
- extrakapillär-nekrotisierende 215, 221
- hereditäre **218**
- membranoproliferative **217**
- membranöse **216f**
- mesangial-proliferative 215
- nekrotisierend proliferative 215
- postinfektiöse **213f**
- rasch progrediente **215f**
- – Goodpasture-Syndrom 220
- Verlaufsform 213
- Zellveränderungen 212

Sachverzeichnis

Glomerulosklerose 223
– bei Diabetes mellitus 228
Glomerulus, Glukotoxizität 229
Glossitis 707
– atrophische 886
Glucocorticoide 415, 543, 551, **1098f**
– inhalierbare 421f
– bei rheumatoider Arthritis 1113
– synthetische 561
– Therapie 559f
– Tumorbehandlung 941
– unerwünschte Wirkungen 560
– Wirkprofil 559f
Glucosebelastung, orale, bei Akromegalie 493
Glucoseeffekt 649
Glucose-H2-Atemtest 708
Glucoseinfusion bei Porphyrieattacke 649
Glucose-Insulin-Infusion 44
Glucosekonzentration
– im Plasma **585f**
– – Nierenschwelle 586
– im Urin **586f**
Glucose-6-Phosphat-Dehydrogenase-Mangel **890f**
Glucoseregulatoren, prandiale **605f**
Glucose-Salz-Lösung **703**
Glucosestoffwechsel **576ff**
Glucosetoleranz, pathologische 580, **583f**, 589
Glucosetoleranztest, oraler 583 f, **588f**, 856
– Beurteilung 589
Glucosylceramidakkumulation 651
Glukagon bei β-Rezeptoren-Blocker-Überdosierung 1161
Glukagonom **869**
Glukagontest 558
Glukosurie 221, 586f
– bei Phäochromozytom 558
– renale 587
Glukotoxizität am Glomerulus 229
Glutamat-Dehydrogenase 771
Glutamat-Oxalacetat-Transaminase 771, **843**
– Myokardinfarkt 41
Glutamat-Pyruvat-Transaminase 771, **843**

γ-Glutamyl-Transferase 771, **842f**
– erhöhte 806
Gluten 709
Glykogenspeicherkrankheit **652f**
– hepatisch-hypoglykämische 652
Glykoprotein s. GP
GM-CSF (Granulozyten-Makrophagen-Kolonie-stimulierender Faktor) 898
GnRH-Agonisten 649
GnRH-Test 489, 570
Goldberger-Ableitungen, Elektrokardiogramm 9f
Gonadotropin, menopausales, humanes 571
Gonadotropinmangel 570
Gonadotropin-releasing-Hormone, Tumorbehandlung 941
Gonadotropinsekretion, verminderte 486f
Gonokokken 998
Gonorrhö **998f**
Goodpasture-Syndrom **220**, 461
GOT (Glutamat-Oxalacetat-Transaminase) 771, **843**
– Myokardinfarkt 41
GP-IIb/IIIa-Inhibitoren 44f, 340, 393
GPIIb/IIIa-Mangel 330
GPIb-Defekt 330
GPIb/IX-Mangel 330
GPT (Glutamat-Pyruvat-Transaminase) 771, **843**
Graft-versus-Host-Reaktion 1101, **1105f**
Graham-Steell-Geräusch 110
Granula, PAS-positive, hepatische 803
Granuloma venereum 999
Granulomatose, septische **1075**
Granulome
– epitheloidzellige 456
– luische 997
– pulmonale 450, 456
– tuberkulöse 986
Granulozyten **897**
– basophile **901**
– Entwicklungsstufen im Blutbild 899
– eosinophile **901f**
– Linksverschiebung, pathologische 905

– neutrophile **897ff**
Granulozyten-Kolonie-stimulierender Faktor 898
Granulozyten-Makrophagen-Kolonie-stimulierender Faktor 898
Granulozytenproliferationshemmung, medikamentös bedingte 900
Granulozytopenie
– Fieber **945**
– Monozytenanstieg 902
Granulozytose **901**
Grave's Disease 503, **509**
Grawitz-Tumor **249ff**
Gray-Platelet-Syndrom 330
Grey-Turner-Zeichen 862
Grippe s. Influenza
γ-GT (Gamma-Glutamyl-Transferase) 771, **842f**
– erhöhte 806
γ-GT/GPT-Quotient 845
Gummen 997
Gumprecht-Kernschatten 921
Gürtelrose s. Herpes zoster
Gynäkomastie 570, **572f**, 772
– medikamentös bedingte 102

H

Haarzell-Leukämie **923**
Haemophilus ducreyi 999
Haemophilus-influenzae-Meningitis 979
Hakenwurminfektion **1044**
Halbmonde 215, 220
Halsvenenstauung 7
Hämangiom, hepatisches **812f**
Hämarthros 332
Hämaturie **203ff**
– Differenzialdiagnose 205
– familiäre 218
Häm-Biosynthese 645
Hämochromatose **801ff**
– Arthropathie 1125f
Hämodialyse
– chronische 227
– bei Vergiftung **1155**
Hämodilution 365
– isovolämische 111
Hämofiltration 227
Hämoglobin, korpuskuläres, mittleres 875

Sachverzeichnis

Hämoglobin A1c **589**
Hämoglobin S 884
Hämoglobingehalt der Retikulozyten 875 f
Hämoglobinkonzentration, korpuskuläre, mittlere 875
Hämoglobinsynthesestörung **880 ff**
Hämoglobinurie, nächtliche, paroxysmale 889, **891 f**
Hämoglobinvariante, instabile 885
Hämoglobinzylinder 206
Hämolyse **888 ff**
- extravaskuläre 893
- bei Glucose-6-Phosphat-Dehydrogenase-Mangel 890 f
- HELLP-Syndrom 354
- intravaskuläre 893 f
- Kälteagglutininkrankheit 893 f
- mechanische 7
- TTP 353
Hämolytisch-urämisches Syndrom **353 f**
- EHEC-Infektion 974
Hämoperfusion **1154 f**
Hämophilie, Arthropathie 1126
Hämophilie A **331 ff**
- Immuntoleranzerzeugung 351
- Konduktorinnennachweis 332
Hämophilie B 331, **333 f**
Hämoptyse 6
- Differenzialdiagnose 447
- Goodpasture-Syndrom 220
Hämorrhagische Diathese 310, **323 ff**
- bei angeborenem Herzfehler 158
- Antiphospholipid-Antikörper 382
- DIC 358
- dringliche Situation 324
- Elektivsituation 324
- fibrinolytisch bedingte, primäre 323 f, **337**
- Minimaluntersuchungsprogramm 319
- plasmatisch bedingte
- - primäre 323 f, **329 ff**
- - sekundäre **342 f**
- primäre 323, **325 ff**
- sekundäre **323 f**
- thrombozytär bedingte
- - primäre 323 f, **325 ff**
- - sekundäre **338 ff**
- vaskulär bedingte
- - primäre 323 f, **337 f**
- - sekundäre **351 ff**
Hämorrhoiden **764 f**
Hämosiderin 873, 880
Hämosiderose, sekundäre 802
Hämostase **310 ff**
- Endothelfunktion 316
- Multigendefekt **378 f**
- Untersuchung 316 ff
Hämostasedysbalance 369 f
Hämostasestörung, komplexe **352 ff**
Hämostasesystem
- Störung 373 ff
- Umsatzstörung **354 ff**
Hanta-Fieber 1051
Hantavirus-Infektion 241, **995 f**
Hapten 1084
Harnsäureanfall, erhöhter 637 f
Harnsäureausscheidung, verminderte 638 f
Harnsäurebildung 637 f
Harnsäurenephropathie 641
Harnsäurespiegel 637
Harnsäurestein 245
Harnsteinanalyse 245
Harnsteinmetaphylaxe 245
Harnsteinprophylaxe 245
Harntransportstörung 241
- Komplikation 244
Harnvolumenbestimmung 240
Harnwege, verminderte lokale Infektabwehr 241
Harnwegsinfekt **241 ff**
- aufsteigende 236
- oberer 242, 244
- rezidivierender 243
- unterer 242 ff
Hartstrahltechnik, Herzfernaufnahme 19
Hashimoto-Thyreoiditis **511**, 513
H$_2$-Atemtest 697
Hautkandidose **1001**
Hautkolorit 399
Hautnekrosen, hämorrhagische 362
Hauttest, allergologischer **1088 f**
Hautverletzbarkeit, erhöhte 647
HbA1c (Hämoglobin A1c) 589
HBDH, Myokardinfarkt 41
HBeAg **778**, 787, 790
HBsAg **778**, 780, 787, 1133
HBsAg-Trägerstatus 789 f
HCC s. Karzinom, hepatozelluläres
β-HCG 936
HCG-Test 570
HCM (hypertrophische Kardiomyopathie) 114, **116 ff**
HDL (High-Density-Lipoprotein) 618
HDL-Cholesterin, Zielwerte 622
HDL-Spiegel, erniedrigter 621, 627, **630**
Heberden-Fingerpolyarthrose **1124 f**
Hedinger-Syndrom 721
Heerfordt-Syndrom 456
Heimbeatmung 415
Heinz-Körper 877
Heiserkeit 6
- Mediastinaltumor 477
Helicobacter-pylori-Besiedlung der Magenschleimhaut 675
Helicobacter-pylori-Infektion, Therapie **682 f**
HELLP-Syndrom 193, **354**, 824
Helminthiase
- von Arthropoden übertragene **1029 ff**
- oral erworbene **1042 f**
- perkutan erworbene **1044 ff**
Hemmkörper-Hämophilie **350 f**
Henderson-Hasselbalch-Gleichung 265
Heparin 301
- hochdosiertes 385 f
- Kontraindikation 347
- Myokardinfarktbehandlung 46
- unfraktioniertes **385 f**
Heparinresistenz 380
Heparintherapie
- bei akutem Koronarsyndrom 42
- bei DIC 361 f
- Steuerung 386
Heparin-Thrombozyten-Wechselwirkung 383
Hepatitis **776 ff**
- akute **776 ff**
- - bei chronischer Hepatitis 776
- - diagnostisches Vorgehen 778
- - Differenzialdiagnose 776
- - Labordiagnostik 779
- chronische **788 ff**

Sachverzeichnis

- – Differenzialdiagnose 788, **791**
- – Ursache **791**
- Karzinomrisiko 813
- Meldepflicht 776, 781, 785 ff
- periportale 794 f
- Hepatitis A **777 f**, 1034
- akute **781 f**
- Immunisierung **780**
- Hepatitis-A-Virus 781
- Hepatitis B **777 f**
- akute **781 ff**
- – Antikörper 783
- – HBeAg-negative 783
- – HBeAg-positive 783
- chronische **789 ff**
- – HCV-Superinfektion 790
- – HDV-Superinfektion 790
- HBsAg-negative 780
- Hepatitis D, Koinfektion 793
- Immunisierung **780 f**, 792, 794
- Inaktivierung 789
- Leberversagen, akutes 825
- Hepatitis-B-Trägerstatus, Hepatitis-D-Virus-Superinfektion 793
- Hepatitis-B-Virus 782
- Hepatitis C **777 f**
- akute **785 f**
- Autoantikörper 795
- chronische **792 f**
- – extrahepatische Manifestation 793
- Hepatitis-C-Virus **785**, 792
- Hepatitis D **777 f**
- akute **786 f**
- chronische **793 f**
- Hepatitis E **777 f**, 1034
- akute **787 f**
- Hepatomegalie, Blutbildung, extramedulläre 905
- Hepatopathie, Porphyria cutanea tarda 647
- Hepatorenales Syndrom 834, **837 f**
- Diagnosekriterien 837
- Pathogenese **831**, 837
- Prognose 834
- Hepatosplenomegalie 629
- Brucellose 992
- Morbus Wilson 800
- progrediente 651 f
- T-Zell-Lymphom, angioimmunoblastisches 925

Hepatozelluläre Erkrankung, Hämostasestörung 343
Herdmyositis **1145**
Hernie, paraösophageale 660
Hernieninkarzeration 745
Herpes
- genitalis **968 f**
- labialis **968 f**
- zoster **966 ff**
- – multisegmentaler, bei AIDS 1005
Herpes-Sepsis des Neugeborenen 969
Herpes-simplex-Virus-Infektion **968 f**, 1005
Herpesviren 968
Herpes-Virus-Infektion bei humoralem Immundefekt 1073
Herpes-Zoster-Angiitis 967
Herz
- im Alter 27
- Auskultation 8
- Bocksbeutelform 131
- Druckbelastung 7, 138
- als Emboliequelle **27 f**
- Holzschuhform 167
- kugelförmiges 163
- Palpation 7
- Pumpfunktion 173
- Röntgen **19 ff**
- Volumenbelastung 7, 138
Herzbett 100
Herzbeuteltamponade s. Perikardtamponade
Herzbinnenraum-Szintigraphie **23**
Herzfehler
- angeborener
- – Echokardiographie 15
- – im Erwachsenenalter **156 ff**
- – Schwangerschaft 158
- Links-Rechts-Shunt **164 ff**
- Marfan-Syndrom 163
- Rechts-Links-Shunt **166 ff**
- ohne Shunt **159 ff**
- zyanotischer 158
Herzfernaufnahme 19
Herzform **19 ff**
Herzfrequenz, maximale, bei Belastung 10
Herzfrequenzvariabilität 12
Herzfunktion, Beurteilung vor nichtkardialer Operation 28 ff

Herzgeräusch 8
- pathologisches, neues 37
Herzgröße **19 ff**
Herzhinterwandinfarkt 40
- AV-Block 77
Herzinsuffizienz **96 ff**
- Echokardiographie 14
- globale 99
- bei Hypertonie **108**
- hypertoniebedingte 195
- bei infektiöser Endokarditis 125
- bei koronarer Herzkrankheit **106 ff**
- NYHA-Klassifikation 97 f
- Stufentherapie 105
Herzkatheteruntersuchung bei Herzinsuffizienzzeichen 100
Herzklappe
- biologische 140
- Druckgradient
- – Bestimmung 16 f
- – Geräusch 8
- Lage im Herzschatten 20
- mechanische 140
Herzklappenerkrankung
- Echokardiographie 15
- Thrombusbildung 27
Herzklappenersatz
- Antikoagulation, orale 391
- Endokarditisprophylaxe 128
Herzklappenfehler
- Auskultationsbefund 142
- erworbener **137 ff**
- Geräusch 8
- rheumatischer 122
Herzklappeninsuffizienz **137 ff**
Herzklappenöffnungsfläche, Bestimmung 18
Herzklappenprothese 140
Herzklappenrekonstruktion 139
Herzklappenstenose **137**
- Flussmessung 22
Herzklappenvegetation, thrombotische, abakterielle 124
Herzkonfiguration
- aortale 146 f
- mitrale 149 f
Herzkontur 19
Herzkrankheit
- mit hohem Embolierisiko, Antikoagulation 390
- hypertensive, Echokardiographie 14

- koronare s. Koronare Herzkrankheit
- Schwangerschaft 28
Herzkranzarterien s. Koronararterien
Herz-Kreislauf-Stillstand
- akuter **72 ff**
- intoxikationsbedingter 1153
- plötzlicher 59
Herz-Kreislauf-System bei chronischer Herzinsuffizienz 98
Herz-Lungen-Maschine, Thrombozytenschädigung 341
Herz-Lungen-Transplantation 111
Herzminutenvolumen
- Bestimmung 26
- niedriges 6
Herzrasen (s. auch Tachykardie) 6, 59
- paroxysmales 88
- Phäochromozytom 557
Herzrhythmus, idioventrikulärer 9
Herzrhythmusstörung (s. auch Arrhythmie) 5, **55 ff**
- Antiarrhythmikavergiftung 1161
- bradykarde (s. auch Bradykardie) **72 ff**
- Hyperkaliämie 262
- Myokardinfarkt 37, 46
- tachykarde (s. auch Tachykardie) **80 ff**
- Therapie 60 ff
- Untersuchung, elektrophysiologische 59 f
- Ursache 58
Herzschatten 19
- Herzklappenlage 20
Herzschrittmacher **66 ff**, 75, 79 f
- antitachykarder, implantierbarer 68
- Code 67
- frequenzadaptierender 68
- implantierter, Synkope 95
Herzschrittmachertherapie, biventrikuläre 115
Herzspitzenstoß 7
- hebender 152
Herzstilstand 72
Herztaille, verstrichene 149 f
Herztod, plötzlicher
- akutes Koronarsyndrom 35

- bei Aortenklappenstenose 141
- Fallot-Tetralogie 167
- bei Herzrhythmusstörung 59
- Kardiomyopathie 115 f
- koronare Herzkrankheit 106
- Kurzes-QT-Syndrom 93
- QT-Syndrom 92
Herzton
1. Herzton 3 f, **8**
2. Herzton 3 f, **8**
3. Herzton 4, **8**
- Myokardinfarkt 37
4. Herzton 4, **8**, 37
Herztöne 3 f, **8**
Herztransplantation 106
- bei Kardiomyopathie 115 f
Herztumor **120 f**
Herzunterstützungssystem 105
Herzvorderwandinfarkt 40
- AV-Block 77
Hiatus leucaemicus 915
Hiatushernie **660**
High-Density-Lipoprotein s. HDL
High-Dose-Dexamethason-Hemmtest 548 f
High-Grade-Dysplasie 754
High-Turnover-Osteoporose 533
Hiluspulsation 21
Hinterkopf-Wand-Abstand 1116
Hinterwandinfarkt s. Herzhinterwandinfarkt
Hippel-Lindau-Syndrom, Nierenzellkarzinom 249
Hirnabszess 980
Hirndruckzeichen, Hyponatriämie 258
Hirninfarkt, Risikofaktoren 84
Hirsutismus **555 ff**
- Differenzialdiagnostik 556
Hirudin 384
His-Bündel 3
Histamin 1080, **1084**
- Kreislaufwirkung 1084
Histaminfreisetzung
Histaminprovokationstest 418
Histon-Antikörper 1128 f
Histoplasmose bei AIDS 1006 f
HIT s. Thrombozytopenie, heparininduzierte
HIV-Antikörper-Test 1004
HIV-Infektion **1002 f**, 1062
- Kinder 1047
- klinische Kategorien 1003 f

- Lungenerkrankung 442
- Verbreitung 1047
HIV-Serologie 1076
HIV-Übertragungsweg 1003
- in den Tropen 1047
HIV-wirksame Substanzen **1008**
HLA-Antigene **1103 f**
HLA-Antikörper, zytotoxische 1104
HLA-Assoziation
- Arthritis
- - psoriatica 1118
- - reaktive 1121
- - rheumatoide 1109
- Autoimmunopathie 1093
- Dermatomyositis 1144
- Reiter-Syndrom 1123
- Sjögren-Syndrom 1131
- Spondylitis ankylosans 1115
HLA-B27 1093, 1108, 1115, 1118, 1123
HLA-DR4 1093, 1109
HLA-Haplotypen 1103
HLA-Sensibilisierung durch Thrombozytentransfusion 1103
HMG-CoA-Reduktase-Hemmer 623
HMV s. Herzminutenvolumen
HNCM (nichtobstruktive hypertrophische Kardiomyopathie) 114, **116 ff**
HNPCC (hereditäres non-polyposis colorectal Carcinoma) **758 f**
Hochdosis-Chemotherapie **940**
Hochdruckenzephalopathie 176, 195
Hochwuchs, eunuchoider 487
HOCM (obstruktive hypertrophische Kardiomyopathie) **116 ff**
Hodenfunktionsstörung **569 ff**
Hodgkin-Lymphom **916 ff**
- Ann-Arbor-Klassifikation 917
- histologische Klassifikation 916
- Rezidivbehandlung 918
- Risikofaktoren 918
- Sekundärneoplasie 918
Holzarbeiterlunge 454
Holzschuhform, Herz 167
Homans-Zeichen 300
Hormon
- antidiuretisches s. ADH
- kalziotropes 516

- luteinisierendes 481
- – Serumspiegelbestimmung 570
- Thyreoidea-stimulierendes s. TSH
- Hormonsubstitution, postmenopausale 537
- Hormontherapie, onkologische **940f**
- Host-versus-Graft-Reaktion 1101
- Howell-Jolly-Körper 877
- HR-CT (High-Resolution-Computertomographie) 459
- H_1-Rezeptor-Antagonisten 1089f
- H_2-Rezeptor-Antagonisten 665 f, 674, **676**
- Hufeisenniere 248
- Humps 214
- Hundebandwurm 820, 1043
- Hungerversuch 616
- HUS s. Hämolytisch-urämisches Syndrom
- Husten **399**
- chronischer 399, 413
- Mediastinaltumor 477
- produktiver 399
- trockener, Extrasystolie 6
- Tuberkulose 437
- Hustentest 295
- Hydrocortison 551
- Hydropneumothorax 476
- Hydrops anasarka 257
- 1α-Hydroxycholecalciferol, Substitution 528
- Hydroxyharnstoff 907
- Hydroxyindolessigsäurekonzentration im Urin 721
- 1α-Hydroxylase 516, 518
- 21α-Hydroxylase-Mangel 555f
- 11β-Hydroxylase-Mangel 555f
- 3β-Hydroxysteroiddehydrogenase-Mangel 555f
- Hymenolepis nana 1043
- Hypalbuminämie, Gesamtcalcium 523
- Hyperaldosteronismus
- dexamethasonabhängiger 543
- Differenzialdiagnose 545
- primärer **542ff**
- Reninspiegel 543f
- sekundärer 542f
- Suppressionstest 544
- Hyperämie, reaktive 276

- Hyperammonämie 838
- Hyperbilirubinämie **774f**
- funktionelle 775
- Zirrhose, primär biliäre 797
- Hypercholesterinämie 33, 652
- Ernährungsempfehlungen 622f
- familiäre 620, **623ff**
- polygene **619ff**
- primäre **619ff**
- sekundäre **621**
- Hypereosinophiles Syndrom 902
- Hyperfibrinolyse 355, **363ff**
- bei Lebererkrankung 343
- lokale 364f
- primäre 337
- Hypergammaglobulinämie, Autoimmunhepatitis 794
- Hypergastrinämie 868f
- Hyperglykämie
- chronische **576**, 579
- exzessive 609
- bei Phäochromozytom 558
- postprandiale 602
- Hyperhomozysteinämie
- Diagnostik 376
- hereditäre **378ff**, 381
- Hyperhydratation **255ff**
- Hyper-IgE-Syndrom 1075
- Hyper-IgM-Syndrom 1062, 1067f
- Hyperimmunglobulin 953, 959, 967, 1078
- Hyperinsulinämie
- sekundäre 580
- Sulfonylharnstoffwirkung 604
- Hyperkaliämie 260, **261ff**
- EKG-Veränderung 261
- Sofortmaßnahmen 262
- Tumorlysesyndrom 944
- Hyperkalzämie **516**, **518ff**
- akute 519
- chronische 519
- hypokalzurische, familiäre, homozygote 525
- malignomassoziierte s. Tumorhyperkalzämie
- PTH-abhängige 525
- therapeutische Maßnahmen 521f
- Hyperkalziurie 222
- Hyperkapnie 405
- Hyperkoagulabilität 369 f, 373f
- Nachweis 320

- Hyperkortisolismus s. Cushing-Syndrom
- Hyperlipidämie
- kombinierte 620, **626f**
- Typ III, familiäre 620, **625f**
- Hyperlipoproteinämie
- Arthropathie 1125
- sekundäre **631**
- Typ I **628f**
- Hypernatriämie 258f
- Hypernephrom 249ff
- Hyperosmolalität 258
- bei Hyponatriämie 257
- Hyperoxalurie, enterale 723
- Hyperoxie 405
- Hyperparathyreoidismus **524ff**, 539
- Arthropathie 1125f
- neonataler 525
- primärer 516, **524ff**
- – asymptomatischer 526
- – Autoimmunsyndrom, polyglanduläres 567
- – Laborparameter 520
- – MEN 562
- – Röntgenbefund 527
- sekundärer 225, 524, **526ff**
- – intestinaler 520, **526**
- – Laborparameter 520
- – renaler 520, **526**
- tertiärer 524, **526**
- Hyperperistaltik 746
- Hyperphosphatämie 529
- Hyperplasie, noduläre, fokale, der Leber **813**
- Hyperprolaktinämie **494ff**
- Hyperreagibilität, bronchiale 1087
- Hypersensitivitätsreaktion, Soforttyp 901
- Hypersplenismus 931
- Thrombozytopenie 339
- Hypertension
- portale **830ff**
- venöse 304
- Hyperthyreose 498, **502ff**
- Ausschluss 503f
- kardiale Erkrankung 28
- Nachweis 504
- Hypertonie
- arterielle **170ff**
- – im Alter 189
- – Arzneimitteltherapie 183ff

– – Augenfundusbefund 176
– – Basistherapie 185
– – Cushing-Syndrom 547 f
– – bei Diabetes mellitus 187 ff
– – Diagnosestellung 179
– – diagnostisches Vorgehen 177
– – Elektrokardiogramm 180
– – endokrine 172, **193 f**
– – Endorganschäden 174
– – Folgeerkrankungen 195 f
– – Gravidität 193
– – Herzinsuffizienz **108**
– – unter hormonaler Antikonzeption 194
– – Hyperaldosteronismus, primärer 542 ff
– – kardiovaskuläre 172
– – – Risiko 170 f
– – Klassifikation 171
– – Krankenhauseinweisung 185
– – maligne 175 f
– – medikamentös bedingte 172
– – Natriumchloridzufuhr, orale 182 f
– – Phäochromozytom 557
– – primäre 172, **182 ff**
– – Prognose 174, 196
– – renale 172, **191 ff**
– – renoparenchymatöse **191**
– – renovaskuläre **191 ff**
– – Risikostratifizierung 175, 181 f
– – Schlafapnoesyndrom 470
– – Schweregrade 174 f
– – sekundäre 172
– – systolische, isolierte 189
– – Therapie **183 ff**
– – transitorische 193
– pulmonale **108 ff**, 450
– – angeborener Herzfehler 157
– – Elektrokardiogramm 110
– schwangerschaftsinduzierte 235
Hypertonieherz **108**, 195
Hypertrichose 555
Hypertriglyzeridämie 619
– familiäre 620, **627 f**
– primäre **627 ff**
– sekundäre 621
– sporadische 620, **627 f**
– bei Typ-2-Diabetes mellitus 615

Hypertrophie, linksventrikuläre, hypertoniebedingte 195
Hypertrophiezeichen, elektrokardiographische 9
Hyperurikämie **637 ff**
– bei Chemotherapie 642
Hyperventilation 268
– alveoläre 405
– Hypokalzämie 522 f
Hyperviskosität 158
Hypervolämie 255
Hyperzirkulation 374 f
– pulmonale 21, 157
– – Röntgenbefund 166
Hypnotikaintoxikation **1156 f**
Hypoaldosteronismus 545
Hypoalphalipoproteinämie **630**
– familiäre 620
Hypochlorhydrie 679
Hypocholesterinämie 625, 629 f
Hypofibrinogenämie 331, **336**
Hypogammaglobulinämie
– Dünndarmbiopsie 698
– erworbene **716**
– infantile, X-chromosomale **1072**
Hypoglycemia unawareness 611, 614
Hypoglykämie **609 ff**
– bei Diabetes mellitus 611 f
– Differenzialdiagnose zur diabetischen Ketoazidose 608
– exogen induzierte 610
– nach Fructosezufuhr 653
– Insulinom 616
– postalimentäre 610
– Sulfonylharnstoff-bedingte 604
– Therapie 612
– Wahrnehmung, subjektive, fehlende 611, 614
Hypogonadismus
– hypogonadotroper 487
– – idiopathischer 571
– männlicher **569 ff**
– Medikamentenanamnese 570
– primärer 569 f
– sekundärer 489, 569 f
Hypokaliämie 222, **260 f**
– bei Azidosekorrektur 270
– Digitaliswirkung 261
– EKG-Veränderung 261
– Hyperaldosteronismus, primärer 542 f

– nach Kammerflimmern 61
Hypokalzämie **522 f**, 526, 529
– Provokationstest 523
Hypokapnie 405
Hypokortisolismus **551 ff**
Hypolipoproteinämie **629 ff**
– sekundäre **631**
Hyponatriämie **257 f**
– mit Hyperosmolalität 257
Hypoosmolalität 257
Hypoparathyreoidismus 522 f, **529 ff**
– Differenzialdiagnose 530
Hypophosphatämie 539
Hypophosphatasie 539
Hypophyse **480 f**
Hypophysenadenom 487, **490 ff**
– ACTH-produzierendes 491, 546
– – nach beidseitiger Adrenalektomie 551
– Exstirpation 493
– hormoninaktives 490
– prolaktinproduzierendes 491, **494 ff**
– STH-produzierendes **491 ff**
– TSH-produzierendes 503
Hypophysenhormone **481**
Hypophysentumor **490 ff**
– Kernspintomogramm 492
Hypophysenvorderlappen-Insuffizienz **486 ff**
– akute 488
– isolierte 488
– Notfallpass 490
– Stimulationstest 488 f
– Ursache 487
Hypophysenvorderlappen-Nekrose, postpartale 486
Hypopituitarismus s. Hypophysenvorderlappen-Insuffizienz
Hypopnoe **469 f**
Hypoproteinämie 714 f
Hyposensibilisierung 423, **1089**
Hypothalamus **480 ff**
Hypothalamushormone **481**
Hypothalamus-Hypophysen-Nebennierenachse, Suppression 560
Hypothyreose 498, **501 ff**
– angeborene 501 f
– Arthropathie 1126
– kardiale Erkrankung 28
– sekundäre 488

Hypoventilation, alveoläre 405
Hypovolämie 256
Hypoxie 405

I

IABP (intraaortale Ballon-Gegenpulsation) 105
ICD (implantierbarer Kardioverter-Defibrillator) **69f**
Icterus neonatorum prolongatus 502
IDDM (Insulin-dependent Diabetes mellitus) s. Typ-1-Diabetes mellitus
IgA-Antikörper **1064**
IgA-Glomerulonephritis, mesangiale **214f**
IgA-Mangel, selektiver **716, 1073**
IgA-Nephropathie **214f**
IgD-Antikörper **1065**
IgE-Antikörper **1065**, 1080
IgE-Rheumafaktoren 1134
IGF-I-Messung 493
IgG-Antikörper **1065**
IgG-Therapie 328
IgM-Antikörper 1060 f, **1065**
IgM-Paraproteine 921
Ikterus **774f**
– intermittierender 851
– beim Säugling 843
– kardial bedingter 7
– Leptospirose 992 f
Ileitis regionalis s. Crohn, Morbus
Ileozökaltuberkulose 751 f
Ileumresektion, Folgezustand 723
Ileus
– mechanischer 729, **745ff**
– – rezidivierender 720
– paralytischer 726, 749, 648
Iliosakralgelenkankylosierung 1117
ILO-Klassifikation, Silikose 451
IMA-Bypass (Arteria-mammaria-interna-Bypass) **53f**
Imatinib Mesylate 909
^{123}I-MIBG-Szintigraphie 23
Immudefekt, humoraler, sekundärer 1073
Immunabwehr **1055ff**
– angeborene **1056f**
– antigenselektive **1056**
– – Elemente

– – – humorale 1057, **1064f**
– – – zelluläre 1057, **1060ff**
– – – Gedächtnisleistung 1060
– – – Überempfindlichkeit **1078ff**
– Elemente
– – humorale 1057, **1059**
– – zelluläre **1057ff**
Immunantwort
– humorale 1059 f
– – primäre **1060ff**
– – sekundäre **1060f**, 1065
– – T-Helferzellen-Funktion 1083
Immundefekt
– Anhaltspunkte 1069
– Arthropathie 1126
– Autoimmunreaktion 1093
– Basisdiagnostik bei Verdacht **1076f**
– B-zellulärer 1069
– humoraler **1073**
– Infektmanifestation 1069, 1071
– kombinierter 1068, 1074
– Malignomrisiko 1071
– primärer **1066**
– sekundärer **1066**, 1070f
– T-zellulärer 1069, 1074
– – sekundärer **1074**
– – Therapie 1077f
– zellulärer 1068
Immundefekterkrankung
– Einteilung 1068
– Symptomatik 1069
– bei Zelldifferenzierungsstörung 1067
Immunfluoreszenzdiagnostik 1095, 1128
Immunglobuline (s. auch Antikörper) **1064f**
Immunglobulin-Isotyp-Switch 1061
Immunglobulinklassen 1060
– Bestimmung 1076
Immunität **949**
– humorale, spezifische 1060
Immunkomplexablagerungen 1128
Immunkomplexanaphylaxie 1085
Immunkomplex-Glomerulonephritis **210f**
Immunkomplexreaktion 1057
– allergische 1085
Immunkomplexvaskulitis **1134**
Immunmangelsyndrom **716ff**

Immunmodulation **1099f**
Immunopathie, Abwehrstörung, sekundäre 1070
Immunreaktion
– nicht definierte 1057
– zelluläre 1057, 1060
– zytotoxische **1057**, 1060, **1086**
Immunserum, spezifisches 1100
Immunsuppressiva
– bei Autoimmunhepatitis 795 f
– bei Autoimmunopathie 1099
– nach Lebertransplantation 840 f
Immuntherapie, onkologische **942**
Immunthrombozytopenie 326
– arzneimittelinduzierte 328 f
Immunthyreoiditis bei Interferontherapie 793
Immunvaskulitis **1132f**
Impfpoliomyelitis 1073
Impfung
– vor Splenektomie 890
– Tropenreisender 1010 f
Impotenz 569
Indikationsimpfung 1011
Indikator-Verdünungsmethode 26
Infarktkrise 884
Infektabwehr, lokale, der Harnwege 241
Infektanämie **895f**
Infektanfälligkeit, erhöhte **1066ff**
Infektarthritis **1120ff**
Infektion 949
– Abwehrstörung, sekundäre 1070
– akute, Immundefektdiagnostik 1077
– Autoimmunphänomen 1093
– bakterielle, disseminierter, Immundefekt 1073
– bakterielle, durch Arthropoden übertragene 1016ff
– bei Neutropnie 900
– opportunistische **1007**
– – in den Tropen 1047 f
Infektionskrankheit **949ff**
– Angehörigeninformation 952
– bakteriell bedingte 951
– Einflussfaktoren 950
– exanthematische **961ff**
– – Differenzialdiagnose 967

- Hautveränderungen **961 ff**
- Meldepflicht 952
- bei Non-Hodgkin-Lymphom 919
- oberer Respirationstrakt **956 ff**
- oral erworbene **1031, 1033 ff**
- Patienteninformation 952
- Symptome 951
- Therapie 952 ff
- virale 951

Infektmanifestation bei Immundefekt 1069, 1071
Infektprophylaxe bei Phagozytendefekt 1078
Infertilität 569
Infiltrat
- eosinophiles
- – gastrointestinales 713
- – ösophageales 666
- – pulmonales 460
- leukämisches, extramedulläres 913

Influenza **960 f**
- aviäre **1052**
- medikamentöse Behandlung 961

Influenza-A-Viren 960
Influenza-Vakzinierung 960
Infundibulumresektion 159
Infusionsretentionstest 767
Infusionssepsis 984
Inhalationsintoxikation **1163 f**
Innenohrschwerhörigkeit 218
Inodilatatoren 103
INR (International Normalized Ratio) 140, **318**
- bei akutem Leberversagen 825
- Selbstbestimmung 389

Insektengiftallergie 1081
Insektizidvergiftung 1161 f
Inseltransplantation 601
Inselzellantikörper, zytoplasmatische 578
Inselzellkarzinom, metastasiertes 616
Inspirationsdruck, statischer, maximaler 406
Insulin, kurz wirksames **593 f**
Insulinabhängigkeit, absolute 577
Insulinautoantikörper 578
Insulin-Glucose-Infusion 262
Insulinhypoglykämietest 489
Insulinkonzentration 593

Insulinmangel
- absoluter 578
- relativer 609

Insulinom **615 f**
Insulinpräparate **593 ff**
Insulinpumpe **600**
Insulinresistenz **579 ff**, 804
Insulinresistenzsyndrom 182, **584**, 643
Insulinsekretion 592
- autonome 615

Insulinsensitizer 602, **604 f**
Insulinspiegel im Plasma 580
Insulintherapie **592 ff**
- Ernährung 591
- funktionelle **597 ff**
- Indikation 593 ff
- konventionelle **599 f**
- – intensivierte **597 ff**
- Nebenwirkung 601
- subkutane, kontinuierliche **600**

Insulinwirkung 592
Insulitis 578
Interface-Hepatitis 789
Interferon-α **790**, **792 f**, 907, 910
- Indikation **942**

Interferon-β 1100
Interferon-γ 1065
Interleukin 1065
Interleukin-2 942
Intermediärläsion, koronararterielle 32
International Normalized Ratio s. INR
Intoxikation s. Vergiftung
Intrakutantest, allergologischer **1088**
Intrinsic-Factor-Mangel 885
Inue-Technik, perkutane Valvotomie 151
Inzidentalom
- hypophysäres 490
- Nebennierenrinde **551 f**

Iodmangel 505
Iodprophylaxe 507
Ionenaustauscher, Gallensäuren bindende 623
Ionenkanalerkrankung 58, 92 ff
Ionenzusammensetzung des Plasmas 269
IPSS (International Prognostic Scoring System), myelodysplastisches Syndrom 912

Iritis 1115, 1118, 1134
Ischämie
- mesenteriale 725 f
- zerebrale, embolisch bedingte 287 f

Isoniazid 987 f
Isosporiasis, AIDS 1005
Isotyp-Switch, Immunglobulinproduktion 1061 f
Isozyanatlunge 454
Isthmus-Ablation 82
ITP (idiopathische thrombozytopenische Purpura) **326 ff**

J

Janeway-Läsionen 126
JC-Virus 1006
Jervell-Lange-Nielsen-Syndrom 92
JE-Virus 1015
Jones-Kriterien, rheumatisches Fieber 123
Juckreiz s. Pruritus
Jugularvenenstauung 132
Jump-Bypass 53
Junin-Fieber 1051

K

Kachexie, pulmonale 413, 427
Kadaverleber-Transplantation 839
Kadaver-Splitleber-Transplantation 839
Kahler, Morbus s. Myelom, multiples
Kala-Azar 1028
Kaliumbestimmung 263
Kaliumbilanz 259 ff
Kaliumchlorid 261
Kaliumhaushalt **259 ff**
- Regulation 259

Kaliumkanalantagonisten 62
Kaliumkanalüberfunktion 93
Kaliumkanalunterfunktion 92
Kaliumverlust 260 f
Kaliumverteilung 259 f
- Störung 262

Kallmann-Syndrom 488, 570
Kälteagglutinine **893 f**
Kalziumrezeptor, parathyreoidaler, Modulation 525

Kammeraktion, absolut arrhythmische 83
Kammererregung 2
Kammerflimmern **90f**
- Defibrillation 72
Kammerfrequenzsenkung 84
Kammertachykardie s. Tachykardie, ventrikuläre
12-Kanal-EKG 59
Kandidose **1001f**
- mukokutane 567
Kanzerogen, Bronchialkarzinom 461
Kapillarpuls, sichtbarer 146
Kaposi-Sarkom 968, **1006**
Kardiaengstellung 657f
Kardiakarzinom 657
Kardiomyopathie **113ff**
- dilatative **114ff**
- Echokardiographie 14
- hypertrophische 114, **116ff**
- - nichtobstruktive 114
- - obstruktive 114, **116ff**
- rechtsventrikuläre, arrhythmogene 114, **119f**
- restriktive **119**
- spezifische 113
- virale, chronische 115
Kardiomyotomie 659
Kardioversion 60, 66
- externe **68f**
- medikamentöse 85
- bei Vorhofflattern 82
- bei Vorhofflimmern 84f
Kardioverter-Defibrillator, implantierbarer **69f**, 91, 93, 116
Karditis, rheumatische **122ff**
Karnofsky-Skala, Leistungsfähigkeit 937
Karotissinus, hypersensitiver **75f**
Karotissinusmassage 66
Karotissinussyndrom **75f**
Karotisstenose 288
Karpopedalspasmen 522
Kartagener-Syndrom 425
Karzinoid **720ff**
Karzinom
- cholangiozelluläres **816ff**
- - intrahepatisches 816
- - bei primär sklerosierender Cholangitis 798
- - Risikofaktoren 816
- - Stadieneinteilung 817

- hepatozelluläres **813ff**
- - bei Leberzirrhose 813, 839
- - Stadieneinteilung 815
- - bei Virushepatitis 813
- kolorektales 742, **756**, **758ff**
- - Chemotherapie 761f
- - bei Colitis ulcerosa 739
- - Früherkennung 762
- - genetische Defekte 758
- - Lebermetastasen 816
- - Nachsorge 762
- - bei primär sklerosierender Cholangitis 798
- - Screening 759
- - Stadieneinteilung 760f
- - Therapie, chirurgische 761
Käsearbeiterlunge 454
Katayama-Syndrom 1045
Katecholamine 103, 543
Katecholaminkonzentration
- im Plasma 558
- im Urin 558
Katheterablation **70f**
- bei AV-Knoten-Reentry-Tachykardie 87
- linksatriale 85
- bei Vorhofflattern 82
- bei Vorhofflimmern 84f
- bei WPW-Syndrom 90
Kationen-Austauschharz 262f
Kawasaki-Syndrom **1133**
Kayser-Fleischer-Kornealring 771, **800f**
Keilwirbel 536
Keimepithel, Chemotherapietoxizität 940
Keratoconjunctivitis sicca 1131
Kerley-Linien 21
Kernschatten 19
Ketoazidose, diabetische 579, **607f**
- Differenzialdiagnose zur Hypoglykämie 608
Ketonkörper im Urin **587**
Ketonurie 587
KHK s. Koronare Herzkrankheit
Killerzellen
- lymphokin-aktivierte 1059
- natürliche **902**, **1058f**
Kimmelstiel-Wilson-Glomerulosklerose 228
Kinderlähmung s. Poliomyelitis
Kissing Disease 961

Klatskin-Tumor, ERCP 817
Klick, mesosystolischer 154
Klick-Syndrom s. Mitralklappenprolaps
Klinefelter-Syndrom 570, 572
Knisterrasseln, inspiratorisches 401, 455, 459
Knöchel-Arm-Index 277
Knochenbiopsie 536, 540
Knochendysplasie **1139**
Knochenerweichung 526, **538ff**
Knochenkrankheit, konstitutionelle **1139ff**
Knochenläsion, tumorähnliche 1143
Knochenmark
- Chemotherapietoxizität 939
- leeres 903
Knochenmarkausstrich 327
- Myelomzellen 927
- Sezary-Zellen 924
Knochenmarkdiagnostik bei Anämie 876
Knochenmarktransplantation 650, 883, 910
- bei Leukämie 915
Knochenmasseverlust 533f
Knochenmetastasen 1142
Knochenmineralisationsstörung 538
Knochenresorption, subperiostale 527
Knochenstoffwechselstörung bei Leberzellinsuffizienz 830
Knochenszintigraphie 527
Knochentuberkulose 1120f
Knochentumor **1141ff**
- WHO-Klassifikation **1142**
Knochenumbau, gesteigerter 1136
Knochenumbauparameter 536
Knochenverformung, Osteomalazie 539
Knollenblätterpilzintoxikation 825f
Koarktation der Aorta s. Aortenisthmusstenose
Kohlendioxidpartialdruck **404f**
- arterieller 267
Kohlenhydratstoffwechselstörung 576, 697, 830
Kohlenmonoxidvergiftung **1165f**
Kokzidioidomykose bei AIDS 1007
Kolitis

Sachverzeichnis

- Amöbiasis 1038
- hämorrhagische 973
- lymphozytäre 740
- mikroskopische **739 ff**
- pseudomembranöse **977**
Kollagenkolitis 740
Kollagenose, Lungenbeteiligung **460**
Kollagenrezeptor, Autoantikörper 327
Kollagensprue 710
Kollateralvenen, portosystemische **831 f**, 835
Kolon, irritables **741 ff**
Kolondiarrhö, Unterscheidung von Malabsorption 717
Kolonileoskopie 730 f
Kolonkontrasteinlauf 747 f
Kolonsegmentresektion 748
Kolontransitzeit 744
- verlängerte **744**, 752
Koloskopie, totale 755
Koma
- hyperosmolares, diabetisches **609**
- hypophysäres 488 f
Kombinationschemotherapie 938
Kombinationstherapie
- antihypertensive 184 f
- antiretrovirale, prophylaktische 1003
Kommissurotomie, operative 139
- Aortenklappe 144
- Mitralklappe 150
Komplementdefekt 1068, **1075 f**
Komplementfaktorenmangel, hereditärer 1059
Komplementsystem **1059**
Kompressionssonographie 301
Kompressionsstrümpfe 303, 308, **387 f**
Kompressionstherapie 303, **305**, 308
- Risiken 305
Konduktorinnennachweis, Hämophilie A 332
Kontaktallergie 1081
Kontaktdermatitis 1085
Kontaktekzem 1079
Kontaktinfektion in den Tropen **1046 ff**
Kontrastmittel
- angiographisches 26

- jodhaltiges 26
Kontrazeption, angeborener Herzfehler 158
Kontrazeptiva, hormonale
- Hypertonie 194
- Leberadenom 811
- Thrombophilie-Risiko bei APC-Resistenz 380
Kopfnicken, pulssynchrones 146
Kopfschmerzen
- Hypertonie, arterielle 176
- lokalisierte 958
- Meningitis 978
- Phäochromozytom 557
Koproporphyrie, hereditäre 645, **649**
Korbhenkelthrombose 298
Korkenzieher-Ösophagus 661
Koronarangiographie **24 ff**, 50
- Komplikation 26
Koronararterienentzündung 136
Koronararterienläsionen **32**
Koronararterienspasmus 50
Koronararterienstenose 31
- nach PCI 52
- verkalkte 53
Koronararterienverschluss 32
- Rekanalisation 44 f, **50 ff**
Koronare Herzkrankheit **31 ff**, 280
- Akutsymptome 37
- bei Aortenklappenstenose 141
- asymptomatische 35
- Dreigefäßerkrankung 24
- Echokardiographie 14
- bei familiärer Hypercholesterinämie 625
- Herzinsuffizienz 106 ff
- beim Kind 625
- Mehrgefäß-Erkrankung 51
- Präventionsmaßnahmen 34 f
- Primärprävention 33, 35
- Sekundärprävention 35
Koronarembolie 125
Koronargefäßsystem 24 f
Koronarinsuffizienz s. Koronare Herzkrankheit
Koronarreserve, eingeschränkte 195
Koronarstent 44
Koronarsyndrom, akutes 33, **35 ff**
- Diagnosefindung 43
- PCI 44 f

- Risikostratifizierung 43
- Röntgenbefund 42
- Troponin-I-Werte 41
Korotkow-Geräusche 178
Körpereisen 880
Körpergrößenverminderung 928
Körpermasseindex **633**
Krampfadern s. Varikose
Kreatinin-Clearance, endogene 199
Kreatininkonzentration im Serum **199 f**
Krebs
- bei Adipositas 634
- Diagnostik 935 f
- Häufigkeit 935
- Klassifizierung 936
- Rezidivdiagnostik 936
- Screening 936
- Strahlenempfindlichkeit 938
- Therapieeffektbeurteilung 936
- Todesfälle 935
- Ursache **933 ff**
Krebsgen **933 f**
Krebsmetastase, Primärtumorsuche 935
Krebsrisiko, Senkung 933
Kreislauf, hyperzirkulatorischer 178
Kreislaufdepression, intoxikationsbedingte 1150
- Notfallmaßnahmen 1152 f
Kreislaufversagen, akutes 98
Kreuzallergie **1086**
Kreuzreaktivität, immunologische 1094
Krise
- aplastische 884
- – bei Erythema infectiosum 964
- hämolytische 890 f
- – medikamentenbedingte, bei Glucose-6-Phosphat-Dehydrogenase-Mangel 891
- hyperkalzämische **518 f**, 522, 525
- hypertensive **176**
- – Komplikation 189
- – Phäochromozytom 557 f
- – Therapie 189 f
- thyreotoxische 498, 502, 505
Kryoglobulinämie, gemischte 1134

Sachverzeichnis

Kryoglobuline
- monoklonale **921f**
- polyklonale 922

Kryptokokkenmeningitis **978**
Kryptokokkose **440**
- AIDS 1006

Kryptosporidien-Enteritis, AIDS 1004
Kuchenniere 248
Kugelzellanämie **889f**
Kupferausscheidung im Urin, erhöhte 801
Kupferspeicherkrankheit **800f**
- Arthropathie 1125

Kurzdarmsyndrom **724f**
Kurzes-QT-Syndrom **93**
Kurzzeitlyse, ultrahohe 394
Kussmaul-Atmung 269, **400**, 607
Kussmaul-Zeichen 7, **133**

L

LAD (Leukozyten-Adhärenzdefekt) **1075**
Lakritze 260f
Laktasemangel **719**
- Diagnostik 697
- nach Dünndarmresektion 724

Laktatdehydrogenase, Myokardinfarkt 41
Laktazidose bei Biguanidtherapie 603f
Laktoseintoleranz **719**, 1080
- Giardiasis 1040

Laktosetoleranztest 697
LAK-Zellen (lymphokin-aktivierte Killerzellen) 1059
Lambliasis **1040f**
- Dünndarmbiopsie 698

Lamina dura, dentale, Verlust 528
Lamivudin 792
Lampenölvergiftung **1164f**
Langzeit-Elektrokardiogramm 12f
Langzeit-pH-Metrie 665
Lanz-Punkt 749
L-Arginin-Test 489
Larva migrans cutanea 1046
Laryngospasmus 522
Lassa-Fieber 1051
Laufbandtest 278
Lauge-Verätzung **1166f**
Laurén-Klassifikation, Magenkarzinom 689

Läuse 989, 991, 10017
Lavage, bronchoalveoläre 409
- Asbestkörperchen 452f
- Silikatnachweis 451

Laxanzienkolon 744
LCAT (Lecithin-Cholesterin-Acyltransferase) 618
LDH (Laktatdehydrogenase), Myokardinfarkt 41
LDL (Low-Density-Lipoprotein) **617f**
LDL-Cholesterin 32
- Zielwerte 622

LDL-Rezeptor-Gen, Mutation 623f
LDL-Spiegel
- erhöhter **619ff**, 626f
- Senkung 48f

Leber
- Entgiftungsfunktion, Laborparameter 773
- Raumforderung, nichtneoplastische **818ff**
- Sonographie 774
- Synthesefunktion, Laborparameter 773
- vergrößerte (s. auch Hepatomegalie; s. auch Hepatosplenomegalie) 7

Leberabszess
- Amöbiasis **1038ff**
- pyogener **818f**

Leberadenom **811f**
Leberbilharziose 1045
Leberbiopsie **774**, 779, 789
- Fettleber 805
- bei Leberzirrhose 829

Leberechinokokkose **819ff**
Leberegel **1043**
Leberfibrose
- Komplikation **830ff**
- MELD-Score 829

Leberhämangiom **812f**
Leberhautzeichen **828**
Leberkrankheit **771ff**
- Antikörper **794**
- cholestatische, chronische 796
- Hämostasestörung 343ff, 345
- therapeutische Zielwerte 347
- klinische Zeichen **771f**, 828
- Laborparameter 771
- polyzystische, autosomal-dominant vererbte **821f**

- schwangerschaftsspezifische **822ff**
- Tropenrückkehrer 788

Leberlappen, rechter, Lebendspende 839f
Lebermetastasen **816**
Leberregeneratknoten 826
Leberresektion 814
Leberschaden
- alkoholtoxischer **806f**
- arzneimittelinduzierter **807f**, 1159

Lebertransplantation 792, 798, 800f, 804, **839ff**
- Abstoßungsepisode, akute 841
- bei hepatozellulärem Karzinom 814
- Immunsuppression 840f

Lebertumor
- arzneimittelinduzierter **808**, 811, 813
- benigner **811ff**
- maligner **813ff**

Lebervenenthrombosierung **809f**
Leberversagen
- akutes **824ff**
- - Alkoholhepatitis 806
- - Fructoseintoleranz, hereditäre 653
- - King's-College-Prognosekriterien 826
- fulminantes, Protoporphyrie, erythropoetische 650

Leberzellinsuffizienz **830**
Leberzellkarzinom s. Karzinom, hepatozelluläres
Leberzellnekrose, arzneimittelinduzierte 808
Leberzirrhose **826ff**
- alkoholbedingte 806
- α_1-Antitrypsin-Mangelsyndrom 803
- Child-Pugh-Klassifikation 828f
- bei chronischer Hepatitis 788
- bei Hämochromatose 802f
- Hämostasestörung 343
- HDV-bedingte 793
- Karzinomrisiko 813, 839
- Protoporphyrie, erythropoetische 650

Leberzyste **821**
Lecithin-Cholesterin-Acyltransferase 618

Sachverzeichnis

Legionellenpneumonie 434
Leiomyom 720
Leiomyosarkom, intestinales 721
Leishmaniase **1026 ff**
– kutane **1027 ff**
– mukokutane **1027 ff**
– viszerale **1027 ff**
Leistungsfähigkeit, Beurteilung 937
Leitungsbahn, intrakardiale, akzessorische **87 ff**
– Ablation **70**, 90
Leitungsblock, kardialer 57
Leitungsstörung, intraventrikuläre 9
Lepra **1049 f**
Leptospirose **992 f**
Leucin-Arylamidase **842**
Leukämie
– akute **912 ff**
– – Differenzialdiagnose 914
– – lymphatische **912 ff**
– – – Kombinationstherapie 915
– – myeloische **912 ff**
– – – Chemotherapie 915
– – – WHO-Klassifikation 914
– Arthropathie 1126
– chronische
– – lymphatische **921 ff**
– – myeloische **908 ff**
– – – Blutausstrich 910
– – myelomonozytäre **911**
Leukenzephalopathie, multifokale, progressive **1006**
Leukostase, kapilläre 910
Leukotrienrezeptorantagonist 667, **1089**
Leukozyten **897**
– Adhärenzdefekt **1075**
– Linksverschiebung 898
– Rechtsverschiebung 898
Leukozytenzylinder 206 f
Leukozytopenie 905
Leukozytose 905
Leukozyturie **206**
– asymptomatische 989
– ohne Bakteriurie 242
LGK-Syndrom **90**
LH (luteinisierendes Hormon) 481
– Serumspiegelbestimmung 570
Lichtdermatose 644 f, **650**
Lichtreflexionsrheographie 296
Lidocain 63, 65

Linksherzhypertrophie, Elektrokardiogramm **9**, 143, 180
Linksherzinsuffizienz **99**, 141
Linksherzkatheter
– Aortenklappeninsuffizienz 147
– Aortenklappenstenose 143
– Mitralklappeninsuffizienz 152
Links-Rechts-Shunt **164 ff**
Linksschenkelblock **78 f**
Linksseitenappendizitis 747
Linksseitenkolitis 736, 740
Linksversorgungstyp, koronararterieller 24
Linton-Linie 297
Lipidsenker 48 f, **623**
Lipidspeicherkrankheit, angeborene **651 f**
Lipödem 256, 301
Lipodystrophie, intestinale s. Whipple, Morbus
Lipoprotein **617**
Lipoproteinlipase-Mangel, familiärer 620, **628 f**
Listeriendauerausscheider 993
Listeriose **993**
Litholyse
– Gallenstein 848
– Harnstein 245
L-Ketten, monoklonale 234
LMW-Heparin **386 ff**
Loa-Loa 1029, **1032**
Lobärpneumonie 431
Löffler-Syndrom 460
Löfgren-Syndrom 456
Looser-Umbauzone 540
Loslassschmerz, abdomineller 749
Low-Density-Lipoprotein s. LDL
Low-Dose-Dexamethason-Hemmtest 548 f
Lowenberg-Test 300
Low-Turnover-Osteoporose 533
LTx s. Lebertransplantation
Lues s. auch Syphilis **996 ff**
– connata 996
– latens 997
– in den Tropen 1050
Lumbalgie, Hantavirus-Infektion 995
Lumbalpunktion 978
Lunge
– stille 401
– Untersuchung 7
Lungenabszess 434

Lungenarterien, Kalibersprung 110 f
Lungenasbestose 452 f
Lungenbiopsie 431
Lungenblutung 461
Lungen-Compliance **404**
Lungenegel **1043**
Lungenembolie 109, 420, **442 ff**
– D-Dimer-Wert **371 f**, 444 f
– Differenzialdiagnose 447
– Fibrinolyse 445 f
– Frühsymptome 444
– fulminante 109
– Heparintherapie 445 f
– Notfalltherapie 445 f
– bei Phlebothrombose 303
– Prophylaxe, Lagerung 302
– Risikosituation 443
– Schmerz 5
– Schweregradeinteilung 443
– bei Thrombophlebitis 298
Lungenemphysem **413 ff**
– $α_1$-Antitrypsin-Mangelsyndrom 803
– einseitiges 412
Lungenerkrankung
– Aspergillus assoziierte **440 f**
– eosinophile **460**
– fibrosierende 449
– interstitielle **449 ff**
Lungenfibrose 454
– idiopathische **459 f**
– interstitielle 460
– medikamentös bedingte 453
Lungenflügelkollaps 475
Lungenfunktionsuntersuchung **402 ff**
Lungengefäßperfusion, Umverteilung, basoapikale 21
Lungengefäßsklerose, kardiogene 109
Lungeninfiltrat 430
– eosinophiles 460
Lungenlappengrenzen 407
Lungenmukormykose 1002
Lungenoberlappenvenen, erweiterte 21
Lungenödem 5, 1084
– alveoläres **21**, 257
– hypertensive Krise 176
– interstitielles **21**, 257, 448
– kardial bedingtes **21**, 37, 99, 148, 152

Sachverzeichnis

- Niereninsuffizienz 224f
- Nierenversagen, akutes 238
- bei Opiatintoxikation 1159
- Schocklunge 448, 1026
- toxisches **454**, 1163
- Volumenexzess 257
Lungenparenchymbiopsie 408
Lungenperfusionsszintigraphie 444
- Bronchialkarzinom 465
Lungenpest 10017
Lungenrundherd 462, 468
Lungenschädigung
- medikamentös bedingte 453
- toxische Gase 454
Lungensegmente 407
Lungenspitzenherd, tuberkulöser 436
Lungenstauung, radiologische Zeichen **20f**
Lungentransplantation 111, 417
- bilaterale 427
Lungentuberkulose **436ff**
- kavernöse 437
- Röntgenbild 437
Lungentumor **461ff**
- benigner 467f
- Lokalisation 462
Lungenüberflutung 166
Lungenversagen, akutes s. Schocklunge
Lungenverschattung 431
- komplette 448
Lungenvolumenreduktionsoperation 417
Luteinisierendes Hormon 481
- Serumspiegelbestimmung 570
Lupus
- discoides 1127f
- erythematodes, systemischer **1127ff**
- - ACR-Diagnosekriterien 1129
- - Begleit-Glomerulonephritis **218f**
Lupusantikoagulans 1128, **381ff**, 1130
Lupus-erythematodes-Syndrom, arzneimittelinduziertes **1129**
Lust-Zeichen 523
Lutembacher-Syndrom 165
Lyme-Borreliose **989ff**
- Herzbeteiligung 136
Lymphadenitis 10017

- mesenterica 974
Lymphadenopathie
- generalisierte 925
- inguinale 999
Lymphangiektasie, intestinale **715**
- Dünndarmbiopsie 698
Lymphfollikel 1058
Lymphgefäßsystem 307
Lymphknoten 1058
Lymphknotenschwellung, generalisierte 1004
Lymphknotensyndrom, mukokutanes **1133**
Lymphknotentuberkulose 436, **988**
Lymphödem 256, 301, **307f**
- sekundäres 308
Lymphogranuloma venereum **999**
Lymphogranulomatose s. Hodgkin-Lymphom
Lymphogranulomatosis X **925**
Lymphom, malignes **916ff**
- AIDS **925**, **1006**
- follikuläres **923**
- großzelliges **923f**
- intestinales, Dünndarmbiopsie 698
- lymphoblastisches **924**
- lymphozytisches **921ff**
Lymphoproliferative Erkrankung, monoklonale **925f**
Lymphorgane **1058**
Lymphozyten 897, **902f**
Lymphozytenaktivierung, polyklonale 1093
Lymphozytenkultur, gemischte **1104**
Lymphozytentypisierung 1076
Lymphozytenübertragung, Graftversus-Host-Reaktion 1105
Lymphozytenzahl 1060
Lymphozytopenie 903
Lymphozytose 903
Lysinurie 221

M

Machupo-Fieber 1051
Magen, operierter **692f**
Magenausgangsstenose
- karzinombedingte 689
- narbige, ulkusbedingte 683f
- tumorbedingte 686

Magen-Darm-Passage **675**, 692
Magenentleerung bei Vergiftung 1154
Magenerkrankung, Leitsymptome 672
Magenersatz 690
Magenfundusvarizen 835f
Magenkapazitätverminderung, chirurgische 636
Magenkarzinom **688ff**
- Chemotherapie, palliative 691
- Klassifikation 688f
- Verteilungsmuster 690
Magenlymphom **691f**
Magenmukosabarriere
- aggressive Faktoren **677**, 674, 680
- protektive Faktoren 674, 680
- Zusammenbruch 677
Magenresektion 690
- Folgezustand 692f
Magensaft 672, 674
Magensäuresekretion
- erhöhte 680
- Supprimierung 665f
Magenschleimhautatrophie 679
Magenschleimhautentzündung s. Gastritis
Magenschleimhauthyperplasie, glanduläre 868
Magenschleimhautmetaplasie, intestinale 679
Magenspülung 1154
Magentumor, benigner 686
Magenwandperforation, ulkusbedingte 684
Magnesium-Ammonium-Phosphat-Stein 246
Magnetresonanz-Cholangiopankreatikographie 774
Magnetresonanztomographie
- kardiologische 22
- Leberuntersuchung 774
- thorakale 406
Major-Antigene
- AB0-Blutgruppensystem **1102**
- Transplantation 1103
Makroangiopathie bei Diabetes mellitus **612f**
Makroglobulinämie Waldenström 921
Makrohämaturie
- Nierenzellkarzinom 250

Sachverzeichnis

- Schoenlein-Henoch-Purpura 219
- Zystenniere 232
- Makrophagen **1058**
- Makroprolaktinom 496
- Makro-Reentry, atriales 81
- Malabsorption 705
  - globale 724
  - topographische Diagnostik 708
- Malaria **1019ff**, 1053
  - beim Kind 1021
  - Prophylaxe **1026f**
  - quartana **1020f**
  - Schutzfaktoren, angeborene 1021
  - Schwangerschaft 1021
  - tertiana **1020f**
  - Therapie **1023ff**
  - tropica **1020f**
  - – Komplikationszeichen 1026
  - zerebrale 1021
- Malariaplasmodien **1019f**
  - Differenzialdiagnose im Blutausstrich 1022
  - Entwicklungszyklus 1019
  - Medikamentenresistenz 1023ff
  - Nachweis, Schnelltest 1022
- Malassimilationssyndrom **705ff**
  - Anamnese 708
  - globales 705
  - isoliertes 705
  - Laborbefunde 707
  - Symptome 707
  - Ursache 706
- Maldigestion 705
- Malteserkreuze 209
- MALT-Lymphom **925**
  - des Magens 691f
- Mammakarzinom, Lymphödem, sekundäres 308
- Manöver, vagales 87
- Mantelzell-Lymphom **923**
- Marcumar-Überdosierung 392
- Marfan-Syndrom **162f**
- Markerautoantikörper 1096
- Martorell-Fabré-Syndrom **292**
- Martorell-Zeichen 282
- Maschinengeräusch **160**, 164
- Masern 962, 964
- Massivtransfusion 365
- Mastozytose
  - Dünndarmbiopsie 698
  - systemische **715f**
- Mastzellen **1082f**
- Mastzellstabilisierende Substanzen 1089
- McArdle-Krankheit 652
- McBurney-Punkt 749
- MCH (mittleres korpuskuläres Hämoglobin) 875
- MCHC (mittlere korpuskuläre Hämoglobinkonzentration) 875
- MCU (Miktionszysturogramm) 231
- MCV (mittleres korpuskuläres Volumen) 875
- MDE-Intoxikation 1160
- MDMA-Intoxikation 1160
- MDP (Magen-Darm-Passage) **675**, 692
- Mediasklerose 279
- Mediastinalemphysem **478**
- Mediastinaltumor **477f**
- Mediastinitis **477**
- Mediastinotomie 477
- Medikamente
  - Agranulozytose 900
  - antiinflammatorische, nichtsteroidale 1098f
  - immunmodulierende **1099f**
  - Krise, hämolytische, bei Glucose-6-Phosphat-Dehydrogenase-Mangel 891
  - Neutropenie 900
- Medikamentenintoxikation, EMIT-Testsystem 1150
- Medikament-Hapten-Antikörper-Reaktion 900
- Medikamentös-allergische Wirkung 900
- Mefloquin **1024**, 1027
- Megakaryozytenbildung
  - gestörte 326, 906
- Megakaryozyten-Hypoplasie 338
- Megakolon, toxisches **736f**, 973
  - Therapie 738f
- Megaösophagus 658
- Meige-Lymphödem 307
- Melanosis cutis 224
- MELD-Score 829, 840
- Membranoxygenierung, extrakorporale 106
- MEN (multiple endokrine Neoplasie) **562ff**
  - Screening 565
- MEN 1 562ff
- MEN 2 514
  - Operationsreihenfolge 565
- MEN 2A **562ff**
- MEN 2B 562ff
- Mendel-Mantoux-Intrakutantest 438
- Menell-Handgriff 1116
- Ménétrier, Morbus **680**
- Meningeosis leucaemica 913
- Meningitis **977ff**
  - abakterielle, seröse 997
  - basale 988f
  - eitrige, akute **977f**
  - hämatogene 984
  - Liquorbefund 979
  - Listeriose 993
  - nichteitrige, subakute **977f**
  - subakute 993
  - – Lyme-Borreliose 990
  - tuberculosa 437, 977, 979, **988f**
- Meningitisverdacht bei Phagozytendefekt 1078
- Meningokokkenmeningitis **977ff**
- Meningokokkensepsis 362
- Meningoradikulitis 990
- Mesaortitis luetica 997
- Mesenterialarterieninsuffizienz, chronische **727**
- Mesenterialarterienverschluss, akuter **725f**
- Mesenterialvenenthrombose 726
- Mesenterikographie 726f
- Metabolisches Syndrom 182, **584**, 643
  - Typ-2-Diabetes mellitus **584f**
- Metallendoprothese, ösophageale 670
- Methylxanthine 421
- Metopirontest 489
- Mexiletin 65
- Meyer-Druckpunkte 300
- MGUS (monoklonale Gammopathie unbestimmter Signifikanz) **926**
- MHC-Klasse-I-Moleküle 1061, **1063f**
- MHC-Klasse-II-Moleküle **1064**
  - Expression, ektope 1094
- MHC-Klassen **1063f**
- MHC-Moleküle **1063f**, **1103f**
- MHC-Restriktion **1064**
- MIBG-Scan, Phäochromozytomlokalisierung 559

Sachverzeichnis

Mikroalbuminurie 229
- bei Hypertonie 195
Mikroangiopathie, diabetische 228, **613**
Mikrofilarien 1029
β_2-Mikroglobulin 936
Mikroprolaktinom 496
Mikrosphärozyten 893
Mikrosporidien-Enteritis 1007
Mikrostomie 1130
Miktionsultrasonogramm 231
Miktionszysturogramm 231
Milchglasverschattung, pulmonale 455
Milchunverträglichkeit 719
Miliartuberkulose **988**
Milz
- Bestrahlung 905
- Funktion 931
- vergrößerte 7
Milzinfarkt 906
Minderperfusion, pulmonale 157
Minderwuchs, hypophysärer 487
Mineralocorticoide 543, 551
Mineralocorticoidexzess 260, 270
Minimal-Change-Glomerulonephritis **216**
Minor-Antigene
- AB0-Blutgruppensystem **1102**
- Transplantation 1104
Mischinsuline 593, **596**
Mischkollagenose 1129
Mitralklappenendokarditis, infektiöse 126
Mitralklappenersatz 151 f
Mitralklappenfehler
- Antikoagulation 391
- Thrombusbildung 27
- Untersuchungsmethoden 139
Mitralklappeninsuffizienz 137 ff, **151 ff**
- akute 46, **153**
- Auskultationsbefund **142**, 152
Mitralklappenöffnung 4
Mitralklappenöffnungsfläche, Bestimmung 18
Mitralklappenprolaps **153** f, 163
Mitralklappenrekonstruktion 152
Mitralklappenring 20
Mitralklappenschluss 3
Mitralklappenstenose 137 ff, **148 ff**
- Auskultationsbefund **142**, 148

- Thrombusbildung 27
- Vorhofmyxom 121
Mitralklappenvegetationen, Echokardiographie 127
Mitralklappenveränderung, myxomatöse 153 f
Mitralöffnungston 142, 148
Mitralöffnungszeit 148
Mitralsegel
- anteriores, systolische Vorwärtsbewegung 117 f
Mittelstrahlurin 207
- CFU-Bestimmung 242
M-Mode-Echokardiographie 13
MMS (Monozyten-Makrophagen-System) 1058
MODY-Diabetes mellitus **581 f**
Moebius-Zeichen 510
Molecular Mimikry 1094
Molsidomin 48
Monarthritis **1109**
Mönckeberg-Sklerose 279, 527
Moniliasis **1001 f**
Monitoring, hämodynamisches, invasives 98
Mononukleose
- HIV-induzierte 1076
- infektiöse 957, **961**
Monozyten 897, **902**
Monozyten-Makrophagen-System 1058
Monozytose **902**
Morbilli 962
Morgensteifigkeit, Arthritis, rheumatoide 1109
MÖT (Mitralöffnungston) 142, 148
Mottenfraßnekrosen
- akrale 1130
- hepatische 788
M-Protein 925 f
MR-Angiographie 278
MRSA (Methicillin-resistenter Staphylococcus aureus) 1000
MSH (Melanozyten stimulierendes Hormon) 481
MSH-Mangel 487
MSU (Miktionsultrasonogramm) 231
Mukolytika 415, 427
Mukormykose **1002**
Mukosaprotektive Substanzen 666

Mukosaresektion, endoskopische 666, 755
Mukoviszidose **427 f**, 862
- Pankreasbeteiligung **857**
Multiorganversagen bei DIC 358
Mundulzera 1134
Mundverschlussdruckmessung 406
Mundwinkelrhagaden 880
Murphy-Zeichen 849
Muskelblutung 332
Muskelschwäche 547 f
Muskelstoffwechsel-Erkrankung, Glykogenspeicherkrankheit 652
Musset-Zeichen 146
Myalgie 1145
Mycobacterium
- leprae 1049
- tuberculosis 985
Mycosis fungoides 924
Myektomie, transaortale 118
Myelodysplastisches Syndrom **910 f**
- Scoring System 912
Myelofibrose, idiopathische, chronische **905 f**
Myelom, multiples **926 ff**
- Arthropathie 1126
- Diagnosekriterien 928
- Niereninsuffizienz **234**
- Stadieneinteilung 929
Myelomproteine, hämorrhagische Diathese 341 f
Myeloproliferative Erkrankung **904 ff**
- Budd-Chiari-Syndrom 809
- chronische 906 f
- hämorrhagische Diathese 341 f
Myelosarkom 910
Myelose, funikuläre 886
Myiasis 1016
Mykobakterien 435, 985
- Nachweis 986
Mykobakteriose
- atypische, bei AIDS 1005
- pulmonale, nichttuberkulöse **439 f**
Mykoplasmenpneumonie **434 f**
Mykose **1000 ff**
- Myokardinfarkt 41 f
Myoglobin 880
Myoglobinurie 652

Myokardinfarkt 106
- akuter **35 ff**
- - EKG-Kriterien 39
- Akut-PCI 44 f
- asymptomatischer 37
- chronischer 39
- Differenzialdiagnose 850
- Echokardiographie 42
- familiär gehäufter 630
- bei Hypertriglyzeridämie 627
- Initialtherapie 42, 44
- Komplikation 46
- Labordiagnostik 40 f
- Langzeitrisiko 47
- Lokalisation 40
- Prognosekriterien 38
- Rehabilitation 47
- Reperfusionstherapie 44 f
- Risikofaktoren 33, 619
- Röntgenbefund 42
- Schmerz 4, **37**
- Serum-Enzym-Verlauf 41
- stummer 37
- - bei Diabetes mellitus 614
- Synkope 94
- Thrombolyse, systemische 45 f
- Thrombusbildung 28
- transmuraler 39
- Ventrikelfunktion 107
- WHO-Kriterien 36
Myokarditis 133 ff
- diphtheriebedingte 135
Myokardnarbe 107
Myokardnekrose 36oz
Myokardperfusion 22
Myokard-Szintigraphie 22 f
Myokardvitalität 22 f
Myositis, erregerbedingte **1145**
Myxödem 256
- prätibiales 509 f
Myxom 121

N

Nachblutung 337
Nachdepolarisation 57
Nachlast 2
Nachlastsenkung 102 f, 108
Nachtblindheit 707
Nackensteifigkeit 978
NaCl-Lösung, hypertone 258
Nadelstichverletzung, Infektionsrisiko 782

Nahrung, purinarme 642
Nahrungsmittelallergie 1081, 1086
Nahrungsmittelvergiftung 970, **974, 976**
Naloxon 1156, 1160
Narbenflattern 82
Narkotisches Syndrom **1150**
Natriumausfuhr 254 f
Natriumchloridzufuhr, orale, Hypertonie, arterielle 182 f
Natriumkanalantagonisten 62
Natriumkanaldefekt 94
Natriumkanalüberfunktion 92
Natriumkonzentration im Plasma
- erniedrigte 257
- Regulation **253 ff**
Natriumrückresorption 254
Natriumzufuhr 254 f
Natriurese, Beziehung zum Blutdruck 173 f
nCPaP (Nasal Continuous Positive Airway Pressure) 470
Nebennierenerkrankung **542 ff**
Nebennierenmark-Tumor 557
Nebennierenrinden-Adenom
- Aldosteron-produzierendes 543
- Cortisol-produzierendes 546, 550
- Inzidentalom 551 f
Nebennierenrinden-Hyperplasie 550
- kongenitale **555**
Nebennierenrinden-Insuffizienz
- primäre s. auch Addison, Morbus
- - Unterscheidung von sekundärer NNR-Insuffizienz 554
- sekundäre 488, **551, 553**
- tertiäre 553
Nebennierenrinden-Karzinom
- Aldosteron-produzierendes 543
- Cortisol-produzierendes **546,** 548, 550
- metastasiertes 550
Nebenschilddrüse, vergrößerte, Lokalisationsverfahren 522
Nebenschilddrüsenadenom 524, 562, 564
Nebenschilddrüsen-Autotransplantation, heterotope 525

Nebenschilddrüsenhyperplasie, primäre 525
Nebenschilddrüsenkarzinom 525
Nebenschilddrüsenüberfunktion
s. Hyperparathyreoidismus
Nebenschilddrüsenunterfunktion
s. Hypoparathyreoidismus
Neisseria
- gonorrhoeae 998
- meningitidis 362
Neisserienmeningitis, fulminante 1076
Neisseriensepsis 1076
Nekroseindikatoren 859
Nekrosektomie 861
Nelson-Syndrom 551
Nematodiase
- von Arthropoden übertragene 1029
- oral erworbene **1042 f**
- perkutan erworbene **1044**
Neoplasie, lymphatische **915 ff**
- Klassifikation 920
- WHO-Klassifikation 915
Nephrektomie 250
Nephritisches Syndrom, akutes **208**
Nephrokalzinose 247
Nephrolithiasis **244 ff**, 519
- Differenzialdiagnose 246
- Gicht 641
- Risikofaktoren 244
Nephropathie
- analgetikaassoziierte 233
- diabetische **228 ff**
Nephrotisches Syndrom **208 ff**
Nervenkompression, Ostitis deformans 1137
Nervensystem, enterales 673
Nervus vagus 674
Nervus-recurrens-Kompression 6
Nervus-vagus-Reizung, Karotissinussyndrom 76
Neugeborenensepsis 984
Neuroglykopenie 610
Neuropathie
- Arthropathie 1126
- diabetische **613 f**
- motorische, periphere 648
Neurosyphilis 997 f
Neurotoxin 993
Neutropenie **899 ff**
- medikamentenbedingte 900

Sachverzeichnis

– therapieinduzierte **1075**
– zyklische **1075**
Neutrophilie **901**, 909
Nicolas-Durand-Favre-Krankheit **999**
NIDDM (Non-Insulin-dependent Diabetes mellitus) s. Typ-2-Diabetes mellitus
Niemann-Pick, Morbus 651 f
Niemann-Pick-Zellen 651
Niere im Schock 239
Nierenarteriendilatation, transluminale, perkutane 192
Nierenarterien-Farbduplexsonographie 181
Nierenarterienstenose 179, 181, **191 f**
Nierenarterien-Subtraktionsangiographie, digitale 181, **192**
Nierenbiopsie 208, **213**, 251
Nierendegeneration, polyzystische **231 f**
Nierenektopie 248
Nierenerkrankung
– Blutdruckanstieg 191
– Diagnostik 207 f
– hereditäre 231
– schwangerschaftsspezifische **234 ff**
Nierenersatztherapie **227 f**, 240
– Vorbereitung 226
Nierenfehlbildung **247 f**
Niereninsuffizienz
– Arthropathie 1125
– chronische **222 ff**, 486
– – Elektrolytstörung 225
– – Folgen 223 f
– – Komplikation 225
– – Ursache 223
– bei Lebererkrankung s. Hepatorenales Syndrom
– bei Myelom **234**
– Progression 223, 225
– terminale 223
– Tumorlysesyndrom 944
Nierenparenchym, Verkalkung 247
Nierenschädigung, hypertoniebedingte 195
Nierensonographie 181
Nierensteinleiden s. Nephrolithiasis
Nierentransplantatabstoßung 228

Nierentransplantation 228
Nierenversagen
– akutes **236 ff**
– – Aufrechterhaltung 237
– – Infektkontrolle 240
– – Komplikation 238
– – Urinbefund 239
– – Ursache 237
– postrenales 236 f
– prärenales 236, 239
– renales 239
Nierenzellkarzinom **249 ff**
Nierenzyste **231 ff**
– eingeblutete 232 f
Nikotinabusus, Thrombangiitis obliterans 281 f
Nikotinsäure 623
Nissen-Rosetti-Fundoplicatio 666
Nitrate 47 ff, 103
– Myokardinfarktbehandlung 44
Nitroimidazole **1041**
NK-Zellen **902**, **1058 f**
NK-Zell-Neoplasie 920
Nokardiose **996**
Non-Hodgkin-Lymphom **919 ff**
– Molekulargenetik 919
Nonne-Milroy-Lymphödem 307
Noradrenalin 98
Normversorgungstyp, koronararterieller 24
Norovirus-Enteritis **969 ff**
Norwalk-like-Virus **969**
Notfall, onkologischer **943 ff**
Notfallmedikamente bei Allergietest 419
NSAID (nichtsteroidale antiinflammatorische Medikamente) 1098 f
Nüchternhypoglykämie
– Glykogenspeicherkrankheit 652
– organische 610
Nüchtern-Plasma-Glucose **584 ff**
Nüchternschmerz
– epigastrischer 681
– nächtlicher 868
Nulldiät 635
NYHA-Klassifikation, Herzinsuffizienz 97 f
Nykturie 6, 224

O

Oberbauchbeschwerden, funktionelle **684 f**
Oberlappentuberkulose, kavernöse 437
Oberschenkelvenenthrombose 302
Obesitas-Hypoventilations-Syndrom 469
Obstipation, habituelle **743 f**
Obstipation-Diarrhö-Wechsel 759
Obstruktion, subaortale 116 f
Oddi-Sphinkter-Druck 853
Ödem 7
– Differenzialdiagnose **256**, 301
– generalisiertes **257**
– renales 209 f
– Schwangerschaft 235
– venös bedingtes 301
Odynophagie 656
ÖGD (Ösophago-Gastro-Duodenoskopie) 656 f
OGTT s. Glucosetoleranztest, oraler
Oligurie 224, 236, 239
Omalizumab 422
Onchocerca volvulus 1032
Onchozerkose **1031 f**
Operation
– antitachykarde 71
– onkologische **936 f**
Operationsfähigkeit, Herzfunktionsbeurteilung 28 ff
Operationsrisiko, kardiales 29
Opiatvergiftung **1159 f**
Opisthorchis viverrini 1043
Opisthotonus 994
Opportunistische Erkrankungen bei AIDS 1004
Opsonierung 1058
Orbitopathie, endokrine **509 f**
Orlistat 636
Ornithose 435
Orthodeoxie 459
Orthopnoe 7
Osler-Knötchen 7, 126
Osler-Weber-Rendu, Morbus **337 f**
Osmoregulation **253 ff**
Ösophagitis
– akute 666
– eosinophile **666 f**

Ösophagogastroduodenoskopie **656f**, 664
- Blutstillung 695
- Blutungsquellensuche 694f
Ösophagogastroskopie 658, 774
Ösophagusdivertikel **660**, **662f**
Ösophagusepithelmetaplasie 664
Ösophagushernie, gemischte 660, 662
Ösophaguskarzinom **668ff**
- Down-Staging 670
- Endoskopiebefund 669f
- TNM-Klassifikation 669
Ösophaguskrankheit, Leitsymptome 656
Ösophagusmanometrie 658ff
Ösophagusmotilitätsstörung 663
Ösophagusmotorik 656
Ösophagusresektion 670
Ösophagusspasmus, diffuser **660f**
Ösophagussphinkter 656
- unterer 663
- - Dilatation, pneumatische 659
- - fehlende Erschlaffung 657
Ösophagus-Spontanruptur **671**
Ösophagusstenose, peptische 664
- Bougierung 666
Ösophagusstriktur 667
Ösophagustumor, gutartiger 667f
Ösophagusvarizenblutung **835ff**
- akute 836f
- Primärprophylaxe 836
- Sekundärprophylaxe 837
Ösophagusvarizenligatur 836
Ösophagusvarizensklerosierung 836f
Osteochondrodysplasie **1140**
Osteodensitometrie 535, 537, 540
Osteodystrophia deformans **1136ff**
Osteodystrophie, renale 526
Osteoklasie 526
Osteolyse, idiopathische **1140**
Osteomalazie 526, **538ff**
- röntgenologische Zeichen 540
Osteomyelitis, hämatogene 984
Osteomyelofibrose **905f**
Osteopathie
- metabolische **533ff**
- renale 224
Osteopenie 534f
Osteoporose **533ff**
- Glucocorticoid-induzierte 535, 538, 548
- laborchemisches Minimalprogramm 536
- beim Mann 538
- postmenopausale 534f
- primäre 533f
- Primärprävention 537
- Prophylaxe 537
- Röntgenzeichen 535f
- sekundäre 533ff
- Sekundärprävention 537
Ostitis
- deformans **1136ff**
- fibrosa generalisata 539
- multiplex cystoides Jüngling 456
Ostium-primum-Defekt **164**
Ostium-secundum-Defekt 160, **164**
Östrogenmangel, Osteoporose 534
Östrogenrezeptor-Modulator 538
Östrogensubstitution, postmenopausale 537
Östrogenwirkung, vermehrte, beim Mann 572
Oszillographie 277, 290
Otitis
- externa **958**
- media **958**
Ott-Zeichen 1116
Oxalatresorption 245
Oxyuren **1042**
Oxytocin 481

P

P mitrale 148f
P pulmonale **110**, 444
p53-Gen 934
Paget, Morbus **1136ff**
Paget-von-Schroetter-Syndrom **303f**
PAI-1 (Plasminogenaktivator-Inhibitor-Typ-1) 316
PAI-1-Mangel, hereditärer 337
Palpitationen 5, 56, 59
Panarteriitis nodosa (Polyarteriitis nodosa) **1133**
- HBV-Infektion, chronische 790
p-ANCA 220, 1134
- Cholangitis, primär sklerosierende 798
- bei Leberkrankheit 794
Pancoast-Tumor 463
Pancolitis ulcerosa 736, 739f
Pancreas
- anulare **856**
- divisum **856**
Pankarditis, rheumatische 122
Pankreasfunktion
- endokrine 855
- - Prüfung 856
- exokrine 855
- - Prüfung 855f
Pankreasgangstein 864f
Pankreasgewebe, aberrierendes **856**
Pankreasinsuffizienz
- endokrine 865
- exokrine 708, **862f**
- - Behandlung 865
- - Mukoviszidose 857
Pankreaskarzinom **866ff**
Pankreas-Organtransplantation 601
Pankreasparenchymnekrose, lokale 857
Pankreaspseudozyste **865f**
Pankreasresektion 866
Pankreasstein 865
Pankreastumor, endokrin aktiver **868f**
Pankreatitis
- akute **857ff**
- - allgemeine Maßnahmen 861
- - Analgesie 861
- - Ätiologie 857f
- - Differenzialdiagnose 850, **860**
- - Laborbefunde 859
- - Mediatoren 857, 859
- chronische **862ff**
- - akuter Schub 863
- - Ätiologie 862f
- - Differenzialdiagnose 864
- - Drainageoperation 866
- - Schmerztherapie 864f
- - hämorrhagisch-nekrotisierende 857
- hereditäre 862
- bei Hypertriglyzeridämie 627f
- ödematöse 857
Pankreolauryltest **856**

Panzerherz 132
Panzytopenie 886, 892, **903f**
– Haarzell-Leukämie 923
– Hypersplenismus 931
Papillarmuskeldysfunktion 152
Papillennekrose 233
Papillenstenose 853
Papillotomie, endoskopische 842
Paracetamol
– Leberschädigung 808, **1159**
– Nephropathie 233
Paracetamolvergiftung **1158f**
– akutes Leberversagen 825f
Paragonimusarten 1043
Paralyse, progressive 997
Paraneoplastisches Syndrom
– Bronchialkarzinom 463f
– Pankreaskarzinom 866
Paraprotein 925
Parasitenbefall
– Cholangitis, eitrige, rezidivierende 852
– Myokarditis 134
– in den Tropen **1019ff**, **1037ff**
Parathormonaktivität im Serum 519
Parathormonmangel 529
Parathormonproduktion, ektope 525
Parathromonüberproduktion s. Hyperparathyreoidismus
Parathyreoidektomie 525
Paratyphus **972**
Partialfunktionsstörung, tubuläre 221
Partialinsuffizienz, respiratorische 405
Pathergietest 1134
Paukenschlag 56
Paul-Bunell-Test 961
Pautrier-Mikroabszesse 924
PAVK s. Verschlusskrankheit, arterielle, periphere
Payr-Zeichen 299
PBC (primär biliäre Zirrhose) **796ff**
PCI (Percutaneous coronary Intervention) 44 f, **50ff**
PCI-Ballonkatheter 51
PCR s. Polymerasekettenreaktion
PDA s. Ductus arteriosus, persistierender
Peak Bone Mass 534

– Erhöhung 537
Peak-Flow-Protokoll 418f
Peak-to-Peak-Gradient, Aortenklappe 144f
Peitschenwurm **1042**
Peliosis hepatis 808
Penicillin
– Endokarditisprophylaxe 129
– Prophylaxe des rheumatischen Fiebers 124, **1122**
Penicillinallergie 1086
– Endokarditisprophylaxe 129
Peptid
– parathormonähnliches 518
– vasoaktives, intestinales 869
– zyklisches, citrulliniertes 1110
Percutaneous coronary Intervention 44 f, **50ff**
Perforansvarikose **294f**
Perforansvenen **297**
Perfusions-Myokardszintigramm 23
Perfusions-Ventilations-Szintigraphie 109
Pericarditis
– calcarea 132
– purulenta 130
Peridivertikulitis 747
Perikardektomie 133
Perikarderguss **130ff**
– Echokardiographie 14
– Röntgenbefund 42
Perikarditis **130**
– konstriktive 7, **132f**
– rheumatische 122
Perikardpunktion 131f
Perikardreiben 130
Perikardschmerz 4
Perikardtamponade 7, 131, **132f**
– postoperative 132
Perimyokarditis 134
Peritonealdialyse, kontinuierliche ambulante 227
Peritonitis
– bakterielle **834f**
– diffuse 726
– lokale 747, 749
Perkussion, thorakale 400f
Perkussionstest 295
Perniones **292**
Pest **1016f**
PET (Positronen-Emissionstomographie) 23, 406

Petechien **325**, 334, 339
– Endokarditis, infektiöse 126
– Meningitis 362, 978
Petroleumvergiftung **1164f**
Peutz-Jeghers-Syndrom 757
Peyer-Plaques 1058
Pfeiffer-Drüsenfieber 957, **961**
Pflanzenschutzmittelvergiftung **1161ff**
Pflastersteinrelief, Darmschleimhaut 729
Pfortaderdruck 830
Pfortaderhochdruck **830ff**
Pfortaderthrombose **810f**
– Kollateralvenen 811
Pfortadertransformation, kavernöse 811
Pfötchenstellung der Hände 522
Pfropf-Arthritis 1111
Pfropfgestose 235
Phagozyten 1058
– Funktionsdiagnostik 1076
Phagozytendefekt **1075**
– sekundärer **1075**
– Therapie 1077
Phäochromozytom 180, 543, **557ff**, 564
– Lokalisierung 559
– MEN 2A 562
– Operationsvorbereitung 559
– in der Schwangerschaft 193
Pharyngitis 957, **958**
Philadelphia-Chromosom **909**
Phlebitis saltans 282
Phlebodynamometrie 297
Phlebographie 296, 301
Phlebothrombose **299ff**
– Differenzierung von Thrombophlebitis 300
– Druckpunkte 300
– paraneoplastische 299
Phlebotomus 1026
Phlegmasia coerulea dolens **303**
Phosphatase, alkalische **522**, 540, **842**
– akute Pankreatitis 859
– Defekt 539
– Pankreaskarzinom 867
– Zirrhose, primär biliäre 797
Phosphatdiabetes 539
Phosphathomöostase **517**
Phosphatkonzentration im Serum 519

Phosphaturie 221
Phosphodiesterasehemmer 103, 278
Photodermatose 644 f, **650**
Photoplethysmographie 296
ph-Wert **264 ff, 404 f**
Pickwick-Syndrom 469
Pigmentgallensteine **844**
Pilzarbeiterlunge 454
Pilzinfektion **1000 ff**
- Lungenerkrankung **440 ff**
- Myokarditis 134
Pinta 1050
Plaque
- arteriosklerotischer 369
- fibromuskuläre, koronararterielle 32 f
- fibrösfettige, koronararterielle 32
- Ruptur 33
- vulnerable 33
Plasmamischversuch 320
Plasmaosmolalität **253 ff**
Plasma-Paracetamol-Konzentration, kritische 1159
Plasmapherese 353, **1100 f**
Plasmaseparation bei Vergiftung **1155 f**
Plasmaverlust 365
Plasmazellen 1061, **1064**
Plasmazellklonproliferation, maligne s. Myelom, multiples
Plasminogen 315
Plasminogenaktivatoren **315**
Plasminogenaktivator-Inhibitor-Typ-1 316
Plasmodien **1019 f**
- Entwicklungszyklus 1019
Plasmodium falciparum **1019 f**
- Medikamentenresistenz 1023 ff
Plasmozytom s. Myelom, multiples
Plazentainsuffizienz 235
Plazentaischämie 235
Plethora 907
Plethysmographie 290
Pleuraasbestose **452 f**
Pleurabiopsie 408
Pleurablindbiopsie 472
Pleuraempyem 473
- metapneumonisches 434
Pleuraerguss **472 ff**
- chylöser 473

- hämorrhagischer 473
- metapneumonischer 434
- tuberkulöser 472
Pleurafibrose 452 f
Pleuramesotheliom, malignes 452, **474**
Pleuraplaque 452
Pleurapunktion 472
Pleurektomie, palliative 474
Pleuritis **472 ff**
- exsudativa 472
- sicca 472
- tuberculosa **474**
Pleurodese, medikamentöse 476
Plicamcin 521
Plummer-Vinson-Syndrom 880
Pneumocystis jiroveci (carinii) 441
Pneumocystis-jiroveci-Pneumonie **441**, 1004
Pneumokokkenpneumonie **434**
Pneumomediastinum **478**
Pneumonie **429 ff**
- ambulant erworbene 431, 434
- - Therapieempfehlung 433
- atypische 430
- bakterielle, rezidivierende, AIDS 1004
- eosinophile, chronische 460
- Erreger 430 f, 433
- interstitielle
- - akute 459
- - desquamative 459
- - unspezifische 459
- nosokomiale 433 f
- - Therapieempfehlung 433
- poststenotische 431
- Röntgenaufnahme 432
Pneumonitis
- eosinophile 1045
- exogen allergische 1080
Pneumothorax 420, **475 f**
PNH (paroxysmale nächtliche Hämoglobinurie) **891 f**
Podagra 639
Poliomyelitis 982, **1033 f**
- abortive 1033
- Impfung 982, **1034**
- meningitische 1033
- paralytische 1034
Pollakisurie 242
Polyangiitis, mikroskopische **1134**
Polyarteriitis

- mikroskopische **220 f**
- nodosa **1133**
Polyarthritis, chronische s. Arthritis, rheumatoide
Polycythaemia vera **907 f**
Polydipsie
- Diabetes insipidus 480, 483
- psychogene 484, 486
- Typ-1-Diabetes mellitus 579
Polyglobulie 6 f, 158, **907 f**
Polymerasekettenreaktion
- Gewebetypisierung, molekulargenetische 1104
- SARS-CoV-Nachweis 1051
Polymyalgia rheumatica 1133
Polymyositis **1144 f**
Polyneuropathie, diabetische, symmetrische **613 f**
Polypektomie, kolorektale 755
- Nachsorge 755 f
Polypen
- entzündliche 757
- epitheliale 754
- hyperplastische 757
- kolorektale **754 f**
- maligne 754
Polypose
- adenomatöse, familiäre **757 f**
- juvenile, familiäre 757
- Karzinomrisiko 758
- lymphoide, benigne 757
Polyserositis 122
Polysomnographie 470
Polyurie 224
- Diabetes insipidus 480
- Typ-1-Diabetes mellitus 579
Polyzythämie 7
Porphobilinogen 645
Porphobilinogenkonzentration im Urin, erhöhte 648
Porphyria
- cutanea tarda 645, **646 f**
- variegata 645, **649**
Porphyrie **644 ff**
- erythropoetische 644, **650**
- - kongenitale 645, **650**
- hepatische 644
- - akute 646, **647 ff**
- - chronische **646 f**
- - intermittierende, akute 645, **647 ff**
- - manifestationsfördernde Faktoren 648

Sachverzeichnis

Porzellangallenblase 846
Positiv inotrope Substanzen 103
Positronen-Emissionstomographie
- kardiologische 23
- thorakale 406
Postcholezystektomiesyndrom 848
Post-Kala-Azar-Leishmanoid, dermales **1028**
Postkardiotomiesyndrom 132
Postmenopause, Frakturrisiko 535
Postpartalperiode bei hereditärer Thrombophilie 381
Post-partum-Thyreoiditis 511
Poststreptokokken-Glomerulonephritis 213 f
Postthrombotisches Syndrom **304 f**
Posttransfusionspurpura 328
Pouchitis **766**
PPSB 347
PQ-Dauer 3
- verlängerte 76 f
PQ-Zeit, kurze 87
Präeklampsie 193, 234, **824**
Präexzitation, asymptomatische 90
Präexzitationssyndrom **87 ff**
Präleukämie s. Myelodysplastisches Syndrom
Pränataldiagnostik, AGS-Familie 555
Pratt-Zeichen 300
Prednisolon 521
Preload s. Vorlast
Pressphlebographie, aszendierende 296
Prick-Test 419
Pricktest **1088**
Primaquin **1025**
Primäraffekt, luischer 997
Primärherd, tuberkulöser 436, 985
Prinzmetal-Angina **50**
Problemkeime 1000
Proctalgia fugax **765 f**
Proguanil **1025**
Prokinetika 665, **676**
Proktitis 736, **766**
Proktokolektomie 737, 740
Proktoskopie 764 f
Prolaktin 481

Prolaktinmangel 487
Prolaktinom 491, **494 ff**
Prolaktinspiegel, basaler 494 f
Promyelozytenleukämie **915**
Propafenon 63
Prostacyclin 111, 316
Protein C, aktiviertes 314
Protein-C-Mangel 373, **377 ff**
- Diagnostik 376
- hereditärer 362
- homozygoter 379 ff
- - beim Neugeborenen 381
Protein-C-System 314
Proteinintoleranz 839
Protein S 314 f
Protein-S-Mangel 373, **377 ff**
- Diagnostik 376
- hereditärer 362
- - homozygoter 379 f
Proteinstoffwechselstörung 830
Proteinurie **199 ff**
- glomeruläre 201
- große 208, 216
- als Nephrotoxin 223
- orthostatische 203
- tubuläre 202 f
Proteinverlust
- enteraler 708, **713 ff**
- renaler 209 f, 216
Prothesenendokarditis 129
Prothrombinfragment 320
Prothrombin-Polymorphismus 376, **378 f**
Prothrombin-Komplex 313
Prothrombin-Komplex-Konzentrat 347
Prothrombinkonzentration, erhöhte 373
Protonenpumpenhemmer 665 f, 674, **676**, 869
Protoporphyrie, erythropoetische 645, **650**
Protoporphyrin-Gallensteine 650
Protozoeninfektion **1037 ff**
Protozoonose, durch Arthropoden übertragene **1019 ff**
Provokationstestung, allergologische 1089
Pruritus
- ani **763 f**
- Cholangitis, primär sklerosierende 798
- Cholestase 775

- Schwangerschaftscholestase, intrahepatische 823
- Zirrhose, primär biliäre 796
PSA (prostataspezifisches Antigen) 936
PSC s. Cholangitis, primär sklerosierende
Pseudoallergie **1087 f**
Pseudoallergische Reaktion **1080**
Pseudoappendizitis, Yersiniose 973 f
Pseudodivertikel, intestinale 720
Pseudogynäkomastie 572 f
Pseudohyperkaliämie 263, 906
Pseudohypertonie 178
Pseudohypoaldosteronismus 545
Pseudohypoparathyreoidismus 530
Pseudomangelrachitis, hereditäre 539
Pseudomelanosis coli 744
Pseudoobstruktion, intestinale, chronische **752 f**
Pseudoperitonitis diabetica 607
Pseudopolypen, Colitis ulcerosa 736 f
Pseudo-Hypoparathyreoidismus 530
Pseudothrombozytopenie 325
Pseudo-Tumor, pulmonaler 21
Psoasschmerz 749
Psoriasis vulgaris 1120
Psoriasisarthropathie **1118 ff**
Psychopharmakaintoxikation **1157 f**
Psychosyndrom, endokrines
- Cushing-Syndrom 548, 550
- Hypoparathyreoidismus 531
6-P-Symptome 280
PTA (perkutane transluminale Arteriendilatation) 279
- Nierenarterie 192
PTHrP (Parathyroid Hormone related Peptid) 518
Puffersystem 265
Pulmonalarteriendruck 111
- Abschätzung 17 f
Pulmonalarterienembolie s. Lungenembolie
Pulmonalisangiographie 109, 444 f
Pulmonalissegment, prominentes 110

Pulmonalklappeninsuffizienz, relative 110
Pulmonalklappenring 20
Pulmonalklappenschluss 3
Pulmonalklappenstenose 157, **159f**
Pulsdefizit 7
Pulsed-Wave-Doppler 15
Pulsionsdivertikel, ösophageales 662
Pulslosigkeit, doppelseitige **292**
Pulsus
– alternans 7
– celer et altus 146, 164
– paradoxus 7, 133
– tardus et parvus 143
Punctio sicca 905
Purinstoffwechsel 637f
Purkinje-System 3
Purpura
– fulminans 362
– bei Gefäßwandbeteiligung 352
– Schoenlein-Henoch s. Schoenlein-Henoch-Purpura
– senilis 352
– simplex 352
– thrombotisch-thrombozytopenische **352f**
– thrombozytopenische, idiopathische **326ff**
PW-Doppler (Pulsed-Wave-Doppler) 15
P-Welle 3
– fehlende 82f
– im QRS-Komplex 85f
– retrograde 85 f, 88
Pyelonephritis 244
– akute **236**
– chronische **230**
Pyelothrombose **810f**
Pyrazinamid 987f
Pyruvatkinasemangel **891**

Q

QBC (Quantitative Buffy Coat) 1022
Q-Fieber 1018
QRS-Komplex 3, **9f**
– verbreiterter 56
QT-Dauer 3
QT-Syndrom **91ff**
– kurzes s. Kurzes-QT-Syndrom
QT-Zeit
– verkürzte s. Kurzes-QT-Syndrom
– verlängerte **91ff**
Quadratwurzelzeichen 131, 133
Quarzstaublunge **450f**
Querschnittssyndrom, drohendes, bei epiduralem Tumor 944
de Quervain-Thyreoiditis 511f
Quincke-Ödem 256
Quincke-Zeichen 146
Q-Zacke, pathologische 39

R

Rabies **980**, **982**
Rachendiphtherie **959**
Radioiodtherapie **501**, 508 f , 514
Radionuklidventrikulographie **23**
Radiotherapie **937f**
– palliative 466
Ramsay-Hunt-Syndrom 967
Rasselgeräusche, pulmonale 401
– feuchte 401
– nach Myokardinfarkt 38
– trockene 401
Ratschow-Lagerungsprobe **276**
Rauchen
– Bronchialkarzinom 461
– Thrombangiitis obliterans 281f
Raynaud-Phänomen **289ff**, 1130f
RCM (restriktive Kardiomyopathie) **119**
Reanimation, kardiopulmonale **72f**
Reanimationsmaßnahmen, erweiterte 72f
Recall-Antigen, In-vivo-Reaktivität 1076
Rechtsherzhypertrophie, Elektrokardiogramm 9
Rechtsherzinsuffizienz 7, **99**
– radiologische Zeichen 21
Rechtsherzkatheter **23f**
– Mitralklappeninsuffizienz 152
– bei pulmonaler Hypertonie 110
Rechts-Links-Shunt 6, **166ff**
– Aortenisthmusstenose, präduktale 162
– Hyperzirkulation, pulmonale 21
– intrakardialer, Geräusch 8
Rechtsschenkelblock **78**
Rechtsversorgungstyp, koronararterieller 24
Reentry-Kreis 81
Reentry-Tachykardie 59
– akute Anfälle 89
– bei WPW-Syndrom 88f
Referenzthromboplastin 317
Reflux
– gastroösophagealer **663**
– – Asthma bronchiale 418
– vesikoureteraler **230f**
Refluxkrankheit **663ff**
– Stadien 664f
Refluxösophagitis **663ff**
Regurgitation 657, 663
– an Taschenklappen 8
– transaortale 145f
– transmitrale 151, 154
Rehydratation **703f**
Reibegeräusch, intrathorakales 401
Reibetest, allergologischer **1088**
Reinigungsmechanismus, mukoziliärer 413
Reinigungsmittelintoxikation **1164**
Reisediarrhö 701, **1036f**
Reiter-Syndrom **1123**
Reiter-Tetrade 1123
Reizblase 249
Reizdarmsyndrom **741ff**
Reizgasvergiftung **1163f**
Reizmagen **684f**
Rektumkarzinom 759
Rektumprolaps 766
Remodelling, myokardiales 107
Renin-Angiotensin-System 188, 235, 542f
Reninkonzentration im Serum
– bei Hyperaldosteronismus 543f
– Medikamenteneinfluss 544
Reninsekretion 173, 188, 191
Resistogramm 439
Respirationstrakt, oberer, Infektionskrankheit **956ff**
Resynchronisationstherapie, kardiale 105, 115
Retentionsazidose 269
Reteplase 393
Retikulohistiozytose, Arthropathie 1126
Retikulozyten 876
– Hämoglobingehalt 875f

Retikulozytenkrise 887
Retikulozytenzahl 872
- Anstieg, inadäquater 873, 876
- erhöhte 873
- verminderte 903
Retinopathie, diabetische 613
Retrokardialraum, eingeengter 19, 152f
α-Rezeptoren-Blocker 187
β-Rezeptoren-Blocker 48 f, 62, 101f, 186f
- Myokardinfarktbehandlung 44
- Überdosierung **1161**
Rhabdomyolyse, medikamentenbedingte 49
Rhesusantigen **1102**
Rhesus-negative Mutter bei Rhesus-positivem Kind 1102
Rheumafaktor **1110**, 1128
Rheumaknötchen **1110**
Rheumatische Erkrankung
- entzündliche 1108
- extraartikuläre **1146**
Rhinitis **956f**
- allergische 1079
Rhythmusstörung s. Herzrhythmusstörung
Ribavirin 793
Rickettsiose **10017f**
Riesenfaltengastritis **680**
Riesen-Megakaryozyten 906
Riesenzellarteriitis **1132f**
Rifampicin 987f
Rinderbandwurm **1043**
Ringelröteln 962, **964**
Ringprothese, Anulus-stabilisierende 139f
Ringsideroblasten **911**
Risikofaktoren, kardiovaskuläre 34, **622f**
Risikoschwangerschaft 824
Risus sardonicus 994
RNV (Radionuklidventrikulographie) 23
Romano-Ward-Syndrom 92
Röntgenbild, thorakales 406
Röntgen-Kontrastmittel s. Kontrastmittel
Roseola infantum 962
Roseolen 972
Rotablation **52f**
Rotavirus-Enteritis 971
Röteln 963

Rötelnembryopathie 156
Rotor-Syndrom 775
Rovsing-Zeichen 749
RPGN (rasch progrediente Glomerulonephritis) **215 f**, 220
rt-PA 393, **395**
Rubeola 963
Rückenmarkkompression
- Ostitis deformans 1137
- Plasmazelltumor 929
Rückenschmerzen
- nächtliche 1115
- Osteoporose 535f
Rückfallfieber 989, **991**
Rückwärtsversagen, kardiales 97
Ruheangina 36
Ruhedyspnoe 5
Ruhetachykardie 134
Ruhr
- Amöbiasis **1037ff**
- bakterielle **973**
R-Zacken-Verlust 39

SA-Blockierung 75
Säbelscheidentibia 1137
Säbelscheidentrachea 426
Salazosulfapyridin 732
Salmonella
- paratyphi 972
- typhi 972
Salmonellenausscheider 972
Salmonellen-Enteritis **971f**
Salpingitis, Gonorrhö 998
Salven, ventrikuläre 115
Salzhunger 254
Salzverlustsyndrom 555
SAM (Systolic anterior Movement) 117f
Sarkoidose **456ff**
- Arthritis 1135
- Differenzialdiagnose 458
- Thorax-Röntgenbild 457
SARS **1051**
SARS-Coronavirus 1051
Sauerstoffheimtherapie 111
Sauerstofflangzeittherapie 415
Sauerstoffpartialdruck **404f**
Sauerstoffsättigung 405
Säure-Basen-Haushalt **264ff**
Säure-Basen-Störung, Kompensation **264ff**

Säure-Verätzung **1166f**
Schädelbestrahlung 466
Schädelkalottendreischichtung, aufgehobene 528
Schädelstruktur, pfefferstreuerähnliche 528
Schanker
- harter 997
- weicher **999**
Scharlach 963
Schaumzellen, lipidhaltige 651
Schießscheiben-Erythrozyten 883
Schilddrüse, Feinnadelaspirationszytologie 499
Schilddrüsenautoantikörper **499**, 793
- mikrosomale 499
Schilddrüsenautonomie
- funktionelle 503, **507ff**
- unifokale 504
Schilddrüsendiagnostik **497ff**
- bei Karzinomverdacht 513f
Schilddrüsenerkrankung
- autoimmune 567
- kardiale Erkrankung 28
Schilddrüsen-Feinnadelbiopsie 512
Schilddrüsenfunktion, Suppressionstest 499f
Schilddrüsengröße 499
Schilddrüsenhormone **497f**
- Regelkreis **499**, 507
Schilddrüsenhormonsubstitution 500
- nach Thyreoidektomie 514
Schilddrüsenkarzinom **513ff**
- differenziertes 513
- medulläres 564
- - familiäres 562
- undifferenziertes 513
Schilddrüsenknoten
- echoarmer 504
- echoreicher 504
- szintigraphisch heißer 508
Schilddrüsenpalpation 499
Schilddrüsenperoxidase, Antikörper **499**, 509, 793
Schilddrüsenresektion 505
- subtotale 501, 509
Schilddrüsensonographie 499
Schilddrüsenstörung, Differenzialdiagnose 500

Schilddrüsenszintigraphie 499, 504, 512
Schilddrüsenüberfunktion s. Hyperthyreose
Schilddrüsenunterfunktion s. Hypothyreose
Schilddrüsenvergrößerung s. Struma
Schilling-Test 697, **887**
Schirmer-Test 1131
Schistosoma
- haematobium **1045f**
- intercalatum 1045
- japonicum **1045f**
- mansoni **1045f**
- mekongi 1045
Schistosomiasis **1044ff**
- Serologie 1045f
Schistosomulum 1045
Schistozyten 353 f, **876f**, 893, 905
Schlafapnoesyndrom **469f**
Schlafkrankheit **1028ff**
- ostafrikanische **1030**
- westafrikanische **1030**
Schlafmittelvergiftung **1158**
Schlaganfall 195, **287ff**
- Echokardiographie 15
- jugendlicher Patient 27
- progredienter 289
- Risikofaktoren 287
Schleimhautkandidose **1001**
Schleimhautüberempfindlichkeit, unspezifische 1087
Schluckstörung s. Dysphagie
Schmerzempfindlichkeit, generell gesteigerte 1146
Schmerzen
- abdominelle s. Bauchschmerzen
- epigastrische 857, 868
- - postprandiale 681
- pleuritische 399
- postherpetische 968
- retrosternale 4 f, 130
- - Achalasie 657
- - Mediastinitis 477
- - Ösophagusspasmus 660
- thorakale s. Thoraxschmerz
Schmerzkrise bei Sichelzellanämie 884
Schmerztherapie
- akutes Koronarsyndrom 42
- Bedarfsmedikation 943

- Begleitmedikation 943
- Hämophiliepatient 333
- Herpes zoster 968
- Tumorerkrankung 943
Schmidt-Syndrom **567**
Schnappatmung 400
Schnarchen 469
- habituelles 470f
Schober-Zeichen 1116
Schock
- hypoglykämischer 611
- kardiogener 37, **98f**
- Pankreatitis, akute 857
Schocklunge **448f**
Schockniere 239
Schocksyndrom, toxisches **965f**
Schoenlein-Henoch-Purpura **219f**, 352, 1134
- Nierenbeteiligung 219
Schultergürtelsyndrom, neurovaskuläres **286**
Schwangerschaft
- angeborener Herzfehler 158
- Diabetestherapie 601
- Hepatitis-E-Verlauf, fulminanter 788
- bei hereditärer Thrombophilie 381
- Hypertonie, arterielle 193
- idiopathische thrombozytopenische Purpura 328
- kardiale Erkrankung 28
- Listeriose 993
- Lupus erythematodes, systemischer 1129
- Malaria 1021
- Nierenerkrankung **234ff**
- Ödem 235
- rheumatoide Arthritis 1115
- Ringelröteln 964
- Thrombozytopenie **328**, 339
Schwangerschaftscholestase, intrahepatische **823f**
Schwangerschaftsdiabetes mellitus **583**
Schwangerschaftsfettleber, akute 822f
Schwangerschaftsikterus, idiopathischer, rezidivierender **823f**
Schwangerschafts-Kardiomyopathie 28
Schwartz-Bartter-Syndrom **485f**
Schweinebandwurm **1043**

Schwerhörigkeit 218, 1137
Schwerkettenkrankheit 919
Schwielen, pulmonale 451
Schwirren, präkordial palpierbares 7f
SCID-Syndrom (Severe combined Immune Deficiency Syndrome) **1074**
- autosomal-rezessives 1067
- X-chromosomal-rezessives 1067
Scott-Syndrom 330
Scratch-Test **1088**
Sedativaintoxikation **1156f**
Sedierung, akutes Koronarsyndrom 42
^{75}Se-HCAT-Test 697
Sehstörung bei arterieller Hypertonie 176, 178
Seitenastvarikose **294f**
Sekretin 855
Sekretin-Pankreozymin-Test **855f**
Sellink-Enteroklysma **699**, 731
Sensibilisierung **1078**, 1086
Sensibilitätsverlust, Lepra 1049f
Sepsis 853, **982ff**
Sepsiserreger 983f
Sepsisherdsanierung 984
Septikämie, bakterielle, bei Phagozytendefekt 1075
Sequestrationskrise 884
Seronarbe 1065
Serum-Aszites-Albumin-Gradient 832
Serumelektrophorese 209
Serum-Enzym-Verlauf, Myokardinfarkt 41
Severe acute respiratory Syndrome **1051**
Severe combined Immune Deficiency Syndome s. SCID-Syndrom
Sézary-Syndrom **924f**
Sézary-Zellen 924
Sharp-Syndrom 1129
Sheehan-Syndrom 486
Shiga-Toxin 973f
Shigellose **973**
Shulman-Syndrom **1130**
7S-Humanimmunglobulin 1100
Shunt
- gekreuzter, großer 168

Sachverzeichnis

- portokavaler, bei Leberzirrhose 826
- portosystemischer, intrahepatischer, transjugulärer **833**
Shuntgröße 164
Shuntvolumenbestimmung 26
SIADH (Syndrom der inadäquaten ADH-Sekretion) **485f**
Sibutramin 635f
Sicca-Syndrom **1131f**
Sichelzellanämie **883ff**
- Arthropathie 1126
Sichelzellanomalie **883**
Sichelzellen 876f
Sick Euthyroid Syndrome 503
Sieben-Tage-Fieber **1011ff**
Signaltransduktionsstörung, Thrombozytopathie 330
Silent Chest 401, 419
Silikose **450f**
Silikotuberkulose 450f
Single Ventricle 157
Sinusbradykardie **72ff**
Sinusitis 956, **958**
- Mukormykose 1002
Sinusknoten 2
- Funktionsstörung **56**, 94
Sinusknotensyndrom **75**
Sinus-petrosus-Blut, ACTH-Bestimmung 548
Sinus-venosus-Defekt **164**
Sipple-Syndrom 562ff
SI-QIII-Typ 9
SIRS (systemische Entzündungsreaktion) 982
Sjögren-Syndrom **1131f**
- sekundäres 1131
Skabies 1046
Skelettschmerzen, diffuse 539
Skelettszintigraphie 540, 1137
Skip Lesions 729
Sklerodaktylie 1130
Sklerodermie **1130f**
Sklerophonie 401
Sklerose, systemische, progressive **1130f**
Skorpionstich 1053
SLE s. Lupus erythematodes, systemischer
Sodbrennen 656, 664
- Zehner-Regel 664
Sofortreaktion, immunologische **1057**, 1065

Soforttypallergie **1079f**
- Hauttestung 1088f
- Symptomatik 1084
Somatostatinanaloga **493f**, 869
Somatostatinom **869**
Somatotropin 486f
Sonnenlichtüberempfindlichkeit 644, 647, 649, **650**
Sonographie, thorakale 406
Soor **1001f**
Soor-Ösophagitis **666f**
- AIDS 1004
Sotalol 64
Spannungspneumothorax 475
Spasmen, viszerale, hypokalzämiebedingte 522
Spätendokarditis 129
Spätgestose **234f**
Spätreaktion, immunologische, zellulär vermittelte 1060
Spättypallergie **1079f**, **1085**
- Hauttestung 1089
SPC-Zellen 712f
Speicheldrüsenschwellung, schmerzhafte 1131
Speichereisen 880
δ-Speicherkrankheit 330
- erworbene 341f
Speicherkrankheit, lysosomale 651f
Speiseröhre s. Ösophagus
Speisesalz, iodiertes 507
Spenderleber, Allokation 840
Spermatogenesestörung 571
Sphärozytose, hereditäre **889f**
Sphingomyelinakkumulation 651
Spinne, giftige 1053
Spiroergometrie 406
- Bronchialkarzinom 465
- Herzinsuffizienz 100
Spirometrie **402ff**
Spitzenumkehr-Tachykardie 64, **92f**
Spitzfußstellung 522
Splenektomie 328, 650, 1101
- bei hereditärer Sphärozytose 890
- Impfung, präoperative 890
Splenomegalie 772, **931f**
- Blutbildung, extramedulläre 905
- Leukämie, chronische, myeloische 909

- Polycythaemia vera 907
- Sphärozytose, hereditäre **889f**
Splinter-Hämorrhagien 126
Spondylarthritis, seronegative **1115ff**
Spondylitis
- ankylosans **1115ff**
- - Organkomplikation 1118
- - Röntgenbefund 1117
- anterior 1117
Spontanblutung 332
Spontanpneumothorax 475
Spontanthrombose 375
Sprue **709ff**, 740
- Diagnosekriterien 710
- Dünndarmbiopsie 698, 709
- tropische **711f**, **1037**
- Verlaufsform 711
Spulwurm **1042**
Sputum
- Inspektionsbefund 399
- Untersuchung **408**, 414
- - bei Tuberkuloseverdacht 438
Stammvarikose **294f**
Stammzelldefekt, angeborener 1060
Stammzelle
- hämatopoetische **897f**
- pluripotente, Schädigung 903
Stammzelltransplantation, allogene
- chronische myeloische Leukämie 909
- multiples Myelom 929
- Osteomyelofibrose 905
- Stammzelldefekt, angeborener 1060
Staphylococcus aureus, Methicillin-resistenter 1000
Staphylococcus-aureus-Toxin 965
Stase, venöse 370
Statine 48f
Status asthmaticus 422
Stauffer-Syndrom 250
Stauungsekzem 295
Steatorrhö 707, 716, 723
Steatosis hepatis 788, 791, **804f**
Stellwag-Zeichen 510
Stemmer-Zeichen 301
Stent, medikamentenbeschichteter 52
Stentimplantation, koronare 52
Sterolresorptionshemmer 623

Sachverzeichnis

Stickoxid 316
Still-Syndrom 1111
Stimmbanddysfunktion 420
Stimulation
– antibradykarde, transvenöse 66
– antitachykarde, transvenöse 66, 81 f
Stoffwechselentgleisung, hyperglykämische 607 ff
Stoffwechselerkrankung
– Arthropathie **1125**
– hereditäre **644 ff**
– Knochenkrankheit **1141**
Stomatitis aphthosa 969
Stomatozyten 877
Stoßwellenlithotripsie, extrakorporale 848
Strahlenenteritis **763**
– Dünndarmbiopsie 699
Strahlenexposition, Leukämie, chronische, myeloische 908 f
Strahlenkolitis 763
Strahlennephritis **249**
Strahlenproktitis 766
Strahlenschädigung, Darm 763
Strahlentherapie **937 f**
– palliative 466
Strangulationsileus 745 f
Streptococcus-pneumoniae-Pneumonie **434**
Streptokinasebehandlung 394
Streptokokken, hämolysierende, Gruppe A 122, 213
Streptokokken-Glomerulonephritis 213 f
Streptokokkeninfekt, Therapie 123
Streptomycin 987 f
Stress
– Darmsyndrom, irritables 742
– Hypertonie, arterielle 183
Stress-Ulkus 678
Streuherd, infektiöser 124
Striae distensae 548
Stromatumor, gastrointestinaler **687**
Strongyloidesinfektion **1044**
Struma
– endemische 505
– euthyreote 505 ff
– nodöse 506 f
– Prophylaxe 507
Strumektomie 501

ST-Strecken-Hebung **39**, **122 f**
Stuhl
– acholischer, beim Säugling 843
– Blutbeimengung 759
Stuhlabgang, unwillkürlicher 759
Stuhlfettgehalt 856
Stuhlinkontinenz **766 f**
Stuhlosmolarität 704
Stuhlpassage, verlangsamte 744
Stuhltest, Helicobacter-pylori-Nachweis 675
24-Stunden-Blutdruckmessung 179 f
– ambulante 230
Subclavian-Steal-Syndrom **286 f**
Subtraktionsangiographie, digitale 278
– Nierenarterien 181, 192
Subtraktionsazidose 269
Sucralfat **676**
Sugillation 325
Sulfitasthma 418
Sulfonylharnstoff/Insulin-Therapie **606**
Sulfonylharnstoffe 602, **604**
Superantigen, bakterielles 1093 f
Swan-Ganz-Katheter **23 f**
– bei Herzinsuffizienz 98
Swyer-James-Syndrom 412
Sympathikomimetisches Syndrom **1150**
Sympathikusaktivität, Vorhofflimmern 83
Sympathomimetika 80
β_2-Sympathomimetika 420 f, 427
Syndesmophyten 1117
Syndrom
– der inadäquaten ADH-Sekretion **485 f**
– der Krebsfamilie **757 f**
– – Vorsorgeempfehlungen 759
Syndrom X s. Metabolisches Syndrom
Synkope 6, **94 f**
– ICD-Implantation 69 f
Synovektomie 1114
Synoviorthese 1114
Syphilis s. auch Lues
– endemische 1050
Syringomyelie, Arthropathie 1126

T

Tabaksbeutelmund 1130
Tabes
– dorsalis 997
– – Arthropathie 1126
– mesenterica 752
Tachyarrhythmia absoluta 7
Tachyarrhythmie, atriale 75
Tachykardie 55 f, **80 ff**
– atriale, Ablation 70
– Kreiserregung s. Reentry-Tachykardie
– linksventrikuläre, idiopathische 71
– Myokardinfarkt 37
– paroxysmale 6
– supraventrikuläre 59
– – Synkope 94
– Therapie 60
– Untersuchung, elektrophysiologische 60
– Vagus-Manöver 61
– ventrikuläre 59, **90 f**
– – Ablation 71
– – hochfrequente, Defibrillation 72
– – ICD-Implantation 69 f
– – polymorphe 92 f
– – Therapie 74
Taenia
– saginata 1043
– solium 1043
Takayasu-Arteriitis 1133
Takayasu-Syndrom **292**
Tangier-Krankheit **630**
Targetzellen 883
Tawara-Schenkel 3
Technetium-Schilddrüsenszintigraphie 504
TEE (transösophageale Echokardiographie) **16 f**, 127
Teleangiektasie, hämorrhagische, hereditäre **337 f**
Teleangiektasien 7
Teleskopsediment 219
Tender Points 1146
Tendomyopathie 1146
Tetanie, hypokalzämische 522, 529
Tetanospasmin 993
Tetanus **993 f**
Tetanushyperimmunglobulin 994

Sachverzeichnis

Tetanus-Toxid 994
TGA (Transposition großer Arterien) 157, **167**
TGF β (Transforming Growth Factor β) 1065
TH1-Helferzellen **1082f**
TH2-Helferzellen **1082ff**
Thalassaemia
- intermedia **882**
- major **882**
- minor **882**
T-Helferzellen **1082ff**
Thenopyridine **392f**
Therapie
- antimikrobielle **952ff**
- antiretrovirale **1007f**
- - prophylaktische 1003
- - in den Tropen 1048
- onkologische **936ff**
- - im Alter 942
- - unterstützende Behandlung 943
Thiazolidindione 602, **604f**
Thoracic Outlet Syndrome **286**
Thorakoskopie 473
- bei Tuberkuloseverdacht 438
Thorax
- Auskultation 401
- Palpation 400
- Perkussion **400f**
- Röntgenbild 406
Thoraxdrainage 476
Thoraxkonfiguration 399
Thoraxschmerz 4 f, 36, **399**
- aortenbedingte 4
- atemabhängiger 472
- Differenzialdiagnose 38, **284**, 447
- Spondylitis ankylosans 1115
Thoraxtiefendurchmesser 20
Thrombangiitis obliterans **281ff**
- Differenzialdiagnose 283
Thrombasthenie Glanzmann 330
Thrombektomie 302
Thrombenbildung, mikrovaskuläre 356
Thrombin **313f**
Thrombin-Antithrombin-Komplex **320**
Thrombinzeit **318f**
Thromboembolie 368, **378ff**
- arterielle 280

- pulmonalarterielle s. Lungenembolie
- Risikoeinschätzung 387f
- Therapie **385ff**
- bei Vorhofflimmern 83
Thromboembolieprophylaxe
- nach Herzklappenersatz 140f
- unfraktioniertes Heparin 386ff
Thromboemboliequelle 27f
Thromboembolische Erkrankung **368ff**
Thrombogenese, Thrombozytenfunktion 375
Thrombolysetherapie 301 f, 363, **393ff**
- Kontraindikation 394
- bei Lungenembolie 109
- bei Myokardinfarkt 45f
- Nebenwirkungen 395
- systemische 279, 281
- - Kontraindikation 45
Thrombolytika 46, 393
Thrombomodulinreduktion 373
Thrombophilie **373ff**
- angeborene 299
- Diagnostik 375
- Hämostaseanalytik 376
- hereditäre **377ff**
- - Diagnostik 376
- - Schwangerschaft 381
- - Labordiagnostik **320f**
- Risikofaktoren 321, **369f**
- Screening **376f**
- - Ausschlusskriterien 380
Thrombophlebitis **298**
- Differenzierung von Phlebothrombose 300
- migrans **298**
- paraneoplastische 299
- rezidivierende 375
- saltans **298**
Thromboplastinzeit 140, **317f**
- partielle, aktivierte **318**, 334f
- - Heparintherapiesteuerung 386
Thromboresistenz des Endothels 316
Thrombose 311, **368**
- arterielle 280, **368f**
- - Rezidivprophylaxe 371
- Hämolyse durch Wärmeautoantikörper 894
- Lupus-Antikoagulanzien 383

- paroxysmale nächtliche Hämoglobinurie 892
- rezidivierende
- - Antikoagulation, orale 390
- - Antiphospholipid-Antikörper-Syndrom 381
- Thrombozytopenie, heparininduzierte 383
- ungewöhnliche Lokalisation 375
- venöse 368ff, **371ff**
- - aller Beinvenen 303
- - D-Dimer-Wert 371
Thromboseprophylaxe **387f**
- LMW-Heparin 386ff
Thrombotische Diathese **368ff**
Thrombotisch-mikroangiopathische Erkrankung **352ff**
Thrombozytäres System **311f**
Thrombozyten, Speicherdefekt 329
Thrombozytenadhäsion 311f
Thrombozytenadhäsionsstörung 338
Thrombozyten-ADP-Rezeptorinhibitor 340
Thrombozytenaggregation 311f
- Bestimmung 320
Thrombozytenaggregationshemmer 44ff, 49, 278, 288, **392ff**
Thrombozytenaktivierung 311 f, **374f**
Thrombozytenfunktionshemmer s. Thrombozytenaggregationshemmer
Thrombozytenfunktionsuntersuchung 320
Thrombozyten-Heparin-Wechselwirkung 383
Thrombozytenkonzentrat 347, 362, **366f**
- Kontraindikation 366f
- Spenderauswahl 367
Thrombozytenmembrandefekt **329**, 334
Thrombozytensekretion 311f
- Störung 329
Thrombozytensynthesestörung **338**
Thrombozytentransfusion 1103
Thrombozytenverteilungsstörung 339

Sachverzeichnis

Thrombozytenzahl, Blutungsrisiko 319
Thrombozytenzählung 318f
Thrombozythämie, essenzielle **906f**
Thrombozytopathie 324f
- Antiphospholipid-Antikörper 382
- arzneimittelinduzierte 339
- erworbene **339ff**
- hereditäre **329f**
- durch Lebensmittel ausgelöste 342
- urämiebedingte 341f
Thrombozytopenie **325ff**, 905
- Antiphospholipid-Antikörper-Syndrom 381f
- erworbene **338f**
- hämolytisch-urämisches Syndrom 353
- HELLP-Syndrom 354
- heparininduzierte 329, **383ff**
- – Typ I 383
- – Typ II **383f**, 1080
- hereditäre **326**
- Schwangerschaft **328**, 339
- TTP 353
Thrombozytose 905
- reaktive 906
Thumbprinting-Zeichen 727
Thymektomie 1101
Thymus 1058
Thyreoglobulin 936
- Antikörper **499**, 509, 793
Thyreoidea-stimulierendes Hormon s. TSH
Thyreoidektomie
- Nebenschilddrüsenverlust 529
- totale 514
Thyreoiditis 503, **510ff**
- akute 511f
- lymphozytäre, chronische **511**, 513
- Sonographiebefund 512
- subakute **511f**
- zytokininduzierte 511
Thyreostatika **500**, 509
Thyreotropin releasing Hormone s. TRH
Thyroxin **497f**
- freies 497
Tietze-Syndrom 1115
Tiffeneau-Index 403

TIPS (transjugulärer intrahepatischer portosystemischer Shunt) 833
Tissue Doppler Imaging 15
T-Lymphozyten **902**, 1058, 1060, **1062**
- Antigenrestriktion 1064f
- antigenspezifische 1062
- Toleranz, immunologische 1091
- zytotoxische 1058
TNF-α-Inhibitoren 807
TNM-Klassifikation 936
Toleranz, immunologische 1055, **1091**
Tollwut **980**, **982**
- in den Tropen 1053
Tonsillenbeläge, pseudomembranöse 959
Tonsillitis 957, **958**
Tophi, renale 248
Torsade de Pointes 64, **92f**
Toxic Oil Syndrome 109
Toxikokinetik 1149
Toxoplasmose-Enzephalitis, AIDS 1004
t-PA (Gewebeplasminogenaktivator) 315
TPHA-Test 998
TPZ s. Thromboplastinzeit
Tracheabifurkationswinkel, Aufspreizung 19, **149f**
Trachealstenose 420, 426
Tracheobronchopathia osteochondroplastica 426
Traktionsdivertikel, ösophageales 662
Tränenflüssigkeitsersatz 1132
Tränentropfen-Erythrozyten **876f**, 905
Transferrin 880
Transferrinrezeptor, löslicher 881
Transferrinsättigung 802, **881**
Transforming Growth Factor β 1065
Transfusion **1101ff**
Transfusionsreaktion **1101ff**
- allergische **1103**
- febrile **1103**
- hämolytische **1103**
Transplantatabstoßungsreaktion **1104f**
Transplantationsantigene **1103f**

Transplantationsimmunologie **1103ff**
Transporteisen 880
Transposition großer Arterien 157, **167**
Transsudat
- Aszites 832
- Pleuraerguss 473
Trematodiase
- oral erworbene **1043**
- perkutan erworbene **1044ff**
Treponema pallidum 996, 1050
Treponematose, tropische 1046, 1050
TRH (Thyreotropin releasing Hormone) **481**, 499
TRH-Mangel 501f
TRH-Test 489, 495
Trichinella spiralis **1042**
Trichinose **1042**
Trichuriasis **1042**
Trichuris trichiura **1042**
Triglyceride
- mittelkettige 715
- Überproduktion 627
- Zielwerte 622
Trijodthyronin **497f**
- freies 497
Trijodthyroninspiegel, erhöhter 504
Trikuspidalatresie 157, **168**
Trikuspidalklappenersatz 155
Trikuspidalklappenfehler **154f**
Trikuspidalklappeninsuffizienz 7, 137, **154f**
Trikuspidalklappenring 20
Trikuspidalklappenschluss 3
Trikuspidalklappenstenose 7, 137, **154**
Triplet 57
Tripper **998f**
Trismus 994
Trommelschlägelfinger 6
Tropenklima 1010
Tropenkrankheit **1010ff**
- Differenzialdiagnose 1053f
Tropenrückkehrer, Lebererkrankung 788
Tropentauglichkeit 1010
Tröpfchenkern 436
Tropfen, dicker 1022
Tropheryma whippelii 712
Troponin I 41

Sachverzeichnis

Troponin T 40f
Trousseau-Zeichen 523
Truncus arteriosus 157
Trypanosoma
- brucei
- - gambiense 1030
- - rhodesiense 1030
- cruzi 134, 1031
Trypanosomenschanker 1030
Trypanosomiase **1028ff**
- afrikanische **1030**
- südamerikanische 1028, **1031**
Trypsin 857, 859
Trypsininhibitor, pankreatisch-sekretorischer, Mutation 862f
Tsetse-Fliege 1030
TSH (Thyreoidea-stimulierendes Hormon) 481
TSH-Mangel 487, 501
TSH-Rezeptor-Antikörper **499**, 509
TSH-Spiegel, basaler 497
TSS (toxisches Schocksyndrom) 965f
TTP (thrombotisch-thrombozytopenische Purpura) **352f**
Tuberkel, chorioidale 988
Tuberkulin-Test, intrakutaner 986
Tuberkulose **435ff**, **985ff**
- bei AIDS 1005
- Differenzialdiagnose 438
- Erregernachweis 986
- hämatogene Streuung 248 f, 436
- intestinale **751f**
- Kombinationstherapie 986ff
- Meldepflicht 985
- multiresistente 439
- offene 435
- Organmanifestation 985
- postprimäre 436
- in den Tropen **1049**
- Verbreitung 1048
Tubulopathie, renale, hypokaliämisch bedingte 542
Tubulusfunktionsstörung, renale, hypophosphatämische 539, 541
Tumor
- abdomineller, pulsierender 284
- bei CVID 1072f
- epiduraler, Querschnittssyndrom, drohendes 944

- maligner, Strahlenempfindlichkeit 938
- neuroendokriner, Chemotherapie 722
Tumoranämie **895f**
Tumorerkrankung, Schmerztherapie 943
Tumorhyperkalzämie 516, **944**
- Laborparameter 520
Tumorlysesyndrom **943f**
Tumormarker 464, 773 f, **936**
Tumorosteomalazie 539
Tungiasis 1046
Turcot-Syndrom 757
T-Welle 3
- spitznegative 122
Typ-2-Allergie **1080**, **1084f**
Typ-3-Allergie **1080**, **1085**
- Hauttestung 1088
Typ-4-Allergie s. Spättyallergie
Typ-A-Gastritis 678f
Typ-B-Gastritis 679
- chronische, Ulkusentstehung 681
Typ-C-Gastritis 679
Typ-1-Diabetes mellitus 576 f, **578ff**
- arterielle Hypertonie 188
- Charakteristika 581
- HLA-Assoziation 578
- Manifestation in der Schwangerschaft 583
- Prävention 601
- Therapie 589
- - in der Schwangerschaft 601
Typ-2-Diabetes mellitus 577 f, **579ff**
- arterielle Hypertonie 187
- Basisbehandlung 601 f
- Begleiterkrankungen 581
- Charakteristika 581
- genetische Veranlagung 579
- Kombinationstherapie **606**
- Manifestationsfaktoren 580
- metabolisches Syndrom **584f**
- Therapie 589, **601ff**
- - medikamentöse 602ff
- Nephropathie s. Nephropathie, diabetische
Typhus **972**
TZ (Thrombinzeit) **318f**
T-Zell-Defekt 1068 f
T-Zell-Lymphom

- angioimmunoblastisches 925
- HTLV-assoziiertes 919
T-Zell-Neoplasie 920
T-Zell-Rezeptor 1062

U

Übelkeit, chemotherapiebedingte 940
Überempfindlichkeit
- bronchiale 417
- unspezifische **1087**
Überempfindlichkeitsreaktion, pulmonale, medikamentös bedingte 453
Überernährung, Hypercholesterinämie 619
Übergewicht **633**
- Hypertonie, arterielle 183
Überlaufproteinurie **203**, 234
Überleitungsstörung, atrioventrikuläre 9, **76ff**
Ulcus
- cruris 304f
- duodeni **680ff**
- - Blutung 694
- molle **999**
- ventriculi **680ff**
- - Blutung 693
- - Rezidiv, postoperatives 692f
- - Verteilungsmuster 690
Ulkus, gastroduodenales
- malignomsuspektes 681
- rezidivierendes 868
Ulkusblutung **693ff**
Ulkuskrankheit, gastroduodenale **680ff**
- Operationsindikation 684
Ulkuspenetration 684
Ulkusrezidiv 684
Unterstützungssystem, linksventrikuläres **106**, 115
Untersuchung, elektrophysiologische, bei Herzrhythmusstörung 59f
Unterzuckerung s. Hypoglykämie
u-PA (Urine-Type Plasminogen Activator) 315
Urämie **224**
Uratnephropathie **248**, 641
Uratniere, akute 248
Uratstein 245
Urease-Schnelltest 675

Urethinitis 998
Urikostatika 642f
Urikosurika 642f
Urin
- rot nachdunkelnder 648
- Untersuchung 242
- - mikroskopische 204
- - polarisationsoptische 209
Urinsediment, Erythrozyten 204
Uroepithelkarzinom 233
Urogenitaltuberkulose **248f**
- Primärerkrankung 249
Urokinase 315
Urokinasebehandlung 394
Urolithiasis s. Nephrolithiasis
Urosepsis 984
Ursodeoxycholsäure 797, 799
Urticaria pigmentosa 716
Urtikaria, generalisierte 1080
UV-Licht, Vitamin-D-Synthese 518
Uvulopalatopharyngoplastik 471
U-Welle 3

V

VA-Dissoziation 91
Vagolytika 80
Vagusaktivität, Vorhofflimmern 83
Vagus-Manöver **61**
Valvotomie, perkutane, Inue-Technik 151
Valvuloplastie 139
- Aortenklappe 145
- Mitralklappe 150f
Varicella-Zoster-Virus 963, 966, 968
- Reaktivierung **966**
- - bei humoralem Immundefekt 1073
Varikose **294ff**, 304
Varizellen 963 f, 966
Varizensklerosierung 305
Varizenverödung 297
Vaskulitis
- allergisch-granulomatöse 460, **1133f**
- allergisch-hyperergische 352
- Begleit-Glomerulonephritis 211
- Darmgefäße **727**
- Durchblutungsstörung **292f**
- hypokomplementämische 1134

- nekrotisierende, genralisierte 220
- pulmonale 109
- virusassoziierte 1134
Vasodilatation 317
- Karotissinussyndrom 76
- pulmonale 111
Vasodilatatoren, Blutdruckwirkung 184
Vasokonstriktion 317
Vasopressin-Analogon 333
Vasopressor 173
VDRL-Test 998
Vena
- cava superior, Karzinommauerung 464
- portae, Pankreaskarzinomeinbruch 867
Vena-axillaris-Thrombose 303
Vena-cava-superior-Syndrom, tumorbedingtes 464, 918, **945**
Vena-subclavia-Thrombose 303
Venenbypass, aortokoronarer **53f**
Venendruck, zentraler 256
Venenentzündung, oberflächliche s. Thrombophlebitis
Venenklappen, fehlende 294
Venenklappeninsuffizienz 294 f, 304
Venenpharmaka 305
Venenthrombose, tiefe 375
- - akute s. Phlebothrombose
Venenwandschwäche 294
Ventilations-Perfusions-Verteilungsstörung 405
Ventilationsstörung
- intoxikationsbedingte 1149
- obstruktive
- - Sarkoidose 456
- - Spirometriebefund 403
- restriktive 450
- - Spirometriebefund 403
Ventrikel
- linker
- - hypertrophierter, kleiner 118
- - vergrößerter 20
- rechter
- - atrialisierter 163
- - erweiterter 21
- - fehlender 168
Ventrikeldilatation 106
- infarktbedingte 107
- Kardiomyopathie 114ff

Ventrikelfunktion 107
- Angiokardiographie 26
Ventrikelseptumdefekt 157
- angeborener **165f**
- druckangleichender 166
- druckreduzierender 166
- drucktrennender 165
- Geräusch 8
- infarktbedingter 46
Ventrikelseptumhypertrophie
- asymmetrische 116
- transkoronare Ablation 118
Ventrikelthrombus, Antikoagulation 391
Verapamil 65
Verdinikterus 844
Verdünnungskoagulopathie 355, **365f**
- Thrombozytopenie 338
Vergiftung **1148ff**
- diagnostisches Vorgehen 1150ff
- Differenzialdiagnose zum Tetanus 994
- Gastroenteritis, akute 701f
- Notfallmaßnahmen 1152ff
- suizidale 1148
- Symptome **1149f**
- Vitalfunktioneneinschränkung 1149f
Verkalkung, extraossäre 527, 529
Verlustkoagulopathie 355, **365f**
Verner-Morrison-Syndrom **869**
Verschlussdruck, pulmonalkapillärer 256
Verschlussikterus 844f
- extrahepatisch bedingter 847
Verschlusskrankheit, arterielle
- Fußsyndrom, diabetisches 615
- periphere **274ff**
- - Differenzialdiagnose 279, 283
- - Fontaine-Stadien 275
- - Risikofaktoren 274, 276
- - Verschlusstypen 277
Vertebralisanzapfsyndrom **286f**
Very-Low-Density-Lipoprotein s. VLDL
Verzögerungsinsuline 593, **595**
Vesikuläratmen 401
Vibrio cholerae Biotyp El Tor 1034
Videoendoskopie 657

Sachverzeichnis

VIPom **869**
Virchow-Trias **299**, **369f**
Viren
- kardiotrope 134
- lymphotrope 1093
Virilisierung 557
- adrenogenitales Syndrom 555
- Cushing-Syndrom 547f
Virushepatitis s. Hepatitis
Virusinfektion
- Arthralgie, postinfektiöse 1123
- durch Arthropoden übertragene **1011ff**
- exanthematische **961ff**
- Zentralnervensystem 981
Virusmyokarditis **134f**
Viruspersistenz 134f
Virustatika **953**, 956
Vitalkapazität 402
Vitamin B_{12} **885**
Vitamin-B_{12}-Intrinsic-Factor-Komplex 885
Vitamin-B_{12}-Mangel 887
- Dünndarmbiopsie 699
- Nachweis 697
Vitamin-B_{12}-Resorption 697, 887
Vitamin-C-Mangel, Blutungsneigung 352
Vitamin-D-Bedarf 537
Vitamin-D-Hormon 516
Vitamin-D-Mangel 522, 530
- Osteomalazie 539
Vitamin-D-Präparat 523
Vitamin-D-Substitution 540f
Vitamin-D-Synthese 516, 518
Vitamin-D-Überdosierung 541
Vitamin K 348
Vitamin-K-Antagonisierung 348
Vitamin-K-Gabe, intravenöse 350
Vitamin-K-Mangel 344, **348ff**
Vitamin-K-Resorptionsstörung 349
Vitiligo 772
Vitium cordis s. Herzfehler
VLDL (Very-Low-Density-Lipoprotein) **617f**
VLDL-Katabolismusstörung 627
VLDL-Remnants **618**
VLDL-Spiegel, erhöhter 626ff
Vogelgrippe **1052**
Vogelzüchterlunge 454
Volhard-Trias 211

Vollheparinisierung 385
Vollmondgesicht 547
Volumen
- exspiratorisches, forciertes 403
- korpuskuläres mittleres 875
Volumenbelastung
- linksventrikuläre 146, 152
- rechtsatriale 154
- rechtsventrikuläre 154
Volumenexzess **255ff**
Volumenhypertrophie, Elektrokardiogramm 9
Volumenmangel **255f**
Volumenregulation **253ff**
Volumenstatus, intravasaler 253
Volumen-Zeit-Diagramm, Spirometrie 402f
Volvulus 745
Vorderwandinfarkt s. Herzvorderwandinfarkt
Vorhof
- linker, vergrößerter 19
- rechter, vergrößerter 21
Vorhofdepolarisation 2
Vorhofdruckkurve, ventrikularisierte 131
Vorhofflattern **80ff**
- Katheterablation 71
Vorhofflimmern 75, **82ff**
- Ablation 71
- - linksatriale 85
- Antikoagulation 390
- Embolie 28
- Konversion in Sinusrhythmus 84f
Vorhofmyokard, Erregung 2
Vorhofmyxom 5, 121
Vorhof-Pfropfungswellen 56
Vorhofschrittmacher 67
Vorhofseptumdefekt 157, **164ff**
Vorhof-Switch-Operation 167
Vorhoftachyarrhythmie, Kardioversion, medikamentöse 85
Vorlast 2
- Absenkung bei Lungenembolie 443
Vorlastsenkung 102 f, 108
Vorwärtsversagen, kardiales 97
VSD s. Ventrikelseptumdefekt
VUR (vesikoureteraler Reflux) **230f**
VVI (Einkammerschrittmacher) 67

VVI-Stimulation 67
vWF s. Von-Willebrand-Faktor

W

Wachstumsfaktoren, hämatopoetische **898**
Wachstumshormonmangel 486f
Wachstumshormon-Rezeptor-Antagonist 494
Wachstumshormonüberproduktion 491ff
Wachszylinder 206
Wärmeautoantikörper **893ff**
Wasserhammer-Phänomen 146
Wasserhaushalt **253ff**
Wasserphobie 994
Wasserretention 253f
Wasserverlust 253f
- gesteigerter 258
Wasserzufuhr 254f
- inadäquate 258
Wasting-Syndrom 716 f, **1005**
Waterhouse-Friderichsen-Syndrom 362
Watschelgang, Osteomalazie 539
WDHA-Syndrom 869
Weckreaktionen 469
Wegener-Granulomatose **220f**, 1134
- Antikörper 220
- Lungenbeteiligung **460**
Weichstrahltechnik, Herzaufnahme 19
Weichteilemphysem, thorakales 478
Weichteilrheumatismus **1146**
Wenckebach-Periodik 76
Wermer-Syndrom 562ff
Whipple, Morbus **712f**
- Arthritis 1135
- Dünndarmbiopsie 698
Whipple-Operation 866
Whipple-Trias 609
WHO-Lösung **703**
Widerstandsgefäße 173
Widerstandshypertrophie, Elektrokardiogramm 9
Von-Willebrand-Erkrankung 331, **334ff**
- erworbene 341f
- Plättchentyp 330, **334**

Von-Willebrand-Faktor 313
- fehlender 334
- Substitution 335
Von-Willebrand-Faktor-Aktivität, erhöhte 335, 343
Von-Willebrand-Faktor/Faktor-VIII-Komplex 313
Von-Willebrand-Faktor-Multimere 352 f
Von-Willebrand-Faktor-Rezeptor, Autoantikörper 327
Wilson, Morbus **800 f**
- Arthropathie 1125
Windkesselfunktion großer Arterien 173
Windpocken 963 f, 966
Winiwarter-Buerger, Morbus **281 ff**
Wirbelkörperdeformierung, osteoporotische 535 ff
- Differenzialdiagnose 537
Wirbelkörperfraktur 535
Wirbelkörpersinterung, multiples Myelom 928
Wirbelsäulensyndrom, degeneratives **1123 f**
Wirbelsäulentuberkulose 1120
Wirbelsäulenversteifung 1116, 1118
Wiskott-Aldrich-Syndrom **1074**
Wismutpräparat **676**
Wolff-Parkinson-White-Syndrom s. WPW-Syndrom
Wolman-Krankheit 651 f
WPW-Syndrom **87 ff**
- Synkope 95
Wucheria bancrofti 1029, **1032**
Wurminfektion
- oral erworbene **1042 f**
- perkutan erworbene **1044 ff**

X

Xanthelasmen 624, 631, 796
Xanthome 624, 631
- eruptive 628 f
- konfluierende 628
Xerostomie 1131
47,XXY-Karyotyp 570

Y

Yersinia pestis 1016 f
Yersinien-Arthritis **1122**
Yersiniose **973 f**

Z

Zähne, rötlich-braun verfärbte 650
Zecken 989, 10017 f
Zeckenfleckfieber 1018
Zehner-Regel
- Antirheumatika, nichtsteroidale 680
- Sodbrennen 664
β-Zell-Adenom 615
β-Zell-Destruktion 578
Zelldifferenzierungsstörung, Immundefekterkrankung 1067
Zellen, inflammatorische **1058**
Zenker-Divertikel 662
Zentralnervensystem
- Funktionseinschränkung, Edinburgh-Klassifikationsschema 1149
- Virusinfektion 981
Zerkarien 1045
Zervixkarzinom, invasives, bei AIDS 1006
Zervizitis, Gonorrhö 998
Zestodiase **1043**

Zielblutdruck 183
- Diabetiker 188
Zieve-Syndrom 806
Zirrhose, primär biliäre **796 ff**
Zöliakie **709 ff**
- Dünndarmbiopsie 698, 709
- Verlaufsform 711
Zollinger-Ellison-Syndrom **868 f**
- MEN 1 562
Zooanthroponose **1050 f**
Zoster
- geniculatus 967
- ophthalmicus 967
- oticus 967
Zubrob-Skala 937
Zuckeraustauschstoffe 653
Zungenbrennen 880, 886
ZVD (zentraler Venendruck) 256
Zweikammerschrittmacher 68
Zwei-Knoten-Erkrankung 68
Zwerchfellhochstand 459, **465**
Zwerchfelltiefstand 414
Zyanose 6
- zentrale 166
Zygomykose **1002**
Zylinder, granulierte 206 f
Zylindrurie **206 f**
Zystenleber **821 f**
Zystenniere **231 f**
Zystikusstein 846
Zystinurie 221
Zystische Fibrose s. Mukoviszidose
Zystitis **242 f**
Zytokine **1059**, **1065**, 1085, 1100
Zytokininhibitoren 1114
Zytolyse 248
Zytomegalie-Virus s. CMV
Zytopenie **911**
Zytostatika **938**, 1099
Zytotoxinfreisetzung, lokale 702

Für Notizen

Für Notizen

Für Notizen

Für Notizen

Referenzbereiche klinisch wichtiger Laborparameter

Franz Rinninger

Probenmaterial: P = Plasma; S = Serum; U = Urin; WB = Vollblut (whole blood)

Parameter	Material	konv. Einheit	SI-Einheit
■ **Hämatologie und Gerinnung**			
Activated Clotting Time	WB	70–180 Sek	70–180 Sek
Antithrombin III (AT III)	P	80–130 %	0,8–1,3 U/l
Anti-Xa-Assay (niedermolekulares Heparin)	P	0,5–1,0 IU/ml	0,5–1,0 kIU/l
Blutsenkung (BSG) – Frauen – Männer	WB	 1–25 mm/Stunde 0–17 mm/Stunde	 1–25 mm/Stunde 0–17 mm/Stunde
Blutungszeit	P	2,0–9,5 Min	2,0–9,5 Min
D-Dimere	P	< 0,5 µg/ml	< 0,5 mg/l
Differenzialblutbild – Neutrophile – Stabkernige – Lymphozyten – Monozyten – Eosinophile – Basophile	WB	 40–70 % 0–10 % 22–44 % 4–11 % 0–8 % 0–3 %	 0,40–0,70 0–0,10 0,22–0,44 0,04–0,11 0–0,08 0–0,03
Erythrozyten – Frauen – Männer	WB	 4,0–5,2 × 10^6/mm³ 4,5–5,9 × 10^6/mm³	 4,0–5,2 × 10^6/mm³ 4,5–5,9 × 10^6/mm³
Fibrinogen	P	150–400 mg/dl	1,50–4,00 g/l
Hämatokrit – Frauen – Männer	WB	 36–46 % 41–53 %	 0,36–0,46 0,41–0,53
Hämoglobin – Frauen – Männer	WB	 12,0–16,0 g/dl 13,5–17,5 g/dl	 7,4–9,9 mmol/l 8,4–10,9 mmol/l
Leukozyten	WB	4,5–11,0 × 10^3/mm³	4,5–11,0 × 10^3/mm³
Mittleres korpuskuläres Hämoglobin (MCH)	WB	26,0–34,0 pg/Zelle	26,0–34,0 pg/Zelle
Mittleres korpuskuläres Volumen (MCV)	WB	80–100 µm³	80–100 fl
Aktivierte partielle Thromboplastinzeit, APTT	P	22,1–35,1 Sek.	22,1–35,1 Sek.
Prothrombin-Zeit (Thromboplastinzeit, Quick Wert, INR)	P	11,1–13,1 Sek.	11,1–13,1 Sek.
Retikulozyten	WB	0,5–0,25 %	0,005–0,025
Thrombin-Zeit	P	16–24 Sek.	16–24 Sek.
Thrombozyten	WB	150–350 × 10^3/mm³	